T0236969

CAMBRIDGE LIBRARY COLLECTION

Books of enduring scholarly value

Classics

From the Renaissance to the nineteenth century, Latin and Greek were compulsory subjects in almost all European universities, and most early modern scholars published their research and conducted international correspondence in Latin. Latin had continued in use in Western Europe long after the fall of the Roman empire as the lingua franca of the educated classes and of law, diplomacy, religion and university teaching. The flight of Greek scholars to the West after the fall of Constantinople in 1453 gave impetus to the study of ancient Greek literature and the Greek New Testament. Eventually, just as nineteenth-century reforms of university curricula were beginning to erode this ascendancy, developments in textual criticism and linguistic analysis, and new ways of studying ancient societies, especially archaeology, led to renewed enthusiasm for the Classics. This collection offers works of criticism, interpretation and synthesis by the outstanding scholars of the nineteenth century.

Claudii Galeni Opera Omnia

Galen (Claudius Galenus, 129–c. 199 CE) is the most famous physician of the Greco-Roman world whose writings have survived. A Greek from a wealthy family, raised and educated in the Greek city of Pergamon, he acquired his medical education by travelling widely in the Roman world, visiting the famous medical centres and studying with leading doctors. His career took him to Rome, where he was appointed by the emperor Marcus Aurelius as his personal physician; he also served succeeding emperors in this role. A huge corpus of writings on medicine which bear Galen's name has survived. The task of editing and publishing such a corpus, and of identifying the authentic Galenic texts within it, is a hugely challenging one, and the 22-volume edition reissued here, edited by Karl Gottlob Kühn (1754–1840) and published in Leipzig between 1821 and 1833, has never yet been equalled.

Cambridge University Press has long been a pioneer in the reissuing of out-of-print titles from its own backlist, producing digital reprints of books that are still sought after by scholars and students but could not be reprinted economically using traditional technology. The Cambridge Library Collection extends this activity to a wider range of books which are still of importance to researchers and professionals, either for the source material they contain, or as landmarks in the history of their academic discipline.

Drawing from the world-renowned collections in the Cambridge University Library, and guided by the advice of experts in each subject area, Cambridge University Press is using state-of-the-art scanning machines in its own Printing House to capture the content of each book selected for inclusion. The files are processed to give a consistently clear, crisp image, and the books finished to the high quality standard for which the Press is recognised around the world. The latest print-on-demand technology ensures that the books will remain available indefinitely, and that orders for single or multiple copies can quickly be supplied.

The Cambridge Library Collection will bring back to life books of enduring scholarly value (including out-of-copyright works originally issued by other publishers) across a wide range of disciplines in the humanities and social sciences and in science and technology.

Claudii Galeni
Opera Omnia

VOLUME 13

EDITED BY KARL GOTTLOB KÜHN

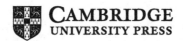

CAMBRIDGE UNIVERSITY PRESS

Cambridge, New York, Melbourne, Madrid, Cape Town,
Singapore, São Paolo, Delhi, Tokyo, Mexico City

Published in the United States of America by Cambridge University Press, New York

www.cambridge.org
Information on this title: www.cambridge.org/9781108028394

© in this compilation Cambridge University Press 2011

This edition first published 1821-3
This digitally printed version 2011

ISBN 978-1-108-02839-4 Paperback

This book reproduces the text of the original edition. The content and language reflect
the beliefs, practices and terminology of their time, and have not been updated.

Cambridge University Press wishes to make clear that the book, unless originally published
by Cambridge, is not being republished by, in association or collaboration with, or
with the endorsement or approval of, the original publisher or its successors in title.

MEDICORVM GRAECORVM

O P E R A

QVAE EXSTANT.

EDITIONEM CVRAVIT

D. CAROLVS GOTTLOB KÜHN

PROFESSOR PHYSIOLOGIAE ET PATHOLOGIAE IN
LITERARVM VNIVERSITATE LIPSIENSI PVBLICVS
ORDINARIVS ETC.

VOLVMEN XIII.

CONTINENS

CLAVDII GALENI T. XIII.

LIPSIAE

PROSTAT IN OFFICINA LIBRARIA CAR. CNOBLOCHII

1827.

ΚΛΑΥΔΙΟΥ ΓΑΛΗΝΟΥ

ΑΠΑΝΤΑ.

CLAVDII GALENI

OPERA OMNIA.

EDITIONEM CVRAVIT

D. CAROLVS GOTTLOB KÜHN

PROFESSOR PHYSIOLOGIAE ET PATHOLOGIAE IN
LITERARVM VNIVERSITATE LIPSIENSI PVBLICVS
ORDINARIVS ETC.

TOMVS XIII.

LIPSIAE

PROSTAT IN OFFICINA LIBRARIA CAR. CNOBLOCHII

1827.

CONTENTA TOMI XIII.

———

———

ΓΑΛΗΝΟΥ ΠΕΡΙ ΣΥΝΘΕΣΕΩΣ ΦΑΡΜΑΚΩΝ ΤΩΝ ΚΑΤΑ ΤΟΠΟΥΣ ΒΙΒΛΙΟΝ Η.

Ed. Chart. XIII. [524.]   Ed. Baf. II. (255.)

Κεφ. α'. Ἔθος ἐστὶ τοῖς νεωτέροις ὀνομάζειν ἀρτηριακὰς, μὴ προστιθεῖσι πότερον ἀντιδότους λέγουσιν ἢ κατὰ σημαινόμενον ἕτερον. ἔνιοι δὲ ἐκλεικτὰ προσαγορεύουσιν αὐτὰ μὴ προστιθέντες φάρμακα, καί τινες μὲν ὅλως οὐδένα διορισμὸν αὐτοῖς προσέγραψαν, ἔνιοι δὲ ὀλιγάκις προσέθηκαν, οἱ μὲν πρὸς ἀποκεκομμένην φωνὴν, οἱ δὲ γενικώτερον ἔτι πρὸς βεβλαμμένην φωνήν. εἰσὶ δὲ οἳ πρὸς τετραχυσμένην

GALENI DE COMPOSITIONE MEDI-CAMENTORVM SECVNDVM LOCOS LIBER VII.

Cap. I. Mos eft recentioribus medicis arteriacas appellare, non apponentibus num antidotos dicant, an juxta aliud fignificatum, quidam vero eclecta nominant ipfa, non apponentes medicamenta, et quidam penitus nullum difcrimen ipfis afcripferunt, aliqui vero raro addiderunt, alii ad vocem interceptam, alii adhuc generalius ad vocem laefam, funt qui et ad exafperatam arteriam et ad exulcera-

ἀρτηρίαν καὶ πρὸς ἡλκωμένην ἔγραψαν, ὥστε εὐλόγως οἱ
χρώμενοι ταῖς ἀρτηριακαῖς, φαρμάκοις ὀνομαζομένοις ἀδιο-
ρίστως, ἐνίοτε μὲν ἐπιτυγχάνουσιν, ἐνίοτε δὲ οὐδὲν ὅλως
ὠφελοῦσι τοὺς πάσχοντας, ἀλλὰ βλάπτουσι τὰ μέγιστα. πρό-
δηλον δ᾽ ὅτι τὴν τραχεῖαν ἀρτηρίαν ἐπὶ τῶν τοιούτων πα-
θῶν αἰτιῶνται. πάλαι μὲν οὖν, ὁπότ᾽ οὐδὲ τὰς ὁμοίως τῇ
καρδίᾳ σφυζούσας ἀρτηρίας οὕτως ὠνόμαζον, ἐπὶ μόνης τῆς
ἐκ τοῦ πνεύμονος ἀνισχούσης εἰς τὸν λάρυγγα τὸ τῆς ἀρτη-
ρίας ἐπέφερον ὄνομα, φλέβας ὀνομάζοντες τοὐπίπαν, ὥσπερ
τὰς ἄλλας ὅσαι μὴ σφύζουσιν, οὕτω καὶ τὰς σφυζούσας.
ὕστερον δὲ τῆς προσηγορίας ἐθισθείσης ἐπὶ τῶν σφυζουσῶν
λέγεσθαι, διὰ τὴν ὁμωνυμίαν προσθέντες τὸ τῆς τραχείας
ὄνομα τὴν εἰς τὸν πνεύμονα καθήκουσαν ἐκ τῆς λάρυγγος
ἀρτηρίαν οὕτως ὠνόμασαν, ἅμα τῷ καὶ βρόγχον αὐτὴν κα-
λεῖν, ἐπειδὴ τὰ χονδρώδη σώματα, τὸ πλεῖστον τῆς οὐσίας
αὐτῆς μέρος ὄντα, βρογχία προσαγορεύουσιν. ὑπαλείφει δὲ
τὴν ἀρτηρίαν αὐτὴν ἔνδοθεν παχὺς ὑμήν, ὃν [525] διὰ τὸ
πάχος ἔνιοι χιτῶνα προσαγορεύουσιν. ὅταν οὖν τι πάθος

tam fcripferunt, adeo ut rationabile fit eos, qui arteriacis
appellatis medicamentis indefinite utuntur, aliquando feli-
citer eis uti, aliquando vero nihil penitus aegros juvare,
fed maxime laedere. Palam eft autem quod afperam arte-
riam in hujusmodi affectionibus accufant. Quondam igitur,
quando nondum eas, quae fimiliter ut cor pulfant arterias
fic nominabant, in folam eam, quae ex pulmone in laryn-
gem emergit arteriam, ipfum arteriae nomen inferebant
venas appellantes in totum velut alias, quae non pulfant,
fic etiam pulfantes. Poftea vero confuetudine obtinente
arteriae appellationem in pulfantibus dici, propter aequi-
vocationem afperae nomen apponentes eam   quae ex la-
rynge in pulmonem defcendit arteriam afperam arteriam
appellaverunt una cum hoc, quod ipfam etiam bronchum
vocant, quandoquidem cartilaginofa corpufcula, quae plu-
rima ejus pars funt, bronchia appellant. Ambit autem ipfam
arteriam intrinfecus craffa pellicula, quam ob craffitudinem
aliqui tunicam vocant. Quum igitur affectio aliqua aut circa

ἤτοι κατὰ τοῦτον ἢ κατὰ τοὺς ἐν τῷ λάρυγγι γένηται μῦς,
ἀρτηριακὰς ὀνομάζουσι τὰς ἰωμένας αὐτά, μὴ προστιθέντες,
ὡς ἔφην, ἀντιδότους. ἀνόμοιαι δὲ κατ᾽ εἴδη ταῖς δυνάμεσίν
εἰσιν αἱ γεγραμμέναι πρὸς αὐτῶν, καὶ διὰ τοῦτο συμβαίνει
τοὺς χωρὶς διορισμοῦ χρωμένους αὐταῖς ἀποτυγχάνειν τοῦ
σκοποῦ πολλάκις. ὅτι δὲ πολλή τίς ἐστιν ἡ διαφορὰ τῶν
γεγραμμένων ἐν ταῖς φαρμακίτισι βίβλοις ὑπὸ τῶν ἰατρῶν,
ἔνεστί σοι μαθεῖν ἐκ τριῶν παραδειγμάτων, ὧν τὸ μὲν ἀδη-
κτότατόν ἐστι καὶ ἀκριβῶς ἐμπλαστικὸν ἐκλεαῖνον τὰς τρα-
χύτητας; τὸ δ᾽ ἐναντίον τῷδε δριμύτητος δακνώδους οὐκ
ὀλίγον ἔχον, ὡς ἐὰν ἀκριβῶς ὑγιαίνοντι μορίῳ προσαχθῇ,
τραχύνειν αὐτό. μέσον δὲ ἀμφοῖν τῶν εἰρημένων ἐστὶν ἄλλο
γένος φαρμάκων ἀρτηριακῶν, ἀδήκτου ῥυπτικῆς δυνάμεως.
τὸ μὲν οὖν ἐμπλαστικὸν ἔστι διὰ γλυκέος Κρητικοῦ καὶ
κόμμεως καὶ τραγακάνθης καὶ γλυκυρρίζης κατασκευαζόμενον,
τὸ δὲ δριμὺ διὰ πεπέρεως καὶ κασσίας καὶ κινναμώμου καὶ
χαλβάνης καὶ ῥητίνης τερμινθίνης. τὸ μέσον δὲ ἀμφοῖν ἐκ
πτισάνης χυλοῦ καὶ ἀμυγδάλων καὶ κυάμων ἔτνους, ὅσα τε

hanc aut circa laryngis, qui fumma arteriae pars eſt, mu-
ſculos contingit arteriacas appellant curantes ipſam, non ap-
ponentes, velut dixi, antidotos. Diſſimiles autem facultatibus
ſunt ab ipſis deſcriptae et ob id contingit utentes ipſis abs-
que diſcrimine a ſcopo aberrare. Quod vero multa ſit dif-
ferentia earum, quae in medicamentariis libris ſcriptae ſunt.
ex tribus exemplis diſcere licet, quorum primum omnis
acrimoniae expers eſt et exquiſite meatus obturat, laevi-
gans aſperitates, alterum huic contrarium eſt acrimoniae
mordacis non parum habens, ut ſi ſanae parti adhibeatur,
ipſam exaſperet, medium deinde inter ambo dicta aliud
genus arteriacorum medicamentorum eſt, lenis et citra acri-
moniam detergentis facultatis. Id igitur quod meatus obdu-
cit, ex paſſo Cretico et gummi et tragacantha ac radice
dulci apparatur, acre vero ex pipere et caſſia et cinna-
momo et galbano ac reſina terebinthina. Medium autem
amborum ptiſanae conſtat ſucco et amygdalis et ſabis fraſis

Ed. Chart. XIII. [525.]   Ed. Baf. II. (255. 256.)

ἄλλα τοιαῦτα. μεταξὺ δὲ τοῦ μέσου καὶ τῶν ἄκρων ἑκατέ-
ρου πλείω φάρμακά ἐστι, τὰ μὲν μᾶλλον, τὰ δὲ ἧττον ἀπο-
κεχωρηκότα τοῦ μέσου. περὶ ὧν ἐφεξῆς διοριῶ, τοὺς μὲν
προσθέντας τινὰ διορισμὸν ἐπαινῶν, τοὺς δὲ ἁπλῶς προσ-
γράψαντας οὐκ ἀποδεχόμενος. ἐν τῷ μέσῳ δ᾽ ἀμφοῖν εἰσιν
οἱ διορισμοὺς ἐλλιπεῖς ποιησάμενοι, ὁποῖός ἐστι καὶ τῶν
γραψάντων, ἀρτηριακὴ ἡ πρὸς ἀποκεκομμένας φωνὰς, ἢ πά-
λιν, ἀρτηριακὴ ἡ πρὸς τοὺς βραγχωδῶς φθεγγομένους. τό τε
γὰρ ἀποκεκόφθαι τὴν φωνὴν, ὅπερ ἐστὶ μὴ δύνασθαι φθέγ-
γεσθαι, πλείοσιν αἰτίαις ἕπεται, τοῦτο μὲν τοῖς ἀπὸ κεφαλῆς
χρονίσασι κατάρροις, τοῦτο δ᾽ ἐμπύοις καὶ φθισικοῖς καὶ
τοῖς ἐκ βοῆς μεγάλης καὶ πολλῆς παθοῦσιν, εἶτα μὴ καλῶς
ἐκθεραπευθεῖσιν ἢ καὶ γεννωμένην ἔτι τὴν διάθεσιν ἔχουσιν.
ὡσαύτως δὲ καὶ βραγχώδης ἡ φωνὴ (256) γίνεται διά τε
τὰς αὐτὰς αἰτίας καὶ διὰ ψυχροῦ πνεύματος εἰσπνοήν. ἡ μὲν
οὖν διάθεσις ὁμογενής ἐστιν ἀφωνίας τε καὶ βράγχους, με-
γέθει δὲ ἀλλήλων διαφέρει τὰ πάθη ταῦτα, σφοδρότερον
μὲν καὶ δυσλυτάτερον διαβρόχων ὑγρότητι γινομένων τῶν

elixis et aliis hujus generis. Inter medium autem et utrum-
que extremum plura medicamenta funt, partim magis par-
tim minus a medio progreffa, de quibus deinceps deter-
minabo, eos quidem, qui difcrimen aliquod addiderunt lau-
daturus, qui vero fimpliciter protulerunt neque admiffurus.
In horum medio locandi funt, qui difcrimina non tamen
integra fecerunt, qualia funt eorum qui fcripferunt. Arte-
riace ad interceptam vocem aut rurfus. Arteriace ad rau-
cam vocem. Etenim vox intercepta, quod eft non poffe lo-
qui, plures caufas fequitur, partim quidem deftillationes a
capite diuturnas, partim vero empyicos ac tabidos: et eos
qui ex magno et multo clamore laefi funt et deinde non
probe curati funt, aut etiam affectum, qui adhuc generatur
habent. Eodem modo etiam rauca vox fit ob easdem cau-
fas et amplius ob frigidi aëris infpirationem. Affectus ita-
que interceptae ac raucae vocis ejusdem generis eft. Ma-
gnitudine tamen differunt inter fe haec mala. Quum enim
vocis organa ab humiditate vehementius et ut aegre folvi

Ed. Chart. XIII. [525.]　　　　　　　　Ed. Baf. II. (256.)

φωνητικῶν ὀργάνων ἢ ἀφωνία, μετριώτερον δὲ ὑγρανθέν-
των ὁ βράγχος. ὄργανα δὲ φωνητικὰ λέγοντός μου τήν τε
ἀρτηρίαν ἀκούετε καὶ τὸν λάρυγγα καὶ τὴν φάρυγγα. τοῖς
μὲν οὖν ἐκ τοῦ βοῆσαι σφοδρῶς ἐπὶ πλεῖον κακωθεῖσι τὴν
φωνὴν ὅμοιόν τι συμβαίνει πάθημα τῷ γενομένῳ πολλάκις
ταῖς χερσὶ καὶ σκέλεσι καὶ ψόαις καὶ ῥάχει καὶ μυσὶ καμοῦσι
πλείονα. καλοῦσι δ' ἔνιοι τῶν γυμναστῶν τὴν τοιαύτην διά-
θεσιν τῶν μυῶν, ἐν οἷς συνίσταται, φλεγμονώδη κόπον. κατὰ
μὲν οὖν ἀρτηρίαν ὁ ἔνδον αὐτῆς ὑμὴν ἢ χιτὼν ἢ ὅπως ἂν
ὀνομάζειν ἐθέλοι τις, ὑπὸ τοῦ κατὰ τὰς μεγάλας φωνὰς
πνεύματος ἔξω φερομένου πληττόμενος, εἰς τὴν φλεγμονώδη
διάθεσιν ἀφικνεῖται, πολλῷ δὲ μᾶλλον, ἐὰν πρὸς τῷ μεγέ-
θει τῆς φωνῆς ὀξύτης τις ἔτι προσείη. κατὰ δὲ τὸν λάρυγγα
πρὸς τῇ πληγῇ ταύτῃ καὶ ἡ τῶν κινούντων αὐτὸν μυῶν
βλάβη τῆς ἐνεργείας μείζονα τὴν διάθεσιν ἐργάζεται. θερα-
πείας δὲ γένος αὐτῶν ἐπὶ παντὸς μορίου ταῖς ὕλαις διαλ-
λάττον ἐστίν. ἐλαίῳ μὲν γὰρ ἀνατρίβειν σκέλη καὶ χεῖρας

poffit, fuerint madefacta vox intercipitur, quando vero mo-
deratius funt humecta, raucedo oboritur; organa vocis
quum dico arteriam accipite et ejus fummum aut fauces.
Qui igitur ex vehementi clamore vocem amplius oblaefam
habent, his fimilis quaedam affectio contingit ei, quae ma-
nibus et cruribus et lumbis et fpinae et mufculis, ubi plu-
rimum laborem pertulerint, accidit. Vocant autem aliqui
exercitiorum magiftri ejusmodi affectum mufculorum, in
quibus confiftit, laffitudinem inflammatam. Itaque juxta ar-
teriam intrinfeca ipfius pellicula aut tunica aut quomodo-
cunque quis nominare velit a fpiritu in magnis vocifera-
tionibus extra prolato perculfa, in affectum inflammatum
devenit, atque hoc multo magis fi ad magnitudinem vocis
acumen quoddam accefferit. Juxta arteriae vero fummum
ultra hanc plagam etiam mufculorum ipfum moventium
actio offenfa majorem affectum efficit. Porro curationis
ipfarum genus in omni parte fecundum materias evariat.
Etenim crura et manus et fpinam per oleum confricare

καὶ ῥάχιν ἐγχωρεῖ ῥαδίως, διὰ τοῦ δέρματος εἰς τοὺς ὑπο-
κειμένους αὐτῷ μῦς ἀφικνουμένης τῆς δυνάμεως αὐτοῦ. κατὰ
δὲ τὴν τραχεῖαν ἀρτηρίαν οἱ χόνδροι μετὰ τὸ δέρμα τετα-
γμένοι κωλύουσι τὴν εἰς τὸν ὑποκείμενον [526] ὑμένα δίο-
δον τῆς τῶν μαλαττόντων χρισμάτων δυνάμεως. ὥσπερ γὰρ
ἔλαιον, οὕτω καὶ ἄλλα πολλὰ σύνθετα φάρμακα τὴν αὐτὴν
ὠφέλειαν ἐργάζεται. καὶ τά γε κατ᾽ ἀρχὰς ἄκοπα λεχθέντα,
μόνα ταῦτα κατὰ βραχὺ τὴν προσηγορίαν ἀφ᾽ ἑαυτῶν ἐξέ-
τειναν ἐπὶ τὰ παραπλήσια ταῖς συστάσεσιν, κἂν ἕνεκα τοῦ
θερμῆναι σφοδρῶς παραλαμβάνωνται. κοινὴ δὲ ὕλη βοηθη-
μάτων τοῖς φωνητικοῖς ὀργάνοις πρὸς τᾶλλα ἐστὶν ἡ ἐκ
τῶν λουτρῶν. εὔδηλον δ᾽ ὅτι τὴν διὰ τῶν γλυκέων ὑδάτων
λέγω, τὰ γὰρ θαλάττια καὶ θειώδη καὶ στυπτηριώδη καὶ
χαλκανθώδη καὶ ἀσφαλτώδη διὰ τὸ ξηραίνειν ἰσχυρῶς οὐκ
ἐπιτήδεια. καὶ μέντοι καὶ ποιοῦσιν οὕτως οἱ φωνασκοῦντες,
ὅταν ἀγωνιζόμενοι θραύσωσι τὴν φωνήν. εἰσὶ δ᾽ οὗτοι κι-
θαρῳδοί τε καὶ κήρυκες, οἵ τε τὴν τραγῳδίαν καὶ κωμῳ-
δίαν ὑποκρινόμενοι. λουτροῖς τε γὰρ πολλοῖς χρῶνται καὶ

facile licet, quum per cutem in fubjectos ipfi mufculos vis
ipfius olei penetrare poffit.　Juxta afperam vero arteriam
cartilagines poft cutem fitae prohibent in fubjectam pellicu-
lam tranfitum facultatis emollientium unguentorum. Quem-
admodum enim oleum, fic etiam alia multa compofita me-
dicamenta eandem utilitatem praebent. Quin et ea quae in
principio acopa tantum appellata funt, paulatim appellatio-
nem fuam a fe ipfis extenderunt ad fimilia compage medi-
camenta, etiam fi gratia vehementer calefaciendi affuman-
tur. Caeterum communis materia auxiliorum ad vocis or-
gana praeter reliqua eft quae ex balneis contingit, mani-
feftum eft autem quod dulcium aquarum dico. Marina enim
balnea et fulphurea et aluminofa et atramentum futorium
olentia ac bituminofa, propterea quod fortiter reficcant,
inepta funt. Et fane ita faciunt qui vocem exercent can-
tores, quum contendendo oblaeferint vocem, funt autem hi
citharoedi et praecones et tragoediam ac comoediam per-
fonati repraefentantes, balneis enim multis utuntur et ci-

ΤΩΝ ΚΑΤΑ ΤΟΠΟΥΣ ΒΙΒΛΙΟΝ Η. 7

Ed. Chart. XIII. [526.]   Ed. Baſ. II. (256.)

τροφὰς ἀδήκτους τε καὶ χαλαστικὰς ἐσθίουσιν. εἰ δὲ καὶ
τραχύτητος αἰσθάνοιντο, τὰς ἐμπλαττομένας τοῖς ὁμιλοῦσι
μορίοις παραλαμβάνουσιν. εἷς γάρ ἐστιν ἑαυτῷ χιτὼν συνε-
χὴς, ὅ τε ἐν τῇ φάρυγγι καὶ τῷ λάρυγγι καὶ στομάχῳ καὶ
ἀρτηρίᾳ τῇ τραχείᾳ κατὰ τὰ ἔνδον ἐπιτεταμένος. ἐὰν δὲ
μὴ καθίστηται τῇ τε διαίτῃ καὶ τοῖς λουτροῖς ἡ γενομένη
διάθεσις ἐν τοῖς φωνητικοῖς ὀργάνοις, ἐπὶ τὰς ἀρτηριακὰς
παραγίνονται, τροφαῖς χρώμενοι παρ᾽ ὅλον τοῦτον τὸν χρό-
νον, ὅσαι διὰ γάλακτος, ἀμύλου τε καὶ χόνδρου καὶ ὠῶν
καὶ ἰτρίων σύγκεινται. εἰ δὲ μὴ διὰ τούτων ἐκθεραπευθείη,
ἐξεύρηνται τοῖς ἰατροῖς αἱ πρὸς αὐτῶν ὑπογλωττίδες ὀνο-
μαζόμεναι. εἰσὶ δὲ αὗται φάρμακα τῆς αὐτῆς ταῖς ἀφλεγμάν-
τοις ἀρτηριακαῖς δυνάμεως, δι᾽ οἴνου θηραίου καὶ κόμμεως
καὶ τραγακάνθης καὶ γλυκυῤῥίζης συγκείμεναι, ἅπερ, ὡς ἔφην,
ἐκλεαίνει τε ἅμα καὶ ἀναστέλλει τὰς τραχύτητας. ὅσον δ᾽
ἂν ἐν τοῖς μέρεσιν ὑπολείπηται φλεγμονῶδες, πέττει τε τοῦτο
καὶ ταχέως ἐκθεραπεύει· φιλόπονον δ᾽ εἶναι χρὴ τὸν ὑπο-
τιθέντα τῇ γλώττῃ τὸ φάρμακον, ὡς κατὰ βραχὺ τηκομένου

bos lenes ac laxantes edunt. Si vero etiam aſpritudinem
percipiant, cibos qui inſarciuntur partibus quas contingunt
aſſumunt. Una enim eſt tunica ſibi ipſi cohaerens et con-
tinua, quae ſummo gulae ſummo aſperae arteriae, gulae
etiam atque ipſi aſperae arteriae intrinſecus praetenditur.
Quod ſi ex victu ac balneis oborta affectio non ſedetur in
organis vocis, ad arteriacas tranſeunt per totum hoc tem-
pus cibis utentes, qui ex lacte, amylo, alica, ovis et dul-
ciariis libis componuntur. Si vero per haec non curentur,
inventa ſunt a medicis medicamenta ſublinguia appellata.
Sunt autem ea ejusdem cum arteriacis inflammationem ar-
centibus facultatis, ex vino Theraeo et gummi ac tragacan-
tha et glycyrrhiza compoſita, quae, ut dixi, laevigant ſi-
mulque remittunt aſperitates, quicquid vero reliqui eſt in
partibus inflammationis, hoc concoquunt et cito perſanant.
Induſtrium porro eſſe oportet qui medicamentum linguae
ſubdit, quo eo paulatim liqueſcente ſummum aſperae ar-

Ed. Chart. XIII. [526.]   Ed. Baf. II. (256.)

δέχεσθαι τῷ λάρυγγι τὸ καταρρέον εἰς αὐτὸ, ἀνθιστάμενον
τῇ γινομένῃ βηχί. καρτερήσαντες γὰρ ὡς μὴ βῆξαι συγχω-
ρήσουσιν εἰς τὸν λάρυγγα καὶ τὴν ἀρτηρίαν καταρρυῆναί τι
τοῦ φαρμάκου· λαμπρὸν μέντοι σχεῖν τὸ φώνημα τοῖς οὕτω
θεραπευθεῖσιν ἀδύνατον ἄνευ τοῦ πάλιν χρήσασθαι φαρ-
μάκοις ἀδήκτως ῥύπτουσιν, ὁποῖόν ἐστι τό τε κυάμινον
ἔτνος καὶ ἡ πτισάνη καὶ τὸ πεφωγμένον λινόσπερμα. ἐν
τῷ μεταξὺ γάρ ἐστι τὰ τοιαῦτα τῶν τε μέσων κατὰ τὴν
δύναμιν φαρμάκων καὶ τῶν ἐμπλαστικῶν. τούτων δὲ ῥυπτι-
κωτέρα ῥητίνη τερμινθίνη καὶ λιβανωτὸς, τό τε ἀπηφρισμέ-
νον μέλι, καὶ τὰ πικρὰ τῶν ἀμυγδάλων, ὥσπερ γε πάλιν
ἰσχυρότερον τούτων ἐστὶ τό τε τῶν ὀρόβων ἄλευρον ὁρμί-
νου τε σπέρμα καὶ ἴρεως ῥίζα καὶ πάνακος. ἅπασι δὲ τού-
τοις οἵ τε μαλακοὶ οἶνοι καὶ γλυκεῖς ὁ Κρητικὸς, Θηραῖος
καὶ Σκυβελίτης ἐπιτήδειοι, καὶ πρὸς αὐτοῖς οὐκ οἶδ᾽ ὅπως
ἠμελημένον τὸ καλούμενον ὑπὸ τῶν κατὰ τὴν ἡμετέραν
Ἀσίαν Ἑλλήνων ἕψημα. προσαγορεύουσι δὲ αὐτὸ σίραιον
οἱ Ἀττικίζοντες καὶ λέγουσιν, ὥσπερ ἕτεροι τὸ τῶν ἰσχάδων

teriae id, quod in ipfum defluit, fufcipiat renitendo obo-
rienti tuffi. Obluctantes enim ut ne tuffiant permittent quip-
piam ex medicamento in arteriae fummum, ipfamque adeo
arteriam dimanare. At vero fic curatos claram vocem ha-
bere impoffibile eft, citra ufum medicamentorum absque
acrimonia extergentium, quale eft faba frefa elixa et pti-
fana et femen lini torrefactum, hujusmodi enim medium
obtinent inter ea quae media facultate praedita funt et ea
quae meatus obducunt medicamenta. Magis autem quam
haec abftergunt refina terebinthina, thus, mel defpumatum
ac amygdalae amarae. Quemadmodum etiam et his rurfus
fortiora funt, oroborum farina, hormini femen, iridis pa-
nacisque femen. Caeterum his omnibus vina mollia, dulcia,
Creticum et Theraeum ac Scybelites apta funt, et ad haec
haud fcio, quomodo neglectum id, quod a Graecis in noftra
Afia hepfema appellatur fapa. Verum Atticiffantes ipfum
firaeum vocant, ficut alii caricarum decoctum firaeum ap-

Ed. Chart. XIII. [526. 527.]　　　　　　Ed. Baf. II. (256.)

ἀφέψημα καὶ μάχη αὐτοῖς τέ ἐστιν, ὁπότερον αὐτῶν χρὴ
καλεῖν τὸ σίραιον. ἔστι δὲ δήπου καὶ αὐτὸ τοῦτο τὸ σί-
ραιον, ὃ τῶν λιπαρῶν ἰσχάδων ἐψομένων ἐν ὕδατι γίνεται
τῆς μέσης δυνάμεως, ἣν ῥυπτικὴν καὶ ἄδηκτον ὠνομάσαμεν.
τὸ μὲν οὖν ἐψόμενον γλεῦκος ἐμπλαστικώτατόν ἐστι καὶ
ἀδηκτότατον, τὸ δὲ τῶν ἰσχάδων ἀφέψημα διαφορητικώτε-
ρον καὶ ῥυπτικώτερον. ὡς οὖν ἐν τοῖς ἔμπροσθεν εἶπον,
ἁπάντων χρὴ τῶν ἁπλῶν φαρμάκων ἀκριβῶς ἐπίστασθαι
τὰς δυνάμεις τὸν μέλλοντα [527] σύνθετόν τι ποιήσειν. ὁ
δὲ αὐτὸς οὗτος καὶ τοῖς ὑφ' ἑτέρων συντεθεῖσιν ὀρθῶς χρή-
σεται καὶ μάλισθ' ὅταν ἀδιορίστως ᾖ γεγραμμένα, καθάπερ
καὶ αἱ πλεῖσται τῶν ἀρτηριακῶν. εὔδηλον δ' ὅτι καὶ ταῖς
μετὰ διορισμῶν γεγραμμέναις αὐτὸς οὗτος ἄμεινον χρήσεται.
κατὰ γὰρ τὸν ἀκριβῆ λόγον εἰς ὅσον ἡ τῶν παθῶν κατα-
σκευὴ μεταπίπτει, καὶ τὸ χρήσιμον ταύτῃ φάρμακον ὑπαλ-
λάττεσθαι χρή· τοῦτο δ' ὀρθῶς μόνος ὁ τὴν δύναμιν εἰ-
δὼς ἑκάστου τῶν ἁπλῶν φαρμάκων ἀκριβῶς ἐπιστήσεται,
προστιθεὶς τῷ πρώτῳ φαρμάκῳ βραχύ τι τῆς ἐχομένης τά-

pellandum cenfent, pugnantque inter fe, utrum ipforum fi-
raeum vocare oporteat. Eft fane et hoc ipfum firaeum,
quod pinguibus caricis in aqua decoctis fit, mediae facul-
tatis, quam lenem et citra acrimoniam detergentem appel-
lavimus. Muftum quidem igitur coctum leniffimum medi-
camentum eft et maxime meatus oblinens, caricarum au-
tem decoctum magis difcutit et exterget. Quemadmodum igi-
tur in praecedentibus dixi, omnium fimplicium medicamen-
torum vires exquifite noffe oportet eum, qui compofitum
quoddam fit facturus, atque hic ipfe etiam ab aliis compo-
fitis recte utetur, et maxime ubi indefinite fuerint confcripta,
quemadmodum plures arteriacae habentur. Palam eft etiam,
quod hic ipfe iis, quae cum difcrimine prodita funt, re-
ctius utetur. Etenim juxta exactam rationem, in quantum
apparatus affectionum transmutatur, tantum etiam commo-
dum ipfi medicamentum permutare oportet, hoc ipfum vero
folus is, qui fingulorum fimplicium medicamentorum vim
novit, exacte praeftabit ad primum medicamentum parum

10   *ΓΑΛΗΝΟΤ ΠΕΡΙ ΣΥΝΘΕΣΕΩΣ ΦΑΡΜΑΚΩΝ*

Ed. Chart. XIII. [527.]   Ed. Baf. II. (256.)

ξεως, οἷον ἐπὶ τῶν φλεγμονωδῶν κόπων, ὅταν ἐν τοῖς τοῦ
λάρυγγος γένωνται μυσὶν, ἐν ἀρχῇ μὲν ἁρμόττει τὰ πρα-
ότατα ἐδέσματα, φάρμακα δὲ ἐμπλαστικά. καταστάσης δὲ
τῆς φλεγμονῆς βραχύ τι τῶν ῥυπτικῶν προσθετέον, εἶτ᾽
ἐφεξῆς πλέον, εἶτ᾽ ἄλλο πάλιν ἐκείνου γενναιότερον, ὡς κατὰ
βραχὺ τὴν σύνθεσιν ἐπὶ τὸ μέσον ῥυπτικὸν ἀφικέσθαι καὶ
κατὰ τὸν αὐτὸν αὖθις τρόπον τὸ τούτου τὸ διαφορητικώ-
τερόν τε καὶ ῥυπτικώτερον, εἶθ᾽ οὕτως ἐπὶ τὸ σφοδρότατον,
ὅταν ἐπιπλεῖον οἷον σκιῤῥώδης τις διάθεσις ἐν τοῖς φωνη-
τικοῖς ὀργάνοις παραμένῃ. τῆς μὲν οὖν πρώτης τάξεώς ἐστι
τραγάκανθα καὶ κόμμι καὶ Σάμιος ἀστὴρ, ἄμυλός τε καὶ
τὸ διὰ χόνδρου καὶ τράγου καλῶς ἑψηθέντων ῥόφημα. καὶ
γάλα δὲ ἐπιτήδειον αὐτοῖς ἐστι καὶ ἴτριον καὶ ᾠὰ ῥοφούμενα
καὶ οὓς νῦν ἅπαντες Ἕλληνες ὀνομάζουσι στροβίλους, τὸ πά-
λαι δὲ παρὰ τοῖς Ἀττικοῖς ἐκαλοῦντο κῶνοι. καὶ τὰ σήσαμα
δὲ ἐκ τούτου τοῦ γένους ἐστίν. ἐφεξῆς δὲ τούτων ὑπάρχει
τὸ καλούμενον βούτυρον· εἰ δέ σοι φίλον ἀρσενικῶς ὀνο-

quiddam ex fequenti ordine apponendo. Velut exempli
gratia, in laffitudinibus inflammatis quum in fummis ipfius
afperae arteriae mufculis fiunt, in principio quidem lenis-
fima edulia conveniunt, medicamenta vero meatus obdu-
centia, confiftente autem inflammatione parum quid deter-
gentium addendum eft, deinde confequenter amplius, deinde
rurfus aliud illo praeftantius, quo paulatim compofitio ad
medium exterforium perveniat et rurfus fecundum eundem
modum hoc magis difcufforium ac exterforium, ita pro-
greffu ad vehementiffimum facto, ubi diutius velut in fcir-
rhum induratus affectus in vocis organis perftiterit. Primi
itaque ordinis eft tragacantha et gummi et Samius after,
amylumque et ex alica ac trago probe coctis forbitio.
Quin et lac aptum eft et dulciarii panes et ova forbilia ac
nuces pineae, quas nunc omnes Graeci ftrobilos vocant,
quondam autem apud Atticos coni vocabantur. Sefama
etiam ex hoc genere funt. Ab his autem deinceps eft bu-
tyrum, quod etiam butyros mafculino genere appellatur,

μάζειν βούτυρος· ἀφέψημά τε γλυκείας ῥίζης εἰς πάχος ἠγμέ-
νον Ἀττικοῦ μέλιτος ὑγροῦ. τὴν μέντοι γλυκεῖαν ῥίζαν, ἣν
γλυκύῤῥιζαν ὀνομάζουσιν, ἄμεινον ἐν τῷ πρώτῳ καιρῷ κα-
θεψήσαντας, ὡς ἔφην, ἐν ὕδατι μῖξαι τὸ ἀφέψημα τῷ ἐκ
τοῦ γλεύκους γεγονότι σιραίῳ, καλου(257)μένῳ δ᾽ ὑφ᾽ ἡμῶν
τῶν κατὰ τὴν Ἀσίαν ἡμετέραν ἑψήματι. μιγνύναι δὲ τοῦτο
καὶ γλυκεῖ Κρητικῷ, καὶ πάλιν δὲ ἕψειν μετὰ τὴν μῖξιν, ἐάν
τε ἑψήματι τύχῃ μιχθὲν, ἐάν τε τῷ Κρητικῷ γλυκεῖ. ταῦτα
μὲν οὖν ἐπὶ ταῖς φλεγμονώδεσι διαθέσεσιν κατά τε τὴν ἀρ-
τηρίαν τε καὶ τὸν λάρυγγα χρήσιμα κατ᾽ ἀρχάς ἐστιν, ἄχρις
ἂν ἡ φλεγμονὴ μετρία γένηται. καὶ πρὸ πάντων οἴνου πό-
σεως ἀπεχέσθω κατὰ τὸν καιρὸν τοῦτον. ὅταν δὲ μετριώ-
τερα γένηται τὰ τῆς φλεγμονῆς, τὸν γλυκὺν Θηραῖον ἢ τὸν
Σκυβελίτην ἔξεστι πίνειν ἢ τὸν ἐξ ἡμετέρας Ἀσίας, μάλιστα
μὲν Καρύϊνον, ἐφεξῆς δὲ τὸν Θηραῖον ὀνομαζόμενον, εἶτα
καὶ τὸν γλυκὺν Τμωλίτην, ἐν ᾧ καιρῷ καὶ τὸ βούτυρον ἐπι-
τήδειόν ἐστι καὶ τὸ διὰ τῶν ἀμυγδάλων ῥόφημα καὶ τὸ διὰ
γάλακτος καὶ μέλιτος ἑψηθέντων ἐπιπλέον ἐπεμβληθέντος
ἀμύλου. κἂν ἄμυλον δὲ μὴ παρείη, τῆς ὀνομαζομένης παρὰ

et decoctum radicis dulcis ad craſſitudinem Attici mellis
liquidi redactum. Atqui radicem dulcem, quam glycyrrhi-
zam vocant, praeſtat in primo tempore in aqua, velut dixi,
coctam ad ſapam ex muſto paratam admiſcere, ad paſſum
item Creticum idem decoctum miſceri poteſt.   Sive autem
cum ſapa ſive cum paſſo Cretico fuerit permixtum, rur-
ſus poſt mixturam decoquendum eſt.   Haec igitur in affe-
ctionibus inflammatis juxta arteriam ejusque ſummum com-
moda in principio ſunt, donec inflammatio moderata fiat,
et prae omnibus a vini potu hoc tempore abſtinendum.
Quum vero moderatior facta eſt inflammatio, vinum dulce
Theraeum aut Scybelite bibere licet aut ex noſtra Aſia Ca-
ryinum et deinde Theraeum appellatum, deinde etiam dulce
Tmolite.   Eo tempore etiam butyrum aptum eſt et ſorbitio
ex amygdalis, ſorbitio item ex lacte et melle diutius co-
ctis, amylo injecto, et ſi amylum non adſit, ſiligine Roma-

Ed. Chart. XIII. [527. 528.]   Ed. Baf. II. (257.)

Ῥωμαίοις σιλίγνεως ἐμβαλλομένης. εὔδηλον δ᾽ ὅτι κατὰ τὴν
αὐτὴν δίαιταν ἡ μὲν φλεγμονὴ παύεται τῶν κατὰ τὸν λά-
ρυγγα καὶ τὴν ἀρτηρίαν ὑμένων τε καὶ μυῶν, ὑγρότης δὲ
καταλείπεται πολλὴ, ἥτις ἀδύνατός ἐστι λαμπρὰν ἀποφῆ-
ναι τὴν φωνήν. μετέρχεσθαι δὲ τηνικαῦτα προσήκει τῶν ἐδε-
σμάτων ἐπὶ τὰ διὰ μέλιτος ἑψημένα πάντα, καὶ μέντοι καὶ
κυάμινον ἔτνος καὶ πτισάνην καὶ κράμβην καὶ τὰ καλῶς᾽
ἑψημένα πράσα. φαρμάκων δὲ χρῆσις ἐπιτήδειός ἐστι καθ᾽
ὃν μὲν χρόνον ἤτοι τὰ τῆς φλεγμονῆς ἢ τῆς τραχύτητος ἐπι-
κρατεῖ, τὰ ὑπὸ τὴν γλῶτταν λαμβανόμενα, περὶ ὧν τῆς συν-
θέσεως ἐρῶ. μετὰ δὲ ταῦτα ῥυπτικώτερα τούτων καὶ ξηραν-
τικώτερα, κᾄπειτα τούτων αὖθις αὐτῶν ῥυπτικώτερά τε [528]
καὶ ξηραντικώτερα, μέχρις ἂν ἐπὶ τὰ δριμύτητος ἔχοντά τι
παραγενώμεθα καὶ τούτων αὐτῶν ἀπὸ τῶν μετριωτέρων ἀρ-
ξάμενοι, πρὸς τὰ σφοδρότερα κατὰ βραχὺ μεταβαίνωμεν. τὰ
μὲν οὖν ἐκ τῆς διαίτης ὁποῖον ἂν ἕξει τὸν τύπον ἔμπρο-
σθεν εἴρηται, καθάπερ γε καὶ ἡ τῶν ἁπλῶν φαρμάκων ἰδέα·
τὰ δὲ ἐξ αὐτῶν σύνθετα φάρμακα πολυειδῶς ἔγραψαν ἄλλοι

nis appellata injecta. Manifeſtum eſt autem quod per hu-
jusmodi victum inflammatio tum pellicularum tum muſcu-
lorum circa arteriam ejusque ſummum ſedatur. Relinqui-
tur autem humiditas multa, ob quam impoſſibile eſt claram
vocem proferri. Quare tranſire tunc convenit ab his edu-
liis ad omnia ex melle cocta et ad ſabam ſreſam elixatam
et ptiſanam ac braſſicam et porrum probe coctum. Medi-
camentorum porro uſus idoneus eſt, quo tempore aut in-
flammatio aut aſpritudo praevaleſcunt eorum, quae ſub lin-
gua detinentur, de quorum compoſitione dicam; poſt haec
magis exterſoria et reſiccantia damus, et deinde rurſus his
adhuc magis exterſoria et magis reſiccantia, usquequo ad
ea, quae aliquid acredinis habent, perveniamus, ita ut etiam
in his a moderatioribus initio ſacto ad vehementiora pau-
latim tranſeamus. Itaque qualem formam eſſe conveniat vi-
ctus antea dictum eſt, quemadmodum etiam ſimplicium me-
dicamentorum ſpecies eſt relata   Caeterum compoſita ex
ipſis medicamenta multiformiter alii juxta aliam commen-

κατ᾽ ἄλλας συμμετρίας. καὶ οἷς μὲν ἤρκεσεν ἐκ τριῶν ἢ τετ-
τάρων ἁπλῶς συντεθὲν φάρμακον, ἔνιοι δὲ εἰς ἀριθμὸν ἐξέ-
τειναν πλείονα, καὶ τινὲς μὲν, ὡς εἴρηται, τῆς μαλακωτάτης
τε καὶ παρηγορικωτάτης ὕλης ἐποιήσαντο τὴν σύνθεσιν τῶν
ἀρτηριακῶν δυνάμεων, ἔνιοι δὲ ἔμπαλιν τούτοις δριμείας καὶ
θερμῆς καὶ ῥυπτικῆς καὶ ξηραινούσης ἱκανῶς, εἰσὶ δ᾽ οἳ καὶ
τρίτον εἶδος, ὃ μέσον ἀμφοῖν ἐστι· καὶ μετὰ τούτους ἄλλοι
μὲν ἐν τῷ μεταξὺ τοῦ μέσου τε καὶ μαλακωτάτου, ἄλλοι
δὲ ἐν τῷ μεταξὺ τοῦ τε δριμυτάτου καὶ τοῦ μέσου· καὶ κατὰ
ταῦτὰ πάλιν αὐτὰ τινὲς μὲν μᾶλλον, τινὲς δὲ ἧττον ἀπο-
χωρήσαντες τῶν μέσων τῇ δυνάμει φαρμάκων, διαφόρους
ἐποιήσαντο τὰς συνθέσεις. τούτοις ἅπασιν ὀρθῶς χρήσεται
μόνος ὁ τὴν δύναμιν ἑκάστου τῶν ἁπλῶν ἐπιστάμενος, αὐ-
τὸς γὰρ γνώσεται καὶ τὴν τάξιν τοῦ φαρμάκου κατὰ ποίαν
ἀπόστασίν ἐστι τῶν μέσων. ἔγραψαν μὲν οὖν καὶ οἱ πρὸ
Μαντίου τε καὶ Ἡρακλείδου φάρμακα τοιαῦτα καὶ οἱ μετὰ
αὐτούς. πολὺ δὲ βελτίω τοῖς εἰρημένοις ἀνδράσιν ἢ αὐτοῖς
συντιθεῖσιν ἢ παρ᾽ ἑτέρων λαβοῦσι γέγραπται διὰ τῶν συγ-

furationem confcripferunt. Et quibusdam fane ex tribus
aut quatuor fimplicibus compofitum medicamentum fuffecit,
quidam vero in majorem numerum extenderunt. Et qui-
dam, velut dictum eft, ex molliffima et leniffima materia
arteriacas confectiones compofuerunt, alii vice verfa ex acri
calida, extergente ac multum reficcante, funt et qui ter-
tium genus medium inter ambo ifta fecerunt. Poft hos vero
alii medii generis inter medium et molliffimum, alii medii
generis inter medium et acerrimum, et juxta eandem rur-
fus rationem, quidam magis quidam minus a mediis facul-
tate medicamentis digreffi, diverfas compofitiones fecerunt.
Quibus omnibus folus is recte utetur, qui fingulorum fim-
plicium medicamentorum vires novit, ipfe enim fciet et
ordinem medicamenti et quanta diftantia fit a mediis di-
greffum. Porro ejusmodi medicamenta fcripferunt etiam qui
ante Mantian et Heraclidem et qui poft hos vixerunt, ve-
rum multo praeftantiora a praedictis viris tradita funt per

γραμμάτων ἃ κατέλιπον ἡμῖν, αὔξοντες τὸ φαρμακευτικὸν
μέρος τῆς τέχνης. ἐν δὲ τῷ χρόνῳ καὶ ταῦτα καὶ τὰ πρό·
σθεν ἀκριβῆ καὶ μακρὰν πεῖραν παρασχόντα τοῖς ἀνδράσιν
ἐξείλεκται καὶ ἤθροισται, περὶ ὧν πολλάκις ἐν τῇδε τῇ πρα-
γματείᾳ τὸν λόγον ἐποιησάμην. οὗτοι δ᾽ εἰσὶν οἱ περὶ τὸν
Ἀσκληπιάδην καὶ Μούσαν καὶ Ἀνδρόμαχον καὶ Ἥραν καὶ
Κρίτωνα καὶ Μενεκράτην. πολλὰ δὲ καὶ ἄλλα φάρμακα καὶ
οἱ περὶ τὸν Ἀρχιγένη καὶ Φίλιππον ἔγραψαν, ὡς μηδενὸς
ἡμᾶς ἔτι δεῖσθαι τῶν ἀνωτέρω, τούτοις γὰρ, ὡς εἶπον, ὅσα
τοῖς πρεσβυτέροις εὕρηται, κάλλιστα γέγραπται πάντα.

Κεφ. β᾽. [Περὶ τῶν ὑπ᾽ Ἀνδρομάχου γεγραμμένων ἀρτη-
ριακῶν.] Πλείστας ἀρτηριακὰς δυνάμεις ἔγραψεν ὁ Ἀνδρό-
μαχος, ὡς ἔχειν ἀπὸ τῶν ἀσθενεστάτων ἐπὶ τὰ σφοδρότατα
διὰ τῶν ἐν μέσῳ κατὰ βραχὺ προϊέναι τὸν γνωρίζειν αὐτῶν
τὴν διαφορὰν δυνάμενον. αὐτὸς γὰρ ὁ Ἀνδρόμαχος ἀδιορι-
στότερον ἔγραψεν αὐτὰς, ἀλλ᾽ ἐγὼ προσθήσω τοὺς διορι-
σμοὺς, ἀναμιμνήσκων ὧν ἄρτι προεῖπον. ὅτι δὲ τὸν μέλλοντα
τοῖς λεγομένοις ἀκολουθήσειν ἄξιον προγεγυμνάσθαι κατὰ

libros, quos nobis reliquerunt et in quibus medicamenta-
riam artis partem auxerunt, partim ipfi componentes, par-
tim ab aliis compofita tranfcribentes. Progreffu vero tem
poris tum haec tum etiam priora exacta et longa expe
rientia cognita, a viris electa et coacervata funt, quorum
jam faepe in hoc opere mentionem fecimus; funt autem hi
Afclepiades, Mufa, Andromachus, Heras, Crito et Mene-
crates, quin et multa alia medicamenta Archigenes et Phi-
lippus fcripferunt, ut nullo amplius ex veteribus opus
habeamus, hi enim omnia ab antiquioribus inventa optime,
velut dixi, tradiderunt.

    Cap. II. [*De arteriacis ab Andromacho defcriptis.*]
Plurimas arteriacas confectiones fcripfit Andromachus, ut
promptum fit a debiliffimis ad fortiffima paulatim per me-
dia tranfitu facto progredi, fiquis ipforum differentiam no-
vit, ipfe enim Andromachus magis indefinite ipfas prodidit.
Verum ego difcrimina apponam, in memoriam revocatis iis,
quae paulo ante dixi. Quod enim circa fimplicium medi-

Ed. Chart. XIII. [528. 529]   **Ed. Baf. II. (257)**

τὴν τῶν ἁπλῶν φαρμάκων πραγματείαν εἴρηταί μοι πολλάκις. ἄνευ γὰρ τοῦ γινώσκειν ἑκάστου τῶν ἁπλῶν τὴν δύναμιν ἀκριβῶς καὶ διωρισμένως, οὐχ οἷόν τε γνῶναι τὸ σύνθετον, ἐκ ποίας ἐστὶ τάξεως τῶν ὁμογενῶν, πότερον ἐκ τῆς μαλακωτάτης ἢ τῆς σφοδροτάτης ἢ τῆς μέσης ἤ τινος τῶν μεταξὺ ταύτης ἢ καὶ τῶν ἄλλων.

Πρώτην μὲν οὖν ἔγραψε δύναμιν ἀρτηριακὴν οὐ μετὰ πολὺ τῆς ἀρχῆς τῆς βίβλου, καθ᾽ ἣν τῶν ἐντὸς τοῦ σώματος γινομένων παθῶν ποιεῖται τὴν θεραπείαν, ὡδί πως αὐτοῖς ὀνόμασιν. ἀρτηριακὴ ᾗ χρῶμαι. ♃ λιβάνου ◁ α΄. ἐν ἄλλῳ δ΄. σμύρνης ◁ α΄. ἐν ἄλλῳ δ΄. κρόκου ◁ α΄. ἐν ἄλλῳ δ΄. σκίλλης ◁ β΄. γλυκέος Κρητικοῦ ξε γ΄. ἡ σκίλλα ἐνέψεται τῷ γλυκεῖ, ἕως συστραφῇ, εἶτα ἡ μὲν σκίλλα ῥίπτεται, ἐπιπάσσεται δὲ τὰ λοιπά. τοῦτο τὸ φάρμακον εἰ μὴ τὴν σκίλλαν εἶχεν, ἦν ἂν τῶν ἀκριβῶς μαλακωτάτων, [529] εἰς τρεῖς ξέστας τοῦ Κρητικοῦ γλυκέος, ἐλαχίστου λιβάνου καὶ σμύρνης καὶ κρόκου βαλλομένων, ὡς ὀλίγου δεῖν ὅλον ὑπάρχειν αὐτὸ γλυκὺ Κρητικόν. εὔδηλον δ᾽ ὅτι τὸ καλούμενον

camentorum tractatum praeexercitatum effe oporteat eum, qui dicenda affequi velit, faepe a me dictum eft; citra enim fingulorum fimplicium exactam ac certam cognitionem impoffibile eft cognofcere, ex quo ordine ejusdem generis medicamentorum compofitum fit, num ex molliffimo an vehementiffimo aut medio aut alio aliquo inter hunc et alios intermedio.

Primam itaque arteriacam confectionem non longe a principio libri, in quo affectionum corporis internarum curationem tradit, hoc modo in haec verba fcripfit. *Arteria qua utor.* ♃ Thuris ℥ j, alii iv, myrrhae drach. j, alii iv, croci drach. j, alii iv, fcillae drach. ij, paffi Cretici fextarios tres, fcilla in paffo coquitur, donec paffum fpiffetur, deinde fcilla abjecta reliqua infperguntur. Hoc medicamentum fi fcillam non reciperet, inter exacte molliffima numerandum effet, utpote in tres paffi Cretici fextarios, pauciffimo thure ac myrrha et croco conjectis, ut parum abfit, quo minus totum paffum Creticum exiftat. Manifeftum eft

Ed. Chart. XIII. [529.]　　　　　　Ed. Baf. II. (257.)

ὑπ᾿ αὐτῶν ἐκλεικτὸν φάρμακον γίνεται. καλοῦσι δ᾿ αὐτὰ καὶ
᾿Αττικῶς ἐκλεικτὰς δυνάμεις.

Ἐφεξῆς δὲ τῇ προγεγραμμένῃ δυνάμει δευτέραν ἔγρα-
ψεν ὁ ᾿Ανδρόμαχος οὕτως. ἀρτηριακὴ ἡ διὰ κωδυῶν. κω-
δύαι χλωραὶ χίλιαι διακόσιαι, μέλιτος ᾿Αττικοῦ ℔ δ᾿. κρό-
κου Κιλικίου δραχμαὶ δ᾿. οἱ δὲ < ι΄. ὑποκυστίδος χυλοῦ
δραχμαὶ ι΄. ἀκακίας δραχμαὶ ι΄. ὕδωρ ὄμβριον εἰς τὰς κω-
δύας. ὕδωρ μὲν οὖν ὄμβριον βάλλεται, ὅπως ἀσηπτότερον
εἴη τὸ φάρμακον. ἔχει δὲ δηλονότι στυπτικὸν ἐν αὐτῷ τι
τὸ ὕδωρ τοῦτο. σκοπὸς δέ ἐστιν ἐν τῷ προκειμένῳ φαρ-
μάκῳ πέψαι τὴν κατὰ τὴν ἀρτηρίαν διάθεσιν, ἥτις ἂν ᾖ
δι᾿ ὕπνου καὶ τῶν πεπτικῶν ἅμα στύψει μὴ πολλῇ. τὸ μὲν
οὖν ἁπλοῦν φάρμακον διὰ τῶν κωδυῶν, ὡς ἐγὼ ποιεῖν εἴωθα,
κωδύας ἔχει μόνας ἐνιεμένας ὕδατι, κἀπειδὰν τακηραὶ γένων-
ται, αὐτὰς μὲν ἐκβάλλομεν, τὸ δὲ ὕδωρ αὐτῶν μίγνυμεν
᾿Αττικῷ μέλιτι μόνῳ, κἄπειτα μέχρι συστάσεως ἐκλεικτοῦ
φαρμάκου τῆς ἑψήσεως γινομένης. τὸ δὲ πόσον ὕδατος πόσῳ

autem, quod medicamentum eclegma dictum efficitur, vo-
cant autem hujusmodi Attice eclectas confectiones.

Confequenter ad praefcriptam alteram addidit Andro-
machus hoc modo. *Arteriaca ex capitibus papaveris.* ♃
Capita papaveris viridia mille et ducenta, mellis Attici ℔
iv, croci Cilicii ʒ iv, alii x, fucci hypocyftidis ʒ x, aquam
pluviam ad capita papaveris. Aqua quidem pluvia additur,
quo minus putredini obnoxium fit medicamentum, habet
autem et aftringens quippiam in fe haec aqua. Scopus eft
praedicto medicamento concoquere affectionem circa arte-
riam, quaecunque ea fit, per fomnum et concoctoria cum
aftringendi vi non adeo multa. Caeterum fimplex medica-
mentum ex papaveris capitibus, ut ego facere confuevi, fola
capita habet in aquam conjecta, atque ubi flaccida reddita
fuerint, ipfa quidem projicimus, aquam vero ipforum ad
folum mel Atticum admifcemus, usque ad compagem ecleg-
matis medicamenti facta coctione, quomodo fane ego appa-
rare confuevi. Quantam autem copiam aquae itemque mel-

Ed. Chart. XIII. [529.]   Ed. Baf. II. (257. 258.)

μέλιτι χρὴ μιγνύειν ἐν ταῖς τῶν τοιούτων φαρμάκων σκευ-
ασίαις, ἐν τοῖς ἑξῆς ἐρῶ κατ᾽ ἐκεῖνον τὸν τόπον, ἔνθα προ-
γραφὴν ποιήσομαι τοιαύτην, ἡ διὰ τῶν κωδυῶν.

Τρίτην δύναμιν ἔγραψεν ἐπὶ ταῖς εἰρημέναις ὁ Ἀνδρό-
μαχος τήνδε. ἀρτηριακὴ ἡ Βλάστου, ᾗ χρῶμαι πρὸς φθισι-
κευομένους καλὴ λίαν. 4 νάρδου Κελτικῆς ‹ δ᾽. ἀμώμου
δραχμὰς η᾽. κινναμώμου ‹ ι᾽ μαλαβάθρου δραχμὰς δ᾽. νάρ-
δου Ἰνδικῆς δραχμὰς γ᾽. σχοίνου ἄνθους ‹ β᾽. κασσίας ‹ η᾽.
λιβάνου δραχμὰς γ᾽. σμύρνης ‹ α᾽. κόστου δραχμὰς δ᾽. μά-
γματος μαλαβάθρου ‹ στ᾽. γλυκυρρίζης χυλοῦ δραχμὰς γ᾽.
μανδραγόρου χυλοῦ δραχμὰς ε᾽. μαστίχης Χίας ‹ γ᾽. κρό-
κου δραχμὰς στ᾽. φοίνικας ἐν οἰ(258)νομέλιτι ἑψήσας ἢ προ-
τρόπῳ, εἶτα εἰς τὸ ἀφέψημα βάλε στροβίλους κ᾽. καὶ λέαινε,
εἶτα τοῦ φαρμάκου, ὡς καρύου Ποντικοῦ, ἢ μικρῷ ἔλασσον,
ἐπί τινας ἡμέρας τούτῳ χρῶ, εἶτα ἀκεραίῳ τῷ φαρμάκῳ.
εἶτα ἐπὶ δύο ἢ τρεῖς ἡμέρας χρήσῃ τῇ δι᾽ ἀλόης ἱερᾷ, κο-
χλιαρίου τὸ πλῆθος σὺν ὕδατι ἐπὶ μίαν ἡμέραν. χρῶ δὲ τῷ
φαρμάκῳ καὶ σὺν γάλακτι ἐπὶ τῶν τὴν ἀρτηρίαν πασχόν-

lis mifcere oporteat in hujusmodi medicamentorum praepa-
ratioue, in fequentibus dicam eo loco, quo talia verba fcri-
pturus fum; confectio ex capitibus papaveris.

Tertiam deinceps confectionem arteriacam Androma-
chus hanc prodidit. *Arteriaca Blafti quatuor ad tabefcen-
tes valde bona.* 4 Nardi Celticae ʒ iv, amomi ʒ viij, cin-
namomi ʒ x, malabathri ʒ iv, nardi Indicae ʒ iij, fchoe-
nanthi ʒ ij, caffiae ʒ viij, thuris ʒ iij, myrrhae ʒ j, cofti
ʒ iv, faecis unguenti malabathrini ʒ vj, fucci glycyrrhizae
ʒ iij, fucci mandragorae ʒ v, maftiches Chiae ʒ iij, croci
ʒ vj. Palmulas in vino mulfo aut protropo coquito, deinde
in ipfum decoctum nuces pineas xx conjicito ac terito.
Poftea ex medicamento ad nucis Ponticae magnitudinem aut
paulo minus accipito, et ad aliquot dies cum hoc decocto
utitor, deinde etiam fimplici medicamento utaris. Poftea
autem ad duos vel tres dies hiera ex aloë uteris, cochlea-
rii menfura ex aqua in diem data. Utere medicamento etiam
cum lacte in iis, qui arteria affecti funt, ad gargariffandum,

Ed. Chart. XIII. [529.]   **Ed. Baf. II. (258.)**

των, ἀναγαργαρίζεσθαι κελεύων καὶ πάλιν διαλιπὼν, χρῶ τῷ
ἀνωδύνῳ κυάμου Αἰγυπτίου τὸ μέγεθος. ὅταν δὲ ἰσχυρὸς ὁ
ῥευματισμὸς ᾖ, προσμίγνυμεν τῇ ἀντιδότῳ ὀπίου καὶ καστο-
ρίου, ὀλίγον ἑκατέρου, ἐπὶ δὲ τῶν κακοστομάχων αὐτὰ φυ-
λαττόμεθα. εὔδηλον οὖν ἐξ αὐτῆς τῆς χρήσεως, ἃ γέγραφεν
ὁ Ἀνδρόμαχος ἐπὶ τῶν ῥευματιζομένων τὰ περὶ τὸν θώ-
ρακα καὶ πνεύμονα καὶ ἀρτηρίαν ἐπιτηδείως τῆς προγεγραμ-
μένης δυνάμεως συγκειμένης. ἔφη γὰρ αὐτός, ὅταν ᾖ ἰσχυ-
ρὸς ὁ ῥευματισμὸς, προσμίγνυμεν τῇ ἀντιδότῳ ὀπίου καὶ κα-
στορίου ὀλίγον ἑκατέρου, δηλονότι ξηρᾶναι τὸ ῥεῦμα καὶ ὑγι-
εινὸν ἐργάσασθαι προαιρούμενοι. ποικίλον δέ ἐστι καὶ πο-
λυμίγματον, ὡς πρὸς πάσας ἁρμόττειν τὰς διαθέσεις, ὅσαι
καὶ χρόνιαι καὶ κακοήθεις εἰσὶ καὶ δυσίατοι, κἂν ἕλκος ᾖ
τι περὶ τὴν ἀρτηρίαν ἢ τὸν λάρυγγα, καὶ πολὺ μᾶλλον, ἐὰν
κατὰ τὸν πνεύμονα. τὰ γὰρ τοιαῦτα τῶν ἰσχυρῶν οὕτω
δεῖται φαρμάκων, ὡς ἐπὶ πλείονα χρόνον ἐξαρκέσαι δυνη-
θῶσιν οἱ τὴν φθινώδη διάθεσιν ἔχοντες. ὅταν γὰρ ἐπιλά-
βωνται χωρίου ξηροῦ καὶ διαίτῃ προσηκούσῃ καὶ φαρμάκοις

et rurfus facto interftitio utere medicamento fabae Aegy-
ptiae magnitudine. Quum vero fortis fuerit fluxio, opium
et caftorium in antidotum mifcemus, utriusque parum quid.
In his autem qui ftomacho male affecti funt, ea ipfa vita-
mus. Manifeftum igitur ex ipfis verbis, quae fcripfit An-
dromachus, quod in fluxionibus partium thoracis et pul-
monis ac arteriae praefcripta confectio confufae eft facul-
tatis. Dixit enim ipfe, quum fortis fuerit fluxio, opium et
caftorium in antidotum mifcemus, utriusque modicam par-
tem, reficcare nimirum fluxionem et fanam reddere volen-
tes. Varium autem eft medicamentum et ex multorum mix-
tura conftans, ut ad omnes conveniat affectus, qui etiam
diuturni et maligni exiftunt ac aegre curabiles, etiam fi ul-
cus fit circa arteriam aut laryngem, et multo magis fi juxta
pulmonem. Talia enim fortibus adeo opus habent medica-
mentis, quo ad longius tempus fufficere queant tabidum af-
fectum habentes. Quum enim obtigerit eis regio ficca et in
convenientis victus et medicamentorum ufu perfeverarint,

Ed. Chart. XIII. [529. 530.]   Ed. Baf. II. (258.)

χρώμενοι διατελῶσιν, ἐπιπλεῖστον ἀντέχουσί τε κατὰ τὰς συν-
ήθεις πράξεις ἐργαζόμενοι μετρίως. αὐτὴν οὖν τὴν δύναμιν
οὐκ ἠξίουν ἀναμεμίχθαι ταῖς ἰδίως ὀνομαζομέναις ἀρτη-
ριακαῖς.

[530] Τετάρτην ἐπὶ ταῖς προγεγραμμέναις ἔγραψε δύ-
ναμιν ὁ Ἀνδρόμαχος ὡδί πως, ἑτέρα τοῦ αὐτοῦ. λέγει δὲ
δηλονότι τοῦ Βλάστου, περὶ οὗ κατὰ τὴν ἔμπροσθεν ἀρτη-
ριακὴν ἐγεγράφει· ἀρτηριακὴ Βλάστου ᾗ χρῶμαι. τὴν σύν-
θεσιν δὲ αὐτῆς τοιαύτην ποιεῖται. ♃ ἀλόης γο β'. κρόκου
γο α'. μαστίχης γο α'. πρόδηλον οὖν ὅτι τὸ φάρμακον τοῦτο
τῶν ἰδίως ὀνομαζομένων ἐκκοπρωτικῶν ἐστι, μετὰ τοῦ πετ-
τικὸν ἔχειν τι διὰ τὸν κρόκον. ὅταν δ' οὕτως εἴπω πεττι-
κὸν, ἀκούειν χρὴ τῆς διαθέσεως ἧς ἕνεκα προσάγεται.

Πέμπτην δὲ ἐφιξῆς τῶν προγεγραμμένων ἔγραψεν ὁ
Ἀνδρόμαχος τήνδε. ἀνώδυνος τοῦ αὐτοῦ. ♃ ὀπίου γο γ'.
κρόκου γο α'. σμύρνης γο β'. ἀκακίας γο Ϛ''. γλυκείας χυ-
λοῦ < δ'. σὺν μέλιτι. ταῦτα μὲν ὁ Ἀνδρόμαχος, ἐγὼ δὲ οὐ
πάνυ τι προσίεμαι τὴν τοιαύτην σύνθεσιν τῶν φαρμάκων,

quam diutiffime renitentur confuetas actiones moderate obe-
untes. Hanc igitur confectionem non cenfuerim admifcen-
dam effe iis quae privatim arteriacae appellantur.

Quartam deinceps confectionem Andromachus fic fcri-
pfit. *Altera ejusdem.* Blafti videlicet dicit, de quo circa
praecedentem arteriacam fcriptum eft, arteriaca Blafti qua
utor. Compofitionem autem ejus talem fecit. ♃ Aloës fex-
tantem, croci ℥ j, maftiches ℥ j, palam eft hoc medicamen-
tum ex eorum numero effe, quae privatim ftercorum edu-
ctiva appellantur una cum hoc, quod concoctorium quid-
dam habet crocus. At vero quum concoctorium dico, in-
telligere oportet ejus affectus, cujus gratia exhibetur.

Quintam ex ordine compofitionem Andromachus ta-
lem tradidit. *Confectio fedans dolorem ejusdem.* ♃ Opii
℥ iij, croci ℥ j, myrrhae ℥ ij, acaciae ℥ ß, fucci radicis dul-
cis ℥ iv, excipe melle. Haec Andromachus. Verum ego non
avide recipio ejusmodi compofitionem medicamentorum, ubi

Ed. Chart. XIII. [530.]   **Ed. Baf. II. (258.)**

μετὰ τοῦ μὴ δεδηλῶσθαι τὴν διάθεσιν, ἐφ᾽ ἧς αὐτῇ χρη-
στέον. ἴσμεν γὰρ ἐπὶ τῶν ἀνωδύνων τὸν σκοπὸν τῆς συν-
θέσεως, ὅταν ὕπνον ἐργάσασθαι βουληθῶμεν καὶ σφοδρὰν
ὀδύνην ναρκῶσαι. ἡ δὲ τῆς ἀκακίας μίξις ὡς πρὸς ἕλκος
ἐστὶν, ὥσπερ γε καὶ ὁ τῆς γλυκείας χυλὸς πρὸς τὸ πραῦναι
τὰ τετραχυμμένα. κρόκου δὲ μιγνύειν ἢ ὀπίου κατὰ τὰς ἀνω-
δύνους τοῖς πλείστοις ἤρεσεν, ἐπειδὴ δοκεῖ καὶ αὐτοῖς ἱκα-
νῶς πέττειν ἁπάσας τὰς διαθέσεις.

Ἕκτην ἐπὶ ταῖς προγεγραμμέναις ἔγραψε δύναμιν ὁ
Ἀνδρόμαχος τοιάνδε. ἀρτηριακὴ τοῦ αὐτοῦ. ♃ λιβάνου γο α΄.
γλυκείας χυλοῦ γο α΄. σμύρνης δραχμὰς δ΄. τραγακάνθης
δραχμὰς στ΄. νάρδου < α΄. ἀμώμου δραχμὰς δ΄. κρόκου < δ΄.
μέλιτος Ἀττικοῦ τὸ αὔταρκες. καὶ αὕτη δέ ἐστι δήλη πρὸς
τὰς αὐτὰς διαθέσεις τῶν ἀναπνευστικῶν συντιθεμένη διά τε
τῶν πεπτικῶν καὶ παρηγορικῶν καὶ στυφόντων καὶ ῥυπτόν-
των. ὁ μὲν γὰρ λίβανος καὶ ἡ σμύρνα καὶ ὁ κρόκος τῶν
πεττόντων τὰς διαθέσεις εἰσίν. ὁ δὲ τῆς γλυκείας χυλὸς τῶν
ἐκλεαινόντων τὰς τραχύτητας, ὥσπερ γε καὶ ἡ τραγάκανθα.

---

non oftenditur affectio, in qua ea fit utendum. Scimus ete-
nim componendi fedantia dolorem fcopum, quum fomnum
videlicet inducere voluerimus et vehementem dolorem ftu-
pefacere. Acaciae autem mixtura velut ad ulcus eft, quem-
admodum radicis dulcis fuccus ad lenienda exafperata. Cro-
cum autem et myrrham in compofitiones dolorem levantes
mifcere plurimis placuit; videntur enim ipfis omnes affe-
ctus fufficienter concoquere poffe.

Sextam confequenter confectionem Andromachus hoc
modo fcripfit. *Arteriace ejusdem.* ♃ Thuris ℥ j, fucci ra-
dicis dulcis ℥ j, myrrhae ℨ iv, tragacanthae ℨ vj, nardi ℨ j,
amomi drach. quatuor, croci drach. quatuor, mellis Attici
quod fatis eft. Non obfcurum eft etiam hanc ad refpirationis
organorum affectus compofitam effe ex concoctoriis, mitiga-
toriis, aftringentibus et detergentibus. Myrrha enim et thus
et crocus affectus concoquunt. Radicis dulcis fuccus ex-
afperata mitigat, idem etiam tragacantha facit. Amomum

Ed. Chart. XIII. [530.]　　　　　　　Ed. Baf. II. (258.)

τὸ δὲ ἄμωμον ἰσχυρῶς ξηραίνει μετὰ τοῦ καὶ βραχὺ στυ-
πτικὸν ἔχειν. τὸ δὲ μέλι τῆς τῶν θερμαινόντων ἐστὶ καὶ
ῥυπτόντων δυνάμεως.

Εβδόμην ἐπὶ ταῖς προγεγραμμέναις ὁ Ἀνδρόμαχος
ἔγραψεν, ἐκ τῶν πολλῶν πάνυ συγκειμένην φαρμάκων, ἁπά-
σας σχεδόν τι τὰς δυνάμεις ἐχόντων. καὶ γὰρ στύφοντα καὶ
δάκνοντα καὶ λεπτύνοντα καὶ παρηγοροῦντα καὶ ἐκλεαίνοντα
καὶ ὑπνωτικὸν καὶ διαφορητικὸν καὶ ῥυπτικὸν περιέχεται
κατ᾽ αὐτήν, ἐφ᾽ ὧν ἁπασῶν τῶν πολυμιγμάτων δυνάμεων
ὧν εἴρηταί μοι καὶ πρόσθεν ὁ λόγος κοινὸς, ὡς ἐξ ἁπάν-
των τις εἰ βουληθῇ συνθεῖναί τι τῶν φαρμάκων, ἐλπίδι τοῦ
ποιήσειν ἓν φάρμακον πρὸς ἁπάσας τὰς ὁμογενεῖς διαθέσεις.
ἐξ αὐτῶν τινὰ μὲν εὑρέθη τῇ πείρᾳ μοχθηρὰ καὶ παρεώσθη,
τινὰ δὲ εὐτύχησε κατὰ τὸν τοῦ συνθέντος ἀποβῆναι στο-
χασμόν. ἔγραψε δὲ καὶ τὴν σκευασίαν αὐτῆς ὁ Ἀνδρόμαχος,
οὐ πάνυ τι τοῦτο πράττειν εἰωθώς. ὃ δὲ ἐκ φαρμάκων δυ-
νάμεις ἐχόντων ἃς εἴρηκα σύγκειται, κάλλιον μέν ἐστι μεμνῆ-

fortiter reficcat cum modica aftringendi facultate. Mel au-
tem calefactoriam et exterforiam vim habet.

Septimam poft relatas compofitiones Andromachus
fcripfit ex multis valde medicamentis conftantem, quae
omnes ferme facultates habent, nam et aftringentia et mor-
dentia et attenuantia et mitigantia et laevigantia in ea con-
tinentur, quin et foporifera vis et difcufloria ac deterforia
in ipfa habentur. In quibus omnibus multifariam mixtis fa-
cultatibus communis ratio eft, quemadmodum etiam antea
dixi, quod videlicet quispiam ex omnibus medicamentum
quoddam componere voluit, fpe faciendi unum medicamen-
tum ad omnes ejusdem generis affectus commodum. Verum
ex ipfis aliqua quidem per experientiam cognita funt ma-
ligna et propterea relicta, aliqua vero feliciter pro ipfius
componentis conjectura, efficacia evaferunt et ob id re-
cepta.　Quin et praeparandi ipfam modum Andromachus
afcripfit, quamquam hoc facere alias non foleat. Quod vero
ex medicamentis compofita fit eas quas dixi facultates

Ed. Chart. XIII. [530. 531.]　　　　　　**Ed. Baf. II. (258.)**

σθαι τοὺς ὁμιλήσαντας τοῖσδε τοῖς γράμμασιν. εἰ δὲ καὶ μὴ
πρόχειρον ἔχοιεν τὴν μνήμην, ἀλλὰ κατά τε τὸν χρόνον αὐ-
τὸν τοῦτον, ἐν ᾧ τὰ τοιαῦτα φάρμακα μανθάνουσιν, ἀνα-
γνώτωσαν ἐπιμελῶς τὸ ἕκτον καὶ τὸ ζ καὶ τὸ ή περὶ τῆς
τῶν ἁπλῶν φαρμάκων δυνάμεως. ἐν ἐκείνοις γὰρ ἅπασαν
ἔγραψα τὴν ὕλην τῶν φαρμάκων, ὅσα ῥίζαι καὶ φύλλα καὶ
ἄνθη καὶ σπέρματα καὶ καρποὶ καὶ ὀποὶ καὶ χυλοὶ τῶν ἐκ
τῆς γῆς φυομένων εἰσὶν ἢ ἁπάντων φυτῶν. ὁπότ᾽ οὖν ἀκή-
κοας ταῦτα, πρόσχες ἤδη τὸν νοῦν οἷς ἔγραψε περὶ τοῦ
φαρμάκου τούτου ὁ Ἀνδρόμαχος. ἀρτηριακὴ ᾗ χρῶμαι. [531]
πτέρεως ῥίζαι ὡς ἁδρόταται πλύνονται, ἕως λίαν καθαρώ-
ταται γένωνται καὶ πᾶν γεῶδες ἀφῶσιν, εἶτα ψύχονται ἡμέ-
ραν μίαν καὶ κατατέμνονται εἰς τριδάκτυλα καὶ καταθραύ-
ονται. ἐκ τούτων λίτραι ι΄. καὶ βάλλονται εἰς χύτραν ἐγκε-
καινισμένην καὶ ὕδατος γλυκέος ξέστεις ι΄. καὶ ἕψεται ἕως ἂν
λειφθῶσιν ξέστεις ε΄. καὶ ἐκθλίβονται καὶ τὸ μὲν ὑγρὸν εἰς
δίπλωμα βάλλεται, τὰ δ᾽ ἀρώματα ἁδρομερῆ. ♃ νάρδου Ἰν--
δικῆς δραχμὰς δ΄. κινναμώμου ◁ στ΄. γλυκείας ῥίζης δρα-

complectentibus praeſtat meminiſſe eos, qui hos libros in
manus ſument. Si tamen non promptam habeant memoriam,
eo ſane tempore quo hujusmodi medicamenta diſcunt, ſex-
tum et ſeptimum ac octavum de ſimplicium medicamento-
rum facultate librum legant; in illis enim omnem medica-
mentorum materiam conſcripſi, qua radices et folia et flo-
res et ſemina et fructus et liquores et ſucci omnium ex
terra naſcentium plantarum exiſtunt. His itaque praemiſſis
jam animum ad ea quae Andromachus de hoc medica-
mento ſcripſit adverte. *Arteriaca qua utor.* Radices ſilicis
craſſiſſimae lavantur donec puriſſimae fiant et omne terreum
deponant, deinde per diem unum perfrigerantur et in fruſta
magnitudinis trium digitorum ſecta conquaſſantur, atque ex
eis librae x in ollam novam, aquae dulcis ſextarios decem
complectentem, injiciuntur et ad hoc, ut ſextarii v reliqui
fiant, coquuntur, exprimuntur et liquor quidem in duplum
vas diffunditur, et aromata craſſa ac integris partibus ad-
duntur. ♃ Nardi Indicae ℥ iv, cinnamomi ℥ vj, radicis dul-

Ed. Chart. XIII. [531.]   Ed. Baf. II. (258.)

χμὰς στ΄. κακίας ⊲ δ΄. ῥήου Ποντικοῦ δραχμὰς δ΄. βαλαυστίου ⊲ στ΄. ῥόδων ξηρῶν ⊲ δ΄. οἱ δὲ δραχμὰς στ΄. ταῦτα ἕψεται ὁμοίως εἰς τὸ ἥμισυ, εἶτα ἐκθλίβεται καὶ προσεμβάλλεται τῷ ἀφειρήματι μέλιτος Ἀττικοῦ ξε α΄. προαφειρημένου καὶ συνεστραμμένου ἰδίᾳ ἐν διπλώματι, ἕως μὴ μολύνοι, καὶ προσεμβάλλεται τερμινθίνης διαυγοῦς ⊲ γ΄. χαλβάνης δραχμὰς β΄. κρόκου δραχμὰς ε΄. ὑοσκυάμου χυλοῦ ⊲ α΄. ὑποκυστίδος χυλοῦ ⊲ α΄. μανδραγόρου χυλοῦ τριώβολον, πεπέρεως λευκοῦ δραχμὰς η΄.

Ὄγδοον ἐπὶ ταῖς προειρημέναις ἔγραψε, δηλώσας τῆς δυνάμεως αὐτῆς τὸ κεφάλαιον, ὅπερ ἐχρῆν ἐπὶ πασῶν αὐτῶν πεποιηκέναι. ἔχει δ᾽ οὕτω πως αὐτοῖς ὀνόμασιν. ἀρτηριακὴ ἐπαινουμένη Μιθριδάτειος, πρὸς τὰ ἐν θώρακι συνηθροισμένα, ὑποκαθαίρει καὶ ἀπολεαίνει. ⁊ ἐρυσίμου πεφωγμένου ⊲ κ΄. ἔν τισι δὲ τῶν ἀντιγράφων ἐρεγμοῦ γέγραπται· ῥυπτικῆς δέ ἐστιν ἄμφω δυνάμεως, λινοσπέρματος πεφωγμένου ⊲ κ΄. καὶ τοῦτο ῥυπτικῆς ἐστι δυνάμεως, στροβίλου δραχμὰς η΄. ἐκλεαίνει δηλονότι τοῦτο, σταφίδος ἐκγεγιγαρτι-

cis ʒ vj, caſſiae ʒ iv, rhei Pontici drach. iv, balauſtii drach. vj, roſarum ſiccarum drach. iv, alii vj. Haec fimiliter ad dimidias coquuntur ac exprimuntur, et ad decoctum mellis Attici ſextarius unus additur, fit autem mel praecoctum et in duplici vaſe privatim ſpiſſatum, usquequo manus non inquinet, adjiciuntur et terebinthinae pellucidae ʒ iij, galbani drach. ij, croci drach. v, ſucci hyoſcyami drach. j, ſucci hypocyſtidis drach. j, mandragorae ſucci oboli iij, piperis albi drach. octo.

Octavam deinceps confectionem ſcripſit, ſumma facultatis ipſius indicata, quod ipſum in omnibus feciſſe oportuit. Habet autem ſic. *Arteriace laudata Mithridatis ad thoracis collectiones, fubpurgat et laevigat.* ⁊ Irionis torrefacti drach. j, in quibusdam exemplaribus fabae freſae ſcriptum eſt, ſunt autem ambo deterſoriae facultatis, ſeminis lini toſti drach. xx, et hoc deterſoriam vim habet, nucis pineae drach. viij, hae laevigandi vim habent, uvae

Ed. Chart. XIII. [531.]　　　　　　**Ed. Baf. II. (258. 259)**

σμένης δραχμὰς δ'. καὶ αὕτη τῷ μὲν βραχύ τι παραστύφειν
καὶ ἅμα τροφή τις εἶναι χρηστὴ τῷ σώματι μέμικται προσ-
ηκόντως. ἔχει δὲ καὶ τὴν τοῦ γλυκέος δύναμιν, οἵαν εἰρή-
καμεν ἐν τῷ τετάρτῳ περὶ τῆς τῶν ἁπλῶν φαρμάκων δυ-
νάμεως· κρό(259)κου ὀβολοὺς δύο. ἐλάχιστον δηλονότι βέ-
βληκε τοῦ κρόκου ὁ συνθεὶς τὸ φάρμακον, ἐγγύς τε τοῦ
μηδὲν εἶναι πρὸς τὴν τῶν ἄλλων ἀναλογίαν. εἰρήκαμεν δὲ
ὅτι πεττικῆς ὁ κρόκος ἐστὶ δυνάμεως μετὰ τοῦ καὶ στύφειν.
εἴρηται δ', ὅτι καὶ ἡ στύψις συνάγει καὶ σφίγγει καὶ τονοῖ
τὰ σώματα. βέβληκε δὲ καὶ κοτύλης μέλιτος τέταρτον, ἀπο-
χωρήσας τοῦ τε γλυκέος οἴνου καὶ τοῦ ἑψήματος, ἀποκα-
θαίρειν γὰρ τὸ σκευαζόμενον φάρμακον βούλεται, καθότι
προεῖπε τὰ ἐν θώρακι. ἐν δὲ τοῖς τοιούτοις φαρμάκοις τὰ
παχύχυμα κωλύει τὴν ἀνακάθαρσιν. ἔμιξε δὲ τούτοις τρα-
γακάνθης δραχμὰς δ'. ἐκλεαίνοντος φαρμάκου τὰ τραχυν-
θέντα. προεῖπον δ' ὅτι βούλεται τὸ προκείμενον φάρμακον
ἀποκαθαίρειν τε καὶ ἐκλεαίνειν τὰ κατὰ τὸν θώρακα. ὁ μὲν
γὰρ σκοπός ἐστιν ἐν τοῖς τοιούτοις λεπτῦναι καὶ ἀποῤ-

paffae exacinatae drach. iv et haec ob id, quod modice
fubaftringat, fimulque commodus corpori cibus fit, merito
admixta eft, habet autem et paffi facultatem, qualem in
quarto de fimplicium medicamentorum facultatibus indica-
vimus, croci obol. ij, minimum quid ex croco conjecit, qui
medicamentum compofuit, ut prope nihil fit aliorum pro-
portione. Diximus de croco, eum concoquendi vim habere
una cum aftrictione, dictum eft etiam quod aftrictio corpora
cogit, conftringit et corroborat. Adjecit autem etiam mellis
quartam partem heminae, a vino dulci ac fapa digreffus;
vult enim hoc modo praeparatum medicamentum velut
praefatus eft, in pectore haerentes collectiones expurgare;
caeterum in hujusmodi medicamentis ea quae craffos fuc-
cos habent, impediunt repurgationem. His admifcuit traga-
canthae ʒ iv, quod medicamentum laevigat exafperata. Prae-
dictum eft autem, quod vult hoc propofitum medicamen-
tum repurgare et laevigare ea quae juxta thoracem hae-
rent; fcopus enim hujusmodi eft, attenuare et abftergere

Ed. Chart. XIII. [531. 532.]   **Ed. Baf. II. (259.)**

ῥύψαι καὶ πρὸς τὴν ἀναγωγὴν ἐπιτήδεια ποιῆσαι τὰ κατὰ
τὸν θώρακα. τῆς δ᾽ ἀνωδυνίας ἕνεκα καὶ τοῦ μὴ πάνυ τι
βήττειν τραχυνθέντα τὰ μόρια προστίθενται τὰ ἐκλεαίνοντα.
μέγιστον δὲ τοῦτ᾽ ἔστι καὶ διὰ παντὸς χρὴ μεμνῆσθαι αὐ-
τοῦ τοῦ πολλάκις ἕνα σκοπὸν ἔχειν, δι᾽ ὃν συντίθεται τὸ
φάρμακον. ἕνεκα δὲ τοῦ μὴ λυπεῖν αὐτὸ κατὰ μηδένα τρό-
πον, ἑκάτερα μίγνυται τὸν πρῶτον σκοπὸν τῆς ὠφελείας
οὐκ ἔχοντα.

Ἐνάτην ἀρτηριακὴν ἐπὶ ταῖς προγεγραμμέναις ἔγρα-
ψεν ὁ Ἀνδρόμαχος ὡδί πως κατὰ λέξιν. ἀρτηριακὴ ἡ Μα-
ρίνου. ♃ κρόκου γο α΄. κόμμεως γο β΄. τραγακάνθης γο α΄.
μέλιτος Ἀττικοῦ ξε α΄. ἕψε ἕως ἀποσταζόμενον μὴ μολύνοι.
τοῦτο τὸ φάρμακον τῶν μέσων ἐστὶ κατὰ τὴν δύναμιν. ἦν
δ᾽ ἂν ἀκριβῶς παρηγορικόν τε καὶ ἀνώδυνον, εἰ μήπω κρό-
κου εἶχεν μήτε τοῦ μέλιτος τὸν ξε. ἀλλ᾽ ἀντ᾽ αὐτοῦ τὸν
Θηραῖον οἶνον τὸν Κρητικὸν ἢ τὸ ἐκ τοῦ γλεύκους ἑψη-
θέντος γινόμινον, ὃ καλοῦμεν ἡμεῖς, ὡς ἔφην, ἕψημα, [552]
παράκειται δὲ κατὰ τὴν λέξιν ἀκαίρως ἐπὶ τοῖς προειρημέ-

ac ad eductionem fuperne aptas facere collectiones in tho-
race; verum fedandi doloris gratia et ne nimium tuffiant
partes exafperatae, laevigantia apponuntur. Maximum hoc
eft, atque ipfius per omnia meminiffe oportet, nimirum
quod faepe unus fcopus fit, in quem medicamentum com-
ponitur, ne vero hoc ipfum aliquo modo offendat, utraque
mifcentur, primum utilitatis fcopum nequaquam habentia.

Nonam arteriacen poft has Andromachus his verbis
tradidit. *Arteriace Marini.* ♃ Croci unc. j, gummi fex-
tantem, tragacanthae unc. j, mellis Attici fextarium j, co-
quito donec, quum diffunditur, non inquinet. Hoc medica-
mentum medium eft facultate, effetque exacte mitigatorium
ac dolorem fedans, fi neque crocum haberet neque mellis
fextarium, fed pro ipfo Theraeum vinum Creticum, aut fa-
pam ex multo cocto factam, quam nos, ut dixi, hepfema
appellamus. Verum hoc loco importune inter relata fortia

νοις ἰσχυροῖς φαρμάκοις, ἃ καὶ τοῖς ἐμπυϊκοῖς καὶ τοῖς ὑπὸ
φθόης ἐχομένοις ἁρμόττει.

Δεκάτην ἐφεξῆς τῇ προγεγραμμένῃ μνημονεύει, μεταξὺ
τῆς ἀκριβῶς παρηγορικωτάτης καὶ τῆς μέσης, ὁποίαν ἔφην
εἶναι τὴν προγεγραμμένην. ἐκ κόμμεως γοῦν ταύτην καὶ γλυ-
κέος Κρητικοῦ καὶ ὕδατος συντίθησι μιγνὺς μέλιτι· τοῦ μὲν
κόμμεως ἐμβαλὼν γο ή. τοῦ δὲ γλυκέος ξε ά. τοῦ δὲ μέ-
λιτος λίτραν ά. λύειν κελεύων ὕδατι τὸ κόμμι, μὴ προσθεὶς
τὸ ποσόν. διὰ μὲν οὖν τὸ κόμμι καὶ τὸ γλυκὺ καὶ τὸ ὕδωρ
ὅλως οὐδὲν ἔχει ῥυπτικόν, διὰ δὲ τὸ μέλι τοῦ παρηγορι-
κωτάτου καὶ ἐκλεαίνοντος ἀποκεχώρηκεν. ἴσμεν γὰρ ὅτι ῥυ-
πτικόν ἐστι τὸ μέλι. ἕψεσθαι δὲ δεῖν ἐπʼ ἀνθράκων εἶπεν
αὐτό, τουτέστιν ἐπὶ μαλακοῦ πυρὸς ἀκάπνου. κάλλιον δʼ
ἂν ἐπεποιήκει καὶ περὶ τῶν ἄλλων ἁπασῶν ἀρτηριακῶν τοῦτο
προσγράψας. ἐγὼ γοῦν οὕτως αὐτὸ σκευάζω καὶ οὐδʼ ἐπʼ
αὐτῶν ἀνθράκων ἔτι διακαιομένων ποιοῦμαι τὴν ἕψησιν, ἵνα
μηδὲ τὸ ἀπὸ τούτων ἀναφερόμενον καπνῶδες καὶ δριμὺ
προστρίψειε τῷ φαρμάκῳ δριμύτητας οὐκ ἀναγκαίας. τῆς

medicamenta locatum eſt, utpote quae ſuppuratis et tabe-
ſcentibus conveniunt.

Decimam conſequenter recenſet, quae inter exacte lae-
viſſimam ac mediam, qualem ſane eſſe dixi praecedentem,
intermedia eſt. Ex gummi igitur hanc et paſſo Cretico ac
aqua componit, melle etiam admixto, et gummi quidem in-
jicit beſſem, paſſi ſextarium unum, mellis lib. unam, dis-
ſolvere cum aqua jubens ipſum gummi, copia ejus non ex-
preſſa. Itaque ob gummi et paſſum et aquam penitus nihil
deterſorium habet, ob mel vero a maxime mitigatorio et
laevigante eſt digreſſa, ſcimus enim deterſorium eſſe mel.
Coqui autem ſuper prunas oportere ipſum dixit, hoc eſt
ad mollem et non fumantem ignem. Melius vero feciſſet,
ſi etiam ad alias omnes hoc aſcripſiſſet. Ego itaque ſic ipſum
praeparo et neque ad prunas adhuc ardentes coctionem fa-
cio, ne videlicet inde quid acre et fumoſum ſublatum acri-
moniam non neceſſariam medicamento ipſi affricet. Mellis

Ed. Chart. XIII. [532.]   Ed. Baf. II. (259.)

μὲν γὰρ τοῦ μέλιτος δριμύτητος ἀνεχόμεθα, καίτοι καὶ αὐτῆς οὐκ οὔσης σφοδρᾶς διὰ τὴν ἄλλην αὐτοῦ χρείαν, καπνοῦ δὲ οὐδεμία χρεία. διαφευκτέον οὖν αὐτὴν εἰς ὅσον ἐνδέχεται κατὰ πάντα τὰ τοιαῦτα φάρμακα, κάλλιον δὲ καὶ ἐπὶ τῶν ἐμπλαστικῶν ἀκάπνοις χρῆσθαι τοῖς ξύλοις.

Ἑνδεκάτην δίναμιν ἔγραψεν οὕτως. ἀρτηριακὴ ἄλλη καλή. ℞ κινναμώμου, λιβάνου ἀνὰ γο α΄. χυλοῦ γλυκείας γο α΄. σμύρνης δραχμὰς δ΄. τραγακάνθης ◁ στ΄. νάρδου Ἰνδικῆς ◁ δ΄. ἀμώμου δραχμὰς δ΄. κρόκου ◁ α΄. μέλι Ἀττικόν. ἀληθῶς εἶπεν, καλὴν εἶναι τὴν ἀρτηριακὴν ταύτην, ἀλλ᾽ ἐνδεῖ τῷ λόγῳ πρὸς τίνας διαθέσεις αὐτὴν εἶναί φησι καλήν. εἴρηται γὰρ ἐν ἀρχῇ καὶ διὰ κραυγὴν καὶ διὰ κατάῤῥουν κακοῦσθαι τὴν ἀρτηρίαν καὶ τῷ ἔχειν ἕλκος ἢ φλεγμονὴν σκιῤῥουμένην. ἧς δὲ νῦν τὴν σκευασίαν οὕτως ἔγραψεν ὁ Ἀνδρόμαχος καὶ πρὸς τοὺς φθόη κάμνοντας ἐπιτήδειόν ἐστι φάρμακον καὶ πάσας ἁπλῶς τὰς ἐν θώρακι καὶ πνεύμονι κεχρονισμένας διαθέσεις. ἡ γὰρ τοῦ κινναμώμου φύσις οὖσα

quidem acredinem toleramus, quamquam ea non ſic vehemens propter aliam ipſius utilitatem, verum fumi nulla eſt, utilitas. Quare ſugiendus eſt ſumus, in quantum poſſibile eſt circa omnium hujusmodi medicamentorum praeparationem. Praeſtat autem et in iis quae meatus obducunt lignis fu mum non edentibus uti.

Undecimam confectionem ſic prodidit. *Arteriaca alia bona.* ℞ Cinnamomi, thuris, utriusque ℥ j, ſucci radicis dulcis ℥ j, myrrhae drach. iv, tragacanthae drach. ſex, nardi Indicae drach. iv, amomi ℥ iv, croci drach. j, melle Attico excipe. Recte dixit bonam hanc arteriacam eſſe, verum deeſt ſermoni ad quos affectus bona ſit; dictum enim in principio eſt et per vociferationem et per deſtillationem laedi arteriam, ampliusque propter ulcus et inflammationem obduratam. Haec autem confectio, quam nunc Andromachus deſcripſit, etiam ad tabidos aptum medicamentum eſt et ſimpliciter omnes inveteratos thoracis ac pulmonis affectus. Cinnamomi etenim natura tenuium partium et reſiccatoria

λεπτομερὴς καὶ ξηραντικὴ καὶ τὰς ἐσκιῤῥωμένας διαθέσεις
ἰᾶσθαι πέφυκεν. ἐφεξῆς δὲ αὐτῷ καὶ ἡ τοῦ ἀμώμου δύνα-
μίς ἐστι μετὰ τοῦ καὶ στυπτικὸν ἔχειν τι. διὰ δὲ τὴν τού-
των ἐνέργειαν οὖσαν σφοδρὰν εὐλόγως ἐμίχθη λιβανωτός τε
καὶ ὁ τῆς γλυκείας χυλὸς καὶ τραγακάνθης, πραΰνειν τὰ
τετραχυσμένα πεφυκότα φάρμακα. περὶ δὲ κρόκου καὶ σμύρ-
νης πολλάκις εἴπομεν, ὅτι πεπτικὰ καὶ ξηραντικὰ μετρίως
τῶν τοιούτων διαθέσεών ἐστι.

Δωδεκάτην ἀρτηριακὴν ὁ Ἀνδρόμαχος ἔγραψεν οὕτως.
ἄλλη ἐκ τῶν Γάλλου πρὸς τὰ τῆς ἀρτηρίας πάθη καὶ ἕλκη
ἐν πνεύμονι καὶ πύου ἀναγωγὰς καὶ αἵματος καὶ τοὺς εἰς
θώρακα ῥευματισμοὺς καὶ πρὸς τὰ δυσάγωγα σφόδρα ἐνερ-
γεῖ. ♃ ῥητίνης τερμινθίνης ◁ δ'. κρόκου Κιλικίου ◁ δ'. λι-
βανωτοῦ δραχμὰς δ'. σμύρνης Τρωγλοδύτιδος ◁ δ'. κιννα-
μώμου ◁ δ'. ἀμώμου ◁ γ'. στροβίλου ◁ δ'. γλυκείας ῥίζης
ἐξηντερισμένης ◁ δ'. νάρδου Συριακῆς ◁ β S''. κασσίας με-
λαίνης ◁ β'. τραγακάνθης ◁ γ'. φοινίκων Συριακῶν τῆς
σαρκὸς ◁ γ'. ἀστέρος Σαμίου ◁ δ'. χαλβάνης καθαρᾶς

etiam induratos affectus fanare poteſt.   Ab eo proximum
locum amomi facultas habet, fimulque aſtringens quippiam
habet. Verum ob horum actionem vehementem rationabi-
liter admixta funt, thus et radicis dulcis fuccus et tragacan-
tha, medicamenta exaſperata lenire a natura apta. De croco
et myrrha faepe diximus, eſſe videlicet concoctoria et mo-
dice reficcatoria hujusmodi affectuum.

Duodecimam arteriacam Andromachus hoc modo ſcri-
pſit. *Alia ex libris Galli ad arteriam affectam, ulcera
pulmonis, puris et fanguinis rejectiones et fluxiones in tho-
racem et ad ea quae aegre educi poſſunt vehementer ef-
ficax.* ♃ Refinae terebinthinae drach. quatuor, croci Cilicii
drach. quatuor, thuris drach. quatuor, myrrhae troglody-
ticae drach. iv, cinnamomi drach. iv, amomi drach. tres,
nucis pineae drach. iv, radicis dulcis ejecta medulla drach.
quatuor, nardi Syriacae drach. ij ſs, caſſiae nigrae drach.
duas, tragacanthae drach. iij, palmularum Syriacarum carnis
drach. iij, alteris Samii drach. iv, galbani puri obolos iv,

Ed. Chart. XIII. [532. 533.]   Ed. Baſ. II. (259.)

τετρώβολον, κόστου < δ'. ἐν ἄλλῳ < α'. μέλιτος Ἀττικοῦ
κοτύλας δ'. ἕψεται ἐν διπλῷ τὸ μέλι τε καὶ ἡ ῥητίνη. ὅταν
δὲ ἄρχηται συστρέφεσθαι, χαλβάνη μίγνυται ἄχρις ἂν μὴ μο-
λύνῃ, εἶτα ψυγέντι λεῖα τὰ λοιπὰ μίγνυε καὶ οὕτω χρῶ. κα-
λῶς ἐποίησε ἐπὶ τούτου τοῦ φαρμάκου καὶ πρὸς [533] τί-
νας διαθέσεις ἁρμόττει γράψας καὶ πῶς αὐτὸ χρὴ σκευάζειν.
ἡ δὲ μέθοδος τῆς συνθέσεως ἐκ τῶν ἔμπροσθεν δήλη ἐστίν.

    Τρισκαιδεκάτην ἀρτηριακὴν ὁ Ἀνδρόμαχος ἔγραψεν αὐ-
τοῖς ὀνόμασιν οὕτως. ἀρτηριακὴ ἡ Γάλλου. ἡ δ' αὐτὴ καὶ
ἀντίδοτος πρὸς τὰ αὐτὰ ποιοῦσα. ⚕ νάρδου Συριακῆς < δ'.
σμύρνης δραχμὰς δ'. κρόκου < δ'. κόστου δραχμὰς δ'. οἱ δὲ
< α'. πεπέρεως λευκοῦ κόκκους λ'. γλυκείας ῥίζης < α'.
στροβίλους ρ'. στύρακος < α'. τραγακάνθης < α'. κιννα-
μώμου < α'. ἀμώμου < α'. λιβάνου < α'. ὀβολοὺς δ'. κασ-
σίας σύριγγος < α'. βαλαυστίου δραχμὰς γ'. ὀβολοὺς γ'. μέ-
λιτος Ἀττικοῦ ἢ γλυκέος Κρητικοῦ κοτύλας β'. ὁ γλυκὺς
ἐν διπλῷ ἕψεται, ἕως ἂν μέλιτος σχῇ πάχος, εἶθ' οὕτω κα-
ταχεῖται κατὰ λείων τῶν ξηρῶν. ἡ δὲ τραγάκανθος καὶ ὁ

coſti drach. iv, alii ℥ j, mellis Attici heminas iv. Mel et
reſina in duplo vaſe coquuntur, atque ubi craſſari coepe-
rint, galbanum miſcetur, donec non inquinent; deinde re-
frigeratis reliqua trita admiſce et ſic utere. Recte ſeoit in
hoc medicamento tum quod ad quas affectiones conveniat
tum quod quomodo praeparare ipſum oporteat aſcripſit.
Ratio autem compoſitionis ex ſuperioribus conſtat.

    Decimam tertiam arteriacam Andromachus his verbis
tradidit. *Arteriaca Galli, eadem etiam antidotus eſt ad
eadem efficax.* ⚕ Nardi Syriacae drach. iv, myrrhae ℥ iv,
croci ℥ iv, coſti drach. iv, alii ℥ j, piperis albi grana xxx,
radicis dulcis ℥ j, nuces pineas centum, ſtyracis drach. j,
tragacanthae drach. j, cinnamomi ℥ j, amomi drach. j, thu-
ris drach. j, obolos iv, caſſiae fiſtulae drach. j, balauſtii
drach. tres, obolos iij, mellis Attici aut paſſi Cretici hemi-
nas duas. Paſſum in duplo vaſculo coquitur ad ſpiſſitudi-
nem mellis, atque ita ad arida trita affunditur; tragacan-

Ed. Chart. XIII. [533.]   **Ed. Baf. II. (259. 260.)**

στύραξ πρὸ μιᾶς ἀποβρέχονται ἐν προτρόπῳ ἱκανῷ καὶ οὕτω
μίγνυται τοῖς λοιποῖς, εἶθ᾽ οὕτως ἀναιρεῖται εἰς πυξίδα ἀρ-
γυρᾶν ἢ ὑελίνην. καλῶς ἐποίησεν καὶ ταύτην τὴν ἐπαγγελίαν
καὶ τὴν σκευασίαν εἰπών. ἐγὼ δὲ διὰ τοῦτο πάσας τὰς ὑπ᾽
αὐτοῦ γεγραμμένας ἀρτηριακὰς ἔγραψα, ὅπως μηδεὶς ἑτέρου
συγγραφέως δεηθῇ. πᾶν γὰρ εἶδος ἐν αὐταῖς ἐστι καὶ τῶν
μαλακῶν καὶ τῶν ἰσχυρῶν καὶ τῶν μέσων.

Τεσσαρεσκαιδεκάτη τῶν ἀρτηριακῶν ἐστι, περὶ ἧς οὕτω
γράφει. ἀρτηριακὴ ἡ ἐκ τῶν Ἀφρόδα, ἡ Μοσχίωνος. ἔστι
δ᾽ αὐτῆς ἡ δύναμις ὑπὲρ τὰς μέσας οὐκ ὀλίγον ἀποκεχωρη-
κυῖα (260) πρὸς ἰσχὺν, ἔχει γὰρ τμητικὸν καὶ λεπτυντικὸν
καὶ θερμαντικὸν ἀπὸ πολλῶν φαρμάκων οἷς μέμικται καί
τινα τῶν πραέων δι᾽ ἣν εἶπον αἰτίαν. ἡ δὲ σύνθεσις αὐτῆς
ἔστιν ἥδε. ♃ μίλτου Λημνίας, λιβάνου, σμύρνης, νάρδου, ἀμώ-
μου, κασσίας κιῤῥᾶς, κρόκου, Ἰλλυρίδος, σχοίνου ἄνθους ἀνὰ
◁ β΄. κινναμώμου ◁ δ΄. ῥητίνης τερμινθίνης ◁ δ΄. ῥόδων
ἄνθους ◁ δ΄. ὀποβαλσάμου ◁ β΄. μέλιτος κοτύλην α΄. ἢ

tha autem et ſtyrax per diem antea in ſufficiente protropo
macerantur et ita ad reliqua admiſcentur, reponitur pyxide
argentea aut vitrea. Recte fecit et hic, quod tum ea, quae
promittit hoc medicamentum, tum quo modo praeparatur
aſcripſit. Ego vero propterea omnes ab ipſo deſcriptas ar-
teriacas appoſui, ne quis alium ſcriptorem requirere coga-
tur; omne enim facultatum genus in ipſis continetur, mol-
lium, fortium ac mediorum.

Decima quarta arteriaca ejus eſt, de qua ſic prodit.
Arteriaca ex libris Aphrodae, Moſchionis. Eſt ejus facul-
tas non modice medias transgreſſa ad fortes. Habet vim
incidendi et attenuandi ac calefaciendi ex multis medi-
camentis, quibus etiam lenta quaedam admixta ſunt ob
eam quam dixi cauſam. Compoſitio ejus haec eſt. ♃ Ru-
bricae Lemnae, thuris, myrrhae, nardi, amomi, caſſiae ru-
fae, croci, iridis Illyricae, floris junci odorati, ſingulorum
Ʒ ij, cinnamomi Ʒ iv, reſinae terebinthinae Ʒ iv, floris ro-
ſarum Ʒ iv, opobalſami Ʒ ij, mellis heminam j aut paſſi

γλυκέος Κρητικοῦ κοτύλης ἥμισυ τέταρτον, ἕψε τὸ ὑγρὸν
καὶ τὴν ῥητίνην, ἕως γένηται κιῤῥὰ, εἶτα τὰ λοιπὰ ἄρας
ἀπὸ τοῦ πυρὸς ἀπόδος καὶ συνανακόψας δίδου τοῖς περὶ
θώρακα καὶ ἀρτηρίαν ἡλίκον κύαμον Ἑλληνικὸν μεθ᾽ ὕδα-
τος κοτύλης τετάρτου. τοῖς δὲ λοιποῖς ἐκλεικτόν.

Πεντεκαιδεκάτην ἔγραψε δύναμιν ὡδί πως. ἀρτηριακὴ
πρὸς τραχυσμὸν βρόγχων καὶ φωνῶν ἀποκοπὴν καὶ ἀναφο-
ρικοὺς, ᾗ χρῶμαι ἐκ τῶν Ἀπολλωνίου καὶ Ἀλκιμίωνος. ♃
τραγακάνθης ⪤ στ'. κόμμεως ⪤ στ'. λιβάνου ⪤ α'. ὀβολὸν
α'. σμύρνης ⪤ α'. ὀβολοὺς β'. κρόκου ⪤ α'. ὀβολοὺς δύο,
γλυκυῤῥίζης χυλοῦ ⪤ α'. ὀβολοὺς γ'. ἢ τῆς ῥίζης ⪤ α' S''.
πεπέρεως λευκοῦ κόκκους κε'. φοινικοβαλάνων λιπαρῶν τῆς
σαρκὸς ⪤ γ'. οἱ δὲ φοίνικας ε'. ἢ τρεῖς, τὴν τραγάκανθαν
γλυκεῖ βρέχων καὶ λειώσας ἀναλάμβανε. τὰ δὲ ἄλλα λεῖα καὶ
καταπότια ποιῶν κυάμου μέγεθος, κέλευε ὑπὸ τὴν γλῶτταν
κρατεῖν. τὰς τοιαύτας δυνάμεις ὑπογλωττίδας ὀνομάζουσιν
οἱ ἰατροὶ καὶ κελεύουσι διαλυομένου τοῦ φαρμάκου παρα-

Cretici heminae dimidium, ampliusque quartam ejus par-
tem, liquorem et refinam donec fulva reddantur coquito,
deinde ab igne ablatis reliqua addito ac conquaffato. Datur
in thoracis et arteriae affectionibus fabae Graecae magni-
tudine cum aqua, quarta heminae parte, reliquis forma
eclegmatis delingendum.

Decimam quintam arteriacam fic fcripfit. *Arteriace ad
arteriae afpritudinem, vocem interceptam et fanguinem
rejectantes qua utor. Ex libris Apollonii et Alcimionis.*
♃ Tragacanthae ʒ vj, gummi ʒ vj, thuris drach. j, obolum j,
myrrhae ʒ j, obolos ij, croci ʒ j, obolos ij, fucci radicis
dulcis drach. j, obolos iij, aut radicis ʒ j ß, piperis albi
grana xxv, palmularum pinguium carnis ʒ iij, alii palmu-
las v aut tres habent. Tragacantham paffo maceratam ac
tritam reliquis aridis tritis committe, ex eisque omnibus
catapotia fabae magnitudine effice, fub linguaque tenenda
exhibe. Hujusmodi confectiones fublingues medici appel-
lant, jubentque id, quod a diffoluto medicamento defluit,

δέχεσθαί πως ἀτρέμα εἰς τὸν λάρυγγα τὸ ἀπορρέον ἀντέ-
χοντας, εἰ βὴξ κινοῖτο.

Ἡ δὲ ἑκκαιδεκάτη κατὰ λέξιν οὕτω γέγραπται· ἀρτη-
ριακὴ ἐκλεικτὸς πρὸς ἅπαντα τὰ ἐντὸς καὶ μάλιστα πρὸς
φθισικοὺς καὶ ἐμπυϊκοὺς καὶ πρὸς τοὺς ἀρχομένους ὕδρωπας
καὶ βῆχας παλαιὰς διδομένη δι' ἡμέραν καὶ νύκτα πλῆθος
κοχλιαρίου. ♃ σκίλλης χυλοῦ ξέστας δ'. γλυκέος Κρητικοῦ
ξε γ'. οἴνου Φαλερίνου ξέστας η'. μέλιτος Ἀττικοῦ ξε γ'.
σμύρνης γο δ'. κρόκου γο β'. λιβάνου γο β'. ἀριστολοχίας
δακτυλίδος μνᾶν α' S''. γλυκυρρίζης μνᾶν α'. ἠρυγγίου ῥίζης
γο β'. κασσίας γο α'. νάρδου Κελτικῆς γο α'. ξυλοβαλσά-
μου γο η'. τὴν ἀριστολοχίαν καὶ τὸ ἠρύγγιον καὶ τὴν γλυ-
κύρριζαν καὶ ξυλοβάλσαμον καὶ κασσίαν [534] καὶ νάρδον
κόψας ἀδρομερῆ, ἔμβρεχε εἰς τοὺς τοῦ οἴνου ξέστας η'. ἐπὶ
ἡμέρας γ'. εἶτα ἐπὶ μαλακοῦ πυρὸς ἕψε, ἕως λειφθῇ τὸ τρί-
τον μέρος, καὶ οὕτως ἐκθλίψας καὶ σκύβαλον ῥίψας προσ-
απόδος τὸ γλυκὺ καὶ τὸ μέλι καὶ τὸν χυλὸν τῆς σκίλλης
καὶ ἕψε ἕως μέλιτος σχῇ πάχος· τὸν δὲ κρόκον καὶ λίβανον

fenfim in afperae arteriae fummum excipere, obnitendo fi-
mul ne tuffis excitetur.

　　Decima fexta ex ordine fic fcripta eft. *Arteriace de-
lingibilis ad omnes internas affectiones, maxime tabefcen-
tes et fuppuratos, ad hydropas incipientes, tuffes veteres.
Datur per diem et noctem cochlearii menfura.* ♃ Succi
fcillae fextarios iv, paffi Cretici fextarios tres, vini Falerni
fextarios viij, mellis Attici fextarios tres, myrrhae ℥ iiij,
croci ℥ ij, thuris ℥ ij, ariftolochiae dactylitidis minam unam
et dimidiam, glycyrrhizae minam unam, radicis eryngii ʒ
duas, caffiae ʒ j, nardi Celticae unciam unam, xylobalfami
ʒ viij, Ariftolochiam, eryngium, glycyrrhizam, xylobalfa-
mum, caffiam, nardum, in craffas partes contufa in vini
fextariis octo, macerato ad triduum, deinde ad lentum
ignem ad tertias coquito, atque ita exprimito, et recremen-
tis abjectis paffum, mel et fcillae fuccum committito et
ad mellis craffitudinem coquito. Crocum vero, thus et myr-

Ed. Chart. XIII. [534.]   **Ed. Baf. II. (260.)**

καὶ σμύρνην ἑξῆς λεῖα σὺν οἴνῳ καὶ οὕτως εὖ ἔχοντος τοῦ
φαρμάκου προσαπόδος, καὶ ἐπ᾽ ὀλίγον τήξας ἆρον ἀπὸ τοῦ
πυρὸς καὶ οὕτως ἀποθέμενος χρῶ. καλῶς ἐποίησε καὶ περὶ
αὐτῆς γράψας ὁ Ἀνδρόμαχος τήν τε ἐπαγγελίαν καὶ τὴν
σκευασίαν.

Ἑπτακαιδεκάτη δύναμις ὑπ᾽ αὐτοῦ γέγραπται τοιάδε.
ἀρτηριακὴ ἄλλη, ὡς Ἡρακλείδης Ταραντῖνος. ♃ σκίλλης χυ-
λοῦ ξέστας γ᾽. γλυκέος Κρητικοῦ ξε. γ᾽. οἴνου Φαλερίνου
ξέστας γ᾽. μέλιτος Ἀττικοῦ κοτύλην α᾽. κρόκου γο δ᾽. οἱ δὲ
γο β᾽. σμύρνης γο γ᾽. τραγακάνθης γο α᾽. γλυκείας χυλοῦ
γο β᾽. λιβάνου γο α᾽. ὀποβαλσάμου γο στ᾽. σκευάσας χρῶ.
περὶ ταύτης τῆς δυνάμεως οὔτε τὴν ἐπαγγελίαν οὔτε τὴν
σκευασίαν ἔγραψεν, ὡς ἤδη νοεῖν δυναμένων τῶν ἀναγινω-
σκόντων τὴν γνώμην αὐτοῦ. ἐν μὲν γὰρ τῷ εἰπεῖν, ἄλλη
ἀρτηριακή, παραπλησίαν τὴν ἐπαγγελίαν αὐτῆς ἡμᾶς νοεῖν
προσήκει τῇ γεγραμμένῃ, τὴν δὲ σκευασίαν ἐκ τῶν ἔμπρο-
σθεν λογίζεσθαι.

Ἡ δὲ ὀκτωκαιδεκάτη δύναμις οὕτω γέγραπται. ἀρτη-
ριακὴ ἐκ τῶν Περιγένους· πρὸς πάντα τὰ τῆς ἀρτηρίας πάθη.

---

rham cum vino terito, atque ubi optime habuerit medica-
mentum, addito, et ubi modice fuerint liquata, ab igne tol-
lito et repofitis utitor. Recte facit et hic Andromachus,
quod quae promittit et quomodo praeparentur adfcripfit.

Decima feptima confectio talis ab eo traditur. *Arte-*
riaca alia, ut Heraclides Tarentinus. ♃ Succi fcillae fex-
tarios iij, paffi Cretici fextarios iij, vini Falerni fextarios
iij, mellis Attici heminam j, croci ℥ iv, alii ℥ ij, myrrhae
℥ iij, tragacanthae ℥ j, fucci radicis dulcis ℥ ij, thuris ℥ j,
opobalfami ℥ vj, utere praeparato. Juxta hanc confectionem
neque quae promittat, neque quomodo praeparetur tradidit,
tanquam jam ante fententiam ipfius legentes intelligere que-
ant. Ex eo enim quod dicit, alia arteriaca fimilia praefcri-
ptae ipfam promittere nos intelligere convenit. Praepara-
tionem autem ex antea relatis computare oportet.

Decima octava confectio fic tradita eft. *Arteriaca ex li-*
bris Perigenis ad omnes arteriae affectus. ♃ Croci drach. j,

     C

♃ κρόκου ⊲ ά. σταφίδος ἐκγεγιγαρτισμένης ⊲ ά. ἀμυγδά-
λων ⊲ ή. σμύρνης τετρώβολον, τραγακάνθης ⊲ δ΄. πεπέ-
ρεως λευκοῦ τετρώβολον, μέλι ἐφθόν. ἡ σταφὶς φρύγεται, τὰ
δ᾽ ἀμύγδαλα λεπίζεται, ἡ τραγάκανθα ἐν ὕδατι βρέχεται καὶ
λεαίνεται ἡμέραν μίαν καὶ οὕτω μίγνυται ὁμοῦ. καὶ περὶ
ταύτης καλῶς ἐποίησε τὴν ἐπαγγελίαν καὶ τὴν σκευασίαν
εἰπὼν, μέσης δέ ἐστι δυνάμεως τὸ φάρμακον, διὸ καὶ πρὸς
πάντα φησὶν αὐτὸ χρήσιμον ὑπάρχειν. ἔστι γὰρ ἡ τῶν μέ-
σων φαρμάκων φύσις τοιαύτη, διὸ καὶ αὐταῖς μὲν μέσαις
διαθέσεσι κυρίως τε καὶ πρώτως ἁρμόττει. ταῖς δ᾽ ἤτοι μα-
λακῶν ἢ ἰσχυρῶν δεομέναις φαρμάκων οὐδὲν οὔτε ἀγαθὸν
οὔτε κακὸν ἐργάζεται μέγα.

Ἐσχάτην ἁπασῶν ἀρτηριακὴν ἔγραψεν ὡδί πως. ♃
οἰνομέλιτος παλαιοῦ ξε. γ΄. ἕψε ἄχρις εἰς ἕνα, εἶτα ἐπίβαλε
στροβίλων πεφωγμένων ἡμίναν, πεπέρεως λευκοῦ γο β΄. καὶ
χρῶ. ἦν ἂν τοῦτο τὸ φάρμακον ἐν τοῖς μαλακωτάτοις, εἰ
μὴ τοῦ πεπέρεως εἴληφέ τι. τοῦτο δὲ λαβὼν ἐπὶ τὴν τῶν

uvae paſſae exacinatae drach. j, amygdalarum drach. viij,
myrrhae obolos iv, tragacanthae drach. iv, piperis albi obo-
los iv, mel coctum. Uva paſſa torretur, amygdalae excor-
ticantur, tragacantha in aqua maceratur per diem unum
et teritur ac reliquis admiſcetur. Et hic recte ab eo factum
eo quod tum promiſſionem tum compoſitionem ejus adje-
cit. Caeterum mediae facultatis medicamentum exiſtit, quare
ad omnes affectus ipſum commodum eſſe ait; eſt enim me-
diorum medicamentorum natura talis. Unde etiam ipſis me-
diis affectibus proprie et primario convenit, iis vero qui
mollibus aut fortibus opus habent, neque emolumentum ne-
que detrimentum magnum affert.

Ultimam omnium arteriacam hoc modo deſcripſit. ♃
Vini mulſi veteris ſextarios iij, ad unum decoquito, deinde
nucum pinearum toſtarum heminam adjicito, piperis albi
ſextantem, ac utitor. Eſſet ſane hoc medicamentum ex mol-
liſſimis, ſi non piper acceſſiſſet, hoc vero addito ad mediam

Ed. Chart. XIII. [534. 535.]   Ed. Baf. II. (260)

μέσων ἀφικνεῖται δύναμιν, διὸ καὶ ὁμογενὲς αὐτὸ τῷ προ-
γεγραμμένῳ νομίζων εἶναι ὑπέγραψεν.

[Αἱ ὑπὸ Κρίτωνος γεγραμμέναι ἀρτηριακαὶ τὸν ἀρι-
θμὸν τέσσαρες.] Καὶ τῶν ὑπὸ Κρίτωνος γεγραμμένων ἀρτη-
ριακῶν ἀρκέσει μνημονεῦσαι τεσσάρων. γράφει δὲ περὶ μὲν
τῆς πρώτης ὡδί πως κατὰ λέξιν. πρὸς ἀποκεκομμένας φω-
νὰς διὰ μελέτην. σῦκα καὶ ἠρύγγιον ἑψήσας καλῶς τῷ ἀφε-
ψήματι μίσγε κόμμι, ὥστε γενέσθαι μέλιτος σκληρότερον, καὶ
δίδου εἰς νύκτα. ποιεῖ δὲ καὶ τὸ ἀμμωνιακόν. καὶ διὰ τοῦτο
τῆς δυνάμεως αὐτῆς ἐμνημόνευσα, διότι κατὰ μὲν ἀρχὰς
ἐπιτήδειός ἐστιν ἡ προγεγραμμένη δύναμις, εἰ διὰ τοῦ ἠρυγ-
γίου σκευάζοιτο, τὸ δὲ ἀμμωνιακὸν ἐπὶ τῶν κεχρονισμένων,
ἰσχυρὸν μὲν γάρ ἐστι φάρμακον. οὐ καλῶς οὖν ἐποίησεν ὁ
Κρίτων, ἀδιορίστως γράψας ἅμα τῷ μετρίῳ φαρμάκῳ τὸ
ἰσχυρότατον. ἐὰν γὰρ ἐναλλάξῃς τοῦ σκληροῦ τῆς χρήσεως
αὐτῶν, οὐ μόνον οὐδὲν ὀνήσεις, ἀλλὰ καὶ βλάψεις τὸν ἄν-
θρωπον. ἑτέραν ἀρτηριακὴν ἔγραψεν ὁ Κρίτων μέσην τῇ δυ-
νάμει. πεπτικην τε καὶ ἄδηκτον, ὡδί πως κατὰ λέξιν. ἄλλη
ποιοῦσα μά[535]λιστα φωνασκοῖς καὶ πρὸς τραχεῖαν ἀρτη-

facultatem pervenit, propterea etiam ejusdem generis cum
praefcripto effe ratus fubfcripfit.

[*Arteriacae a Critone confcriptae quatuor numero.*]
Ex arteriacis a Critone confcriptis quatuor produxiffe fuf-
fecerit. De prima fcribit in haec verba. *Ad vocem inter-
ceptam ob contentionem.* Ficum et eryngium probe coquito
et ad decoctum gummi mifceto, ut melle durior confectio
fiat, dato ad noctem. Facit et ammoniacum. Ob id fane
medicamenti hujus mentionem feci, quod in principio apta
eft haec praefcripta confectio, fi per eryngium praepare-
tur, ammoniacum autem inveteratis commodum, validum
enim medicamentum exiftit.   Non recte igitur Crito fecit,
quod cum moderato fortiffimum medicamentum indefinite
tradidit; fi enim ab ufu duri immutaveris, non folum nihil
juveris, fed etiam laedes hominem. Alteram arteriacam fcri-
pfit Crito mediam facultate, concoctoriam et lenem his ver-
bis. *Alia faciens maxime ad eos qui vocem exercent et*

C 2

Ed. Chart. XIII. [535.]   Ed. Baf. II. (260. 261.)

ρίαν καὶ τοὺς τῆς βηχὸς παροξυσμοὺς καὶ ὠταλγίας καὶ ἕλκη
ἐν ὠσὶ καὶ αἰδοίῳ. ἔστι δὲ καὶ πεπτικὴ πρὸς κατάῤῥους. 4
λιβάνου ὀβολοὺς δ'. σμύρνης ⊲ β'. γλυκέος κυάθους γ'. ἕψε
τὸ γλυκὺ ἕως σχῇ μέλιτος τὸ πάχος, εἶτα πρόσβαλλε σμύρ-
ναν καὶ λίβανον μετὰ γλυκέος ἡμιέφθου ἐξ αὐτοῦ ἀφῃρημέ-
νου. ποιεῖ δὲ καὶ πρὸς δυσεντερικοὺς καὶ κοιλιακούς. τινὲς
μίσγουσι καὶ κρόκου ⊲ α'. καὶ γίνεται ὠτικὴ καλὴ καὶ πρὸς
ὀφθαλμῶν φλεγμονάς. ταῦτα μὲν ὁ Κρίτων ἔγραψε καὶ σο-
φῶς καὶ καλῶς. ἐμὲ δ' οὐδὲν ἔτι δεῖ προστιθέναι τὴν ἐξή-
γησιν τῶν τοιούτων φαρμάκων, πολλάκις ἤδη περὶ αὐτῶν
εἰρηκότα. καὶ ἄλλας δὲ δύο παραπλησίας μὲν τῇ προειρη-
μένῃ, μετριωτέρας δὲ τῇ δυνάμει καὶ ἁπλουστάτας οὕτως
ἔγραψεν. (261) ἔκλειγμα τὸ Φαουστιανὸν λεγόμενον. 4 οἴ-
νου Φαλερίνου ξε. α'. μέλιτος Ἀττικοῦ λίτραν α'. ἕψε ἐν
διπλώματι, κινῶν κλωνίῳ πηγάνου. τὸ δὲ ἕτερον τῶν φαρ-
μάκων ἐστὶ τοιοῦτον. ἔκλειγμα τὸ διὰ Σκυβελίτου, ᾧ χρώ-
μεθα. 4 Σκυβελίτου ξέστην α'. κόμμεως γο γ'. μέλιτος γο θ'.
ἕψε ἐν διπλώματι προβρέξας τὸ κόμμι καὶ λειώσας. οὗτος

asperam arteriam et tuffis irritationes, dolorem aurium,
ulcera in auribus ac pudendo. Concoquit etiam deſtilla-
tiones. 4 Thuris obolos iv, myrrhae drach. ij, paſſi cya-
thos iij, paſſum ad mellis ſpiſſitudinem decoquito, deinde
myrrham et thus trita cum paſſo ſemicocto ablato adjicito.
Facit etiam ad dyſentericos et coeliacos. Quidam croci etiam
drachmam addunt et fit auribus commoda atque oculis in-
flammatis. Haec Crito perſpicue et probe ſcripſit, neque
opus eſt me ejusmodi medicamentorum expoſitionem appo-
nere, ut qui ſaepe jam de his dixerim. Porro alias duas
praedictae quidem ſimiles, verum moderatiori facultate et
ſimpliciſſimas ſic ſcripſit. Eclegma Fauſtianum appellatum.
4 Vini Falerni ſextarium j, mellis Attici lib. j, in duplici
vaſe coquito, rutae ramulo agitando. Alterum medicamen-
tum tale eſt. Eclegma ex vino Scybelite quo utimur. 4
Vini Scybelitis ſextarium j, gummi ℨ iij, mellis ℨ ix, oquito
in duplici vaſe, gummi prius macerato ac diſſoluto. Hoc ſo-

Ed. Chart. XIII. [535.]   **Ed. Baf. II. (261.)**

μὲν ἐνταῦθα προσέθηκε μόνον τὸ ἐν διπλώματι. κάλλιστα
δ' ἄν τις ποιοῖ αὐτὰς ἁπάσας τὰς ἀρτηριακὰς, ὅσαι τὸ πα-
ρηγορικὸν καὶ πεπτικὸν καὶ πραϋντικὸν ἔχειν ἐπαγγέλλονται,
διὰ διπλώματος ἕψων, ὅπερ ἐστὶν ἐπ' ἀγγείου διπλοῦ, κα-
θάπερ οἱ μυρεψοὶ τὰ μύρα σκευάζουσιν εἰς μέγαν τινὰ λέ-
βητα θερμὸν ὕδωρ ἐγχέοντες, δεύτερον ἐνιστάντες ἔχοντα ἐν
αὐτῷ τὸ ἑψόμενον φάρμακον, εἶτα προδιακεκαυμένοις ἄνθρα-
ξιν ἢ ξύλοις ἀκάπνοις ὑποκαίοντες·

[Ἡ διὰ κωδυῶν, ὡς οἱ παλαιοὶ καὶ ὡς ὁ Γαληνός.]
Καὶ περὶ τὴν ταύτης σύνθεσιν ἀδιορίστως αὐτοῖς γέγονε
διαφωνία. τινὲς μὲν γὰρ αὐτῶν εἰς ρκ. κωδύας ἐμβάλλειν
ξέστας κ'. ὕδατος ἀξιοῦσιν, ὡς ἑκάστου ξέστου μέτρον ἔχον-
τος ἓξ κωδυῶν μῖξιν. ἔνιοι δὲ εἰς ξε. π'. ὀκτακοσίας κωδύας
ἐμβάλλουσιν, ὡς ἑκάστου ξέστου δεχομένου κωδύας ι'. τινὲς
δὲ οὕτως, ὡς ὀκτὼ κωδυῶν τοῦ ξέστου δεχομένου. τινὲς δὲ
οὐκ οἶδ' ὅπως εἰς ὕδατος ξέστας γ'. κωδύας π'. βάλλου-

lum loco appofuit in duplici vafe coctionem fieri debere.
Rectiffime autem fecerit qui omnes arteriacas, quae miti-
gatoriam, concoctoriam et lenitoriam vim habere praedi-
cantur, in diplomate, hoc eft in duplici vafe, coxerit, quo-
modo fane unguentarii unguenta praeparant, nimirum ca-
lidam aquam in magnum quendam lebetem infundentes, ac
poftea vafculum, quod medicamentum coquendum in fe
habet, imponentes, et fic praeuftas prunas aut ligna fumum
non edentia fuccendentes.

[Confectio diacodyon, juxta veterum ac Galeni tra-
ditionem.] Quin et circa hujus compofitionem veteribus
indefinita difcordia fuit. Quidam enim ex ipfis ad capita
papaveris cxx aquae fextarios xx infundendos cenfent, ut
quaelibet fextarii menfura fex papaveris capita recipiat.
Quidam vero in lxxx fextarios octingenta papaveris ca-
pita injiciunt, ut finguli fextarii capita x accipiant. Qui-
dam ita temperaverunt, ut fextario vni viij capita tribue-
rentur. Quidam autem haud fcio qua ratione in aquae fex-
arios tres capita papaveris lxxx conjiciunt. Alii capita

Ed. Chart. XIII. [535.]   Ed. Baf. II. (261.)
σιν. ἄλλοι δὲ ρκ΄. εἰς τοὺς αὐτοὺς γ΄. ξέστας. ἐμοὶ δὲ
ὀλίγον πάνυ φαίνεται, τοσοῦτον ὕδωρ εἰς τοσαύτας κωδύας
ἐμβάλλειν.

['Η διὰ κωδυῶν 'Ανδρομάχου.] 'Ο μὲν οὖν 'Ανδρό-
μαχος, ὡς ἐν ταῖς ἀρτηριακαῖς ἀνωτέρω προγέγραπται, τὴν
δευτέραν ἐν αὐτῷ σκευάζων, οὕτως ἔγραψεν. κωδύας χλωρὰς
χιλίας διακοσίας, εἶτα ἐπὶ τέλει ὕδωρ ὄμβριον, οὐ προσθεὶς
τὸ ποσόν.

['Η διὰ κωδυῶν Κρίτωνος.] 'Ο δὲ Κρίτων ὡδί πως.
ἡ διὰ κωδυῶν λιτή, κωδύας ἀγρίας ὀκτακοσίας, ὕδατος ξε.
π΄. ἑψήσας εἰς γ΄. καὶ ἐκθλίψας πρόσβαλλε μέλιτος λίτρας ι΄.
εἰ δὲ ποικίλην αὐτὴν ἐθέλοις γενέσθαι, πρόσβαλλε κρόκου,
σμύρνης, ὑποκυστίδος χυλοῦ ἀνὰ δραχμὰς ιβ΄. λιβάνου < στ΄.
ἀκακίας δραχμὰς ιβ΄. καλῶς οὖν μοι φαίνεται καθ' ἕκαστον
ξε. ἐμβάλλειν κωδύας ι΄. οὕτω γὰρ συμβαίνει γράψαντος
αὐτοῦ δεῖν ὀκτακοσίας ἐμβάλλειν εἰς ὕδατος ξέστας π΄. κἀγὼ
δὲ τοῦτον τὸν τρόπον σκευάζω μὴ προστιθεὶς μήτε κρό-

cxx in eosdem tres fextarios addunt, verum mihi videtur
valde pauca aqua effe ad tantam copiam capitum.

[*Confectio ex capitibus papaveris Andromachi.*] An-
dromachus igitur velut fupra in arteriacis praefcriptum eft,
alteram ex ipfis praeparans fic fcripfit, capita papaveris
viridia mille ducenta, deinde ad finem, aquam pluviam,
non apponens aquae quantitatem.

[*Confectio ex capitibus papaveris Critonis.*] Crito
vero fic. Confectio ex capitibus papaveris fimplex. Capita
papaveris agreftis octingenta, aquae fextarios lxxx, coquito
ad tertias, atque expreffis addito mellis lib. x.   Si vero
variam efficere velis, adde croci, myrrhae, fucci hypocy-
ftidis, fingulorum drach. xij, thuris drach. fex, acaciae
drach. xij. Recte videtur mihi ad fingulos fextarios capita
x conjicere, ita enim contingit, quum fcribat ipfe, capita
octingenta in aquae fextarios lxxx indendos effe.   Et ego
fane hoc modo praeparo non apponens neque crocum ne-

Ed. Chart. XIII. [535. 536.]   Ed. Baf. II. (261.)

κου μήτε σμύρνης μήτ᾽ ἄλλο τι. καλλίστη γάρ ἐστιν ἡ
ἁπλουστάτη.

[536] [῾Η διὰ κωδυῶν τοῦ ῞Ηρα.] ῾Ο γε μὴν ῞Ηρας
εἰς ρκ'. κωδύας, ὕδατος ὀμβρίου ξε. γ'. ἐμβάλλει, παντά-
πασιν ὀλίγον. ἢ κατά τινα τῶν ἀντιγράφων, οὐ κωδυῶν
ἀριθμὸς ρκ'. ἀλλὰ δραχμὴ γέγραπται. παραγράψω δὲ τὴν
ὅλην αὐτοῦ λέξιν οὕτως ἔχουσαν. κωδύας μήκωνος χλωρὰς
ρκ'. βαλὼν εἰς ἀγγεῖον καὶ ὕδατος ὀμβρίου ξε. γ'. ἔασον
βραχῆναι ἡμέρας γ'. εἶτα ἕψε ἕως ἂν λειφθῇ τὸ τρίτον μέ-
ρος, εἶτα ἄρας ἀπὸ τοῦ πυρὸς ἔκθλιβε, καὶ διηθήσας μίσγε
μέλιτος ξε· α'. καὶ ἕψε ἐν διπλῷ ἀγγείῳ. ὅταν δὲ ἄρχηται
συστρέφεσθαι, προσέμβαλλε ἀκακίας κιῤῥᾶς < α'. ὑποκυστί-
δος χυλοῦ < α'. ὅταν δὲ τὰς κωδύας ἕψῃς ἐν τῷ ὕδατι,
κρόκου δραχμὴν μίαν ἔνδησον εἰς ὀθόνιον καὶ ἔασον συνέ-
ψεσθαι. ἔνιοι μέντοι βάλλουσι καὶ σμύρνης < α'. καὶ λειο-
τριβοῦσιν αὐτὰ σὺν ὀλίγῳ γλυκεῖ καὶ ἐπικατερῶσι καὶ συν-
έψουσι μέχρις οὗ ποσῶς συστραφῇ. εἰ μέντοι βούλοιο μὴ

uue myrrham neque aliud quicquam, optima eſt enim ſim-
pliciſſima.

[*Confectio ex capitibus papaveris Herae.*] At vero
Heras ad capita cxx aquae pluviae ſextarios iij infundit,
modicam omnino quantitatem, tametſi in quibusdam exem-
plaribus non numerus capitum papaveris cxx ſcriptus ſit,
fed pondus totidem drachmarum. Afcribam autem totam
ipſius dictionem ſic habentem. Capita papaveris viridia cxx
in vas conjicito, et affuſis aquae pluviae ſextariis tribus,
ad triduum madeſcere ſinito, deinde ad tertias coquito et
ablata ab igne exprimito ac colato, admixtoque mellis ſex-
tario, in duplici vaſe coquito, atque ubi ſpiſſari coeperit,
acaciae rufae drach. j, fucci hypocyſtidis ʒ j adjicito. Cae-
terum quum ipſa capita coxeris in aqua, croci drach. j,
linteolo illigatam ſimul coqui permittito. Quidam enim myr-
ɪhae drach. j addunt, ipſaque cum modico paſſo terunt,
atque ita indunt ac ſimul coquunt donec aliquantulum fue-
rit confectio infpiſſata. Quod ſi tamen non medicamenta-

Ed. Chart. XIII. [536.]   Ed. Baſ. II. (261.)

φαρμακώδη ποιῆσαι αὐτὴν σὺν τῷ ἀφεψήματι τῶν κωδυῶν,
ἐπειδὰν τὸ τρίτον λειφϑῇ μέρος, συνεψήσεις τὸ μέλι, τὸ λοιπὰ
μὴ συνεμβάλλων.

[Ἡ διὰ κωδυῶν, ὡς Δαμοκράτης.] Ἐσκευάσϑη δὲ τὸ
φάρμακον τοῦτο, ὡς Δαμοκράτης φησίν, ὑπὸ Θεμίσωνος
πρώτου, γράφων οὕτως ἐν τῷ βιβλίῳ τῷ ἐπιγραφομένῳ,
Δαμοκράτους φιλίατρος· ἴσμεν δ᾿ ὅτι διὰ στίχων γέγραπται.
φασὶ δὲ Θεμίσωνα τοῦτο πρῶτον σκευάσαι τὸ φάρμακον
πρὸς βῆχας ὑγρὰς καὶ πόνους ἀρτηρίας καὶ φάρυγγος, εἴδη
ῥευμάτων ἁπλῶς ἁπάντων τῶν περὶ τὸν ϑώρακα καὶ τὰς
ἀγρυπνίας, ὧν γε ταῦτά ἐστιν αἴτια.

    Μήκωνος ἦν λέγουσιν οἱ γεηπόνοι
    Μήκωνα ἀγρίαν. οὐδὲ γάρ πω σπείρεται,
    Κεφαλὰς ἔτι χλωράς, ἃς λέγομεν καὶ κωδύας
    Τὸ σπέρμ᾿ ἐχούσας κιῤῥόν, οὐδέ πω μέλαν,
    Τρὶς τεσσαράκοντα τὰς μετρίας τοῖς μεγέθεσι
    Βάλλ᾿ εἰς χύτραν καινήν τε καὶ πλατύστομον,
    Καὶ περιχέας τρεῖς ὕδατος ὀμβρίου μέτρῳ

riam confectionem facere velis, cum capitum decocto ad
tertias redacto mel coques, reliquis non adjectis.

[_Confectio ex capitibus papaveris, Damocratis._] Hoc
medicamentum primum a Themiſone praeparatum eſt, in-
quit Damocrates in libro, Damocratis medicinae ſtudioſus
inſcripto. Scimus autem ex verſibus eum conſtare. Ajunt
Themiſonem hoc medicamentum primum praeparaſſe ad tuſ-
ſes humidas, dolorem arteriae et gulae ſpecies fluxionum
ſimpliciter omnium, quae circa thoracem conſiſtunt et ad vi-
gilias, quarum ſane illae exiſtunt cauſae

    Papaveris, quod nominant ipſi agricolae
    Agreſtis, nam ſpontaneum eſt, nec conſeritur,
    Capita virentia et recentia integra,
    Semen rubens, nondum nigrum gerentia,
    Centena bisque dena magnitudinis
    Mediocris, in novam ollulam ore amplo indito.
    Infunde tres pluvia de aqua ſextarios:

Ed. Chart. XIII. [536.]   Ed. Baf. II. (261.)

Ξέστας, ἀπόβρεξον νύκτκ χἠμέραν μίαν,
Εἶτ᾽ αὖ μίξας ἐπιπλέον οὐ λάβρῳ πυρὶ,
Ἀπόθλιβ᾽ ἀπ᾽ αὐτῶν ἅπαν ὕδωρ εἰς τὴν χύτραν,
Καὶ προσλαβὼν τρεῖς μέλιτος Ἀττικοῦ λίτρας,
Πάλιν ἕψε κουφοτέρᾳ καὶ μετρίῳ φλογὶ,
Καὶ ἕψε ἕως σχῇ μέλιτος οὐχ ὑγροῦ πάχος.
Ψύξας δ᾽ ἀποθήσεις εἰς ὑελοῦν ἀγγεῖον.
Ἡμεῖς μὲν οὕτως. ὁ Θεμίσων δ᾽ ὅτ᾽ ἤρξατο
Χρῆσθαι, προσέβαλλε σμύρναν, ἀκακίαν, κρόκον,
Ὑποκυστίδος χυλόν τε, νῦν δ᾽ οὐ βάλλεται.
Ἀπλουστέρα γὰρ οὖσα καὶ τὸ συμφέρον
Ἔχει πολὺ μᾶλλον καὶ προσηνής ἐστ᾽ ἄγαν.
Δίδου δὲ πλῆθος σμικροτάτου μύστρου ποτὲ
Εἰς νύκτα τοῦτο, ποτὲ δ᾽ ἔλαττον ἡμέρας
Ἐν τῷ στόματι καὶ διακρατοῦν ὀλίγῳ χρόνῳ
Κέλευε τήκειν καὶ καταπίνειν ἠρέμα.
Εἰ δ᾽ αὐτὸ βούλει κοιλίας ἐφεκτικὸν,
Τῶν ῥευμάτων τε τοῦ στομάχου καὶ πνεύμονος

Macerato in his totam diem noctem fimul,
Dein coquito lento igne ac diutiufcule et
Omnem liquorem expreffum in ollulam excipe,
Et mellis Attici libras tres addito.
Decoquito rurfus leniorem ad flammulam,
Dum non liquentis mellis inftar duruerit.
Mox frigefacta in vitreum vas condito.
Sic nos quidem. At Themifon prior qui prodidit
Ufum, addit myrrham, acaciam et rubens crocum et
Hypocyftidis fuccum. Aft ea obfoleta jam,
Simplex enim parata commodiffima eft,
Jucunda valde, lenis atque viribus.
Ex hac datur myftri minuti quantitas,
Aliquando plus fub noctem et ad diem minus.
Ut hanc in ore quis brevi fic detineat,
Juffus liquentem fenfim ita ut poft devoret.
Quod fi voles alvum morandi gratia et
Siftatur ut pulmonis et ftomachi fluor

Ed. Chart. XIII. [536. 537.]　　　　　Ed. Baf. II. (261. 262.)

Αἱμοῤῥαγιῶν τε τῶν ἄνω διαφράγματος
Ποιεῖν, εὐπατορικῆς ἢ τὸ κρεῖττον Ποντικῆς
Ῥοὸς καταμίξεις χυλὸν ὡς δραχμὰς δύο.
Ταὐτὸν δ' ἀκακίας τῆς καλῆς καὶ προσφάτου.
Μέλλων δ' ἀφαιρεῖν τοῦ πυρὸς τὸ φάρμακον,
Γλυκὺ διαχέας, ταῦτα δύο μίγματα,
Παράχει κατὰ μικρὸν τοῖς ζέουσιν τῆς χύτρας
Συνεκζέσας ἀποτίθου ὑάλῳ ψυγέν.

[537.] ['Η διὰ κωδυῶν, Σωρανοῦ.] Σωρανὸς δὲ οὕτω
σκευάζειν αὐτὴν ἀξιοῖ. 4 κωδυῶν ρν'. ὕδατος ξε κ'. λαβὼν
εἰς λέβητα καινὸν, ἕψε ἕως ξε ι'. εἶτα (262) ἐκβαλὼν τὰς
κωδύας, βάλε μέλιτος ξε α'. καὶ ἐνδήσας εἰς ὀθόνιον, σμύρ-
νης, κρόκου, ὑποκυστίδος, ἀκακίας χυλοῦ ἀνὰ δραχμὴν μίαν
καὶ τριώβολον, καὶ ἀποδήσας ἀποκρέμασον εἰς τὸν λέβητα,
ἵνα τῷ μέλιτι συνέψηται. ἐπειδὰν δὲ συστραφῇ, ἆρον τὸ ἐν-
δέσμιον καὶ βαλὼν εἰς θυίαν τρῖψον μετὰ γλυκέος κυάθων

Eruptioque ſanguinis ſeptum ſupra,
Facere, eupatoricae aut tu potius hinc Ponticae
Addes rhois ſucci ſimul drachmas duas,
Tantundem et acaciae bonae non veteris:
Auferre jam volens ab igne pharmacum,
Diluta paſſo ambo haec ſimul confundito,
Paulatim adhuc in ollula ferventibus,
Quo ferveant parum ſimul, mox vaſculo
Refrigerata indantur inde vitreo.

[*Confectio ex capitibus papaveris, Sorani.*] Soranus
porro ita praeparandam cenſet. 4 Capitum papaveris nu-
mero cl, aquae ſextar. xx, in lebetem novum conjecta ad
dimidias coquito et rejectis capitibus mellis ſextar. j ad-
dito, poſtea vero myrrhae, croci, hypocyſtidis et acaciae
ſucci, ſingulorum drachꞁ unam, obolos tres linteolo illigato
et in ollam ſive lebetem ſuſpendito, quo ſimul cum melle
coquantur, poſtquam vero craſſeſcere inceperit, faſciculum
colligatum tollito et in mortarium conjectum cum paſſi cya-

γ΄. εἶτα βαλὼν εἰς τὸν λέβητα συνέψει μαλακῶς, μέχρι συστραφῇ. πραοτέρα δέ ἐσειν ἡ διὰ μόνου μέλιτος καὶ τοῦ ἀποβρέγματος τῶν κωδυῶν. ἀνυτικωτέρα δὲ γίνεται προσλαβοῦσα ἐν τῇ ἀποδήσει τοῦ ὀθονίου μελίλωτον ἀντὶ τῶν στυφόντων καὶ γλυκυῤῥίζης ῥίζαν.

[Γαληνοῦ ἡ διὰ κωδυῶν.] Ὡς ἐγὼ συντίθημι κεχρῆσθαι τῇ διὰ τῶν κωδυῶν ἀξιῶ· πειραθέντι μοι γὰρ τῶν προειρημένων σκευασιῶν ἔδοξεν ἀμείνων εἶναι καθ᾽ ἣν εἰς ἕνα ξε. ἐμβάλλονται κωδύαι δέκα, καθάπερ ὁ Κρίτων ἔγραψεν, ἢ εἰς δύο ξε. ιε΄. καθάπερ ὁ Σωρανὸς, ἐν τῷ μέσῳ δ᾽ ἀμφοῖν τούτων τῶν ὅρων ἐστὶν, ἐμβαλλόντων ἡμῶν ὀκτὼ κωδύας ἢ θ΄. προβρέχω δ᾽ αὐτὰς οὐ τρισὶν ἡμέραις, ὡς Ἥρας, ἀλλ᾽ οὐδὲ εὐθέως ἀφαιρεθείσας ἕψω, ἀλλ᾽ ἐὰν μὲν ὦσιν ὑγρότεραί τε καὶ μαλακώτεραι μιᾶς ἡμέρας, ὑπακουομένης ἐν ταῖς τοιαύταις λέξεσιν ἁπάσαις καὶ τῆς νυκτὸς, ὥσπερ καὶ τὸν ἐνιαυτὸν ἡμέρας λέγουσιν οἱ ἄνθρωποι τξέ. ἐὰν δὲ σκληρότεραι καὶ ξηρότεραι τυγχάνωσιν οὖσαι καὶ πλείονι χρόνῳ

tuis u, terito, indeque in lebetem conjectum lente fimul donec fpilletur coquito. Verum mitior eſt confectio, quae ex folo melle et capitum papaveris cremore conſtat. Efficacior autem redditur, fi in fafciculum linteoli pro aſtringentibus melilotum et radicem dulcem addideris.

[*Confectio ex capitibus papaveris Galeni.*] Caeterum velut ego compono confectionem ex papaveris capitibus, ita ea utendum cenfeo. Etenim quum de praedictis confectionibus experimentum fumpferim, praeſtantior ea viſa eſt, in qua ad unum aquae fextarium capita decem injiciuntur, quemadmodum Crito fcripfit, aut ad duos fextarios quindecim capita velut Soranus, in medio autem horum amborum terminorum eſt, ubi octo aut novem capita in unum fextarium conjiciamus. Praemacero autem ea non ad triduum velut Heras, fed neque ſtatim ablatas coquo, fed fiquidem humidiora et molliora fuerint, ad unum diem. Accipienda eſt autem in omnibus hujusmodi fermonibus etiam nox, quemadmodum etiam annum dierum ccclxv eſſe fo-

τῆς μιᾶς ἡμέρας αὐτὰς διαβρέχω, ἄμεινον δὲ τὰς μή πω
σκληρὰς λαμβάνειν. εὔδηλον δ᾽ ὅτι καὶ τὰς λίαν μαλακὰς
ἀποβάλλεσθαι προσήκει. αἱ μὲν γὰρ ξηρότεραι ὀλίγον τὸν
χυλὸν ἔχουσιν, αἱ δὲ ὑγρότεραι πολὺν μὲν, ἀλλ᾽ ἄπεπτον
ἔτι καὶ ὑδατώδη καὶ ἄτονον, διὸ καὶ τὰς ἐξ ὑγρῶν καὶ
ἑλωδῶν χωρίων παραιτητέον. ὃν δ᾽ εἶπον ἀριθμὸν τῶν κω-
δυῶν ἐμβάλλειν χρῆναι κατὰ τὴν ἀναλογίαν τοῦ ὕδατος,
ἐπὶ τῶν μέσων ἀκούειν χρή. ἐπειδὴ τινὲς μέν εἰσι μείζους
τῶν συμμέτρων, τινὲς δὲ ἐλάττους, ἔνιαι δὲ καὶ μέσαι, καθά-
περ εἴωθεν ὡς τὸ πολὺ γίνεσθαι, πασῶν ἐφεξῆς τὸν εἰρη-
μένον ἀριθμὸν ἐμβάλλῃς τῷ ξε. τῆς δὲ ἐψήσεως ὅρος ἔστω
σοι μὴ τὸ τρίτον ἢ τὸ τέταρτον ἢ ὅλως τοιοῦτόν τι μόριον
ἀπολειφθῆναι τοῦ ὕδατος, ἀλλ᾽ ὅταν πρῶτον ὅλαι τακεραὶ
γενηθῶσι, βουλόμεθα γὰρ αὐτῶν δηλονότι τὸν χυλὸν ἐκθλί-
ψαι. τοῦτο δ᾽ αὐτάρκως γίνεται τακερῶν ἀποτελεσθεισῶν
αὐτῶν, περιττὸν οὖν τὸ ἐπιπλέον ἕψειν. μίγνυσθαι δ᾽ ἀξιῶ
τούτῳ μέλιτος ἥμισυ μέτρον καὶ ἕψεσθαι ἐπὶ ἀκάπνου πυ-

lemus dicere. Si vero duriora et ficciora fint, etiam lon-
giori tempore ipfa macero, praeftat autem accipere nondum
indurata. Manifeftum vero, quod etiam valde mollia abji-
cienda fint, ficciora enim exiguum fuccum habent, humi-
diora vero multum quidem, fed crudum adhuc et aquofum
ac debilem, quapropter ex humidis ac paluftribus locis ac-
cepta fugienda funt. At vero numerum quem dixi injici
oportere juxta proportionem aquae, de mediocribus intel-
ligere oportet. Quum enim quaedam majora moderatis,
quaedam minora exiftant, quaedam vero inter haec media,
quemadmodum ut plurimum effe folent, ex his praedictum
numerum ad fextarium conjicere oportet. Terminus autem
coctionis fit non ut tertia aut quarta aut aliqua talis pars
aquae fiat reliqua, verum ubi primum in totum flaccida
fuerint facta, fuccum enim ipforum exprimere volumus,
hoc vero fufficienter continget ipfis flaccidis factis, fuper-
vacuum igitur diutius coquere. Caeterum mellis dimidiam
menfuram huic fucco admifcendam cenfeo et coquendam

Ed. Chart XIII. [537. 538.]   Ed. Baf. II. (262.)

ρὸς ἄχρι συστάσεως Ἀττικοῦ μέλιτος. ἐν ὀμβρίῳ δὲ ὕδατι
ἔνιοι τὴν ἕψησιν ἐποιήσαντο τῶν κωδυῶν διὰ τοῦ μὴ μετα-
βάλλειν αὐτὸ πρὸς ἑτέραν ποιότητα σηπεδονώδη. σοὶ δ᾿ ἀρ-
κέσει καὶ τὸ πηγαῖον, ὅταν μὴ παρῇ τὸ ὄμβριον. ἀρκεῖ δὲ
αὐτὸ καθαρὸν εἶναι καὶ ἄκρατον πάσης ἐπιμιξίας, ὥστε διὰ
τοῦτο καὶ τὸ διὰ τῶν μολυβδίνων σπλήνων ὀχετευάμενον
φευκτέον. ἰλύματα γάρ τινα τοῦ μολύβδου κατὰ τοῦτο πε-
ριέχεται. διὸ καὶ οἱ πίνοντες ὑποστάθμην τοῦ τοιούτου ὕδα-
τος δυσεντερικοὶ γίνονται.

[538] [Περὶ χρήσεως τοῦ διὰ κωδυῶν.] Ἡ χρῆσις δὲ
αὐτοῦ τοῖς ὕπνου δεομένοις ἐστὶν, οἷς καὶ τὰ δι᾿ ὀπίου
συντιθέμενα πολλάκις ἀναγκαζόμεθα διδόναι. χρῄζουσι δὲ
μάλιστα τῶν τοιούτων φαρμάκων οἷς ἀπὸ κεφαλῆς εἰς τὴν
τραχεῖαν ἀρτηρίαν καταρρεῖ ῥεῦμα λεπτὸν, οὐκ ἐπιτρέπον
κοιμᾶσθαι διὰ τὰς ἑπομένας βῆχας. ἐπὶ δὲ τῶν τοιούτων
ἐγὼ καὶ τὴν σκευασίαν τοῦ φαρμάκου δι᾿ ἑψήματος εἴωθα
ποιεῖσθαι. λέλεκται δέ μοι πρόσθεν, ἕψημα καλεῖσθαι πρὸς
ἡμῶν τὸ ἑψημένον γλεῦκος, ὅπερ καὶ σίραιον ὀνομάζουσί

fimul ad lentum ignem ad compagem Attici mellis. Verum
in aqua pluvia quidam capitum coctionem fecerunt, ne vi-
delicet ipfa ad aliam putredinofam qualitatem transmutetur,
tibi vero etiam fontana fufficiet, pluvia non praefente, fa-
tis eft et ipfam mundam effe et omnis mixturae exortem,
ob quam rem ea, quae per plumbeos canales derivatur, fu-
gienda erit; limus enim quidam ex plumbo in ea contine-
tur. Unde etiam qui aquae ejusmodi faecem combibunt dys-
enterici evadunt.

[De ufu confectionis ex papaveris capitibus.] Ufus
ejus eft in iis, qui fomno opus habent, quibus etiam ex
opio conftantia faepe exhibere cogimur. Opus habent ma-
xime hujusmodi medicamentis ii, quibus tenuis fluxus a
capite ad afperam arteriam deftillat, non permittens dor-
mire ob confequentem tuffim. In talibus ego etiam ex fapa
medicamenti confectionem parare foleo. Dictum autem a me
antea eft fapam a nobis appellari muftum coctum, quod

Ed. Chart. XIII. [538.]   Ed. Baf. II. (262.)

τινὲς τῶν ἰατρῶν. αὐτάρκης δ᾽ ἡ ἕψησις εἰς τὰ τοιαῦτά
ἐστιν, ὅταν εἰς τὸ ἥμισυ τοῦ ὕδατος ἑψηθῶσιν αἱ κωδύαι
καὶ διὰ γλυκέος ἢ Θηραίου τοῦ Κρητικοῦ κάλλιον ἢ διὰ
μέλιτος ἕψειν, ὅταν ᾖ τὸ ῥεῦμα πάνυ λεπτόν. ἴσμεν γὰρ ὅτι
λεπτυντικῆς ἐστι δυνάμεως τὸ μέλι. φεύγειν οὖν αὐτὸ χρὴ
τηνικαῦτα, τοὺς γὰρ λεπτοὺς κατάρρους ἐπιτείνει. μιγνύναι
δὲ ἑψομένῳ τῷ τοιούτῳ φαρμάκῳ γλυκυρρίζης ῥίζαν, ὡς
συνεψηθῆναι. μὴ παρούσης δ᾽ ἐκείνης, τὸν ἀπὸ τῆς Κρήτης
κομιζόμενον χυλόν. ἐὰν δὲ περιέχηται κατὰ τὸν πνεύμονα
καταρροϊκὸν ἀπὸ τῆς κεφαλῆς πλῆθος, ἡ διὰ τοῦ μέλιτος
σκευασία βελτίων. ὥσπερ γὰρ ὕπνου χρῄζουσιν ἡ δι᾽ ἑψή-
ματος, οὕτω καὶ τοῦ διαπτύειν ἡ διὰ τοῦ μέλιτος γίνεται.
καὶ πρὸς τὸ κατεπεῖγον οὖν ἱστάμενος εἰς ὕπνον τρεπομέ-
νου τοῦ κάμνοντος, ἤτοι τοῦ διὰ μέλιτος ἢ τοῦ χωρὶς τού-
του σκευασθέντος δώσεις φαρμάκου, καὶ ποτὲ καὶ μιγνὺς
ἄμφω, σκοπὸν ἔχων κατὰ τὴν μίξιν ἐμβάλλειν πλέον θατέ·
ρου τοῦ κατεπείγοντος. ὀνομάζω δὲ κατεπεῖγον τὸ δεόμενον

etiam firaeum quidam medici vocant. Sufficiens coctio ejus
ad ejusmodi eſt, ubi capita papaveris ad medietatem aquae
fuerint decocta. Quin et per paſſum aut Theraeum Creti-
cum melius eſt quam per mel coctionem fieri, ubi fluxus
valde tenuis extiterit, ſcimus enim attenuantis facultatis
mel eſſe, fugiendum igitur tunc, tenues enim fluxiones auget.
Miſcenda etiam hujusmodi medicamento, dum coquitur, radix
dulcis, quo ſimul coquatur, ubi vero haec non adſit, ſuc-
cus qui ex Creta apportatur. Si vero circa pulmonem con-
ſiſtat copia fluoris a capite delati, confectio ex melle me-
lior eſt. Quemadmodum enim ſomno opus habentibus ea
quae ex ſapa conſtat, ſic rejectatione per ſputum indigen-
tibus ea quae ex melle fit commodior exiſtit. Ei quod ur-
get igitur renitendo, ubi in ſomnum vertitur aeger, aut
quod ex melle conſtat aut quod citra hoc apparatum eſt
medicamentum exhibebis, aliquando etiam ambobus permix-
tis, ſcopum habens ipſum urgens circa mixturam, ex utro
amplius conjicere oporteat; appello autem urgens id quod

βοηθείας μείζονος. ἡ δὲ σύμμετρος δόσις ἔστω σοι δυοῖν
κοχλιαρίων ἀξιολόγων τὸ μέγεθος. αὐξήσεις δὲ αὐτὴν ἢ μει-
ώσεις ἀποβλέπων εἴς τε τὸ τοῦ σώματος μέγεθος ᾧ προσ-
φέρεις καὶ τὴν ἡλικίαν καὶ τὴν ὥραν τοῦ ἔτους καὶ τὸ χω-
ρίον. ἐν ἅπασι γὰρ τούτοις ἐπὶ μὲν τὸ ψυχρότερον ῥέπουσι
δώσεις ἐλάχιστον, ἐπὶ δὲ τὸ θερμότερον ἐκτενέστερον. ὅτι δὲ
καὶ πρὸς τὸ τοῦ κατάῤῥου ποσόν τε καὶ ποιὸν ἀποβλέπων
ἢ πολὺ ἢ ἔλαττον δώσεις εὔδηλον ὑπάρχει. κοινὸν γὰρ τοῦτο
ἐπὶ πάντων τῶν βοηθημάτων ἐστίν. αὐτάρκεις μὲν οὖν ἦσαν
καὶ αἱ γεγραμμέναι πρόσθεν ἀρτηριακαί· προσθεῖναι δ᾽ ἔδοξέ
μοι καὶ τὰς ὑπὸ τοῦ Ἀσκληπιάδου γεγραμμένας ἐν τῷ β´
τῶν ἐντός. ἔνιαι μὲν γὰρ ταὐταὶ πάντη, τινὲς δὲ ἐγγυτάτω
ταῖς προγεγραμμέναις εἰσίν, ὥστε βεβαιοῦσθαι κἀκ τούτου
τὰς γραφὰς, καὶ προσέτι διὰ τὸ τὰς σκευασίας αὐτῶν καὶ
χρήσεις ἐπιμελέστερον ὑπ᾽ Ἀσκληπιάδου γεγράφθαι.

[Αἱ ὑπ᾽ Ἀσκληπιάδου γεγραμμέναι ἀρτηριακαὶ ἐν τῷ
δευτέρῳ τῶν ἐντός, ἃ Μνάσωνος ἐπιγράφει. Ἀντωνίου Μούσα
πρὸς φωνῆς ἀποκοπήν.] Κράμβης χλωρᾶς τοὺς καυλοὺς

majori auxilio opus habet. Datur commoderata menfura
duorum cochleariorum fatis magnorum copia. Augebis au-
tem et minues hanc copiam ad magnitudinem corporis, cu-
exhibiturus es, refpiciens item ad aetatem et anni tempe-
ftatem ac regionem, in omnibus enim his frigidioribus mi-
nimum dabis, calidioribus amplius. Quod vero etiam mul-
titudinis ac qualitatis ipfius deftillationis refpectu aut plus
aut minus dabis manifeftum exiftit; commune enim hoc in
omnibus auxiliis eft. Suffecerant equidem praefcriptae ar-
teriacae, verum apponere amplius mihi vifum etiam eas,
quae Afclepiades in fecundo interiorum fcripfit. Aliquae
enim ex eis penitus eaedem funt, quaedam praefcriptis
valde vicinae, ut et ex eo certitudo defcriptionum confir-
metur. Quin ultra haec praeparandi et utendi modus dili-
gentius ab ipfo Afclepiade traditus eft.

[*Arteriacae ab Afclepiade confcriptae in fecundo
internorum, quae Mnafoni infcribit. Antonii Mufae ad
vocem interceptam.*] Brafficae viridis cauliculos depuratos

Ed. Chart. XIII. [538. 539.]　　　　　Ed. Baf. II. (262. 263.)
καθάρας δίδου διαμασᾶσθαι, καὶ τὸ ἀχυρῶδες αὐτῶν ἀπο-
πτύειν παραίνει, τὸν δὲ χυλὸν καταπίνειν. ἄλλη. κράμβης χυ-
λὸν μετὰ μέλιτος ἑψήσας δίδου ἐκλείχειν. τοῦτο ὠφελεῖ πα-
ραχρῆμα. ἄλλη. ἠρυγγίου ἐν ὕδατι ἑψημένου λαβὼν τοῦ χυλοῦ
κοτύλας δύο καὶ σύκων ἐν ὕδατι ἑψημένων τοῦ χυλοῦ τὸ
ἴσον καὶ τούτοις ἐπιβαλὼν κόμμεως λειοτάτου < η΄. ἕψε
φιλοπόνως, ὡς ἀρτηριακῆς ἔχειν τὸ πάχος, ἐκ τούτου δίδου
ἐκλείχειν εἰς ὕπνον πορευομένοις μέχρι κυάθου ἑνός.

[539] [᾿Άλλη ἀρτηριακὴ Χαριξένους· ποιεῖ πρὸς ἤχους
καὶ βράγχους καὶ φωνῆς ἀποκοπὴν καὶ δασύτητα καὶ τὰς
ἐκ διαστάσεως ἀποκοπάς.] ♃ Κρόκου δραχμὰς β΄. ὀποῦ Κυ-
ρηναϊκοῦ < α΄. μέλιτος ᾿Αττικοῦ κυ. στ΄. ἕψε τὸ μέλι, καὶ
ὅταν συστραφῇ, ἐπίβαλε κατὰ τῶν λοιπῶν, καὶ χρῶ καθὰ
προείρηται, ἀναπλάττων σφαιρία καὶ διδοὺς ὑπὸ τὴν γλῶτ-
ταν κατέχειν. ἄλλη. ♃ χαλβάνης < στ΄. (263) πεπέρεως < α΄.
νίτρου < α΄. μέλιτος ᾿Αττικοῦ κυάθους στ΄. ἕψε τὸ μέλι
καὶ τὴν χαλβάνην, καὶ ὅταν συστραφῇ, ἐπίβαλε κατὰ τῶν
λοιπῶν, καὶ χρῶ καθὰ προείρηται.

manducandos praebe, et quod inſtar palearum exuccum eſt
expuere jube, ſuccum vero deglutire. *Alia.* Braſſicae ſuccum
cum melle coctum delingendum exhibe, auxiliatur confeſtim.
Alia. Succi eryngii in aqua cocti heminas duas excipito et
ſucci ficuum in aqua coctarum tantundem, his adde gummi
ſubtiliſſime diſſoluti drach. octo, coquito diligenter ad arte-
riacae ſpiſſitudinem et inde cubitum ituris ad cyathi men-
ſuram delingendum praebe.

[*Alia arteriaca Charixenis, facit ad ſonum vocis
fractum, deſtillationes in arteriam vocem interceptam et
raucam ad interceptiones vocis ex diſtenſione.*] ♃ Croci
Ʒ ij, ſucci Cyrenaici drach. j, mellis Attici cyathos vj, mel
coquito, et ubi ſpiſſatum fuerit, reliquis admiſceto ac utitor
velut dictum eſt, pilulis inde formatis quae ſub lingua de-
tineantur. *Alia.* ♃ Galbani drach. vj, piperis Ʒ j, nitri
drach. unam, mellis Attici cyathos ſex, galbanum et mel
coquito et denſata reliquis unito, utitor ut dictum eſt.

Ed. Chart. XIII. [539.]   Ed. Baf. II. (263.)

[Ἄλλη πρὸς ἡλκωμένην ἀρτηρίαν Χαριξένους. ποιεῖ
καὶ πρὸς φωνασκουμένους πρὸ τῶν ἀγώνων καὶ μετὰ τοὺς
ἀγῶνας διδομένη. ποιεῖ δὲ καὶ πρὸς ὀφθαλμῶν περιωδυνίας,
ἔξωθεν ἐπιτιθεμένη ἐρίου ἐμβρεχομένου, ποιεῖ καὶ πρὸς τὰς
ἐντὸς διαθέσεις ἐκλειχομένη.] ♃ Κόμμεως, τραγακάνθης ἀνὰ
< στ΄. λιβάνου, σμύρνης ἀνὰ < α΄. καὶ τριώβολον, κρό-
κου, ὑποκυστίδος χυλοῦ ἀνὰ < α΄. γλυκέος Σκυβελίτου ἢ
Θηραίου ξέστας στ΄. βρέχε κόμμι, τραγάκανθαν, σμύρνην, λί-
βανον ὑποκυστίδος χυλῷ, τούτοις ἐπιβαλὼν μέρος τοῦ γλυ-
κέος, καὶ ὅταν διαλυθῇ, τρῖβε φιλοπόνως καὶ τῷ γλυκεῖ μί-
ξας ἔψε συνεχῶς κινῶν. τὸν δὲ κρόκον εἰς κροκοφαντὸν βα-
λὼν ἔψε μετὰ τοῦ φαρμάκου, ἄνω τὰς ἀρχὰς κατέχων καὶ
γλυκεῖ διαλύσας καὶ λεάνας, ἐπιβαλὼν τῷ φαρμάκῳ, ἀνελό-
μενος χρῶ. ἄλλη. ♃ γλυκυῤῥίζης χυλοῦ, τραγακάνθης ἀνὰ
δραχμὰς γ΄. κρόκου, σμύρνης ἀνὰ < α΄. λιβάνου, ναρδοστά-
χυος ἀνὰ τριώβολον, προτρόπου ξέστας γ΄· χρῶ.

[Ἄλλη Λυσίου πρὸς τὰς αὐτὰς διαθέσεις.] ♃ Κρόκου,

[Alia ad exulceratam arteriam Charixenis. Facit et
iis qui vocem exercent ante et poft certamen data. Facit
ad oculorum dolores forinfecus impofita lana ex ea made-
facta. Facit et ad internas affectiones linctu accepta.]
♃ Gummi, tragacanthae, utriusque ꝫ vj, thuris, myrrhae,
utriusque ꝫ j, obolos tres, croci, hypocyftidis fucci, utrius-
que ꝫ j, paffi Scybelitae aut Theraei fextarios fex. Gummi,
tragacantham, myrrham, thus, una cum hypocyftidis fucco
macerato, affufa ipfis paffi portione, atque ubi diffoluta fue-
rint, diligenter terito et ad paffum mifceto, affidueque mo-
vendo coquito. Crocum vero facculo ftupa contexto initiis
in fublimi contentis inditum, una cum medicamento coquito,
deinde exemptum paffo dilutum ac tritum ad medicamen-
tum conjicito et repofitis utitor. *Alia.* ♃ Succi radicis
dulcis, tragacanthae, utriusque ꝫ iij, croci, myrrhae, utrius-
que ꝫ j, thuris, fpicae nardi, utriusque obolos tres, pro-
tropi fextarios tres, utere.

[*Alia Lyfiae ad eosdem affectus.*] ♃ Croci, myrrhae,

Ed. Chart. XIII. [539.]　　　　　　Ed. Baf. II. (263.)

σμύρνης, γλυκυῤῥίζης χυλοῦ, λιβάνου, κασσίας ἀνὰ < α'.
πεπέρεως κόκκους κδ'. γλυκέος Κρητικοῦ ξέστας γ'. μέλιτος
Ἀττικοῦ κυάθους στ'. χρῶ.

[Ἄλλη Χαριξένους.] ♃ Κρόκου < γ'. σμύρνης < α' S''.
λιβάνου, γλυκυῤῥίζης ἀνὰ < α'. γλυκέος Κρητικοῦ ξε. γ'.
ποιεῖ πρὸς ἤχους καὶ βράγχους καὶ φωνῆς ἀποκοπὴν καὶ
φλεγμονὴν παρισθμίων. ποιεῖ καὶ πρὸς φωνασκουμένους πρὸ
τῶν ἀγώνων καὶ μετὰ τοὺς ἀγῶνας διδομένη. καὶ τοὺς κατε-
ψυγμένους δὲ ὠφελεῖ, ποιεῖ βήττουσι προσφάτως καὶ χρο-
νίως. ποιεῖ αἱμοπτυϊκοῖς, ἀναφορικοῖς, κοιλιακοῖς, ποιεῖ καὶ
πρὸς τὴν τοῦ πνεύματος δυσωδίαν. ἄλλη ὑπογλωσσίς. ποιεῖ
πρὸς ἀρτηρίαν τετραχυσμένην καὶ φωνῆς ἀποκοπὴν καὶ τὰς
λοιπὰς διαθέσεις. ♃ τραγακάνθης, κόμμεως Θηβαϊκοῦ ἀνὰ
δραχμὰς γ'. σμύρνης, λιβανωτοῦ ἀτμήτου ἀνὰ < α'. καὶ
τριώβολον, κρόκου < α'. γλυκυῤῥίζης χυλοῦ τριώβολον, φοι-
νικοβαλάνων τριῶν τὴν σάρκα, γλυκέος προτρόπου ἢ Θηραίου,
ὅσον ἐξαρκεῖ εἰς ἀνάληψιν. ἔστω δὲ ἀφεψημένον, ὥστε μέ-

fucci radicis dulcis, thuris, caſſiae, fingulorum drach. j, pi-
peris grana xxiv, paſſi Cretici fextarios tres, mellis Attici
cyathos vj, utere.

[*Alia Charixenis.*] ♃ Croci drach. tres, myrrhae
drach. j ſs, thuris, fucci glycyrrhizae, utriusque ℈ j, paſſi
Cretici fextarios tres. Facit ad fonum fractum, deſtillatio-
nes in arteriam, interceptam vocem, tonſillas inflammatas,
facit etiam ad phonafcos ante et poſt certamen data. Juvat
perfrigeratos, facit ad recentem et veterem tuſſim, ad fpuen-
tes fanguinem, eundemque furfum rejectantibus, prodeſt et
coeliacis. Conducit item ad fpiritus faetorem. *Alia fublin-*
guis facit ad arteriam exafperatam et vocem interceptam,
itemque reliquos affectus. ♃ Tragacanthae, gummi The-
baici, utriusque drach. tres, myrrhae, thuris non fecti,
utriusque drach. unam, obolos tres, croci drach. unam, fucci
glycyrrhizae obolos tres, phoenicobalanorum trium carnem,
paſſi protropi aut Theraei quod fatis eſt his excipiendis, de-

λιτος ἔχειν πάχος. δίδου δὲ κυάμου Αἰγυπτίου τὸ μέγεθος
ὑπὸ τὴν γλῶτταν κατέχειν καὶ τὸ διαλυόμενον καταπίνειν.

["Ἄλλη ὑπογλωσσὶς Διοσκορίδου.] ♃ Κρόκου, σμύρνης,
τραγακάνθης, γλυκυῤῥίζης χυλοῦ ἀνὰ ⟨ α′. στρόβιλα κεκαυ-
μένα ἀριθμῷ ξ′. ἀμύγδαλα καθαρὰ ἰσάριθμα, μέλιτι ἐφθῷ
ἀναλάμβανε, ἡ δόσις καρύου Ποντικοῦ τὸ μέγεθος ὥστε ὑπὸ
τὴν γλῶτταν κατέχειν.

[540] ["Ἄλλη Σκριβωνίου Λάργου ὑπογλωσσίς. ποιεῖ
πρὸς τὰς τῆς φωνῆς ἀποκοπάς.] ♃ Κρόκου, τερμινθίνης
ἀνὰ ⟨ ιβ′. ἴρεως Ἰλλυρικῆς ⟨ ιστ′. τραγακάνθης ⟨ η′. πε-
πέρεως κόκκους τξ. μετὰ μέλιτος ἐφθοῦ καὶ τερμινθίνης
ὁμοῦ ἑφθῆς, χρῶ ὑπὸ τὴν γλῶτταν καρύου Ποντικοῦ τὸ
μέγεθος. ἄλλη Σκριβωνίου Λάργου ὑπογλωσσὶς ποιεῖ πρὸς
τὰς τῆς φωνῆς ἀποκοπάς. ♃ γλυκυῤῥίζης ⟨ η′. σμύρνης
⟨ κδ′. τερμινθίνης ⟨ λβ′. τραγακάνθης ⟨ λκ′. ἕκαστον τῶν
ξηρῶν κόπτε κατ᾽ ἰδίαν καὶ σῆθε. τὴν δὲ ῥητίνην ἐφ᾽ ὅλμον
βαλὼν, κόπτε καταπλάσσων τὰ ξηρὰ, εἶτα ἑνώσας ἀνάπλαττε,
κυάμου Αἰγυπτίου τὸ μέγεθος καὶ ξήναινε ἐν σκιᾷ. ἐπὶ δὲ

coquatur ad craſſitudinem mellis. Datur fabae Aegyptiae
magnitudine ſub lingua tenenda et diſſoluta transglutienda.

[*Alia hypogloſſis Dioſcoridis.*] ♃ Croci, myrrhae,
tragacanthae, radicis dulcis ſucci, ſingulorum Ʒ j, nuces pi-
neas repurgatas numero ſexaginta, amygdalas mundatas to-
tidem, excipe melle cocto. Datur nucis Ponticae magnitudine
ſub lingua tenenda.

[*Alia Scribonii Largi hypogloſſis facit ad vocem in-
terceptam.*] ♃ Croci, terebinthinae, ſingulorum Ʒ xij, iridis
Illyricae Ʒ xvj, tragacanthae Ʒ viij, piperis grana ccclx, excipe
melle cocto et terebinthina ſimul cocta, utere ſub lingua nucis
Ponticae magnitudine. *Alia Scribonii Largi hypogloſſis, fa-
cit ad vocem interceptam.* ♃ Glycyrrhizae Ʒ viij, myrrhae
Ʒ xxiv, terebinthinae Ʒ xxxij, tragacanthae Ʒ xxxviij. Arida
ſingula per ſe tundito ac cribrato, reſinam autem in pilam
conjectam tundito, arida ad ipſam inſpergendo, deinde ex
unitis omnibus paſtillos formato fabae Aegyptiae magnitu-
dinis, quos in umbra ſiccato, atque uſus tempore unum aut

Ed. Chart. XIII. [540.]   **BaEd.f. II. (263.)**

τῆς χρήσεως δίδου μίαν ἢ δύο ὑπὸ τὴν γλῶτταν κατέχειν
καὶ τὸ τηκόμενον καταπινέτω. δεῖ δὲ τὸ φάρμακον ταχέως
ἀναπλάττειν. πρὸς ὃ οὖν ἀναπλάττεις, πρὸς τοῦτο κόπτε,
ξηραίνεται γὰρ ταχέως καὶ διὰ τοῦτο ἀναπλάττοντα πρὸς
χεῖρα δεῖ κόπτειν.

["Ἄλλη ἀρωματικὴ Μιθριδάτειος. ποιεῖ πρὸς τὰς περὶ
ἀρτηρίαν διαθέσεις πρὸς τὰς ἐν πνεύμονι ἑλκώσεις, αἱμο-
πτυϊκοῖς, φθισικοῖς, ἐμπυϊκοῖς, περιπνευμονικοῖς.] ℞ Κρόκου
◁ β΄ S΄΄. σμύρνης, ῥητίνης τερμινθίνης ἀνὰ ◁ β΄. λιβάνου
◁ α΄ S΄΄. νάρδου, κινναμώμου, κασσίας, τραγακάνθης ἀνὰ
◁ α΄. μέλιτος Ἀττικοῦ κοτύλην α΄. ἕψε μέλι καὶ ῥητίνην,
ὥστε ἄλκιμον γενέσθαι καὶ ἰνῶδες καὶ ἀμόλυντον ἐνσταζό-
μενον εἰς ὕδωρ ψυχρὸν καὶ κατέρα κατὰ τῶν ξηρῶν καὶ
ἀνακόψας ἐπιμελῶς ἀνελοῦ, χρῶ καρύου Ποντικοῦ τὸ μέγε-
θος, δίδου ὑπὸ τὴν γλῶτταν κατέχειν, ὡς προείρηται. ἄλλη
Μιθριδάτειος. ℞ σμύρνης, κρόκου ἀνὰ ◁ δ΄. νάρδου Ἰνδι-
κῆς, τερμινθίνης ἀνὰ ◁ β΄. λιβάνου, κασσίας, κινναμώμου
ἀνὰ ◁ α΄. γλυκέος Κρητικοῦ κοτύλας γ΄. ἕψε γλυκὺ καὶ τερ-

duos fub lingua tenendos dato ac liquefcentes devorandos.
Oportet autem hoc medicamentum confeftim in paftillos
conformare. Quo tempore igitur paftillos cogis, eodem etiam
tundes, reficcantur enim cito, et ob id paftillos ex eo for-
mantem ad manum fimul tundere oportet.

[*Alia aromatica Mithridatis, facit ad arteriae affec-
tus, pulmonis ulcerationes, fpuentes fanguinem, tabefcen-
tes, fuppuratos et peripneumonicos.*] ℞ Croci ℥ ij ß, myr-
rhae, refinae terebinthinae, utriusque ℥ ij, thuris ℥ j ß,
nardi, cinnamomi, caffiae, tragacanthae, fingulorum ℥ j,
mellis Attici heminam j. Mel et refinam coquito, ut tra-
ctilia fiant ac fibrofa et non inquinent in frigidam aquam
inftillata, dein cum aridis committito ac probe contundito
et reponito. Utere nucis Ponticae magnitudine fub lingua
detenta, ut praedictum eft. *Alia Mithridatis.* ℞ Myrrhae,
croci, utriusque ℥ iv, nardi Indicae, terebinthinae, utriusque
que ℥ ij, thuris, caffiae, cinnamomi, fingulorum ℥ j, paffi
Cretici heminas tres. Paffum et terebinthinam ad perfectam

Ed. Chart. XIII. [540.]   Ed. Baf. II. (263.)

μινθίνην μέχρι παντελοῦς συστάσεως καὶ κατέρα κατὰ τῶν
ξηρῶν καὶ ἀνελόμενος δίδου καρύου Ποντικοῦ τὸ μέγεθος
ὑπὸ τὴν γλῶτταν κατέχειν.

[Ἄλλη διὰ τῆς πτέρεως Ἀνδρομάχου ἀρωματική· ἁρ-
μόζει αἱμοπτυϊκοῖς, πλευριτικοῖς, φθισικοῖς, σπληνικοῖς, ἡπα-
τικοῖς, ἰκτερικοῖς. ποιεῖ καὶ πρὸς τὰς περὶ μήτραν καὶ κύ-
στιν διαθέσεις.] Αἱ ῥίζαι πτέρεως ὡς ὅτι μάλιστα αἱ πα-
χύταται πλύνονται ἐπιμελῶς, ἕως ἂν τὸ γεῶδες ἀποστῇ, εἶτα
ψύχονται ἐπὶ ἡμέραν μίαν, ἐκ τούτων ιβ'. λίτραι κατατέμ-
νονται εἰς δακτυλιαῖα μήκη καὶ κατατέμνοντες θραύομεν,
ἐκ τούτων αἴρομεν ὁλκῆς λίτρας ι'. καὶ βάλλοντες εἰς κερα-
μεοῦν ἀγγεῖον, ἐπιβάλλομεν αὐταῖς ὕδατος γλυκέος ξε. ι'. καὶ
θέντες ἐπὶ πυρὸς ἕψομεν. ὅταν δὲ εἰς ἥμισυ καταχθῇ, κα-
θαιροῦμεν καὶ διϋλίζομεν εἰς διπλοῦν ἀγγεῖον μυρεψικόν. καὶ
τὰς μὲν ῥίζας ἐκθλίψαντες ῥίπτομεν, εἰς δὲ τὸ ὕδωρ ἐπι-
βάλλομεν ἁδρομερῶς κεκομμένα, βαλαυστίου ◁ στ'. νάρδου
Ἰνδικῆς, ῥόδων ξηρῶν ἀνὰ ◁ δ'. κινναμώμου ◁ γ'. γλυκυρ-
ρίζης ◁ στ'. κασσίας ◁ δ'. ῥήου Ποντικοῦ ◁ δ'. εἶτ' ἐπὶ

compagem coquito et cum ficcis committito, indeque ad nu-
cis Ponticae magnitudinem fub lingua tenendum dato.

[*Alia ex filice Andromachi aromatica. Prodeſt hae-
moptoicis, pleuriticis, tabeſcentibus, ſplenicis, hepaticis,
ictericis. Facit et ad affectiones circa uterum et veſicam.*]
Radices filicis quam craſſiſſimae lavantur diligenter, donec
omne terreum ab eis decedat, deinde perfrigerantur ad diem
unam, et ex ipfis librae xij in fruſta digitalis magnitudinis
fecantur et conquaſſantur, ac in vas figulinum conjiciuntur.
Infunduntur deinde aquae dulcis fextarii x et ad ignem
pofitae coquuntur. Quum vero ad dimidias devenerint per
coctionem, eas tollimus et in duplum vas unguentarium
excolamus. Et radices quidem expreſſas projicimus, in
aquam vero craſſo modo contufa conjicimus, balauſtii drach.
vj, nardi Indicae, rofarum fiecarum, utriusque drach. iv,
cinnamomi drach. tres, glycyrrhizae drach. vj, calliae drach.
iv, rhu Pontici ℥ iv. Deinde rurfus ad ignem admota co-

Ed. Chart. XIII. [540. 541.]   Ed. Baf. II. (263.)

τὸ πῦρ ἐπιθέντες πάλιν ἕψομεν, καὶ ὅταν εἰς ἡμίσειαν κα-
ταντήσῃ, πάλιν διϋλίζομεν εἰς ἕτερον ἀγγεῖον μυρεψικὸν μι-
κρόν. καὶ τὰ μὲν ξηρώδη ἐκθλίψαντες ἀποβάλλομεν, τῷ δὲ
ὕδατι ἐπιβάλλομεν μέλιτος Ἀττικοῦ K°ᴧ δ'. καὶ μίξαντες
ἐπιμελῶς καὶ ἐπὶ τὸ πῦρ ἐπιθέντες πάλιν ἕψομεν. καὶ ὅταν
ἐπισταζόμενον εἰς ψυχρὸν ὕδωρ μὴ μολύνῃ, ἐπιβάλλομεν τού-
τοις ῥητίνης τερμινθίνης ◁ γ'· χαλβάνου ἀξύλου τὸ ἴσον.
τακέντων δὲ τούτων κατεροῦμεν κατὰ τῶν ὑπογεγραμμένων.
ἔστι δὲ ταῦτα, κρόκου, ὑοσκυάμου χυλοῦ, μανδραγόρου χυ-
λοῦ, πεπέρεως λευκοῦ, ὑποκυστίδος χυλοῦ ἀνὰ ◁ α'. [541]
ἔχε πάντα ταῦτα λειότατα πρώτῳ χυλῷ τῆς πτέρεως ἐνω-
θέντα, ὥστε γλοιοῦ ἔχειν τὸ πάχος. κατεράσαντες οὖν κατὰ
τούτων καὶ ἀνακόψαντες ἐπιμελῶς, μεταίρομεν εἰς ἀγγεῖον
ὑελοῦν ἢ ἀργυροῦν· ἡ δόσις τοῦ φαρμάκου κοχλιάριον. μά-
λιστα δὲ ὠφελεῖ τοῖς τὴν φωνὴν παρακεκομμένοις.

[Ἄλλη πανάκεια Μιθριδάτειος φωνασκουμένοις πρὸ
τῶν ἀγώνων καὶ μετὰ τοὺς ἀγῶνας. ποιεῖ πρὸς ἀντιάδων
φλεγμονὰς, κεχαλασμένας κιονίδας, ποιεῖ πρὸς οὖλα πλαδαρὰ

quimus, et ubi ad dimidias pervenerint, rurfus in aliud
parvum vas unguentarium excolamus, et arida quidem ex-
preſſa rejicimus, ad aquam vero mellis Attici heminas qua-
tuor addimus, probeque mixta et igni adhibita rurfus co-
quimus, et quum inftillata frigidam non inquinarint, his
refinae terebinthinae drach. tres, galbani non lignofi tan-
tundem admifcemus.   Haec vero liquefacta ad fubfcripta
deplemus, funt autem haec, croci, fucci hyofcyami, fucci
mandragorae, piperis albi, fucci hypocyftidis, fingulorum
drach. una. Omnia haec tenuiſſime trita et cum primo fili-
cis fucco unita habeto, ut ftrigmentitiam craſſitudinem ha-
beant.   Poftquam igitur invicem permixta ac probe con-
quaſſata fuerint, in vitreum aut argenteum vas reponimus.
Datur ex medicamento cochlearium. Maxime juvat vocem
interceptam.

[Alia Panacea Mithridatis ad phonafcos ante et poft
certamen. Facit et ad glandularum inflammationes laxa-
tas columellas. Facit ad gingivas humore praegnantes et

Ed. Chart. XIII. [541.]   Ed. Baf. II. (263. 264.)

καὶ τὰς ἐν στόματι νομὰς καὶ σειομένους ὀδόντας. (264)
ἁρμόζει καὶ πρὸς κατάῤῥους, βήττουσι χρονίως καὶ προσφά-
τως, ποιεῖ αἱμοπτυϊκοῖς, ἐμπυϊκοῖς, ἀναφορικοῖς.] Χρῶμαι
δὲ τῷ φαρμάκῳ ὁτὲ μὲν ἀκράτῳ, ἔστι δ' ὅτε λυθέντι γλυ-
κεῖ ἢ Σκυβελίτῃ καὶ ὕδατι θερμῷ. πρὸς μὲν γὰρ τὰς τῶν
παρισθμίων φλεγμονὰς καὶ τὰς τοιαύτας διαθέσεις χρηστέον
ἀνιεμένῳ τῷ φαρμάκῳ, πρὸς δὲ τὰς ἐν βάθει διαθέσεις
ἀκράτῳ. τὰ δὲ τῆς συνθέσεως ἔχει οὕτω. ♃ κωδύας μήκω-
νος ἀγρίας ἀριθμῷ ρν'. πτέρεως πεπλυμένης λίτρας γ'.
συμφύτου κεκαθαρμένου, μανδραγόρου φλοιοῦ, ῥήου Ποντι-
κοῦ, ῥόδων ξηρῶν, ἴριδος Χαλκηδονίας, γλυκυῤῥίζης Ποντι-
κῆς, βαλαυστίου ἀνὰ γο γ'. κινναμώμου ⊲ β'. νάρδου Κελ-
τικῆς ⊲ α' S''. ὕδατος ὀμβρίου ξε. ιε'. τὰ προειρημένα εἰς
παχέα κόπτεται καὶ βρέχεται ἐν ἀγγείῳ διπλῷ μυρεψικῷ ἐπι
ἡμέρας γ'. τῇ δ' ἐπιούσῃ ἕψεται εἰς τὸ τρίτον, ἔπειτα εἰς
κυρτίδα βαλόντες ἐκθλίβομεν τὸ ὑγρὸν εἰς ἕτερον ἀγγεῖον
μυρεψικόν, τὰ δὲ ἀφεψημένα ἀποῤῥίπτομεν· ἐκ δὲ τοῦ ἀπο-
θλιβέντος ὑγροῦ βαλόντες ὅσον ἐξαρκεῖ διαλύομεν τὰς ὑπο-

nomas in ore et motos dentes. Prodeſt deſtillationibus, re-
centi ac veteri tuſſi, haemoptuicis, empyicis et anaphoricis.]
Utor medicamento hoc quandoque puro, quandoque paſſo
diſſoluto aut vino Scybelite et aqua calida. Etenim ad ton-
ſillarum inflammationes diſſoluto medicamento utendum eſt,
ad affectus vero in profundo puro. Compoſitio ſic habet.
♃ Capita papaveris agreſtis numero cl. filicis lotae drach.
tres, ſymphyti depurgati, corticis mandragorae, rhu Pon-
tici, roſarum ſiccarum, iridis, chalcidoniae, glycyrrhizae
Ponticae, balauſtii, ſingulorum trientem, cinnamomi drach.
duas, nardi Celticae ℨ j ß, aquae pluviae ſextarios xv. Prae-
dicta in craſſas partes contuſa in vaſe duplici unguentario
ad triduum macerantur, ſequenti deinde die ad tertias co-
quuntur, et poſtea in qualum conjecta exprimimus ab ipſis
in aliud vas unguentarium liquorem, et res decoctas abji-
cimus quidem, verum de expreſſo liquore quantum ſuffi-
cit accipientes, ſubſcriptas res in ipſo diſſolvimus, ſunt

Ed. Chart. XIII. [541.]   Ed. Baf. II. (264.)

γεγραμμένας σκευασίας. εἰσὶ δὲ αἵδε. κόμμεως, τραγακάνθης λευκῆς, ἑκάστου ἀνὰ λίτραν α΄. σμύρνης, γλυκυῤῥίζης χυλοῦ, ὑποκυστίδος χυλοῦ ἀνὰ γο β΄. κρόκου, μαστίχης ἀνὰ γο α΄. διαλυθέντων δὲ τούτων λεαίνομεν φιλοπόνως κατὰ μικρὸν ἐπιβάλλοντες τοῦ ἐκθλιβέντος ὑγροῦ, ἔπειτα χρώμεθα πρὸς τὴν τοῦ φαρμάκου σκευασίαν οἴνῳ Σκυβελίτῃ ἢ Θηραίῳ ἢ Πραμνείῳ. ἔστωσαν δὲ ξε. κδ΄. τὸν δὲ γλυκὺν βάλλοντες εἰς ἄγγος κεραμοῦν ἕψομεν, καὶ ὅταν σχῇ μέλιτος πάχος, τούτῳ ἐπιβάλλομεν τὰ διαλυθέντα καὶ τριβέντα τῶν φαρμάκων καὶ πάλιν ἕψομεν μέχρι συστάσεως, εἶτα ἀνελόμενοι εἰς ἀγγεῖον ὑέλινον ἢ ἀργυροῦν χρώμεθα καθὰ προείρηται.

[Ἄλλη πρὸς καταῤῥους καὶ πάσας τὰς βηχώδεις δια-θέσεις.] Ἀσκληπιάδης ἐν τῷ πρώτῳ τῶν ἐντὸς οὕτως ἔγρα-ψεν πρὸς καταῤῥους, ᾧ ἐχρήσατο Κόμων ὁ φιλόσοφος ὠφε-λεῖ παραχρῆμα. ♃ πυρέθρου, κόστου ἀνὰ ⋖ β΄. πεπέρεως λευκοῦ ⋖ α΄. κόψας καὶ σήσας ἀπόθου. ἐν δὲ τῇ χρήσει κέλευε παράπτεσθαι τῶν μυξητήρων καὶ τὸ φάρμακον ἀνα-σπᾶν. ἄλλη. ♃ πεπέρεως λευκοῦ ⋖ α΄. κνίδης σπέρματος

autem hae, gummi, tragacanthae albae, utriusque libra una, myrrhae, fucci radicis dulcis, fucci hypocyftidis, fingulo-rum fextans, croci, maftiches, utriusque ℥ j. Haec diffoluta diligenter terimus, paulatim de expreffo liquore adftillan-tes, poftea ad medicamenti confectionem vino Scybelite aut Theraeo aut Pramnio utimur, fint autem ejus fextarii xxiv. Paffum in vas fictile diffufum coquimus, atque ubi mellis fpiffitudinem acceperit, ipfi diffoluta et trita medicamenta adjicimus, rurfusque coquimus ad compagem, et fublato in vas vitreum aut argenteum utimur, quemadmodum di-ctum eft antea.

[Alia ad deftillationes et omnes tufficulofos affectus.] Afclepiades in primo internorum fic tradidit. Ad deftilla-tiones medicamentum, quo ufus eft Conon philofophus, auxiliatur ftatim. ♃ Pyrethri, cofti, utriusque drach. duas, piperis albi drach. unam, tufa et cribrata reponito, ufu vero expetente naribus admovere et medicamentum attrahere jubeto. Alia. ♃ Piperis albi drach. unam, feminis urticae

Ed. Chart. XIII. [541. 542.]   Ed. Baf. II. (264.)

τὸ ἴσον, κόστου, σμύρνης, κρόκου ἀνὰ τριώβολον, σκεύαζε
καὶ χρῶ καθὰ προείρηται.

["Ἄλλη ἀνώδυνος Ἀντωνίου Μούσα, πρὸς κατάῤῥουν
ποιοῦσα καὶ πρὸς τὴν τῆς φωνῆς ἀποκοπήν.] ♃ Ὀπίου,
σμύρνης, ὑοσκυάμου σπέρματος ἀνὰ ◁ β΄. ἕκαστον ἔμβρεχε
κωνείου ἀφεψήματι καὶ λεάνας ἐπιμελῶς καὶ μίξας ἀνάπλαττε
καταπότια ὀρόβου τὸ μέγεθος καὶ δίδου δύο εἰς ὕπνον ἀπερ-
χομένοις. ἄλλη ποιεῖ αἱμοπτυϊκοῖς. ♃ ὑοσκυάμου λευκοῦ
σπέρματος δραχμὰς η΄. νάρδου Ἰνδικῆς δραχμὰς στ΄. κρόκου
δραχμὰς δ΄. ὀπίου, ἀμύλου, ἀνίσου ἀνὰ δραχμὰς β΄. μίλτου
Λημνίας δραχμὴν μίαν, ὕδατι [542] ἀναπλάσας, ποίει κατα-
πότια ὀροβιαῖα τῷ μεγέθει καὶ χρῶ καθὰ προείρηται. ἄλλη
ἔκλεικτος πρὸς βῆχας ἐσχάτους καὶ χρονίους. ♃ οἴνου Φαλε-
ρίνου ξε. α΄. μέλιτος Ἀττικοῦ λίτραν α΄. ἕψε συνεχῶς κινῶν
κλωσὶ πηγάνου καὶ δίδου μύστρον, ποιεῖ καὶ στομαχικοῖς.
ἄλλη Πετεινοῦ πρὸς τὰς ἐν βάθει ἑλκώσεις καὶ διαπυήσεις.
♃ οἰνομέλιτος παλαιοῦ ξε. α΄. ἀξουγγίου παλαιοῦ γο β΄.

tantundem, cofti, myrrhae, croci, fingulorum obolos tres,
praeparato ac utitor, ut dictum eft.

[*Alia dolorem fedans Antonii Mufae. Facit ad de-
ftillationem et vocem interceptam.*] ♃ Opii, myrrhae, fe-
minis hyofcyami, fingulorum drach. duas, fingula in cicutae
decocto macerato ac diligenter terito, et ex mixtis cata-
potia ervi magnitudine formato et duo ex ipfis ante fom-
num dato. *Alia facit ad haemoptoicos.* ♃ Seminis hyos-
cyami albi drach. octo, nardi Indicae drach. fex, croci
drach. quatuor, opii, amyli, anifi, fingulorum drach. duas,
rubricae Lemniae drach. j, cum aqua catapotia ervi magni-
tudine formato ac utitor, ut dictum eft. *Alia delingibilis,
ad tuffes extremas et inveteratas.* ♃ Vini Falerni fexta-
rium unum, mellis Attici ℔ j, coquito affidue agitando cum
ramulis rutae, dato inde myftrum. Facit et ad ftomachicos.
Alia Petini ad ulcerationes et fuppurationes in profundo.
♃ Vini mulfi veteris fextarium j, axungiae veteris fextan-

58 ΓΑΛΗΝΟΤ ΠΕΡΙ ΣΤΝΘΕΣΕΩΣ ΦΑΡΜΑΚΩΝ

Ed. Chart. XIII. [542.]   Ed. Baf. II. (264.)

οἱ δὲ γο α΄. τρῖβε φιλοπόνως μετὰ τοῦ οἰνομέλιτος καὶ δια-
λύσας μετέρα εἰς ἄγγος κεραμεοῦν καὶ ἔψε ἐπ᾽ ἀνθράκων
κινῶν κλωσὶ πηγάνου, καὶ ὅταν συστραφῇ, ἀπόθου εἰς ἄγγος
ὑέλινον καὶ δίδου ἐκλείχειν μύστρον καθὰ προείρηται. ἄλλη
Ὠριγενείας. ♃ γλυκυῤῥίζης Ποντικῆς ◁β΄. κνίδης σπέρματος
πεφωγμένου, λίνου σπέρματος πεφωγμένου ἀνὰ ◁ α΄. σμύρ-
νης, κρόκου ἀνὰ ὀβολὸν, μέλιτος Ἀττικοῦ, ὕδατος ἑκάστου
ἀνὰ κυάθους ἕξ, ἔψε γλυκύῤῥιζαν τῷ ὕδατι, ἔπειτα τὸ ὑγρὸν
ἐκθλίψας τρῖβε τὰ λοιπὰ καὶ ἀναλάμβανε μέλιτι ἐφθῷ καὶ
δίδου ἐκλείχειν. ἄλλη. ♃ ἄρου ὀπτοῦ ◁ α΄. ἄμμεως πεφω-
γμένου, στροβίλων πεφωγμένων, ἐρυσίμου πεφωγμένου ἀνὰ
◁ α΄. μέλιτι ἐφθῷ ἀναλάμβανε. ἄλλο κοπτάριον βήσσουσιν.
♃ λινοσπέρματος πεφωγμένου καὶ κεκομμένου καὶ σεσησμέ-
νου, σταφίδος λιπαρᾶς χωρὶς τῶν γιγάρτων ἀνὰ ξε. α΄. στρο-
βίλων πεφωγμένων, καρύων Ποντικῶν κεκαθαρμένων ἀνὰ
κοτύλην α΄. πεπέρεως λευκοῦ γο β΄. σμύρνης, κρόκου ἀνὰ
γο α΄. μέλιτος Ἀττικοῦ λίτρας δ΄. κόπτε ὡς χρὴ, καὶ λεάνας

tem, alii ℥ j. Axungiam probe cum vino mulſo terito ac
diſſolvito, indeque in vas fictile transferto et ad prunas
ramulis rutae agitando coquito, et ubi denſata fuerint, in
vaſe vitreo reponito, ac myſtrum delingendum, ut praedi-
ctum eſt, exhibeto. *Alia Origeniae.* ♃ Glycyrrhizae Pon-
ticae ℥ ij, feminis urticae toſti, feminis lini toſti, utriusque
℥ j, myrrhae, croci utriusque obolum unum, mellis Attici,
aquae utriusque cyathos ſex. Glycyrrhizam aqua coquito,
deinde expreſſo liquore reliqua terito et melle cocto ex-
cipito ac delingenda praebeto. *Alia.* ♃ Ari toſti drach.
unam, ammi torrefacti, nucum pinearum toſtarum, irionis
toſti, ſingulorum drach. j, excipe melle cocto. *Alia placen-
tula ad tuſſientes.* ♃ Seminis lini torrefacti contuſi et
cribrati, uvae paſſae pinguis citra acinos, utriusque ſexta-
rium j, nucum pinearum toſtarum, nucum Ponticarum de-
purgatarum, utrarumque heminam unam, piperis albi ſex-
tantem, myrrhae, croci, utriusque ℥ j, mellis Attici libras
quatuor, contuſa, ut oportet, tritaque reponito. Semen lini

Ed. Chart. XIII. [542.]   Ed. Baf. II. (264.)

ἀπόθου. τὸ δὲ λινόσπερμα ἕψε μετὰ μέλιτος, καὶ ὅταν συστραφῇ, ἐπίβαλλε τοῖς λοιποῖς καὶ μίξας ἀνάκοπτε, δίδου καρύου Ποντικοῦ τὸ μέγεθος. ἄλλο, ποιεῖ καὶ ταῖς περὶ τὸν θώρακα διαθέσεσιν. ♃ ἀλεύρου ἐρεγμινοῦ λειοτάτου πεφωγμένου κοτύλην α'. Ἰλλυρίδος κεκομμένης γο γ'. στροβίλων πεφωγμένων γο β'. γλήχωνος ξηρᾶς κεκομμένης < α' S''. κνίδης σπέρματος < α'. πεπέρεως γο S''. μέλιτος χρηστοῦ. ξε. β'. ἕψε τὸ ἄλευρον μετὰ τοῦ μέλιτος, ἕως συστραφῇ. ἔχε δὲ καὶ λίνου σπέρματος κεκομμένου καὶ πεφωγμένου καὶ σεσησμένου κοτύλην α'. καὶ ἐπίβαλλε. ἄλλο πρὸς βῆχα καὶ ἀναγωγὴν πνεύματος, πάνυ καλῶς ἐκκαθαῖρον. ♃ ὑσσώπου, γλήχωνος ἀνὰ γο β'. ἴρεως, νάπυος σπέρματος, καρδαμώμου ἀνὰ γο α'. ἀνίσου, πεπέρεως ἀνὰ γο α'. κόψας, σήσας, ἀναλάμβανε μέλιτι ἀπέφθῳ, ἡ δόσις κοχλιαρίου καλοῦ. εἰ δὲ χειμὼν εἴη καὶ ἀπύρετος ὁ λαμβάνων, πεπέρεως γο β'. καὶ ἀντὶ ἀνίσου μάραθρον ἢ κύμινον καὶ ἀντὶ καρδαμώμου σίνηπι διπλοῦν. καταπότιον βηχικὸν πρὸς τὰς προσφάτους διαθέσεις πανάκεια φάρμακον ἀνώδυνον καὶ ὑπνοποιὸν, ποιεῖ

cum melle coquito et ubi denfata fuerint reliquis addito, mifceto ac contundito. Datur nucis Ponticae magnitudine. *Alia, facit et ad thoracis affectus.*] ♃ Farinae fabaceae tenuiffimae toftae heminam j, iridis Illyricae contufae quadrantem, nucum pinearum toftarum fextantem, pulegii aridi contufi ʒ j ß, feminis urticae drach. unam, piperis ʒ ß, mellis boni fextarios ij, farinam cum melle ad denfitatem coquito, feminis lini etiam tufi, tofti et cribrati heminam unam, in prompto habeto et adjicito. *Alia ad tuffim et fpiritus prolationem, valde probe expurgans.* ♃ Hyffopi, pulegii, utriusque fextantem, iridis, feminis finapi, cardamomi, fingulorum ʒ j, anifi, piperis utriusque ʒ j, tufa et cribrata melle cocto excipito. Datur cochlearii boni menfura. Si vero hiems fit et accepturus non febriat, piperis fextantem et pro anifo foeniculum aut cuminum et pro cardamomo finapi duplum conjicito. *Catapotium ad tuffim recentem, panacea medicamentum dolorem levans, inducens fomnum, facit ad haemoptoicos, ad empyicos et*

Ed. Chart. XIII. [542. 543.]   Ed. Baf. II. (264.)

αἱμοπτυϊκοῖς. ♃ στύρακος ◁ η΄. ὀπίου, σμύρνης ἀνὰ ◁ δ΄.
γλυκεῖ διαλύσας ἀνάπλαττε καταπότια καὶ δίδου ὀρόβου μέ-
γεθος εἰς ὕπνον ἀπερχομένοις. ἐν ἄλλαις γραφαῖς ἴσα ἔχει.
ἄλλο Πλάτωνος ἐπιγραφόμενον, ὠφελεῖ παραχρῆμα. ♃ στύ-
ρακος, σμύρνης, ὀπίου, χαλβάνης, ἑκάστου ἴσον, γλυκεῖ δια-
λύσας ποίει καταπότια. ἄλλο Βάσσου ἐπιγραφόμενον φάρ-
μακον ἐπιτετευγμένον ὠφελεῖ παραχρῆμα, ποιεῖ αἱμοπτυϊ-
κοῖς, ἀναφορικοῖς, ἐμπυϊκοῖς. ♃ χαλβάνης, στύρακος, ἴριδος
Ἰλλυρικῆς, πίτυος φλοιοῦ ἀνὰ ◁ β΄. ἐλενίου, ὀπίου ἀνὰ
◁ α΄. ἀναλάμβανε μέλιτι ἐφθῷ καὶ δίδου ἐρεβίνθου τὸ μέ-
γεθος καὶ μελικράτου κυάθους γ΄. ἡ διὰ πρασίου, Πλάτωνος.
♃ σμύρνης, στύρακος, ὀπίου, πρασίου χυλοῦ, χαλβάνου,
κρόκου ἴσα σκεύαζε καὶ χρῶ, μέλιτι ἀπεφθῷ ἀναλάμβανε.
καταπότιον ἀνώδυνον φάρμακον ἐπιτετευγμένον πρὸς τὰς
κεχρονισμένας διαθέσεις, ποιεῖ πρὸς κατάρρουν, κεφαλαλγι-
κοῖς, δυσπνοϊκοῖς, περιπνευμονικοῖς πρὸς τὰς περὶ κύστιν
καὶ μήτραν διαθέσεις. ἐπι[543]γράφεται ἐπιτετευγμένη πανά-
κεια, παρὰ δέ τισιν ὁ στίχος. ♃ σμύρνης, πεπέρεως, ὀπίου,

anaphoricos. ♃ Styracis Ӡ viij, opii, myrrhae, utriusque
Ӡ iv, diluta paſſo in catapotia cogito et ervi magnitudine
cubitum euntibus dato. Alia exemplaria par pondus omnium
habent. Aliud Platoni inſcriptum, e veſtigio auxiliatur.
♃ Styracis, myrrhae, opii, galbani, ſingulorum par pon-
dus, paſſo diluta in catapotia redige. Aliud Baſſo inſcri-
ptum medicamentum accommodatum, auxiliatur ſtatim.
Facit haemoptoicis, anaphoricis, ſuppuratis. ♃ Galbani,
ſtyracis, iridis Illyricae, corticis pinus, ſingulorum Ӡ ij,
enulae, opii, utriusque Ӡ j, excipe melle cocto et praebe
ciceris magnitudine ex aquae mulſae cyathis iv. Confectio
ex marrubio, Platonis. ♃ Myrrhae, ſtyracis, opii, ſucci mar-
rubii, galbani, croci aequales partes, praepara ac utere melle
exceptis cocto. Catapotium dolorem ſedans medicamentum
accommodatum ad inveteratos affectus. Facit ad deſtilla-
tionem, dolorem capitis aegre ſpirantes, peripneumonicos
ad veſicae et uteri affectus. Inſcribitur punacea accom-
modata ab aliquibus ſtichus. ♃ Myrrhae, piperis, carda-

Ed. Chart. XIII. [543.]　　　　　　　Ed. Baf. II. (264. 265.)

στύρακος, καστορίου, χαλβάνης ἴσα, γλυκεῖ ἀναλάμβανε καὶ
ποίει καταπότια καὶ χρῶ. ἄλλο φάρμακον σφόδρα καλὸν,
ἐπιγράφεται ἁρμονία, ποιεῖ πρὸς κατάῤῥους καὶ τοὺς ἀνυπερ-
βλήτους ἐπισταγμούς. ♃ στύρακος, καστορίου, πεπέρεως,
καρδαμώμου ἀνὰ ⊰ γ'. ὀπίου, σμύρνης, ὑοσκυάμου λευκοῦ
σπέρματος ἀνὰ ⊰ δ'. ἀναλάμβανε γλυκεῖ καὶ ποίει καταπότια
καὶ δίδου ἐρεβίνθου μέγεθος εἰς ὕπνον. ἄλλο. ♃ κρόκου, θείου
ἀπύρου, σμύρνης, ὀπίου ἀνὰ ⊰ δ'. ὑοσκυάμου λευκοῦ σπέρμα-
τος, καρδαμώμου, πεπέρεως λευκοῦ (265) ἀνὰ ⊰ η'. μέλιτος
ἑφθοῦ γο ε'. ἢ ὅσον ἐξαρκεῖ. ἡ χρῆσις δεδήλωται, ὡς προγε-
γραπται εἰς ὕπνον ἀπερχομένοις. ἡ Προξένου πρὸς βῆχας
χρονίους καὶ τὰς ἄγαν κεχρονισμένας διαθέσεις καθύγρους,
ἡ σύμφωνος λεγομένη. ἔστι δὲ καὶ ληξοπύρετος ἀγαθὴ, ᾗ
ἐχρήσατο Ἀντώνιος Μούσας. ♃ πεπέρεως λευκοῦ, ὀπίου,
καρδαμώμου ἀνὰ ⊰ η'. κρόκου, θείου ἀπύρου, σμύρνης,
ὑοσκυάμου λευκοῦ σπέρματος ἀνὰ ⊰ δ'. μέλιτος ἀπέφθου
γο στ'. ἡ δόσις καρύου Ποντικοῦ τὸ μέγεθος μεθ' ὑδρομέ-
λιτος κυ. γ'.

momi, opii, ſtyracis, caſtorii, galbani, aequas partes excipe
paſſo, fac catapotia et utere. *Aliud medicamentum valde
bonum inſcribitur harmonia, facit ad deſtillationes et in-
exuperabilem defluxum.* ♃ Styracis, caſtorii, piperis, car-
damomi, ſingulorum ʒ iij, opii, myrrhae, feminis hyoſcyami
albi, ſingulorum ʒ iv, excipe paſſo, reduc in catapotia, dato
ciceris magnitudine ad ſomnum. *Aliud.* ♃ Croci, ſulfuris
vivi, myrrhae, opii, ſingulorum ʒ iv, feminis hyoſcyami
albi, cardamomi, piperis albi, ſingulorum ʒ viij, mellis cocti
quincuncem aut quod ſatis eſt. Uſus praemonſtratus eſt.
Datur cubitum euntibus. *Confectio Proxeni ad tuſſes in-
veteratas et valde diu durantes humidos affectus, appel-
latur ſymphonos et eſt lexopyretos,* optime ſedans febrem.
Hac uſus eſt Antonius Muſa. ♃ Piperis albi, opii, car-
damomi, ſingulorum ʒ viij, croci, ſulfuris vivi, myrrhae,
feminis hyoſcyami albi, ſingulorum ʒ iv, mellis cocti ſexun-
cem. Datur nucis Ponticae magnitudine cum aquae mulſae
cyathis tribus.

Ed. Chart. XIII. [543.]   Ed. Baf. II. (265.)

Κεφ. γ΄. [Βηχικαὶ αἱ ὑπὸ Ἀνδρομάχου γραφεῖσαι ἐν
τῇ τῶν ἐντὸς δυνάμεων βίβλῳ.] Γράψας ὁ Ἀνδρόμαχος βη-
χικὰς πολλὰς, ἐφεξῆς ἔγραψεν ἁπάσας καρούσας καὶ διὰ τοῦτο
καλουμένας ὑπνοποιούς. παχύνειν δὲ αὗται τὰ λεπτὰ ῥεύ-
ματα πεφύκασιν, ξηραίνουσαί τε καὶ ψύχουσαι καὶ διὰ τοῦτο
τινὲς μὲν οὐ μόνον ὄπιον, ἀλλὰ καὶ μανδραγόρας χυλὸν ἢ
τῆς ῥίζης τὸν φλοιὸν ἢ ὑοσκυάμου σπέρμα, τινὲς δὲ καὶ δύο
καὶ τρία καὶ πάντα ἔχουσι τὰ τοιαῦτα, καθάπερ ἄλλαι στύ-
ρακα καὶ κρόκον. εὐλόγως δὲ τούτοις ἔμιξαν ἄλλα τὰ μὲν
θερμαίνοντα, τὰ δὲ μετὰ βραχείας στύψεως ἀρωματίζοντά τε
καὶ ξηραίνοντα. καί τινα σπέρματα συνήθη, καθάπερ ἀνί-
σου καὶ μαράθρου καὶ σελίνου καὶ δαύκου καὶ σεσέλεως,
ἀμβλύνοντά τε τὰς φαρμάκων ἀηδίας τε καὶ δυνάμεις, ἐπ᾽
οὖρά τε προτρέποντα. τινὰ δὲ καὶ τραχύτητας ἐκλεαίνοντα,
καθάπερ τὴν τραγάκανθαν καὶ τὴν γλυκύρριζαν καὶ τοὺς
γλυκεῖς οἴνους. ὅσαι δὲ αὐτῶν ἧττον κατέχουσι τῶν καρω-
τικῶν φαρμάκων, ταύτας καὶ τοῖς φθισικευομένοις διδόασιν.

Cap. III. [Confectiones ad tuſſim, ab Andromacho
libro de confectionibus internis conſcriptae.] Poſtquam mul-
tas ad tuſſim Andromachus ſcripſit confectiones, deinceps
omnes ſoporem inducentes et ob id ſoporiferas appellatas
tradidit.   Caeterum hae omnes tenues fluxiones incraſſare
poſſunt reſiccantes ſimulque refrigerantes, et propterea ali-
quae non tantum opium, ſed et mandragorae ſuccum aut
radicis corticem aut hyoſcyami ſemen, aliquae etiam duo
aut tria aut etiam omnia hujusmodi habent, quemadmodum
aliae ſtyracem et crocum.   Rationabiliter autem his aliis
partim calefacientia admiſcuerunt, partim cum modica aſtrin-
gendi vi aromatica et reſiccantia, itemque ſemina quaedam
familiaria, velut aniſi, foeniculi, apii, dauci, ſeſelis, utpote
quae tum medicamentorum inſuavitatem ac vim obtundunt,
tum urinam etiam prolectant. Quaedam vero etiam aſpri-
tudines laevigant, velut ſunt tragacantha, glycyrrhiza et
vina dulcia.   At vero ex iis, quae minus de aromaticis
complectuntur, eas etiam tabeſcentibus praebent. Confectio

βηχικὴ ἡ διὰ δύο πεπέρεων ♃ κινναμώμου δραχμὴν μίαν,
ὁποῦ μήκωνος ⫷ αʹ. σμύρνης τριώβολον, πεπέρεως μέλανος
τριώβολον, κόστου τριώβολον, καστορίου τριώβολον, πεπέ-
ρεως λευκοῦ τριώβολον, χαλβάνης τριώβολον, κρόκου τὸ ἥμισυ,
τροχίσκους ποίει, δίδου σὺν μέλιτι ἢ γλυκεῖ. ἄλλη πρὸς βῆ-
χας ἐξόχως ποιοῦσα, ἡ αὐτὴ καὶ ληξοπύρετος. ♃ ὑοσκυά-
μου σπέρματος γο Sʺ. εἰς τὸ ἀντίγραφον γο αʹ. καρδαμώ-
μου ⫷ αʹ. ὁποῦ μήκωνος γο αʹ. σμύρνης, θείου ἀπύρου,
κρόκου ἀνὰ γο Sʺ. πεπέρεως λευκοῦ, ὡς Ἥρας γο αʹ Sʺ.
μέλιτος Ἀττικοῦ τὸ ἱκανόν. ἄλλη πρὸς βῆχα ξηράν. ♃ στύ-
ρακος μέρος ἕν, μηκωνείου ἴσον, κρόκου μέρος Sʺ. ὁμοῦ συγ-
κόψας, δίδου καταπότια. βηχικὴ ᾗ χρῶμαι ἡ τοῦ ἱερέως καλή.
♃ ὁποῦ μήκωνος ⫷ ιʹ. θρίδακος σπέρματος ⫷ κʹ. καστο-
ρίου ⫷ ιηʹ. οἱ δὲ ⫷ ιστʹ. πηγάνου ἡμέρου ξηροῦ ⫷ ιδʹ.
λινοσπέρματος ⫷ ιστʹ. πάνακος ⫷ λστʹ. σμύρνης δραχμὰς ιδʹ.
κρόκου δραχμὰς ζʹ. οἱ δὲ γο αʹ. μέλιτι ἀναλάμβανε, δίδοται
πρὸς δύναμιν ἡλίκον Αἰγυπτίας κυάμου μέγεθος, πυρέσσου-
σιν ἐν ὕδατι, ἀπυρέτοις ἐν οἴνῳ εἰς νύκτα.

ad tuſſim ex duobus piperis generibus. ♃ Cinnamomi ℥ j,
ſucci papaveris ℨ j, myrrhae obol. tres, piperis nigri obol.
iij, coſtii obol. iij, caſtorii obol. tres, piperis albi obol. iij,
galbani obol. tres, croci dimidium, redigito in paſtillos, dato
cum melle aut paſſo. *Alia ad tuſſim excellenter efficax.
Eadem febres ſedat.* ♃ Seminis hyoſcyami ℥ ß, unum ex-
emplar ℥ j habet, cardamomi drach. unam, ſucci papaveris
ℨ j, myrrhae, ſulfuris vivi, croci ſingulorum ℥ ß, piperis
albi juxta Heram feſquiunciam, mellis Attici quod ſatis eſt.
Aliud ad tuſſim ſiccam. ♃ Styracis partem unam, ſucci
papaveris tantundem, croci partem dimidiam, contundito
ſimul et catapotia inde exhibeto. *Confectio ad tuſſim, qua
utor, ſacrificuli bona.* ♃ Succi papaveris drach. decem,
ſeminis lactucae ℨ xx, caſtorii drach. xviij, alii xvj, rutae
hortenſis aridae drach. xiv, feminis lini ℨ xvj, panacis drach.
xxxvj, myrrhae drach. quatuordecim, croci drach. vij, alii ℥ j,
excipe melle. Datur pro viribus Aegyptiae fabae magnitudine,
febrientibus ex aqua, febre carentibus ex vino ad noctem

[544] [*Καταπότιον βηχικὸν ᾧ χρῶμαι.*] ♃ *Στύρακος,*
σμύρνης, ὀπίου ἀνὰ ◁ *δ'. ὀποβαλσάμου, κρόκου ἀνὰ* ◁*β'.*
ὁμοῦ λεάνας ἀναλάμβανε καὶ χρῶ. πρὸς βῆχα ξηράν. ♃ *γλυ-*
κείας χυλοῦ δραχμὰς β'. στύρακος ◁ *α'. ὀπίου, κρόκου,*
σμύρνης ἀνὰ τριώβολον, ἀναλάμβανε γλυκεῖ ἢ ὕδατι ἡλίκον
κυάμου Ἑλληνικοῦ μέγεθος καὶ χρῶ.

[*Φθισικοῖς πότιμα ᾧ χρῶμαι τὸ παρὰ Ῥιπάλου ἐν*
πολλοῖς χρήσιμον, Μηνοδώριος καὶ ἀμβροσία, ποιεῖ πρὸς
περιοδικοὺς πυρετούς.] ♃ *Νάρδου, κρόκου, σμύρνης, κόστου,*
κασσίας, κινναμώμου, σχίνου, πεπέρεως μέλανος καὶ λευκοῦ,
καστορίου, χαλβάνης, τερμινθίνης, στύρακος, ὀποῦ μήκωνος,
ὑοσκυάμου σπέρματος ἀνὰ δραχμὰς γ'. ἀνίσου ◁ *α'. σελί-*
νου σπέρματος ◁ *α'. τραγακάνθης δραχμὰς στ'. μέλιτος τὸ*
ἱκανὸν, οἴνου Φαλερίνου κοτύλην α'. τὴν τραγάκανθαν οἴνῳ
τῷ αὐτάρκει βρέξον καὶ τὸ λοιπὸν μῖξον τῷ μέλιτι. ἡ δόσις
πυρέσσουσι μετὰ μὲν ὑδρομέλιτος ◁ *α' S''. ἀπαρέτοις δὲ καὶ*
καὶ μέλιτος γο S''. καὶ ὄξους κοχλιάριον α'. καὶ οἴνου Φα-
λερίνου κυάθους β'.

[*Catapotium ad tuſſim, quo utor.*] ♃ Styracis, myr-
rhae, opii, ſingulorum ʒ iv, opobalſami, croci, utriusque
ʒ ij, ſimul trita excipe ac utere. *Ad tuſſim ſiccam.* ♃ Succi
radicis dulcis ʒ ij, ſtyracis ʒ j, opii, croci, myrrhae, ſingu-
lorum obolos tres, excipe paſſo aut aqua et ad fabae
Graecae magnitudinem redigito ac utitor.

[*Potio qua utor ad phthiſicos Ripali, multis com-*
moda, appellatur Menodorios et ambroſia. Facit ad febres
per circuitum repetentes.] ♃ Nardi, croci myrrhae, coſti,
caſſiae, cinnamomi, junci *rotundi oacrati*, piperis nigri
et albi, caſtorii, galbani, terebinthinae, ſtyracis, ſucci pa-
paveris, ſeminis hyoſcyami ſingulorum ʒ iij, aniſi drach.
unam, apii ſeminis ʒ j, tragacanthae ʒ vj, mellis quod ſatis
eſt, vini Falerni heminam unam, tragacantham vino ſuffi-
cienti macerato et reliqua ſimul cum melle committito. Da-
tur febrientibus ſeſquidrachma ex aqua mulſa, febre caren-
tibus uncia dimidia cum melle et aceti cochleario uno et
vini Falerni cyathis duobus.

Ed. Chart. XIII. [544.]   Ed. Baf. II. (265.)

[*Ἀπολλωνίου ποιοῦσα πρὸς πολλὰ, μάλιστα δὲ πρὸς
βῆχας ἐξόχως.*] ♃ Καρδαμώμου ⊰ ιη'. σμύρνης δραχμὰς ιβ'.
ὑοσκυάμου ⊰ ιβ'. ὀπίου δραχμὰς ι'. οἱ δὲ ⊰ ιβ'. πετροσελί-
νου σπέρματος ⊰ ιβ'. κρόκου ⊰ ιέ'. μανδραγόρου μήλων
δραχμὰς ι'. ζιγγιβέρεως ⊰ η'. θείου ἀπύρου ⊰ στ'. ἄρου
⊰ στ'. λιβάνου ⊰ στ'. κόστου ⊰ στ'. πεπέρεως λευκοῦ
⊰ στ'. μέλιτος Ἀττικοῦ. ἄλλη πρὸς τὰς ἐντὸς ἀποστάσεις,
ἀνακαθαίρουσα καλῶς. ♃ σαγαπηνοῦ ⊰ β'. σμύρνης δρα-
χμὰς β'. καρδαμώμου ⊰ δ'. ἐν ἄλλῳ ⊰ α'. καστορίου ⊰ α.
πεπέρεως λευκοῦ τριώβολον, ὀπίου δραχμὰς β'. σὺν ὕδατι
ἀνάπλασσε τροχίσκους ἀνὰ ὀβολῶν δυοῖν, ἡ δόσις σὺν ὕδατι.

[*Ἰσόθεος βηχικὴ καὶ πρὸς φθίσεις καὶ πάντα τὰ ἐντὸς
καὶ πρὸς περιοδικά.*] ♃ Νάρδου ⊰ β'. σμύρνης ⊰ α'. κρο-
κου ⊰ α' S''. κόστου ⊰ α'. πεπέρεως λευκοῦ ⊰ α'. χαλβά-
νης ⊰ α'. ὀποβαλσάμου τρυγὸς δραχμὰς β'. κινναμώμου ⊰ β'.
μανδραγόρου χυλοῦ ⊰ β'. καστορίου δραχμὰς β'. δαύκου
σπέρματος ⊰ α' S''. ὀπίου ⊰ β'. ἀμώμου ⊰ α' S''. κασσίας
μελαίνης ⊰ α S''. μέλι ἑφθόν. ποιεῖ πρὸς πόνους στομάχου,

[*Apollonii confectio, facit ad multa, praefertim ad
tuſſes egregie.*] ♃ Cardamomi drach. octodecim, myrrhae
drach. xij, hyoſcyami drach. xij, opii drach. x, alii xij,
feminis petroſelini drach. duodecim, croci drach. quinde-
cim, malorum mandragorae ℨ x, zingiberis drach. viij, ſul-
furis vivi drach. vj, ari drach. ſex, thuris drach. vj, coſti
ℨ vj, piperis albi drach. ſex, mellis Attici. *Alia ad inter-
nos abſceſſus probe repurgans.* ♃ Sagapeni drach. ij, myr-
rhae ℨ ij, cardamomi drach. iv, alii drach. unam, caſtorii
ℨ j, piperis albi obolos tres, opii drach. duas, cum aqua
in paſtillos formato duorum obolorum ponderis. Dantur
cum aqua.

[*Iſotheos ad tuſſim, ad tabem, ad omnes internas et
per circuitum repetentes affectiones.*] ♃ Nardi ℨ ij, myr-
rhae ℨ j, croci ℨ j ß, coſti ℨ j, piperis albi ℨ j, galbani ℨ j,
faecis opobalſami ℨ ij, cinnamomi ℨ ij, ſucci mandragorae
ℨ ij, caſtorii ij, feminis dauci ℨ j ß, opii ℨ ij, amomi ℨ j ß,
caſſiae nigrae ℨ j ß, mel coctum. Facit ad dolores ſtomachi,

ἥπατος, πνεύμονος, ὀφθαλμῶν, αἵματος ἀναγωγὰς, ἀποστά-
σεις, δυσεντερικοῖς, εἰλεώδεσι, νεφριτικοῖς, ἰσχιαδικοῖς, δυσ-
πνοϊκοῖς, ἰσχουριῶσιν, πλευρῶν πόνοις, ὑποχονδρίων, ῥοῦν
γυναικεῖον, πνίγας ὑστερικάς. Θαυμαστὴ γὰρ ἡ ἀντίδοσις πρὸς
θανάσιμα καὶ μετὰ τροφὴν καὶ πρὸ τροφῆς καὶ πρὸς πᾶ-
σαν αἱμορῥαγίαν σὺν ψυχρῷ καὶ πρὸς ἐχιοδήκτους καὶ φα-
λαγγιοπλήκτους ἐν οἴνου κυάθοις τρισὶ τεταρταϊκοῖς πρὸ
τῆς ὥρας δίδου ὀβολοὺς δύο σὺν οἴνου κυάθοις τρισὶ προ-
λουσαμένοις.

[Πότιμα πρὸς βῆχας καὶ δύσπνοιαν καὶ ἄλλα πολλὰ
Ἀντιπάτρου, ᾧ χρῶμαι.] ♃ Στύρακος δραχμὰς στ΄. τερμιν-
θίνης ⊰ δ΄. ὀποπάνακος δραχμὰς β΄. χαλβάνης ⊰ β΄. ἴρεως Ἰλ-
λυρικῆς δραχμὰς β΄. σμύρνης δραχμὰς β΄. ὑοσκυάμου σπέρματος
λευκοῦ τετρώβολον, ἀφρονίτρου τετρώβολον, πεπέρεως λευ-
κοῦ τετρώβολον, ὀπίου ὀβολοὺς ε΄. δίδου ἡλίκον Αἰγύπτιος
κύαμος εἰς κοίτην, καί τινες τοῦ ὀπίου ⊰ α΄. οἱ δὲ τριώβολον.

[543] [Ἐκλεικτὴ βηχική.] ♃ Πυρήνων στροβίλων ⊰ ιβ΄.
λινοσπέρματος πεφωγμένου ⊰ η΄. τραγακάνθης ⊰ ιβ΄. φοινί-

hepatis, pulmonis, oculorum, fanguinis rejectionem abfces-
fus, prodeft dyfentericis, volvulofis, nephriticis, ifchiadicis,
aegre fpirantibus, urinae fuppreffae, doloribus laterum,
praecordiorum, fluxui muliebri et uteri ftrangulationi. Ad-
miranda eft antidotus ad lethalia venena ante et poft ci-
bum fumpta, ad omnem fanguinis eruptionem cum frigida,
et ad morfos a vipera et percuffos a phalangiis in vini
cyathis tribus.   Quartanariis praelotis dantur ante horam
acceffionis oboli duo ex vini cyathis tribus.

[*Potio ad tuffim, dyfpnoeam et alia multa Anti-
patri, qua utor.*] ♃ Styracis ℨ vj, terebinthinae drach. iv,
opopanacis drach. ij, galbani drach. ij, iridis Illyricae drach.
ij, myrrhae drach. ij, feminis hyofcyami albi obolos iv,
fpumae nitri obolos iv, piperis albi obolos iv, opii obolos v.
Datur quantitate fabae Aegyptiae ad fomnum. Quidam opii
obolos tres, alii drach. unam conjiciunt.

[*Eclegma ad tuffim.*] ♃ Nucleorum nucum pinearum
drach. xij, feminis lini tofti drach. octo, tragacanthae drach.

κων σαρκὸ; ◁ ιη'. ἴρεως Ἰλλυρικῆς ◁ ιβ'. ἀμυγδάλων γλυ-
κέων ◁ ιστ'. μέλι ἑφϑόν. δίδου δακτύλῳ ἐκλείχειν δὶς τῆς
ἡμέρας, πρωΐ καὶ δείλης. ἐπί τινων τὴν τραγάκανϑαν ὕδατι
ὀμβρίῳ διαλύσας ἔψε σὺν τῷ μέλιτι πρώτην.

[Καταπότιον βηχικὸν, ὡς Κρίσπος ὁ ἀπελεύϑερος.]
Σμύρνα, πέπερι λευκὸν, χαλβάνη, καστόριον, στύραξ, κρό-
κος, ὄπιον, ἑκάστου ἴσον, τοῦ στύρακος τὸ ἥμισυ, δίδου
εἰς νύκτα καταπότια β'. βηχικὴ Σκριβωνίου. ♃ σελίνου σπέρ-
ματος ◁ β'. σχοίνου ἄνϑους, νάρδου Κελτικῆς, στύρακος,
κρόκου ἀνὰ ◁ α'. βαλαυστίου τριώβολον, ὁποῦ μήκωνος
◁ δ'. μέλιτος τὸ ἱκανὸν, δίδου κυάμου μέγεϑος, ἀπυρέτοις
δι' ὑδρομέλιτος, πυρέσσουσι δι' ὕδατος. βηχικὴ Ἀσκληπιά-
δου. ♃ ῥήου Ποντικοῦ, κρόκου Κιλικίου, ὁποῦ μήκωνος,
ναρδοστάχυος, λιβάνου, σμύρνης ἀνὰ ◁ α'. νάρδου Κελτι-
κῆς ῥίζης γο β'. στύρακος γο γ'. δίδοται ◁α'. σὺν οἰνομέλιτι.

(266) [Θεσπιανὴ Ἀπολλωνίου, πρὸς τὰς ἐντὸς ἀπο-
στάσεις.] ♃ Σελίνου σπέρματος ◁ γ'. μηκωνείου ◁ γ'. με-

xij, carnis palmularum drach. xviij, iridis Illyricae drach.
xij, amygdalarum dulcium drach. xvj, mel coctum. Dato
digito delingendum bis per diem, mane et vefperi. In qui-
busdam tragacantham aqua pluvia diffolutam primum cum
melle coquito.

[*Catapotium ad tuffim, Crifpi liberti.*] ♃ Myrrhae,
piperis albi, galbani, caftorii, ftyracis, croci, opii, fingulo-
rum par pondus, ftyracis dimidium. Dato inde catapotia ij
ad noctem. *Scribonii ad tuffim.* ♃ Seminis apii drach. ij,
fchoenanthi, nardi Celticae, ftyracis, croci, fingulorum ℥ j,
balauftii obolos tres, fucci papaveris drach. iv, mellis quod
fatis eft. Datur magnitudo fabae non febrientibus ex aqua
mulfa, febricitantibus cum aqua. *Afclepiadae ad tuffim.*
♃ Rhu Pontici, croci Cilicii, fucci papaveris, fpicae nardi,
thuris, myrrhae, fingulorum drach. j, radicis nardi Celticae
℥ ij, ftyracis ℥ iij. Datur drach. j, cum vino mulfo.

[*Thefpiana Apollonii ad internos abfceffus.*] ♃ Se-
minis apii drach. tres, fucci papaveris drach. tres, melan-

Ed. Chart. XIII. [545.]   Ed. Baf. II. (266.)

λανθίου ◁ γ'. ἴρεως 'Ιλλυρικῆς ◁ ζ'. καστορίου ◁ β'. δαύ-
κου σπέρματος ◁ ζ'. Σινωπίδος ◁ ζ'. ἀναλάμβανε μέλιτι
'Αττικῷ ἑφθῷ καὶ δίδου καρύου Ποντικοῦ μέγεθος ἐν ὕδατι.

[Καταπότιον ξηραντικὸν, πρὸς τοὺς ῥευματιζομένους
τὸν θώρακα καὶ πρὸς μύλης πόνον καὶ περιοδίζοντα καὶ
σκορπιοδήκτους.] ♃ 'Οποῦ μήκωνος, ὑοσκυάμου σπέρματος,
ἑκάστου ἴσον, ἀνάπλασσε μετὰ γλυκέος ἢ μέλιτος ἡλίκον
κύαμος ὁ 'Ελληνικὸς, δίδου εἰς νύκτα, ὕπνον ποιοῦν ὠφελεῖ.

[Δηξοπύρετος ἡ Παμφίλου μιγματοπώλου καλή.] ♃
Ὑοσκυάμου σπέρματος γο α'. καρδαμώμου ἐξηντερισμένου
γο α'. ὀποῦ μήκωνος γο α'. θείου ἀπύρου γο S''. κρόκου
γο S''. σμύρνης γο S''. εὐφορβίου ◁ β'. κόστου ◁ γ'. ἴρεως
'Ιλλυρικῆς ◁ γ'. πεπέρεως λευκοῦ ◁ δ' S''. μέλιτος τὸ ἱκα-
νὸν χρῶ.

[Βηχικὸν ἐπιτετευγμένον καὶ πρὸς ἄλλα πολλὰ καὶ
πρὸς βῆχα ὑγρὰν καταπότιον] ♃ Σχοίνου ◁ στ'. ὀπίου
◁ δ'. χαλβάνης ◁ στ'. στύρακος ◁ δ'. ἔστιν ἡλίκον ἀρά-
κιον εἰς κοίτην.

thii drach. iij, iridis Illyricae ʒ vij, caſtorii drach. duas,
feminis dauci drach. vij, finopidis rubricae ʒ vij, excipe melle
Attico cocto et dato nucis Ponticae magnitudine ex aqua.

[*Catapotium reſiccatorium ad fluxiones thoracis ad
molae dolorem, affectiones per circuitum repetentes et per-
cuſſos a ſcorpio.*] ♃ Succi papaveris, feminis hyoſcyami,
utriusque par pondus, cum paſſo aut melle ad fabae Grae-
cae magnitudinem formato. Dato ad noctem, fomnum in-
ducendo prodeſt.

[*Confectio finiens febrem, Pamphili pharmacopolae
bona.*] ♃ Seminis hyoſcyami ʒ j, cardamomi exenterati
ʒ j, ſucci papaveris ʒ j, ſulfuris vivi ʒ ß, croci ʒ ß, myr-
rhae ʒ ß, euphorbii drach. ij, coſti ʒ iij, iridis Illyricae ʒ iij,
piperis albi drach. iv ß, mellis quod ſatis eſt, ütere.

[*Catapotium ad tuſſim et alia multa commodum et
praeſertim ad tuſſim humidam.*] ♃ Junci odorati ʒ vj,
opii ʒ iv, galbani ʒ vj, ſtyracis ʒ iv, fiant catapotia, araci
magnitudine, dentur ad fomnum.

Ed. Chart. XIII. [543. 544.]　　　　　Ed. Baf. II. (266.)

[*Ληξοπύρετος Δαρείου, ταύτῃ καὶ ἀντιδότῳ ἐχρήσατο πρὸς πάντα καὶ παρίσθμια καὶ βῆχας καὶ συνάγχας.*] ♃ Κρόκου γο α'. πεπέρεως γο ε'. σμύρνης γο α'. μηκωνείου γο α'. λιβάνου ἴσον, ὑοσκυάμου σπέρματος ἴσον, καρδαμώμου ἴσον, κόστου < δ'. ἴρεως Ἰλλυρικῆς < γ'. ἀριστολοχίας < β'. μέλιτι Ἀττικῷ.

[*Ἄλλο πρὸς πᾶσαν βῆχα πεπειραμένον.*] ♃ Ἀνίσου < α'. κόστου τριώβολον, σμύρνης < α'. καστορίου, χαλβάνης, πεπέρεως λευκοῦ, ὑοσκυάμου σπέρματος, ὀπίου, γλυκείας χυλοῦ ἀνὰ < α'. γλυκεῖ ἀναλάμβανε, ποιῶν καταπότια ἡλίκα ἐρεβίνθιον εἰς νύκτα δίδου.

[544] [*Καταπότιον πεπτικὸν, ἐκ τῶν Περιγένους, πρὸς βῆχα καὶ κατάῤῥουν.*] ♃ Στύρακος ὀβολοὺς δύο, πεπέρεως κόκκους κ'. σμύρνης < β' S''. ὑοσκυάμου σπέρματος τετρώβολον, εὐφορβίου < β'. ἴρεως Ἰλλυρικῆς < β'. ὀποπάνακος < β'. κρόκου τριώβολον, ὀπίου τριώβολον, τερμινθίνης < α'. πεπέρεως λευκοῦ τριώβολον, χαλβάνης < β'. λεάνας

[*Alia fedans febrem Darii, hac antidoto ufus eft ad omnia ad tonfillas, tuffes et anginas.*] ♃ Croci ʒ j, piperis quincuncem, myrrhae ʒ j, fucci papaveris ʒ j, thuris tantundem, feminis hyofcyami tantundem, cardamomi tantundem, cofti ʒ iv, iridis Illyricae drach. tres, arifolochiae drach. duas, melle Attico excipito.

[*Aliud ad omnem tuffim expertum.*] ♃ Anifi ʒ j, cofti obolos tres, myrrhae ʒ j, caftorii, galbani, piperis albi, feminis hyofcyami, opii, fucci radicis dulcis, fingulorum drach. unam, excipe paffo, redige in catapotia ciceris magnitudine. Dato in noctem.

[*Catapotium concoctorium ex libris Perigenis, ad tuffim et deftillationem.*] ♃ Styracis obolos ij, piperis grana xx, myrrhae ʒ ij ß, feminis hyofcyami obolos iv, euphorbii drach. duas, iridis Illyricae drach. duas, opopanacis drach. duas, croci obolos tres, opii obolos tres, terebinthinae drach. unam, piperis albi obolos iij, galbani drach

Ed. Chart. XIII. [532.] Ed. Baf. II. (259.)

ἀναλάμβανε τῇ χαλβάνῃ καὶ τῇ ῥητίνῃ καὶ τῷ ὀπίῳ καὶ
τῷ στύρακι δίδοται πρὸς δύναμιν.

[Βηχικὴ Ἀπολλωνίου καλή.] ♃ Μαλαβάθρου φύλλων
◁ ἡ. κρόκου ◁ στ'. ὀποβαλσάμου ◁ α'. ναρδοστάχυος
◁ α'. ῥόδων ξηρῶν, σχοίνου ἄνθους ἀνὰ ◁ α'. κόστου,
κασσίας, στύρακος, σμύρνης, μήου ἀνὰ ◁ γ'. σταφίδος κα-
θαρᾶς ◁ ιστ'. μανδραγόρου χυλοῦ ◁ στ'. μέλιτος τὸ ἀρ-
κοῦν. τὴν σταφίδα ἐν Κρητικῷ βρέχε γλυκεῖ νύκτα καὶ ἡμέ-
ραν, εἶτα τὰ ξηρὰ συμμίξας λέαινε καὶ τὸ μέλι μίσγε καὶ
ἀποθέμενος χρῶ

[Βηχικὸν πότιμα ἐκ τῶν Ἀπολλωνίου καὶ πρὸς ῥοῦς
γυναικείους.] ♃ Ὑοσκυάμου σπέρματος ◁ γ'. σμύρνης ◁ γ'.
κρόκου, μανδραγόρας χυλοῦ, λιβάνου ἀνὰ ◁ γ'. πεπέρεως
λευκοῦ καὶ μέλανος ἀνὰ ◁ δ'. ἄγνου ◁ γ'. ὀπίου ◁ γ'. μέ-
λιτος καὶ οἴνου Χίου τὸ ἀρκοῦν, ἡ δόσις κυάμου τὸ μέγεθος·

[Πρὸς βῆχα καὶ ἀρχομένας φθίσεις καὶ αἱμοπτυϊκοὺς
καὶ ῥευματισμούς.] ♃ Ὑοσκυάμου σπέρματος ◁ δ'. μανδρα-
γόρας μελαίνης ῥίζης ◁ δ'. ῥήου ◁ γ'. κοραλλίου ◁ γ'. ὀπίου

duas, trita excipe galbano ac refina, opioque et ftyrace.
Datur prout funt vires.

[*Apollonii confectio ad tuffim commoda.*] ♃ Folio-
rum malabathri ʒ viij, croci drach. vj, opobalfami drach. j,
fpicae nardi drach. j, rofarum ficcarum, floris junci odorati
fingulorum drach. j, cofti, caffiae, ftyracis, myrrhae, mei,
fingulorum ʒ iij, uvae paffae mundae drach. xvj, fucci
mandragorae drach. vj, mellis quod fatis eft, uvam paffam
in Cretico paffo per noctem et diem macerato, deinde ad-
mixtis aridis terito et mel mifceto, ac repofito utitor.

[*Potio ad tuffim ex libris Apollonii, item ad mulie-
brem fluxum.*] ♃ Seminis hyofcyami ʒ iij, myrrhae ʒ tres,
croci, fucci mandragorae, thuris, fingulorum ʒ iij, piperis
albi et nigri, utriusque ʒ iv, viticis ʒ tres, opii drach. tres,
mellis et vini Chii quod fatis eft. Datur magnitudo fabae.

[*Ad tuffim incipientem phthifim, haemoptoicos ac
fluxiones.*] ♃ Seminis hyofcyami drach iv, radicis nigrae
mandragorae drach. quatuor, rhu ʒ iij, corallii ʒ iij, opii

ΤΩΝ ΚΑΤΑ ΤΟΠΟΥΣ ΒΙΒΛΙΟΝ Η. 71

Ed. Chart. XIII. [544.]   Ed. Baf. II. (266.)

◄ γ'. λυκίου ◄ β'. βαλαυστίου ◄ γ'. λιβάνου ◄ ε'. τρα-
γακάνθης ◄ β'. κρόκου ◄ γ'. ὕδατι ἀναλάμβανε τριωβο-
λιαίαν, δίδου αἱμοπτυϊκοῖς καὶ ἐν ὀξυκράτῳ τοῖς λοιποῖς
ἐν ὕδατι.

[Πότιμα παρὰ Κλητίου Ἀβασκάνθου πρὸς φθισικευ-
ομένους, ᾧ χρῶμαι κατακόρως, ἀνεπιτήδειον δέ ἐστι πρὸς
αἵματος ἀναγωγήν.] ℞ Ἀριστολοχίας δακτυλίδος ◄κ'. θείου
ἀπύρου ◄κ'. μανδραγόρου φλοιοῦ ◄κ'. λιβάνου ◄μ. γεν-
τιανῆς ◄λ'. σεσέλεως ◄λ'. ὀπίου ◄μ'. ὑοσκυάμου λευκοῦ
σπέρματος ◄μ'. σμύρνης ◄μ'. κρόκου ◄η'. πεπέρεως λευ-
κοῦ κόκκους ρ'. εὐφορβίου ◄ι'. δαφνίδων ◄ζ S''. κόστου
◄ζ S''. καρδαμώμου ◄ζ'. κόψας ἐν οἴνῳ εὐφόρβιον καὶ
σμύρναν καὶ ὄπιον οἰνομέλιτι καὶ τὸν ὑοσκύαμον καὶ τὰ
λοιπὰ κόψας ἰδίᾳ εἰς τὸ αὐτὸ μῖξον καὶ μέλιτι ἀφεψημένῳ,
χρῶ μὴ προσφάτῳ τῷ φαρμάκῳ. καλῶς προσέθηκεν Ἀνδρό-
μαχος περὶ τούτου τοῦ φαρμάκου τὸ πρὸς τὰς αἵματος ἀνα-
γωγὰς ἀνεπιτήδειον ὑπάρχειν αὐτὸ διά τε τὸ θεῖον ἄπυρον
καὶ τὸ εὐφόρβιον. μέρος δέ τι καὶ διὰ τὰς δαφνίδας.

[Καταπότιον βηχικὸν εὐθὺς ὠφελοῦν.] ℞ Ἴρεως τρι-

℥ iij, lycii ℥ duas, balauftii drach. iij, thuris ℥ v, tragacan-
thae ℥ ij, croci drach. tres, cum aqua paftillos triobolares
formato. Datur haemoptoicis ex pofca, reliquis in aqua.

[*Potio prodita a Cletio Abafcanto ad tabefcentes, qua
utor abunde, verum inepta eft ad fanguinis rejectionem.*]
℞ Ariftolochiae dactylitidis ℥ xx, fulfuris vivi ℥ xx, corti-
cis mandragorae ℥ xx, thuris ℥ xl, gentianae ℥ xxx, fefelis
drach. xxx, opii ℥ xl, feminis hyofcyami albi ℥ xl, myr-
rhae ℥ xl, croci ℥ viij, piperis albi grana c, euphorbii ℥ x,
baccarum lauri ℥ vij ß, cofti ℥ vij ß, cardamomi ℥ vij. Eu-
phorbium et myrrham in vino tundito, opium vero et hyos-
cyamum in vino mulfo, reliqua privatim tundito ac fimul
mifceto ad mel coctum. Utere medicamento non recenti.
Recte appofuit Andromachus ad hoc medicamentum, quod
fit ad fanguinis rejectionem ineptum, ob fulfur videlicet
vivum et euphorbium, partim etiam ob lauri baccas.

[*Catapotium ad tuffim ftatim auxilians.*] ℞ Iridis

Ed. Chart. XIII. [544. 545.]　　　　Ed. Baf. II. (266.)

ὠβολον, κρόκου Κιλικίου ὀβολὸν α΄ S΄΄. σμύρνης ὀβολοὺς β΄.
κινναμώμου τετρώβολον, κασσίας τετρώβολον, ὑοσκυάμου λευ-
κοῦ σπέρματος ὀβολοὺς β΄. μήκωνος μέλανος τοῦ σπέρματος
ὀβολοὺς β΄. κωνείου σπέρματος ὀβολοὺς β΄. θρίδακος μελαί-
νης σπέρματος ὀβολοὺς β΄. ἀναλάμβανε τροχίσκους μετὰ γλυ-
κέος ἀνὰ ὀβολὸν ἢ ἡμιώβολον καὶ δίδου ἐν κοτύλης γλυ-
κέος τετάρτῳ.

[545] [Πρὸς πᾶσαν βῆχα καὶ ῥευματισμὸν καὶ τὰ ἐν-
τὸς ἀποστήματα, ὡς Ἀπολλώνιος.] ♃ Σαγαπηνοῦ, γεντια-
νῆς, σμύρνης, ὀποπάνακος, πεπέρεως λευκοῦ ἀνὰ ◁ β΄. δα-
φνίδων καθαρῶν < δ΄. λεῖα ἀναλάμβανε ὕδατι, ἡλίκα κύα-
μος Ἑλληνικὸς, δίδου ὀλίγῳ πλέον ἰσχιαδικοῖς, ἐν οἴνου κε-
κραμένου κυάθοις τρισίν.

[Ἄλλο πρὸς φθισικοὺς, ᾧ παρηκολούθησα παρὰ Φλα-
βιανοῦ Κρητός.] ♃ Ὑποκυστίδος χυλοῦ < η΄. σμύρνης < η΄.
καστορίου < στ΄. λιβάνου < η΄. ῥοῦ χυλοῦ < θ΄. σαγαπη-
νοῦ < στ΄. ὀποῦ μήκωνος < η΄. ἀνίσου < θ΄. σελίνου σπέρ-
ματος < η΄. ὀποῦ πάνακος < ε΄. σπέρματος ὑοσκυάμου < η΄.

obolos iij, croci Cilicii fefquiobolum, myrrhae obolos ij, cin-
namomi obolos quatuor, caffiae obolos quatuor, feminis
hyofcyami albi obolos ij, feminis papaveris nigri obolos
duos, feminis cicutae obolos duos, feminis lactucae nigrae
obolos duos, redige in paftillos obolares aut femiobolares
cum paffo, et praebe in paffi quarta heminae parte.

[*Aliud ad omnem tuffim et fluxionem et abfceffus
internos, ut Apollonius.*] ♃ Sagapeni, gentianae, myrrhae,
opopanacis, piperis albi, fingulorum drach. ij, baccarum
lauri mundarum drach. iv, trita cum aqua reduc ad ma-
gnitudinem fabae Graecae. Dato autem ifchiadicis paulo plus
ex vini diluti cyathis tribus.

[*Ad phthificos aliud, quod a Flaviano Cretenfi affe-
quutus fum.*] ♃ Succi hypocyftidis Ʒ viij, myrrhae drach.
viij, caftorii drach. vj, thuris drach. viij, fucci rhois drach.
ix, fagapeni Ʒ vj, fucci papaveris Ʒ viij, anifi drach. ix, fe-
minis apii drach. octo, liquoris panacis drach. v, feminis

Ed Chart. XIII. [545.] Ed. Baf. II. (266.)

στύρακος ⋖ η'. κρόκου ⋖ ι'. ὁποῦ Κυρηναϊκοῦ ⋖α'. σπέρ-
ματος δαύκου ⋖ η'. πρασίου ⋖ α'. μανδραγόρου φλοιοῦ
⋖ ι'. πεπέρεως μακροῦ ⋖ η'. καὶ λευκοῦ ⋖ έ S''. περι-
στερεῶνος ὑπτίου ⋖ α'. μέλιτι ἑφθόν.

[Καταπότιον λευκὸν, ὡς Πρύτανις καὶ 'Απόλλων.]
4 Σμύρνης, ὑοσκυάμου σπέρματος λευκοῦ, ὁπίου, στύρακος,
ἴσον ἑκάστου ἀνάπλασσε ἡλίκα ἂν καταπίνειν δύνωνταί τινες,
ἀναλάμβανε ἢ σταφίδι ἢ γλυκεῖ ἢ φοίνικι.

[Καταπότιον βηχικὸν, ἐκ τῶν Περιγένους.] 4 'Υοσκυ-
άμου σπέρματος, καστορίου, σμύρνης, στύρακος, ὁπίου, ἑκά-
στου ἴσον ἡλίκον ἐρεγμὸν, δίδου σὺν γλυκεῖ ἢ μελικράτῳ.

[Καταπότια πρὸς ὑγρὰν βῆχα, ἐκ τῶν Περιγένους.]
4 Στύρακος, χαλβάνης, ἀμμωνιακοῦ θυμιάματος, καστορίου,
ὁπίου, ἴσον ἑκάστου, ἀνάπλασσε ὀροβιαῖα, δίδου δύο.

Κεφ. δ'. [Περὶ αἵματος ἀναγωγῆς.] Τῆς ἀναγωγῆς
τοῦ αἵματος ὁ πρῶτος μὲν κίνδυνός ἐστι κατ' αὐτὴν τὴν

hyofcyami drach. viij, ftyracis drach. viij, croci drach. x,
liquoris Cyrenaici drach. j, feminis dauci drach. octo, mar-
rubii drach. j, corticis mandragorae drach. x, piperis longi
drach. viij et albi drach. v ſs, verbenacae fupinae drach.
unam, mel coctum.

[Catapotium album, at Prytanis et Apollo.] 4 Myr-
rhae, feminis hyofcyami albi, opii, ftyracis, fingulorum ae-
quale pondus, formato catapotia quanta devorari poffunt,
haec ipfa uva paffa aut paffo aut palmularum carne
excipiens.

[Catapotium ex libris Perigenis ad tuſſim.] 4 Semi-
nis hyofcyami, caftorii, myrrhae, ftyracis, opii, fingulorum
par pondus, dato magnitudinem fabae cum paffo aut aqua
mulfa.

[Catapotia ad tuſſim humidam ex libris Perigenis.]
4 Styracis, galbani, ammoniaci thymiamatis, caftorii, opii,
fingulorum aequales partes, in catapotia ervi magnitudinis
redigito, ex eisque duo exhibeto.

Cap. IV. [De rejectione fanguinis.] In rejectione
fanguinis primum periculum eft, ne immoderata ejus eva-

ἄμετρον κένωσιν, ἡ δὲ μετὰ τὴν ἐποχὴν αὐτοῦ θεραπεία,
τῆς μὲν κατὰ ἀναστόμωσιν ἀγγείου γενομένης ἐκ τοῦ κλει-
σθῆναι τὸ ἀνευρυσμένον. τῆς δὲ κατὰ ῥῆξιν ἐκ τοῦ κολλη-
θῆναι, καθάπερ γε καὶ τῆς κατὰ διάβρωσιν ἐξ ἀναθρέψεως
τῶν διαβρωθέντων. σφίγγεται μὲν οὖν τὸ ἀνεστομωμένον ὑπὸ
τῶν στυφόντων, κολλᾶται δὲ τὸ ἐῤῥωγὸς ὑπό τε τούτων
αὐτῶν, ὅσα τε μιγνυμένων αὐτοῖς συντίθεται τῶν ξηραινόν-
των χωρὶς δήξεως καὶ τῶν κολλῶδες ἐχόντων τι, καθάπερ
ἥ τε Λημνία σφραγὶς καὶ Σάμιος ἀστὴρ, ἀνατρέφεται δὲ τὰ
διαβρωθέντα ὑπὸ τῶν εὐχύλων τροφῶν καὶ τῶν σαρκωτι-
κῶν ὀνομαζομένων φαρμάκων, (267) ὧν ἡ δύναμις εἴρηται
κατὰ τὸ δεύτερον γράμμα τῆς πραγματείας τῆσδε. κατὰ πρῶ-
τον μὲν οὖν λόγον ἐκ τοιούτων συντίθεται τὰ πρὸς τὴν
θεραπείαν τῆς ἀναγωγῆς τοῦ αἵματος ἁρμόζοντα φάρμακα,
κατὰ δεύτερον δὲ ἐπὶ τῶν ἐκ πνεύμονος ἢ θώρακος ἢ ἀρ-
τηρίας ἢ λάρυγγος ἀναγομένων, ἐπιμιγνυμένων τοῖς εἰρημέ-
νοις ἐν τῇ συμμετρίᾳ τῶν θερμῶν τε καὶ λεπτομερῶν, ἅπερ

cuatio fiat, fecundum vero poft fuppreffum fanguinem. Cu-
ratio autem ejus quidem, quae ex apertione ofculi alicujus
vafis contingit per obturationem fit oris dilatati, ejus vero,
quae ex vafis ruptione, per ejusdem conglutinationem, quem-
admodum ejus, quae ex erofione, per renutritionem erofo-
rum. Obturatur igitur ofculum dilatatum per aftringentia,
conglutinatur autem ruptum per eadem et quaecunque ipfis
in compofitione mifcentur citra mordacitatem reficcantia
et glutinofum quiddam habentia, velut eft Lemnia terra
fphragis appellata et Samius after. Renutriuntur autem cor-
rofa per cibos boni fucci et appellata farcotica medica-
menta, de quorum facultate dictum eft in fecundo opere
hujusce tractationis. Juxta primam quidem igitur rationem
ex talibus medicamenta componuntur ad rejectionem fan-
guinis curandam convenientia, juxta fecundam vero in iis,
qui ex pulmone aut thorace aut arteria aut fumma arte-
riae parte fanguinem rejectant. Mifceantur enim praedictis
congruenti menfura tum calida tum tenuium partinm exi-
ftentia, quae infeftiffima funt praedictis tribus affectionibus,

Ed. Chart. XIII. [545 546.]   Ed. Baf. II. (267.)

ἐναντιώτατα ταῖς εἰρημέναις τρισὶ διαθέσεσίν ἐστιν, ἀναστο-
μώσει, ῥήξει, διαβρώσει. τίνος οὖν ἕνεκα μίγνυται; τῆς ἀνα-
δόσεως αὐτῶν δηλονότι. τὰ γὰρ στύφοντα καὶ γλίσχρα τὰς
ἑαυτῶν ὁδοὺς ἀποκλείοντα δεῖται δυνάμεως τῆς παρασκευ-
αζούσης αὐτοῖς τὰς ὁδούς. ὅταν δ᾽ ἦ [546] ἐκ τῶν κατὰ
τὸν στόμαχον ἢ τὴν κοιλίαν τόπων ἤ. τινος τῶν ἐντέρων ἡ
ἀναγωγὴ γίνηται τῆς τῶν τοιούτων μίξεως φαρμάκων οὐ
γίνεται χρεία. τούτοις δ᾽ οὐ πάλιν ἐναντιώτατόν ἐστι γένος
φαρμάκων τῶν εἰς τοσοῦτον ψυχόντων, ὡς· ναρκοῦν τὴν διά-
θεσιν καὶ αὐτὰ δὲ μίγνυται τοῖς πρὸς αἱμοπτυϊκοὺς ἁρμότ-
τουσιν, ὕπνον τε καρώδη φέροντα χρησιμώτατα γενόμενα
τοῖς ὑπὸ βηχὸς σπαραττομένοις, ἱστάντα τῇ ψύξει τὸ φερό-
μενον ἐπὶ τὸ πεπονθὸς ἀγγεῖον αἷμα. οὗτοι μὲν οἱ σκυποὶ
τῆς συνθέσεως, ἡ δὲ εὐπορία τῆς ὕλης τῶν ἤδη πεῖραν ἱκα-
νὴν δεδωκότων φαρμάκων τοῖς ἔμπροσθεν ἡμῶν περὶ τὸ
φαρμακευτικὸν μέρος τῆς τέχνης σπουδάσασιν ἐφεξῆς εἰρήσεται.

[Τὰ ὑπ᾽ Ἀνδρομάχου γεγραμμένα φάρμακα πρὸς αἵ-

apertioni videlicet ofculorum, ruptioni et corrofioni. Cujus
rei gratia itaque mifcentur? diftributionis nimirum ipforum
in corpus.   Etenim aftringentia et vifcofa ac tenacia fibi
ipfis vias praecludunt, quare opus habent facultate ipfis
viam ftruente ac praeparante.   Porro quum ex locis circa
ftomachum aut alvum aut aliquod inteftinum fanguis edu-
citur, hujusmodi medicamentorum mixtura non eft opus.
Verum rurfus infeftiffimum his eft hoc genus medicamen-
torum, quae tantopere refrigerant, ut affectionem ftupefa-
ciant, et tamen etiam haec admifcentur medicamentis ad
haemoptoicos convenienter paratis, ut quae altiorem fom-
num ac foporem inducant, et commodiffima funt iis, qui
a tuffi lancinantur, fiftentia nimirum fanguinem, qui ad af-
fectum vas defertur, atque hoc per fuam frigiditatem. At-
que hi quidem funt componendi fcopi. Copia autem mate-
riae medicamentorum, quae fufficientem experientiam prio-
ribus medicis, qui circa curativam artis partem diligenter
verfati funt, exhibuerunt, deinceps referetur.

[Quae ab Andromacho ad fanguinis rejectionem fcri-

Ed. Chart. XIII. [546.]   Ed. Baſ. II. (267.)

ματος ἀναγωγήν.] Πρῶτον ἐν αὐτοῖς ἔγραψε φάρμακον ὡδί
πως. πρὸς αἵματος ἀναγωγὴν, ὡς ἐγὼ κέχρημαι. 2μ ἀκα-
κίας ⊲ δ'. ῥόδων ξηρῶν ⊲ η'. βαλαυστίου ⊲ η'. κόμμεως
⊲ β'. τραγακάνθης ⊲ α'. μεθ' ὕδατος τροχίσκους ποίει
ἀνὰ ⊲ α'. δίδου ἐν ὀμβρίῳ ὕδατι. ἄλλο Ἀπολλωνίου. 2μ
ὑοσκυάμου σπέρματος ⊲ η'. ὀπίου ⊲ δ'. λιβάνου ⊲ η'. γῆς
Σαμίας ⊲ δ'. ἀμύλου ⊲ β'. μίλτου Δημνίας ⊲ β'. εἰ δὲ
μὴ, Σινωπικῆς ⊲ γ'. κοραλλίου ⊲ δ'. κόστου ⊲ δ'. βαλαυ-
στίου ἄνθους τριώβολον. οἱ δὲ ⊲ β'. πολυγόνου χυλῷ ἀνα-
λάμβανε τροχίσκους τριωβολιαίους, δίδου μετὰ ψυχροῦ ὕδα-
τος. τινὲς καὶ κωνείου σπέρματος ⊲ β'. προσβάλλουσιν. ἄλλο
ᾧ χρῶμαι. 2μ κυτίνων ⊲ στ'. ἀκάνθης Αἰγυπτίας ⊲ στ'.
ὀποῦ μήκωνος ⊲ δ'. ὑποκυστίδος ⊲ στ'. βαλαυστίου ⊲ στ'.
ἀκακίας ⊲ στ'. λυκίου Ἰνδικοῦ ⊲ δ'. σμύρνης ⊲ β'. ἀνα-
λάμβανε μύρτων ἀφεψήματι ἀνὰ ⊲ α'. πότιζε τῷ αὐτῷ
ἀφεψήματι. ἄλλη αἱμόστασις. 2μ κρόκου Κιλικίου, σμύρνης,
ἴρεως, νάρδου Ἰνδικῆς, λιβάνου, ἀκακίας ἀνὰ γο α'. ὀποῦ

pta ſunt.] Primum ex iis, quae ſanguinem rejicientibus
conveniunt medicamentis, Andromachus ſic tradidit. *Ad
ſanguinis rejectionem, quo ego uſus ſum.* 2μ Acaciae ʒ octo,
roſarum ſiccarum ʒ viij, balauſtii ʒ viij, gummi drach. ij,
tragacanthae ʒ j, cum aqua paſtillos facito drachmae unius,
dato ex aqua pluvia. *Aliud Apollonii.* 2μ Seminis hyos-
cyami ʒ viij, opii ʒ iv, thuris ʒ viij, terrae Samiae ʒ viij,
amyli ʒ ij, rubricae Lemniae ʒ ij, aut ſi haec non ſit, Si-
nopicae ʒ iij, corallii ʒ iv, coſti ʒ iv, floris balauſtii obolos
iij, alii ʒ ij, excipe ſucco polygoni ac redige in paſtillos
triobolares, quos ex frigida praebeto. Quidam cicutae ſemi-
nis ʒ ij adjiciunt. *Aliud quo utor.* 2μ Cytinorum ʒ vj, ſpi-
nae Aegyptiae ʒ vj, ſucci papaveris ʒ iv, hypocyſtidis drach.
vj, balauſtii ʒ vj, acaciae ʒ vj, lycii Indici drach. quatuor,
myrrhae ʒ ij, excipe myrti baccarum decocto et ſac paſtil-
los drachmae unius. Ex eodem decocto praebe bibendos.
Aliud ſiſtens ſanguinem. 2μ Croci Cilicii, myrrhae, iridis,
nardi Indicae, thuris, acaciae, ſingulorum ʒ j, ſucci papa-

Ed. Chart. XIII. [546.]   Ed. Baf. II. (267.)

μήκωνος, κόστου, πεπέρεως ἀνὰ γο S''. ῥόδων ξηρῶν γο δ'.
μέλιτος Ἀττικοῦ τὸ ἱκανὸν, ἡ δόσις κυάμου Αἰγυπτίου τὸ
μέγεθος.

[Ἄλλη ἀῤῥευμάτιστος πρὸς τὰ ἐντὸς ῥεύματα καὶ πα-
ρισθμίων καὶ σταφυλῆς καὶ ἀρτηρίαν ἡλκωμένην ἀναγαρ-
γαριζομένη καὶ αἵματος ῥύσιν ἐν ὕδατι ψυχρῷ, τοῖς δὲ
πλείοσι σὺν ὀξυκράτῳ καρύου Ποντικοῦ μέγεθος. ἁρμόζει
δὲ πρὸς τοὺς αἷμα οὐροῦντας καὶ γυναικείους ῥοῦς καὶ πι-
νομένη καὶ προστιθεμένη.] ♃ Σμύρνης γο α'. νάρδου Ἰνδι-
κῆς γο α'. κινναμώμου γο α'. λιβάνου γο α'. κρόκου γο S''.
πεπέρεως < δ'. ἀκακίας χυλοῦ < δ' κόστου < δ'. στύρα-
κος < δ'. ἴρεως Ἰλλυρικῆς γο β'. ῥόδων ξηρῶν γο β'. μέλιτι
ἐφθῷ ἀναλάμβανε. ἄλλη ἀῤῥευμάτιστος ἐκ τῶν Γάλλου, ποι-
οῦσα προς αἵματος ἀναγωγὴν καλή. ♃ κρόκου, σμύρνης,
ἴρεως, νάρδου Συριακῆς, κασσίας μελαίνης, ῥοῦ Ποντικοῦ ἀνὰ
< α'. στύρακος, πεπέρεως λευκοῦ ἀνὰ γο S''. ῥόδων ξηρῶν
γο ε'. λείοις παράχει μέλιτος Ἀττικοῦ τὸ ἱκανὸν, δίδου
καρύου Ποντικοῦ τὸ μέγεθος μετὰ κυ. γ'.

veris, cofti, piperis, fingulorum ℥ ß, rofarum ficcarum tri-
entem, melle Attico excipito.   Datur fabae Aegyptiae ma-
gnitudo.

[*Aliud fluxiones fiftens, prodeft fluxionibus internis
tonfillarum et uvae et ad exulceratam arteriam gargari-
ffatum, et ad fanguinis fluxum ex aqua frigida. Plu-
ribus ex pofca magnitudine Ponticae nucis. Congruit
etiam mingentibus fanguinem et fluxui muliebri potum et
appofitum.*] ♃ Myrrhae ℥ j, nardi Indicae ℥ j, cinnamomi
℥ j, thuris ℥ j, croci ℥ ß, piperis drach. quatuor, fucci aca-
ciae drach. iv, cofti drach. iv, ftyracis ʒ iv, iridis Illyricae
fextantem, rofarum ficcarum fextantem, excipe melle cocto.
*Aliud fiftens fluxiones ex libris Galli. Facit probe et ad
fanguinis rejectionem.* ♃ Croci, myrrhae, iridis, nardi Sy-
riacae, caffiae nigrae, rhu Pontici, fingulorum drach. unam,
ftyracis, piperis albi, utriusque ℥ ß, rofarum ficcarum quin-
cuncem, tritis mellis Attici, quod fatis eft affunde. Datur
nucis Ponticae magnitudine ex aquae cyathis tribus.

Ed. Chart. XIII. [546. 547.] Ed. Baf. II. (267.)

[*Ἄλλη πρὸς αἱμοπτυϊκοὺς, ἐκ τῶν Ἀπολλωνίου.*] 4
Ὑποκυστίδος χυλοῦ ⪦ ιβ´. βαλαυστίου, ἀκακίας, κυτίνων ἀνὰ
⪦ ιβ´. κηκίδος ⪦ ιβ´. ὁποῦ μήκωνος ⪦ στ´. κρόκου ⪦ στ´.
ἀνάπλαττε τροχίσκους τριωβολιαίους.

[*Ἄλλη πρὸς αἱμοπτυϊκοὺς.*] 4 Ὅπου μήκωνος ὀβο-
λὸν α´. κόμμεως ὀβολοὺς β´. ἀμύλου τριώβολον ἐν ὕδατι δίδου.

[547] [*Ἄλλη πρὸς αἵματος ἀναγωγὴν καὶ πᾶσαν αἱ-
μοῤῥαγίαν δι᾽ ὕδατος πινομένη.*] 4 Ὅπου μήκωνος ⪦ α´.
κινναμώμου ⪦ α´. καστορίου ⪦ α´. κόστου, πεπέρεως μα-
κροῦ καὶ στρογγύλου, σμύρνης ἀνὰ τριώβολον, κρόκου ὀβο-
λὸν καὶ ἡμιώβολον, κοραλλίου ὀβολοὺς β´. βαλαυστίου δρα-
χμὰς β´. ἀνίσου ⪦ α´. κόμμεως ⪦ α´. λεάνας ἀνάπλασσε τρο-
χίσκους καὶ χρῶ. ἄλλο πρὸς αἵματος ἀναγωγήν. 4 μίλτου
Σινωπικῆς δραχμὰς δ´. λιβάνου δραχμὰς η´. ἀνίσου ⪦ α´. κω-
νείου σπέρματος δραχμὰς δ´. ὁποῦ μήκωνος ⪦ δ´. λίθου αἱ-
ματίτου δραχμὰς δ´. ὑοσκυάμου σπέρματος δραχμὰς η´. γῆς
Σαμίας δραχμὰς γ´. δι᾽ ὕδατος νήστει δίδου τὸ φάρμακον.
ἄλλο. 4 ὑποκυστίδος χυλοῦ ⪦ α´. ὀπίου τριώβολον, βαλαυ-

[*Aliud ad haemoptoicos ex libris Apollonii.*] 4 Succi
hypocyſtidis ℥ xij, balauſtii, acaciae, cytinorum, ſingulorum
℥ xij, gallae ℥ xij, ſucci papaveris drach. vj, croci drach.
vj, redigito in paſtillos triobolares.

[*Aliud ad haemoptoicos.*] 4 Succi papaveris obolos
j, gummi obolos j, amyli obolos tres, dato ex aqua.

[*Aliud ad ſanguinis eductionem et omnem ſangui-
nis eruptionem ex aqua potum.*] 4 Succi papaveris drach.
j, cinnamomi drach. unam, caſtorii drach. j, coſti, piperis
longi et rotundi, myrrhae, ſingulorum obolos tres, croci
ſeſquiobolum, corallii obolos ij, balauſtii drach. ij, aniſi
drach. j, gummi drach. j, ex tritis paſtillos formato ac uti-
tor. *Aliud ud ſanguinis rejectionem.* 4 Rubricae Sinopicae
drach. iv, thuris drach. octo, aniſi drach. j, ſeminis cicutae
drach. iv, ſucci papaveris drach. iv, lapidis haematitae drach.
iv, ſeminis hyoſcyami drach. octo, terrae Samiae ℥ iij, dato
medicamentum jejuniis ex aqua. *Aliud.* 4 Succi hypocy-
ſtidis drach. unam, opii obolos tres, balauſtii drach. j, aca-

Ed. Chart. XIII. [547.]   Ed. Baf. II. (267.)

στίου ⊲ α΄. ἀκακίας ⊲ α΄. σὺν ὕδατι. ἄλλη πρὸς αἵματος
ἀναγωγὴν, ὡς Ἡρόφιλος. ♃ συμφύτου ῥίζης γο γ΄. γῆς ἀστέ-
ρος γο α΄. λιβάνου γο β΄. βαλαυστίου γο α΄. ὑποκυστίδος
χυλοῦ γο α΄. κρόκου τριώβολον, σμύρνης δραχμὰς β΄. ὀπίου
⊲ α΄. μίλτου Δημνίας γο γ΄. καὶ τριώβολον, κόμμεως ⊲α΄.
χυλῷ πολυγόνου ἢ ἀρνογλώσσου ἀναλάμβανε. ἄλλο πρὸς αἱ-
μοπτυϊκούς, ἀπ᾿ ἀγαθοῦ καθηγητοῦ. ♃ βαλαυστίου δρα-
χμὰς β΄. ἀκακίας δραχμὰς β΄. τραγακάνθης ⊲ δ΄. ὑποκυστί-
δος χυλοῦ ⊲ δ΄. ῥόδων ἄνθους δραχμὰς δ΄. ὀπίου ⊲ β΄. λι-
βάνου δραχμὰς γ΄. σμύρνης ⊲ β΄. ὑοσκυάμου σπέρματος τε-
τρώβολον, ἀναλάμβανε πολυγόνου χυλῷ. ἄλλο πρὸς αἵματος
ἀναγωγὴν, ὡς Ἀκάκιος. ♃ γῆς Σαμίας δραχμὰς δ΄. κοραλ-
λίου ⊲ δ΄. μίλτου Σινωπικῆς ⊲ β΄. βαλαυστίου τριώβολον,
ὀπίου ⊲ δ΄. ἀμύλου δραχμὰς ιβ΄. λιβάνου ⊲ η΄. ὑοσκυάμου
σπέρματος ⊲ η΄ πολυγόνου χυλῷ ἀναλάμβανε τροχίσκους
τριωβολιαίους, δίδου ἐν ὀξυκράτῳ, ἐὰν ῥεῦμα εἴη πολύ, σὺν
λεκίθῳ ὠῶν ὀπτῶν καὶ ἀρνογλώσσου χυλῷ. ἄλλο πρὸς αἱ-
μοπτυϊκοὺς καὶ δυσεντερικούς. ♃ ῥόδων ἄνθους, ὀπίου, ἀκα-

ciae drach. unam, ex aqua. *Aliud ad fanguinis eductio-
nem, ut Herophilus.* ♃ Radicis fymphyti quadrantem, ter-
rae afteris ℥ j, thuris fextantem, balauftii ℥ j, fucci hypo-
cyftidis ℥ j, croci obolos tres, myrrhae drach. ij, opii Ʒ j,
rubricae Lemniae quadrantem et obolos tres, gummi drach. j,
excipe fucco polygoni aut plantaginis. *Aliud ad Haemo-
ptoicos boni praeceptoris.* ♃ Balauftii drach. ij, acaciae drach.
ij, tragacanthae drach. iv, fucci hypocyftidis drach. iv, flo-
rum rofarum drach. iv, opii drach. ij, thuris drach. iij,
myrrhae drach. ij, feminis hyofcyami obolos iv, excipe
fucco polygoni. *Aliud fanguinem rejicientibus, ut Aca-
cius.* ♃ Terrae Samiae drach. iv, corallii drach. iv, rubri-
cae Sinopicae drach. ij, balauftii obolos iij, opii drach. iv,
amyli drach. xij, thuris drach. viij, feminis hyofcyami
drach. octo, cum polygoni fucco paftillos triobolares for-
mato. Dato in pofca, fi fluxio fit multa cum vitello ovi
affato et fucco plantaginis. *Aliud ad haemoptoicos et dys-
entericos.* ♃ Floris rofarum, opii, acaciae, gummi, balau-

80 ΓΑΛΗΝΟΥ ΠΕΡΙ ΣΥΝΘΕΣΕΩΣ ΦΑΡΜΑΚΩΝ

Ed. Chart. XIII. [547.]   Ed. Baf. II. (267.)

κίας, κόμμεως, βαλαυστίου, ὑποκυστίδος ἀνὰ γο γ΄. κηκίδος
γο β΄. ἀρνογλώσσου σπέρματος καὶ χυλοῦ ἀνὰ γο β΄. λυκίου
Ἰνδικοῦ γο α΄. ῥόδων χυλοῦ γο α΄. ἀναλάμβανε τροχίσκους
ἀνὰ < α΄. τινὲς καὶ ὀμφακίου γο S΄΄. καὶ ἐνίεται δυσεντερι-
κοῖς. ἄλλο πρὸς αἱμοπτυϊκοὺς Καρτεροῦ εὐτονώτατον. 2/
κωνείου σπέρματος < β΄. ὑοσκυάμου σπέρματος < α΄. ἀμύ-
λου < α΄. νάρδου τριώβολον, μίλτου Λημνίας ὀβολοὺς γ΄.
οἱ δὲ τετρώβολον, ἀνίσου τετρώβολον, οἱ δὲ τριώβολον, κρό-
κου ὀβολοὺς γ΄. δίδου μετὰ λεκίθου ὀπτῆς, μεθ᾽ ὕδατος γα-
λακτώδους κυάθων γ΄. ποιεῖ καὶ πρὸς κατάρρους.

[Ἄλλο πρὸς αἱμοπτυϊκούς, Μάγνου Φιλαδελφέως.]
2/ Κοραλλίου ὀβολοὺς β΄. ἀστέρος Σαμίου τετρώβολον, πο-
λυγόνου χυλοῦ κυάθους στ΄. δίδου τὸ ὅλον πόσεις δύο.

[Ἡ χρῆσις τῶν προειρημένων Ἀνδρομάχου φαρμάκων.]
Ἤδη μὲν ἦν δῆλον, ἐξ ὧν ἔγραψα κατὰ τὴν ἀρχὴν τοῦ περὶ
τῶν αἱμοπτυϊκῶν λόγου, περὶ τῆς χρήσεως τῶν προγεγραμ-
μένων φαρμάκων, ἕνεκα δὲ σαφηνείας ἐπαναλήψομαι καὶ νῦν

ftii, hypocyftidis, fingulorum quadrantem, gallae ℨ j, femi-
nis plantaginis ejusdemque fucci, utriusque fextantem, lycii
Indici ℨ j, fucci rofarum ℨ j, redigito in paftillos drachma-
les. Quidam etiam omphacii unciae dimidium addunt. Dys-
entericis etiam infunditur. *Aliud ad haemoptoicos, Car-
teri robuftiſſimum.* 2/ Seminis cicutae drach. duas, feminis
hyofcyami drach. unam, amyli drach. unam, nardi obolos
tres, rubricae Lemniae obolos tres, alii quatuor, anifi obo-
los quatuor, alii tres, croci obolos tres. Dato cum vitello
ovi affati, ex aquae lacteae cyathis tribus. Facit et ad de-
ftillationes.

[*Aliud ad haemoptoicos, Magni Philadelphi.*] 2/ Co-
rallii obolos ij, afteris Samii obolos iv, fucci fanguinariae
cyathos fex. Dato hoc totum pro duabus vicibus in potu.

[*Ufus praedictorum Andromachi medicamentorum.*]
Jam ante quidem palam ex iis, quae in principio fer-
monis de rejectione fanguinis dixi, quis fit ufus praefcripto-
rum medicamentorum, verum majoris perfpicuitatis gratia

Ed. Chart. XIII. [547. 548.]   Ed. Baf. II. (267. 268.)

τὸ πρῶτον ἁπάντων γεγραμμένον, ἐξ ἀκα(268)κίας καὶ ῥό-
δων ξηρῶν καὶ βαλαυστίου καὶ κόμμεως καὶ τραγακάνθης
συγκείμενον. εὔδηλον δ' ὅτι τὴν μὲν ἀκακίαν καὶ τὰ ῥόδα
καὶ τὸ βαλαύστιον ἔχει στῦφόν τι γλίσχρον τε καὶ κολλη-
τικὸν, τό τε κόμμι καὶ τὴν τραγάκανθαν. οὐκοῦν οὐχ οἶόν
τε αὐτὸ μέχρι θώρακός τε καὶ πνεύμονος ἀνενεχθῆναι ἰδίως,
οὐδὲν ἔχοντι τῶν ποδηγησάντων τὰ στύφοντα καὶ γλίσχρα.
πρὸς τούτοις γὰρ ἔτι καὶ μέλιτος οὐδὲν ὅλως αὐτῷ προσ-
έθηκεν ὁ συνθεὶς, [548] ἀλλὰ δι' ὕδατος ὀμβρίου, στυπτι-
κήν τινα καὶ αὐτοῦ δύναμιν ἔχοντος. ἥ τε σύνθεσις αὐτοῦ
καὶ ἡ δόσις, ὥστε πρὸς τὰς ἐκ στομάχου καὶ γαστρὸς ἀνα-
γωγὰς τοῦ αἵματος ἁρμόσαι. εἰ δὲ δυνατόν ἐστι καὶ ἐκ νή-
στεως ἀνενεχθῆναί τι διὰ ναυτίας, καὶ πρὸς τοῦτο γενήσεται
χρήσιμον. ἔμπαλιν δὲ τῷ προγεγραμμένῳ φαρμάκῳ τὸ πέμ-
πτον τῇ τάξει γεγραμμένον καὶ τὸ ἔνατον ἔχει σύνθεσιν,
ἐπιμεμιγμένου αὐτοῖς κινναμώμου καὶ πεπέρεως καὶ κόστου
καὶ σμύρνης. τὰ δὲ ἄλλα πάντα μέσα πως τούτων ἐστὶ,

repetam etiam nunc id, quod primum omnium ex acacia,
rofis ficcis, balauftio, gummi tragacanthaque eft compofi-
tum, manifeftum autem eft acaciam quidem et rofam et ba-
lauftium aliquid aftringentis habere, gummi vero et traga-
cantham vifcofi et glutinatorii. Igitur impoffibile eft ipfum
usque ad thoracem et pulmonem per fe deferri, fi non ha-
beat, quae aftringentia et vifcofa ac tenacia deducant. Et
quod his amplius accedit, neque mellis quicquam ejus com-
pofitor addidit, fed per aquam pluviam, quae et ipfa aftrin-
gentem vim habet, tum compofitio ipfius tum exhibitio tra
dita eft, ut ad fanguinis ex ftomacho et ventre eductiones
convenire poffit. Quin et fi poffibile fit ex inteftino jejuno
aliquid per naufeam efferri, ad hoc etiam commodum me-
dicamentum fiet. Contrariam autem viciffim ad praefcriptum
medicamentum compofitionem habet quintum ex ordine
fcriptum, itemque nonum, nimirum quum cinnamomum et
piper et coftus et myrrha eis fint admixta. Reliqua vero
omnia, media quodam modo inter haec funt, neque exacte

μήτ᾽ ἀκριβῶς στύφοντα κατὰ τὴν ὅλην σύνθεσιν, οὔτ᾽ ἰσχυρῶς
τοῖς θερμαίνουσι κεχρημένα. τὸ δὲ ὅπιον καὶ ὑοσκύαμον καὶ
τὸ τοῦ κωνείου σπέρμα μάλιστα μὲν ἐν τοῖς ὑπὸ βηχὸς
σπαραττομένοις ἢ διὰ κατάῤῥουν ἢ ἄλλως ἐστὶν ἐπιτήδεια
καὶ πᾶσι δὲ τοῖς ὁπωσοῦν αἱμοπτυϊκοῖς· ὥστ᾽ ἔξεστιν αὐτὰ
μιγνύναι καὶ τοῖς ἐκ τῶν θρεπτικῶν ὀργάνων ἀνάγουσι τὸ
αἷμα καὶ τοῖς ἐκ τῶν πνευματικῶν.

[Τὰ ὑπ᾽ Ἀσκληπιάδου γεγραμμένα πρὸς αἱμοπτυϊκούς,
αὐτοῖς ὀνόμασιν.] Πρὸς αἵματος ἀναγωγήν. ℞ συμφύτου
ῥίζης γο στ'. βαλαυστίου ὁλκὰς δύο ἢ ≺ α'. ὕδατος ξε. α'.
ἕψε εἰς τὸ τρίτον, καὶ τὸ ὑγρὸν ἐκθλίψας ἐπίβαλλε τούτῳ
ἀμύλου ὁλκὴν ἢ ≺ α'. κόμμεως Θηβαϊκοῦ τὸ ἴσον καὶ δίδου
πίνειν. ἄλλο. ℞ σικύων ἡμέρων λίτραν α'. εἰς λεπτὰ κατα-
τέμνων καὶ ὕδατος ποτίμου ἐπιβάλλων ξε. α'. ἕψε εἰς τὸ γ'·
καὶ τὸ ὑγρὸν ἐκθλίψας τούτῳ κατάπασσε γῆς Σαμίας ≺ α'
S". καὶ δίδου πίνειν.

[Χαριξένους φάρμακον ἐπιτετευγμένον.] ℞ Πολυγόνου

astringentia per totam fui compofitionem, neque fortiter
calefacientibus permixta. Caeterum opium et hyofcyamus
et cicutae femen maxime quidem iis, qui a tuffi aut etiam
alias lancinantur apta funt, quamquam omnibus quomodo-
cunque fanguinem rejicientibus conveniant. Quare ipfa mi-
fcere licet tum in iis, qui ex nutritiis organis fanguinem
furfum rejiciunt, tum quibus ex fpiritalibus organis idem
contingit.

[*Quae Afclepiades ad Haemoptoicos fcripfit ad ver-
bum.*] *Ad fanguinis rejectionem.* ℞ Radicis fymphyti fex-
uncem, balaultii drach. ij aut iv, aquae fextarium unum,
coquito ad tertias et expreffo liquori haec addito, amyli
Ʒ j, gummi Thebaici tantundem, dato in potu. *Aliud.* Cu-
cumerum fativorum ℔ j in tenuia frufta diffecato et aquae
potabilis fextarium unum affundito ac ad tertias coquito.
Expreffo deinde liquori terrae Samiae fefquidrachmam in-
fpergito ac bibendum exhibeto.

[*Charixenis medicamentum accommodatum.*] ℞ Ra-

Ed. Chart. XIII. [548.]   Ed. Baf. II. (268)

ῥίζης χειροπληθὲς, συμφύτου ῥίζης τὸ ἴσον, ῥοῦ ἐρυθροῦ ὀξύβαφον, ὕδατος ξε. γ΄. ἕψε εἰς τὸ γ΄. καὶ τὸ ὑγρὸν ἐκθλίψας δίδου κύαθον καὶ κόμμεως λειοτάτου < α΄.

[᾽Αῤῥαβιανοῦ τὸ λεγόμενον Ποντικόν.] ♃ ῎Αρκου σταφυλῆς λίτρας ιστ΄. ὕδατος ὀμβρίου ξε. ιστ΄. ἕψε εἰς τὸ τρίτον καὶ τὸ ὑγρὸν ἐκθλίψας ἀπόθου. ἄλλο. ♃ μόρων ἐρυθρῶν μηδέπω πεπείρων λίτρας ιστ΄. ὕδατος ὀμβρίου ξε. ιστ΄. ἕψε εἰς τὸ τρίτον καὶ τὸ ὑγρὸν ἐκθλίψας ἀπόθου. ἄλλο ♃ κράνου καρποῦ λίτρας ιστ΄ ὕδατος ὀμβρίου ξε. ιστ΄. ποίει ὡσαύτως. ἄλλο. ♃ φοινικοβαλάνων Θηβαϊκῶν λίτρας ιστ΄. ὕδατος ὀμβρίου ξε. ιστ΄. ἕψε εἰς τὸ τρίτον καὶ τὸ ὑγρὸν ἐκθλίψας ἐπίβαλλε τοῖς ἀποτεθλιμμένοις, καὶ πάντα μίξας ἕψε εἰς τὸ τρίτον καὶ εἰς ἄγγος κεραμεοῦν βαλὼν ἀπόθου. ἐκ τούτου δίδου κύαθον ἕνα πρὸ τροφῆς, τὸ φάρμακόν ἐστι σφόδρα καλὸν καὶ παλιγγενεσίας κωλυτικόν. δεῖ μέντοι ἕκαστον ἰδίῳ σκευάζειν καιρῷ καὶ πρὸς τὴν τοῦ φαρμάκου σκευασίαν ἀποτίθεσθαι. περὶ ἄρκου στυφλῆς. ἡ δὲ λεγομένη

dicis polygoni manipulum, radicis fymphyti tantundem, rhois rubri acetabulum, aquae fextarios iij, coquito ad tertias et expreffi liquoris cyathum unum dato, cum gummi tenuiffime triti ac diffoluti drachma una.

[*Medicamentum Arrhabiani, quod Ponticum dicitur.*] ♃ Uvae urfi ℔ xvj, aquae pluviae fextarios xvj, coquito ad tertias et expreffum liquorem reponito. *Aliud.* ♃ Mororum rubrorum nondum maturorum ℔ xvj, aquae pluviae fextarios xvj, coquito ad tertias et expreffum liquorem reponito. *Aliud.* ♃ Fructus corni ℔ xvj, aquae pluvialis fextarios xvj, fac eodem modo. *Aliud.* ♃ Palmularum Thebaicarum lib. xvj, aquae pluviae fextarios xvj, coquito ad tertias, et poftquam exprefferis liquorem, ad prius expresfos liquores infundito, omnesque probe mixtos ad tertias coquito et in fictili vafe reponito, et inde cyathum unum ante cibum dato. Medicamentum hoc eft valde bonum et regenerationem prohibens. Oportet autem fingula fuo proprio tempore praeparare et ad medicamenti confectionem

Ed. Chart. XIII. [548. 549.]   Ed. Baf. II. (268.)

ἄρκου σταφυλὴ ἐν Πόντῳ γίνεται, φυτόν ἐστι χθαμαλὸν
καὶ θαμνῶδες. φύλλα δὲ ἔχει ὅμοια μεμαικύλῳ, καρπὸν φέ-
ρει ἐρυθρὸν καὶ στρογγύλον, αὐστηρὸν τῇ γεύσει, τοῦτον
καλοῦσιν ἄρκου σταφυλήν.

[Καταπότιον αἱμοπτυϊκοῖς.] 2μ Φλοιοῦ λιβάνου, γῆς
Σαμίας, ἀμύλου ἀνὰ ⊲ δ'. κόψας καὶ σήσας ἀπόθου. ἐν δὲ
τῇ χρήσει δίδου κοχλιάριον ἓν καὶ ὕδατος ψυχροῦ κύαθον α'.
ἄλλο. 2μ βαλαυστίου, γῆς Σαμίας, φλοιοῦ λιβάνου, κόμμεως,
ἑκάστου τὸ ἴσον, κόψας καὶ σήσας δίδου καθὰ προείρηται.

[549] [Πρὸς αἵματος ἀναγωγὴν Ἀμαράντου, ἐκλει-
κτὸν φάρμακον ἐπιτετευγμένον.] 2μ Οἴνου Φαλερίνου ξε. α'.
μέλιτος Ἀττικοῦ λίτραν α'. βαλὼν εἰς ἄγγος κεραμεοῦν καὶ
ἀνακόψας καὶ θεὶς ἐπ' ἀνθράκων ἕψε καὶ ὅταν σχῇ ἀρτη-
ριακῆς τὸ πάχος, ἄρας ἀπὸ τοῦ πυρὸς ἔα ψυγῆναι καὶ τούτῳ
κεκομμένα καὶ σεσησμένα ἐπίβαλλε κόμμεως κοχλιάρια δ'. βα-
λαυστίου, λιβάνου, γῆς Σαμίας ἀνὰ ⊲ β'. καὶ πάλιν ἐπι-
θεὶς εἰς τὸ πῦρ καὶ θερμάνας ἀπόθου καὶ δίδου ὁμοίως

reponere. *De urfi uva.* Quae urfi uva appellatur, in Ponto
nafcitur. Planta eft humilis et fruticofa, folia memaecyli,
fructum ferens rubrum et rotundum, guftu aufterum, quem
urfi uvam appellant.

[*Pillulae ad haemoptoicos.*] 2μ Corticis thuris, terrae
Samiae, amyli, fingulorum 3 iv, tufa et cribrata reponito.
Ufu vero expetente, cochlearium unum in aquae frigidae
cyatho dato. *Alia.* 2μ Balauftii, terrae Samiae, corticis thu-
ris, gummi, fingulorum aequale pondus, tufa et cribrata
exhibe, ut praedictum eft.

[*Ad fanguinis rejectionem eclegma Amaranti, medi-
camentum accommodatum.*] 2μ Vini Falerni fextarium unum,
mellis Attici libram unam, in vas fictile conjecta et con-
quaffata fuper prunas ponito, et ubi arteriacae acceperint
fpiffitudinem, ab igne ablata refrigerari finito, eisque con-
tufa et cribrata addito gummi cochlearia quatuor, balauftii,
thuris, terrae Samiae, fingulorum drach. duas, et rurfus
ad ignem admota et calefacta reponito ac dato, ut praedi-

Ed. Chart. XIII. [549.]   Ed. Baf. II. (268.)

καθὰ προείρηται. ἄλλη, Ὠριγενείας. ♃ γεντιανῆς χυλοῦ, συμ-
φύτου χυλοῦ, βαλαυστίου, ἑκάστου ἀνὰ < ή. κρόκου, σμύρ-
νης, γλυκυῤῥίζης χυλοῦ ἀνὰ < δ'· προτρόπου ἢ Θηραίου ἢ
Σκυβελίτου ξε. στ'. σκεύαζε καὶ δίδου καθὰ προείρηται.

[Καταπότια πρὸς αἵματος ἀναγωγὴν ἀνώδυνα, οἷς
ἐχρήσατο Χαριξένης.] ♃ Ὑποκυστίδος χυλοῦ, βαλαυστίου,
ὀπίου ἀνὰ < δ'. ἀναλάμβανε οἴνῳ μυρτίτῃ καὶ ποίει κατα-
πότια καὶ δίδου τὸ πλῆθος τριώβολον. ἐν ἄλλαις γραφαῖς
ἔχει ὀπίου < β'. ἄλλο. ♃ ὑποκυστίδος χυλοῦ, ἀκακίας χυ-
λοῦ, ῥοὸς Συριακοῦ χυλοῦ ἀνὰ < δ'. βαλαυστίου, ὀπίου,
κόμμεως ἀνὰ < δ'. οἴνου μυρτίτου τὸ αὔταρκες. ἡ χρῆσις
δεδήλωται.

[Τροχίσκος αἱμοπτυϊκός, φάρμακον ἐπιτετευγμένον, ἐπι-
γράφεται τὸ τρυφερόν.] ♃ Ἀμύλου, βαλαυστίου, γῆς Σα-
μίας, ὑποκυστίδος χυλοῦ, κόμμεως, κρόκου, ὀπίου ἀνὰ δρα-
χμὰς δ'. χυλῷ ἀρνογλώσσου δίδου ἀνὰ < α'. τὸ ὑγρὸν κα-
τάλληλόν ἐστι τῇ διαθέσει. ἄλλο. ♃ ἀμύλου < δ'. γῆς Σα-

ctum eſt. *Aliud Origeniae.* ♃ Succi gentianae, ſucci ſym-
phyti, balauſtii, ſingulorum drach. octo, croci, myrrhae,
ſucci radicis dulcis, ſingulorum drach. iv, protropi aut The-
raei aut Scybeliti ſextarios ſex, praepara ac exhibe, ut
dictum eſt.

[*Catapotia ad ſanguinis rejectionem dolorem ſedan-
tia, quibus uſus eſt Charixenes.*] ♃ Succi hypocyſtidis,
balauſtiorum, opii, ſingulorum drach. quatuor, excipe vino
myrtite et fac catapotia. Dato ex his trioboli pondus. In
aliis exemplaribus opii drachmae duae habentur. *Aliud.* ♃
Succi hypocyſtidis, ſucci acaciae, ſucci rhois Syriacae, ſin-
gulorum drach. iv, balauſtii, opii, gummi, ſingulorum drach.
iv, vini myrtitae quod ſatis eſt. Uſus oſtenſus eſt.

[*Paſtillus haemoptoicus medicamentum accommoda-
tum, inſcribitur trypherum.*] ♃ Amyli, balauſtii, terrae Sa-
miae, ſucci hypocyſtidis, gummi, croci, opii, ſingulorum
drach. ij, excipe ſucco plantaginis et exhibe drach unam.
Liquor ipſe huic affectui ſit conveniens. *Aliud.* ♃ Amyli,

Ed. Chart. XIII. [549.]   Ed. Baſ. II. (268.)

μίας, ὑποκυστίδος ἀνὰ < β΄. ὀπίου, κρόκου, βαλαυστίου,
τραγακάνθης ἀνὰ < α΄. χυλοῦ ἀρνογλώσσου.

[Τροχίσκος ὁ δι᾿ ἠλέκτρου. ποιεῖ αἱμοπτυϊκοῖς, βῆτ-
τουσι χρονίως καὶ προσφάτως, φθισικοῖς, ἀναφορικοῖς, ἐμπυϊ-
κοῖς, κοιλιακοῖς, δυσεντερικοῖς, ἐμπνευματουμένοις. ἔστι δὲ
καὶ ὠτικὴ ἀγαθή.] ♃ Ψυλλίου καθαροῦ < μέ. ἴρεως Ἰλ-
λυρικῆς, μαστίχης, ἠλέκτρου ῥινήματος, κρόκου ἀνὰ < λ΄.
ὀπίου < ιέ. τὸ ψύλλιον βαλὼν εἰς θερμὸν ὕδωρ ἔα βρέχε-
σθαι καὶ ὅταν γλίσχρον καὶ κολλῶδες γένηται τὸ ὕδωρ,
ἔκθλιβε τὸ ὑγρόν· ἐκ τούτου σκευάσας τὸ φάρμακον ἀνά-
πλαττε τροχίσκους καὶ δίδου τριώβολον εἰς ὕπνον ἀπερχο-
μένοις. ἔστω δὲ τοῦ ὕδατος ξε. γ΄. ἐν ἄλλαις γραφαῖς ἐμβρέ-
χεται τὸ ψύλλιον ἐπὶ ἡμέρας γ΄. εἶθ᾿ ἕψεται ἕως ἀναβράσῃ
τρὶς, εἶτα αἴρεται ἀπὸ τοῦ πυρὸς καὶ πάλιν ἐᾶται ἐπὶ τρεῖς
ἡμέρας, καὶ τότε τὸ ὑγρὸν χωρίζεται πρὸς τὴν τοῦ φαρμά-
κου σκευασίαν.

[Ὁ τοῦ Νεαπολίτου τροχίσκος, ποιεῖ αἱμοπτυϊκοῖς,

Ʒ iv, terrae Samiae, hypocyſtidis, ſingulorum drach. ij, opii,
croci, balauſtii, tragacanthae, ſingulorum drach. j, excipe
ſucco plantaginis.

[*Paſtillus ex ſuccino. Facit haemoptoicis, diuturnae
et recenti tuſſi, phthiſicis, anaphoricis, ſuppuratis, coelia-
cis, dyſentericis et inflatis, eſt etiam auricularis bona.*]
♃ Pſyllii mundi drach. xlv, iridis lllyricae, maſtiches, ra-
mentorum ſuccini, croci, ſingulorum drach. xxx, opii drach.
xv. Pſyllium in aquam calidam conjectum macerari ſinito,
atque ubi viſcoſum ac glutinoſum de ſe in aquam depo-
ſuerit, liquorem exprimito et cum eo medicamentum prae-
parato, in paſtillos ipſum cogendo, ex quibus obolos iij ad
ſomnum euntibus dato. Sint autem aquae ſextarii iij. In
aliis exemplaribus pſyllium ad triduum madeſcit, deinde
ter donec ebulliat, coquitur et ab igne ademptum rurſus
ad triduum ſinitur, atque tunc liquor ad medicamenti con-
fectionem ſegregatur.

[*Paſtillus Neapolitae, facit haemoptoicis, ſuppura-*

ἐμπυϊκοῖς, φθισικοῖς, ῥευματικαῖς διαθέσεσιν.] ♃ Ὑοσκυ-
άμου λευκοῦ σπέρματος, μανδραγόρου χυλοῦ ἀνὰ ◁ έ. λι-
βάνου ἄῤῥενος, ὀπίου Σπανοῦ, στύρακος, πυτίας νεβροῦ ἀνὰ
◁ ί. μαστίχης ◁ κ΄. ἠλέκτρου ῥινήματος, ἴρεως Ἰλλυρικῆς,
κρόκου ἀνὰ ◁ λ΄. ψυλλίου ◁ μέ. ὕδατος ξε. γ΄. σκεύαζε καὶ
χρῶ καθὰ προείρηται. ὁ διὰ τοῦ κοραλλίου, ὡς Νικήρατος.
♃ κοραλλίου, γῆς Σαμίας ἀνὰ ◁ ή. βαλαυστίου, ἀμύλου,
Λημνίας ἀνὰ ◁ δ΄. ὑοσκυάμου λευκοῦ σπέρματας, ὀπίου,
ὑποκυστίδος ἀνὰ ◁ β΄. ἀναλάμβανε χυλῷ ἀρνογλώσσου καὶ
ἀνάπλαττε τροχίσκους καὶ δίδου.

    [550] [Διοκλέους Χαλκηδονίου.] ♃ Κοραλλίου ◁ ή.
ὑποκυστίδος χυλοῦ, βαλαυστίου,, ἀκακίας χυλοῦ, ῥοῦ Πον-
τικοῦ, γῆς Σαμίας, ὀπίου, λιβάνου, συμφύτου χυλοῦ, ἑκάστου
ἀνὰ δραχμὰς β΄. χυλοῦ ἀρνογλώσσου.

    [Τὸ Ἀφροδισιακὸν κλείδιον, φάρμακον ἐπιτετευγμένον,
ποιεῖ αἱμοπτυϊκοῖς, (269) κοιλιακοῖς, δυσεντερικοῖς καὶ τοῖς
τὸν στόμαχον ῥευματιζομένοις.] ♃ Κυτίνων, ἀκάνθης Αἰ-
γυπτίας, βαλαυστίων, ὑποκυστίδος χυλοῦ, ἀκακίας χυλοῦ

tis, phthiſicis, affectionibus rheumaticis.] ♃ Seminis hyos-
cyami albi, ſucci mandragorae, utriusque ℨ v, thuris ma-
ſculi, opii Hiſpani, ſtyracis, coaguli hinnuli ſingulorum
drach. x, maſtiches ℨ xx, ramentorum ſuccini, iridis Illy-
ricae, croci, ſingulorum ℨ xxx, pſyllii ℨ xlv, aquae ſexta-
rios iij, praepara ac utere, ut praedictum eſt. Paſtillus ex
corallio, ut Niceratus. ♃ Corallii, terrae Samiae, utrius-
que ℨ viij, balauſtiorum, amyli, terrae Lemniae, ſingulo-
rum ℨ iv, feminis hyoſcyami albi, opii, hypocyſtidis, ſin-
gulorum ℨ ij, excipe ſucco arnogloſſi, coge paſtillos ac exhibe.

    [Dioclis Chalcedonii.] ♃ Corallii drach. octo, ſucci
hypocyſtidis, balauſtii, ſucci acaciae, rhu Pontici, terrae
Samiae, opii, thuris, ſucci ſymphyti, ſingulorum drach.
duas, excipe ſucco plantaginis.

    [Aphrodiſiacum Clidion, medicamentum accommoda-
tum. Facit haemoptoicis, coeliacis, dyſentericis et qui ſto-
machi fluxionibus laborant.] ♃ Cytinorum, ſpinac Aegy-
ptiae, balauſtiorum, ſucci hypocyſtidis, ſucci acaciae, ſin-

Ed. Chart. XIII. [550.]   Ed. Baf. II. (269.)

ἀνὰ ⪤ στ΄. λυκίου, ῥᾶ Ποντικοῦ, ὀπίου ἀνὰ ⪤ δ΄. σμύρ-
νης ⪤ β΄. κόψας καὶ σήσας ἐπιμελῶς, ἀναλάμβανε μύρτων
ἀφεψήματι καὶ ἀνάπλασσε τροχίσκους καὶ δίδου πρὸς δύνα-
μιν μετὰ ἀφεψήματος ῥόδων ἢ μύρτων ἢ ὕδατος ψυχροῦ,
σπόγγοις ἔξωθεν χρώμενος ὀξυκράτῳ δεδευμένοις. ὅταν δὲ
ἐπιστῇ τὸ ῥεῦμα, ἐπίχριε τὸ στῆθος ἢ τοὺς ῥευματισθέντας
τόπους, ὀμφακίῳ ὄξει διαλελυμένῳ, χλιανθέντι ἐπιποσὸν ἐπὶ
θερμοσποδίας ἄχρι συστάσεως.

[Φιλίππου φάρμακον ἐπιτετευγμένον, δυσεντερικοῖς καὶ
αἱμοπτυϊκοῖς.] ♃ Βαλαυστίου, ἀκακίας, ὑποκυστίδος χυλοῦ,
ὀπίου, ῥοῦ, λιβάνου, σμύρνης, κρόκου, κηκίδος, λυκίου, ἀλόης,
ῥᾶ Ποντικοῦ, μύρτων μελάνων, σιδίων ἀνὰ ⪤ δ΄. ἀναλάμ-
βανε οἴνῳ Ἰταλικῷ καὶ ποίει τροχίσκους τριωβολιαίους, δί-
δου ἀπυρέτοις μετ᾽ οἴνου, πυρέττουσι μεθ᾽ ὕδατος.

Κεφ. έ. [Ἀνώδυνοι τοῖς φθινώδεσιν ἁρμόττουσαι
καὶ τοῖς ἀνάγουσιν αἷμα καὶ ἄλλοις τισὶν ἄνευ τῶν κωλικῶν.]
Ἐπὶ μὲν τῶν αἷμα ἀναγόντων, μηδέπω δὲ ἀκριβῶς ἐχομένων

gulorum ℥ vj, lycii, rhu Pontici, opii, fingulorum ℥ iv,
myrrhae ℥ ij, coutufa et cribrata diligenter baccarum myrti
decocto excipe et paftillos coge. Exhibe pro viribus cum
rofarum decocto aut baccarum myrti aut aqua frigida, fo-
rinfecus fpongiis pofca imbutis utens. Poftquam vero fluxus
conftiterit, pectus et fluxione infeftatos locos omphacio cum
aceto diffoluto illinito, tepefiat autem ad cinerem calidam
donec aliquantulum fpiffetur.

[*Philippi medicamentum accommodatum dyfentericis
et haemoptoicis.*] ♃ Balauftii, acaciae, hypocyftidis fucci,
opii, rhois, thuris, myrrhae, croci, gallae, lycii, aloës, rhu
Pontici, baccarum myrti nigrarum, malicorii fingulorum
℥ iv, excipe vino Italico et redige in paftillos triobolares.
Dato febrientibus ex aqua non febrientibus cum vino.

Cap. V. [*Confectiones dolorem fedantes, tabefcenti-
bus et fanguinem rejicientibus commodae, itemque aliis
quibusdam accommodatae praeterquam colicis.*] In iis equi-
dem, qui fanguinem rejiciunt, nondum tamen exacte tabe

Ed. Chart. XIII. [550.]   Ed. Baf. II. (269.)

φθόη τὸ γένος τοῦτο τῶν ἀνωδύνων φαρμάκων, οἱ πρὸ
ἡμῶν συνέθεσαν ἁρμόττον καὶ τοῖς ἀνάγουσιν αἷμα καὶ τοῖς
ἅμα τε τοῦτο πάσχουσι καὶ ἤδη φθινώδεσι καὶ πρὸς ἄλλας
ὀδύνας τε καὶ διαθέσεις, ὅσαι κατά τε πνεύμονας καὶ ἀρτη-
ρίαν καὶ θώρακα καὶ ἄλλα τινὰ μόρια συνίστανται ἄνευ
τῶν κωλικῶν. διαφέρουσι γὰρ αὗται τῶν ἰδίως κωλικῶν ὀνο-
μαζομένων τῇ μίξει τῶν ἀρωμάτων τε καὶ σπερμάτων εὐω-
δῶν τε καὶ οὐρητικῶν. αἱ γάρ τοι κωλικῶν δυνάμεις σφο-
δρότεραι τούτων εἰσὶν, ἐπικρατοῦσαν ἔχουσαι τὴν ναρκωτι-
τὴν δύναμιν ἐκ τοῦ πλήθους τῶν ψυκτικῶν φαρμάκων, ὁποῖόν
ἐστιν ὑοσκυάμου τε σπέρμα καὶ κώνειον καὶ ὁ τῆς μήκωνος
ὀπὸς ὅ τε φλοιὸς τῆς ῥίζης τοῦ μανδραγόρου. χρῆσθαι δὲ
αὐτοῖς ἐπὶ τῶν κωλικῶν ἀναγκαζόμεθα διὰ τὸ μέγεθος τῆς
ὀδύνης.

[Αἱ ὑπ᾽ Ἀνδρομάχου γεγραμμέναι πρὸς τὰς εἰρημέ-
νας διαθέσεις ἀνώδυνοι.] Ἀνώδυνον πρὸς πάντα τὰ ἐντὸς
καὶ πλευρίτιδας, ᾗ χρῶμαι. ♃ πάνακος ῥίζης, δαύκου σπέρ-
ματος ἀνὰ ⪕ δ΄. καστορίου ⪕ δ΄. οἱ δὲ ⪕ β΄. ὑοσκυάμου

apprehenſi ſunt, hoc genus medicamentorum dolorem ſe-
dantium priores medici compoſuerunt, ipſumque anodynon
appellaverunt, conveniens et iis, qui ſanguinem rejiciunt
et iis, qui tum hoc perpetiuntur tum etiam jam tabeſcunt,
itemque ad alios dolores et affectus, qui circa pulmones,
arteriam, thoracem atque alias quasdam partes conſiſtunt,
colicis tantum exceptis. Differunt enim haec medicamenta
ab iis, quae privatim colica appellantur, aromatum et odo-
ratorum ac urinam cientium ſeminum mixtura. Colicae
enim confectiones iis vehementiores ſunt, ſtupefactoriam
vim praedominantem habentes ex multitudine refrigeran-
tium medicamentorum, quale eſt hyoſcyami ſemen et cicuta
et papaveris ſuccus et cortex radicis mandragorae; his nam-
que in colicis uti cogimur ob magnitudinem doloris.

[*Anodyni quas Andromachus ſcripſit ad praedictos
affectus.*] *Confectio ſedans dolorem, ad omnes internos aſ-
fectus et pleuritidas qua utor.* ♃ Radicis panacis, ſemi-
nis dauci, utriusque ʒ iv, caſtorii ʒ iv, alii ʒ ij, ſeminis

Ed. Chart. XIII. [550. 551.]　　　　Ed. Baf. II. (269.)

σπέρματος, ὀπίου ἀνὰ ◁ δ'. οἱ δὲ ◁ β'. μέλιτος ἱκανὸν,
δίδου τριώβολον, σὺν ὕδατος κυ. γ'. ἄλλη ἀνώδυνος Μαρ-
κελλίνου. ⟨⟩ ἀνίσου ◁ β'. ὑοσκυάμου σπέρματος ◁ β'. μη-
κωνείου ◁ α'. σελίνου σπέρματος δραχμὰς β'. κρόκου τετρώ-
βολον, ῥόδων ξηρῶν ◁ α'. σμύρνης ◁ α'. ἀμώμου ◁ α'.
λεῖα σὺν ὕδατι, ἀνάπλασσε τροχίσκους λβ'. δίδου εἰς κοίτην
σὺν ὕδατος κυ. β'. ἢ γ'. [551] ἄλλη ἀνώδυνος ἡ διὰ σπερ-
μάτων. ⟨⟩ σελίνου σπέρματος ◁ η'. ἄμμεως ◁ η'. ἀνίσου
◁ δ'. μαράθρου ◁ δ'. ὀπίου ◁ β'. κασσίας μελαίνης ◁ β'.
σὺν ὕδατι τροχίσκους ἀνάπλασσε τριωβολιαίους, δίδου μετὰ
γλυκέος κοτύλης ἐκκαιδεκάτου ἢ ὕδατος. ἄλλη ἀνώδυνος
Ἀχιλλᾶ παρακεντητοῦ. ⟨⟩ ἀνίσου ◁ η'. ἄμμεως ◁ η'. μα-
ράθρου σπέρματος ◁ δ'. σελίνου σπέρματος ◁ δ'. ὀπίου ◁ β'.
νάρδου Ἰνδικῆς ◁ β' σμύρνης ◁ β'. πεπέρεως ◁ α'. κασ-
σίας μελαίνης ◁ β'. ἀνάπλασσε τροχίσκους τριωβολιαίους, ἵνα
ξηρανθέντα ἄγωσιν ὀβολοὺς β'. καὶ δίδου ὡς τοὺς λοιπούς.

[Ἄλλη ἀνώδυνος, ὡς Ξενοκράτης, ᾗ χρῶμαι μάλιστα
πρὸς στρόφους καὶ δυσεντερικούς.] ⟨⟩ Σελίνου σπέρματος

hyoſcyami, opii, utriusque ℨ iv, alii ℨ ij, mellis quod ſuf-
ficit. Dantur oboli quatuor cum aquae cyathis tribus. *Alia
ſedans dolorem, Marcellini.* ⟨⟩ Aniſi ℨ ij, ſeminis hyoſcy-
ami ℨ ij, ſucci papaveris ℨ j, ſeminis apii ℨ ij, croci obo-
los iv, roſarum ſiccarum ℨ j, myrrhae ℨ j, amomi ℨ j, trita
cum aqua in paſtillos triginta duos redige. Dato ad ſomni
tempus, cum aquae cyathis duobus aut tribus. *Alia ſedans
dolorem ex ſeminibus.* ⟨⟩ Seminis apii ℨ viij, ammii drach.
viij, aniſi ℨ iiij, foeniculi drach. iiij, opii ℨ ij, eaſſiae nigrae
drach. ij, cum aqua ſac paſtillos triobolares. Dato ex paſſo,
ſexta et decima heminae parte aut ex aqua. *Alia Achillis
compunctoris.* ⟨⟩ Aniſi drach. viij, ammii ℨ viij, ſeminis
foeniculi, ſeminis apii, ſingulorum drach. iiij, opii drach. ij,
nardi Indicae drach. ij, myrrhae ℨ ij, piperis drach. unam,
caſſiae nigrae ℨ ij, ſac paſtillos triobolares, qui reſiccati pon-
derent obolos ij. Dato ut reliquos.

[*Alia doloiem ſedans, ut Xenocrates, qua utor ma-
xime ad tormina et dyſentericos.*] ⟨⟩ Seminis apii ℨ j, aniſi

◁ β΄. ἀνίσου ◁ α΄. πεπέρεως λευκοῦ ◁ α΄. σμύρνης τετρώ-
βολον, καστορίου τετρώβολον, ἀπίου τριώβολον, κρόκου τριώ-
βολον, γεντιανῆς ◁ β΄. ἀνάπλασσε τροχίσκους τριωβολιαίους
καὶ δίδου ποικίλως.

[᾿Άλλη σφραγὶς ἀνώδυνος, ξηραντικὴ ῥευμάτων καὶ
στρόφων καὶ βηχῶν, ᾖ χρῶμαι.] ♃ Σμύρνης ◁ ε΄. οἱ δὲ ◁ στ΄.
μανδραγόρου φλοιοῦ ◁ δ΄. ὀποῦ μήκωνος ◁ ε΄. ὑοσκυάμου
σπέρματος ◁ δ΄. οἱ δὲ ◁ β΄. λιβάνου ◁ ε΄. κρόκου ◁ ε΄.
οἴνῳ ἀναλάμβανε, δίδου πρὸς δύναμιν, τοῖς μὲν κυάμου Αἰ-
γυπτίου τὸ μέγεθος, τοῖς δὲ ὀβολοὺς β΄.

[᾿Άλλη, ὁ ἀστὴρ ἀνώδυνος, ᾖ χρῶμαι πρὸς πᾶν ῥεῦμα,
ἀλγήματα καὶ πάντα τὰ ἐντὸς καὶ κατάῤῥους καὶ κύστιν
καὶ πνίγας, ῥοῦν γυναικεῖον, στόμαχον ῥευματιζόμενον, δυσ-
εντερικοὺς, αἷμα ἀνάγοντας καὶ ἀνιεμένους.] ♃ Κρόκου
τριώβολον, ὑοσκυάμου σπέρματος ◁ στ΄. σελίνου σπέρματος
◁ στ΄. ἀνίσου ◁ δ΄. στύρακος ◁ δ΄. δαύκου σπέρματος ◁ δ΄.
καστορίου ◁ β΄. ὀπίου ◁ γ΄. σμύρνης ◁ β΄. τινὲς καὶ μαν-
δραγόρου χυλοῦ ◁ δ΄. ὡς δὲ Ξενοκράτης, καὶ πεπέρεως λευ-

drach. unam, piperis albi ℈ j, myrrhae obolos iiij, caſtorii
obolos iiij, opii obolos ij, croci obolos iij, gentianae drach.
duas. Fac paſtillos triobolares et varie exhibe.

[*Alia ſphragis dicta ſedans dolorem, reſiccans fluxio-
nes et tormina ac tuſſes, qua utor.*] ♃ Myrrhae obol. v,
alii vj, corticis mandragorae ℈ iiij, ſucci papaveris ℈ v, ſe-
minis hyoſcyami ℈ iiij, alii ℈ ij, thuris ℈ v, croci ℈ v, ex-
cipe vino. Exhibe pro viribus aliquibus ſabae Aegyptiae
magnitudine, aliquibus obol. ij.

[*Alia, aſter appellata ſiſtens dolorem, qua utor ad
omnem fluxum, dolorem et omnes internos affectus et de ·
ſtillationes, ad veſicam, ad ſuffocationes, fluxum muliebrem,
ſtomachi fluxionem, dyſentericos, ſanguinem rejicientes,
facit et ad reſolutos.*] ♃ Croci obol. iij, ſeminis hyoſcy-
ami ℈ vj, ſeminis apii ℈ vj, aniſi ℈ iiij, ſtyracis ℈ iiij, ſemi-
nis dauci ℈ iiij, caſtorii ℈ ij, opii ℈ iij, myrrhae ℈ ij, qui-
dam etiam mandragorae ſucci ℈ iiij, ut vero Xenocrates,

Ed. Chart. XIII. [551.]   Ed. Baf. II. (269.)

κοῦ δραχμὰς στ΄. ἐν ὕδατι τροχίσκους τριωβολιαίους, δίδου
σὺν ὕδατι.

[῎Αλλη ἀνώδυνος Λυκομήδου ἀναξηραντική, πρὸς κα-
ταστανμοὺς ἀρτηρίας καὶ ῥευματισμοὺς ὀφθαλμῶν.] 4 Ὑοσ-
κυάμου σπέρματος ⊲ β΄. σελίνου σπέρματος δραχμὰς β΄.
ὀπίου ⊲ β΄. ἀνίσου ⊲ α΄. κρόκου ὀβολοὺς δ΄. ῥόδων ξηρῶν
δραχμὰς β΄. σμύρνης ⊲ α΄. οἱ δὲ δραχμὰς β΄. σὺν ὕδατι ἀνα-
λάμβανε τροχίσκους τριωβολιαίους, χρῶ ὡς τῇ τριγώνῳ.

[῎Αλλη ἀνώδυνος ξηραντική. ποιεῖ δὲ καὶ πρὸς αἱμο-
πτυϊκοὺς καὶ κοιλιακοὺς, δυσεντερικοὺς καὶ ῥήγματα καὶ
σπάσματα.] 4 Ἀνίσου δραχμὰς δ΄. σελίνου σπέρματος δρα-
χμὰς δ΄. ὀπίου δραχμὰς δ΄. κρόκου ⊲ α΄. ὑοσκυάμου σπέρ-
ματος ⊲ δ΄. στύρακος ⊲ α΄. σχοίνου ἄνθους ⊲ α΄. βαλαυ-
στίου τετρώβολον, οἱ δὲ δραχμὰς ζ΄. ῥόδων φύλλων ⊲ α΄.
νάρδου Ἰνδικῆς τετρώβολον, ὕδατι ἀνάπλαττε τροχίσκους
δυοβολιαίους. δίδου μετ᾽ οἴνου ἢ ὕδατος ἢ προτρόπου. ἄλλο
ἀνώδυνον πότιμα, ᾧ χρῶμαι, παρὰ Ῥούφου. 4 μανδραγόρου
φλοιοῦ δραχμὰς δ΄. λιβάνου δραχμὰς ε΄. πεπέρεως λευκοῦ

etiam piperis albi ℨ vj, cum aqua fac paftillos triobolares.
Dato ex aqua.

[*Alia fedans dolorem, Lycomedis. Reficcat deftilla-
tiones arteriae et fluxiones oculorum.*] 4 Seminis hyofcy-
ami ℨ ij, feminis apii ℨ ij, opii ℨ ij, anifi ℨ j, croci obolos
iiij, rofarum ficcarum ℨ ij, myrrhae ℨ j, alii ℨ ij, cum aqua
redigito in paftillos triobolares.   Utere quemadmodum tri-
gono appellato.

[*Alia fedans dolorem, reficcatoria, facit et ad hae-
moptoicos, coeliacos, dyfentericos, rupta et convulfa.*] 4
Anifi ℨ iiij, feminis apii ℨ iiij, opii drach. iiij, croci ℨ j,
feminis hyofcyami ℨ iiij, ftyracis drach. unam, floris junci
odorati ℨ j, balauftii obol. iiij, quidam ℨ vij, foliorum rofa-
rum ℨ j, nardi Indicae obol. iiij, cum aqua formato paftil-
los diobolares. Dato ex vino aut aqua aut protropo. *Alia
dolorem fedans potio Rufi, qua utor.* 4 Corticis mandra-
gorae drach. iiij, thuris drach. v, piperis albi ℨ ij et dimi-

δραχμὰς β' S''. κρόκου δραχμὰς ε'. ὑοσκυάμου σπέρματος δραχμὰς δ'. ὀποῦ μήκωνος ∠ ε'. σμύρνης δραχμὰς ε'. νάρδου τριώβολον, κασσίας μελαίνης δραχμὰς δ'. λεῖα ποιήσας ἀναλάμβανε γλυκεῖ τροχίσκους ἀνὰ ∠ α'. καὶ ἀπόθου μὴ νοτίδα λάβῃ, δίδου σὺν ὕδατι θερμῷ κυάθοις δυσὶν, χολερῶσιν ὕδατι ψυχρῷ. ἄλλη ἀνώδυνος πρὸς πάντα τὰ ἐντὸς, ᾗ χρῶμαι. ℞ κασσίας μελαίνης, σμύρνης, ὀπίου, στύρακος, κρόκου ἀνὰ ∠ α'. τινὲς ἀνὰ δραχμὴν α'. καὶ τριώβολον, ἀνάπλαττε τροχίσκους τριωβολιαίους ἢ δυοβολιαίους. [552] δίδου δὲ πυρέσσουσι σὺν ὕδατι, ἀπυρέτοις ἐν οἴνῳ, ἡπατικοῖς ἐν ὑδρομέλιτι καὶ πλευριτικοῖς. ἐνεργεῖ δὲ καὶ πρὸς βῆχα. ἄλλη ἡ τρίγωνος ἀναξηραντικὴ ἀνώδυνος. ℞ ὑοσκυάμου σπέρματος ∠ δ'. σελίνου σπέρματος ∠ δ'. ἀνίσου ∠ β'. ὀπίου ∠ β'. ἀνάπλαττε τροχίσκους σὺν ὕδατι καὶ δίδου σὺν ψυχρῷ πρωῒ καὶ ὀψίας ἕνα καὶ ἕνα. ἄλλη ἀνώδυνος θαυμαστὴ Ἀσκληπιάδου πρὸς πάντα τὰ ἐντός. ℞ σεσέλεως, χαμαιπίτυος, βηχίου βοτάνης, πηγάνου ἀγρίου σπέρματος, δαύκου σπέρματος ἀνὰ ∠ στ'. ὑοσκυάμου σπέρματος, ὀπίου ἀνὰ ∠ η'.

diam, croci drach. v, feminis hyofcyami drach. quatuor, fucci papaveris ʒ v, myrrhae drach. v, nardi obolos iij, caffiae nigrae drach. duas, trita cum paffo in paftillos drachmales cogito ac reponito ne humidi fiant. Dantur ex aquae calidae cyathis duobus, cholericis ex frigida. *Alia fedans dolorem ad omnes internas affectiones, qua utor.* ℞ Caffiae nigrae, myrrhae, opii, ftyracis, croci, fingulorum ʒ j, quidam drach. unam et obolos iij, cogito in paftillos trium aut duorum obolorum. Praebe febrientibus ex aqua, non febricitantibus in vino, hepaticis in aqua mulfa, itidem et pleuriticis. Efficax eft et ad tuffim. *Alia trigonos vocata, reficcatoria et fedans dolorem.* ℞ Seminis hyofcyami ʒ iiij, feminis apii ʒ iiij, anifi ʒ ij, opii ʒ ij, cum aqua paftillos formato. Dantur cum frigida, mane et vefperi, unus pro vice. *Alia mirabilis fedans dolorem Afclepiadae, ad omnes internos affectus.* ℞ Sefelis, chamaepityos, tuffilaginis, feminis rutae filveftris, feminis dauci, fingulorum ʒ vj, feminis hyofcyami, opii, utriusque ʒ viij, caftorii ʒ xxv, rhen Pon-

Ed. Chart. XIII. [552.]　　　　　Ed. Baf. II. (269. 270.)

καστορίου ⦃ κέ. ῥᾶ Ποντικοῦ ⦃ ιδ'. μέλιτι ἀναλάμβανε· ἄλλη ὡς Χαρικλῆς. ♃ τορδύλου ⦃ ή. χαμαιπίτυος ⦃ ή. ῥᾶ Ποντικοῦ ⦃ στ'. καστορίου ⦃ ιβ S''. βηχίου ⦃ ή. πηγάνου ἀγρίου σπέρματος ⦃ ή. δαύκου σπέρματος ⦃ ή. ὀπίου ⦃ δ'. ὑοσκυάμου σπέρματος ⦃ δ'. κρόκου ⦃ έ. τινὲς βάλλουσι μέλι Ἀττικόν. ἄλλη ἀνώδυνος, ἰουκούνδα λεγομένη, ποιεῖ καὶ πρὸς φθισικευομένους καὶ ἐμπνευματουμένους. ♃ Ἰλλυρίδος ⦃ λ'. ἠλέκτρου, κρόκου, μαστίχης Χίας ἀνὰ (270) ⦃ λ'. ψυλλίου ⦃ μέ. ἢ λ'. ὀποῦ μήκωνος ⦃ ιέ. ὕδατι ὀμβρίῳ ἀνάπλασσε τροχίσκους ἀνὰ ⦃ ά. καὶ τριώβολον δίδου, τὸ ψύλλιον ἀπόβρεχε ἡμέραν καὶ νύκτα ὕδατι ὀμβρίῳ, εἶτα ἀφεψήσας ἀπόθλιβε μετὰ τῶν λοιπῶν καὶ οὕτω μίγνυε. ἄλλο ἀνώδυνον πότιμα ἐκ τῶν Ἀφρόδα, πρὸς πάντα πόνον ἐν νεύροις, ὑστέραις, ἰσχιαδικοῖς. ♃ ὀποῦ μήκωνος ⦃ ά. ὀποβαλσάμου ⦃ ά. ἢ τοῦ καρποῦ ⦃ ά. ὀβολοὺς β'. σμύρνης, ὑοσκυάμου σπέρματος, καστορίου, στύρακος ἀνὰ ⦃ ά. γλυκεῖ ἀναλάμβανε, ὀβολὸν ά. καὶ ἡμιόβολον δίδου μεθ' ὕδατος θερμοῦ κυάθων β'. ἢ τριῶν.

tici ℥ xiiij, excipe melle. *Alia, ut Charicles.* ♃ Tordylii ℥ viij, chamaepityos ℥ viij, rhu Pontici ℥ vj, caſtorii ℥ xij et dimidiam, tuſſilaginis drach. viij, ſeminis rutae ſilveſtris ℥ viij, ſeminis danci drach. viij, opii ℥ iiij, ſeminis hyoſcyami drach. iiij, croci ℥ v, quidam addunt mel Atticum. *Alia dolorem ſedans Jucunda appellata. Facit et ad tabeſcentes et inflatos.* ♃ Illyricae ℥ xxx, ſuccini, croci, maſtiches Chiae, ſingulorum drach. xxx, pſyllii ℥ xlv aut xxx, ſucci papaveris drach. xv, cum aqua pluvia paſtillos drach. j et obolos iij ponderantes formato ac exhibeto. Pſyllium per diem et noctem aqua pluviali macerato, deinde coquito et exprimito, atque ſic cum reliquis committito. *Alia potio ſedans dolorem ex libris Aphrodae, ad omnem dolorem in nervis, utero, coxendicibus.* ♃ Succi papaveris ℥ j, opobalſami ℥ j, aut carpobalſami ℥ j, obolos ij, myrrhae, ſeminis hyoſcyami, caſtorii, ſtyracis, ſingulorum ℥ j, excipe paſſo et fac paſtillos oboli unius et dimidii. Dato ex aquae calidae cyathis duobus aut tribus.

Ed. Chart. XIII. [552.]   Ed. Baf. II. (270.)

[῎Αλλο ἀνώδυνον καταπότιον, ἐκ τῶν ᾿Αφρόδα προς
πάντα τὰ ἐντὸς καὶ πρὸς τεταρταίους, ἐν τοῖς ἀνὰ μέσον
ἀσιτοῦσιν, εἶτα λαμβάνεται· ποιεῖ καὶ πρὸς τοὺς λιθιῶντας
καὶ δυσεντερικοῖς καὶ στομαχικοῖς καὶ τοῖς ἤδη ἀπειρηκόσι
καὶ ἀσωμένοις καὶ ὀφθαλμικοῖς λίαν καλόν.] ♃ Ὑοσκυάμου
σπέρματος, ἀνίσου, στύρακος ἀνὰ ◁ δ΄. κρόκου, ὀπίου ἀνὰ
◁ γ΄. καστορίου ◁ β΄. ἀνάπλασσε ἐν ὕδατι κυάμου Αἰγυ-
πτίας τὸ μέγεθος, δίδου μεθ᾽ ὕδατος κυάθων δύο. ἄλλη
ἀνώδυνος πρὸς πάντα τὰ ἐντός. ♃ σελίνου σπέρματος ◁ β΄.
ἀνίσου ◁ β΄. πεπέρεως μακροῦ ◁ α΄. καὶ μέλανος ◁ α΄. κα-
στορίου τετρώβολον, σμύρνης, ὀπίου ἀνὰ τετρώβολον, πά-
νακος, γεντιανῆς ἀνὰ τετρώβολον, κινναμώμου τριώβολον,
γλυκέος χυλοῦ τριώβολον, ἀνάπλασσε τροχίσκους τριωβολι-
αίους, δυσεντερικοῖς ◁ α΄.

[῎Αλλη πότιμα πρὸς πάντα τὰ ἐντὸς καὶ αἵματος ἀνα-
γωγὴν, ὅθεν ἂν φέρηται, κἂν ἐκ τραύματος διδόμενον ἔν τισι,
ποιεῖ καὶ πρὸς νεφριτικοὺς καὶ ἡπατικούς. ταύτην μὴ πρό-

[Aliud ſedans dolorem catapotium ex libris Aphro-
dae, ad omnes internos affectus et ad quartanarios, qui
intervalli tempore inediam ferunt et deinde accipiunt.
Facit et ad calculoſos, dyſentericos, ſtomachicos et jam
deſperatos atque anxios. Eſt et oculis valde commodum.]
♃ Seminis hyoſcyami, aniſi, ſtyracis, ſingulorum ℥ iiij,
croci, opii, utriusque ℥ iij, caſtorii ℥ ij, fac catapotia Ae-
gyptiae fabae magnitudine. Praebe ex aquae cyathis duo-
bus. Alia dolorem ſedans ad omnes internos affectus. ♃
Seminis apii ℥ ij, aniſi ℥ ij, piperis longi ℥ j et nigri ℥ j,
caſtorii obolos iiij, myrrhae, opii, ſingulorum obolos iiij,
panacis, gentianae, ſingulorum obolos iiij, cinnamomi obol.
iij, ſucci radicis dulcis obolos iij, paſtillos obol. iij for-
mato, dyſentericis datur drach. una.

[Alia potio dolorem ſedans, ad omnes internos affe-
ctus et ſanguinis rejectionem undecunque feratur, etiam
ſi ex vulnere prodeat, quibusdam prodeſt. Facit et ad ne-
phriticos et hepaticos. Hanc ne prius dederis quam mer-

Ed. Chart. XIII. [552. 553.]   Ed. Baf. II. *(270.)*
τερον δίδου, ἐὰν μὴ τὸν μισθὸν παραλάβῃς.] 4 *Κινναμώμου,*
κασσίας ἀνὰ ◁ β'. σμύρνης ◁ α'. πεπέρεως λευκοῦ ◁ α'.
καὶ μακροῦ ◁ α'. χαλβάνου ◁ α'. ὀπίου ◁ β'. λεῖα σὺν μέ-
λιτι ὀλίγῳ, ποιεῖ ἃ μὲν ἡλίκα κυάμου, ἃ δὲ ἡλίκα ἀράκου,
δίδου πρὸς δύναμιν μεθ' ὕδατος ἢ ὡς δοκεῖ σοι ἐπίκρινε.
ἄλλη ἀνώδυνος Κρατεροῦ πρὸς φθισικευομένους καὶ αἷμα
ἀνάγοντας. 4 σμύρνης ◁ στ'. μανδραγόρου ◁ δ'. ὑοσκυάμου
σπέρματος ◁ δ'. ὀπίου ◁ ε'. κρόκου, λιβάνου ἀνὰ ◁ ε'.
ῥήου ◁ ε'. κωνείου σπέρματος, στύρακος ἀνὰ ◁ ε'. ἀνα-
λάμβανε οἰνομέλιτι.

[*Ἄλλη* ἀνώδυνος τὸ μυστήριον, ὡς Νικήρατος, πρὸς
φθισικοὺς, βηχικοὺς, κοιλιακοὺς, δυσεντερικοὺς, καταῤῥοιζο-
μένους, παραχρῆμα ὠφελεῖ.] 4 *Κόστου, κρόκου, καστορίου,*
ἀσάρου, ὑοσκυάμου σπέρματος, ὀπίου, στύρακος ἀνὰ δρα-
χμὴν α'. ἔνιοι ὑοσκυάμου τὸ ἥμισυ, μέλιτι ἀναλαβὼν χρῶ.
ἄλλη ἀνώδυνος [553] πρὸς κατάῤῥουν ἁρμόζουσα. 4 ὑοσκυ-
άμου σπέρματος, μήκωνος ὀποῦ, ἀμύλου ἀνὰ ◁ β'. ἀνίσου
◁ α'. ναρδοστάχυος ◁ α'. κρόκου ◁ α'. μίλτου Σινωπικοῦ

cedem acceperis.] 4 Cinnamomi, caſſiae, utriusque ℥ ij,
myrrhae ℥ j, piperis albi ℥ j et longi ℥ j, galbani ℥ j, opii
℥ ij, trita cum melle pauco in catapotia redige, partim
magnitudine fabae, partim quantitate araci. Dato pro viri-
bus cum aqua aut pro judicio tuo. *Alia ſedans dolorem*
Crateri ad tabeſcentes et ſanguinem rejicientes. 4 Myr-
rhae ℥ vj, mandragorae ℥ iiij, ſeminis hyoſcyami ℥ iiij, opii
℥ v, croci, thuris, utriusque ℥ v, rhu ℥ v, ſeminis cicutae,
ſtyracis, utriusque ℥ v, excipe vino mulſo.

[*Alia ſedativa doloris, myſterium appellata, ut Ni-*
ceratus. Ad phthiſicos, tuſſientes, coeliacos, dyſentericos,
deſtillationes, confeſtim auxiliatur.] 4 Croci, coſti, caſto-
rii, aſari, ſeminis hyoſcyami, opii, ſtyracis, ſingulorum ℥ j,
quidam hyoſcyami ſeminis ℥ ß, excipe melle ac utere.
Alia doloris ſedativa ad deſtillationem conveniens. 4 Se-
minis hyoſcyami, ſucci papaveris, amyli, ſingulorum ℥ j,
aniſi ℥ j, ſpicae nardi ℥ j, croci ℥ j, rubricae Sinopicae obo-

Ed. Chart. XIII. [553.]　　　　　　Ed. Baf. II. (270)

τριώβολον ἢ *Δημνίας* ◁ α'. ποίει τροχίσκους λ'. δίδου δύο
εἰς νύκτα σὺν ὕδατι.

[Τὰ ὑπ' *Ἀσκληπιάδου* γραφέντα περὶ τῶν αὐτῶν δια-
θέσεων.] Ἐκλεικτὸν φάρος καλούμενον. ♃ οἴνου ξε. S''. πρα-
σίου χλωροῦ ἀφεψήματος ξε. α'. ταῦτα βαλὼν εἰς ἄγγος ὑε-
λοῦν βρέχεσθαι ἕα νύκτα καὶ ἡμέραν. τῇ δ' ἐπιούσῃ μά-
λασσε τὸ φάρμακον, ὥσπερ τὸν χόνδρον βρέχομεν, καὶ ὅταν
παντελῶς διαλυθῇ, ἔκθλιβε τὸ ὑγρὸν καὶ τούτῳ ἐπιβαλὼν
λίπος τι καὶ θεὶς ἐπὶ πυρὸς ἕψε κινῶν συνεχῶς καὶ ὅταν
συστραφῇ, ὥστε μέλιτος ἔχειν τὸ πάχος, ἐκ τούτου δίδοται
μύστρον πρὸ τροφῆς καὶ μετὰ τροφὴν τὸ ἴσον. ἄλλο. ♃
πρασίου τῶν ἁπαλωτάτων φύλλων χειροπληθὲς ὕδατος ὅσον
ἔξαρκεῖ. ταῦτα βαλὼν εἰς ἄγγος κεραμεοῦν ἕψε, καὶ ὅταν δια-
λυθῇ, ἐξελὼν τρῖβε καὶ τῷ ἀφεψήματι διαλύσας πάλιν ἕψε
καταπάσσων γύρεως ὀξύβαφον καὶ λίπους ἰοῦ κατειργασμέ-
νου ἐπιβαλὼν γο γ'. καὶ ὅταν ἑψόμενα καλῶς ἔχῃ, ὥσπερ
τὰ λοιπὰ ῥοφήματα, ἄρας ἀπὸ τοῦ πυρὸς καὶ ἀλῶν ὀλί-

los iij, aut Lemniae Ʒ j, formato paftillos triginta.　Dato
duos in noctem cum aqua.

[*Quae ab Afclepiade fcripta funt ad eosdem affe-
ctus.*] Eclegma pharos appellatum. ♃ Vini fextarii dimi ·
dium, fucci marrubii viridis cocti fextarium unum.　Haec
in vas vitreum conjecta per diem et noctem macerari finito.
Sequenti die medicamentum mollito, quemadmodum alicam
maceramus, atque ubi penitus diffolutum fuerit, exprimito
liquorem, eique pinguedinem aliquam addito, et igni admota
affidue movens coquito, donec fpiffata mellis craffitudinem
acceperint. Ex hoc myftrum datur ante cibum et poft ci-
bum tantundem. *Aliud.* Foliorum marrubii tenerrimorum
manipulum cum fufficienti aqua in fictili coquito, et ubi
exoluta fuerint eximito ac terito, et decocto diluta rurfus
coquito, pollinis acetabulum infpergens et pinguedinis arie-
tinae probe fubactae quadrantem addens, et ubi coctio recte
habuerit, veluti reliquae forbitiones praeparantur, ablata

Ed. Chart. XIII. [553.]   **Ed. Baf. II. (270.)**

γων καταπάσας, δίδου ῥοφῆσαι, πλεῖον ῥοφούμενον μᾶλ-
λον ὠφελεῖ.

[*Ἄλλο Νικηράτου. ποιεῖ ἐμπυϊκοῖς, δυσπνοϊκοῖς, βήτ-*
τουσι χρονίως, γλίσχρον καὶ κολλῶδες ἀνάγουσι καὶ ταῖς
μετὰ τόκον καθαιρομέναις, κατάγει γάλα. ποιεῖ καὶ νηπίοις
ἀτροφοῦσι διδόμενον ταῖς τροφαῖς.] ♃ *Πρασίου χυλοῦ ξε.*
στ΄. καλῶς δὲ δεῖ τοῦτο συνάγειν καὶ νεαρὸν κόπτοντας ἐκ-
θλίβειν, οἴνου Φαλερίνου ξε. α΄. μέλιτος Ἀττικοῦ τὸ ἴσον,
πεπέρεως λευκοῦ, σμύρνης, λιβάνου, ἑκάστου ἀνὰ < η΄. ἕψε
τὸν οἶνον καὶ τὸν χυλὸν, καὶ ὅταν τὸ τρίτον λειφθῇ, ἐπί-
βαλλε τὸ μέλι, καὶ ὅταν συστραφῇ, ἐπίβαλλε τὰ ξηρὰ καὶ
μίξας ἐπιμελῶς κατέρα εἰς ἀγγεῖον ὑελοῦν καὶ δίδου μύστρον
πρὸ τροφῆς. ἄλλο Σκριβωνίου Λάργου. ♃ *πρασίου χυλοῦ*
ξε. στ΄. ἀειζώου χυλοῦ τὸ ἴσον, μέλιτος Ἀττικοῦ ξε. δ΄. ἢ
ἕνα, οἴνου Ἰταλικοῦ ξε. α΄. πίσσης ὑγρᾶς βρυτίας τὸ ἴσον,
νάρδου Ἰνδικῆς, κρόκου, σμύρνης, λιβάνου, πεπέρεως λευκοῦ,
ἑκάστου ἀνὰ < η΄. σκεύαζε καὶ χρῶ καθὰ προείρηται. ἄλλο
φθισικοῖς καὶ ῥευματιζομένοις τὸν θώρακα. ♃ *σικύου ἡμέ-*

ab igne et modico fale confperfa forbenda exhibe. Amplius
abforptum amplius juvat.

[*Aliud Nicerati, facit fuppuratis, dyfpnoicis, veteri
tuffi, vifcofum ac glutinofum rejicientibus et iis, quae a
partu purgantur lac deducit.   Prodeft etiam infantibus
alimentum non fentientibus, fi nutricibus praebeatur.*] ♃
Succi marrubii fextarios fex, verum probe hunc fuccum
colligere oportet a recenti marrubio tufo expreffum, vini
Falerni fextarium j, mellis Attici tantundem, piperis albi,
myrrhae, thuris fingulorum ℨ viij, vinum et fuccum ad ter-
tias coquito, deinde mel addito, quibus infpiffatis arida in-
fpergito, et diligenter mixta in vitreum vafculum transferto.
Dato myftrum ante cibum. *Aliud Scribonii Largi.* ♃ Succi
marrubii fextarios vj, fucci fempervivi tantundem, mellis
Attici fextarium iiij, alii fextarios j, vini Italici fextarium j,
picis liquidae brutiae tantundem, nardi Indicae, croci, myr-
rhae, thuris, piperis albi, fingulorum ℨ viij, praepara ac
utere ut praedictum eft. *Aliud phthificis et ad fluxiones*

Ed. Chart. XIII. [553.]   Ed. Baf. II. (270.)

ρου σπέρματος λελεπισμένου ⊰ η΄. ἀμύλου ⊰ δ΄. λινοσπέρ-
ματος, μήκωνος λευκοῦ σπέρματος ἀνὰ ⊰ β΄. κόψας καὶ σή-
σας ἀναλάμβανε ἀποβρέγματι τραγακάνθης, ποίει τροχίσκους
⊰ α΄. ἄγοντας καὶ δίδου τριώβολον, ἀπυρέτοις δι᾽ οἴνου
καὶ μύρτου ἀποβρέγματος, πυρέττουσι ῥοὸς χυλῷ. ἄλλο ♃
ἀμύλου ⊰ δ΄. σικύου ἡμέρου σπέρματος πεφωγμένου, μή-
κωνος λευκοῦ σπέρματος πεφωγμένου, ἀμυγδάλων κεκαθαρ-
μένων ἀνὰ ⊰ β΄. τραγακάνθης ⊰ α΄. καὶ τριώβολον, κρό-
κου ⊰ α. ἀναλάμβανε τραγακάνθης ἀποβρέγματι. μετὰ ταῦτα
καὶ Σκυβελίτου ἀφεψημένῳ καὶ χρῶ ὁμοίως.

[Ἄλλο Σκριβωνίου Λάργου καταπότιον, φθισικοῖς,
ἀναφορικοῖς, ἐμπυϊκοῖς, ὑμένας ἀνάγει, ἀνακαθαίρει ἱκανῶς.
δεῖ δὲ ἐπιμένειν τῷ φαρμάκῳ] ♃ Σαγαπηνοῦ, σμύρνης ἀνὰ
⊰ β΄. ὀπίου, καρδαμώμου ἀνὰ ⊰ δ΄. καστορίου ⊰ δ΄. πι-
πέρεως λευκοῦ τριώβολον, ἀναλάμβανε γλυκεῖ καὶ ποίει κα-
ταπότια, δίδου δι᾽ ὕδατος θερμοῦ πίνειν κυάθους γ΄. ἄλλη
θεσπεσιανὴ, ἐμπυϊκοῖς, ποιεῖ καὶ πρὸς τὰ ἐν κατακαλύψει
ἀποστήματα. ♃ σελίνου σπέρματος, ὀπίου, μελανθίου ἀνὰ

thoracis. ♃ Seminis cucumeris hortenſis detorticati ℨ viij,
amyli ℨ iiij, ſeminis lini, ſeminis papaveris albi, utriusque
ℨ ij, tuſa et cribrata excipe tragacanthae cremore et in
drachmales paſtillos redige. Dantur oboli tres non febrien-
tibus ex vino et myrti cremore, febrientibus cum rhois ſucco.
Aliud. ♃ Amyli ℨ iiij, ſeminis cucumeris ſativi toſti, ſe-
minis papaveris albi toſti, amygdalarum depurgatarum, ſin-
gulorum ℨ ij, tragacanthae ℨ j, obolos iij, croci ℨ j, excipe
tragacanthae cremore et poſtea etiam vino Scybelite cocto.
Utere eodem modo.

[*Aliud Scribonii Largi catapotium, phthiſicis, ſan-
guinem rejicientibus, ſuppuratis, educit pelliculas, repur-
gat ſufficienter. Verum immorari medicamento oportet.*]
♃ Sagapeni, myrrhae, utriusque ℨ ij, opii, cardamomi,
utriusque ℨ iiij, caſtorii ℨ iiij, piperis albi obolos iij, excipe
paſſo fac catapotia. Da ex aquae calidae cyathis iij. *Alia
confectio theſpeſiana, facit ſuppuratu et ad abſceſſus
occultos.* ♃ Seminis apii, opii, melanthii, ſingulorum ℨ iij,

Ed. Chart. XIII. [553. 554.]　　　　　　Ed Baf. II. (270.)

◁ γ′. καστορίου ◁ β′. δαύκου σπέρματος, σίνωνος, ἴρεως, ἑκάστου ἀνὰ ◁ στ′. μέλιτι ἀφεψημένῳ ἀναλάμβανε καὶ δίδου καρύου Ποντικοῦ μέγεθος μεθ' ὕδατος κυάθων τριῶν.

[554] [''Αλλη Κόσου πρὸς τὰ δυσανάγωγα ὑγρὰ, ἐμπυϊκοῖς, περιπνευμονικοῖς. μάλιστα δὲ τοῖς παχέα καὶ κολλώδη ἀνάγουσι χρήσιμός ἐστιν.] ♃ Μέλιτος 'Αττικοῦ ἀφεψημένου, ὥστε κολλῶδες γενέσθαι, λίτραν μίαν, πεπέρεως κεκομμένου καὶ σεσησμένου, σμύρνης ἀνὰ γο α′. ἀναλάμβανε τὴν σμύρναν λεάνας καὶ πέπερι μέλιτι ἐφθῷ καὶ δίδου καρύου Ποντικοῦ τὸ μέγεθος εἰς καταπότια. ἐν ἄλλαις γραφαῖς ἔχει σμύρνης ◁ β′. μέλιτος ἐφθοῦ λίτραν α′. πεπέρεως γο α′. ὀποπάνακος ἀνὰ ◁ στ′. σκεύαζε καὶ δίδου ὁμοίως καθὰ προείρηται.

[Τροχίσκος ὁ διὰ τοῦ μανδραγόρου, ἐπιγράφεται σφραγίς. ποιεῖ πρὸς αἱμοπτυϊκοὺς, ἀναφορικοὺς, ἐμπυϊκοὺς, ἔστι δὲ καὶ ἀναξηραντικὸς παντὸς ῥεύματος.] ♃ Μανδραγόρου ῥίζης φλοιοῦ ◁ δ′. ὑοσκυάμου σπέρματος ◁ δ′. λιβάνου ἄῤῥενος, ὀποῦ μήκωνος, κρόκου, σμύρνης ἀνὰ ◁ ε′. λεῖα ποι-

---

caftorii ℈ ij, feminis dauci, finonis, iridis, fingulorum ℈ vj, excipe melle cocto, praebe nucis Ponticae magnitudine ex calidae cyathis iij.

[*Alia Cofi ad humores aegre eductiles, fuppuratos, peripneumonicos. Maxime autem iis qui craffa et glutinofa educunt utilis eft* ♃ Mellis Attici cocti ad glutinis confiftentiam ℔ j, piperis contufi et cribrati, myrrhae, utriusque ℥ j, myrrham et piper trita melle cocto excipe et nucis Ponticae magnitudine in pillulas dividens devoranda praebe. In aliis exemplaribus habent myrrhae ℈ ij, mellis cocti ℔ j, piperis ℥ j, opopanacis ℈ vj, praepara ac exhibe fimiliter, ut praedictum eft.

[*Paftillus ex mandragora, infcribitur fphragis. Facit ad haemoptoicos, anaphoricos, empyicos, reficcat quoque omnem fluxionem.*] ♃ Radicis mandragorae corticis ℈ iiij, feminis hyofcyami ℈ iiij, thuris mafculi, fucci papaveris, croci, myrrhae, fingulorum ℈ v, trita redige in paftillos

Ed. Chart. XIII. [554.]   Ed. Baf. II. (271.)

ἤσας, (271) ποίει τροχίσκους ὀβολιαίους καὶ δίδου καταλ-
λήλως ταῖς διαθέσεσιν. ἄλλο Πτολεμαίου γνωρίμου. 4 στύ-
ρακος, ὀπίου, λιβάνου, κρόκου ἀνὰ ◁ ε'. μανδραγόρου
φλοιοῦ, ὑοσκυάμου λευκοῦ σπέρματος, δαύκου Κρητικοῦ
ἀνὰ ◁ δ'. κασσίας ◁ β'. οἴνῳ Ἀμιναίῳ ἀναλάμβανε καὶ δί-
δου ὀβολὸν μεθ' ὕδατος θερμοῦ κυάθων β'. ἄλλο πρὸς τὰς
αὐτὰς διαθέσεις. 4 στύρακος ◁ στ'. σμύρνης, ὀπίου, ὑοσκυ-
άμου σπέρματος, ἐρυσίμου πεφωγμένου ἀνὰ ◁ δ'. μανδρα-
γόρου φλοιοῦ, ὀποπάνακος ἀνὰ ◁ β'. πεπέρεως λευκοῦ, νί-
τρου ἀφροῦ ἀνὰ ◁ α'. μέλιτι ἑφθῷ ἀναλάμβανε καὶ δίδου
ἐρεβίνθου τὸ μέγεθος.

[Ἄλλη πάγχρηστος λεγομένη, ποιεῖ βήττουσι χρονίως,
ἐμπύοις, ὀρθοπνοϊκοῖς, φθοϊκοῖς. ποιεῖ πρὸς ὑποχονδρίων
διατάσεις καὶ πρὸς πᾶσαν ἐμπνευμάτωσιν καὶ γύναιξὶν ἔμ-
μηνα καὶ ἐγκαταλείμματα ἐκ φθορᾶς ἢ τόκου δεύτερα κα-
τάγει, ἀπαλλάττει καὶ τὰς περὶ κύστιν διαθέσεις.] 4 Τερ-
μινθίνης ◁ η' στύρακος ◁ στ'. σμύρνης ◁ ε'. κρόκου, ἴρεως,
χαλβάνης ἀνὰ ◁ δ'. ὑοσκυάμου σπέρματος, μανδραγόρου

obolares et praebe convenienter juxta affectus. *Aliud Pto-
lemaei familiaris.* 4 Styracis, opii, thuris, croci, fingulo-
rum ʒ v, corticis mandragorae, feminis hyofcyami albi, dauci
Cretici, fingulorum ʒ iiij, caſſiae ʒ ij, excipe vino Aminaeo,
ac praebe obolum cum aquae calidae cyathis duobus. *Aliud
ad eosdem affectus.* 4 Styracis ʒ vj, myrrhae, opii, femi-
nis hyofcyami, irionis torrefacti, fingulorum ʒ iiij, corticis
mandragorae, opopanacis, utriusque ʒ ij, piperis albi, fpu-
mae nitri, utriusque ʒ j, excipe melle cocto. Dato magni-
tudine ciceris.

[*Alia confectio panchreſtus dicta. Facit ad tuſſim
antiquam, ſuppuratos, orthopnoicos, tabeſcentes. Prodeſt
praecordiorum diſtentionibus et ad omnem inflationem. Mu-
lieribus menſes et quae a foetu corrupto aut a partu re-
linquuntur fecundas deducit. Liberat etiam ab affectibus
circa veſicam.* 4 Terebinthinae ʒ viij, ſtyracis ʒ vj, myr-
rhae ʒ v, croci, iridis, galbani, fingulorum ʒ iiij, feminis
hyofcyami, corticis mandragorae, irionis torrefacti, opopa-

Ed. Chart. XIII. [554.]   **Ed. Baf. II. (271.)**

φλοιοῦ, ἐρυσίμου πεφωγμένου, ὀποπάνακος ἀνὰ ◁ β'. πεπέ-
ρεως, ἀφρονίτρου ἀνὰ ◁ α'. γλυκεῖ ἀναλάμβανε.

[Χαριξένους περιπνευμονικοῖς, φθισικοῖς, ἀναφορικοῖς,
ἐμπυϊκοῖς, αἱμοπτυϊκοῖς, βήττουσι χρονίως.] ♃ Σμύρνης, λι-
βάνου φλοιοῦ, ἐν ἄλλῳ καὶ ὁπίου καὶ μανδραγόρου, σαγα-
πηνοῦ, ὑοσκυάμου λευκοῦ σπέρματος, ὀποπάνακος, δικτά-
μνου Κρητικοῦ, πρασίου τῶν σφαιρίων ἀνὰ ◁ δ'. ὕδατι φυ-
ράσας, ἀνάπλαττε τροχίσκους, δίδου τριώβολον καὶ μελικρά-
του κυάθους γ'. ἄλλη Ἀσκληπιάδου ἐπικληθέντος φιλοφυ-
σικοῦ φάρμακον ἐπιτετευγμένον. ♃ μανδραγόρου φλοιοῦ, σε-
λίνου σπέρματος ἀνὰ ◁ δ'. σμύρνης, κρόκου, ἀνίσου, δαύ-
κου σπέρματος, ῥοῦ ἐρυθροῦ τοῦ χυλοῦ, ὑοσκυάμου σπέρ-
ματος, πεπέρεως λευκοῦ, καστορίου, σαγαπηνοῦ, ὀποπάνα-
κος ἀνὰ ◁ β'. μέλιτι ἑφθῷ ἀναλάμβανε καὶ δίδου πρὸς δύ-
ναμιν. τὸ δὲ ὑγρὸν ἔστω κατάλληλον τῇ διαθέσει.

[Ἀντίδοτος Θεσπεσιανὴ, φθισικοῖς, ἀναφορικοῖς, ἐμ-
πυϊκοῖς. ποιεῖ καὶ πρὸς τὰς ἄλλας τῶν ἐντὸς διαθέσεις, πρὸ
παντὸς δὲ εὐορέκτους πρὸς τροφήν.] ♃ Σελίνου σπέρματος

nacis, fingulorm ℈ ij, piperis, fpumae nitri, utriusque ℈ j,
excipe paſſo.

[*Charixenis, facit peripneumonicis, phthiſicis, ana-
phoricis, empyicis, haemoptoicis ac veteri tuſſi.*] ♃ Myr-
rhae, corticis thuris, in alio exemplari opii, mandragorae,
ſagapeni, ſeminis hyoſcyami albi, opopanacis, dictamni Cre-
tici, pillularum marrubii, fingulorum ℈ iiij, ſubigito cum
aqua et in paſtillos cogito. Dato ex his obol. iij, ex aquae
mulſae cyathis tribus. *Alia Aſclepiadae, qui Philophyſicus
appellatus eſt, medicamentum accommodatum.* ♃ Corticis
mandragorae, ſeminis apii, utriusque ℈ iiij, myrrhae, croci,
aniſi, ſeminis dauci, ſucci rhois rubri, ſeminis hyoſcyami,
piperis albi, caſtorii, ſagapeni, opopanacis, fingulorum ℈ ij,
excipe melle cocto. Dato pro viribus. Liquor vero ex quo
exhibetur fit conveniens affectioni.

[*Antidotus theſpeſiana, phthiſicis, ſanguinem reji-
cientibus, ſuppuralis. Facit et ad alios internos affectus
et prae omnibus cibi appetentiam excitat.*] ♃ Seminis apii

◄ ιβ'. σμύρνης, ἀνίσου, ὀπίου ἀνὰ ◄ στ'. πεπέρεως λευ-
κοῦ ◄ ε'. πετροσελίνου, νάρδου, πεπέρεως μακροῦ ἀνὰ ◄δ'.
καστορίου, σχοίνου ἄνθους, κρόκου ἀνὰ ◄ γ'. κινναμώμου
◄ β'. κασσίας ἀρωματιζούσης ◄ δ'. μέλιτι ἐφθῷ ἀναλάμ-
βανε καὶ δίδου καρύου Ποντικοῦ τὸ μέγεθος εἰς νύκτα μεθ'
ὕδατος κυάθων γ'.

[᾿Αντίδοτος ἡ ᾿Αριστάρχου, δύναμις θαυμαστικὴ, ταύ-
την Παυλίναν ὀνομάζομεν, ποιεῖ αἱμοπτϋϊκοῖς, βήσσουσι,
φθισικοῖς, ἐμπυϊκοῖς, περιπνευμονικοῖς πρὸς σπάσματα, ῥήγ-
ματα. [555] πρὸς τὰς τοῦ στομάχου ἀνατροπὰς καὶ πρὸς
χολέραν, κοιλιακοῖς, δυσεντερικοῖς, ποιεῖ πρὸς τὰς περὶ κύ-
στιν διαθέσεις, ὑστερικῶς πνιγομένας. πρὸς τοὺς κατὰ περί-
οδον πυρετοὺς, πρὸ μιᾶς ὥρας τῆς ἐπισημασίας διδομένη,
ποιεῖ καχεκτικοῖς, ἀτροφοῦσι. πρὸς τὰ θανάσιμα τῶν φαρ-
μάκων καὶ τὰς τῶν ἰοβόλων πληγάς.] ♃ Κινναμώμου, κό-
στου, χαλβάνης, καστορίου, ὁποῦ μήκωνος, πεπέρεως μέλα-
νος καὶ μακροῦ, στύρακος ἀνὰ ◄α'. μέλιτος ξε. α'. τὰ ξηρὰ
κόπτεται καὶ σήθεται λεπτοτάτῳ κοσκίνῳ, ἡ δὲ χαλβάνη

Ʒ xij, myrrhae, anifi, opii, fingul. Ʒ vj, piperis albi Ʒ v,
petrofelini, nardi, piperis longi, fingul. Ʒ iiij, caftorii, flo-
ris junci odorati, croci·, fingulorum Ʒ iij, cinnamomi Ʒ ij,
caffiae aromaticae Ʒ iiij, excipe melle cocto. Dato nucis
Ponticae magnitudine ad noctem, cum aquae cyathis tribus.

[*Antidotus Arifarchi, compofitio admiranda, hanc
Paulinam appellamus. Facit haemoptoicis, tuffientibus,
phthificis, fuppuratis, peripneumonicis, ad convulfa, rupta,
ad ftomachi fubverfionem et bilem vomentes ac fecernen-
tes, coeliacos, dyfentericos. Facit ad affectus circa vefi-
cam, fuffocationes uteri, febres per circuitum repetentes,
una hora ante exacerbationem exhibita. Facit in malum
habitum delapfis cibum non fentientibus et ad lethalia
medicamenta, ac plagas venenum jaculantium beftiarum.]*
♃ Cinnamomi, cofti, galbani, caftorii, fucci papaveris, pi-
peris nigri et longi, ftyracis, fingulorum Ʒ j, mellis fexta-
rium unum, arida tunduntur et cribrantur per anguftiffimum

Ed. Chart. XIII. [555.]   Ed. Baf. II. (271.)

ἕψεται μετὰ μέλιτος. καὶ ὅταν διαλυθῇ, διυλίζεται τὸ μέλι
καὶ τούτῳ ἐπιβάλλεται τὰ λοιπὰ καὶ ἀνακόπτεται, εἶτα ἀπο-
τίθεται εἰς πυξίδα ὑελίνην ἢ ἀργυρὰν καὶ χρώμεθα πρὸς τὰς
εἰρημένας διαθέσεις. ἡ δόσις κυάμου Αἰγυπτίου τὸ μέγεθος
μεθ' ὑδρομέλιτος κυάθων β'. ἐπιῤῥαινομένων τῷ δακτύλῳ
ὄξους σταγόνων θ'.

[Ἄλλη Ἀντωνίου Μούσα, πανάκεια. ἐχρήσατο Διόγας
ἰατραλείπτης. ποιεῖ τοῖς κατὰ περίοδον ὑπὸ ῥίγους ὀχλου-
μένοις, ἀνασκευάζει χρονίους πυρετοὺς καὶ τὰ λοιπὰ νοσή-
ματα, ποιεῖ βήσσουσι χρονίως, φθισικοῖς, ἀναφορικοῖς, ἐμ-
πυϊκοῖς, δυσπνοϊκοῖς, πρὸς σπάσματα, ῥήγματα, κεχρονισμέ-
νας ἐμπνευματώσεις. σπληνικοῖς, ὑδρωπικοῖς κεχρονισμένοις,
κοιλιακοῖς. κατάγει τοὺς ἐν νεφροῖς λίθους, ἔστι δὲ καὶ
διουρητικὴ ἀγαθή. ποιεῖ καὶ πρὸς παντὸς ἑρπετοῦ πληγὴν
καὶ πρὸς τὰ θανάσιμα τῶν φαρμάκων καὶ πρὸς πᾶσαν φθο-
ροποιὸν ὕλην.] ♃ Πεπέρεως λευκοῦ ἢ μακροῦ ⪡ η'. ὑοσ-
κυάμου λευκοῦ σπέρματος, καρδαμώμου, σμύρνης, λιβάνου
ἀνὰ ⪡ ιβ'. ὀπίου, κρόκου ἀνὰ ⪡ ι'. θείου ἀπύρου ⪡ στ'.

cribrum, galbanum coquitur cum melle et ubi diffolutum
fuerit, mel excolatui, ipfique reliqua adduntur et tundun-
tur, deinde in pyxidem vitream aut argenteam reponuntur.
Ufus eft ad praedictas affectiones. Datur fabae Aegyptiacae
magnitudine, cum aquae mulfae cyathis duobus, irroratis
de digito guttis aceti novem.

[*Alia Antonii Mufae panacea. Ufus eft ea Diogas
iatraliptes. Facit ad eos, qui per circuitum a rigore in-
feftantur, delet febres antiquas ac reliquos morbos. Facit
ad tuffim veterem, phthificos, fanguinem rejicientes, fup-
puratos, dyfpnoicos, convulfa, rupta, inveteratas inflam-
mationes, fplenicos, hydropicos inveteratos, coeliacos. Ex-
trahit lapides e renibus, probe ciet urinam. Prodeft
omnium reptilium plagae et ad lethalia venena et ad
omnem materiam venenofam ac corruptoriam vim haben-
tem.*] ♃ Piperis albi aut longi ʒ vij), feminis hyofcyami
albi, cinnamomi, cardamomi, myrrhae, thuris, fingulorum
ʒ xij), opii, croci, utriusque ʒ x, fulfuris vivi ʒ vj), cofli,

Ed. Chart. XIII. [555.]   Ed. Baf. II. (271.)

κόστου, ἀριστολοχίας μακρᾶς, μανδραγόρου ᾳλοιοῦ ἢ τῶν
μήλων ἢ τῶν φύλλων, εὐφορβίου ἀνὰ < γ΄. μέλιτος Ἀττι-
κοῦ ἀφεψημένου, ὅσον ἔξαρκεῖ. ἡ δόσις τοῖς κατὰ περίοδον
ὀχλουμένοις, καρύου Ποντικοῦ τὸ μέγεθος, τοῖς δὲ λοιποῖς
πρὸς δύναμιν.

[Ἄλλη Κερουσιανή. ἐδόθη ὑπὸ Φιλίππου Τραλλια-
νοῖς· ταύτῃ χρώμενος, φθισικούς, ἐμπυϊκοὺς ἀπήλλαττεν.] ♃
Πεπέρεως λευκοῦ, ὀποῦ Κυρηναϊκοῦ, Συριακοῦ, ὀποῦ μή-
κωκος ἀνὰ γο γ΄. σμύρνης, κρόκου, θείου ἀπύρου, ὑοσκυ-
άμου λευκοῦ σπέρματος ἀνὰ γο S΄΄. μανδραγόρου μήλων < β΄.
καρδαμώμου γο α΄. μέλιτος Ἀττικοῦ λίτραν α΄. ἡ δόσις πρὸς
δύναμιν καθὰ προείρηται. ὡς ἐν ἑτέρῳ ἀντιγράφῳ ἐγέγρα-
πτο. ♃ πεπέρεως γο γ΄. ὀποῦ Κυρηναϊκοῦ γο α΄. ὀποῦ μή-
κωτος γο S΄΄. ὀποῦ Συριακοῦ γο S΄΄. κρόκου γο α΄. θείου
ἀπύρου γο S΄΄. σμύρνης γο S΄΄. ὑοσκυάμου λευκοῦ σπέρμα-
τος, μανδραγόρου μήλων ἀνὰ < β΄. καρδαμώμου γο α΄. μέ-
λιτος Ἀττικοῦ λίτραν α΄. ἡ δόσις πρὸς δύναμιν καθὰ προ-
είρηται.

    Κεφ. στ΄. [Περὶ ὀρθοπνοίας.] Τοὺς ἄνευ τοῦ πυρέτ-

ariftolochiae longae, corticis mandragorae aut ipforum ma-
lorum vel foliorum, euphorbii, fingulorum ℨ iij, mellis At-
tici cocti quod fatis eft.   Datur iis, qui per circuitum in-
feftantur magnitudiue nucis Ponticae, reliquis pro viribus.

[*Alia Cerufiana, data eft a Philippo Trallianis.
Hujus ufu phthificos et fuppuratos liberabat.*] ♃ Piperis
albi, fucci Cyrenaici, Syriaci, fucci papaveris, fingulorum
quadrantem, myrrhae, croci, fulfuris vivi, feminis hyos-
cyami albi, fingulorum ℨ ß, malorum mandragorae ℨ ij,
cardamomi ℨ j, mellis Attici ℔ j. Datur pro viribus, ut di-
ctum eft. Porro alterum exemplar fic fcriptum habebat. ♃
Piperis quadrantem, fucci Cyrenaïci ℨ j, fucci papaveris
ℨ ß, fucci Syriaci ℨ ß, croci ℨ j, fulfuris vivi ℨ ß, myrrhae
ℨ ß, feminis hyofcyami albi, malorum mandragorae, utri-
usque ℨ ij, cardamomi ℨ j, mellis Attici lib. j.   Datur pro
viribus, ut dictum eft.

    Cap. VI. [*De orthopnoea.*] Qui circa febrem denfe

Ed. Chart. XIII. [555. 556.]   Ed. Baf. II. (271.)

τειν ἀναπνέοντας πυκνὸν, ὁποῖον οἱ δραμόντες ὠκέως, ἀπὸ
τοῦ συμπτώματος ὀνομάζειν ἔθος ἐστὶ τοῖς ἰατροῖς ἀσθμα-
τικοὺς, τοὺς δ᾽ αὐτοὺς τούτους ἀφ᾽ ἑτέρου συμπτώματος
ὀρθοπνοϊκοὺς καλοῦσιν, ἐπειδὴ διὰ παντὸς ἀναγκάζονται τὸ
τοῦ θώρακος σῶμα πᾶν ὄρθιον ἔχειν, φόβῳ τοῦ πνιγῆναι,
καὶ τήν γε στρωμνὴν ἐν τοῖς ἄνω μέρεσιν, οἷς ὁ θώραξ
ἐπικλίνεται, παρασκευάζουσιν ἑαυτοῖς ὀρθοτέραν, ὅπως μὴ
πνιγῶσι κοιμώμενοι. τὸ γὰρ εἰσπνεόμενον αὐτοῖς ἔλαττόν
ἐστιν ἢ κατὰ τὴν χρείαν τῆς ἀναπνοῆς, καίτοι διαστελλομέ-
νου τοῦ θώρακος ἐπιπλεῖστον, ᾧ καὶ δῆλον ἐντὸς αὐτοῖς
στενοχωρίαν γενέσθαι τινὰ παρὰ φύσιν, ἧς ἐναργῶς καὶ οἱ
πάσχοντες αὐτοὶ [556] τὴν αἴσθησιν ἔχουσι. γίνεται μὲν οὖν
καὶ τοῖς ἐμπυϊκοῖς ὀνομαζομένοις ἡ στενοχωρία, διὰ τὸ με-
ταξὺ θώρακός τε καὶ πνεύμονος ἠθροισμένον ὑγρόν. γίνεται
δὲ καὶ τοῖς περιπνευμονικοῖς διὰ τὴν τοῦ πνεύμονος φλε-
γμονήν. ὑπόλοιποι δέ εἰσι δύο διαθέσεις αἱ στενοχωρίαν
ἐργαζόμεναι ταῖς ὁδοῖς τοῦ εἰσπνεομένου πνεύματος, ὅταν
ἤτοι πλῆθος ὑγρῶν παχέων τε καὶ γλίσχρων ἐμπλασθῇ τοῖς

refpirant, qualiter faciunt qui velociter cucurrerunt, eos a
fymptomate afthmaticos medici folent appellare. Eosdem
etiam ab alio fymptomate orthopnoicos vocant, propterea
quod thoracis corpus penitus rectum habere coguntur ob
timorem fuffocationis, quin et ftratum circa fupernas par-
tes, ad quas thorax reclinatur, fibi ipfis erectius faciunt ne
dormientes ftrangulentur, minus eft enim quod infpirant
quam pro ufu refpirationis, quamvis thorax plurimum ipfis
dilatetur. Ex quo manifeftum fit, intrinfecus ipfis coarcta-
tionem locorum factam effe praeter naturam, quam etiam
aegri ipfi non obfcuro fenfu perceptant. Fit equidem et
fuppuratis locorum coarctatio ob coacervatum inter thora-
cem et pulmonem humorem. Fit etiam peripneumonicis ob
pulmonis inflammationem. Reftant autem adhuc duo affe-
ctus, qui locorum coarctationem efficiunt in viis, per quas
aër infpiratur, quum fane aut humorum crafforum ac vis-
coforum multitudo pulmonis bronchiis fuerit infarta, aut

βρογχίοις τοῦ πνεύμονος ἤ τις ὄγκος ἀποστηματικὸς ἐν αὐ-
τῷ συστῇ. καὶ ἥ γε θεραπεία τὸ μέν τι κοινὸν ἔχει τῶν
διαθέσεων ἀμφοτέρων, τὸ δέ τι καὶ καθ᾽ ἕτερον ἴδιον· κοι-
νὸν μὲν ἐκδαπανῆσαι καὶ ἀναλῶσαι τὴν περιουσίαν τῆς τὰ
πάθη γεννώσης ὑγρότητος, ἴδιον δὲ τῆς μὲν τῶν γλίσχρων
τε καὶ παχέων ὑγρῶν διὰ τῶν λεπτυνόντων τε καὶ ῥυπτόν-
των φαρμάκων, τῆς δὲ τῶν ἀποστηματικῶν ὄγκων διὰ τῶν
λεπτυνόντων τε καὶ ξηραινόντων, ἤ τις (272) αὖ πάλιν πᾶσι
τοῖς ἐν τῷ βάθει τοῦ σώματος ἀποστήμασίν ἐστι κοινή.
οἴνου μὲν οὖν πόσις ἀμφοτέραις ἁρμόζει λεπτοῦ τῇ συστά-
σει, τὸ δὲ σύμπαν ποτὸν ὀλίγον μὲν οἷς ἀπόστημά που
γίνεται, πολὺ δὲ οἷς ἐμπέφρακται τὰ βρογχία τοῖς γλίσχροις
ὑγροῖς καὶ παχέσιν. τὰ γὰρ ἀποῤῥύπτοντα τοὺς τοιούτους
αὐτῶν χυμοὺς φάρμακα κινεῖ μὲν ἐξ ἀνάγκης βῆχας, οὐκ
εὐκόλως δὲ ἀναπτύεται τὸ ἀποῤῥυπτόμενον διὰ τὸ πάχος.
ὑγρότητος οὖν αὐτοῖς δεῖ πλείονος, ὡς ἀναφέρεσθαι ῥᾳδίως.
καθάπερ δὲ ἐν τοῖς ἄλλοις φαρμάκοις ἀδιορίστως οἱ πλεῖ-

tumor abfceffui fimilis in ipfo conftiterit. Caeterum curatio
amborum affectuum aliquid commune habet, aliquid priva-
tum et alteri tantum proprium. Commune quidem utris-
que eft ut redundantia humoris affectiones generantis ex-
pendatur et confumatur. Proprium autem affectioni vifco-
forum ac crafforum humorum, ut per attenuantia et exter-
gentia medicamenta confumantur, ei vero quae propter tu-
morem abfceffui fimilem contingit, ut per attenuantia et
reficcantia eadem confumptio fiat, quae curatio rurfus
omnibus in profundo corporis abfceffibus communis exiftit.
Vini itaque potus ambabus convenit tenuis fubftantia. Omnis
autem potus modicus fit in iis, qui alicubi abfceffum ha-
bent, multus contra in iis, quibus bronchia vifcofis ac cras-
fis humoribus funt obturata. Etenim medicamenta, quae
ejusmodi ipforum humores abftergunt, neceffario quidem
tuffes movent non vero facile per fputum rejicitur quod
abfterfum eft, ob craffitudinem videlicet, quapropter hume-
ctatione multa opus habent quo facile efferatur. Porro quem-
admodum in aliis medicamentis plurimi medici, fic etiam in

στοι τῶν ἰατρῶν, οὕτω κἂν τοῖς πρὸς ταῦτα ἀμφότερα
χρησίμοις ἁμαρτάνουσιν. καὶ μὲν δὴ καὶ σύγκειται τινὰ μὲν
τῶν φαρμάκων θατέρῳ τῶν παθῶν χρήσιμα, τινὰ δὲ θα-
τέρῳ, τινὰ δὲ ὡς πρὸς ἄμφω μὲν ἁρμόττειν μετρίως, ἀξιό-
λογον δὲ μηδὲν ὠφελεῖν. ἐπισημανοῦμαι δὲ καθ᾽ ἕκαστον ὧν
ἔγραψαν οἱ πρὸ ἐμοῦ φαρμάκων ἀξιολόγων, ὁποῖα τὴν δύ-
ναμίν ἐστιν, ἀρξάμενος ἀπὸ τῶν ὑπ᾽ Ἀσκληπιάδου γεγραμ-
μένων ἐν τῷ δευτέρῳ τῶν ἐντός.

[Τὰ ὑπ᾽ Ἀσκληπιάδου γεγραμμένα δυσπνοϊκοῖς φάρ-
μακα.] Ἐκλεικτὸν δυσπνοϊκοῖς Ἀντωνίου Μοῦσα. ὄνων τῶν
ὑπὸ ταῖς ὑδρίαις ξέστην α΄. ἐμβαλὼν εἰς ἄγγος κεραμεοῦν
φρῦγε ἐπ᾽ ἀνθράκων, λευκανθέντας δὲ τρῖβε καὶ μέλιτι ἐφθῷ
ἀναλάμβανε καὶ δίδου μύστρον ἐκλείχειν πρὸ τροφῆς. ἄλλο.
σκίλλης ὠμῆς τὸν χυλὸν ἔκθλιβε, τούτῳ παραμέτρει μέλιτος
Ἀττικοῦ τοσόνδε καὶ θεὶς ἐπ᾽ ἀνθράκων ἕψε καὶ δίδου μύ-
στρον πρὸ τροφῆς καὶ μετὰ τροφήν. ἄλλο Χαριξένους. ♃
ὀριγάνου ⊰ η΄. θύμου κόμης, ἴρεως Ἰλλυρικῆς, καλαμίνθης

iis, quae ad ambas has affectiones commoda funt, delin-
quunt indefinite ipfa tradentes, quum tamen compofita fint,
quaedam medicamenta alteri affectioni commoda, quaedam
rurfus alteri, quaedam vero fic ut ad ambas quidem mo-
derate conveniant, verum nihil operae pretium efficiant.
Quare recenfendo medicamenta alicujus pretii a prioribus
medicis prodita indicabo juxta fingula, quali facultate prae-
dita funt, initio ab iis quae Afclepiades fcripfit in fecundo
internorum facto.

[Afclepiadae medicamenta ad dyfpnoicos confcripta.]
Eclegma ad dyfpnoicos, Antonii Mufae. Afellorum fub
hydriis nafcentium fextarium unum in vas fictile conji-
cito et ad prunas torreto, inalbatos autem terito ac melle
cocto excipito et ante cibum myftrum delingendum dato.
Aliud. Scillae crudae fuccum exprimito, eique parem mellis
Attici menfuram addito et ad prunas admota coquito. Dato
inde ante et poft cibum myftri menfuram. Aliud Chari-
xenis. ♃ Origani ♃ viij, comae thymi, iridis Illyricae, ca-

Ed. Chart. XIII. [556. 557.]　　　　Ed. Baf. II. (272.)

ξηρᾶς, πεπέρεως λευκοῦ, ἀνίσου πεφωγμένου ἑκάστου τοσόνδε, κόπτε καὶ σῆθε λεπτοτάτῳ κοσκίνῳ καὶ ἀναλάμβανε μέλιτι ἑφθῷ, δίδου δὲ καρύου Ποντικοῦ τὸ μέγεθος. ἄλλο. ♃ πεπέρεως λευκοῦ λίτραν α΄. λιβυστικοῦ γο δ΄. καλαμίνθης ξηρᾶς, ἀνίσου πεφωγμένου, γλήχωνος ἀκάρπου ἀνὰ γο γ΄. σελίνου σπέρματος καὶ θύμου κόμης ἀνὰ γο α΄. ἀναλάμβανε μέλιτι καὶ σκευάσας χρῶ καθὰ προείρηται.

[Πόμα δυσπνοϊκοῖς, Χαρικλέους, φάρμακον ἐπιτετευγμένον, ὠφελεῖ παραχρῆμα.] ♃ Σταφίδος Ῥοδίας, χωρὶς τῶν γιγάρτων, ὀξύβαφον, τήλεως πεπλυμένης τὸ ἴσον, ὕδατος ὀμβρίου ξε. α΄. ἕψε μέχρι διαλύσεως καὶ τὸ ὑγρὸν διηθήσας ἀπόθου. ἐκ τούτου δίδου [557] θερμαίνων συνεχῶς καὶ καθ᾽ ἑκάστην ἐπισημασίαν κυάθου τὸ πλῆθος. ἄλλο. ♃ ἀβροτόνου μέρη δύο, σταφίδος λιπαρᾶς τὸ ἴσον, πηγάνου ἀκρεμόνων μέρος ἕν, ὕδατος ὀμβρίου ξε. γ΄. ἕψε εἰς τὸ τρίτον καὶ τὸ ὑγρὸν ἔκθλιβε, καὶ τούτῳ ἐπιβαλὼν μέλιτος γο ι΄. πάλιν ἕψε καὶ δίδου καθὰ προείρηται. καταπότιον δυσπνοϊ-

laminthae ſiccae, piperis albi, aniſi torrefacti, ſingulorum tantundem, tundito et per anguſtiſſimum cribrum concernito ac melle cocto excipito. Dato nucis Ponticae magnitudinem. *Aliud.* ♃ Piperis albi ℔ j, libyſtici trientem, calaminthae ſiccae, aniſi toſti, pulegii ſemen non gerentis, ſingulorum quadrantem, ſeminis apii, comae thymi, utriusque ℥ j, excipe melle et praeparato utere, ut praedictum eſt.

[*Potio ad dyſpnoicos, Chariclis medicamentum accommodatum, auxiliatur confeſtim.*] ♃ Uvae paſſae Rhodiae exacinatae acetabulum, foenigraeci loti tantundem, aquae pluviae ſextarium j, coquito, donec diſſolvantur et liquorem excolatum reponito. Ex hoc praebeto aſſidue et juxta ſingulas irritationes cyathi menſuram calefactam. *Alia potio.* ♃ Abrotoni partes duas, uvae paſſae pinguis tantundem, ſummitatum rutae partem unam, aquae pluvialis ſextarios iij, coquito ad tertias et exprimito liquorem, eique mellis ℥ x addito, rurſusque coquito, ac dato ut praedictum eſt. *Catapotium dyſpnoicis et aſthmaticis.* ♃ Abro-

κοῖς, ἀσθματικοῖς. 4 ἀβροτόνου, πηγάνου ἀκρεμόνων, ἀψιν-
θίου κόμης ἀνὰ < δ΄. κόψας καὶ σήσας, ὄξει φυράσας ποίει
καταπότια δεκαδύο καὶ δίδου μετ᾽ ὀξυμέλιτος. ἄλλο Νικη-
ράτου. 4 καστορίου, ἀμμωνιακοῦ θυμιάματος, ἀβροτόνου
ἀνὰ < α΄. ἀψινθίου, κυμίνου Αἰθιοπικοῦ ἀνὰ < α΄. ὄξει
φυράσας ἀνάπλαττε καταπότια καὶ δίδου ἐρεβίνθου τὸ
μέγεθος.

[Τὸ διὰ θείου ἀπύρου δυσπνοϊκοῖς.] 4 Ἀνίσου, θείου
ἀπύρου ἀνὰ γο γ΄· ἀμμωνιακοῦ θυμιάματος, καστορίου, με-
λανθίου ἀνὰ < δ΄. ὕδατι διαλύσας, ποίει καταπότια καὶ δί-
δου ἓν δι᾽ ὀξυμέλιτος κυάθων τριῶν. ἄλλο. 4 πηγάνου
ἀγρίου σπέρματος < δ΄. ἀριστολοχίας, ἀβροτόνου, ἀψινθίου,
ἀμμωνιακοῦ θυμιάματος, θείου ἀπύρου, ἑκάστου τὸ ἴσον,
ὄξει φυράσας ἀνάπλαττε καταπότια ἐρεβίνθου τὸ μέγεθος
καὶ δίδου δύο μετ᾽ ὀξυμέλιτος θερμοῦ κυάθων γ΄· ταῦτα
πάντα τὰ φάρμακα τὰ ὑπ᾽ Ἀσκληπιάδου γεγραμμένα τοῖς
ἰδίως δυσπνοϊκοῖς ὀνομαζομένοις ἁρμόζει. καλοῦσι δὲ οὕτως,
ὅσοις ἐμπέπλησται τὰ βρογχία τοῦ πνεύμονος ὑγρῶν παχέων

toni, virgultorum rutae, comae abſinthii, ſingulorum ʒ iv,
tuſa et cribrata aceto ſubigito, et catapotia xij formato.
Dato ex aceto mulſo. *Aliud Nicerati.* 4 Caſtorii, ammo-
niaci thymiamatis, abrotoni, ſingulorum ʒ j, abſinthii, cu-
mini Aethiopici, utriusque ʒ j, aceto ſubigito ac catapotia
formato, ac dato ad ciceris magnitudinem.

[*Medicamentum ex ſulfure vivo dyſpnoicis.*] 4 Aniſi,
ſulfuris vivi, utriusque quadrantem, ammoniaci thymiama-
tis, caſtorii, melanthii, ſingulorum ʒ iv, aqua diluta in ca-
tapotia cogito, unumque in aceti mulſi cyath. iij dato. *Aliud.*
4 Seminis rutae ſilveſtris ʒ iv, ariſtolochiae, abrotoni, ab-
ſinthii, ammoniaci thymiamatis, ſulfuris vivi, ſingulorum
tantundem, aceto ſubigito et catapotia ciceris magnitudinis
formato, ex quibus duo cum aceti mulſi calidi cyathis tri-
bus exhibeto. Haec omnia medicamenta ab Aſclepiade conſ-
cripta iis, qui proprie dyſpnoici appellantur, conveniant.
Vocant autem ſic eos, quibus bronchia pulmonis craſſis et

ΤΩΝ ΚΑΤΑ ΤΟΠΟΥΣ ΒΙΒΛΙΟΝ Η. 111

Ed. Chart. XIII. [557.]   Ed. Baf. II. (272.)

τε καὶ γλίσχρων, ἐφ᾽ ὧν, ὡς ἔφην, μετὰ τοῦ τέμνεσθαι καὶ
λεπτύνεσθαι τὸ πάχος τε καὶ τὴν γλισχρότητα τῶν χυμῶν
ὑγρότητός τι δεῖ προσεῖναι τοῖς φαρμάκοις καὶ τῇ διαίτῃ.
τὰ δὲ ἀποστήματα τῶν λεπτυνόντων καὶ ξηραινόντων δε-
όμενα χαίρει μάλιστα ταῖς τῶν ἀρωμάτων δυνάμεσιν, ἃς
ἐπεδείξαμεν ἁπάσας εἶναι λεπτομερεῖς τε καὶ ξηραντικὰς μετὰ
τοῦ θερμαίνειν, ὥστε τοῖς ἰδίως λεγομένοις ὀρθοπνοϊκοῖς τε
καὶ ἀσθματικοῖς ἁρμόσει τὰ τέμνοντα φάρμακα χωρὶς τοῦ
θερμαίνειν, καὶ διὰ τοῦτο μάλιστα αὐτοὺς ὀνίνησιν ὄξος τὸ
σκιλλητικὸν ὀνομαζόμενον, αὐτή τε ἡ σκίλλα καὶ τὸ διὰ τοῦ
τοιούτου ὄξους ὀξύμελι. τῶν δὲ ὑπὸ τῆς ὑδρίας ὄνων μέ-
μνηται ἐπ᾽ αὐτῶν ὡς λεπτυντικὴν ἐχόντων καὶ διαφορητι-
κὴν δύναμιν. ἐκ τίνος δὲ ἐννοίας ἐπὶ τὴν χρῆσιν αὐτῶν ἧκεν
οὐκ ἔχω φάναι. καθάπερ δὲ τὸ θερμαῖνον σφόδρα φυλα-
κτέον ἐστὶν ἐπὶ τοῦ τοιούτου πάθους, διὰ τὸ τοὺς γλίσχρους
τε καὶ παχεῖς χυμοὺς οὐ μόνον οὐδὲν ὀνίνασθαι πρὸς αὐ-
τῶν, ἀλλὰ καὶ βλάπτεσθαι, τὸν αὐτὸν τρόπον ὅσα ψύχει

viſcoſis humoribus ſunt obſarta, in quibus, velut dixi, ultra
hoc quod craſſitudinem et viſcoſitatem humorum neceſſario
ſecamus, atque attenuamus humiditatem quandam cum me-
dicamentis tum victui adeſſe oportet. At vero abſceſſus, qui
attenuantibus et reſiccantibus opus habent, maxime gaudent
aromatum facultatibus, quas omnes oſtendimus tenuium par-
tium eſſe et reſiccatorias, una cum hoc quod calefaciant.
Quare iis, qui proprie orthopnoiei et aſthmatici appellan-
tur, medicamenta convenient ſecantia citra calefactionem,
et ob id maxime eos juvat acetum ſcilliticum appellatum,
atque ipſa adeo ſcilla et acetum mulſum ex ejusmodi aceto
confectum. Caeterum aſellorum ſub hydriis naſcentium me-
minit inter ea, tanquam attenuatoriam et diſcuſſoriam vim
habeant, verum quo conſilio ad uſum ipſorum pervenerit,
non habeo quod dicam. Quemadmodum autem in hac affe-
ctione vehementer cavendum eſt ne calefaciamus, propterea
quod viſcoſi et craſſi humores non ſolum nihil ab his au-
xilii ſentiunt, ſed etiam offenduntur, eodem modo etiam

Ed. Chart. XIII. [557. 558]   **Ed. Baſ. II. (272.)**

σφοδρῶς φυλάττεσθαι χρή παχύνει γὰρ ἅπαντα καὶ συνάγει
τοὺς χυμοὺς καὶ δυσαπονίπτους ἐργάζεται, καὶ διὰ τοῦτο
καλῶς ἐποίησαν οἱ συνθέντες τὰ τοιαῦτα φάρμακα μήτε μή-
κωνος ὀπὸν μήτε μανδραγόρου χυλὸν ἢ τῆς ῥίζης φλοιὸν ἢ
ὑοσκυάμου σπέρμα μίξαντες ἢ κωνείου ἢ ψυλλίου ἢ λινο-
σπέρμου, πολὺ δὲ μᾶλλον οὐδὲ τῶν στυφόντων τι φαρμά-
κων. ἐναντιώτατα γάρ ἐστι ταῖς τοιαύταις διαθέσεσιν, ὡς
ὁρᾶτε.

[Τὰ ὑπ᾽ Ἀνδρομάχου γεγραμμένα φάρμακα πρὸς τὰς
τοιαύτας διαθέσεις.] Πρὸς δύσπνοιαν. ♃ θείου ἀπύρου δρα-
χμὴν μίαν, πηγάνου ἀγρίου σπέρματος δραχμὴν μίαν, ἀρι-
στολόχου, ἀψινθίου, ἀμμωνιακοῦ θυμιάματος, ἀβροτόνου,
[558] ἀνὰ ◁ δ᾽ λεάνας ὄξει ἀνάπλαττε ἡλίκα κύαμος, δίδου
πρωῒ τρεῖς καὶ ὀψὲ τρεῖς. ἄλλο πρὸς δύσπνοιαν, ὡς Ἀλκί-
μιος. ♃ κολοκυνθίδος σαρκὸς τριώβολον, πάνακος τριώβο-
λον, ἀνίσου ὀβολὸν α'. ἀναλάμβανε ὕδατι καταπότια δ'. καὶ
ξηράνας δίδου ὀβολόν. πρὸ μιᾶς δὲ κενούσθω ἁπλῷ κενώ-

quae valde refrigerant vitanda ſunt, omnia enim craſſefa-
ciunt et cogunt ac coagmentant humores, eosque aegre
eluibiles reddunt. Et ob hanc rem ſane recte fecerunt, qui
ejusmodi medicamenta compoſuerunt, quod neque papave-
ris ſuccum neque mandragorae ſuccum aut radicis corticem
aut hyoſcyami ſemen aut cicutae aut pſyllii aut ſemen lini
admiſcuerunt, et multo magis, quod neque ex adſtringen-
tibus quippiam pharmacis addiderunt, maxime enim con-
traria ſunt ejusmodi affectibus, ut palam videtis.

[*Quae medicamenta Andromachus ad hujusmodi af-
fectus conſcripſit.*] *Ad dyſpnoeam.* ♃ Sulfuris vivi ʒ j,
feminis rutae ſilveſtris ʒ j, ariſtolochiae, abſinthii, ammo-
niaci thymiamatis, abrotoni, ſingulorum ʒ iiij, trita cum
aceto ad catapotia magnitudine fabae redige. Dato mane
tria et veſperi totidem. *Aliud ad dyſpnoeam, ut Alci-
mius.* ♃ Colocynthidis carnis obolos iij, panacis obolos iij,
aniſi obolum unum, ſac cum aqua catapotia iiij et reſicca-
torum obol. j praebeto. Praecedente autem die aeger ſim-

ματι. ἄλλο. ♃ κολοκυνθίδος ⊰ α΄ S΄΄. Ἰλλυρίδος ⊰ β΄.
ὀποπάνακος ῥίζης ⊰ β΄. ἀβροτόνου ⊰ α΄. νίτρου ⊰ α΄. οἱ
δὲ τριώβολον, ὕδατι ἀναλάμβανε καὶ ποίει κυάμου μέγεθος.
ἡ δόσις δ΄. διαστήσας ἡμιώριον, δίδου μελικράτου κοτύλης
S΄΄. ἄλλο. ♃ νάπυος ⊰ α΄. ἁλὸς κοινοῦ τριώβολον, ἐλατη-
ρίου τριώβολον, οἱ δὲ ὀβολὸν α΄ S΄΄. λεάνας μεθ᾽ ὕδατος,
ἀνάπλαττε τροχίσκους ὀκτὼ παρ᾽ ἡμέραν μεθ᾽ ὑδρομέλιτος.
ἄλλο. ♃ ἀμμωνιακοῦ θυμιάματος ⊰ α΄. ἀβροτόνου ⊰ β΄.
θείου ἀπύρου ⊰ α΄. σὺν ὕδατι ἀνάπλαττε τροχίσκους καὶ
δίδου σὺν ὑδρομέλιτι κυάθους τρεῖς. ἄλλο πρὸς ὀρθοπνοϊ-
κούς. ♃ ἐλατηρίου ἡμιωβόλιον, ὄνους τοὺς ἀπὸ τῶν κο-
πρίων γ΄. λεάνας ὁμοῦ τὸ ἥμισυ δίδου σὺν ὕδατος κυάθῳ
ἑνί. ἄλλο, ὡς Φιλῖνος πρὸς ἄσθμα καὶ δύσπνοιαν. (273) ♃
καρδαμώμου ⊰ γ΄. ἴρεως ⊰ α΄ S΄΄. πάνακος ⊰ α΄. S΄΄. κασ-
σίας ⊰ α΄ S΄΄. στρουθίου ⊰ α΄ S΄΄. στύρακος ⊰ β΄. θύμου
⊰ η΄. πηγάνου ἀγρίου σπέρματος ⊰ η΄. ἀβροτόνου ⊰ η΄.
ἀριστολοχίας κληματίδος, θείου ἀπύρου, ἀμμωνιακοῦ θυμι-
άματος ἀνὰ ⊰ η΄. σὺν ὄξει δριμεῖ, ποιήσας πάχος κηρωτῆς,

plici evacuatorio evacuetur. *Aliud.* ♃ Colocynthidis fefqui-
drachmam, iridis Illyricae ℥ ij, radicis opopanacis ℥ ij,
abrotoni ℥ j, nitri ℥ j, alii obol. iij, excipe aqua et redige
ad fabae magnitudinem. Dantur catapotia quatuor et poft
femihorae fpatium datur aquae mulfae hemina dimidia.
Aliud. ♃ Sinapi ℥ j, falis communis obol. iij, elaterii
obol. iij, alii obol. j et dimidium, terito cum aqua, fac pa-
ftillos viij, dato alternis diebus cum hydromelite. *Aliud*
♃ Ammoniaci thymiamatis ℥ j, abrotoni ℥ ij, fulfuris vivi
℥ j, formato cum aqua paftillos et cum aquae mulfae cya-
this tribus praebeto. *Aliud ad orthopnoicos.* ♃ Elaterii
oboli dimidium, afellos ex fterquiliniis iij, terito fimul, et
dimidium ex aquae cyatho uno dato. *Aliud ut Philinus
ad afthma et dyfpnoeam.* ♃ Cardamomi ℥ iij, iridis ℥ j ß,
panacis ℥ j ß, caffiae ℥ j ß, ftruthii ℥ j ß, ftyracis ℥ ij, thymi
℥ viij, feminis rutae filveftris ℥ viij, abrotoni ℥ viij, ari-
ftolochiae clematitidis, fulfuris vivi, ammoniaci thymiama-
tis, fingulorum ℥ viij, cum acri aceto ad cerati craffitudi-

Ed. Chart. XIII. [558.]   **Ed. Baf. II. (273.)**

δίδου κυάμου Αἰγυπτίου μέγεθος ἐν ὕδατος κυάθοις τρισί.
πρὸς ὀρθόπνοιαν ὡς Ἀπολλώνιος. 2μ σκίλλης μέρος α΄. θείου
ἀπύρου, ἀσφάλτου ἀνὰ μέρος α΄. ἡ δόσις τριώβολον ἐν ὀξυ-
μέλιτι. πρὸς ὀρθόπνοιαν παρὰ Σωσικράτους. 2μ ὀποπάνακος
◁ α΄. σμύρνης ◁ α΄. πεπέρεως κόκκους μ΄. πηγάνου δεσμί-
διον, ὅσον τοῖς δυσὶ δακτύλοις, ποιήσας λεῖα ἀνάπλαττε κα-
ταπότια εἴκοσι καὶ δίδου πρωῒ ἓν καὶ δείλης ἕν, πυρέσσου-
σιν ἐν ὕδατος κυάθοις δυσὶν, ἀπυρέτοις μετ᾽ οἴνου. πρὸς
ὀρθόπνοιαν Ἀνδρονίκου. 2μ θείου ἀπύρου τριώβολον, ἀμ-
μωνιακοῦ θυμιάματος ◁ α΄. ἀνίσου, σμύρνης, καστορίου ἀνὰ
◁ α΄. κυμίνου Αἰθιοπικοῦ ◁ α΄. μεθ᾽ ὕδατος ἀνάπλασσε
τροχίσκους ἀνὰ γράμματα τρία ἢ τέσσαρα, εἰς κοίτην δίδου
μεθ᾽ ὕδατος κυάθων β΄. πρὸς ὀρθοπνοϊκοὺς, βηχικοὺς, περι-
πνευμονικοὺς, φθισικευομένους, δυσπνοοῦντας, ἡπατικοὺς,
ὡς Εὐγένειος. 2μ κρόκου ◁ η΄. μίσυος ◁ δ΄. δαφνίδων ◁ β΄.
πεπέρεως λευκοῦ καὶ μακροῦ ἀνὰ ◁ α΄. ὀπίου ◁ γ΄. κόστου
τριώβολον, τερμινθίνης ὀβολοὺς ε΄. χαλβάνης τριώβολον, γλυ-
κείας χυλοῦ ὀβολοὺς δύο κόμμεως ὀβολὸν α΄. μέλιτος λίτραν S΄΄.

nem redige, praebe fabae Aegyptiae magnitudine ex aquae
cyath. iij. *Ad orthopnoeas, ut Apollonius.* 2μ Scillae par-
tem unam, fulfuris vivi, bituminis, fingulorum partem unam.
Dantur oboli tres in aceto mulfo. *Ad orthopnoeam, So-
ficratis.* 2μ Opopanacis ℨ j, myrrhae ℨ j, piperis grana xl,
rutae fafciculum quantus duobus digitis apprehendi poteft,
ex tritis catapotia xx formato. Dato mane, itemque vefperi
unum, febricilantibus in aquae cyathis duobus, aliis ex vino.
Ad orthopnoeam, Andronici. 2μ Sulfuris vivi obol. iij,
ammoniaci thymiamatis ℨ j, anifi, myrrhae, caftorii, fingu-
lorum ℨ j, cumini Aethiopici ℨ j, cum aqua paftillos cogito
fcrupulorum trium aut quatuor. Dato ad noctem ex aquae
cyathis duobus. *Ad orthopnoicos, tuffientes, peripneumoni-
cos, tabefcentes, aegre fpirantes, hepaticos, ut Eugenius.*
2μ Croci ℨ viij, mifyos ℨ iiij, baccarum lauri ℨ ij, piperis
albi et longi, utriusque ℨ j, opii ℨ iij, cofti obol. iij, terebin-
thinae obol. v, galbani obol. iij, fucci radicis dulcis obol. ij,
gummi obol. j, mellis lib. dimidiam. Dato cochleare unum

Ed. Chart. XIII. [558]   Ed. Baf. II. (273.)

δίδου κοχλιάριον ἓν μεθ᾿ ὕδατος κυάθων δυοῖν ἢ τριῶν·
ἐὰν δὲ ἐπείγῃ, καὶ πρὸ τροφῆς καὶ μετὰ τροφήν. πρὸς ὀρ-
θοπνοϊκοὺς Οὐάλεντος 2μ ὀποπάνακος ⪤ β΄. κολοκυνθίδος
σαρκὸς ⪤ α΄. ἡ τελεία δόσις ἔστω αὕτη. ἄλλη Ὀνήτρου. 2μ
καστορίου ⪤ α΄. ἀμμωνιακοῦ θυμιάματος ⪤ β΄. τούτου τὸ
ἥμισυ διδόσθω μετὰ μελικράτου. πρὸς δύσπνοιαν τὸ τοῦ
Ποδανίτου. 2μ νάπυος ⪤ α΄. ἁλὸς ⪤ α΄. νίτρου τριώβολον,
ποιήσας ὀκτὼ καταπότια, δίδου εἰς νύκτα δύο καὶ διαλείπων
ἡμέραν, εἶτα καὶ ἓξ δίδου, ἀναλάμβανε ὕδατι.

cum aquae cyathis duobus aut tribus, fi res urgeat, ante
et poſt cibum. *Ad orthopnoicos Valentis.* Opopanacis ℥ ij,
carnis colocynthidis ℥ j. Tantum datur ad fummum. *Aliud
Onetri.* 2μ Caſtorii ℥ j, ammoniaci thymiamatis ℥ ij. Detur
dimidium ex aqua mulfa. *Ad dyſpnoeam Podanitae.* 2μ
Sinapi ℥ j, falis ℥ j, nitri obol. iij. redigito in catapotia viij.
Dato ex his duo ad noctem et intermittens diem, poſtea
etiam fex ocinceps dato, aqua excipe.

ΓΑΛΗΝΟΥ ΠΕΡΙ ΣΥΝΘΕΣΕΩΣ ΦΑΡΜΑΚΩΝ ΤΩΝ ΚΑΤΑ ΤΟΠΟΥΣ ΒΙΒΛΙΟΝ Θ.

Ed. Chart. XIII. [559.]   Ed. Baf. II. (273.)

Κεφ. α'. Ὅπερ ἀεὶ λέγω καὶ νῦν ἐρῶ, πεπεισμένος ὅτι χαλεπώτατόν ἐστι μεταστῆναι πρὸς τὴν ἀλήθειαν τοὺς φθάσαντας αἱρέσει δουλεύειν. ὅσοι δὲ συνετοί τε ἅμα καὶ ἀληθείας ὄντως φίλοι, τούτους ἐλπίζω φυλάξειν τὰ παρὰ τῆς φύσεως ἡμῖν δοθέντα κριτήρια τῶν κατὰ τὸν βίον πράξεων, ἐμπειρίαν καὶ λόγον, ἐπ' ἐνίων μὲν ἴσον ἑκάτερον συντελοῦν εἰς τὴν τέχνην, ἐπ' ἐνίων δὲ πλέον θατέρου θά

GALENI DE COMPOSITIONE MEDICAMENTORVM SECVNDVM LOCOS LIBER VIII.

Cap. I. Quod femper dico etiam nunc proloquar, nimirum perfuafum me habere quod difficillimum fit ad veritatem revocare eos qui fectae alicujus fervituti fefe addixerunt. Verum qui prudentes funt fimulque veritatem fincere amant, eos fpero cuftodituros effe ea quae veluti judicandi inftrumenta nobis a natura data funt ad actionum vitae cognitionem, experientiam dico et rationem. Quae quidem utraque ex aequo quibusdam conferunt ad

τερον, ἀεὶ μέντοι πρὸς τὸ τέλεον ἑκατέρου δεόμενον, οὕτω
ποιήσομαι τὸν λόγον· αἱ γάρ τοι ψευδεῖς δόξαι, προκατα-
λαμβάνουσαι τὰς ψυχὰς τῶν ἀνθρώπων, οὐ μόνον κωφοὺς,
ἀλλὰ καὶ τυφλοὺς ἐργάζονται τῶν τοῖς ἄλλοις ἐναργῶς ὁρω-
μένων. ὅπερ οὐχ ἥκιστα καὶ περὶ τῶν κατὰ τὸ στόμα τῆς
κοιλίας παθῶν ἐστι, καὶ μάλισθ᾽ ὅταν φλεγμαίνῃ. δέονται
γὰρ αὗται καὶ αἱ τοῦ ἥπατος φλεγμοναὶ τῆς τῶν στυφόν-
των παραπλοκῆς. ἐὰν γὰρ ὑπὸ τῆς χαλαστικῆς ἀγωγῆς, ἀμί-
κτου τῆς τονωτικῆς δυνάμεως γενομένης, θεραπεύωνται, κίν-
δυνον ἐπάγονται περὶ τῆς ζωῆς αὐτῆς, καὶ τοῦτο πάντων
μὲν τῶν ἐμπειρικῶν ἰατρῶν ὑπὸ τῆς πείρας δεδιδαγμένων,
πάντων δὲ τῶν δογματικῶν ἐπὶ τῶν ἔργων τῆς τέχνης φυ-
λαττόντων, οὐκ ὀλίγοι τῶν νῦν μεθοδικῶν, [560] οὐ γὰρ
δὴ πάντες γε, μυρίοις μὲν αὐτοὶ στομαχικοῖς συγκοπῆς αἴτιοι
γεγόνασιν, ἅπαντας δὲ τοὺς ἡπατικοὺς ἀναιροῦσιν· οὐδένα
γὰρ εἶδον ἐγὼ σωθέντα τῶν εἰς τοιοῦτον ἰατρὸν ἐμπεσόν-
των. τινὲς δὲ αὐτῶν ὀλίγοι μὲν καταντλοῦσιν ἐλαίῳ, κόμην

artem, quibusdam vero alterum altero amplius, et tamen
tanquam femper ad perfectionem alterum altero opus ha-
beat.   Sic fane ad refiduum fermonis et doctrinae hujus
abfolvendum progrediar.   Falfae etenim opiniones animas
hominum praeoccupantes non folum furdos, fed et caecos
faciunt, ita ut videre nequeant quae aliis confpicue appa-
reant. Quod ipfum vel maxime circa affectiones oris ven-
tris videre contingit, praefertim quum fuerit inflammatum.
Ejus enim itemque jecinoris inflammationes aftringentium
complexu opus habent, fi namque per laxatorium medica-
tionis ductum citra admixtionem facultatis robur addentis
curentur, periculum incurrunt de ipfa vita.   Atque hoc
ipfum quum omnes empirici medici per experientiam edocti
fint et omnes dogmatici in ipfis artis operibus obfervent,
non pauci tamen hujus temporis methodici, neque enim
de omnibus dico, innumeros quidem ftomachicos ipfi in
animi deliquium inducunt, omnes vero hepaticos occidunt,
nullum enim ego vidi fervatum ex iis, qui in ejusmodi
medicum inciderunt.   Quidam tamen ex ipfis quamquam

Ed. Chart. XIII. [560.]   Ed. Baf. II. (273.)

ἐναποξεννύντες ἀψινθίου καὶ ναρδίνῳ μύρῳ βρέξαντες, ἔριον
ἐπιδέουσιν. ἔνιοι δὲ καὶ μαστίχης Χίας μιγνύουσιν ἢ ἀλόης,
ἢ μήλινον ἀντὶ νάρδου παραλαμβάνουσιν. ἐπὶ δὲ τῶν πλου-
σίων γυναικῶν καὶ τὸ καλούμενον ὑπ᾽ αὐτῶν φουλίατον καὶ
σπικάτον προσφέρουσι, καὶ ταῦτα ποιοῦντες οἴονται τὴν χα-
λαστικὴν ἀγωγὴν φυλάττειν, τοσοῦτον αὐτοῖς παρίεστιν
ἐμπειρίας φαρμάκων δυνάμεως. εὐξαίμην ἂν πάντας οὕτως
ἀμαθεῖς εἶναι μᾶλλον ἢ γινώσκοντας τὰ στύφοντα φυλάτ-
τεσθαι τὴν χρῆσιν αὐτῶν. ὅσα μὲν οὖν ἐν ἐπιβροχαῖς τε καὶ
καταπλάσμασι τῶν στυφόντων μίγνυται τοῖς ἧπαρ ἢ στόμα
γαστρὸς ἀλγοῦσιν, ὃ δὴ καὶ στόμαχον καλοῦσιν, οὐ τοῦ
παρόντος λόγου διελθεῖν· ὅσα δὲ ἐν φαρμάκοις ἐμπλαστοῖς
καὶ κηρωτοειδέσιν ἔξωθεν ἐπιτιθεμένοις, ὅσα τε ἐν τοῖς κα-
ταπινομένοις ἐστὶ χρήσιμα, ταῦτα δηλώσω, τὰ τῶν φλεγμαι-
νόντων πρῶτα γράψας, ἐπειδὴ καὶ μάλιστα κινδυνεύουσιν
ἐπ᾽ αὐτοῖς οἱ κάμνοντες. κηρωτὴ μὲν οὖν, ᾗ συνεχῶς
χρῶμαι, δι᾽ ἀλόης καὶ μαστίχης καὶ κηροῦ Ποντικοῦ τοῦ

panci oleo eos fovent, in quo abfinthii coma eft fervefacta
et lanam nardino unguento imbutam obligant. Quidam vero
etiam maflichen Chiam aut aloën admifcent aut atiam pro
nardino melinum adhibent. In divitibus vero mulierculis
foliatum et fpicatum ab eisdem appellata unguenta admo-
vent, atque quum haec faciunt, laxatorium ductum fe fer-
vare putant, tantum fcilicet habent experimenti facultatis
medicamentorum. Malim autem ego omnes fic indoctos effe,
quam quod aftringentia quae fint fciant, ufum tamen ipfo-
rum vitent. Quaecunque igitur aftringentia in fomenta et
cataplasmata mifceantur in hepatis aut oris ventris, quod
fane et ftomachum vocant, affectionibus non eft praefentis
fermonis explicare. Quaecunque vero in emplaftra et cera-
tiformia medicamenta, quae forinfecus imponuntur, com-
moda funt et quaecunque utiliter devorantur, haec ipfa in-
dicabo ea, quae inflammatis profunt, primum tradendo,
quandoquidem etiam in ipfis aegri maxime periclitantur.
Ceratum igitur, quo affidue utor, ex aloë et maftiche et

ΤΩΝ ΚΑΤΑ ΤΟΠΟΥΣ ΒΙΒΛΙΟΝ Θ. 119

Ed. Chart. XIII. [560.]   Ed. Baf. II. (273)

πικροῦ καὶ ναρδίνου μύρου. συντίθεται δὲ χειμῶνος μὲν
εἰς ◁ ή τοῦ κηροῦ γο α΄. μετρικῆς Ῥωμαϊκῆς ἐμβαλλο-
μένης τοῦ ναρδίνου μύρου, θέρους δὲ εἰς ζ΄. κατὰ τὴν ἀνα-
λογίαν τοῦ μύρου. κάλλιστον δὲ εἶναι χρὴ τὸ μύρον, ὁποῖον
ἔμπροσθεν μὲν ἐν Λαοδικείᾳ τῆς Ἀσίας ἐσκευάζετο μόνῃ,
νυνὶ δὲ καὶ κατὰ πολλὰς ἄλλας Ἀσιανὰς πόλεις ὁμοίως
συντίθεται. κηρὸς δὲ, εἰ μὴ Ποντικὸς ὁ πικρὸς εὐποροῖτό σοι,
τὸν γοῦν ἄλλον Ποντικὸν ἔμβαλλε, κἀκείνου μὴ παρόντος,
τὸν καλούμενον Τυῤῥηνικόν. ἂν δὲ μηδ᾽ οὗτος παρῇ, τῶν
ἄλλων τινὰ τῶν εὐωδῶν καὶ λιπαρῶν. εἰ δὲ μηδὲ τοιοῦτον
ἔχοις, τὸν εὐπορηθέντα σοι κηρὸν πλύνας ἔμβαλλε· τήκεσθω
δὲ ἐν ἀγγείῳ διπλῷ, κἄπειτα ψυχθεῖσαν τὴν κηρωτὴν ξύων
μίγνυε λελειωμένοις ἀκριβῶς τῇ τε ἀλόῃ καὶ τῇ μαστίχῃ.
ἔστω δὲ ἑκατέρου ◁ α΄. καί ποτε καὶ πλεῖον, καὶ μὴ ὥστε
ὑπερβάλλειν μίαν τε καὶ ἡμίσειαν. εἰ δὲ καὶ πλέονος δέοιτο
στύψεως, ἀτονίας οὔσης, ὡς μηδὲ τῆς τροφῆς κρατεῖν, προσ-
μιγνύσθω καὶ ὀμφακίου τὸ ἴσον, ὥστε τῶν τριῶν ἑκάστου

cera Pontica amara atque unguento nardino conflat. Com-
ponitur autem hieme, ad viij drachmas cerae uncia j men-
furali Romana unguenti nardini conjecta, aeftate autem
ad vij eadem unguenti proportione. Optimum autem un-
guentum effe oportet, quale antea quidem in fola Laodicea
Afiae praeparabatur, nunc vero etiam in aliis multis Afia-
nis urbibus fimiliter componitur. Cera fi non Pontica amara
tibi in promptu fit, aliam Ponticam conjice, et neque illa
praefente, eam quae Tyrrhenica appellatur, fi vero neque
haec adfit, aliam aliquam odoratam et pinguem, fi neque
talem habeas, eam quam habere potes lotam adde. Lique-
fiat autem in duplici vafe, atque ita refrigeratum et era-
fum ceratum cum tritis reliquis probe permifce, cum aloë
videlicet et maftiche. Sit autem utriusque drach. j et quan-
doque plus, non tamen ut fefquidrachmam transgrediaris.
Quod fi ampliori opus fit adftrictione, nimirum debilitate
tanta exiftente, ut cibum retinere non poffint, omphacium
pari pondere addatur, ut trium fingulorum drachma fit

δραχμὴν εἶναι μίαν, τῆς ἀλόης λέγω καὶ τῆς μαστίχης μίαν
καὶ τρίτην τοῦ ὀμφακίου. μιγνύσθω δὲ ἐν τῇ σκευασίᾳ τῆς
κηρωτῆς πρῶτον μὲν ὀμφάκιον, εἶθ᾿ οὕτω τὰ ἄλλα τούτοις
ἐνούσθω. μίγνυμι δ᾿ ὥσπερ ὀμφάκιον, οὕτω καὶ ἀψινθίου
χυλόν. ἔστι δ᾿ ὅτε καὶ ἄμφω καὶ τρίτης ἐπ᾿ αὐτοῖς τῆς
ὑποκυστίδος καὶ τετάρτης οἰνάνθης, οὕτω δ᾿ ὀνομάζω τὸ
τῶν ἀγρίων ἀμπέλων ἄνθος ἢ ἐκβλάστημα σὺν τοῖς ἄνθε-
σιν, ἐξ οὗ ταῖς ἡμέραις ἡ σταφυλὴ γίνεται. καὶ μέντοι καὶ
ῥοῦ χυλὸν οὐκ ὀλιγάκις ἔμιξα, καὶ παραύξειν δὲ χρὴ τῆς ναρ-
δίνης κηρωτῆς τὸ πλῆθος, ἀνάλογον τῷ τῶν ἄλλων φαρμά-
κων ἀριθμῷ, ὥστε ἂν τέσσαρες ἐκ τῶν ἄλλων ἀθροίζωνται
δραχμαί, τέσσαρας γο εἶναι τῆς ναρδίνης κηρωτῆς, δύο μὲν
τοῦ κηροῦ, δύο δὲ τῆς νάρδου, τουτέστιν (274) ἐκκαίδεκα
δραχμὰς ἑκατέρου. χρονιζούσης δὲ τῆς φλεγμονῆς καὶ σκλη-
ρυνομένης ἤδη, ποικιλώτερα φάρμακα προσφέρειν χρὴ καὶ
τῶν ἀρωμάτων ἔχοντά τι καὶ τῶν μαλακτικῶν τε καὶ δια-
φορητικῶν φαρμάκων, ὁποῖόν ἐστι καὶ τὸ διὰ τοῦ μελιλώτου
σκευαζόμενον. [561] ἔστι δὲ ἡ σύνθεσις αὐτοῦ πολυειδεστέρα,

una, aloës una, mafliches una et tertia omphacii. Caeterum
in cerati praeparatione primum omphacium mifceatur, de-
inde etiam alia his uniantur. At vero quemadmodum ompha-
cium, fic etiam abfinthii fuccum admifceto, quandoque
etiam ambo, et tertium infuper hypocyftidis et quartum
oenanthes, fic autem appello vitium filveftrium florem aut
germen una cum floribus, ex quo fuccedentibus diebus uva
fit; quin et rhois fuccum non raro admifcui. Sed et cerati
nardini copiam augere oportet juxta proportionem numeri
reliquorum medicamentorum, ita ut fi quatuor drachmae
aliarum]rerum accumulentur, triens fit nardini cerati, fex-
tans quidem cerae, fextans item nardini unguenti, hoc eft
utriusque drach. xvj. Porro fi inveterata fuerit inflammatio
et jam obdurata, magis varia medicamenta adhibere opor-
tet et quae ex aromaticis quippiam habeant ac mollientibus
et difcufforiis, quale eft quod fit ex meliloto. Eft autem
compofitio ipfius multiformis, propterea quod omnibus juxta

διὰ τὸ πᾶσι τοῖς καθ᾽ ὑποχόνδριον φλεγμαίνουσιν ἁρμότ-
τειν, ὑπαλλαττόμενον οὐ μεγάλαις διαφοραῖς, ὥστε τὴν μέν
τινα σκευασίαν αὐτοῦ τοῖς περὶ ἧπαρ εἶναι χρησιμωτέραν,
τὴν δέ τινα τοῖς περὶ τὸν στόμαχον ἢ κοιλίαν ἢ σπλῆνα ἢ
τινα τῶν ἐνταῦθα μυῶν, ἃ κοινῇ γραφῇ περιείληπται πάντα
κατὰ τὰς τῶν μαλαγμάτων συνθέσεις. ἐν δὲ τῷ παρόντι τὰ
γεγραμμένα τοῖς πρὸ ἐμοῦ πρὸς ἁπάσας τὰς περὶ τὸν στό-
μαχον διαθέσεις, οὐ διὰ τῆς ἔξωθεν ἐπιθέσεως τῶν φαρμά-
κων μόνον, ἀλλὰ καὶ διὰ πόσεως ὠφελοῦντα γραφήσεται
πάντα. τινὰ δὲ αὐτῶν ἐστι κοινὰ καὶ τοῖς κατὰ τὴν γα-
στέρα πάθεσιν.

Εἴρηται πολλάκις ὡς τὸ τῆς γαστρὸς στόμα καλεῖν
ἔθος ἐστὶ τοῖς ἰατροῖς ὥσπερ καρδίαν, οὕτω καὶ στόμαχον.
ἀλλὰ πάλαι μὲν ἦν συνηθέστερον τὸ τῆς καρδίας ὄνομα,
νυνὶ δὲ ἀπ᾽ ἐκείνου μὲν ἔτι διαμένει τὸ καρδιώσσειν καὶ ἡ
καρδιαλγία, τὸ δὲ μόριον αὐτὸ στόμαχον ὀνομάζουσιν ὁμω-
νύμως τῷ καταφέροντι τὴν τροφὴν ἐκ τοῦ στόματος εἰς αὐ-
τήν. γεγράφασιν οὖν οἱ πρὸ ἡμῶν φάρμακα πρὸς τὰς ἐν

praecordia inflammatis convenit, non magnis adeo differen-
tiis evarians, ita ut aliqua ipfis praeparatio inflammato he-
pati fit commodior, alia ftomacho aut alvo aut fpleni aut
quibusdam iftius loci mufculis, quae omnes communi de-
fcriptione comprehenfae funt in malagmatum compofitioni·
bus. Verum in praefenti loco ea, quae prioribus medicis
ad omnes ftomachi affectus fcripta funt, et non folum fo-
rinfecus impofita, fed etiam in potu accepta auxiliantur,
omnia confcribentur, quaedam vero ex ipfis communia funt
etiam affectionibus ventris.

Saepenumero jam dictum eft quod medici in more
habent os ventris veluti cor, fic etiam ftomachum appel-
lare; verum quondam frequentior cordis appellatio erat,
nunc autem ab ea adhuc reftant, *corde dolere et cordis
dolor,* quibus vocibus non cordis, fed oris ventris dolores
fignificantur. Partem autem ipfam ftomachum vocant aequi-
voce cum illa parte, quae cibum ex ore in ipfam defert.
Scripferunt igitur priores medici medicamenta ad affectus

Ed. Chart. XIII. [561.]　　　　　Ed. Baf. II. (274.)

αὐτῷ διαθέσεις, ὥσπερ τὰς ἄλλας, οὕτω καὶ τὰς ὀνομαζο-
μένας αὐτοῖς ἀνατροπάς· ἐοίκασι δ᾽ οὕτω καλεῖν τάς τε
ἀνορεξίας καὶ τὰς ναυτιώδεις διαθέσεις, ἐφ᾽ αἷς ἐνίοτε μὲν
συμβαίνουσιν ἔμετοι, γίνονται δὲ καὶ δήξεις ἐν αὐτῷ τινες,
ὥσπερ βουλιμιώδεις τε καὶ ἀσώδεις διαθέσεις, ἐφ᾽ ὧν ἀπα-
σῶν κοινὴ μέν τις ἡ τῶν στυφόντων φαρμάκων εὕρηται
χρῆσις. ἐπιμέμικται δ᾽ αὐτῶν τοῖς πλείστοις τὰ θερμαίνοντα
καὶ ξηραίνοντα. γίνονται δὲ καὶ αἱ ἄλλαι διαθέσεις σπανι-
ώτεραι τῶν ὑγραινόντων ἢ ψυχόντων ἢ ἀμφοτέρων ἅμα
δεόμεναι φαρμάκων. τοῖς δὲ ἐκ πείρας ἄνευ λογικῆς μεθό-
δου τὰ βοηθήματα εὑρίσκουσιν, εἰκότως τὰ πολλάκις ὠφε-
λήσαντα, μνημονεύεταί τε καὶ εἰς χρῆσιν ἄγεται. τῶν γὰρ
πλειστάκις ὡσαύτως ἑωραμένων τήρησίν τε καὶ μνήμην εἶναί
φασι τὴν ἑαυτῶν ἐμπειρίαν. ὥσπερ δὲ ἐν τῷ στόματι τῆς
κοιλίας, οὕτω καὶ κατ᾽ αὐτὴν ὅλην ἕκαστόν τε τῶν ἐντέρων
καὶ συνελόντι φάναι κατὰ πᾶν μόριον τοῦ σώματος αἱ αὐ-
ταὶ δυσκρασίαι γινόμεναι τὰς ἐνεργείας τῶν ὁμοιομερῶν

in ipſo, quum alias tum ſubverſiones ab ipſis appellatas,
videntur autem ſic vocare tum appetitus perditionem tum
nauſeoſas diſpoſitiones, in quibus aliquando quidem vomi-
tus contingunt. Fiunt autem et morſus quidam in ipſo,
quemadmodum etiam magnae famis et anxiae affectiones.
In quibus omnibus communis quidam aſtringentium medi-
camentorum uſus inventus eſt, admixta autem ſunt pleris-
que ipſorum calefacientia et reſiccantia. Fiunt et aliae af-
fectiones rariores, humectantibus aut refrigerantibus aut
utrisque ſimul opus habentes. Caeterum qui ab experientia
citra rationalem methodum auxilia inveniunt merito ea,
quae ſaepe juverunt, in memoriam revocant et in uſum
convertunt, eorum enim, quae ſaepe eodem modo facere
viſa ſunt, obſervationem et memoriam ſuam ipſorum ex-
perientiam eſſe ajunt. Quemadmodum autem in ore ven-
tris, ſic etiam circa ipſum totum ſingulaque inteſtina et,
ut comprehenſim dicam, circa omnem corporis partem, eae-
dem intemperaturae obortae actiones ſimilarium partium

βλάπτουσιν, ἃς εἰ μή τις πεισθείη τὰ νοσήματα αὐτῶν, οὐδὲ
ἂν ἀσκήσειε τὴν διάγνωσιν. ἀγνοήσας δὲ αὐτὴν οὐδὲ τὴν
θεραπείαν εὑρήσει. ἔχουσι δ᾽ οὐκ ὀλίγον στοχασμὸν αἱ δια-
γνώσεις τῶν ἐν τῷ βάθει τοῦ σώματος συνισταμένων δια-
θέσεων, διὸ καὶ χρησιμώτατόν ἐστι τῆς ἰατρικῆς τέχνης μό-
ριον τὸ διαγνωστικὸν τῶν τοιούτων διαθέσεων, ἃς οὐδ᾽
ὅτι πρῶταί τε καὶ μέγισταί εἰσι γινώσκουσιν οἱ πολλοὶ τῶν
ἰατρῶν, ὥστε εἰκότως οὔτε διάγνωσιν αὐτῶν οὔτε θεραπείαν
ἐζήτησαν. ἀναγκάζονται τοίνυν, εἰ καὶ δογματικοὶ τύχοιεν
ὄντες, τὰς λογικὰς μεθόδους ἐπὶ τὴν ἐμπειρίαν ἀφικνεῖσθαι
μόνην, ὥστε θαυμάζειν, ὅταν ἄνευ πυρετοῦ καὶ φλεγμονῆς
ἀποστήματός τε καὶ ἑλκώσεως ἀσθενῶς τινος πέπτοντος ἢ
μηδ᾽ ὅλως πέπτοντος ἐπαγγειλάμενοι θεραπείαν εὑρεῖν ζη-
τῶσιν εἰ τῇ τρίψει τῶν σιτίων ἡ πέψις γίνεται, κᾄπειτα ὡς
μέγιστον τοῦτο εὑρηκότες εὔτριπτα διδόασιν αὐτὰ τὰ ἐδέ-
σματα, μηδὲ τὸ προχειρότατον ἐννοοῦντες, ὃ καὶ τῶν ἰδιω-
τῶν ἰατρικῆς, ἄλλως δὲ συνετῶν ὄντων ἀνδρῶν, ἤρετό μέ τις

offendunt, quas fi quis non effe morbos ipfarum credet,
nihil circa cognitionem efficiet, qua ignorata neque cura-
tionem inveniet. Habent autem non modicam conjecturam
cognitiones ipfae affectuum in profundo corporis confiften-
tium, et ob id utiliffima medicae artis pars eft quae co-
gnitionem docet ejusmodi affectionum, quas neque quod
primae et maximae funt plerique ex vulgo medici fciunt,
quare merito neque cognitionem ipfam, neque curationem
inveftigarunt. Coguntur igitur etiam fi dogmatici fint, in
rationalibus methodis ad folam experientiam pervenire, ut
jufte miremur quod, quum absque febre et inflammatione
abfceffuque et ulceratione quispiam debiliter concoquat aut
penitus non concoquat, promiffione facta fe inventuros cu-
rationem, quaerant an contritione ciborum concoctio fiat,
et deinde ubi hoc ut maximum invenerint, edulia, quae fa-
cile conterantur, exhibent, neque quod promptiffimum eft
intelligentes, quod etiam quispiam rei medicae rudis, alias
autem prudens vir, me interrogavit, quomodo prodeft fcire

ὅπως χρήσιμόν ἐστι τὸ γνῶναι τῇ τρίψει τὴν πέψιν γίνε-
σθαι πρὸς τὸ τὴν διάθεσιν ἐξιάσασθαι τῆς γαστρὸς, καθ᾽
ἣν ἀτονεῖ πέπτειν τὰ σιτία, [562] πρὸς τῷ μηδὲ θεραπείαν
εἶναι τὴν τῶν εὐτρίπτων προσφορὰν, ἀλλὰ μόνον ἔκκλισιν
τῆς βλάβης, ὥσπερ καὶ τὴν ὀλιγοσιτίαν τε καὶ ἀσιτίαν.
ὥσπερ γὰρ ὁ ἀσιτήσας οὐκ ἀπεπτεῖ μὲν, οὐ μὴν ἐθεραπεύθη
τὴν διάθεσιν, οὕτως οὐδ᾽ ὁ τὰ μηδ᾽ ὅλως δεόμενα τρίψεως
προσαράμενος, ὁποῖόν ἐστι τὸ γάλα καὶ ὁ τῆς πτισάνης χυ-
λὸς καὶ τὰ διὰ τοῦ χόνδρου ῥοφήματα. ταῦτα μὲν οὖν ἐν
τοῖς τῆς θεραπευτικῆς μεθόδου γράμμασιν αὐτάρκως λέλε-
κται, καὶ δῆλον ὅτι τοῖς ἐν ἐκείνοις γεγυμνασμένοις ἡ νῦν
ἐνεστῶσα διδασκαλία χρήσιμος ὑπάρχει. καθάπερ δὲ ἐπὶ τῶν
ἄλλων, ὡς ἔμπροσθεν εἶπον, ἀναμιμνήσκων ἕκαστα τῶν ἐν
ἐκείνῃ μοι προδεδειγμένων κεφαλαίων ἐπὶ τὴν περὶ τῶν φαρ-
μάκων σύνθεσιν ἠρχόμην, οὕτω καὶ νῦν ποιήσω.

　　Δυσκρασιῶν οὐσῶν ὀκτὼ καθ᾽ ἕκαστον τῶν μορίων, καὶ
τούτων ἁπασῶν γινομένων ἢ κατὰ ψιλὰς καὶ μόνας τὰς

per contritionem ciborum fieri concoctionem ad hoc, ut
quis affectionem ventris fanet, in qua debilitatur ad con-
coctionem ciborum? quum non per exhibitionem alimen-
torum, quae facile conterantur, curatio fiat, fed laefio tan-
tum evitetur velut etiam per paucum alimentum ac ine-
diam. Quemadmodum enim qui inediam perfert, in conco-
ctionis quidem debilitatem non incurrit, non tamen ab af-
fectu hoc modo curatur, fic neque qui in cibo accipit ea,
quae in totum nulla contritione opus habent, quale eft lac,
ptifanae fuccus et forbitiones ex alica. Haec quidem igitur
in libris de curandi methodo fufficienter tradita funt, et
non obfcurum eft praefentem doctrinam utilem effe iis,
qui fe in illis praeexercuerunt. Quemadmodum autem in
aliis, quae prius tradidi, revocatis in memoriam fingulis
illic mihi praemonftratis capitibus, ad medicamentorum
compofitionem progreffus fum, fic etiam nunc faciam.

　　Quum octo fint in fingulis partibus corporis intem-
peraturae, atque hae omnes aut circa folas nudas qualitates,

ποιότητας, ἢ καὶ μετά τινος χυμοῦ, τὴν μὲν κατὰ ξηρότητα
δυσκρασίαν ὑγραίνειν χρὴ, τὴν δὲ καθ᾽ ὑγρότητα ξηραίνειν,
οὕτω δὲ καὶ τὴν κατὰ θερμότητα ψύχειν, τὴν δὲ κατὰ ψύ-
ξιν θερμαίνειν χρή. ὁμοίως δὲ καὶ τὰς συνθέτους δυσκρα-
σίας ἤτοι θερμαίνειν καὶ ξηραίνειν ἢ ὑγραίνειν καὶ θερμαί-
νειν ἢ ψύχειν καὶ ὑγραίνειν ἢ ξηραίνειν καὶ ψύχειν. ἐπεὶ δὲ,
ὡς ἔφην, αἱ πλεῖσται δυσκρασίαι τοῖς ἀνθρώποις ἐκ περι-
ουσίας ὑγρῶν μᾶλλον ἢ ἐνδείας γίνονται, τὰ ξηραίνοντα φάρ-
μακα τοὺς πολλοὺς ὀνίνησι μᾶλλον. ἐπὶ δὲ τῶν ξηραινόν-
των τὰ μὲν στύφει, συνάγοντα καὶ στύφοντα τὴν τῶν ὁμι-
λούντων οὐσίαν, τὰ δὲ διαφοροῦντα, κἂν τούτῳ διαλύοντα
τὴν οὐσίαν αὐτῶν, διὰ τοῦτο πλείους εἰσὶν οἱ τῶν στυφόν-
των δεόμενοι. ἀλλ᾽ ἐὰν μετὰ ψύξεως ἡ ὑγρὰ δυσκρασία γέ-
νηται, βλάπτονται διὰ τῶν στυφόντων μόνων θεραπευόμενοι
ψυχρῶν ὄντων ταῖς δυνάμεσιν. εἰκότως οὖν τὰ πλεῖστα τῶν
διὰ πείρας εὑρημένων φαρμάκων ἐκ μικτῆς ὕλης σύγκειται,
στυφούσης τε καὶ θερμαινούσης. γνωρίσεις δὲ αὐτῶν τὴν

aut cum alicujus humoris complexu fiant, intemperiem qui-
dem ficcam humectare oportet, humidam autem ficcare, fic
et calidam refrigerare, frigidam calefacere, fimiliter vero
etiam compofitas intemperaturas aut calefacere et ficcare
aut humectare et calefacere aut refrigerare et humectare
aut ficcare et refrigerare oportet. Quando vero, velut dixi,
plurimae intemperaturae hominibus ex redundantia humo-
rum magis quam ex inopia fiunt, medicamenta reficcantia
plerosque magis juvant. At vero quum reficcantia partim
quidem aftringant cogendo ac aftringendo fubftantiam eorum
quae contingunt, partim vero difcutiant et in hoc fubftan-
tiam ipforum diffolvant, ob hoc ipfum fane plures funt,
qui aftringentibus indigent, verum fi humida intemperies
cum frigiditate fiat, laeduntur qui per fola aftringentia cu-
rantur, quae frigidae facultatis exiftunt. Quapropter merito
plurima pharmaca per experientiam inventa ex mixta ma-
teria componuntur, aftringente videlicet et calefaciente. Ve-
rum ipforum differentiam cognofces, fi fimplicium medica-

Ed. Chart. XIII. [562.]   Ed. Baf. II. (274.)

διαφορὰν τῆς τῶν ἁπλῶν φαρμάκων δυνάμεως ἔχων τὴν
μνήμην. εἴρηται γάρ μοι πολλάκις ἤδη μηδένα δύνασθαι λο-
γικῶς τε καὶ κατὰ μέθοδον τοῖς ἐν τῇδε τῇ πραγματείᾳ γε-
γραμμένοις χρήσασθαι χωρὶς τοῦ μεμνῆσθαι τῶν εἰρημένων
ἐν ταῖς πρὸ ταύτης δύο πραγματείαις, τῆς τε τῶν ἁπλῶν
φαρμάκων δυνάμεως καὶ τῆς θεραπευτικῆς μεθόδου. τινὲς
μὲν γὰρ ἄνευ διορισμοῦ τινος ἔγραψαν φάρμακα πρὸς τὰς
τοιαύτας διαθέσεις στομάχου τε καὶ γαστρὸς, ἔνιοι δὲ ἐφή-
ψαντο διορισμῶν τινων ἀπὸ συμπτωμάτων ἅπασι φαινομέ-
νων. ὅπως οὖν καὶ ὑμεῖς εἰδῆτε γνωρίζειν ἑκάστου τῶν διὰ
πείρας εὐδοκιμησάντων φαρμάκων τὰς δυνάμεις, εἰ καὶ μὴ
προσγεγραμμένας εὑρίσκοιτε τὰς διαφορὰς τῶν διαθέσεων
ἐφ' ὧν ἁρμόττουσι, παραγράψω πρώτας μὲν τὰς ὑπ' Ἀν-
δρομάχου γεγραμμένας, εἶτα τὰς ὑπ' Ἀσκληπιάδου καὶ μετὰ
ταύτας, ἐὰν δόξῃ, καὶ ἄλλας τινάς.

Κεφ. β'. [Αἱ ὑπ' Ἀνδρομάχου γεγραμμέναι στομαχι-
καὶ δυνάμεις.] Προγράψας Ἀνδρόμαχος, στομαχικαὶ, μετὰ τὴν
προγραφὴν τήνδε οὕτως ἤρξατο. πρὸς στομαχικοὺς ἱερὰ, ἢ

mentorum facultatem memoria tenueris. Dictum enim jam
mihi faepe eft, neminem poffe rationabiliter et fecundum
methodum uti his, quae in hoc opere confcripta funt, fi
non memoria teneat quae in duobus operibus ante hoc
opus editis prodita funt, de fimplicium medicamentorum
facultate et curandi methodo dico.   Quidam enim absque
difcrimine medicamenta ad ejusmodi affectus ftomachi et
ventris confcripferunt, quidam vero aliqua difcrimina at-
tigerunt a fymptomatis quae omnibus apparent. Quo igi-
tur et vos cognofcere fciatis facultates uniuscujusque me-
dicamenti per experientiam longam approbati, etiam fi non
inveneritis differentias affectionum, in quibus conveniunt,
afcriptas, primum quidem ea quae Andromachus prodidit
afcribam, deinde quae Afclepiades et poft haec, fi ita vi-
debitur etiam alia quaedam.

Cap. II. [Confectones ftomachicae Andromachi.] An-
dromachus poftquam praefcripfit, ftomachicae, poft hanc
praefcriptionem fic aufpicatur. Ad ftomachicos hiera, qua

Ed. Chart. XIII. [562. 563.]   Ed. Baf. II. (274. 275.)

χρῶμαι, κἄπειθ' ἑξῆς ἔγραψε τὴν ὅλην αὐτῆς σύνθεσιν, ὡδί πως ἔχουσαν. ♃ σχοίνου ἄνθους, ξυλοβαλσάμου, [563] μα-
στίχης, (275) κρόκου, νάρδου Ἰνδικῆς, ἀσάρου, κινναμώμου ἀνὰ ⪜ στ'. ἀλόης πεπλυμένης ⪜ ρ'. ὁμοῦ λεάνας ἀποτίθεσο, δίδου νήστει κοχλιάρια β'. οἱ δὲ ἓν, μεθ' ὕδατος ψυχροῦ κυάθων δ'. ἢ θερμοῦ. ταῦτα μὲν οὖν ὁ Ἀνδρόμαχος ἔγρα-
ψεν, οὔτε τίνας ὀνομάζει στομαχικοὺς δηλώσας οὔτε εἰ πᾶ-
σιν αὐτοῖς ἁρμόττει τὸ φάρμακον οὔτ' εἰ πλείοσιν. ἐμοὶ τοί-
νυν ἀναγκαῖον εἰπεῖν, ἐπειδὴ τῶν λεγομένων στομαχικῶν ἔνιοι μὲν ὑπὸ τῆς εἰρημένης ἀρτίως ἱερᾶς ὀνίνανται μεγά-
λως, ἔνιοι δὲ βλάπτονται. οἱ μὲν γὰρ πολλοὶ τῶν ἀνθρώ-
πων τούς τε ἀνορέκτους οὕτω καλοῦσι καὶ ὅσοις μετὰ τὸ προσάρασθαι τὴν τροφὴν τὸ τῆς γαστρὸς στόμα βαρύνεταί τε καὶ θλίβεται καί τινα δύσφορον ἄσην ἔχει. καλοῦσι δ' ὡσαύτως κἀκείνους, οἷς ἐπιγίνεται ναυτία, καὶ μᾶλλόν γε ὅταν εἰς ἔμετον ὁρμήσῃ, καὶ μᾶλλον ἔτι μετὰ τοῦ διαφθεί-
ρεσθαι τὰ σιτία, ποτὲ μὲν ὀξώδη γινόμενα, ποτὲ δὲ καὶ κνι-
σώδη, ποτὲ δὲ καὶ ἄλλην ποιότητα μοχθηρὰν ἐπικτώμενα.

utor, et deinceps totam ejus compofitionem afcribit in hunc modum. ♃ Schoenanthi, xylobalfami, maftiches, croci, nardi Indicae, afari, cinnamomi, fingulorum ℥ vj, aloës lotae ℥ c, fimul trita repone. Praebe jejunis cochlearia duo, alii unum praebent cum aquae frigidae cyathis quatuor aut calidae. Haec quidem Andromachus fcripfit, neque quos ftomachi-
cos nominet oftendens ac declarans, neque an omnibus ipfis hoc medicamentum conveniat an pluribus. Itaque id mihi necefarium eft dicere, quum ex iis, qui ftomachici dicun-
tur, aliqui quidem ftatim magnopere ex praedictae hierae ufu juventur, aliqui vero laedantur. Plerique quidem vulgo homines eos, qui appetentiam perdiderunt ita vocant, et quibus poft acceptum cibum ventris os gravatur atque ap-
primitur et quandam aegre tolerabilem anxietatem habet. Appellant eodem modo etiam illos, quibus naufea contin-
git et maxime fi ad vomitum impellat, et adhuc magis fi fimul cibi corrumpantur, quandoque acidi, quandoque ni-
dorofi facti, quandoque etiam aliam vitiatam qualitatem

128 *ΓΑΛΗΝΟΤ ΠΕΡΙ ΣΥΝΘΕΣΕΩΣ ΦΑΡΜΑΚΩΝ*

Ed. Chart. XIII. [563.]   Ed. Baf. II. (275.)

καὶ τούτων ἁπάντων ἔτι μᾶλλον ἐκείνους στομαχικοὺς ὀνο-
μάζουσιν, ὅσοις ἐρυγαὶ τοιαῦται μετὰ δυσφορίας τινὸς καὶ
ἄσης καὶ ἀνατροπῆς γίνονται, πολλάκις οὐδέπω τροφὴν προσ-
ενεγκαμένοις. κἄν ἐπὶ πλεῖστον δὲ χρόνον ἐν τῷ στόματι
τῆς γαστρὸς διαμένῃ τὰ σιτία βαρύνοντα καὶ μόλις ὑποβι-
βαζόμενα, καὶ τούτους στομαχικοὺς ὀνομάζουσιν. ἑτέρους δὲ
τὴν καλουμένην ὄρεξιν κυνώδη ἴσχοντας, ὡς ἐσθίειν τε πλεῖ-
στα καὶ βαρυνομένους μάλιστα ὀλίγον ὕστερον ἐμεῖν, ὁμοίως
προσαγορεύουσιν, ἄλλους δὲ ἰσχυρῶς ἐκλυομένους, ὅταν ἐπὶ
πλεῖον ἀσιτήσωσι, κἄν μὴ θᾶττον ἐπὶ τὴν τῶν σιτίων ἀφί-
κωνται προσφορὰν, δακνομένους τὸ τῆς γαστρὸς στόμα, κα-
λοῦσιν ὡσαύτως στομαχικούς. αὐτῶν δὲ τούτων ἔνιοι ναυ-
τιώδεις γίνονται ῥᾳδίως, εἰ μὴ θᾶττον προσάροιντο πόμα
καὶ σιτία. κατὰ μέθοδον οὖν λογικὴν ὁ τὰ βοηθήματα εὑ-
ρίσκων ἐπὶ τὴν τῆς διαθέσεως ἀφικνεῖται ζήτησιν, ἧς εὑρη-
θείσης εὐπορήσειν ἐλπίζει τῶν οἰκείων αὐτῇ βοηθημάτων.
ὁ δὲ διὰ μόνης τῆς πείρας ἀθροίζων τὰ βοηθήματα περί-
πτωσίν τε τὴν ἑαυτοῦ περιμένει καὶ τὴν τῶν ἔμπροσθεν ἱστο-

adepti. Et prae his omnibus adhuc magis illos ftomachicos
nominant, quibus ructus ejusmodi cum moleftia quadam et
anxietate ac fubverfione contingunt faepe, quum nondum
cibum acceperunt. Quin etiam fi per plurimum tempus cibi
in ore ventris morentur gravantes et vix defcendentes, hos
itidem ftomachicos appellant. Alios item appetitum caninum
appellatum habentes et ut plurima edant et maxime gra-
vati paulo poft revomant fimiliter vocant. Alios rurfus, qui
fortiter oxolvuntur, ubi diutius inediam pertulerint, et fi
non citius cibum accipiant, in ore ventris morfus perci-
piunt, eodem modo ftomachicos vocant. Horum ipforum
vero aliqui facile naufeoli fiunt, nifi citius potum ac cibum
acceptent. Itaque qui fecundum rationalem methodum au-
xilia inveftigat ad affectus inquifitionem procedit, qua in-
venta abundaturum fe fperat propriis ipfi auxiliis. Qui
vero per folam experientiam auxilia accumulat, ipfe fuam
fortuitam occafionem expectat et a prioribus tradita relegit.

ρίαν ἀναλέγεται. γεγραφότων δὲ αὐτῶν ἀδιορίστως τὰ πλεῖ-
στα, καὶ μέντοι καὶ διαφερομένων ἐν πολλοῖς, εἰκότως καὶ
αὐτὸς ἄλλοτε ἄλλης γίνεται γνώμης, καὶ μᾶλλον ὅταν ὑπ᾽
αὐτῶν τῶν βοηθημάτων ἐνίοτε μὲν ὠφελουμένους ὁρᾷ τοὺς
στομαχικοὺς, ἐνίοτε δὲ βλαπτομένους, καθάπερ ἐπὶ τῆς προκει-
μένης ἱερᾶς, ἣν οἱ νῦν ἰατρεύοντες ἐν Ῥώμῃ σχεδὸν ἅπαν-
τες ὀνομάζουσι πικρὰν, ἐπειδὴ τὸ τῆς ἱερᾶς ὄνομα τῷ διὰ
τῆς κολοκυνθίδος ἐπιφέρειν ἐδικαίωσαν. οἱ δὲ πρὸ ἡμῶν ἰα-
τρεύσαντες ἐν Ῥώμῃ τὰς δύο καλοῦντες ἱερὰς προσέθεσαν
αὐταῖς ἕνεκα διαστολῆς, τῇ μὲν ἑτέρᾳ τὸ διὰ κολοκυνθίδος,
τῇ δ᾽ ἑτέρᾳ τὸ δι᾽ ἀλόης, οὕτω γράφοντες ἱερὰ ἡ διὰ κο-
λοκυνθίδος, ἱερὰ ἡ δι᾽ ἀλόης. ἡ τοίνυν διὰ τῆς ἀλόης ἱερὰ
σκευάζεται διττῶς, ὑπὸ μὲν ἐνίων, ὥσπερ καὶ ἡ τοῦ Ἀν-
δρομάχου πρὸς ἑκατὸν δραχμὰς τῆς ἀλόης, μιγνυμένων ἑκά-
στου τῶν ἄλλων δραχμῶν ἕξ, ὑπὸ δὲ ἐνίων τε οὐχ ἕξ, ἀλλ᾽
ὀκτώ· τινὲς δὲ τῆς ἀλόης εἰς ὀγδοήκοντα δραχμὰς ἕξ τῶν
ἄλλων μιγνύουσιν. οἱ μὲν οὖν πλεῖστοι τὰ μιγνύμενα τῇ
ἀλόῃ φάρμακα τὸν ἀριθμὸν ἕξ καὶ τὸ καλούμενον ἄνθος

Quum vero plurima ab ipſis indefinite prodita ſint et in
plerisque etiam inter ſe differant ac diſſentiant, merito etiam
ipſe alias aliud ſentit, maxime ubi ab ipſis auxiliis ali-
quando quidem juvari ſtomachicos videt, aliquando vero
laedi, quemadmodum in propoſita hiera contingere ſolet,
quam quidem omnes, qui nunc Romae medicantur, picram
i. e. amaram, nominant, quandoquidem hierae appellationem
medicamento ex colocynthide cenſuerint adſcribendam. Ve-
rum qui ante nos Romae medicinam exercuerunt, ambo ea
medicamenta hieras appellarunt et diſtinctionis gratia alteri
ex colocynthide, alteri ex aloë appoſitionem addiderunt
ſic ſcribentes, hiera ex colocynthide, hiera ex aloë. Hiera
itaque ex aloë dupliciter praeparatur ab aliquibus, velut
Andromachus deſcribit, ad centum aloës drachmas ſingulo-
rum aliorum drachmis ſex admixtis, ab aliquibus vero non
ſex, ſed octo.　Quidam vero in octoginta aloës drachmas
ſex aliorum addunt. Plurimi autem ad medicamenta, quae
aloae miſcentur, et ſex numero ſunt, etiam florem junci

σχοίνου, καὶ μέντοι καὶ τὴν ἀλόην αὐτὴν ὁ μὲν Ἀνδρόμα-
χος πεπλυμένην, τῶν δὲ ἄλλων ἔνιοι μὲν οὕτως, ἔνιοι δὲ
ἄπλυτον ἐμβάλλουσιν. ἡμᾶς δὲ νῦν χρὴ γινώσκειν εἰς μὲν
τὴν ὑπαγωγὴν τῆς γαστρὸς ἐπιτηδειοτέραν εἶναι τὴν ἄπλυ-
τον ἀλόην, ἀποτίθεσθαι δὲ τὸ πολὺ τοῦ φαρμακώδους τὴν
πεπλυμένην καὶ ἣν μᾶλλον ἄν τις θαῤῥήσειε δοῦναι τοῖς πυ-
ρέσσουσιν, οὐδὲ τούτοις σφοδρῶς, ἀλλὰ πάνυ βληχρῶς. [564]
ἔνιοι δὲ καὶ τὸ διὰ τῆς ἀπλύτου πολλοῖς τῶν οὕτω πυρεσ-
σόντων δόντες, εἶτα μηδὲν σαφὲς βλάψαντες, ἐπ᾽ ἄλλων με-
γίστης ἐπειράθησαν βλάβης, ἐναντιωτάτη γάρ ἐστιν ἀλόη, κἂν
πλυνθῇ, τοῖς ἄνευ μοχθηρῶν ὑγρῶν κατὰ δυσκρασίαν τὴν
θερμὴν καὶ ξηρὰν ἐνοχλουμένοις. ἐγγὺς δέ τι τούτων καὶ οἱ
κατὰ τὴν ξηρὰν δυσκρασίαν, εἰ μετὰ ψυχρότητος εἴη τὴν βλά-
βην ἴσχουσι. καὶ ὅλως ὅσοι κατὰ τὰς ποιότητας μόνας ἐβλά-
βησάν τι μόριον. αἱ γὰρ ἐπὶ χυμοῦ δυσκρασίαι τῶν κενούν-
των αὐτὰς δέονται φαρμάκων. αἱ δ᾽ ἄνευ τούτων εἰς μα-
ρασμὸν ἀφικνοῦνται πάντως ἐπὶ τῷ διὰ τῆς ἀλόης φαρ-
μάκῳ, ἔνθα τοίνυν ὑγρότης μοχθηρὰ διαβρέχει τοὺς χιτῶνας

odorati apponunt. At vero ipfam aloen Andromachus qui-
dem lotam, aliqui vero ex aliis etiam fic, aliqui vero illo-
tam adjiciunt. Verum noffe operae pretium eft ad ventris
fubductionem illotam aloën aptiorem effe, multum vero de
medicamentoria vi deponere lotam, quam etiam febricitan-
tibus dare aliquis audeat, fi non vehemens, fed valde de-
bilis fit febris. Quidam vero etiam ex illota aloë medica-
mentum multis fic febricitantibus exhibuerunt, deindeque
quum nihil manifefte laefiffent, in aliis rurfus magnam ex-
perti funt cladem. Infeftiffima eft enim aloë etiam lota iis
qui citra vitiatos humores ex intemperie calida et ficca af-
fliguntur. Proximam ab his cladem percipiunt, qui ficcam
intemperiem habent cum frigiditate implicata, et in univer-
fum, qui ex fola qualitate partem aliquam affectam ac lae-
fam habent. Etenim in humoribus intemperaturae medica-
mentis ipfas evacuantibus egent, quae vero absque his con-
fiftunt, penitus in tabem deveniunt ex medicamenti hujus
ex aloë conftantis ufu. Itaque ubi humiditate vitiata tuni-

Ed. Chart. XIII. [564.]　　　　　　　　Ed. Baf. II. (275.)

τῆς γαστρὸς, ἡ δι᾽ ἀλόης πικρὰ χρήσιμος, ἐκκαθαίρουσα τὴν
ὑγρότητα. πάντως δὲ τοῖς οὕτω διακειμένοις ὑπάρχει σύμ-
πτωμα ναυτιῶδες ἧττον ἢ μᾶλλον. αὕτη μὲν οὖν ἡ κένω-
σις τοῦ λυποῦντος χυμοῦ διὰ τῆς ἀλόης γίνεται μόνης, κα-
θαρτικὴν ἐχούσης δύναμιν οὐκ ἰσχυρὰν, ἀλλ᾽ ὥστε τὰ μὲν
κατὰ τὴν κοιλίαν ὧν ψαύει δύνασθαι καθαίρειν, κἂν πλείων
ποτὲ δοθῇ, μέχρι τῶν κατὰ τὸ ἧπαρ ἀναβαίνει χωρίων, οὐ
μὴν ὅλου τοῦ σώματός ἐστι καθαρτικὸν ἡ ἀλόη. τῶν μιγνυ-
μένων δ᾽ αὐτῇ μαστίχη μὲν ὡς εὐστόμαχός τε καὶ εὐώδης,
θραῦσαι τὸ φαρμακῶδες τῆς ἀλόης δυναμένη μίγνυται. κιν-
νάμωμον δὲ πρὸς αὐτοῖς ὅτι λεπτομερέστατόν ἐστιν, ὡς ἀνα-
στομοῦν τε ἅμα τοὺς πόρους τῆς γαστρὸς διαῤῥύπτειν τε καὶ
λεπτύνειν εἴ πού τι γλίσχρον ἢ παχὺ τοῖς χυμοῖς ἐπιφέροιτο.
τὰ γὰρ παχέα τῶν ὑγρῶν διὰ τὴν τῆς καθαρτικῆς δυνάμεως
ἀῤῥωστίαν οὐ πέφυκεν ἕλκειν ἡ ἀλόη· διὸ καὶ τῶν χολω-
δῶν τῶν ἐν τῇ γαστρὶ διαθέσεων ἄριστόν ἐστι φάρμακον,
ὡς ἐν ἡμέρᾳ μιᾷ πολλάκις ἰάσασθαι, στομαχικῶς ἐνοχλεῖσθαι
πεπιστευμένους πολλούς. ὠφελεῖ δὲ καὶ ταῦτα καὶ τἄλλα

cae ventris perfunduntur, picra ex aloë utilis eſt expur-
gans humiditatem, omnino autem ſic affectis acceſſio nau-
ſeae plus aut minus adeſt. Evacuatio igitur affligentis hu-
moris per ſolam aloen contingit, quae purgatoriam vim
non fortem habet, ſed ut ea quae circa alvum ſunt, quae
etiam contingit, purgare poſſit. Et ſi aliquando ampliori
pondere exhibeatur, usque ad locos circa hepar confcendit,
non tamen totius corporis purgatoria aloë exiſtit. Caeterum
ex iis, quae ei admiſcentur, maſtiche, ut ſtomacho commoda
et odora et quae medicamentariam aloës vim frangere queat
admiſcetur. Cinnamomum vero his additur, propterea quod
tenuiſſimarum eſt partium, ut aperire ventris meatus poſſit
extergereque ac attenuare, ſi quid viſcoſum aut craſſum in
humoribus feratur, craſſos enim humores ob purgatoriae
facultatis imbecillitatem aloë trahere non poteſt. Quapro-
pter biliofarum ventris affectionum optimum medicamen-
tum eſt, adeo ut in uno die ſaepe multos ſtomacho ita af-
fectos credita ſit perſanaſſe. Juvat autem et hos et alios

πάντα πάθη τα κακόχυμα τὸ κιννάμωμον μιγνύμενον, ἀλ-
λοιωτικὴν ἐπὶ τὸ κατὰ φύσιν ἔχον δύναμιν τῶν μοχθηρῶν
ποιοτήτων. εἰδέναι τοίνυν χρὴ τὰς ἐπὶ χυμοῖς μοχθηροῖς
διαθέσεις κατά τε τὴν γαστέρα καὶ τὸν στόμαχον ὠφελου-
μένας μὲν διὰ τῶν τῆς ἀλόης φαρμάκων, εἰς μεγίστην δὲ
βλάβην ἀφικουμένας ὑπὸ τῶν στυφόντων ἐδεσμάτων τε καὶ
πομι´των καὶ φαρμάκων. ὥσπερ γε πάλιν ἐφ´ ὧν ὑγρότης
πολλὴ καὶ οἷον πλάδος τίς ἐστι κατὰ τὸ πεπονθὸς ἄνευ
κακίας χυμῶν, αὐτῷ μόνῳ τῷ ποσῷ λυποῦσα καὶ οἷον διά-
βροχον ἐργασαμένη τὸ τῆς γαστρὸς σῶμα χρησιμωτάτη τῶν
στυφόντων ἐδεσμάτων τε καὶ πομάτων καὶ φαρμάκων ἡ χρῆ-
σίς ἐστιν, ἐκλύτου καὶ παρέτου γενομένου τηνικαῦτα τοῦ
πεπονθότος, ὁμοίως τοῖς κεχαλασμένοις ἄρθροις, ἐφ´ ὧν καὶ
αὐτῶν ἡ τῶν στυφόντων χρῆσις ἐπανορθοῦται τὴν διάθε-
σιν. ἀλλ´ ἥ γε πικρὰ, περὶ ταύτης γὰρ ἡμῖν ὁ λόγος, ὥσπερ
τὸ κιννάμωμον, οὕτω καὶ τἄλλα τὰ μὲν ὡς εὐστόμαχα, τὰ
δὲ ὡς λεπτομερῆ καὶ ῥύπτοντα λαμβάνει, τῇ μὲν ἰσχύϊ πάμ-

omnes affectus ex vitiatis humoribus ortos cinnamomum
admixtum, utpote quod alterantem habet facultatem vitio-
farum qualitatum in id, quod fecundum naturam habet.
Quare fcire oportet affectiones in humoribus vitiatis circa
ventrem et ftomachum maxime per medicamenta ex aloë
juvari, in maximum vero detrimentum pervenire ex aftrin-
gentium eduliorum, potuum ac medicamentorum ufu, quem-
admodum vice verfa, in quibus humiditas multa et velut
mador quispiam eft circa affectam partem citra vitiatos hu-
mores, qui ipfe fola quantitate et copia affligat et velut
irriguum ventris os reddat, utiliffimus aftringentium edu-
liorum, potuum ac medicamentorum ufus exiftit, languida
nimirum et exoluta tunc reddita affecta particula ad mo-
dum laxatorum articulorum, in quibus ipfis etiam aftrin-
gentium ufus corrigit affectionem. Caeterum piora confe-
ctio, de hac enim nobis fermo eft, velut cinnamomum, fic
etiam alia partim ut ftomacho commoda, partim ut tennium
partium et extergentia affumit, quae robore quidem mul-

Ed. Chart. XIII. [564. 565.]   Ed. Baf. II. (275. 276.)

πολυ κινναμώμου λειπόμενα, τὸ δὲ γένος τῆς δυνάμεως ταὐ-
τὸν ἔχοντα. δευτέραν ἐπὶ τῇ προγεγραμμένῃ συνθέσει ὁ Ἀν-
δρόμαχος κατὰ λέξιν οὕτως ἔγραψεν, ὡς Λάμπων ὁ Πη-
λουσιώτης. ℞ κινναμώμου, καλάμου ἀρωματικοῦ, κασσίας
μελαίνης, ξυλοβαλσάμου, σχοίνου ἄνθους, ἐλάτης ἀνὰ γο γʹ.
οἱ δὲ ἀνὰ γο αʹ. κόψας πάντα ἀδρομερῶς, ἔμβαλλε εἰς χύ-
τραν καινήν, ἐπιβαλὼν ὕδατος ὀμβρίου ξε. γʹ. καὶ ἕψε ἕως
τὸ ἥμισυ (276) λειφθῇ καὶ διηθήσον καὶ λαβὼν ἀλόης Ἰν-
δικῆς λίτραν αʹ. ἐπίχει ὕδατος ὀμβρίου τὸ ἱκανὸν καὶ λέαινε
τοῖς ὑπὸ κύνα καύμασιν ἕως ξηρανθῇ, [565] τούτῳ πρῶ-
τον ἀπογλυκάνας τὴν ἀλόην τό τε ἀπὸ τῶν ἀρωματικῶν
βαλὼν ὕδωρ λέαινε ἐν ἡλίῳ ἄχρι ξηρανθῇ, καὶ λεάνας λεῖα
κατάμισγε ταῦτα, κρόκου, σμύρνης, μαστίχης ἀνὰ γο γʹ. οἱ
δὲ ἀνὰ γο αʹ. συλλεάνας ὁμοῦ πάντα, ἀπόθου ξηρὸν καὶ
χρῶ ποτίσματι πρὸς σπάσματα, ῥήγματα, πληγὰς τῶν ἐντός,
ἐναρχομένους πόνους πλευρῶν καὶ ἐπὶ τῶν πνευματουμένων,
στομάχους ἀλγούντων καὶ βραδυπεπτούντων καὶ αἷμα ἀνα-

tum a cinnamomo deficiunt, idem vero facultatis genus ha-
bent.   Secundam a praefcripta compofitione Andromachus
fic ad verbum tradidit. *Ut Lampon Pelufiota.* ℞ Cinna-
momi, calami aromatici, caffiae nigrae, xylobalfami, floris
junei odorati, palmae elates, fingulorum quadrantem, alii
℥ j, omnia in craffas partes tufa in ollam novam conjice,
et aquae pluviae fextariis tribus infufis donec dimidium
fuperfit coque et excola, et accepta aloes Indicae libra una,
aquam pluviam fufficientem fuperfundito, et fub caniculae
aeftus donec reficcetur terito, atque ubi primum per hanc
aquam aloën ipfam dulcem feceris, poftea eam quae ab aro-
matis excolata eft, aquam affundito et in fole, donec refic-
eetur, terito, indeque trita haec quae fequuntur admifceto,
croci, myrrhae, maftiches, fingulorum quadrantem, alii ℥ j,
conterito fimul omnia et ficca reponito, atque in potioni-
bus ad convulfa, rupta, plagas internarum partium inci-
pientes laterum dolores utitor, item ad inflatos, dolentes
ftomachum, tarde coneoquentes, rejicientes fanguinem et

Ed. Chart. XIII. [565]   Ed. Baf. II. (276.)

γόντων καὶ ἰσχιαδικῶν τὴν τελείαν δόσιν δίδου ἐν ὕδατος
κυάθῳ ἑνὶ ὀβολὸν α΄. οἷς δὲ ὀβολοὺς δύο, τοῖς δὲ ἄλλοις
πρὸς δύναμιν. ἐπὶ δὲ τῶν τραυμάτων καὶ φλεγμονῶν διηθὲν,
ὀξυμέλιτος πάχος ἐπιτεθειμένον. ἐπὶ δὲ τῶν ἐν ὀφθαλμοῖς
φλεγμονῶν χυλῷ ἡδυόσμου ἢ καλαμίνθης ἢ στρύχνου ἤ τινος
τῶν ὁμοίων. ἐπὶ δὲ τῶν ἐν δακτυλίῳ φλεγμονῶν ἐν ῥοδίνῳ
ἢ οἴνῳ Ἀμιναίῳ. χρῶ δὲ καὶ ἐπὶ παρωνυχιῶν ξηρῷ, ἐπάνω
μοτῶν σὺν ῥοδίνῳ καὶ πρὸς αἱμορῥαγίας καὶ ξηρὸν σὺν
ὄξει καὶ πρὸς ἐσχάραν ἐν στόματι, ἐν γλυκεῖ ἀναγαργαριζό-
μενον. τοῦτο τὸ φάρμακον, ὃ τοῦ Πηλουσιώτου Λάμπωνος
εἶναί φησι τῶν πολυχρήστων ἐστὶ, περὶ ὧν εἴρηταί τι καὶ
πρόσθεν, ὡς ἀπολειπόμενα τῶν ἔν τι ποιούντων ἄριστα τῷ
πλήθει τῆς ἐπαγγελίας σπουδάζεται, βουλομένων ἡμῶν ἐν
ἔχειν μᾶλλον ἐπὶ παθῶν εἴκοσιν ἁρμόζον ἢ τοσαῦτα τὸν
ἀριθμὸν ἕτερα βελτίω καθ᾽ ἓν ἕκαστον πάθος ἑνὸς τοῦ
πολυχρήστου. δύναμις δὲ αὐτοῦ, καθ᾽ ἣν ἐπὶ τῶν προειρη-
μένων ἐνεργεῖ, λεπτομερής τε καὶ θερμαίνουσα καὶ τέμνουσα

Ischiadicos. Datur ad fummum obolus j aut duo ex aquae
cyatho uno, reliquis pro viribus praebeto. In vulneribus
et inflammationibus dilutum aceto mulfo uticiter imponi-
tur, in oculorum inflammationibus fucco menthae aut cala-
minthae aut folani aut alicujus confimilis. In podicis in-
flammationibus cum rofaceo aut vino Aminaeo. Utere etiam
in paronychiis ficco fuperne linamento cum rofaceo im-
pofito, et ad fanguinis eruptiones ficco cum aceto, et ad
cruftas in ore ex paffo gargariffandum dato. Hoc medica-
mentum, quod Pelufiotae Lamponis effe ait, ex iis eft quae
ad multos affectus commoda funt, de quibus etiam ante
aliquid dictum eft, quod videlicet deficiant ab iis, quae
unum quoddam optime faciunt ob multitudinem eorum,
quae promittunt. Apparantur autem quum unum habere
viginti affectionibus congruum malumus, quam tot numero
alia, quum tamen ad fingulas affectiones unum aliquod de-
flinatum eo, quod ad plures paratum eft melius exiftat.
Facultas autem ipfius, per quam in praedictis efficax eft,

καὶ διαῤῥύπτουσα καὶ ἀναστομῶσα καὶ διὰ ταῦτα διαφορη-
τικὴ τῶν πλεοναζόντων ἔν τισι μορίοις ἰχώρων τε καὶ χυ-
μῶν, κατὰ τοῦτο δὲ καὶ τοῖς προκειμένοις ἐν τῷ λόγῳ πά-
θεσιν ἁρμόττει διαφοροῦν τοὺς μοχθηροὺς, ὡς ἔφην, ἰχῶ-
ράς τε καὶ χυμοὺς τῶν πεπονθότων μορίων, ὥστε καὶ τὰς
προειρημένας τῆς κοιλίας διαθέσεις, ἐφ᾽ ὧν ἡ πικρὰ κάθαρ-
σιν ἐργάζεται μετρίαν, ἰάσαιτο τῷ ξηραίνειν κατ᾽ ὀλίγον οὐ
τῷ κενοῦν ἀθρόως, ἀμείνων οὖν εἰς τὰς τοιαύτας διαθέσεις
ἡ πρώτη γεγραμμένη πικρά. τρίτον ἐπὶ τοῖς προγεγραμμέ-
νοις ὁ Ἀνδρόμαχος ἔγραψε φάρμακον ὡδί πως.

[Πρὸς στομαχικοὺς καὶ κοιλιακοὺς ὁ πικρὸς τροχίσκος
μαλάσσει κοιλίαν, ποιεῖ καὶ πρὸς ὕπνον καὶ ἔστιν ἐκ τῶν
Ἀφρόδα. ποιεῖ καὶ πρὸς κύστιν καὶ πρὸς τὰ ἐν κώλῳ] ♃
Σελίνου σπέρματος ⟨ στ᾽. ἀνίσου ⟨ στ᾽. πεπέρεως λευκοῦ
⟨ α᾽ S″. καστορίου ⟨ β᾽. σμύρνης ⟨ α᾽ S″. νάρδου Κελ-
τικῆς τοῦ ἄνθους ⟨ α᾽ S″. ὀπίου ⟨ α᾽ S᾽. κινναμώμου
⟨ α᾽ S″. ἀψινθίου κόμης ⟨ γ᾽. ἀλόης τριώβολον, μαστίχης
⟨ α᾽. μεθ᾽ ὕδατος ἀνάπλασσε τροχίσκους τριωβολιαίους ἢ

tenuium partium exiſtit et calefactoria, ſecans, extergens
et aperiens et ob id diſcuſſoria redundantium in quibus-
dam partibus feroforum fuccorum ac humorum. Et pro-
pterea etiam praedictis in ſermone affectibus convenit, dis-
cutiens, ut dixi, vitiofos et ferofos fuccos ac humores af-
fectarum partium, quare etiam praedictas alvi affectiones,
in quibus picra confectio moderatam purgationem operatur,
curaverit per modicam reficcationem, non per coacervatam
evacuationem. Praeſtantior igitur eſt ad hujusmodi affectus
picra compoſitio prima deſcripta. Tertium poſt praedicta
medicamentum Andromachus ſic deſcripſit.

[Ad ſtomachicos et coeliacos paſtillus amarus mol-
lit alvum, facit ad ſomnum. Eſt autem ex libris Aphro-
dae. Facit et ad veſicam et coli affectus.] ♃ Seminis apii
Ʒ vj, aniſi Ʒ vj, piperis albi Ʒ j ß, caſtorii Ʒ ij, myrrhae
Ʒ j ß, nardi Celticae floris Ʒ j ß, opii Ʒ j ß, cinnamomi Ʒ j ß,
comae abfinthii Ʒ ij), aloës obol. iij, maſliches Ʒ j, cum aqua
pallillos formato triobolares aut drachmales et dato cum

ἀνὰ ◁ α΄. καὶ δίδου μεθ᾽ ὕδατος κυάθων γ΄. οὐδ᾽ ἐπὶ τού-
του τοῦ φαρμάκου προσέγραψεν ὁ Ἀνδρόμαχος, ὁποίους
λέγει στομαχικοὺς τούς τι πάσχοντας. ἐκ δὲ τοῦ προσκεῖσθαι
τῇ συνθέσει τὸ ὀπίου ὁ συνθεὶς τὸν τροχίσκον εὔδηλός ἐστιν
ἐστοχασμένος τοῦ ξηραντικόν τε ἅμα καὶ ἀνώδυνον ἐργάσα-
σθαι τὸ φάρμακον, ὕπνον τέ τινα φέρον, οὐ μὴν πρὸς μίαν
γε τῶν εἰρημένων διαθέσεων ἀγωνιστικῶς ἱστάμενος, ἐκκό-
ψαι διὰ ταχέων αὐτήν. τέταρτον ἄλλο φάρμακον ὁ Ἀνδρό-
μαχος ἔγραψεν, οὐδὲ πρὸς μίαν διάθεσιν ἀγωνιστικῶς συγκεί-
μενον οὔτε πρὸς πολλὰς μετρίως. ἔχει δὲ οὕτως ἡ γραφή.

[566] [Πρὸς στομαχικοὺς ἱερὰ Ἀντιπάτρου.] ⟁ Ἀλόης
καλῆς ◁ δ΄. μαστίχης ◁ β΄. ἀσάρου ◁ δ΄. ῥόδων ξηρῶν,
σχοίνου, μήου, φοῦ, κασσίας ὁμοίως ἀνὰ γο S΄΄. ξηρῷ λείῳ
χρῶ ὡς ἐπὶ τῆς ἀλόης. τὸ πέμπτον δὲ ἐπὶ τούτοις φάρμα-
κον, ὃ δι᾽ ἀρνογλώσσου χυλοῦ σκευάζεται, καί φησιν Ἀπολ-
λωνίου εἶναι αὐτὸ, τοιοῦτόν ἐστιν. ⟁ ἀρνογλώσσου χυλοῦ
ξηροῦ ◁ γ΄. μαστίχης ◁ β΄. σμύρνης ◁ α΄. ἡδυόσμου ◁ α΄. ζιγ-

aquae cyathis tribus. Neque in hoc medicamento adfcripfit
Andromachus, quosnam ftomachicos dicat ex iis, qui quid-
piam patiuntur, verum ex eo, quod compofitioni additum
eft opium, manifeftum fit, compofitorem hujus medicamenti
intentionem fuam eo direxiffe, ut reficcatorium fimul et
doloris fedatorium medicamentum efficeret, fomnumque ali-
quem induceret, non tamen contentiofe contra unum ali-
quem ex praedictis affectibus inftando, quo videlicet brevi
ipfam excideret. Quartum deinde medicamentum Andro-
machus fcripfit, neque ad unum aliquem affectum conten-
tiofe compofitum, neque ad multas moderate. Habet de-
fcripto hoc modo.

[*Ad ftomachicos hiera Antipatri.*] ⟁ Aloës bonae
ʒ iv, maftiches ʒ ij, afari ʒ iv, rofarum ficcarum, junci
odorati, mei, phu, caffiae, fingulorum ʒ ß. Utere arido trito,
quemadmodum in hiera ex aloë. Quintum poft haec medi-
camentum, quod ex plantaginis fucco praeparatur et ipfum
Apollonii effe ait, talo eft. ⟁ Sueci plantaginis aridi ʒ ij,
maftiches ʒ ij, myrrhae ʒ j, m⸱utae ʒ j, zingib. ʒ j. Videtur

γιβέρεως < α'. δοκεῖ μοι ταύτης τῆς δυνάμεως ὁ Ἀπολλώ-
νιος πεπειρᾶσθαι, θερμοτέραν διάθεσιν ἔχοντος τοῦ στομά-
χου, καὶ οὕτως αὐτὴν ἀδιορίστως ἐπαινεῖν, οὐ δυναμένην
ἐπὶ τῶν ψυχρὰν ἐχόντων διάθεσιν ἁρμόττειν, ἐμψυκτικὸς γάρ
ἐστιν ὁ τοῦ ἀρνογλώσσου χυλός· ἡ δὲ ἐφεξῆς γεγραμμένη δο-
κεῖ μοι συντίθεσθαι προσπταίσαντος ἐν τῇ τῆς προτέρας
χρήσει τοῦ συνθέντος αὐτὴν καὶ γνόντος ὡς ἐμψυχον ἐποί-
ησε τὸ φάρμακον, εἶτα διὰ τοῦτο καστορίου τε προσθέν-
τος ὀλίγον καὶ ἀλόης τι κενοῦν δυναμένης καὶ μαστίχης ὡς
εὐστομάχου καὶ κρόκου καὶ σμύρνης ὡς πέπτειν δυναμέ-
νων διόπερ οὔτε τοῦτο τὸ φάρμακον οὔτε τὸ πρὸ αὐτοῦ
παραλάβοιμι ἂν ἐπὶ στομαχικῆς διαθέσεως, οὐδεμίαν ἰάσα-
σθαι καλῶς δυνάμενα πλὴν τῆς ἱκανῶς θερμῆς. ἔγραψε δ'
οὕτως αὐτό. ♃ ἀρνογλώσσου χυλοῦ ξηροῦ < ι'. ἀλόης Ἰν-
δικῆς < α'. μαστίχης < α'. κρόκου ὀβολοὺς β'. ὀπίου τριά-
βολον, καστορίου τριώβολον, σμύρνης < α'. ἀνάπλασσε ἡλίκα
ἐρέβινθος. ὡσαύτως δὲ οὐδὲ τὸ ἐφεξῆς γεγραμμένον ἄνευ
διορισμοῦ καλῶς ἄν τις παραλάβοι κατὰ διάθεσιν ἄλλην, ὅτι

mihi Apollonius hanc compofitionem experimento cogno-
viffe in ftomacho calidiorem affectum habente, atque ita
ipfam indifcriminatim extuliffe, non potentem frigidis affe-
ctibus convenire, refrigeratorius enim eft plantaginis fuccus.
Porro quae fequitur, videtur mihi compofita effe ab eodem
auctore, in prioris ufu fuccoffum non fentiente et cogno-
fcente medicamentum refrigeratorium fe effeciffe et ob id
caftorii modicum et aloës quippiam apponente, quae eva-
cuare poteft, et maftichen ut ftomacho commodam, ac cro-
cum et myrrham, ut quae concoquere queant. Quapropter
neque hoc neque hoc praecedens medicamentum adhibue-
rim in ftomachico affectu, quum nullum probe curare pos-
fint, praeterquam multum calidum. Scripfit de ea hoc
modo. ♃ Succi plantaginis ficci ℥ x, aloës Indicae ℥ j, ma-
ftiches ℥ j, croci obol. ij, opii obolos tres, caftorii obolos
tres, myrrhae ℥ j, formato ad magnitudinem ciceris. Simi-
liter autem neque confequenter fcriptum citra difcrimen
recte quis adhibuerit in alio affectu quam qui moderata

μὴ μετρίας ξηρότητος καὶ στύψεως δεομένην, ἐπὶ χυμοῖς ὀλί-
γοις μὲν, μοχθηροῖς δὲ τῇ ποιότητι, σύγκειται γὰρ ἐξ ἠλέ-
κτρου καὶ μαστίχης, ὡδί πως αὐτὸ γράψαντος καὶ τοῦ Ἀν-
δρομάχου. ℞ ἠλέκτρου, μαστίχης Χίας, τὴν ἤλεκτρον πλείονα
βάλλε, δίδου κοχλιάριον ἕν, λεάνας ὕδατι. τὸ δ᾽ ἐφεξῆς τῶν
προγεγραμμένων φαρμάκων, οὕτω πως ἔχον ἐν τῇ γραφῇ,
στομαχικὴ Γάλλου τῇ θερμαίνεσθαί τε καὶ τέμνεσθαι δεο-
μένῃ διαθέσει χρήσιμός ἐστιν ἐκ μαράθρου καὶ ὄξους καὶ μέ-
λιτος συγκειμένη, ἣν κατὰ λέξιν ἔγραψεν οὕτως ὁ Ἀνδρό-
μαχος. στομαχικὴ Γάλλου. ℞ μαράθρου χλωροῦ ῥίζης φλοιοῦ
λίτρας S''. ὄξους δριμέος ξε. α' S''. ἀλόης γο γ'. μέλιτος
Ἀττικοῦ λίτραν μίαν. τὰς ῥίζας πλύνας ἔμβρεχε τῷ ὄξει
ἡμέρας γ'. εἶτα ἕψονται εἰς τὸ τρίτον, εἶτα ὅταν ἐφθαὶ γέ-
νωνται, ἐκθλιβεῖσαι ῥίπτονται, ἐπιχέας δὲ τὸ μέλι συνέψει,
εἶτα ἐπίπασσε τὴν ἀλόην καὶ δίδου κοχλιάρια γ'. σὺν ὕδατι.
Ἀλκέτιος δὲ ὁ σοφιστὴς προσέθηκε τῇ γραφῇ, πηγάνου καὶ
σελίνου ἐγκάρπων ἀνὰ χειροπληθὲς κελεύσας σὺν ταῖς ῥίζαις
βρέχεσθαι καὶ τοῦ ὄξους ξε. S''. τοῦ μέλιτος λίτρας β'. καὶ

ficcatione et adſtrictione opus habeat, in humoribus qui-
dem modicis qualitate vero vitialis, componitur enim ex
ſuccino et maſtiche, ſic ipſo Andromacho prodente. ℞ Suc-
cini, maſtiches Chiae, ſuccini plus conjice. Dato cochleare
unum ex aqua tritum. Caeterum quod ſequitur medicamen-
tum hac deſcriptione, ſtomachica Galli, affectui, qui calefieri
et incidi poſtulat, utilis exiſtit, ex foeniculo, aceto et melle
conſtans, quod ipſum Andromachus his verbis tradidit.
Stomachica Galli. ℞ Corticis radicis foeniculi viridis li-
brae dimidium, aceti acris ſextarium unum et dimidium,
aloës quadrantem, mellis Attici lib. j. Radices lotas ad tri-
duum aceto macerato, deinde coquito, atque ubi coctae fue-
rint, expreſſas projicito et affuſo ad acetum melle ſimul
coquito, deinde aloën inſpergito, et cochlearia tria cum
aqua dato. Alcetius ſophiſta ad hanc deſcriptionem addidit
rutae et apii, ſemina gerentium, utriusque manipulum ju-
bens cum radicibus macerari ac coqui, et aceti ſextarium

ΤΩΝ ΚΑΤΑ ΤΟΠΟΥΣ ΒΙΒΛΙΟΝ Θ. 139

Ed. Chart. XIII. [566. 567.] Ed. Baf. II. (276. 277.)

ταύτην ἐπαινεῖ. τοῖς προγεγραμμένοις ἐφεξῆς ἔγραψεν ὁ Ἀν-
δρόμαχος οὕτως εἰπών. στομαχικὴ ὡς Νικόστρατος. 4 κα-
θαρᾶς ἠλέκτρου, Χίας μαστίχης, ἴρεως Ἰλλυρικῆς ἀνὰ γο δ'.
ῥόδων ἄνθους γο β'. δίδου ξηροῦ λείου κοχλιάρια β'. μεθ'
ὕδατος γαλακτώδους, εὐθὺς γὰρ ἄπονον ποιεῖ, ἐν κερατίνῳ
δὲ ἀποκείσθω. καὶ τοῦτο δὲ τὸ φάρμακον εὔδηλον ὅτι στυ-
πτικώτερόν πώς ἐστι καὶ δεῖται διαθέσεως ὑγροτέρας ἐπὶ
χυμοῖς οὔτε πολλοῖς οὔτε λίαν δακνώδεσιν, ἐφ' οἷς, οἶμαι,
πειραθέντα τὸν συνθέντα τὸ φάρμακον ἢ χρώμενον αὐτῷ
συνεχῶς, ἄπονον ποιῆσαι τὸν κάμνοντα καὶ καθολικὴν ἀπό-
φασιν προσθεῖναι τῷ φαρμάκῳ, τοῦ ποιεῖν εὐθέως ἄπονον
(277) τὸν κάμνοντα, οὐ δυνάμενον ἐπὶ πολλῶν τοῦτο πράτ-
τειν. καὶ τὸ τελευταῖον γεγραμμένον φάρμακον ὑπ' Ἀνδρο-
μάχου τόνδε τὸν τρόπον [567] πρὸς στομαχικούς. 4 μαρά-
θρου ῥίζης φλοιοῦ ◁ β'. οἴνου κυάθους γ'. ἕψε ἕως γένη-
ται κύαθος εἷς, καὶ δίδου ὅλον, καὶ τοῦτο τῶν θερμαινόν-
των ἐστὶ καὶ δεῖται διαθέσεως θερμαίνεσθαι δεομένης.

dimidium et mellis libras duas conjicit, atque hanc laudat.
Poſt praeſcripta medicamenta Andromachus ſic ait. *Sto-
machica, ut Nicoſtratus.* 4 Succini puri, maſtiches Chiae,
iridis Illyricae, ſingulorum trientem, floris roſarum ſextan-
tem, dato aridi triti cochlearia duo cum aqua lactea, ſta-
tim enim dolorem levat, reponatur in corneo vaſe. Et hoc
medicamentum palam eſt adſtringentius quodammodo eſſe,
optatque affectum humidiorem in humoribus non multis,
neque valde mordacibus, in quibus ſane experimentum me-
dicamenti feciſſe ejus auctorem opinor, aut certe aſſiduo
ejus uſu aegrum a dolore levaſſe, atque inde univerſalem
pronunciationem ipſi appoſuiſſe, quod videlicet ſtatim ae-
grum a dolore levet, quum non poſſit id in multis prae-
ſtare. Poſtremum deinceps medicamentum ab Andromacho
ſcriptum hoc modo eſt. *Ad ſtomachicos.* 4 Corticis radi-
cis foeniculi 3 ij, vini cyathos tres, coquito donec unus
cyathus ſuperſit, ac totum praebeto. Et hoc ex calefacien-
tibus eſt, opusque habet affectu qui calefieri expetat.

Κεφ. γʹ. [Περὶ τῶν ὑπ᾽ Ἀσκληπιάδου γεγραμμένων στομαχικῶν φαρμάκων ἐν τῷ πρώτῳ τῶν ἐντός.] Ἤρξατο μὲν οὖν αὐτῶν ὡδί πως, πρὸς στομάχου ἀνατροπάς. τίνας δὲ λέγει ἀνατροπὰς οὐκ ἐδήλωσε σαφῶς. δύναται μὲν γὰρ καὶ τὰς ἀνορεξίας λέγειν, δύναται δὲ καὶ τὰς ἐπὶ τῇ τροφῇ γινομένας ναυτιώδεις διαθέσεις. ἐνίοτε μὲν γὰρ ἓν τοῦτο μόνον σύμπτωμα γίνεται μετὰ τὰς ἐδωδάς, ἂν κινηθῶσιν ἰσχυροτέραν βραχὺ κίνησιν εὐθέως ἐμοῦσι. καλοῦσι γοῦν ἔνιοι καὶ τοὺς τοιούτους στομαχικοὺς καὶ ὑπτιοῦσθαι τὸν στόμαχον αὐτοῖς φασιν. ἕπεται δὲ τὸ σύμπτωμα τοῦτο ποτὲ μὲν ἀτονίᾳ μόνῃ τοῦ στόματος τῆς κοιλίας, οὐ δυναμένου περιστέλλεσθαι τοῖς σιτίοις ὁμοίως τῷ παντὶ κύτει τῆς γαστρός, ἔσθ᾽ ὅτε δὲ καὶ μετὰ τοῦ μοχθηράν τινα περιέχειν ὑγρότητα βραχεῖαν. ἡ γὰρ πολλή, καθάπερ γε καὶ ἡ πάνυ μοχθηρὰ καὶ χωρὶς τροφῆς, ἐργάζεται τὴν ναυτίαν, ἀλλ᾽ ὅ γε καλούμενος ὑπὸ τῶν πολλῶν ὑπτιασμὸς τοῦ στομάχου γίνεται μὲν καὶ κατὰ δυσκρασίαν ἡντιναοῦν ἄνευ κακίας ὑγρῶν, γίνεται δὲ καὶ δι᾽ ὑγρότητα πολλὴν μὲν, οὐ μὴν κακοήθη

Cap. III. [*Stomachica medicamenta ab Afclepiade in primo internorum confcripta.*] Afclepiades porro de ſtomachicis ſcripturus de ipfis ſic orditur. Ad ſtomachi ſubverſiones. Quas vero ſubverſiones dicat, non manifeſte indicavit. Poteſt enim et inappetentiam ita appellare. Poteſt etiam nauſeoſos affectus, qui ab accepto cibo fiunt, aliquando enim hoc unum ſolum ſymptoma accidit accepto cibo, ut ſi paulo fortiori motu moveantur ſtatim vomant, appellant igitur aliqui etiam tales ſtomachicos et ſtomachum ipfis ſupinum reddi ajunt. Sequitur autem hoc ſymptoma quandoque ad ſolam oris ventris debilitatem, quod cibos amplecti non poteſt, velut tota ventris amplitudo ſolet. Quandoque vero et cum vitiatae alicujus, modicae tamen humiditatis complexu, etenim multa, quemadmodum etiam valde vitiata etiam citra cibum nauſeam efficit. Caeterum quae a multis vulgo reſupinitas ſtomachi appellatur, contingit quidem juxta intemperiem quamcunque tandem citra vitiatos humores. Fit etiam per humiditatem multam quidem,

Ed. Chart. XIII. [567.]　　　　　　　　Ed. Baf. II. (277.)

τῇ ποιότητι. διαβρεχόμενος γὰρ ὁ στόμαχος ὑγρότητι δαψι-
λεῖ χαλᾶται τοῖς συνδετικοῖς νεύροις ὁμοίως. εὐϊατοτάτη
τοιγαροῦν ἡ διάθεσις αὕτη σχεδὸν ἁπασῶν ἐστι δεομένη
φαρμάκων, ξηρᾶναι μὲν τὴν ὑγρότητα δυναμένων, συνάγειν
δὲ καὶ σφίγξαι τὸ κεχαλασμένον σῶμα. διὰ βάθους μὲν οὖν
ἐκτεταμένης τῆς ὑγρότητος καὶ παχείας καὶ γλίσχρας οὔσης,
χρεία μίξεώς ἐστι φαρμάκου λεπτυντικοῦ τε καὶ ὡς ἂν εἴποι
τις διαβρωτικοῦ, ὁποῖόν ἐστιν ὄξος τε καὶ ὀξύμελι. μήτε δὲ
τοιαύτης οὔσης τῆς ὑγρότητος μήτε διὰ βάθους ἱκανὰ μόνα
τὰ στύφοντα θεραπεύειν ἐστί. τὸ τοίνυν προκείμενον ἐν τῷ
λόγῳ φάρμακον οὐ τῶν μετρίων ὑπτιασμῶν, ἀλλὰ τῶν
ἰσχυροτέρων ἐστὶν ἰατικόν. ἢν δ᾽ ἂν μετρίων, εἰ τὰ στύ-
φοντα μόνα τις ἔμιξεν ἢ καὶ τῶν θερμαινόντων τι, ψυχρᾷ
τῆς διαθέσεως αἰσθανόμενος. ἱκανὸν δὲ γνώρισμα τοῦ ψυ-
χροτέραν τὴν διάθεσιν εἶναι πρὸς τῇ τοῦ κάμνοντος αἰ-
σθήσει τὸ ἄδιψον. ὅταν γὰρ μήτε διψώδης εἴη μήτε καύμα-
τος αἰσθάνηται κατὰ τὸ τῆς κοιλίας στόμα, δῆλόν ἐστιν οὐκ
εἶναι θερμὴν τὴν διάθεσιν. ἐπιτήδεια τοίνυν ἐστὶν εἰς τὰ

non tamen malignae qualitatis, irriguus enim ftomachus
per largam humectationem fimiliter ut ligamenta nervorum
laxatur. Facillime itaque curabilis haec eft affectio ex omni-
bus fere aliis, medicamentis indigens, quae ficcare humidi-
tatem et coagmentare et conftringere laxatum corpus valent.
Ubi igitur per profundum fuerit extenta humiditas craffa-
que fit et vifcofa, opus eft mixtura medicamenti attenua-
torii et fi ita dicere libeat corrofivi, quale eft acetum et
acetum mulfum. Si vero neque talis fit humiditas neque
in altum extenfa, aftringentia fola fuffecerint ad curatio-
nem. Propofitum igitur in fermone medicamentum non
moderatarum refupinitatum, fed fortiorum eft curativum,
effet autem et moderatarum fanativum, fi aftringentia fola
quis mifceret aut etiam ex calefacientibus quippiam, fi fri-
gidum effe affectum fentiret. Sufficiens autem fignum eft
frigidi affectus, fi aeger fe non fitire percipiat, ubi enim
neque fiticulofus fuerit neque ardorem fenferit in ore ven-
tris, palam eft affectum non calidum effe. Idonea itaque funt

τοιαῦτα πάθη τῆς γαστρὸς τὰ γεγραμμένα τέτταρα φάρμακα
κᾳχὼ νῦν γράψω κατὰ τὴν αὐτοῦ Ἀσκληπιάδου λέξιν τε
καὶ τάξιν.

[Πρὸς στομάχου ἀνατροπάς.] ♃ Ῥοιᾶς ὀξείας τῶν πυ-
ῤῥήνων τεθλασμένων τοῦ χυλοῦ ξε. γ΄. ἡδυόσμου χυλοῦ ξε. α΄.
μέλιτος Ἀττικοῦ ξε. α΄. βαλὼν εἰς ἀγγεῖον κεραμεοῦν ἕψε
κινῶν συνεχῶς, καὶ ὅταν συστραφῇ, ἄρας ἀπὸ τοῦ πυρὸς
ἀπόθου. ἐν δὲ τῇ χρήσει δίδου πρὸ τροφῆς μύστρον α΄. ἢ
καὶ δύο. ἄλλο, ποιεῖ καὶ δυσεντερικοῖς καὶ ἐμοῦσι τὴν τρο-
φήν. ♃ μηλέας κυδωνίας τῆς ῥίζης λίτραν α΄. οἴνου μυρτί-
του ξε. γ΄. ἕψε εἰς τὸ τρίτον, εἶτα ἐκθλίψας τὸ ὑγρὸν, ἐπί-
βαλλε μέλιτος Ἀττικοῦ λίτραν α΄ S''. καὶ πάλιν ἕψε συν-
εχῶς κινῶν καὶ ἀνελόμενος, δίδου καθὰ προείρηται.

[568] [Ἡ διὰ τῶν ὀπωρῶν. ποιεῖ πρὸς στομάχου ἀνα-
τροπὴν καὶ κοιλιακοῖς καὶ δυσεντερικοῖς.] ♃ Μῆλα Κυδώ-
νια ἀριθμῷ ι΄. οὖα ἀριθμῷ ν΄. μέσπιλα ἀριθμῷ ν΄. ῥοῦ ἐρυ-
θροῦ ξε. α΄. ὕδατος χοᾶς στ΄. τὰς ὀπώρας θλάσας καὶ βα-
λὼν εἰς ὕδωρ ἕψε φιλοπόνως. καὶ ὅταν διαλυθῇ, ἔκθλιβε το

ad hujusmodi ventris affectus quatuor medicamenta ab Afcle-
piade confcripta, quae etiam ego nunc fcribam ipfius Afcle-
piadae et verbis et ordine fervatis.

[*Ad ftomachi fubverfiones.*] ♃ Nucleorum mali pu-
nici acidi tuforum fucci fextarios iij, fucci mentae fexta-
rium j, mellis Attici fextarium j, in vas fictile conjicito ac
coquito affidue agitando, et ubi denfata fuerint, ab igne ablata
reponito. Tempore ufus dato myftrum j aut duos ante ci-
bum. *Aliud, facit ad dyfentericos et vomentes cibum.* ♃
Radicis mali cotoneae lib. j, vini myrtei fextarios tres,
coquito ad tertias, deinde exprimito liquorem et mellis At-
tici fefquilibram addito, rurfusque coquito affidue movendo.
Dato ex repofito velut dictum eft.

[*Confectio ex fructibus, facit ad ftomachi fubver-
fionem coeliacos et dyfentericos.*] ♃ Mala cotonea numero
decem, forba numero quinquaginta, mefpila quinquaginta,
rhois rubri fextarium j, aquae congios feptem. Fructus tu-
fos et in aquam conjectos diligenter coquito, et ubi diffo-

Ed. Chart. XIII. [568.]   Ed. Baf. II. (277.)

ὑγρὸν καὶ πάλιν ἕψε, ἐκβαλὼν τὸ ἀχυρῶδες τῶν ὀπωρῶν, καὶ ὅταν τὸ τρίτον τοῦ ὑγροῦ ὑπολειφθῇ, ἐπίβαλλε μέλιτος Ἀττικοῦ λίτρας δ΄. καὶ ἕψε ἐπ᾽ ἀνθράκων κινῶν συνεχῶς, καὶ ὅταν συστραφῇ, ἄρας ἀπόθου ἡ χρῆσις δεδήλωται. ἄλλο. ♃ οὔων πεπείρων ξε. α΄. μύρτων μελάνων ξε. α΄. ῥοῦ Συριακοῦ ξε. α΄. κοκκυμήλων ἀγρίων ξε. α΄. μεσπίλων ξε. α΄. φοινικοβαλάνων Θηβαϊκῶν λίτρας β΄. μῆλα κυδώνια ι΄. ῥοιὰς ὁλοκλήρους σὺν τοῖς πυρῆσιν ι΄. γλεύκους Ἀμιναίου ξε. μη΄. σκεύαζε κατὰ τρόπον καὶ τὸ ὑγρὸν ἐκθλίψας, πάλιν ἕψε φιλοπόνως, ὥστε συστραφῆναι, καὶ χρῶ καθὰ προείρηται, ὁμοίως ταῖς προγεγραμμέναις δυνάμεσιν. πέμπτην ἔγραψεν ὁ Ἀσκληπιάδης ὡδί πως.

[Καταπότια πρὸς στομάχου ἀνατροπὰς Ὀριγενείας, καλὰ καὶ δόκιμα λίαν.] ♃ Ῥόδων ἄνθους ◁ η΄. μυρσίνης μελαίνης τοῦ καρποῦ, χωρὶς τῶν γιγάρτων, ὀξύβαφον, ὑοσκυάμου σπέρματος ὀξυβάφου ἥμισυ, τρῖβε ὁμοῦ φιλοπόνως κατὰ μι-

luti fuerint, liquorem exprimito, ac rurſus coquito ejecto eo, quod ex fructibus inſtar palearum exuccum reliquum eſt, quum vero tertia pars liquoris ſuperfuerit, mellis Attici ℔ iv addito, et ad prunas aſſidue agitando coquito ac ſpiſſata reponito. Uſus oſtenſus eſt. *Aliud medicamentum.* ♃ Sorborum maturorum ſextarium j, baccarum myrti nigrarum ſextarium j, rhois Syriaci ſextarium j, prunorum ſilveſtrium ſextarium j, meſpilorum ſextarium j, phoenicobalanorum Thebaicorum lib. duas, mala cotonea decem, mala punica integra una cum nucleis decem, muſti Aminaei ſextarios xlviij. Praepara pro conſuetudine et expreſſum liquorem rurſus diligenter coque donec ſpiſſetur. Utere ut dictum eſt. Porro poſt praeſcriptas confectiones quintam ſcripſit Aſclepiades hoc modo.

[*Catapotia ad ſtomachi ſubverſiones, Origeniae, bona et valde probata.*] ♃ Florum roſarum Ʒ viij, baccarum myrti nigrae exacinatarum acetabulum, ſeminis hyoſcyami acetabuli dimidium. Terito ſimul diligenter ſufficiente pro-

κρὸν ἐπιβαλὼν προτρόπου ὅσον ἔξαρκεῖ, ἔπειτα τούτοις ἐπι-
βάλλων φοινίκων πατητῶν ι'. τὴν σάρκα καὶ συλλεάνας,
ἀνάπλασσε καταπότια ἐρεβίνθου τὸ μέγεθος καὶ δίδου γ'. ἢ
καὶ δ'. καὶ μελικράτου παλαιοῦ κεκραμένου κυάθους β'. καὶ
τοῦτο τὸ φάρμακον ἐπὶ τῶν αὐτῶν διαθέσεών ἐστι χρήσι-
μον, ἐφ' ὧν καὶ τὰ πρὸ αὐτοῦ τέσσαρα. βεβούληται δὲ ὁ
συνθεὶς αὐτὸ καὶ ὑοσκυάμου σπέρμα μίξας διὰ τὴν μίξιν
ταύτην ἀνωδυνώτερόν τε καὶ ὑπνοποιὸν ἐργάσασθαι μετὰ
τοῦ καὶ ξηραίνειν. εὔδηλον δ' ὅτι καὶ ψυκτικὸν ἔχει τι τὸ
σπέρμα τοῦ ὑοσκυάμου, καθάπερ καὶ τὰ τῆς μήκωνος, ὥστε
πρὸς τὰς θερμὰς διαθέσεις ἁρμόττειν. ὅμοιον τῷ προγεγραμ-
μένῳ φάρμακον ἐφεξῆς αὐτῷ γέγραπται κατὰ λέξιν τήνδε.
♃ ῥόδων προσφάτων χωρὶς τῶν λοβῶν < η'. μήκωνος λευ-
κῆς τοῦ σπέρματος < δ'. ὑοσκυάμου σπέρματος < β'. ἀλόης
τριώβολον, ἀσάρου τριώβολον, ὕδατι διαλύσας ἀνάπλασσε
σφαιρία καὶ δίδου ἐρεβίνθου τὸ μέγεθος. ἕβδομον ἐπὶ τοῖς
προγεγραμμένοις φάρμακον ὁ Ἀσκληπιάδης ἔγραψεν, προσ-
θεὶς αὐτῷ διορισμὸν ἀπὸ συμπτώματος φαινομένου. φησὶ

tropo paulatim inftillato, deinde his palmularum paffarum
decem numero carnem addito, et ex contritis catapotia ci-
ceris magnitudine formato, et tres aut quatuor cum aquae
mulfae veteris dilutae cyath. ij exhibeto. Et hoc medica-
mentum in iisdem affectibus commodum eft, in quibus qua-
tuor praefcripta. Voluit autem auctor hujus medicamenti
per feminis hyofcyami mixturam doloris fedationem et
fomnum inducere una cum reficcatione. Manifeftum eft au-
tem refrigeratorium quippiam hyofcyami femen habere, vel-
ut etiam papaveris femen habet, quare ad calidos affectus
facit. Simile praefcripto medicamentum deinceps proditum
ab ipfo eft his verbis. ♃ Rofarum recentium defectis un-
guibus ℥ viij, feminis papaveris albi ℥ iv, feminis hyofcy-
ami ℥ ij, aloës obol. iij, afari obol. iij, cum aqua diluta in
pillulas redigito et ciceris magnitudinem praebeto. Septi-
mum poft praedicta medicamentum Afclepiades fcripfit ap-
pofito difcrimine a fymptomate palam apparente; ait enim

γαρ τοῖς ἐγκαιομένοις ἁρμόζειν αὐτὸ καὶ διὰ τοῦτο ἄδιψον
ὀνομάζει τὴν σύνθεσιν αὐτοῦ γράφων τήνδε.

[᾿Εγκαιομένοις ἄδιψον καταπότιον.] ⒉ Σικύου ἡμέρου
σπέρματος ⪜ ή. ἀνδράχνης σπέρματος ⪜ ή. τραγακάνθης
⪜ δ΄. διάλυε τὴν τραγάκανθαν ὠῶν ὠμῶν προσφάτων τῷ
λευκῷ καὶ ὅταν διαλυθῇ, τρίψας ἐπιμελῶς, ἐπίβαλλε τοῖς
λοιποῖς καὶ τρίψας ἐπιμελῶς καὶ μίξας, ἀνάπλαττε καταπό-
τια καὶ ξήραινε ἐν σκιᾷ, καὶ δίδου ἕν ὑπὸ τὴν γλῶτταν κα-
τέχειν καὶ τὸ διαλυόμενον ὑγρὸν καταπινέτω καὶ τὸ μετὰ
τοῦτο δὲ ψυκτικόν τε ἅμα καὶ τονωτικὸν πλαδῶντος στο-
μάχου, διάθεσιν ἔχοντος ὑγρὰν καὶ θερμήν. γράφει δὲ περὶ
αὐτοῦ κατὰ λέξιν οὕτως ὁ ᾿Ασκληπιάδης.

[569] [῎Αλλο. ποιεῖ καὶ πρὸς τὴν τοῦ στομάχου ἀνα-
τροπὴν, μάλιστα δὲ χρήσιμόν ἐστι τοῖς καῦμα πολὺ ὑπομέ-
νουσιν καὶ τοῖς καυσουμένοις.] ⒉ Ῥόδων χλωρῶν τῶν φύλ
λων ⪜ στ΄. γλυκυῤῥίζης ⪜ δ΄. νάρδου Ἰνδικῆς ⪜ δ΄. οἴνῳ
γλυκεῖ ἢ προτρόπῳ ἀναλάμβανε καὶ ποίει καταπότια καὶ δί-
δου ἕν ὑπὸ τὴν γλῶτταν κατ(278)έχειν ἢ διαλύων ὕδατι

ardori ſtomachi ipſum convenire et propterea adipſum i. e.
ſitim extinguens, appellat compoſitionem ipſius ſic tradens.

[*Ad ardorem ſtomachi adipſon catapotium.*] ⒉ Se-
minis cucumeris ſativi ℥ viij, ſeminis portulacae ℥ viij, tra-
gacanthae ℥ iv. Tragacantham ovorum crudorum recen-
tium candido diſſolve et probe tritis aliis adde, et ex mix-
tis catapotia forma, eaque in umbra reſicca, atque unum
ſub lingua tenendum praebe ac liquorem inde ſolutum de-
vorare jube. Quin et quod poſtea ſequitur, refrigerat ac
corroborat ſtomachum madore praegnantem et qui humi-
dum ac calidum affectum habet. Scribit autem de ipſo
Aſclepiades haec verba.

[*Aliud, facit aa ſtomachi ſubverſionem, maxime com-
modum eſt ardorem multum perferentibus et qui ſtoma-
cho exuruntur.*] ⒉ Foliorum roſarum viridium ℥ vj, gly-
cyrrhizae ℥ iv, nardi Indicae ℥ iv, excipe vino dulci aut
protropo et redige in catapotia, ex quibus unum ſub lingua
tenendum praebe, aut ciceris magnitudinem cum frigida aqua

ψυχρῷ, ἐρεβίνθου τὸ μέγεθος δίδου πίνειν. ἔνατον ἐπὶ τοῖς
προγεγραμμένοις φάρμακον ἔγραψεν ὁ Ἀσκληπιάδης ὡδί
πως. πρὸς λυγμὸν καὶ στομάχου ἀτονίαν καὶ τροφῆς ἀνα-
βολήν. ἡ μὲν οὖν ἀναβολὴ, τουτέστιν ὁ ἔμετος, ἐκ τοῦ γέ-
νους ἐστὶ τῶν ὑπτιασμῶν. ὅταν γὰρ ἰσχυρῶς τὸ στόμα τῆς
γαστρὸς πάθῃ. τοῦτο γίνεται, καθάπερ ἔφην, ἐπί τε μοχθη-
ρῶν χυμῶν, οὓς ἀποῤῥύψαι δι᾽ ἀτονίαν ἡ γαστὴρ ὁρμήσασα
τὸ τῆς ναυτίας ἴσχει σύμπτωμα καὶ πρὸ τοῦ προσάρασθαι
τὴν τροφὴν καὶ δι᾽ ἀτονίαν ἐσχάτην ἐπὶ τῇ τροφῇ πάσχει
τοῦτο. τοὺς μὲν οὖν ἐπὶ τῇ τῶν ὑγρῶν φαυλότητι γινομέ-
νους ὑπτιασμοὺς ἡ πικρὰ θεραπεύει τάχιστα τὴν κακοχυ-
μίαν ἐκκαθαίρουσα. τῶν δὲ διὰ τὴν ἀτονίαν βαρυνομένου
τοῦ στομάχου γινομένων ἐμέτων ἴασίς ἐστι κατὰ τὴν τῆς
δυσκρασίας ἐπανόρθωσιν. οὐκ ὀλιγάκις δὲ συμβαίνει μὴ μό-
νον τὸν στόμαχον, ἀλλὰ καὶ τὴν γαστέρα δι᾽ ἀτονίαν οὐ
δυναμένην φέρειν τὸ βάρος τῶν σιτίων, ἀποῤῥίπτειν αὐτὰ
ποτὲ μὲν εἰς τὸ κάτω μέρος, ὅταν καὶ ὁ στόμαχος ἐκείνων
εὐτονώτερος ᾖ, ποτὲ δὲ ἄνω δι᾽ ἀτονίαν στομάχου, καθ᾽ ὃν

diffolve et in potu exhibe. Nonum deinceps medicamen-
tum Afclepiades fcripfit hoc modo. *Ad fingultum et fto-
machi debilitatem et cibi rejectionem.* Rejectio itaque, hoc
eft vomitus ex genere eft fupinitatum. Quando enim os
ventris fortiter afficitur, hoc autem, velut dixi, ob vitiofos
humores, quos venter abrumpere conatus, propter debili-
tatem naufeae fymptoma perpetitur, atque hanc etiam tum
ante acceptionem cibi tum poft ingeftum cibum ob extre-
mam debilitatem perfert. Supinitates igitur ex vitiatis hu-
moribus obortas picra confectio quam celerrime curat,
nempe vitiatos humores expurgans. Vomitus vero ob im-
becillitatem gravati ftomachi oborti curantur per intempe-
riei emendationem. Non parum faepe contingit etiam non
folum ftomachum, fed et ventrem ob debilitatem ferre non
poffe ciborum onus, atque ideo rejicere, aliquando quidem
ad infernam partem, ubi illis robuftior fit ftomachus, ali-
quando vero furfum ob ftomachi imbecillitatem, quando

ἂν καιρὸν οὗτος ἀτονώτερος ᾖ τῶν κάτω. τοῦτο τοίνυν τὸ
σύμπτωμα τὸ κατὰ τοὺς ἐμέτους ἕν μέν ἐστιν, ἕπεται δὲ
πολλαῖς διαθέσεσι διάφορον ἐχούσαις ἴασιν. ὡσαύτως δὲ καὶ
ὁ λυγμὸς ἐνίοτε μὲν ἐπιγίνεται τῷ στομάχῳ διὰ ψύξιν ἢ
πλήρωσιν, ἐνίοτε δὲ διὰ δῆξιν ὑγρῶν, δριμέων τε καὶ φαρ-
μακωδῶν ταῖς ποιότησιν. οὔκουν οἷόν τε φάρμακον εὑρεῖν
ἐστιν ἐπιτήδειον ἁπάσαις ταῖς εἰρημέναις διαθέσισιν. ἃ δ'
ἐφεξῆς ἀλλήλων ἔγραψεν ὁ Ἀσκληπιάδης δύο πρὸς τοῖς
ἄλλοις φάρμακα δέδεικται πολὺ διαφέρουσαν ἔχοντα τὴν οὐ-
σίαν τῆς ἀνθρωπίνης φύσεως, ἃ μάλιστα πάντων τῶν μο-
ρίων τοῦ σώματος ὁ στόμαχος οὐ φέρει διὰ τὸ περιττὸν
τῆς αἰσθήσεως. ἀνιᾶται οὖν μεγάλως, κᾀπειδὰν τῶν στομα-
τικῶν τι φαρμάκων εἰς αὐτὸν τύχῃ παραῤῥυὲν, ὅσα χάλκαν-
θον ἤ τι τοιοῦτον ἔχει. τὸ γὰρ διὰ τῶν ὀπωρῶν ἐξ ἐδω-
δίμου γέγονεν ὕλης. ἐναντιώτατον δέ ἐστιν ἀνθρώπου φύσει
τὸ χάλκανθον, ὥσπερ δὴ καὶ ὁ μανδραγόρας. φευκτέον οὖν
ἐστι τὰ δύο ταῦτα φάρμακα τὰ διὰ χρυσοβαλάνου τε καὶ

fane hic debilior fuerit infernis partibus. Hoc itaque vo-
mitus fymptoma unum quidem eft, fequitur autem ad mul-
tos affectus diverfam medelam exigentes. Similiter et fin-
gultus ftomacho interdum ob frigiditatem aut repletionem
accidit, interdum ob mordacitatem humorum acrium et me-
dicamentaria qualitate praeditorum. Impoffibile itaque eft
medicamentum invenire omnibus dictis affectibus aptum.
Caeterum quae deinceps fcripfit Afclepiades duo medica-
menta, oftenfa funt fubftantiam habere multum ab humana
natura diverfam, quae ipfa maxime omnium inter reliquas
corporis partes ftomachus non fert ob excellentiam fenfus,
qua praeditus exiftit. Magnopere igitur affligitur ftomachus
etiam ubi ex ftomaticis medicamentis quippiam in ipfum
fuerit praeterlapfum, maxime quae atramentum futorium
aut tale quid in fe habent. Quod enim ex fructibus con-
ftat ex comeftili materia compofitum eft, verum atramen-
tum futorium contrariae penitus homini naturae eft, quem-
admodum etiam mandragora. Fugienda itaque funt haec
duo medicamenta ex chryfobalano et radicis mandragorae

Ed. Chart. XIII. [569, 570.]   Ed. Baf. II. (278.)

μανδραγόρου ῥίζης τοῦ φλοιοῦ συγκείμενα, παραθήσομαι δ᾽
ὅμως αὐτῶν καὶ τὴν σύνθεσιν. ἔστι δ᾽ ἡ μὲν τοῦ προτέρου
γεγραμμένη τοιάδε. ♃ χρυσοβαλάνου λίτραν α΄. μαστίχης
Χίας λίτραν S΄΄. μανδραγόρου ῥίζης φλοιοῦ γο γ΄. κόψας καὶ
σήσας, ἀναλάμβανε ἡδυόσμου χυλῷ καὶ ποίει καταπότια καὶ
δίδου τριάβολον μεθ᾽ ὕδατος ψυχροῦ κυάθων τριῶν. ἡ δὲ
τοῦ δευτέρου γεγραμμένου φαρμάκου σύνθεσίς ἐστιν ἥδε. ♃
μαστίχης Χίας λίτραν α΄. τραγακάνθης λευκῆς λίτραν μίαν,
μανδραγόρου ῥίζης τοῦ φλοιοῦ γο β΄. κόψας καὶ σήσας ἀπό-
θου. ἐν δὲ τῇ χρήσει δίδου κοχλιάριον ἐπιπάσσων ὕδατος
ψυχροῦ κυάθῳ ἑνί. μετὰ τὰς προγεγραμμένας δύο δυνάμεις
ὁ Ἀσκληπιάδης οὕτως ἔγραψεν. πρὸς τὰς εἰλεώδεις τοῦ στο-
μάχου ἀνατροπάς. εἰκάσειε δ᾽ ἄν τις αὐτὸν εἰλεώδεις ὀνο-
μάζειν τὰς ἰσχυράς, ὡς γὰρ ἐν τοῖς εἰλεοῖς ἔμετοι μετὰ σφο-
δρᾶς γίνονται συντονίας ὡς καὶ κόπρον ἐμεῖν, οὕτω καὶ
τοὺς ἄλλους ἐμέτους, ὅσοι σύντονοί γέ εἰσιν, δύναιτ᾽ ἄν τις
εἰλεώδεις ὀνομάζειν [570] ἕπονται δ᾽ οὗτοι μεγάλως ἀνια-
θεῖσι τοῖς πάσχουσι μορίοις ὑπὸ φαρμακωδῶν ἰχώρων, ἐὰν

cortice compofita, apponam tamen etiam ipforum compofi-
tionem. Et prioris quidem defcriptio haec eft. ♃ Chryfo-
balani ℔ j, maftiches Chiae librae dimidium, corticis radi-
cis mandragorae quadrantem, tufa et cribrata excipe men-
tae fucco et redige in catapotia. Da inde obolos tres cum
aquae frigidae cyathis tribus. Pofterioris autem defcriptio
haec eft. ♃ Maftiches Chiae ℔ j, tragacanthae albae ℔ j,
corticis radicis mandragorae fextantem, tufa et cribrata
reponito. Ufu exigente dato cochleare infperfum aquae fri-
gidae cyatho uno. Poft praefcriptas duo confectiones Afcle-
piades fic fcripfit.   Ad volvulofas ftomachi fubverfiones.
Conjectarit quispiam ipfum volvulofas appellare fortes,
quemadmodum enim in volvulis fubverfiones fiunt cum
magna contentione et violentia, adeo ut ftercus etiam evo-
mant, fic etiam alios vomitus concitatos quis appellare vol-
vulofos poffit. Sequuntur autem hujusmodi vomitus, ubi
affectae partes a medicatis ferofis humoribus magnopere

Fd. Chart. XIII. [570.]   Ed. Baf. II. (278.)

δὲ καὶ ἀτονώτερά πως ᾖ, διπλασιάζεται τὸ κακόν. ἔσται δὴ
διὰ τοῦτο τῆς ἰάσεως ὁ σκοπὸς ἅμα μὲν ἀνατιθέντων ἡμῶν
τοῖς πάσχουσι μορίοις εὐώδεις ποιότητας, οἷαί περ αὐτῶν
ἀρωμάτων εἰσὶ καί τινων ἐδωδίμων σπερμάτων, ὁποῖόν ἐστιν
ἄνισόν τε καὶ σέλινον καὶ δαῦκος καὶ κύμινον καὶ σέσελι.
κατὰ τοῦτο οὖν καὶ ὁ Ἱπποκράτης ἐπὶ τῶν πλευριτικῶν δι-
δοὺς καθαῖρον φάρμακον, μιγνύναι τι τούτων ἐκέλευσε γρά-
φων ὧδε. ἢν δὲ ὑπὸ φρένας εἴη τὸ ἄλγημα, εἰς δὲ τὴν
κληῗδα μὴ σημάνῃ, μαλθάσσειν χρὴ τὴν κοιλίαν μέλανι ἐλλε-
βόρῳ ἢ πεπλίῳ, μέλανι μὲν δαῦκον ἢ σέσελι ἢ κύμινον ἢ
ἄνισον ἢ ἄλλο τι τῶν εὐωδῶν μιγνύντας. φαίνεται γὰρ ἐν
τούτοις τῆς εὐωδίας αὐτῶν μάλιστα δεόμενος εἰς τὴν μίξιν,
ἕνεκα τοῦ τὸ φαρμακῶδες, ὅπερ ἐστὶν ἐναντίον ἀνθρώπου
φύσει, παραμυθήσασθαί τε καὶ ἀμβλῦναι. καθάπερ γὰρ τὰ
δυσώδη πάντα τὸν στόμαχον ἀνατρέπειν πέφυκεν, οὕτω τὰ
εὐώδη ῥωννύναι. ἂν δὲ πρὸς τοῦτο καὶ τὸ ἐδωδίμοις αὐτοῖς
εἶναι παρῇ, πολλαπλασίως ὠφελήσει τὸν ἀνατετραμμένον
στόμαχον ἐπὶ τῇ κακίᾳ τῶν ἰχώρων. κατὰ τοῦτον μὲν οὖν

fuerint afflictae, fi vero etiam imbecilliores fuerint dupli-
catur malum. Erit itaque ob id curationis fcopus, ut fimul
ad affectas partes odoratas qualitates opponamus, quales
aromatum funt et quorundam feminum in ciborum ufum
venientium, velut eft anifum, apium, daucus, cuminum et
fefeli. Juxta hanc itaque rationem Hippocrates in pleuriti-
cis purgativum exhibens medicamentum, mifceri aliquid ex
his juffit fic fcribens: *Si vero fub fepto transverfo fit do-
lor et ad claviculam non fe extendat, mollire ventrem
oportet veratro nigro aut peplio, ad verutrum quidem
dauco aut fefelide aut cumino aut anifo aut alio quo-
piam odorato addito.* Apparet enim quod in his mifcendis
maxime odorem ipforum refpiciat, quo medicamentariam
vim, quae hominis naturae contraria eft, mitiget et obtun-
dat. Quemadmodum enim graveolentia omnia ftomachum
fubvertere folent, fic odorata corroborare. Si vero ultra
hoc etiam in ciborum ufum veniant, multipliciter auxilian-
tur ftomacho ob vitiatos ferofos humores fubverfo. Atque

τὸν λογισμὸν ἄνισόν τε καὶ σέλινον ἐνέμιξεν ὁ συνθεὶς τὸ
προκείμενον φάρμακον, ἀψίνθιόν τε διότι ῥυπτικὸν πέφυκεν,
καὶ ἀποσμῆχον καὶ ὑπάγον ὅσοι κατὰ τὸν στόμαχόν εἰσι
μοχθηροὶ χυμοὶ συνάγειν τε καὶ σφίγγειν καὶ τόνον ἐπιτι-
θέναι τῷ μορίῳ. τὸ δὲ κιννάμωμον, ὡς ἐν ἅπασι τοῖς δυσ-
ώδεσι καὶ σηπεδονώδεσιν ἀντιτεταγμένον ἰχῶρσι, κατ᾽ ἄμφω
τὰς ἑαυτοῦ δυνάμεις, ἀλλοιωτικήν τε καὶ διαφορητικὴν, οὐ
μικρὰν γὰρ ἐκ τῆς εὐωδίας ὠφέλειαν παρέχει ταῖς κακαῖς
ἁπάσαις διαθέσεσιν. ὄπιον δ᾽ ὀλίγον ἔμιξε τῷ φαρμάκῳ τὴν
αἴσθησιν ἀμβλῦναι τοῦ στομάχου βουλόμενος, ᾧ λόγῳ καὶ
τοῖς κοιλιακοῖς αὐτὸ δίδομεν, εἴτε καρώδη τινὰ ὕπνον ἐπε-
νεγκεῖν δυνάμενον. ἐπανορθούμενος δὲ ὁ συνθεὶς τὸ φάρμα-
κον τὴν ἐκ τοῦ ὀπίου σφοδρὰν ψύξιν, ἔμιξεν αὐτῷ τὸ κα-
στόριον, ἀντιτεταγμένον πως αὐτοῦ τῇ δυνάμει. κατὰ δὲ
τὸν αὐτὸν λόγον καὶ τὸ πέπερι μέμικται. περὶ δὲ τῆς σμύρ-
νης ἄξιον ἐπιστῆσαι, καθ᾽ ὅσον γὰρ ἡ δύναμις αὐτῆς ἐστι
πεπτικὴ τῶν παρὰ φύσιν καὶ μοχθηρῶν χυμῶν, κατὰ τοσοῦ-
τον προσηκόντως μέμικται· καθ᾽ ὅσον δὲ φαρμακώδης ἐστὶν,

juxta hanc ratiocinationem auctor propofiti medicamenti
anifum et apium admifcuit, abfinthium vero propterea,
quod a natura vim habet extergendi ac repurgandi et fub-
ducendi vitiatos ftomachi humores, ampliusque denfat et
conftringit ac robur addit parti affectae. Cinnamomum au-
tem addidit, ut quod omnibus foetidis et putredinofis fero-
fis humoribus fe opponat juxta utramque facultatem fuam,
alterativam et difcufforiam; non parvam enim ex odore
fuo exhibet utilitatem omnibus malis affectionibus. Opii
vero parum medicamento immifcuit, fenfum ftomachi he-
betare volens, qua ratione etiam coeliacis ipfum damus,
ut quod profundum quendam foporem inducere poffit. Quo
vero vehementem opii frigiditatem compofitor ipfe corrige-
ret, caftorium ipfi adjecit oppofitum ferme ipfi in facultate.
Eadem ratione etiam piper admixtum eft. De myrrha vero
operae pretium eft fcire quod in quantum facultas ipfius
eft concoctoria humorum praeter naturam et vitioforum, in
tantum convenienter admifcetur, in quantum autem medi-

οὐ προσηκόντως, ἀλλ᾽ ἡ βραχύτης αὐτῆς εἰς μὲν τὴν πέψιν
τι συντελεῖ, τὸ δὲ τῆς ποιότητος ἀλλόκοτον οὐκ ἐνδείκνυται
νικωμένης ὑπὸ τῶν εὐόσμων. ἐγὼ γοῦν τὸ προκείμενον φάρ-
μακον καὶ χωρὶς τῆς σμύρνης εἴωθα σκευάζειν, ἐπὶ τὸ ἀσφα-
λέστερον ἀεὶ πειρώμενος ἄγειν τὰς χρήσεις ἁπάντων τῶν φαρ-
φάκων καὶ μάλισθ᾽ ὅταν ὀξέως πυρέττοντι δίδοταί τι τοι-
οῦτον. ὡς οὖν κιννάμωμον ἔχον τοῦτο τὸ φάρμακον καὶ
σπέρματα θερμὰ καὶ διουρητικὰ καὶ πέπερι, καὶ πρὸς τούτῳ
γε καστόριόν τε καὶ ὄπιον, ἐπὶ πολλῶν παθῶν εἰκότως ὠφέ-
λιμον γίνεται, ποτὲ μὲν μετ᾽ οἴνου τινὸς τῶν εὐστομάχων
διδόμενον, ὁποῖος ὁ πρότροπός ἐστι, ποτὲ δὲ μετὰ μύρτων
ἀφεψήματος ὡς ἐπὶ δυσεντερικῶν, ἢ μετ᾽ ὀξυμέλιτος ὡς ἐπὶ
σπληνικῶν. ἐπὶ δὲ χολέρας μετὰ ψυχροῦ, καθάπερ ὁ Ἀσκλη-
πιάδης ἔγραψεν, ἀλλὰ προσδιορισάμενος, εἰ διψωδέστερός ἐστι
νῦν ἢ πρόσθεν, ἢ ἄσης θερμῆς αἴσθησις αὐτῷ κατὰ τὸ στόμα
τῆς κοιλίας, ἢ ψυχροπότης ἦν ὁπόθ᾽ ὑγίαινε. ἐγὼ τοῦτο τὸ
φάρμακον ἐπὶ τὸ ἀσφαλέστερον ἄγων ἀφῆκά τε τὴν σμύρ-
ναν ηὔξησά τε τὴν τοῦ πεπέρεως ποσότητα. πλεῖστον δὲ

camentaria eſt non convenienter, verum paucitas ejus ad
concoctionem quippiam confert, qualitatis autem peregrini-
tas non apparet, utpote victa ab odoratis. Ego itaque hoc
medicamentum etiam ſine myrrha praeparare conſuevi, ad
ſecuritatem perducere ſemper tentans uſum omnium me-
dicamentorum, praeſertim ubi in acuta febre tale quid ex-
hibetur. Quum igitur cinnamomum habeat hoc medicamen-
tum et femina calida urinam cientia ac piper et praeterea
caſtorium ac opium, merito multis affectionibus commodum
eſt, quandoque cum vino ſtomacho grato datum, quale pro-
tropum eſt, quandoque cum myrti baccarum decocto velut
in dyſentericis, aut cum aceto mulſo velut in ſplenicis, in
cholera vero et bilis vomitu ac effluxu cum frigida, velut
Aſclepiades ſcripſit, ſed addito diſcrimine, ſi ſiticuloſior eſt
nunc quam antea, aut nauſeae calidae ſenſus circa os ven-
tris ipſis contingat, aut frigidam bibere ſanus conſuevit. Ego
ſane hoc medicamentum ad ſecuriorem uſum perduxi, myr-
rhamque dimiſi et piperis quantitatem auxi.   Quum vero

152 ΓΑΛΗΝΟΥ ΠΕΡΙ ΣΥΝΘΕΣΕΩΣ ΦΑΡΜΑΚΩΝ

Ed. Chart. XIII. [570. 571]   Ed. Baf. II. (278 279.)

κιννάμωμον αὐτοῦ λαβόντος ἀναγκαῖον ἡμῖν ἐστιν, ὅταν
ἀπορῶμεν κινναμώμου, [571] κασσίαν τὴν ἀρίστην ἐμβάλ-
λειν, ἤτοι πλείονα διπλῷ σταθμῷ τοῦ κινναμώμου ἢ πάν-
τως οὐκ ἐλάττονα. ἡ δ᾽ ὑπ᾽ Ἀσκληπιάδου γεγραμμένη συμ-
μετρία τῶν μιγνυμένων φαρμάκων ἐστὶν ἥδε κατὰ λέξιν.

(279) [Πρὸς τὰς εἰλεώδεις τοῦ στομάχου ἀνατροπὰς
ὁ τῶν Ἀμαζόνων. ποιεῖ πρὸς ἐμπνευμάτωσιν, ἐγκαιομένοις
καὶ ἐμοῦσι τὴν τροφήν. ποιεῖ καὶ πρὸς τὰς τῶν ἐντὸς δια-
θέσεις.] ⅉ Σελίνου σπέρματος < στ᾽. ἀνίσου < στ᾽. ἀψιν-
θίου < δ᾽. πεπέρεως < β. σμύρνης < β. κινναμώμου < στ᾽.
ὀπίου < β. καστορίου < β. ἀνάπλαττε δι᾽ ὕδατος καὶ
ποίει τροχίσκους καὶ δίδου τὴν τελείαν δόσιν < α᾽. στομα-
χικοῖς μετὰ προτρόπου κεραννυμένου κυάθων γ᾽. χολερικοῖς
καὶ ἐμοῦσι τὴν τροφὴν μετὰ ψυχροῦ, κοιλιακοῖς καὶ δυσεν-
τερικοῖς μετὰ μύρτων ἀφεψήματος. τοῖς δὲ σπληνικοῖς μετ᾽
ὀξυμέλιτος θερμοῦ κυάθων γ᾽. ἄλλο φάρμακον ἐφεξῆς ἔγρα-
ψεν ὁ Ἀσκληπιάδης, οὐ μόνον πρὸς τὰς εἰλεώδεις τοῦ στο-
μάχου διαθέσεις ἁρμόττειν ἐπαγγελλόμενος, ἀλλὰ καὶ πρὸς
τοὺς ἐπιτεταμένους λυγμοὺς καὶ τοὺς δι᾽ ἐγκαύσεως, ὅπερ

plurimum cinnamomum accipiat, neceſſarium nobis eſt, ubi
cinnamomo caremus, caſſiam optimam conjiciamus aut plus
quam duplo cinnamomi pondere aut omnino non minus.
Caeterum commenſuratio ac apponderatio medicamentorum,
quae ipſum conſtituunt, ab Aſclepiade his verbis proditur.

[*Ad volvuloſas ſtomachi ſubverſiones paſtillus Ama-*
zonum. Facit ad inflatos, ardorem ſtomachi et vomentes
cibum. Facit et ad internos affectus] ⅉ Seminis apii ℨ vj,
aniſi ℨ vj, abſinthii ℨ iiij, piperis ℨ ij, myrrhae ℨ ij, cinna-
momi ℨ vj, opii ℨ ij, caſtorii ℨ ij, cum aqua paſtillos for-
mato et ad ſummum ℨ j, dato ſtomachicis cum protropi
diluti cyathis tribus, cholericis et vomentibus cibum cum
frigida, coeliacis et dyſentericis cum baccarum myrti de-
cocto, ſpleniticis cum aceti mulſi cyath. iij. Aliud medica-
mentum deinceps ſcripſit Aſclepiades, non ſolum ad vol-
vuloſas ſtomachi ſubverſiones ipſum convenire promittens,
ſed et ad intenſos ſingultus et ſtomachicos, qui ardorem,

Ed. Chart. XIII. [571.]   Ed. Baf. II. (279.)

ἐστὶ, πολλῆς θερμασίας αἰσθανομένους στομαχικούς. εἴρηται
δέ μοι πολλάκις, ὡς ἔστιν ἀδύνατον εὑρεῖν φάρμακον εἰς
πολλὰς διαθέσεις ἄριστον, εὑρίσκεται γὰρ ἑκάστης αὐτῶν
ἕτερον ἴδιον ἄμεινον. ἀλλὰ τοῖς βουλομένοις ἓν ἔχειν φάρ-
μακον πρὸς πολλὰ πάθη καὶ ἡ τούτων σκευασία καὶ παρα-
σκευὴ χρήσιμος γίνεται. περιέχεται μέντοι καὶ ἀμφιβολία τις
ἐν ταῖς τοιαύταις ἐπαγγελίαις τῶν φαρμάκων, ὁποίαν ὁ
Ἀσκληπιάδης νῦν περὶ τοῦ προκειμένου πεποίηται. δόξουσι
γὰρ ἴσως ἔνιοι τῶν ἀγνοούντων ἕκαστόν τε τῶν τριῶν συμ-
πτωμάτων ἐπαγγέλλεσθαι θεραπεύειν, ἅμα τε δύο συνελθόν-
των καὶ πάνθ᾽ ὁμοῦ, καθάπερ ὅταν σπαράττηται σφοδρῶς
ναυτιῶν ὁ κάμνων καὶ λύξῃ καὶ θερμασίας πολλῆς καὶ ἀσώ-
δους κατὰ τὸν στόμαχον αἴσθηται. καὶ περὶ πρώτης γε ἐρῶ
τῆς τοιαύτης διαθέσεως, ἐφ᾽ ἧς ἅμα τρία παθήματα διοχλεῖ
τὸν ἄνθρωπον, ἥ τε τῆς ἐγκαύσεως αἴσθησις ὅ τε λυγμὸς
ἥ τε εἰλεώδης διάθεσις. Ἱπποκράτης μὲν οὖν σπασμὸν ἔφησε
γίνεσθαι ὑπό τε πληρώσεως καὶ κενώσεως, καὶ πρόσκειται
τῷ ἀφορισμῷ σχεδὸν ἐν ἅπασι τοῖς ἀντιγράφοις, οὕτω δὲ

hoc eſt multam caliditatem percipiunt. Dictum autem jam
ſaepe a me eſt, impoſſibile eſſe invenire medicamentum ad
multos affectus optimum, invenitur enim in unaquaque ipſa-
rum id, quod proprie ipſis deſtinatum eſt praeſtantius eſſe.
Verum iis, qui unum medicamentum ad multos affectus ha-
bere volunt, etiam horum praeparatio ac compoſitio utilis
exiſtit. Continetur tamen ambiguitas quaedam in hujusmodi
medicamentorum promiſſionibus, qualem Aſclepiades nunc
de propoſito medicamento fecit. Putabunt enim fortaſſis ali-
qui ex ignaris tum ſingulorum trium ſymptomatum curatio-
nem promitti tum duorum ſimul coincidentium aut omnium
ſimul, velut quum lancinatur vehementer nauſeans aeger
et ſingultit et multae anxioſae caliditatis ſenſum circa ſto-
machum percipit. Et de tali ſane affectione primo dicam,
in qua tria haec mala ſimul hominem infeſtant, nimirum
ardoris ſenſus et ſingultus et affectio volvuloſa. Hippocra-
tes quidem igitur convulſionem fieri dixit ex repletione et
evacuatione, et additum eſt ad aphorismum ferme in omni-

Ed. Chart. XIII. [571.]   Ed. Baf. II. (279.)

καὶ λυγμός. ἐγὼ δὲ ἐπὶ τοῦ σπασμοῦ τρίτον αἴτιον παρὰ
τὸ τῆς κενώσεως καὶ πληρώσεως οὐδὲν προσθεῖναι εὗρον.
λυγμὸν δὲ ὁρῶ καὶ χωρὶς τούτων γιγνόμενον, ἐνίοτε δριμέων
χυμῶν ἢ ἰχώρων φαρμακωδῶν δακνόντων τὸν στόμαχον, οὓς
ἐὰν ἐμέσωσιν, εὐθέως παύονται λύζοντες, καὶ πολλοὶ τὸ διὰ
τριῶν πεπέρεων φάρμακον καταπιόντες, ἐὰν εὐθέως ἐπι-
πίωσιν οἶνον αὐτῷ, πάντως λύζουσιν· ὧν εἷς εἰμι κἀγὼ αὐ-
τός. ἔτι δὲ καὶ τροφῆς διαφθαρείσης εἰς δακνώδη ποιότητα
λύζουσιν ἔνιοι. καὶ ὅτι γε ἐμέσαντες παραχρῆμα παύονται,
τῶν ἅπασι γινωσκομένων ἐστί. καὶ ῥιγώσαντες τὸ στόμα
τῆς κοιλίας ἔνιοι λύζουσι, μάλιστα δὲ τοῖς παιδίοις συμβαί-
νει λύζειν συνεχῶς ἐπί τε διαφθορᾶς τῆς κατὰ τὴν γαστέρα
τροφῆς καὶ ψύξει τοῦ μορίου. εἰ δὲ καὶ δι' ὑπερκένωσιν
γένηται λυγμός, ὥσπερ καὶ σπασμός, ἄξιον σκέψεώς ἐστιν.
ἀλλ' ἐὰν ἐν τῷ παρόντι καταλιπόντες ἄσκεπτον τοῦτο τοὺς
διὰ ψύξιν ἢ πλῆθος σιτίων βαρυνομένους ἢ δριμύτητα δά-
κνουσαν ἐννοήσωμεν, ἔμετον μὲν εὑρήσομεν αὔταρκες ἴαμα

bus exemplaribus. Sic autem et fingultus. Ego vero in con-
vulfione tertiam aliquam caufam fupra evacuationem et re-
pletionem nondum reperi. Singultum autem fine his fieri
video, acribus humoribus aut ferofis et medicatis ftoma-
chum mordentibus, quos ubi vomitu rejecerint, ftatim fin-
gultu liberantur. Quin et multi devorato medicamento ex
tribus piperis generibus conftante, fi ftatim vinum infuper
bibant, omnino fingultiunt, ex quorum numero etiam ego
fum. Amplius autem et cibo in mordacem qualitatem cor-
rupto aliqui fingultiunt, et quod a vomitu ftatim liberan-
tur omnibus notum eft. Quidam etiam ex rigore oris ven-
tris fingultiunt. Verum pueros maxime frequenter fingul-
tire contingit tum ob corruptionem alimenti in ventre tum
ob partis frigiditatem. An vero et ob nimiam evacuationem
fiat fingultus, veluti etiam convulfio, dignum confideratione
eft. Verum fi in praefens hac confideratione relicta eos,
qui ob frigiditatem aut ciborum copiam aut mordacem acre-
dinem gravantur, intueamur, vomitum reperiemus fufficien-
tem medelam eorum, qui ob copiam aut morfum fingul-

Ed. Chart. XIII. [571. 572.]   Ed. Baf. II. (279)

τῶν διά τι πλῆθος ἢ δῆξιν λυζόντων, θερμασίαν δὲ τῶν
διὰ ψύξιν. ἑτέρῳ δὲ τρόπῳ καὶ τὴν τῆς αἰσθήσεως νάρκω-
σιν ἐπὶ τοῖς ψύχουσι καὶ τὴν ἀλλοίωσιν δακνόντων καὶ
τὴν διαφόρησιν, ὑπὸ τῶν λεπτυνόντων τε καὶ ξηραινόντων.
[572] σύγκειται δὲ ἐκ τοιούτων τὸ φάρμακον. ὄπιον μὲν γὰρ
καὶ ῥόδα καὶ ψυλλίου χυλὸς τῶν ψυχόντων ἐστί, νάρδου
δὲ στάχυς καὶ χρυσοβάλανος τῶν διαφορούντων τε καὶ το-
νούντων, ἄσαρον δὲ τῶν ἐπ᾽ οὖρα ποδηγούντων τὰς μοχθη-
ρίας τῶν ὑγρῶν, ἡ δ᾽ ἀλόη τῶν ἐκκαθαιρόντων τε τὴν κα-
κοχυμίαν ἐστὶν, ἐκκενούντων τε διὰ τῆς κάτω γαστρός. ὁ δὲ
κρόκος καὶ πέττει καὶ τονοῖ τὰ μόρια, καὶ τῷ μὲν εὐκράτῳ
τῆς θερμότητος τὴν πέψιν ἐργαζόμενος, τῇ δὲ συνούσῃ στύ-
ψει τὸν τόνον. ὁ δὲ κόστος τῶν ἱκανῶς μὲν θερμαινόντων,
μετρίως δὲ στυφόντων ἐστὶν, ὡς αὐτὸς ἐνδείκνυται τοῖς γευ-
ομένοις αὐτοῦ. ἐκ τούτων δὲ συγκείμενον τὸ φάρμακον ἐπι-
τήδειον μὲν τοῖς λύζουσίν ἐστιν, ἐπιτήδειον δὲ καὶ τοῖς σπα-
ραττομένοις ἐμετικῶς, διὰ τοὺς κατὰ τὸ προγεγραμμένον εἰ-
ρημένους χυμούς, ἀλλ᾽ οὐχ ὁμοίως ἐκείνῳ μήτ᾽ ἄλλο τι τῶν

tiunt, caliditatem vero eorum, qui ob frigiditatem. Alio au-
tem modo reperiemus etiam fenfus ftupefactionem per re-
frigerantia et permutationem ac difcuffionem mordacium per
attenuantia et reficcantia. Componitur autem ex hujusmodi
ipfum medicamentum. Opium enim et rofae et pfyllii fuc-
cus ex refrigerantibus funt. Spica nardi vero et chryfo-
balanos ex difcutientibus et corroborantibus. Afarum autem
per urinam deducit vitiofos humores. Aloë vero vitiatos
humores expurgat et inferne per ventrem evacuat. Crocus
autem concoquit et roborat partes per temperamentum qui-
dem caliditatis concoctionem efficiens, per aftringendi vero
vim, quae ipfi adeft, robur addens. Coftus autem fufficien-
ter calefacit, moderate vero aftringit, quod et ex guftu ejus
percipitur. Ex his porro compofitum medicamentum aptum
eft fingultientibus, aptum eft et iis, qui ad vomendum lan-
cinantur, ob humores in praecedenti dictos, verum non
fimiliter ut illud, neque aliquid aliud ex odoratis habet

εὐωδῶν ἔχον μήτε κιννάμωμον. ἡ δὲ τῶν ψυχόντων ἐν αὐτῷ
μῖξις, ναρκῶσαι τὴν αἴσθησιν δυναμένη τῷ πραΰνειν τὴν ἐκ
τῶν δακνόντων ἰχώρων τε καὶ χυμῶν ἀνίαν, ἐπιτήδειον
ὄντως ἐργάζεται τὸ φάρμακον εἰς τὴν τῆς ναυτιώδους δια-
θέσεως μείωσιν. ἐπεὶ δὲ καὶ τοῖς ἐγκαιομένοις τὸν στόμαχον
ἁρμόττειν ἔφησε τὸ φάρμακον· ἀνθίσταται δὲ τῷ λόγῳ
τούτῳ ὁ θερμαίνων κόστος, ἄξιον εἰπεῖν καὶ περὶ τοῦδε.
καθάπερ ἐν ταῖς κωλικαῖς καλουμέναις ἀντιδότοις, ὑπὸ δέ
τινων ἀνωδύνοις, ὁποῖα καὶ ἡ τοῦ Φίλωνός ἐστιν. ὁ μὲν
σκοπὸς τῆς συνθέσεως τοῦ φαρμάκου, ναρκῶσαι τῇ ψύξει
τὴν αἴσθησιν τῶν ὀδυνωμένων. ὅπως δὲ μὴ μετὰ μεγάλης
βλάβης συμβαίνῃ τοῦτο, διά τε τοῦ βάθους τῶν ὀδυνωμένων
σωμάτων ἡ ψύξις ταχέως διέλθῃ, μίγνυται τὰ θερμαίνοντα
ποδηγοῦν δυνάμενα τὴν ἐκ τῶν ψυχόντων νάρκωσιν, ὡς ἂν
ἐκείνων αὐτῶν καθ᾽ ἑαυτὰ βραδυπόρων ὑπαρχόντων· ταῦτα
οὖν προακηκοώς τις ἐπισκεπτέσθω τὴν ποσότητα τῶν μι-
γνυμένων ἐν ταῖς συνθέσεσι τῶν ἁπλῶν φαρμάκων. ἐκ ταύ-
της γὰρ εἴσεται εἴτε τι μᾶλλον ὧν ἐπαγάλλεται τὸ σύν-

neque cinnamomum. Refrigerantium autem in ipfo mixtura
ſtupefacere fenſum potens, mitigando moleſtiam ex morda-
citate feroforum et aliorum etiam humorum obortam veie
aptum medicamentum efficit ad naufeofae affectionis immi-
nutionem. Quandoquidem vero etiam ad ſtomachi ardorem
convenire medicamentum dixit, repugnat autem huic fer-
moni calefaciens coſtus, operae pretium fuerit et de eo di-
cere. Quemadmodum in antidotis colicis appellatis et a qui-
busdam dolorum fedatoriis, qualis eſt Philonis antidotus,
fcopus componendi medicamentum eſt ſtupefacere fenſum
dolentium. Quo vero non cum magno detrimento id fiat
et ut per altum dolentium corporum frigiditas celeriter pe-
netret, calefacientia mifcentur, quae refrigerantium ſtupe-
factionem deducere poſſunt, quum illa ipfa per fe tardi tranſ-
itus exiſtant. Haec igitur ubi quis inaudiverit, quantitatem
confideret fimplicium medicamentorum, quae in compofi-
tiones mifcentur, ex hac enim fciet num magis aut minus

Ed. Chart. XIII. [572.]   Ed. Baf. II. (279.)

Θετον φάρμακον ἐργάζεσθαι δυνατόν ἐστιν ἢ καί τι ἧττον εἰ
μὲν γὰρ φαίνοιτο τὰ ψύχοντα πλείω τὴν αἴσθησιν τῶν πεπον-
θότων ἀμβλύνει μᾶλλον, ὅσον δὲ θερμασίας ᾖ ἐν τῷ μορίῳ,
καὶ ταύτην σβέννυσι. τῶν θερμαινόντων δὲ αὐξηθέντων ἧτ-
τον μὲν ταῦτα ἐργάζεται τὸ φάρμακον ἀβλαβέστερον δὲ γί-
νεται. χρὴ γὰρ γινώσκειν ὑπὸ πάντων τῶν δι᾽ ὀπίου καὶ
ὑοσκυάμου καὶ μανδραγόρου φαρμάκων ὅμοιον τῇ νεκρώσει
πάσχοντα τῶν ζώντων τὰ σώματα, τῶν ὀδυνώντων αἰτίων
ἀναισθήτων γινομένων, καὶ πολλοὶ τῶν συνεχῶς τὰ τοιαῦτα
λαμβανόντων εἰς ἀνίατον ψύξιν ἤγαγον τὰ μόρια· καθάπερ
δὲ ἐπὶ τῆς τῶν ψυχόντων τε καὶ θερμαινόντων ἀντιθέσεως
ἡ ποσότης ἑκατέρων ἐνδείκνυται τὴν ἐπικρατοῦσαν ἐνέργειαν
τοῦ φαρμάκου, κατὰ τὸν αὐτὸν τρόπον κἀπὶ τῶν ἄλλων
ἐννοεῖν προσῆκεν, οἷον πυκνούντων τε καὶ ἀραιούντων, ἢ
συναγόντων καὶ χεόντων, ἢ εὐωδῶν τε καὶ δυσωδῶν, ἢ ὑγραι-
νόντων τε καὶ ξηραινόντων διαφορούντων τε καὶ συνεχόν-
των. ὑπαγράψας οὖν τούτοις τὴν τῶν μιχθέντων ποσότητα

efficere poſſit compoſitum medicamentum ea quae promittit.
Si namque refrigerantia plura apparuerint, ſenſum affecto-
rum magis obtundit et quantum caloris in ipſa particula
fuerit etiam hunc extinguit, ubi vero calefacientia fuerint
aucta, minus quidem haec efficiet ipſum medicamentum, in-
nocentius autem reddetur. Noſſe enim oportet corpora vi-
ventium mortificationi ſimile quippiam perpeti ab omnium
ex opio et hyoſcyamo et mandragora compoſitorum medi-
camentorum uſu, nimirum cauſis dolorem infligentibus in-
ſenſibilibus factis, et multi ſane, qui aſſidue talia accipiunt,
ad immedicabilem frigiditatem partes perducunt. Quemad-
modum autem in refrigerantium et calefacientium oppoſi-
tione utrorumque quantitas oſtendit praedominantem me-
dicamenti actionem, eodem modo etiam in aliis conſidera-
tionem facere oportet, velut denſantibus et rarefacientibus,
coagmentantibus et diffundentibus, odoratis et graveolenti-
bus, humectantibus et ſiccantibus, diſcutientibus et cohi-
bentibus. Itaque ubi ſubſcripſero his mixtorum in compo-

Ed. Chart. XIII. [572. 573.]   Ed. Baſ. II. (279. 280.)

πρὸς τὰ συνεχῆ μεταβήσομαι, γράφει δὲ αὐτὴν ὁ Ἀσκλη-
πιάδης αὐτοῖς ὀνόμασιν οὕτως.

[Στομαχικοῖς ἐγκαιομένοις πρὸς ἐπιτεταμένους λυγμοὺς
καὶ τὰς εἰλεώδεις τοῦ στομάχου διαθέσεις.] ♃ Κόστου ⊰ δ'.
ναρδοστάχυος ⊰ δ'. χρυσοβαλάνων ⊰ δ'. ῥόδων χλωρῶν ⊰ δ'.
μαστίχης δραχμὰς δ'. ἀλόης δραχμὰς β'. ἀσάρου δραχμὰς β'.
ὀπίου δραχμὴν μίαν, [573] ἀναλάμβανε ψυλλίου χυλῷ καὶ
ἀνάπλαττε τροχίσκους καὶ δίδου τριώβολον. τὸ ὑγρὸν ἔστω
κατάλληλον τῇ διαθέσει. ἐφεξῆς τοῖς προγεγραμμένοις τὴν
ἔμπροσθεν ἤδη γεγραμμένην ἀντίδοτον, ἱερὰν δι' (280) ἀλόης
τε καὶ κινναμώμου συγκειμένην, ἐν τοῖς Ἀνδρομάχου φαρ-
μάκοις καὶ αὐτὸς ἔγραψεν οὐ κατὰ τὴν αὐτὴν συμμετρίαν.
ἔχει δὲ ἡ λέξις αὐτοῦ τόνδε τὸν τρόπον.

[Ἀντίδοτος ἱερὰ Θεμίσωνος πρὸς τὰς τοῦ στομάχου
ἀνατροπάς. ποιεῖ καὶ τοῖς καυσουμένοις καὶ πρὸς πᾶσαν
ἐμπνευμάτωσιν καὶ βραδυπεψίαν καὶ πρὸς τὰς περὶ μήτραν
διαθέσεις. ἔστι δὲ καὶ διουρητικὴ ἀγαθὴ καὶ καθόλου δύνα-
μις θαυμαστὴ ὑδρωπικοῖς, νεφριτικοῖς, ἡπατικοῖς, κατάγει

ſitione quantitatem ad cohaerentia tranſibo. Scripſit autem
ipſam Aſclepiades in haec verba.

[*Stomachicis ardorem ſentientibus et intenſos ſingul-
tus et volvuloſos ſtomachi affectus.*] ♃ Coſti ℥ iiij, ſpicae
nardi ℥ iiij, chryſobalanorum ℥ iiij, roſarum viridium ℥ iiij,
maſtiches ℥ iiij, aloës ℥ ij, aſari ℥ ij. ʟᵒpii drach. unam. Ex-
cipe ſucco pſyllii et reduc ad paſtillorum formam et exhibe
obolos tres. Liquor ſit affectui conveniens. Poſt praeſcripta
medicamenta antidotum hieram jam antea in Andromachi
medicamentis conſcriptam, ex aloë et cinnamomo compoſi-
tam etiam ipſe tradidit, non juxta eandem commenſura-
tionem et ſymmetriam. Habent autem verba ejus in hunc
modum.

[*Antidotus hiera Themiſonis ad ſtomachi ſubver-
ſiones. Facit et ad ſentientes ardorem et omnem inflatio-
nem, tardam concoctionem et affectiones uteri. Probe ciet
urinam et omnino admiranda confectio eſt hydropicis, he-
paticis et nephriticis. Deducit et feminis menſes.*] ♃

καὶ γυναιξὶν ἔμμηνα] ♃ Ἀλόης ⋖ ρ´. μαστίχης γο α´. κρόκου γο α´. νάρδου Ἰνδικῆς γο α´. κινναμώμου γο α´. καρποβαλσάμου γο α´. ἀσάρου γο α´. κόπτε, σῆθε λεπτοτάτῳ κοσκίνῳ καὶ φύλαττε ξηρὸν καὶ ἀδιάπνευστον. ἡ χρῆσις πρὸς μὲν τὰς βραδυπεψίας καὶ τοὺς οὕτως ὑγιαίνοντας ὁλκὴ μία μετὰ ψυχροῦ ὕδατος κυάθων δ´. τοῖς δὲ χολὴν ἐμοῦσιν ἢ ἄλλως πως ῥευματιζομένοις ὁλκῆς ἥμισυ. πρὸς δὲ τοὺς φλεγμαίνοντάς τι τῶν ἐντὸς ἁρμόσει μεθ᾽ ὑδρομέλιτος διδόμενον. ἐφ᾽ ὧν δὲ οὖρα κινεῖν προαιρούμεθα ἢ ἔμμηνα κατάγειν, δίδομεν μετ᾽ οἴνου τὸ φάρμακον. ἔστι δὲ καταπαστόν. ταῦτα μὲν ἔγραψεν ὁ Ἀσκληπιάδης ὑπὲρ τοῦ προκειμένου φαρμάκου. σκεψώμεθα δὲ πρῶτον μὲν ἐν τοῖς περὶ τῆς ποσότητος τῶν συνθέντων αὐτὴν φαρμάκων, ᾗ συνεφώνησέν τε καὶ διεφώνησεν, εἶθ᾽ ἑξῆς περὶ τῆς ἐπαγγελίας τε καὶ χρήσεως αὐτῆς. ἐν μὲν δὴ τῇ μίξει τῶν φαρμάκων συνεφώνησαν ἀλλήλοις ὅ τε Ἀνδρόμαχος καὶ ὁ Ἀσκληπιάδης ἐν τῷ τῆς ἀλόης ρ´. ἐμβάλλειν δραχμάς. διεφώνησαν δὲ ἔν τε τῷ τὸν Ἀσκληπιάδην ἁπλῶς ἀλόης γράψαι, τὸν δὲ Ἀνδρόμαχον

Aloës ʒ c, maftiches ℥ j, croci ℥ j, nardi Indicae ℥ j, cinnamomi ℥ j, carpobalfami ℥ j, afari ℥ j, tundito et anguftiffimo cribro excernito, atque aridum ne tranfpiret fervato. Ufus ejus eft ad tarde concoquentes, atque ita fanos ʒ iij, cum frigidae cyath. iiij, vomentibus bilem aut alias fluxione laborantibus drachmae dimidium ad inflammationes internas convenit cum aqua mulfa bibitum, verum quibus urinam ciere volumus aut menfes deducere, medicamentum cum vino damus. Eft autem medicamentum infperfile, in pulveris ac farinae formam redactum. Haec quidem fcripfit Afclepiades de praedicto médicamento. Videamus autem primum in liis de quantitate medicamentorum ipfum conftituentium quatenus confenfit et diffenfit cum Andromacho, deinde confequenter de promiffione et ufu. Equidem in mixtura medicamentorum confenferunt inter fe Andromachus et Afclepiades in hoc, quod aloës drachmas centum conjiciunt. Diffentiunt autem in eo, quod Afclepiades fimpliciter aloës fcripfit, Andromachus autem

τὸ πεπλυμένης προσθεῖναι, κἂν τῷ τὸν Ἀσκληπιάδην τῶν
ἄλλων οὐγγίας μῖξαι, τουτέστιν ὁλκὰς ἢ δραχμὰς ἀργυρὰς
ή. ἢ ἑπτὰ ἥμισυ, ἓξ δὲ τὸν Ἀνδρόμαχον. ἔτι τὸ καθόσον
μὲν ὁ Ἀσκληπιάδης βαλσάμου καρπὸν, ὁ δ᾽ Ἀνδρόμαχος
ξυλοβάλσαμον ἐμβάλλει καὶ πρὸς τούτοις, ὅτι μηδ᾽ ὅλως ὁ
Ἀσκληπιάδης τὸ ἄνθος τοῦ σχοίνου μίγνυσι, κατὰ δὲ τὴν
ἐπαγγελίαν τῶν ἔργων τοῦ φαρμάκου τῷ μὲν Ἀνδρομάχῳ
πλέον οὐδὲν γέγραπται τοῦ δίδοσθαι τισὶ μὲν ἓν κοχλιά-
ριον, τισὶ δὲ δύο μεθ᾽ ὕδατος ψυχροῦ κυάθων δ᾽. ἢ θερμοῦ.
τῷ δ᾽ Ἀσκληπιάδῃ πλείω περὶ τῆς χρήσεως εἴρηται τῆς προ-
κειμένης ἀντιδότου. πρὸς μὲν γὰρ τὰς δυσπεψίας τῶν ὑγιαι-
νόντων κελεύει δίδοσθαι μίαν ὁλκὴν μεθ᾽ ὕδατος ψυχροῦ
κυάθων δ᾽. ἡγοῦμαι δὲ λέγειν αὐτὸν δραχμὴν ἀργυρᾶν καὶ
γὰρ οὕτω σχεδὸν ἅπασι τοῖς νεωτέροις ἰατροῖς ἔθος ὀνομά-
ζειν. ἄλλο δὲ νοεῖν ἡμᾶς οὐδὲν ἡ τοῦ πράγματος φύσις ἀναγ-
κάζει. πρόδηλον δ᾽ ὅτι δραχμὴν λέγομεν νῦν ἐν τοῖς τοι-
ούτοις ἅπαντες ὅπερ Ῥωμαῖοι δηνάριον ὀνομάζουσιν. ἀλλ᾽
ἐπί γε τῶν βραδυπεπτούντων οὐχ ἁπάντων ἁρμόσει διδόναι

lotae appofuit. Et quod Afclepiades reliquorum fingulorum
fingulas uncias admifcuit, hoc eft drachmas argenteas octo
aut feptem et dimidiam, Andromachus vero fex. Amplius
etiam in eo, quod Afclepiades carpobalfamum, Andromachus
xylobalfamum injicit, et praeterea quod Afclepiades florem
junci odorati penitus relinquit. Caeterum circa promiffio-
nem operum Andromachus nihil amplius fcripfit, quam qui-
busdam unum cochleare, quibusdam duo cum aquae frigi-
dae aut calidae cyathis tribus exhibere, verum Afclepiades
plura de ufu propofitae antidoti prodidit. Ad tardas enim
concoctiones fanorum ℥ j dari jubet cum aquae frigidae
cyathis quatuor, opinor autem ipfum dicere drachmam ar-
genteam; etenim fic fere omnes recentiores medici appellare
in more habent, neque ipfa rei natura aliud nos intelli-
gere cogit, manifeftum eft autem, quod drachmam dicimus
nunc in hujusmodi omnes, quod Romani denarium appel-
lant. Verum non omnibus tarde concoquentibus expedit

Ed. Chart. XIII. [573. 574.] Ed Baf. II. (280.)

τὸ φάρμακον, ἀλλ᾽ ἐπ᾽ ἐκείνων μόνον, ἐφ᾽ οἷς ἐπὶ χυμοῖς
μοχθηροῖς γίνεται τοῦτο, μᾶλλον δ᾽ ὅταν ὦσι λεπτοὶ καὶ
χολώδεις. ποιήσει δ᾽ ἄν τινα ῥᾳστώνην καὶ τοῖς ἄνευ χυμῶν
τὴν ὑγρὰν δυσκρασίαν ἔχουσιν, ἐπὶ τοσοῦτον διαβεβρωκυῖαν τὸ
πεπονθὸς μόριον, ὡς ἐκλύεσθαι καὶ χαλᾶσθαι παραπλησίως
τοῖς συνδετικοῖς καλουμένοις νεύροις ἐπὶ τῶν κεχαλασμένων
ἄρθρων. ἐπὶ μέντοι τῶν χολὴν ἐχόντων ἐν τῇ κοιλίᾳ, μά-
λιστα ἐφ᾽ ὧν ἐν αὐτοῖς τοῖς χιτῶσι διὰ βάθους περιέχεται,
κάλλιον φάρμακον οὐκ ἂν εὕροις. [574] ἀλλ᾽ οὐκ οἶδα ὅπως
ὀλίγον αὐτοῦ δίδωσιν ὁ Ἀσκληπιάδης, τῆς συμμέτρου δό-
σεως εἰς ◁ στ᾽. ἐξισούσης. πρὸς δὲ τοὺς φλεγμονήν τινα
ἔχοντας οὐχ ἁπλῶς δοτέον ἐν παντὶ καιρῷ τῆς φλεγμονῆς,
ἀλλ᾽ ὅταν πεφθῇ τε καὶ παρακμάσῃ, πέπονα γὰρ φαρμα-
κεύειν ἀξιοῖ καλῶς ὁ Ἱπποκράτης, μὴ ὠμὰ, μηδ᾽ ἐν ἀρχῆσιν,
εἰ μὴ ὀργᾷ, τουτέστιν εἰ μὴ πρὸς τὴν ἔκκρισιν ἐπείγοιτο ἡ
κίνησις καὶ μήπω μηδεμίαν ἔχουσα πρὸς ἓν μέρος ἑδραίαν
ῥοπήν τε καὶ στάσιν. ὀρθῶς δὲ τὸ φάρμακον τοῦτο τοῖς
μὲν βραδυπεπτοῦσι καὶ τοῖς χολὴν ἐμοῦσιν ἢ ἄλλως πως

praebere hoc medicamentum, fed iis folum quibus ob vitio
fos humores tarda concoctio contingit et maxime cum te-
nues fuerint et biliofi. Fecerit et quietem in iis, quibus
citra vitiatos humores humida intemperies in tantum affe-
ctam partem perrigavit, ut exolvatur et laxetur ad modum
ligatoriorum nervorum circa laxatos articulos. At vero qui
bilem in ventre habent, quae praefertim ipfis in tunicis in
alto continetur, praeftantius medicamentum non repererint.
Verum haud fcio qua ratione parum de ipfo exhibeat Afcle-
piades, quum moderata exhibitio ipfius ad drachmas tres
progrediatur. Porro ad inflammationem habentes non fim-
pliciter in omni inflammationis tempore dandum eft, fed
ubi concocta fuerit et declinarit. *Concocta enim medicanda*
certe cenfet Hippocrates, non cruda, neque in principiis,
nifi fuopte cieantur impetu, hoc eft nifi motus ad excre
tionem nos adducat, qui nondum firmam aliquam inclina-
tionem ac ftationem ad unam partem habeat. Recte autem
hoc medicamentum tarde concoquentibus aut bilem vomen-

ῥευματιζομένοις τὸν στόμαχον, ἐπιπάττων ὕδατος κυάθοις
τέσσαρσι, δίδωσι, τὴν ἐκ τοῦ μέλιτος ἀνατροπὴν προσγινο-
μένην τῷ στομάχῳ δεδιώς. πρὸς δὲ τὰς παρακμὰς τῶν ἔνδον
φλεγμονῶν μεθ᾽ ὑδρομέλιτος ὡραίως ἄν τις διδοῖ τοῦτο.
καθάπερ καὶ κινεῖν οὖρα προαιρούμενος ἢ ἔμμηνα κενοῦν
ὁ μὲν Ἀσκληπιάδης φησὶ μόνον δι᾽ οἴνου. βέλτιον δ᾽ ἄν,
ὡς ἐγώ φημι, ποιεῖ τις, εἰ δι᾽ οἰνομέλιτος διδοῖ τὸ φάρμα-
κον. οὕτω γὰρ ἅμα τε τὰ κατὰ τὴν ἐκ τῆς κοιλίας ἀνάδο-
σίν τε καὶ φορὰν ἐπ᾽ οὖρα καὶ τὰ κατὰ τὰς μήτρας ἐνι-
στάμενα διαλύει καὶ τέμνει καὶ ῥώμην τοῖς μορίοις παρέχει
δι᾽ ὧν ποιεῖται τὴν πορείαν. ἔτι τε τὴν θερμασίαν αὔξει
τῶν τόπων δι᾽ ὧν φέρεται, συντελοῦσαν καὶ αὐτὴν οὐ σμι-
κρὰ πρός τε τὴν χύσιν τῶν ἐνισταμένων ὑγρῶν καὶ τὴν
κένωσιν. μετὰ δὲ τὴν προγεγραμμένην ἱερὰν Θεμίσωνος ἀν-
τίδοτον ὁ Ἀσκληπιάδης ἑτέραν οὕτως ἔγραψεν· ἄλλη ἐκ
τῶν Μαντίου δυναμεων Ἀτταλική. ποιεῖ στομαχικοῖς καὶ
ἀποῤῥίπτουσι τὴν τροφήν, ποιεῖ χολερικοῖς, κοιλιακοῖς, δυσ-
εντερικοῖς. τὰ δὲ τῆς σκευασίας ἔχει οὕτω. ♃ κρόκου < β'.

tibus aut alias ſtomachi fluxione laborantibus aquae cya-
this quatuor inſpergens praebet, nimirum ſubverſionem ſto-
macho ex melle oborientem formidans.   Ad declinationem
autem internarum inflammationum cum aqua mulſa tem-
peſtive quis exhibuerit, quemadmodum etiam urinam ciere
volens aut menſes evacuare, Aſclepiades quidem ex vino
dandum ait.   Praeſtiterit autem, ut ego ſentio, cum vino
mulſo medicamentum praeberi; ita enim ſimul et quae circa
diſtributionem et delationem ex ventre in urinam et quae
circa uterum inſtant, ſecat ac diſſolvit, et robur partibus
addit, per quas tranſitum facit, ampliusque et locorum per
quos fertur caliditatem auget, quae et ipſa non parum con-
fert ad inſtantes humores ſundendos ac evacuandos.   Poſt
praeſcriptam hieram Themiſonis antidotum Aſclepiades
aliam ſic ſcripſit. *Alia ex Mantiae compoſitionibus Atta-
lioa. Facit ad ſtomachicos et rejicientes cibum, cholericos,
coeliacos, dyſentericos.* Compoſitio ſic habet. ♃ Croci ʒ ij,

ΤΩΝ ΚΑΤΑ ΤΟΠΟΥΣ ΒΙΒΛΙΟΝ Θ. 163

Ed. Chart. XIII. [574.]   Ed. Baf. II. (280.)

νάρδου ⋖ β'. ὑοσκυάμου σπέρματος ⋖ α'. ἀλόης γο α'. βα-
λαυστίου γο α'. τραγακάνθης γο α'. πεπέρεως λευκοῦ γο α'.
ἀκακίας γο α'. ῥήου Ποντικοῦ γο α'. ῥοὸς Συριακοῦ τοῦ
ἐπὶ τὰ ὄψα γο α'. ῥόδων χυλῷ ἀφεψημένων ἐν οἴνῳ αὐ-
στηρῷ ἀναλαβὼν, ποίει τροχίσκους ἀνὰ ⋖ α'. τὴν δὲ τρα-
γάκανθαν προεμβρέξας τῷ χυλῷ ἕνου. τοῦτο τὸ φάρμακον
οὐδὲν ἔοικε τῷ προγεγραμμένῳ, καθαρτικὸν μὲν γὰρ ἐκεῖνο,
στυπτικὸν δὲ τοῦτό ἐστιν, ἁρμόττον τοῖς δι' ὑγρότητα πολ-
λὴν ἔκλυτόν τε καὶ χαλαρὸν ἔχουσι τὸν στόμαχον ἢ καὶ
σύμπασαν τὴν γαστέρα, καθάπερ κἂν τοῖς ἄρθροις τὰ χα-
λάσματα γίνεται, διαβραχέντων ὑγρότητι πολλῇ τῶν ἐν αὐ-
τοῖς συνδέσμων, ἃ τοῖς πλείστοις τῶν ἰατρῶν ἔθος ἐστὶν
ὀνομάζειν συνδετικὰ νεῦρα· πολλαὶ γὰρ τοιαῦται διαθέσεις
ἔν τε τῇ γαστρὶ καὶ τῷ στομάχῳ γίνονται τοῖς πολυπο-
τοῦσι καὶ δαψιλῶς ὀπώρας ὑγραινούσας ἢ ὅλως ἐδέσματα τοι-
αύτης κράσεως προσενεγκαμένοις. πολλῶν οὖν ὄντων τῶν
οὕτω διῃτημένων, εὐλόγως καὶ τὰ τῆς προειρημένης διαθέ-
σεως φάρμακα πλειστάκις εὐδοκιμεῖ τὴν στύψιν ἐπικρατοῦ-

nardi ʒ duas, feminis hyoſcyami ʒ j, aloës ℥ j, balauſtii ℥ j,
tragacanthae ʒ j, piperis albi ℥ j, acaciae ℥ j, rheu Pontici
℥ j, rhois Syriaci culinarii ℥j, excipe ſucco roſarum in vino
auſtero coctarum et redige in paſtillos drachmae unius, tra-
gacantham vero ſucco praemaceratam unito. Hoc medica-
mentum nihil priori ſimile habet, illud enim purgatorium
eſt, hoc aſtringens, iis qui ſtomachum aut totum ventrem
ob multam humiditatem exolutum ac laxum habent con-
veniens, quemadmodum etiam in articulis ejusmodi laxi-
tates contingunt ligamentis ipſorum multa humiditate per-
rigatis, quae plurimi medici nervos ligatorios appellare ſo-
lent. Multi enim ejusmodi affectus tum in ventre tum in
ſtomacho fiunt iis, qui multo potu ſe explent aut fructus
humectantes aut etiam edulia talis temperamenti ingerunt.
Quum itaque multi ſint qui tali victu utantur, rationabiliter
etiam praedictae facultatis medicamenta ſaepe ſucceſſu clara
evadunt, ut quae praedominantem aſtringendi vim habeant.

L 2

Ed. Chart. XIII. [574. 575.]   Ed. Baf. II. (280. 281.)

σαν έχοντα. ένθα δὲ ἤτοι κακοχυμίας ἐκκενῶσαι προσῆκεν ἢ
θερμῆναι τὸ πεπονθὸς μόριον, οὐ μόνον οὐδὲν ὀνίνησιν ἡ
τῶν οὕτω στυφόντων φαρμάκων χρῆσις, ἀλλὰ καὶ βλάπτει.
μετὰ γὰρ τὸ προγεγραμμένον φάρμακον ἑτέρων δυοῖν ὁ
Ἀσκληπιάδης μέμνηται καλῶν ἑκατέρων αὐτῶν. σύγκειται δὲ
ἐκ πολλῶν ἀμφότερα καὶ διὰ τοῦτό ἐστι πολύχρηστα, καὶ
μᾶλλόν γε τὸ δεύτερον. ὅτι δέ ἐστι τοιοῦτον, οἷον εἶναί φη-
σιν αὐτὸ, τῶν ἁπλῶν ἐν αὐτῷ φαρμάκων ἀναμιμνησκομένοις
ἡμῖν, ὁποῖόν ἐστιν ἕκαστον, ἀκηκοόσι τε περὶ τῆς κατὰ τὴν
σύνθεσιν αὐτῆς μεθόδου, δυνατὸν ἔσται κρίνειν καὶ αὐτοῖς.

[575] Ἀστὴρ στομαχικός. ποιεῖ ἀποξύνουσι τὴν τρο-
φὴν, στροφουμένοις, καταῤῥοϊκοῖς, κεφαλαλγικοῖς, αἱμοπτυϊ-
κοῖς, φθισικοῖς, ποιεῖ καὶ πρὸς τὰς περὶ κύστιν ἢ μήτραν
διαθέσεις. ἡ δὲ σκευασία ἔχει οὕτως] ♃ Μανδραγόρου χυ-
λοῦ ⊲ δ'. σμύρνης ⊲ δ'. βαλαυστίου ⊲ δ'. καστορίου ⊲δ'.
κρόκου ⊲ δ'. ὀπίου ⊲ στ'. ἀνίσου ⊲ η'. σελίνου (281)
σπέρμτος ⊲ η'. στύρακος ⊲ η'. ὑσσώπου Κρητικοῦ ⊲ιβ'.
ὑοσκυάμου λευκοῦ σπέρματος ⊲ ιβ'. συντίθει κατὰ τρόπον

Ubi vero aut vitiatos humores evacuare aut affectam par-
tem calefacere oportet, non folum nihil juvat ita aftrin-
gentium medicamentorum ufus, fed etiam nocet. Poft prae-
fcriptum medicamentum aliorum duorum Afclepiades me-
minit, quae et ipfa ambo bona funt et ex multis compofita
ac propterea multi ad varios affectus ufus et praefertim
pofterius. Quod vero tale fit, quale ipfum effe dicit, etiam
nobis ipfis facile erit judicare ubi in memoriam revocari-
mus fimplicia in ipfo medicamenta, qualia fingula fint, am-
pliusque methodum compofitionis ejus audiverimus.

[After ftomachicus, facit ad eos, quibus cibus in
ventre acefcit ad tormenta, deftillationes, dolorem capitis,
fpuentes fanguinem, tabefcentes, affectiones circa veficam
et uterum. Praeparatur fic.] ♃ Succi mandragorae drach
iv, myrrhae drach. iv, balauftii ℨ iv, caftorii ℨ iv, croci
drach. iv, opii drach. fex, anifi ℨ viij, feminis apii drach.
viij, ftyracis ℨ viij, hyffopi Cretici ℨ xij, feminis hyofcy-
ami albi drach. xij, componito pro more et digerito in pa-

Ed. Chart. XIII. [575.]   Ed. Baſ. II. (281.)

καὶ ἀνάπλαττε τροχίσκους καὶ δίδου πρὸς δύναμιν. τὸ δ᾽
ὑγρὸν ἔστω κατάλληλον τῇ διαθέσει. ἀστὴρ ἀνίκητος, φάρ-
μακον ἐπιτετευγμένον ἀνώδυνον, ὑπνοποιὸν, πολύχρηστον. καὶ
γὰρ τὰ περὶ τὸν στόμαχον ἰᾶται νοσήματα θαυμαστῶς, ὀξυ-
ρεγμίας καὶ δυσπεψίας ἀπαλλάττει, στρόφους, λυγμοὺς, ἐμ-
πνευματώσεις. ποιεῖ καὶ πρὸς τὰ τῆς κεφαλῆς ἀλγήματα
πινόμενον τὸ φάρμακον καὶ ἔξωθεν καταχριόμενον κατὰ τοῦ
μετώπου ὄξει ἀνεθέν. ποιεῖ καὶ πρὸς ὠταλγίαν περδικίου
χυλῷ ὁ τροχίσκος ἀνεθείς. ποιεῖ καὶ πρὸς ὀδονταλγίαν τῷ
βρώματι ἐντιθέμενος, λεανθεὶς καὶ χαλβάνῃ ἀναληφθεὶς ἢ
συκῆς ὀπῷ. ποιεῖ καὶ πρὸς τὰς τῶν ὀφθαλμῶν ἐπιφορὰς καὶ
τὰς τῶν παρισθμίων φλεγμονὰς, οἴνῳ γλυκεῖ ἀνεθεὶς, ὥστε
ἐπὶ μὲν τῶν ὀφθαλμῶν τὸ ἔριον ἐμβρέχοντας ἐπιτιθέναι. τοῖς
γὰρ τὰ παρίσθμια πεπονθόσιν χλιαίνοντας παραίνει ἀνα-
γαργαρίζεσθαι. ποιεῖ δὲ καὶ πρὸς πᾶσαν αἵματος φορὰν ἀνε-
θεὶς οἴνῳ μυρτίτῃ, ποιεῖ καὶ πρὸς βῆχας χρονίους καὶ προσ-
φάτους καὶ κατάῤῥους διαλυθεὶς οἴνῳ Θηραίῳ ἢ προτρόπῳ
ἢ Σκυβελίτῃ. ποιεῖ καὶ φθισικοῖς, ἐμπυϊκοῖς, διαλυθεὶς πρα-
σίου ἀφεψήματι. ποιεῖ αἱμοπτυϊκοῖς, δυσεντερικοῖς, χολερικοῖς,

ſtillos, dato pro viribus. Liquor fit affectioni conveniens.
*After alter inexuperabilis, medicamentum accommodatum
fedans dolorem, inducens fomnum, multi ufus ad varios
affectus. Nam et ftomachi morbos mirabiliter fanat a ru-
ctibus acidis, aegris concoctionibus, torminibus, volvulis,
inflationibus. Facit et ad capitis dolores potatum et foris
illitum fronti aceto dilutum. Facit et ad oculorum dolo-
rem paftillus perdicii fucco dilutus. Facit et ad dentium
dolorem cavernae inditus, tritus ac galbano exceptus aut
fici fucco. Prodeft ad epiphoras et tonfillarum inflamma-
tiones vino dulci dilutus, ita ut ad oculos lanam eo im-
butam imponamus: in tonfillis vero affectis tepefactum
colluamus. Facit ad omnem fanguinis fluxum vino myr-
tite diffolutus, et ad veteres ac recentes tuffes et deftil-
lationes dilutus vino Theraeo aut protropo aut Scybelite
Facit phthificis, fuppuratis, marrubii fucco diffolutus.
Haemoptoicis, dyfentericis, cholericis, fanguinariae fucco*

Ed. Chart. XIII. [575.]   Ed. Baf. II. (281.)

χυλῷ πολυγόνου διαλυθεὶς καὶ πρὸς παντὸς ἑρπετοῦ πληγὴν
ποθεὶς μετὰ πηγάνου ἀφεψήματος. λύει καὶ τὰς κατὰ πε-
ρίοδον ἐπισημασίας, πινόμενος πρὸ δυοῖν ὡρῶν τῆς ἐπισημα-
σίας μετ᾽ οἴνου κεκραμένου κυάθων γ΄. καὶ ἔμμηνα γυναιξὶ
κατάγει διαλυθεὶς ἀρτεμισίας ἀφεψήματι. ποιεῖ καὶ πρὸς τὰς
περὶ κύστιν διαθέσεις, οἰνομέλιτι διαλυθεὶς, ὁμοίως καὶ ταῖς
ὑστερικαῖς πνιγομέναις βοηθεῖ. ποιεῖ ἀρθριτικοῖς, ποδαγρι-
κοῖς, γεντιανῆς ἀφεψήματι διαλυθείς. καὶ περὶ μὲν τούτων
διαπράττεται ἐπὶ τοσοῦτον. τὰ δὲ τῆς συνθέσεως οὕτως ἔχει.
♃ σμύρνης ⊰ δ΄. στύρακος ⊰ δ΄. νάρδου Ἰνδικῆς ⊰ δ΄.
κασσίας σύριγγος ⊰ δ΄. σφραγῖδος Δημνίας ⊰ δ΄. μανδρα-
γόρου φλοιοῦ ⊰ δ΄. ἐν ἄλλῳ καὶ πεπέρεως ⊰ δ΄. κρόκου
⊰ στ΄. ὀποῦ μήκωνος ⊰ στ΄. δαύκου Κρητικοῦ σπέρματος
⊰ η΄. ἀνίσου ⊰ η΄. σεσέλεως Μασαλεωτικοῦ ⊰ η΄. σελίνου
σπέρματος ⊰ η΄. τὸ σμύρνιον καὶ τὸ στυράκιον καὶ τὸ ὄπιον
οἴνῳ διαλύεται εὐώδει καὶ λεαίνεται. τὰ δὲ ξηρὰ κόπτεται
καὶ σήθεται, εἶθ᾽ ὁμοῦ μίγνυται καὶ φυρᾶται καὶ ἀναπλάτ-

dilutus, et ad omnis reptilis plagam cum rutae decocto
potatus. Solvit irritationes per circuitum repetentes, dua-
bus ante ejus invafionem horis ex vini diluti cyathis tri-
bus acceptus. Menfes etiam feminarum ducit artemifiae
decocto dilutus. Facit et ad vef] cae affectiones vino mulfo
diffolutus. Similiter etiam iis, quae ab utero fuffocantur,
auxiliatur. Facit arthriticis, podagricis, gentianae decocto
dilutus. Et de his quidem quae efficit hactenus. Com-
pofitio vero hoc modo habet. ♃ Myrrhae drach. quatuor,
ftyracis drach. quatuor, nardi Indicae drach. quatuor, cas-
fiae fiftulae drach. quatuor, terrae Lemniae drach. quatuor,
corticis mandragorae drach. quatuor. In alio exemplari
etiam piperis drach. quatuor, croci drach. fex, fucci papa-
veris drach. fex, feminis dauci Cretici drach. octo, anifi
drach. octo, fefelis Maffilienfis drach. octo, feminis apii
drach. octo. Myrrha et ftyrax atque opium vino diffol-
vuntur odorato et teruntur, arida vero tunduntur et cri-
brantur, ac deinde fimul mifcentur, fubiguntur ac in paftil-

Ed. Chart. XIII. [575. 576.]   Ed. Baf. II. (281.)

τομεν τροχίσκους ὁλκῆς ἄγοντας ἥμισυ καὶ ξηραίνομεν ἐν σκιᾷ. ἡ χρῆσις δεδήλωται. ἐν ἄλλοις τῶν τροχίσκων ἡ ὁλκὴ ἀνὰ ◁α'.

Κεφ. δ'. [Τὰ ὑπ' Ἀρχιγένους γεγραμμένα ἐν τῷ πρώτῳ τῶν κατὰ γένος φαρμάκων περὶ τῶν κατὰ τὸν στόμαχον παθῶν.] Τῶν δὲ περὶ τὸν στόμαχον παθῶν πολλῶν καὶ ποικίλων ὄντων, καὶ τούτων σχεδὸν ἁπάντων ὡς ἐπίπαν ἐξ ἀπεψίας γινομένων, παντὶ σθένει αὐτὸν ἐπισκεπτέον. εἰ μὲν δὴ ὑδάτων ἢ ἀέρος κακία δείκνυται, ὡς μάλιστα ἐπιδέχεται μεθοδεύοντας, ταῦτα ἀλλάσσοντας ἀπαλλάττειν· εἰ δὲ ἀσυνήθων βρωμάτων, παραιτουμένους ταῦτα· εἰ δὲ διὰ πλῆθος, συστέλλοντας τὰ σιτία [576] καὶ καθόλου ἐξ οὗ ἂν ὑπονοήσωμεν γίνεσθαι, τοῦτο παραιτουμένους. εἰ δὲ πάντα τὰ εἰρημένα εὐτακτοίη, παρ' αὐτὸν δὲ τὸν στόμαχον τὰ κατὰ τὰς πέψεις παραποδίζοιτο, ἀλείμμασι καὶ γυμνασίοις ἀναφωνήσεσί τε καὶ τοῖς τοιούτοις ὁμοίοις γινομένοις τὸν στόμαχον ῥωστέον. τοῖς δὲ ὀξυρεγμιώδεσι κοριάνου ὡς κοχλιάριον δίδου πρὸ ἑτέρου τῶν σιτίων τρώγειν καὶ ἐπιῤῥοφεῖν

los ccguntur ponderis drachmae dimidiae et in umbra reficcantur. Ufus oftenfus eft. In aliis exemplaribus paftillorum pondus drachmale proditur.

Cap. IV. [*Quae Archigenes in primo medicamentorum fecundum genus prodidit de affectionibus circa ftomachum.*] Quum multae et variae fint circa ftomachum affectiones, atque hae omnes fere in totum ex cruditate oboriantur, totis viribus confiderandum. Et fi quidem aquarum aut aëris malitia oftendatur, univerfali via ac ratione quam maxime licet utentes, haec immutando hominem liberare eft opus. Si vero ob inconfuetos cibos, eis interdicemus; fi vero ob copiam, cibos contrahemus, et in univerfum ex quacunque caufa fufpicati fuerimus fieri, eam probibebimus. Quod fi in omnibus ipfis bono ordine tractetur et juxta ipfum ftomachum tamen concoctiones impediantur, unctionibus et exercitiis, vociferationibusque et aliis hujusmodi per expertum artificem adhibitis ftomachus corroboretur. Verum ructu acido affectis coriandrum cochlearii menfura ante reliquum cibum edendum dato et merum infuper bi-

Ed. Chart. XIII. [576.]   *Ed.* Baf. II. (281.)

ἄκρατον. γενομένης δὲ ἀπεψίας μετρίας ποτὲ καὶ εὐκατα-
φρονήτου πλείονα χρόνον ἐπὶ τῆς κλίνης ἠρεμητέον. εἰ δὲ
μὴ τὰ πράγματα ἐπιτρέποι, ἐφ᾽ ὅσον ἐνδέχεται, πᾶσαν διά-
τασιν καὶ κόπον, ἔτι τε καῦμα καὶ ψῦχος καὶ θυμὸν ἐκφευ-
κτέον· ὀψιαίτερον δὲ τῆς συνήθους ὥρας ἐν ζεστῷ λουστέον.
ἔν τε τῷ προβαλανείῳ χλιαρὸν ὕδωρ πιόντες ἀπερευγέτω-
σαν πάντα τὰ εἰς τὸν στόμαχον συναθροισθέντα φλέγματα,
ὀλιγοσιτίᾳ τε καὶ ὀλιγοποσίᾳ τῇ πρώτῃ χρήσθωσαν εἰ δ᾽
εὐτονος ἡ φθορὰ τῶν σιτίων γένοιτο, δάκνοιντό τε τὸν στό-
μαχον καὶ ἐρεύγοιντο αὐτὰ, ἔτι τε ναυτοῖεν, χλιαρῷ ποτί-
σας ἀνάγκαζε ἐξερᾶν, μέχρι πᾶν τὸ διέφθορον καθαρισθῇ,
εἶτα ἐμβρέξας τὴν κεφαλὴν λιπαροῖς ὀθονίοις παρὰ πυρὶ θερ-
μανθεῖσιν ἢ τοιαύτῃ τινὶ ἀπεριέργῳ ἀγωγῇ, πυρία τὰ περὶ
τὸν στόμαχον καὶ ὑποχόνδρια παρηγορήσας τά τε ἄκρα λι-
παρὰ ψηλαφίᾳ ἢ καὶ κατειλησίᾳ λεάνας, ἐπὶ τοῦ κλινιδίου
ἠρεμεῖν ἐάσεις ἀσιτήσαντάς τε ἐξ ὅλου τῇ ἑξῆς, εἰ μηδὲν ἐπα-
κολουθήσειεν ἄτοπον. εὐτονοῦντας μὲν, ὡς προείρηται, λού

bendum. Quod fi quandoque moderata cruditas et quae
contemni poffit, oboriatur, longiore tempore in lecto de-
cumbendum eft, et fi negotia id non permittant, quanto
poffibile eft, omnis diftentio et labor, ampliusque aeftus et
frigus ac ira vitanda funt. Serius etiam quam pro con-
fueto tempore ex fervida aqua lavandum eft, et in priore
balnei domo aqua tepida haufta, omnia in ftomachum co-
acervata pituitofa removenda, et modico cibo itemque potu
prima die utendum. Si vero fortis ciborum corruptio fiat
ftomachique morfum fentiant ac ipfos eructent, ampliusque
naufea afficiantur, aqua tepida exhibita vomere cogito do-
nec omne corruptum expurgetur, deinde caput mollibus
linteolis ad ignem calefactis obducito, aut hujusmodi aliquo
non inani ductu locos circa ftomachum foveto et praecor-
dia mitigato, fummas item partes molli frictione aut etiam
conftrictione lenito. Atque ita in lectulo quiefcere finito,
ac inediam per totam fequentem diem perferre, fi non ab-
furdum quid inde confequatur. Fortiores quidem, ut prae-

σας ἐπιμελοῦ· εἰ δ᾽ ἀτονοῖεν, συμμέτρως ἐπὶ μίαν ἀναλαβὼν
τῇ ἑξῆς λούε, παραινῶν μέχρι τριῶν ἡμερῶν ἐν ταῖς τρο-
φαῖς καὶ τοῖς πότοις μετριάζειν. ἀπεψίας μὲν οὖν τοιαύτη
τις, ὡς τύπῳ εἰπεῖν, ἡ ἐπιμέλεια. περὶ δὲ τῶν ἐξ αὐτῆς ἀπο-
βαινόντων, οἷον διαῤῥοίας ἢ χολέρας ἢ τῶν τοιούτων, ἐν
ἰδίῳ τόπῳ εἰρήσεται. ἐπὶ δὲ τῶν ἄλλων τῶν περὶ τὸν στό-
μαχον δυσχερειῶν, τοῖς μὲν καυσουμένοις τὸν στόμαχον μετ᾽
ἐκλύσεως ἢ λειποθυμίας ἢ τινος ἀνορεξίας ἐξ οἱασδηποτοῦν
αἰτίας, ὅτι μὴ πυρετοῦ, κυάθους τρεῖς ἢ τέτταρας δίδου
ψυχροῦ ὕδατος καταῤῥοφεῖν δὶς ἢ τρὶς ἐκ διαλειμμάτων.
καὶ εἰ μὲν παρηγοροῖντο, τούτῳ αὐτοὺς ἀνακτησάμενος ὡς
τροφῇ καὶ τοῖς ἄλλοις ἀναλάμβανε. εἰ δ᾽ ἐπιμένοι, διακρα-
τουμένων καὶ διαλεαινομένων τῶν ἄκρων, ἀπόβρεγμά τι τῶν
τοιούτων συνεχῶς καταῤῥοφεῖν δίδου, οἷον φοινικοβαλάνων,
μήλων κυδωνίων, ἀπίων, μεσπίλων, ἀρκευθίδων, ἑλίκων ἀμ-
πέλου, ῥόδων, ῥοιᾶς ἀπυρήνου χυλὸν ἢ στροβίλους κ΄. καὶ
σικύου σπέρματος κόκκους κε΄. μύρτων κ΄. κρόκου ὀβολοὺς β΄.

dictum eſt, effectos lavatione curato, ſi vero infirmi eſſent,
moderate ad diem unum refectos, in ſequentem lavato mo-
deratis cibis ac potibus ad triduum uti juſſos. Et crudita-
tis quidem talis quaedam, ut rudi quadam forma expreſſi,
curatio exiſtit. Verum de iis, quae ex ipſa proveniunt, vel-
ut profluvio ventris aut bilis per vomitum ac ſeceſſum re-
jectione aut aliis ejusmodi, in proprio loco dicetur. Cae-
terum in aliis ſtomachi moleſtiis, iis quidem, qui ſtomacho
exuruntur cum exolutione aut animi deliquio aut appeten-
tia perdita, ex qualicunque tandem cauſa praeter febrem,
cyathos iij aut iv aquae frigidae abſorbendos dato, bis aut
ter per intervalla, et ſi quidem inde mitius habeant, ipſos
revocatos tum cibo tum etiam aliis refocillare tentabis. Si
vero permaneat malum, deprehenſis atque laevigatis extre-
mitatibus, hujusmodi quendam cremorem aſſidue abſorben-
dum dato, velut palmularum, malorum cotoneorum, pyro-
rum, meſpilorum, baccarum juniperi, pampinorum vitis, ro-
ſarum, mali item punici nucleum non habentis ſuccum aut
nuces pineas xx et ſeminis cucumeris grana xxv, baccas

ῥόδων δυοῖν φύλλα μεθ᾽ ὕδατος δίδου πίνειν. ἢ ψυχρὸν
ὕδωρ δίδου μετ᾽ ὀμφακίου χυλοῦ, ἢ ῥόδων ἄνθος μετὰ νάρ-
δου καὶ ὕδατος ψυχροῦ, ἢ ἀνδράχνης σπέρματος προσμιγέν-
τος· ἢ ἀτραφάξιος σπέρματος ἢ μήλων κυδωνίων ἀφεψήμα-
τος. ἢ σικύων σπερμάτια ν΄ λεῖα ἐκ ψυχροῦ δίδου. ἢ ὄρυ-
ζαν ἑψήσας μετὰ βουτύρου δίδου φαγεῖν· ἢ τραγορίγανον
λείαν μεθ᾽ ὕδατος χυλίσας δὸς φαγεῖν. ἢ κυάμους Αἰγυ-
πτίους ι΄. καὶ νάρδου Κελτικῆς ὀβολοὺς δύο, φρύξας ἀμφό-
τερα καὶ λεάνας δίδου πιεῖν. ἐπιπάσας ῥόας ὀξείας καὶ γλυ-
κείας χυλοῦ καὶ ὕδατος ἑκάστου ἴσον. ἢ κλώνιον ἡδυόσμου
συλλεάνας δὸς πίνειν. ἢ οἰνάνθην ὁμοίως τρίψας μετὰ νάρ-
δου Ἰνδικῆς δὸς πιεῖν. ἢ φακοὺς ἑψημένους λείους δίδου
μεθ᾽ ὕδατος. ἢ φοινικοβαλάνους μετὰ ῥόδων. ἢ πρασίου χυ-
λὸν μετὰ μέλιτος καὶ βραχὺ ἡσυχάσασιν δίδου οἶνον μετὰ
ἀλφίτου. ἢ καρδαμώμου δραχμὴν μίαν μετὰ ὀξυμέλιτος κυ-
άθων τριῶν ποτίσας, σύγχριε καὶ ἄφες ἠρεμεῖν. τοῖς δὲ σιε-
λίζουσι ξηρὰν κόνυζαν δίδου μασᾶσθαι. ἐπιθετέον δὲ ἔξω-

myrti xx, croci obol. ij et rofarum duarum folia ex aqua
bibenda exhibeto. Aut aquam frigidam cum omphacii fucco
praebeto. Aut florem rofarum cum nardo et aqua frigida.
Aut etiam portulacae femen admifceto aut atriplicis femen
aut malorum cotoneorum decoctum. Aut cucumerum fati-
vorum femina l trita ex frigida praebe. Aut oryzam co-
ctam cum butyro edendam exhibe. Aut tragoriganum tri-
tam et exuccatam cum aqua edendam praebe. Aut fabas
Aegyptias x et nardi Celticae obol. ij, utraque tofta et trita
bibenda exhibe cum mali punici acidi ac dulcis fucco et
aqua, pari utriusque menfura. Aut menthae ramulum con-
tritum bibendum dato. Aut oenanthen fimiliter tritam cum
nardo Indica bibendam dato. Aut lentes coctos tritos ex
aqua praebeto. Aut phoenicobalanos cum rofis. Aut mar-
rubii fuccum cum melle, et ubi paululum quieverint, vinum
cum polenta exhibeto. Aut cardamomi ℨ j cum aceti mulfi
cyathis tribus potandam dato ac quiefcere finito. Porro iis,
qui falivam multam in ftomacho aggregarunt, aridam cony-
zam manducandam dato, forinfecus vero ftomacho impo-

θεν ἐπὶ τὸν στόμαχον ἀμπέλου φύλλα [577] χλωρὰ λεῖα ἢ
μῆλα κυδώνια ἢ φοινικοβαλάνους ἢ μέσπιλα μετὰ κηρωτῆς,
ἢ μυρσίνης ἁπαλὰ φύλλα ἢ βάτου ἢ σχίνου λεῖα μετὰ πάλης
ἀλφίτου ψυχρῷ πεφυραμένου· ἢ χλωρὰν ἀνδράχνην ὁμοίως
ἐσκευασμένην, ἢ τυρὸν ἁπαλὸν νεαρὸν μετ᾽ (282) ἀλφίτου
καὶ σελίνου φύλλων, ἢ σέρεως φύλλα μετ᾽ ὄξους καὶ ἀλφί-
των καὶ σελίνου φύλλων. πυρουμένων δὲ εὐτόνως φῦσαν
πληρωθεῖσαν ὕδατος ἐπιτίθει, ἢ χιόνα ἐπίβαλλε, ἢ τῶν κο-
λοκύνθων τὰ ξύσματα ἐπιτίθει καὶ καθόλου πάντα ὅσοις
ἐπὶ τῶν καρδιακῶν χρώμεθα. τὰ δὲ ἀλγήματα τοῦ στομάχου
πραΰνει καὶ μάλιστα ἐφ᾽ ὧν δυσθυμία τις ἢ ἀπορία παρ-
έπεται, γάλα ὄνειον ἢ γυναικεῖον ἢ βόειον, κοχλάκων ἐναφε-
ψημένων πινόμενον, ἢ νάρδινον μύρον ἢ τῶν λίαν πολυτε-
λῶν δίδου μεθ᾽ ὕδατος, ἢ ἀπόζεμα σχοίνου ἄνθους, ἢ καὶ
ῥόδων ἄνθους ἐπιπασσομένου, ἢ ἀνδράχνης χυλὸν, ὁτὲ μὲν
καθ᾽ αὑτὸν, ὁτὲ δὲ μετὰ τῆς νάρδου ἢ ᾠοῦ λέκιθον πεφρυ-
γμένην καὶ ἀληλεσμένην μετὰ ἀλφίτων πότιζε, ἢ κάρυα πι-
κρὰ μετὰ σικύου σπέρματος καὶ στροβίλου, ἢ λάπαθον ἀγρίου

nantur vitis folia viridia trita, aut mala cotonea aut pal-
mulae aut mefpila cum cerato. Aut myrti folia tenera vel
rubi vel lentifci, trita cum polentae flore frigida fubacto.
Aut portulaca viridis fimiliter praeparata. Aut cafeus recens
mollis cum polenta et apii foliis. Aut feridis folia cum
aceto et polenta ac apii foliis. Si vero multum fint aeftuofi,
veficam aqua expletam imponito. Aut nivem fuperdato. Aut
cucurbitarum ramenta imponito et omnino omnia, quibus
in cardiacis utimur. Dolores autem ftomachi lenit et ma-
xime iis, quibus anxietas aliqua aut indigentia accedit, lac
afininum aut muliebre aut bubulum, filicibus incoctis po-
tatum. Aut unguentum nardinum vel aliquod pretiofum
dato ex aqua. Aut decoctum fchoenanthi, rofarum flore fi-
mul infperfo. Aut portulacae fuccum, quandoque per fe,
quandoque cum nardo. Aut ovi vitellum toftum et in fa-
rinam comminutum cum polenta bibendum dato. Aut ama-
ras nuces cum cucumeris femine et nuce pinea. Aut rumi-

Ed. Chart. XIII. [577.]   Ed. Baf. II. (282.)

σπέρματος τριώβολον πότιζε. πάντα τὰ κατὰ τὸν στόμαχον
ἀλγήματα καὶ δυσαρεστήματά φασι παύειν κοχλίαν ὠμὸν
Λιβυκὸν καταπινόμενον ὅλον. ἀναλυομένου δὲ αὐτοῦ μόνου
καὶ ναυτιώδους τοῦ στομάχου γινομένου, θρίδακος λευκῆς
σπέρματος ὀλίγον μεθ᾽ ὕδατος κυάθων τεσσάρων ἢ ἑνὸς
πιεῖν δίδου, ἢ στρουθῶν ἀφόδευμα ξηρὸν ἐπιπάσσων, ὡς
ἄλφιτον, εἶτα ὕδωρ πίνοιεν, εἶτα οἶνον, ἢ μαστίχης Χίας κο-
χλιάριον μετὰ ψυχροῦ ὕδατος, ἢ ἀπὸ πάγου νήστει καθ᾽
ἡμέραν δίδου καὶ μασώμενοι αὐτὴν συνεχῶς τὸν σίελον ἀπο-
πτυέτωσαν. ἢ κόνυζαν ξηρὰν μασάσθωσαν. εἰ δὲ πρὸς τῷ
πλάδῳ καὶ φλεγμονή τις εἴη, οἰνάνθην σὺν μελιλώτῳ ἢ ῥόδον
ξηρὸν μετὰ κηρωτῆς ῥοδίνης, ὀλίγον ἐχούσης ῥητίνης ἀποκε-
καυμένης ἐπιτίθει, ἢ ἀκακίας καὶ στυπτηρίας μηλείας ἴσα,
κηρωτῆς τῷ διπλῷ ἀναλαβὼν, ὡς μάλαγμα ἐπιτίθει. ἐπὶ δὲ
τῶν χολὴν μέλαιναν γεννώντων καὶ φυσωμένων τὸν στόμα-
χον ἐπιτίθει τῷ στομάχῳ καὶ μάλιστα ἐν ταῖς ἐπιτάσεσι,
σπόγγους ὄξει δριμυτάτῳ θερμῷ βεβρεγμένους. μετὰ δὲ τού-
τους εἰ ἐπιμένοιεν, στυπτηρίαν ὑγρὰν μετὰ χαλκάνθου λείου

cis filveſtris feminis obolos tres bibendos praebeto. Omnes
vero circa ſtomachum dolores et implacabiles moleſtias fe-
dari ajunt cochlea Africana cruda integra vorata. Exoluto
autem folum et naufeabundo facto ſtomacho lactucae albae
femen modicum ex aquae cyathis quatuor aut uno biben-
dum dato. Aut paſſerum ſtercus aridum velut polentam five
aquam biberint five vinum infpergito. Aut maſtiches Chiae
cochleare ex aqua frigida dato. Aut glaciem jejunis quoti-
die exhibeto, ut ea affidue manducata falivam expuant. Aut
conyzam aridam manducent. Si vero una cum humecta-
tione etiam inflammatio aliqua adſit, oenanthen cum me-
liloto aut rofam ficcam cum cerato rofaceo parum refinae
uſtae habente impone. Aut acaciae et aluminis melii pa-
res partes dupla cerati proportione excipe et ut malagma
impone. Caeterum quibus bilem atram generantibus ſtoma-
chus inflatur, ſpongias aceto acerrimo calido imbutas ad
ſtomachum imponito, atque hoc maxime tempore diſtentio-
num, et ſi poſtea etiamnum perfeverarint, alumen liqui-

Ed. Chart. XIII. [577.]   Ed. Baf. II. (282.)

μέλιτι ἀναλαβὼν ἐπιτίθει, ἢ ταῦτα καὶ ἀλόην ἴσην μίξας
αὐτοῖς, κηρωτῇ μυρσίνῃ ἀναλαβὼν ἐπιτίθει, ἢ κισσοῦ φύλ-
λοις ἑφθοῖς ἐν οἴνῳ κατάπλασσε, ἢ ἀρνογλώσσου μετὰ ἁλῶν
τριβέντα, ἢ ἀγελαίας βοὸς βόλβιτον ξηρὸν ἑψημένον ἐν οἴνῳ,
ἢ πρασίῳ μετὰ ἄρτου καὶ ῥοδίνου φυραθέντι, ἢ βολβοῖς
πυῤῥοῖς καὶ στυπτηρίας ἴσης. μετὰ δὲ ταῦτα ποτιστέον αὐ-
τοὺς τῇ τε ἀπυρέτῳ λεγομένῃ ἢ τῇ ἱερᾷ ἀντιδότῳ ἤ τινι
ἄλλῃ, ἥτις ἑκάστῳ διὰ πείρας. τροφὰς δ᾽ ἁρμοδίους τοῖς στο-
μαχικοῖς τάσδε δοτέον· τεῦτλον, φακὴν, τράγον, ὄρυζαν, χόν-
δρον, ἐγκαθεψημένων μήλων κυδωνίων ἢ φοινικοβαλάνων ἢ
μεσπίλων ἢ ῥοᾶς ἀπυρήνου κόκκων ἢ μηλαπίων ἢ σχίνου
κλωνίων ἀπαλῶν, ἢ σμύρνης ἢ βάτου παραμιγνυμένων, ἄρτον
δὲ ἀκρόζυμον ἢ ἄζυμον. τῶν δὲ λαχάνων τῶν μὲν ὠμῶν
κιχώρια, μηκωνίδες, ἠρύγγιον, ἴντυβον ἢ γιγγίδιον, σέρις,
θρίδακες· τῶν δὲ ἑφθῶν εὐθετεῖ μάλιστα κράμβη καὶ σίσα-
ρον. τῶν δὲ λοιπῶν ἀφεψημάτων κοχλίαι καὶ βολβοὶ, κρεῶν
δὲ γαστὴρ, ῥύγχη, πόδες, κίχλαι, πέρδικες, ἀτταγῆνες, τρυγό-

dum cum chalcantho trito melle exceptum imponito. Aut
haec et aloëm pari portione mixta et cerato myrteo ex-
cepta imponito. Aut hederae foliis vino coctis pro cata-
plasmate utitor, aut plantaginis cum fale tritis. Aut armen-
tariae bovis ſtercus aridum vino coctum. Aut marrubium
cum pane et rofaceo fubactum. Aut bulbos rufos et alumen
pari portione imponito. Poſt haec antidotus apyretos ap-
pellata aut hiera aut alia quaepiam, quae cuique per ex-
perientiam cognita eſt, in potu exhibenda eſt. In cibo ſto-
machicis conveniunt beta, lens, tragus, oryza, alica, malis
cotoneis aut palmulis aut meſpilis aut mali punici nucleo
carentis, granis aut melapiis ſimul incoctis, aut teneris
lentiſci aut myrti aut rubi ramulis admixtis. Panis fit
fumme tantum fermentatus aut penitus absque fermento
praeparatus. Ex oleribus conveniunt cruda, cichorium, me-
conides, eryngium, intybus, gingidium, feris, lactucae, co-
cta maxime commoda eſt braſſica et fifarum. Ex reliquis
autem coctis conveniunt cochleae et bulbi. Ex carnibus
venter, roſtra, pedes, turdi, perdices, attagenes, turtures,

νες, φάσσαι, νῆσσαι, λαγωοὶ, δορκάδες, ὀψαρίων δὲ καρίδες,
ἀστακοὶ, κολύμβαιναι, κάραβοι, τευθίδες, σηπίαι καὶ τῶν
σκληροσάρκων τρίγλαι, τῶν δὲ ὀστρακωδῶν μάλιστα μὲν κή-
ρυκες, πορφύραι, κτένες, γλαῦκοι, σμαρίδες, βάλανοι. [578]
τὸ δὲ σίσαρον ἐπὶ πᾶσι λαμβανόμενον καὶ ὡς εὐστόμαχον
πρὸς τὰς ἀναλήψεις κατὰ τὰ πλεῖστα τῶν περὶ τὸν στόμα-
χον συμπτωμάτων συμφωνεῖ. πόμα δὲ ὁ ὑφ' ἑκάστου πινό-
μενος ἡδέως οἶνος. τοὺς δὲ πνευματουμένους καὶ διατεινο-
μένους τὸν στόμαχον πολίου δεσμίδιον καθέψων πότιζε. ἢ
καλαμίνθης ἀφέψημα ἐξηθριασμένου τοῦ ὕδατος, μίξας ὀλί-
γον μέλιτος καὶ πεπέρεως δραχμὴν μίαν δίδου. ἢ σπόγγον
ὄξει δριμυτάτῳ βρέξας τοῖς ποσὶ καὶ τοῖς βραχίοσιν ἐπιτίθει,
μέχρι φλυκταινώσεως μάλιστα, εἰ καὶ ἀπεροῖεν τὰς τροφάς.
ἢ τήλινον ἄλευρον ὄξει φυρῶν ἢ σίνηπι λεῖον σὺν ὄξει μέχρι
φοινίξεως. ἢ ψύλλιον ὄξει καὶ ὕδατι βρέξας καὶ ἐν ὅλμῳ κό-
ψας, προσδοὺς κοχλιῶν σαρκῶν ἴσον, μαλαγματῶδες ποιῶν
ἐπιτίθει. ἀνώδυνα στομαχικοῖς. κύμινον πεφρυγμένον καὶ σέ-

palumbes, anates, lepores, dorcades. Ex pifcibus fquillae,
gammari, colymbaenae, locuftae, loligines, fepiae, et ex iis
qui duras carnes habent mulli, ex teftaceis maxime buc-
cina, purpurae, pectines, glauci, cerri, glandes. Verum fi-
farum a reliquis omnibus acceptum, ut ftomacho gratum
et refectioni commodum, ad pleraque omnia ftomachi fym-
ptomata conveniens eft. In potu prodeft vinum, quod unus-
quisque libenter bibit. At vero iis, qui inflantur et fto-
macho diftenduntur, polii fafciculum coquito et bibendum
dato. Aut calaminthae decoctum per noctem fub dio ex-
pofitum, modico melle et piperis ℨ j admixtis, bibendum
praebeto.   Aut fpongiam acerrimo aceto imbutam pedibus
ac brachiis imponito, usquequo bullae excitentur, maxime fi
cibos rejectent. Aut foenigraeci farinam aceto fubactam. Aut
finapi tritum cum aceto usquequo rubefiat locus. Aut pfyl-
lium aceto et aqua maceratum et in mortario tufum, pari
portione carnium cochlearum admixta, in malagmatis forma
imponito. *Quae ftomachicis dolorem eximant.* Cuminum

Ed. Chart. XIII. [578.]　　　　　　Ed. Baf. II. (282.)

λινον ἀνὰ ὀλίγον πότιζε σὺν ὕδατι. ἢ ἀλόης δύο ὀβολοὺς
μετὰ οἰνομέλιτος ἢ οἴνου ἢ ὕδατος πότιζε. ἢ ἀβροτόνου καὶ
θύμου ἀνὰ δύο ὀβολοὺς σὺν οἴνῳ δὸς πιεῖν. διαδέσμοις δὲ
τῶν ἄκρων εὐτόνως χρῶ, κατ᾽ αὐτοῦ δὲ τοῦ στομάχου σι-
κύαις τε καὶ πυρίαις ποικίλαις. εἰ δὲ εὔτονος σφόδρα ἡ
διάτασις εἴη καὶ φλεβοτομία δραστήριον βοήθημα καὶ λύσις
κοιλίας διὰ βαλάνου. ἐφεξῆς τῶν προγεγραμμένων ἔγραψεν
ὁ Ἀρχιγένης περὶ τοῦ βουλίμου καὶ τοῦ λυγμοῦ τὰ ὑπογε-
γραμμένα. τοὺς δὲ βουλιμιῶντας ἐν ταῖς ὁδοῖς ἢ ἄλλως πως
ἀνακτησόμεθα μὲν ὀσφραίνοντες ὄξει ἢ γλήχωνι, ἢ τῇ παρα-
τυχούσῃ γῇ βρέξαντες ὄξει ἢ μήλοις ἢ ἀπίοις ἢ τῶν ἄλλων
καρπῶν τῶν παρακειμένων. ἔτι δὲ ἀρτίδιον συνοσφραίνοντες
καὶ προσφέρεσθαι ἀναγκάζοντες, πρὸς ἕκαστον γὰρ τούτων
διεγείρονται ταχέως. πρὸς δὲ τούτοις ὕειον κρέας ὀπτὸν καὶ
ἑφθόν. καὶ καθόλου πᾶν τὸ τροφῶδες καὶ μάλιστα τὰ ὀσμὴν
κνισώδη καὶ εὐάρτυτον καὶ ἱκανὴν ἔχοντα· ταύταις γὰρ ταῖς

toftum et apium, utrumque modica portione cum aqua bi-
bendum praebe. Aut aloës obol. ij cum vino mulfo aut
vino aut aqua bibendos dato. Aut abrotoni et thymi utri-
usque obol. ij, ex vino praebe bibendos. Ligaturas infuper
extremarum partium fortiter adhibe et circa ipfum ftoma-
chum cucurbitulis et fomentis variis utere. Quod fi vehe-
menter valida fit diftentio, etiam venae fectio efficax auxi-
lium erit et alvi folutio per fuppofititiam glandem. Dein-
ceps poft praefcripta Archigenes de fama ingenti, itemque
de fingultu prodit quae fequuntur. Porro eos, qui ex ingenti
fame in viis vel alio quocunque modo animo linquuntur,
revocabimus odoramentis aceti aut pulegii, aut quae forte
obtingit terra aceto macerata aut malis aut pyris aut aliis
fimilibus fructibus, qui ad manum funt. Panem infuper
odorandum dabimus et ingerere cogemus. Ad haec enim
fingula confeftim excitantur et praeterea ad fuillam carnem
affatam ac coctam et in univerfum ad omne, quod multum
alit et praefertim ea, quae odorem nidorofum ac probe
conditum abundanter habent; per hujusmodi enim odores

Ed. Chart. XIII. [578.]   Ed. Baf. II. (282.)

ὀσμαῖς κατὰ τὸ πλεῖστον οἱ τοιοῦτοι ἀνακτῶνται. τά τε
ἄκρα αὐτῶν οὐδὲν ἔλαττον διακρατητέον καὶ διεγερτέον αὐ-
τοὺς, τάς τε σιαγόνας νύσσοντας καὶ τρίχας ἢ ὦτα ἀνατεί-
νοντας. ἀνακτήσῃ δὲ ἀπὸ τῆς ἐκλύσεως, ἄρτον ἐν κράματι
ἢ καὶ ἄλλο τι τῶν δυναμένων ἀθρόως ἀναλαβεῖν διδοὺς,
οἷον ὠὰ ῥοφητὰ, βολβοὺς, κοχλίας. καὶ γὰρ τὸν πλάδον τοῦ
στομάχου τούτων ἕκαστον παραιτεῖται καὶ ἐν ὀλίγῳ πλή-
θει δύναμιν ἱκανὴν ἔχον ἀθρόως ῥώννυσιν. τοῖς δὲ λύζουσι
πήγανον μετ᾽ οἴνου δίδου ἢ νίτρον ἐν μελικράτῳ ἢ σέλινον
ἢ καστόριον ἢ ἀβρότονον ἢ ἀριστολοχίαν ἢ δαῦκον Κρητι-
κὸν ἢ κύμινον ἢ ἄνισον ἢ ζιγγίβερι ἢ σκίλλαν μετ᾽ ὄξους καὶ
ἐλαίου ἢ τορδύλου ἢ δίκταμνον ἢ καλαμίνθην ἢ ἄκορον ἢ
ἄσαρον ἢ νάρδον Κελτικὴν ἢ γλήχωνα, ἰδίᾳ ἕκαστον καὶ ὁμοῦ.

[Τὸ διὰ τῶν κυδωνίων μήλων τοῦ χυλοῦ φάρμακον
ἡμέτερον.] Αἱ μὲν μεγάλαι τοῦ στόματος τῆς κοιλίας διαθέ-
σεις ὑπὸ τῶν ἔμπροσθεν εἰρημένων φαρμάκων θεραπεύονται,
τὰς δὲ μετρίας σχεδὸν πλὴν τῶν κατ᾽ ἔγκαυσιν σφοδρὰν γινο-

ut plurimum tales revocantur. Nihilo minus tamen etiam
extremae partes ipforum conftringendae funt, ipfique exci-
tandi tum maxillarum punctura tum capillorum ac aurium
diftentione. Refocillabis porro ab exolutione, panem in vino
diluto aut etiam aliud quippiam ex iis quae acervatim re-
ficere vires poffunt exhibendo, velut funt ova forbilia, bulbi,
cochleae. Etenim fingula haec ftomachi humiditatem exi-
munt et in modica mole multam vim complexa cumulatim
corroborant. Singultientibus autem rutam cum vino dato
aut nitrum in aqua mulfa aut opium aut caftorium aut
abrotonum aut ariftolochiam aut daucum Creticum aut cu-
minum aut anifum aut zingiberis radicem aut fcillam cum
aceto et oleo aut tordylion aut dictamnum aut calamin-
then aut acorum, afarum item et nardum Celticum et pu-
legium, fingula tum per fe tum fimul mixta.

[*Medicamentum noftrum ex fucco malorum cotoneo-
rum conftans.*] Magnae equidem oris ventris affectiones a
praedictis medicamentis curantur, moderatas vero onmes
ferme praeter eas, quae ex vehementi ardore fiunt, fub-

Ed. Chart. XIII. [578. 579.]   Ed. Baf. II. (282. 283)

μένων, ὠφελεῖ τὸ ὑπογεγραμμένον φάρμακον. 4 κυδωνίων
μήλων χυλοῦ ξε. β'. μέλιτος Ἀττικοῦ ξε. β'. ὄξους ξε. α' S''.
ἐὰν δὲ ἱκανῶς εἴη δριμὺ, ξε. α'. ἀρκεῖ ζιγγιβέρεως γο γ'. πε-
πέρεως λευκοῦ γο α'. τὰ ξηρὰ ἐπιπάσσεις, ὅταν ἐπὶ μαλα-
κοῦ πυρὸς ἑψόμενος ὁ χυλὸς τῶν μήλων μετὰ τοῦ μέλιτος
καὶ τοῦ ὄξους ἔχῃ σύστασιν Ἀττικοῦ μέλιτος.

[579] [Ἄλλο τὸ διὰ τῶν κυδωνίων μήλων τῆς σαρκός.]
4 Τῶν κυδωνίων μήλων τῆς σαρκὸς λίτρας γ'. μέλιτος λί-
τρας γ'. ὄξους λευκοῦ λίτρας γ'. πεπέρεως γο γ'. ζιγγιβέ-
ρεως γο γ'. πετροσελίνου Μακεδονικοῦ γο α'.

Κεφ. ε'. [Περὶ τῶν ἔξωθεν ἐπιβαλλομένων τῷ στόματι
τῆς κοιλίας.] Καλοῦσι μὲν οἱ πλεῖστοι τῶν ἰατρῶν οὐκ οἶδ'
ὅπως, ὥσπερ ὁ Ἀσκληπιάδης καὶ ὁ Ἀνδρόμαχος, ἅπαντα τὰ
ἔξωθεν (283) ἐπιτιθέμενα, κἂν συνάγῃ στύφοντα κἂν σκληρύνῃ,
μαλάγματα. συγχωρήσαντες δὲ αὐτοῖς ἡμεῖς, εἰ καὶ μὴ κυρίως
ὀνομάζουσιν, ἃ γεγράφασι πρὸς τὰς τοῦ στομάχου διαθέ-
σεις χρήσιμα φάρμακα, διὰ τῆς πείρας οὐ μόνης τῆς ἐκείνων,

scriptum medicamentum juvat. 4 Succi malorum coto-
neorum fextarios duos, mellis Attici fextarios duos, aceti
fesquifextarium, fi vero multum acre fuerit, fextarium unum,
zingiberis quadrantem, piperis albi unciam unam, arida fper-
ges, ubi malorum fuccus cum melle et aceto coctus ad len-
tum ignem Attici mellis craffitiem acceperit.

[Aliud ex malorum cotoneorum carne conflans.] 4
Malorum cotoneorum carnis lib. iij, mellis lib. iij, aceti albi
lib. iij, piperis quadrantem, zingiberis quadrantem, petro-
felini Macedonici unciam unam.

Cap. V. [De medicamentis, quae foris ori ventris
imponuntur.] Vocant quidem plurimi medici, haud fcio
quare, velut Afclepiades et Andromachus, omnia medica-
menta, quae forinfecus imponuntur, five aftringendo conden-
fent five indurent, malagmata. Verum nos permittemus
ipfis, etiam fi non proprie appellant. Quae autem confcri-
pferunt ad flomachi affectus commoda medicamenta, per ex-
perientiam non illorum folum, fed etiam noftram appro-

ἀλλὰ καὶ τῆς ἡμετέρας κεκριμένων νῦν ὑπογράψομεν, ἀπὸ
τῶν ὑπ᾽ Ἀσκληπιάδου γεγραμμένων ἀρξάμενοι.

[Τὰ ὑπ᾽ Ἀσκληπιάδου γεγραμμένα φάρμακα πρὸς τὰς
τοῦ στομάχου διαθέσεις ἐν τῷ τετάρτῳ τῶν ἐντὸς, ἃ Μαρ-
κέλλας ἐπιγράφει.] Εὐηνοῦ πρὸς τὰς τοῦ στομάχου ἀνατρο-
πὰς καὶ περιωδυνίας, ποιεῖ καὶ πρὸς τὰς κατὰ μέρος φλε-
γμονάς. ⸿ οἰνάνθης ⟨ η΄. κρόκου ⟨ β΄. ῥόδων ξηρῶν ⟨ δ΄.
μελιλώτου ⟨ δ΄. μαστίχης ⟨ δ΄. ἠλέκτρου ῥινήματος ⟨ δ΄.
φοινικοβαλάνων τῆς σαρκὸς γο γ΄. οἴνου μυρτίτου ὅσον ἐξαρ-
κεῖ. τὰ ξηρὰ κόπτε καὶ σῆθε λεπτῷ κοσκίνῳ καὶ τῷ μυρ-
τίτῃ διαλύσας, ὥστε κηρωτῆς παχυτέρας πάχος ἔχειν, ἐπί-
βαλλε τούτοις τὴν σάρκα τῶν φοινικοβαλάνων καὶ ἀνακό-
ψας ἀναλάμβανε κηρωτῇ σκευασθείσῃ διὰ ῥοδίνου, ἔπειτα
ἐμπλάσας εἰς ὀθόνιον, ἐπιτίθει κατὰ τοῦ στόματος τῆς κοι-
λίας, ποιεῖ καὶ πρὸς τὰς τῶν ὀφθαλμῶν φλεγμονάς. ἄλλο.
⸿ οἰνάνθης ⟨ στ΄. κρόκου ⟨ δ΄. σμύρνης ⟨ δ΄. ῥόδων ἄν-
θους ⟨ δ΄. μελιλώτου, μαστίχης ἀνὰ ⟨ δ΄. ἀλόης ⟨ δ΄. μαν-

bata, ea nunc afcribemus, ab iis quae Afclepiades prodidit
initio facto.

[*Quae medicamenta Afclepiades ad ftomachi affe-
ctus in quarto externorum tradidit, quae Marcellae in-
fcribit.*] Eveni ad ftomachi fubverfiones doloresque, facit
etiam ad inflammationes. ⸿ Oenanthes drach. octo, croci
drach. duas, rofarum ficcarum drach. quatuor, meliloti drach.
quatuor, maftiches drach. quatuor, ramentorum fuccini drach.
quatuor, carnis phoenicobalanorum quadrantem, vini myr-
tei quod fatis eft. Arida tundito et per anguftiffimum cri-
brum concernito et cum vino myrteo diluito, ut cerati fpis-
fioris craffitudinem accipiant, his carnem phoenicobalanorum
addito et conquaffata cerato ex rofaceo apparato, excipito
et linteolo infarta ori ventris imponito. Facit et ad oculos
inflammatos. *Aliud.* ⸿ Oenanthes drach. fex, croci drach.
iv, myrrhae drach. quatuor, floris rofarum drach. iv, me-
liloti, maftiches, utriusque drach. quatuor, aloës drach.

Ed. Chart. XIII. [579.]   Ed. Baf. II. (283.)

δραγόρου φλοιοῦ < δ'. φοινικοβαλάνων τῆς σαρκὸς γο γ'.
ἀναλάμβανε κηρωτῇ σκιυασθείῃ διὰ ῥοδίνου.

[Ἀσκληπιάδου τοῦ ἐπικληθέντος φιλοφυσικοῦ, πρὸς
τὰς τοῦ στομάχου ἀνατροπὰς, ποιεῖ κοιλιακοῖς δυσεντερικοῖς.]
4 Ὑοσκυάμου σπέρματος < δ'. σελίνου σπέρματος ◁ δ'.
ῥόδων ἄνθους ◁ β'. ἀνίσου σπέρματος ◁ β'. ὑποκυστίδος
χυλοῦ ◁ β'. σμύρνης ◁ β'. κρόκου ◁ α' S''. ὀπίου ◁ α' S''.
τὰ ξηρὰ κόπτε καὶ σῆθε λεπτοτάτῳ κοσκίνῳ. τὴν δὲ ὑπο-
κυστίδα καὶ τὴν σμύρναν καὶ τοῦ μήκωνος τὸν ὀπὸν οἴνῳ
μυρτίτῃ διαλύσας ἐπίβαλλε τοῖς ξηροῖς καὶ ἀνάπλαττε τρο-
χίσκους καὶ ξήραινε ἐν σκιᾷ. ἐν δὲ τῇ χρήσει κόπτων ὅσον
ἐξαρκεῖ ἀναλάμβανε μέλιτι ἑφθῷ, ἔπειτα ἐμπλάσας εἰς ὀθό-
νιον ἐπιτίθει ἐπὶ τῶν πεπονθότων. ἐὰν δέ πως ἰσχυρὸν εἴη
τὸ ῥεῦμα, προστίθει ὑποκυστίδος χυλοῦ ἄλλην ◁ καὶ ῥό-
δων τοσόνδε.

[Ἄλλη Γάλλου Μάρκου τοῦ Ἀσκληπιάδου, πρὸς τὰς
εἰρημένας διαθέσεις.] 4 Ὑοσκυάμου σπέρματος ◁ γ'. ῥόδων
ἄνθους ◁ β'. ἀνίσου ◁ β'. σελίνου σπέρματος ◁ δ'. ὀπίου

quatuor, corticis mandragorae 3 iv, carnis palmularum qua-
drantem, excipe cerato ex rofacco apparato.

[*Afclepiadae, qui philophyficus dictus eft, ad ftoma-
chi fubverfiones. Facit et coeliacis et dyfentericis.*] 4 Se-
minis hyofcyami 3 iv, feminis apii 3 iv, floris rofarum
drach. duas, feminis anifi drach. ij, fucci hypocyftidis 3 ij,
myrrhae 3 duas, croci 3 j ß, opii 3 j ß. Arida tundito et
per anguftiffimum cribrum excernito, hypocyftidem vero
et myrrham et papaveris fuccum vino myrteo diffoluta ari-
dis adjicito et paftillos formato, eosque in umbra reficcato.
Ufus tempore quantum opus eft tufum, melle cocto exci-
pito et deinde linteolo infartum locis affectis imponito. Si
vehemens fuerit fluxio, fucci hypocyftidis aliam adhuc
drachmam addito et floris rofarum tantundem.

[*Aliud Galli Marci Afclepiadei, ad eosdem affectus.*]
4 Seminis hyofcyami drach. iij, florum rofarum drach.
duas, anifi drach. duas, feminis apii drach. iv, opii drach. j,

Ed. Chart. XIII. [579. 580.]   Ed. Baf. II. (283.)

◄ α΄· ὑποκυστίδος χυλοῦ ◄ β΄. σμύρνης Τρωγλοδύτιδος δρα-
χμὰς β΄. κρόκου ◄ α΄ S''. οἴνου μυρτίτου τὸ αὔταρκες, μέ-
λιτος ἀφεψημένου ὅσον ἔξαρκεῖ, σκεύαζε καὶ χρῶ καθὰ προ-
είρηται. [580] τὰ τοιαῦτα τῶν φαρμάκων πίνεται καὶ σφό-
δρα βοηθεῖ. ἐπισχεθέντος δὲ τοῦ ῥεύματος καὶ παρεπομένης
ὀδύνης προστιθέναι δεῖ τῇ τοῦ φαρμάκου σκευασίᾳ τοσαύ-
τας ὁλκὰς κηρωτῆς σκευασθείσης διὰ ῥοδίνου. ἐπιγινομένου
δὲ πολλοῦ ῥεύματος, προστίθεμαι τῷ φαρμάκῳ ὑποκυστίδος
χυλοῦ ◄ γ΄. καὶ ῥόδων ἄνθους ἄλλην ◄, ἀγρυπνίας δὲ ἐπι-
γενομένης καὶ τοῦ μήκωνος ὀποῦ προστίθει ἄλλην ◄.

[''Αλλο Νικηράτου κοιλιακοῖς, δυσεντερικοῖς, σφόδρα
γενναῖον.] ♃ Οἰνάνθης ◄ β΄. ῥόδων ξηρῶν γο α΄. μαστίχης
γο α΄. ἀλόης γο α΄. κηκίδων ὀμφακιτίδων γο α΄. στυπτηρίας
στρογγύλης γο α΄. ἀκακίας γο α΄. κηροῦ λίτραν α΄. πίσσης
βρυτίας γο γ΄. μυρσίνου ἐλαίου λίτραν α΄. τὰ τηκτὰ κατὰ
τῶν ξηρῶν. ἄλλο σφόδρα γενναῖον. ♃ οἰνάνθης γο α΄. ὀμ-
φακίου γο α΄. κηκίδος ὀμφακίτιδος γο α΄. στυπτηρίας σχιστῆς
γο α΄. ἀκακίας γο α΄. κυτίνων ῥοιᾶς γο α΄. βαλαυστίου ◄ α΄.

fucci hypocyſtidis drach. ij, myrrhae Troglodytidis drach.
duas, croci feſquidrachmam, vini myrtei quod fatis eſt,
mellis cocti quod fufficit, praepara ac utere ut dictum eſt.
Ejusmodi medicamenta etiam bibuntur et valde auxiliantur.
Cohibito autem fluxu et fequente dolore, tantundem pon-
deris cerati rofacei ad medicamenti confectionem addere
oportet. Si vero multa fluxio contingit, ad medicamentum
fucci hypocyſtidis drachmas tres conjicito et florum rofa-
rum aliam drachmam. Vigiliis infeſtantibus, etiam fucci pa-
paveris aliam drachmam addito.

[Aliud Nicerati, coeliacis, dyſentericis, valde gene-
rofum.] ♃ Oenanthes drach. duas, rofarum ficcarum ℨ j,
maſtiches ℨ j, aloës ℨ j, gallarum omphacitidum ℨ j, alumi-
nis rotundi ℨ j, acaciae ℨ j, cerae lib. j, picis brutiae ℨ iij,
olei myrtei lib. j, arida cum liquidis committito. Aliud
valde praeclarum. ♃ Oenanthes ℥ j, omphacii ℥ j, gallae
omphacitidis ℥ j, aluminis fciſſi ℥ j, acaciae unc. unam, cy-
tinorum mali punici ℨ j, balauſtii ℨ j, maſtiches ℥ j, vini

μαστίχης γο α'. οἴνου μυρτίνου ὥστε τὰ ξηρὰ φυρᾶσαι, φοι-
νικοβαλάνων τῆς σαρκὸς γο στ'. ἀναλάμβανε κηρωτῇ σκευ-
ασθείσῃ διὰ σχινίνου λίτρᾳ μιᾷ σκεύαζε καὶ χρῶ καθὰ προ-
είρηται. τὰ μὲν οὖν προγεγραμμένα φάρμακα στυπτικώτερά
ἐστι δυνάμει, τὰ δ' ἐφεξῆς ὑπὸ τοῦ Ἀσκληπιάδου γεγραμ-
μένα μικτῆς, ὡς καὶ τὰς σκληρουμένας φλεγμονὰς ἐκθερα-
πεύειν καὶ διὰ τοῦτο καὶ τοῖς ἡπατικοῖς ἐστι χρήσιμα. δέον-
ται γὰρ κἀκεῖνοι μεμίχθαι τι τῶν στυπτικῶν τοῖς χαλαστι-
κοῖς, οὐ μὴν ὁμοίως τοῖς στομαχικοῖς· ἐπικρατεῖ γὰρ ἡ στυ-
πτικὴ ποιότης ἐν τοῖς στομαχικοῖς φαρμάκοις.

[Μάλαγμα Νείλου ἐπιγραφόμενον, ποιεῖ πρὸς τὰς τῶν
ὑποχονδρίων διατάσεις καὶ πρὸς τὰς τῶν ἄρθρων ὀδύνας.
ἔστι δὲ καὶ διαλυτικὸν πάσης σκληρίας. ποιεῖ πρὸς τρίμματα
καὶ λυγίσματα μετὰ τὰς παρακμὰς τῶν φλεγμονῶν ἐπιτιθέ-
μενον, ποιεῖ σπληνικοῖς, ἡπατικοῖς.] ♃ Κηροῦ λίτραν α'.
ἀμμωνιακοῦ θυμιάματος λίτραν α'. ἐλαίου κυπρίνου λίτραν
α'. κρόκου γο S''. ὄξους ὅσον ἔξαρκεῖ, τὸ ἀμμωνιακὸν δια-
λύσας, εἶθ' οὕτως ἐπίβαλλε τὰ ξηρά.

myrtitae quantum fatis eſt his ſubigendis, carnis phoenico-
balanorum ℥ vj, excipe cerato praeparato ex lentiſcini libra
una, praepara ac utere ut dictum eſt. Haec quidem igitur
praeſcripta medicamenta facultatis ſunt aſtringentioris, quae
vero deinceps ab Aſclepiade prodita ſunt, mixtam faculta-
tem habent, adeo ut etiam induratas inflammationes curent
et propterea etiam hepaticis utilia ſunt; opus enim habent
etiam illi aſtringentium ad laxantia mixtura non tamen
aeque, ut ſtomachici; in ſtomachicis enim medicamentis qua-
litas aſtrictoria praedominatur.

[*Malagma Nilo inſoriptum, facit ad hypochondrio-
rum diſtentiones et articulorum dolores. Diſſolvit omnem
duritiem. Facit et ad exarticulata et luxata poſt decli-
nationem inflammationum impoſitum. Facit ſpleniticis et
hepaticis.*] ♃ Cerae lib. j, ammoniaci thymiamatis lib. j,
olei cyprini lib. j, croci ℥ ß, aceti quod ſatis eſt, ammo-
niacum diſſolvito, deinde ſic arida adjicito.

[*Ἄλλο ἐκ τῶν* Ἀρείου Ἀσκληπιάδου.] ♃ Ἀμμωνι-
ακοῦ θυμιάματος λίτρας δύο, λεάνας ἐπιμελῶς καὶ βαλὰ ν
εἰς ἄγγος κεραμεοῦν, ἐπίβαλλε τούτῳ ἁλὸς ἄνθους λίτραν α΄.
καὶ ἐλαίου κυπρίνου λίτραν α΄ S΄΄. ἕψε μαλακῷ πυρὶ χρώμε-
νος καὶ κινῶν συνεχῶς, καὶ ὅταν ἐμπλαστρῶδες γένηται, ἐπί-
βαλλε κηροῦ λίτρας β΄. καὶ ὅταν τακῇ καὶ ἀμόλυντον γένη-
ται, ἐξεράσας εἰς θυίαν καὶ ἀνακόψας, ἐπιμελῶς ἀνελόμε-
νος χρῶ.

[*Μάλαγμα Νειλέως* κροκηρὸν φάρμακον ἐπιτετευγμέ-
νον πρὸς τὰς εἰρημένας διαθέσεις. ποιεῖ καὶ πρὸς ἐρυσιπέ-
λατα. τούτῳ ἐχρήσατο Λυκίνιος Ἀττικός.] ♃ Ἀμμωνιακοῦ
θυμιάματος λίτραν α΄. κηροῦ λίτραν α΄. ῥοδίνου λίτραν α΄.
κρόκου γο α΄. ὄξους ὅσον ἐξαρκεῖ, σκεύαζε κατὰ τρόπον.

[*Ἄλλο τὸ μήλινον* ἐπιγραφόμενον ἀρωματικὸν, ἡπα-
τικοῖς, στομαχικοῖς καὶ πρὸς τὰς τῶν ὑποχονδρίων διατάσεις
καὶ πᾶσαν νευρικὴν συμπάθειαν.] ♃ Ἀμμωνιακοῦ θυμιάμα-
τος < ρ΄. κηροῦ Ποντικοῦ < ρ΄. μελιλώτων < ιβ΄. κρόκου,
σμύρνης, βδελλίου ἀνὰ < η΄. ἐλαίου κυπρίνου λίτραν α΄.

[*Aliud ex libris Arii Afclepiadei.*] ♃ Ammoniaci
thymiamatis lib. ij, diligenter tritas in vas fictile conjice,
eique floris falis lib. j adde et olei cyprini fefquilibram.
Coque ad lentum ignem affidue agitando, atque ubi emplaftri
formam acceperint, adjice cerae lib. ij, qua eliquata, quum
medicamentum amplius non inquinaverit, eximito et in mor-
tarium transferto, conquaffatumque diligenter reponito ac
utitor.

[*Malagma Nilei crocerum, medicamentum accommo-
datum ad praedictos affectus, facit et ad eryfipelata. Hoc
ufus eft Licinius Atticus.*] ♃ Ammoniaci thymiamatis libram
unam, cerae libram unam, olei rofacei libram unam, croci
unciam unam, aceti quantum fufficit, praeparato pro more.

[*Aliud melinum infcriptum aromaticum, hepaticis,
ftomachicis et ad praecordia diftenta et omnem nervorum
per confenfum affectionem.*] ♃ Ammoniaci thymiamatis ℈ c,
cerae Ponticae drach. c, melilotorum drach. duodecim, croci,
myrrhae, bdellii, lingulorum drach. viij, olei cyprini lib. unam.

[581] ["Άλλο. ποιεῖ στομαχικοῖς, ἡπατικαῖς καὶ πρὸς τὰς τῶν ὑποχονδρίων φλεγμονὰς καὶ πρὸς πᾶσαν νευρικὴν συμπάθειαν.] ♃ Κηροῦ ◁ ϱ'. κρόκου ◁ ιβ'. ἀμμωνιακοῦ θυμιάματος ◁ ϱ'. σμύρνης ◁ ιβ'. βδελλίου ◁ η'. μάγματος ἡδυχρόου γο γ'· οἴνου γλυκέος ὅσον ἔξαρκεῖ, ἐλαίου κυπρίνου λίτραν α'. σκεύαζε μετὰ τρόπον.

["Άλλο τὸ τοῦ Νεαπολίτου ἀρωματικὸν ἐπιγραφόμενον, φάρμακον ἐπιτετευγμένον πρὸς τὰς τῶν ἐντὸς διαθέσεις.] ♃ Ἀμμωνιακοῦ θυμιάματος λίτρας γ'. κηροῦ λίτρας γ'. ῥοδίνου λίτρας γ'. μάγματος ἡδυχρόου λίτρας S''. μελιλώτου λίτρας S''. κυπρίου λίτρας S''. νάρδου Κελτικῆς λίτρας S''. σχοίνου ἄνθους λίτρας S''. οἴνου γλυκέος ὅσον ἔξαρκεῖ, τὰ ξηρὰ ἀύρα.

[Τῶν χωρὶς ἀτονίας φλεγμονῶν χρονιζουσῶν μαλάγματι καλὰ καὶ πρὸς τὰς τοῦ ἥπατος ὁμοίως φλεγμονάς. Ἀσκληπιάδου μάλαγμα τὸ διὰ μελιλώτου, ἱερατικὸν ἐπιγραφόμενον, στομαχικοῖς, ἡπατικοῖς καὶ πρὸς τὰς τῶν σπλάγχνων ὀδύνας.] ♃ Νάρδου Κελτικῆς ◁ ι'. κυπέρου ◁ ι'. σμύρνης ◁ ι'.

[Aliud facit ftomachicis, hepaticis, ad praecordia inflammata et omnem nervorum per confenfum affectionem.] ♃ Cerae ℥ c, croci ℥ xij, ammoniaci thymiamatis ℥ c, myrrhae ℥ xij, bdellii ℥ viij, confectionis hedychroi quadrantem, vini dulcis quantum fufficit, olei cyprini lib. j, praepara pro more.

[Aliud Neapolitae, aromaticum infcriptum, medicamentum accommodatum ad internos affectus.] ♃ Ammoniaci thymiamatis lib. iij, cerae lib. iij, olei rofacei lib. iij, confectionis hedychroi lib. ſſ, meliloti lib. ſſ, cyperi lib. ſſ, nardi Celticae lib. ſſ, floris junci odorati lib. ſſ, vini dulcis quod fatis eft. Arida cum liquidis fubacta committito.

[Malagmata bona inflammationibus citra debilitatem inveteratis, quae ad hepatis inflammationes fimiliter conveniunt. Malagma Afclepiadis ex meliloto hieraticon infcriptum, ftomachicis, hepaticis et ad vifcerum dolores.] ♃ Nardi Celticae ℥ x, cyperi ℥ x, myrrhae ℥ x, cardamomi

Ed. Chart. XIII. [581.]   Ed. Baf. II. (283. 284.)

καρδομώμου ⊰ η'. μελιλώτου ⊰ μ'. κρόκου ⊰ η'. ἀμώμου
⊰ η'. (284) κύφεως ἱερατικοῦ ⊰ ιστ'. ἀμμωνιακοῦ θυμιά-
ματος ⊰μ'. ῥητίνης τερμινθίνης ⊰π'. κηροῦ μνᾶν α'. ἐλαίου
κυπρίνου μνᾶν α'. οἴνου εὐώδους Ἰταλικοῦ κοτύλην α'. σκεύ-
αζε καθὰ προείρηται καὶ χρῶ.

[Ἄλλο βασιλικὸν ἐπιγραφόμενον, ποιοῦν πρὸς τὰς εἰ-
ρημένας διαθέσεις καὶ πᾶσαν νευρικὴν συμπάθειαν.] ♃ Κη-
ροῦ μνᾶς γ'. ἀμμωνιακοῦ θυμιάματος μνᾶς β'. ῥητίνης φρυ-
κτῆς μνᾶν α'. μελιλώτου μνᾶς S''. προπόλεως ⊰ κε'. σμύρ-
νης ⊰ κε'. νάρδου Κελτικῆς ⊰ κε'. στύρακος ⊰ κε'. κυπέρου
⊰ κε'. Ἰλλυρικῆς ⊰ κε'. καρδαμώμου, πάνακος ἀνὰ ⊰ κε'.
κρόκου, κασσίας, μαστίχης, ὀποβαλσάμου, ἀμώμου, σχοίνου
ἄνθους ἀνὰ ⊰ιστ'. οἴνου Ἰταλικοῦ εὐώδους ὅσον ἔξαρκεῖ, τὰ
ξηρὰ φυράσας, νάρδου Ἀσιανῆς ἀρωματικῆς λίτρας δ'. σκεύ-
αζε κατὰ τρόπον.

[Μάλαγμα Πολυάρχιον. ποιεῖ περιπνευμονικοῖς, στομα-
χικοῖς, σπληνικοῖς, ὑδρωπικοῖς, ποιεῖ πρὸς τὰς περὶ κύστιν
ἢ μήτραν διαθέσεις, πρὸς πᾶσαν νευρικὴν συμπάθειαν.] ♃

Ʒ viij, meliloti Ʒ xl, croci Ʒ viij, amomi Ʒ viij, cypheos fa-
crificulorum Ʒ xvj, ammoniaci thymiamatis Ʒ xl, refinae
terebinthinae Ʒ lxxx, cerae minam j, olei cyprini minam j,
vini odorati Italici heminam j.   Praepara, ut dictum eft,
ac utere.

[Aliud bafilicum infcriptum, faciens ad praedictos
affectus omnemque per confenfum nervorum affectionem.]
♃ Cerae minas iij, ammoniaci thymiamatis minas ij, refi-
nae frictae minam unam, meliloti minae dimidium, propo-
leos Ʒ xxv, myrrhae Ʒ xxv, nardi Celticae Ʒ xxv, ftyracis
Ʒ xxv, cyperi Ʒ xxv, iridis Illyricae Ʒ xxv, cardamomi,
panacis, utriusque Ʒ xxv, croci, caffiae, maftiches, opobal-
fami, amomi, floris junci odorati, fingulorum Ʒ xvj, vini
Italici odorati quantum fufficit.   Arida cum nardini Afiani
aromatici libris quatuor fubacta pro more praeparato.

[Malagma Polyarchion facit peripneumonicis, ftoma-
chicis, fplenicis, hydropicis. Facit ad affectus circa vef-
oam aut uterum, ad omnem nervorum per confenfum af-

Ed. Chart. XIII. [581.] Ed. Baf. II. (284.)

Κηροῦ μνᾶν α΄. τερμινθίνης μνᾶν α΄. βδελλίου μνᾶν α΄. ἀμμωνιακοῦ θυμιάματος, καρδαμώμου, κυπέρου ἀνὰ μνᾶν α΄. μελιλώτου, ἀμώμου, νάρδου Ἰνδικῆς, κρόκου, σμύρνης, λιβάνου, ξυλοκινναμώμου ἀνὰ ◄κέ. ἐλαίου κυπρίνου κοτύλην α΄. οἴνου Ἰταλικοῦ ὅσον ἐξαρκεῖ, σκεύαζε κατὰ τρόπον καὶ χρῶ, ποτὲ μὲν ἀκράτῳ, ἔσθ᾿ ὅτε καὶ ἀνιεμένῳ κηρωτῇ σκευασθείσῃ διὰ κυπρίνου.

[Πολυάρχου φάρμακον ἐπιτετευγμένον. ποιεῖ καὶ πρὸς τὰς εἰρημένας διαθέσεις καὶ πᾶσαν νευρικὴν συμπάθειαν. ποιεῖ καὶ πρὸς τὰς συνεχεῖς ἀπεψίας καὶ τοῖς φθείρουσι τὴν τροφὴν καὶ χολεμετοῦσι, καὶ πάσας τὰς κεχρονισμένας διαθέσεις. ἐχρήσατο Ἰούλιος Ἀγρίππας. τὰ δὲ τῆς σκευασίας ἔχει οὕτως.] ♃ Καστορίου, ἀμώμου ἀνὰ γο α΄ S΄΄. πεπέρεως λευκοῦ γο α΄ S΄΄. καὶ μακροῦ γο α΄ S΄΄. σμύρνης γο γ΄. μάγματος ἡδυχρόου γο γ΄. καρποβαλσάμου γο γ΄. κόστου γο γ΄. φύλλων μαλαβάθρου, κασσίας ῥοδιζούσης, πάνακος, ὀποβαλσάμου, νάρδου Ἰνδικῆς ἀνὰ γο γ΄. σχοίνου ἄνθους. κινναμώμου ἀνὰ γο δ΄. πυρέθρου, κρόκου, καρδαμώμου ἀνὰ γο δ΄.

fectionem.] ♃ Cerae minam j, terebinthinae minam j, bdellii minam j, ammoniaci thymiamatis, cardamomi, cyperi, fingulorum minam j, meliloti, amomi, nardi Indicae, croci, myrrhae, thuris, xylocinnamomi, fingulorum ʒ xxv, olei cyprini heminam j, vini Italici quod fatis eſt. Praepara pro more, ac utere quandoque immixto, quandoque diſſoluto cum cerato cyprino.

[*Polyarchi medicamentum accommodatum, facit ad praedictos affectus et omnem nervorum per confenfum affectionem. Facit etiam ad affiduas cruditates et corrumpentes cibum et vomentes bilem, ac omnes inveteratos affectus. Ufus eſt eo Julius Agrippa. Compofitio hoc modo habet.*] ♃ Caſtorii, amomi, utriusque ʒ j ß, piperis albi ʒ j ß, et longi ʒ j ß, myrrhae ʒ iij, confectionis hedychroi ʒ iij, carpobalfami ʒ iij, coſti ʒ iij, foliorum malabathri, caſfiae rofas referentis, panacis, opobalfami, nardi Indicae, fingulorum ʒ iij, floris junci odorati, cinnamomi, utriusque trientem, pyrethri, croci, cardamomi, fingulorum trientem.

Ed. Chart. XIII. [581. 582.]　　　　　　Ed. Baf. II. (284.)

κυπέρου γο στ΄. ἴρεως Ἰλλυρικῆς, ἀριστολοχίας μακρᾶς καὶ
στρογγύλης ἀνὰ γο στ΄. κηροῦ λίτρας δ΄. τερμινθίνης λίτρας
β΄. ῥητίνης λάρικος γο γ΄. ἐν ἄλλῳ καὶ βδελλίου γο δ΄. ἀμ-
μωνιακοῦ θυμιάματος γο δ΄. νάρδου Ἀσιανῆς τῶν [582]
μύρου λίτρας γ΄. οἴνου Φαλερίνου ὅσον ἐξαρκεῖ, σκεύαζε
κατὰ τρόπον. ἐγὼ δὲ προσβάλλω, μαστίχης, κινναμώμου,
ἀμμωνιακοῦ θυμιάματος, στύρακος, ἀλόης, ὀποβαλσάμου ἀνὰ
γο γ΄.

[Τὸ διὰ μελιλώτου Ἀνδρομάχου μάλαγμα.] ♃ Νάρ-
δου Κελτικῆς ⊲ η΄. κυπέρου ⊲ η΄. καρδαμώμου ⊲ η΄. ἴρεως
Ἰλλυρικῆς ⊲ η΄. σμύρνης ⊲ η΄. κρόκου ⊲ δ΄. μελιλώτου ⊲ κε΄.
ἀμμωνιακοῦ θυμιάματος ⊲ ν΄. τερμινθίνης ⊲ ν΄. κηροῦ ⊲ ρ΄.
κυπρίνου κοτύλης S΄΄. ὄξους τὸ ἱκανόν. τινὲς ἀμμωνιακοῦ
θυμιάματος ⊲ ρ΄. ποιεῖ πρὸς τὰ ἐντὸς πάντα. τὸ Πολυάρ-
χου ἐκ τῆς ἐπιστολῆς πρὸς πάντα τὰ ἐντὸς μάλαγμα. ♃ κυ-
πέρου μνᾶν α΄. καρδαμώμου μνᾶν α΄. μάννης ἴσον, κηροῦ
ἴσον, τερμινθίνης φρυκτῆς μνᾶν α΄ S΄΄. ἢ ὑγρᾶς μνᾶς γ΄. κυ-
πρίνου τὸ ἱκανόν, ἐγὼ δὲ καὶ βδελλίου προστίθημι μνᾶν α΄.

cyperi femiffem, iridis Illyricae, ariftolochiae longae et ro-
tundae, fingulorum ℥ vj, cerae ℔ iv, terebinthinae ℔ ij, re-
finae laricis ℥ iij, in alio exemplari etiam bdellii ℥ iv, am-
moniaci thymiamatis ℥ iv, unguenti nardini Afiani lib. iij,
vini Falerni quod fatis eft, praepara pro more. Ego autem
adjicio maftiches, cinnamomi, ammoniaci thymiamatis, fty-
racis, aloës, opobalfami, fingulorum quadrantem.

[*Malagma Andromachi ex meliloto.*] ♃ Nardi Cel-
ticae Ʒ viij, cyperi Ʒ viij, cardamomi Ʒ viij, iridis Illyricae
Ʒ viij, myrrhae Ʒ octo, croci Ʒ iv, meliloti Ʒ xxv, ammo-
niaci thymiamatis Ʒ l, terebinthinae Ʒ l, cerae Ʒ c, cyprini
heminae dimidium, aceti quod fatis eft, quidam ammoniaci
thymiamatis Ʒ c conjiciunt. Facit ad omnia interna. *Ma-*
lagma Polyarchi ex epiftola ad omnia interna. ♃ Cyperi
minam j, cardamomi minam j, mannae tantundem, cerae
tantundem, terebinthinae frictae fefquiminam aut liquidae
minas iij, cyprini quantum fufficit. Ego etiam bdellii ap-

Ed. Chart. XIII. [582.]   Ed. Baf. II. (284.)

ἄλλο, ἡ δευτέρα γραφή. ⅔ κυπέρου, καρδαμώμου, ἀμώμου, βδελλίου, λιβάνου, βαλσάμου ἀνὰ μνᾶν αʹ. κηροῦ μνᾶν αʹ Sʺ. ῥητίνης φρυκτῆς μνᾶς δʹ. κυπρίνου κοτύλης Sʺ. οἴνου εὐ- ώδους κοτύλην αʹ Sʺ. σκεύαζε κατὰ τρόπον καὶ χρῶ, ὡς καὶ τοῖς πρὸ αὐτοῦ. ὡς δὲ ἐγώ. ⅔ κυπέρου, καρδαμώμου, ἀμώ- μου, βδελλίου, λιβάνου ἀνὰ μνᾶν αʹ. κηροῦ μνᾶς Sʺ. ῥητί- νης φρυκτῆς ἢ τερμινθίνης μνᾶς γʹ. κυπρίνου κοτύλην αʹ. κασσίας μνᾶς δʹ. ἀμμωνιακοῦ θυμιάματος μνᾶς δʹ. νάρδου Ἰνδικῆς, κρόκου, σμύρνης ἀνὰ μνᾶς δʹ. οἶνος εὐώδης.

    Κεφ. στʹ. [Περὶ ἥπατος καὶ τῶν ἐν αὐτῷ παθῶν.] Ὑστάτη ἁπασῶν τῆσδε τῆς πραγματείας μοι γραφομένης, ἡγοῦμαι παντί που πρόδηλον ὑπάρχειν, ὡς δυοῖν τῶνδε θά- τερον ἀληθές ἐστιν, ἢ τὰς ἄλλας πάσας ἀχρήστους εἶναι καὶ περιττάς, εἴ τις ἐκ ταύτης μόνης ἱκανὸς ἔσται θεραπεύειν ἅπαντα τὰ πάθη τὰ δεόμενα τῆς διὰ φαρμάκων ἰάσεως, ἢ εἴπερ ἐκεῖναι χρήσιμοι τυγχάνουσιν οὖσαι, πρῶτον αὐτὰς ἀνα- γνωστέον ἐστὶ καὶ μνημονευτέον τοῖς μέλλουσιν ὠφελήσε-

pono minam j. *Aliud, altera defcriptio.* ⅔ Cyperi, carda- momi, amomi, bdellii, thuris, balfami, fingulorum minam j, cerae fefquiminam, refinae frictae minas iv, cyprini hemi- nae ß, vini odorati fefquiminam. Praepara ut moris eft, ac utere velut praefcriptis. Ut ego componere foleo. ⅔ Cyperi, cardamomi, amomi, bdellii, thuris, fingulorum minam j, cerae minae ß, refinae frictae aut terebinthinae minas iv, cyprini heminam j, caffiae minae quartam partem, ammo- niaci thymiamatis minae quartam partem, nardi Indicae, croci, myrrhae, fingulorum minae quartam partem, vinum odoratum.

    Cap. VI. [*De hepate et ejus affectionibus.*] Quum haec tractatio poftrema omnium a me confcribatur, omni- bus fane manifeftum effe opinor, quod ex duobus his al- terum verum fit, aut alias omnes inutiles effe et fuperva- caneas, fi quis ex hac fola fufficiens fit omnes affectiones curare, quae medelam per medicamenta requirant, aut fi quidem illae utiles exiftant, primum ipfas legendas effe et iu memoriam revocandas illis, qui hinc aliquid commodi

σθαί τι πρὸς τῆσδε. τὰς μὲν γὰρ μεθόδους αὐτὰς τῆς τῶν
εἰρημένων ἰάσεως ἐν τοῖς τῆς θεραπευτικῆς μεθόδου ιδ'. βι-
βλίοις ἔγραψα· νῦν δὲ ὡς εἰδόσιν αὐτὰς ἤδη χωρὶς τῶν εἰ-
ρημένων ἀποδείξεων ἀναμιμνήσκω δεικνὺς πάντως, ὅπως
καλῶς τε ἡμεῖς συνθήσομεν φάρμακα, τά τε ὑπὸ τῶν ἔμ-
προσθεν γεγραμμένα κρίναντες εἰς πεῖραν ἄγειν θαῤῥήσομεν.
καὶ χρήσιμόν γε τοῦτο τὸ σκέμμα. καὶ γὰρ ἄλογον εἶναι βου-
λόμενοι τὴν ἑαυτῶν τέχνην οἱ ἐμπειρικοὶ μετεχειρίσαντο,
πάντα μὲν ἀναγινώσκειν ἀξιοῦντες, ὅσα καὶ τοῖς ἐνδόξοις
ἰατροῖς γέγραπται, μὴ πάντα δὲ εἰς χρῆσιν ἄγειν εὐθέως,
ἀλλὰ καὶ κρίνειν πρότερον, εἰ δυνατὸν ἕκαστον αὐτῶν ἐστι
τὴν ἐπαγγελίαν ἔργῳ ἐπιδείξασθαι. ἡμεῖς δὲ τὴν ἐμπειρίαν
ἐν πάσῃ τῇ τέχνῃ μέγα τι δύνασθαι πεπεισμένοι τά τε διὰ
λογικῆς μεθόδου τῶν θεωρημάτων εὑρημένα τοῖς περὶ κρί-
σεως ἱστορίας ὑπ' αὐτῶν εἰρημένοις τὰ διὰ τῆς λογικῆς ἐν-
δείξεως προστίθεμεν, δεδειχότες ἐν ἑτέροις ὁποίαν δύναμιν εἰς
τὸ βαδίζειν ἑκάτερον τῶν σκελῶν εἰσφέρεται, τοιαύτην ἐν ἰα-
τρικῇ τὴν ἐμπειρίαν τε καὶ τὸν λόγον ἔχειν. ἐν μὲν οὖν τῇ

auferre velint. Ipfas etenim methodos curandi praedictas
affectiones in xiv libris de curandi methodo infcriptis pro-
didi, nunc vero tanquam his ipfis cognitis citra praedictas
demonftrationes in memoriam revoco, oftendens omnino
quomodo nos medicamenta componamus et quae a priori-
bus fcripta funt judicemus, indeque in ufum agere ac af-
fumere confidamus. Et fane utilis haec fpeculatio exiftit.
Nam empirici, qui fuam artem rationis expertem effe vo-
lunt, omnia quidem legenda effe cenfent, quae a probatis
medicis funt confcripta, non autem ftatim in ufum affu-
menda effe, fed prius judicanda an fingula ex ipfis ea, quae
promittunt, opere etiam demonftrare poffint. Nos autem ex-
perientiam in omni arte magnum quid poffe perfuafi, fpe-
culationes tum per rationalem methodum tum per rationa-
lem indicationem inventas ad ea, quae ab ipfis de judi-
cationis hiftoria tradita funt, apponimus, demonftrantes,
qualem facultatem ad ambulandum utrumque crus exhibet,
talem medicina experientiam et rationem habere. Itaque in

περὶ τῶν ἁπλῶν φαρμάκων πραγματείᾳ δι᾿ ἕνδεκα βιβλίων
γεγραμμένῃ τὴν δύναμιν ἑκάστου τῶν αὐτοφυῶν φαρμάκων,
ὅπως ἄν τις εὑρίσκοι μεθόδῳ διήλθομεν, ἐπί τε τὴν κατὰ
μέρος αὐτῶν ὕλην ἀφικόμενοι τὴν χρησιμωτάτην εἰς τὰ τῆς
τέχνης ἔργα κατ᾿ εἴδη πᾶσαν ἐργάψαμεν. ἐφεξῆς δὲ αὐτῇ καὶ
τὴν θεραπευτικὴν πραγματείαν, ὅπως ἄν τις ἄριστα μὴ μό-
νον τοῖς ἁπλοῖς, ἀλλὰ καὶ τοῖς συνθέτοις χρῷτο, διήλθομεν
[583] ἅμα τῷ καὶ τὰς ὁδοὺς τῆς συνθέσεως αὐτῶν πάσας
εἰπεῖν. ἐν δὲ τῇ νῦν προκειμένῃ πραγματείᾳ τὴν ποικιλίαν
τῶν συνθέτων φαρμάκων ὅπως ἐγένετο δηλοῦμεν, εἰς ὡρι-
σμένους σκοποὺς κατ᾿ εἶδος ἄγοντες αὐτῶν τήν τε σύνθεσιν
καὶ τὴν χρῆσιν, ἔτι τε τὴν κρίσιν τῶν ἤδη γεγραμμένων.
μέλλοντες οὖν ἀκολούθως τοῖς προειρημένοις ἐπὶ τὴν τῶν
ἐν ἥπατι παθῶν ἀφικνεῖσθαι διδασκαλίαν, ἐροῦμεν τὰ κατ᾿
αὐτὸ πάθη λόγῳ διελθόντες, οὐ ψιλαῖς διδασκαλίαις, ἀπό τε
τῶν καθόλου σκοπῶν τῆς ἰάσεως αὐτῶν, οὓς ἐν τῇ θερα-
πευτικῇ πραγματείᾳ διήλθομεν, ἐπὶ τὴν τῶν συνθέτων ἀφί-

tractatione de fimplicibus medicamentis per undecim libros
confcripta fingulorum fponte naturae productorum medi-
camentorum facultatem qua methodo quis inveniat recen-
fuimus, atque etiam ad particularem ipforum materiam pro-
greffi, utiliffimam ad artis opera facultatem onnem fecun-
dum fpecies prodidimus. Confequenter autem ab illo opere
etiam curativam tractationem, quomodo quis optime non
folum fimplicibus, fed etiam compofitis utatur expofuimus,
fimulque vias compofitionis ipforum omnes indicavimus.
Caeterum in propofito jam opere, quomodo varietas com-
pofitorum medicamentorum inducta fit, oftendimus ac cer-
tos juxta fpeciem fcopos tum compofitionem tum ufum
ipforum deducentes, ampliusque judicationem eorum, quae
jam ante fcripta funt docentes. Quum igitur confequenter
poft praedicta ad affectionum hepatis doctrinam progredi
velimus, affectus circa ipfum confiftentes non nuda doctrina,
fed ratione exquifitos referemus et ab univerfalibus fcopis
curationis ipforum, quos in curandi methodo tradidimus,

ξομαι διδασκαλίαν. ἔστιν οὖν ἓν αὐτῷ πρῶτον ἁπάντων
διακρῖναι, πότερον ἀτονία τίς ἐστι τοῦ σπλάγχνου, καθάπερ
ἐπὶ τῶν κατὰ τὴν κοιλίαν εἴπομεν, ἢ καί τι ἄλλο πάθημα
κατείληφε τὸ σπλάγχνον, ἢ χωρὶς ἀτονίας πάσχει φλεγμαῖνον
ἢ σκιῤῥούμενον ἢ ἀποστήματι κάμνον ἢ ἐμφράξει, καθάπερ
καὶ ἐρυσιπελατιώδη διάθεσιν ἴσχον ἢ ἕλκος, ἤ τινα σηπε-
δόνα. καὶ γὰρ οὖν κἀπὶ τούτου ἡπατικὴν λέγουσι, καθάπερ
κἀ(285)πὶ τοῦ στόματος τῆς κοιλίας πάσχοντος οἱ πολλοὶ
τῶν ἰατρῶν τε καὶ τῶν ἰδιωτῶν ὀνομάζουσι στομαχικὴν
διάθεσιν ἐπὶ πολλοῖς συμπτώμασιν, οὐ κατὰ μίαν ἅπασι
γιγνομένοις διάθεσιν, ἀλλὰ κατὰ πολλὰς μιᾷ μέν τινι γενικῇ
κοινότητι παραλαμβανομένας, ἀλλήλων δὲ διαφερούσας εἰς
τοσοῦτον, ὡς ἐνίας αὐτῶν ἐναντιωτάτας εἶναι. πῶς γάρ τις
οὐκ ἐναντιωτάτην εἶναι φαίη τὴν μὲν ψυχρὰν δυσκρασίαν
τῇ θερμῇ, τῇ δὲ ὑγρᾷ τὴν ξηρὰν, καίτοι κατά γε τὸ γένος
εἰσὶν αἱ αὐταί. σχεδὸν δὲ καὶ πάντα τὰ ἐναντία τὰ αὐτὰ
τῷ γένει λέγων ἄν τις οὐκ ἂν ἁμάρτοι, καὶ γὰρ ἡ ἔννοια

ad compofitorum doctrinam perveniemus. Primum igitur
omnium difcernendum eft num debilitas quaedam vifceris
adfit, quemadmodum etiam de ventre diximus, aut etiam
alia quaedam affectio ipfum apprehenderit, aut citra debili-
tatem affectum fit inflammatione aut induratione aut abs-
ceffu laborans aut obturatione, quemadmodum etiam an ery-
fipelatofum habeat affectum aut ulcus aut aliquam putrefa-
ctionem, nam et in hoc hepaticam affectionem dicunt, quem-
admodum etiam ore ventris affecto plerique medici ac idio-
tae ftomachicum affectum vocant, in multis fymptomatibus,
non tamen omnibus, circa unam affectionem accidentibus
contingentem, fed circa multas una quadam generali com-
munitate comprehenfas et tamen inter fe in tantum diffe-
rentes, ut aliquae ipfarum maxime contrariae exiftant.
Quomodo enim non maxime contrariam quis dixerit frigi-
dam intemperiem calidae, humidam ficcae, quamquam fecun-
dum genus eaedem fint? Ferme autem omnia contraria
eadem genere fiquis dixerit, non peccabit; contrariorum enim

Ed. Chart. XIII. [583.]   Ed. Baf. II. (285.)

τῶν ἐναντίων ἐστὶν, ἐπειδὰν πλεῖστον ἀλλήλων ἀφέστηκε.
πλεῖστον δὲ ἀφέστηκε τῶν μέσων καθοτιοῦν γένος τὰ ἐπὶ
τοῖς πέρασιν ὄντα, ὡς τὰ ἐναντία πολλάκις μὲν τὰ αὐτὰ
φαίνεσθαι κατὰ τὰ πέρατα τοῦ κοινοῦ γένους, πολλάκις δὲ
ἐπαναβεβηκότων αὐτοῖς γενικωτέρων ἐναντίων, ὑπ᾽ ἐκείνων
περιέχεσθαι, αὐτὰ δὲ ἐκεῖνα πάντως διὰ τοῦτό ἐστίν ἐναν-
τία, διότι καθ᾽ ἕν γένος ὄντα πλεῖστον ἀλλήλων ἀφέστηκεν,
ὥστε καὶ τὰ τούτοις ὑποπεπτωκότα τὸ πρῶτον καὶ ἀνω-
τάτω γένος κοινὸν ἴσχει. τοῦτο μὲν οὖν ἡμῖν ἅπαξ ἐνταῦθα
κατὰ τὸ πάρεργον εἰρημένον εἰσαεὶ μνημονευέσθω πρὸς τὸ
μὴ δόξαι τινὶ διαφωνεῖν ἑαυτῷ, εἰπόντα ποτὲ μὲν ἕν τι πά-
θος εἶναι ταυτὸν ἀνθρώποιν δυοῖν, ποτὲ δὲ οὐχ ἕν οὔτε
ταυτὸν, ἀλλ᾽ ἐναντία δύο. δυσκρασίαν γὰρ ἕν μέν τι πάθος
γενικῶς ὀνομάζουσι, τεμνόμενον δ᾽ εἰς ἐναντίας διαφορὰς
ἔξεστι γὰρ, καθάπερ ἐνταῦθα εἴπομεν, οὕτως καὶ δύο καὶ
τρία καὶ πολλὰ κατὰ τὰς ἐν μέρει διαφορὰς ἐναντιωτάτας
ἀλλήλαις εἶναι καὶ κατὰ τοῦτο τῆς ἀτονίας τοῦ ἥπατος,

notio contingit, ubi plurimum inter fe diſtarint. Plurimum
autem diſtant a mediis in quocunque genere ea, quae ex-
trema ſunt, adeo ut contraria ſaepe quidem eadem videan-
tur juxta communis generis ſines, ſaepe vero generaliori-
bus contrariis ſupra ipſa aſcendentibus, ab illis compre-
hendantur. Illa ipſa vero ob id omnino contraria ſunt,
quod quum unius generis ſint, plurimum inter ſe diſtent,
adeo ut quae his ſubjacent, primum et ſupremum genus
commune habeant. Atque hoc quidem, hoc loco ſemel a
nobis obiter et acceſſionis loco dictum, ſemper in memoria
teneatur, ne videlicet cuipiam videri poſſit a ſe ipſo dis-
ſentire, qui aliquando unam affectionem in duobus homi-
nibus eandem eſſe dixerit, aliquando non unam neque ean-
dem, ſed duas contrarias. Intemperiem enim unam quan-
dam affectionem generaliter appellant, ſed quae in contra-
rias differentias ſecetur. Licet enim ſecundum hoc, quod
diximus, duo et tria et plura juxta particulares differentias
inter ſe contrariiſſima eſſe, et ſecundum hoc debilitatis he-

Ed. Chart. XIII. [583. 584.]   Ed. Baf. II. (285.)

ὀρθῶς ἂν εἰπὼν διάθεσιν αἰτίαν εἶναι μίαν, ἣν δυσκρασίαν
ὀνομάζομεν, αὖθις ὀρθῶς ἂν λέγοιμι μὴ μίαν, ἀλλ᾽ ὀκτὼ
τὰς διαθέσεις εἶναι, διότι τοσαῦται διαφοραὶ τῶν δυσκρα-
σιῶν εἰσι. καὶ γὰρ αὖ καὶ καθ᾽ ἑτέραν τομὴν δύο διαφοραὶ
τῶν δυσκρασιῶν γίγνονται καὶ καθ᾽ ἑτέραν τρεῖς, αἱ μὲν ἐν
ταῖς ποιότησι μόναις ἀλλοιουμένων τῶν πασχόντων μορίων,
αἱ δὲ μεθ᾽ ὑγρῶν τινῶν ἤτοι γε ἐν ταῖς εὐρυχωρίαις τῶν
πεπονθότων περιεχομένων ἢ ἐν τοῖς σώμασιν αὐτοῖς διαβρό-
χοις ὑπ᾽ αὐτῶν γεγονόσι. κατὰ μὲν οὖν τὴν γαστέρα καὶ
τὰ ἔντερα μία καθ᾽ ἕκαστόν ἐστι κοιλότης ὑγρότητα μοχθη-
ρὰν δέξασθαι δυναμένη, κατὰ δὲ τὸ ἧπαρ τοσαῦται τὸν
ἀριθμόν, ὅσαι περ αἵ τε ἀρτηρίαι καὶ αἱ φλέβες. τῶν δ᾽
ἁπασῶν ἐχουσῶν στενὰ τὰ πέρατα, καθ᾽ ἃ συμβάλλει τὰ
σιμὰ τοῦ σπλάγχνου τοῖς κυρτοῖς, ἔμφραξίς τε καὶ σφήνωσις
[584] ἐνίοτε γίγνονται τῶν μοχθηρῶν ὑγρῶν, αἷς ἔπεται ση-
πεδὼν ἐν τάχει ταῖς ψυχραῖς δυσκρασίαις, θερμαῖς δὲ οὐ τα-
χέως, ἀλλ᾽ ἐπὶ προήκοντι τῷ χρόνῳ συμπίπτουσα. γίνεται
δὲ ἡ δυσκρασία κατά τε τὴν ἰδίαν οὐσίαν τοῦ ἥπατος, ἣν

patis affectum unum eſſe, quem intemperiem vocant, prae-
fatus, non male rurſus dixero non unum, ſed octo affectus
eſſe, propterea quod tot differentiae intemperierum exiſtant.
Etenim rurſus juxta aliam ſectionem duae intemperierum
differentiae ſiunt et rurſus juxta aliam tres, hae quidem
in qualitatibus ſolis affectis partibus alteratis, hae vero cum
humoribus quibusdam aut in ſpatiis affectarum partium con-
tentis aut in ipſis corporibus irriguis ab illis factis. Circa
ventrem igitur et inteſtina una in ſingulis eſt cavitas, quae
vitiatam humiditatem ſuſcipere poteſt. Verum circa hepar
tot numero ſunt, quot ſunt arteriae et venae. Quum vero
hae omnes anguſta oſcula habeant, qua parte ſima hujus
viſceris cum gibbis coeunt ac committuntur, obturatio et
oppilatio vitioſorum humorum aliquando contingunt, ad
quas putrefactio conſequitur in calidis brevi, in frigidis
intemperaturis vero non cito, ſed temporis progreſſu acce-
dens. Fit autem intemperies juxta propriam hepatis ſub-

Ed. Chart. XIII. [584.]   Ed. Baf. II. (285.)

Ἐρασίστρατος ἡγεῖται παρέγχυμά τι καὶ οὐκ αὐτὸ τὸ κυ-
ριώτατον εἶναι μόριον τοῦ σπλάγχνου. γίνεται δὲ ἡ δυσκρα-
σία καὶ κατὰ τὰς περιεχομένας ἐν αὐτῷ φλέβας τε καὶ ἀρ-
τηρίας καὶ δηλονότι καὶ κατὰ τὰς ἐν ταῖς εὐρυχωρίαις αὐ-
τῶν ὕλας. ἔχοντος δὲ τοῦ σπλάγχνου τῶν ἐνεργειῶν, ἃς ἐνερ-
γεῖ κατὰ τὸν τῆς ζωῆς χρόνον, οὐ μίαν, ἀλλὰ πλείους δυ-
νάμεις καὶ τοσαύτας γε τὸν ἀριθμὸν, ὅσα τῶν ἐνεργειῶν εἴδη,
συμβαίνει πολλάκις μὲν ἐξαιρέτως μίαν αὐτῶν βλάπτεσθαι,
πολλάκις δὲ δύο καὶ τρεῖς καὶ πάσας ἅμα τὰς τέσσαρας.
ἐνέργεια γὰρ αὐτοῦ μία μὲν ἑλκύσαι τὴν τροφὴν ἐφ᾽ αὐτὸ,
μία δὲ ἄλλη περιστεῖλαί τε καὶ κατασχεῖν, ἄχρις ἂν ἀλλοιώ-
σαν αὐτὴν ἑαυτοῦ ποιήσηται μόριον. ἔστι γὰρ οὖν δὴ καὶ
αὕτη δύναμις αὐτοῦ κυριωτάτη τε καὶ σχεδὸν πρώτη πέτ-
τειν τε καὶ μεταβάλλειν καὶ ἀλλοιοῦν καὶ ὁμοιοῦν ἑαυτῷ τὴν
τροφὴν, ἣν ὀνομάζομεν ἀλλοιωτικήν. ὅσα δὲ κατὰ τὴν ἀλ-
λοίωσιν τήνδε γίνεται περιττώματα τῷ σπλάγχνῳ, ταῦτα δι᾽
ἑτέρας δυνάμεως, ἣν ὀνομάζομεν ἐκκριτικὴν καὶ ἀποκριτικὴν
ἀπωθεῖται. δεδειγμέναι δέ εἰσιν αἱ δυνάμεις αἵδε πᾶσαι τοῖς

ſtantiam, quam Eraſiſtratus putat parenchyma et non prin-
cipaliſſimam viſceris partem eſſe. Fit etiam intemperies circa
contentas in ipſo venas et arterias et juxta materias in
ſpatiis ipſarum contentas. Quum autem habeat hoc viſcus
non unam, ſed plures facultates actionum, quas vitae tem-
pore operatur, easque tot numero quot ſunt actionum ſpe-
cies, contingit ſaepe unam ipſarum praecipue laedi, ſaepe
duas et tres, atque omnes quatuor ſimul. Actio namque
ipſius una quidem attrahere cibum et alimentum in ſeſe,
altera vero obvolvere et continere, donec permutans ipſum
ſui ipſius faciat partem. Eſt igitur haec ipſius facultas prin-
cipaliſſima et fere prima, concoquere videlicet et permutare
ac alterare, atque aſſimilare ſibi ipſi alimentum, quam alte-
rativam vocamus, quae vero juxta hanc alterationem re-
manent recrementa, ea per aliam facultatem, quam excre-
tricem et expulſoriam nominamus expelluntur. Oſtenſum
autem eſt quod hae facultates omnes in omnibus ſunt par-

194 ΓΑΛΗΝΟΥ ΠΕΡΙ ΣΥΝΘΕΣΕΩΣ ΦΑΡΜΑΚΩΝ

Ed. Chart. XIII. [584.]   Ed. Baf. II. (285.)
τοῦ σώματος ὑπάρχουσαι μορίοις, ἐν ἅπαντι τῷ τῆς ζωῆς
χρόνῳ. πάντα γὰρ ἕλκει τὸ οἰκεῖον ἑαυτῷ καὶ ἀποκρίνει τὸ
ἀλλότριον, ἀλλοιοῖ τε τὸ ἐλχθὲν, ἔν τε τῷ χρόνῳ, καθ᾽ ὃν
ἀλλοιοῖ, κατέχει τε καὶ σφίγγει. καλεῖται δὴ ἀλλοίωσις αὕτη,
μέχρι μὲν ἂν εἰς ὁμοιότητα τοῦ τρεφομένου μορίου μεταβάλ-
ληται, πέψις, ὅταν δὲ ἤδη προστίθεται τῷ μορίῳ, θρέψις.
ὅταν μὲν οὖν ἕλκειν ἐκ τῆς κοιλίας τε καὶ τῶν ἐντέρων τὴν
τροφὴν ἀτονήσῃ τὸ ἧπαρ, ὑγρὰ καὶ ἀνεκχύμωτα ἐκκρίνεται
διὰ τῆς ἕδρας. ἐὰν μὲν ἡ γάστηρ συνατονῇ τῷ πλάγχνῳ μὴ
πέττουσα καλῶς, ἠπεπεπτημένα, ἐὰν δὲ εὐρωσθῇ, πεπεμμένα
μὲν, ἀλλ᾽ ὑγρὰ διὰ τὸ μηδεμίαν ἢ βραχεῖάν γε τὴν ἐξ αὐτῆς
ἀνάδοσιν εἰς τὸ ἧπαρ γεγονέναι. ἐὰν δὲ ἕλκῃ μὲν τὸ ἧπαρ
ἐφ᾽ ἑαυτὸ τὴν ἐκ τῆς κοιλίας τε καὶ τῶν ἐντέρων τροφὴν,
αἱματοῦν δ᾽ αὐτὴν ὑπ᾽ ἀτονίας ἀδυνατῇ, καθάπερ ἐν τῇ γα-
στρὶ πολυειδὴς ἡ φθορὰ γίνεται τῶν ἀπεπτηθέντων, οὕτω
καὶ κατὰ τὸ ἧπαρ. καλῶ δὲ νῦν ἀπεψίαν μόνην, οὐ περι-
λαμβάνων τῷ λόγῳ τὴν βραδυπεψίαν. εἰ δὲ βούλει, κἀπειδὰν

tibus corporis per omne vitae tempus, omnes enim fami-
liare fibi attrahunt et alienum excernunt attractumque tem-
poris progreſſu alterant, quo tempore etiam retinent et
conſtringunt. Vocatur autem alteratio ipſa, usque quo in
fimilitudinem partis, quae nutritur, transmutatur concoctio,
ubi vero jam parti apponitur, nutritio. Quum igitur hepar
prae imbecillitate ex ventre et inteſtinis alimentum trahere
non poteſt, liquida et nondum juſto modo exuccata per ſe-
dem excernuntur, et fi quidem venter fimul cum hoc vi-
ſcere fuerit imbecillis ac non probe concoquens, cruda, fi
vero validus fuerit, concocta quidem, fed liquida, propterea
quod nulla aut omnino modica digeſtio ac diſtributio ad
hepar eſt facta. Si vero traxerit quidem hepar in ſe ipſum
ex ventre et inteſtinis alimentum, ſanguificare autem ipſum
prae debilitate nequit, quemadmodum in ventre multifor-
mis corruptio contingit eorum, quae cruda remanent, fic
etiam circa hepar. Dico autem nunc cruditatem ſolam, non
comprehendens hoc ſermone tardam concoctionem Quod fi
velis alimentum, ubi crudum permanet et alterationem, quae

ΤΩΝ ΚΑΤΑ ΤΟΠΟΥΣ ΒΙΒΛΙΟΝ Θ. 195

Ed. Chart. XIII. [584.]   Ed. Baf. II. (285.)

τροφὴ ὠμὴ διαμείνῃ τὴν κατὰ φύσιν ὑπὸ τοῦ μορίου γενο-
μένην ἀλλοίωσιν οὐκ εἰληφυῖα, καὶ ταύτην ἄπεπτον καλεῖν,
οὐδ᾽ ἐγὼ φεύγω τὴν προσηγορίαν, ἐάν μοι μόνον ἡ διαφορὰ
τῶν πραγμάτων φυλάττηται. χεῖρον μὲν γάρ ἐστιν ἡ εἰς ἀλ-
λόκοτον ποιότητα μεταβολὴ κατὰ τὴν ἀπεψίαν γινομένη,
μετριώτερον δὲ καθ᾽ ἣν ἐπὶ πλεῖστον φυλάττει τὴν ἑαυτῆς
φύσιν ἡ τροφὴ μηδεμίαν ἐν τῷ πεφυκότι πέττειν αὐτὴν ἀλ-
λοίωσιν εἰληφυῖα. καὶ μὴν καὶ τρίτον τι παρὰ ταῦτά ἐστιν
εἶδος ἀποτυχίας πέψεως, ὅταν ἡμίπεπτος ἡ τροφὴ γίνηται,
καὶ κατ᾽ αὐτήν γε τὴν ἀποτυχίαν τῆς ἀκριβοῦς πέψεως τοῖς
ἡπατικοῖς ἐκκρίνεται διὰ τῆς κοιλίας αἱματώδης χυμὸς, τοι-
οῦτος δὲ τῇ συστάσει, καθάπερ εἴ τις ὕδατι κεράσειεν αἷμα.
καὶ πολλοὶ τῶν ἰατρῶν ἔγραψαν, εἰκάζοντες αὐτοῦ τὴν σύ-
στασιν, ὡς ἂν εἰ νεοσφαγοῦς ἱερείου τὰ κρέα πλύνειέ τις
ὕδατι. καὶ πλεῖσταί γε τῶν ἡπατικῶν διαθέσεων ἀπὸ τοιού-
των ἐκκρίσεων ἄρχονται, μήπω μεγάλην ἀτονίαν ἔχοντος τοῦ
ἥπατος, ἀλλ᾽ ἔτι πέττειν τε καὶ μεταβάλλειν τὴν τροφὴν εἰς
τὴν οἷον ὑπογραφὴν τοῦ αἵματος δυναμένου. αὐξηθέντος δὲ

fit a particula juxta naturam non affumpſit, itidem crudum
appellare, neque ego fugio appellationem, ſi mihi ſaltem
differentia rerum conſervetur. Prior enim eſt ea transmu-
tatio, quae in peregrinam qualitatem juxta cruditatem fit,
moderatior vero ea eſt, in qua alimentum ſuam naturam
quam diutiſſime ſervat, nulla alteratione ex particula, quae
ad ipſum concoquendum a natura deſtinata eſt, ſuſcepta.
Atqui et tertia praeter has ſpecies eſt fruſtratae concoctio-
nis, quum ſemicoctum fit alimentum. Et circa ipſam ſane
exactam concoctionem fruſtratam hepaticis ſanguinolentus
humor per alvum excernitur talis conſiſtentiae, veluti ſi
quis ſanguinem cum aqua confudiſſet, et plerique ſane me-
dici imaginem ejus depingentes ſcripſerunt talem ejus con-
ſiſtentiam eſſe, velut ſi quis victimae recens mactatae carnes
aqua lavaſſet. Et plurimi hepatici affectus ab ejusmodi ex-
cretionibus initium capiunt, nondum magnam debilitatem
hepate habente, ſed adhuc concoquere et alimentum alte-
rare, velut in formam ſanguinis potente. Aucta autem affe-

Ed. Chart. XIII. [584. 585.]   Ed. Baf. II. (285. 286.)

τοῦ πάθους οὐκ ἔτι μὲν οὐδὲν τοιοῦτον ἐκκρίνεται, ἀλλὰ
πολυειδεῖς [585] ἄλλαι ποιότητές τε καὶ συστάσεις, ὥσπερ
ἀπὸ τῆς γαστρὸς ἀπεπτούσης. ἀλλ' ἐν μὲν τῇ γαστρὶ τῶν
σιτίων αὐτῶν αἱ διαφοραὶ σαφῶς φαίνονται, κατὰ δὲ τὸ
ἧπαρ τῆς ἀναδοθείσης τροφῆς μιγνυμένης τῷ προϋπάρχοντι
κατὰ τὸ σπλάγχνον αἵματι. συνδιαφθείρεται γὰρ ἐν τῷ χρόνῳ
καὶ τοῦτο τῇ μὴ πεφθείσῃ κατ' αὐτὸ τροφῇ. θερμῆς μὲν
οὖν κατὰ τὸ σπλάγχνον τῆς δυσκρασίας οὔσης αἱ συντήξεις
γίνονται, πρῶτον μὲν τῶν χυμῶν, εἶτα καὶ τῆς σαρκὸς αὐ-
τῆς τοῦ ἥπατος, καὶ κενοῦται διὰ τῆς γαστρὸς δυσώδης
πάνυ χολὴ παχεῖα καὶ κατακορὴς τῇ χροιᾷ, καθάπερ ἐν τοῖς
λοιμώδεσι πυρετοῖς. ψυχρᾶς δὲ δυσκρασίας οὔσης οὔτε συνε-
χεῖς ἐκκρίσεις οὔτε πολλαὶ γίνονται. χρονίζει δὲ τὸ πάθος
καὶ δι' ἡμερῶν τινων καταῤῥήσσει ἡ γαστὴρ αὐτοῖς ἀθρο-
ώτερον, οὔθ' ὁμοίαν ἐχόντων τὴν δυσωδίαν τοῖς διὰ θερ-
μότητα συντακεῖσιν οὔθ' ὁμοίαν τὴν χρόαν ἢ τὴν σύστασιν,
ἀλλ' ἧττόν τε (286) δυσώδη διαχωρεῖται τούτοις, ἰδέαν τε
σεσηπότος αἵματος, οὐ συντετηκυίας ἔχοντα σαρκός, ἐνίοτε

ctione nihil amplius tale excernitur, fed multiformes aliae
qualitates et confiftentiae, velut a ventre ex cruditate la-
borante.   Verum in ventre ciborum ipforum corruptiones
manifefte apparent, circa hepar vero diftributum alimentum
ad fanguinem prius in vifcere exiftentem admifcetur, cor-
rumpiturque temporis progreffu etiam hic una cum ali-
mento circa ipfum non concocto. Calida igitur intemperie
circa vifcus exiftente colliquationes fiunt primum humo-
rum, deinde etiam carnis ipfius hepatis, et evacuatur per
ventrem bilis craffa, graveolens et abunde colorata, quem-
admodum in peftilentibus febribus contingit. Frigida vero
intemperie exiftente, neque affiduae excretiones neque mul-
tae fiunt, durat tamen affectus diutius et per aliquos dies
profluet ipfis venter majori copia, cujus neque foetor fimi-
lis eft iis, quae ex calore funt liquefacta, neque color fimi-
lis aut confiftentia, verum minus graveolentia ab his excer-
nuntur, fpeciem putrefacti fanguinis, non colliquatae carnis

ΤΩΝ ΚΑΤΑ ΤΟΠΟΥΣ ΒΙΒΛΙΟΝ Θ. 197

Ed. Chart. XIII. [585.]   Ed. Baf. II. (286.)

δ᾽ ἄν σοι τὸ διαχωρούμενον οἷον αἷμα μέλαν εἶναι φανείη,
θεωροῦντι δὲ ἀκριβῶς οὔτε αἷμα μέλαν ἐστὶν οὔτε θρόμ-
βος, ἀλλ᾽ οἷον ἰλύς τις αἵματος παχέος ἐγγὺς τῇ μελαίνῃ
χολῇ, καὶ πλείω γε καὶ δύσκριτα χρώματα κατὰ τὴν τοιαύ-
την διάθεσιν ἐμφαίνεται τοῖς διαχωρουμένοις. ἐν ἀμφοτέραις
δὲ ταῖς δυσκρασίαις τῇ τε κατὰ θερμότητα καὶ τῇ κατὰ ψυ-
χρότητα, μιχθείσης τῆς καθ᾽ ὑγρότητα καὶ ξηρότητα δυσκρα-
σίας, ὑγρότερα μὲν ἐπὶ τῆς καθ᾽ ὑγρότητα, ξηρότερα δὲ ἐπὶ
τῆς κατὰ ξηρότητα τὰ διαχωρήματα γίνεται. ὁ σκοπὸς οὖν
τῆς θεραπείας ἐν τοῖς τοιούτοις παθήμασι γίνεται, κοινὸς
μὲν κατὰ τὴν ἐναντίωσιν τῆς δυσκρασίας, καθ᾽ ἑκάστην δὲ
ἴδιος ὁ καθ᾽ ἑκάστην ἐναντίος. τὸ μὲν οὖν ἡπατικὸν ἰδίως
ὀνομαζόμενον πάθος, ὥσπερ οὖν καὶ τὸ κοιλιακόν τε καὶ
στομαχικὸν, ἄνευ τοῦ κατὰ τὰ μόρια παρὰ φύσιν ὄγκου γί-
νεται, φλεγμαίνειν μὲν ἧπαρ ἢ ἀφίστασθαι λεγόντων ἢ σκιρ-
ροῦσθαι τῶν ἰατρῶν ἤ τι τοιοῦτον ἕτερον πάσχειν, οὐ μὴν
ἡπατικόν γε καλούντων τὸν ἄνθρωπον αὐτὸν, ᾧ συμβαίνει
τι τούτων· ἀλλ᾽ ὅταν ἄνευ φανεροῦ τινος ἐν τῷ σπλάγχνῳ

habentia. Aliquando vero id quod excernitur velut fanguis
niger apparebit, verum diligenter confideranti neque fan-
guis niger eſt neque grumus, fed velut limus quidam fan-
guinis craffi, qui prope ad atram bilem accedat, et plures
ac aegre judicabiles colores circa ejusmodi affectionem in
egeſtionibus apparent. In utraque autem intemperie cum ca-
lida tum frigida, quando intemperies humida et ficca fue-
rint admixta, liquidiora in humiditatis complexu, ficciora
vero ex ficcitatis copula fient recrementa. Scopus igitur
curationis in ejusmodi affectionibus fit communis quidem
juxta intemperiei contrarietatem, peculiaris autem unicuique
per cujusque contrarietatem. Affectio igitur hepatica pecu-
liariter appellata, veluti etiam coeliaca et ſtomachica, citra
tumores praeter naturam circa ipſas partes contingit. In-
flammatum enim eſſe hepar aut abſceſſu laborare aut in-
duratum eſſe, medici dicunt aut aliud quippiam tale, non
tamen hepaticum vocant hominem ipſum, cui tale quippiam
accidit, verum quando citra manifeſtum aliquod in viſcere

κακοῦ περὶ τὰς οἰκείας ἐνεργείας ἀτονῇ, τηνικαῦτα τὸν κά-
μνοντα προσαγορευόντων ἡπατικόν. ἴδωμεν οὖν πρῶτον ἃ
γεγράφασιν οἱ πρὸ ἡμῶν ἄριστα πραγματευόμενοι περὶ φαρ-
μάκων, ἀπὸ τῶν ὑπ' Ἀνδρομάχου τὴν ἀρχὴν ποιησάμενοι.
οὗτος γὰρ ἀνὴρ ἐν τῇ τῶν ἐντὸς παθῶν ἰάσεις ἐχούσῃ βίβλῳ
πολλὰς ἔγραψε δυνάμεις ἡπατικὰς, ὧν ἁπασῶν μνημονεύσω,
κἀνταῦθα κατὰ τὴν ἐκείνου λέξιν αὐτοῦ γεγράψεται τὰ φάρ-
μακα, καὶ πρῶτόν γε αἱ ἀντίδοτοι. τὸ πρῶτον γεγραμμένον
αὐτοῖς ὀνόμασιν ὡδί πως.

Κεφ. ζ'. [Τὰ ὑπ' Ἀνδρομάχου γεγραμμένα πρὸς ἡπα-
τικοὺς φάρμακα.] Ἀνδρομάχου πρὸς ἡπατικοὺς κυφοειδὴς
καὶ πρὸς τὰ ἐν θώρακι πάντα. ♃ σταφίδος σαρκὸς ⟨ κέ.
οἱ δὲ ⟨ ρ'. κρόκου ⟨ α'. οἱ δὲ τριώβολον· καλάμου ⟨ β S''.
βδελλίου ⟨ β S''. κασσίας ⟨ α S''. κινναμώμου τριώβολον,
ναρδοστάχυος ⟨ γ'. σχοίνου ἄνθους ⟨ β S''. σμύρνης ⟨ δ'.
τερμινθίνης ⟨ δ'. οἱ δὲ ⟨ ιστ'. ἀσπαλάθου ῥινήματος ⟨ β'.
μέλιτος ⟨ ιστ'. οἴνου τὸ ἀρκοῦν. αὕτη μὲν ἡ τῆς ἀντιδό-
του γραφή. κέκληκε δὲ ταύτην κυφοειδῆ διὰ τὴν ὁμοιότητα.

malum in propriis actionibus debilitatur, tunc aegrum he-
paticum appellant. Videamus igitur primum ea, quae fcrip-
ferunt ij, qui ante nos de medicamentis optime et ftudio-
fiffime tradere fatagerunt, initio ab iis quae Andromachus
prodidit facto. Hic enim vir in libro internarum affectio-
num curationes continente multas hepaticas confectiones
confcripfit, quarum omnium faciam mentionem hoc loco,
ipfius verbis in medium adductis, et primum fane antido-
tos adfcribam.

Cap. VII. [Medicamenta ab Andromacho confcripta
ad hepaticos.] Andromachi antidotus cyphoides ad hepa-
ticos et omnia thoracis vitia. ♃ Uvae paffae carnis ʒ xxv,
alii ʒ c, croci ʒ j, alii obol. iij, calami ʒ ij ß, bdellii ʒ ij ß,
caffiae fefquidrachmam, cinnamoni obolos tres, fpicae nardi
ʒ tres, floris junci odorati drach. duas et dimidiam, myr-
rhae drach. quatuor, terebinthinae drach. iv, alii drach. xvj,
ramentorum afpalathi ʒ ij, mellis drach. xvj, vini quod fa-
tis eft. Haec quidem eft antidoti defcriptio. Appellavit au-

Ed. Chart. XIII. [585. 586.]   Ed. Baf. II. (286.)

καὶ γὰρ ὀσμῇ καὶ γεύσει παραπλήσιός ἐστι τῷ κύφει καλου-
μένῳ πρὸς Αἰγυπτίων, οἵπερ δὴ καὶ πρῶτοι συνέθεσάν τε
τὸ φάρμακον τοῦτο καὶ χρῶνται θυμιῶντες ἑκάστοτε τοῖς
θεοῖς. [586] τὰ πλεῖστα δ' ἐστὶ τῶν ἐν ἐκείνῳ τῷ θυμιά-
ματι γεγραμμένων τὰ αὐτὰ τοῖς ἐν τῷδε τῷ φαρμάκῳ, καὶ
μέντοι καὶ θυμιᾶσθαι τοῦτ' αὐτὸ δύναται παραπλησίως τῷ
κύφει. σύγκειται δὲ ἔκ τε τῶν μετρίως στυφόντων καὶ ξη-
ραινόντων τε καὶ διαφορούντων ἰχῶρας μοχθηροὺς καὶ ἐπα-
νορθουμένων τὴν κακοχυμίαν, ἔτι τε ἐκ τῶν ἐναντιουμένων
ταῖς σηπεδόσιν, ὧν τὰ πλεῖστα τῆς τῶν ἀρωμάτων ἐστὶν
ὕλης. ἔχει γοῦν τὸ φάρμακον τοῦτο κιννάμωμον, πάσας ἐπα-
νορθοῦν τὰς σηπεδονώδεις τε καὶ δηλητηρίους δυνάμεις, οὐ
μόνον ἰχώρων τε καὶ χυμῶν, ἀλλὰ καὶ θανασίμων φαρμά-
κων, ὥσπερ γε καὶ τοῖς ἰοβόλοις ὀνομαζομένοις θηρίοις ὑπαρ-
χόντων ἰῶν. ἐφεξῆς δὲ τοῦ κινναμώμου καὶ ἡ κασσία τὴν
αὐτὴν ἔχει δύναμιν, ἡ ἀρίστη τε καὶ συγγενὴς αὐτῷ καὶ μετὰ
ταύτην τῶν ἀρωμάτων ἅπαν γένος, ὥσπερ ἐνταῦθα νάρδος

tem ipfam cyphoide ob fimilitudinem, nam et odore et guftu
fimilis eft cyphi ab Aegyptiis appellato, qui fane primi
hoc medicamentum compofuerunt et utuntur eo quotidie ad
vaporem edendum accenfo in deorum honorem. Plurima
autem eorum, quae in illo thymiamate et fuffumigio fcri-
pta funt, eadem funt cum iis, quae in hoc medicamento ha-
bentur, quin et fuffumigari hoc ipfum fimiliter ut cyphi
poteft. Compofitum eft autem ex moderate aftringentibus
et reficcantibus ac difcutientibus vitiofos ferofos humores
et corrigentibus humorum malitiam et contrariam vim ha-
bentibus adverfum putrefactiones, quorum plurima ex aro-
matum fylva exiftunt. Habet itaque medicamentum hoc cin-
namomum, omnes putredinofas et venenofas facultates cor-
rigens, non folum feroforum et aliorum humorum, fed
etiam lethalium medicamentorum quemadmodum et feris
virus ejaculantibus contrarium exiftit. Confequenter autem
poft cinnamomum caffia eandem vim habet, optima videli-
cet et cognata ipfi cinnamomo. Et poft hanc omne aroma-
tum genus velut hic eft nardus et juncus odoratus, cala-

Ed. Chart. XIII. [586.]   Ed. Baf. II. (286.)

τε καὶ σχοῖνος καὶ κάλαμος καὶ σμύρνα. ταῦτα γὰρ ἐμβέ-
βληται τῷ προκειμένῳ φαρμάκῳ κατὰ τὸν εἰρημένον ἄρτι
λογισμὸν καὶ τρόπον, ὥσπερ γε καὶ τῶν παρ᾽ ἡμῖν γενομέ-
νων ὅ τε ἀσπάλαθος καὶ ὁ κρόκος, στυπτικόν τε καὶ πε-
πτικὸν ὑπάρχον φάρμακον, ἐπανορθούμενόν τε σηπεδόνας.
ἡ δὲ σταφὶς εὐκαταφρόνητος μὲν εἶναι δόξει διὰ τὸ σύνηθες,
αὐτὸ δὲ τοῦτο αὐτὴν ἐργάζεται χρησιμωτέραν, ὅτι συνήθης
ἡμῖν οὖσα στυπτικὸν ἐπὶ τοσοῦτόν ἐστιν, ὅσου δεῖται τὸ
πεπονθὸς σπλάγχνον. ἔχει δὲ καί τι πεπτικὸν τῶν ἀπέπτων
χυμῶν, ἐπικρατητικόν τε τῶν κακοήθων, αὐτή τε δύσση-
πτός ἐστι καὶ προσέτι καθ᾽ ὅλην τὴν οὐσίαν οἰκεία τῷ
σπλάγχνῳ. μεμαθήκαμεν γὰρ ὡς αἱ τροφαὶ τοῖς τρεφομένοις
τὴν οἰκειότητα καθ᾽ ὅλην τὴν ἑαυτῶν οὐσίαν κέκτηνται, ὅπερ
ἐστὶ μέγιστον ἐν ταῖς τῶν τοιούτων παθῶν θεραπείαις, ὅσα
κατὰ δυσκρασίαν γένηται. κάλλιστα γὰρ ἐπ᾽ αὐτῶν ἐνεργεῖ
τὰ πρὸς τῷ τὴν δυσκρασίαν ἰᾶσθαι τρέφειν δυνάμενα, καὶ
διὰ τοῦτο καὶ ὁ οἶνος ἐπιτηδειότατός ἐστι τοῖς ἄνευ φλε-

musque et myrrha, haec enim ad propofitum medicamen-
tum injecta funt juxta jam dictam ratiocinationem et mo-
dum, quemadmodum etiam ex iis, quae apud nos gignun-
tur, afpalathus et crocus, aftringens et concoctorium me-
dicamentum et quod corrigit putrefactiones. Caeterum uva
paffa contemptibilis videri poffit ob familiarem ejus ufum,
at vero hoc ipfum eam facit utiliorem, nam quum familia-
ris nobis fit, in tantum aftringens eft, quantum opus habet
vifcus affectum. Habet autem et vim concoctoriam crudo-
rum humorum et vim coercendi maligna, fitque ipfa haud
facile putredini obnoxia et ultra haec fecundum totam fub-
ftantiam vifceri ipfi familiaris eft et propria. Didicimus
enim quod alimenta fecundum totam fuam fubftantiam
proprietatem ac familiaritatem habent ad ea, quae aluntur,
quod maximum eft in hujusmodi affectionibus curandis,
quae juxta intemperiem fiunt, optime enim in ipfis faciunt.
quae una cum hoc, quod intemperiem curant, etiam alere
poffunt. Et ob id etiam vinum convenientiffimum eft citra

γμονῆς ἢ ἐρυσιπέλατος ἢ ἀποστήματος ἢ θερμῆς δυσκρασίας
κάμνουσιν καὶ γαρ τρέφει καὶ πέττει καὶ τονοῖ καὶ σηπεδό-
σιν ἀνθίσταται, κἂν δυσκρασία τύχη γεγονυῖα καθ᾽ ὑγρό-
τητα καὶ ψύξιν, ἀλύπως τε καὶ ἀσφαλῶς αὐτὴν ἰᾶται. τὰ
δ᾽ αὐτὰ καὶ τῷ μέλιτι πρόσεστι, πλὴν τοῦ μὴ συνάγειν
τὴν οὐσίαν τῶν σωμάτων οἷς ἂν ὁμιλῇ, ἀλλ᾽ ἀντὶ τούτου
διαῤῥύπτειν τε καὶ ἀναστομοῦν καὶ καθαρὰς ἐργάζεσθαι τὰς
διεξόδους, ἐπ᾽ οὐρά τε προτρέπειν οὐ μικρὰ βοηθήματα κέ-
κτηται. μέμικται δὲ ὑπὸ τοῦ συνθέντος τὸ φάρμακον καὶ
βδέλλιον, ἱκανῶς μαλάττον τε καὶ πέττον, ὡς ἐμάθομεν, ἔτι
τε μετρίως διαφοροῦν. ὁμοίως δέ πως αὐτῷ καὶ ἡ τερμιν-
θίνη ῥητίνη δύναμιν ἔχει πρὸς τὸ διαῤῥύπτειν τε καὶ δια-
καθαίρειν τὰς στενὰς διεξόδους, ὧν καὶ αὐτῶν δεῖται τὸ θε-
ραπευόμενον σπλάγχνον, ὅπως αἱ συναναστομώσεις τῶν κατὰ
αὐτὸ φλεβῶν ἀναπεπταμέναι τε καὶ ἔκφρακτοι διαμένωσιν.
μεμαθήκαμεν γὰρ ὅπως ἡ ἔμφραξις ἐργάζεται τὰς σηπεδόνας.
ἔνιοι μέντοι τῶν συνθέντων τὰς τοιαύτας δυνάμεις, καθά-
περ καὶ πρόσθεν ἐπὶ τῶν στομαχικῶν ἐδείκνυτο, μίξαντες

inflammationem aut eryfipelas aut abfceſſum aut calidam
intemperiem aegrotantibus, nam et nutrit et concoquit et
roborat et putrefactioni reſiſtit, et ſi intemperies ex humi-
ditate facta ſit et frigiditate, eam citra omnem moleſtiam
ac ſecure perſanat. Eadem eſt et mellis facultas, praeter-
quam quod non condenſat ſubſtantiam corporum quae con-
tingit, ſed pro hoc vim extergendi et aperiendi ac puros
reddendi meatus et urinam ciendi non parva ſane auxilia
poſſidet. Porro admixtum eſt a compoſitore medicamenti
bdellium, ſufficienter emolliens et concoquens velut didi-
cimus, ampliusque moderate diſcutiens. Conſimilem ferme
vim terebinthina reſina habet ſupra hoc, quod anguſtos
meatus extergit et expurgat, quibus auxiliis viſcus curan-
dum opus habet, quo oſculorum venarum in ipſo commis-
ſurae laxae et ab obturatione liberae permaneant, didici-
mus namque quomodo obturatio efficiat putrefactiones. Ali-
qui tamen hujusmodi confectionum compoſitores, quemad-
modum etiam prius in ſtomachicis dictum eſt, opium aut

202 ΓΑΛΗΝΟΥ ΠΕΡΙ ΣΥΝΘΕΣΕΩΣ ΦΑΡΜΑΚΩΝ

Ed. Chart. XIII. [586. 587.]   Ed. Baf. II. (286.)
ὄπιον ἢ ὑοσκύαμον ἤ τι τῶν ἄλλων ὅσα ψύχει, πρὸς τὰς
θερμὰς δυσκρασίας χρήσιμον εἰργάσαντο φάρμακον καὶ διὰ
τοῦτο καὶ ἡ Φίλωνος ἐνίοτε θαυμαστῶς ὅπως ἅπαξ δοθεῖσα
δυσκρασίαν ἡπατικὴν ἰάσατο, καὶ τοῦτο αὐτῇ καὶ ὁ συνθεὶς
αὐτὴν ἐμαρτύρησεν. ἀλλὰ τῶν γε ὑπ᾽ Ἀνδρομάχου γεγραμ-
μένων φαρμάκων ἡπατικῶν οὐδέν ἐστι τοιοῦτον, καὶ μέντοι
καὶ σφοδρῶς ψυκτικὸν οὐδὲν εἶναι προσήκει, ἀλλ᾽ ὁποῖα γέ-
γραπταί τισιν ἄλλοις τε καὶ τῷ Ἀσκληπιάδῃ. [587] νῦν οὖν
ὅσας ἐφεξῆς ἔγραψεν ὁ Ἀνδρόμαχος ἡπατικὰς ἀντιδότους
ὑπογράψω, μεμνημένων ἡμῶν οὐδεμίαν αὐτῶν ἁρμόττειν
θερμαῖς δυσκρασίαις, ἀλλ᾽ ἢ ταῖς ὑγραῖς ἢ ταῖς ψυχραῖς ἢ
ταῖς ἐξ ἀμφοτέρων συνθέτοις, ἢ εἴπερ ἄρα ταῖς μὲν ὑγραῖς
ἰσχυρῶς, μετρίως δὲ θερμαῖς. γεγράψονται δὲ πᾶσαι κατὰ τὴν
αὐτοῦ Ἀνδρομάχου λέξιν.

[Ἄλλη κυφοειδὴς πρὸς ἡπατικοὺς ἐκ τῶν Γάλλου καὶ
βῆχας καὶ ἀναγωγάς.] ♃ Κρόκου, κινναμώμου ἀνὰ < α΄.
σμύρνης < α΄. βδελλίου < δ΄. ἀσπαλάθου τετρώβολον, σχοίνου
< γ΄. καλάμου < β. κασσίας < α΄. νάρδου Ἰνδικῆς < α΄.

hyoſcyamum aut quippiam aliud ex refrigerantibus miſcendo
ad calidas intemperies utile medicamentum effecerunt. Et
ob id etiam Philonis antidotus mirifice ſemel tantum exhi-
bita hepaticam intemperiem ſanavit, id quod et compoſitor
ejus teſtatum reliquit. Verum ex medicamentis hepaticis ab
Andromacho conſcriptis nullum eſt hujusmodi. Et ſane ve-
hementer refrigerans nullum eſſe debet, ſed qualia tum ab
aliis tum ab Aſclepiade ſunt ſcripta. Nunc igitur hepaticas
antidotos conſequenter ab Andromacho proditas ſubſcribam,
modo memoria nos teneamus, nullam ipſarum calidis in-
temperiebus convenire, ſed aut humidis aut frigidis aut ex
utrisque compoſitis, aut certe humidis quidem fortiter, cali-
dis vero moderate. Conſcribentur autem omnes juxta ipſius
Andromachi dictionem.

[*Alia cyphoides ad hepaticos, ex libris Galli ad tus-
ſes item et rejectiones.*] ♃ Croci ʒ j, cinnamomi drach. j,
myrrhae drach. j, bdellii ʒ iv, aſpalathi obol. iv, junci odo-
rati drach. iij, calami ʒ ij, caſſiae ʒ j, nardi Indicae ʒ j,

Ed. Chart. XIII. [587.]   Ed. Baf. II. (286. 287.)

τερμινθίνης ⊰ στ΄. σταφίδος σαρκὸς ⊰ ρξ. μέλιτος κοτύ-
λης S΄΄. οἴνου Χίου εἰς τὸ βρέξαι τὴν σταφίδα καὶ τὸ βδέλ-
λιον καὶ τὴν σμύρναν, τὴν δὲ ῥητίνην τήξας τῷ μέλιτι, εἶτα
πάντα συμμίξας καὶ λεάνας ἀπόθου. πρὸς ἡπατικοὺς καὶ
ἰκτερικούς. ♃ καρύων πικρῶν ⊰ β΄. ἀνίσου ⊰ α΄. ἀψιν-
θίου, κυμίνου, σελίνου σπέρματος ἀνὰ ⊰ α΄. (287) κέρα-
τος ἐλαφείου τριώβολον, λεάνας σὺν ὕδατι τροχίσκους ποίει
τριωβολιαίους, δίδου ἕνα πρωΐ καὶ δείλης σὺν οἰνομέλιτι.
πρὸς ἡπατικοὺς καὶ ἰκτερικοὺς ἡ Νεκτάρειος. ♃ ἐλενίου λί-
τραν α΄ S΄΄. κροκομάγματος λίτρας β΄. ἀριστολοχίας γο α΄.
πετροσελίνου γο α΄. πεπέρεως μέλανος γο S΄΄. σμύρνης γο α΄.
μέλι τὸ ἱκανόν.

[Ἡπατικὴ ἀθανασία καλουμένη. ποιεῖ καὶ πρὸς νεφρι-
τικοὺς καὶ ἰκτερικοὺς, κινεῖ δὲ ἱδρῶτα πολύν.] ♃ Κρόκου
⊰ β΄. κινναμώμου ⊰ α΄. νάρδου ⊰ β΄. κασσίας, σμύρνης,
σχοίνου ἀνὰ ⊰ α΄. μέλιτι Ἀττικῷ ἀναλάμβανε. ἡ δόσις κυ-
άμου Ἑλληνικοῦ τὸ μέγεθος, πυρέσσουσι μεθ᾽ ὑδρομέλιτος.

terebinthinae ℨ vj, carnis paſſarum uvarum ℨ clx, mellis
heminam dimidiam, vini Chii quod ſatis eſt ad maceran-
dam uvam paſſam, bdelliumque ac myrrham, reſinam vero
melle liquefacito et deinde omnia mixta ac trita reponito.
Alia ad hepaticos et ictericos. ♃ Amygdalarum amararum
℥ ij, aniſi ℨ j, abſinthii, cumini, ſeminis apii, ſingulorum ℨ j,
cornu cervi obol. iij, trita cum aqua in paſtillos triobolares
redigito, ex eisque unum mane ac veſperi cum vino mulſo
dato. *Nectarea antidotus ad hepaticos et ictericos.* ♃ He-
lenii ſeſquilibram, crocomagmatis lib. ij, ariſtolochiae ℥ j,
petroſelini ℥ j, piperis nigri ℥ ß, myrrhae ℥ j, mel quod
ſatis eſt.

[*Antidotus hepatica, athanaſia appellata. Facit et
ad nephriticos et ictericos, multum movet ſudorem.*] ♃
Croci ℨ ij, cinnamomi drach. unam, nardi drach. duas, cas-
ſiae, myrrhae, junci odorati, ſingulorum ℨ j, melle Attico
excipe. Datur fabae Graecae magnitudine, febricitantibus ex
aqua mulſa.

Ed. Chart. XIII. [587.]   **Ed. Baf. II. (287.)**

[Ἡπατικὴ θαυμαστὴ, ᾗ Φαρνάκης ὁ ῥιζοτόμος παθὼν
ἐχρήσατο.] ♃ Κρόκου ≺ βʹ. μήου, ἀσάρου, φοῦ Ποντικοῦ,
δαύκου, πετροσελίνου, σμύρνης ἀνὰ ≺ δʹ. νάρδου Ἰνδικῆς
καὶ Κελτικῆς ἀνὰ ≺ στʹ. κόστου, κασσίας, σχοίνου ἀνὰ τρι-
ώβολον, βαλσάμου καρποῦ ≺ γʹ Sʹʹ. ἐρυθροδάνου ≺ ηʹ. γλυ-
κείας χυλοῦ ≺ γʹ. ἡμιονίτιδος βοτάνης ≺ γʹ. πολίου ≺ γʹ.
ὀποῦ βαλσάμου ≺ στʹ. μάγματος ἡδυχρόου ≺ εʹ. μέλιτος τὸ
ἱκανὸν χρῶ. πρὸς πάντα τὰ πάθη ἐνεργεῖ, καρύου Ποντι-
κοῦ τὸ μέγεθος μετʹ οἰνομέλιτος.

[Ἡπατικὴ παρὰ Νεάρχου ἐπαινουμένη.] ♃ Πάνακος
ῥίζης, ἐρυθροδάνου, ἠρυγγίου ῥίζης, εὐπατορίου, ἑλενίου ῥί-
ζης, πολίου, κόστου, ἀριστολοχίας, πεπέρεως, σκολοπένδρου
βοτάνης, σικύου σπέρματος, χαμαιπίτυος, γεντιανῆς ῥίζης,
Σινώπιδος μίλτου, χολῆς ἀρκείου, ναρδοστάχυος, ἀρκευθί-
δων, κράμβης σπέρματος, εὐζώμου σπέρματος, ἑκάστου ἴσον
μέλιτι Ἀττικῷ ἑφθῷ ἀναλαβὼν χρῶ. ἡπατικὴ ἡ τοῦ Διοσκό-
ρου. ♃ κινναμώμου, κασσίας ἀνὰ ≺ δʹ. κρόκου, νάρδου,
κόστου, βαλσάμου καρποῦ, ὑπερικοῦ, γλυκυῤῥίζης ἀνὰ ≺ ηʹ.

[*Hepatica admiranda, qua Pharnaces herbarius ae-
grotus ufus eft.*] ♃ Croci Ʒ ij, mei, afari, phu Pontici,
dauci, petrofelini, myrrhae, fingulorum Ʒ iv, nardi Indicae
et Celticae, utriusque drach. vj, cofti, caffiae, junci odorati,
fingulorum obol. iij, carpobalfami Ʒ iij ß, rubiae drach. octo,
fucci radicis dulcis drach. iij, hemionitidis herbae Ʒ iij, polii
drach. iij, fucci balfami Ʒ vj, confectionis hedychroi Ʒ v,
mellis quod fatis eft, utere.   Ad omnia vitia efficax eft,
nucis Ponticae magnitudine cum vino mulfo.

[*Antidotus hepatica a Nearcho laudata.*] ♃ Radicis
panacis, rubiae, radicis eryngii, eupatorii, helenii radicis,
polii, cofti, ariftolochiae, piperis, fcolopendrii herbae, fe-
minis cucumeris, chamaepityos, radicis gentianae, rubricae
finopidis, fellis urfini, fpicae nardi, baccarum juniperi, fe-
minis brafficae, feminis erucae, fingulorum par pondus,
melle Attico cocto excipe ac utere. *Antidotus hepatica
Diofcori.* ♃ Cinnamomi, caffiae, utriusque Ʒ iv, croci, nardi,
cofti, feminis balfami, hyperici, glycyrrhizae, fingulorum

Ed. Chart. XIII. [587. 588.]   Ed. Baf. II. (287.)

μέλιτι Ἀττικῷ δίδου καρύου Ποντικοῦ τὸ μέγεθος. ἄλλη
πρὸς ἡπατικοὺς καὶ τὰ λοιπὰ τὰ ἐντὸς, ὡς Ἀριστοκλῆς.
Ⳁ πεπέρεως κόκκους μʹ. σμύρνης ⳤ ηʹ. κρόκου, κόστου,
μήου, ἀκόρου, νάρδου, δαύκου σπέρματος, πετροσελίνου,
σκορδίου ἀνὰ ⳤ δʹ. κινναμώμου ⳤ ιβʹ. κασσίας ⳤ ιβʹ. μέ-
λιτος τὸ ἀρκοῦν, ἡ δόσις καρύου Ποντικοῦ τὸ μέγεθος.
[588] πότιμα πρὸς ἡπατικοὺς, σπληνικοὺς, νεφριτικοὺς, ὑδρω-
πικοὺς, ὠφελεῖ καὶ στομαχικοὺς καὶ τὰς ἐκ τόκων ἐνοχλου-
μένας, καὶ πρὸς σπασμοὺς καὶ πρὸς τοὺς ἀπʹ ἀῤῥωστίας
ἀναλαμβάνοντας καὶ κακοχύμους καὶ ἰκτερικοὺς καὶ βῆχας
καὶ πλευριτικοὺς, ἀντίδοτος καὶ πρὸς τὰ θανάσιμα φάρμακα
καὶ τὰς τῶν θηρίων πληγάς. Ⳁ νάρδου Ἰνδικῆς ⳤ βʹ. κό-
στου ⳤ βʹ. κασσίας ⳤ αʹ. κρόκου ⳤ αʹ. πεπέρεως λευκοῦ
ὀβολοὺς εʹ. ἐν ἄλλῳ ⳤ βʹ. σελίνου σπέρματος ⳤ αʹ. τετρώ-
βολον, ἴρεως Ἰλλυρικῆς ἴσον, ἀκόρου ⳤ αʹ. ὀβολὸν αʹ. ὀπο-
βαλσάμου ⳤ αʹ. ἄρου ἀρσενικοῦ ὀποῦ ⳤ γʹ. σταφίδος ἀγι-
γάρτου ⳤ στʹ. λεάνας σὺν τῷ γλυκεῖ ἢ μέλιτι ἀναλάμβανε
καὶ δίδου ⳤ αʹ. μετʹ οἴνου γλυκέος κεκραμένου ἢ ὑδρομέλιτος

Ʒ viij, excipe melle Attico ac exhibe nucis Ponticae ma-
gnitudine. *Alia ad hepaticos et reliquos internos affectus,
ut Ariftocles.* Ⳁ Piperis grana xl, myrrhae Ʒ viij, croci,
cofti, mei, acori, nardi, dauci feminis, petrofelini, fcordii,
fingulorum Ʒ iv, cinnamomi Ʒ xij, caffiae Ʒ xij, mellis quod
fufficit. Datur nucis Ponticae magnitudine. *Potio ad hepa-
ticos, fpleniticos, nephriticos, hydropicos. Auxiliatur et
ftomachicis et moleftiis ex partu et convulfis. Prodeft con-
valefcentibus et fe reficientibus ex infirmitate. Facit ad
vitiofos humores, ictericos et tuffes ac pleuriticos. Eft
etiam antidotus ad lethalia medicamenta et ad ferarum
plagas.* Ⳁ Nardi Indicae drach. duas, cofti drach. duas,
caffiae drach. unam, croci drach. unam, piperis albi obolos v,
alii drach. duas, feminis apii drach. j, obol. iv, iridis Illy-
ricae tantundem, acori drach. unam, obol. j, opobalfami
drach. unam, fucci ari mafculi drach. tres, uvae paffae ex-
acinatae drach. vj, terito cum paffo aut melle excipito, et
drach. j cum vino diluto dato aut cum aquae mulfae cya-

κυάθων τεσσάρων ἢ ὡς ἄν ἁρμόττῃ. αὗται μέν εἰσιν αἱ ὑπὸ
Ἀνδρομάχου γραφεῖσαι δυνάμεις ἡπατικαὶ, μεταβήσομαι δὲ
ἤδη πρὸς τὰς ὑπ᾽ Ἀσκληπιάδου γεγραμμένας ἐν τῷ τρίτῳ
τῶν ἐντὸς, ἃς Μνάσωνος ἐπιγράφει.

Κεφ. η'. [Αἱ ὑπ᾽ Ἀσκληπιάδου γραφεῖσαι δυνάμεις
ἡπατικαί.] Πρώτην μὲν ἔγραψεν, ἣν Ἀντωνίου Μούσα φη-
σὶν εἶναι, συγκειμένην οὕτω. κιχωρίου χυλίσματος κύαθον α'.
δίδου μεθ᾽ ὕδατος θερμοῦ κυάθων γ'. ἐπιβαλὼν μέλιτος
Ἀττικοῦ κοχλιάριον· ἢ πτέρεως καὶ ἀνήθου χυλοῦ κύαθον
α'. μετὰ μελικράτου κυ. γ'. ἢ ἴρεως ἁπαλῆς ἢ σέρεως ἁπαλῆς
τοῦ χυλοῦ κύαθον α'. μετὰ μελικράτου θερμοῦ κυάθων τριῶν.
αὕτη ἡ πρώτη γραφὴ κατὰ τὸ τοῦ Ἀσκληπιάδου βιβλίον
ἐστὶ φαρμάκων τριῶν. τὰ μὲν οὖν κιχώρια καὶ ἡ σέρις ἐκ
τῶν ἐδωδίμων εἰσίν, παρ᾽ ἡμῖν γοῦν οἱ κατὰ τοὺς ἀγροὺς
ἐσθίουσιν ἄμφω ταῦτα καὶ ὠμὰ καὶ ἐφθά. χρῆται δὲ αὐ-
τοῖς καὶ ὁ Ἐρασίστρατος ἱκανῶς, ἐν οἷς θεραπεύει τὰ κατὰ
τὴν κοιλίαν πάθη, δύναμις δὲ τῶν λαχάνων τούτων ἐστὶν
ὑπόψυχρός τε καὶ ὑπόπικρος καὶ μετρίως στύφουσα, καὶ διὰ

this quatuor aut ut conveniens fuerit. Hae quidem funt
hepaticae confectiones ab Andromacho proditae. Tranfibo
autem jam inde ad eas, quas Afclepiades tradidit in tertio
internorum, quae Mnafoni infcribit.

Cap. VIII. [Confectiones hepaticae ab Afclepiade
confcriptae.] Primam equidem confectionem Afclepiades Au-
tonii Mufae effe dicit, hoc modo compofitam. Succi cichorii
cyathum unum cum aquae calidae cyathis tribus dato, mel-
lis Attici cochleari addito, aut filicis vel anethi fucci cya-
thum unum cum aquae mulfae cyathis iij dato. Aut iridis
recentis aut feridis recentis fucci cyathum unum cum aquae
mulfae calidae cyathis iij. Haec prima eft defcriptio trium
medicamentorum in Afclepiadis libro. Cichoria itaque et
feris cibarii generis exiftunt; apud nos namque et rurales
ambo haec edunt et cruda et cocta, utitur eis etiam Erafi-
ftratus abunde in affectionum circa alvum cura. Facultas
horum olerum fubfrigida eft et fubamara ac moderate

ταύτας γε τὰς ποιότητας ἄριστα φάρμακα ταῖς θερμαῖς δυσ-
κρασίαις ἐστὶ τοῦ ἥπατος. πρὸς γὰρ τῷ ψύχειν μετρίως
ἔτι καὶ τόνον ἐντίθησι τῷ σπλάγχνῳ διὰ τῆς στύψεως,
ἔτι τε ἀναῤῥύπτει τὰς συναναστομώσεις τῶν ἐν τοῖς σιμοῖς
τοῦ σπλάγχνου φλεβῶν πρὸς τὰς ἐν τοῖς κυρτοῖς, οὐ μὴν
οὐδὲ τὰς ψυχρὰς δυσκρασίας βλάπτει μεγάλως, ὥσπερ ὅσα
ψυχρὰν ὑγρότητα κέκτηται χωρὶς στύψεως ἢ πικρότητος. ὠφε-
λεῖν δὲ δύναται τὸ σπλάγχνον ἡ τῶν τοιούτων λαχάνων
οὐσία, κἂν ἄνευ χυμῶν ἢ ἰχώρων μοχθηρῶν γίνηται ἡ δυσ-
κρασία καθ᾽ αὑτὸ καὶ μεθ᾽ ὑγρότητος ἡστινοσοῦν. ἐν γὰρ
τῇ μίξει τοῦ μέλιτος ἐπ᾽ οὖρα προάγει τὴν ὑγρότητα, διὸ
κἂν ξηρανθέντα κόψας ἐπιπάσῃ τις τῷ ποτῷ, καὶ οὕτως ὀνί-
νησι, καὶ μέντοι καὶ ἀφεψημένων τὸ ἀφέψημα πινόμενον
ὠφέλιμον ἱκανῶς ἐστιν. εἰ δὲ μὴ θερμή τις ἐνοχλοίη δυσκρα-
σία ἢ κἂν μόνον ἔμφραξίς τις εἴη κατὰ τὸ σπλάγχνον, ὠφε-
λεῖ μεγάλως δι᾽ οἴνου λευκοῦ λεπτοῦ πινόμενα μετὰ τῶν
οὖρα κινούντων. χρήσιμος δὲ οὐ μόνον ὁ χυλὸς αὐτῶν ἐστι

aſtringens et propter has qualitates optima medicamenta ca-
lidis intemperaturis ipſius hepatis exiſtunt; ultra hoc enim
quod moderate refrigerant, amplius et robur viſceri addunt
per aſtrictoriam facultatem. Inſuperque commiſſuras oſcu-
lorum venarum in fima viſceris parte ad eas quae in gibba
ſunt extergent Neque vero frigidas intemperies magnopere
laedunt, quemadmodum quae frigidam humiditatem absque
aſtrictione aut amarore poſſident facere ſolent. Juvare etiam
viſcus talium olerum ſubſtantia poteſt, etiam ſi citra ſero-
ſorum aut aliorum humorum vitiationem intemperies fiat
per ſe et cum humiditatis cujuscunque complexu, ex mix-
tura enim mellis humiditatem per urinam educunt, qua-
propter etiam ſi ſiccata tuſa quis potioni inſpergat itidem
juvant, quin et decoctorum decoctum potatum multum
commodi affert. Si vero non calida aliqua intemperies in-
feſtet aut ſi obturatio quaedam ſit circa viſcus, magnopere
auxiliantur ex vino albo tenui potata cum iis, quae urinam
cient. Utilis autem non ſolum ſuccus ipſorum eſt tum re-

Ed. Chart. XIII. [588. 589.]　　　　　**Ed. Baf. II. (287.)**

πρόσφατός τε καὶ ἐξηραμμένος, ἀλλὰ κἂν ξηραινόμενα κόψας
καὶ λειώσας ἐπιμελῶς ἐπιπάττοι τις τῷ ποτῷ, κἂν ἀφεψή-
σας πίνοι. πρὸς δὲ τὸ διακαθᾶραι τὸ σπλάγχνον, ἀναστο-
μῶσαί τε τὰς διεξόδους αὐτοῦ χωρὶς τοῦ θερμῆναι σαφῶς ἢ
ψῦξαι, κάλλιστον φάρμακον ἡ πτέρις ἐστὶν, ἐπικρατοῦσαν
ἔχουσα τὴν πικρὰν ποιότητα. τὸ δ' ἄνηθον οὐδὲν ἰσχυρὸν
ἔχει πρὸς τὰς τοιαύτας διαθέσεις, ἀλλ' ἔστιν ἐψυγμένου με-
τρίως καὶ πεπυκνωμένου τοῦ σπλάγχνου θεραπευτικόν. [589]
καὶ τὸ διὰ τῆς χαμαιπίτυος δὲ καταπότιον, οὗ καὶ αὐτοῦ
μέμνηται, τῆς αὐτῆς ἐστι δυνάμεως τοῖς εἰρημένοις. πικρὸν
γὰρ καὶ τοῦτό ἐστι τὸ φάρμακον, οὐδὲν οὖν θαυμαστόν
ἐστιν αὐτήν τε καθ' ἑαυτὴν πινομένην τὴν χαμαίπιτυν ὠφε-
λεῖν τὰς ἡπατικὰς δυσκρασίας καὶ μετὰ κιχωρίου, καθάπερ
ὁ Ἀσκληπιάδης ἔγραψεν ὡδί πως αὐτοῖς ὀνόμασιν.

[Καταπότιον ἡπατικοῖς.] ♃ Χαμαιπίτυος ῥίζης ◁ η'.
κιχωρίου ῥίζης ◁ δ'. κόπτε καὶ ἀναλάμβανε μέλιτι ἐφθῷ,
δίδου καρύου Ποντικοῦ τὸ μέγεθος καὶ ὕδατος θερμοῦ
ἐπιπίνειν κυάθους γ'. ταῦτα μὲν ὁ Ἀσκληπιάδης ἔγραψεν,

cens tum exiccatus, fed et ipfa olera exiccata tufaque ac
trita potui infperfa et eorum decoctum in potu acceptum
auxiliantur. Caeterum ad vifceris expurgationem et mea-
tuum apertionem, citra manifeftam calefactionem aut refri-
gerationem, optimum medicamentum filix eft, praedomi-
nantem habens amaram qualitatem. Anethum vero nihil
forte habet ad hujusmodi affectiones, fed modice refrigerati
ac condenfati vifceris curativum exiftit. At vero catapotium
ex chamaepity, cujus itidem meminit, ejusdem cum prae-
dictis facultatis eft, amarum enim et hoc medicamentum eft,
nihil igitur mirum eft, ipfam chamaepityn, tum per fe tum
cum cichorio potatam, hepaticas intemperies juvare, quem-
admodum Afclepiades fcripfit in haec verba.

[*Catapotium hepaticis.*] ♃ Radicis chamaepityos drach.
octo, radicis cichorii drach. quatuor, contunde et excipe
melle cocto ac praebe nucis Ponticae magnitudinem et aquae
calidae cyathos tres infuper bibendos. Haec Afclepiades fcri-

Ed. Chart. XIII. [589.]   Ed. Baf. II. (287. 288.)

ὠφελοῦσι δὲ αἱ εἰρημέναι βοτάναι τοὺς ἡπατικοὺς, οὐ μό-
νον ἐὰν τῶν ῥιζῶν τις αὐτῶν προσφέρηται, σκευάσας ὡς ὁ
Ἀσκληπιάδης ἔγραψεν, ἀλλὰ κἂν τὸν χυλὸν ἢ τὸ ἀφέψημα
ἢ ξηρὰν τὴν κόμην μετὰ τοῦ καρποῦ κόψας καὶ λειώσας
προσφέρῃ. καὶ ἡ τῆς σφενδάμνου δὲ ῥίζα, κοπεῖσα καὶ λειω-
θεῖσα, καὶ γὰρ καὶ ταύτης μέμνηται, τῆς αὐτῆς ἐστι τοῖς εἰ-
ρημένοις δυνάμεως. δίδωσι δὲ ταύτης < α΄. μεθ᾽ ὕδατος κε-
κραμένου κυάθων γ΄. καὶ τὸ διὰ τῆς νάρδου δὲ τῆς Κελτι-
κῆς φάρμακον, οὗ καὶ αὐτοῦ μέμνηται, τούτοις ἐστὶ παρα-
πλήσιον. ἔγραψε δ᾽ οὕτως αὐτό. ⟂ νάρδου Κελτικῆς μέρη γ΄.
ἀψινθίου μέρος ἕν, κόψας καὶ σήσας ἀναλάμβανε μέλιτι
ἑφθῷ καὶ δίδου ἐκλείχειν μύστρον. καὶ τὸ τούτῳ γεγραμμέ-
νον ἐφεξῆς παραπλή(288)σιον ὑπάρχον αὐτῷ κατὰ τὰ ἄλλα
πλέον ἔχει τὸ δι᾽ οὔρων μᾶλλον ἐκκαθαίρειν τὸ σπλάγχνον.
ἔγραψε δ᾽ οὕτως ὁ Ἀσκληπιάδης περὶ αὐτοῦ. τροχίσκος ἡπα-
τικὸς ὁ πικρός. ⟂ ἀνίσου, σπέρματος σελίνου, ἀσάρου, ἀμυ-
γδάλων πικρῶν κεκαθαρμένων, ἀψινθίου, ἑκάστου ἀνὰ < δ΄.
σκεύαζε δι᾽ ὕδατος καὶ ἀνάπλασσε τροχίσκους καὶ δίδου < α΄.

pfit. Juvant autem praedictae herbae hepaticos, non folum
radicibus ipfarum acceptis et praeparatis, velut Afclepiades
prodidit, fed et fucco et decocto et arida coma una cum
femine tufa ac trita affumptis. Quin et aceris radix tufa
et trita, nam et hujus meminit, ejusdem eft cum praedi-
ctis facultatis. Exhibet autem ex ea drach. unam cum vini
mulfi diluti cyathis tribus. Infuper et ex nardo Celtica me-
dicamentum, cujus item meminit, his confimile eft, fcripfit
autem ipfum fic. ⟂ Nardi Celticae partes tres, abfinthii
partem unam, tufa et cribrata melle cocto excipito et my-
ftrum delingendum dato. Et quod poft hoc fcriptum eft,
confimile ipfi exiftens in reliquis, plus habet de vi expur-
gandi ipfum vifcus per urinas. Scripfit autem fic Afclepia-
des de ipfo. *Paftillus hepaticus amarus.* ⟂ Anifi, feminis
apii, afari, amygdalarum amararum mundatarum, abfinthii,
fingulorum drach. quatuor, praepara cum aqua et reduc in
paftillos, ac febre carentibus exhibe drach. unam cum vini

Ed. Chart. XIII. [589.]   Ed. Baf. II. (288.)

ἀπυρέτοις μετ᾽ οἴνου κεκραμένου κυάθων γ΄. πυρέττουσι μεθ᾽
ὑδρομέλιτος. τοῦτο τὸ φάρμακον ἠρέμα πώς ἐστι θερμὸν
διὰ τὴν τῶν οὐρητικῶν μῖξιν. τὰ δ᾽ ἄλλα πάντα τὰ πρό-
σθεν ἢ ἐπικρατοῦσαν ἔχει τὴν ψύξιν ἢ πάντως οὔτε ταύτην
οὔτε τὴν θερμότητα. τὸ μέντοι διαῤῥύπτειν τε καὶ τὰς ὁδοὺς
τῆς ἀναδόσεως ἐκφράττειν ἔχει πάντα. καὶ ἄλλα δέ τινα
φάρμακα γέγραπται τῷ Ἀσκληπιάδῃ τὸ μὲν διαῤῥύπτειν καὶ
ἐκφράττειν καὶ τέμνειν ἔχοντα, βραχεῖ δέ τινι τῶν μέσων
ἕτερα θερμότερα. μέσα δὲ λέγω τὰ μήτε θερμαίνοντα μήτε
ψύχοντα σαφῶς. ἓν δὲ ἐν αὐτοῖς τι τῶν θερμαινόντων ἐστίν,
ἔνθα φησὶ, κόστου λείου κοχλιάριον δίδου μετὰ μελικράτου
θερμοῦ κυάθων γ΄. τὰ δ᾽ ἄλλα ὅσα πλησίον τῆς μέσης κρά-
σεως ὄντα πρὸς τὸ θερμότερον ῥέπει, ταῦτά ἐστιν. ♃ ἐλε-
νίου ◁ ιβ΄. κροκομάγματος ◁ η΄. ἀναλάμβανε κιχωρίου χυλῷ
καὶ ποίει καταπότια καὶ δίδου πρὸς δύναμιν. ἡ τελεία δόσις
ὁλκὴ καὶ οἰνομέλιτος κεκραμένου θερμοῦ κύαθοι γ΄. τοῦτο
τὸ φάρμακον ἠδύνατο καὶ χωρὶς ἑλενίου ταῖς θερμαῖς δυσ-

diluti cyathis tribus, febrientibus cum aqua mulfa. Hoc
medicamentum leniter quodammodo eſt calidum propter uri-
nam cientem mixturam, reliqua vero omnia ſuperiora aut
praedominantem habent frigiditatem aut omnino neque hanc
neque calidatatem, verum vim extergendi et vias digeſtio-
nis ab obſtructione vindicandi omnia habent. Alia inſuper
medicamenta ab Afclepiade ſcripta ſunt partim extergendi
ac aperiendi et ſecandi vim habentia, partim vero cali-
diora paululum quam ſunt media, media autem dico, quae
neque calefaciunt neque refrigerant manifeſte. Unum vero
inter ipſa calefactorium eſt, ubi ait: Coſti triti cochleare
praebe cum aquae mulfae calidae cyathis iij. Reliqua vero,
quae prope ad medium temperamentum accedentia ad cali-
ditatem vergunt, haec ſunt. ♃ Helenii drach. xij, croco-
magmatis drach. xiij, excipe cichorii ſucco et fac catapotia,
eaque pro viribus exhibe, datur ad ſummum drachma ex
vini mulfi diluti calidi cyathis tribus. Hoc medicamentum
poterat et absque helenio calidis intemperiebus convenire.

κρασίαις ἁρμόττειν. ἐπεὶ δὲ τὸ ἑλένιον ἐμίχθη τοῖς ῥυπτι-
κοῖς, ἐπὶ τὸ θερμότερον ἔῤῥεψε, πλὴν εἰ μὴ παντελῶς ὀλίγον
ἐπιμίσγοιτο πλείονι τῷ ψυχρῷ. καὶ μέντοι καὶ τὸ διὰ τοῦ
μαράθρου τῶν θερμαινόντων ἐστὶν, ἔχον οὕτω. ♃ μαρά-
θρου ⊲ α΄. πετροσελίνου ⊲ β΄. ἀνίσου, ἀμυγδάλων πικρῶν,
ἀψινθίου ἀνὰ ⊲ α΄. κρόκου, σμύρνης ἀνὰ τριώβολον, ὕδατι
ἀναλάμβανε καὶ ἀνάπλασσε τροχίσκους καὶ δίδου ⊲ α΄. κα-
θὼς ἀνώτερον προείρηται. καὶ γὰρ ἐνταῦθα τὸ μὲν μάρα-
θρον καὶ τὸ πετροσέλινον ἱκανῶς θερμαίνει, τὰ ἄλλα μετρίως.
[590] τὰ δ᾽ ἀμύγδαλα τῆς λεπτυντικῆς ἐστι δυνάμεως, καὶ
μᾶλλον ὅταν ᾖ πικρά. μέσον δέ πως τῶν θερμαινόντων τε
καὶ ψυχόντων καὶ τοῦτό ἐστι τὸ φάρμακον, ὅπερ ὁ Ἀσκλη-
πιάδης ἔγραψεν ὡδί πως. ἐκλεικτὸν ἡπατικὸν Παυλίνου,
ὠφελεῖ παραχρῆμα. ♃ χαμαιπίτυος ξηρᾶς λίτραν α΄. σμύρ-
νης γο α΄. γλυκέος προτρόπου ξε. γ΄. ἕψε χαμαιπίτυν καὶ
γλυκὺν, καὶ ὅταν τὸ γ΄· ὑπολειφθῇ, ἔκθλιβε τὸ ὑγρὸν καὶ
τούτῳ ἐπιβαλὼν μέλιτος Ἀττικοῦ λίτρας S″. πάλιν ἕψε.
μετὰ δὲ ταῦτα ἐπίβαλλε τὸ σμύρνιον κινῶν συνεχῶς, καὶ

Quoniam autem helenium extergentibus admixtum eſt, ad
caliditatem vergit, niſi quis omnino modicum de eo cum
multa frigida permiſceat. Quod et id, quod ex foeniculo
conſtat, calefactorium eſt, ſic habens. ♃ Foeniculi drach. j,
petroſelini ℈ ij, aniſi, amygdalarum amararum, abſinthii,
ſingulorum drach. j, croci, myrrhae, utriusque obol. iij,
excipe aqua ac redige in paſtillos, et dato drach. unam, ut
ſupra dictum eſt. Etenim hoc loco foeniculum quidem et
petroſelinum multum calefaciunt, reliqua vero moderate.
Amygdalae vero attenuatoriae ſunt facultatis et praeſertim
ſi fuerint amarae. Medium autem quodammodo inter cale-
facientia et refrigerantia eſt hoc medicamentum, quod Aſcle-
piades ſcripſit hoc modo. *Eclegma hepaticum Paulini, au-
xiliatur confeſtim.* ♃ Chamaepityos ſiccae libram unam,
myrrhae unciam unam, paſſi protropi ſextar. iij, chamae
pityn et vinum dulce coquito, et ubi ſuperfuerit tertia
pars, liquorem exprimito, eique mellis Attici libram dimi-
diam adjicito ac rurſus coquito, poſtea vero myrrham ad-

O 2

ὅταν διαλυθῇ, ἄρας ἀπὸ τοῦ πυρὸς, ἀπόθου καὶ δίδου πρὸ
τροφῆς μύστρον. ἔγραψε δὲ καὶ διὰ κοχλιῶν ὁ Ἀσκληπιά-
δης φάρμακον ἡπατικὸν τοιοῦτον. κοχλιῶν χερσαίων εὖ
μάλα τὴν σάρκα λεάνας καὶ οἴνου μέλανος ἐπιβαλὼν κυά-
θους τρεῖς καὶ θερμήνας δίδου πίνειν. ἔοικε δὲ τὰ τοιαῦτα
καθ᾽ ὅλην τὴν οὐσίαν ἐνεργεῖν, οὐ κατὰ μίαν ἢ δευτέραν
ποιότητα, ὁποῖόν ἐστι καὶ τὸ λύκειον ἧπαρ, οὗ πεῖραν ἱκα-
νὴν ἔχομεν. ἡ χρῆσις δὲ αὐτοῦ παραπλησία τοῖς κοχλίοις
ἐστὶ, λειοῦται γὰρ ἀκριβῶς τὸ λύκειον ἧπαρ καὶ δίδοται
◁ α΄. μετ᾽ οἴνου τῶν γλυκέων τινὸς, οἷοί πέρ εἰσιν Θη-
ραῖος ὁ Κρητικὸς καὶ ὁ Σκυβελίτης, ὅ τε γλυκὺς πρότρο-
πος. εὐμενεῖς γὰρ εἰσιν οὗτοι τῷ σπλάγχνῳ, τρέφειν αὐτὸ
δυνάμενοι καὶ μέσοι τῇ κατὰ τὸ ψυχρόν τε καὶ θερμὸν ἀν-
τιθέσει, καὶ διὰ τοῦτο τὰ τοιαῦτα φάρμακα πάσαις ἁρμότ-
τειν φαίνεται ταῖς δυσκρασίαις, ὡς ἂν τῇ τε τῆς οὐσίας
ἰδιότητι τὴν ὠφέλειαν παρεχόμενα καὶ τῷ μήτε τὰς θερμὰς
μήτε τὰς ψυχρὰς δυσκρασίας βλάπτειν. ἐπὶ μέντοι τῶν πυ-
ρεττόντων σαφῆ πυρετὸν ἢ οὐκ ἀμυδρῶς, ὥσπερ εἴωθεν

dito aſſidue agitando, atque ubi diſſoluta fuerit, ab igne
ablata reponito, et ante cibum myſtrum exhibeto. Scripſit
et ex cochleis medicamentum hepaticum Aſclepiades hujus-
modi. Cochlearum terreſtrium carnem valde probe terito
et affuſis vini nigri cyathis tribus calefacito ac bibendum
dato. Videntur autem haec juxta totam ſubſtantiam effi-
cacia eſſe, non ſecundum unam aut alteram qualitatem.
Quale eſt et lupinum hepar, cujus abunde experimentum
habemus. Uſus autem ipſius conſimilis cochleis eſt, teritur
enim exacte hepar lupinum et datur drachma una, cum
vino aliquo dulci, qualia ſunt theraeum, Creticum, Scy-
belite ac dulce protropum. Benigna enim haec ſunt viſceri,
ipſum nutrire potentia et media juxta calidi et frigidi op-
poſitionem, et ob id talia medicamenta omnibus intempera-
turis convenire videntur, ut quae ex ſubſtantiae proprie-
tate commoditatem de ſe exhibent et neque calidas, neque
frigidas intemperies laedant. Atqui in febricitantibus ma-
nifeſta febri aut non obſcure, velut ſolet aliquibus hepati-

ἐνίοις τῶν ἡπατικῶν συμπίπτειν, ἄμεινόν ἐστι δι᾽ ὕδατος
θερμοῦ διδόναι τὸ φάρμακον ἢ διά τινος τῶν εἰρημένων
ἔμπροσθεν χυλῶν, ὁποῖός ἐστιν ὁ τῆς σέρεως. πρὸς τὰς τοῦ
ἥπατος σκιῤῥώδεις διαθέσεις. καὶ πρὸς ταῦτα ἔγραψεν ὁ
Ἀσκληπιάδης τέσσαρα φάρμακα τῇ λέξει τῇδε.

[Οὐρητικὴ, ποιεῖ πρὸς πὰς σκιῤῥώδεις τοῦ ἥπατος δια-
θέσεις καὶ σπληνικοῖς καὶ τοῖς δυσαναλήπτοις καὶ ὑδρωπι-
κοῖς καὶ καθόλου εὔχροιαν ἐμποιεῖ.] ♃ Κρόκου, νάρδου,
κασσίας ἀνὰ < β΄. κόστου, σχοίνου ἄνθους, κινναμώμου,
σμύρνης στακτῆς ἀνὰ < α΄. μέλιτος ἐφθοῦ < κε΄. ἡ δόσις
κυάμου Αἰγυπτίου τὸ μέγεθος, μετ᾽ οἰνομέλιτος κυάθων γ΄.

[Ἄλλη ᾗ ἐχρήσατο Πασικράτης, ἄγει οὖρα πολλά.]
♃ Δαύκου σπέρματος < α΄ S΄΄. ῥήου Ποντικοῦ τῆς ῥίζης,
σχοίνου ἄνθους, βαλσάμου καρποῦ, κεδρίδων, ἀνίσου, νάρ-
δου Ἰνδικῆς, κρόκου, κινναμώμου, κασσίας, φοῦ, ἀσάρου, πε-
τροσελίνου, χαμαιπίτυος ἀνὰ < α΄ S΄΄. ἡδυόσμου ξηροῦ τρι-
ώβολον, πυρήνων στροβίλων κεκαθαρμένων ἀριθμῷ ν΄. ἀνα-

cis accidere, melius eſt ex aqua calida medicamentum prae-
bere aut ex aliquo praedictorum ſuccorum, velut eſt ſeri-
dis ſuccus. Ad induratas hepatis affectiones. Et ad has
Aſclepiades quatuor medicamenta his verbis ſcripſit.

[Confectio ciens urinam, facit ad induratas hepatis
affectiones, ad ſplenicos et aegre ſe a morbo recolligen-
tes, ad hydropicos et in univerſum bonum colorem inducit.]
♃ Croci, nardi, caſſiae, ſingulorum ʒ ij, coſti, floris junci
odorati, cinnamomi, myrrhae ſtactae, ſingulorum ʒ j, mellis
cocti ʒ xxv. Datur fabae Aegyptiae magnitudine cum vini
mulſi cyath. iv.

[Alia, qua uſus eſt Paſicrates, urinam multam ducit.]
♃ Seminis dauci ſeſquidrachmam, radicis rheu Ponticae,
floris junci odorati, ſeminis balſami, cedridum, aniſi, nardi
Indicae, croci, cinnamomi, caſſiae, phu, aſari, petroſelini,
chamaepityos, ſingulorum ʒ j ß, menthae ſiccae obolos tres,
nucleorum pinearum nucum repurgatorum numero quin-

Ed. Chart. XIII. [590. 591.]   Ed. Baf. II. (288.)

λάμβανε μέλιτι ἐφθῷ καὶ δίδου καρύου Ποντικοῦ τὸ μέγε-
θος μετ᾽ οἰνομέλιτος κεκραμένου κυάθων τριῶν.

['Ἀντίδοτος ἡ διὰ τῆς ἀρκείου χολῆς, φάρμακον ἐπιτε-
τευγμένον πρὸς τὰς σκιῤῥώδεις τοῦ ἥπατος διαθέσεις.] ♃
Χαμαιπίτυος, πρασίου, πετροσελίνου σπέρματος, γεντιανῆς,
ἄγνου σπέρματος, ἄρκτου χολῆς, νάπυος, σικύου σπέρματος,
σκολοπενδρίου, πάνακος, μίλτου Λημνίας, ἐρυθροδάνου, κράμ-
βης σπέρματος, ἀριστολοχίας, πεπέρεως, νάρδου Ἰνδικῆς,
κόστου, σελίνου σπέρματος, εὐζώμου σπέρματος, ἠρυγγίου,
πολίου, ἐχίου, εὐπατορίου, ἀρκευθίδων ἀνὰ < α΄· κόψας,
σήσας, ἀναλάμβανε μέλιτι, ἡ δόσις καρύου Ποντικοῦ τὸ μέ-
γεθος ἐν οἰνομέλιτι κυάθοις β΄.

[591] ["Ἄλλη ἐπιτετευγμένη. ποιεῖ καὶ πρὸς τὰς ἄλλας
τῶν ἐντὸς διαθέσεις χωρὶς βηχός.] ♃ Γεντιανῆς ῥίζης, χα-
μαιπίτυος, πρασίου, πετροσελίνου σπέρματος, ἄρκτου χολῆς,
νάπυος, σικύου σπέρματος, σκολοπενδρίου, πάνακος ῥίζης,
μίλτου Σινωπίδος, ἐρυθροδάνου, κράμβης σπέρματος, ἀρι-
στολοχίας μακρᾶς, πεπέρεως λευκοῦ, ναρδοστάχυος, κόστου,
εὐζώμου σπέρματος, ἠρυγγίου, ἀρκευθίδων, μελίας καρποῦ,

quaginta, excipe melle cocto et dato nucis Ponticae magni-
tudinem cum vini mulfi diluti cyathis iij.

[*Antidotus ex felle urſino, medicamentum accommo-
datum ad induratas hepatis affectiones.*] ♃ Chamaepityos,
marrubii, feminis petrofelini, gentianae, feminis viticis, fel-
lis urſi, finapi, feminis cucumeris, fcolopendrii, panacis,
rubricae Lemniae, rubiae, feminis braſſicae, ariſtolochiae,
piperis, nardi Indicae, coſti, feminis apii, feminis erucae,
eryngii, polii, echii, eupatorii, baccarum juniperi, fingulo-
rum ℥ j, tuſa et cribrata melle excipe. Datur nucis avel-
lanae magnitudo in vini mulfi cyathis duobus.

[*Alia accommodata. Facit et ad alias internas af-
fectiones citra tuſſim.*] ♃ Radicis gentianae, chamaepityos,
marrubii, feminis petrofeleni, fellis urſi, finapi, feminis cu-
cumeris, fcolopendrii, radicis panacis, rubricae Sinopicae,
rubiae, feminis braſſicae, ariſtolochiae longae, piperis albi,
fpicae nardi, coſti, feminis erucae, eryngii, baccarum juni-

χαμαίδρυος, δικτάμνου Κρητικοῦ, κέστρου σπέρματος, δαύ-
κου σπέρματος ἀνὰ γο α'. μέλιτος Ἀττικοῦ τὸ αὔταρκες,
ἡ δόσις καρύου Ποντικοῦ τὸ μέγεθος. τὸ δ' ὑγρὸν γλυκέος
Κρητικοῦ κύαθοι β'. τὸ φάρμακον δεδοκίμασται. ἐν ἄλλῳ
ἀντιγράφῳ ἔχει καὶ πελεκίνου τὸ ἴσον. περὶ τῶν προγεγραμ-
μένων τεσσάρων φαρμάκων καλῶς ἐποίησεν ὁ Ἀσκληπιάδης,
οὐχ ἁπλῶς προσγράψας, ὥσπερ ἐπὶ τῶν ἄλλων, ὅτι πρὸς
ἡπατικοὺς αὐτοῖς χρηστέον, ἀλλὰ προσθεὶς τὸ πρὸς τὰς
σκιῤῥώδεις διαθέσεις. αἱ γὰρ καθ' ὑγρότητα τοῦ σπλάγχνου
διαθέσεις ἔκλυτον αὐτὸ καὶ ἄτονον πεφύκασι ποιεῖν, ὡς
τὰ κεχαλασμένα τῶν ἄρθρων, ἐάν τε μετὰ ψύξεως, ἐάν τε
μετὰ θερμότητος, ἐάν τε χωρὶς τούτων ἡ χάλασις αὐτοῖς
μόνη συστῇ. πάντως μὲν γὰρ δέονται τῶν στυφόντων φαρ-
μάκων, ἤτοι δὲ μετὰ τῆς τῶν θερμαινόντων μίξεως, ἐὰν ἐπι-
κρατῇ ψυχρὰ ποιότης, ἢ μετὰ τῆς τῶν ψυχόντων, ἐὰν ἡ θερμή.
τὰ δὲ σκιῤῥούμενα διὰ ψυχροὺς χυμοὺς καὶ παχεῖς καὶ γλί-
σχρους ἀναπεμπομένους ἐν τοῖς στερεοῖς σώμασι ψυχρὰν ἐξ
ἀνάγκης ἴσχει τὴν διάθεσιν, ὥστε καὶ τῶν θερμαινόντων τε

peri, fructus fraxini, chamaedryos, dictamni Cretici, femi-
nis ceftri, feminis dauci, fingulorum unciam unam, mellis
Attici quod fatis eft. Datur nucis Ponticae magnitudo. Li-
quor fit paffi Cretici cyathi duo. Hoc medicamentum ufu
et experimento approbatum eft. In alio exemplari etiam
pelecini tantundem habetur. Circa praedicta quatuor medi-
camenta recte fecit Afclepiades, quod non fimpliciter afcri-
pfit, velut in aliis, quod ad hepaticos ipfis fit utendum, fed
cum appofitione, ad induratas videlicet affectiones. Humi-
dae etenim vifceris affectiones exolutum et imbecille ipfum
facere folent, veluti funt articuli laxati, five autem cum
frigiditate five cum caliditate five fine his laxitas ipfius
fola conftiterit, penitus aftringentibus medicamentis opus
habent, verum hoc aut cum calefacientium mixtura, fi fri-
gida qualitas praedominetur, aut cum refrigerantium, fi ca-
lida. Quae vero ob frigidos et craffos ac vifcofos humo-
res in folidis corporibus imbibitos indurantur, ex neceffi-
tate frigidam habent affectionem, quare et calefacientibus

Ed. Chart. XIII. [591.]   Ed. Baf. II. (288. 289.)
ἅμα καὶ λεπτομερῶν δεῖται φαρμάκων. ταῦτα γὰρ ἱκανὰ καὶ
τὴν τῶν ἐμπεπλασμένων τοῖς σκιῤῥώδεσι μορίοις χυμῶν γλί-
σχρότητα (289) διαῤῥύψαι καὶ τὸ πάχος τεμεῖν καὶ διαφορῆ-
σαι τοὺς οὕτω λεπτυνθέντας. ἀλλ᾽ ἐν τῷ πέμπτῳ περὶ τῆς
τῶν ἁπλῶν φαρμάκων δυνάμεως, ἔνθα περὶ τῶν τοιούτων
διαθέσεων ὁ λόγος ἐγίνετό μοι, τὴν μίξιν τῶν μαλακτικῶν
ὀνομαζομένων φαρμάκων ἐπῄνουν, ὡς προπαρασκευάζουσαν
τὰ σκιῤῥούμενα σώματα τοῖς εἰρημένοις φαρμάκοις ἐπιτήδεια.
χωρὶς δὲ τοῦ προμαλαχθῆναι διαχεόμενά πως ταῦτα τὸ μὲν
παραχρῆμα σαφῆ τὴν μείωσιν ἔχει, εἰς ἀθεράπευτον δὲ τε-
λευτᾷ λείψανον ὑπερξηρανθέντα. τὰ δὲ αὐτὰ ταῦτα κἂν τῷ
ιδ'. τῆς θεραπευτικῆς μεθόδου λέλεκται. καὶ κατὰ τὸ ἧπαρ
οὖν δεῖ ἐστοχάσθαι τῆς μίξεως τῶν μαλαττόντων. τῷ δ᾽ οἷον
ὑγροπαγὲς εἶναι τὸ τοῦ ἥπατος σῶμα πάνυ μετρίων δεῖται
τῶν μαλαττόντων. ἐπικρατεῖ δ᾽ ἐν αὐτῷ παρὰ τὰ ἄλλα
μόρια τὰ σκιῤῥούμενα τῶν θερμαινόντων τε καὶ λεπτυνόν-
των ἡ μίξις. εἰκότως οὖν ἐπαινεῖ μάλιστα τῶν γεγραμμένων

fimulque tenuium partium medicamentis opus habent, haec
enim fufficientia funt et ad lentorem humorum induratis
partibus infartorum extergendum et ad incidendam craffi-
tudinem et difcutiendos ita extenuatos. Verum in quinto
de fimplicium medicamentorum facultate, ubi de ejusmodi
affectionibus fermo mihi habitus eft, emollientium medica-
mentorum mixturam laudavi, nimirum ut praeparantem in-
durata corpora et praedictis medicamentis idonea facien-
tem, citra vero praeemollitionem diffunduntur quodammodo
ea ipfa corpora et e veftigio manifeftam imminutionem ha-
bent, fed in immedicabiles reliquias terminatur res, ubi
fuerint fuperreficcata. Haec eadem et in decimoquarto me-
thodi medendi nobis funt dicta. Igitur et circa hepar con-
jectare oportet emollientium mixturam, nam quum com-
pagis humectae fit hepatis corpus, valde moderatis opus
habet emollientibus. Praedominatur itaque in ipfo, praeter
aliarum partium induratarum morem, calefacientium et at-
tenuantium mixtura. Merito itaque ex praefcriptis quatuor

Ed. Chart. XIII. [591. 592.]   Ed. Baf. II. (289.)

φαρμάκων τεσσάρων ὁ 'Ασκληπιάδης τὸ ἔσχατον, ὡς πεῖραν
ἱκανὴν παρεσχηκώς. ἐξ ἀρωμάτων τε γὰρ σύγκειται, λεπτύ-
νειν καὶ διαφορεῖν δυναμένων, ἕτερά τε προσείληφε φάρμακα
δριμέα τε καὶ τμητικὰ καὶ διαφορητικὰ, πραϋντικὰ δὲ αὐ-
τοῖς μέμικται, τό τε τοῦ σικύου σπέρμα καὶ ἀρκευθίδος, εἶτα
μέλι καὶ τὸ ἠρύγγιον, ὥσπερ γε καὶ οὐρητικά τινα παρείη
τούτοις, ἀποῤῥυπτομένης τῆς τοῦ σπλάγχνου διαθέσεως, ἐπὶ
τὰ οὖρα τὴν ποδήγησιν ποιεῖσθαι.

Κεφ. θ'. [Τὰ ὑπ' 'Αρχιγένους γεγραμμένα πρὸς ἡπα-
τικοὺς ἐν τῷ δευτέρῳ τῶν κατὰ γένος φαρμάκων.] 'Επὶ δὲ
τῶν ἡπατικῶν προηγουμένης τῆς ἁρμοζούσης ἀγωγῆς ἔν τε
τροφαῖς καὶ ἀλείμμασι καὶ τοῖς κοινοῖς καταπλάσμα-[592]
σι, φλεβοτομίᾳ, σικύαις, σιναπισμοῖς, δρώπαξι καὶ τοῖς
ὁμοίοις διαιτήμασι πρὸς τοῖς ἀναγραφησομένοις συνθέτοις
ποτήμασί τε καὶ μαλάγμασι, τοῖς γε ἄριστα συμφωνοῦσι
χρῶ ποτήμασι μὲν τοῖσδε· ἠριγέροντος ἀφέψημα, ὡς μά-
λιστα ὠφέλιμον δίδου, φύεται δὲ τούτου ὁ καυλὸς ἐπὶ τοῖς
κεράμοις. ἢ νάρδου μύρου κοχλιάρια δ'. πίνειν δίδου καθ'

medicamentis Afclepiades poftremum maxime laudat, ut
quod multam de fe experientiam praebuit, ex aromatis enim
componitur, attenuare ac difcutere valentibus, aliaque me-
dicamenta affumpfit, acria incidentiaque ac difcufforia, mi-
tigatoria autem his admixta funt, cucumeris femen ac ju-
niperi baccae, deinde vero mel et eryngium velut urinam
cientia his addita funt, quo exterfae vifceris affectionis per
urinas deductio fiat.

Cap. IX. [*Quae Archigenes ad hepaticos in fecundo
medicamentorum fecundum genus fcripfit.*] In hepaticis
conveniente praegreffo ductu per alimenta, unctiones, com-
munia cataplasmata, venae fectionem, cucurbitas, finapis-
mos, dropaces et confimilem diaetam amplius confcribendis
compofitis potionibus et malagmatis optime ipfis conve-
nientibus utaris. Et potionibus quidem his. Senecionis de-
coctum, ut valde commodum exhibeto, nafcitur autem hu-
jus caulis maxime in tegulis. Aut unguenti nardini cochlea-

Ed. Chart. XIII. [592.]   **Ed. Baf. II. (289.)**

ἡμέραν, καὶ μάλιστα ἐπὶ τῶν σκιῤῥουμένων. ἢ ἀριστολοχίας
ὀβολοὺς γ'. πότιζε πυρέσσοντας μεθ' ὕδατος, ἀπυρέτους μετ'
οἴνου, λίαν καλῶς ποιεῖ. ἢ τρίφυλλον τὴν ὀξύζουσαν ἐν ὕδατι
ἕψε, μέχρι τὸ τρίτον λειφθῇ καὶ δίδου ἡμέρας γ'. ἀνὰ κύα-
θον α'. ἢ χολὰς ἀρκείας πραέως ἐν ἀγγείῳ ζέσας ξήρανον
ἐν ἡλίῳ καὶ δίδου ἐκ τούτου τοῖς ἡπατικοῖς κοχλιάριον ἕν.
ἢ βάτου τῆς ῥίζης φλοιοῦ μνᾶν μίαν, σὺν ὕδατι χοῖ ἑνὶ
ἑψήσας ἐν καινῷ ἀγγείῳ μέχρι λειφθῇ τὸ δ'. αἰθριασθέντι
πρόσμιξον μέλιτος τῷ χυλῷ κυάθους στ'. καὶ πινέτω νῆστις
ἐφ' ἡμέρας γ'. ἢ ψευδοβουνίου ὀβολὸν ἕνα δίδου μετὰ μέλι-
τος νήστει. ἢ δαύκου καὶ μαράθρου ῥίζης τὸ ἥμισυ σὺν
ὀξυμέλιτι μέχρι τὸ τρίτον λειφθῇ, ἑψήσας δίδου νήστει κύα-
θον α'. ἢ γλυκυῤῥίζης χυλοῦ ὀβολὸν α'. ἢ β'. δίδου νήστει,
καὶ γὰρ κοιλίαν ὑπάγει καὶ οὖρα κινεῖ. ἐπὶ δὲ μεγάλης σκλη-
ρίας ἀβροτόνου χυλὸν ὡς ὅτι παχύτατον πότιζε. ἢ ἀκόρου
ὀβολὸν α'. πάνακος ἴσον μεθ' ὕδατος πότιζε. ἢ ναρδοστά-
χυος ἀφέψημα διηνεκῶς δίδου.

ria quatuor quotidie bibenda dato et maxime in induratis.
Aut ariftolochiae obolos iij propinato febrientibus ex aqua,
febre carentibus ex vino, valde benefacit. Aut trifolium
acidum in aqua coquito ad tertias et per triduum bibendum
dato pro vice cyathum unum. Aut fel urfinum in vafe
leniter fervefacito et in fole reficcato, atque ex eo hepa-
ticis cochleare unum dato.   Aut radicis rubi corticis mi-
nam j cum aquae congio uno in novo vafculo ad refi-
duum quartae partis coquito, et ad fuccum per noctem fub
dio expofitum mellis cyathos vj admifceto, et jejunis ad
triduum bibendum dato.   Aut pfeudobunii obol. j dato cum
melle jejunis. Aut dauci et foeniculi radicis dimidium cum
aceto mulfo ad tertias coquito, et jejunis cyathum unum
exhibeto.   Aut glycyrrhizae fucci obolum unum aut duos
jejunis dato, et alvum fubducit et urinam movet. In ma-
gna duritia abrotoni fuccum quam craffiffimum praebe bi-
bendum. Aut acori obolum unum, panacis tantundum cum
aqua propinato. Aut fpicae nardi decoctum affidue exhibeto.

ΤΩΝ ΚΑΤΑ ΤΟΠΟΥΣ ΒΙΒΛΙΟΝ Θ. 219

Ed. Chart. XIII. [592.]   Ed. Baf. II. (289.)

[Περὶ καταπλασμάτων.] Κατάπλασμα δὲ ἡπατικὸν,
μήλοις κυδωνίοις μετὰ ἀλεύρου κριθίνου καὶ τήλεως ἑψημέ-
νοις, ἢ λινοσπέρματι λείῳ μετὰ ἀλφίτων ἐν οἴνῳ ἑψημένων,
ἢ λινοσπέρματι ἑψημένῳ ἐν γλυκεῖ οἴνῳ, ἢ λινοσπέρματι λείῳ
μετὰ μέλιτος πεφυραμένῳ, ἢ καππάρεως ῥίζης ἐν ὀξυμέλιτι
ἑψημένης, ἢ κριθίνῳ ἀλεύρῳ μετὰ συκῆς, ἢ ἐλαίας ῥίζης ἐν
οἴνῳ ἑψημένης, ἢ μυρεψικῆς βαλάνου κεκομμένης μετ' οἴνου,
ἢ τὴν διὰ φοινικοβαλάνων κηρωτήν. ἄκρως γὰρ ποιεῖ πρὸς
φλεγμονὰς ἥπατος, μάλιστα δὲ ἐφ' ὧν καὶ στόμαχος πέ-
πονθε καὶ πλευραὶ διατεταμέναι εἰσίν. ἢ φοίνικα δίχα τῆς ἐν-
τεριώνης κόψας ἐπιμελῶς, ἴσῃ κηρωτῇ ῥοδίνῃ ἐν ὅλμῳ γνη-
σίως ἕνωσον, μικρὸν παραστάζων ῥόδινον καὶ ἐπιτίθει. ἢ
Ἀμιναίῳ οἴνῳ ἐμβρέξας, σμύρναν μίξον τοῖς φοίνιξιν καὶ εἰς
ῥάκος ἐμπλάσας ἐπιτίθει.

[Περὶ μαλαγμάτων φλεγμονῆς ἥπατος.] Οἷς ἄν τις
χρήσαιτο μαλάγμασιν, ἐπὶ φλεγμονῇ ἥπατος ἄνευ φανερᾶς
αἰτίας μετὰ τὰς ἐπιβροχὰς καὶ καταπλάσματα, γέγραπται
ἤδη πρόσθεν ἐν τῷ περὶ τῆς τοῦ στόματος τῆς κοιλίας φλε-

[De cataplasmatis.] Cataplasma porro hepaticum fit,
malis cotoneis cum farina hordeacea et foenograeco coctis.
Aut femine lini trito cum polenta in vino cocta, aut ipfo
lini femine in paffo cocto. Aut femine lini trito cum melle
fubacto. Aut capparis radice in aceto mulfo cocta. Aut fa-
rina hordeacea cum ficubus. Aut oleae radice in vino cocta.
Aut myrobalano tufa cum vino. Aut cerato ex phoenico-
balanis facto, fumme enim ad hepatis inflammationes facit,
maxime in quibus etiam ftomachus affectus eft et coftae
diftentae funt. Aut palmulam rejecto interno nucleo dili-
genter tundito et cum aequali parte cerati rofacei in mor-
tario probe unito, rofaceum adftillando, atque ita imponito.
Aut myrrham Aminaeo vino macerato et palmulis admifceto
et linteolo infarto imponito.

[De malagmatis in phlegmone hepatis.] Caeterum
malagmata, quibus quis uti poffit in inflammatione hepatis
citra manifeftam caufam poft irrigationes et cataplasmata,
jam ante fcripta funt in fermone de oris ventris phlegmone,

γμονῆς λόγῳ, τὰ κοινὰ ἐκείνου καὶ ἥπατος, ἐν οἷς ἐστι καὶ
τὰ διὰ μελιλώτου σκευαζόμενα καὶ τὸ Πολυάρχιον, ἀλλὰ καὶ
νῦν τινα προστεθήσεται ἐκ τῶν Ἀνδρομάχου.

[Ἀνδρομάχου μάλαγμα πρὸς ἡπατικούς.] ♃ Ἀμμω-
νιακοῦ θυμιάματος ⊲ ρμδ΄. οἱ δὲ ⊲ ρ΄. βδελλίου ⊲ κδ΄.
οἱ δὲ ⊲ ρ΄. ὄξους κοτύλης δ΄. κυπρίνου κοτύλην α΄. ἐγὼ
δὲ Κ᷎ Ϛ΄΄.

[Τὸ Ἀπολλοφάνους.] ♃ Κηροῦ ⊲π΄. βδελλίου ⊲π΄.
ἀμμωνιακοῦ θυμιάματος ⊲ π΄. ῥητίνης τερμινθίνης ⊲ μ΄.
μάννης λιβάνου ⊲ μ΄. ἰρίνῳ σύγκοπτε.

[593] Κεφ. ι΄. [Τὰ ὑπὸ Δαμοκράτους μαλάγματα γε-
γραμμένα πρὸς ἧπαρ καὶ ὑποχόνδριον. τινὰ δὲ αὐτῶν καὶ
πρὸς ὅλην τὴν γαστέρα καὶ τὸν σπλῆνα.]

Ὑποχονδρίοις δὲ τοῖς πεπονθόσιν θέλων,
Διὰ στομάχου κάκωσιν ἢ τῆς κοιλίας,
Τῶν ἐντέρων τε καὶ κώλου τοῦ θ᾿ ἥπατος,
Ἄλλου θ᾿ ὁμοίως κυρίου σπλάγχνου τινός,
Μάλαγμ᾿ ἐπιρίπτειν τοῦτο πρῶτον σκευάσας

nimirum communia illi et hepati exiſtentia, in quibus ſunt
etiam, quae ex meliloto praeparantur et Polyarchium. Ve-
rum etiam nunc apponentur quaedam ex ipſo Andromacho.

[*Malagma Andromachi ad hepaticos.*] ♃ Ammo-
niaci thymiamatis ℨ cxliv, alii ℨ c habent, bdellii ℨ xxiv,
alii centum, aceti heminae quartam partem, cyprini hemi-
nam unam, ego vero heminae dimidium.

[*Malagma Apollophanis.*] ♃ Cerae drach. lxxx, bdellii
drach. lxxx, ammoniaci thymiamatis drach. lxxx, terebinthi-
nae drach. xl, mannae thuris drach. xl, cum irinocontundito.

Cap. X. [*Malagmata a Damocrate conſcripta ad hepar
et praecordia. Quaedam ex eis etiam ad totum ventrem
et ſplenem.*]

Affecta ſi quis per ſtomachum praecordia,
Et per jecur, inteſtina per, dein per colum,
Per ventriculum aut viſcus aliud ſic proprie
Dictum, volet inquam laeſa quis praecordia
Malagmate integere bono et percommodo,

ΤΩΝ ΚΑΤΑ ΤΟΠΟΥΣ ΒΙΒΛΙΟΝ Θ. 221

Ed. Chart. XIII. [593.]   Ed. Baf. II. (289.)

Ἔμπροσθεν αὐτό. προσφάτως γὰρ γενόμενον
Ἔλαττον ἔσται τοῖς νοσοῦσι χρήσιμον.
Ἔστι δὲ κηροῦ Ποντικοῦ λίτραι δύο,
Ἀμμωνιακοῦ θυμιάματος λίτρα μία,
Τερμινθίνης τε τῆς πεφρυγμένης λίτρα,
Καὶ τῆς πιτυΐνης τῆς κεκαυμένης λίτρα.
Λίτρας δὲ τὸ τρίτον καρδαμώμου σπέρματος,
Ξηρᾶς κυπέρου ταὐτὸν, σμύρνης τὸ ἴσον,
Ἴσον τε ἑνὶ τούτων ἴρεως λευκῆς σταθμῷ,
Κεκαθαρμένης Κελτικῆς οὐγγίαι δύο.
Κρόκου δὲ γο α΄ S″.
Ἐξ δὲ μελιλώτου πρὸς αὖ γε ταῖς δύο.
Τὸ δ᾽ Ἀττικὸν μελίλωτον αἱρετώτερον,
Κυπρίνου δ᾽ ἐλαίου προσφάτου λίτραι δύο.
Κυπρίνου μὲν οὖν καὶ τἄλλα τηκτὰ μίγματα,
Ἕψον φλογὶ τῇ κούφῃ, εἶθ᾽ οὕτω ξύσον.
Τὰ δ᾽ λοιπὰ κόψας σῆσον, εἶτ᾽ οἴνῳ καλῷ
Φύρασον, εἶτα νύκτα καὶ ἡμέραν μίαν

Primum paratum habebit hoc longe antea.
Recens enim eſt aegris minus firmum ac valens.
Cerae capit quod Ponticae libras duas,
Ammoniaci thymiamatis ſolam libram,
Terebinthinae frictae pariter ſolam libram,
Uſtaeque reſinae piceae ſimul libram,
Et poſt trientem cardamomi ſeminis,
Aridae cyperi tantundem, item myrrhae bonae,
Pondusque par uni horum, iridis mox candidae,
Sextantem et inde Celticae ſpicae integrae,
His unciam unam et dimidiam croci boni,
Ex ſex meliloti, item duas, beſſem puto.
Verum melilotum praeſtiterit hic Atticum,
Recentis et cyprini libras olei duas.
Oleum cyprinum tu cum reliquis liquoribus
Et decoque lenta flammula et deradito.
Dein tuſa, cribrata et reliqua vino bono
Rigata per noctem integram et totam diem

Ἄφες τὸν οἶνον ἀναπιεῖν τὰ μίγματα.
Χεῖρας δ' ἀλείψας τῷ κυπρίνῳ. τὰ φάρμακα
Ἅπαντα μίξας ἐν θυείᾳ πλατυτέρᾳ,
Οὕτως ἀποτίθου, δέρμασι μαλακοῖς σκέπε.

(290) Ἄλλο μάλαγμα τοῦ αὐτοῦ.

Πρὸς ταῦτα ποιοῦν ἕτερον. ἂν χρόνον λάβῃ
Τὰ πάθη φόβους ἔχοντα τοὺς καχεξίας.
Τοῦτ' ὠφελεῖται μᾶλλον, ὅσα μὴ πνεύμασιν
Τὰ σπλάγχνα βλάπτει φλεγμοναῖς μακροτέραις.
Πυκνῶς γὰρ ὀξύνοντα μετὰ πόνων σφοδρῶν,
Σκληρῶν τε καὶ σκίῤῥων γε δυσλύτους φόβους.
Λύει δὲ αὐτῶν τὰς κατασκευὰς ταχύ,
Σκεύαζε δ' οὕτω. τῆς καλῆς τερμινθίνης
Λίτρας ἥμισυ, Ποντικοῦ κηροῦ τὸ ἴσον,
Κεκαθαρμένης δὲ τήλεως λίτραν μίαν·
Νίτρου τε αὐτὸ καὶ πάνακος λίτραν μίαν,
Πάλιν ἀνίσου σπέρματος λίτραν μίαν,
Μόσχου τε λίπους κεκαθαρμένου λίτραν,

Vinum omne donec combibant feponito.
Unctisque post cyprino manibus haec pharmaca
Mortario amplo vini et fimul committito,
Mollique pelle tecta fimul reponito.
Aliud malagma ejusdem.
Aliud valens, aetas itidem fi accefferit.
Verum hoc mage affectus vitiantes mox habitum.
Quicunque non cum flatibus ferventibus,
Et phlegmonis laedunt diutioribus,
Et vifcera irritant gravibus doloribus,
Juvat. Solubiles male et jam duritias
Solvit, foluta mole earum celeriter.
Paratur hoc modo, ut bonae terebinthinae
Libram mediam, tantumque cerae Ponticae
Foenique Graeci unam capias puri libram.
Et de nitro et de panace unicam libram.
Rurfus anifi feminis unicam libram,
Pinguedinis purae vituli fimul libram,

Καὶ ταυτὸ λευκῆς ἴρεως κεκομμένης.
Ὄξους δὲ κυάθους δύο ἥμισυ βραχύ.
Μέλιτος δὲ λίτρας δύο Ἀττικοῦ τοῦ προσφάτου,
Ἀμμωνιακοῦ θυμιάματος λίτραν μίαν
Τινὲς κατέμιξαν, ἄλλοι δὲ λίτρας δύο.
Τὰ ξηρὰ σήσας πάντα λεπτῷ κοσκίνῳ,
Ἕψησον ὡς κατάπλασμα προσβαλὼν μέλι,
Ὄξος τε μὴ πᾶν καὶ ποιήσας εὐαφὲς
Πρόσβαλε τῷ θερμῷ, παραχέων ὄξος βραχὺ,
Τετηγμένῳ κηρῷ τε καὶ λιπάσματι,
Τερμινθίνῃ τε καὶ καλῶς ἐψημένα,
Ταῖς χερσί τε ἅμα πάνθ᾽ ἑνώσας ἐπιμελῶς,
Ἐν μείζονι ἀγγείῳ χρῆσαι μὴ παραυτίκα.
Ἀδρανέστερον γάρ ἐστιν, ἄρτι γενόμενον.
Ἄλλο Δαμοκράτους μάλαγμα.

    Καὶ τοῦτο εὐῶδές τε καὶ τὰς ἥπατος
Αἶρον διαθέσεις τὰς νεφρῶν τε καὶ κώλου,
Τὰς τοῦ στομάχου τε χρονίας τῆς θ᾽ ὑστέρας.

Pondusque par contufae et albidae iridis.
Parum de aceto, tres cyathos fine dimidio,
Mellis duas libras recentis Attici.
Ammoniaci thymiamatis folam libram
Quidam addidere, verum alii libras duas.
Sic tufa, cribro excuffaque tenuiffimo,
Cataplasmatis modo, fed et mel addito,
Nec omne acetum coquito, ubi molle fuerit,
Addas calenti exiguam aceti ftillulam,
Cerae liquatae infufor et pinguedini
Terebinthinaeque, coctaque egregie fimul
Omnia manibus exactius committito,
Et vafculo majore derafa excipito,
Ufurus haud mox, invalidum eft factum recens.
Aliud Damocratis malagma.

    Odorum et hoc, tollensque mox vitia hepatis,
Affectiones renibus, colo et graves,
Stomacho fimul et vulvae diutiusculas.

Ed. Chart. XIII. [593. 594.]   Ed. Baſ. II. (290.)

Ἐπίβαλλε δ᾽ αὐτὸ καὶ καχέκταις διὰ νόσους
[594] Μακρᾶς γεγονόσιν ὠχροτέροις, ὑδερώδεσιν,
Καὶ τὸ βραχὺ μὴ πέττουσιν, ἀνορεκτοῦσί τε.
Ἔστιν δ᾽ ἀμώμου Σκυθικοῦ, ξυλοβαλσάμου,
Βδέλλης διαυγοῦς, καρδαμώμου σπέρματος,
Ξηρᾶς κυπέρου καὶ λιβάνου, πάντων ἴσα.
Τούτων ἀνὰ λίτραν καὶ κασσίας δαφνίτιδος,
Σμύρνης τε χρηστῆς καὶ κρόκου. τούτων πάλιν
Λίτρας ἑκάστου τὸ τρίτον ἢ μικρῷ πλέον.
Στάχυος δὲ νάρδου Συριακῆς δυ᾽ οὐγγίας,
Τερμινθίνης τε τῆς καθαρᾶς λίτρας δύο,
Κηροῦ τε λευκοῦ τοῦ καθαροῦ λίτραν μίαν,
Κυπρίνου τε μύρου προσφάτου λίτραν μίαν,
Οἴνου Φαλερίνου τοῦ καλοῦ ξέστην ἕνα.
Τὰ μὲν ἄλλα κόψας σῆθε λεπτῷ κοσκίνῳ,
Λίβανον δὲ καὶ βδέλλιον εἰς ὅλμον βαλὼν,
Σμύρναν τε χρηστὴν καὶ κρόκον λελεασμένον
Θραύων παράχεε κύπρινον δι᾽ οἴνου βραχὺ,

Idemque jam corrupto habitu ſuperdatur,
Morboque longo pallidis, hydropicis,
Et qui minus coquunt cibum et faſtidiunt.
Habet hoc amomi Scythici, xylobalſami
Et cardamomi, bdellique lucidi,
Aridae cyperi, thuris boni, omnium parem
Modum libram, poſt caſſiae daphnitidis,
Myrrhae bonae, pariter croci de ſingulis
Librae trientem aut amplius quid paululum.
Nardi bonae poſt Syriacae uncias duas,
Terebinthinae purae bonae libras duas,
Albaeque cerae perpolitae unam libram,
Recentis unguenti cyprini libram unicam,
Vini Falerni hinc optimi ſextarium.
Contuſa alia cribro tenui concernito,
Thus, bdellium in mortarium conjicito.
Myrrham bonam ſimul crocumque his addito,
Fractisque pauco cyprinum vino indito.

ΤΩΝ ΚΑΤΑ ΤΟΠΟΥΣ ΒΙΒΛΙΟΝ Θ. 225

Ed. Chart. XIII. [594.]   Ed. Baſ. II. (290.)

Εἶτα ὁλμοκόπει, ὡς μέλιτος ἔχειν πάχος,
Προσεμβαλών τε τἄλλα λεῖ᾽ ἀρώματα,
Οἴνου τε τὸ λοιπὸν παραχέας, ἕνου καλῶς,
Ἄφες τε συμπιεῖν ἡμέραν καὶ νύχθ᾽ ὅλην,
Τερμινθίνην τε καὶ κύπρινον κηρόν θ᾽ ἅμα
Τήξας ἐπὶ πυρὸς κουφοτάτου, ἔασον.
Καὶ πάντα μίξας χερσὶ τῶν μύρων τινὶ
Διλιπασμέναις, ἔασον οὕτως, ἀποτίθου.
Μετὰ χρόνον αὐτῷ μὴ παραχρῆμα χρώμενος.
Τὰ πολλὰ μιγνὺς ξυσθὲν ἐκ μέρους τινὸς,
Κηρωτάριον γιγνόμενον εὐαφέστερον.
Σπανίως δὲ χρῆσαι καὶ μόνῳ τῷ φαρμάκῳ.
Ἄλλο Δαμοκράτους μάλαγμα.

    Πρὸς τὰς διαθέσεις τὰς ἄγαν κεχρονισμένας.
Ἕτερον μάλαγμα πρὸς ἃ προεῖπον, εὔτονον,
Τοῖς σπληνικοῖς, πάντων δὲ μᾶλλον ἁρμόσει,
Κἂν ὦσιν ὠχροὶ καὶ πυρέσσωσιν σφοδρῶς,
Ὕδωρ τ᾽ ἔχωσιν ἐν ὑποχονδρίῳ βραχύ.

Dein tundito, mellisque craſſitudinem
Formato et his aromata mox trita addito.
Et quod ſupereſt vinum addito, committito.
Totam diem, noctem ſimul quo combibant.
Terebinthinam vero, cyprinum, ceram et ſimul
Igni liquida lentulo his affundito.
Unctisque poſt manibus per unguen quodpiam,
Subacta ſic committito et reponito.
Nec mox parato uti velis tu pharmaco,
Sed tempore interjecto. Et ut cerotulum
Sit mollius, quandoque deraſum diu
Miſceto, ſolo rarius ſed utitor.

Aliud Damocratis malagma.

    Aliud malagma ad jam relatas commodum
Affectiones, ſi fuerint diutinae.
Confert lienoſis, vel omnium optime,
Si palleant, febri laborent ac graviter,
Aquamque habeant praecordia his ſi pauculam,

Πολὺ γὰρ θεραπεύειν ἀδύνατον μαλάγμασι.
Σύκων λιπαρῶν, ξηρῶν μὲν, ἔτι δὲ προσφάτων,
Τὸ σπέρμ᾽ ἀπάρας τὸ πολὺ καὶ τὸν ὀμφαλὸν,
Στῆσον δραχμὰς γ΄. πέντε καὶ ἑτέρας δέκα,
Κηροῦ τε λευκοῦ Ποντικοῦ. ταύταις ἴσως
Μυροβαλάνου τε τῆς λιπαρᾶς λίτραν,
Νίτρου θαλασσίου δὲ λίτρας S΄΄.
Στυπτηρίας τε σχιστῆς δραχμὰς δώδεκα,
Μιᾶς τε δραχμῆς ἥμισυ τριώβολον,
Βδέλλης, ὄνυχός τε τὰς ἴσας, στυπτηρίας,
Ἴσον τε νίτρου τ᾽ ἄνθος Ἀσίου λίθου,
Ἀμμωνιακοῦ τε ταὐτὸ θυμιάματος.
Καὶ τήλεως δὲ σπέρματος καὶ καρδάμου
Καὶ καρδαμώμου καὶ καλῆς ὀριγάνου
Ξέστου τέταρτον ἐξ ἑκάστου μίγματος,
Ἐρεγμοῦ τε τὸ μέτριον, ἰρίνου μύρου.
Τὸ μάλαγμα δὲ σκεύαζε τοῦτον τὸν τρόπον,

Multam nequeunt curare enim malagmata.
Ficus cape pingues ficciores, fed novas,
Et femine ejecto, fimul umbiliculo,
Appende drachmas quinquies tres ac decem,
Albaeque cerae Ponticae parem modum,
Myrobalani pinguis libram poft integram,
Nitri marini, fed libram modo dimidiam,
Aluminis fciffi duas fupra et decem
Drachmas, fuperque dimidiam triobolon.
Et mox onychis, quod fic vocatur, bdellii
Addes parem tu aluminis dictum modum,
Nitro parem florem lapidis fed Afii,
Ammoniaci tantumque thymiamatis,
Et feminis poft filiculae et nafturtii,
Et cardamomi, quam optimique origani,
De fingulis fextarii quartam modo.
Vinique poft, irini unguinis, quod fufficit.
Paratur at tandem malagma in hunc modum,

ΤΩΝ ΚΑΤΑ ΤΟΠΟΥΣ ΒΙΒΛΙΟΝ Θ. 227

Ed. Chart. XIII. [594.]   Ed. Baf. II. (290.)

Βδέλλιον οἴνῳ διάβροχον ποιῶν γλυκεῖ,
Μάλασσ᾽ ἐν ὅλμῳ γενομένῳ λείῳ δ᾽ ἄγαν,
Πρόσβαλλε σῦκα καὶ πάλιν κόπτε ἅμα,
Οἶνον παραχέων, λεῖα ποίησον καλῶς.
Προσεμπάσας δὲ ἄλλα πάντα μίγματα,
Ἐν ὕδατι θερμῷ κηρὸν ἐμβρέξας καλῶς,
Μάλασσε χερσὶ καὶ πλατύνας πρόσβαλε
Τοῖς ὁλμοκοπουμένοις, ὑπέρῳ τε χρώμενος
Ξυλίνῳ, λιπαίνων ταῦτα συνεχῶς τῷ μύρῳ.
Καιρὸς δὲ πάντων χρήσεως μαλαγμάτων,
Ὅσα κοιλίᾳ, στομάχῳ, κἂν καὶ τοῖς ἐντέροις
Ἐπιβάλλεται, κάλλιστος ὁ μέχρι τῆς τροφῆς
Ἧς ἔλαβον ἐν τῇ γαστρὶ μὴ παρακειμένης.

Vino rigatum suave olenti bdellium
Mortario emollito et hinc adjicito
Ficus, simul rursusque rite tundito,
Quo trita vini stillulis fiant probe.
Mixtura mox addatur inde insperfilis.
At post rigatam fervida ceram ex aqua,
Mollem manibus, factamque latam adjicito.
Et tusa mox ligni radio compingito,
Guttis et unguinis frequens madefacito.
Usus malagmatum omnium, quae ventriculo
Induntur et stomacho, simul interaneis,
Est tempus, in quo, qui cibus congestus est,
Non amplius residet, sed alvum jam subit.

ΓΑΛΗΝΟΥ ΠΕΡΙ ΣΥΝΘΕΣΕΩΣ ΦΑΡΜΑΚΩΝ ΤΩΝ ΚΑΤΑ ΤΟΠΟΥΣ ΒΙΒΛΙΟΝ Ι.

Ed. Chart. XIII. [595.]   Ed. Baf. II. (291.)

Κεφ. α΄. Γίνονται μὲν ἰκτερικοὶ καὶ λόγῳ κρίσεως
ἀγαθῆς ἐν πυρετοῖς, ἐπισκήψαντος τοῦ χυμοῦ τοῦ χολώδους
πρὸς τὸ δέρμα καὶ ῥᾷστα παύονται λουτροῖς ὑδάτων ποτί-
μων, ἐλαίου τε διαφορητικοῦ τρίψει καὶ πάντων τῶν ἀραι-
ούντων, ὁποῖόν ἐστι τὸ ἀνήθινον ἔλαιον καὶ τὸ χαμαιμή-
λινον καὶ τὸ κίκινον. ἐφεξῆς δὲ τούτων χρίσματα, γλεύκι-
νόν τε καὶ κομμαγηνὸν, εἶτα τὸ ἴρινον καὶ τὸ ἀμαράκινον.

GALENI DE COMPOSITIONE MEDI-
CAMENTORVM SECVNDVM LOCOS
LIBER IX.

Cap. I. Fiunt quidem icterici ratione bonae judi-
cationis in febribus, proruente nimirum ad cutem biliofo
humore. Et facile fane hi curantur balneis aquarum pota-
bilium et olei difcufforii affrictu, omniumque rarefacien-
tium cutem, quale eft anethinum oleum et chamaemelinum
ac cicinum, poft haec etiam unguenta faciunt, gleucinum,
commaginum, deinde irinum et amaracinum. Verum alias

ΓΑΛ. Π. ΣΥΝΘΕΣ. ΦΑΡΜ. Τ. Κ. ΤΟΠΟΥΣ ΒΙΒ. Ι. 229

Ed. Chart. XIII. [595.]   Ed. Baſ. II. (291.)

τὰς αλλας δὲ τὰς ὀνομαζομένας ἐξαιρέτως ἰκτερικὰς δυνά-
μεις οἱ γράψαντες οὐ πρὸς τοιούτους ἰκτερικοὺς ἁρμόττειν
ἔφασαν, ἀλλὰ μάλιστα μὲν πρὸς τοὺς δι᾿ ἔμφραξιν τῶν
κατὰ τὸ ἧπαρ ἀγγείων, ἤδη δὲ καὶ πρὸς τοὺς διὰ φλεγμο-
νάς· οἱ μὲν οὖν δι᾿ ἔμφραξιν ἰκτεριῶντες ἀπύρετοι διαμέ-
νουσι, πάντως δὲ οἱ ἐπὶ φλεγμονῇ πυρέττουσιν. ὅσοι μὲν ουν
οἷς ἔγραψαν ἰκτερικοῖς φαρμάκοις προσέθεσαν ἐπὶ τίνων ἁρ-
μόττειν ταῦτά φασιν, ὀρθῶς ἐποίησαν· ὅσοι δὲ ἀδιορίστως
καὶ ἁπλῶς ἔγραψαν, ἥμαρτον οὐ σμικρά. τὰ γὰρ ἱκανῶς
φαρμακώδη, καθάπερ γε καὶ τὰ θερμὰ ταῖς δυνάμεσι, βλά-
πτει μεγάλως τοὺς πυρέττοντας. ἔστι δὲ τοιαῦτα γεντιανὴ
καὶ στρούθιον, ἐλένιόν τε καὶ κόστος, ἀριστολοχία τε καὶ
πόλιον καὶ κενταύριον. ἁρμόττει δὲ τοῖς ἐπὶ φλεγμονῇ τοῦ
ἧπατος ἰκτεριῶσιν, ὅσα φλεγμονὰς ἰᾶται. καθάπερ γε καὶ
τοῖς ἐπ᾿ ἐμφράξει πάνθ᾿ ὅσα ῥύπτει γενναίως, εἰ καὶ φαρ-
μακώδη τύχοι ταῖς οὐσίαις ὄντα καὶ θερμὰ ταῖς δυνάμεσιν.
ἐὰν δ᾿ εἰς ταυτὸ συνέλθωσιν ἔμφραξίς τε καὶ φλεγμονή,

confectiones, privatim ictericas appellatas ſuis auctoribus,
ne putes ad hujusmodi ictericos convenire, neque enim hoc
illi ipſi de his prodiderunt, ſed ad eos ctericos, qui ob
vaſorum circa hepar obſtructionem fiunt, imo etiam eos,
qui ex inflammatione icterici fiunt. Itaque qui icterici ab
obſtructione fiunt, ſine febre permanent, qui vero ex in-
flammatione, omnino febricitant. Quicunque igitur medica-
mentis ictericis quae ſcripſerunt addiderunt in quibus ea
ipſa convenire dicant, hi recte fecerunt, qui vero indefinite
et ſimpliciter protulerunt, non parum peccaverunt. Etenim
quae multum medicamentaria ſunt, itidemque ſacultate ca-
lida, magnopere febricitantes laedunt, talia ſunt gentiana,
ſtruthion, helenium, coſtus, ariſtolochia, polion, centaurea.
Conveniunt autem ictericis ex inflammato hepate quaecun-
que inflammationes ſanant, quemadmodum etiam iis, qui ab
obſtructione omnia quaecunque ſtrenue extergent, etiam ſi
medicamentariam ſubſtantiam habeant et calidae ſint ſacul-
tatis, ſi vero coincidant ſimul obſtructio et inflammatio,

Ed. Chart. XIII. [595. 596.]   Ed. Baf. II. (291.)

τῶν χαλώντων τε ἅμα καὶ ῥυπτόντων ἐστὶ χρεία. φευκτέον
δέ ἐστιν ὅσα φαρμακώδη ταῖς [596] οὐσίαις καὶ θερμὰ ταῖς
δυνάμεσίν ἐστι. γεγραμμένων οὖν καὶ τῶν ἰκτερικῶν φαρ-
μάκων ἀδιορίστως, τοῖς πλείστοις τῶν πρὸ ἐμοῦ προσθήσω
τοὺς οἰκείους διορισμοὺς ἑκάστῳ αὐτῶν, ὅπως εἰδῆτε τίσι
μὲν ἀκίνδυνον ἐν πυρετοῖς χρῆσθαι, τίσι δὲ ἕπεται μείζων τις
ἐκ τοῦ διαῤῥύπτειν ὠφέλεια ἢ ἐκ τοῦ παροξύνειν τὸν πυ-
ρετόν τε καὶ τὴν φλεγμονὴν γιγνομένη βλάβη.

[Περὶ τῶν ὑπ᾽ Ἀνδρομάχου γεγραμμένων ἰκτερικῶν
φαρμάκων.] Ἀδιορίστως ἔγραψεν ὁ Ἀνδρόμαχος τέσσαρα
φάρμακα πρὸς ἰκτερικοὺς, ἀκίνδυνον μὲν ἐπὶ τῶν ἀπυρέτων
ἔχοντα τὴν χρῆσιν, οὐκ ἀσφαλῆ δὲ ἐπὶ τῶν πυρεττόντων,
καὶ μάλιστα ἐὰν δι᾽ οἴνου τις ταῦτα ἢ οἰνομέλιτος δίδωσι,
καθάπερ ἐνίοτε δίδομεν ἐπὶ μετρίοις μὲν πυρετοῖς ἐμφρά-
ξει τε τῇ κατὰ τὸ σπλάγχνον. ἀλλὰ δι᾽ ὀξυμέλιτος μὴ λίαν
ὀξέος ἀσφαλέστερόν ἐστι τηνικαῦτα δίδοσθαι τὰ τοιαῦτα
φάρμακα. ἔστι δὲ τὰ ὑπ᾽ Ἀνδρομάχου γεγραμμένα φάρμακα
τέσσαρα κατὰ τὴν ἐκείνου λέξιν αὐτοῦ ὑπογεγραμμένα. πρὸς

laxantibus fimulque extergentibus opus erit. Fugienda au-
tem quaecunque medicamentariae fubftantiae et calidae fa-
cultatis exiftunt. Quum igitur et plerique ante me icterica
medicamenta indefinite confcripferint, ego propria difcri-
mina fingulis ipforum adjiciam, quo fciatis quibusnam in
febribus citra periculum uti queatis, et quibus majus ex
exacerbatione febris et inflammationis detrimentum fubfe-
quatur quam ex abfterfione emolumentum refultet.

[De medicamentis ictericis ab Andromacho fcriptis.]
Andromachus quatuor medicamenta ad ictericos indefinite
tradidit, minime quidem periculofi ufus in iis, qui non
febricitant, verum non fecuri in febricitantibus, et maxime
fi cum vino aut vino mulfo ea quis exhibeat, quemadmo-
dum aliquando damus in febribus moderatis et vifceris ob-
ftructione. Quare ex aceto mulfo non valde acido fecurius
eft tunc ea propinare. Sunt autem hujusmodi quatuor me-
dicamenta jus ta illius ipfius dictionem fubfcripta. Ad icte-

ἰκτερικούς. εἰς τὸ τῆς κολοκυνθίδος κέλυφος ἐμβαλὼν οἶνον
καὶ θερμάνας, δίδου πιεῖν, ὑπάγει κοιλίαν. τὸ δ᾽ αὐτὸ καὶ
λίβανος ποιεῖ. ἄλλο πρὸς ἰκτερικούς. ♃ ἀδιάντου τριώβολον,
νάρδου ὀβολοὺς δύο, ἀψινθίου < α᾽. σμύρνης τριώβολον,
γλυκεῖ ἀναλάμβανε, δίδου καρύου Ποντικοῦ τὸ μέγεθος εἰς
ὕδατος κυάθους β᾽. ἄλλο πρὸς ἰκτερικοὺς ᾧ χρῶμαι. στρού-
θιον κρόκῳ χρῶσαι ἡλίκον κάρυον Ποντικὸν ἐν ὕδατι καὶ
ὑδρομέλιτι, δίδοται δὲ καὶ ἄγχουσα πλῆθος κοχλιαρίου. ἄλλο
πρὸς ἰκτερικούς, ὡς Ἀπολλώνιος. ♃ ὀρόβου <κδ᾽. κέρατος
ἐλαφείου κεκαυμένου < η᾽. λιβάνου < γ᾽. νάρδου Κελτικῆς
< β᾽. νάρδου Συριακῆς < α᾽. πεπέρεως < α᾽ S''. σχοίνου
ἄνθους < α᾽. σμύρνης ὀβολοὺς β᾽. κόστου ὀβολοὺς β᾽. κασ-
σίας ὀβολὸν α᾽. κινναμώμου ὀβολὸν ἕνα, χρῶ ξηρῷ σὺν οἰ-
νομέλιτος κυάθοις τρισίν.

[Περὶ τῶν ὑπ᾽ Ἀσκληπιάδου γεγραμμένων ἰκτερικῶν
φαρμάκων ἐν τῷ τρίτῳ τῶν ἐντός.] Ἐξ ὧν ἔμπροσθεν εἴ-
ρηκα δῆλα, κἂν χωρὶς διορισμοῦ γράφηται τὰ φάρμακα, τίνα
φευκτέον ἐστὶν ἐπὶ τῶν πυρεσσόντων. εἴωθε δὲ ὁ Ἀσκλη-

ricos. In colocynthidis calicem vinum fundito, calefacito ac
bibendum dato, fubducit alvum. Idem thus facit. *Aliud ad
ictericos.* ♃ Adianti obolos tres, nardi obolos duos, abfin-
thii drach. unam, myrrhae obolos tres, excipe paffo ac dato
nucis avellanae magnitudine ex aquae cyathis duobus. *Aliud
ad ictericos, qua utor.* Struthion cum croco coloratum nu-
cis Ponticae magnitudine ex aqua aut aqua mulfa dato.
Datur et anchufa cochlearis menfura. *Aliud ad ictericos,
ut Apollonius.* ♃ Ervi drach. vigintiquatuor, cornu cervi
ufti drach. octo, thuris drach. tres, nardi Celticae drach.
duas, nardi Syriacae drach. unam, piperis fefquidrachmam,
fchoenanthi drach. unam, myrrhae obolos duos, cofti obolos
duos, caffiae obolum unum, cinnamomi obolum unum. Utere
ficco cum vini mulfi cyathis tribus.

[*De medicamentis ictericis ab Afclepiade fcriptis in
tertio internorum.*] Ex iis quae antea dixi apparet, etiam
fi citra difcrimen medicamenta prodantur, quae fugienda
fint febricitantibus. Confuevit autem Afclepiades aliquando

232 ΓΑΛΗΝΟΥ ΠΕΡΙ ΣΥΝΘΕΣΕΩΣ ΦΑΡΜΑΚΩΝ

Ed. Chart. XIII. [596.]   Ed. Baf. II. (291.)

πιάδης ἐνίοτε διορίζεσθαι, προστιθεὶς τοῖς πυρέττουσι μὲν
ὡδί πως· δίδοσθαι χρῆναι τὸ φάρμακον, ἀπυρέτοις δὲ ὡδί
πως. ἔνθα δὲ ὅλως οὐδὲν προστίθησιν, ἐπὶ τῶν ἀπυρέτων
ἐστὶ μᾶλλον χρηστέον, ὥσπερ γε κἀπειδὰν δι' οἴνου μόνου
τὴν χρῆσιν ἢ δι' οἰνομέλιτος ἀξιώσαιμεν γενέσθαι, τὰ γὰρ
τοιαῦτα τοῖς ἀπυρέτοις ἁρμόττει. ταῦτα δὲ τὰ γεγραμμένα
πρὸς αὐτοῖ φάρμακα τάδε ἐστί. πότημα ἰκτερικοῖς. κιχω-
ρίου χυλοῦ κυάθους στ'. δίδου πυρέττουσι μὲν καθ' ἑαυτό,
ἀπυρέτοις δὲ μετ' οἴνου κυάθων γ'. ἄλλο. στρύχνου χυλοῦ
κύαθον α'. καὶ οἰνομέλιτος κεκραμένου τὸ ἥμισυ. ἄλλο κα-
ταπαστόν. ἀγχούσης λειοτάτης κοχλιάρια β'. δίδου μεθ' ὕδα-
τος ποτίμου πίνειν. ἄλλο. στρουθίου κοχλιάριον ἓν δίδου
μετὰ μέλιτος κεκραμένου κυάθων γ'. Νικηράτου διουρητικόν.
♃ ἐρεβίνθων ξηρῶν ξε. α'. λιβανωτίδος χειροπληθές, ὕδατος
ξε. στ'. μαράθρου χειροπληθές, ἀσπαράγων ἑλείων ῥιζῶν τὸ
χειροπληθές· σκεύαζε καὶ δίδου, ὡς εἴρηται, καθεψήσας καὶ
διϋλίσας τὸ ὑγρὸν, δίδου πυρέττουσι πίνειν διηνεκῶς, ἀπυ-
ρέτοις μετ' οἴνου κεκραμένου. ἄλλο. ♃ ἐρεβίνθων ξε. α'.

distinguere apponendo, febrientibus hoc modo exhibere
oportere medicamentum, non febrientibus hoc modo, ubi
vero omnino nihil apponit, iis in non febrientibus magis
est utendum, quemadmodum sane etiam, quando ex vino
solo aut vino mulso usum fieri debere confemus, talia enim
non febrientibus conveniunt. Verum scripta ab ipso medi-
camenta haec sunt. *Potio ad ictericos.* Cichorii succi cyath.
vj febrientibus per se dato, non febrientibus autem cum
vini cyathis iij. *Aliud.* Solani succi cyath. j et vini mulsi
diluti dimidium. *Aliud insperfile.* Anchusae tenuissime tri-
tae cochlearia ij cum aqua potabili exhibe. *Aliud.* Stru-
thii cochleare j dato cum mulsi diluti cyathis iij. *Aliud
Nicerati ciens urinam.* ♃ Cicerum siccorum sextarium j,
rosmarini manipulum, aquae sextar. vj, foeniculi manipulum,
asparagorum palustrium radicum manipulum, praeparato ac
dato, ut dictum est, coctum ac excolatum liquorem febri-
eutibus simpliciter et assidue bibendum, non febrientibus
cum vino diluto. *Aliud.* ♃ Cicerum sextarium j, adianti

Ed. Chart. XIII. [596. 597]   Ed. Baf. II. (291.)

ἀδιάντου χειροπληθὲς, ὕδατος ξε. στ΄. ἀσπαράγων ἑλείων τῶν
ῥιζῶν χειροπληθές· σκεύαζε καὶ δίδου καθὰ προείρηται.

[597] [Τροχίσκος ἰκτερικοῖς, ποιεῖ καὶ ἡπατικοῖς.] 4
Ἀμυγδάλων πικρῶν κεκαθαρμένων ◁ δ΄. ἀνίσου, ἀψινθίου
ἀνὰ ◁ α΄. νάρδου Ἰνδικῆς, ἀσάρου ἀνὰ ◁ α΄. κόψας καὶ
σήσας, ὕδατι φυράσας, ἀνάπλαττε τροχίσκους καὶ δίδου ◁ α΄.
ἀπυρέτοις μετ᾽ οἰνομέλιτος κυάθων τριῶν. ἄλλος, ᾧ ἐχρή-
σατο Χαριξένης. 4 ἀσάρου, ἀψινθίου ἀνὰ ◁ η΄. ἀνίσου
σπέρματος, μαράθρου, σελίνου σπέρματος, θασίων πικρῶν
κεκαθαρμένων ἀνὰ ◁ δ΄. ὕδατι φυράσας, ἀνάπλαττε τροχί-
σκους καὶ δίδου καθὰ προείρηται.

[Νικηράτου ἔῤῥινον καθαρτικὸν ἰκτερικοῦ, ὅταν τὸ μὲν
ἄλλο σῶμα κατὰ τὴν φύσιν ἔχῃ, οἱ δὲ ὀφθαλμοὶ μένωσιν
ὠχροί.] Δίδου ἐν βαλανείῳ ὄξους δριμυτάτου κοχλιάριον ἓν
διὰ τῶν μυκτήρων ἀνέλκειν, ἀποῤῥεῖ χολῶδες πολύ. τοῦ αὐ-
τοῦ. καρδάμου χλωροῦ τὰ ἁπαλὰ φύλλα ἢ λιβανωτίδος χλω-
ρᾶς τὰ ἁπαλώτατα τρίψας καὶ τούτων τὸ ὑγρὸν ἐκθλίψας,
χρῶ καθὰ προείρηται. τοῦ αὐτοῦ. ἐλατήριον μετὰ γάλακτος

manipulum, aquae fextar. vj, afparagorum paluftrium radi-
cum manipulum, praeparato et exhibeto, velut dictum eft.

[*Paftillus ad ictericos, facit et ad hepaticos.*] 4 Amy-
gdalarum amararum mundatarum drach iv, anifi, abfinthii,
utriusque drach. unam, nardi Indicae, afari, utriusque drach.
j, tufa et cribrata aqua fubigito, ac formatis paftillis drach.
j cum vini mulfi cyathis iij non febrientibus dato. *Alius,
quo ufus eft Charixenes.* 4 Afari, abfinthii, utriusque
drach. octo, feminis anifi, foeniculi, feminis apii, amygda-
larum amararum repurgatarum, fingulorum ℈ iv, aqua fub-
ige ac forma paftillos, et exhibe, ut dictum eft.

[*Nicerati errhinum quod morbum regium expurgat,
quando reliquum corpus juxta naturam habuerit, oculi vero
pallidi permanferint.*] Aceti acerrimi cochleare unum in
balneo naribus attrahendum exhibe, detrahit multae bilis
fluxionem. *Ejusdem aliud.* Nafturtii viridis folia tenera aut
rosmarini viridis folia tenerrima terito, et expreffo inde
liquore ut praedictum eft utitor. *Aliud ejusdem.* Elaterium

γυναικείου τρίψας ἐγχυμάτιζε τοὺς μυκτῆρας καὶ κέλευε ἀνα-
σπᾶν. ἄλλο. κυκλαμίνου χυλὸν ὕδατι λειώσας χρῶ καθὰ
προείρηται.

[Τὰ ὑπ᾽ Ἀρχιγένους γεγραμμένα φάρμακα πρὸς ἰκτε-
ρικοὺς ἐν τῷ δευτέρῳ τῶν κατὰ γένος φαρμάκων.] Ἐπὶ δὲ
τῶν ἰκτερικῶν τῇ ἁρμοδίῳ διαίτῃ καὶ διαγωγῇ, διά τε περι-
πάτων ἱκανῶν καὶ πολλῆς τῆς ἐπὶ τοῖς ἀλείμμασι τρίψεως,
ἔτι τε τῶν ξηρῶν πυριῶν, χρῶ καὶ τοῖς ὑπογεγραμμένοις.
φασὶ τοὺς ἐν πυρετοῖς, ἐὰν ἰκτεριῶσιν, ἐσθίοντας τὸν πυῤῥὸν
καρπὸν τῆς κυνοσβάτου ὠφελεῖσθαι παραχρῆμα καλῶς. ὠφε-
λεῖ καὶ τῆς χελιδόνος βοτάνης ὁ χυ(292)λὸς μετ᾽ οἴνου ἢ
ὑδρομέλιτος ποτιζόμενος, ἢ ἀδίαντον ἢ ἐρυθροδάνου ῥίζης
τριώβολον μετὰ μελικράτου δίδου, ἢ στρούθιον μετὰ μέλι-
τος ἐκλειχέτωσαν, ἢ ἄρκτου χολῆς· ὅσον κύαθον δίδου πίνειν,
ἢ ὑπερικοῦ γο α΄. πότιζε μετ᾽ οἰνομέλιτος, ἢ μελικράτου
κύαθον α΄. ἢ ἑλξίνης ἀφέψημα ἐπὶ ἡμέρας ε΄ ἢ στ΄ μετ᾽
οἰνομέλιτος, ἢ κυνείας λευκῆς γο β΄· μετὰ μέλιτος γο γ΄. ἐπὶ
ἡμέρας γ΄. δίδου πίνειν, ἢ τοὺς ἀπὸ τῶν πετρῶν λειχῆνας

cum lacte muliebri tritum naribus infundito et attrahere
jubeto. *Aliud.* Cyclamini fuccum ex aqua diffolutum, utere
ficuti dictum eft.

[*Quae medicamenta Archigenes ad ictericos confcri-
pfit in fecundo medicamentorum fecundum genus.*] Ad
ictericos convenienti diaeta et ductu per frequentes deam-
bulationes et multa unguentorum frictione utaris, amplius-
que fomentis ficcis et fubfcriptis medicamentis. Ajunt eos,
qui in febribus morbum regium incidunt, rubi canini fulvo
fructu comefto ftatim probe juvari. Auxiliatur et chelido-
niae herbae fuccus cum vino aut aqua mulfa potatus, aut
adiantum vel rubiae radicis obol. iij cum aqua mulfa ex-
hibe. Aut ftruthion cum melle delingant. Aut fellis urfini
cyathum bibendum dato. Aut hyperici ʒ j ex vino mulfo
propinato, vel aquae mulfae cyatho uno. Aut helxinae de-
coctum ad dies v vel vj cum vino mulfo. Aut ftercoris
canini albi fextantem cum mellis quadrante ad triduum bi-
bendum dato. Aut iichenas in petris nafcentes cum aqua

Ed. Chart. XIII. [597.]   Ed. Baf. II. (292.)

πότιζε μεθ᾽ ὑδρομέλιτος, ἢ λειχῆνος τοῦ ἐπὶ τοῖς κεράμοις
ἢ λίθοις γινομένου ◁ α᾽. ἐν ἀκράτῳ πότιζε, ἢ κάρδαμον
σὺν ἐλαίου κυάθῳ ἑνὶ δὸς πιεῖν. εἰς δὲ τοὺς ῥώθωνας τὴν
ῥίζαν αὐτοῦ ἔμβαλλε, ἢ ἀψινθίου κοχλιάρια δ᾽. ἀνίσου κο-
χλιάρια γ᾽. δίδου ὀξυμέλιτος ἢ ὀξυλαπάθου, ἢ λαπάθου ῥί-
ζης λείας ὀξύβαφον δίδου μεθ᾽ ὑδρομέλιτος. ἐὰν δὲ μὴ πυ-
ρέσσοι, μετ᾽ οἴνου ἢ ὀξυμέλιτος, ἢ ἀδιάντου καὶ ἡδυόσμου
καὶ ἐρυθροδάνου ἴσον ζέσας ἐν ὕδατι δίδου πιεῖν κοτύλην α᾽.
ἐν ἡλίῳ ἡλιασμένῳ ἐπὶ πολὺ καὶ δεδιψηκότι καὶ πνευμα-
τιῶντι, ἵνα πιὼν ἱδρώσῃ, εὐθέως μεταβάλλει τὸ χρῶμα, ἢ
ἀδιάντου καὶ σμύρνης τὸ ἥμισυ νήστει λελουμένῳ δίδου ἐν
οἴνου κοτύλης ἡμίσει, ἢ λαγωοῦ πητύαν μετὰ ἀκράτου, ἐπὶ
ἡμέρας ε᾽ ἢ στ᾽ δίδου, ἢ σκολοπενδρίου ◁ δ᾽. ἐν οἴνῳ δί-
δου νήστει, ἐπὶ ἡμέρας ε᾽ ἢ στ᾽. ἢ ἡδύοσμον καὶ ἐρυθρόδα-
νον καὶ ἀδίαντον, ἴσα πότιζε μεθ᾽ ὕδατος κυάθων β᾽. ἢ τεύ-
τλου φύλλων ὠμῶν ◁ στ᾽. σμύρνης ὀβολοὺς δύο μετὰ μελι-
κράτου νῆστιν πότιζε, ἢ προλούσας ἐπιμελῶς νήστει δίδου

mulfa propina. Aut lichenis in tegulis vel lapidibus nafcen-
tis ʒ j ex meraco propina. Aut nafturtium cum olei cya-
tho uno bibendum praebeto, radicem vero ejus in nares
indito. Aut abfinthii cochlearia iv, anifi cochlearia iij ex-
hibeto ex aceto mulfo. Aut oxylapathi five lapathi radicis
tritae acetabulum dato ex aqua mulfa, fi non febriat, cum
vino aut vino mulfo. Aut adianti et menthae et rubiae
parem menfuram in aqua fervefacito et heminam inde bi-
bendam exhibeto, diutius ad folem infolato ac fitienti et
anhelofo, quo poft acceptum potum exudet, ftatim trans-
mutat colorem. Aut adianti et myrrhae ejus dimidium, je-
juno a balneo exhibeto in vini hemina dimidia. Aut lepo-
ris coagulum cum meraco ad dies quinque vel fex prae-
beto. Aut fcolopendrii ʒ iv jejunis ex vino ad dies quin-
que vel fex dato. Aut menthae et rubiae ac adianti aequas
portiones cum aquae cyathis duobus propinato. Aut betae
foliorum crudorum ʒ vj, myrrhae obol. ij cum aqua mulfa
jejunis exhibeto, ac praelotis ac jejunis cum vini hemina

μετ᾽ οἴνου κοτύλης ἥμισυ, ἢ ⵗ ἀδιάντου ⲁ᾽. σμύρνης ⲏ᾽·
ἡδυόσμου ⲁ᾽. ὕδατος κοτύλας δύο, ἕψε μέχρι τὸ ἥμισυ
λειφθῇ, εἶτα περιπατήσαντα πολλὰ τρίψας εὖ μάλα, ἔτι με-
τεωροτέρου τοῦ πνεύματος ὄντος δὸς πιεῖν. τοῦτο ποίει ἐπὶ
ἡμέρας δύο. [598] ἢ ἐρεβίνθους τοὺς ὀροβίας ἐξαιθριάσας
ἐν ὕδατι, δὸς τοῦ ὕδατος πίνειν καὶ τοὺς ἐρεβίνθους ἐπι-
φαγεῖν πρωῒ καὶ δείλης, εἶτα τρεῖς ἡμέρας ἀψίνθιον ἐν με-
λικράτῳ πινέτωσαν. ἢ κυκλαμίνου χυλῷ διὰ ῥινὸς καθάρας
λοῦε, ἢ τὴν λεγομένην ὀρόντιον βοτάνην πολλὴν καθεψήσας
ἢ ἀφεψήσας, λοῦε τῷ ἀφεψήματι καὶ καταστήσεις εὐθέως γί-
νεσθαι τὸ ὕδωρ χλωρόν. ἢ τὴν ὑπὸ τὴν γλῶσσαν τέμνε
φλέβα. εἰ δὲ πρὸς μηδὲν τούτων ὑπείκοι, τότε τῷ διὰ σκαμ-
μωνίας καὶ ἀκριβοῦς διαίτης αὐτοὺς ἀκτέον καὶ ἐπὶ τούτῳ
ἐπὶ γυμνάσια ἀπολυτέον.

Κεφ. β᾽. [Περὶ σπληνός] Ὅτι πάντα τὰ μόρια τὸν
οἰκεῖον ἑαυτοῖς ἐκ τῶν φλεβῶν ἕλκει χυμὸν ἐν τοῖς τῶν
φυσικῶν δυνάμεων ὑπομνήμασι μεμαθηκότες, ἐν οἷς καὶ ὅτι
τὴν οἷον ἰλὺν τοῦ αἵματος, ἐξ ἧς ἡ μέλαινα γεννᾶται χολή,

dimidia dato. Aut ⵗ adianti ℥ j, myrrhae ℥ viij, menthae
℥ j, in aquae heminis duabus coquito, donec medietas fu-
perfit, deinde ubi plurimum deambulaverit, probe fricato
et fpiritu adhuc fublimiore exiftente bibendam dato, hoc
ad biduum facito. Aut cicer ervinum in aqua fub dio per
noctem exponito, aquamque bibendam dato et cicer infu-
per comedendum mane ac vefperi, inde vero per triduum
abfinthium ex aqua mulfa bibant. Aut cum cyclamini fucco
purgatis naribus lavato. Aut herbam orontium appellatam
coquito et cum decocto lavato et decoctum confeftim viride
reddes. Aut venam fub lingua fecato. Quod fi ad nullum
horum auxiliorum malum cedat, expurgatione per fcam-
moniam et exquifita diaeta utantur, atque ita ad exercitia
progrediantur.

Cap. II. [De fplenis affectionibus.] Quod omnes
corporis partes familiarem fibi ipfis ex venis trahant hu-
morem in commentariis de naturalibus facultatibus edocti,
in iisdemque etiam, quod velut faecem fanguinis, ex qua

Ed. Chart. XIII. [598.]   Ed. Baf. II. (292.)

τὸ σπλάγχνον τοῦτο τὴν τροφὴν ἔχει. πρὸς αὐτοῖς δὲ ἀνα-
μνησθέντες καὶ ὅσα κατὰ τὴν θεραπευτικὴν μέθοδον εἴρη-
ται περὶ σπληνὸς, ὁμοίως ἀκολουθήσετε τοῖς νῦν λεχθησο-
μένοις, ὧν τὸ πρῶτον καὶ κυριώτατόν ᾿ἐστι τὸ ὅτι τάχιστα
τὸ σπλάγχνον τοῦτο σκιῤῥοῦσθαι πέφυκε τοῦ κατὰ τὰς
φλέβας αὐτοῦ σφηνωθέντος αἵματος, οὔτε ἐκκριθῆναι διὰ
τὸ πάχος οὔτε διαφορηθῆναι ῥᾳδίως δυναμένου. λεπτυνόν-
των οὖν χρῄζει φαρμάκων ἄνευ θερμότητος ἐπιφανοῦς, ὅπως
μὴ παχυνθείη σφοδρότερον ὁ ἐσφηνωμένος ἐν αὐτῷ παχὺς
χυμός. ὅπως δ᾽ αὐτῷ φυλάττοιντο τὰ τῆς ἐνεργείας, ἐπιμί-
γνυται τούτοις τι καὶ τῶν αὐστηρῶν, ὁποῖόν ἐστι καὶ τὸ
τῶν στυφόντων γένος. ἐμάθετε γὰρ ἐν τοῖς περὶ τῶν φυσι-
κῶν δυνάμεων λόγοις, ὅτι πάντων τῶν μορίων, ἕνεκα τῆς
ἑαυτοῦ διαμονῆς ἐχόντων δυνάμεις, τήν τε τῶν οἰκείων ἑλκτι-
κὴν καὶ τὴν τῶν ἀλλοτρίων ἀποκριτικὴν καὶ δηλονότι καὶ
τὴν ὁμοιωτικὴν ἑαυτοῖς ὧν ἂν ἕλξωσιν, ἐνίοις αὐτῶν ὑπάρ-
χει κατὰ συμβεβηκὸς ὠφελεῖν μεγάλα τὸ σύμπαν σῶμα. τῶν
τοιούτων δέ ἐστι καὶ ὁ σπλήν, ἕλκων εἰς ἑαυτὸν ἐκ τοῦ

atra gignitur bilis, hoc viſcus alimentum habet inſtituti, et
ultra haec memoria tenentes ea, quae in curandi methodo
de ſplene ſunt dicta, facile aſſequemini ea, quae nunc re-
ferentur. Quorum primum et principaliſſimum hoc eſt, quod
hoc viſcus a natura celerrime indurari ſoleat, ſanguine ni-
mirum in venis ipſius obturato et ob craſſitudinem neque
excerni neque diſcuti facile potente. Attenuantibus igitur
opus habet medicamentis citra manifeſtam caliditatem, ut
ne vehementius incraſſeſcat ſuccus craſſus in ipſo coerci-
tus; quo vero actiones ipſius conſerventur ex auſteris ali-
quid his admiſcetur, quale eſt etiam aſtringentium genus.
Didiciſtis enim in naturalium facultatum commentariis, quod
quum omnes partes ſuae conſervationis gratia habeant fa-
cultates tum familiarium attractoriam tum alienorum ex-
pulſoriam, itemque aſſimilatricem ſibi ipſis eorum quae at-
traxerint, aliquibus ipſarum inſuper ineſt per accidens ma-
gnopere juvare totum corpus. Ex horum genere eſt et lien

ήπατος τὴν οἷον τρύγα τοῦ αἵματος, ὥσπερ ἡ μὲν ἐπὶ τοῦ
ἥπατος κύστις τὴν χολὴν, οἱ δὲ νεφροὶ τὸ οὖρον. ἐὰν οὖν
ἀτονήσας ἀδυνατῇ πρὸς ἑαυτὸν ἕλκειν τὸ τοιοῦτον αἷμα,
κακοχυμία ἅπαντι τῷ σώματι προστρίβεται. διὰ τοῦτο οὖν
αὐτοῦ δεῖ φυλάττεσθαι τὸν φυσικὸν τόνον, ὅπως ἕλκῃ τὴν
προσήκουσαν αὐτῷ τροφήν, ὑφ᾽ ἧς ἐνεργείας εἰς εὐχυμίαν
τῷ παντὶ σώματι συντελεῖ, τά τε ἐν αὐτῷ γεννηθέντα πε-
ριττώματα καταπέμπειν εἰς τὴν γαστέρα δύναται, μετὰ τῶν
τῆς τροφῆς περιττῶν ἐκκριθησόμενα. διὰ τοῦτο οὖν αὐτῷ
τά τε πάνυ πικρὰ φάρμακα προσφέρομεν, ἔνιά τε μίγνυμεν
αὐτοῖς τῶν αὐστηρῶν. εἰς δὲ ὕλην χρήσιμον ἢ κηρωμάτων
τε καὶ μαλαγμάτων ποίησιν ἔνια προστίθεμεν, ὁποῖόν ἐστι
φάρμακον ὅ τε κηρὸς καὶ ἡ ῥητίνη καὶ πίττα καὶ ἄσφαλτος
ὅσα τε ἄλλα τοιαῦτα. κατὰ πρῶτον δὲ λόγον ὄξος τε καὶ
ὀξύμελι χρήσιμα τῷ σπλάγχνῳ, τέμνειν τε καὶ λεπτύνειν τοὺς
παχεῖς χυμοὺς δυνάμενα χωρὶς τοῦ θερμαίνειν. ὥσπερ οὖν
ἐπὶ τῶν ἄλλων μορίων, ὅσα διὰ καταπλασμάτων ἢ ὑγρῶν

qui ex hepate in fe ipfum velut faecem fanguinis trahit,
quemadmodum vefica in hepate bilem et renes urinam. Si
igitur prae imbecillitate ejusmodi fanguinem ad fefe trahere
non poteft, vitiofus humor univerfo corpori afficatur. Ob
id itaque naturalem ipfius firmitatem cuftodire oportet, quo
conveniens fibi alimentum attrahat, per quam actionem
univerfo corpori ad humorum bonitatem confert et gene-
rata in ipfo recrementa in ventrem demittere poteft, una
cum ciborum recrementis excernenda. Ea gratia igitur valde
amara medicamenta ipfi offerimus, quaedamque ipfis ex au-
fteris mifcemus. Quaedam vero ad materiam commoda ad
ceratorum videlicet et malagmatum praeparationem appo-
nimus, quale medicamentum eft cera et refina et pix et
bitumen et quaecunque alia hujuscemodi. Juxta primam
autem rationem acetum et acetum mulfum vifceri com-
moda funt, utpote incidere et attenuare craffos humores
potentia citra calefactionem. Quemadmodum igitur in aliis
partibus ea quae per cataplasmata aut liquida medicamenta

Ed. Chart. XIII. [598. 599.]   Ed. Baf. II. (292.)

φαρμάκων ἐπιθέσεως ἢ καταντλήσεως ὠφελεῖ, καθ' ἑτέραν
εἴρηται πραγματείαν, οὕτως καὶ νῦν ἐάσας τὰ τοὺς φλε-
γμαίνοντας ὠφελοῦντα σπλῆνας μόνων μνημονεύσω τῶν
τοῖς σκιῤῥουμένοις ἁρμοζόντων, ὃ κἂν ταῖς φαρμακίτισι βί-
βλοις οἱ πρὸ ἐμοῦ τὴν γραφὴν ἐποιήσαντο, καλοῦντες ἰδίως
σπληνικοὺς τοὺς ἐν σκιῤῥώδει διαθέσει τὸν σπλῆνα ἔχοντας.

[599] [Τὰ ὑπ' Ἀνδρομάχου γεγραμμένα ποτὰ φάρ
μακα πρὸς σπληνικοὺς κατὰ λέξιν οὕτω.] Πότημα πρὸς σπλη-
νικοὺς Ἀντιπάτρου, ὡς Νεῖλος. ⅍ μυροβαλάνου σαρκὸς
◁ γ'. ἡμιονίτιδος βοτάνης, ἣν οἱ μὲν ἄσπληνον, οἱ δὲ σκο-
λοπένδριον λέγουσι, ◁ στ'. καππάρεως ῥίζης φλοιοῦ ◁ δ'.
κόστου ◁ δ'. χαμαίδρυος ◁ στ'. πολίου ◁ γ'. κοτυληδόνος
ῥίζης ◁ β'. κισσοῦ μέλανος τῶν κορύμβων κόκκους κέ. ἀμ-
μωνιακοῦ θυμιάματος ◁ δ'. ὑπερικοῦ καρποῦ ◁ β'. χαλβά-
νης ◁ β'. περικλυμένου καρποῦ ◁ α'. ἢ τῆς ῥίζης ◁ γ'. καρ-
δάμου μέλανος ◁ α' S''. σκίλλης καρποῦ ὀποῦ ◁ ιστ'
ἐν ὀξυμέλιτι δίδου ὀβολοὺς β'. ἄλλο σπληνικοῖς πότιμον.
⅍ βαλάνου μυρεψικῆς ◁ δ'. κισσοῦ λευκοῦ κόκκους κδ'.

impofita aut affufa fotu auxiliantur, in alio opere relata
funt, ita et nunc relictis his, quae inflammato fpleni con-
ferunt, eorum folum mentionem faciam, quae indurato vi-
fceri opitulantur, quod ipfum etiam in medicamentariis li-
bris fecerunt qui ante me fcripferunt, proprie eos fple-
nicos appellantes qui induratam fplenis affectionem habent.
[*Medicamenta potabilia ab Andromacho ad fpleni-
cos confcripta ad verbum fic habent.*] *Potio ad fplenicos
Antipatri, ut Nilus.* ⅍ Carnis myrobalani drach. iij, he-
mionitidis herbae, quam quidam afplenum, quidam fcolopen-
drium dicunt drach. vj, corticis radicis capparis drach. iv,
cofti drach. iv, chamaedryos drach. vj, polii drach. tres,
radicis cotyledonis ℥ ij, corymborum hederae nigrae grana
xxv, ammoniaci thymiamatis drach. iv, feminis hyperici
drach. ij, galbani drach. ij, feminis periclymeni drach. j
aut radicis drach. iij, nafturtii nigri ℥ j ß, fucci fructus
fcillae drach. xvj. Dantur oboli duo in aceto mulfo. *Aliud
fplenicis potabile.* ⅍ Glandis unguentariae drach. iv, he-

Ed. Chart. XIII. [599] Ed. Baſ. II. (292. 293.)

κόστου ∠ β'. περικλυμένου σπέρματος ∠ β'. ὑπερικοῦ ∠ α'. ἐν ἄλλαις ∠ δ'. χαλβάνης ∠ α'. ὀβολοὺς β'. καρδάμου ∠ δ'. ἀναλάμβανε σκίλλης ἑφθῷ χυλῷ, δίδου κύαθον Ἑλληνικὸν δι' ὀξυμέλιτος. ἄλλο. ℞ μυροβαλάνου σαρσὸς ∠ γ'. ὑπερικοῦ ∠ στ'. περικλυμένου καρποῦ ∠ στ'. δαύκου ῥίζης ∠ στ'. ἐρυθροδάνου, ἀκόρου, φοῦ Ποντικοῦ, κρόκου ἀνὰ ∠ στ'. σχοίνου ∠ γ'. μήου ∠ στ'. καρδάμου, χαμαιπίτυος, καππάρεως ῥίζης ἀνὰ ∠ στ'. πολίου ∠ στ'. οἱ δὲ ∠ γ'. ἀμμωνιακοῦ θυμιάματος ∠ γ'. ὀξυμέλιτος ἀναλάμβανε τροχίσκους ἀνὰ ὀβολοὺς β'. καὶ δίδου ἐν ὀξυμέλιτι ἕνα. ποιεῖ δὲ καὶ πρὸς ἡπατικοὺς καὶ ὑδρωπικούς. ἄλλο ποιεῖ σπληνικοῖς. ℞ χαμαίδρυος ∠ δ'. πολίου ∠ ε'. χαμαιπίτυος ∠ δ'. ἐρυθροδάνου ∠ ε'. ἀμμωνιακοῦ θυμιάματος ∠ γ'. ἀρτεμισίας ∠ γ'. μυροβαλάνου ∠ δ'. καππάρεως ῥίζης φλοιοῦ ∠ γ'. ἀριστολοχίας ∠ στ'. τραγακάνθης ∠ β'. ὕδατι ἀναλάμβανε τρο-(293)χίσκους τριωβολιαίους, δίδου ἐν ὀξυμέλιτι.

[Ἄλλο εὐστόμαχον. χρῶ δὲ πρὸς πᾶσαν διάθεσιν

derae albae grana xxiv, coſti drach. ij, ſeminis periclymeni drach. ij, hyperici drach. j, alii drach. iv, galbani drach. j, obolos ij, naſturtii drach. iv, excipe ſucco ſcillae cocto. Dato ſabam Graecam in aceto mulſo. *Aliud.* ℞ Carnis myrobalani ʒ iij, hyperici ʒ vj, ſeminis periclymeni ʒ vj, radicis dauci ʒ vj, rubiae, acori, phu Pontici, croci, ſingulorum ʒ vj, junci odorati ʒ iij, mei drach. vj, naſturtii, chamaepityos, radicis capparis, ſingulorum drach. vj, polii drach. vj, alii drach. iij, ammoniaci thymiamatis drach. iij, cum aceto mulſo paſtillos duorum obolorum ponderis formato et unum in aceto mulſo dato. Facit et ad hepaticos et hydropicos. *Aliud, facit ad ſplenicos.* ℞ Trixaginis drach. iv, polii drach. v, chamaepityos drach. iv, rubiae drach. v, ammoniaci thymiamatis ʒ iij, artemiſiae drach. iij, myrobalani drach. iv, corticis radicis capparis drach. iij, ariſtolochiae drach. vj, tragacanthae drach. duas, cum aqua in paſtillos triobolares redigito ac dato ex aceto mulſo.

[*Aliud ſtomacho commodum. Utere etiam ad omnem*

σπληνός. ποιεῖ δὲ πρὸς σπάσματα, πνευματώσεις καὶ πρὸς
γυναικεῖα πάθη.] ♃ Σμύρνης ⊰ δ'. νάρδου Ἰνδικῆς ⊰ δ'.
καππάρεως ῥίζης φλοιοῦ ⊰ δ'. κόστου ⊰ έ. πάνακος ῥίζης
⊰ δ'. πευκεδάνου ῥίζης ⊰ δ'. δικτάμνου ⊰ δ'. πολίου ⊰ β'.
περικλυμένου ῥίζης φλοιοῦ ⊰ δ'. ἐρυθροδάνου ⊰ γ' S''. ἀμ-
μωνιακοῦ θυμιάματος ⊰ δ' S''. ἔνιοι καὶ ἴρεως ⊰ δ' S''.
ὀξυμέλιτι ἀναλάμβανε, δίδου ὀβολοὺς δύο ἐν ὀξυμέλιτι. ἄλλο
σπληνικοῖς, ὀρθοπνοϊκοῖς. ♃ στρουθίου, σκίλλης ὀπτῆς, πά-
νακος, καππάρεως ῥίζης ἀνὰ ⊰ έ. κροκομάγματος ⊰ β' S''.
ὄξει ἀναλάμβανε, δίδου ἐν ὀξυμέλιτι σκιλλητικῷ. ἄλλο. ♃
στρουθίου, καππάρεως ῥίζης φλοιοῦ, χαμαίδρυος, πάνακος
ἀνὰ ⊰ ι'. μυρίκης καρποῦ ⊰ γ'. ὄξει σκιλλητικῷ ἀναλάμ-
βανε καὶ ⊰ α'. δίδου ἐν ὀξυμέλιτι σκιλλητικῷ.

[Τὰ ὑπ᾿ Ἀσκληπιάδου γεγραμμένα ποτὰ φάρμακα
πρὸς σπλῆνα.] Κυνογλώσσου χειροπληθὲς λαβὼν τρῖβε μετ᾿
οἴνου κυάθων γ'. καὶ τὸ ὑγρὸν ἐκθλίψας, δίδου πίνειν πρὸ
τροφῆς, ποιεῖ καὶ ὁ χυλὸς κατ᾿ ἰδίαν. αἴρειν δὲ δεῖ τὴν βο-

---

affectionem fplenis, facit et ad convulfa, inflata et vitia
muliebria.] ♃ Myrrhae drach. iv, nardi Indicae drach. iv,
corticis radicis capparis drach. iv, cofti drach. v, radicis
panacis drach. iv, radicis peucedani ℨ iv, dictamni ℨ iv,
polii drach. duàs, corticis radicis periclymeni ℨ iv, rubiae
ℨ iij ß, ammoniaci thymiamatis ℨ iv ß, aliqui etiam iridis
drach. iv et dimidiam, excipe aceto mulfo, praebe obolos
duos in aceto mulfo. *Aliud fplenicis, orthopnoicis.* ♃ Stru-
thii, fcillae affatae, panacis, radicis capparis, fingulorum
drach. v, crocomagmatis drach. ij et dimidiam, excipe aceto
et praebe in aceto fcillitico. *Aliud.* ♃ Struthii, corticis
radicis capparis, trixaginis, panacis, fingulorum drach. x,
fructus myricae drach. iij, excipe aceto fcillitico et drach. j
ex aceto fcillitico exhibeto.

[*Medicamenta potabilia ab Afclepiade ad fplenem
confcripta.*] Cynoglofli manipulum cum vini cyathis iij
terito et expreffum liquorem ante cibum bibendum dato,
facit et fuccus per fe. Colligere autem oportet herbam fi-

Ed. Chart. XIII. [599. 600.]　　　　　　Ed. Baf. II. (293.)

τάνην εὐωνύμῳ χειρὶ πρὶν ἡλίου ἀνατολῆς. ἄλλο. χαμαίδρυος
χειροπληθὲς ἀφέψας μετ᾽ οἴνου ξε. α΄. καὶ τὸ ὑγρὸν ἐκθλί-
ψας ἀπόθου καὶ δίδου κυάθους δύο πρὸ τροφῆς. καταπλα-
στὸν σπληνικοῖς. μυρίκης καρπὸν κόψας καὶ σήσας ἀπόθου.
ἐπὶ δὲ τῆς χρήσεως, δίδου κοχλιάρια β΄. μετ᾽ ὀξυμέλιτος κε-
κραμένου κυάθων τριᾶν. ἢ βοτάνην τὴν λεγομένην πελαρ-
γῖτιν κόψας καὶ [600] σήσας δίδου καθὰ προείρηται. ἄλλο.
ὀνάγρου ἢ ἵππου ἀγρίου σπλῆνα ξηράνας κόψε ἀπόθου καὶ
δίδου κοχλιάρια β΄. μετ᾽ οἴνου κεκραμένου κυάθων τριῶν.
καταπότιον σπληνικοῖς. κισσοῦ λευκοῦ τῶν κορύμβων δίδου
κόκκους γ΄. καὶ ὀξυμέλιτος ἐπιπίνειν κυάθους γ΄. Ἀνδρέου
τὸ παιόνιον. μυρίκης τὸν καρπὸν κόψας καὶ σήσας ἀνα-
λάμβανε χαλβάνῃ καὶ ποίει καταπότια καὶ δίδου πρὸς δύναμιν.

[Τροχίσκος σπληνικὸς, ὑπεκτήκει τὸν ὄγκον.] ♃ Ἐρεί-
κης καρποῦ < δ΄. πεπέρεως λευκοῦ, νάρδου Συριακῆς, ἀμ-
μωνιακοῦ θυμιάματος ἀνὰ < β΄. τὰ ξηρὰ κόπτεται καὶ σή-
θεται· τὸ δὲ ἀμμωνιακὸν ὄξει σκιλλητικώδει διαλύεται καὶ

niftra manu ante folis exortum. *Aliud.* Trixaginis manipu-
lum cum vini fextario uno coquito et expreffum liquorem
reponito, atque ex eo cyathos ij ante cibum dato. *Aliud
medicamentum infperfile fplenicis.* Myricae fructum tufum
et cribratum reponito, ufus vero tempore cochlearia duo
cum aceti mulfi diluti cyathis tribus dato. Aut herbam pe-
largitin appellatam tufam ac cribratam dato, ut praedictum
eft. *Aliud.* Afini aut equi filveftris lienem ficcatum tun-
dito ac reponito, et cochlearia duo cum vini diluti cyathis
tribus exhibeto. *Catapotium fplenicis.* Corymborum hede-
rae albae grana tria devoranda praebe et aceti mulfi cya-
thos iij infuper bibendos. *Catapotium Andreae, paeonium
dictum.* Myricae fructum tufum et cribratum galbano ex-
cipe et in catapotia redige, eaque pro viribus exhibe.

[*Paftillus fplenicus tumorem eliquat.*] ♃ Fructus
ericae drach. quatuor, piperis albi, nardi Syriacae, ammo-
niaci thymiamatis, fingulorum drach. duas, arida tundun-
tur et cribrantur, ammoniacum aceto fcillitico diffolvitur

τοῖς ξηροῖς ἐπιβαλλόμενον ἀναπλάττεται καὶ γίγνονται τρο-
χίσκοι ἀνὰ < α΄. ἄγοντες, δίδοται < α΄. καὶ ὀξυμέλιτος κύ-
αθοι γ΄. ὁ δοὺς τὸ φάρμακον ἔλεγε πεποτηκέναι δελφά-
κιον ἐπὶ ἡμέρας τρεῖς. μετὰ δὲ ταῦτα τὸ δελφάκιον ἀνατμη-
θὲν ἄσπληνον εὑρεθῆναι.

[Ἄλλο ὑπεκτήκει τὸν ὄγκον.] ⨆ Ἀμμωνιακοῦ θυμιά-
ματος, βάτου φύλλων τῶν ἁπαλωτάτων ἀνὰ < η΄. καππά-
ρεως φλοιοῦ < δ΄. μυρίκης καρποῦ, βοτάνης ἀσπλήνου, λε-
γομένης σκολοπενδρίου ἢ ἡμιονίτιδος ἀνὰ < β΄. σκίλλης
ὀπτῆς κεκαθαρμένης τοῦ πυρῆνος, πεπέρεως λευκοῦ ἀνὰ < β΄.
ὕδατι ἀναλάμβανε καὶ ἀνάπλαττε τροχίσκους καὶ δίδου < α΄.
μετ᾽ ὀξυμέλιτος κυάθων γ΄. Χρυσέρμου σπληνικοῖς, ὑδρω-
πικοῖς. ἔστι δὲ καὶ διουρητικοῖς ἀγαθὴ, κοιλίας μαλακική.
σκίλλαν εὐμεγέθη πηλῷ περιπλάσας, ὄπτα καὶ περίελε τὸν
φλοιὸν καὶ τοῦ πυθμένος τὸ σκληρὸν, τοῦ δὲ πυρῆνος λα-
βὼν λίτρας β΄. δαύκου σπέρματος ὀξύβαφον, ὅ ἐστιν γο α΄.
ἀνίσου, σεσέλεως, πάνακος ῥίζης, ἴρεως, ἑκάστου ἴσον, κνί-

et aridis additum in paſtillos cogitur. Fiunt autem paſtilli
drachmae pondere, daturque drachma una ex aceti mulſi
cyathis tribus. Qui medicamentum hoc tradidit, dixit por-
cellum ad triduum hoc bibiſſe et poſtea refectum ſine liene
inventum eſſe.

[*Aliud ſplenem tumentem eliquans et conſumens.*]
⨆ Ammoniaci thymiamatis, foliorum rubi tenerrimorum,
utrorumque drach. viij, corticis capparis drach. iv, myri-
cae fructus, herbae aſpleni, quae et ſcolopendrium et he-
mionitis dicitur, utriusque drach. ij, nuclei ſcillae aſſatae et
purgatae, piperis albi, utriusque drach. ij, excipe aqua et
redige in paſtillos, atque exhibe drach. unam cum aceti
mulſi cyathis tribus. *Chryſermi paſtillus, ſplenicis, hy-
dropicis, ciet urinam, mollit alvum.* Scillam magnam luto
oblitam affato et corticem detrahito, ac quod ad fundum
eſt durum, ex nucleo vero libras duas accipito, ſeminis
dauci drach. viij, hoc eſt ℥ j, aniſi, ſeſeleos, radicis panacis,
iridis, ſingulorum tautundem, ſeminis urticae, baccarum

δης σπέρματος, κεδρίδων ἀνὰ < ιβ'. σμύρνης < δ'. ὀρόβων
ἀληλεσμένων χοίνικα, οἴνου εὐώδους ὅσον ἔξαρκεῖ, φυράσας
ἀνάπλαττε τροχίσκους. ἔχει δὲ καὶ τραγακάνθης μνᾶς δ'. ἡ
δόσις < α'. μετ' ὀξυμέλιτος τριῶν κυάθων. ἄλλο. Εὐγηρα-
σίας. 4 σκίλλης ὀπτῆς κεκαθαρμένης μνᾶς δύο, βρυωνίας
ῥίζης μνᾶς η'. πεπέρεως λευκοῦ τὸ ἴσον, πετροσελίνου τὸ
ἴσον, δαύκου Κρητικοῦ σπέρματος τὸ ἴσον, ὀρόβων ἀληλε-
σμένων τὸ ἴσον, κεδρίδων ξε. στ'. ἐχέτω δὲ ὄξους γο η'. ἴρεως,
πάνακος ῥίζης, σμύρνης ἀνὰ γο γ'. οἴνου Φαλερίνου εἰς
ἀνάληψιν ὅσον ἔξαρκεῖ, ἀνάπλαττε τροχίσκου καὶ ξήραινε
ἐν σκιᾷ, δίδου < α'. μετ' οἴνου κεκραμένου κυάθων γ'.

[Ἐπιθέματα καὶ ἔμπλαστρα τοῦ αὐτοῦ Ἀσκληπιάδου
πρὸς τὰς προσφάτους τοῦ σπληνὸς φλεγμονάς.] 4 Δέν-
δρου ἀκτῆς τῶν ἁπαλωτάτων φύλλων λίτρας γ'. ἀλόης λί-
τραν α'. σκεύαζε δι' ὄξους καὶ εἰς ὀθόνιον ἐμπλάσας ἐπι-
τίθει. ἄλλο. 4 ἐρείκης καρποῦ γο στ'. χαλβάνης λίτραν α'.
ἔνιοι γο στ'. τὸν καρπὸν κόπτε καὶ σῆθε καὶ οὕτως ἐπί-

cedri, utrorumque drach. duas, myrrhae drach. iv, ervi
moliti choenicem, vini odorati quod ſatis eſt, ſubacta in pa-
ſtillos redigito, habet autem et tragacanthae minas quatuor.
Datur drach. una cum aceti mulſi cyathis iij. *Aliud Euge-
raſiae.* 4 Scillae aſſatae depuratae minas duas, radicis
bryoniae minas viij, piperis albi tantundem, petroſelini
tantundem, ſeminis dauci Cretici tantundem, ervi moliti
tantundem, cedridum ſextarios ſex, habeat vero ſextarius
uncias octo, iridis, radicis panacis, myrrhae, ſingulorum
quadrantem, vini Falerni quantum ſatis eſt his in paſtil-
los cogendis. Formatos autem paſtillos in umbra reſicca
et unciam unam cum vini diluti cyathis iij exhibe.

[*Epithemata et emplaſtra ejusdem Aſclepiadae ad
recentes ſplenis inflammationes.*] 4 Foliorum tenerrimo-
rum arboris ſambuci lib. iij, aloës lib. j, cum aceto ſubi-
gito, et linteolo inſarta imponito. *Aliud.* 4 Ericae fructus
ſemiſſem, galbani lib. j, alii ſemiſſem, fructum tundito ac

βαλον την χαλβάνην και μίξας φιλοπόνως, εἰς ὀθόνιον ἐπι-
τίθει ἐμπλάσας.

[Τὸ τοῦ Ἰδιώτου φάρμακον ἐπιτετευγμένον.] ♃ Ἰξοῦ
δρυΐνου λίτραν α΄. ἀσβέστου λίτραν α΄. τὸν ἰξὸν βαλὼν εἰς
ἄγγος κεραμεοῦν καὶ θεὶς ἐπ᾽ ἀνθράκων, ἔα διαλύεσθαι·
ὅταν δὲ διαλυθῇ κατάπασσε τὴν ἄσβεστον καὶ μίξας καὶ
θερμὸν ἐμπλάσας εἰς δέρμα λευκὸν ἐπιτίθει. δεῖ δὲ καὶ συλ-
λούεσθαι [601] τῷ φαρμάκῳ καὶ οὕτως ἐᾷν ἕως αὐτόματον
ἀποπέσῃ. φροντίζειν δὲ δεῖ, ὥστε τὰ ἀφιστάμενα μέρη τοῦ
σπληνὸς ἀποκόπτειν. ἄλλο. ♃ ἰξοῦ δρυΐνου λίτραν α΄. ἀσβέ-
στου γο α΄. λίθου Ἀσίου τοῦ ἄνθους γο δ΄. κεδρίας γο α΄.
σκεύαζε κατὰ τρόπον καὶ χρῶ, καθ᾽ ἡμέραν αἴρων τὸ φάρ-
μακον καὶ σπόγγοις ἀποπυριῶν τοὺς τόπους καὶ πάλιν ἐπιρ-
ρίπτων. τὸ φάρμακον οὖρα κινεῖ.

[Μάλαγμα χρυσίζον σφόδρα καλόν.] ♃ Κηροῦ, πιτύι-
νης καὶ φρυκτῆς ἀνὰ λίτρας δύο, ἀρσενικοῦ, στυπτηρίας
σχιστῆς, ἀσβέστου ἀνὰ γο δύο, ὄξους, ἐλαίου ἀνὰ κυάθους
η΄. σκεύαζε κατὰ τρόπον.

cribrato, atque ita galbanum addito ac diligenter mifceto
atque in linteolum impacta imponito.

[*Medicamentum Idiotae accommodatum.*] ♃ Vifci
quercini lib. j, calcis vivae lib. unam, vifcum in vas fictile
conjectum ac prunis appofitum diffolvito, et diffoluto cal-
cem vivam infpergito, mifceto et calidum albae pelli in-
fartum imponito, oportet autem cum adhaerente adhuc me-
dicamento lavari, atque ita finere donec fua fponte cadat.
Curam item habere oportet, ut difparatae fplenii partes
refecentur. *Aliud.* ♃ Vifci quercini lib. j, calcis vivae ℥ j,
floris lapidis Afii trientem, cedriae ℥ j, praeparato pro more
ac utere quotidie auferens medicamentum, fpongiis calidis
fovens locos, rurfusque imponens. Hoc medicamentum uri-
nam movet.

[*Malagma auri colorem referens valde commodum.*]
♃ Cerae, refinae pinus et frictae, fingulorum lib. ij, ar-
fenici, aluminis fciffi, calcis vivae, fingulorum fextantem,
aceti, olei, utriusque cyathos viij, apparato pro more.

Ed. Chart. XIII. [601.]   Ed. Baf. II. (293. 294.)

[*Ἄλλο σφόδρα γενναῖον, ᾧ ἐχρήσατο Ἀνδρόμαχος.*]
♃ Κηροῦ, πιτυΐνης, πίσσης βρυτίας ξηρᾶς ἀνὰ λίτρας δύο,
ἀρσενικοῦ, στυπτηρίας σχιστῆς, ἀσβέστου ἀνὰ γο β'. ὄξους
κυάθους η'. σκεύαζε κατὰ τρόπον, ποιεῖ σπληνικοῖς, ὑδρω-
πικοῖς καὶ πρὸς τὰς ὑποχονδρίων διατάσεις, ποιεῖ ἰσχιαδι-
κοῖς, ἀρθριτικοῖς, ἡμεῖς προεθήκαμεν τῷ φαρμάκῳ σμύρνης
γο β' S''. ἰξοῦ γο δ'.

[*Πρὸς τὰς σκιρρώδεις τοῦ σπληνὸς διαθέσεις. ἐχρήσατο
Τρύφων Γορτυνιάτης.*] ♃ Τήλεως ἀληλεσμένης, νάπυος,
μάννης λιβάνου ἀνὰ ξε. α'. μυροβαλάνου πιέσματος ξε. S''.
νίτρου ἀφροῦ γο γ'. λειότατα ποιήσας καὶ μίξας, ἀναλάμ-
βανε ἀφεψημένῃ κεδρίᾳ, ὥστε ἐμπλάστρου ὑγρᾶς ἔχειν τὸ
πάχος· ἡ χρῆσις ἐν διαλείμματι, ἐπιθεὶς τὸ φάρμακον κατα-
λάμβανε ταινιδίοις. ὁ χρόνος τῆς ἐπιθέσεως πρὸ βαλανείου,
ἐφ' ὅσον οἷόν τέ ἐστι τὸν πάσχοντα φέρειν, ἔπειτα ἐπιδεδε-
μένον εἰσάγειν εἰς τὸ βαλανεῖον καὶ μετὰ τὴν λοιπὴν τοῦ
σώματος ἐπιμέλειαν ἐμβι(294)βάζειν καὶ οὕτως ἐν τῷ ὕδατι
λύειν τὴν ταινίαν.

[*Aliud valde generofum, quo ufus eft Andromachus.*]
♃ Cerae, refinae pinus, picis brutiae aridae, fingulorum
lib. ij, arfenici, aluminis fciffi, calcis vivae, fingulorum fex-
tantem, aceti cyathos viij, praepara pro confuetudine. Fa-
cit ad fplenicos, hydropicos et ad praecordia diftenta. Fa-
cit et ad ifchiadicos, arthriticos. Nos ad medicamentum hoc
appofuimus myrrhae ℥ ij ß, vifci trientem.

[*Ad induratas fplenis affectiones, ufus eft Tryphon
Gortyniates.*] ♃ Foenigraeci moliti, finapi, mannae thuris,
fingulorum fextarium unum, retrimentorum a myrobalano
expreffa reliquorum fextarii dimidium, fpumae nitri ℥ iij,
tenuiffime trita ac mixta, cedria cocta excipe, ut emplaftri
liquidi habeant fpiffitudinem, ufus ejus eft per intervalla,
medicamentum autem impofitum fafciolis complectere et
obliga. Tempus imponendi eft ante balneum, quantum pos-
fibile eft aegrum ferre, poftea vero obligatum adhuc in
balneum inducito et poft reliqui corporis curationem in
folium demittito, atque ita in aqua fafciam refolvito.

[*Ἄλλο σπληνικοῖς αὐθήμερον. πρὸ δὲ τῆς ἐπιθέσεως; τοῦ φαρμάκου τρεῖς ἡμέρας διαιτῶμεν.*] ♃ Σμύρνης, μάννης λιβάνου ἀνὰ γο γ΄. σινήπεως Ἀλεξανδρίνου, καρδάμου ἀνὰ γο β΄. ὄξους σκιλλητικοῦ τὸ ἱκανὸν, σίνηπι, κάρδαμον κόψας καὶ σήσας, τὴν δὲ μάνναν καὶ τὴν σμύρνην ἐκλειώσας ἐπίβαλλε τὰ ξηρὰ καὶ φυράσας τῷ ὄξει ποίει μαλαγματῶδες καὶ ἀποτίθει ἀπὸ ὥρας δευτέρας μέχρι ἐνάτης. ἔπειτα δὲ ἐπιδεδεμένον δυσὶ ταινίαις εἰσάγομεν εἰς βαλανεῖον, καὶ ὅταν ἀναχαλασθῇ, ἐμβιβάζομεν. ἐν δὲ τῇ ἐμβάσει πλείονα χρόνον κατεχέσθω, ἔξω ἔχων τοῦ ὕδατος τὰ σκέλη. πρὸς δὲ τὸ μὴ λειποθυμεῖν ὄξος καὶ γλήχωνα ὀσφραινέσθω καὶ τὰς ταινίας κατὰ μικρὸν ἐπιλυέσθω. ἐξελθόντι δὲ ἐκ τοῦ βαλανείου, δοτέον τάριχος χωρὶς ἄρτου καὶ οἶνον τεθαλαττωμένον καὶ τῇ ἐπιούσῃ τὰ αὐτὰ δοτέον. τῇ δὲ τρίτῃ γυμνασίοις χρηστέον, ἀποξύνειν τὸ πνεῦμα δυναμένοις. ἄλλο Ἀρείου Ταρσέως, ἡ χρῆσις ἐν διαλείμματι. ♃ σύκων πιοτάτων, σινήπεως, καππάρεως ῥίζης τοῦ φλοιοῦ ἀνὰ λίτραν α΄. ὄξους τὸ

[*Aliud ad fplenicos per unam diem fanans. Verum fupra medicamenti impofitionem per tres dies certo vivendi modo utimur.*] ♃ Myrrhae, mannae thuris, utriusque quadrantem, finapi Alexandrini, nafturtii, utriusque fextantem, aceti fcillitici quod fatis eft, finapi et nafturtium tundito ac cribrato, mannam vero et myrrham disfolvito, eisque arida addito et fimul aceto fubacta ad malagmatis formam reducito, et a fecunda hora usque ad nonam imponito. Poftea vero duabus fafciis obligatum in balneum inducimus, atque ubi relaxatus fuerit, in calidae folium demittemus. In folio vero longiori temporis fpatio moretur cruribus extra aquam emotis. Ne vero in animi deliquium delabatur, acetum et pulegium odoret et fafcias paulatim refolvat. Egreffo porro e balneo falfamentum citra panem exhibendum eft et vinum mari mixtum. Sequenti die eadem offerenda funt. Tertia vero gymnafiis utendum, quae fpiritum acutum reddere valent. *Aliud Arii Tarfenfis. Ufus eft per intervalla.* ♃ Ficuum pinguiffimarum, finapi, radicis capparis corticis, fingulorum lib. j, aceti quan-

ἱκανόν. ἄλλο Διοδώρου. ♃ σινήπεως, καρδάμου, τήλεως,
λινοσπέρμου, μυροβαλάνου πιέσματος ἀνὰ ◁ η΄. ἀναλάμβανε
κεδρίᾳ ἐφθῇ, προσφυράσας ὄξει σκιλλητικῷ. ἡ χρῆσις πρὸ
βαλανείου, τὸ φάρμακόν ἐστι καλὸν, καὶ μετὰ τὴν χρῆσιν
αἷμα ἀπουροῦσι.

[602] [Τὰ ὑπὸ τοῦ αὐτοῦ Ἀσκληπιάδου γεγραμμένα
φάρμακα κατὰ τὸ δ΄ τῶν ἐκτὸς, πρὸς σπληνικοὺς καὶ ὑδρω-
πικοὺς, κατὰ λέξιν οὕτως ἔχοντα.] Ἐπίθεμα σπληνικοῖς τοὺς
ὄγκους ὑπεκτήκει. ♃ ἀκτῆς τῶν φύλλων ἁπαλῶν λίτρας γ΄.
ἀλόης λιπαρᾶς λίτραν α΄. τρῖβε μετ᾽ ὄξους, καὶ λεάνας καὶ
ἐμπλάσας εἰς ὀθόνιον ἐπιτίθει. ἄλλο. ♃ ἐρείκης καρποῦ λί-
τραν α΄. χαλβάνης /\ α΄. κόψας τὸν καρπὸν καὶ σήσας ἀνα-
λάμβανε χαλβάνῃ, καὶ πάλιν κόπτε παραπτόμενος ἰρίνου ὑπο-
στάθμης, ὥστε μαλαγματῶδες γενέσθαι, ἔπειτα ἐμπλάσας εἰς
ὀθόνιον ἐπιτίθει. μάλαγμα σπληνικοῖς. ♃ μυροβαλάνου τῶν
λεπύρων κεκομμένων καὶ σεσησμένων μνᾶς ἥμισυ καὶ τοῦ
πιέσματος τὸ ἴσον, κηροῦ ◁ στ΄. ῥητίνης τερμινθίνης ◁ λβ΄.
χαλβάνης ◁ ι΄. ἰρίνου βραχὺ, τὰ τηκτὰ κατὰ τῶν ξηρῶν.

tum fatis eft. *Aliud Diodori.* ♃ Sinapi, nafturtii, foeni-
graeci, feminis lini, retrimentorum ab expreffa myrobalano
reliquorum, fingulorum ℨ viij, excipe cedria cocta aceto
fcillitico admixto. Ufus eft ante balneum, medicamentum
bonum eft et poft ufum fanguinem mejunt.

[*Medicamenta ab Afclepiade in quarto externorum
conferipta ad fplenicos et hydropicos, quae juxta dictio-
nem ejus fic habent.*] *Epithema fplenicis tumorem eliquat.*
♃ Foliorum tenerorum fambuci lib. ij, aloës pinguis lib. j,
terito cum aceto et linteolo excepta imponito. *Aliud.* ♃
Fructus ericae lib. j, galbani lib. j, fructum tundito et cri-
brato ac galbano excipito, rurfusque tundito unguenti irini
faece admota, quo ad malagmatis formam redigantur, deinde
linteolo infarta imponito. *Malagma ad fplenicos.* ♃ My-
robalani corticum tuforum cribratorum minam dimidiam
et expreffionis ejusdem tantundem, cerae drach. vj, refinae
terebinthinae drach. xxxij, galbani drach. x, irini parum,
arida cum liquidis committito. *Aliud valde praeclarum.*

Ed. Chart. XIII. [602.]   Ed. Baf. II. (294.)

ἄλλο λίαν γενναῖον. 4 μυροβαλάνου ἀλεύρων γο γ΄. νί-
τρου γο α΄. οἱ δὲ δ΄. κηροῦ γο στ΄. τερμινθίνης γο ή. ὄξους
τὸ αὔταρκες, ὑπεκτήκει.

[Μάλαγμα τὸ διὰ τῆς κεδρίας, σπληνικοῖς, ὑδρωπικοῖς
φάρμακον ἐπιτετευγμένον, οὖρα κινεῖ πολλὰ καὶ τὸν σπλῆνα
ὑπεκτήκει. δεῖ δὲ συλλούεσθαι τῷ φαρμάκῳ καὶ τὸ ἀφιστά-
μενον ἀπὸ τοῦ χρωτὸς περικείρειν, τουτέστι τοῦ σπληνίου,
ἐᾶν γὰρ δεῖ τὸ φάρμακον περικεῖσθαι μέχρις οὗ αὐτόματον
ἀποπέσοι. ἡ δὲ σύνθεσίς ἐστιν ἥδε.] 4 Ἰξοῦ δρυΐνου λίτραν
α΄. ἀσβέστου γο στ΄. λίθου Ἀσίου τοῦ ἄνθους γο δ΄. κε-
δρίας γο γ΄. τὸν ἰξὸν ἕψε βαλὼν εἰς λοπάδα χαλκῆν καὶ
ὅταν ξανθὸς γένηται, ἐπίβαλλε τὴν κεδρίαν κινῶν συνεχῶς,
καὶ τὰ ξηρὰ λεάνας ἐπίβαλλε, εἶτα ἄρας ἀπὸ τοῦ πυρὸς ἔα
ποσῶς ψυγῆναι, εἶτα ἐμπλάσας εἰς δέρμα λευκὸν τὸ ἀπὸ
ἀκάνθης λεγόμενον, ἐπιτίθει κατὰ τῶν πασχόντων τόπων
καὶ συλλούεσθαι παραίνει, ἕως αὐτόματον ἀποπέσοι τὸ σπλή-
νιον. δεῖ μέντοι, ὥσπερ καὶ ἄνω προείρηται, τὰ ἀφιστάμενα
μέρη τοῦ σπληνίου ἀποκείρειν. ἄλλο σφόδρα γενναῖον. 4

4 Farinae myrobalani quadrantem, nitri ℥ j, alii ℥ iv, cerae
femiffem, terebinthinae beffem, aceti quod fufficit, fple-
nem eliquat.

[*Malagma ex cedria, fplenicis, hydropicis medica-
mentum accommodatum. Urinam ciet multam et fplenem
eliquat. Oportet autem una cum medicamento lavari et
quod ab eo difparatum eſt, a fplenio videlicet, de corporis
cuticula defecare, finendum enim eſt adhaerefcens medi-
camentum, donec fua fponte dilabatur. Compofitio haec
eſt.*] 4 Vifci quercini lib. j, calcis vivae femiffem, floris
lapidis Afii trientem, cedriae quadrantem, vifcum aerea
patina coquito et poſtquam fulvum factum fuerit, cedriam
adjicito, affidueque moveto ac arida trita infpergito, deinde
ab igne ablata aliqualiter frigefieri finito, atque in pellem
albam a fpina appellatam infarta affectis locis imponito, et
una cum medicamento lavare jubeto, donec fplenium fua
fponte delabatur. Oportet tamen, ut praedictum eſt, difpa-
ratas fplenii partes defecare. *Aliud valde praeclarum.*

Fd. Chart. XIII. [602.]   Ed. Baf. II. (294.)

λίθου Ἀσίου τοῦ ἄνθους γο β΄. λίθου γαγάτου γο α΄. ἀσβέ-
στου γο η΄. ἰξοῦ δρυΐνου λίτραν α΄. σκεύαζε καὶ χρῶ καθὰ
προείρηται. μάλαγμα Ἀντιοχίδος, σπληνικοῖς, ὑδρωπικοῖς,
ἰσχιαδικοῖς, ἀρθριτικοῖς, ἐσκευάσθη Φαβίλλῃ. 4 κηροῦ λί-
τρας γ΄. ῥητίνης τερμινθίνης λίτρας γ΄. μυροβαλάνου πιέ-
σματος λίτραν α΄. νίτρου ἀφροῦ λίτραν α΄. λίθου Ἀσίου τοῦ
ἄνθους λίτραν α΄. ἀμμωνιακοῦ θυμιάματος λίτραν α΄. ἐλαίου
κυπρίνου λίτρας γ΄. ὄξος ὥστε τὸ ἀμμωνιακὸν διαλῦσαι.
ἄλλο Φαβίλλῃ συντεθὲν, σφόδρα γενναῖον πρὸς τὰς αὐτὰς
διαθέσεις. 4 σμύρνης στακτῆς, βδελλίου, ὄνυχος, μυελοῦ ἐλα-
φείου, ἀμμωνιακοῦ θυμιάματος, ἴρεως ξηρᾶς ἀνὰ λίτρας β΄.
ὀποπάνακος λίτραν α΄. χαλβάνης λίτραν α΄. μαστίχης λίτραν
α΄. λίθου Ἀσίου τοῦ ἄνθους λίτραν α΄. στύρακος λίτραν α΄.
ὀποῦ συκομόρων λίτραν α΄. κάγχρυος λίτραν α΄. πεπέρεως
λευκοῦ οὐγγίας στ΄. κηροῦ λίτρας ε΄. τερμινθίνης λίτρας ε΄.
κοπτόν ἐστι τὸ φάρμακον. καὶ δεῖ κόπτοντας παράπτεσθαι
ἰρίνου μύρου τῇ ὑποστάθμῃ ἕως ἂν εὐαφέστατον γένηται
τὸ φάρμακον, καὶ γὰρ κείμενον εὐαφέστατον γίνεται. μά-

4 Floris lapidis Afii fextantem, lapidis gagatae $ӡ$ j, calcis
vivae beſſem, viſci quercini lib. j, praepara ac utere, ut
dictum eſt. *Malagma Antiochidis ad ſplenicos, hydropi-
cos, iſchiadicos, arthriticos. Praeparatum eſt Fabullae.* 4
Cerae lib. iij, reſinae terebinthinae lib. iij, retrimentorum
ab expreſſa myrobalano reliquorum lib. j, ſpumae nitri
lib. j, floris lapidis Afii lib. j, ammoniaci thymiamatis lib. j,
olei cyprini lib. iij, acetum ad ammoniacum diſſolvendum.
*Aliud Fabullae compoſitum, valde praeclarum ad easdem
affectiones.*] 4 Myrrhae ſtactae, bdellii, onychis, medullae
cervinae, ammoniaci thymiamatis, iridis ſiccae, ſingulorum
lib. ij, opopanacis lib. j, galbani lib. unam, maſtiches lib. j,
floris lapidis Afii lib. j, ſtyracis lib. unam, ſucci ſycomo-
rorum lib. j, canchryos lib. j, piperis albi ſemiſſem, cerae
lib. v, terebinthinae lib. v, medicamentum eſt tuſile. Opor-
tet autem tundentes unguenti irini faecem admovere, donec
quam molliſſimum medicamentum reddatur, repoſitum enim

Ed. Chart. XIII. [602. 603.]   Ed. Baf. II. (294.)

λαγμα ὅ καὶ χρυσίζουσαν καλοῦμεν. ♃ ἀρσενικοῦ γο α΄.
στυπτηρίας σχιστῆς γο β΄. ἀσβέστου γο β΄. τὰ ξηρὰ κόπτο-
μεν καὶ σήθομεν καὶ εἰς θυείαν ἐμβάλλομεν, τούτοις ἐπιβάλ-
λομεν ὄξους κυάθους η΄. καὶ λεάναντες ἐπιμελῶς ἀναλαμβά-
νομεν τοῖς τηκτοῖς. ἔστι δὲ ταῦτα κηροῦ λίτρα α΄. ῥητίνης
φρυκτῆς λίτραι β΄. πιτυΐνης λίτραι β΄. ἐλαίου κοινοῦ κύαθοι
η΄. ταῦτα τήξαντες ἐῶμεν ψυγῆναι καὶ ἀναξύσαντες ἐπιβάλ-
λομεν τοῖς λεανθεῖσιν. ἡμεῖς προστεθείκαμεν τῇ τοῦ φαρμά-
κου σκευασίᾳ σμύρνης γο β΄.

[603] [Ἄλλο. τούτῳ ἐχρήσατο Ἀνδρόμαχος. ποιεῖ
σπληνικοῖς, ὑδρωπικοῖς καὶ πρὸς τὰς τῶν ὑποχονδρίων δια-
τάσεις, ποιεῖ ἰσχιαδικοῖς, ἀρθριτικοῖς καὶ πρὸς τὰς κεχρονι-
σμένας διαθέσεις.] ♃ Κηροῦ λίτραν α΄. πίσσης Βρυτίας λί-
τραν α΄. ἀντὶ ῥητίνης φρυκτῆς τὴν πίσσαν βάλλομεν, ἐλαίου
κυ· η΄. ἀρσενικοῦ χρυσίζοντος γο β΄. στυπτηρίας σχιστῆς γο β΄.
ἀσβέστου γο β΄. σκεύαζε καθὰ προείρηται. ἡμεῖς προσεθή-
καμεν τῷ φαρμάκῳ σμύρνης γο β΄. ἰξοῦ δρυΐνου γο δ΄.

[Πρὸς τὰς κεχρονισμένας τοῦ σπληνὸς σκιῤῥώδεις δια-

molliſſimum evadit. *Malagma, quod aurei coloris appel-
lamus.* ♃ Auripigmenti ℥ j, aluminis ſciſſi ſextantem, cal-
cis vivae ſextantem, arida tundimus ac cribramus et in
mortarium conjicimus, hisque aceti cyathos octo ſuperfun-
dimus et probe trita liquidis excipimus. Sunt autem liquida
haec, cerae libra una, reſinae frictae lib. ij, olei communis
cyathi octo. Haec frigefieri poſt eliquationem ſinimus et ſic
eraſa tritis adjicimus. Nos ad medicamenti praeparationem
etiam myrrhae ſextantem appoſuimus.

[*Aliud, hoc uſus eſt Andromachus, facit ſplenicis,
hydropicis et ad praecordia diſtenta, facit item iſchiadi-
cis, arthriticis et ad inveteratos affectus.*] ♃ Cerae lib. j,
picis brutiae lib. j, pro reſina fricta picem addimus, olei
cyath. octo, auripigmenti auricoloris ſextantem, aluminis
ſciſſi ſextantem, calcis vivae ſextantem, praepara ut dictum
eſt. Nos ad medicamentum etiam myrrhae ſextantem et
viſci quercini trientem appoſuimus.

[*Ad inveteratos induratos ſplenis affectus, authe-*

θέσεις, αὐθήμερον λεγόμενον. δεῖ δὲ πρὸ τῆς ἐπιθέσεως τοῦ
φαρμάκου ἐπὶ τρεῖς ἡμέρας τὸν κάμνοντα διαιτῆσαι.] 2
Σμύρνης, μάννης λιβάνου ἀνὰ γο γ΄. νάπυος Ἀλεξανδρίνου
γο β΄. καρδάμου γο β΄. ὄξους σκιλλητικοῦ τὸ ἱκανὸν, κόψας
καὶ σήσας τὰ ξηρὰ καὶ ὄξει φυράσας, ὥστε μαλαγματῶδες
γενέσθαι, ἐμπλάσας εἰς ὀθόνιον ἐπιτίθει ἀπὸ ὥρας β΄. ἕως
θ΄. φυλάττων καὶ ταινιδίῳ κατέχων τὸ ἐπικείμενον μάλαγμα,
εἶτα πέμπε εἰς βαλανεῖον οὕτως ἐπιδεδεμένον, καὶ ὅταν καλῶς
ἀναχαλασθῇ, ἐμβίβαζε κελεύων ἔξω τῆς ἐμβατῆς ἔχειν τοὺς
πόδας καὶ ἐπὶ πλείονα χρόνον ἐμμένειν. πρὸς δὲ τὴν τού-
των ἀνάκτησιν ὄξος καὶ γλήχωνα προσάγομεν τοῖς μυκτῆρ-
σι καὶ πειρώμεθα κατὰ μικρὸν ἐπιλύειν τὰς ταινίας, ἔστω-
σαν δὲ δύο κατὰ τοῦ μαλάγματος ἐπικείμεναι. κατὰ δὲ τὴν
ἄρσιν τῶν ταινιδίων αἴρομεν καὶ τὸ ἐπικείμενον μάλαγμα
καὶ τοὺς πεπονθότας τόπους ἱκανῶς ἀπαντλοῦμεν· ἐξελθόντι
δὲ τοῦ βαλανείου δίδομεν τάριχον χωρὶς ἄρτου καὶ οἶνον
τεθαλασσωμένον καὶ τῇ ἐπιούσῃ τὸ αὐτὸ ποιοῦμεν. τῇ δὲ

meron appellatum.   Oportet autem cum medicamenti im-
poſitione aegrum ad triduum convenienti diaeta uti.] 2
Myrrhae, mannae thuris, utriusque quadrantem, ſinapi Ale-
xandrini ſextantem, naſturtii ſextantem, aceti ſcillitici quod
ſatis eſt. Arida tundito et cribrato et cum aceto ad ma-
lagmatis formam ſubigito, et linteolo excepta ab hora ſe-
cunda usque ad nonam imponito, ita ut complectaris et
contineas incumbens malagma faſciola obligata. Deinde vero
ita obligatum in balneum mittito, et ubi probe laxatus fue-
rit, in ſolium deſidere facito et pedes extra ſolium exten-
dere jubeto ac longiori tempore in ipſo immorari. Caete-
rum ad revocandos in animi deliquium collapſos acetum
cum pulegio naribus admovemus et paulatim reſolvere fa-
ſcias tentamus. Sint autem duae faſciae malagmati incum-
bentes. Quum enim faſciae tolluntur, auferimus etiam incum-
bens malagma et poſt affectos locos ſufficienter fovemus.
Egreſſo de balneo ſalſamentum citra panem exhibemus et
vinum mari mixtum. Idem etiam ſequenti die facimus. Et

Ed. Chart. XIII. [6o3.]   Ed. Baf. II. (294. 295.)

τρίτη τὸ αὐτὸ ποιούμεθα, γυμνασίοις χρώμεθα ἀποξύνειν
δυναμένοις τὸ πνεῦμα.

[*Ἄλλο Τρύφωνος Γορτυνιάτου Κρητὸς φάρμακον ἐπι-
τετευγμένον.*] ♃ Τήλεως ἀληλεσμένης ξέστην α΄. μυροβαλά
νου πιέσματος ξέστου S″. νίτρου ἀφροῦ γο γ΄. πάντα λεά
νας ἀναλάμβανε κεδρίᾳ, δεῖ δὲ πρότερον ταύτην ἑψήσαντα
συστρέφειν, ὥστε κηρωτῆς ἔχειν πάχος. ἡ χρῆσις πρὸ βαλα
νείου, ἐφ᾽ ὅσον ὁ κάμνων δύναται φέρειν, μετὰ δὲ τὸ βα
λανεῖον ἐπιῤῥίπτομεν κηρωτάριον.

[*Ἄλλο αὐθήμερον ἐπιγραφόμενον, ἀπαλλάττει τῆς ὅλης
διαθέσεως.*] ♃ Πυρέθρου ⪤ κ΄. μυροβαλάνου γο η΄. καρδά
μου γο η΄. κνίδης σπέρματος γο η΄. πεπέρεως γο η΄. (295)
σινήπεως ξέστου S″. ἅπαντα λειώσας καὶ ὄξει φυράσας καὶ
λεάνας ἐπιτίθει ἐν διαλείμμασιν ἐπὶ ὥρας γ΄. εἰ δυνατὸν ὑπο
μένειν τὸν ἀσθενοῦντα, ἔπειτα βαστάσας τὸ φάρμακον λού
εσθαι παραίνει. κατὰ δὲ τὸ βαλανεῖον χρηστέον κηρωτῇ
σκευασθείσῃ διὰ ῥοδίνου. ἄλλο τὸν ὄγκον ἐκτήκει. ♃ λίθου
Ἀσίου τοῦ ἄνθους, νίτρου ἐρυθροῦ, μυροβαλάνου πιέσμα

---

tertia fimiliter, infuperque exercitationibus utimur quae
fpiritum acutum reddere pofſunt.

[*Aliud Tryphonis Gortyniatae Cretenſis medicamen-
tum accommodatum.*] ♃ Foenigraeci moliti fextarium unum,
retrimentorum myrobalani fextarium dimidium, fpumae
nitri quadrantem, omnia trita cedria excipe. Verum hanc
prius coctam condenfare oportet ad cerati fpiſſitudinem.
Ufus eſt ante balneum, quantum aeger ferre poteſt, a balneo cerotarium imponimus.

[*Aliud authemeron inſcriptum, liberat a tota affe-
ctione.*] ♃ Pyrethri drachmas viginti, myrobalani beſſem,
naſturtii beſſem, piperis beſſem, feminis urticae beſſem, finapi fextarium dimidium, omnia trita et aceto fubacta per
intervalla imponito ad horas tres, fi aeger tolerare poſſit,
deinde ablato medicamento lavari jube. Poſt balneum vero
cerato utendum eſt ex rofaceo apparato. *Aliud tumorem
liquefacit.* ♃ Floris lapidis Aſii, nitri rubri, retrimentorum

254 ΓΑΛΗΝΟΥ ΠΕΡΙ ΣΥΝΘΕΣΕΩΣ ΦΑΡΜΑΚΩΝ

Ed. Chart. XIII. [6o3. 604.]   Ed. Baf. II. (295.)

τος, ἀμμωνιακοῦ θυμιάματος ἀνὰ ⟨ κδ΄. καππάρεως ῥίζης
τοῦ φλοιοῦ ⟨ η΄. ῥαφάνου σπέρματος ⟨ ι΄. ἢ τοῦ χυλοῦ
κύαθον α΄. ὄξους δριμυτάτου τὸ αὔταρκες, ἰξοῦ δρυΐνου
⟨ μ΄. διάλυε ἀμμωνιακὸν ἀκτῆς χυλῷ ἢ μυρίκης ἢ τριφύλ-
λου· τὰ δὲ ξηρὰ κόπτε καὶ σῆθε λεπτοτάτῳ κοσκίνῳ καὶ
ὄξει φυράσας καὶ μίξας ἐπίβαλλε τὸν ἰξόν, καὶ ἀνακόψας
ἀνελόμενος χρῶ.

[604] [Τὰ ὑπ᾽ Ἀρχιγένους ἐν τῷ πρώτῳ τῶν κατὰ
γένος φαρμάκων γεγραμμένων σπληνικοῖς.] Ἐπὶ δὲ τῶν
σπληνικῶν προηγουμένης ὁμοίως τῆς ὅλης διαίτης, ἐκ τῶν
ἀναγραφησομένων συνθέσεων τοῖσδε χρῶ. πόμα μὲν ὕδωρ,
σιδήρου διαπύρου πολλάκις ἐναποσβεσθέντος αὐτῷ, ἀπυρέ-
τοις μὲν μετ᾽ οἴνου, πυρέσσουσι δὲ ὕδωρ πιεῖν. ἢ ἀναγαλ-
λίδος τῆς τὸ κύανον ἄνθος ἐχούσης ὀβολὸν ἕνα μετ᾽ ὀξυμέ-
λιτος, ἢ ἕρπυλλον μετ᾽ ὄξους, ἢ πάνακος ῥίζαν χλωρὰν πό-
τιζε μετὰ μελικράτου, ἢ τὸν καρπὸν ὁμοίως, προεξαιθρίαζε
δὲ τὸ μελίκρατον, ἢ περικλυμένου ῥίζης φλοιοῦ καὶ τοῦ καρ-
ποῦ ὅσον τοῖς τρισὶ δακτύλοις, ἐν ἀκράτῳ οἴνῳ θερμῷ

myrobalani, ammoniaci thymiamatis, fingulorum drach. xxiv,
corticis radicis capparis drach. octo, feminis raphani drach. x
aut fucci cyathum unum, aceti accerrimi quod fatis eft,
vifci quercini drach. xl, ammoniacum fambuci fucco aut
myricae aut trifolii difolve, arida vero tunde et anguftis-
fimo cribro excute ac aceto fubige, indeque admixto vifco
omnia fimul contunde et utere.

[*Medicamenta ad fplenicos ab Archigene in primo
medicamentorum fecundum genus confcripta.*] In fplenicis
porro praecedente fimiliter tota diaeta, ex defcribendis com-
pofitionibus his utitor. Potus quidem fit aqua, in qua igni-
tum ferrum faepe fit extinctum, non febrientibus cum vino,
febricitantibus vero aqua fola. Aut anagallidis coeruleum
florem habentis obol. j exhibeto cum aceto mulfo. Aut
ferpillum cum aceto. Aut panacis radicem viridem cum aqua
mulfa. Aut femen fimiliter, aquam mulfam vero per no-
ctem fub dio exponito. Aut corticis radicis periclymeni et
feminis ejus quantum tribus digitis apprehendi poteft, in

λευκῷ δίδου πίνειν νήστει ἐπὶ ἡμέρας μ΄. ἢ ἀλώπεκος ξη-
ρὸν ἧπαρ μετ᾽ ὀξυμέλιτος δίδου πίνειν, ἢ κύμινον Αἰθιο-
πικὸν, ὁμοίως τῷ ἥπατι πινόμενον ἐν ὀξυμέλιτι, ἢ ἄρου ῥί-
ζης φλοιοῦ ◁ S΄΄. μετ᾽ ὀξυμέλιτος κυάθων γ΄. ἢ πόλιον
ὁμοίως μετ᾽ ὀξυμέλιτος, ἢ κισσοῦ λευκοῦ κόκκους γ΄ μετ᾽
ὀξυμέλιτος κυάθων γ΄. ἢ καππάρεως λεῖα ξηρὰ φύλλα μετ᾽
ἀκράτου πότιζε. κατάπλασσε δὲ τοὺς σπληνικοὺς τοῖσδε πρὸς
τοὺς ἡπατικούς· καὶ ἔτι τέφρα ἐκ χαλκείου μετ᾽ ὄξους, ἢ
καππάρει βεβρεγμένη ἐν ὄξει λεία ἀνειλημμένη κηρωτῇ κυ-
πρίνῃ, ἢ τῷ διὰ καρδάμου καὶ τήλεως καὶ ἀσβέστου καὶ
νίτρου καὶ μέλιτος μαλάσσων ἐπιτίθει, ἢ τήλεως καὶ ἀσβέ-
στου καὶ νίτρου καὶ μέλιτος μαλάσσων ἐπιτίθει, ἢ κατά-
πλασσε λεπιδίου φύλλοις. ὅταν δὲ ἤδη δάκνωνται, εἰσαγαγὼν
εἰς τὸ βαλανεῖον, ἄρας τὸ φάρμακον εἰς ζεστὸν ἐμβίβαζε καὶ
κάτεχε. δυσανασχετοῦσι γὰρ ὑπερδακνόμενοι, ὑγιεῖς δὲ ἐξίασι.
τὸ αὐτὸ δὲ καὶ ἐπὶ ἰσχιαδικῶν ποιεῖ. ἢ μυροβαλάνου τὸ
πίεσμα ὄξει βρέξας, ῥοδίνῃ κηρωτῇ μίσγε καὶ ἐπιτίθει, ἢ

vino albo meraco calido jejunis bibendum ad dies xl ex-
hibeto. Aut vulpis hepar ficcum, cum aceto mulfo exhibe
bibendum. Aut cuminum Aethiopicum fimiliter, ut hepar
ex aceto mulfo. Aut radicis ari corticis ʒ ß cum aceti
mulfi cyathis iij. Aut polium fimiliter cum aceto mulfo.
Aut hederae albae grana tria cum aceti mulfi cyathis iij.
Aut arida trita capparis folia propinato. Cataplasmata au-
tem eadem impones fplenicis, quae hepaticis. Ampliusque
cinerem ex ferraria officina cum aceto. Aut capparim ma-
ceratam aceto, ac tritam cerato cyprino exceptam. Aut na-
fturtium et foenumgraecum ac calcem vivam et nitrum,
cum melle mollita imponito. Aut foenumgraecum et calcem
ac nitrum item cum melle imponito. Aut lepidii folia im-
ponito, quum vero jam morfum perceperint, in balneum
inducito, et ablato medicamento in fervidae folium demit-
tito ac detineto, aegre enim ferunt nimiam mordacitatem,
verum fani exeunt. Idem etiam in ifchiadicis facit. Aut
myrobalani expreffae retrimentum aceto maceratum, rofa-
ceo cerata excipe ac impone. Aut foenigraeci et nafturtii

τήλεως καὶ καρδάμου τὸ ἴσον, μάννης τὸ διπλοῦν, ἀσβέστου
βραχὺ σὺν μέλιτι, ὡς ἐμπλάστρῳ σπλήνια ποιήσας ἐπιτίθει,
ἢ τρύγα ὄξους δριμέος ἐπιτίθει. καππάρεως ῥίζαν μετ᾽ ὄξους,
ἢ σπόγγον ἐξ ὄξους δριμυτάτου. ἄκρως ποιεῖ μυροβαλάνου
λεπύχανα καὶ νίτρου τὸ τρίτον, λεῖα ὄξει φυράσας. ῥητίνην
καὶ κηρὸν κατ᾽ ὀλίγον ἐλαίου τήξας ἐπίχει καὶ μαλάξας χρῶ.
ἐπιμένοντος δὲ σικύας πρόσβαλλε παραμύσσων. περίαπτα δὲ
καὶ ἀντιπαθῆ πρός τε ἧπαρ καὶ σπλῆνα τάδε δοκεῖ πεπι-
στεῦσθαι. τὴν ὑπὲρ τὸ ἀριστερὸν οὖς φλέβα λύσας, ἀνά-
τριβε τῷ αἵματι τὸν πεπονθότα σπλῆνα.

Κεφ. γ΄. [Περὶ ὕδρωπος.] Ὑδρωπικῶν φάρμακα καὶ
ἄλλα κοινὰ πρὸς τοὺς σπληνικοὺς αὐτοὺς καὶ ἄλλα τινὰ πο-
λύχρηστα πρός τε τὰ προειρημένα πάθη καὶ σκληρίας καὶ
ὅπου τι διαφορῆσαι χρὴ, κἂν ἤδη πυώδης ᾖ σύστασις. ἄρ-
ξομαι δὲ καὶ ἐπὶ τούτων ἀπὸ τῶν ὑπ᾽ Ἀσκληπιάδου γε-
γραμμένων.

[Τὰ ὑπ᾽ Ἀσκληπιάδου γεγραμμένα φάρμακα πρὸς τὰ

par pondus, mannae duplum, calcis vivae parum, cum melle
fplenia velut emplaftra facito ac imponito. Aut faecem acris
aceti imponito. Aut capparis radicem cum aceto. Aut fpon-
giam acerrimo aceto imbutam. Egregie faciunt myrobalani
cortices et nitri tertia ipforum pars, trita aceto fubigito,
et refinam ac ceram cum modico oleo liquefacta affundito
et mollitis utitor. Perfeverante malo, cucurbitas cum fcari-
ficatione affigito. Amuleta autem et per contrarietatem
quandam naturalem ad hepar et fplenem facere credita
haec funt, venam retro finiftram aurem fecato et detracto
fanguine affectum fplenem confricato.

Cap. III. [*De hydrope.*] Hydropicorum medicamenta
et alia communia ad fplenicos ipfos, itemque quaedam mul-
tiplicis ufus ad varias affectiones, tum jam praedictas tum
duritias, et ubi quid difcutere oportet, etiam fi jam puru-
lenta fit confiftentia, dicere aggrediar initio ab iis quae
Afclepiades tradidit fumpto.

[*Medicamenta ab Afclepiade confcripta ad praedictas*

Ed. Chart. XIII. [604. 605.]   Ed. Baf. II. (295)

εἰρημένα πάθη κατὰ τὸ δ΄. τῶν ἐντὸς, ἃ Μαρκέλλας ἐπι-
γράφει.] Ἐπίθεμα ὑδρωπικοῖς σφόδρα καλὸν καὶ τὸ παρα-
κείμενον ὑγρὸν ἀναπίνει. ♃ φάῤῥους, ὃ καλοῦσι ζέαν, ἀλη-
λεσμένου ξε. β΄. λίθου Ἀσίου τοῦ ἄνθους ξε. α΄. μάννης λί-
τραν α΄. λεάνας ἐπιμελῶς ἀναλάμβανε στέατι ὑείῳ παλαιῷ
κατειργασμένῳ, ἐν οἴνῳ βεβρεγμένῳ νυκτὶ ὅλῃ, τὸ δὲ πλῆθος
ἔστω τοῦ ὑείου ὅσον δύναται ἐπιβληθὲν εὐαφὲς ποιῆσαι τὸ
φάρμακον. ἄλλο. Βήσασα, [605] σπέρμα δέ ἐστιν ἐν Συρίᾳ
γεννώμενον τοῦ ἀγρίου πηγάνου, ὃ δὴ οἱ ἐντόπιοι ἅρμαλα
καλοῦσιν. ♃ τούτου κεκομμένου ξε. α΄. μάννης ξε. S΄. στέ-
ατος ὑείου παλαιοῦ ὅσον ἐξαρκεῖ, σκεύαζε καθὰ προείρη-
ται. ἄλλο. ♃ σύκων λιπαρωτάτων λίτρας γ΄. ἀφρονίτρου
λίτραν α΄. ὀριγάνου λίτραν α΄. τινὲς κυμίνου λίτραν α΄. θείου
ἀπύρου γο γ΄. κοχλιῶν Ἀφρικανῶν λίτραν α΄. τὰ ξηρὰ κό-
πτε καὶ σῆθε καὶ ἀναλάμβανε σύκοις κεκομμένοις σὺν ταῖς
σαρξὶ τῶν κοχλιῶν, ἐμπλάσας εἰς ὀθόνιον ἐπιτίθει, μέλιτος
ἐφθοῦ ἐπίβαλλε ὅσον ἐξαρκεῖ.

[Ἄλλο ἐκ τῶν Κρίτωνος.] ♃ Τήλεως ἀληλεσμένης

affectiones in quarto externorum, quae Marcellae in-
fcribil.] Epithema hydropicis valde commodum, quod
adjacentem humorem abforbet. ♃ Farris, quod zeam vo-
cant, moliti fextar. ij, floris lapidis Afii fextar. j, mannae
lib. j, probe trita adipe fuillo veteri probe fubacto et vino
per integram noctem macerato excipito, fit autem tanta adi-
pis copia, quanta ad mollefaciendum medicamentum fatis
eft. Aliud. Befafa, eft autem femen rutae filveftris, quod
in Syria nascitur et vernacula lingua harmala ab illis ap-
pellatur, ♃ hujus tufi fextarium j, mannae fextarium dimi-
dium, adipis fuilli veteris quantum fufficit, praeparato, ut
dictum eft. Aliud. ♃ ficuum pinguiffimarum lib. iij, aphro-
nitri lib. j, origani lib. j, quidam cumini lib. j, fulfuris
vini quadrantem, cochlearum Africanarum lib. j, arida tun-
dito et cribrato et tufis ficubus una cum carne cochlearum
excepta ac in linteolum infarcta imponito, melle cocto fuf-
ficienti addilo.

[Aliud ex Critone.] ♃ Foenigraeci moliti ac cri-

Ed. Chart. XIII. [605.]   Ed. Baf. II. (295.)

καὶ σεσησμένης ξε. β΄. θείου ἀπύρου λίτρας β΄ S΄΄. ἐν ἄλ-
λοις /Χ´ β΄. νίτρου λίτρας β΄. ἀψινθίου ξηροῦ λείου καὶ
σεσησμένου ξε. β΄ S΄΄. τὰ ξηρὰ λειότατα ποιήσας ἀναλάμβανε
μέλιτι ἐφθῷ, εἶτα ἐμπλάσας εἰς ὀθόνιον ἐπιτίθει εἰς νύκτα.
περὶ δὲ τὴν ἡμέραν χρῶ καὶ αἰώρα καὶ τῇ ὑπογεγραμμένῃ
σκευασίᾳ. 24 κηροῦ λίτραν α΄. πίσσης ξηρᾶς λίτραν α΄. λί-
θου Ἀσίου λίτραν α΄. ἐλαίου παλαιοῦ λίτραν α΄. τὰ τηκτὰ
κατὰ τῶν ξηρῶν.

[Μάλαγμα τὸ ποτήριον ἐπιγραφόμενον, ἀναπίνει τὰς
ἐν βάθει ὑγρασίας καὶ σκίῤῥους διαλύει.] 24 Κηροῦ, πίσσης
ξηρᾶς ἀνὰ λίτρας β΄. στυπτηρίας ὑγρᾶς, θείου ἀπύρου, μάν-
νης, νίτρου ἐρυθροῦ ἀνὰ λίτραν α΄. ῥητίνης φρυκτῆς λίτρας
τέσσαρας, ἐλαίου παλαιοῦ κοτύλην α΄. ὄξους ὥστε τὰ ξηρὰ
διαλῦσαι ὅσον ἔξαρκεῖ, καὶ χρῶ σκευάσας ὡς δοκίμῳ. ἄλλο
γενναῖον ἢ ποτήριον φάρμακον ἐπιτετευγμένον. ποιεῖ ὑδρω-
πικοῖς, σπληνικοῖς καὶ πρὸς τὰς κεχρονισμένας διαθέσεις.
24 ῥητίνης φρυκτῆς λίτρας δ΄. κηροῦ λίτρας β΄. θείου ἀπύ-
ρου λίτραν α΄. μάννης λίτραν α΄. πίσσης ὑγρᾶς λίτρας β΄.

brati fextarios ij, fulfuris vivi lib. ij et dimidiam, in aliis
lib. ij, nitri lib. ij, abfinthii ficci contufi ac cribrati fextar.
duos et dimidium, arida tenuiffime trita melle cocto excipi-
to, indeque linteolo infarcta per noctem imponito. In die
utere et geftatione et confectione fubfcripta. 24 Cerae libram
unam, picis aridae libram unam, lapidis Afii libram unam,
olei veteris libram unam, arida cum liquidis mifceto.

[Malagma poterium infcriptum, abforbet humidita-
tes ex alto et duritias diffolvit.] 24 Cerae, picis aridae,
utriusque lib. ij, aluminis liquidi, fulfuris vivi, mannae,
nitri rubri, fingulorum lib. j, refinae frictae lib. quatuor,
olei veteris heminam unam, aceti quantum fatis eft arida
diffolvenda, praepara ac utere ut probato. *Aliud prae-
olarum poterium medicamentum accommodatum. Facit
hydropicis, fplenicis et ad inveteratos affectus.* 24 Refinae
frictae lib. iv, cerae lib. ij, fulfuris vivi lib. j, mannae lib.
j, picis liquidae lib. ij, aluminis liquidi lib. j, nitri rubri lib

στυπτηρίας ὑγρᾶς λίτραν α΄. νίτρου ἐρυθροῦ λίτραν α΄. ἀρι-
στολοχίας γο γ΄. βδελλίου γο γ΄. ἀμώμου βότρυος γο γ΄. σι-
κύου ἀγρίου ῥίζης γο γ΄. ἀλόης γο στ΄. πυρέθρου γο γ΄. ἀμ-
μωνιακοῦ θυμιάματος γο γ΄. ἰξοῦ δρυΐνου γο γ΄. ὀποῦ συ-
κομόρων γο γ΄. ὄξους ξε. α΄ S''. ἢ οἴνου Ἰταλικοῦ ἀντὶ τοῦ
ὄξους βάλλομεν, ἐλαίου κοτύλας γ΄. σκεύαζε κατὰ τρόπον.

[Μάλαγμα διὰ δαφνίδων, σπληνικοῖς, ὑδρωπικοῖς·
διαλύει πᾶσαν σκληρίαν, ἀναπίνει τὰς ἐν βάθει ἀποστάσεις.]
♃ Κηροῦ λίτραν α΄. πιτυΐνης λίτραν α΄. πίσσης Βρυτίας
λίτραν α΄. δαφνίδων ξηρῶν λίτραν α΄. νίτρου ἐρυθροῦ λί-
τραν α΄. ἀμμωνιακοῦ θυμιάματος λίτραν α΄. στέατος μο-
σχείου κατειργασμένου λίτραν α΄. τὰ ξηρὰ κόπτε καὶ σῆθε
λεπτοτάτῳ κοσκίνῳ. τὰ δὲ τηκτὰ τήκεται καὶ ψύχεται καὶ
τοῖς ξηροῖς ἐπιβάλλεται, καὶ ἀνακόψαντες ἀνελόμενοι χρώ-
μεθα. ἄλλο. ♃ δαφνίδων λίτραν α΄. πίττης λίτραν α΄. μάν-
νης λίτραν α΄. στέατος ταυρείου λίτραν α΄. ἀμμωνιακοῦ θυ-
μιάματος λίτραν α΄. κηροῦ λίτραν α΄. σκεύαζε καθὰ προεί-
ρηται. (296) ἡ τοῦ κουρέως λεγομένη σπληνικὴ, ὑδρω-

j, ariftolochiae quadrantem, bdellii quadrantem, ammoniaci
racemi quadrantem, radicis cucumeris filveftris quadran-
tem, aloës femiffem, pyrethri quadrantem, ammoniaci thy-
miamatis quadrantem, vifci quercini quadrantem, fucci fy-
comororum quadrantem, aceti fefquifextarium, aut pro ace-
to vini Italici tantundem, olei heminas iij, praeparato pro
more.

[Malagma ex baccis lauri, ad fplenicos, hydropicos.
Diffolvit omnem duritiem, abforbet abfceffus in profundo.]
♃ Cerae lib. j, refinae pinus lib. j, picis Brutiae lib. j, bacca-
rum lauri ficcarum lib. j, nitri rubri lib. j, ammoniaci thymia-
matis lib. j, adipis vitulini fubacti lib. j, arida tundito et cri-
brato per anguftiffimum cribrum, liquabilia liquantur et frige-
facta aridis adjiciuntur, atque ita contufis fimul ac repofitis
utimur. Aliud. ♃ Baccarum lauri lib. j, picis lib. j, mannae
lib. j, adipis taurini lib. j, ammoniaci thymiamatis lib. j, cerae
lib. j, praeparato, ut praedictum eft. Emplaftrum tonforis

R 2

Ed. Chart. XIII. [6o5. 6o6.]　　　　　　**Ed. Baf. II. (296.)**

πική. ταύτῃ κουρεὺς ἀπὸ Βιθυνίας ἀνὴρ χρώμενος, ἰσχια-
δικοὺς ἀπήλλαττε παντελῶς. 4 πίσσης ξηρᾶς λίτρας δ'. κη-
ροῦ λίτρας β'. πιτυΐνης λίτρας β'. ἀμμωνιακοῦ θυμιάματος
λίτρας β'. νίτρου ἐρυθροῦ λίτρας β'. δαφνίδων ξηρῶν λίτρας
β'. στέατος ταυρείου λίτραν α'. ἐν ἄλλῳ καὶ ἴρεως λίτρας β'.
κάγχρυος γο ιη'. ἀλεύρου τηλίνου ξε. α'. γύρεως ξε. α'. χα-
μαιλέοντος μέλανος ῥίζης κεκομμένης λειοτάτης ξέστην α'.
κυμίνου λειοτάτου ξε. α' S''. γλυκέος ξε. α'. ἐν ἄλλῳ ἀνί-
σου λειοτάτου ξε. S'. τὴν δὲ γύριν οὐκ ἔχει.

[6o6] ["Ἄλλη Βιθυνὴ λεγομένη φάρμακον ἐπιτετευγμέ-
νον, πρὸς τὰς προειρημένας διαθέσεις.] 4 Πίσσης Βρυτίας
λίτρας δ'. ῥητίνης πιτυΐνης, κηροῦ, ἀμμωνιακοῦ θυμιάματος
ἀνὰ λίτρας β'. μυελοῦ ἐλαφείου λίτραν α'. στέατος ταυρείου
κατειργασμένου λίτραν α'. ὀποῦ συκομόρου λίτραν α'. λίθου
Ἀσίου τοῦ ἄνθους γο στ'. χαμαιλέοντος μέλανος τῆς ῥίζης
κεκομμένης γο στ'. δαφνίδων ξηρῶν λίτρας S''. ἀλεύρου ἰρί-
νου λίτρας S''. δαύκου Κρητικοῦ σπέρματος κεκομμένου γο δ'.

appellatione, ad ſplenicos et hydropicos. Hoc tonſor quiſdam
vir Bithynienſis uſus iſchiadicos a coxendicum morbo penitus
liberavit. 4 Picis aridae lib. iv, cerae lib. ij, reſinae pinus lib.
ij, ammoniaci thymiamatis lib. ij, nitri rubri lib. ij, baccarum
lauri aridarum lib. ij, adipis taurini lib. j. In alio exemplari
etiam iridis lib. ij habentur, canchryos unciae xviij, farinae
foenigraeci ſextarius j, pollinis ſextar. j, radicis chamaeleo-
nis nigrae tenuiſſimae tuſae ſextar. j, cumini tenuiſſime triti
ſeſquiſextarius, paſſi ſextar. j. In alio exemplari aniſi triti
ſextarius dimidius habetur et pollen deeſt.

[Aliud Bithynum appellatum, medicamentum ac-
commodatum ad praedictos affectus.] 4 Picis Brutiae lib.
iv, reſinae pinus, cerae, ammoniaci thymiamatis, ſingolorum
libras duas, medullae cervinae lib. j, adipis taurini ſubacti
lib. j, ſucci ſycomororum libram unam, floris lapidis Aſii
ſemiſſem, radicis chamaeleonis contuſae ſemiſſem, baccarum
lauri ſiccarum libram dimidiam, farinae loliaceae libram di-
midiam, ſeminis dauci Cretici contuſi trientem, petroſelini

Ed. Chart. XIII. [606.]　　　　　　Ed. Baf. II. (296.)

πετροσελίνου γο δ'. κυμίνου Αἰθιοπικοῦ γο δ'. ἀνίσου γο δ'.
ἁλῶν Σπανῶν γο στ'. ἀφρονίτρου γο στ'. κυπρίνου γο στ'.
οἴνου Φαλερίνου ὅσον ἔξαρκεῖ, τὰ ξηρὰ φυράσας σκεύαζε
κατὰ τρόπον.

[Μάλαγμα τὸ διὰ τῶν σπερμάτων φάρμακον ἐπιτε-
τευγμένον πρὸς τὰς προειρημένας διαθέσεις. τούτῳ ἐχρήσατο
Ὀλύμπιος.] ♃ Κηροῦ ⪤ ϱ'. τερμινθίνης ⪤ ϱ'. ἀμμωνιακοῦ
θυμιάματος ⪤ ϱ'. στέατος ταυρείου ⪤ ϱ'. ἀνίσου ⪤ ϱ'. τή-
λεως ⪤ ϱ'. πετροσελίνου ⪤ ϱ'. ἄμμεως, ἴρεως Ἰλλυρικῆς
ἀνὰ ⪤ ν'. πάνακος ⪤ ϱ'. νίτρου ⪤ ν'. γλυκυῤῥίζης ⪤ ν'.
κυπέρου ⪤ κε'. βράθυος ⪤ κε'. σαμψύχου ⪤ κε'. μελιλώ-
του ⪤ κε'. καρδαμώμου ⪤ ιβ' S''. κασσίας σύριγγος ⪤ ιβ' S''.
νάρδου Κελτικῆς, δαύκου Κρητικοῦ τῆς ῥίζης ἀνὰ ⪤ ιβ' S''.
μέλιτος κοτύλης S''. οἴνου εὐώδους ὅσον ἔξαρκεῖ, σκεύαζε
κατὰ τρόπον. ἄλλο. ♃ κηροῦ μνᾶν α'. ἀμμωνιακοῦ θυμιά-
ματος μνᾶν α'. τερμινθίνης μνᾶν α'. σαμψύχου, δαφνίδων,
κυπέρου ἀνὰ μνᾶς S''. ἴρεως Ἰλλυρικῆς μνᾶς τέταρτον, ὅ
ἐστι ⪤ λ'. λινοσπέρμου πεφωγμένου μνᾶς δ'. τήλεως, πάνα-

trientem, cumini Aethiopici trientem, anifi trientem, falis
Hifpani fexuncem, aphronitri fexuncem, cyprini fexuncem,
vini Falerni quod fatis eft, arida cum liquidis pro more ap-
parato.

[*Aliud malagma ex feminibus, medicamentnm ac-
:ommodatum ad praedictos affectus, hoc ufus eft Olym-
)ius.*] ♃ Cerae ℥ c, terebinthinae ℥ c, ammoniaci thymia-
matis ℥ c, adipis taurini ℥ c, anifi ℥ c, foenigraeci ℥ c, pe-
trofelini ℥ c, ammii, iridis Illyricae, utriusque ℥ l, panacis
℥ c, nitri ℥ l, glycyrrhizae ℥ l, cyperi ℥ xxv, fabinae ℥
xxv, fampfuchi ℥ xxv, meliloti ℥ xxv, cardamomi ℥ xij ß,
caffiae fiftulae ℥ xij ß, nardi Celticae, radicis dauci Cretici,
utriusque ℥ xij ß mellis heminam et dimidiam, vini odorati
quod fufficit, praepara pro confueto more. *Aliud.* ♃ Cerae
minam unam, ammoniaci thymiamatis minam unam, terebin-
thinae minam j, fampfuchi, baccarum lauri, cyperi, fingu-
lorum minam dimidiam, iridis Illyricae minae quartam par-
tem, hoc eft ℥ xxx, feminis lini tofti, minae quartam par-

κος ἀνὰ μνᾶς δ'. στέατος ταυρείου μνᾶς δ'. σικύου ἀγρίου
ῥίζης ξηρᾶς, ἀνίσου, σελίνου σπέρματος, ἄμμεως, κυμίνου,
μαράθρου, νίτρου ἀνὰ μνᾶς δ'. πεπέρεως < ιβ' S''. μέλιτος
κοτύλην, οἴνου κοτύλην α' S''. κυπρίνου κοτύλην α' S''.
ὄξους κοτύλην α' S''. συντίθει καὶ χρῶ.

['Εκ τῶν 'Ανδρομάχου πρὸς ὑδρωπικοὺς καὶ ἐμπνευ-
ματώσεις.] ℞ Πίσσης ὑγρᾶς λίτρας β'. κηροῦ λίτραν α'. νί-
τρου γο στ'. θείου ἀπύρου γο στ'. στυπτηρίας γο στ'. πρὸς
ὑδρωπικοὺς Κλεοφάντου. ℞ κηροῦ, ῥητίνης, ἀφρονίτρου ἀνὰ
< ρ'. χαλβάνης < ιβ' S''. προπόλεως < ιβ' S''. ἀμμωνια-
κοῦ θυμιάματος < ιβ' S''. κυπρίνου κυάθους β'. ὄξους
κυάθους δύο.

['Αρχιγένους ἐκ τοῦ δευτέρου τῶν κατὰ γένος φαρ-
μάκων.] Ὑδρωπικοῖς δίαιτα, ὡς προσῆκε. κατάπλαττε μὲν
βολβίτῳ ἀγελαίας βοός, ξήραινε δὲ αὐτὸ ἐπιμελῶς, καὶ λεά-
νας ἕψε ἐν ὀξυκράτῳ ὠμῆς λύσεως τρόπον, προσεμπάσας
θείου ἀπύρου τὸ τέταρτον μέρος, ὅλῳ δὲ τῷ κύτει ἐπίβαλλε.

tem, foenugraeci, panacis, utriusque minae quartam par-
tem, adipis taurini minae quartam partem, radicis ficcae
cucumeris filveftris, anifi, feminis apii, ammii. cumini, foe-
niculi, nitri fingulorum minae quartam partem, piperis Ʒ
xij ß, mellis heminam, vini fefquiheminam, cyprini fefquihe-
minam, aceti fefquiheminam, componito ac utitor.

[*Ex Andromacho ad hydropicos et inflationes.*] ℞ Pi-
cis liquidae lib. ij, cerae lib. j, nitri Ʒ vj, fulfuris vivi fex-
uncem, aluminis fexuncem. *Ad hydropicos Cleophanti.* ℞
Cerae, refinae, fpumae nitri, fingulorum Ʒ c, galbani Ʒ xij ß,
propolis Ʒ xij ß, ammoniaci thymiamatis Ʒ xij ß, cyprini
cyathos duos, aceti cyathos duos.

[*Ex Archigenis fecundo libro medicamentorum fecun-
dum genus.*] Hydropicis diaetam convenientem conftitue.
Pro cataplasmate quidem ftercus bovis armentariae impone.
Reficca autem ipfum ftercus diligenter et tritum in pofca vel-
ut crudam hordeaceam farinam coque infperfa fulfuris vivi
quarta parte, cataplasma vero per omnem ventris amplitudi-

ὡς Μούσας κατέπλαττεν αὐτοὺς, ἐλατηρίῳ, σταφίδι ἀγρίᾳ,
ὑσσώπῳ, χολῇ ταυρείᾳ, ἴσοις σύκοις κεκομμένοις ἀναληφθεῖ-
σιν. ἢ σικύου ἀγρίου τῆς ῥίζης μνᾶ μία, ἑψημένης ἐν οἴνῳ.
σύκων ὁμοίως ἑψημένων μνᾶς S''. ταῦτα ὁμοῦ λέαινε παρα-
χέων τοῦ ἀφεψήματος αὐτοῖς, μέχρι μαλαγματῶδες ποιήσῃς,
εἶτα μίξας αὐτῆς ἀλθαίας λείας ῥίζης τὸ ἴσον καὶ συνέψων
συλλέαινε καὶ οὕτω κατάπλαττε. ἢ σπυράθους αἰγείους ἕψων
ἐν οὔρῳ παιδίου ἀφθόρου ἢ αὐτῆς αἰγὸς τῷ οὔρῳ, γλοιοῦ
ποιῶν πάχος κατάπλασσε, ἄκρως αὐτοὺς διὰ κοιλίας καθαί-
ρει. ἄλλο. ἐλλέβορον μέλανα, χολὴν ταυρείαν, νίτρον, πέπερι,
ἴσα σὺν μέλιτι καταπλάσσων τὴν κοιλίαν ἐπὶ ἡμιώριον. [607]
παρ' ὅλην δὲ τὴν ἀγωγὴν ποτίζειν τινὶ τούτων. ♃ κοτυλη-
δόνος ⊰ αʹ. σκίλλης καθαρᾶς ξηρᾶς ⊰ αʹ. ἐν οἰνομέλιτι κε-
κραμένῳ δίδου καθ' ἡμέραν. ἢ ἄρου ῥίζης φλοιοῦ ⊰ αʹ. καὶ
κνεώριον, ἣν ἔνιοι χαμελαίαν καλοῦσι, χυλίσας καλάμων
τοὺς πρὸς ταῖς ῥίζαις ἁπαλοὺς ὄχθους λάβε κυάθους γʹ. μί-
ξας τε τὰ προειρημένα δίδου καθ' ἡμέραν πίνειν. κάλλιστα

nem impone. Mufa vero cataplasma ad ipfos praeparavit ex
elaterio, ftaphide filveftri, hyffopo, felle tauri, aequalibus par-
tibus ipforum ficubus contufis exceptis. Aut radicis cucume-
ris filveftris minam j, in vino coquito et ficuum minae ß, fimi-
liter coquito, atque haec fimul terito, affufo eorum decocto,
donec malagmatis forma evadat, indeque althaeae radicis tri-
tae tantundem admifceto, fimulque coquito ac terito, atque
ita imponito. Aut caprinum ftercus in urina pueri impubis
veneris experti, vel ipfius caprae urina coctum, ad ftrig-
mentitiam fpiffitudinem redigito ac imponito, egregie ip-
fum per alvum purgat. Aut veratrum nigrum, fel taurinum,
nitrum, piper, aequis partibus cum melle, alvo per dimidiae
horae fpatium imponito. Porro per omne curationis tempus
unam aliquam ex his potionibus ipfis propinato. ♃ Cotyle-
donis ʒ j, fcillae aridae mundae ʒ j, in vino mulfo diluto
quotidie exhibe. Aut ♃ corticis radicis ari ʒ j. Aut cneori,
quam aliqui chamelaean appellant, teneras eminentias ad
calamorum radices nafcentes exuccato, ac fucci cyath. iij,
praedictis admixtis quotidie exhibeto. Optime facit et hoc,

δὲ ποιεῖ τοῦτο, 24 καρκίνου ποταμίου ξηροῦ χωρὶς τῶν πο-
δῶν καὶ χηλῶν λελειωμένου < α΄. ἀσάρου < α΄. μίξας ὕδατι
ἐξ αὐτοῦ τοῦ ποταμοῦ, ὅθεν οἱ καρκίνοι, δίδου πίνειν. ἐνί-
οτε δὲ ἀντὶ τοῦ ἀσάρου ὀποβαλσάμου προσβάλλεται ἴσον.
ἢ 24 κοραλλίου < α΄. στυπτηρίας σχιστῆς < α΄. ὀβολοὺς β΄.
λεάνας μετὰ καλαμίνθης ἀποβρέγματος, ἀνάπλαττε διοβολι-
αίους τροχίσκους καὶ δίδου πίνειν ἐν τῷ τῆς καλαμίνθης
ὕδατι ὀβολὸν, ἄκρως ποιεῖ καὶ πρὸς νεφριτικούς. ἢ τὴν ῥί-
ζαν τῆς καλαμίνθης καθεψήσας πότιζε. ἢ τὸ σίον λεγόμε-
νον πότιζε· τοῦτο δὲ καὶ ἐσθίειν δίδου. ἢ τριβόλου τὰ φύλλα.
ἢ τὴν ῥίζαν μετ᾽ οἴνου δίδου. ἢ ἐν βαλανείῳ ἁλὶ καὶ ἐλαίῳ
ἐπιμελῶς, ἄχρις ἂν ἱδρώσωσιν, ἀλείψας ἔξαγε καὶ μόνους
τοὺς διδύμους ἀποκλύσας ἀφιδροῦντας, πρῶτον ὀθονίοις,
εἶτα τοῖς λοιποῖς περιβολαίοις συσκεπάσας, κόμιζε καὶ δίδου
φουρνίτου ἄρτου μετὰ ἰσχάδων ἱκανῶν φαγεῖν, πότιζε δὲ
οἴνῳ μέλανι Ἰταλικῷ ἢ σπικάτῳ προσφάτῳ, ἐνεψημένων
αὐτῷ σύκων γο δ΄. εἰς τοὺς ξε. στ΄. μέχρι τὸ γ΄. λειφθῇ,
καθαίρει δι᾽ οὔρων. ἢ αἰγὸς οὖρον κοχλιάριον α΄. μετὰ νάρ-

24 cancri fluvialis ficci triti, pedibus ac eminentiis omnibus
amputatis Ʒ j, afari Ʒ j, mifceto aqua ex ipfo flumine, unde
cancri extracti funt, accepta et propinato. Aliquando vero
pro afaro opobalfami par pondus additur, aut corallii Ʒ j,
aluminis fciffi Ʒ j, obol. ij, cum calaminthae cremore terito
et in paftillos duorum obolorum ponderis redigito et obolum
inde ex calaminthae aqua bibendum dato. Summe facit et ad
nephriticos. Aut radicem calaminthae coctam propina. Aut
laver dictum itidem coctum propina, idemque etiam eden-
dum exhibe. Aut tribuli folia five radicem cum vino dato.
Aut in balneo cum fale et oleo diligenter, usque quo exu-
dent, illitos educito, et folis teftibus exudantibus ablutis,
primum linteis, deinde etiam reliquis amiculis contectos cu-
rato, ac panem furnaceum cum fufficientibus caricis eden-
dum dato, vinum vero nigrum Italicum aut fpicatum recens,
in quo ficuum triens in vini fextariis vj incoctus eft, donec
tertia pars fuperfuit, bibendum exhibeto, purgat per uri-
nam. Aut urinae caprae cochleare unum cum nardi Ʒ j, ca-

δου ◁ α'. θερμάνας δίδου πίνειν. ἢ σίκυον ἄγριον οἴνῳ ναρ-
δίνῳ ἢ Ἀμιναίῳ ἐναποβρέξας τρὶς, ἐκ τοῦ ἀποβρέγματος δί-
δου κύαθον α'. καὶ προστίθει κατὰ βραχὺ, ἕως κυάθων
τριῶν· ἢ σεσέλεως δίδου πίνειν ἢ ἐσθίειν. ἢ δαφνοειδοῦς
λείου ἡλίκον θέρμον ἐπιπάσσων, δίδου πιεῖν, ἄγει οὖρα
πολλά. ἢ ἄρου ῥίζης φλοιὸν ἐν οἴνῳ. ἢ λεπίδος χαλκοῦ ◁ α'.
ἄρτου τὸ ἐντὸς ἀναλαβὼν καταπότια ποίει καὶ δίδου· ὕδωρ
ἄγει εὐτόνως. ἢ ♃ χαλκοῦ κεκαυμένου ◁ α'. πηγάνου κλω-
νία τρία, περιστερᾶς κόπρου ◁ α'. ἁλὸς κοινοῦ ὀλίγον μετ'
οἴνου Ἐφεσίου καὶ ὕδατος τὸ πᾶν κρᾶμα κοτύλης Ϛ''. δίδου.
ἄκρως ποιοῦσιν αἵ τε θηριακαὶ διουρητικαὶ πᾶσαι, ἔτι τε
τὰ ἑκάστῳ διὰ πείρας ἀκίνδυνα ὑδραγωγὰ πότιμα ἢ κατα-
πότια, διάχριε δὲ τοὺς ὑδρωπικοὺς ἐπὶ πολὺ ἐν ἡλίῳ, σκέ-
πων τὴν κεφαλὴν, μιγνὺς τῷ ἐλαίῳ ἅλας πολλοὺς, καταιόνα
τε ἅλμῃ πολλῇ καὶ θερμῇ, τοὺς ἐμπεφυσημένους μάλιστα
τόπους. κύστεις εὐμεγέθεις ἐμφυσήσας ἐπιμελῶς κατάκρουε
καθ' ἡμέραν συνεχῶς, πιλοῦνται γὰρ καὶ προστέλλονται.

lefactum bibendum dato. Aut cucumim filveſtrem, vino
nardino vel Aminaeo macerato et ex cremore ter cyathum
unum bibendum praebeto et paulatim usque ad cyathos iij
progreditur. Aut fefeli in potu vel cibo exhibe aut da-
phnoides tritum lupini magnitudine inſpergens bibendum da-
to, ducit urinam multam. Aut corticem radicis ari ex vino.
Aut ſquamae aeris ℥ j, panis medulla excipito et catapotia
facito ac exhibeto, fortiter aquam ducunt. Aut ♃ aeris uſti
℥ j, rutae ramnlos tres, ſtercoris oolumbae ℥ j, falis com-
munis parum, cum vino Epheſio et aqua, ita ut tota mixtu-
ra heminae dimidiae fit, praebeto. Summe faciunt et theria-
cae omnes urinam cientes. Infuperque potiones aquam du-
centes, quae unicuique per experientiam cognitae ſunt, mi-
nime periculoſae. Similiter et catapotia. Caeterum hydropi-
cos diutius ad folem, contecto capite, inungito ex oleo mul-
to ſale admixto et multa falſugine calida perfundito. Inflatos
vero maxime locos veficis magnis probe inflatis quotidie
continenter pulſato, inde enim arctantur ac contrahuntur.
Scarificatis item ipforum talis et vulnuſculis impactis, ipfos

Ed. Chart. XIII. [607. 608.]   Ed. Baf. II. (296. 297.)

διελὼν δὲ τὰ σφυρὰ αὐτῶν ἢ καὶ σχάσας ἐν φορείῳ αἰώρει, πολὺ γὰρ διαρρεῖν ὑγρὸν εἴωθεν αὐτοῖς.

[Πρὸς τὰς αὐτὰς διαθέσεις ἡ τοῦ Βιεννίου.] ♃ Κρόκου, ὀπίου, ὀποπάνακος, σμύρνης, ἴρεως, ἀκόρου, μανδραγόρου, ἀσάρου, κόστου, νάρδου Ἰνδικῆς, δαύκου Κρητικοῦ, μήου ἀνὰ < ή'. πεπέρεως λευκοῦ καὶ μακροῦ, γεντιανῆς, στοιχάδος, κασσίας, φοῦ Ποντικοῦ ἀνὰ < ή'. μέλιτι ἀναλάμβανε.

(297) Κεφ. δ'. [Περὶ τῶν ἀνωδύνων τε καὶ κωλικῶν ὀνομαζομένων φαρμάκων.] Τοῖς τοιούτοις φαρμάκοις ἕνεκα μεγάλης ὀδύνης ἢ ἀγρυπνίας ἢ τοῦ μὴ σπαράττεσθαι χάριν διὰ βῆχα [608] βιαίαν, ὡς ἐφ' αἵματος ἀναγωγῆς ἐνίοτε γίνεται καὶ κατάρρων χαλεπῶν, εἰώθαμεν χρῆσθαι. κατὰ μέντοι τὰ μετριώτερα τῶν εἰρημένων αἱ διὰ τῶν σπερμάτων ἰδίᾳ ὀνομαζόμεναι βηχικαὶ δυνάμεις αὐτάρκεις, ἔχουσαι μὲν πάντως τι καὶ αὐταὶ τῶν καρωτικῶν φαρμάκων, ἀλλ' ὀλίγον ἐν πολλοῖς τοῖς σπέρμασιν, ἅπερ εὐώδη τέ ἐστι καὶ λεπτομερῆ καὶ διουρητικά. προσαγορεύουσι δὲ πολλάκις αὐτὰ

in ferculo aut lectica geſtato ac circumvehito, multus enim humor hoc modo ipſis profluere ſolet.

[*Ad eosdem affectus confectio Biennii.*] ♃ Croci, opii, opopanacis, myrrhae, iridis, acori, mandragorae, aſari, coſti, nardi Indicae, dauci Cretici, mei, ſingulorum drachmas octo, piperis albi et longi, gentianae, ſtoechadis, caſſiae, phu Pontici, ſingulorum drachmas octo, excipe melle.

Cap. IV. [*De medicamentis anodynis et colicis appellatis.*] Hujusmodi medicamentis magni doloris aut vigiliarum gratia aut ne per violentam tuſſim lancinemur, velut in ſanguinis rejectione et gravibus diſtillationibus aliquando contingit, uti ſolemus. In moderatioribus tamen praedictis affectionibus confectiones ex ſeminibus, privatim tuſſiculares appellatae, ſufficiunt, quae et ipſae omnino aliquid ex ſoporiferis ſeminibus habent, verum modicum inter multa adeo ſemina, quae odorata et tenuium partium ac urinam cientia exiſtunt. Appellant autem haec medici ſaepe citra appellatio-

Ed. Chart. XIII. [608.]   Ed. Baf. II. (297.)

οἱ ἰατροὶ καὶ χωρὶς τοῦ προσθεῖναι τὸ τοῦ σπέρματος ὄνο-
μα, κύμινον λέγοντες καὶ δαῦκον καὶ σέσελι, σέλινόν τε καὶ
ἄνισον. αἱ μὲν οὖν τῶν τοιούτων φαρμάκων συνθέσεις ἐν
ταῖς βηχικαῖς ὀνομαζομέναις δυνάμεσιν εἴρηνται. τὰς δὲ τῶν
ἀνωδύνων τε καὶ κωλικῶν, αἵπερ εἰσὶν ὁμογενεῖς μὲν ἐκεί-
ναις, σφοδρότεραι δὲ πολὺ ταῖς δυνάμεσιν, ἐν τῷδε τῷ λόγῳ
δηλώσω. πρώτη μὲν οὖν αὐτῶν, ὡς ἔοικεν, ἐν τοῖς πάλαι
χρόνοις, ἡ τοῦ Φίλωνος ἔνδοξος ἐγένετο, περὶ ἧς αὐτὸς
ἐποίησε τάδε τὰ ἐλεγεῖα.

Ἡ Φίλωνος ἀντίδοτος.

Ταρσέος ἰητροῖο μέγα θνητοῖσι Φίλωνος
    Εὕρεμα, πρὸς πολλάς εἰμι παθῶν ὀδύνας.
Εἴτε κόλον πάσχει τις ἅπαξ δοθὲν, εἴτε τις ἧπαρ,
    Εἴτε δυσουρίῃ ἴσχεται, εἴτε λίθῳ.
Ἰῶμαι καὶ σπλῆνα καὶ ὀρθόπνοιαν ἀνηρὴν,
    Καὶ φθίσιν ἰῶμαι, σπασμὸν ἐνιστάμενον,
Καὶ σφαλερὴν πλευρῖτιν. ἀποπτύων δέ τις αἷμα
    Ἢ ἐμέων, ἕξει μ᾽ ἀντίπαλον θανάτου.

nis feminis appofitionem, cuminum dicentes et daucum et
fefeli, apiumque et anifum. Ejusmodi igitur medicamento-
rum compofitiones inter tufficulares appellatas confectiones
funt relatae, verum dolerem fedantes, anodynaeque et co-
licae dictae, quae ejusdem quidem generis cum illis funt,
multum autem facultatibus illas exuperant, in hoc fermone
oftenduntur. Prima itaque ex ipfis prifcis temporibus, ut ap-
paret, celebris fuit, quam Philo prodidit et de qua ipfe hanc
elegiam fecit.

Philonis antidotus.

En me Tarfenfis medici praegrande Philonis
    Inventum, mala quod multa dolore levo.
Sive colum doleas, feu tu jecur, auxiliabor,
    Seu lapis infeftet, difficile aut lotium.
Et medeor fpleni hinc, orthopnoeaeque moleftae,
    Convulfa atque tabem protinus exupero,
Pleuritimque malam et fputum vomitumque cruoris
    Evinco, mortis terror et hoftis ego.

Ed. Chart. XIII. [608.]   Ed. Baf. II. (297.)

Πάντα δ' ὅσα σπλάγχνοισιν ἐνίσταται ἄλγεα παύω,
Βηχά τε καὶ πνιγμὸν, λύγγα τε καὶ κατάρουν.
Γέγραμμαι δὲ σοφοῖσι, μαθὼν δέ τις οὐ βραχύ μ' ἕξει
Δῶρον, ἐς ἀξυνέτους δ' οὐκ ἐπόθησα περᾶν.
Ξανθὴν μὲν τρίχα βάλλε μυρίπνοον ἰσοθέοιο,
Οὗ λύθρος Ἑρμείας λάμπεται ἐν βοτάναις.
Κρόκου δὲ σταθμὸν φρένας ἀνέρος, οὐ γὰρ ἄδηλον,
Βάλλε δὲ καὶ δραχμὴν Ναυπλίου Εὐβοέως.
Καὶ τρίτον ἐν Τρώεσσι, Μενοιτιάδαο φονῆος,
Δραχμὴν τὴν μήλων γαστέρι σωζομένην.
Ὁλκὰς δ' ἀργεννοῖο πυρώδεος εἴκοσι βάλλε,
Εἴκοσι καὶ κυάμου θηρὸς ἀπ' Ἀρκαδίης.
Δραχμὴν καὶ ῥίζης ψευδωνύμου, ἣν ἀνέθρεψε
Χῶρος, ὁ τὸν Πίσσῃ Ζῆνα λοχευσάμενος.
Πῖον δὲ γράψας, ἄρθρον βάλε πρῶτον ἐπ' αὐτῷ,
Ἄρρεν ἐνὶ δραχμὰς πέντε δὶς ἑλκόμενον.

Viſcera tentantes omnes ego ſedo dolores,
  Interna et quicquid membra dolore quatit.
Tuſſim, ſingultum, deſtillantesque fluores
  Siſto, etiam ſi quid ſtrangulet, excipio,
Me dedit ille auctor ſapienti munera magna
  Diſcipulo, ſtupidos nil ego curo viros.
Fragrantem fulvumque pilum pueri cape, cujus
  Fulget adhuc campis Mercurii ille cruor,
Pondus ad humanos ſenſus perpendito prudens,
  Dein drachmae pondo Nauplion Euboicum.
Inde Menoetiadae occiſoris ponito drachmam,
  Qui pecoris denſis ventribus excipitur.
Viginti et drachmas candentis conjice flammae,
  Et totidem fabae poſt ſuis Arcadicae,
Et drachmam dictae falſo radicis, ab ipſa
  Terra, Piſſaeo quae Iove clara manet.
Cumque pion ſcribes, voci caput amplius addes,
  Maſculum Achivorum nominis articulum.
Indeque poſt drachmas expenſae ſumito lancis
  Quinque bis. Atque iſtaec providus excipito.

Νᾶμα δὲ θυγατέρων ταύρων καὶ Κεκροπίδαισι
Συγγενὲς, οἳ Τρίκκης, ὡς ἐνέπουσιν ἐμοί.

[Γαληνοῦ ἐξάπλωσις· τῆς Φίλωνος ἀντιδότου.] Ἐν
τούτοις τοῖς ἔπεσιν ὁ Φίλων κελεύει κρόκου μὲν < έ.
ἐμβάλλεσθαι, πυρέθρου δὲ μίαν, εὐφορβίου μίαν, στάχυος
νάρδου μίαν, πεπέρεως δὲ λευκοῦ καὶ ὑοσκυάμου τὸ ἴσον,
ἑκατέρου <κ'. ὀπίου δὲ < ι'. οἱ μὲν οὖν πρῶτοι δύο στί-
χοι τὸν κρόκον δηλοῦσιν, ξανθὸν μὲν τῇ χρόᾳ ὄντα, τρι-
χοειδῆ δὲ τῇ λεπτότητι. λύθρον δὲ τοῦ κρόκου φησὶν ἐν ταῖς
Ἑρμείαις, τουτέστι ταῖς τοῦ Ἑρμοῦ λάμπεσθαι βοτάναις.
ἐπειδὴ μειράκιον καλούμενον Κρόκος, ἅμα τῷ Ἑρμῇ δισκεύων,
εἶθ' ἑστὼς ἀμελέστερον, ἐμπεσόντος αὐτῷ δίσκου τῇ κεφαλῇ,
συνέβη μὲν ἀποθανεῖν αὐτίκα, τοῦ δ' αἵματος εἰς τὴν γῆν
ἀναχθέντος, ἐξ αὐτοῦ φῦναι τὸν κρόκον. λάμπεσθαι δὲ εἶπε
τὸν λύθρον, τουτέστι τὸ ἀπὸ τοῦ σφαγέντος αἷμα, [609]
διὰ τὸ στιλπνὸν τῆς χρόας τοῦ κρόκου. γράφεται δὲ οὐ μό-
νον βοτάναις, ἀλλὰ καὶ πεδίοις ὡδί πως ὁ στίχος, Ἑρμείοις
λάμπεται ἐν πεδίοις. σταθμὸν δὲ ἀξιοῖ τοῦ κρόκου πέντε
δραχμὰς εἶναι, φρένας ἀνέρος εἰπὼν τὰς αἰσθήσεις, οὔσας

Natarum tauri textura Cecropidarum.
 Sic mecum Triccae progeniesque facit.

[Galeni explicatio antidoti Philonis.] In his verſibus
Philo jubet croci drachmas quinque conjici, pyrethri unam,
euphorbii unam, spicae nardi unam, piperis autem albi et
hyoſcyami par pondus, utriusque drach. viginti, opii vero
drach. decem. Primi quidem igitur duo verſus crocum indi-
cant, ut qui fulvus colore ſit et tenuis ad formam pilorum.
Cruorem autem croci fulgere adhuc in campis Mercurii dicit.
Adoleſcens enim Crocus appellatus cum Mercurio diſco ludens
et incurioſius conſiſtens, illapſo in caput ipſius diſco, ſtatim
mortuus eſt, ex ſanguine autem ipſius in terram acto crocus
natus eſt. Fulgere vero cruorem dixit, hoc eſt ſanguinem jam
occiſi, propter coloris croci ſplendorem. Scribitur autem
non ſolum campis, ſed et herbis in verſu, hoc modo, Fulget
adhuc herbis Mercurii ille cruor. Caeterum pondus croci
Ʒ v eſſe vult, quum humanos ſenſus perpendere juſſit, qui

πέντε. ὅτι δὲ δραχμὰς πέντε βούλεται εἶναι καὶ οὔτε ὀβο-
λοὺς οὔτε λίτρας οὔτε ἄλλο τι τοιοῦτον, ἐνδείκνυται διὰ
τῶν ἑξῆς, πρῶτον μὲν εἰπὼν, μίσγε δὲ καὶ δραχμὴν Ναυ-
πλίου Εὐβοέως, εἶθ᾽ ἑξῆς καὶ τοῖς ἄλλοις προστιθεὶς ταὐ-
τὸν ὄνομα τὸ τῆς δραχμῆς. Ναύπλιον μὲν οὖν Εὐβοέα τὸ
πύρεθρον λέγει, διότι Ναύπλιος πυρὰς μεγάλας καύσας, ὥς
φασι, κατὰ τὸν τῆς Εὐβοίας λιμένα, πολλοὺς τῶν Ἑλλήνων
ἐξηπάτησεν, ὡς ἐπὶ χώραν εὐλίμενον καταίροντας ἀπολέσθαι.
ἐργάσασθαι δέ φασιν αὐτὸν τοῦτο διὰ τὸν τοῦ Παλαμή-
δους θάνατον. καὶ μὴν καὶ τὸ εὐφόρβιον, αἰνιγματωδῶς
ὁμοίως τούτοις κέκληκεν εἰπὼν καὶ τρίτου ἐν Τρώεσσι, Με-
νοιτιάδαο φονῆος, ἐπειδὴ ὁ ποιητὴς ἐποίησε λέγοντα τὸν
Πάτροκλον,

    Ἀλλά με Μοῖρ᾽ ὀλοὴ καὶ Λητοῦς ἔκτανεν υἱὸς,
    Ἀνδρῶν δ᾽ Εὔφορβος.

μήλων δὲ, τουτέστι προβάτων, ἐν τῇ γαστρὶ διασώζεσθαί
φησι τὸ εὐφόρβιον, ὅτι μόνην ταύτην οὐ διαβιβρώσκει, καὶ
διὰ τοῦτο δυνατόν ἐστιν ἀποτίθεσθαι κατ᾽ αὐτὴν τὸ φάρ-

quinque numero exiſtunt. Quod vero drachmas quinque eſſe
velit et neque obolos, neque libras, neque aliud quicquam
tale, per ſequentia commonſtrat, primum quidem quum ait,
dein drach. pondo Nauplion Euboicum. Deinde vero et con-
ſequenter cum aliis, idem drach. nomen apponit. Nauplion
itaque Euboicum pyrethrum vocat, propterea quod Nau-
plius magnis pyris incenſis, ut aiunt, circa Euboeae portum,
multos Graecorum decepit, ut perirent, tanquam ad regio-
nem portus bonos habentem applicantes. Id ipſum vero ob
Palamedis necem ipſum feciſſe tradunt. At vero et euphor-
bium ſimiliter his aenigmatice vocavit, quum ait, inde
Menoetiadae occiſoris ponito drachmam. Quandoquidem
poëta Patroclum ſic loquentem facit:

    Sed me Parca ferox Latonae et filius aufert,
    Atque vir Euphorbus.

Pecoris autem, hoc eſt ovium ventribus excipi et aſſer-
vari euphorbium ait, propterea quod hos ſolos non cor-
rumpit et ob hoc in his reponi medicameutum poteſt. Eſt

μακον. ὀπὸς δέ ἐστι φυτοῦ τινος ἀκανθώδους ἐν τῇ τῶν
Μαυρουσίων γῇ φυομένου, θερμότατος τῇ δυνάμει, καὶ γέ-
γραπται· περὶ αὐτοῦ βιβλίδιόν τι σμικρὸν Ἰόβᾳ τῷ βασι-
λεύσαντι τῶν Μαυρουσίων. ἐφεξῆς δὲ ὁ Φίλων φησὶν, δρα-
χμὰς δ' ἀργεννοῖο πυρώδεος εἴκοσι βάλλε, ὡς λευκὸν πέπερι
σημαίνων· ἔστι δὲ εὐστομαχώτερον καὶ δριμύτερον τοῦ μέ-
λανος. εἴκοσι δ' ἀξιοῖ δραχμὰς ἐμβάλλεσθαι σπέρματος ὑοσ-
κυάμου, γράψας καὶ τοῦτο αἰνιγματωδῶς, εἴκοσι καὶ κυ-
άμου θηρὸς ἀπ' Ἀρκαδίης, ἐπειδὴ τὸν Ἐρυμάνθιον κάπρον
ὁ Ἡρακλῆς ἀποκτεῖναι λέγεται, κατὰ τὴν τῶν Ἀρκάδων
γῆν αὐξηθέντα. νάρδου δὲ καὶ αὐτῆς < α'. ἀξιοῖ βάλλειν,
ἣν ψευδώνυμον εἴρηκε ῥίζαν, ἐπειδὴ στάχυς ὀνομάζεται νάρ-
δου. βούλεται δ' αὐτὴν εἶναι Κρητικὴν, ἔνθα φησὶν, ἣν ἀνέ-
θρεψε χῶρος ὁ τὸν Πίσσῃ Ζῆνα λοχευσάμενος, ἐπειδὴ τὸν
Δία φασὶν οἱ μυθολόγοι κατὰ τὸ Δικταῖον ὄρος ἐν Κρήτῃ
τραφῆναι, κρυπτόμενον ὑπὸ τῆς μητρὸς Ῥέας, ὅπως μὴ καὶ
αὐτὸς ὑπὸ τοῦ πατρὸς τοῦ Κρόνου καταποθῇ. προσέθηκε
δὲ τῷ Διὶ τὴν Πίσσαν, ὡς εἰώθασι πολλοὶ καὶ χωρὶς ποι-

porro euphorbium plantae cujusdam fpinofae in Mauru-
fiorum terra nafcentis fuccus, facultate calidiffimus, et de
ipfo libello parvus fcriptus eft Iubae regi Maurufiorum.
Confequenter vero Philo ait, *viginti et drachmas canden-
tis coniice flammae,* piper album per hoc fignificans. Eft
autem ftomacho commodius et acrius quam nigrum. Viginti
infuper drachmas feminis hyofcyami injicere jubet, quod
aenigmatice fabam fuis Arcadicae appellat, quandoquidem
aprum Erymanthium Hercules occidiffe fertur, qui in Arca-
dum terra fuit connutritus.   Quin et nardi ipfius drach. j
conjiciendam cenfet, quam radicem falfo dictam appellat,
quandoquidem fpica nardi vere nominatur. Vult autem eam
Creticam effe, quum ait, ab ipfa terra, Piffaeo, quae Jove
clare manet, quandoquidem fabularum fcriptores Jovem in
Dictaeo Cretae monte educatum ajunt, occultatum ibidem a
matre Rhea, ne et ipfe a patre Saturno devoraretur. Appo-
fuit autem Jovi epitheton Piffaei, quemadmodum multi

ητικῆς ἐν τῷ βίῳ λέγειν, μὰ τὸν ἐν Περγάμῳ Ἀσκληπιὸν,
μὰ τὴν ἐν Ἐφέσῳ Ἄρτεμιν, μὰ τὸν ἐν Δελφοῖς Ἀπόλλωνα,
μὰ τὸ ἐν Ἐλευσῖνι πῦρ. ἔνιοι δὲ οὐ τὴν Κρητικὴν χώραν,
ἀλλὰ τὴν Ἰνδικὴν εἰρῆσθαί φασιν, ἐξ ἧς ὁ ἐλέφας φέρεται.
ἐκ τούτου γὰρ τὸ ἐν Πίσσῃ τοῦ Διὸς ἄγαλμα λελοχεῦσθαι,
τουτέστι γεγενῆσθαι τούτοις ἅπασι μίγνυσθαι κελεύει τὸν
τοῦ μήκωνος ὀπὸν, εἰθισμένον ὑπὸ τῶν ἰατρῶν ὄπιον ἰδίως
ὀνομάζεσθαι, μηδενὸς τῶν ἄλλων ὀπῶν, καίτοι παμπόλλων
ὄντων κατὰ τὸ καλούμενον οὐδέτερον γένος ὀνομαζομένων.
ἐπεὶ τοίνυν τὸ ὄνομα ἐκ τῆς ο φωνῆς καὶ τῆς πίον σύγκει-
ται, διὰ τοῦτο ἔφη

Πῖον δὲ γράψας ἄρθρον βάλε πρῶτον ἐπ' αὐτῷ
   Ἄῤῥεν ἐνὶ δραχμαῖς πέντε δὶς ἑλκόμενον,
ὅπερ ἐστὶν ἔμβαλλε καὶ τοῦ ὀπίου < ι'. ὑπόλοιπον δέ ἐστιν
ᾧ πάντα ταῦτα ἀναλαμβάνεται λειωθέντα, τὸ μέλι κεκλη-
μένον ὑπ' αὐτοῦ συμβολικῶς, νᾶμα ταύρου θυγατέρων,
ἐπειδὴ σηπομένων [610] τῶν ταύρων γεννᾶσθαί φασι τὰς

etiam extra poëticam in communi fermone dicere folent, per
Aefculapium Pergamaeum, per Dianam Ephefiam, per Del-
phicum Apollinem, per Veftam Eleufiniam. Quidam vero
non Creticam terram, fed Indicam indicatam effe ajunt, ex
qua ebur affertur, ex hoc enim ftatuam Jovis in Piffa factam
ac formatam effe. His omnibus et papaveris fuccum admi-
fceri jubet, qui recepto a medicis more privatim opium ap-
pellatur, quum nullus aliorum fuccorum quantumvis multi
fint, in neutro genere, opium videlicet, nominetur. Quan-
do igitur ipfum nomen opion, ex voce o et pion componi-
tur, ob id fane inquit:

   Cumque pion fcribes, voci caput amplius addes
   Mafculum Achivorum nominis articulum.
   Indeque poft drachmas expenfae fumito lancis
   Quinque bis etc.

Hoc eft injice et opii drach. x. Supereft poftremum, qno
omnia haec trita excipiuntur, ipfum mel, itidem conjectura-
liter ab ipfo appellatum. Natarum tauri textura, quando-
quidem ex putrefcentibus tauris apes generari tradunt. Quod

Ed. Chart. XIII. [610.]   Ed. Baſ. II. (297. 298.)

μελίσσας. Ἀττικὸν δὲ αὐτὸ βουλόμενος εἶναι, συγγενὲς ἔφη
τοῖς Κεκροπίδαις, τουτέστι τοῖς Ἀθηναίοις. διὰ δὲ τοῦ τε-
λευταίου τῶν ἐπῶν (298) δηλοῖ καὶ τοὺς Ἀσκληπιάδας οὕ-
τως ὀνομάζειν. ἐκ Τρίκκης γὰρ τὸ γένος αὐτῶν ἐστιν, ὡς
καὶ ὁ ποιητής ἐστιν· αὕτη σχεδὸν ἡ πρώτη τῶν ἀνωδύνων
ὀνομαζομένων ἀντιδότων ἔνδοξος ἐγένετο. κατ᾽ αὐτὴν δὲ τὰ
μὲν προσθέντες αὐτῇ, τὰ δὲ ἀφαιροῦντες ἢ ταῖς συμμε-
τρίαις ὑπαλλάττοντες, ἐποίησαν κυρίων ἀνωδύνων ἀντιδό-
των ἀριθμὸν, ἃς καὶ κωλικὰς προσαγορεύουσιν, παρονομά-
ζοντες ἀπὸ τοῦ μεγίστας ὀδύνας ἔχοντος πάθους. ἐγὼ δὲ
πρώτους μὲν ἐρῶ τοὺς γενικοὺς τρόπους τῆς συνθέσεως
αὐτῶν, εἶτα, ὡς εἴωθα, τὴν εὐπορίαν τῶν κατὰ μέρος ὑλῶν
ὑπογράψω. τὸ μὲν οὖν ὄπιον ἰσχυρότατόν ἐστι τῶν ναρ-
κούντων τὴν αἴσθησιν, ὕπνον τε καρώδη φερόντων. ἐργά-
ζεται δὲ ταῦτα καὶ μόνον ἑψήματι δευθὲν, εἶτα ἀναληφθὲν
διὰ κροκύδος καὶ εἰς ἕδραν ἐντιθέμενον, ἐπιχριόμενόν τε τῷ
μετώπῳ καὶ τοῖς μυκτῆρσιν ἐγχριόμενον. ἐὰν δὲ μετὰ ἑτέρου
τινὸς τῶν πραϋνόντων τὴν δύναμιν αὐτοῦ μιχθῇ, μετριώτε-

autem Atticum ipſum mel eſſe velit, ea gratia addidit, Ce-
cropidarum, hoc eſt Athenienſium. Caeterum per extremum
verſum oſtendit, etiam Aſclepiadas hoc medicamentum ſic
praeparare. Ex Tricca enim generis ſui originem ducunt, ex
quorum ordine et poëta eſt. Haec ferme prima antidotorum
dolores ſedantium celebris facta eſt. Juxta hanc autem aliis
partim ad ipſam appoſitis, partim detractis, aut apponderari-
tionibus permutatis, poſteri magnum antidotorum dolores
ſedantium numerum fecerunt, quas etiam colicas vocant,
denominatione ab affectione, quae maximos dolores habet,
deducta. Ego vero primum quidem generales componendi
ipſas modos referam, deinde, velut conſuevi, etiam particu-
larium materierum ſeriem, quantum latiſſime ſe expandit,
ſubſcribam. Opium itaque fortiſſimum eſt ex iis, quae ſen-
ſum ſtupefaciunt ac ſomnum ſoporiferum inducunt. Opera-
tur autem haec etiam ſolum ſapa dilutum, deinde tomento
exceptum, ac ſedi inditum, itemque fronti ac naribus illi-
tum, ſi vero cum alio quopiam vim ipſius moderante mi-

ρον ἐργάζεται ταῦτα. χρὴ δὲ εἶναι τὰ μιγνύμενα τῶν ἤτοι
πέττειν ἢ πραΰνειν δυναμένων ὀδυνηρὰν διάθεσιν ἢ τοὺς
ἐργαζομένους αὐτὴν χυμοὺς διαφορεῖν ἢ τέμνειν τε καὶ λε-
πτύνειν ἢ κατὰ τὴν ὅλην οὐσίαν ἀλλοιοῦν. οὐ μὴν οὐδὲ
ἀγνοεῖν ὑμᾶς οἶμαι τὸν ἄριστον εἶναι σκοπὸν τῆς συνθέ-
σεως, ὅταν τριῶν τις στοχάζηται, τοῦ τε ναρκῶσαι τὴν αἴ-
σθησιν καὶ τοῦ μηδὲν ἐφ᾿ ὕστερον ἐκ τούτου διαμεῖναι παρὰ
τῷ μορίῳ βλάβος, ἔτι τε τοῦ μέγιστον ὠφεληθῆναι τὴν διά-
θεσιν. εἰς ταῦτα οὖν ἀποβλέπων μοι δοκεῖ καὶ ὁ Φίλων
συνθεῖναι τὸ προκείμενον ἐν τῷ λόγῳ φάρμακον, ἐκ μὲν
τῆς τοῦ ὑοσκυάμου καὶ τῆς τοῦ ὀπίου μίξεως, ὕπνον τε
καρώδη καὶ τὴν νάρκην τῆς αἰσθητικῆς δυνάμεως ἐργάσα-
σθαι βουλόμενος· ὅπως δὲ ἀναδοθείη τε θᾶττον καὶ διεξέλ-
θοι τὸ βάθος ὅλων τῶν πασχόντων σωμάτων τὰ θερμαί-
νοντα, πύρεθρόν τε καὶ εὐφόρβιον καὶ πέπερι μίξας διαφο-
ρεῖν δυνάμενα τοὺς βλάπτοντας χυμοὺς καὶ διαρρύπτειν τοὺς
γλίσχρους καὶ τέμνειν τοὺς παχεῖς καὶ τὰ φυσώδη πνεύματα
λεπτύνειν καὶ κενοῦν. ἔστι δ᾿ οὐκ ὀλίγον πασῶν τῶν ψυ-

fceatur, moderatius haec facit. Verum quae admifcentur ipfi,
aut concoquere aut mitigare dolorofam affectionem opor-
tet, aut humores affectionem efficientes difcutere aut inci-
dere aut attenuare aut jutxa totam fubftantiam alterare. At
vero neque ignorare vos puto, optimum effe compofitionis
fcopum, qui trium conjectationi fit intentus, nimirum ut et
fenfus ftupeflat et nullum in pofterum inde circa particulam
detrimentum permaneat, ampliusque ut affectio ipfa maxime
inde juvetur. Ad haec igitur refpiciens Philo mihi videtur
hoc medicamentum, de quo jam propofuimus dicere, com-
pofuiffe, ex opii quidem et hyofcyami mixtura fomnum fo-
poriferum et fenfitivae facultatis ftuporem inducere volens.
Quo vero citius diftribuerentur et totorum affectorum corpo-
rum profundum penetrarent, calefacientia admifcuit, pyre-
thrum et euphorbium et piper, quae nocentes humores difcu-
tere poffunt et extergere vifcofos, ac fecare craffos et ven-
tofos flatus attenuare ac evacuare. Eft autem non modica

χρῶν διαθέσεων ἐν τῇ νάρδῳ πεπτικόν. οὐ μὴν τήν γε
Κρητικὴν νάρδον ἐμβάλλειν χρὴ, οὐδ᾽ ὅλως τὴν παρ᾽ ἡμῖν
γεννωμένην, ἣν ὀρείαν τε καὶ ναρδίτην βοτάνην ὀνομάζουσι
μᾶλλον ἢ νάρδον. ἔστι μὲν οὖν ἡ Κελτικὴ νάρδος ἀγαθὸν
φάρμακον εἰς ὅσα περ ἂν καὶ ἡ Ἰνδικὴ, λείπεται δὲ αὐτῆς
πάμπολυ, καθάπερ γε καὶ ταύτης ἡ ὄρειος. ὥσπερ καὶ τῶν
ἀρωματικῶν ὀνομαζομένων φαρμάκων τὴν νάρδον μόνην
ἐνέβαλεν ὁ Φίλων, οὕτως οἱ κατ᾽ αὐτὸν ἄλλος ἄλλο προσ-
έθεσαν, ἔνιοι δὲ καὶ πλείω. καὶ προστιθέμενα δέ ἐστι σχοί-
νου ἄνθος καὶ κασσία, κιννάμωμόν τε καὶ ἄμωμον καὶ κο-
στος. ὥσπερ δὲ αὖ πάλιν τὸν κρόκον ἐνέβαλε πεπτικὸν χυ-
μῶν ἀπέπτων καὶ διαθέσεων φαρμακωδῶν, οὕτως ἄλλοι
σμύρναν τε καὶ καστόριον ἔμιξαν. οἱ πλεῖστοι δὲ αὐτῶν κα-
λῶς ποιοῦντες καὶ ταυτὶ τὰ συνήθη σπέρματα, περὶ ὧν εἴ-
ρηται καὶ πρόσθεν ἐν τοῖς διὰ τῶν σπερμάτων, ὡς παρα-
μυθήσασθαι τὴν ἀηδίαν τῶν πικρῶν φαρμάκων, εἰς ἀνάδο-
σίν τε καὶ οὔρησιν προτρέψαι τὸ σύμπαν φάρμακον. εἰ δέ

concoctoria vis omnium frigidarum affectionum in nardo
fita, verum Creticam nardum injicere non oportet, neque
omnino eam, quae apud nos nafcitur, quam montanam et
herbam narditen magis quam nardum appellant. Eſt igi-
tur Celtica nardus optimum medicamentum efficiens quae-
cunque etiam Indica nardus folet, verum ab ipfa viribus de-
ficit, velut etiam a Celtica montana. Quemadmodum autem
ex aromaticis appellatis medicamentis Philo folam nardum
injecit, fic poſterorum alius aliud appofuit, aliqui etiam
plura; quae vero apponuntur, funt flos junci odorati et caſſia,
cinnamomum, amomum et coſtus. Quemadmodum autem
rurfus crocum addidit, crudorum humorum concoctorium,
itemque affectionum medicatarum, fic alii myrrham et caſto-
rium admifcuerunt. Plurimi autem ex ipfis, neque male in
hoc facientes, et haec familiaria femina, de quibus etiam antea
in confectionibus ex feminibus conſtantibus dictum eſt, addi-
derunt, quo videlicet amarorum medicamentorum injucun-
ditatem mitigarent et totum medicamentum ad diſtributio-
nem et urinae propulfionem inſtigarent. Si vero et humo-

Ed. Chart. XIII. [610. 611.]　　　　　　　**Ed. Baf. II. (298)**

τι καὶ λεπτῦναι δέοι πάχος χυμῶν, καὶ τοῦτο ἐργαζόμενα,
λέγω δὲ καὶ σελίνου σπέρμα καὶ κυμίνου καὶ ἀνίσου καὶ
δαύκου καὶ πετροσελίνου καὶ ὅσα τοιαῦτα· προσθήσω τοι-
γαροῦν ἤδη καὶ τὸ πλῆθος τῶν κατὰ μέρος ὑλῶν τοῖς πρὸ
ἐμοῦ πεπειραμένων.

[611] [Περὶ τῶν ὑπ᾽ Ἀνδρομάχου γεγραμμένων κωλι-
κῶν.] Πρώτη μὲν αὐτῶν γέγραπται κατὰ λέξιν οὕτως, κω-
λικὴ Κασσίου. 4 ἀνίσου ⪤ στ΄. σελίνου σπέρματος ⪤ ιβ΄.
νάρδου ⪤ δ΄. οἱ δὲ ⪤ στ΄. καστορίου ⪤ γ΄. πετροσελίνου
⪤ δ΄. οἱ δὲ ⪤ γ΄. πεπέρεως λευκοῦ ⪤ ε΄. καὶ μακροῦ ⪤ε΄.
σμύρνης ⪤ στ΄. σχοίνου ⪤ γ΄. ὀποῦ μήκωνος ⪤ στ΄. κρόκου
⪤ γ΄. ἀναλάμβανε μέλιτι ἐφθῷ, τινὲς καὶ κινναμώμου ⪤α΄.
ἢ κασσίας ⪤ β΄. ἡ τελεία δόσις, καρύου βασιλικοῦ μικροῦ
σὺν ὕδατος θερμοῦ κυάθοις τρισὶ, τὸ δὲ ἐλάχιστον, Πον-
τικοῦ μικροῦ. κωλικὴ δευτέρα τῶν ὑπ᾽ Ἀνδρομάχου γεγραμ-
μένων ἐστὶν ἤδε, ἄλλως. ἡ Κασσίου ὡς Κρίσπος. ποιεῖ δὲ
καὶ ἐπιτιθεμένη ἔξωθεν. 4 ἀνίσου ⪤ ιβ΄. σελίνου σπέρματος
⪤ κδ΄. νάρδου Ἰνδικῆς ἴσον, καστορίου ⪤στ΄. πετροσελίνου

---

rum craſſitudo attenuari expetat, etiam hoc ipſum faciunt,
dico autem apii ſemen, cumini, dauci, petroſelini, aniſi et
quaecunque ejusmodi exiſtunt. Apponam igitur jam et co-
piam ac ſeriem particularium materierum, a prioribus
medicis uſu ac experientia cognitarum.

[*De colicis ab Andromacho conſcriptis.*] Prima itaque
ipſarum in haec verba ſcripta eſt. *Colica Caſſii.* 4 Aniſi ℥
vj, ſeminis apii ℥ xij, nardi ℥ iiij, alii ℥ vi, caſtorii ℥ iij, petro-
ſelini ℥ iiij, alii ℥ iij, piperis albi ℥ v et longi ℥ v, myr-
rhae ℥ vj, junci odorati ℥ iij, ſucci papaveris ℥ vj, croci
℥ iij, excipe melle cocto. Quidam etiam cinnamomi ℥ j aut
caſſiae ℥ ij. Datur ad ſummum nucis regiae parvae magni-
tudo ex aquae calidae cyathis tribus, minimum nucis Ponti-
cae magnitudo. Colica ſecunda ab Andromacho ſcripta haec
eſt. *Colica Caſſii ut Criſpus. Facit et foris impoſita.* 4
Aniſi ℥ xij, ſeminis apii ℥ xxiiij, nardi Indicae tantundem,
caſtorii ℥ vj, ſeminis petroſelini ℥ xvj, myrrhae ℥ xij, pi-

σπέρματος ⟨ ιστ'. σμύρνης ⟨ ιβ'. πεπέρεως λευκοῦ ⟨ ιβ'.
καὶ μακροῦ ⟨ ι'. σχοίνου ⟨ στ'. ὀπίου, κρόκου, κασσίας
ἀνὰ ⟨ ιβ'. κόστον, ἀκόρου ἀνὰ ⟨ στ'. μέλιτι ἐφθῷ ἀνα-
λάμβανε, δίδου καρύου Ποντικοῦ τὸ μέγεθος μεθ᾽ ὕδατος
κυάθων τριῶν. αὗται μὲν οὖν αἱ προγεγραμμέναι δύο διὰ
φαρμάκων συνετέθησαν, ὑπὲρ ὧν ὀλίγον ἔμπροσθεν εἶπον.
ἡ δ᾽ ἐφεξῆς ᾗ κεχρῆσθαί φησιν αὐτός, ἔχει τινὰ καὶ ἄλλα
παρὰ τὰ πρόσθεν, ὁμογενῆ μὲν τῷ τε ὀπίῳ καὶ τῷ τοῦ
ὑοσκυάμου σπέρματι, τόν τε τοῦ μανδραγόρου χυλὸν τῶν
μήλων, ἤτοι τὸν τῆς ῥίζης αὐτοῦ καὶ τῶν τοῦ κωνείου.
οὕτω δὲ καὶ τὸ Ποντικὸν φοῦ, τὸ μέν τι παραπλήσιον ἔχον
τῇ νάρδῳ, τὸ δέ τι τῷ πετροσελίνῳ καὶ τοῖς οὐρητικοῖς
σπέρμασι, τὸ δὲ τῆς ἀγρίας κράμβης σπέρμα τῶν λεπτυντι-
κωτάτων τε καὶ ξηραίνειν καὶ διαφορεῖν ἱκανῶς δυναμένων.
ἐκ δὲ τῶν οὐρητικῶν ἐστι καὶ τὸ μῆον καὶ τὸ ἄσαρον. ἡ δὲ
Ἰλλυρὶς, ἣν οὐδὲ ὠνόμασεν Ἰλλυρικὴν ἴριν, πεπτικόν ἐστι
καὶ λεπτυντικὸν φάρμακον. ἡ δὲ στοιχὰς ἄσηπτόν τε καὶ
λεπτυντικὸν, αὐτὸ δὲ τὸ φάρμακον οὕτως ὑπὸ τοῦ Ἀνδρο-

peris albi ℥ xij et longi ℥ x, junci odorati ℥ vj, opii, croci,
caffiae, fingulorum, ℥ xij, cofti, acori, utriusque ℥ vj, excipe
melle cocto. Praebe nucis Ponticae magnitudine ex aquae ca-
lidae cyathis iij. Hae igitur praefcriptae duae confectiones
ex medicamentis, de quibus paulo ante dixi, compofitae
funt. Quae vero deinceps fequitur, qua fe ufum effe ipfe
ait, habet etiam alia quaedam praeter priora, ejusdem gene-
ris cum opio et hyofcyami femine exiftentia, velut malorum
mandragorae fuccum, aut qui ex radice ipfius expreffus eft,
t fuccum cicutae. Habet item phu Ponticum, quod partim
nardo Celticae, partim petrofelino et urinam cientibus femi-
nibus fimile exiftit. At vero filveftris brafficae femen ex
maxime attenuatoriis eft et quae multum ficcare ac difcu-
tere poffunt, ex urinam cientibus eft et meon et afarum. Il-
lyris vero, quam neque nominavit iridem Illyricam, conco-
ctorium eft et attenuatorium medicamentum. Stoechas au-
tem a putrefactione vindicat et attenuat. Ipfum medicamen-

μάχου γέγραπται. κωλικὴ Τουλλίου ᾗ χρῶμαι. ♃ μανδρα-
γόρας χυλοῦ τῶν μήλων ⟨ η΄· ἢ τῆς ῥίζης τοῦ χυλοῦ ⟨ ι΄.
φοῦ Ποντικοῦ ⟨ η΄. κράμβης ἀγρίας σπέρματος ⟨ η΄. κω-
νείου χυλοῦ ⟨ ιστ΄. κόστου, πεπέρεως λευκοῦ ἢ μακροῦ,
σμύρνης, ὀπίου ἀνὰ ⟨ η΄. ὀποπάνακος ⟨ στ΄. στοιχάδος,
δαύκου σπέρματος, μήου, ἀσάρου ἀνὰ ⟨ ιβ΄. κινναμώμου,
Ἰλλυρίδος, ἀκόρου ἀνὰ ⟨ η΄. ἐφεξῆς τῶν προγεγραμμένων
κωλικὴ παρὰ Ἀβασκάντου, ἣν εὗρον παρ᾽ ἐμοὶ σύμφωνον.
♃ ἀνίσου ⟨ ι΄. σεσέλεως σπέρματος ⟨ κ΄. πετροσελίνου,
νάρδου Ἰνδικῆς, πεπέρεως λευκοῦ καὶ μακροῦ ἀνὰ ⟨ γ΄. καὶ
τετρώβολον, ὀπίου ⟨ ι΄. σμύρνης ⟨ ι΄. κυμίνου Αἰθιοπι-
κοῦ, καστορίου ἀνὰ ⟨ ε΄. σχοίνου, κρόκου ἀνὰ ⟨ ε΄. μέλιτι
ἑφθῷ σκεύαζε.

[Κωλικὴ θαυμαστὴ ᾗ χρῶμαι καὶ πρὸς τοὺς εἰλεώδεις
καὶ οἷς κόπρος ἀνεμεῖται ἐν ταῖς μεγίσταις ἀλγηδόσιν, διδο-
μένη ἡλίκον κύαμος ἐν κυάθοις τρισὶν ἢ τέσσαρσιν ὕδατος
ψυχροῦ.] ♃ Πεπέρεως λευκοῦ, ὑοσκυάμου σπέρματος ἀνὰ
⟨ μ΄. ὀπίου ⟨ στ΄. κρόκου ⟨ ι΄. ναρδοστάχυος, εὐφορβίου,

tum autem fic defcribitur. *Colica Tullii qua utor.* ♃ Succi,
malorum mandragorae ℥ viij aut fucci radicis ejusdem ℥ x,
phu Pontici ℥ viij, feminis braffieae filveftris ℥ viij, fucci
cicutae ℥ xvj, cofti, piperis albi et longi, myrrhae, opii fin-
gulorum ℥ viij, opopanacis ℥ vi, ftoechadis, feminis dauci,
mei, afari, fingulorum ℥ xij, cinnamomi, Illyridis, acori, fin-
gulorum ℥ viij. *Sequitur poft praefcriptas colica Abafcanti,
quam apud me confonam reperi.* ♃ Anifi ℥ x, feminis fefe-
leos ℥ xx, petrofelini, nardi Indicae, piperis albi et longi,
fingulorum ℥ iij et obolos quatuor, opii ℥ x, myrrhae ℥ x,
cumini Aethiopici, caftorii, utriusque ℥ v, excipe ac prae-
para cum melle cocto.

[*Colica admirabilis, qua utor et ad volvulofos et
qui ftercus furfum evomunt in magnis doloribus. Datur
magnitudine fabae in aquae frigidae cyathis iij aut iiij.*]
♃ Piperis albi, feminis hyofcyami, utriusque ℥ xl, opii
℥ vi, croci ℥ x, fpicae nardi, euphorbii, pyrethri, fingulo-

ΤΩΝ ΚΑΤΑ ΤΟΠΟΥΣ ΒΙΒΛΙΟΝ Ι. 279

Ed. Chart. XIII. [611.612.]   Ed. Baf. II. (298. 299.)
πυρέθρου ἀνὰ ◁ β΄. μέλιτι ἐφθῷ ἀναλάμβανε. ἄλλη ἀδιά-
πτωτος καὶ πρὸς πᾶσαν ἐμπνευμάτωσιν. ♃ σίνωνος, ὑοσκυ-
άμου σπέρματος, πεπέρεως λευκοῦ ἀνὰ ◁μ΄. ὀποῦ μήκωνος
◁ κ΄. κρόκου ◁ στ΄. ὀποβαλσάμου ◁ γ΄. μέλιτι ἐφθῷ. κω-
λικὴ Τερεντίου Οὐάλεντος. ♃ σίνωνος, πεπέρεως λευκοῦ,
ὑοσκυάμου σπέρματος ἀνὰ ◁ μ΄. ὀποῦ μήκωνος ◁ κ΄. κρό-
κου ◁ η΄. οἱ δὲ ◁στ΄. μανδραγόρου φλοιοῦ ῥίζης ◁γ΄. μέ-
λιτος τὸ ἱκανὸν, τινὲς ὀποβαλσάμου ◁ γ΄. κωλικὴ Ἀπολ-
λωνίου. [612] ♃ νάρδου ◁β΄. καστορίου, μαράθρου, μαν-
δραγόρας χυλοῦ, κόστου ἀνὰ ◁ α΄. ἀσάρου, στάχυος ἀνὰ
◁ γ΄. ὀποπάνακος ◁ α΄. δαύκου Κρητικοῦ ◁ γ΄. κινναμώ-
μου ◁ ε΄. πεπέρεως λευκοῦ καὶ μακροῦ, ἴρεως, σμύρνης ἀνὰ
◁ β΄. Λημνίας σφραγῖδος ◁ ι΄. ἀψινθίου ◁ β΄. μέλιτος
ἡ δόσις ◁ α΄. σὺν ὕδατι. (299) κωλικὴ ὡς Νικόστρατος,
ἰσόθεος καλουμένη, ἠγορασμένη ταλάντων δύο, ποιοῦσα πρὸς
στομαχικοὺς, ὀφθαλμιῶντας, περιοδυνῶντας, ὑστερικοὺς πό-
νους, δι᾽ ὑδρομέλιτος, πηγάνου ἐναφεψημένου. ♃ κρόκου
◁ α΄ S΄΄. νάρδου ◁β΄. σμύρνης ◁η΄. κόστου, πεπέρεως

rum 3 ij, excipe melle cocto. *Alia non inefficax, ad om-
nem etiam inflationem.* ♃ Sinonis, feminis hyofcyami, pi-
peris albi, fingulorum 3 xl, fucci papaveris 3 xx, croci
3 vj, opobalfami 3 iij, excipe melle cocto. *Colica Terentii
Valentis.* ♃ Sinonis, piperis albi, feminis hyofcyami, fin-
gulorum 3 xl, fucci papaveris 3 xx, croci 3 viij, alii 3 vj,
corticis radicis mandragorae 3 iij, mellis quod fatis eft,
quidam etiam opobalfami drachmas iij. *Colica Apollonii.*
♃ Nardi 3 ij, caftorii, foeniculi, fucci mandragorae, cofti,
fingulorum 3 j, afari, fpicae, utriusque 3 iij, opopanacis
3 j, danci Cretici 3 iij, cinnamomi 3 v, piperis albi et longi,
iridis, myrrhae, fingulorum 3 ij, Lemniae fphragidis 3 x, ab-
finthii 3 ij, excipe melle. Datur drachma una ex aqua.
*Colica, ut Nicoftratus, Ifotheos appellata, empta talentis
duobus. Facit ad ftomachicos, oculorum dolores et vexatio-
nes, uteri labores, ex aqua mulfa incocta ruta.* ♃ Croci
fefquidrachmam, nardi 3 ij, myrrhae 3 viij, cofti, piperis

280 *ΓΑΛΗΝΟΥ ΠΕΡΙ ΣΥΝΘΕΣΕΩΣ ΦΑΡΜΑΚΩΝ*

Ed. Chart. XIII. [612.]   Ed. Baf. II. (299.)

λευκοῦ καὶ μακροῦ, χαλβάνης ἀνὰ ⊲ α΄. ὀποβαλσάμου ⊲ δ΄.
κινναμώμου, μανδραγόρου χυλοῦ, καστορίου ἀνὰ ⊲ β΄. δαύ-
κου σπέρματος ⊲ δ΄ S''. σαγαπηνοῦ ⊲ γ΄. κασσίας ⊲ δ΄.
μέλιτι Ἀττικῷ. κωλικὴ, ὡς Σκριβώνιος. ℞ κέρατος ἐλα-
φείου ἁπαλοῦ κεκαυμένου τῆς σποδοῦ ἡμίναν, πεπέρεως
λευκοῦ, σμύρνης ἀνὰ ⊲ β΄. λεάνας δίδου κοχλιάριον ἓν, λε-
άνας κοχλίαν ὠμὸν ἕνα, σὺν οἴνου κυάθοις δυσὶ καὶ ὕδατι
θερμῷ. κωλικὴ ᾗ συνεχῶς ἐχρήσατο, τελέως ἀπαλλάττουσα
καὶ ἀνασκευάζουσα. ℞ ζιγγιβέρεως ⊲ γ΄. ἰτέας φλοιοῦ ⊲ γ΄.
πηγάνου κλώνια γ΄. ἢ τέσσαρα, φοινικοβαλάνων ⊲ γ΄. ὕδα-
τος κυάθους γ΄. βαλὼν ἐς πολτάριον καινὸν, ἕψε ἕως λειφθῇ
τὸ τρίτον, δίδου πίνειν μετὰ τὸν παροξυσμὸν ἐπὶ τρεῖς ἡμέ-
ρας καὶ διαλείπων τὸ αὐτὸ ποίει, ἐπὶ ἡμέρας πλείονας ποιῶν
τὸ φάρμακον. κωλικὴ Τουλλίου καλὴ, ᾗ καὶ αὐτῇ χρῶμαι.
℞ κράμβης ἀγρίας σπέρματος, φοῦ Ποντικοῦ ἀνὰ γο στ΄.
πεπέρεως λευκοῦ καὶ μακροῦ, δαύκου σπέρματος, μήου ἀνὰ
⊲ θ΄. καστορίου, κόστου, ὀπίου, μανδραγόρου φλοιοῦ, νάρ-
δου Ἰνδικῆς, ἀσάρου, Ἰλλυρίδος, ἀκόρου, σμύρνης ἀνὰ ⊲ στ΄.

albi et longi, galbani, fingulorum ℥ j, opobalfami ℥ iiij,
cinnamomi, fucci mandragorae, caftorii, fingulorum ℥ ij,
feminis dauci ℥ iiij et dimidiam, fagapeni ℥ iij, caffiae ℥ iiij,
excipe melle Attico. *Colica ut Scribonius.* ℞ Cineris cornu
cervi teneri ufti heminam, piperis albi, myrrhae, utriusque
℥ ij, ex tritis cochleare unum exhibeto. Et cochleam unam
crudam tritam cum vini cyathis duobus et aqua calida.
*Colica, qua affidue utebatur, perfecte liberans et malum
extirpans.* ℞ Zingiberis ℥ iij, corticis falicis ℥ iij, rutae
ramulos tres aut quatuor, phoenicobalanorum ℥ iij, aquae
cyathos vj, coniicito in vafculum novum et coquito donec
tertia pars fuperfit, et bibendum dato ad triduum poft irri-
tationem et facto interftitio idem facito, ad plures dies me-
dicamentum in potu exhibendo. *Colica Tullii bona, qua et
ipfa utor.* ℞ Seminis braffica filveftris, phu Pontici, utrius-
que femiffem, piperis albi et longi, feminis dauci, mei, fin-
gulorum ℥ ix, caftorii, cofti, opii, corticis mandragorae,
nardi Indicae, afari, Illyridis, acori, myrrhae, fingulorum

ὀποπάνακος ⊲ δ'. κωνείου σπέρματος ⊲ β'. στοιχάδος ⊲ θ'.
κινναμώμου ⊲ α'. κασσίας δαφνίτιδος ⊲ ιη'. μέλιτι ἑφθῷ,
ἡ δόσις μέγεθος κυάμου Αἰγυπτίου. κωλικὴ, ἣν ἐθαύμαζεν
Ἀρίστων, ὡς Διόφαντος ὁ Λύκιος. ♃ κενταυρείου χυλοῦ,
καστορίου, σκίλλης ὀπτῆς, πεπέρεως λευκοῦ καὶ μακροῦ,
σμύρνης, πηγάνου ἡμέρου, ὑσσώπου, ἀβροτόνου, ἴρεως Ἰλ-
λυρικῆς ἀνὰ ⊲ β'. κρόκου, ἀμμωνιακοῦ θυμιάματος, ἀκό-
ρου ῥίζης, φοῦ Ποντικοῦ, ζιγγιβέρεως, ἐλλεβόρου μέλανος
ἀνὰ ⊲ α'. ἀναλάμβανε ὀξυμέλιτι, ἡ δόσις ⊲ α'. μετ' ὀξυμέ-
λιτος. κωλικὴ ὡς Πούπλιος ἐν Ποτιολίῳ καὶ Ἀπολλωνίῳ.
♃ πολίου ⊲ ϛ'. σκορδίου ⊲ ιβ'. γεντιανῆς ⊲ ε'. πηγάνου
ἀγρίου σπέρματος ⊲ δ'. ὀποῦ Κυρηναϊκοῦ ⊲ γ'. μίλτου Λη-
μνίας ⊲ ε'. σμύρνης ⊲ ζ'. ὀποβαλσάμου ⊲ η'. πεπέρεως,
λευκοῦ ⊲ β' Ϛ''. κάγχρυος ⊲ δ'. περιστερεῶνος βοτάνης ⊲ β'.
πενταφύλλου ⊲ ε'. μέλιτι Ἀττικῷ, δίδου καρύου τὸ μέγε-
θος. τὰ ὑπ' Ἀσκληπιάδου γεγραμμένα πρὸς τὰ κωλικὰ
πάθη. καταπαστὸν πρὸς τὰς τοῦ κώλου ἐμπνευματώσεις,
Ἀντωνίου φαρμακοπώλου. τούτῳ χρώμενος εὐημέρει. ♃

Ʒ vj, opopanacis Ʒ iiij, feminis cicutae Ʒ ii, ftoechadis Ʒ ix,
cinnamomi Ʒ j, caffiae daphnitidis Ʒ xviij, excipe melle
cocto. Da fabae Aegyptiae magnitudine. *Colica, quam ad-
miratus eſt Ariſton, ut Diophantus Lycius.* ♃ Succi cen-
taureae, caftorii, fcillae affatae, piperis albi et longi, myr-
rhae, rutae hortenfis, hyffopi, abrotoni, iridis Illyricae,
fingulorom Ʒ, duas, croci, ammoniaci thymiamatis, radicis
acori, phu Pontici, zingiberis, veratri nigri, fingulorum Ʒ i,
excipe aceto mulfo. Datur etiam Ʒ i ex aceto mulfo. *Co-
lica, ut Publius in Putiolio et Apollonio.* ♃ Polii Ʒ vj,
fcordii Ʒ xij, gentianae Ʒ v, feminis rutae filveftris Ʒ iiij,
fucci Cyrenaici Ʒ iij, rubricae Lemniae Ʒ v, myrrhae Ʒ vij,
opobalfami Ʒ viij, piperis albi Ʒ ij et dimidiam, canchryos
Ʒ iiij, verbenacae herbae Ʒ ij, pentaphylli Ʒ v, excipe melle
Attico. Da magnitudinem nucis Ponticae. *Quae Aſclepiades
ad coli affectus prodidit. Medicamentum inſperſile ad coli
iuflationes, Antonii pharmacopolae. Hoc uſus ſanus erat.*

Ed. Chart. XIII. [612. 613.]　　　　　　　**Ed. Baf. II. (299.)**

χρυσοβαλάνου < β΄. σεσέλεως, ἀστραγάλου ἀνὰ γο β΄. Ἰλ-
λυρικῆς, τραγοριγάνου ἀνὰ γο α΄. ταῦτα ὁμοῦ κόψας καὶ
σήσας δίδου κοχλιάριον ἓν ἢ ἔλασσον ἢ πλέον μετὰ ὕδατος
θερμοῦ, κυάθων τεσσάρων πρὸ τροφῆς. ἄλλο. ὀρνίθων τὰ
ἐντὸς ἅπαντα ἐξελὼν καὶ βαλὼν εἰς ἄγγος κεραμοῦν ὄπτα
καὶ λεάνας ἀπόθου. ἐν δὲ τῇ χρήσει δίδου κοχλιάριον α΄ S΄΄.
καὶ δαύκου Κρητικοῦ κεκομμένου καὶ σεσησμένου τὸ ἴσον
καὶ μελικράτου θερμοῦ κυάθους γ΄. πρὸς τὰς τοῦ κώλου
ἐμπνευματώσεις, Χαρικλέους. ♃ κυμίνου Αἰθιοπικοῦ < στ΄.
σελίνου σπέρματος < έ. δαύκου Κρητικοῦ σπέρματος < β΄.
πεπέρεως λευκοῦ < α΄. κόψας καὶ σήσας ἀπόθου, ἡ δόσις
κοχλιάρια β΄. μεθ᾽ ὑδρομέλιτος κυάθων γ΄. [613] ἄλλο. ♃
πηγάνου ἀγρίου ξηροῦ σπέρματος, σεσέλεως Γαλλικοῦ ἀνὰ
< μ΄. πετροσελίνου < δ΄. σίνωνος Συριακοῦ < δ΄. πεπέ-
ρεως λευκοῦ < β΄. κόψας καὶ σήσας δίδου καθὰ προείρηται.

[Ἐκλεικτὸν κωλικοῖς τὸ νεκτάριον. ποιεῖ καὶ πλευρι-
τικοῖς καὶ δυσπνοϊκοῖς, κατάγει γυναιξὶν ἔμμηνα, ἔστι δὲ καὶ
πεπτικόν.] ♃ Κυμίνου Σπανοῦ γο α΄. πεπέρεως λευκοῦ, ζιγ-

♃ Chryfobalani drachmas duas, fefelis, aftragali, utriusque
fextantem, Illyricae, tragorigani, utriusque vnc. i. Haec
fimul tufa et cribrata, cochlearis unius plus minus menfura,
ex aquae calidae cyathis quatuor ante cibum exhibeto.
Aliud. Gallinarum interanea omnia exempta et in vas fictile
conjecta aſſato, ac trita reponito, uſus vero tempore co-
chleare unum et dimidium et feminis dauci Cretici tuſi et
cribrati tantundem ex aquae mulſae cyathis tribus exhibeto.
Ad coli inflationes, Chariclis. ♃ Cumini Aethiopici ʒ vj,
feminis apii ʒ v, feminis dauci Cretici ʒ ij, piperis albi
drachmam unam, tufa et cribrata reponito. Dantur ex eo
cochlearia duo cum aquae mulſae cyathis tribus. *Aliud.* ♃
Seminis rutae filveſtris aridi, fefeleos Gallici, utriusque drach.
octo, petrofelini drach. quatuor, finonis Syriaci drach. iij,
piperis albi drach. duas, tufa et cribrata exhibe, ut dictum eft.

[*Eclegma colicis nectareum. Facit et pleuriticis et
dyfpnoicis, deducit mulieribus menfes. Eſt et concoctorium.*]
♃ Cumini Hifpani ʒ i, piperis albi, zingiberis, utriusque

Ed. Chart. XIII. [613.]   Ed. Baf. II. (299.)

γιβέρεως, ἑκάστου τὸ ἴσον, οἴνου γλυκέος ἢ Σκυβελίτου ἢ
προτρόπου ξε. γ΄. οἴνου Φαλερίνου ξε. α΄. μέλιτος Ἀττικοῦ
λίτραν α΄. τὰ ξηρὰ κόπτεται καὶ σήθεται παχυτέρῳ κοσκίνῳ,
εἶτα μετ᾽ οἴνου ἕψεται ἔστ᾽ ἂν τὸ τρίτον λειφθῇ, ἐπιβάλλε-
ται ὁ γλυκὺς καὶ πάλιν ἕψεται. κινεῖν δὲ δεῖ κλωσὶ πηγά-
νου προσδεδεμένοις ῥάβδῳ ἰτέας καὶ κατειλημμένοις φλοιῷ
ἰτέας. ἔχειν δὲ δεῖ καὶ δεύτερον ῥαβδίον καὶ πηγάνου κλῶ-
νας νεαρωτέρους, ὅπως τᾶν πρώτων ξηρανθέντων, κί-
νεῖς νεωτέροις. ὅταν δὲ τὸ ὑγρὸν ἅπαξ καὶ δὶς ἀναβράσῃ,
ἐπίβαλλε τὸ μέλι καὶ πάλιν ἕψε, ἔπειτα σακκίσας τὸ ὑγρὸν
ἀπόθου. ἐν δὲ τῇ χρήσει δίδου μύστρα τρία πρὸ τροφῆς
καὶ μετὰ τροφήν. ἄλλο. ♃ μαράθρου χυλοῦ ξε. δ΄. μέλιτος
Ἀττικοῦ ξε. β΄. κρόκου ◁ δ΄. τὸν κρόκον βαλὼν εἰς ὀθό-
νιον καθαρὸν ἀπόδησον, τὸν δὲ χυλὸν καὶ τὸ μέλι μίξας ἕψε
βαλὼν εἰς ἄγγος κεραμευῦν καὶ κινῶν τῷ ἀποδέσμῳ τοῦ
κρόκου. ὅταν δὲ συστραφῇ, ὥστε ἀρτηριακῆς ἔχειν τὸ πάχος,
τὸ μὲν κρόκον ἐκθλίψας ῥῖψον, τὸ δὲ φάρμακον ἀπόθου,
ἐν δὲ τῇ χρήσει δίδου μύστρον ἓν ἢ δύο πρὸ τροφῆς.

tantundem, vini dulcis aut Scybelitae aut protropi fextarios
iij, vini Falerni fextarium unum, mellis Attici libram unam.
Arida tunduntur et cribrantur craffiore cribro, deinde cum
vino coquuntur, donec tertia pars fuperfit, deinde affundi-
tur vinum dulce, ac rurfus coquitur. Movere autem oportet
ramulis rutae virga falicis exceptis et falicis cortice obliga-
tis. Habenda eft ad manum etiam altera virga fimiliter
rutae ramulos recentiores complectens, quo prioribus
exiccatis, recentioribus moveas. Poftquam autem liquor
femel atque iterum ebullierit, injice mel, ac rurfus co-
que, et excolatum per faccum liquorem repone. Ufu ex-
petente myftra tria ante et poft cibum praebe. *Alia
confectio.* ♃ Succi foeniculi fextarios iiij, mellis Attici
fextarios ij, croci drachm. iiij, crocum in linteolum purum
ligato, fuccum vero et mel mixta in vafe fictili coquito et
fafciculo croci moveto, ubi vero denfata fuerit ad arteriacae
fpiffitudinem, crocum quidem expreffum rejicito, medica-
mentum vero reponito. Ufus tempore myftrum unum aut
duo ante cibum dato.

Ed. Chart. XIII. [613.]   Ed. Baf. II. (299.)

["Ἄλλη Σκριβωνίου Λάργου τὸ διὰ τῆς ἰτέας, ἀπαλ-
λάττει τῆς ὅλης διαθέσεως.] 24 Ἰτέας φλοιοῦ < δ'. ζιγγι-
βέρεως ξηροῦ < γ'. φοινίκων καρύων ἀριθμῷ στ'. ὕδατος
ξε. α' S''. ἕψε πάντα κινῶν κλωσὶ πηγάνου, καὶ ὅταν τοῦ
ὑγροῦ τὸ γ'. ἀπολειφθῇ, ἔκθλιψον τὸ ὑγρὸν καὶ δίδου κυ-
άθους β'. καθ' ἑκάστην ἡμέραν, καὶ τοῦτο δεῖ ποιεῖν ἐπὶ
τρεῖς ἡμέρας, καὶ πάλιν διὰ λ'. ἡμερῶν τοῦτο ποίει, ὥστε
εἶναι τοῦ ἐνιαυτοῦ πόσεις λστ'. τὸ φάρμακον ἐπ' ἐνιαυτὸν
πίνεται. ἐν ἄλλαις γραφαῖς ἔχει οὕτω. 24 ἰτέας χλωρᾶς τοῦ
φλοιοῦ < ε'. ζιγγιβέρεως ξηροῦ < δ'. πεπέρεως λευκοῦ < δ'.
φοινίκων πατητῶν μεγίστων ἀριθμῷ β' ἢ γ'. πηγάνου χλω-
ροῦ κλῶνας ε'. ὕδατος ὀμβρίου ξε. γ'. ἕψε εἰς τὸ γ'. καὶ δί-
δου καθὰ προείρηται.

[Πακκίου Ἀντιόχου, τῆς ὅλης ἀπαλλάττει διαθέσεως.]
Κέρατος ἐλαφείου νεοβλάστου, μαλακωτάτου κεκαυμένου ὥστε
λευκὸν εἶναι, κοχλιάρια γ'. μείζονα τῷ μεγέθει, πεπέρεως λευ-
κοῦ κόκκοι ι' ἢ θ'. σμύρνης ὀλίγον ὀσμῆς χάριν, ἅπαντα
τρίβεται, κοχλίας Λιβυκὸς ποικίλος τῷ χρώματι, σὺν τῷ

[*Alia Scribonii Largi ex falice, liberat a toto af-
fectu.*] 24 Corticis falicis ʒ iiij, zingiberis aridi ʒ iij, phoe-
nicobalanos vj numero, aquae fextarium unum et dimi-
dium, coquito omnia rutae ramulis movens, et ubi tertia
pars liquoris reftiterit, tum excolato et cyathos duos quoti-
die bibendos dato. Hoc vero per triduum facere oportet et
poft triginta dierum interftitium rurfus repetere, quo per
annum potiones xxxvj, fiant, bibitur enim hoc medicamentum
per annum totum. In aliis exemplaribus hoc modo habetur. 24
Corticis falicis viridis drachmas v, zingiberis fucci ʒ iiij,
piperis albi ʒ iiij, palmularum paffarum maximarum numero
duas aut tres, rutae viridis ramulos v, aquae pluviae fex-
tarios iij, coquito ad tertias et dato, ut praedictum eft.

[*Alia Paccii Antiochi, a toto affectu liberans.*] 24
Cornu cervi recens enati molliffimi ufti ad albedinem co-
chlearia iij majoris magnitudinis, piperis albi garna x aut ix,
myrrhae parum odoris gratia, omnia teruntur et cochlea
Africana varii coloris una cum tefta itidem teritur, vino

Ed. Chart. XIII. [613. 614.]　　　　　　Ed. Baf. II. (299.)

ὀστράκῳ καὶ λεαίνεται οἴνου ἐπιβαλλομένου Φαλερίνου ἀδιω-
λίστου, τὸ δὲ πλῆθος ἔστω κύαθοι γ´. ἅπαντα μίξαντες εἰς
ἀγγεῖον κεραμοῦν, θερμαίνομεν ἐπ᾽ ἀνθρακιᾶς, κινοῦννες ἐπι -
μελῶς, ἵνα μηδὲν ὑποκαθίσῃ τοῦ φαρμάκου. ὅταν δὲ θερ
μανθῇ, δίδου πίνειν ἐν αὐτοῖς τοῖς παροξυσμοῖς καὶ ταῖς
ἑξῆς δυσὶν ἡμέραις πίνειν, καὶ χρὴ πρὸ μιᾶς ἡμέρας ἀνατι-
θέντας καὶ ταῖς ἄλλαις δυσὶν, ἀρίστῳ μόνῳ χρησαμένους,
εὐδιοίκητον τροφήν.

[614] [ʽΗ τοῦ Σίγωνος κωλικὴ, ταύτῃ ἐχρήσατο Οὐάλης.
ποιεῖ ἐν ταῖς ἄκραις περιωδυνίαις, διδομένη καρύου Ποντι-
κοῦ τὸ μέγεθος, δι᾽ ὕδατος θερμοῦ κυάθων γ´. καὶ παρα-
χρῆμα μειοῖ τοὺς πόνους, καὶ μάλιστα εἰ κνησμὸς δι᾽ ὅλου
τοῦ σώματος γένοιτο. ποιεῖ καὶ τοῖς χρονίοις σπληνικοῖς καὶ
πρὸς τὰς εἰλεώδεις διαθέσεις, ποιεῖ ἡπατικοῖς, ποιεῖ πρὸς τοὺς
κατὰ περίοδον πυρετοὺς καὶ τὰς ὑστερικῶς πνιγομένας καὶ
τὰς περὶ κύστιν διαθέσεις. ἔστι δὲ καὶ ἀρτηριακὴ ἀγαθή.] ♃
Σίγωνος Συριακοῦ ἢ Σπανοῦ ⟨ ξ´. πεπέρεως λευκοῦ ⟨ μ´.
ὑοσκυάμου λευκοῦ σπέρματος ⟨ μ´. ὀπίου, μανδραγόρου

Falerno per faccum non excolato affufo, fit autem vini
menfura cyathorum trium. Haec omnia in fictili vafe per-
mixta ad prunas calefacimus, diligenter moventes, ne quid
ex medicamento fubfidat, calefactum vero in ipfis acceffio-
nibus bibendum dato, itemque fequentibus duobus diebus.
Oportet autem diem unam ante cibum differre et reliquis
diebus prandio folo uti, in coque affumere cibum qui facile
confici poteft.

[*Colica Sigonis, qua ufus eft Valens, facit in fummis
doloribus. Dat nucis Ponticae magnitudine, ex aquae cali-
dae cyathis tribus, et confeftim minuit dolores, et maxime
fi pruritus per totum corpus fiat. Facit et ad inveteratos
fplenicos et ad volvulofas affectiones. Facit hepaticis et ad
febres per cercuitum repetentes, ac vulvae ftrangulatus et
veficae affectus. Eft et arteriaca bona.*] ♃ Sigonis Syriaci
aut Hifpani ℥ lx, piperis albi ℥ xl, feminis hyofcyami albi
℥ xl, opii, corticis mandragorae, utriusque ℥ x, croci ℥ vj,

Ed. Chart. III. [614.]   Ed. Baf. II. (299. 300.)

φλοιοῦ ἀνὰ < ι'. κρόκου < στ'. μέλιτος ἐφθοῦ εἰς ἀνάλη-
ψιν ὅσον ἔξαρκεῖ, πόσον χρὴ διδόναι μεμήνυται. ἐν ἄλλαις
γραφαῖς ἔχει οὕτω. ♃ σίνωνος Σπανοῦ <ξ'. πεπέρεως λευ-
κοῦ, ὑοσκυάμου λευκοῦ σπέρματος ἀνὰ < μ'. κέρατος ἐλα-
φείου κεκαυμένου, ὀπίου ἀνὰ < κ'. μανδρα(300)γόρου φλοιοῦ
< ι'. κρόκου < στ'. μέλιτος αὔταρκες. ἡ τοῦ Λίγγωνος κω-
λικὴ διὰ ψυχροῦ διδομένη παραχρῆμα λύει τοὺς πόνους. ♃
ὑοσκυάμου λευκοῦ σπέρματος < κ'. ὀπίου, δαύκου Κρητι-
κοῦ σπέρματος ἀνὰ < ι'. πετροσελίνου < στ'. κρόκου, ναρ-
δοστάχυος, πυρέθρου ἀνὰ < δ'. εὐφορβίου, ὀποβαλσάμου,
κινναμώμου ἀνὰ < β'. ἀναλάμβανε μέλιτι ἐφθῷ καὶ δίδου
κυάμου Αἰγυπτίου τὸ μέγεθος μεθ' ὕδατος χλιαροῦ ἢ ψυ-
χροῦ κυάθων γ'. ἐν τοῖς παροξυσμοῖς. ἀνώδυνος κωλικὴ ᾗ
ἐχρήσατο Κάσσιος. ποιεῖ δὲ καὶ πρὸς τὰς τῶν ἐντὸς διαθέ-
σεις τὸ φάρμακον σφόδρα καλόν. ♃ ἀνίσου, νάρδου Συρια-
κῆς, σμύρνης ἀνὰ < η'. πεπέρεως λευκοῦ καὶ μακροῦ ἀνὰ
< ιβ'. σεσέλεως σπέρματος < στ'. ὀπίου τὸ ἴσον, κρόκου,
καστορίου, πετροσελίνου, σχοίνου ἄνθους ἀνὰ < δ'. μέλιτος

mellis cocti quod fatis eſt his excipiendis. Quantitas exhi-
bitionis oſtenfa eſt. Alia exemplaria fic habent. ♃ Sinonis
Hiſpani ʒ lx, piperis albi, feminis hyofcyami albi, utriusque
ʒ xl, cornu cervi uſti, opii, utriusque ʒ xx, corticis man-
dragorae ʒ x, croci ʒ vj, mellis quod fufficit. *Confectio
Lingonis colica, data ex frigida, ſtatim folvit dolores.* ♃
Seminis hyofcyami albi ʒ xx, opii, feminis dauci Cretici,
utriusque ʒ x, petrofelini ʒ vj, croci, fpinae nardi, pyre-
thri, fingulorum ʒ iiij, euphorbii, opobalfami, cinnamomi
fingulorum ʒ ij, excipe melle cocto, et exhibe fabae Aegy-
ptiae magnitudine cum aquae tepidae aut frigidae cyath. iij
in acceffionibus. *Colica fedans dolorem, qua ufus eſt Caf-
fius. Facit et ad internorum affectus, medicamentum eſt
valde bonum.* ♃ Anifi, nardi Syriacae, myrrhae, fingulo-
rum ʒ viij, piperis albi et longi, utriusque ʒ xij, feminis
fefeleos ʒ vj, opii tantundem, croci, caſtorii, petrofelini,
floris junci odorati fingulorum ʒ iiij, mellis Attici cocti

Ed. Chart. XIII. [614.]   Ed. Baf. II. (300.)

Ἀττικοῦ ἀφεψημένου ὅσον ἔξαρκεῖ, ἡ δόσις καρυου Ποντικοῦ
τὸ μέγεθος. ἡ Λευκίου ἀνώδυνος κωλικὴ παραχρῆμα λύει
τοὺς πόνους, ἐπιγράφεται δὲ Σικελική. ♃ σμύρνης, ὑοσκυ-
άμου χυλοῦ, ὀπίου ἀνὰ < η'. μανδραγόρου ῥίζης, πεπέρεως
λευκοῦ, κρόκου, λιβάνου ἀνὰ < ι'. ἀναλάμβανε μέλιτι καὶ
δίδου Αἰγυπτίας κυάμου τὸ μέγεθος, δι' ὕδατος θερμοῦ
κυάθων τριῶν εἰς νύκτα.

[Εὐσχήμου τοῦ σπάδοντος ἐπιγραφομένη ἀνώδυνος
κωλική, πίνεται δὲ ἐπὶ ἡμέρας λ'.] ♃ Κράμβης ἀγρίας σπέρ-
ματος, φοῦ, κινναμώμου, ἴρεως Ἰλλυρικῆς, ἀκόρου, ἀσάρου,
ὀποπάνακος, σμύρνης, νάρδου Ἰνδικῆς, ὀπίου, κόστου, μαν-
δραγόρου χυλοῦ, καστορίου ἀνὰ < στ'. τῶν τριῶν πεπέρεων,
μήου, δαύκου Κρητικοῦ σπέρματος ἐπτισμένου ἀνὰ < ιβ'.
στοιχάδος, κωνείου σπέρματος ἀνὰ < η'. ἀναλάμβανε μέλιτι
ἐφθῷ καὶ δίδου κυάμου Αἰγυπτίου τὸ μέγεθος, ἀπυρέτοις
μετ' οἰνομέλιτος κεκραμένου κυάθων δ'. πυρέττουσι μεθ'
ὑδρομέλιτος. ταύτῃ καὶ ἐνέματι ἐχρήσατο λαμβάνων τοῦ φαρ-
μάκου καρύου Ποντικοῦ τὸ μέγεθος καὶ τήλεως ἀφεψήματι

quod fatis eſt. Datur Ponticae nucis magnitudine. *Colica ſe-
dans dolorem Lucii, confeſtim eximit dolores et inſcribi-
tur Sicula.* ♃ Myrrhae, ſucci hyoſcyami, opii, ſingulo-
rum ℨ viij, radicis mandragorae, piperis albi, croci, thuris,
ſingulorum ℨ x, excipe melle, et praebe fabae Aegyptiae
magnitudinem ex aquae calidae cyathis tribus ad noctem.

[*Colica ſedans dolorem Euſchemo Spadoni inſcripta,
bibitur in dies triginta.*] ♃ Seminis braſſicae ſilveſtris, phu,
cinnamomi, iridis Illyricae, acori, aſari, opopanacis, myr-
rhae, nardi Indicae, opii, coſti, ſucci mandragorae, caſtorii,
ſingulorum ℨ vj, trium piperis generum, mei, ſeminis dauci
Cretici decorticati, ſingulorum ℨ xij, ſtoechadis, ſeminis
cicutae, ſingulorum viij, excipe melle cocto, ac praebe ſa-
bae Aegyptiae magnitudinem febre carentibus cum vini
mulſi diluti cyathis iiij, febrientibus cum aqua mulſa. Hac
etiam in infuſis utebatur, nucis Ponticae magnitudine, cum
foenigraeci decocto cyathorum quatuor et oleo cui ruta

Ed. Chart. XIII. [614. 615.]   **Ed. Baf. II. (300.)**

κυάθους δ᾽· ἐλαίου ἐναφεψημένου, πηγάνου κυάθους δ᾽· πρὸς
τὰς αὐτὰς διαθέσεις ἢ τοῦ Βρενίτου· 2ξ κρόκου, ὀπίου, ὀπο-
πάνακος, σμύρνης, ἴρεως, ἀκόρου, μανδραγόρου, ἀσάρου, κό-
στου, νάρδου Ἰνδικῆς, δαύκου Κρητικοῦ, μήου ἀνὰ ≺ στ᾽·
πεπέρεως λευκοῦ καὶ μακροῦ, γεντιανῆς, στοιχάδος, κασσίας,
φοῦ Ποντικοῦ ἀνὰ ≺ η᾽. μέλιτι ἀναλάμβανε.

Κεφ. ε΄. [Περὶ δυσεντερικῶν.] Περὶ τῶν δυσεντερικῶν
ὅσα ἐγνῶσθαι δεῖ καθόλου, λέλεκται μὲν ἤδη δηλονότι κἀν
τοῖς τῆς θεραπευτικῆς [615] μεθόδου γράμμασιν, εἴρηται
δὲ καὶ νῦν ἐν τῷ περὶ τῶν ἡπατικῶν λόγῳ. κατάλοιπον οὖν
ἐστι περὶ τῶν ὄντως δυσεντερικῶν διελθεῖν, ἐφ᾽ ὧν οὔτε
τὸ ἧπαρ πέπονθεν, οὔτε ἄλλη τις διάθεσις παρὰ τὴν τῶν
ἐντέρων ἕλκωσιν, ἤτοι ψιλὴν ἢ μετὰ σηπεδόνος τινὸς γενο-
μένην, ἣν ὀνομάζουσιν οἱ ἰατροὶ συνήθως νομήν. ὅσα τοί-
νυν καὶ πρὸς τὰς τοιαύτας διαθέσεις εἰσὶ χρήσιμα φάρμακα,
πεῖραν ἤδη δεδωκότα συχνὴν, ταῦτ᾽ ἐξ ἀρχῆς ὑπογραφήσεται.

[Τὰ ὑπ᾽ Ἀνδρομάχου γεγραμμένα πρὸς δυσεντερίαν.]
Πότημα πρὸς δυσεντερικοὺς καὶ αἱμοπτυϊκούς. 2ξ ῥόδων

incocta eſt item cyathorum quatuor. *Ad eosdem affectus
confectio Breniti.* 2ξ Croci, opii, opopanacis, myrrhae,
iridis, acori, mandragorae, afari, coſti, nardi Indicae, dauci
Cretici, mei, ſingulorum ℨ vj, piperis albi et longi, gentia-
nae, ſtoechadis, caſſiae, phu Pontici, ſingulorum drachmas
octo, excipe melle.

Cap. V. [*De dyſentericis.*] De dyſentericis equidem
quae in univerſum noſſe oportet jam ante dictum eſt, tum
in curandi methodi libris, tum etiam nunc in ſermone de
hepaticis habito. Reliquum eſt igitur de vere dyſentericis
agere, in quibus neque hepar affectum eſt, neque aliqua affe-
ctio eſt, praeter inteſtinorum ulcerationem aut nudam aut
cum putrefactione aliqua obortam, quam medici conſueto
vocabulo nomen appellant. Quaecunque igitur ad tales affe-
ctiones commoda ſunt medicamenta et jam frequenti experi-
mento cognita, ea in principio ſubſcribentur.

[*Quae ab Andromacho ad dyſenteriam ſcripta ſunt.*]
Potio ad dyſentericos et haemoptoicos. 2ξ Floris roſarum,

Ed. Chart. XIII. [615.]   Ed. Baf. II. (300.)

ἄνθους, ὀπίου, ἀκακίας, κόμμεως ἀνὰ ◁ γ'. βαλαυστίου
ἴσον, ὑποκυστίδος χυλοῦ ἴσον, κηκίδων ◁ β'. ἀρνογλώσσου
σπέρματος ἴσον καὶ τοῦ χυλοῦ ἴσον, λυκίου Ἰνδικοῦ ◁ α'.
ῥόδων χυλοῦ ◁ α'. ποίει τροχίσκους ἀνὰ ◁ α'. χρῶ ποικί-
λως. πρὸς δυσεντερικοὺς καὶ κοιλιακοὺς ἡ διὰ τῶν ὀπω-
ρῶν. ῥοιαὶ ὁλόκληροι κ'. μῆλα κυδώνια κ'. ὀρόβων ξέστης α'.
προύμνων ἀγρίων ξέσται β'. οὔων Ἐφεσινῶν ξέσται β'. ῥοῦ
Συριακοῦ ξέσται γ'. ἄπιοι Τερεντιανοὶ κ'. μῆλα ἐν ἄλλῳ κυ-
δώνια κεστιανὰ λ'. κεράτια μ'. μύρτων μελάνων ξέσται γ'.
γλεύκους Ἀμιναίου ἀφεψημένου ἐς τὸ γ'. ξέσται μή. ἕψε ὁμοῦ
ἕως σχῇ μέλιτος πάχος, ἀπόθου ἐν ὀστρακίνῳ.

[Ἄλλη ἡ διὰ τῶν ὀπωρῶν πρὸς τὰ αὐτά, στόμαχον
ἀνατετραμμένον ἀναλαμβάνει καὶ ἔξωθεν ἐπιτίθεται.] Ῥοιαὶ
ι'. κυδώνια κ'. μῆλα ὀρβικουλάτα ιε'. οὔων ξέσται β'. μεσπί-
λων ξέστης α'. βαλάνων ξέστης α'. ῥοῦ Συριακοῦ ξέστης α'.
βάτου δεσμίδιον χειροπληθὲς, μύρτων μελάνων ξέστης α'.
φοίνικας πατητοὺς λ'. γιγάρτων ξηρῶν ξέστου S''. κοκκυμή-
λων ἀγρίων ξέστης α'. κεράτια μεγάλα ι'. οἰνάνθης γο στ'.

opii, acaciae, gummi, fingulorum ℨ iij, balauſtii tantundem,
fucci hypocyſtidis tantundem, gallarum ℨ ij, feminis plan-
taginis tantundem et fucci ejus tantundem, lycii Indici ℨ j,
fucci rofarum ℨ j, fac paſtillos drachmae unius. Utere va-
rie. *Ad dyſentericos et coeliacos, confectio ex fructibus.*
♃ Mala punica integra xx, mala cotonea viginti, ervi fextar. j,
prunorum filveſtrium fextar· ij, forborum Epheſinorum fex-
tar. ij, rhois Syriaci fextar. iij, pyra Terentiana viginti, in alio
mala ceſtiana triginta, filiquas xl, baccarum myrti nigrarum
fextar. iij, muſti Aminaei ad tertias decocti fextarios xlviij,
coquito fimul ad mellis fpiſſitudinem et in figulino reponito.

[*Alia ex fructibus ad eadem, ſtomachum ſubverſum
reſtituit, imponitur etiam forinſecus·*] ♃ Mala punica x,
cotonea viginti, mala orbiculata xv, forborum fextarios ij,
mefpilorum fextar. j, glandium fextar. j, rhois Syriaci fex-
tar· j, rubi fafciculum manipularem, baccarum myrti ni-
grarum fextarium unum, palmas paſſas triginta, acino-
rum aridorum fextarium dimidium, prunorum filveſtrium

κράνων ξέστης α΄. μηλοκίτρια ε΄. γλυκέος Κρητικοῦ ξε. ιστ΄.
ἔψε ὁμοῦ, ἀποτίθεσο ἐν ὑέλῳ, χρῶ ὡς τῇ προτέρᾳ.

[Πρὸς δυσεντερικοὺς ᾗ χρῶμαι.] ℞ Κηκίδος, ἐρείκης
καρποῦ, ὀπίου ἀνὰ ◁ δ΄. μεθ᾽ ὕδατος ἀνάπλαττε τροχίσκους
δυοβολιαίους, δίδου ἐν ὕδατι ἢ οἴνῳ. πρὸς δυσεντερικοὺς τὸ
Κλειδίον. ℞ νάρδου, κρόκου ἀνὰ ◁ η΄. ἀλόης ◁ δ΄. ἐγὼ
◁ β΄. λιβάνου ◁ β΄. ἀκακίας ◁ δ΄. σμύρνης ◁ δ΄. ὑποκυ-
στίδος χυλοῦ ◁ δ΄. οἱ δὲ ◁ στ΄. ῥόδων ξηρῶν ◁ δ΄. λυκίου
Ἰνδικοῦ ◁ δ΄. τραγακάνθης ◁ δ΄. ὀπίου ◁ δ΄. οἱ δὲ ◁ α΄.
ὀβολοὺς δύο, πεπέρεως ◁ β΄. οἱ δὲ καὶ ἴρεως ◁ β΄. ὕδωρ.
τινὲς καὶ κινναμώμου ◁ β΄ S΄΄ κηκίδος ◁ β΄. ἀνάπλαττε
τροχίσκους ἐν ὕδατι δυοβολιαίους, δίδου σὺν μυρτίτῃ. πρὸς
δυσεντερικοὺς καὶ κοιλιακοὺς ὁ τοῦ Βηριτίου. ℞ νάρδου,
κρόκου ἀνὰ ◁ β΄. σμύρνης, ὑποκυστίδος χυλοῦ, ἀλόης, ὀπίου,
τραγακάνθης, λυκίου Ἰνδικοῦ, κηκίδος, ἀνίσου, ἀκακίας, πε-
πέρεως, ῥήου Ποντικοῦ ἀνὰ ◁ α΄. τὴν τραγάκανθαν οἴνῳ
βρέχε καὶ τὰ λοιπὰ λεῖα συγκατάμισγε καὶ ἀνάπλασσε τρο-

fextar. j, filiquas magnas x, oenanthes fexuncem, cornorum
fextar. j, mala citria v, paffi Cretici fextar. xvj, coquito fi-
mul et reponito in vitro; utere ut priore.

[*Ad dyfentericos, qua utor.*] ℞ Gallae, fructus eri-
cae, opii, fingulorum ℨ iiij, cum aqua redigito in paftillos
duorum obolorum. Dato ex aqua aut vino. *Ad dyfentericos
Clidion.* ℞ Nardi, croci, utriusque ℨ viij, aloës ℨ iiij, ego
ℨ ij, thuris ℨ ij, acaciae ℨ iiij, myrrhae ℨ iiij, fucci hypo-
cyftidis ℨ iiij, alii ℨ vj, rofarum ficcarum ℨ iiij, lycii Indici
ℨ iiij, tragacanthae ℨ iiij, opii ℨ iiij, alii ℨ j, obolos ij,
piperis ℨ ij. alii etiam iridis ℨ ij, excipe aqua, quidam
etiam cinnamomi ℨ ij et dimidiam, gallae ℨ ij, fac paftillos
in aqua obolorum duorum ponderis. Exhibe cum vino myr-
teo. *Ad dyfentericos et coeliacos, paftillus Berytii.* ℞
Nardi, croci, utriusque ℨ ij, myrrhae, fucci hypocyftidis,
aloës, opii, tragacanthae, lycii Indici, gallae, anifi, acaciae,
piperis, rhu Pontici, fingulorum ℨ j, tragacantham in vino
macerato et reliqua trita commifceto, paftillosque ℨ j for-

χίσκους ἀνὰ ⋖ α΄. καὶ δίδου μετ᾿ οἴνου. πρὸς δυσεντερικοὺς
τὸ Κλειδίον. 2 ἀκακίας ⋖ κέ. μηκωνείου ⋖ κβ΄. ὑοσκυάμου
σπέρματος ⋖ νστ΄. μύρτων κεκομμένων ⋖ ρξ΄. ῥοῦ Συριακοῦ
⋖ ο΄. καὶ τοῦ χυλοῦ ⋖ β΄ S΄΄. λιβάνου ⋖ οέ. πάντα φρύ-
ξας λέαινε καὶ ἀναλάμβανε οἴνῳ μέλανι, ἡ τελεία δόσις ⋖ α΄.
πρὸς δυσεντερικοὺς καὶ κοιλιακούς. 2 οἴνου Φαλερίνου ξέ-
στας ἕξ, μέλιτος Ἀττικοῦ λίτρας ἕξ, ὁμοῦ ἑψήσας ἄχρις ἂν
αὐτάρκως συστραφῇ χρῶ, δίδου πλῆρες κοχλιάριον ἐκλείχειν.

[616] [Πρὸς δυσεντερικοὺς καὶ πάντα τὰ ἐντὸς τρο-
χίσκος παρ᾿ Εὐδήμου πρεσβυτέρου.] 2 Κρόκου, κασσίας
σύριγγος ἀνὰ ⋖ β΄. νάρδου ⋖ α΄. σμύρνης, στυπτηρίας, ὀποῦ
μήκωνος ἀνὰ ⋖ β΄. σὺν ὕδατι ἀνάπλασσε τροχίσκους, δίδου
δυσεντερικοῖς σὺν οἴνου κυάθοις δύο, πυρέσσουσιν ἐν ὕδατι,
ἡπατικοῖς καὶ περιπνευμονικοῖς σὺν ὑδρομέλιτι, πλευριτικοῖς
καὶ βηχικοῖς ὁμοίως. ἄλλο πρὸς δυσεντερικούς. 2 μαράθρου
σπέρματος, ἀνίσου, σελίνου σπέρματος, σιδίων ἀνὰ ⋖ δ΄.
ὀπίου ⋖ β΄. ὕδατι ποίει τροχίσκους δυοβολιαίους καὶ δίδου
μεθ᾿ ὕδατος ἕνα.

mato, atque ipſos ex vino dato. *Clidion ad dyſentericos*
2 Acaciae Ʒ xxv, ſucci papaveris Ʒ xxij, ſeminis hyoſcy-
ami Ʒ lvj, baccarum myrti tuſarum Ʒ clx, rhois Syriaci
Ʒ lxx et ſucci ejus Ʒ ij et dimidiam, thuris Ʒ lxxv, om-
nia torrefacta terito et vino nigro excipito. Datur ad ſum-
mum Ʒ j. *Ad dyſentericos et coeliacos.* 2 Vini Falerni
ſextarios vj, mellis Attici lib. vj, coquito ſimul ad multam
ſpiſſitudinem, utere pleno cochleari, ad delingendum dato.

[*Ad dyſentericos et omnia interna vitia paſtillus ab
Eudemo ſeniore.*] 2 Croci, caſſiae fiſtulae, utriusque Ʒ ij,
nardi Ʒ j, myrrhae, aluminis, ſucci papaveris, ſingulorum
Ʒ ij, cum aqua paſtillos formato, et dyſentericis ex vini
cyathis duobus dato, febrientibus ex aqua, hepaticis et peri-
pneumonicis ex aqua mulſa. Ita etiam pleuriticis et tuſſienti-
bus. *Aliud ad dyſentericos.* 2 Seminis foeniculi, aniſi,
ſeminis apii, malicorii, ſingulorum Ʒ iiij, opii Ʒ ij, cum
aqua redige in paſtillos duorum obolorum. Dato unum ex
aqua.

(301) [Πρὸς δυσεντερικοὺς καὶ κοιλιακοὺς ἐκ τῶν Ἀντιπάτρου.] ♃ Πεπέρεως μέλανος ⦉ δ΄. κηκίδος ⦉ δ΄. σμύρνης ⦉ β΄. κρόκου ⦉ β΄. νάρδου ⦉ α΄. λυκίου ⦉ α΄. ὑποκυστίδος χυλοῦ, ἀκακίας, ῥινήματος λωτοῦ, κόμμεως ἀνὰ ⦉ β΄. ὀπίου, ἀλόης, ἀνίσου ἀνὰ ⦉ α΄. ῥοῦ τοῦ ἐπὶ τὰ ὄψα ⦉ β΄. βάτου χυλοῦ ἀναλαβὼν χρῶ.

[Πρὸς δυσεντερικοὺς, κοιλιακοὺς, αἱμοπτυϊκοὺς, παρὰ Κορνηλίου ἰατροῦ.] ♃ Σμύρνης, λιβάνου, ἀλόης, κρόκου, ὀπίου, ῥοῦ Συριακοῦ καὶ τοῦ βυρσοδεψικοῦ, λυκίου Ἰνδικοῦ, ἀκακίας, σιδίων, ὑποκυστίδος χυλοῦ, κηκίδος, βαλαυστίων, ἑκάστου τὸ ἴσον. ποίει τροχίσκους τριωβολιαίους εἰς νύκτα, ἀπυρέτοις ἐν οἴνῳ, πυρέσσουσιν ἐν ψυχρῷ.

[Ἄλλο πρὸς δυσεντερικοὺς Οὐάλεντος.] ♃ Μυρίκης καρποῦ, ῥοῦ Συριακοῦ, ὀπίου, πετροσελίνου ἴσον· ἕκαστον φώξας καὶ λεῖα ποιήσας, σὺν ὕδατι ποίει τροχίσκους κυαμιαίους. εἰς νύκτα δίδου πυρέσσουσιν σὺν θερμῷ ὕδατι, ἀπυρέτοις ἐν ψυχρῷ.

[Πρὸς δυσεντερικοὺς ἐκ τῶν Λουκίου.] ♃ Στύρακος

[Ad dyſentericos et coeliacos, ex libris Antipatri.] ♃ Piperis nigri ℥ iiij, gallae ℥ iiij, myrrhae ℥ ij, croci ℥ ij, nardi ℥ j, lycii ℥ j, ſucci hypocyſtidis, acaciae, ramentorum loti, gummi, ſingulorum ℥ ij, opii, aloës, aniſi, ſingulorum ℥ j, rhois obſoniorum drachmas duas, excipe ſucco rubi et utere.

[Ad dyſentericos, coeliacos ot haemoptoicos, e Cornelio medico.] ♃ Myrrhae, thuris, aloës, croci, opii, rhois Syriacae et coriariae, lycii Indici, acaciae, malicorii, ſucci hypocyſtidis, gallae, balauſtiorum, ſingulorum par pondus, in paſtillos cogito, et ad noctem febre carentibus ex vino, febricitantibus ex frigida dato.

[Aliud ad dyſentericos, Valentis.] ♃ Myricae fructus, rhois Syriacae, opii, petroſelini, ſingulorum par pondus, torreto ac terito, et cum aqua in paſtillos reducito magnitudine fabae. Da in noctem febricitantibus ex aqua calida, non febrientibus ex frigida.

[Ad dyſentericos ex ſcriptis Lucii.] ♃ Styracis ℥ ij,

ΤΩΝ ΚΑΤΑ ΤΟΠΟΥΣ ΒΙΒΛΙΟΝ Ι. 293

Ed. Chart. XIII. [616.]　　　　　　　Ed. Baf. II. (301.)

◁ β'. ὀπίου, κρόκου, ἀκακίας, κηκίδος, μυρίκης καρποῦ ἀνὰ
◁ α'. ὕδατι ἀνάπλασσε τροχίσκους, καὶ δίδου ἡλίκον κύ-
αμον Αἰγύπτιον σὺν οἴνῳ.

[Πρὸς δυσεντερικοὺς καὶ αἱμοπτυϊκοὺς, ὥστε πρώτῃ
πόσει κατασχεῖν τὴν ῥύσιν.] ♃ Κοχλιῶν κεκαυμένων ◁ ιβ',
κέρατος ἐλαφείου κεκαυμένου ◁ η'. ὀβολοὺς β'. μύρτων με-
λάνων ◁ ιε'. ὀπίου πεφωγμένου ◁ ε'. ὀβολοὺς β'. κηκίδος
πεφωγμένης ◁ ε'. ὀβολοὺς β'. οἰνάνθης ◁ στ'. ὑποκυστίδος
χυλοῦ ◁ ε'. ὀβολοὺς β'. μανδραγόρου ῥίζης ◁ ιβ'. ῥοῦ χυ-
λοῦ, γῆς ἀστέρος ἀνὰ ◁ ιβ'. ῥοῦ τοῦ ἐπὶ τὰ ὄψα ◁ δ'.
σιδίων πεφωγμένων ◁ ζ'. λιβάνου ◁ η'. πίτυος φλοιοῦ πε-
φωγμένου ◁ στ'. σελίνου σπέρματος ◁ ιδ'. ὑοσκυάμου πεφω-
γμένου ◁ ι'. ῥοῦ σκυτοδεψικοῦ ξε. β'. ἀκακίας πεφωγμένης
◁ ε'. ὀβολοὺς β'. οἴνου μέλανος, ὥστε ἑψῆσαι τὸν ῥοῦν,
ὡς παχύτατον χυλὸν γενέσθαι. ἕψε μὲν οὖν σὺν τῷ οἴνῳ
καὶ οὕτω διηθήσας ἀναλάμβανε ἀναπλάσσων τῷ χυλῷ καὶ
ποίει τροχίσκους ἀνὰ ◁ α'. καὶ τριώβολον καὶ ὀβολοὺς β'.
δίδου πρὸς ἕξιν, πυρέσσουσι μὲν μεθ' ὕδατος θερμοῦ κυ-
άθων γ'. ἀπυρέτοις δὲ μετ' οἴνου κυάθων β'. ἐν ἄλλοις τοῦ

opii, croci, acaciae, gallae, fructus myricae, fingulorum
℥ j, cum aqua paftillos facito, ac dato fabae Aegyptiae
magnitudinem cum vino.

[*Ad dyfentericos et haemoptoicos, ftatim a prima po-
tione cohibet fluxum*] ♃ Cochlearum uftarum ℥ xij, cornu
cervi ufti drachmas viij, obol. ij, baccarum myrti nigrarum
℥ xv, opii torrefacti drachm. v, obol. ij, gallae toftae ℥ v,
obol. ij, oenanthes ℥ vj, fucci hypoftidis ℥ v, obol. ij, ra-
dicis mandragorae ℥ xij, fucci rhois, terrae afteris, utrius-
que ℥ xij, rhois culinarii ℥ iiij, malicorii tofti ℥ vij, thuris
℥ viij, corticis pinus torrefacti ℥ vj, feminis apii ℥ xiiij,
hyofcyami tofti ℥ x, rhois coriarii fextarios ij, acaciae
toftae ℥ v, obol. ii, vini nigri, quo rhus coquatur, ut cras-
fiffimus fuccus fiat. Coquito itaque cum vino, atque ita co-
lato, et cum fucco reliqua fubacta in paftillos drachmales et
triobolares ac diobolares cogito et pro habitu exhibeto, fe-
briecitantibus cum aquae calidae cyathis iij, non febrientibus

Ed. Chart. XIII. [616. 617.]　　　　Ed. Baf. II. (301.)

ἐλαφείου κέρατος ⪤ στ΄. ὀβολοὶ β΄. καὶ τῆς κηκίδος < ζ΄.
ὀβολοὶ β΄. καὶ τοῦ χυλοῦ τῆς ὑποκυστίδος < ζ΄. ὀβολοὶ β΄.
καὶ τῆς ἀκακίας ἴσον.

[617] [Πρὸς δυσεντερικοὺς Φλαβίου τοῦ πύκτου.] ♃
Μύρτων ξηρῶν κεκομμένων ξε. α΄. ῥόδων ξηρῶν κεκομμένων
ξε. S″. μάγματος μαλαβάθρου < β΄. ἀρκευθίδων < λ΄. ἀπίων
ξηρῶν κεκομμένων ξε. α΄. πίτυος φλοιοῦ < ιβ΄. σμύρνης
< α΄. κηκίδας έ. κεράτων κεκομμένων ξε. α΄. ἡ τελεία δό-
σις < η΄. δίδου ξηρὸν σὺν οἴνῳ κεκραμένῳ, τὰ δὲ ἀδρομερῆ
φοίνιξι λιπαροῖς ἀναλαμβάνων δίδου. πρὸς κοιλιακοὺς, ὥστε
παραχρῆμα ἱστᾶν. ♃ μυρίκης καρποῦ < δ΄. ῥοῦ ἐδωδίμου
< δ΄. μύρτων μελάνων < δ΄. ἀκακίας < β΄. μηκωνίου < α΄.
μήλων στύμματι ἀναλάμβανε καὶ τροχίσκους ποίει ἀνὰ < α΄.
καὶ χρῶ σὺν ὀπτοῦ ᾠοῦ λεκίθῳ καὶ ὅταν δίδως πίνειν, ἕψε
βάτου ῥίζαν ἢ μυρσίνης ἢ μήλων Κυδωνίων τὸ ἀφέψημα,
τούτων δίδου ψυχρῶν κυάθους γ΄. σὺν τῷ φαρμάκῳ. ποεῖ
λειεντερικοῖς. πότημα πρὸς τὰ ἐντὸς ῥεύματα, ἔξωθεν ἐπιτι-

cum vini cyathis ij. In aliis exemplaribus cornu cervi drach.
fex oboli duo habentur et gallae drach. vij, oboli duo et fucci
hypocyftidis ℨ feptem et oboli ij et acaciae tantundem.

[*Ad dyfentericos Flavii pugilis.*] ♃ Baccarum myrti
aridarum tufarum fextarium unum, rofarum ficcarum tu-
farum fextarium dimidium, faecis malabathri drach. duas,
baccarum juniperi drach. triginta, pyrorum aridorum tufo-
rum fextarium j, corticis pinus ℨ xij, myrrhae ℨ j, gallas v,
filiquarum tufarum fextarium unum. Dantur ad fummum
drach. viij. Dato aridum cum vino diluto. Quae vero cras-
fiora funt, palmulis pinguibus excepta exhibeto. *Ad coe-
liacos, fiftit fluorem confeftim.* ♃ Fructus myricae ℨ iv,
rhois cibarii ℨ iv, baccarum myrti nigrarum ℨ iv, acaciae
ℨ ij, fucci papaveris ℨ j, excipe malorum fpiffamento, et
fac paftillos drachmae ponderis, ac utere cum ovi affati
vitello. Ubi vero bibendum dare volueris, radicem rubi aut
myrtum aut mala cotonea coquito, atque decoctum horum
frigidum cyathorum iij menfura cum medicamento dato.
Facit et lientericis. *Potio ad internos fluores, foris etiam*

θέμενον σὺν μέλιτι ἑφθῷ, ποιεῖ. ℞ σελίνου σπέρματος ∠ δ'. ὑοσκυάμου σπέρματος ∠ δ'. ἀνίσου ∠ β'. ὑποκυστίδος χυλοῦ ∠ α' S''. ῥόδων σπέρματος ∠ α' S''. ὀποῦ μήκωνος ∠ α'. σμύρνης ∠ α'. κροκομάγματος ∠ α'. σὺν ὕδατι δίδοται τριώβολον καὶ ὀβολοὶ δύο καὶ ὀβολὸς εἷς. πότημα πρὸς πᾶν ῥεῦμα καὶ ἐμπνευμάτωσιν, Λουκίου Ταρσέως. ℞ ἀνίσου, σελίνου σπέρματος ἀνὰ ∠ β'. ἀνήθου σπέρματος, δαύκου σπέρματος, τορδυλίου ἀνὰ ∠ δ'. ὀπίου, ὑοσκυάμου σπέρματος ἀνὰ ∠ α' S''. ὕδατι ἀναλάμβανε καὶ οὕτω χρῶ. πότημα πρὸς ῥοῦν γυναικεῖον σταλτικὸν, ὡς Ἀπολλώνιος. ℞ κοραλλίου τριώβολον, λιβάνου ὀβολοὺς β'. ἀκακίας τριώβολον, βαλαυστίου τριώβολον, κόμμεως ὀβολὸν α'. ὠμοῦ ὠοῦ τῷ λευκῷ ἀνάπλαττε, δίδου τοῦ παντὸς τὸ ἥμισυ πίνειν μεθ' ὕδατος κυάθων δ'.

[Ἐνέματα δυσεντερικοῖς ἁρμόττοντα.] Ἐνέματα δυσεντερικοῖς, τοῦ Ἰσιδώρου πρὸς τὰς γενομένας ἑλκώσεις ἐν ἀπευθυσμένῳ. ℞ χάρτου σποδοῦ ∠ ι'. στυπτηρίας σχιστῆς ∠ δ'. ἀρσενικοῦ ∠ δ'. σανδαράχης ∠ γ'. λεπίδος χαλκοῦ,

cum melle coctum impositum facit. ℞ Seminis apii, seminis hyoscyami, utriusque ʒ iv, anisi ʒ ij, succi hypocystidis sesquidrachmam, seminis rosarum sesquidrachmam, succi papaveris ʒ j, myrrhae ʒ j, crocomagmatis ʒ j. Dantur cum aqua obol. iij et duo et unus item. *Potio ad omnem fluxionem et inflationem Lucii Tarsensis.* ℞ Anisi, seminis apii, utriusque ʒ ij, seminis anethi, seminis dauci, tordylii, singulorum ʒ iv, opii, seminis hyoscyami, utriusque sesquidrach. excipe aqua atque ita utere. *Potio ad fluxum muliebrem sistendum, ut Apollonius.* ℞ Coralli obol. iij, thuris obol. ij, acaciae obol. iij, balaustii obol. iij, gummi obol. j, excipe ovi crudi candido, et dimidium totius cum aquae cyath. iiij praebe.

[*Infusa dysentericis conferentia.*] *Infusum ad dysentericos, Isidori ad exulcerationes factas in intestino recto.* ℞ Cineris chartae drach. iiij, aluminis scissi ʒ iiij, auripigmenti ʒ iiij, sandarachae ʒ iij, squamae aeris, ompha-

296 ΓΑΛΗΝΟΥ ΠΕΡΙ ΣΥΝΘΕΣΕΩΣ ΦΑΡΜΑΚΩΝ

Ed. Chart. XIII. [617.]   Ed. Baf. II. (3o1.)

ὀμφακίου ἀνὰ ◁ γ´. κρόκου, ὀποῦ μήκωνος ἀνὰ ◁ β´. ἀσβέ-
στου ◁ έ. λεῖα μίσγε καὶ ἀναλάμβανε οἴνῳ γλυκεῖ, γίγνον-
ται τροχίσκοι ἀνὰ ◁ γ´ καὶ β´ καὶ α´. ἡ χρῆσις ἀνίεται
οἴνῳ αὐστηρῷ, ὡς γλοιοῦ πάχος, τούτῳ μίγνυται χυλὸς πτι-
σάνης κυάθων β´. τούτῳ ἔγκλυζε τὸν πάσχοντα, λοιπὸν πρὸς
δύναμιν τοῦ χυλοῦ τῆς πτισάνης καὶ τοῦ φαρμάκου. ἔνεμα
Φαυστιανόν. ♃ ἀρσενικοῦ ◁ ιβ´. χάρτου κεκαυμένου ◁ λ´.
σανδαράχης ◁ στ´. ἀσβέστου ◁ ι´. οἱ δὲ ιβ´. ἀνάπλασσε τρο-
χίσκους ἀνὰ ◁ δ´. ἀρνογλώσσου χυλοῦ ἔνιε ἐναφεψημένων
στυμμάτων ἢ κράματος οἴνου κυάθους γ´ ἢ ἕξ.

[Ἔνεμα ᾧ χρῶμαι τοῦ Ἀθηναίου, σύμφωνον Ἁρπο-
κρᾷ, Μάγνῳ τῷ Φιλαδέλφῳ, καὶ Ἀριστολάῳ.] ♃ Ὀμφακος
◁ στ´. στυπτηρίας σχιστῆς ◁ στ´. ἀσβέστου, λεπίδος ἀνὰ
◁ στ´. ἀρσενικοῦ ◁ η´. σανδαράχης ◁ γ´. χάρτου κεκαυμέ-
νου ◁ ιέ. ἀναλάμβανε μυρτίτῃ καὶ γίνονται τροχίσκοι ◁ δ´
ἢ γ´. ἔνιε ἐν κράματι οἴνου κυάθους δ´. καὶ ὕδατος χλια-
ροῦ κυάθους β´. ὁτὲ δὲ σὺν ὕδατι ὀμβρίῳ. ἔνεμα ᾧ χρῶμαι.

cii, utriusque Ʒ ij, croci, fucci papaveris, utriusque Ʒ ij,
calcis vivae Ʒ v, trita misce et excipe vino dulci, ac forma
pastillos drachmarum trium et duarum, ac unius ponderis.
Usus tempore vino austero diluantur ad strigmentitiam
crassitudinem, miscenturque fucci ptifanae cyathi duo. In-
fundito haec simul aegroto, ita ut tum de ptifanae fucco
tum de medicamento pro viribus ipfius fumas. *Infufum
Fauftianum.* ♃ Auripigmenti Ʒ xij, chartae ustae Ʒ xxx,
fandarachae Ʒ vj, calcis vivae Ʒ x, alii xij, cogito in pastil-
los Ʒ iiij et cum plantaginis fucco, in quo fpiffamenta in-
cocta funt, infundito aut vino diluto cyathis iij aut fex.

[*Infufum quo utor, Athenaei, concordat Harpocrae,
Magno Philadelpho, Ariftolao.*] ♃ Omphacii Ʒ vj, alumi-
nis fciffi Ʒ vj, calcis vivae, fquamae aeris, utriusque Ʒ vj,
auripigmenti Ʒ viij, fandarachae Ʒ iij, chartae ustae Ʒ xv,
cum vino myrteo pastillos Ʒ iiij aut iij formato. Infunde
cum vini diluti cyathis iiij et aquae tepidae cyathis ij,
quandoque etiam cum aqua pluviali. *Infufum quo utor.*

Ed. Chart. XIII. [617 618.]   Ed. Baf. II. (301.)

♃ χάρτου κεκαυμένου ◁ λ'. ἀρσενικοῦ ◁ ιβ'. κηκίδος ◁ θ'.
ἀσβέστου ◁ ιστ'. ἀσφάλτου ◁ ιστ'. θείου ἀπύρου ◁ ιστ'.
σανδαράχης ◁ ιστ'. ἔνεμα ἄλλο ὡς "Ιδιος. ♃ χαλκοῦ κεκαυ-
μένου ◁ κδ'. ἀσβέστου, σχιστῆς ἀνὰ ἴσον, χάρτου κεκαυμέ-
νου ◁ λ'. [618] ἀρσενικοῦ ◁ ιβ'. σανδαράχης ◁ ιβ'. ἀνα-
λάμβανε μυρτίτῃ ἢ ῥόδων ἀφεψήματι σὺν οἴνῳ αὐστηρῷ
ἑψημένων εἰς τὸ ἥμισυ, ἔκθλιβε τὰ ῥόδα καὶ οὕτω συλλε-
άνας ἀνάπλασσε καὶ τὸ αὐτὸ ἔνιε σὺν ὕδατι. ἔνεμα παρ'
Εὐβούλου. ♃ λεπίδος χαλκοῦ ◁κ'. χάρτου κεκαυμένου ◁ ιστ'.
ἀσβέστου ◁ στ'. ἀρσενικοῦ ◁ η'. σανδαράχης ◁ ιε'. ἀκακίας
◁ ε'. ὀμφακίου ◁ γ'. τρυγὸς κεκαυμένου ◁ α'. οἴνῳ μυρ-
τίτῃ ἀναλάμβανε καὶ ἔνιε κράματι θερμῷ. ἔνεμα "Ηρα. ♃
χάρτου κεκαυμένου γο α'. ἀσβέστου γο S''. καδμείας γο α'.
ἀρσενικοῦ γο α'. τοῦ ξηρίου κοχλιάρια δύο, ἀφεψήματος μύρ-
των ἢ μυρτίτου κυάθους δ'. τὴν ἄσβεστον σβέννυε χυλῷ ἀρ-
νογλώσσου. ἔνεμα τοῦ αὐτοῦ. ♃ σανδαράχης, ἀρσενικοῦ ἀνὰ
◁ η'. ἀκακίας ◁ δ'. ἀσβέστου ◁ δ'. οἴνῳ αὐστηρῷ ἀνα-

♃ Chartae uftae ℥ xxx, auripigmenti ℥ xij, gallae ℥ ix, cal-
cis vivae ℥ xvj, bituminis ℥ xvj, fulfuris vivi ℥ xvj, fan-
darachae ℥ xvj. *Infufum aliud ut Idius.* ♃ Aeris ufti
℥ xxiiij, calcis vivae, aluminis fciffi, utriusque tantundem,
chartae uftae ℥ xxx, auripigmenti drach. xij, fandarachae
drach. xij, excipe vino myrteo aut rofarum decocto, quae
cum vino auftero ad dimidias coctae fint et expreffae, at-
que ita laevigatas forma in paftillos, eosque infunde cum
aqua. *Infufum ab Eubulo.* ♃ Squamae aeris drach. xx,
chartae uftae ℥ xvj, calcis vivae ℥ vj, auripigmenti ℥ viij,
fandarachae ℥ xv, acaciae ℥ v, omphaeii ℥ iij, faecis vini
uftae ℥ j, excipe vino myrteo et infunde cum vino diluto
calido. *Infufum Herae.* ♃ Chartae uftae ℥ j, calcis vivae
℥ ß, cadmiae ℥ j, auripigmenti ℥ j, ex hoc arido cochlearia
duo cum decocto baccarum nyrti aut vino myrteo cya-
thorum iiij menfura infunde, calcem vero cum fucco plan-
taginis extingue. *Infufum aliud ejusdem.* ♃ Sandarachae,
auripigmenti, utriusque ℥ viij, acaciae ℥ iiij, calcis vivae

λάμ(302)βανε ποιῶν τροχίσκους ⪪ γ΄. ἐπὶ τῶν ἀσθενῶν
ἔλασσον, ἐν κράματι οἴνου ἔνιε. ἄλλο. ⨼ σανδαράχης ⪪ η΄.
ἀσβέστου προσφάτου ⪪ ί. χάρτου κεκαυμένου ⪪ η΄. οἱ δὲ
⪪ λ΄. σιδίων, κηκίδων, ἀκακίας ἀνὰ ⪪ έ. μαινίδων τεταρι-
χευμένων ὄξει ἐπὶ ἡμέρας κά. καὶ κεκαυμένων ⪪ γ΄. ἀρσε-
νικοῦ ⪪ ιστ΄. καίονται δὲ μαινίδες ἐν χύτρᾳ ὠμῇ, καὶ οἱ μὲν
ξηρῷ χρῶνται, οἱ δὲ τροχίσκους μετὰ μύρτου ἀφεψήματος.
ἐὰν δὲ μὴ βραδύνῃ, προένιε πολυγόνου χυλῷ ἢ ἅλμῃ. ἔνεμα
ᾧ χρῶμαι προσφωνηθὲν ἄφθα. ⨼ ῥοῦ τοῦ ἐν Συρίᾳ, κη-
κίδων κεκομμένων ⪪ ιέ. χάρτου κεκαυμένου ἴσον, φελλοῦ
κεκαυμένου ⪪ ιέ. ἄρτου Ἀλεξανδρίνου ξηροῦ κεκαυμένου
⪪ ιέ. ἀρσενικοῦ ⪪ ί. σανδαράχης ⪪ ί. ἀκακίας ⪪ έ. ψι-
μυθίου ⪪ κ΄. ἀσβέστου ⪪ ί. λιθαργύρου ⪪ γ΄. οἴνῳ πα-
λαιῷ ἀναλάμβανε, ποιῶν τροχίσκους, τοὺς μὲν ⪪ β΄. τοὺς
δὲ ⪪ γ΄. τοὺς δὲ ⪪ δ΄. ἐγχυμάτιζε ἐν μὲν ἀρχῇ ἀρνογλώσ-
σου χυλῷ ἢ πολυγόνου ἢ ἑλξίνης. ἐὰν δὲ μὴ παρῇ τι τού-
των, μεθ᾽ ὕδατος· ἐὰν δὲ ἀκμὴ εἴη καὶ ἰσχὺς τοῦ νοσήμα-

℥ iiij, excipe vino auftero et coge paftillos ℥ iij. In debili-
bus vero minus cum vino diluto infunde. *Aliud.* ♃ San-
darachae ℥ viij, calcis vivae recentis ℥ x, chartae uftae
℥ viij, alii ℥ xxx, malicorii, gallarum, acaciae, fingu-
lorum ℥ v, maenarum aceto conditarum ad dies viginti-
unum, ac uftarum ℥ iij, auripigmenti ℥ xvj, uruntur
maenae in olla cruda, et aliqui arido medicamento utuntur,
aliqui in paftillos cum myrti baccarum decocto cogunt. Si
vero non moretur medicamentum retentum, ante ejus ufum
polygoni fuccum aut muriam infundito. *Infufum, quo utor,
aphtha appellatum.* ♃ Rhois Syriaci, gallarum tufarum,
utriusque ℥ xv, chartae uftae tantundem, fuberis ufti ℥ xv,
panis Alexandrini ficci ufti ℥ xv, auripigmenti ℥ x, fandarachae
℥ x, acaciae ℥ v, ceruffae ℥ xx, calcis vivae ℥ x, fpumae argenti
℥ iij, excipe vino veteri et forma paftillos, alios duarum, alios
trium, alios quatuor drachmarum pondere. In principio
quidem in plantaginis aut fanguinariae aut helxines fucco in-
fundito, qui fi non adfint, in aqua. Si vero vigor fit et mor-

τος, ὅταν περιώδυνος εἴη, ἔνιε μετὰ τήλεως ἀφεψήματος ἢ
λινοσπέρμου. ἐὰν δὲ παρακμὴ εἴη, μετὰ ἀφεψήματος μυρσί-
νης καὶ βάτου σὺν οἴνῳ ἐψημένων, ἐπὶ μὲν παίδων πλῆ-
θος κυάθων δύο, ἐπὶ δὲ γυναικῶν κυάθων γʹ. ἐπὶ δὲ ἀν-
δρῶν κυάθων τεσσάρων. ἔνεμα ᾧ χρῶμαι τὸ Γεμέλλου. ♃
ἀρσενικοῦ ⊰ ηʹ. σανδαράχης ⊰ δʹ. ἀσβέστου ⊰ ηʹ. λεπίδος
χαλκοῦ ⊰ στʹ. στυπτηρίας σχιστῆς ἴσον, ὀμφακίου ⊰ ηʹ. λυ-
κίου Ἰνδικοῦ ἴσον, ὀποῦ μήκωνος ⊰ δʹ. ὑποκυστίδος χυλοῦ
ἴσον, κρόκου ⊰ βʹ. ἐγὼ δὲ δʹ. χάρτου κεκαυμένου ⊰ κʹ. οἱ
δὲ ⊰ ιστʹ. ἀναλάμβανε οἴνῳ μυρτίτῃ, ποίει τροχίσκους ἀνὰ
⊰ δʹ καὶ γʹ. ἔνιε ἐν κράματι οἴνου. ἔνεμα τὸ παρ᾽ Ἀγα-
θίου. ♃ ἀρσενικοῦ ⊰ βʹ. σανδαράχης ⊰ εʹ. ἀσβέστου ⊰ γʹ.
χάρτου κεκαυμένου ⊰ δʹ. ἔνιε τοῦ φαρμάκου ⊰ γʹ. μετὰ ἁλῶν
λείων ⊰ γʹ. ἐν ὕδατι ψυχρῷ κυάθων ἓξ.

[Ἔνεμα πρὸς δυσεντερικοὺς ὡς Νικόστρατος, ᾧ Μέ-
νανδρος ἐχρήσατο.] ♃ Ἀσβέστου ⊰ αʹ. γύψου ⊰ ηʹ. ἀκα-
κίας ⊰ βʹ. ὀμφακος ⊰ αʹ. στίμμεως ⊰ γʹ. λιβάνου ⊰ αʹ. κη-

---

bus vehemens cum dolore, in foenigraeci aut feminis lini
decocto infunde. In declinatione autem in dococto myrti et
rubi, vino coctorum. In pueris cyathorum duorum copia,
in foeminis trium, in viris quatuor. *Infusum, quo utor,
Gemelli.* ♃ Auripigmenti ℨ viij, fandarachae ℨ iiij, cal-
cis vivae ℨ octo, fquamae aeris ℈ vj, aluminis fcilli tan-
tundem, omphacii ℨ viij, lycii Indici tantundem, fucci pa-
paveris ℨ iiij, fucci hypocyftidis tantundem, croci ℨ ij,
ego autem ℨ iiij, chartae uftae ℨ xx, aliqui ℨ xvj, excipe
vino myrtite, fac globulos quorum finguli fint ℨ iiij et
trium. Infunde cum vino diluto. *Infusum Agathii.* ♃
Auripigmenti ℨ ij, fandarachae ℨ v, calcis vivae ℨ iij,
chartae uftae ℨ iiij, hujus medicamenti ℨ iij cum falis triti
ℨ iij infundito in aquae frigidae cyathis vj.

[*Infusum Nicostrati ad dysentericos, quo Menander
usus est.*] ♃ Calcis vivae drach. j, gypli drachmas octo,
acaciae drachmas duas, omphacii drach. j, ftibii drach. iij,
thuris drach. j, gallae drach. iiij, tragacanthae drachmas

300 ΓΑΛΗΝΟΥ ΠΕΡΙ ΣΥΝΘΕΣΕΩΣ ΦΑΡΜΑΚΩΝ

Ed. Chart. XIII. [618. 619.]							Ed. Baſ. II. (302.)

κίδος ⦤ δ΄. τραγακάνθης ⦤ β΄. οἴνῳ μυρτίτῃ ἀναλάμβανε
τροχίσκους, ἀποτίθεται ἐν στεμφύλοις ξηροῖς ἵνα μὴ δια-
πνέῃ. ἔνεμα πρὸς δυσεντερικοὺς, παρὰ Θαμύρου. ♃ ἀρσενι-
κοῦ ⦤ β΄. σχιστῆς ⦤ β΄. καδμείας ἴσον, ἀσβέστου νεαρᾶς ⦤ α΄.
χάρτου κεκαυμένου ⦤ β΄. φελλοῦ ἀπὸ κεραμίου οἴνου Φαλε-
ρίνου κεκαυμένου ⦤ ζ S΄΄. ἀναλάμβανε τροχίσκους, ἑψήματι
ἢ γλυκεῖ ἢ Σπανῷ πάλιν ἑψομένῳ παρά σοι. λειοτριβῶν δὲ
τὸν τροχίσκον ἔνιε κοχλιάρια β΄. τοῖς [619] δὲ λοιποῖς πρὸς
δύναμιν μετὰ φακοῦ ἀφεψήματος. ἐὰν δὲ μὴ ἔχῃς φακὸν,
βάτον καθέψησον σὺν ῥόδοις ξηροῖς καὶ χωρὶς μύρτα ἀφέ-
ψει μετὰ οἴνου αὐστηροῦ, μίσγε ἑκάστου κύαθον α΄. ὁτὲ δὲ
μετ᾽ οἴνου κυάθων δ΄. καὶ τοῦ ἀφεψήματος τοῦ βάτου κυ-
άθους δύο. ποιεῖ δὲ καὶ πινόμενον πρὸς δύναμιν μετὰ ψυ-
χροῦ ὅσον κοχλιάριον ἔλαττον ἢ πλέον. ἔνεμα, ὡς Δηλήτιος
Ἐπάγαθος. ♃ ἀρσενικοῦ ⦤ ιβ΄. ὑποκυστίδος χυλοῦ ⦤ γ΄.
σανδαράχης ⦤ γ΄. χάρτου κεκαυμένου ⦤ λ΄. ἀσβέστου ⦤ κδ΄.
βαλαυστίου ⦤ μη΄. βαλαύστιον ἕψεται ἐν οἴνῳ αὐστηρῷ
παλαιῷ, εἶτα τῷ ἀφεψήματι τρῖβε τὰ λοιπὰ καὶ ἀνάπλαττε

drachmas duas cum vino myrteo cogito in paſtillos. Repo-
nuntur in vinaceis ſiccis, ne tranſpirent. *Infuſum ad dys-
entericos Thamyrae.* ♃ Auripigmenti drachmas duas,
aluminis ſciſſi drachmas duas, cadmiae tantundem, calcis vi-
vae novae drachmam unam, chartae uſtae drachmas duas,
ſuberis ex dolio vini Falerni uſti drachmas vij et dimidiam,
cum ſapa aut paſſo Hiſpano apud te recocto paſtillos cogito.
Caeterum paſtillis rurſus tritis cochlearia ij infundito. Re-
liquis pro viribus cum lenticulae decocto, ſi lenticula non
adſit, rubum cum roſis aridis decoquito et ſeorſim myrti
baccas cum vino auſtero coquito et utriusque cyathum unum
miſceto, quandoque vero vini auſteri cyathos iiij et rubi
decocti cyathos ij. Facit item in potu acceptum pro viribus
ad cochlcarii plus minusve menſuram ex frigida aqua. *In-
fuſum, ut Deletius Epagathus.* ♃ Auripigmenti ʒ xij,
ſucci hypocyſtidis ʒ iij, ſandarachae ʒ iij, chartae uſtae
ʒ xxx, calcis vivae ʒ xxiiij, balauſtii ʒ xlviij. Balauſtium
in vino veteri auſtero coquitur, deinde cuni decocto reli-

Ed. Chart. XIII. [619.]   Ed. Baf. II. (3ο2.)

τροχίσκους ἀνὰ ◁ δ΄. τινὲς γο λέγουσιν, ἐν μύρτου καὶ φα-
κοῦ ἀφεψήματι.

[Τὰ ὑπ᾽ Ἀσκληπιάδου γεγραμμένα πρὸς δυσεντερι-
κούς, ὧν ἔνια καὶ κοιλιακοῖς ἁρμόττει.] ♃ Οἴνου μυρτίτου
ξε. γ΄. ῥοῦ ἐρυθροῦ κοτύλην α΄. μέλιτος Ἀττικοῦ καθεψη-
μένου λίτραν α΄. ἕψε τὸν ῥοῦν καὶ τὸν γλυκὺν κινῶν κλωσὶ
βάτου καὶ ὅταν τὸ τρίτον λειφθῇ, ἔκθλιβε τὸ ὑγρὸν καὶ
τούτῳ ἐπιβαλὼν τὸ μέλι πάλιν ἕψε ἕως συστραφῇ καὶ δί-
δου μύστρον πρὸ τροφῆς. ἄλλο. ♃ ῥοῦ Συριακοῦ, ἀλφίτου
πάλης, σταφίδος σὺν τοῖς γιγάρτοις ◁ β΄. ῥοιᾶς κελύφων
κικομμένων καὶ σεσησμένων ◁ α΄. ἀναλάμβανε μέλιτι ἐφθῷ
καὶ δίδου μύστρον πρὸ τροφῆς καὶ μετὰ τροφήν. ἀρτίσκος
κοιλιακοῖς, δυσεντερικοῖς· ὠὸν ὠμὸν πρόσφατον τρήσας καὶ
κενώσας εἰς ἀγγεῖον, τούτῳ παραμέτρει ἐλαίου ὀμφακίνου
ἀγγεῖον ἕν, πεπέρεως λευκοῦ λειοτάτου τὸ αὐτό, ῥοῦ Συ-
ριακοῦ λειοτάτου τὸ αὐτό, κικίδων λειοτάτων ὀμφακιτίδων
τὸ αὐτό, ἀλεύρων πυρίνων ἴσον, ἅπαντα φυράσας καὶ μα-

qua teruntur, formanturque paſtilli drachmarum quatuor,
quidam unciae ponderis faciunt. Infunduntur autem ante
coenam in myrti baccarum et lenticulae decocto.

[Quae ab Aſclepiade ad dyſentericos ſcripta ſunt, quo
rum aliqua etiam coeliacis conveniunt. ♃ Vini myrtitae ſext.
iij, rhois rubri hemin. j, mellisAttici cocti lib.j, rhoëm et vinum
coquito rubi ramulis movendo, et ubi tertia pars reſtiterit, li-
quorem exprimito, eique mel adjicito, ac rurſus coquito, donec
ſpiſſetur. Datur myſtrum ante cibum. Aliud. ♃ Rhois Sy-
riaci, farinae polentae, uvae paſſae non exacinatae, ſingulo-
rum ℥ ij, malicorii putaminis tuſi et cribrati ℥ i, excipe
melle cocto. Dato myſtrum ante et poſt cibum. Paſtillus
coeliacis et dyſentericis. Ovum crudum recens perforato et
in vaſculum evacuato et cum teſta ſubſcripta menſurato olei
omphacini teſtam ovi unam, piperis albi tenuiſſime triti
tantundem, rhois Syriaci tenuiſſime triti tantundem et gal-
larum omphacitidum tenuiſſime tritarum tantundem, farinae
tritici tantundem, omnia ſubacta et mollita in paſtillos red-

Ed. Chart. XIII. [619.]　　　　　**Ed. Baf. II. (302.)**

λάξας, ἀρτίσκους ἀνάπλασσε καὶ τηγανίσας δίδου πρὸ τρο-
φῆς. ἄλλο. τούτῳ ἴσμεν πολλοὺς χρησαμένους καὶ τῆς νόσου
ἀπαλλαγέντας. ⁴ κηκίδων λειοτάτων κοχλιάριον, πεπέρεως
λευκοῦ, ῥοῦ ἐρυθροῦ, σιδίων λειοτάτων, ἑκάστου ἴσον,
ἅπαντα μαλάξας, ἀνάλαμβανε ᾠοῦ λεκίθῳ καὶ βαλὼν εἰς
ῥοιᾶς κενώματα καὶ τὸ στόμιον στέατι περιπλάσας, ὄπτα ἐπ'
ἀνθράκων, ἔπειτα τὴν ῥοιὰν ἀποκαθάρας, δίδου κοχλιάριον
ἓν φαγεῖν. καταπότια κοιλιακοῖς, δυσεντερικοῖς. ⁴ κηκίδων
ὀμφακιτίδων ἀτρήτων ⊰ δ'. ὀπίου Σπανοῦ ⊰ β'. πετροσε-
λίνου ⊰ α'. ἀναλάμβανε ὕδατι, ποίει καταπότια καὶ δίδου
ἐρεβίνθου τὸ μέγεθος παραμετρῶν τῇ δυνάμει. ἄλλο Ἀσπα-
σίου φάρμακον γενναῖον. ⁴ πετροσελίνου, ἐρείκης καρποῦ,
ῥοῦ Συριακοῦ, ὀπίου ἀνὰ ⊰ β'. μύρτων ἀφεψήματι ποίει
καταπότια καὶ δίδου καθὰ προείρηται.

[Τροχίσκος ἀνώδυνος, κοιλιακοῖς, δυσεντερικοῖς καὶ πί-
νεται καὶ ἐνίεται. ἔστι δ' ὅτε αὐτῷ καὶ καταπλάσματι χρώ-
μεθα, ἀναλαμβάνοντες μέλιτι ἑφθῷ.] ⁴ Ὑοσκυάμου σπέρμα-

igilo et in fartagine fricta ante cibum dato. *Aliud. Hoc
fcimus multos ufos a morbo liberatos effe.* ⁴ Gallarum
fubtiliffime tritarum cochleare, piperis albi, rhois rubri,
malicorii tenuiffime triti, fingulorum aequalem partem, om-
nia mixta ovi luteo excipe et in vacuam mali punici teftam
conjice, atque obturato cum farina ofculo ipfius ad prunas
torre, deinde depurgata mali punici tefta cochleare unum
comedendum exhibe. *Catapotia coeliacis, dyfentericis.* ⁴
Gallarum omphacitidum non perforatarum 3 iiij, opii Hi-
fpani 3 ij, petrofelini 3 j, excipe aqua, fac catapotia et da
magnitudinem ciceris, virium tamen ratione circa menfuram
habita. *Aliud Afpafii, medicamentum generofum.* ⁴
Petrofelini, fructus ericae, rhois Syriaci, opii, fingulorum
3 ij, cum myrti decocto in catapotia redigito ac dato, ut
dictum eft.

[*Paftillus fedans dolorem, coeliacis et dyfentericis et
bibitur et infunditur. Quandoque etiam ipfo pro cataplas-
mate utimur excipientes melle cocto.*] ⁴ Seminis hyofcy-

τος ◁ δ'. σελίνου σπέρματος τὸ ἴσον, ἀνίσου, ῥόδων ἄνθους ἀνὰ ◁ β'. ὑποκυστίδος, ὀπίου ἀνὰ ◁ α'. ὕδατι λειώσας ἀνάπλασσε τροχίσκους καὶ δίδου τριώβολον, ἀπυρέτοις μετ' οἴνου κεκραμένου κυάθων τριῶν, πυρέττουσι μεθ' ὕδατος.

[Ἄλλη κοιλιακοῖς, δυσεντερικοῖς φάρμακον ἐπιτετευγμένον καὶ πίνεται καὶ ἐνίεται καὶ τοῖς ἔξωθεν ἐπιτιθέμενον βοηθεῖ.] ♃ Σελίνου σπέρματος, ὑοσκυάμου σπέρματος, ἀνίσου, [620] μαράθρου ἀνὰ ◁ δ'. ὀπίου, ῥοῦ Συριακοῦ ἀνὰ ◁ β'. ὑποκυστίδος χυλοῦ, βαλαυστίου ἀνὰ ◁ α' S''. ὕδατι ἀναλάμβανε καὶ ποίει τροχίσκους, δίδου καθὰ προείρηται. τροχίσκος ἀρωματικὸς κοιλιακοῖς, δυσεντερικοῖς, ὁ τοῦ Βηρυτίου ἐπικαλούμενος, φάρμακον ἐπιτετευγμένον, ἵστησι παραχρῆμα. ♃ κρόκου ◁ δ'. νάρδου Ἰνδικῆς, ἀνίσου, ἑκάστου τὸ ἴσον, σμύρνης ◁ β'. ἀλόης Ἰνδικῆς, ὑποκυστίδος χυλοῦ, λυκίου Ἰνδικοῦ, ἀκακίας χυλοῦ, ὀποῦ μήκωνος, κηκίδων ὀμφακιτίδων, τραγακάνθης, πεπέρεως λευκοῦ, ἑκάστου τοσόνδε, οἴνῳ ἀναλάμβανε, ἀνάπλασσε τροχίσκους, δίδου τριώβολον.

ami ʒ iiij, feminis apii tantundem, anifi, florum rofarum, utriusque ʒ ij, hypocyflidis, opii, utriusque ʒ j, cum aqua trita in paftillos reducito, et obolos tres exhibeto febrem non habentibus, cum vini diluti cyathis tribus febricitantibus cum aqua.

[Aliud coeliacis, dyfentericis medicamentum accommodatum et bibitur et infunditur et foris impofitum auxiliatur.] ♃ Seminis apii, feminis hyofcyami, anifi, foeniculi, fingulorum ʒ iiij, opii, rhois Syriaci, utriusque ʒ ij, fucci hypocyftidis, balauftii, fingulorum drachm. i ß, excipe aqua et coge paftillos, dato, ut praedictum eft. Paftillus aromaticus, coeliacis, dyfentericis, Berytii appellatus, medicamentum accommodatum, fiftit confeftim. ♃ Croci ʒ iiij, nardi Indicae, anifi, utriusque tantundem, myrrhae ʒ ij, aloës Indicae, fucci hypocyftidis, lycii Indici, fucci acaciae, fucci papaveris, gallarum omphacitidum, tragacanthae, piperis albi, fingulorum tantundem, excipe vino et forma paftillos, dato obol. tres.

Ed. Chart. XIII. [620.]   Ed. Baf. II. (302. 303.)

[Ἄλλος ὁ τοῦ Φιλίππου πρὸς δυσεντερικοὺς κεχρονι-
σμένους ἀνώδυνος, πίνεται καὶ ἐνίεται.] ♃ Βαλαυστίου, ἀκα-
κίας, ὑποκυστίδος χυλοῦ, ῥοῦ, ὀπίου, λιβάνου, σμύρνης, μύρ-
των μελάνων, κρόκου, κηκίδων, λυκίου, ἀλόης, ῥοῦ Πον-
τικοῦ, σιδίων ἀνὰ < δ'. ἀναλάμβανε οἴνῳ Ἰταλικῷ καὶ ποίει
τροχίσκους, ὁλκὴν ἄγοντας τριώβολον, δίδου ἀπυρέτοις μετ'
οἴνου, πυρέσσουσι μεθ' ὑδρομέλιτος.

[Τροχίσκος ἀνώδυνος, γενναῖος ὑπτοποιός, κεχρονισμέ-
νοις δυσεντερικοῖς.] ♃ Χάρτου κεκαυμένου < ι'. σανδαρά-
χης, ἀρσενικοῦ, λεπίδος χαλκοῦ, στυπτηρίας σχιστῆς, ὀμφα-
κίου, ἀσβέστου ἀνὰ < ε'. κρόκου, ὀπίου ἀνὰ < β'. ἕκαστον
τρῖβε φι(303)λοπόνως καὶ τρίψας ἀναλάμβανε οἴνῳ μυρτίτῃ
καὶ ποίει τροχίσκους ὁλκὴν ἄγοντας καὶ χρῶ, λαμβάνων τὴν
τελείαν ἔνεσιν < γ'. τὴν δὲ μέσην β'. τὴν δὲ ὑφειμένην α'.
ἐν δὲ τῇ σκευασίᾳ ἔστω σοι τὸ ὀμφάκιον μετὰ τοῦ ὀπίου
βεβρεγμένον τῷ μυρτίτῃ γλυκεῖ. τὸ δὲ κρόκον ἔστω χωρὶς
τετριμμένον, εἶτα ὁμοῦ μίξας τρῖβε φιλοπόνως, εἶτα τοῖς ξη-
ροῖς κατάμιξον καὶ ἕνωσον, προσέχων μὴ ὑπὸ τῆς ἀσβέστου

[Paſtillus Philippi, ad dyſentericos inveteratos, ſe-
dans dolorem, bibitur et injicitur. ♃ Balauſtii, acaciae,
ſucci hypocyſtidis, rhois, opii, thuris, myrrhae, baccarum
myrti nigrarum, gallarum, lycii, aloës, rhu Pontici, mali-
corii, ſingulorum ℥ iiij, excipe vino italico et coge paſtil-
los pondere obolorum trium. Da non febrientibus cum vino,
febrientibus cum aqua mulſa.

[Paſtillus ſedans dolorem, praeclare inducens ſom-
num, ad inveteratos dyſentericos.] ♃ Chartae uſtae ℥ x,
ſandarachae, auripigmenti, ſquamae aeris, aluminis ſciſſi, o..-
phacii, calcis vivae, ſingulorum ℥ v, croci, opii, utriusque
℥ ij, ſingula diligenter trita in paſtillos drachmales cum vino
myrtite coagmentato ac utitor. Injiciuntur ad ſummum ex
eo drachmae tres, medium duae, minimum una. In conſi-
ciendo autem omphacium, cum opio tibi ſit in vino myrtite
maceratum. Crocus ſeorſum teratur, deinde ſimul mixta probe
terito et additis aridis unito, animadverſione habita ne me-

καῇ τὸ φάρμακον. ἐὰν δέ τι τοιοῦτον ἐπακολουθήσῃ, ἐπί-
βαλλε τοῦ μυρτίτου ἱκανὸν, ὥστε ἅπαντα διαλυθῆναι. δεῖ
δὲ ἐνθέρμου ὄντος τοῦ φαρμάκου ἀναπλάττειν τοὺς τρο-
χίσκους. ἡ χρῆσις τῆς ἐν τῇ συστάσει ἀπαλλαγῆς πρὸς τὰς
εὐπαθείας καὶ δυσπαθείας τῶν καμνόντων καὶ πρὸς τὸ μέ-
γεθος. ἔνιε δὲ ἐπιμελῶς, ἐπὶ μὲν τῶν ἀπυρέτων μετ᾽ οἴνου
αὐστηροῦ κεκραμένου κυάθων στ΄. ἐπὶ δὲ τῶν πυρεσσόντων
μεθ᾽ ὕδατος ἢ ἀφεψήματος φοινικοβαλάνων ἢ ῥόδων ἢ μυρ-
σίνης. δεῖ δὲ πρὸ τῆς ἐνέσεως ἄρτον διδόναι, ἀπυρέτοις μὲν
μετὰ κράματος οἴνου, πυρέττουσι δὲ μεθ᾽ ὕδατος.

[Ἄλλος δυσεντερικοῖς ἀπυρέτοις, ποιεῖ παραχρῆμα.] 4
Χάρτου κεκαυμένου ◁ ι΄. σανδαράχης, ἀρσενικοῦ, λεπίδος
χαλκοῦ, σχιστῆς, ὀμφακίου, λυκίου Ἰνδικοῦ, ἀκακίας χυλοῦ,
ὑποκυστίδος χυλοῦ, ἀσβέστου ἀνὰ ◁ ε΄. κρόκου, ὀπίου ἀνὰ
◁ β΄. οἴνῳ μυρτίτῃ ἀναλάμβανε καὶ ἀνάπλασσε τροχίσκους
διαφόρους τῷ μεγέθει, ἡ τελεία ἔνεσις ◁ δ΄. ἐνιέναι δὲ χρὴ
πρὸς τὸ μέγεθος τῆς διαθέσεως παραμετροῦντα καὶ τὴν πο-

dicamentum a calce viva exuratur, fi tamen tale quid confe-
quatur, de myrtite fufficienter affunde, ut omnia diffolvan-
tur. Oportet autem calente adhuc medicamento paftillos for-
mare. Ufus juxta apponderationis variationem fit fecundum
quod aegri fubtili aut hebete fenfu praediti id tolerare pos-
funt, et fecundum magnitudinem affectionis. Injicito autem
diligenter in non febricitantibus cum vini aufteri diluti cya-
this fex, in febrientibus cum aqua, aut decocto palmu-
larum aut rofarum aut myrti. Ante injectionem de-
tur panis non febrientibus cum vino diluto, febrientibus ex
aqua.

[*Alius dyfentericis non febrientibus, facit confeftim.*] 4
Chartae uftae 3 x, fandarachae, auripigmenti, fquamaeaeris,
aluminis fcifii, omphacii, lycii Indici, fucci acaciae, fucci hypo-
cyftidis, calcis vivae, fingulorum 3 v, croci, opii, utriusque
3 ij, excipe vino myrteo et forma paftillos magnitudine dif-
ferentes. Injiciuntur ad fummum 3 iiij. Injicere autem opor-
tet quantitate medicamenti ad magnitudinem affectus appon-

σότητα. ἔστω δὲ τὸ ὑγρὸν κρᾶμα γλυκέος Κρητικοῦ, ὥστε
εἶναι ἐπὶ τελείας ἐνέσεως κυάθους στ'.

[᾽Επιθέματα κοιλιακοῖς, δυσεντερικοῖς.] ♃ ῾Υοσκυάμου
λευκοῦ σπέρματος, σελίνου σπέρματος ἀνὰ γο δ'. ἀνίσου σπέρ-
ματος, ῥόδων ἄνθους, ὑποκυστίδος χυλοῦ, [621] βαλαυστίου,
ῥοῦ Συριακοῦ ἀνὰ γο β'. ὀποῦ μήκωνος γο α'. κρόκου γο α'.
τούτων ἕκαστον λειώσας μετ᾽ οἴνου μυρτίτου, εἶτα ὁμοῦ μί-
ξας, ἀνάπλασσε τροχίσκους καὶ ξήραινε ἐν σκιᾷ, ἔνθεν κό-
πτων καὶ σήθων ὅσον ἐξαρκεῖ, ἀναλάμβανε φοίνιξι πατητοῖς,
ἔπειτα ἐμπλάσας εἰς ὀθόνιον ἐπιτίθει ἐπὶ τῇ κοιλίᾳ. ἄλλο.
♃ ἀκακίας χυλοῦ, σιδίων ῥοιᾶς, ὑοσκυάμου σπέρματος,
ὀπίου, κηκίδων, ὀμφακίου, ῥοῦ τοῦ ἐπὶ τὰ ὄψα, Συριακοῦ
ἀνὰ γο γ'. μύρτων μελάνων κοτύλην α'. κόπτε καὶ σῆθε καὶ
οἴνῳ αὐστηρῷ φυράσας, ἀνάπλασσε τροχίσκους καὶ ξήραινε
ἐν σκιᾷ. ἡ χρῆσις δεδήλωται.

Κεφ. στ'. [Περὶ παθῶν ἑδρικῶν.] Τὰ κατὰ τὴν ἕδραν
πάθη διὰ πολλὰς αἰτίας ἐστὶ δυσίατα, καὶ γὰρ αἰσθητικὸν
ἱκανῶς ἐστι τὸ μόριον. εἴρηται δὲ πολλάκις ἐρεθίζεσθαι ῥα-

derata. Sitque liquor paſſum Creticum dilutum et ex eo ad
ſummum cyathi ſex injiciuntur.

[*Epithemata coeliacis, dyſentericis.*] Seminis hyos-
cyami albi, ſeminis apii, utriusque trientem, ſeminis aniſi,
floris roſarum, ſucci hypocyſtidis, balauſtii, rhois Syriaci,
fingulorum ſextantem, ſucci papaveris ℥ j, haec fingula cum
vino myrteo terito, deinde mixta in paſtillos cogito, eosque
in umbra ſiccato. Inde vero quantum ſufficit tundens et cri-
brans, palmis paſſis excipito, deinde linteolo infarta ventri
imponito. *Aliud.* ♃ Succi acaciae, malicorii, ſeminis
hyoſcyami, opii, gallarum, omphacii, rhois culinarii, Syri-
aci, fingulorum quadrantem, baccarum myrti nigrarum he-
minam j, tundito, cribrato et vino auſtero ſubacto in paſtil-
los coagmentato, eosque in umbra ſiccato. Uſus jam oſten-
ſus eſt.

Cap. VI. [*De affectionibus ſedis.*] Sedis vitia ob
multas cauſas difficilem curam accipiunt, exquiſito enim ſenſu
particula haec praedita eſt. Dictum autem ſaepe eſt, ejus-

δίως τὰ τοιαῦτα πρὸς τῶν δριμυτέρων καὶ αὐστηρῶν φαρ-
μάκων, καὶ μέντοι καὶ ἡ τῶν περιττωμάτων τῆς τροφῆς δι-
έξοδος αὐτή τε καθ' αὑτὴν δακνώδης ἐστὶ καὶ μᾶλλον ἐπὶ
τῷ διεξέρχεσθαι τήν τε χολὴν αὐτὴν καί τινας ἰχῶρας ἐνίοτε,
καὶ πρὸς τούτοις ἔτι τὸ μηδὲ ἐπὶ τοῖς ἰατροῖς εἶναι τὴν
προθεσμίαν τῆς ἐπιθέσεως τῶν φαρμάκων, ἀλλ' ὡς τὰ πολλὰ
κατὰ καιροὺς οὐ προσήκοντας ἐπὶ τὴν ἀπόκρισιν ὁρμᾶν
τοὺς κάμνοντας. ἀλλὰ καὶ ἡ ὑγρότης καὶ θερμότης τοῦ χω-
ρίου, δεομένη τῶν ξηραινόντων τε ἅμα καὶ ψυχόντων, οὐ
σμικρὰ συντελεῖ πρὸς τὸ δυσίατον. εἴ γε δὴ δάκνει μὲν τὰ
στύφοντα, φέρειν δὲ οὐ δύναται τὴν δῆξιν ὁ τόπος, εὐαί-
σθητος τυγχάνων, διὰ ταῦτ' αὐτοῖς ἐπιτηδειότατα φάρμακά
ἐστιν ὅσα στύφει χωρὶς τοῦ τραχύνειν, ὁποῖα μάλιστά ἐστι
τῶν μεταλλικῶν ὅσα μήτε δριμέα μήτε στρυφνὰ πάντη τε-
τύχηκεν ὄντα. ταῦτα γὰρ πλυνθέντα χωρὶς τοῦ δάκνειν ἐρ-
γάζεται τὸ δέον. ταῦτ' οὖν καθόλου μεμνημένοι τὴν πεπει-
ραμένην ὕλην ἐφεξῆς γεγραμμένην ἕξετε.

[Αἱ ὑπ' Ἀνδρομάχου γεγραμμέναι ἑδρικαί.] Ἑδρικὴ

modi partes facile per acriora et auftera medicamenta irritari.
At vero et ipfe excrementorum alimenti tranfitus per fe
mordax eft et hoc magis ubi eruperit ipfa bilis et ferofi
quidam aliquando humores, quibus accedit et hoc, quod
neque ftatum tempus habeant medici ad imponenda medica-
menta, fed plerumque tempore minime convenienti aegri
ad excernendum concitantur. Quin et humiditas ac calidi-
tas ipfius loci ficcantibus, fimulque refrigerantibus opus ha ·
bens, non parum confert ad hoc, ut aegre curabilis ani
affectio exiftat, fiquidem mordent aftringentia, verum locus
fubtili fenfu praeditus acrimoniam ferre non poteft. Ob id
igitur aptiffima ipfis medicamenta funt, quae citra afpritu-
dinem aftringunt, qualia maxime funt ex metallicis quae
neque acria neque acerba penitus exiftunt, haec enim lota
citra mordacitatem id quod oportet operantur. Horum ita-
que in fumma dictorum memores, deinceps materiae filvam
experimento cognitam fubfcriptam habebitis.

[Medicamenta ani ab Andromacho confcripta.] Me ·

ᾗ χρῶμαι. ♃ Ψιμυθίου, λιθαργύρου ἀνὰ < έ. λιβάνου,
σχιστῆς ἀνὰ < γ'. κρόκου τριώβολον, οἴνου καὶ ῥοδίνου τὸ
ἱκανόν. ἑδρικὴ, ὡς Ἀπολλώνιος, ᾗ χρῶμαι. ♃ Λυκίου Ἰν-
δικοῦ γο β'. οἰσύπου γο α'. κηροῦ Τυῤῥηνικοῦ γο δ'. οἱ δὲ
γο β'. ῥοδίνου τὸ ἱκανόν. ἄλλη. ♃ Βουτύρου γο α' S". κη-
ροῦ γο α' S". μυελοῦ ἐλαφείου γο α'. οἰσύπου γο α'. λιβά-
νου γο α'. σχιστῆς γο γ'. λυκίου γο β'. οἴνου καὶ ῥοδίνου
τὸ ἱκανόν. ἄλλη, ὡς Νικόστρατος. ♃ κηροῦ Τυῤῥηνικοῦ
γο α'. λυκίου Ἰνδικοῦ γο β'. βαλαυστίου γο S". οἰσύπου
γο α'. ἀκακίας γο S". ῥοδίνου γο δ'. ἑδρικὴ ὡς Ἡρόφιλος.
♃ ῥόδων ξηρῶν ἢ χλωρῶν < β'. ψιμυθίου < β'. πομφό-
λυγος < β'. κρόκου < β'. λιθαργύρου πεπλυμένου < β'. με-
λιλώτου < β'. σχοίνου < α'. μηκωνίου < α'. οἰσύπου < α'.
ᾠοῦ λέκιθον ὀπτὴν α'. ῥοδίνου τὸ ἱκανὸν, χυλοῦ ἀρνογλώσ-
σου κυάθους δύο. ἄλλη ποιοῦσα καὶ πρὸς κνησμούς. ♃ λι-
θαργύρου λίτρας S". λιβάνου, γῆς Σαμίας ἀνὰ γο α'. οἰ-
σύπου γο β'. ῥοδίνου γο β'. μηλίνου λίτρας S". λέαινε τὰ
ξηρὰ οἴνῳ Φαλερίνῳ ἐν σκιᾷ, ἐπιπάσσων οἰσύπον καὶ τὰ

dicamentum fedis quo utor. ♃ Ceruſſae, ſpumae argenti,
utriusque Ʒ v, thuris, aluminis ſciſſi, utriusque Ʒ iij, croci
obol. iij, vini et roſacei quod ſatis eſt. Aliud ad ſedem,
ut Apollonius, quo utor. ♃ Lycii Indici ſextantem, oeſypi
Ʒ j, cerae Tyrrhenicae trientem, alii ſextantem, roſacei
quod ſatis eſt. Aliud. ♃ Butyri Ʒ j ß, cerae Ʒ j ß, me-
dullae cervinae Ʒ j, oeſypi Ʒ j, thuris Ʒ j, aluminis ſciſſi
Ʒ iij, lycii ſextantem, vini et roſacei quod ſatis eſt. Aliud,
ut Nicoſtratus. ♃ Cerae Tyrrhenicae Ʒ j, lycii Indici ſex-
tantem, balauſtii Ʒ ß, oeſypi Ʒ j, acaciae Ʒ ß, roſacei trien-
tem. Aliud, ut Herophilus. ♃ Roſarum ſiccarum aut vi-
ridium Ʒ ij, ceruſſae Ʒ ij, pompholygis Ʒ ij, croci Ʒ ij, ſpu-
mae argenti lotae Ʒ ij, meliloti Ʒ ij, junci odorati Ʒ j, ſucci
papaveris Ʒ j, oeſypi Ʒ j, ovi aſſati vitellum j, roſacei quod
ſufficit, ſucci plantaginis cyathos duos. Aliud, faciens et
ad pruritus. ♃ Spumae argenti ℔ ß, thuris, terrae Samiae,
utriusque Ʒ j, oeſypi ſextantem, roſacei ſextantem, melini
℔ ß, arida in umbra cum vino Falerno terito, oeſypum-

Ed. Chart. XIII. [621. 622.]   Ed. Baf. II. (303.)

μύρτα τὰ δύο προσθεὶς τρῖβε. [622] ἐδρικὴ, ᾖ χρῶμαι πρὸς κονδυλώματα καὶ τὰς ἐν δακτυλίῳ φλεγμονὰς καὶ ῥαγάδας. 24 ἀμμωνιακοῦ θυμιάματος, λίθου αἱματίτου, λιβάνου, στυπτηρίας στρογγύλης, ἑκάστου ⪥ β′. κηκίδος, κρόκου ἀνὰ ⪥ α′. τερμινθίνης ⪥ α′. κηροῦ Τυῤῥηνικοῦ ⪥ ιβ′. ῥοδίνου κοτύλας δ′. χρῶ ἐν τῷ πεσσῷ μετὰ Συριακοῦ, ἐπὶ τῶν λοιπῶν μετὰ ῥοδίνου. ἐδρικὴ ἡ διὰ τῶν ἐγκεφάλων. 24 στέατος χηνείου τεθεραπευμένου, κηροῦ, λιβάνου, μυελοῦ ἐλαφείου, ῥόδων ἄνθους, πομφόλυγος, καδμείας, μολύβδου πεπλυμένου ἀνὰ ⪥ δ′. ψιμυθίου ⪥ η′. ἐγκεφάλου γεράνου ⪥ β′. ὀποῦ μήκωνος ⪥ α′ S″. οἰσύπου ⪥ ε′. σέριδος χυλοῦ κοτύλην α′. ῥοδίνου κοτύλης S″. ἐδρικὴ παρὰ ῾Ρουστίκου, ᾖ χρῶμαι. 24 ῥόδων χλωρῶν ⪥ η′. γάλακτος γυναικείου κοτύλην α′. λιθαργύρου ⪥ μ′. μηκωνίου ⪥ μ′. ᾠὰ ὠμὰ ὁλόκληρα δύο, βουτύρου ⪥ ιστ′. οἰσύπου ⪥ ιστ′. σιδίων ⪥ ιστ′. μέλιτος ⪥ ρ′. ἐν ἄλλῳ κοτύλης S″. κηροῦ ⪥ μ′. ῥοδίνου ᾗ μυρσίνου, κοτύλης S″. ὡς δὲ ῞Ηρας, ἀντὶ οἰσύπου χηνείου στέ-

que infarcito et affufis duobus unguentis terito ac commifceto. *Aliud ad fedem, quo utor ad condylomata, inflammationes ani ac rimas.* 24 Ammoniaci thymiamatis, lapidis haematitae, thuris, aluminis rotundi fingulorum ℥ ij, gallae, croci, utriusque ℥ j, terebinthinae ℥ j, cerae Tyrrhenicae ℥ xij, rofacei heminas iiij, excipe peffo, cum Syriaco, in reliquis cum rofaceo. *Medicamentum fedis ex cerebellis.* 24 Adipis anferini curati, cerae, thuris, medullae cervi, florum rofarum, pompholygis, cadmiae, plumbi loti, fingulorum ℥ iiij, ceruffae ℥ viij, cerebri gruis ℥ ij, fucci papaveris ℥ j ß, oefypi ℥ v, fucci feridis heminam j, rofacei heminam dimidiam. *Medicamentum fedis a Ruftico, quo utor.* 24 Rofarum viridium ℥ viij, lactis muliebris heminam j, fpumae argenti ℥ xl, fucci papaveris ℥ xl, ova cruda integra duo, butyri ℥ xvj, oefypi ℥ xvj, malicorii ℥ xvj, mellis ℥ c. In alio exemplari heminam dimidiam, cerae ℥ xl, rofacei aut myrtei heminam dimidiam. Verum Heras pro oefypo adipem anferinum pari pondere

ατος ἴσον καὶ λιθαργύρου ⪦ ι'. γάλακτος κοτύλας δ'. καὶ
λέκιθον ὀπτήν. ἐδρικὴ παρὰ Τυράννου. ♃ λιθαργύρου γο β'.
ψιμυθίου γο β' S''. λιβάνου γο α'. σμύρνης γο α'. καδμείας
γο α' S''. σχιστῆς γο δ'. κηροῦ γο δ'. οἴνου καὶ ῥοδίνου. ἄλλη
Σαμίθρης, πολύχρηστος. ♃ λιθαργύρου ⪦ ιβ'. ψιμυθίου
⪦ β'. χαλκίτεως ⪦ β'. μίσυος ὀπτοῦ ⪦ α'. τερμινθίνης ⪦ στ'.
ἐλαίου καὶ ὕδατος κοτύλας δ'. λιπαρὰ πρὸς ἀχῶρας καὶ ψώ-
ρας. ♃ λιθαργύρου, ψιμυθίου ἀνὰ ⪦ λβ'. χαλκάνθου ⪦ ιστ'.
θείου ἀπύρου ⪦ η'. μυρσίνου καὶ ὄξους τὸ ἱκανόν. λιπαρὰ
Γάλλου. ♃ λιθαργύρου ⪦ κδ'. ψιμυθίου ⪦ κδ'. σμύρνης
⪦ η'. λιβάνου ⪦ ι'. μυρσίνης ⪦ ιδ'. οἴνου αὐστηροῦ τὸ
ἴσον. λιπαρὰ, ᾗ χρῶμαι, Κλεοφάντου. ♃ μυρσίνου ἐλαίου,
σχινίνου, ῥοδίνου ἀνὰ ⪦ ιστ'. ψιμυθίου λίτραν μίαν, λι-
θαργύρου πεπλυμένου γο στ'. οἴνου παλαιοῦ Ἰταλικοῦ ξέ-
στου S''. κηροῦ γο δ'. ἄλλη ἐννεαφάρμακος. ♃ μέλιτος μέρος
ἕν, κηροῦ λευκοῦ μέρος ἕν, μυελοῦ ἐλαφείου, σμύρνης ἀνὰ
μέρος ἕν, βουτύρου μέρος ἕν, (304) στέατος χηνείου, στέατος

conjecit et fpumae argenti ℥ x, lactis heminas iiij et ovi
vitellum affatum. *Aliud a Tyranno.* ♃ Spumae argenti
fextantem, ceruffae ℥ ij ß, thuris ℥ j, myrrhae ℥ j, cadmiae
℥ j ß, aluminis fcilli trientem, cerae trientem, vinum et ro-
faceum. *Aliud Samithrae ad multa commodum.* ♃ Spu-
mae argenti ℈ xij, ceruffae ℈ ij, chalcitidis ℈ ij, mifyos af-
fati ℈ j, terebinthinae ℈ vj, olei et aquae heminas iiij. *Pin-
guis compofitio ad achoras et pforas.* ♃ Spumae argenti,
ceruffae, utriusque ℈ xxxij, atramenti futorii ℈ xvj, fulfu-
ris vivi ℈ viij, olei myrtei et aceti quod fufficit. *Alia pin-
guis Galli.* ♃ Spumae argenti ℈ xxiiij, ceruffae ℈ xxiiij, myr-
rhae ℈ viij, thuris ℈ x, olei myrtei ℈ xiiij, vini aufteri tan-
tundem. *Alia pinguis, qua utor, Cleophanti.* ♃ Olei myrtei,
lentifcini, rofacei, fingulorum ℈ xvj, ceruffae ℔ j, fpumae
argenti lotae fexuncem, vini veteris Italici fextar. dimi-
dium, cerae trientem. *Alia ex novem medicamentis con-
ftans.* ♃ Mellis partem j, cerae albae partem j, medullae
cervinae, myrrhae, utriusque partem j, butyri partem j,

μοσχείου ἀνὰ μέρος α΄. τερμινθίνης μέρος ἕν, ἐλαίου ῥοδίνου
μέρος ἕν, ἔνιοι δὲ καὶ κίκεως ἕν. ἡ Ξανίτης, πολύχρηστος.
4 κηροῦ ◁ ιστ΄. βουτύρου ◁ ι΄. οἰσύπου ◁ ι΄. στέατος
χηνείου ◁ η΄. τερμινθίνης ◁ η΄. μυελοῦ ἐλαφείου ◁ δ΄. ῥο-
δίνου ὀλίγον. ἡ διὰ πηγάνου. 4 λιθαργύρου μνᾶν α΄. πη-
γάνου μνᾶς S". οἱ δὲ μνᾶν α΄. ὄξους ◁ δ΄. ἐλαίου τὸ ἱκα-
νόν. πρὸς φίμους καὶ τὰ ἐν ἕδρᾳ. 4 μολύβδου κεκαυμένου
καὶ πεπλυμένου ◁ ι΄. ψιμυθίου ◁ δ΄. κηροῦ ◁ ιβ΄. στέα-
τος χοιρείου ἢ χηνείου ◁δ΄. ἐλαίου τὸ ἱκανόν. πρὸς φίμους
καὶ τὰ ἐν ἕδρᾳ τοῦ Ἐικοδότου, ἐν ᾧ Ἀσταῖνος ἐθεραπεύθη.
4 οἰσύπου ◁α΄. ὀβολοὺς γ΄. στέατος χηνείου τεθεραπευμένου
χειμῶνος ◁ στ΄. θερίας ◁ δ΄. μυελοῦ ἐλαφείου ἢ καμήλου
◁ β΄. κηρου Τυῤῥηνικοῦ ◁ η΄. μολύβδου κεκαυμένου καὶ
πεπλυμένου ◁ δ΄. λαδάνου ◁ β΄. στέατος μοσχείου ◁ δ΄.
τερμινθίνης ◁ δ΄. ψιμυθίου ◁ β΄. λιθαργύρου ◁ α΄. ῥοδί-
νου κοτύλης τέταρτον, τουτέστι κύαθον α΄ S". ὅ ἐστι
γο β S". τὰ τηκτὰ κατὰ τῶν ξηρῶν. ὅταν τῷ χρόνῳ σκλη-
ρυνθῇ, ἀνίεται ῥοδίνῳ καὶ στέατι χηνείῳ. ποιεῖ καὶ πρὸς

adipis anferini, adipis vitulini, utriusque partem j, tere-
binth. partem j, olei rofacei partem j, aliqui et ricinini par-
tem j. *Alia Xanitae multi ufus.* 4 Cerae Ʒ xvj, butyri
Ʒ x, oefypi Ʒ x, adipis anferini Ʒ viij, terebinthinae Ʒ viij,
medullae cervinae Ʒ iiij, rofacei parum. *Alia ex ruta.* 4
Spumae argenti minam j, rutae minam ß, alii minam j,
aceti Ʒ iiij, olei quod fatis eft. *Alia ad obturationes et alia
fedis vitia.* 4 Plumbi ufti et loti Ʒ x, ceruffae Ʒ iiij, cerae
Ʒ xij, adipis porcini vel anferini Ʒ iiij, olei quantum fuf-
ficit. *Ad obturationes et vitia fedis compofitio Icodoti,
qua Aflainus curatus eft.* 4 Oefypi Ʒ j, obol. iij, adipis
anferini per hiemem curati Ʒ vj, per aeftatem Ʒ iiij, medul-
lae cervi aut cameli Ʒ ij, cerae Tyrrhenicae Ʒ viij, plumbi
ufti et loti Ʒ iiij, ladani Ʒ ij, adipis vitulini Ʒ iiij, terebin-
thinae Ʒ iiij, ceruffae Ʒ ij, fpumae argenti Ʒ j, rofacei he-
minae iiij partem, hoc eft fefquicyathum, hoc eft Ʒ i ß,
arida cum liquidis committito. Quando vero temporis pro-
greffu fuerit induratum, diffolvitur rofaceo et adipe anfe-

ἀγκύλας. πρὸς κονδυλώματα, οὗ ἄμεινον οὐκ ἔστιν. ℔ στυ-
πτηρίας σχιστῆς ⊰ γ'. κηροῦ ⊰ η'. κρόκου ⊰ δ'. ψιμυθίου
⊰ β'. ὀποβαλσάμου ⊰ α'. οἰσύπου ⊰ η'. λιβάνου ⊰ δ'.
ἀλόης ⊰ δ'. τὰ τηκτὰ τήξας τῶν ξηρῶν τετριμμένων κα-
τάχει.

[Ἀσκληπιάδου πρὸς τοὺς προπίπτοντας ἀρχοὺς τὰ
ἐκ τοῦ πέμπτου τῶν ἐκτός.] Πρὸς προπίπτοντας ἀρχοὺς, ὡς
Ἀρχέλαος. ℔ Σκωρίας [623] μολύβδου ⊰ η'. ῥοῦ Συριακοῦ
⊰ η'. ῥόδων ἄνθους ⊰ δ'. σμύρνης μινναίας ⊰ β'. ξηρῷ
παράπτου προαπονίπτων οἴνῳ αὐστηρῷ ἢ σχίνων ἀφεψή-
ματι. ἄλλο. ℔ κηκίδος ὀμφακίνης, σιδίων ξηρῶν, ῥοῦ βυρ-
σοδεψικῆς ἀνὰ ⊰ β'. μολύβδου κεκαυμένου ⊰ δ'. λιθαργύ-
ρου ⊰ η'. λιβάνου ⊰ β'. λείοις κατάπλασσε. ἄλλο. ℔ βα-
λαυστίου ⊰ α'. σιδίων ῥοιάς ⊰ β'. ὑοσκυάμου σπέρματος
⊰ β'. ψιμυθίου ⊰ η'. σμύρνης ⊰ β'. μολύβδου πεπλυμέ-
νου ⊰ β'. λείοις χρῶ. ἄλλο. ℔ πίτυος φλοιοῦ, λιθαργύρου,
μάννης ἀνὰ ⊰ β'. κυπαρίσσου σφαιρίων ξηρῶν ⊰ β'. μολυ-
βδαίνης ⊰ β'. λείοις κατάπλασσε, πρότερον οἴνῳ ἀπονίψας

rino. Facit et ad contractos articulos. *Ad condylomata,
quo melius nullum reperitur.* ℔ Aluminis fciffi ℥ iij, cerae
℥ viij, croci ℥ iiij, ceruffae ℥ ij, opobalfami ℥ j, oefypi
℥ viij, thuris ℥ iiij, aloës ℥ iiij, liquabilia liquefacito ac cum
aridis tritis committito

[*Ad prolabentem podicem Afclepiadae medicamenta
ex quinto externorum.*] *Ad* prolabentes podices, ut *Arche-
laus.* ℔ Recrementi plumbi ℥ viij, rhois Syriaci ℥ viij,
floris rofarum ℥ iiij, myrrhae minaeae ℥ ij. Admove ficcum,
ubi praelaveris vino auftero aut lentifci decocto. *Aliud.*
℔ Gallae omphacinae, malicorii ficci, rhois coriariae, fin-
gulorum ℥ ij, plumbi ufti ℥ iiij, fpumae argenti ℥ viij, thu-
ris ℥ ij, trita infpergito. *Aliud.* ℔ Balauftii ℥ j, malicorii ℥ ij,
feminis hyofcyami ℥ ij, ceruffae ℥ viij, myrrhae ℥ ij, plumbi
loti ℥ ij, tritis utitor. *Aliud.* ℔ Corticis pinus, fpumae
argenti, mannae, fingulorum ℥ ij, pilularum cupreffi arida-
rum ℥ ij, plumbaginis ℥ ij, trita infperge, ubi praelaveris

στρυφνῷ. τὸ ἡμέτερον πρὸς τοὺς προπίπτοντας ἀρχούς. ⟴
ἐρείκης καρποῦ, κηκίδων, ἀκακίας, ψιμυθίου, ὑποκυστίδος
χυλοῦ, πίτυος φλοιοῦ, λιβάνου, σμύρνης μινναίας ἀνὰ ◁ δ΄.
ξηροῖς κατάπασσε προαπονίψας οἴνῳ αὐστηρῷ.

Κεφ. ζ΄. [Περὶ αἱμοῤῥοΐδων.] Τὰ ἐν τῷ πέμπτῳ τῶν
ἐκτὸς ὑπὸ ᾿Ασκληπιάδου γεγραμμένα περὶ αἱμοῤῥοΐδων ἐπὶ
λέξεως τῆς ὑπογεγραμμένης. ἐπεὶ δὲ τῶν αἱμοῤῥοΐδων αἱ
πολλαὶ χρείαν ἔχουσιν ἐκστροφῆς προς εὐχερῆ τῶν φαρμά-
κων ἐπίθεσιν, ἀναγκαῖον καὶ τὰς τοιαύτας δυνάμεις ὑπο-
γράφειν. ἐκστρόφια αἱμοῤῥοΐδων Μάγνου Ταρσέως, φάρμα-
κον ἐπιτετευγμένον πρὸς τὰς τῶν αἱμοῤῥοΐδων ἐκστροφάς.
⟴ πεπέρεως, νίτρου ἀνὰ ◁ α΄. λείοις παράπτου πρὸ τῆς
τῶν φαρμάκων ἐπιθέσεως. ἄλλο. ⟴ ἀφρονίτρου, χολῆς ταυ-
ρείας, σταφίδος ἀγρίας ἀνὰ ◁ α΄. λείοις παράπτου, μέλιτος
ὀλίγον πρόσβαλλε. ἄλλο. ⟴ ἀψινθίου χυλοῦ ◁ α΄. χολῆς
ταυρείας, σταφίδος ἀγρίας ἀνὰ ◁ α΄. ἄλλο ὡς Διογένης.
⟴ κυκλαμίνου χυλοῦ, μέλιτος, ἑκάστου ἴσον, ἕψε ἐν ἀγγείῳ

vino acerbo. *Medicamentum noſtrum ad procidentem ſe-
dem.* ⟴ Fructus ericae, gallarum, acaciae, ceruſſae, ſucci
hypocyſtidis, corticis pinus, thuris, myrrhae mĭnaeae, ſin-
gulorum ℨ iiij, arida trita inſperge, vino auſterꝋ praelotis
locis.

Cap. VII. [*De haemorrhoidibus.*] Quae Aſclepiades
in quinto externorum de haemorrhoidibus ſcripſit, in ſub
ſcripto ſermone continentur. Quandoquidem vero plurimae
haemorrhoides opus habent extractione ad facilem medica-
mentorum impoſitionem, neceſſe eſt etiam hujusmodi com-
poſitiones ſubſcribere. *Extractorium haemorrhoidum Ma-
gni Tarſenſis, medicamentum accommodatum ad haemor-
rhoidum extractiones.* ⟴ Piperis, nitri, utriusque ℨ j, terito
et admoveto ante reliquorum medicamentorum impoſitio-
nem. *Aliud.* ⟴ Spumae nitri, fellis tauri, ſtaphidis ſilve-
ſtris, ſingulorum ℨ j, trita adhibe, modico addito melle.
Aliud. ⟴ Succi abſinthii ℨ j, fellis tauri, ſtaphidis ſilve-
ſtris, utriusque ℨ j. *Aliud, ut Diogenes.* ⟴ Succi cycla-
mini, mellis, utriusque parem menſuram, coquito in vaſe

χαλκῷ, ὥστε κηρωτῆς ὑγρᾶς ἔχειν τὸ πάχος. ἄλλο ἐκ τῶν
Λάργου, ὥστε τὰς μόγις προπιπτούσας ἐκστρέφειν αἱμορῥοΐ-
δας. ꝶ κενταυρείας χυλοῦ ◁ β′. στυπτηρίας ὑγρᾶς ◁ β′.
μίσυος ◁ α′. σταφίδος ἀγρίας ◁ α′. μέλιτι ἀναλάμβανε καὶ
περίχριε τὸν δακτύλιον ἢ ἔριον καταβρέξας εἰς τὴν ἕδραν
ἐπιτίθει. εἰ δὲ προθυμίαν ἐμποιοῖ σοι τὸ φάρμακον ἐξανα-
στάσεως καὶ προπέσοι ὁ ὄγκος, ϰατάπλαττε τοῖς πρὸς αἱ-
μοῤῥοΐδας ἀναγεγραμμένοις, ἐπειδὴ ὑπὸ τῶν τοιούτων εὐχρή-
στων τὴν ἕδραν ἐκστρέφει, ἀναγκαῖον ἀναγράφειν σκευασίας
παρὰ Νικοδήμου τοῦ ἐν Ῥώμῃ εὐαφίου. ꝶ ψιμυθίου γο α′.
λιθαργύρου γο ε′. καδμείας γο η′ ἢ πομφόλυγος γο α′. ἐλαίου
μυρσίνου γο η′. οἴνου καλοῦ ϳ ͺ η′. βουτύρου γο α′. πρὸς
τὰς ἐν ἕδρᾳ φλεγμονὰς καὶ προκτώσεις. κηκίδα τὴν ξανθὴν
ἑψήσας καὶ λειώσας κατάπλασσε, ἰσχυροτέρῳ μὲν οἴνῳ,
πραοτέρῳ δὲ ὕδατι, καὶ ὁ χυλὸς τῆς ἐχίνου ποιεῖ πρὸς φλεγ-
μονὰς καὶ προπτώσεις τῆς ἕδρας. ἄλλο. ꝶ πίτυος φλοιοῦ
◁ η′. κυπαρίσσου σφαιρίων ξηρῶν ◁ β′. προαπονίψας οἴνῳ

aereo ad cerati liquidi fpiſſitudinem. *Aliud ex fcriptis
Largi, quod vix procidentes extrahit haemorrhoidas.* ꝶ
Succi centaureae ℨ ij, aluminis liquidi ℨ ij, miſyos ℨ j, fta-
phidis filveftris ℨ j, excipe melle et anum obline aut lanam
ex eo madefactam in fedem inde. Poftquam vero hoc me-
dicamentum promptitudinem induxerit ad egerendum et tu-
mor haemorrhoidum prociderit, medicamenta ad haemor-
rhoidas conſcripta adhibeto. Quando vero aliquod hujus-
modi medicamentum illitum, fedem ac anum ipſum extra-
hit, neceſſario tales confectiones adhibemus, qualis eft et
Nicodemi Romae medicantis, quae euaphion a lenitudine
appellatur. ꝶ Ceruſſae ℥ j, fpumae argenti quincuncem,
cadmiae beſſem aut pompholygis ℥ j, olei myrtei beſſem,
vini boni beſſem, butyri ℥ j. *Ad fedem inflammatam ac
prolapfam.* Gallam flavam coctam ac tritam imponito cum
vino, fi fortiore uti velis, aut cum aqua fi mitiore. Succus
item echini facit ad inflammationes et prolapfam fedem.
Aliud. ꝶ Corticis pinus ℨ viij, pilularum cupreſſi aridarum

στρυφνῷ λείοις κατάπλασσε. πρὸς δὲ τὰς πυρώδεις ὀδύνας
τῆς ἕδρας, ὠοῦ ὀπτοῦ λέκυθον λειώσας οἴνῳ λευκῷ καὶ ῥο-
δίνῃ κηρωτῇ ἀναλαβὼν διάχριε. πρὸς δὲ τοὺς κνησμοὺς, τὴν
κιμωλίαν λειώσας ἀναλάμβανε κηρωτῇ μυρσίνῃ. πρὸς δὲ τὰς
ἐν δακτυλίῳ καὶ αἰδοίῳ ῥαγάδας, σποδοῦ ξυσμάτων ὀθονίων
κεκαυμένων καὶ ἀμύλου ἴσον λεάνας καὶ ἐλαιῶν φύλλων χυ-
λοῦ μίξας κατάχριε. τροχίσκος πρὸς ἐξοχάς. ♃ ἀλόης, κρό-
κου ἀνὰ ⋖ β´ S´´. στυπτηρίας σχιστῆς γο α´. λείου οἴνῳ
Ἀμιναίῳ καὶ χρῶ.

[624] Κεφ. η´. [Πρὸς τὰς τοῦ αἰδοίου διαθέσεις.]
Τῆς τοῦ αἰδοίου ἑλκώσεως ἡ διάγνωσις ἐκ τοῦ σαφῶς ὀδυ-
νᾶσθαι κατ᾽ αὐτὸ μετὰ τοῦ καὶ κατὰ τὰς οὐρήσεις ἐκκρίνε-
σθαί τι τῶν συνεδρευόντων τῷ ἕλκει. διακρίνεται δὲ ταῦτα
τῶν ἐκ κύστεως φερομένων τῷ φθάνειν αὐτίκα κατὰ τὴν
πρώτην ἔξοδον φαίνεσθαι· τὰ δὲ ἐκ τῆς κύστεως ἀναμεμί-
χθαι τοῖς οὔροις. τὰ δ᾽ ἐν αἰδοίοις ἕλκη καὶ κατὰ τὴν ἕδραν
χωρὶς φλεγμονῆς ὄντα ξηραινόντων πάνυ δεῖται φαρμάκων,
οἷά ἐστι τό τε διὰ τοῦ κεκαυμένου χάρτου καὶ ἄνηθον κε-

℥ ij, praelotis vino auſtero inſpergito. Caeterum ad arden-
tes ſedis dolores ovi aſſati vitellum vino albo terito et
cerato roſaceo exceptum illinito. Verum ad pruritus, cimo-
liam tritam cerato myrteo excipito. Ad rimas vero tum
ſedis tum pudendi raſuram linteolorum urito, ejusque ci-
nerem cum pari amylo tritum ſucco foliorum oleae ad-
mixto illinito. *Paſtillus ad eminentias.* ♃ Aloës, croci,
utriusque ℨ ij et ß, aluminis ſciſſi ℥ j, terito vino Aminaeo
ac utitor.

Cap. VIII. [*Ad pudendorum affectus.*] Exulcerati
pudendi cognitio ex manifeſto circa ipſum dolore contin-
git una cum hoc, quod et circa mictiones excernitur quid
ex corpuſculis ulceri ipſi inſidentibus. Diſcernuntur autem
haec ab eis, quae ex veſica feruntur, quod ſtatim circa pri-
mum exitum illa appareant, verum ex veſica delata ipſis
urinis admixta ſunt. Caeterum ulcera pudendorum et circa
ſedem citra inflammaticnem conſiſtentia reſiccantibus valde
indigent medicamentis, qualia ſunt quod ex charta uſta con-

καυμένον ξηρὸν καὶ κολοκύνθη κεκαυμένη. τοῖς δὲ ἀνίκμοις
καὶ προσφάτοις τῶν ἑλκῶν καὶ ἀλόη φάρμακον ἀγαθὸν,
ἐπιπαττομένη ξηρὰ χνοώδης. πάντων δ᾽ αὐτῶν ἀνωδυνώτα-
τόν τε καὶ οὐδενὸς ἧττον δραστήριον ὁ πομφόλυξ ἐστίν. εἰ δὲ
ὑγρότερα τύχοι τὰ ἕλκη, πίτυος φλοιὸς καθ᾽ ἑαυτὸν καὶ λί-
θος αἱματίτης. εἰ δὲ καὶ βάθος αὐτοῖς τι συνῇ τοῖς εἰρη-
μένοις, μάννης μικτέον. αἱ δὲ κατὰ τὴν μήτραν ἑλκώσεις ἢ
κύστιν τῶν αὐτῶν δέομεναι φαρμάκων, ὀργάνων χρήζουσι
τῶν εἴσω παραπεμπόντων αὐτὰ, διὰ τῶν μητρεγχυτῶν καὶ
καθετήρων καλουμένων. ἐπιτηδειότερα τοίνυν τὰ ξηρὰ, οἷός
ἐστι κρόκος καὶ πομφόλυξ καὶ ἀλόη, μίγνυμεν ῥᾳδίως εἴτε
ἀρνογλώσσου χυλῷ εἴθ᾽ ἑτέρῳ τοιούτῳ. (3o5) πρὸς τοὺς
ὀσχέου καὶ αἰδοίου πόνους. βουτύρῳ καὶ ῥητίνῃ ἴσοις χρῶ.
ἢ λινόσπερμον ἑψήσας μεθ᾽ ὕδατος καὶ μίξας σμύρνης ὅσον
δέκατον μέρος καὶ ῥητίνης ἴσον κατάπλασσε. πρὸς δὲ τὸ
οἰδοῦν αἰδοῖον. ⚕ ἀμπέλου φύλλων ἁπαλῶν ◁ α΄. λιβανω-
τοῦ ◁ α΄. ψιμυθίου ◁ έ. τρίψας κατάπλασσε. χρῶ δὲ καὶ
καταντλήσει θαλάσσης ψυχρᾷ καὶ ἀναπαύσει καὶ ἀναδέσει

ſtat et anethum uſtum ſiccum et cucurbita uſta. Verum
ſiccis et recentibus ulceribus etiam aloë bonum eſt medi-
camentum, ſi ejus aridae pulvillus inſpergatur. Omnium
autem maxime dolorem ſedat, neque ullo minus efficax eſt
pompholyx. Si vero humidiora ſint ulcera, pinus cortex
per ſe et lapis haematites, verum ſi profunda etiam ſint
ulcera, manna praedictis addatur. Porro quae circa uterum
aut veſicam ſunt ulcerationes, iisdem medicamentis indigent,
ſed inſtrumentis inſuper opus habent, quae ipſa intromìt-
tant, quae metrenchytae et catheteres Graecis appellantur.
Aptiora itaque ſunt arida, qualis eſt crocus et pompholyx
et aloë, quae facile plantaginis aut alteri tali ſucco miſcen-
tur. *Ad ſcroti et pudendi dolores.* Butyro et reſina pari
menſura utere. Aut ſemen lini cum aqua coquito et ad-
mixta myrrhae ſerme decima parte reſinae tantundem etiam
imponito. *Ad pudendum intumeſcens.* ⚕ Foliorum vitis
tenerorum ʒ j, ceruſſae ʒ v, trita cataplasmatis vice impone.
Utere etiam marinae aquae frigidae perfuſione et quiete

Ed. Chart. XIII. [624.]   Ed. Baf. II. (305.)

τοῦ καυλοῦ. ἄλλο. φακὴν ἑψήσας ἐν ὕδατι καὶ ῥοιῶν λέπη
λειώσας κατάπλασσε. ἐὰν δὲ ἀπὸ ἱδρώτων ἐν ὀσχέῳ ἕλκη
γένηται, κηκίδα λείαν καὶ στυπτηρίαν ἐπίπασσε. πρὸς δὲ τὰ
ἐν αἰδοίοις φυόμενα ἀπίου σπέρμα ἐπίπασσε καὶ τραγείᾳ
χολῇ περίχριε. τὰς δὲ ῥαγάδας ἐν αἰδοίοις ὠφελεῖ ῥητίνη
φρυκτὴ σὺν ῥοδίνῳ τριβεῖσα, ἄχρις ἂν γλοιωθῇ μιγνυμένης
καὶ ὠοῦ λεκίθου ὀπτῆς ἢ ῥοδίνου καὶ ἀμύλου καὶ λιβάνου
ἀνὰ γο α΄. ἢ κισσοῦ φύλλων ξηρῶν κεκαυμένων ἡ τέφρα,
τριβεῖσα μετ᾽ ἐλαίου ἐν θυείᾳ μολυβδίνῃ. πρὸς τὰς τῶν αἰ-
δοίων φλεγμονάς. σταφίδος ἐκγεγιγαρτισμένης καὶ κύμινον
τρίψας ἐπιτίθει. ἢ κρίθινον ἄλευρον ἑψήσας ἐν μελικράτῳ,
ἀμπέλου ἁπαλὰ φύλλα τρίψας μετὰ ἀλφίτου, ἅπαντα ἐπιτί-
θει. ἢ κύμινον τρίψας μετὰ βουτύρου καὶ ῥητίνης ἴσων τα-
κέντων. πρὸς δὲ τοὺς διδύμους ἀφθῶντας, γῇ κιμωλίᾳ μεθ᾽
ὕδατος προκαταχρίσας, ἔασον ξηρανθῆναι καὶ κατανίψας
ὕδατι θερμῷ μυρσίνην ξηρὰν λείαν καὶ σμυρνίου σμικρὸν
τρίψας κατάπλασσε. τὰς δὲ ἐκσαρκώσεις τὰς ἐπὶ τῶν διδύμων

et colis religatione. *Aliud.* Lenticulam in aqua coquito et
cum mali punici cortice tritam imponito. Si vero a fudo-
ribus ulcera in fcroto fiant, gallam tritam cum alumine in-
fpergito. Ad tubercula vero in pudendis nafcentia, pyri
femen infpergito et fel hircinum oblinito. Caeterum fiffuras
ac rimas pudendorum juvat refina fricta cum rofaceo trita
ad ftrigmentitiam craffitudinem, admixto etiam ovi affati
vitello. Aut rofacei et amyli ac thuris, fingulorum ℥ j. Aut
foliorum hederae aridorum uftorum cinis cum oleo in mor-
tario plumbeo tritus. Ad inflammationes autem pudendo-
rum uvam paffam exacinatam et cuminum trita imponito.
Aut farinam hordeaceam aqua mulfa coquito et vitis folia
tenera cum polenta terito, omniaque fimul imponito. Ad
cuminum tritum cum butyri et refinae aequalibus partibus
eliquatis committito. Tefticulos porro ulcere aphthae non
abfimili apprehenfos, ex terra cimolia cum aqua oblinito
et exiccari finito, indeque aqua calida ablutos myrto arida
trita et modico fmyrnio item trito confpergito. Excrefcen-

Ed. Chart. XIII. [624.625.]   Ed. Baf. II. (305.)

τέφρα κληματίνη, σὺν νίτρῳ καὶ ὕδατι φυραθεῖσα, ἰᾶται
καταπλασσομένη.

Κεφ. ϑ'. [Περὶ πριαπισμοῦ.] Ὁ πριαπισμὸς αὔξησις
αἰδοίου ἐστὶ μόνιμος εἰς μῆκός τε καὶ κύκλον ὀγκουμένου,
χωρὶς τῆς εἰς ἀφροδίσια [625] ὁρμῆς. φυσῶδές ἐστι πνεῦμα
δηλονότι τὸ ἐξογκοῦν τὸ μόριον, τικτόμενον ἐξ ὑγρῶν γλί-
σχρων καὶ παχέων, ὑπὸ θερμότητος μετρίας. πρόδηλον οὖν
ὡς οὐ δεῖ τὰ μόρια θερμαίνειν, ἀλλὰ ψύχειν ἐπιεικῶς, τῇ
ῥοδίνῃ κηρωτῇ μεθ' ὕδατος ἀνακοπτομένῃ καὶ διὰ τοῦ χα-
μαιμήλου τῷ τε αἰδοίῳ καὶ ταῖς ψόαις ἐπιτεθέντα. τὰ δὲ
ἐν διαίτῃ καὶ φαρμάκοις προσφέρειν τῆς λεπτυνούσης δυνά-
μεως ἄνευ τοῦ θερμαίνειν ἐπιφανῶς, προσάγειν δὲ καὶ τὰ
φυσικῶς ἐνεργοῦντα διὰ τῆς πείρας εὑρημένα καὶ τήν τε νυμ-
φαίαν πίνειν διδόναι καὶ τὸ τοῦ ἄγνου σπέρμα καὶ πήγα-
νον χλωρὸν τοῖς ὄψοις μιγνύντα, τοῦτο δὲ κατ' ἀρχὰς μὴ
διδόναι, θερμαίνει γὰρ ἱκανῶς, ἀλλ' ὕστερον μετὰ τὴν χρῆσιν
τῶν ἄλλων λεπτυνόντων. κενώσει δὲ χρώμενον δι' ἐμέτων
τοῦτο ποιεῖν. αἱ γὰρ διὰ τῆς κάτω γαστρὸς ῥευματίζουσι

tem vero teſtium carnem cinis ſarmentitius cum nitro et
aqua ſubactus ſanat, cataplasmatis vice impoſitus.

Cap. IX. [De priapismo.] Priapismus eſt incremen-
tum pudendi ſtabile in longitudinem ac orbem tumefacti,
citra rei venereae appetentiam. Eſt autem flatus ventoſus
videlicet, qui membrum ipſum tumefacit, ex humoribus
viſcoſis ac craſſis generatus per moderatam caliditatem. Pa-
lam eſt igitur non oportere membra ipſa calefacere, ſed
refrigerare leniter per ceratum roſaceum in aqua conquaſ-
ſatum, item per chamaemelinum ceratum tum pudendo
tum lumbis impoſitum. Victus et medicamenta exhibeantur
attenuantis facultatis citra manifeſtam calefactionem. Adhi-
benda ſunt etiam naturali efficacia praedita per experien-
tiam inventa, nymphaeaque in potu danda ac viticis ſe-
men, ruta etiam viridis obſoniis admiſceatur, verum hoc
a principio ne fiat, multum enim calefacit, ſed poſterius poſt
aliorum extenuantium uſum. Quod ſi evacuatione uti libeat,
per vomitum id fiat, quae enim per inferiorem ventrem

Ed. Chart. XlIl. [625.]   Ed. Baf. II. (3o5.)

πολλάκις καὶ τὰ γειτνιῶντα μόρια. πρὸς τοὺς ἐνουροῦντας.
κύστιν αἰγείαν ἢ προβατείαν κεκαυμένην πότιζε δι᾽ ὀξυκρά-
του, ἑσπέρας δὲ διψῶντας κοιμᾶσθαι. ποιεῖ δὲ καὶ λαγωοῦ
ὄρχις ἐπιζεννύμενος οἴνῳ εὐώδει, εἶτα πινόμενος. καλαμίνθην
καὶ σμύρναν δὸς πιεῖν ἐν οἴνῳ πρὸ τοῦ δείπνου. καταχρι-
έσθω δὲ καὶ τὸ αἰδοῖον κιμωλίᾳ μετὰ περδικίου χυλοῦ.

Κεφ. ι΄. [Πρὸς τὰς τῆς ὑστέρας διαθέσεις.] Ἐπὶ τῆς
ὑστερικῆς πνιγὸς συμβαίνει ἀναισθησία καὶ ἀκινησία καὶ
σφυγμὸς ἀμυδρὸς καὶ μικρὸς καὶ παντελὴς ἀσφυξία. ἐπ᾽ ἐνίων
δὲ ἡ μὲν αἴσθησις καὶ ἡ κίνησις πάρεστι καὶ ὁ λογισμός,
μόλις δὲ ἀναπνέουσιν. ἔνιαι δὲ καὶ ἄφωνοι τυγχάνουσιν, ἕτε-
ραι δὲ συνέλκονται τὰ κῶλα. γίνεται τοίνυν ἡ ἀναισθησία
καὶ ἀκινησία καὶ ἄπνοια κατὰ ψύξιν αὐταῖς, ἀρκουμέναις
μόνῃ τῇ διὰ τῶν ἀρτηριῶν παντὸς τοῦ σώματος διαπνοῇ,
τῆς διὰ τοῦ στόματος ἀναπνοῆς μὴ χρῃζούσαις, ὡς εἴρηται,
διὰ ψύξιν, ὁπόταν ἐν τῷ πρόσθεν χρόνῳ καθαιρούμεναι
καλῶς καὶ κυΐσκουσαι καὶ ἀνδράσιν ὁμιλοῦσα στερηθῶσι

fiunt evacuationes, faepenumero vicinas partes fluxione in-
feftant. *Ad eos, qui fe in fomno permingunt.* Veficam ca-
prinam aut ovillam uftam ex pofca bibendam praebeto et
ad vefperam fiticulofos fomnum petere jubeto. Facit et le-
poris tefticulus in vino odorato fervefactus, atque ita po-
tatus. *Aliud.* Calamintham et myrrham in vino ante coe-
nam bibenda dato. Oblinat autem et pudendum cimolia
terra cum perdicii fucco.

Cap. X. [*Ad uteri affectus.*] In uteri fuffocatione
contingit fenfus ac motus privatio et pulfus obfcurus ac
parvus et penitus interceptus. In aliquibns vero tum fen-
fus tum motus adeft, itemque ratio, verum vix refpirant,
aliquibus etiam vox intercipitur. Aliis contrahuntur artus.
Fiunt igitur et fenfus et motus et fpirationis interceptiones
ob frigiditatem, quum ipfae fola perfpiratione totius cor-
poris per arterias contingente contentae fint et refpiratio-
nem per os non expetant, atque hoc, ut dictum eft, ob fri-
giditatem, quando fane in priori tempore probe purgatae
et concipientes ac viris coeuntes, his ipfis privatae fuerint,

τούτων, ὡς ὁρᾶν τοῦ ὑγροῦ καὶ ψυχροῦ ἐν ἑαυτοῖς σπέρ-
ματος καταψύχοντος τὸ πᾶν σῶμα. πρὸς οὖν τοὺς ἀπὸ τῆς
ὑστέρας πνιγμοὺς ἁρμόζει πινομένη ἀγαρικοῦ ◁ α΄. ἐν οἴνῳ,
ἀρνογλώσσου καρπὸς καὶ χυλὸς σὺν οἴνῳ. ὄνυξ ὁ ἐκ κοκχύ-
λης πινόμενος. ὄξος σκιλλητικὸν ῥοφούμενον. ὀσφραινόμενα
δὲ ἐπεγείρει τὰς πνιγομένας, ἄσφαλτον, καστόριον, χαλβάνη,
πίσσα ὑγρὰ, κεδρία, τρίχες καεῖσαι καὶ πήγανον, κρόμμυον,
σκόροδον. ὑποθυμιᾶται δὲ καὶ πρὸς τὰ αὐτὰ καὶ κέρας ἐλά-
φου καὶ πήγανον σὺν μέλιτι, ἐρίῳ ἀναληφθὲν προστίθεται
τῷ δακτυλίῳ.

ut palam fit humidum et frigidum in ipfis femen, totum
corpus perfrigerare. Ad vulvae igitur ftrangulatus conve-
nit agarici ℥ j, in potu accepta ex vino. Plantaginis femen
et fuccus cum vino. Onyx detractus ex conchylio potatus.
Acetum fcilliticum abforptum. Caeterum olfactu excitant
ftrangulatas, bitumen, caftorium, galbanum, pix liquida, ce-
dria, pili ufti, ruta, allium, cepa. Eandem in rem cornu cervi
fuffitur. Et ruta cum melle lana excepta in anum inditur.

ΓΑΛΗΝΟΥ ΠΕΡΙ ΣΥΝΘΕΣΕΩΣ ΦΑΡΜΑΚΩΝ ΤΩΝ ΚΑΤΑ ΤΟΠΟΥΣ ΒΙΒΛΙΟΝ Κ.

Ed. Chart. XIII. [626.]   Ed. Baf. II. (305.)

Κεφ. α'. Ὅτι μὲν νεφριτικὰς ἀντιδότους τε καὶ δυ-
νάμεις ὀνομάζουσιν ὅσαι νεφροὺς πάσχοντας ὠφελοῦσιν ἐξ
αὐτῆς τῆς προσηγορίας δῆλον. ἔστι δὲ αὐτῶν ἡ διαφορὰ ἡ
γενικωτάτη διττή. τινὲς μὲν γὰρ τοὺς λιθιῶντας νεφροὺς
ὀνίνασιν, ἔνιαι δὲ τοὺς φλεγμονώδεις τε καὶ ἑλκώδεις, αἵπερ
καὶ πρὸς τὴν κύστιν ὁμοίως πάσχουσαν ἁρμόττουσιν. ἐναν-
τιώταται δέ εἰσιν ἀλλήλαις αἱ δυνάμεις τῶν εἰρημένων φαρ-

GALENI DE COMPOSITIONE MEDI-CAMENTORVM SECVNDVM LOCOS LIBER X.

Cap. I. Quod nephriticas antidotos et compofitio-
nes appellent quae renibus affectis conferunt, ex ipfa ap-
pellatione manifeftum eft. Nephriticae enim nihil aliud
quam renales fonant. Eft autem differentia ipfarum gene-
raliffima duplex. Quaedam enim calculofos renes juvant,
quaedam vero inflammatos et ulceratos, quae etiam ad ve-
ficam fimiliter affectam conveniunt. Maxime vero contrariae
inter fe funt praedictorum medicamentorum facultates.

322 ΓΑΛΗΝΟΥ ΠΕΡΙ ΣΥΝΘΕΣΕΩΣ ΦΑΡΜΑΚΩΝ

Ed. Chart. XIII. [626. 627.]　　　　　　Ed. Baf. II. (305.)
μάκων. πρὸς μὲν γὰρ τὰς φλεγμονώδεις καὶ ἑλκώδεις δια-
θέσεις συντιθέμεναι παρηγορικῶν δέονται φαρμάκων. ἐπεὶ
δ᾽ ἀδύνατόν ἐστι ταῦτα διὰ ταχέων ἀφικέσθαι πρὸς τὰ
κατὰ νεφροὺς χωρία, διὰ ταῦτα αὐτοῖς μίγνυμεν διουρητικὰ
φάρμακα· τὰ δὲ τοῖς λιθιῶσιν ἀρήγοντα μιᾶς δεῖται δυνά-
μεως τῆς τέμνειν καὶ διαῤῥύπτειν πεφυκυίας μετὰ θερμότη-
τος ἐπιφανοῦς. ἔστι δὲ τὰ τοιαῦτα σχεδὸν ἅπαντα πικρά.
καθάπερ οὖν ἐπὶ τῶν ἄλλων, οὕτω καὶ ἐπὶ τούτων τὴν πε-
πειραμένην ὕλην ἐφεξῆς γράψω, τὴν ἀρχὴν ἀπὸ τῶν πρὸς
τὰς ἑλκώδεις τε καὶ φλεγμονώδεις διαθέσεις ἁρμοττόντων
ποιησάμενος, ἀφ᾽ ὧν καὶ οἱ περὶ τὸν Ἀνδρόμαχόν τε καὶ
Ἀσκληπιάδην ἀρξάμενοι μετέβησαν ἐφεξῆς ἐπὶ τὰς λίθους
θρυπτούσας.

[627] [Αἱ ὑπ᾽ Ἀνδρομάχου γεγραμμέναι νεφριτικαὶ
πρὸς τὰς ἐν νεφροῖς καὶ κύστει διαθέσεις.] Πότημα. ♃ λινο-
σπέρματος, μήκωνος λευκοῦ σπέρματος, σικύου σπέρματος,
τραγακάνθης ἀνὰ ⟨β. ἀμύλου ⟨δ᾽. δι᾽ ὕδατος τροχίσκους
ἀναλάμβανε, δίδου πρὸς κύστιν ἡλκωμένην καὶ δυσουρίαν.

Quae enim ad inflammatas et ulceratas affectiones compo-
nuntur, mitigatoriis medicamentis opus habent, quum vero
impoſſibile ſit haec cito ad regiones renum pervenire, ob
id ipſis medicamenta urinam cientia miſcemus. Quae vero
calculoſis auxiliantur, unica facultate indigent, quae ſecare
et extergere cum manifeſta caliditate poteſt, ſunt autem ta-
lia omnia amara. Quemadmodum igitur in aliis, ſic etiam
in his materiam experimento cognitam deinceps ſubſcribam,
initium ab iis, quae ad ulceratas et inflammatas affectiones
conveniunt, facturus, a quibus etiam Andromachi ſectatores
et Aſclepiadis orſi, inde ad compoſitiones calculos fran-
gentes tranſierunt.

　　[Confectiones renales ab Andromacho ad renum et
veſicae affectiones conſcriptae.] Potio. ♃ Seminis lini, ſe-
minis papaveris albi, ſeminis cucumeris, tragacanthae, ſin-
gulorum ʒ ij amyli ʒ iiij, cum aqua in paſtillos redigito et
ad veſicam ulceratam ac dyſuriam exhibeto. Alia. ♃ Nu-

ἄλλο. ♃ στροβίλους λ'. ἀμύγδαλα κ'. (306) φοίνικας ιε'. τρα-
γακάνθης ⊲ ϑ'. χυλοῦ γλυκυῤῥίζης ⊲ β'. κρόκου ὀβολὸν α'
σμύρνης ὀβολὸν α'. διεὶς οἴνῳ προτρόπῳ, ὡς ἐπιτηδείῳ
χρῶ. ἄλλο πρὸς τὰς ἐν κύστει διαθέσεις καὶ ἑλκώσεις. τρο-
χίσκος ᾧ χρῶμαι. ♃ σικύου σπέρματος ⊲ ιβ'. ὑοσκυάμου
σπέρματος ⊲ στ'. κωνείου σπέρματος, ὀπίου, μαράθρου,
κρόκου ἀνὰ ⊲ γ'. κασσίας ⊲ δ'. ἀμύγδαλα ι'. κάρυα Πον-
τικὰ ι'. σελίνου σπέρματος ⊲ στ'. μαλάχης ἀγρίας σπέρμα-
τος ⊲ γ'. γλυκεῖ Κρητικῷ ἀναλαβὼν δίδου τριώβολον ἀπυ-
ρέτοις ἐν γλυκεῖ, ἔν τισι κωνείου ⊲ στ'. ἄλλο πρὸς τὰ αὐτὰ
καὶ ἀλγήματα κύστεως. ♃ κρόκου, βήσασα σπέρματος, μα-
λάχης ἀγρίας σπέρματος ἀνὰ ⊲ στ'. ὑοσκυάμου σπέρματος
⊲ ιβ'. ὀπίου ⊲ στ'. σελίνου σπέρματος ⊲ ιβ'. κάρυα Πον-
τικὰ η'. ἀμύγδαλα κ'. σικύου σπέρματος ⊲ ιβ'. μέλιτος Ἀτ-
τικοῦ τὸ ἱκανόν, ἡ δόσις καρύου Ποντικοῦ τὸ μέγεθος μετ
οἰνομέλιτος κυάθων τριῶν. ἄλλο, πρὸς τοὺς αἱμοῤῥοοῦντας
ἀπὸ κύστεως. ♃ σχιστῆς ⊲ α'. τραγακάνθης ⊲ β'. κόμμεως
ὀβολὸν α'. ἐν γλυκεῖ δίδου ὀβολοὺς β'. ποτὲ δὲ ὀβολὸν α'.

ces pineas xxx, amygdalas xx, palmas xv, tragacanthae ℥ iiij,
fucci radicis dulcis ℥ ij, croci obol. j, myrrhae obol. j, vino
protropo diluito ac utitor ut accommodato. *Alia ad ve-*
ficae affectus et ulcerationes. Paſtillus quo utor. ♃ Se-
minis cucumeris ℥ xij, feminis hyofcyami ℥ vj, fominis ci-
cutae, opii, foeniculi, croci, fingulorum ℥ iij, caſſiae ℥ iiij,
amygdalas x, nuces Ponticas x, feminis apii ℥ vj, feminis
malvae filveftris ℥ iij, excipe paſſo Cretico et praebe obol.
tres non febrientibus ex paſſo. Quidam cicutae ℥ v habent.
Alia ad eadem et veficae dolores. ♃ Croci, feminis rutae
filveftris, feminis malvae filveftris, fingulorum ℥ vj, femi-
nis hyofcyami ℥ xij, opii ℥ vj, feminis apii ℥ xij, nuces
avellanas vij, amygdalas xx, feminis cucumeris ℥ xij mellis
Attici quod fatis eft. Datur magnitudo nucis Ponticae cum
vini mulfi cyathis tribus. *Alia ad profluvia fanguinis ex*
vefica. ♃ Aluminis fciſſi ℥ j, tragacanthae ℥ ij, gummi
obol. j. Dato ex paſſo quandoque obolos duos, quandoque

324 ΓΑΛΗΝΟΤ ΠΕΡΙ ΣΤΝΘΕΣΕΩΣ ΦΑΡΜΑΚΩΝ

Ed. Chart. XIII. [627.]   Ed. Baf. II. (306.)
πρὸς τὰς ἐν κύστει διαθέσεις οὐρητικὰ ἀπὸ Μακεδόνος καὶ
πρὸς ἡπατικοὺς, ὑδρωπικοὺς, ἰκτερικοὺς, νεφριτικοὺς καὶ
πάντα τὰ περὶ τὴν κύστιν συμπτώματα, θρύπτει λίθους. ⁊
ἀκόρου ⪬ ά. φοῦ ⪬ κέ. νάρδου Κελτικῆς ⪬ κδ'. δαύκου
σπέρματος ⪬ κβ'. κινναμώμου ⪬ λβ'. μήου ⪬ ιστ'. ἀπάρου
⪬ κδ'. πετροσελίνου ⪬ ιστ'. ὀποβαλσάμου ⪬ ιστ'. καὶ τοῦ
καρποῦ τὸ αὐτὸ, κρόκου ⪬ κδ'. σμύρνης ⪬ κ'. γλυκείας ῥί-
ζης ⪬ ιστ'. νάρδου Ἰνδικῆς ⪬ ιστ'. κασσίας ⪬ ιβ'. ἀμώ-
μου ⪬ ιστ'. σταφίδος ⪬ ή'. τραγακάνθης ⪬ θ'. τὰ ξηρὰ
ἀναλαμβάνων μέλιτι, τὴν τραγάκανθαν οἴνῳ Ἀμιναίῳ βρέ-
χων, δίδου καρύου Ποντικοῦ τὸ μέγεθος, μετ' οἴνου κυάθων
τεσσάρων, πυρέττουσιν ἐν μελικράτῳ. ἄλλο πρὸς τὰ ἐν κύ-
στει ἕλκη καὶ φλεγμονάς. ⁊ στροβίλους κ'. σικύου σπέρμα-
τος ἡμέρου κόκκους μ'. ἀμύλου τριώβολον, λιβανωτοῦ, νάρ-
δου ἀνὰ ⪬ ά'. σελίνου σπέρματος κυάθους β'. ἐν ὕδατος
ξε. ά'. ἕψεται νάρδος σέλινον, εἶτα τοῦ ἀφεψήματος μίγνυν-
ται τοῖς προγεγραμμένοις κύαθοι β'. πρὸς λιθιῶντας, ὡς
Βάσσα ἡ Μαρίου ἐθεραπεύθη, ὥστε θρύπτειν καὶ αὖθις μὴ

unum. *Alia ad veficae affectiones, urinam ciens, a Mace-
done. Facit et ad hepaticos, hydropicos, ictericos, nephri-
ticos ac omnia veficae fymptomata, frangit etiam lapi-
des.* ⁊ Acori ʒ I, phu ʒ xxv, nardi Cellicae ʒ xxiiij, fe-
minis dauci ʒ xxij, cinnamomi ʒ xxxij, mei ʒ xvj, afari
ʒ xxiiij, petrofelini ʒ xvj, opobalfami ʒ xvj et carpobalfami
tantundem, croci ʒ xxiiij, myrrhae ʒ xx, radicis dulcis
drach. xvj, nardi Indicae ʒ xvj, caffiae drach. xij, amomi
drach. xvj, uvae paffae drach. viij, tragacanthae drach. ix,
arida melle excipito et tragacantham vino Aminaeo mace-
rato. Dato nucis Ponticae magnitudinem cum vini cyathis
iiij, febricitantibus cum aqua mulfa. *Alia ad veficae ul-
cera et inflammationes.* ⁊ Nuces pineas xx, feminis cu-
cumeris fativi grana xl, amyli obol. iij, thuris, nardi, fin-
gulorum ʒ j, feminis apii cyath. ij, nardus et apium in
aquae fextario uno coquuntur, deinde ex decocto duo cya-
thi praefcripti admifcentur. *Alia ad calculofos, qua Baffa
uxor Marii curata eft. Frangit ita ut neque rurfus gi-*

συνίστασθαι. 4 κασσίας < β'. σελίνου σπέρματος < γ'.
σμύρνης μιναίας < δ'. πεπέρεως λευκοῦ < β'. λιβάνου <γ'.
λίθου Συριακοῦ ἄῤῥενος < α' ἢ τοῦ θήλεος < α'. σταφυ-
λίνου σπέρματος, ἀνίσου ἀνὰ <β'. στύρακος < γ'. ἴρεως
Ἰλλυρικῆς < γ'. μήκωνος λευκῆς σπέρματος < β'. ναρδο-
στάχυος ἴσον, ἀμυγδάλων πικρῶν καθαρῶν, ἀσάρου ἀνὰ
< γ'. σμυρνίου σπέρματος, κυπέρου ἀνὰ <β'. μέλιτος Ἀτ-
τικοῦ τὸ ἱκανὸν, δίδου καθ' ἡμέραν· πρὸς λιθιῶντας, θραύ-
ουσα καὶ κατὰ μικρὸν ἐκκρίνουσα, μέχρις οὗ καθαρίσῃ τὴν
κύστιν, εἶτα διαυγὲς ἀπουρήσῃ· καὶ τὸ μέγιστον, ἀποθερα-
πεύει, ὡς μηκέτι γεννᾶσθαι. 4 δαύκου σπέρματος, ἀνίσου,
σικύου σπέρματος, πετροσελίνου, σμύρνης ἀνὰ < στ'. κασ-
σίας δαφνίτιδος, κινναμώμου, νάρδου Κελτικῆς ἀνὰ < δ'.
λεῖα ποιήσας ἀναλάμβανε σὺν ὕδατι, ἡλίκα θέρμος μικρὸς
καὶ δίδου νήστεσι καθ' ἡμέραν, ἐπὶ ἡμέρας λ'. σὺν ὕδατος
κυάθοις γ'. [628] τοῦτο, ὡς παρελάβομεν, μετά τινος θρη-
σκείας σκευάζεται. ξυλίνῳ γὰρ ὅλμῳ καὶ ὑπέρῳ κόπτεται,

gnantur. 4 Cafſiae drach. ij, feminis apii drach. iij, myrrhae
minaeae drach. iiiij, piperis albi drach. ij, thuris drach. iij,
lapidis Syriaci mafculi drach. j aut feminae drach. j, fe-
minis paſtinacae, aniſi, utriusque drach. ij, ſtyracis drach. iij,
iridis Illyricae drach. iij, feminis papaveris albi ʒ ij, ſpi-
cae nardi tantundem, amygdalarum amararum mundatarum,
afari, utriusque ʒ iij, feminis fmyrnii, cyperi, utriusque
drach. ij, mellis Attici quod fatis eſt. Dato quotidie. *Alia*
ad calculoſos, frangens et paulatim expellens, donec mun-
dam veſicam reddat, deinde aeger pellucida lotia reddat,
et quod maximum eſt, curat ut non amplius renaſcantur.
4 Seminis dauci, aniſi, feminis cucumeris, petroſelini,
myrrhae, fingulorum drach. vj, cafſiae daphnitidis, cinna-
momi, nardi Celticae, fingulorum drach. iiij, terito et cum
aqua ad parvi lupini quantitatem coagmentato, et jejunis
quotidie per dies triginta ex aquae cyathis tribus praebeto.
Hoc vero medicamentum, quemadmodum accepimus, cum
quadam religione praeparatur, ligneo enim mortario ac pi-

Ed. Chart. XIII. [628.]   Ed. Baf. II. (306.)

καὶ τὸν κόπτοντα δεῖ μήτε δακτυλίδιον ἔχειν σιδηροῦν μήτε
ὑποδήματα ἡλοκοπημένα. τοῦτο ἀπὸ Ῥουστίκου ὡς μυστή-
ριον ἐλάβομεν. πρὸς νεφριτικοὺς καὶ ῥεῦμα πᾶν, ὡς Ἀπολ-
λώνιος. ⟨ μανδραγόρου φλοιοῦ πεφωγμένου ⟨ α΄ S΄΄. ὑοσκυ-
άμου σπέρματος πεφωγμένου, μήκωνος μελαίνης σπέρματος
πεφωγμένου ἀνὰ ⟨ α΄ S΄΄. ἀνίσου πεφωγμένου ⟨ α΄ S΄΄.
τραγακάνθου, φοινικοβαλάνων τῆς σαρκὸς ἀνὰ ⟨ γ΄. μετὰ
μέλιτος δίδου.

[Αἱ ὑπ᾽ Ἀσκληπιάδου γεγραμμέναι νεφριτικαί.] Ἀν-
τωνίου Μοῦσα. ⟨ πιτυΐδων κεκομμένων καὶ κεκοσκινισμέ-
νων ⟨ κ΄. μήκωνος μελαίνης σπέρματος, τραγακάνθης ἀνὰ
⟨ β΄. νάρδου Κελτικῆς, κρόκου, ἀνίσου ἐπτισμένου, δαύ-
κου Κρητικοῦ τῆς ῥίζης, γλυκείας ῥίζης ἀνὰ ⟨ α΄. κόστου
τριώβολον, σκεύαζε διὰ προτρόπου καὶ ἀνελοῦ εἰς πυξίδα
καὶ δίδου καρύου Ποντικοῦ τὸ μέγεθος καὶ προτρόπου κύ-
αθον α. καὶ ὕδατος θερμοῦ κυάθους β΄. ἄλλο. ⟨ σικύου
ἡμέρου σπέρματος πεφωγμένου ⟨ γ΄. μαλάχης καρποῦ ⟨ ε΄.
στροβίλου πεφωγμένου ⟨ στ΄. σελίνου σπέρματος ⟨ ζ΄. λινο-

ſtillo tunditur, oportetque eum, qui tundit neque anulum
habere ferreum, neque calciamenta clavis ferreis transſixa.
Hoc a Ruſtico ut myſterium accepimus. *Alia ad nephri-
ticos et omnem fluxionem, ut Apollonius.* ⟨ Corticis man-
dragorae toſti ʒ i ß, hyoſcyami feminis toſti, feminis papa-
veris nigri toſti, utriusque ʒ i ß, aniſi toſti ʒ i ß, traga-
canthi, carnis palmarum, utriusque ʒ iij, dato cum melle.

[*Nephriticae compoſitiones ab Aſclepiade conſcriptae.*]
Antonii Muſae. ⟨ Fructuum pini, tuſorum cribratorum
ʒ xx, feminis papaveris nigri, tragacanthae, utriusque ʒ ij,
nardi Celticae, croci, aniſi decorticati, radicis dauci Cretici,
radicis dulcis, ſingulorum drach. j, coſti obol. iij), praepara
cum protropo et repone in pyxide. Da nucis Ponticae
magnitudinem cum protropi cyatho uno et aquae calidae
cyathis duobus. *Alia.* ⟨ Seminis cucumeris ſativi toſti
drach. iij, feminis malvae drach. quinque, nucum pinearum
toſtarum drach. vj, feminis apii drach. vij, feminis lini

ΤΩΝ ΚΑΤΑ ΤΟΠΟΤΣ ΒΙΒΛΙΟΝ Κ. 327

Ed. Chart. XIII. [628.]   Ed. Baf. II. (306.)

σπέρματος ◄ α΄. ἀμυγδάλων πικρῶν κεκαθαρμένων ◄ θ΄.
ἀναλάμβανε γλυκεῖ καὶ δίδου καθὰ προείρηται. ἄλλο τεφρι-
τικοῖς Ὀνησιδήμου. ♃ ἀμυγδάλων πικρῶν ◄ ιστ΄. δαύκου
Κρητικοῦ σπέρματος, μαλάχης καρποῦ ἀνὰ ◄ στ΄. ἴρεως
ἀγρίας ῥίζης ◄ η΄. κέρατος ἐλαφείου κεκαυμένου, τραγακάν-
θης, νάρδου Κελτικῆς, σικύου ἡμέρου σπέρματος ἀνὰ ◄ στ΄.
γλυκέος, ὅσον ἐξαρκεῖ, σκεύαζε καθὰ προείρηται. ἄλλο φάρ-
μακον ἐπιτετευγμένον. τούτῳ ἴσμεν πολλοὺς χρησαμένους νε-
φριτικοὺς καὶ τῆς ὅλης ἀπαλλαγέντας διαθέσεως. δεῖ δὲ ἐπὶ
πολλὰς ἡμέρας ἐπιμένειν τῷ φαρμάκῳ, δίδοται καὶ λιθιῶσι
καὶ κωλικοὺς θεραπεύει καὶ τὰς περὶ κύστιν διαθέσεις, ἔχει
δὲ οὕτω. ♃ καρύων Ποντικῶν κεκαθαρμένων, ἀμυγδάλων
πικρῶν κεκαθαρμένων, σικύου σπέρματος κεκαθαρμένου ἀνὰ
◄ γ΄. κωνείου σπέρματος, κρόκου, μαλάχης σπέρματος, ὀπίου
ἀνὰ ◄ στ΄. ὑοσκυάμου λευκοῦ σπέρματος, σελίνου σπέρμα-
τος ἀνὰ ◄ ιβ΄. ἀναλάμβανε τροχίσκους μέλιτι ἀναπλάττων
καὶ δίδου τριώβολον καὶ μελικράτου θερμοῦ κυάθους γ΄. ἐν
ἄλλῳ καὶ βήσασα ◄ στ΄. ἄλλο πρὸς τὰς ἐν νεφροῖς πωρώ

drach. unam, amygdalarum amararum mundatarum drach. ix,
excipe paſſo et exhibe ut praedictum eſt. *Alia ad nephri-
ticos Oneſidemi.* ♃ Amygdalarum amararum drach. xvj,
feminis dauci Cretici, feminis malvae, utriusque drach. vj,
radicis iridis filveſtris drach. viij, cornu cervi uſti, traga-
canthae, nardi Celticae, feminis cucumeris fativi, fingulo-
rum drach. vj, paſſi quantum fufficit, praepara ut dictum
eſt. *Aliud medicamentum accommodatum.* Hoc fcimus mul-
tos nephriticos ufos eſſe et a toto affectu penitus liberatos.
Oportet per multos dies in medicamenti hujus ufu perfe-
verare. Datur et calculofis et colicis medetur ac veficae
affectibus. Componitur hoc modo. ♃ Nucum Ponticarum
purgatarum, amygdalarum amararum mundatarum, feminis
cucumeris repurgati, fingulorum drach. iij, feminis cicutae,
croci, feminis malvae, opii, fingulorum drach. vj, feminis
hyofcyami albi, feminis apii, utriusque drach. xij, cogito
in paſtillos cum melle, ac dato obol. iij cum aquae mulfae
cyathis iij, in alio exemplari et feminis rutae filveſtris

δεις ὑποστάσεις, Ὀνησιδήμου. σύμφυτον καὶ σίον καὶ ἀρτε-
μόνιον ἕψε μετ᾽ οἴνου καὶ τὸ ὑγρὸν ἐκθλίψας δίδου κυάθους
δύο καὶ ὕδατος τὸ ἴσον. ἄλλο. μαλάχης ἀγρίας τὴν ῥίζαν
καὶ πηγάνου ἀγρίου ῥίζαν καὶ ὀρεοσελίνου ῥίζαν, ἕψε μετ᾽
οἴνου καὶ καθὰ προείρηται δίδου. ἄλλο πρὸς λιθιῶντας κα-
ταπαστόν. ♃ βαλσάμου καρποῦ μέρη β᾽. λίθου τοῦ ἐν σπόγ-
γοις εὑρισκομένου τὸ ἴσον, γλήχωνος ξηρᾶς, μαλάχης ἀγρίας
ὑπέρματος, ὠκίμου ξηροῦ ἑκάστου τὸ ἴσον, κόψας καὶ σή-
σας, ἀπάθου καὶ δίδου κοχλιάριον καὶ οἴνου κεκραμένου
κυάθους δύο. ἄλλο. στρουθίου ῥίζης μέρος ἕν, ἴριδος ἀγρίας
ξηρᾶς ἴσον, ὀξαλίδος ξηρᾶς τὸ ἴσον, ἀνεμώνης ἐχούσης τὸ
ἄνθος μήλινον ξηρᾶς τοσόνδε, κόψας καὶ σήσας καθὰ προ-
είρηται χρῶ. καταπότια Ἡρακλείδου Ταραντίνου, διαλύει
τοὺς ἐν κύστει πώρους, ἀγαθὰ δὲ καὶ πρὸς στραγγουρίαν.
♃ πεπέρεως, χαλβάνης ἀνὰ < α᾽. ὀποῦ Λιβυκοῦ < β᾽.
σμύρνης < δ᾽. προτρόπου τὸ ἱκανὸν, ποίει καταπότια ἐρε-
βίνθου τὸ μέγεθος καὶ δίδου τρία καὶ γλυκέος ἐπιπιεῖν

drach. vj. *Ad callofas in renibus concretiones, Onefidemi.*
Symphytum et fion et artemonium cum vino coquito, et
expreffi liquoris cyathos duos cum pari aqua dato. *Aliud.*
Malvae filveftris radicem et rutae filveftris radicem et apii
montani radicem cum vino coquito, et eo qui dictus eft
modo exhibeto. *Aliud ad calculofos infperfile.* ♃ Seminis
balfami partes ij, lapidis, qui in fpongiis reperitur, tantun-
dem, pulegii aridi, feminis malvae filveftris, ocimi aridi,
fingulorum tantundem, tufa et cribrata reponito et dato
cochleare cum vini diluti cyathis duobus. *Aliud.* ♃ Stru-
thii radicis partem j, iridis filveftris ficcae tantundem, oxa-
lidis ficcae tantundem, anemones luteum florem habentis
ficcae tantundem. Tufis et cribratis ut dictum eft utere.
Catapotia Heraclidae Tarentini, diffolvunt veficae tophos,
conferunt et ad veficae fillicidium. ♃ Piperis, galbani,
utriusque ♃ j, fucci Libyci ♃ ij, myrrhae ♃ iiij, protropi
quod fatis eft, forma catapotia ciceris magnitudine et tria
devoranda dato et paffi cyath. ij, infuper bibendos. *Aliud.*

Ed. Chart. XIII. [628.629.]   Ed. Baf. II. (306. 307.)

κυάθους δύο. ἄλλο. ⑴ ἀμμωνιακοῦ θυμιάματος, πεπέρεως,
ἀφρονίτρου ἀνὰ ◁ α'. [629] βαλσάμου καρποῦ ◁ β'. σμύρ-
νης ◁ δ'. ἀναλάμβανε προτρόπῳ καὶ ποίει καταπότια ἐρε-
βίνθου τὸ μέγεθος καὶ δίδου τρία καὶ οἴνου γλυκέος ἐπιῤῥο-
φείτω τεταρτημόριον, δίδου δὲ ἐπὶ ἡμέρας μη'. προλούων.
(307) τροχίσκος διουρητικὸς, κατάγει λίθους καὶ παρώδεις
ὑποστάσεις. ⑴ ἀσάρου, πετροσελίνου, φοῦ, μήου ἀνὰ ◁ δ'.
ἀκόρου, ἀνίσου σπέρματος, δαύκου σπέρματος, ὀρεοσελίνου,
καρποῦ βαλσάμου, τραγακάνθης ἀνὰ ◁ β'. τὴν τραγάκαν-
θαν γλυκεῖ διαλύσας, ἐπίβαλλε τοῖς ξηροῖς καὶ ἀνάπλαττε
τροχίσκους καὶ δίδου τριώβολον μετὰ γλυκέος κεκραμένου
κυάθων β'. ἄλλο Χαρικλέους, κατάγει ψαμμάδεις ὑποστά-
σεις, ποιεῖ πρὸς τὰς μεθ' ἑλκώσεως διαθέσεις. ⑴ σελίνου
σπέρματος, πετροσελίνου σπέρματος, ἀνίσου ἀνὰ ◁ ιστ'.
σχοίνου ἄνθους, κρόκου, τραγακάνθης ἀνὰ ◁ στ'. δαύκου
Κρητικοῦ σπέρματος, πεπέρεως λευκοῦ ἀνὰ ◁ δ'. σκεύαζε
καθὰ προείρηται καὶ δίδου ◁ α'. μετὰ προτρόπου κεκρα-
μένου κυάθων γ'. Ἀντίδοτος ἡ διὰ τῶν λίθων, ὡς Μιθρι-

⑴ Ammoniaci thymiamatis, piperis, fpumae nitri, fingu-
lorum drach. j, carpobalfami ʒ ij, myrrhae ʒ iiij, excipe
protropo et forma catapotia ciceris magnitudine, ac tria
devoranda dato, ita ut vini dulcis quadrantem infuper pro-
pines. Hoc ad dies xlviij, aegro praeloto facies. *Paftillus
ciens urinam, detrahit lapillos et tophofas concretiones.*
⑴ Afari, petrofelini, phu, mei, fingulorum ʒ iiij, acori, fe-
minis anifi, feminis dauci, apii montani, carpobalfami, tra-
gacanthae, fingulorum ʒ ij, tragacantham paffo diffolutam
aridis adjicito et paftillos formato, indeque obolos tres cum
paffi diluti cyathis duobus exhibeto. *Alius paftillus Cha-
riclis, educit arenofas fubfidentias, facit et ad affectiones
ulceratas.* ⑴ Seminis apii, feminis petrofelini, anifi, fin-
gulorum ʒ xvj, floris junci odorati, croci, tragacanthae, fin-
gulorum ʒ vj, feminis dauci Cretici, piperis albi, utriusque
ʒ iiij, praepara ut dictum eft, et da ʒ j, cum protropi di-
luti cyathis tribus. *Antidotus ex lapidibus ut Mithridates,*

Ed. Chart. XIII. [629.]   Ed. Baf. II. (307.)

δάτης, ποιεῖ νεφριτικοῖς καὶ πρὸς τὰς περὶ κύστιν διαθέσεις
θρύπτει λίθους καὶ πώρους διαλύει. 4 σμυρνίου σπέρμα-
τος, κυπέρου, ναρδοστάχυος, μήκωνος λευκῆς σπέρματος, κιν-
ναμώμου, κασσίας σύριγγος, πεπέρεως λευκοῦ σταφυλίνου
σπέρματος ἀνὰ γο α΄. λιβάνου ἀτμήτου, σελίνου σπέρματος,
κρόκου, στύρακος, ἴρεως, ἀμυγδάλων πικρῶν, ἀκόρου, ἑκά-
στου γο α΄ S". λίθου Συριακοῦ θήλεος ἢ ἄῤῥενος γο S"
σμύρνης μινναίας γο β΄. μέλιτι φύρα. ἡ δόσις καρύου Πον-
τικοῦ τὸ μέγεθος. ἄλλη ἡ τοῦ Βιεννίτου, φάρμακον ἐπιτε-
τευγμένον, ἀνώδυνον, χρήσιμον καὶ νεφριτικοῖς καὶ πρὸς τὰς
περὶ κύστιν ἑλκώσεις καὶ λίθους θρύπτει καὶ πηλὸν ἀπου-
ρεῖν ποιεῖ. 4 ἴρεως ᐸ δ΄. μήου, σεσέλεως, χαμαίδρυος, ὑπε-
ρικοῦ, κνεώρου, κάγχρυος, ἑκάστου τοσόνδε, ἀμώμου ᐸ η΄.
κινναμώμου ᐸ ιβ΄. λιβανωτίδος ὀρεινῆς, νάρδου Ἰνδικῆς,
κρόκου Κιλικίου, πετροσελίνου, πολίου, πηγάνου ἀγρίου σπέρ-
ματος, δικτάμνου Κρητικοῦ, ἑκάστου τὸ ἴσον, γλυκυῤῥίζης,
λίθου Συριακοῦ ἄῤῥενος ἀνὰ ᐸ ιστ΄. θλάσπεως ᐸ κδ΄. ἄγνου
καρποῦ, σμύρνης, σφονδύλου, ἑκάστου τοσόνδε, καρδαμώμου

*facit nephriticis et ad veficae affectus, atterit calculos et
tophos diffolvit.* 4 Seminis fmyrnii, cyperi, fpicae nardi,
feminis papaveris albi, cinnamomi, caffiae fiftulae, piperis
albi, feminis paftinacae, fingulorum ℥ j, thuris non fecti,
feminis apii, croci, ftyracis, iridis, amygdalarum amararum,
acori, fingulorum ℥ j ß, lapidis Syriaci foeminae aut ma-
fculi, utriusque ℥ ß, myrrhae minaeae fextantem, excipe
melle. Datur nucis Ponticae magnitudine. *Alia antidotus
Biennitae medicamentum accommodatum, fedans dolorem.
Utile et nephriticis affectibus et ad veficae ulcerationes.
Trangit lapides et lutum per urinam expellit.* 4 Iridis
Ʒ iiij, mei, fefelis, chamaedryos, hyperici, cneori, canchryos,
fingulorum tantundem, amomi Ʒ viij, cinnamomi Ʒ xij, ros-
marini montani, nardi Indicae, croci Cilicii, petrofelini,
polii, feminis rutae filveftris, dictamni Cretici, fingulorum
tantundem, glycyrrhizae, lapidis Syriaci mafculi, utriusque
Ʒ xvj, thlafpeos Ʒ xxiiij, feminis viticis, myrrhae, fpon-
dylii, fingulorum tantundem, cardamomi Ʒ xlviij, excipe

< μή· ἀναλάμβανε μέλιτι ἐφθῷ καὶ δίδου καρύου Ποντι-
κοῦ τὸ μέγεθος καὶ οἰνομέλιτος κεκραμένου κυάθους δ'.

[Τὰ ὑπ' Ἀρχιγένους γεγραμμένα πρὸς τοὺς νεφριτι-
κούς, ἐν τῷ δευτέρῳ τῶν κατὰ γένος φαρμάκων.] Τοὺς δὲ
νεφριτικοὺς διαιτῶ προσηκόντως, ἐπιθεὶς μὲν κηρωτὴν ῥοδί-
νην μετὰ στύρακος, μαλαγματῶδες ποιήσας. σφόδρα ἔφη
ἀξιολόγως ὁ παρὰ τῷ Φρίκῃ Λινοφόβῳ ἀντιπαθῶς βοηθεῖν
εἰς ἀνασκευήν, πρωτοτόμου καυλοῦ ἀφεψήματος κυ. β'. νή-
στει διδομένους ἐπὶ ἡμέρας θ'. ἐπίπασσε δὲ ἅλας ὀλίγους
καὶ μᾶλλον ὀνίνησιν. ἄλλο. πότιζε ῥόδων φύλλων, ἀμυγδά-
λων λελεπισμένων, λιβάνου ἴσα, μήκωνος κωδυῶν τὸ δι-
πλοῦν, προτρόπῳ ἀναλάμβανε καὶ εἰς κεραμεοῦν ἀγγεῖον
ἀπόθου μὴ ἐν νοτίδι, δίδου δύο ὀβολοὺς μετὰ προτρόπου.
ἔνιοι ἀντὶ τῶν ἀμυγδάλων ἄμυλον βάλλουσι, καὶ ἀντὶ προ-
τρόπου ὕδατι μὲν ἀναλαμβάνουσι, ποτίζουσι δὲ μετὰ προ-
τρόπου.

Κεφ. β'. [Περὶ ἰσχιάδος καὶ ποδάγρας καὶ ἀρθρίτιδος.]
Ἐκ τοῦ γένους τῆς ἀρθρίτιδος ἥ τε ἰσχιάς ἐστι καὶ ποδάγρα.

melle cocto et praebe nucis Ponticae magnitudinem cum
vini mulfi diluti cyathis quatuor.

[Quae Archigenes ad renum affectiones fcripfit in
fecundo medicamentorum fecundum genus.] Nephriticos
convenienti diaeta adfervo. Et ceratum quidem rofaceum
cum ftyrace ad malagmatis formam redactum impone. Cae-
terum Antiochus apud Phricen Linophobum, valde juxta
naturalem contrarietatem auxilio fuiſſe ait ad mali ever-
fionem prototomi caulis decocti cyathos duos jejuno ad dies
novem exhibitos. Inſpergito autem falem modicum et ma-
gis proficies. Alia potio. ♃ Foliorum rofarum, amygdala-
rum decorticatarum, thuris, aequales partes, capitum papa-
veris duplum, excipe protropo et in vas fictile repone in
loco non humido et obolos duos cum protropo exhibe.
Quidam pro amygdalis amylum conjiciunt et pro protropo
aqua excipiunt, verum cum protropo bibendum exhibent.

Cap. II. [De iſchiade, podagra et arthritide.] Ex
genere arthritidis eſt tum iſchias tum podagra; quod enim

ὅπερ γὰρ ἐν ἅπασι τοῖς ἄρθροις ἡ ἀρθρῖτις [630] ἐστί, τοῦτ᾽
ἐφ᾽ ἑνὸς μὲν τοῦ κατ᾽ ἰσχίον ἰσχιάδα καλοῦσιν, ἐπὶ ποδὸς
δὲ ποδάγραν. ἄρχεται μὲν οὖν ὡς τὰ πολλὰ καὶ ἡ τῆς πο-
δάγρας γένεσις ἐξ ἑνὸς ἄρθρου, προέρχεται δὲ ἐπὶ πάντα
χρονίζουσα. κοινὸν δὲ τῶν τριῶν παθῶν ἐστι πλεονεξία χυ-
μοῦ, καταλαμβάνουσα τὴν πάσχουσαν διάρθρωσιν, ἧς πλη-
ρωθείσης εἰς πάντα συμβαίνει τείνεσθαι τοῖς περικειμένοις
νευρώδεσι μορίοις, κἀκ τούτων γίγνεσθαι τὴν ὀδύνην. ἐνίοτε
μὲν οὖν ὁ κατασκήπτων χυμὸς αἱματικός ἐστιν, ὡς τὸ πολὺ
δὲ φλεγματώδης ἢ μικτὸς ἐκ φλεγματώδους τε καὶ χολώδους
ἢ καὶ σὺν αὐτοῖς αἵματος. ἀκριβέστερον δέ τις ἑρμηνεύων
οὐ φλεγματώδη χυμὸν, ἀλλὰ τὸν ἰδίως ὀνομαζόμενον ὠμὸν,
ἐπικρατεῖν ὡς τὸ πολὺ φαίη κατὰ τὰς ἀρθρίτιδας. ἔστι δὲ
παχὺς οὗτος, ὁμοίως τῷ πύῳ τῷ παχεῖ. χρονίζων δὲ ἐν τοῖς
ἄρθροις οὐ μόνον παχύτερος, ἀλλὰ καὶ γλισχρότερος γίνεται.
τῶν τε οὖν ὀνομαζομένων πώρων ἡ γένεσις ἐκ τούτων, κἀ-
πειδὰν γένωνται, μηκέτι ἐλπίσῃς εἰς τὴν ἀρχαίαν κατάστασιν

in omnibus articulis arthritis eft, hoc in uno juxta coxen-
dicem quidem ifchiada appellant, juxta pedem autem poda-
gram. Incipit igitur plerumque podagrae generatio ex uno
articulo et progreditur in omnes temporis diuturnitate ac-
cedente. Communem habent hi tres affectus humoris redun-
dantiam, quae affectam occupat coarticulationem, qua ex-
pleta in omnem partem circumfitae nervofae partis tendun-
tur et ex his dolor oritur. Aliquando quidem igitur irruens
humor fanguineus eft, ut plurimum vero pituitofus aut ex
pituitofo et biliofo mixtus aut etiam fanguine cum ipfis
permixto. Quod fi quis exactius interpretari rem velit, non
pituitofum humorem, fed qui proprie crudus appellatur, nt
plurimum in arthritide praedominari dixerit. Eft autem hic
craffus ad fimilitudinem puris craffioris, ubi vero in ipfis
articulis diutius moram traxerit, non folum craffior, fed et
vifcofior redditur. Eorum igitur qui tophi appellantur ge-
neratio ex his eft, et poftquam fuerint producti, ne fpera-
veris ad priftinam conftitutionem exacte redire articulum

ἀκριβῶς ἐπανελθεῖν δύνασθαι τὸ ἄρθρον. εὐφώρατοι δὲ αἱ
διαφοραὶ τῶν λυπούντων χυμῶν εἰσι, ταῖς χροιαῖς καὶ τοῖς
συμπτώμασι καὶ τῇ πείρᾳ τῶν προσφερομένων φαρμάκων.
ἡ μὲν οὖν ἀπὸ τῆς χρόας διάθεσίς τε καὶ διάγνωσις αὐτῶν
ἅπασι γνώριμος, ἡ δὲ ἀπὸ τῶν συμπτωμάτων εἰ καὶ μὴ
πᾶσι μηδ' ἐκ προχείρου σαφής, ἀλλ' οὐδὲ χαλεπὴ γνωσθῆ-
ναι. τὸ γὰρ χολῶδες αἷμα θερμασίας πολλῆς αἴσθησιν ἐρ-
γάζεται τῷ κάμνοντι παροξύνεταί τε τῶν θερμαινόντων ἐπι-
τιθεμένων, ὥσπερ αὖ πάλιν ὑπὸ ψυχόντων ἀνίεται. πρὸς δὲ
τὴν διάγνωσιν τοῦ λυποῦντος χυμοῦ συντελέσει σοι καὶ ἡ
προγεγενημένη δίαιτα, διὰ γυμνασίων ἢ ἀργίας γεγονυῖα καὶ
λουτρῶν ἐπὶ τροφαῖς ἢ πρὸ τροφῶν, ὥσπερ γε καὶ τούτων
τῶν γυμνασίων καὶ ἐδεσμάτων ἥ τε ποσότης καὶ ἡ ποιότης,
ἥ θ' ὥρα τοῦ ἔτους καὶ ἡ κατάστασις τοῦ χωρίου, ὥσπερ γε
καὶ ἡ ἡλικία καὶ ἡ ἕξις τοῦ σώματος, ὧν ἁπάντων ἐν πολ-
λοῖς πολλάκις τὰς δυνάμεις διῆλθον. ἀρχὴ δὲ ἔστω σοι τῆς
θεραπείας ἡ τοῦ λυπεῖν εὑρεθέντος χυμοῦ κένωσις. εἰ μὲν
πληθωρικὸν εἴη τὸ σῶμα, φλεβοτομίας πρῶτον ἁπάντων

poſſe. Caeterum differentiae affligentium humorum facilo
deprehendi poſſunt tum coloribus tum ſymptomatis coin-
cidentibus, itemque per experientiam medicamentorum, quao
adhibentur. Cognitio igitur ipſorum ex colore omnibus ex-
poſita eſt, ex ſymptomatis vero coincidentibus, tametſi non
omnibus neque ex procinctu manifeſla ſit, tamen non adeo
difficilis cognilu exiſlit. Bilioſus enim ſangnis multae cali-
ditatis ſenſum aegroto exhibet et calefacientibus impoſitis
exacerbatur, quemadmodum rurſus a frigidis relaxatur. Ve-
rum ad humoris noxii cognitionem conferet tibi etiam prae-
greſſa diaeta, ſive per exercitia ſive per otium transmiſſa,
et per balnea poſt aut ante acceptum cibum. Quemadmo-
dum conſeret etiam horum gymnaſiorum et eduliorum tum
quantitas tum qualitas, item anni hora et regionis ac aëris
conſtitutio, inſuperque et aetas et habitus corporis, quorum
omnium facultates ſaepe in plerisque locis enarravi. Porro
principium curationis ſit tibi evacuatio humoris quem af-
fligere compereris, ac ſi plethoricum fuerit corpus, venae

παραλαμβανομένης, εἶτα καθάρσεως ἐφ᾽ ᾗ ἡ τῶν ῥηθησο-
μένων φαρμάκων ἐν καιρῷ καὶ τάξει προσήκουσα χρῆσις,
ἐπὶ μὲν τῶν χειρῶν καὶ ποδῶν ἀποκρουστικοῖς τοῦ ῥεύμα-
τος χρωμένων ἡμῶν φαρμάκοις, ἐπὶ δὲ τῆς κατ᾽ ἰσχίον διαρ-
θρώσεως φυλαττομένων τοῦτο δρᾶν. ἐν βάθει γὰρ οὔσης
αὐτῆς, συλλαμβάνεται τὸ ἐκ τῶν περιεχόντων ἀγγείων αἷμα
καὶ μυῶν πρὸς ἐκείνην. παρηγορικῶν οὖν ἐν ἀρχῇ φαρμά-
κων χρεία, ἐπὶ τῆς κατ᾽ ἰσχίον ὀδύνης οὔτε ψυχόντων ἱκα-
νῶς οὔτε θερμαινόντων ἰσχυρῶς, ὁποίων ὕστερον δεῖται. πα-
ροξύνεται γὰρ ἐπ᾽ αὐτῶν τὰ ῥεύματα, τῆς θερμασίας ἑλκού-
σης αὐτὰ μᾶλλον ἢ κωλυούσης. ἐπεὶ δὲ οὐ πρόκειται κατὰ
τὴν ἐνεστῶσαν ἡμῖν πραγματείαν οὔτε περὶ καταπλασμάτων
οὔτε περὶ ἐπιβροχῶν τι λέγειν, ἀλλὰ περὶ τῆς μεθόδου τῶν
συνθέτων φαρμάκων, ἐπὶ ταύτην ἀφίξομαι μόνην, ἀπὸ τῆς
ἰσχιάδος ἀρξάμενος, ὀλιγάκις ὑπὸ πλήθους αἵματος γινομέ-
νης καὶ θεραπευομένης γε τάχιστα τῶν κατὰ τὴν ἰγνύαν ἢ
κατὰ τὰ σφυρὰ φλεβῶν τεμνομένων. ὥσπερ δὲ πολλάκις μόνη

fectione primum omnium aſſumpta, deinde purgatione, qui-
bus accedat medicamentorum dicendorum conveniens et
tempore et ordine uſus, ita ut in manibus et pedibus me-
dicamentis fluxionem repellentibus utamur, circa coxendi-
cum vero articulationem id facere vitemus, quum enim in
profundo ea ſita ſit, ſanguis ex vicinis et ambientibus va-
ſis ac muſculis ad illam compellitur. Mitigatoriis igitur in
principio medicamentis opus eſt in dolore circa coxendi-
cem haerente, quae neque reſrigerent multum neque vehe-
menter calefaciant, qualibus ſane poſtea opus habet, exacer-
bantur enim per ipſas fluxiones, caliditate nimirum plus
attrahente ipſas, quam impediente. Quandoquidem vero
praeſentis operis inſtitutum eſt neque de cataplasmatis ne-
que de irrigationibus quicquam dicere, ſed de methodo
compoſitorum medicamentorum ad hanc ſolam progrediar
initio ab iſchiade ſumpto. Raro equidem ſit iſchias ex ſan-
guinis multitudine, et citiſſime curatur, venis circa popli-
tem aut talos ſectis. Quemadmodum autem ſaepe ſola ſan-

Ed. Chart. XIII. [630. 631.]   Ed. Baf. II. (307. 308)

ἡ ἐκ τοῦ αἵματος κένωσις αὐτάρκης γίνεται βοήθεια, κατὰ
τοὐναντίον ἐπὶ πάσης ἰσχιάδος, ἐξαιρέτως δὲ ἐπὶ τῆς διὰ
πλῆθος, ἄν τις πρὸ τοῦ κενωθῆναι τὸ πᾶν σῶμα δριμέσι
φαρμάκοις χρήσεται κατὰ τοῦ πεπονθότος μορίου, δυσιατο-
τάτην ἐργάσεται τὴν διάθεσιν, [631] σφηνουμένου τοῦ πλή-
θους αὐτόθι δυσλύτως. πρὸς γὰρ τοῖς ἄλλοις καὶ παχύνεται
καὶ γλίσχρον γίγνεται (308) τῇ θερμότητι καὶ ξηρότητι τῶν
δριμέων φαρμάκων, ὀπτήσει τι παραπλήσιον πάσχον. ὡς οὖν
μεγίστην δύναμιν ἐς θεραπείαν ἐχούσης ἐπὶ τοῦ πάθους τῆς
τοῦ παντὸς σώματος κενώσεως, ἀπ' αὐτῆς ἀρκτέον, οὐ μό-
νον ἀπὸ τῶν σκελῶν, ἀλλὰ καὶ ἀπ' ἀγκῶνος ἀφαίρεσιν ποι-
ουμένοις. ὠφελοῦσι δὲ καὶ οἱ ἔμετοι τοὺς ἰσχιαδικοὺς μᾶλ-
λον τῶν διὰ τῆς κάτω γαστρὸς κενώσεων, ἀντισπῶντες τὸν
κάτω ῥέποντα χυμόν. ποιητέον δὲ αὐτοὺς ἐν ἀρχῇ μὲν μετὰ
τροφῆς, ὕστερον δὲ καὶ διὰ φαρμάκων ἐμετικῶν, ἀρχομένους
ἐπὶ τούτων ἀπὸ τῶν μετριωτέρων. ἐφ' ὧν δὲ σφήνωσις ἐγέ-
νετο σφοδρὰ καὶ δύσλυτος ὑπὸ τῶν ἀκαίρως χρησαμένων
ἰατρῶν φαρμάκοις δριμέσιν, ἡ σικύα βοήθεια μεγίστη καὶ ἡ

guinis evacuatio fufficiens auxilium exiftit, fic contra in
omni ifchiade et praefertim ea, quae ex humorum copia
exorta eft, fi quis ante evacuationem totius corporis acri-
bus medicamentis circa partem affectam utatur, aegre cura-
bilem reddet affectionem, copia nimirum indiffolubiliter ibi-
dem condenfata, praeter alia enim et craffa et vifcofa fit
ob calorem et ficcitatem acrium medicamentorum, non dis-
fimile quippiam affationi perpetiens. Tanquam igitur maxi-
mam vim ad affectionis curationem habeat totius corporis
evacuatio, ab ipfa incipiendum eft, non folum a cruribus,
fed a cubito primum fanguinis detractatione facta. Auxilian-
tur etiam vomitus ipfis ifchiadicis magis utique quam eva-
cuationes infernae per ventrem, ut qui revellant repentem
deorfum humorem. Faciendi itaque funt vomitus in prin-
cipio ab accepto cibo, poftea vero etiam per vomitoria me•
dicamenta, initio a mediocribus facto. In quibus autem ve-
hemens humorum denfatio, quae aegre diffolvi poteft, a
medicis intempeftive acribus medicamentis utentibus facta

Ed. Chart. XIII. [631.]　　　　　　　　　　**Ed. Baf. II. (3o8.)**

διὰ τῶν καθαρτικῶν γίγνεται κλυσμάτων, ὁποῖός ἐστι καὶ
ὁ διὰ τῆς κολοκυνθίδος. ἔχοντες οὖν πρὸ ὀφθαλμῶν ταῦτα
τὰ νῦν εἰρημένα, τοῖς γεγραμμένοις φαρμάκοις ὑπὸ τῶν
ἔμπροσθεν ἕξετε χρῆσθαι κατὰ μέθοδον· ἄρξομαι δ᾽ ἐν αὐ-
τοῖς ὑπὸ τῶν ὑπ᾽ Ἀνδρομάχου γεγραμμένων ἐν ἐκείνῳ τῷ
μέρει τῆς τῶν ἐκτὸς φαρμάκων βίβλου, καθὰ προγράψας μα-
λάγματα πρὸς τοῖς κυρίοις ὀνομαζομένοις, οὕτω καὶ τὰ
ἄλλα γράφει πάντα τὰ καθ᾽ ὁντιναοῦν τρόπον ὠφελοῦντα
τὰς χρονιζούσας διαθέσεις, ἐν αἷς ἐστι καὶ ἡ τῶν ἰσχιαδι-
κῶν ὀνομαζομένων.

[Αἱ ὑπ᾽ Ἀνδρομάχου γεγραμμέναι δυνάμεις αὐτοῖς ὀνό-
μασιν, ἐν τοῖς τῶν ἐκτὸς πρὸς ἰσχιαδικούς.] ♃ Πηγάνου
ἀγρίου σπέρματος ⋖ δ´. σιλφίου, δαφνίδων ἀνὰ ⋖ δ´. ἀφρο-
νίτρου, ἀβροτόνου, κολοκυνθίδος, καρδαμώμου, ἄμμεως ἀνὰ
⋖ δ´. πηγάνου χλωροῦ μνᾶς ὄγδοον, τινὲς τούτων ἀνὰ ⋖ κ´.
πίσσης τερμινθίνης, ῥητίνης, κηροῦ τὸ ἴσον καὶ στέατος
ταυρείου ἴσον, χαλκάνης ⋖ στ´. ἀμμωνιακοῦ θυμιάματος ⋖ στ´.

eſt, his cucurbita affixa maxime auxiliatur et purgatio per
eſficaciora infuſa, quale eſt et quod ex colocynthide con-
ſtat. Si igitur ea, quae nunc dicta ſunt prae oculis habue-
ritis, medicamentis ſane a prioribus medicis traditis juxta
methodum utemini. Verum in ipſis recenſendis auſpicabor
ab iis, quae ab Andromacho ſcripta ſunt in illa parte librî
de externis medicamentis conſcripti, in qua praeſcriptis ma-
lagmatis proprie appellatis, inde etiam alia omnia prodit,
juxta quemcunque tandem modum inveteratos aſſectus ju-
vantia, in quibus eſt etiam iſchiadicorum appellatorum cura.

[*Compoſitiones ab Andromacho conſcriptae ad iſchia-
dicos ipſis verbis, in libris externorum.*] ♃ Seminis rutae
ſilveſtris ʒ iiij, ſilphii, baccarum lauri, ſingul. ʒ iiij, ſpumae
nitri, abrotoni, colocynthidis, cardamomi, ammeos, ſingul.
ʒ iiij, rutae viridis minae octavam partem. Quidam horum
ſingulorum ʒ xx accipiunt, et picis terebinthinae, reſinae,
cerae, ſingulorum tantundem, adipis taurini tantundem, gal-
bani ʒ vj, ammoniaci thymiamatis ʒ vj, opopanacis ʒ iiij.

Ed. Chart. XIII. [631.]　　　　　　　　Ed. Baf. II. (508)

ὀποπάνακος ⟨ δ'. θείου ἀπύρου ⟨ δ'. ὅτι τοῦτο φάρμακον
ἰσχυρῶς ἐστι θερμαντικὸν, εἴ τι μεμνήμεθα τῶν ἔμπροσθεν
γεγραμμένων πολλάκις ἐν τοῖς περὶ τῆς τῶν ἁπλῶν φαρμά-
κων δυνάμεως, οὐδὲν ἔτι δεησώμεθα λόγου καινοτέρου. σφο-
δρότατον γὰρ καὶ θερμαντικώτατόν ἐστι τὸ φάρμακον ἀγρίου
πηγάνου σπέρμα, σὺν τούτῳ δὲ σίλφιον καὶ δαφνίδες, εἶτα
τὸ ἀφρόνιτρον, μετὰ ταῦτα καὶ ἀβρότονον, ἐφ' οἷς ἡ κολο-
κυνθὶς καὶ τὸ καρδάμωμον καὶ τὸ καλούμενον ἄμμι καὶ τὸ
χλωρὸν δὲ πήγανον, ἧττον μὲν τούτων, οὐ μὴν εὐκαταφρό-
νητον ἔχει τὴν θερμασίαν, ὥσπερ οὐδὲ τὸ θεῖον ἄπυρον.
ἐκ βάθους οὖν ἕλκειν πάντα ταῦτα δύναται, τοὺς λυποῦν-
τας τὸ κατ' ἰσχίον ἄρθρον χυμούς. ὅπως δὲ ἔμπλαστρος ἐξ
αὐτῶν γένηται, πίττης τε τερμινθίνης καὶ ῥητίνης καὶ κηροῦ
καὶ στέατος ἔμιξε, συνθεὶς τὸ φάρμακον. ἀμμωνιακὸν δὲ θυ-
μίαμα καὶ χαλβάνη πρὸς τῷ συντελεῖν εἰς ἐμπλάστρου σύν-
θεσιν, ἔτι καὶ μαλακτικὸν ἔχει τι καὶ παρηγορικόν. ὁ δὲ
ὀποπάναξ ἐκ ταὐτοῦ μὲν αὐτοῖς ἐστι γένους, ἰσχυροτέραν
δὲ δύναμιν ἔχει. ἑτέραν δὲ δύναμιν πρὸς αὐτὸ τὸ πάθος

fulfuris vivi ʒ iiij. Quod hoc medicamentum valde calefa-
ctorium fit, fi memoria tenuerimus ea, quae in libris de
fimplicium medicamentorum facultate fcripta funt, nihil
opus recentiore affertione. Eft enim vehementiffimum et ca-
lidiffimum medicamentum filveftris rutae femen et cum eo
filphium et baccae lauri, deinde fpuma nitri. Poft haec
abrotonum, indeque colocynthis et cardamomum et ammi.
Ruta etiam viridis minus quidem his, non tamen contem-
nendam habet caliditatem, quemadmodum neque fulfur vi-
vum. Ex profundo itaque attrahere omnia haec poffunt
humores articulum coxendicis vexantes. Quo vero empla-
ftrum ex ipfis fieret, picem et terebinthinam, refinam et ce-
ram ac adipem admifcuit is, qui medicamentum compofuit.
Verum ammoniacum thymiama et galbanum, ultra hoc quod
conferunt ad emplaftri compofitionem, etiam emolliendi ac
mitigandi vim quandam habent. Opopanax vero ejusdem
cum ipfis eft generis, fed vehementiori facultate praeditus.
Alteram porro compoficionem ad eandem affectionem An-

ὁ Ἀνδρόμαχος οὕτως ἔγραψεν. ἄλλο μάλαγμα πρὸς ἰσχια-
δικοὺς καὶ ἄλλα πολλά. ♃ κηροῦ ⊲ οβʹ. τερμινθίνης ⊲ μηʹ.
ἀμμωνιακοῦ θυμιάματος ⊲ λγʹ. προπόλεως ⊲ μγʹ. χαλβάνης
⊲ λστʹ. βδελλίου ⊲ κεʹ. κρόκου ⊲ εʹ. ὀποπάνακος ⊲ ιβʹ.
νίτρου ἀφροῦ ⊲ λʹ. μύρῳ ἰρίνῳ κόπτων παράπτου. ἄλλο
Πρωτᾶ Πηλουσιώτου πρὸς ἰσχιαδικοὺς καὶ κεφαλαλγικοὺς
καὶ πρὸς πάντα τὰ χρόνια ἀλγήματα δυνάμενον ἁρμόττειν
τόδε. [632] ♃ κηροῦ ⊲ κδʹ. ἀμμωνιακοῦ θυμιάματος ⊲ ζ.
τερμινθίνης ⊲ ζ. θαψίας χυλοῦ ⊲ ηʹ. ἐλαίου κύαθον ἕνα.
καὶ ἄλλην δὲ δύναμιν ἐν τοῖς μαλάγμασιν ὁ Ἀνδρόμαχος
ἔγραψεν ὡδί πως. πρὸς ἰσχιαδικοὺς παρὰ Ἥρα Καππάδο-
κος. ♃ πίσσης ὑγρᾶς κο. γʹ ἢ β S''. κηροῦ λίτραν αʹ. πι-
τυΐνης λίτραν αʹ. θείου ἀπύρου λίτραν αʹ. νίτρου λίτραν
μίαν S''. σταφίδος ἀγρίας ξε. αʹ. πυρέθρου λίτρας S''. οἴνου
τρυγὸς κεκαυμένης λίτρας βʹ. καρδαμώμου ξε. αʹ. χαλβάνης
λίτρας S''. τὰ τηκτὰ κατὰ τῶν ξηρῶν. τοῦτο τὸ φάρμακον
καὶ αὐτὸς ὁ Ἥρας ἐν τῷ ἰδίῳ βιβλίῳ τῆς τελευτῆς πλησίον
ἔγραψεν. οὐ πρόσκειται δὲ ἐν αὐτῷ ἐπὶ τῆς πίσσης τὸ βʹ.

dromachus fic fcripfit. *Aliud malagma ad ifchiadicos et
alia multa.* ♃ Cerae ℥ lxxij, terebinthinae ℥ xlviij, ammo-
niaci thymiamatis ℥ xxxiij, propoleos ℥ xliij, galbani ℥ xxxvj,
bdellii ℥ xxv, croci ℥ v, opopanacis ℥ xij, fpumae nitri
℥ xxx, unguento irino admoto tundito. *Aliud Protae Pe-
lufiotae ad coxendicum et capitis dolorem et ad omnes
diuturnos dolores.* ♃ Cerae ℥ xxiiij, ammoniaci thymiama-
tis ℥ vij, terebinthinae drachmas feptem, fucci thapfiae ℥ viij,
olei cyathum unum. Quin et aliam compofitionem inter
malagmata Andromachus retulit hoc modo. *Ad ifchiadicos
ab Hera Cappadoce* ♃ Picis liquidae heminas tres aut
duas et dimidiam, cerae libram unam, refinae pini lib.
unam, fulfuris vivi libram unam, nitri fefquilibram, ftaphi-
dis filveftris fextarium unum, pyrethri libram dimidiam,
faecis vini uftae libras duas, cardamomi fextarium unum,
galbani libram dimidiam, arida cum liquidis committito.
Hoc medicamentum etiam ipfe Heras in proprio libro prope
finem fcripfit, fed non appofitum eft ad picem aut duas et

Ed. Chart. XIII. [632.]   Ed. Baf. II. (3o8.)
ἢ S″. ἀλλ᾽ ἁπλῶς γέγραπται κο. γ΄. προέγραψε δὲ αὐτῆς
κατὰ λέξιν οὕτως. κηρωτὴ πρὸς ἰσχιαδικοὺς, ἀνασκευάζουσα
καὶ τὰς λίαν κεχρονισμένας διαθέσεις, ταύτῃ ἐχρησάμην πρὸς
ἀνασκευὴν ἐπὶ Φροντίνου. ♃ πίσσης ὑγρᾶς κοτύλας γ΄. κη-
ροῦ λίτραν α΄. πιτυΐνης λίτραν α΄. θείου ἀπύρου λίτραν α΄.
νίτρου λίτραν α΄. σταφίδος ἀγρίας ξε. α΄. πυρέθρου λίτρας
S″. οἴνου τρυγὸς κεκαυμένης λίτρας β΄. καρδαμώμου ξε. α΄.
χαλβάνης λίτρας S″. τὰ τηκτὰ κατὰ τῶν ξηρῶν. ἔγραψε δὲ
καὶ ἄλλας ἰσχιαδικὰς ὁ Ἥρας δύο δυνάμεις, ὧν ἡ μὲν ἑτέρα
τόνδε τὸν τρόπον ἔχει. πρὸς ἰσχιαδικοὺς παρηγορικὴ λίαν.
♃ πίσσης μέρη δύο, θείου ἀπύρου μέρος ἕν, λεῖα ἀμφότερα
μίξας, σύμπλασσε τὸν ἀλγοῦντα τόπον, προλούσας δὲ τὸν
πάσχοντα χρῶ ἵνα κολληθῇ τὸ φάρμακον, καὶ ἄνωθεν ἐπίῤ-
ῥιπτε χάρτην καὶ ἔα μέχρις ἀφ᾽ ἑαυτοῦ ἀποστῇ, ἐνδέχεται
δὲ λούεσθαι ἔχοντα τὴν χάρτην. ἔν τισι τῶν ἀντιγράφων
πίσσης μέρος ἕν, καὶ δυνατόν ἐστι καὶ οὕτως αὐτὸ σκευ-
ασθῆναι, γιγνωσκόντων ἡμῶν ὅτι πρακτικώτερόν ἐστι τὸ ἴσα
μιγνύναι ἀμφότερα, τὴν πίσσαν καὶ τὸ θεῖον ἄπυρον. ἀσθε-

dimidiam, fed fimpliciter fcriptum eft heminas tres. Prae-
fcripfit autem haec verba. Ceratum ad ifchiadicos, quod
eruit etiam valde inveteratos affectus; hoc ufus fum in
Frontino. ♃ Picis liquidae heminas tres, cerae libram unam,
refinae pineae libram unam, fulfuris vivi libram unam,
nitri libram unam, ftaphidis filveftris fextarium unum, py-
rethri libram dimidiam, faecis vini uftae libras duas, car ·
damomi fextarium unum, galbani libram dimidiam, liquida
cum ficcis mifce. Scripfit autem et alias duas ifchiadicas
compofitiones Heras, quarum altera hoc modo habet. *Ad
ifchiadicos valde mitigatoria.* ♃ Picis partes duas, fulfuris
vivi partem unam, utraque trita mixta dolenti loco impo-
nito. Verum praelavare aegrum oportet, ut medicamentum
agglutinetur et fuperne chartam fuperponere, ac finere do-
nec fua fponte dilabatur, licet etiam lavare charta fupra-
pofita adhuc incumbente. In quibusdam exemplaribus, picis
pars una habetur, et licet etiam fic praeparare, modo fcia-
mus nos efficacius effe ambo pari menfura mifceri. Debilius

νέστερον δὲ ἐφ' οὗ ἡ πίσσα διπλασία τοῦ θείου βάλλεται.
ἡ δὲ λοιπὴ, καὶ ταύτῃ τῶν ἰσχιαδικῶν δυνάμεων, οὕτως ὑπὸ
τοῦ Ἥρα γέγραπται.

[Ἄλλη ἰσχιαδική· ταύτῃ ἐχρησάμην ἐπὶ Φροντίνου,
εὐθὺς ἐπὶ τῶν παροξυσμῶν.] ♃ Κηροῦ ⪜ ρ'. ἰξοῦ δρυΐνου
⪜ ιστ'. σμύρνης ⪜ στ'. τερμινθίνης ⪜ κέ'. χαλβάνης ⪜ στ'.
ἴρεως Ἰλλυρικῆς ⪜ στ'. κεδρίας κοτύλης τὸ ἥμισυ, κυπρίνου,
κοτύλης S''. τὸν κηρὸν καὶ τὴν κεδρίαν μετὰ τοῦ κυπρίνου
τῆξον, εἶτα τὴν ῥητίνην καὶ τὴν χαλβάνην. ὅταν δὲ μέλλῃς
αἴρειν, ἐπίπασσε τὴν ἴριν καὶ τὸν ἰξόν. ᾑρμένης δὲ τῆς λο-
πάδος, ἔστω λελειωμένη ἡ σμύρνα, εἶτα τὰ τηκτὰ κατάχει
καὶ μίξας χρῶ. ἔνιοι καὶ νίτρου προσέβαλλον ⪜ ε'.

[Τὰ ὑπ' Ἀσκληπιάδου γεγραμμένα ἐν τῷ τετάρτῳ τῶν
ἐκτὸς, ἃ Μαρκέλλας ἐπιγράφει.] Ὀνομάζει μὲν καὶ οὗτος
ἅπαντα τὰ τοιαῦτα μαλάγματα. προστίθησι δὲ τοῖς μὲν ὅτι
πρὸς ἰσχιάδα, τοῖς δὲ ὅτι πρὸς σπλῆνα, τοῖς δὲ πρὸς πλευ-
ρὰν ἢ ἄλλο τι μέρος. ἔνια δὲ καὶ πολύχρηστά φησιν εἶναι,

vero medicamentum, in quo duplum picis ad ſulfur conji-
citur. Porro quae reſtat adhuc tertia compoſitionum iſchia-
dicarum, hoc modo ab Hera prodita eſt.

[*Alia iſchiadica. Hac uſus ſum in Frontino, ſtatim
in exacerbationibus.*] ♃ Cerae ℥ c, viſci quercini ℥ xvj,
myrrhae ℥ vj, terebinthinae ℥ xxv, galbani ℥ vj, iridis Illy-
ricae ℥ vj, cedriae heminam dimidiam, cyprini heminam
dimidiam, ceram et cedriam cum cyprino liquefacito, deinde
reſinam et galbanum, atque ubi jam ab igne auferre voles,
iridem inſpergito, itemque viſcum indito. Ablata autem jam
olla in promptu ſit tibi myrrha trita, ad quam liquefacta
diffundes et mixtis ſimul omnibus uteris. Quidam ſupra
haec omnia etiam nitri ℥ v addiderunt.

[*Quae medicamenta Aſclepiades in quarto externo-
rum prodidit, quae Marcellae inſcribit.*] Nominat equidem
et hic omnia hujusmodi malagmata, apponit autem aliis,
quod ad iſchiada, aliis quod ad ſplenem, aliis ad latus aut
aliam aliquam partem conducant, quaedam etiam varii uſus

Ed. Chart. XIII. [632. 633.]   Ed. Baf. II. (308. 309)

καθάπερ καὶ τόδε γεγραμμένον ὑπ᾽ αὐτοῦ κατὰ λέξιν οὕτως.
μάλαγμα ᾿Αντιοχίδος, σπληνικοῖς, ὑδρωπικοῖς, ἰσχιαδικοῖς,
ἀρθριτικοῖς, ἐσκευάσθη Φαβίλλῃ Λιβυκῇ. 4 κηροῦ λίτρας
τρεῖς, δρυΐνου ἰξοῦ λίτρας γ΄. ῥητίνης τερμινθίνης λίτρας γ΄.
μυροβαλάτου πιέσματος [633] λίτραν α΄. νίτρου ἀφροῦ λί-
τραν α΄. λίθου ᾿Ασίου τοῦ ἄνθους λίτραν α΄. ἀμμωνιακοῦ
θυμιάματος λίτραν α΄. ἐλαίου κυπρίνου λίτρας τρεῖς, ὄξους
ὡς τὸ ἀμμωνιακὸν διαλῦσαι. (309) μετὰ τοῦτο γράφει ἐφε-
ξῆς πάλιν οὕτως. ἄλλο Φ .βίλλῃ συντεθὲν, σφόδρα γενναῖον
πρὸς τὰς αὐτὰς διαθέσεις. 4 σμύρνης στακτῆς λίτρας β΄.
βδέλλης ὄνυχος λίτρας β΄. μυελοῦ ἐλαφείου λίτρας β΄. ἀμμω-
νιακοῦ θυμιάματος λίτρας β΄. ἴρεως ξηρᾶς λίτρας δύο, ὀπο-
πάνακος λίτραν μίαν, χαλβάνης, στύρακος ἀνὰ λίτραν α΄.
μαστίχης λίτραν α΄. λίθου ᾿Ασίου τοῦ ἄνθους λίτραν α΄.
ὑποῦ συκομόρων λίτραν α΄. κάγχρυος λίτραν α΄. πεπέρεως
λευκοῦ λίτραν α΄. κηροῦ, τερμινθίνης ἀνὰ λίτρας ε΄. κοπτέον
ἐστὶ τὸ φάρμακον καὶ δεῖ κόπτοντα παράπτεσθαι ἰρίνου
μύρου τῇ ὑποστάθμῃ, ἕως ἂν εὐαφέστερον γένηται τὸ φάρ-
μακον. ἕτερον ἐφεξῆς ἔγραψεν ὁ ᾿Ασκληπιάδης οὕτως. μά-

elfe ait, quemadmodum etiam hoc fcriptum ab ipfo in haec
verba. *Malagma Antiochidis, fplenicis, hydropicis, ifchia-
dicis, arthriticis. Praeparatum eft Fabullae Libycae.* 4
Cerae libras tres, vifci quercini lib. tres, refinae terebin-
thinae lib. tres, magmatis myrobalani lib. ℔ j, fpumae ni
tri lib. j, floris lapidis Afii lib. j, ammoniaci thymiamatis
℔ j, olei cyprini lib. iij, acetum ad ammoniacum diffol-
vendum. Poft hoc fcribit rurfus aliud fic. *Aliud Fabullae
compofitum valde praeclarum ad eosdem affectus.* 4 Myr-
rhae ftactae lib. ij, bdellii onychis lib. ij, medullae cervinae
lib. ij, ammoniaci thymiamatis lib. ij, iridis ficcae lib. ij,
opopanacis lib. j, galbani, ftyracis, utriusque lib. j, mafti-
ches lib. j, floris lapidis Afii lib. unam, fucci fycomororum
lib. j, canchryos lib. unam, piperis albi lib. unam, cerae,
terebinthinae, utriusque lib. v, tundendum eft medicamen-
tum, ita ut qui tundit faecem unguenti irini adhibeat. quo
mollius medicamentum fiat. Aliud deinceps Afclepiades fcri-

λαγμα ὃ καὶ χρυσίζουσαν καλοῦμεν. ♃ ἀρσενικοῦ χρυσίζον-
τος, ἀσβέστου ἀνὰ γο β'. στυπτηρίας ὑγρᾶς γο β'. στυπτη-
ρίας σχιστῆς γο β'. τὰ ξηρὰ κόπτομεν καὶ σήθομεν καὶ εἰς
θυείαν βάλλοντες, τούτοις ἐπιβάλλομεν ὄξους κυάθους η'.
καὶ λεάναντες ἐπιμελῶς ἀναλαμβάνομεν τοῖς τηκτοῖς. ἔστι
δὲ ταῦτα. ♃ κηροῦ, ῥητίνης φρυκτῆς καὶ πιτυΐνης ἀνὰ λί-
τρας β'. ἐλαίου κοινοῦ κυάθους η'· ταῦτα τήξαντες ἐῶμεν
ψυγῆναι καὶ ἀναξύσαντες ἐπιβάλλομεν τοῖς λεανθεῖσιν. ἡμεῖς
προσετεθείκαμεν τῇ τοῦ φαρμάκου σκευασίᾳ σμύρνης γο β'.
καὶ ἕτεροι δὲ προστιθέασι καὶ σανδαράχης γο β'. ὑφαιροῦν-
ρες τὰς δύο γο τῆς ὑγρᾶς στυπτηρίας. ἡμεῖς δὲ ἐμβάλλον-
τες πάντα τὰ ὑπογεγραμμένα σκευάζομεν, καὶ γίνεται δρα-
στικώτερον. μετὰ τὸ προγεγραμμένον ἕτερον ἔγραψεν οὕτως.
τούτῳ ἐχρήσατο Ἀνδρόμαχος, ποιεῖ σπληνικοῖς, ὑδρωπικοῖς
καὶ πρὸς τὰς τῶν ὑποχονδρίων διατάσεις, ποιεῖ ἰσχιαδικοῖς,
ἀρθριτικοῖς καὶ πρὸς τὰς κεχρονισμένας διαθέσεις. ♃ κηροῦ,
πίσσης Βρυτίας ἀνὰ λίτραν α'. ἀντὶ τῆς πίσσης ῥητίνην
φρυκτὴν βάλλομεν, ῥητίνης πιτυΐνης λίτραν α'. ἐλαίου κυ-

pſit hoc modo. *Malagma quod et aurei coloris appella-
mus.* ♃ Auripigmenti auricoloris, calcis vivae, utriusque
ſextantem, aluminis liquidi ℥ ij, aluminis ſciſſi ℥ ij, arida
tundimus et cribramus et in piſam conjectis aceti cyathos
octo affundimus et probe trita liquefactis excipimus. Sunt
autem haec. ♃ Cerae, reſinae frictae et pinus, ſingulorum
lib. ij, olei communis cyath. viij, haec liquefacta frigefieri
ſinimus et eraſa tritis admiſcemus. Nos ad medicamenti
praeparationem etiam myrrhae ſextantem addimus. Alii
etiam ſandarachae ſextantem apponunt, aluminis liquidi ſex-
tante ſublato. Nos autem conjectis omnibus praeſcriptis
conficimus et fit efficacius. Poſt praeſcriptum aliud ſubdi-
dit hoc modo. *Hoc uſus eſt Andromachus. Facit ſpleni-
cis, hydropicis et ad praecordia diſtenta. Facit iſchiadi-
cis, arthriticis et ad inveteratos affectus.* ♃ Cerae, picis
Brutiae, utriusque lib. j, nos pro pice reſinam frictam in-
dimus, reſinae pinus lib. j, olei cyath. viij, auripigmenti

ἄθους ἡ΄. ἀρσενικοῦ χρυσίζοντος, στυπτηρίας σχιστῆς, ἀσβέ-
στου ἀνὰ γο β΄. σκεύαζε καθὰ προείρηται, ἡμεῖς προσεθή-
καμεν τῷ φαρμάκῳ σμύρνης γο β΄. ἰξοῦ δρυΐνου γο δ΄. μετὰ
τὰ προειρημένα διελθὼν ἕτερά τινα πρὸς ὑδρωπικοὺς καὶ
σπληνικούς· αὖθις ἔγραψε πολύχρηστον δύναμιν, ἣν καὶ τοῖς
ἰσχιαδικοῖς ἁρμόττειν φησὶν ὡδί πως. Ἀνδρέου μάλαγμα.
δύναμις θαυμαστὴ πρὸς ἃ βούλει κατατρῆσαι, διαλῦσαι, ἐξι-
σῶσαι ἀνάγει ὀστᾶ ἐφθορότα, σκόλοπας, ἀκίδας. ἀναγέγρα-
πται δὲ καὶ Σεραπίωνι τῷ ἐμπειρικῷ. ποιεῖ καὶ πρὸς ἰσχια-
δικούς, χρήσιμόν ἐστι καὶ τοῖς ἐμπυϊκοῖς. ποιεῖ καὶ πρὸς τὰς
σκιῤῥώδεις τῶν σπλάγχνων διαθέσεις. ἔστι δὲ καὶ ἄκοπος
ἀγαθὴ παρειμένοις χρονίοις, διεστραμμένοις μέρος τι τοῦ
σώματος. ποιεῖ καὶ πρὸς τὰ λιπανθέντα, ὥστε ἀνάγειν τὰ
ἀλλότρια καὶ τὸ ἕλκος εἰς οὐλὴν ἄγειν. ♃ κόκκου κνιδίου
κεκαθαρμένου, νίτρου ἐρυθροῦ, ἁλὸς ἀμμωνιακοῦ, ἀριστολο-
χίας Κρητικῆς, σικύου ἀγρίου ῥίζης, τερμινθίνης ἀνὰ < κ΄.
πεπέρεως στρογγύλου καὶ μακροῦ, ἀμμωνιακοῦ θυμιάματος,
τινὲς καὶ τοῦ ἀμώμου καὶ τοῦ ξυλοβαλσάμου ἀνὰ < ι΄.

auricoloris, aluminis fciffi, calcis vivae, fingulorum ℥ ij,
praepara ut dictum eſt. Nos appoſuimus ad medicamentum
myrrhae fextantem, vifci quercini trientem. Poſt relata alia
quaedam ad hydropicos et fplenicos recenſet et inde rur-
fus multi uſus compoſitionem tradit, quam etiam iſchiadicis
convenire ait, hoc modo. *Andreae malagma. Compoſitio
admiranda ad ea quae velis perforare, diſſolvere, adae-
quare. Educit oſſa corrupta, aculeos et infixa. Defcriptum
eſt etiam a Serapione empirico. Facit et ad ifchiadicos,
commodum eſt fuppuratis, facit et ad induratos viſcerum
affectus. Eſt et acopon bonum diutinis reſolutionibus et
diſtortis corporis partibus. Facit etiam ad ea, quae pin-
gui mucore obſeſſa funt, educit enim aliena et ulcus ad
cicatricem perducit.* ♃ Grani cnidii purgati, nitri rubri,
falis ammoniaci, ariſtolochiae Creticae, radicis cucumeris
filveſtris, terebinthinae, fingulorum drach. viginti, piperis
rotundi et longi, ammoniaci thymiamatis et, ut quidam vo-
lunt, amomi et xylobalfami, fingulorum drach. x, thuris

Ed. Chart. XIII. [633. 634.]　　　　**Ed. Baf. II. (309.)**

λιβάνου ἄῤῥενος, σμύρνης, ῥητίνης ξηρᾶς, ἰξοῦ εἰργασμένου
ἀνὰ ◁ ι'. συκαμίνου ὀποῦ ◁ ι'. κηροῦ ◁ λ'. στέατος αἰγείου
◁ ιέ. ἰρίνου μύρου ὑποστάθμης εἰς ἀνάληψιν ὅσον ἔξαρ-
κεῖ. τὰ ξηρὰ κόπτεται καὶ σήθεται λεπτοτάτῳ κοσκίνῳ καὶ
τὰ τηκτὰ κόπτεται καθ᾽ ἕκαστον φιλοπόνως, εἶθ᾽ ὁμοῦ πάντα
μίγνυται καὶ πάλιν κόπτεται καὶ σήθεται λεπτοτάτῳ κο-
σκίνῳ παραπτομένου ἰρίνου ὑποστάθμη. εἶθ᾽ ὅταν καλῶς
ἐνωθῇ, μαλάξαντες ἀποτιθέμεθα, ὁπότε δὲ βούλει καὶ ἀκόπῳ
χρῆσθαι, λάμβανε τοῦ φαρμάκου γο γ'. [634] στέατος χηνείου
γο γ'. ἐλαίου κυπρίνου γο γ'. μίξας χρῶ. καὶ τούτου δ᾽ ἐφε-
ξῆς οὕτως ἔγραψεν. ἄλλο πρὸς τὰς αὐτὰς διαθέσεις. ♃ πυ-
ρέθρου ◁ κ'. κόκκου κνιδίου καὶ ἀφρονίτρου ἀνὰ ◁ κ'. ἁλὸς
ἀμμωνιακοῦ, ἀριστολοχίας Κρητικῆς λεπτῆς τοῦ φλοιοῦ, σι-
κύου ἀγρίου ῥίζης, τερμινθίνης ἀνὰ ◁ κ'. πεπέρεως στρογ-
γύλου καὶ μακροῦ, ἀμμωνιακοῦ θυμιάματος, βδελλίου, ξυλο-
βαλσάμου, λιβάνου, σμύρνης, καρδαμώμου, ἀμώμου, στέατος
αἰγείου, ῥητίνης ξηρᾶς ἀνὰ ◁ ι'. κηροῦ ◁ λ'. ἰξοῦ εἰργα-
σμένου ◁ η'. συκαμίνου ὀποῦ ◁ η'. ἰρίνου μύρου τῆς ὑπο-

mafculi, myrrhae, refinae ficcae, vifci fubacti, fingulorum
drach. decem, fucci mororum drach. x, cerae drach. xxx,
adipis caprini drach. xv, faecis unguenti irini quantum fa-
tis excipiendis erit, arida tunduntur et anguftiffimo cribro
excernuntur, liquabilia vero fingulatim diligenter tunduntur,
deinde omnia fimul mifcentur ac rurfus tunduntur admota
irini faece, deinde ubi probe fuerint unita, emollita repo-
nimus. Quod fi velis acopo uti, accipe medicamenti qua-
drantem, adipis anferini quadrantem, olei cyprini quadran-
tem ac mixtis utitor. Poftea vero confequenter fic fcripfit.
Aliud ad eosdem affectus. ♃ Pyrethri ℨ xx, grani cnidii,
fpumae nitri, utriusque ℨ xx, falis ammoniaci, ariftolochiae
Creticae tenuis corticis, radicis cucumeris filveftris, tere-
binthinae, fingulorum ℨ xx, piperis rotundi et longi, ammo-
niaci, thymiamatis, bdellii, xylobalfami, thuris, myrrhae,
cardamomi, amomi, adipis caprini, refinae ficcae, fingulo-
rum ℨ x, cerae ℨ xxx, vifci probe fubacti ℨ viij, fucci mo-
rorum ℨ viij, faecis unguenti irini quod fufficit his exci-

στάθμης εἰς ἀνάληψιν, οἴνου Ἰταλικοῦ ὅσον ἐξαρκεῖ, δια-
βρέξας ὅσα χρὴ διαλύειν, σκεύαζε κατὰ τρόπον. ἐν ἄλλῳ οὔτε
τὸ ξυλοβάλσαμον οὔτε τὸ καρδάμωμον εὗρον οὔτε ἄμωμον.
μετὰ τὰ γεγραμμένα γράψας ἕτερα φάρμακα, πάλιν ἐμνημό-
νευσε τῶν ἰσχιαδικῶν οὕτω γράψας. ἄλλο τοῦ αὐτοῦ ἐπί-
θεμα ἰσχιαδικοῖς, ἀρθριτικοῖς παραχρῆμα ὠφελεῖ. τῆλιν βα-
λὼν εἰς ἄγγος κεραμοῦν καὶ ταύτῃ ἐπιβαλὼν ὀξυκράτου ὅσον
ἐξαρκεῖ, ἕψε θεὶς ἐπ' ἀνθράκων μέχρι διαλύσεως. ὅταν δὲ
διαλυθῇ, ἐπίβαλλε μέλιτος ὅσον ἐξαρκεῖ καὶ πάλιν ἕψε, εἶτα
ἐξελὼν τρῖβε φιλοπόνως καὶ εἰς ὀθόνιον ἐπιπλάσας ἐπιτίθει
κατὰ τῶν πονούντων τόπων καὶ ταινιδίῳ περιειλήσαντες
ἐῶμεν καὶ τοῦτο πράττομεν ἐπὶ δύο καὶ τρεῖς ἡμέρας. ἐν
δὲ τῷ τρίβεσθαι, ὅταν σκληρανθῇ τὸ φάρμακον, ἐπιβάλλο-
μεν τοῦ ὑγροῦ ὅσον ἐξαρκεῖ. τὸ δὲ ἐπιβαλλόμενον τοσοῦτον
ἔστω ὥστε τὸ κατάπλασμα γενέσθαι ἀλκιμώτερον. ἄλλο τοῦ
αὐτοῦ. τῶν προγεγραμμένων συνεχὲς ἔγραψε φάρμακον οὕτω.
συμφύτου λίτραν α S''. ξύσας καὶ εἰς λεπτὰ τεμὼν καὶ βα-
λὼν εἰς θυίαν ὀστρακίνην, φιλοπόνως τρῖβε, καὶ ὅταν λειωθῇ,

piendis, vini Italici quod fatis eft, maceratis his, quae dis-
folvere oportet, pro more apparato. In alio exemplari neque
xylobalfamum neque cardamomum neque amomum reperi.
Poft haec alia medicamenta prodidit et deinde rurfus ifchia-
dicorum meminit, fic fcribens. *Aliud ejusdem epithema,
ifchiadicis et arthriticis auxiliatur confeftim.* Foenugrae-
cum in vas fictile conjicito et ad ipfum pofcam fufficien-
tem affundito et prunis impofitum donec diffolvatur coquito,
ad diffolutum vero mellis quod fatis eft injice ac rurfus
coque, deinde exempta diligenter tere et in linteolum in-
farta locis affectis impone, fafciaque obligatos fine. Hoc au-
tem ad biduum et triduum facimus. Caeterum fi dum teri-
tur medicamentum induretur, liquoris quantum fufficit ad-
dimus, liquor autem tantus fit, ut tractile cataplasma red-
datur. *Aliud quod continenter ad praedicta fequitur hoc
modo.* Symphyti fefquilibram rafam et minutim concifam
ac in mortarium teftaceum conjectam diligenter terito, et

ἐπίβαλλε μάννης γο γ΄. καὶ ὠῶν τριῶν προσφάτων ὠμῶν
τὸ λευκὸν σὺν ταῖς λεκίθοις καὶ πάλιν τρῖβε, καὶ ὅταν ἑνωθῇ,
ἐπίβαλλε τούτοις στέατος ὑείου παλαιοῦ λίτραν μίαν, καὶ
ἀνακύψας ἐπιμελῶς ἐμπλάσας εἰς ὀθόνιον ἐπιτίθει, παρηγο-
ρεῖ παραχρῆμα. μετὰ τὸ γεγραμμένον ἐφεξῆς ἕτερον ἔγραψεν
οὕτως. ἄλλο τοῦ αὐτοῦ. μάλαγμα ἰσχιαδικοῖς ἐπὶ τῶν πα-
ροξυσμῶν εὐθὺς ἐπιτιθέμενον, διδυμαία λεγόμενον. ποιεῖ καὶ
πρὸς τὰ συντρίμματα καὶ πρὸς πᾶσαν νευριτικὴν συμπά-
θειαν. ἔστι δὲ καὶ διαλυτικὸν πάσης σκληρίας. ποιεῖ καὶ
πρὸς τὰς ἄλλας φλεγμονὰς, καθαίρει καὶ τὰς οὐλὰς τὰς πο-
νηρὰς, ποιεῖ πρὸς τὰ στρέμματα καὶ λυγίσματα, ποιεῖ καὶ
πρὸς τὰς τῶν μασθῶν διαθέσεις κακοήθεις. ♃ κηροῦ, ἰξοῦ
δρυΐνου, τερμινθίνης, ἴριδος ξηρᾶς, σμύρνης, χαλβάνης. ἀνὰ
< μή. ἐλαίου κυπρίνου ἢ μύρου Αἰγυπτίου ὅσον ἐξαρκεῖ,
τὴν χαλβάνην βαλόντες εἰς τὸ κύπρινον ἢ εἰς τὸ μύρον τὸ
Αἰγύπτιον καὶ θέντες ἐπὶ τὸ πῦρ διαλύομεν καὶ τὸν κηρὸν
μαλάσσομεν καὶ τοῖς λοιποῖς μίξαντες κόπτομεν φιλοπόνως
καὶ τούτοις ἐμβαλόντες τακεῖσαν τὴν χαλβάνην μετὰ τοῦ

ad tritam mannae quadrantem addito, atque ovorum cru-
dorum recentium trium numero candidum una cum luteo
et rurſus terito, et ubi unita ſuerint, his adipis ſuilli ve-
teris libram unam adjicito et conquaſſata diligenter atque
in linteolum inſarta imponito, mitigat conſeſlim. Poſt prae-
ſcriptum aliud deinceps ſcripſit hoc modo. *Aliud ejusdem
malagma, iſchiadicis ſtatim in exacerbationibus imponitur.
Appellatur didymaea. Facit ad attrita et omnem nervo-
rum per conſenſum affectum, diſſolvit omnem duritiem,
facit etiam ad alias inflammationes, delet malignas cica-
trices, facit ad luxata et colliſa, facit et ad mammilla-
rum affectus malignos.* ♃ Cerae, viſci quercini, terebin-
thinae, iridis ſiccae, myrrhae, galbani, ſingulorum drach.
xlviij, olei cyprini aut unguenti Aegyptiaci quod ſatis eſt.
Galbanum in oleum cyprinum aut unguentum Aegyptium
conjectum ad ignem diſſolvimus, et ceram mollimus ac re-
liquis mixtam probe tundimus, atque his galbanum lique

Ed. Chart. XIII. [634. 635.]　　　　Ed. Baf. II. (309. 310.)

κυπρίνου πάλιν κόπτομεν, καὶ ποιήσαντες ἀφέστατον μάλα-
γμα ἀνελόμενοι χρώμεθα. ἐφεξῆς τῶν προγεγραμμένων καὶ
τοῦτο ἔγραψεν ὁ Ἀσκληπιάδης. ἄλλο τοῦ αὐτοῦ ἐκ τοῦ
Ἀρείου. ποιεῖ κωλικοῖς ἀφάτως, ἐν αὐτοῖς παροξυσμοῖς ἐπι-
τιθέμενον καὶ ψώρας θεραπεύσει χωρὶς ἑλκώσεως. ♃ κηροῦ,
πίσσης ὑγρᾶς ἀνὰ λίτραν α΄. πίσσης ξηρᾶς λίτραν α΄. θείου
ἀπύρου, στυπτηρίας σχιστῆς, νίτρου ἐρυθροῦ ἀνὰ λίτρας S΄΄.
τὰ τηκτὰ τῆκε, τὰ δὲ ξηρὰ κόπτε καὶ σῆθε λεπτοτάτῳ κο-
σκίνῳ, καὶ ὅταν τὰ τηκτὰ συστρέφηται, ἐπίβαλλε τὰ ξηρὰ
κατ᾽ (310) ὀλίγον ἐπιπάσσων καὶ κινῶν συνεχῶς καὶ εἰς
θυίαν κατεράσας καὶ ἀνακόψας ἀνελόμενος χρῶ. μετὰ τὸ
προγεγραμμένον ἕτερον ἔγραψεν ὡδί πως.

[635] [Ἄλλο τοῦ αὐτοῦ μάλαγμα, τὸ διὰ τοῦ σιλ-
φίου ἰσχιαδικοῖς σφόδρα γενναῖον.] ♃ Ἄμμεως ⋖ ιβ΄. σιλ-
φίου, πηγάνου ἀγρίου σπέρματος, δαφνίδων κεκαθαρμένων
ἀνὰ ⋖ ιδ΄. κολοκυνθίδος τοῦ ἐντὸς ⋖ β΄. νίτρου δραχμὰς δ΄.
ἀβροτόνου Θηβαϊκοῦ ⋖ δ΄. καρδαμώμου ⋖ δ΄. κηροῦ Πον-
τικοῦ μνᾶς ὄγδοον, πίσσης, ῥητίνης, στέατος χηνείου, ἀμμω-

factum cum cyprino injicimus ac rurſus tundimus malagma
leniſſimum tactui reddendo, quo utimur. Conſequenter etiam
hoc Aſclepiades ſubdidit. *Aliud ejusdem ex Areo. Focit ad
colicos ſupra quam dici poteſt, in ipſis vexationibus impo-
ſitum, et pſoras curat citra exulcerationem.* ♃ Cerae, pi-
cis liquidae, utriusque libram j, picis aridae libram j, ſul-
furis vivi, aluminis ſciſſi, nitri rubri, ſingulorum libram di-
midiam, liquabilia liquefacito, arida vero tundito et per an-
guſtiſſimum cribrum concernito et ad liquefacta adjicito,
paulatim ea inſpergendo ac aſſidue movendo, indeque in
pilam translata ac tuſa reponito et utitor. Deinceps rur-
ſum aliud prodidit hoc modo.

[*Aliud ejusdem malagma ex ſilphio, iſchiadicis valde
commodum.*] ♃ Ammii drach. xij, ſilphii, ſeminis rutae ſil-
veſtris, baccarum lauri purgatarum, ſingulorum drach. xiv.
medullae colocynthidis drach. duas, nitri drach. quatuor,
abrotoni Thebaici drach. quatuor, cardamomi drach. qua-
tuor, cerae Ponticae minae octavam partem, picis, reſinae,

Ed. Chart. XIII. [635.]　　　　　　　**Ed. Baf. II. (310.)**

νιακοῦ θυμιάματος ἀνὰ μνᾶς ὄγδοον, τὰ τηκτὰ κατὰ τῶν
ξηρῶν. ἐφεξῆς τῷ προγεγραμμένῳ καὶ τόδε γέγραπται ὑπὸ
Ἀσκληπιάδου κατὰ λέξιν οὕτως.

[Ἄλλο τοῦ αὐτοῦ ᾧ ἐχρήσατο Ἀντίπατρος.] ♃ Σιλ-
φίου, πηγάνου ἀγρίου ξηροῦ, δαφνίδων ξηρῶν, ἀφρονίτρου,
κολοκυνθίδος τοῦ ἐντός, ἀβροτόνου Θηβαϊκοῦ, ἄμμεως, καρ-
δαμώμου, ἑκάστου < δ'. πηγάνου ἡμέρου χλωροῦ, πίσσης
ξηρᾶς, ῥητίνης τερμινθίνης. ἀμμωνιακοῦ θυμιάματος, στέατος
μοσχείου, ἑκάστου μνᾶς ὄγδοον, χαλβάνου < ιστ'. ὀποπά-
νακος < δ'. θείου ἀπύρου < δ'. ἐλαίου κυπρίνου κοτύλας
δ'. ἐν δὲ τῇ χρήσει πρότερον χρὴ κορίαννον ξηρὸν καύσαντα
ἀναλαμβάνειν κυπρίνῳ καὶ οὕτως ἐπιχρίειν τὸ ἰσχίον καὶ
μετὰ τὴν τούτου χρῆσιν ἐπιθεῖναι τὸ μάλαγμα. μετὰ τοῦτο
δὲ πάλιν ἕτερον ἔγραψεν ὡδί πως.

[Ἄλλο τοῦ αὐτοῦ μάλαγμα ἰσχιαδικὸν, μετασυγκριτι-
κὸν, ἀπαλλάσσει τῆς ὅλης διαθέσεως. ποιεῖ καὶ παρέτοις καὶ
τρομώδεσι καὶ ταῖς κεχρονισμέναις διαθέσεσιν.] ♃ Πίσσης
ὑγρᾶς Βρυτίας λίτρας γ'. τρυγὸς ξηρᾶς κεκαυμένης λίτρας β'.

adipis anſerini, ammoniaci thymiamatis, ſingulorum minae
octavam partem, liquida cum aridis committito. Conſequen-
ter et hoc ab Aſclepiade ſcriptum eſt ita.

[*Aliud ejusdem, quo uſus eſt Antipater.*] ♃ Silphii,
rutae ſilveſtris ſiccae, baccarum lauri ſiccarum, ſpumae ni-
tri, medullae colocynthidis, abrotoni Thebaici, ammii, car-
damomi, ſingulorum drach. quatuor, rutae ſativae viridis,
picis ſiccae, reſinae terebinthinae, ammoniaci thymiamatis,
adipis vitulini, ſingulorum minae octavam partem, galbani
drach. ſedecim, opopanacis drach. quatuor, ſulſuris vivi
drach. quatuor, olei cyprini heminas iv. Uſus tempore opor-
tet prius coriandrum aridum uſtum cyprino excipere et
ex eo coxendicem illinere, atque poſt hujus uſum malagma
ipſum imponere. Poſt hoc rurſus aliud ſcripſit hoc modo.

[*Aliud ejusdem malagma, in iſchiadicis humores ex
alto evocat ac transſert, liberatque a tota affectione. Fa-
cit et diſſolutis et trementibus et affectibus inveteratis.*]
♃ Picis liquidae Brutiae lib. iij, faecis aridae uſtae lib. ij,

Ed. Chart. XIII. [635.]   Ed. Baf. II. (310.)

νίτρου ἐρυθροῦ λίτραν α΄ S΄΄. ῥητίνης πιτυΐνης λίτραν α΄.
κηροῦ λίτραν α΄. σταφίδος ἀγρίας λίτραν α΄. θείου ἀπύρου
λίτραν α΄. πυρέθρου λίτρας S΄΄. καρδαμώμου ξε. α΄. ἕψε
πίσσαν, κηρὸν, ῥητίνην, τὰ δὲ ξηρὰ κόπτε καὶ σῆθε λεπτο-
τάτῳ κοσκίνῳ καὶ τοῖς τηκτοῖς ἀναλαβὼν χρῶ. μετὰ τὸ προ-
γεγραμμένον ἕτερον φάρμακον ἔγραψεν ὡδί πως.

[῎Αλλο τοῦ αὐτοῦ ᾧ ἐχρήσατο Φιλόκαλος.] ♃ Νά-
πυος, τήλεως ἀληλεσμένης ἑκάστου ξε. S΄΄. πυρέθρου, σταφί-
δος ἀγρίας, νίτρου ἐρυθροῦ ἀνὰ < δ΄. ὀποπάνακος < β΄.
χαλβάνης < β΄. ῥητίνης τερμινθίνης λίτραν α΄. κηροῦ λίτραν
μίαν, ἐλαίου κυπρίνου λίτραν α΄. τὰ τηκτὰ κατὰ τῶν ξηρῶν.

[῾Η ὑπὸ Δαμοκράτους γεγραμμένη θεραπεία τῶν ἰσχια-
δικῶν διὰ τῆς Ἰβηρίδος.] ♃ Ἐπιγράφεται βιβλίον Δαμοκρά-
τους κλίνικος, ἐν ᾧ διὰ μέτρων ἰαμβικῶν, ὡς εἴωθε, περὶ
τῶν τριῶν διαλέγεται φαρμάκων, πρώτου μὲν τοῦ διὰ τῆς
βοτάνης, ἣν καὶ αὐτὸς Ἰβηρίδα καλεῖ, τοῦ δευτέρου δὲ τοῦ
διὰ σπέρματος ἀνωδύνου, τρίτου δὲ τοῦ καθαρτικοῦ καλου-

nitri rubri fefquilibram, refinae pini lib. j, cerae lib. ʃ, fta-
phidis filveſtris lib. j, fulfuris vivi lib. j, pyrethri lib. dimi-
diam, cardamomi fextarium unum, picem, ceram, refinam
coquito, arida tundito et cribrato anguſtiſſimo cribro ac cum
liquefactis committito, et utitor. Poſt praefcriptum adhuc
aliud medicamentum fubdidit ita habens.

[*Aliud ejusdem quo ufus eſt Philocalus.*] ♃ Sinapi,
foenigraeci moliti, utriusque fextarium dimidium, pyrethri,
ftaphidis filveſtris, nitri rubri, fingulorum drach. quatuor,
opopanacis drach. ij, galbani drach. ij, refinae terebinthi-
nae lib. j, cerae lib. j, olei cyprini lib. j, arida cum liqui-
dis committito et utitor.

[*Ifchiadicorum cura u Damocrate confcripta ex Ibe-
ride.*] Damocratis extat libellus Clinicus infcriptus, in quo
verfibus iambicis, quemadmodum folet, de tribus differit
medicamentis, ac primo quidem eo, quod ex herba, quam
ipfe Iberidem appellat, conftat, fecundo ex femine dolores
fedante compofitio, tertio vero purgatorio et ab ipfo hiera

μένου ὑπ᾽ αὐτοῦ ἱερᾶς. περὶ πρώτης οὖν τῆς τῶν ἰσχιαδι-
κῶν θεραπείας ἔγραψεν ἐν τῷ βιβλιδίῳ ταῦτα. ἐν Ἰβηρίδι,
φησὶν, ἰατρόν τινα φίλον ἑαυτοῦ θεραπευθῆναι διὰ τῆς βο-
τάνης, ἣν, ὡς ἔφην, αὐτὸς ὁ Δαμοκράτης Ἰβηρίδα καλεῖ, μα-
θὼν μὲν αὐτοπτικῶς τὴν βοτάνην, ὄνομα δὲ οὐδὲν ἀκούσας
αὐτῆς, ὅτι μηδ᾽ ὁ διδάσκων ἠπίστατο. δι᾽ ὧν δὲ γράφει γνω-
ρισμάτων, ἔοικε τὴν ὑπὸ τῶν Ἑλλήνων ὀνομαζομένην λεπί-
διον Ἰβηρίδα καλεῖν, ἀπὸ τῆς χώρας ἐν ᾗ θεραπευθεὶς ἔτυ-
χεν ὁ φίλος αὐτοῦ. γράφει δὲ αὐτοῦ τὰ γνωρίσματα διὰ
τῶν ἰάμβων.

[636] Φύεται δὲ πολλὴ πανταχοῦ, μάλιστα δὲ
Παρὰ τοῖς παλαιοῖς μνήμασι, τοίχοισίν τε καὶ
Παρὰ ταῖς ὁδοῖσι ταῖς πάλαι τετριμμέναις,
Παρ᾽ αἷς γεωργὸς τὰ λήϊ᾽ οὔ ποτ᾽ ἤροσεν.
Ἀεὶ δὲ θάλλει, φύλλ᾽ ἔχουσα καρδάμου.
Ἔαρος μὲν εὐθαλῆ τε καὶ μεῖζω·
Καυλῷ δὲ αὐτῆς ὄντι μῆκος πήχεως,
Μικρῷ τ᾽ ἔλαττον καὶ πάλιν μικρῷ πλέον,

appellato. De primo igitur in ifchiadicorum curatione in eo
libello haec fcripfit. In Iberide, inquit, medicum quendam
amicum fuum per hanc herbam curatum effe, quam her-
bam, ut dixi, ipfe Damocrates Iberidem appellat, ut qui
ipfe vifu herbam cognorit, nomen autem ejus nullum au-
dierit, quum etiam id ipfum ignorarit is, qui eum ufum
ejus docuit. Verum ex fignis, quae fcribit, videtur Iberidem
appellare, quae a Graecis lepidium nominatur, a regione,
in qua amicus ejus curatus eft, appellatione ducta. Defcri-
bit autem ipfius figna per hos iambos.

Herba haec ubique multaque frequens nafcitur
Monumenta juxta antiqua, muros et veteres,
Tritasque quondam publice pedibus vias,
Quas juxta aratrum duxit haud quis agricola.
Semper virefcens, foliis nafturtii
Florentibus, vere attamen majoribus.
Caulem cubitalis longitudinis gerit,
Paulo minorem aut rurfus ampliorem. Ad hoc

Ed. Chart. XIII. [636.]   Ed. Baf. II. (310.)

Θέρους περίκειται λεπτὰ φύλλα, μέχρι περ ἂν
Κρύους γενομένου, φρυγανώδη τἄλλα μὲν
Τὰ φύλλα ἀποβάλλει τε καὶ μαραίνεται,
Πρὸς τῇ δὲ ῥίζῃ προσπεφύκασίν τινα.
Φέρει δ᾽ ὁ καυλὸς ἐν θέρει λεπτὸν πάνυ
Πολύχροον ἄνθος, τῇ χρόᾳ γαλάκτινον,
Εἶτ᾽ ἐπακολουθεῖ παντελῶς τούτῳ βραχὺ
Σπέρματος, ἀκριβῶς αὐτὸ μηδ᾽ ὁρᾶν τινα.
Ἡ ῥίζα δὲ καὶ ὀσμὴν δριμυτάτην ἔχει,
Μάλιστα πάντων καρδάμῳ προσεμφερῆ.
     Διὰ τούτων μὲν ἐδήλωσε τὴν ἰδέαν τῆς βοτάνης, ἐφε-
ξῆς δὲ τὴν χρῆσιν αὐτῆς διὰ τῶνδε.
Ταύτην ὀρύξας καὶ λαβὼν πλῆθος πολύ,
Θέρους μάλιστα δ᾽ ἐστὶ πρακτικωτάτη
Καὶ πρόσφατος. ξηρὰ γὰρ ἀδρανὴς τυγχάνει,
Κόψας δ᾽ ἐπιμελῶς, ἔστι γὰρ καὶ δύσκοπος,
Ἀξουγγίῳ λίπανον ὀλίγῳ παντελῶς,
Εἶτα ἐπιθεὶς κοτύλῃ τε καὶ παντὶ σκέλει,

Aeſtate pendent folia, donec multa hiems
Sarmentitiam deducat haec ad imaginem et
Dejecta et exiccata depereant gelu,
Adnata radici tamen cernes alia.
Aeſtate florem fert colore lacteo
Multum tenuem, variumque valde cauliculus.
Ad quem fequitur femen penitus fic exiguum,
Viſum fere ut fallens, oculos quoque effugiat.
Odorem habet radix at inde acerrimum,
Vero fimilem quam maxime naſturtio.

     Per hos quidem verſus figuram herbae indicavit. Con-
fequenter autem uſum ipſius per hujusmodi.

Hanc erutam larga ſatis cape copia
Aeſtate, nam tunc optima et fortiſſima eſt
Adhuc recens, ſiccata fit ſed debilior.
Tuſam hinc probe, nam difficulter tunditur,
Pauca ſubaciamque excipies axungia,
Crurique toti et maxime coxendici

352 ΓΑΛΗΝΟΤ ΠΕΡΙ ΣΤΝΘΕΣΕΩΣ ΦΑΡΜΑΚΩΝ

Ed. Chart. XIII. [636.]   Ed. Baf. II. (310.)

Δήσας τ᾽ ἄφες ὥρας μὴ μένειν ἐλάττονας,
Γυναιξὶ μὲν δύ᾽, ἀνδράσιν δὲ τέτταρας.
Εἶτ᾽ εἰς βαλανεῖον ἐσάγων αὐτοὺς, μηθενὶ
Μήτε προαλείψας μήτε χρίσας σμήγματι.
Σμικρᾶς δὲ νοτίδος γενομένης, εἰς τὴν μακρὰν
Καθεὶς, κράτησον, ἐπιφέρει γὰρ πολλάκις
Δηγμὸν φέροντ᾽ αἴσθησιν ἔνθερμόν τινα.
Μικρὸν δ᾽ ἀποβρέξας ἔξαγ᾽ αὐτοὺς ἔξωθεν,
Κᾂν ὦσι πολλῶν χερσὶν εἰσκεκομισμένοι,
Ἰδίοις ἕκαστος ἐξελεύσεται ποσί.
Μίξας δ᾽ ἐλαίῳ δαψιλεῖ βραχὺν πάνυ
Οἶνον ἀνάκοπτε καὶ συνάλειφ᾽ αὐτοὺς ὅλους.
Ἄρας τ᾽ ὀθονίοις, ἰκμάδα καὶ ἅπαν λίπος,
Σκέπασον τὸ κῶλον κουφοτάτοις ἐριδίοις.
Τἄλλα τε κέλευε πάντα πράττειν ὅσα θέλοις
Ἐν τοῖς συνήθεσιν ὄντα καὶ τοῖς ἡδέσι.
Τὸ γὰρ βοήθημ᾽ αὐτοτελὲς ὂν τυγχάνει,
Οὐ χρῇζον ἄλλου συμβάλλεσθ᾽ αὐτῷ τινος,

Adhibebis et ligabis et fines duas
Horas mulieribus, viris fed quatuor.
Hinc balneo inductos nec ullo ex unguine,
Nec fmegmate ullo pinguiore collines,
Sudore fed modico exiliente in folium
Merges, manere coge, fiquidem faepius
Morfum caloris quempiam ac fenfum afferat.
Verum hinc rigatos leniter producito.
Illati enim quamvis manibus fint plurium,
Exibit attamen fuis pedibus valens.
Ad multum oleum mifcebis hinc vinum modicum
Et concuties et illines totos eo.
Ac mox madore terfo et pinguitudine
Totum teges crus mollibus tu velleribus,
Jubens obire affueta vitae munia,
Quaecunque vult et non gravatim fufcipit.
Hoc auxilium certum atque conftans integre eft,
Et nullo alio adjiciendo ei fimul indigum.

Ed. Chart. XIII. [636.] Ed. Baf. II. (310. 311.)

Κἂν μὲν δίχα πόνου διαμένωσιν, ὃ γίνεται
Τὰ πολλὰ, χαίρων προσκύνει τὸ ῥιζίον.
Ἂν δὲ καταλειφθῇ τοῦ πάθους ἴχνος ἔτι,
Ἅπαν ἐπαλείψεις αὐτὸ χρίσει δευτέρᾳ,
Μέσας διαλιπὼν ἡμέρας ὡς εἴκοσι.

Τούτῳ τῷ τρόπῳ τῆς χρήσεως καὶ κεφαλαλγίας χρο-
νίας καὶ ἄλλα πάντα καθ᾽ ὅ τι ἂν ᾖ μέρος ἀλγήματα χρόνια
καὶ δυσλύτους διαθέσεις καὶ παραλύσεις τεθεραπευκέναι φησί.
καὶ ὅλως ἐφ᾽ ὧν οἱ ἄλλοι χρῶνται τῷ καλουμένῳ σιναπι-
σμῷ καὶ τῷ διὰ θαψίας βοηθήματι, διὰ τῆς βοτάνης ταύτης
ἐξιᾶσθαί φησι. περὶ τῆς Ἰβηρίδος ταύτης καὶ ὁ Ἀρχιγένης
λέγει, ὀνομάζων αὐτὴν λεπίδιον ἐν τῷ β᾽. τῶν κατὰ γένος
φαρμάκων, ἁρμόζειν δὲ αὐτὴν σπληνικοῖς (311) καὶ ἰσχια-
δικοῖς λέγει. πρὸς ἰσχιάδας καὶ ψυγμοὺς Ὑγιεινοῦ Ἱππάρ-
χου· βοτάνην Ἰβηρίδα, ἥν τινες καλοῦσι λεπίδιον ἢ ἀγριο-
κάρδαμον, ἀνελόμενος τὴν ῥίζαν αὐτῆς κόψον καὶ στέατι
χοιρείῳ συμμαλάξας εἰς τρόπον ἐμπλάσματος ἐπιτίθει κατὰ
τοῦ ἀλγοῦντος τόπου ἐπὶ ὥρας τρεῖς, εἶτα πέμπε εἰς βαλα-

Expers doloris et ubi manferis, fere
Quod accidit, radiculam laetus cole.
Quod fi tamen inde affectionis vefligium
Quoddam fuperfit, poft repetes hoc praefidium,
Diebus ut multum decem bis praeteritis.

Hoc fane utendi modo et inveteratos capitis dolores
et alias omnes quacunque corporis parte inveteratas et
aegre folubiles affectiones ac refolutiones fe curaffe ait. Et
omnino vitia, in quibus alii finapismo appellato et auxilio
ex thapfia conflato utuntur, fe per hanc herbam perfanaffe
dicit. Porro de hac Iberide etiam Archigenes fcribit in fe-
cundo medicamentorum fecundum genus, lepidium ipfam
appellans. Dicit autem fplenicis et ifchiadicis ipfam conve-
nire. *Ad ifchiadas et perfrigerationes Hygiaeni Hipparchi.*
Herbam Iberidem, quam aliqui lepidium vocant, aut nafur-
tium filveftre colligito, et radicem ejus tufam ac adipe
porcino commollitam, emplaftri vice imponito ad dolentem
locum ad horas tres, indeque in balneum mittito. Idem

νεῖον. τὸ αὐτὸ ἀπαλλάττει καὶ παλαιὰς κεφαλαλγίας ἐν
ὁμοίᾳ χρήσει, ἣν Δαμοκράτης ὁ ἰατρὸς διὰ στίχων ἔγραψεν.
[637] Κεφ. γ΄. [Περὶ τῶν ποδαγρικῶν καὶ ἀρθριτι-
κῶν παθῶν.] Εἴρηται πρόσθεν ἐν τῷ περὶ τῆς ἰσχιάδος λόγῳ,
ῥευμάτων ἔκγονα τὰ τοιαῦτα ὑπάρχειν πάθη, κατασκηπτόν-
των εἰς τὰς χώρας τῶν διαρθρώσεων, ὥστε καὶ τὴν θερα-
πείαν αὐτῶν ἑνὸς ἔχεσθαι τρόπου, τοῦ κενῶσαι τὸ κατα-
σκῆψαν. ἔτι μὲν οὖν ἐπιῤῥέοντος αὐτοῦ, τῷ κοινῷ τῶν ἐπιῤ-
ῥεόντων χυμῶν λόγῳ τὸν σκοπὸν τῶν βοηθημάτων ὑποβάλ-
λειν χρὴ ἀποκρουομένους καὶ ἀναστέλλοντας. ἐπειδὰν δὲ μη-
κέτι ἐπιῤῥέῃ, διαφοροῦντας τὸ κατασκῆψαν. ἡ δὲ ὕλη τῶν
φαρμάκων δι᾽ ὧν ταῦτα γίνεται πολυειδής ἐστιν, ὥσπερ καὶ
ἐπὶ τῶν ἄλλων παθῶν, νοησάντων μὲν ἐξ ἀρχῆς τῶν συνε-
τωτέρων κατά τινα τεχνικὸν στοχασμόν, ἄλλοτ᾽ ἄλλου τῇ
πείρᾳ καὶ τῶν ἀρίστων κεκριμένων. διὸ κἀγὼ καθάπερ ἐπὶ
τῶν ἄλλων παθῶν, οὕτω κἀπὶ τούτων τῶν πεπειραμένων
τοῖς πρὸ ἐμοῦ γράψω τὰ κάλλιστα.

praefidium et veteres capitis dolores depellit, in confimili ufu
adhibitum, quem Damocrates medicus per verfus prodidit.

　　　Cap. III. [De podagricis et arthriticis affectionibus.]
Dictum antea eft in fermone de ifchiade, ex fluxionibus
generari ejusmodi affectiones irruentibus in locis articula-
tionum, quare etiam curatio ipfarum juxta eundem fit mo-
dum, nimirum ut irruentes fluxiones evacuentur. Influen-
tibus igitur adhuc ipfis, fcopum afferendorum auxiliorum
communi rationi influentium humorum fubjicere oportet,
ita ut repellamus ac reftringamus. Ubi vero amplius non
influant, ut difcutiamus jam illapfos. Caeterum materia me-
dicamentorum, per quae haec fiunt, multiformis eft, quem-
admodum etiam in aliis affectionibus, excogitantibus vide-
licet a principio prudentioribus viris juxta quandam arti-
ficialem conjecturam modo hoc modo aliud eorum, quae
optima per experientiam funt judicata. Quapropter et ego
velut in aliis affectionibus, fic etiam in his optima ex eis,
quae priores medici experientia cognoverunt, adfcribam.

[Τὰ ὑπ' Ἀσκληπιάδου γεγραμμένα πρὸς τὰ εἰρημένα πάθη ἐν τῷ τετάρτῳ τῶν ἐκτὸς, ἃ Μαρκέλλας ἐπιγράφει.] Ἐπίθεμα ποδαγρικοῖς, ἀρθριτικοῖς ἀνώδυνον, ἢ χρῆσις ἐν αὐτοῖς τοῖς παροξυσμοῖς. ⵋ ὁποῦ μήκωνος ⊲ δ΄. κρόκου ⊲ α΄. λεάνας μετὰ γάλακτος βοείου ἢ αἰγείου καὶ ἄρτου τὸ ἐντὸς ἐπιβαλὼν τρῖβε φιλοπόνως, ὥστε εὐαφὲς εἶναι κατάπλασμα καὶ μαλάξας παράπτου ῥοδίνῳ καὶ χρῶ καταπλάσματι προσηνεῖ, ἔξωθεν ἐπιβαλὼν φυλακῆς χάριν φύλλα σεύτλου ἢ θρίδακος. ἔστι δ' ὅτε τὸ ὄπιον καὶ τὸν κρόκον μετὰ γάλακτος λεάναντες, ἀναλαμβάνομεν κηρωτῇ σκευασθείσῃ διὰ ῥοδίνου, ἔπειτα ἐμπλάσαντες εἰς ὀθόνιον ἐπιτιθέμεθα. ἄλλο. ⵋ στύρακος ⊲ β΄. ὀπίου ⊲ α΄. σκεύαζε καὶ χρῶ καθὰ προείρηται. ἄλλο. παραχρῆμα τὸν πόνον ἀπαλλάττει. δεῖ δὲ πρὸ τῆς ἐπιθέσεως τοῦ φαρμάκου τὸν πάσχοντα λούειν καὶ τότε περισμήξαντα τοὺς τόπους ἐπιτιθέναι. ⵋ ἀψινθίου Ποντικοῦ χυλοῦ, κρόκου, ὀπίου ἀνὰ ⊲ α΄. κηροῦ Ποντικοῦ ⊲ δ΄. ἰρίνου μύρου ⊲ στ΄. γλυκέος Κρητικοῦ ὅσον ἐξαρκεῖ, διάλυε ὄπιον, ἀψίνθιον, κρόκον, καὶ ὅταν διαλυθῇ, ἀναλάμβανε

[*Medicamenta ab Asclepiade ad praedictas affectiones in quarto externorum prodita, quae Marcellae inscribit.*] *Epithema podagricis, arthriticis sedans dolorem. Usus est in ipsis accessionibus.* ⵋ Succi papaveris drach. quatuor, croci drach. unam, cum lacte bubulo aut caprino terito, et adjecta medulla panis diligenter laevigato ut molle cataplasma fiat et rosaceo admoto mollito, ac utitor leni cataplasmate, forinsecus betae aut lactucae foliis custodiendi ejus gratia impositis. Quandoque opium et crocum cum lacte trita cerato rosaceo excipimus et linteolo insarta imponimus. *Aliud.* ⵋ Styracis drach. duas, opii drach. unam, confice ac utere ut dictum est. *Aliud, confestim a dolore liberat, verum ante medicamenti impositionem aegrum lavare oportet et tunc detersis locis imponere.* ⵋ Succi absinthii Pontici, croci, opii, singulorum drach. unam, cerae Ponticae drach. quatuor, unguenti irini drach. sex, passi Cretici quantum sufficit, opium, absinthium, crocum laevi-

Ed. Chart. XIII. [637.]   Ed. Baf. II. (311.)

τοῖς τηκτοῖς καὶ εἰς ὀθόνιον ἑλκύσας ἐπιτίθει. ἄλλο. ♃
κωνείου σπέρματος ἐκλελεπισμένου ◁ στ'. κρόκου ◁ α'. ὀπίου
◁ α'. γλυκέος Κρητικοῦ ὅσον ἐξαρκεῖ, καὶ λεάνας ἀναλάμ-
βανε κηρωτῇ σκευασθείσῃ διὰ ῥοδίνου.

[Ἐπίθεμα ποδαγρικῶν, ἀρθριτικῶν, ποιεῖ πρὸς τὰς
μεγίστας διαθέσεις, ᾧ ἐχρήσατο Ἐρασίστρατος ὁ Σικυώνιος.]
Καππάρεως ῥίζης κεκομμένης καὶ σεσησμένης χοῖνιξ εἷς, ὑοσκυ-
άμου σπέρματος χοίνικος S''. χαμαιλέοντος μέλανος ῥίζης χοί-
νικος τέταρτον, κωνείου σπέρματος χοίνικος δ'. μανδραγόρου
ῥίζης χοῖνιξ α'. στρύχνου, οἱ δὲ δορυκνίου ῥίζης χοίνικος τέ-
ταρτον. ἅπαντα μίξας κεκομμένα καὶ σεσησμένα ἀπόθου εἰς
ἄγγος κεραμεοῦν καὶ φιμώσας ἐπιμελῶς φύλαττε. ἐν δὲ τῇ
χρήσει λαβὼν χοίνικος τέταρτον καὶ γλυκεῖ λεάνας καὶ βα-
λὼν εἰς ἄγγος κεραμεοῦν ἀκονίατον, ἐπίβαλλε τρυγὸς ξηρᾶς
κοτύλης τέταρτον καὶ θεὶς ἐπ' ἄνθρακας, ἕψε κινῶν ἐπιμε-
λῶς, ἕως δὶς ἢ τρὶς ἀναζέσῃ, εἶτα ἄρας ἀπὸ τοῦ πυρὸς κα-
τάπλαττε θερμότατον ἢ ὡς δύναται φέρειν. δεῖ δὲ πρὸ τοῦ

gato et laevigata liquidis excipe et linteolo infarta impone.
Aliud. ♃ Seminis cicutae dempto cortice expoliti drach.
fex, croci drach. unam, opii drach. unam, paffi Cretici
quod fatis eft, trita excipe rofaceo cerato.

[*Epithema podagricorum, arthriticorum, facit ad
maximos affectus. Ufus eft eo Erafiftratus Sicyonius.*] ♃
Radicis capparis tufae et cribratae choenicem unum, femi-
nis hyofcyami, choenicem dimidium, radicis chamaeleonis
nigri choenicis quartam partem, feminis cicutae choenicis
quartam partem, radicis mandragorae choenicem j, radicis
folani aut ut alii dorychnii, choenicis quartam partem,
omnia tufa et cribrata mixta in vafculum figulinum repo-
nito et probe obturata fervato. Ufus vero tempore choe-
nicis quartam partem inde accipito et paffo tritam in vas
fictile non picatum conjicito, et addita faecis vini aridae
quarta heminae parte ad prunas pofita diligenter movendo
coquito, donec bis aut ter efferveant, deinde ab igne ablata,
quam calidiffima imponito aut quomodo perferre aegri pos-

Ed. Chart. XIII. [637. 638.]   Ed. Baf. II. (311.)

καταπλάσματος τοὺς πόδας καταιονῆσαι [638] πολλῷ ὕδατι ψυχρῷ καὶ περισπογγίσαντας χρῆσθαι τῷ φαρμάκῳ. ἔπειτα δὲ τὸ κατάπλασμα δι᾽ ὀθονίων λεπτοτάτων εἰς ὄξος ἐμβά-πτοντας ἐπιτιθέναι, καὶ ταινιδίῳ ἐπικαταλαβόντας, ἐᾷν ἐπι-κείμενον τὸ φάρμακον ἐπὶ ὥρας δύο, καὶ μετὰ ταῦτα αἴρον-τας τὸ ἐπικείμενον, τὰς ἐπαναστάσας φλυκτίδας βελόναις δεῖ κεντεῖν. ἀπὸ τούτων γὰρ ὑγρὸν ἀποῤῥεῖ μυξῶδες καὶ πολὺ καὶ κολλῶδες. μετὰ δὲ τὴν τῶν τοιούτων ὑγρῶν ἔκκρισιν χρὴ πολλῷ ὕδατι ψυχρῷ τοὺς πόδας καταντλεῖν καὶ πάλιν χρῆ-σθαι τῇ ἐπιθέσει τοῦ φαρμάκου, καθὰ προείρηται, ἀντὶ τοῦ ὄξους χρωμένους ὕδατι ποτίμῳ καὶ τὸ ἐπιτιθέμενον ὀθόνιον ὕδατι ψυχρῷ βρέξαντας.

[Ἄλλο τοῦ αὐτοῦ. τούτῳ ἀντὶ σικύων καὶ βδελλῶν χρώμεθα, ὥστε ἐκμυζῆσαι ἰχῶρας αἱματώδεις, ποιεῖ καὶ πρὸς πώρους καὶ πρὸς σκίῤῥους, ὥστε διαλῦσαι.] ♃ Τήλεως ἀλη-λεσμένης ξε. α΄. λίθου Ἀσίου τοῦ ἄνθους ξε. α΄. ἀλεύρου ἐρεγμίνου τοῦ μέλανος συναληλεσμένου, ἀλεύρου θερμίνου ἀνὰ ξέστην ἕνα. πάντα μίξας καὶ ὕδατι θερμῷ φυράσας

funt. Verum ante hujus cataplasmatis ufum, pedes multa aqua frigida perfundere oportet et fpongiis detergere, atque ita medicamentum imponere. Supra vero cataplasma linteola tenuiffima aceto imbuta imponantur et fafcia circumdata ad horas duas medicamentum incumbere finatur. Poftea vero eo ablato excitatas bullas acubus perforare oportet, ab iis enim humor mucofus multus ac glutinofus profluet, poft cujus excretionem multa aqua frigida pedes proluantur et rurfus medicamentum, ut dictum eft imponatur ita tamen, ut pro aceto aqua potabili utamur et ex ea rigatum linteolum medicamento fuperindemus.

[*Aliud ejusdem. Hoc pro cucurbitis et hirudinibus utimur, nam ferofos fanguinis humores exugit, facit et ad tophos ac duritias, ut inde diffolvantur.*] ♃ Farinae foenigraeci fextarium unum, floris lapidis Afii fextarium unum, lomenti, fabae nigrae molitae, farinae lupinorum, utriusque fextarium unum, omnia mixta et aqua calida fubacta

Ed. Chart. XIII. [638.]　　　　　　　　Ed. Baf. II. (3ιι.)

ἐπιτίθει θερμῷ καὶ ταινιδίῳ καταλάμβανε δεῖ δὲ πρότερον
καταντλῆσαι τοὺς πάσχοντας τόπους ἢ καὶ τούτους λούον-
τας ἐμβιβάζειν. ἤδη δὲ τῶν ἐπικειμένων ἐπιδέσμων ἡμαγμέ-
νων καὶ διαβρόχων γιγνομένων, αἴρομεν τὸ φάρμακον, καὶ
τοὺς τόπους ἀποπυριάσαντες χρώμεθα τῷ διὰ πικρῶν ἀμυ-
γδάλων καὶ μαλάγματι ἔχοντι κρόκον καὶ ἶριν καὶ ἀριστο-
λοχίαν. τοῦτο δ' ἀναγέγραπται ἐν τοῖς ἀναγεγραμμένοις
πρὸς ποδάγραν μαλάγμασιν.

[Τροχίσκος ποδαγρικοῖς, ἀρθριτικοῖς. ἡ χρῆσις ἐν αὐ-
τοῖς τοῖς παροξυσμοῖς.] 4 Ἀλόης λίτραν α΄. κενταυρείου
χυλοῦ γο στ΄. λιβάνου ἀτόμου γο δ΄. σμύρνης γο δ΄. λίθου
Ἀσίου τοῦ ἄνθους γο β΄. ὀπίου γο β΄. μανδραγόρου χυ-
λοῦ γο β΄. στυπτηρίας σχιστῆς γο β΄. ἀναλάμβανε γλυκεῖ καὶ
ποίει τροχίσκους. ἐν δὲ τῇ χρήσει ἐν γάλακτι διαλύων ἐπί-
χριε πτεροῖς καὶ κατὰ τοῦ χρίσματος ἐπίβαλλε ὀθόνιον γλυ-
κεῖ δεδευμένον. ἄλλος, ὁ Ζεὺς ἐπικαλούμενος. 4 ἀλόης ‹ ιβ΄.
ὀπίου ‹ η΄. μηκωνείου χυλοῦ ‹ στ΄. ὑοσκυάμου χυλοῦ
‹ στ΄. ἀκονίτου ‹ δ΄. ὑποκυστίδος ‹ στ΄. γλαύκου ‹ η΄.

calida imponito et fafcia conftringito. Oportet autem prius
affectos locos perfundere aut etiam in folio lavare. Quum
vero fafciae circumdatae madidae ac cruentae factae fue-
rint, medicamentum tollimus, et fotis locis paftillo ex amy-
gdalis amaris utimur et malagmate, quod crocum, iridem et
ariftolochiam habet, hoc ipfum vero inter malagmata ad
podagram defcripta habetur.

[Paftillus podagricis, arthriticis. Ufus ejus eft in
ipfis acceffionibus.] 4 Aloës libram unam, fucci centaurii
fexuncem, thuris non fecti trientem, myrrhae trientem, flo-
ris lapidis Afii fextantem, opii fextantem, fucci mandrago-
rae fextantem, aluminis fciffi fextantem, excipe paffo et
fac paftillos. Ufu expetente, lacte diffolutos cum pennis
illine et fupra illitionem linteolum paffo imbutum impone.
Alius Paftillus, Juppiter appellatus. 4 Aloës drach. xij,
opii drach. octo, fucci papaveris drach. fex, fucci hyofcy-
ami drach. fex, aconiti drach. quatuor, hypocyftidis drach.

κρόκου ⋖ ιβʹ. κόμμεως ⋖ κδʹ. μήλων μανδραγόρου ⋖ κʹ.
ὄξους κοτύλας δύο. ἕψε μῆλα μετʼ ὄξους, καὶ ὅταν ἐκθλί-
ψῃς, ἐπίβαλλε τοῖς προειρημένοις, καὶ διϋλίσας καὶ λεάνας
ἐπιμελῶς, ἀνάπλαττε τροχίσκους καὶ ξήραινε ἐν σκιᾷ. ἡ χρῆ-
σις δεδήλωται.

[Μάλαγμα ἀρθριτικοῖς, ποδαγρικοῖς, τὸ διὰ κωνείου
καὶ ἀγαρικοῦ, φάρμακον ἐπιτετευγμένον.] ♃ Κωνείου σπέρ-
ματος ξέστην αʹ. ἀγαρικοῦ ξέστην αʹ. τήλεως ξέστην αʹ. νί-
τρου γο αʹ. κηροῦ λίτραν μίαν, ῥητίνης φρυκτῆς λίτραν αʹ.
ἐλαίου παλαιοῦ λίτραν αʹ. μυελοῦ ἐλαφείου γο δʹ. Ἰλλυρι-
κῆς γο τέτταρας. τὰ ξηρὰ κόπτε καὶ σῆθε λεπτοτάτῳ κο-
σκίνῳ, τὰ δὲ τηκτὰ τῆκε, εἶτα ἐάσας ψυγῆναι καὶ ἀναξύσας
ἐπίβαλλε τοῖς ξηροῖς καὶ ἀνακό(512)ψας ἀνελόμενος χρῶ.
τοῦ αὐτοῦ ἄλλο. ♃ κηροῦ λίτραν αʹ. ἐλαίου παλαιοῦ ἢ
Σαβίνου ξέστην αʹ. τήλεως ξέστην αʹ. κωνείου ξε. Sʺ. ῥη-
τίνης φρυκτῆς λίτραν αʹ. νίτρου ἐρυθροῦ γο. ἐννέα, λίθου
Ἀσίου ἄνθους γο στʹ. μυελοῦ ἐλαφείου γο βʹ. Ἰλλυρικῆς
γο δʹ. σκεύαζε καθὰ προείρηται.

vj, glaucii ℥ viij, croci ℥ xij, gummi ℥ xxiv, malorum man-
dragorae ℥ xx, aceti heminas duas, mala cum aceto coquito
et expreſſa praedictis admiſceto, et ex dilutis ac^{ic}probe
laevigatis paſtillos formato, eosque in umbra ſiccato. Uſus
oſtenſus eſt.

[*Malagma arthriticis, podagricis, ex cicuta et aga-
rico, accommodatum.*] ♃ Seminis cicutae ſextarium j, aga-
rici ſextarium j, foenigraeci ſextarium j, nitri ℥ j, cerae
lib. j, reſinae frictae libram unam, olei veteris libram j,
medullae cervinae trientem, Illyricae trientem, arida tuſa
per anguſtiſſimum cribrum concernito, liquabilia vero eli-
quato et frigefieri finito et ſic eraſa aridis committito, et
contuſis ac repoſitis utitor. *Aliud ejusdem.* ♃ Cerae lib. j,
olei veteris aut Sabini ſextarium j, foenigraeci ſextarium j,
cicutae ſextarium dimidium, reſinae frictae lib. j, nitri ru-
bri dodrantem floris lapidis Aſii ſemiſſem, medullae cer-
vinae trientem, Illyricae trientem, praepara ut dictum eſt.

[639] [*Τοῦ αὐτοῦ ἄλλο μάλαγμα τὸ διὰ τῶν δαδίων,
Τίτου Καίσαρος, ποδαγρικοῖς, ἀρθριτικοῖς, καὶ πᾶσαν σκλη-
ρίαν μαλάττει.*] ♃ Ἰξοῦ δρυΐνου λίτραν αʹ Sʹʹ. λιβάνου λί-
τραν αʹ. κηροῦ λίτραν αʹ. δαδίων λιπαρῶν λίτραν αʹ. πιτυΐ-
νης λίτραν αʹ. ἕψε τὰ τηκτὰ κινῶν δαδίοις λιπαροῖς· καὶ
ὅταν ἀποῤῥεύσῃ πᾶν τούτων τὸ λίπασμα, καθελὼν ἀπὸ τοῦ
πυρός, ὕλιζε τὸ ὑγρὸν καὶ τούτῳ βάλλε τὸν λίβανον λει-
ότατον, κινῶν συνεχῶς ἕως ἀμολύντου, καὶ εἰς θυείαν ἐξε-
ράσας ἀνελόμενος χρῶ. ἄλλο. ♃ δαδίων λιπαρωτάτων λί-
τραν αʹ. λιβάνου ἄῤῥενος λίτραν αʹ. ῥητίνης πιτυΐνης λίτραν
αʹ. ἰξοῦ δρυΐνου λίτρας Sʹʹ. σκεύαζε καθὰ προείρηται.

[*Μάλαγμα τὸ διὰ τοῦ Ἀσίου, ποδαγρικοῖς, ἀρθριτικοῖς
σφόδρα γενναῖον, ἀπαλλάττει τῆς ὅλης διαθέσεως, ἡ χρῆσις
ἐν διαλείμματι.*] ♃ Ἰξοῦ δρυΐνου, τερμινθίνης ἀνὰ λίτραν
αʹ. ἀφρονίτρου, λίθου Ἀσίου τοῦ ἄνθους, λιβάνου ἀνὰ λί-
τρας Sʹʹ. ἐλαίου κυπρίνου λίτραν αʹ. στέατος ὅσον ἐξαρκεῖ.
τὰ ξηρὰ κόπτεται καὶ σήθεται καὶ μετὰ τοῦ ὕδατος τρίβε-

[*Aliud malagma ejusdem ex taedis, Titi Caefaris.
Facit podagricis et arthriticis. Emollit omnem duritiem.*]
♃ Vifci quercini lib. j ß, thuris lib. j, cerae lib. j, taeda-
rum pinguium lib. j, refinae pinus lib. j, liquabilia coquito
ac pinguibus taedis moveto, poftquam vero omnis pin-
guedo ab ipfis effluxerit, ab igne ablatum liquorem exco-
lato, atque huic thus tenuiffime tritum infpergito, affidue-
que moveto donec ad confiftentiam manus non inquinan-
tem redigatur, et in mortarium translata reponito ac utitor.
Aliud. ♃ Taedarum pinguiffimarum lib. j, thuris mafculi
lib. j, refinae pinus lib. j, vifci quercini lib. ß, praepara
ut praedictum eft.

[*Malagma ex lapide Afio, podagricis, arthriticis
valde commodum. Liberat a toto affectu. Ufus eft in
intermiffione.*] ♃ Vifci quercini, terebinthinae, utriusque
lib. j, fpumae nitri, floris lapidis Afii, thuris, fingulorum
libram dimidiam, olei cyprini lib. j, adipis quantum fatis
eft, arida tunduntur et cribrantur ac cum aqua teruntur

ται, ὥστε κηρωτῆς ὑγρᾶς ἔχειν τὸ πάχος. τὰ δὲ τηκτὰ τήκεται καὶ τοῖς λεανθεῖσιν ἐπιβάλλεται καὶ ἀνακόψαντες ἀνελόμενοι χρώμεθα. ἄλλο. ♃ ἰξοῦ λίτραν μίαν, τερμινθίνης λίτραν μίαν, λίθου Ἀσίου, νίτρου ἀνὰ γο δ΄. μάννης γο γ΄. κυπρίνου γο β΄. ὕδατος πηλοποιητικοῦ τὸ αὔταρκες.

[Ἄλλο τὸ ἀρθριτικὸν σφόδρα γενναῖον, παραχρῆμα ὠφελεῖ ἀναπίνων καὶ τὰς ἐν βάθει ὑγρασίας.] ♃ Ἰξοῦ λίτραν α΄. τερμινθίνης λίτραν α΄. στέατος ταυρείου, λίθου Ἀσίου τοῦ ἄνθους ἀνὰ γο γ΄. ἀσβέστου γο γ΄. μάννης γο γ΄. κυπρίνου λίτραν α΄. σκεύαζε καθὰ προείρηται. ἄλλο Διοδώρου. ♃ ἀσβέστου < α΄. λιβάνου, τερμινθίνης, ἀμμωνιακοῦ θυμιάματος ἀνὰ < δ΄. στέατος ταυρείου < ή. ἀφρονίτρου < δ΄. λίθου Ἀσίου τοῦ ἄνθους < β΄. ἐν ἄλλῳ < δ΄. ἐλαίου κυάθους β΄. τὰ τηκτὰ κατὰ τῶν ξηρῶν. τὸ φάρμακον σφόδρα καλόν ἐστιν, ἀναπίνει καὶ τὰς περὶ πάντα τὰ ἄρθρα συνισταμένας συλλογὰς καὶ ἀπαλλάττει τῶν πόνων.

ad cerati liquidi fpiffitudinem, liquabilia vero eliquantur et tritis adjiciuntur, quibus fimul conquaffatis ac repofitis utimur. *Aliud.* ♃ Vifci lib. j, terebinthinae lib. j, lapidis Afii, nitri, utriusque trientem mannae quadrantem, cyprini fextantem, aquae lixivii figulini quod fatis eft.

Aliud ad arthriticos valde praeclarum, auxiliatur confeftim, humores in alto abforbens.] ♃ Vifci lib. j, terebinthinae lib. j, adipis taurini, floris lapidis Afii, utriusque quadrantem, calcis vivae quadrantem, mannae quadrantem, cyprini lib. j, praepara ut dictum eft. *Aliud Diodori.* ♃ Calcis vivae ℥ j, thuris, terebinthinae, ammoniaci thymiamatis, ana. ℥ iv, adipis taurini ℥ viij, fpumae nitri ℥ iv, floris lapidis Afii ℥ ij, in alio exemplari ℥ iv, olei cyath. ij, arida cum liquidis committito. Hoc medicamentum valde commodum eft. Abforbet etiam collectiones circa articulos confiftentes et a doloribus liberat.

ΓΑΛΗΝΟΥ ΠΕΡΙ ΣΥΝΘΕΣΕΩΣ ΦΑΡΜΑΚΩΝ ΤΩΝ ΚΑΤΑ ΓΕΝΗ ΒΙΒΛΙΟΝ Α.

Ed. Chart. XIII. [640.]   Ed. Baf. II. (312.)

Κεφ. α'. Ἤδη μοι καὶ πρόσθεν ἐγέγραπτο πραγμα-
τεία, δυοῖν μὲν ἐξ αὐτῆς τῶν πρώτων βιβλίων ἐκδοθέντων,
ἐγκαταλειφθέντων δὲ ἐν τῇ κατὰ τὴν ἱερὰν ὁδὸν ἀποθήκῃ
μετὰ τῶν ἄλλων, ἡνίκα τὸ τῆς Εἰρήνης τέμενος ὅλον ἐκαύθη,
καὶ κατὰ τὸ παλάτιον αἱ μεγάλαι βιβλιοθῆκαι. τηνικαῦτα
γὰρ ἑτέρων τε πολλῶν ἀπώλοντο βιβλία καὶ τῶν ἐμῶν
ὅσα κατὰ τὴν ἀποθήκην ἐκείνην ἔκειτο, μηδενὸς τῶν ἐν Ῥώμῃ

GALENI DE COMPOSITIONE MEDI-
CAMENTORVM PER GENERA
LIBER I.

Cap. I. Jam a me et prius fcriptum eſt opus, cu-
jus priores duo libri in publicum fane prodierant, fed
cum aliis in apotheca, quae ad viam facram eſt, relicti in-
tercidere, quando Pacis delubrum totum et ingentes Palatii
bibliothecae incendio conflagrarunt. Tunc enim et aliorum
multorum et mei libri, qui in apotheca illa erant fepofiti,
interierunt, idque quum amicorum nullus, qui Romae de-

φίλων ἔχειν ὁμολογοῦντος ἀντίγραφα τῶν πρώτων δυοῖν.
ἐγκειμένων οὖν τῶν ἑταίρων αὖθίς με γράψαι τὴν αὐτὴν
πραγματείαν, ἀναγκαῖον ἔδοξέ μοι δηλῶσαι περὶ τῶν προ-
εκδοθέντων, ὅπω; μή τις προεντυχὼν αὐτοῖς ποτε ζητοίη
τὴν αἰτίαν τοῦ δίς με περὶ τῶν αὐτῶν πραγματεύσασθαι.
κατ' ἐκεῖνα μὲν οὖν ἐποιησάμην τὸν λόγον ἀπὸ τῆς ἀρχῆς
τοῦ πρώτου βιβλίου πρὸς τοὺς σοφιστικῶς ἀναιροῦντας, ὡς
οἷόν [641] τε τὴν ἐπαγγελίαν τῶν συνθέτων φαρμάκων,
ἐνίοις δὲ καὶ τῶν ἁπλῶν ἐπηρεάζοντας, ἅμα τοῦ σκώπτειν
τοὺς γεγραφότας ὑπὲρ αὐτῶν, ὡς τὰ μὲν ἧπαρ ὠφελεῖ, τὰ
δὲ σπλῆνα, τὰ δὲ νεφροὺς ἢ κύστιν ἢ κεφαλὴν ἢ πνεύμονα.
πότερα γὰρ, φασὶν, ἐφεστηκώς τις αὐτοῖς προστάττει, καθά-
περ ἐν τῇ τραγῳδίᾳ,

Σὺ μὲν βάδιζε τὰς ἐπ' Ἰνάχου ῥοὰς,

Σὺ δ' ἀμφὶ Θήβας στεῖχε τὰς Καδμηΐας.

οὕτως ἐνταῦθα σὺ μὲν βάδιζε τὰς ἐφ' ἥπατι πύλας, σὺ δ'
ἐπί τε κύστιν ἢ καὶ νεφροὺς δύο ἢ τὸ καταποθὲν εἰς τὴν
κοιλίαν ἀναδίδοται μὲν εἰς ἧπαρ, ἐντεῦθεν δὲ φέρεται πάντῃ

gebant, priori duorum exemplaria habere fe fateretur. Ef-
flagitantibus itaque familiaribus ut idem opus denuo fcri-
berem, operae pretium mihi vifum eft prius editorum men-
tionem facere, ne., fi quis antea in illos inciderit, caufam
quaeritet, cur bis de eisdem rebus tractaverim. In illis igi-
tur a primi libri exordio difputationem in eos direximus,
qui fophiftarum modo compofitorum medicamentorum pol-
licita, feu profeffionem quantum licuit abrogare nonnulla-
que fimplicium calumniis deprimere conabantur, dicteriis
eos pariter inceffentes, qui fcriptum de illis reliquerunt,
alia jecur, alia lienem, alia renes vel veficam vel caput
vel pulmones juvare. Utrum enim, ajunt, praefes quidam
eis imperat? quemadmodum in tragoedia,

Abi quidem tu flumina ipfa ad Inachi,

Thebas at age tu pergito Cadmeias.

Sic hic tu quidem ad hepatis portas, tu vero ad veficam
vel renes duos proficifcere. An quod in ventriculum inge-
ftum eft, in jecur quidem diftribuitur, inde vero per uni-

τοῦ σώματος; ἀλλὰ τοῦτό γε τὸ σκῶμμα δηλοῖ τοὺς ταῦτα
λέγοντας εἰς τοσοῦτον ἀπείρους εἶναι φαρμάκων δυνάμεως,
ὡς ἀγνοεῖν ὑπὸ μὲν τοῦ θαλαττίου λαγωοῦ μόνον τῶν πάν-
των ἐν τῷ σώματι μορίων ἑλκόμενον πνεύμονα, κύστιν δ᾽
αὖ μόνην ὑπὸ τῶν κανθαρίδων. ὑπ᾽ ἄλλων δὲ τοὺς ἐν νε-
φροῖς λίθους θρυπτομένους, ὑφ᾽ ἑτέρων δὲ τὰς ἐκ πνεύμο-
νός τε καὶ θώρακος ἀναπτύσεις εὐπετεῖς γινομένας, ὥσπερ
ὑπ᾽ ἄλλων ἄλλα καθ᾽ ἕν τι μόριον ἐξαιρέτως ἐπιτελούμενα.
πολυειδῶς δὲ τοῦτον τὸν λόγον ἐν τῷ πρώτῳ τῶν γεγραμ-
μένων ἤδη μοι πρόσθεν, ὡς ἔφην, ὑπομνημάτων ἐξειργασά-
μην, ὥσπερ αὖ κατὰ δεύτερον ἄλλον, οἰομένων τινῶν ἐν τῇ
συνθέσει διαφθείρεσθαι παντάπασι τὰς ἐναντίας ἀλλήλαις
δυνάμεις τῶν ἁπλῶν φαρμάκων. εἰ γὰρ ὕδωρ, φασὶ, τὸ ζε-
στότατον τῷ ψυχροτάτῳ μίξεις, οὐδέτερον μενεῖ τῶν μιχθέν-
των ὁποῖον ἦν ἔμπροσθεν, ἀλλ᾽ ἕν τι γενήσεται τρίτον, ἕτε-
ρον ἀμφοῖν. ἐδείχθησαν δὲ κἀνταῦθα ληροῦντες μάταια διὰ
τὸ μὴ γινώσκειν ἔνια μὲν τῶν προσφερομένων τῷ σώματι
κατὰ τὰς ἐμφύτους δυνάμεις, ἔνια δὲ κατὰ τὰς ἐπικτήτους

verſas corporis partes defertur? At hoc ſcomma eos, qui
haec cavillantur, tam eſſe medicamentorum facultatis im-
peritos arguit, ut a marino lepore pulmonem exulcerari
ſolum ex omnibus corporis partibus ignorent, veſicam ſo-
lam a cantharidibus, ab aliis renum lapides conteri, ab
aliis rurſus ex pulmone atque thorace faciles fieri excre-
ationes, quemadmodum ab aliis alia in una quadam parte
peculiariter perfici. Atqui varie hunc ſermonem in primo
commentariorum jam antea nobis, ut dixi, conſcriptorum
libro, ficut rurſus in ſecundo alterum ſumus exequuti, quod
alii quidam putarent in compoſitione ſimplicium medica-
mentorum contrarias inter ſe facultates omnino corrumpi.
Etenim ſi aquam, inquiunt, ferventiſſimam cum frigidiſſima
temperaveris, neutra illarum, qualis prius extitit, perma-
net, ſed tertia quaedam ab utraque diverſa generabitur. At
hic quoque vanam ipſorum nugacitatem oſtendimus, qui
ignorent ex iis, quae corpori admoventur, nonnulla pro
inuatis facultatibus, alia pro acquiſitis qualitatibus ſun-

ΤΩΝ ΚΑΤΑ ΓΕΝΗ ΒΙΒΛΙΟΝ Α. 365

Ed. Chart. XIII. [641.]   Ed. Baf. II. (312.)

ποιότητας ἐνεργεῖν. τίς γὰρ οὐκ οἶδε κώνειον ἢ μηκώνειον
ψύχοντα; καὶ μὴν εἰ θερμήνας αὐτὰ σφοδρῶς, προσφέροις
ζώου σώματι, καυτηρίῳ παραπλησίως ἕλκος ἐργάσῃ. καθάπερ
γε πάλιν εἰ νᾶπυ τρίψας ἐν ἀέρι ψυχρῷ, μεθ᾽ ὕδατος ψυ-
χροτάτου χειμῶνος ὥρᾳ, προσενέγκῃς ἐξαίφνης ἀραιῷ τε καὶ
ἀσθενεῖ σώματι, φρίξει οὐδὲν ἧττον ἢ εἰ χιὼν ἢ κρύσταλλος
ἔψαυσεν αὐτοῦ. ἀλλ᾽ ἐὰν ὁμιλήσῃ σώματι ζώου χρόνῳ πλέονι,
πρῶτα μὲν αἴσθησιν ἐργάσεται θερμασίας ὀλίγης, εἶτα πλεί-
ονος, εἶθ᾽ οὕτω πολλῆς, ὡς ὑπὸ πυρὸς καίεσθαι δοκεῖν.
ἔμπαλιν δὲ κώνειόν τε καὶ μηκώνειον θερμὰ προσαχθέντα,
ἐὰν ὁμιλήσῃ τῷ σώματι χρόνῳ πλέονι, τοσαύτην ἐργάσεται
τὴν ψύξιν, ὡς ἀναίσθητα γενέσθαι τὰ σώματα, κἂν πρότε-
ρον αἰσθητικώτατα ὑπάρχῃ. διωρισμένων οὖν ἡμῖν τῶν τοι-
ούτων ἁπάντων ἐν τοῖς περὶ τῆς τῶν ἁπλῶν φαρμάκων δυ-
νάμεως ὑπομνήμασιν, ἔνδεκα τὸν ἀριθμὸν οὖσιν, ἐπ᾽ αὐτὴν
ἤδη τρέψομαι τὴν χρήσιμον διδασκαλίαν, ἐν ᾗ γυμνασάμενός
τις, ἐὰν καὶ μηδ᾽ ὅλως ἐπιφέρηται τὰς γραφὰς τῶν πολυ-
φαρμάκων δυνάμεων, οὐκ ἀπορήσει τῶν ἐπιτηδείων πρὸς ἕκα-

ctionem obire. Quis enim cicutam aut papaver refrigerandi
vim habere dubitat? quin tu fi recalefacta ea vehementer
animalis corpori offeras, non fecus ac cauterium ulcus con-
citabunt. Quemadmodum rurfus, ubi finapi in frigido aëre
cum aqua tritum, frigidiffima hiemis tempeſtate, repente
corpori raro ac imbecilli applices, horrebit nihilominus,
quam fi nix aut glacies ipfum contigiſſet. Sed fi longiori
tempore corpori animalis admotum fuerit, principio fane exi-
gui caloris fenfum praebebit, dein majoris, poſtea tam copiofi,
ut igne uri videatur. E contrario vero et cicuta et papaver,
calida adhibita, fi corpori diuturno tempore admoveris, tan-
tam parient refrigerationem, ut ſtuporem corporibus quam-
libet acuto fenfu antea praeditis inferant. Quum igitur id
genus omnia in commentariis, qui undecim numero funt,
de fimplicium medicamentorum facultate definiverimus, jam
ad ipfam difciplinam utilem defcendemus, in qua quivis
exercitatus, etiam fi facultatum multorum medicamentorum
fcriptiones minus attulerit, non indigebit idoneis ad quem-

στον πάθος, ἐὰν οὗτος, (313) ὡς ἔφην, ἔμπειρος ᾖ τῆς ὕλης
τῶν ἁπλῶν φαρμάκων. ἐν παρέργῳ δὲ ὁ λόγος οὗτος ἐπι-
δείκνυσι καὶ τὴν τῶν ἐμπειρικῶν ἰατρῶν φιλονεικίαν εἰς ὀνεί-
ρατά τε καὶ τύχην καὶ περίπτωσιν ἀναγόντων τὰ σύνθετα
φάρμακα σχεδὸν ἅπαντα, πλὴν ὀλιγίστων τινῶν, ἃ κατὰ τὸν
κοινὸν ἁπάντων ἀνθρώπων λόγον, ὃν ἐπιλογισμὸν αὐτοὶ
καλοῦσιν, εὑρηκέναι φασί. ὥσπερ ὅταν ἀλλήλοις μίξωμιν φάρ-
μακα τὴν αὐτὴν ἐπιδεδειγμένα διὰ τῆς πείρας ἐνέργειαν, ἄλλο
δ᾽ ἐπ᾽ [642] ἄλλου σώματος ἄμεινον ἢ χεῖρον ἐνηργηκός,
εὔλογον μὲν ἡμῖν ἔδοξε, φασὶν ἔνιοι τῶν ἐμπειρικῶν, οὐ γὰρ
δὴ πάντες γε, συνθεῖναι πλείω τοιαῦτα χάριν τοῦ κἂν ἓν
ἐξ αὐτῶν εὑρεθῆναι τῇ φύσει τοῦ θεραπευομένου σώματος
οἰκεῖον. ὅπερ ἐπὶ τούτου δὴ τοῦ καινοτάτου φαρμάκου τοῦ
καλουμένου κεφαλικοῦ γεγονέναι φασί, μιχθέντων ἐν αὐτῷ
πάντων τῶν καὶ κατὰ μόνας ἐγνωσμένων ἕλκη σαρκοῦν.
ἀλλὰ κατὰ τίνα γε λόγον ἰὸς μιχθεὶς ἁπλῇ κηρωτῇ σαρ-
κωτικὸν ἐργάζεται φάρμακον, οὐδετέρου τῶν μιχθέντων σαρ-
κο῀ντος, οὐκέτι λέγουσιν. ὁ μὲν γὰρ ἰὸς ἀναβιβρώσκει τὴν

que affectum, modo fimplicium medicamentorum, uti dixi-
mus, materiae non fit imperitus. Caeterum hic liber obiter
oftendit et empiricorum medicorum contentionem, qui ad
infomnia, fortunam et cafum medicamenta compofita prope
univerfa referunt, pauciffimis quibusdam exceptis, quae com-
muni omnium hominum ratione, quam epilogismum ipfi vo-
cant, inveniffe fe dicunt. Quemadmodum ubi ejusdem facul-
tatis medicamenta invicem mifcuerimus, quae alia in alio
corpore melius aut pejus functionem fuam objiffe ufu ac
experimentis didicimus, rationi confonum certe nobis effe
videtur, empiricorum aliqui dicunt, non enim omnes, com-
ponere plura hujusmodi, ut vel unum ex eis corporis cu-
randi naturae idoneum inveniatur. Quod in hoc utique re-
centiffimo medicamento vocato cephalico accidiffe ferunt,
mixtis in eo omnibus iis, quae vel per fe ulcera carne im-
plere cognofcuntur. Sed qua ratione aerugo cerato fimplici
mixta medicamentum farcoticum faciat, quum neutrum ex
illis carnis procreandae vim habeat, non item exponunt,

Ed. Chart. XIII. [642.]   Ed. Baf. II. (313.)

ἡλκωμένην σάρκα, θερμὸν καὶ δριμὺ φάρμακον ὑπάρχον. ἡ
κηρωτὴ δὲ πρᾷον μέν ἐστι καὶ ἄδηκτον, ἀντὶ δὲ σαρκὸς
νέας ῥύπον ἐπιτρέφει τοῖς ἕλκεσιν. ἐμοὶ δὲ καὶ τοῦθ᾽ ὅπως
ἀλλήλοις ἐπιμίγνυται καὶ τἄλλα, ὅσα κατὰ τὸν αὐτὸν τρό-
πον ἐκ τῶν ἐναντίων σύγκειται, λέλεκται μὲν ἤδη καὶ κατὰ
τὸ τρίτον γράμμα τῆς θεραπευτικῆς πραγματείας, εἰρήσεται
δὲ καὶ νῦν ἡ κατὰ μέρος γυμνασία μετὰ παραδείγματος ἐφ᾽
ἑκάστου πάθους.

Κεφ. β΄. [Τίνα προσεπίστασθαι χρὴ τὸν μέλλοντα
καλῶς συντιθέναι τὰ φάρμακα.] Περὶ μὲν τῆς τῶν ἁπλῶν
φαρμάκων δυνάμεως εἴρηται δι᾽ ἑτέρας πραγματείας ὅτι
χρὴ γινώσκειν ἑκάστου τὴν δύναμιν, οὐ κατὰ γένος μόνον,
ὡς ἔγραψάν τινες, ἤτοι θερμαίνειν ἢ ψύχειν ἢ ξηραίνειν ἢ
ὑγραίνειν εἰπόντες, ἀλλὰ διωρισμένως τε καὶ διηρθρωμένως,
ἐκ τίνος ἐστὶ τάξεως, ὡς ἡμεῖς ἐδηλώσαμεν. ἔνια μὲν γὰρ
φάρμακα παντάπασιν ἀμυδρῶς ἐργάζεται τῶν εἰρημένων ἕκα-
στον, ἔνια δὲ σαφῶς, ἔνια δὲ ἰσχυρῶς, ὥσπερ ἄλλα τελεως.
οὔκουν αὐταρκὲς ἐπίστασθαι θερμαίνειν ἢ ψύχειν τόδε τὸ

fiquidem aerugo ulceratam carnem erodit, quum acre et
calidum medicamentum fit, ceratum vero mite quidem eſt
nec mordax, verum novae carnis loco fordes parit ulceri-
bus. Nos vero diximus in tertio methodi medendi libro,
quomodo tum hoc tum alia, quae ex contrariis eodem pa-
cto conſtant, invicem commiſceantur, dicetur nunc quoque
particularis exercitatio, morbi cujusque appoſito exemplo.

Cap. II. [Quae praeſcire oporteat eum, qui medi-
camenta probe compoſiturus ſit.] Altero de ſimplicium me-
dicamentorum facultatibus opere dictum eſt, ſingulorum fa-
cultates eſſe noſcendas non in genere ſolum, ut quidam
ſcripſerunt, dicentes ea vel calefacere vel refrigerare vel
ſiccare vel humectare, verum definite articulatimque, ex
quo ſint ordine, uti nos declaravimus. Nam nonnulla qui-
dem medicamenta obſcure prorſus unumquodque praedicto-
rum efficiunt, quaedam manifeſto, aliqua valide, ſicut alia
abſolute. Non ſatis eſt ergo noviſſe medicamentum hoc ca-

Ed. Chart. XIII. [642.]   Ed. Baf. II. (313.)

φάρμακον, ἀλλὰ καὶ μέχρι πόσου θερμαίνει καὶ ψύχει προσ-
διορίσασθαι χρή. θερμαίνουσι γὰρ αἱ ῥητίναι πᾶσαι καὶ
τοῦτο κοινὸν αὐταῖς, ἀλλὰ τὸ μᾶλλον καὶ ἧττον οὐκ ὀλί-
γον ἐν τῇ θερμότητι κέκτηνται. θερμαίνουσι δὲ καὶ ὁποὶ
πολλοί, διαφέροντες ἀλλήλων οὐ σμικρὰν διαφορὰν ἐν τῷ
μᾶλλόν τε καὶ ἧττον. εἰ γὰρ παραβάλλοις ὀπὸν πάνακος τῷ
Κυρηναίῳ καὶ Μηδικῷ, δόξει σοι τοῦτο μηδὲν ὡς πρὸς
ἐκείνους εἶναι καὶ τί δεῖ πόῤῥω τὸν λόγον ἀπάγειν, αὐτῶν
οἷς ὁσημέραι προσφερόμεθα τῆς διαφορᾶς ἀναμνῆσαι δυνα-
μένους; ἄνηθον γοῦν καὶ πήγανον καὶ κρόμμυον θερμαί-
νοντα πάντα πολὺ διενήνοχεν ἀλλήλων, ὥστε καὶ κατὰ τὰς
θεραπείας τῷ μὲν ἱκανῶς ἐψυγμένῳ μορίῳ τὸ θερμαῖνον
ἱκανῶς προσοίσομεν φάρμακον, τῷ δὲ βραχὺ τοῦ κατὰ φύ-
σιν ἐξηλλαγμένῳ τὸ μετρίως θερμαῖνον, ὥσπερ γε καὶ τῷ
πάνυ κατεψυγμένῳ τὸ σφοδρότατα θερμαῖνον. εἰκότως οὖν
ἡμεῖς ἐποιησάμεθα τέσσαρας τάξεις ἐν τοῖς θερμαίνουσι, διο-
ρισάμενοι τῶν ἐπ᾽ ὀλίγον θερμαινόντων τά τε σαφῶς τοῦτο
δρῶντα καὶ τὰ πάνυ θερμαίνοντα καὶ τὰ σφόδρα μετὰ τοῦ

lefacere aut refrigerare, fed quousque calefaciat vel refri-
geret, definire oportet. Calefaciunt enim refinae omnes,
idque ipfis commune, attamen majoris minorisque rationem
non exiguam in calore fortitae funt. Item fucci plures non
mediocriter ratione ad majus minusque facta differentes ca-
lefaciunt. Nam fi panacis fuccum Cyrenaeo et Medico con-
feras, videbitur tibi hic nihil ceu ad illos effe. At quorfum
attinet fermonem ipforum divertere longius, quum eorum
differentiae, quibus in cibo utimur quotidie, poffimus me-
miniffe? Anethum igitur et ruta cepaque, omnia calefa-
cientia, magno inter fe variant difcrimine. Quapropter in
curationibus quoque parti admodum refrigeratae medica-
mentum quod impenfe calefaciat admovebimus, illi vero,
quod paululum a naturali habitu receffit, modico calore
praeditum, ficut et infigniter refrigeratae vehementiffime ca-
lefaciens adhibebitur. Merito igitur quatuor nos excalefa-
cientium ordines ftatuimus, feparantes a modice calefacien-
tibus ea, quae manifefte id agunt, tum quae valide, tum

Ed. Chart. XIII. [642. 643.]   Ed. Baf. II. (313.)

καίειν. ἐν ἑκάστῃ δὲ τῶν τεσσάρων διαφορῶν ἔνια μὲν οἷον
ἀρχομένης τε διαφορᾶς, ἔνια δὲ τελευτώσης τε καὶ πλησια-
ζούσης τῇ μετὰ ταύτην, ἔνια δὲ ἐν τῷ μεταξύ. τῶν γοῦν
ἑλκόντων διὰ θερμότητα, καθάπερ καὶ τῶν σηπτῶν ὀνο-
μαζομένων, ἔνια μὲν ἅμα τῷ προσαχθῆναι τῷ σώματι τὴν
ἑαυτῶν ἐπιδείκνυνται δύναμιν, ἔνια δὲ δυοῖν ἢ τριῶν ἢ τετ-
τάρων ὡρῶν δεῖται· τινὰ δ᾽ ὅλης ἡμέρας ἢ καὶ τῆς μετ᾽
αὐτὴν νυκτὸς ἢ καὶ πλειόνων ἐφεξῆς. ταῦτ᾽ οὖν, ὥσπερ ἐπὶ
τῶν θερμαινόντων, [643] οὕτω καὶ ἐπὶ τῶν ψυχόντων ἐπί-
στασθαι χρὴ, τὸν μέλλοντα συντίθεσθαί τι φάρμακον. ὡσαύ-
τως δὲ καὶ ἐπὶ τῶν ὑγραινόντων καὶ ξηραινόντων. αἱ δὲ
ὕλαι τῶν φαρμάκων, αἱ μὲν ἀπὸ φυτῶν εἰσιν, αἱ δὲ ἀπὸ
μετάλλων, αἱ δ᾽ ἀπὸ ζώων. καὶ πάσας αὐτὰς διωρισμένας
ἐν τῇ περὶ τῶν ἁπλῶν φαρμάκων πραγματείᾳ μεμαθήκατε.
πρὸς γὰρ τοὺς ἑταίρους ὁ λόγος οὗτός ἐστί μοι μάλιστα,
τοὺς ἀξιώσαντάς με δεύτερον νῦν ἐπὶ τοῖς ἀπολωλόσι γρά-
φειν ταῦτα· καθάπερ δὲ τῶν ἁπλῶν φαρμάκων τὰς δυνά-

quae vehementer adeo, ut urant. In fingulis autem illis qua-
tuor ordinibus diverfis quaedam effe velut incipientis dif-
ferentiae, nonnulla definentis et ei, quae poft hanc exiftit,
propinquae, alia in medio conftituta. Itaque funt ex iis,
quae propter caloris vim exulcerant, quemadmodum etiam
ex illis, quae feptica putrefacientia nominantur, alia fimul-
atque corpora contigerint facultatem fuam oftendunt, quae-
dam duabus tribusve aut iv horis opus habent, nonnulla
diem totum, vel etiam poft eum noctem vel majus dein
fpatium requirunt. Haec jam ut in calefacientibus, ita quo-
que in refrigerantibus intelligere eum oportet, qui medi-
camentum aliquod confecturus eft, pari modo et in iis
quae humectant exiccantque. At materiae medicamentorum
quaedam a plantis, quaedam a metallis, nonnulla ab ani-
mantibus proveniunt, quas omnes in tractatu de fimplici-
bus medicamentis definite expreffas didiciftis. Nam cum fa-
miliaribus hic fermo potiffimum eft, qui precibus me ade-
gerunt haec nunc propter librorum interitum denuo per-

μεις ἁπάντων ὑμᾶς ἀκριβῶς ἐπίστασθαι προσῆκεν, ἵνα ἐν
παντὶ χωρίῳ δύνησθε ῥᾳδίως ἐκ τῶν παρόντων συντιθέναι
τὰ λυσιτελοῦντα τοῖς θεραπείας δεομένοις σώμασιν, οὕτω
καὶ τῶν παρὰ φύσιν πασῶν διαθέσεων τὰς διαφορὰς ὑπό-
μνημα· δεύτερον δὲ τὸ περὶ τῆς τῶν συμπτωμάτων, καὶ τρί-
τον ἐπ᾽ αὐτοῖς, ἐν ᾧ περὶ τῶν τὰς νόσους ἐργαζομένων αἰ-
τίων διέρχομαι. καὶ πρὸς τούτοις ἄλλα τρία τῶν ἐν τοῖς
συμπτώμασιν αἰτίων. ἔχετε δὲ καὶ τὸ περὶ πλήθους ἐμὸν
γράμμα καὶ τὸ περὶ τῆς τῶν πυρετῶν διαφορᾶς· ἐπ᾽ αὐτοῖς
τε τὰ τῆς θεραπευτικῆς μεθόδου, δι᾽ ὧν ἐμάθετε τάς τε δια-
θέσεις, ὑφ᾽ ὧν ἐνέργεια βλάπτεται, καὶ ὡς ἡ θεραπεία τού-
των πρώτων ἐστὶν, ὥσπερ γε πάλιν ἡ προφυλακὴ τῶν ἐρ-
γαζομένων αὐτὰς αἰτίων. ἐμάθετε δὲ καὶ ὅτι πρῶτος σκο-
πὸς τῆς θεραπείας ἐκ τῶν νοσωδῶν εὑρίσκεται διαθέσεων,
ὅτε τε συνενδείκνυται τούτοις ἡ τοῦ πεπονθότος μορίου φύ-
σις, ἅμα τῇ τοῦ περιέχοντος ἡμᾶς ἀέρος κράσει καὶ κατά-
στασιν καὶ ἡλικίαν καὶ ὥραν καὶ χώραν, ἐπιτηδεύματά τε
καὶ ἔθη συνεπισκέπτονται πολλοὶ τῶν ἀρίστων ἰατρῶν,

fcribere. Jam vero, ut fimplicium medicamentorum univer-
forum facultates adamuffim vobis cognofcendae funt, quo
ubivis corporibus curationem defiderantibus idonea ex iis
quae adfunt facile poffitis remedia componere, ita etiam
omnium praeter naturam affectuum differentias tenere ex-
pedit, quas primum quidem libro de morborum, altero de
fymptomatum differentiis, tertio poft illos, in quo de caufis
morbos efficientibus differo, comprehenfas habetis, ad haec
aliis tribus de fymptomatum caufis, uno infuper meo de
plenitudine, nec non de febrium differentia commentario,
poftremo medendi methodo, in quibus affectiones actionem
laedentes didiciftis, item curationem harum primam effe,
quemadmodum etiam praefervationem, caufarum eas parien-
tium. Docti pariter eftis, primum curationis fcopum a mor-
bofis difpofitionibus fuggeri, ac cum his una affectae partis
naturam indicari. Praeterea aëris nos ambientis tempera-
mentum, conftitutionem, aetatem, tempus, locum, vitae pro-
pofitum et ἔθη, id eft confuetudines, plures egregii medici

Ed. Chart. XIII. [643.]   Ed. Baf. II. (513.)

ὑπὲρ ὧν εἰρήσεταί τινα καὶ νῦν, ἔνθ᾽ ἂν αὐτῶν γένηται
χρεία. ταῦτ᾽ οὖν ὑμᾶς οὕτως ἅπαντα διὰ μνήμης ἔχειν χρὴ
πρόχειρα, βουλομένους ἐν ἅπαντι χωρίῳ φαρμάκων εὐπο-
ρεῖν ἁπλῶν τε καὶ συνθέτων, ἔτι τε πρὸς τούτοις, ὡς ἐνίοτε
μὲν ἕν τι φάρμακον αὐτοφυὲς ἁπλοῦν, ἱκανόν ἐστι τὴν παρὰ
φύσιν ἰάσασθαι διάθεσιν, ἐνίοτε δὲ χρεία γίγνεται συνθέτου
καὶ διὰ τί γε πράττομεν τοῦτο λεκτέον ἐφεξῆς.

Κεφ. γ΄. [Τίς ἡ χρεία τῶν συνθέτων φαρμάκων.] Εἰ
διὰ τῶν ἁπλῶν φαρμάκων μόνον ἦν δυνατὸν ἁπάσας ἰᾶσα
σθαι τὰς παρὰ φύσιν διαθέσεις, οὐκ ἂν ἐδεήθημεν οὐδέποτε
συνθέτου φαρμάκου, νυνὶ δὲ οὐχ οὕτως ἔχει. πολλάκις γὰρ
ἄχρι τοσοῦδέ τινος ἐκθερμανθῆναι τὸ σῶμα βουλόμενοι τῶν
ἁπλῶν οὐδὲν ἔχομεν τοιοῦτον. ἀνάλογον γὰρ εἶναι χρὴ τῇ
θεραπευομένῃ διαθέσει τὸ θεραπεῦον φάρμακον. ἐὰν οὖν ἡ
διάθεσις ᾖ ψυχρὰ, τέτταρσιν ἀριθμοῖς ἀφεστῶσα τῆς κατὰ
φύσιν, ὅτι μὲν εἶναι χρὴ τὸ θεραπεῦσον αὐτὴν φάρμακον,
ἴσῃ ποσότητι θερμότερον τοῦ συμμέτρου πρόδηλον παντί.

inspiciunt, de quibus, ubi eorum usus fuerit, aliqua simul
et hic nobis dicentur. Haec itaque in memoria vos omnia
sic exprompta habere expedit, si quovis loco medicamen-
torum tum simplicium tum compositorum copiam habere
desideratis. Insuper quod ab uno interim aliquo sponte nato
medicamento ac simplici morbus curari possit, interim vero
compositi usus requiratur, ac quamobrem id agamus ratio-
nem deinceps explicabimus.

Cap. III. [*Quis compositorum medicamentorum usus.*]
Si solis simplicibus medicamentis universos praeter naturam
affectus curare liceret, nullus utique compositi unquam usus
foret; at hoc nunc ita comparatum non est, nam saepe,
quum corpus aliquatenus calefacere volumus, simplex nul-
lum, quod praestare id queat, habemus, medicamentum enim
curans affectioni cui adhibetur, proportione nimirum re-
spondere oportet. Ergo si dispositio sit frigida, quatuor nu-
meris a naturali recedens, curaturum ipsam medicamentum
totidem gradibus mediocri symmetrove calidius esse opor-

μὴ παρόντος δ᾽ ἐνίοτε (314) μηδενὸς τοιούτου τῶν ἁπλῶν
ἂν εὐπορῶμεν δυοῖν, ὧν τὸ μὲν ἀριθμοῖς πέντε, τὸ δὲ τρισὶ
θερμότερον, μίξαντες αὐτὰ τὸ μέσον ἐργασόμεθα, τέτρασιν
ἀριθμοῖς ὑπερέχον τοῦ συμμέτρου. τινὰ δὲ τῶν ἁπλῶν οὐδ᾽
εἰς χρῆσιν ἀχθῆναι δύναται χωρὶς ἑτέρας μίξεως, οἷον ὅταν
ἔμπλαστον φάρμακον ἐπιτιθέναι τινὶ βουλώμεθα. τῶν γὰρ
ἁπλῶν οὐδὲν ἐπιτήδειον εἰς τὴν τοιαύτην χρείαν. οὔτ᾽ οὖν
ἄσφαλτος οὔτε κηρὸς οὔτε ῥητίνη, καθάπερ οὐδὲ πίσσα
πρόπολίς τε καὶ λάδανον, ἔτι δὲ μᾶλλον ἰὸς καὶ ψιμύθιον
ἢ λιθάργυρος ἢ μολύβδαινα ἢ τῶν ἄλλων τι με(644)ταλλι-
κῶν φαρμάκων. ὡσαύτως οὐδὲ βοτάναι μόναι φάρμακον
ἔμπλαστον δύνανται ποιεῖν. εἰκότως οὖν ἐπενόησαν οἱ πρώ-
τως συνθέντες ἔμπλαστα φάρμακα καὶ δι᾽ ἐλαίου μίξεως
ἕψειν μὲν τὰ μεταλλικὰ, τήκειν δὲ τὰ τηκτὰ, προσεμβάλλειν
δ᾽ αὐτοῖς καὶ βοτάνας ξηρὰς, κεκομμένας τε καὶ διηθημένας.
ἐφ᾽ ἑτέρων πάλιν διαθέσεων, χρεία ἑνὸς φαρμάκου μόνου
τῶν αὐτοφυῶν ἐστιν, ἐπιμίγνυμεν δ᾽ αὐτῷ τινὰ, ποτὲ μὲν

tere omnibus eſt manifeſtum. Porro quum interim tale ſim-
plex nullum adſit, ſi duo habeamus, quorum hoc numeris
quinque, illud tribus calidius ſit, ea ſi miſcuerimus, medium
efficiemus, quatuor numeris ſymmetron exuperans. Jam
quaedam ſimplicia citra alterius mixturam ne in uſu qui-
dem eſſe poſſunt, veluti quum emplaſtrum medicamentum
apponere cuipiam volumus, quippe ſimplex nullum ad ta-
lem uſum idoneum eſt. Ergo neque bitumen neque cera
neque reſina, ſicut neque pix neque propolis ac ladanum
multo minus aerugo et ceruſſa, vel ſpuma argenti vel mo-
lybdaena vel aliud quodpiam metallicum medicamentum,
ſimili modo nec herbae ſolae emplaſton medicamentum ef-
ficere poſſunt. Quare primi emplaſtrorum autores non te-
mere ex oleo quoque metallica coquere excogitarunt quae
liquefieri poſſint, liquefacere ac ſiccas herbas contuſas cri-
bratasque eis adjicere. Rurſus in aliis affectibus unum me-
dicamentum ſolum ex iis, quae ſuapte natura proveniunt,
uſurpamus, cui tamen nonnulla adjicimus, aliquando facul-

ἀμβλῦναι τὸ σφοδρὸν τῆς δυνάμεως αὐτοῦ βουλευόμενοι,
ποτὲ δὲ τὴν ἀηδίαν παραμυθήσασθαι, καθάπερ Ἱπποκράτης
ἐν τῷ περὶ διαίτης ὀξέων ἔφη κατὰ τήνδε τὴν ῥῆσιν· ἢν δ᾽
ὑπὸ φρένας ᾖ τὸ ἄλγημα, ἐς δὲ τὴν κληῖδα μὴ σημήνῃ, μαλ-
θάσσειν χρὴ τὴν κοιλίην ἢ μέλανι ἐλλεβόρῳ ἢ πεπλίῳ,
μέλανι μὲν δαῦκον ἢ σέσελι ἢ κύμινον ἢ ἄνισον ἢ ἄλλο τι
τῶν εὐωδέων μίσγοντα, πεπλίῳ δὲ ὀπὸν σιλφίου. ἐν ταύτῃ
τῇ ῥήσει σαφῶς ὁ Ἱπποκράτης ἐνεδείξατο χρείαν μὲν εἶναι
τοῦ καθαίροντος φαρμάκου, τὴν δ᾽ ἀηδίαν αὐτοῦ κατὰ τὴν
πόσιν καὶ τὴν ἐν τῇ κοιλίᾳ μόνην ἡδύσματος δεῖσθαι. πολλὰ
γάρ τοι τῶν πινομένων φαρμάκων ἐπὶ τοσοῦτον ἀηδῆ τοῖς
προσφερομένοις ἐστὶν, ὡς ἀνατρέπεσθαι τὸν στόμαχον, ἐμεῖ-
σθαί τε παραχρῆμα, τινὰ δὲ κἂν ἐπ᾽ ὀλίγον ἐν τῇ γαστρὶ
μεῖναι δυνηθῇ, μετὰ ταῦτα γοῦν ἐμεῖσθαι μοχθηρὰς ἐρυγὰς
κινήσαντα. καθάπερ δὲ τῶν καθαιρόντων οἷον ἡδύσματά
ἐστι τὰ τοιαῦτα τῶν φαρμάκων, ὧν Ἱπποκράτης ἐμνημό-
νευσεν, οὕτως τῶν ἀνωδύνων ὀνομαζομένων, ἕτερα τῆς σφο-
δρότητος ὑπάρχει πραϋντικά, καθάπερ ὅταν ὀπὸν μήκωνος

tatum ipfius vehementiae obtundendae, interdum infuavi-
tatis mitigandae gratia, quemadmodum Hippocrates in libro
de victus ratione in morbis acutis hifce verbis inquit: *fi
fub transverfo fepto dolor fit, ad claviculam vero fignum
non fecerit, emolliendus eft venter vel nigro veratro vel
peplio, veratro quidem daucum vel feseli vel cuminum
vel anifum vel aliud quid odoriferum mifcendo, peplio
autem filphii fuccum.* Hac dictione manifefto Hippocrates
ufum quidem medicamenti purgantis effe oftendit, fed in-
fuavitatem ejus in potu moramque in ventriculo condi-
mentum requirere, multa fiquidem quae bibuntur medica-
menta tam funt affumentibus infuavia, ut ftomachum fub-
vertant vomitumque protinus cieant, quaedam licet paulu-
lum in ventriculo manere poffint, poftea tamen evomantur,
quum pravas eructationes moverint. Quemadmodum vero
purgantium ceu condimenta funt ejusmodi medicamenta,
quorum Hippocrates meminit, ita dolorem levantium, quae
anodyna appellantur, alia vehementiam mitigant, ut quum

ἢ ὑοσκυάμου σπέρμα παραδιδόαμεν ἢ μανδραγόρου ῥίζης
φλοιὸν, ὥστε καὶ αὕτη χρεία συνθέσεως φαρμάκων ἐστί.
μεγίστη δ᾽ ἐπὶ τῶν ἐναντίων δυνάμεων ἅμα χρῃζόντων πα-
θῶν, οἷον ἀποκρουστικῶν τε καὶ διαφορητικῶν ἢ ῥυπτικῶν
τε καὶ λεαντικῶν, ἢ παχυνόντων τε ἅμα καὶ λεπτυνόντων
χυμούς, καθά τε πολυχρηστότατα καὶ κάλλιστα φάρμακα
τὰς ἐναντίας ἐν αὐτοῖς ἔχει δυνάμεις, ὡς ἐπιδείξομεν. ἀλλὰ
καὶ ἥδε ἡ χρεία συνθέσεως φαρμάκων ἐστὶν, ὅταν ἕν τι
φάρμακον ἔχειν βουλώμεθα πρὸς πολλὰ τῶν ἰοβόλων θη-
ρίων ἢ θανασίμων φαρμάκων ἐπιτήδειον, ἥτις χρεία καὶ τὴν
θηριακὴν ὀνομαζομένην ἀντίδοτον ἐσκεύασε καὶ πρὸς αὐτῇ
τὴν Μιθριδάτειον ἑτέρας τε πολλάς. εἰσὶ δὲ καὶ ἄλλαι τινὲς
χρεῖαι, μικρότεραι μὲν τῶν εἰρημένων, ὅμως δ᾽ οὖν ἀναγκά-
ζουσαι πολλάκις ἡμᾶς ἐπὶ τὴν σύνθεσιν ἀφικνεῖσθαι τῶν
φαρμάκων, ἃς ἐν τῇδε τῇ πραγματείᾳ πάσας μαθήσεσθε.
νυνὶ γὰρ ἤδη τῶν προκειμένων ἄρξομαι, πρῶτον μνημονεύ-
σας ἐμπλάστου φαρμάκου πολυχρηστοτάτου συντεθέντος ὑπ᾽
ἐμοῦ.

papaveris fuccum vel hyofcyami femen praebemus vel man-
dragorae radicis corticem.   Quare et hic medicamentorum
compofitionis ufus eft, maximus autem in morbis, qui con-
trarias fimul facultates defiderant, verbi gratia repellendi
et difcutiendi vel detergendi ac laevigandi vel incraffandi
fimul et attenuandi humores ac veluti plurimi ufus medi-
camenta polychreftotata et optima diverfas in fe faculta-
tes, ut indicabimus, continent.   Verum is quoque medica-
mentorum compofitionis ufus eft, quum unum aliquod illo-
rum ad multas venenatas feras vel exitialia medicamenta
efficax habere volumus, qui ufus etiam theriacam, ut vo-
cant, antidoton comparavit, item mithridation aliasque mul-
tas Sunt porro et aliae quaedam utilitates minores qui-
dem praedictis, attamen quae crebro nos ad medicamento-
rum compofitionem defcendere cogunt, quas univerfas hoc
in opere docebimini. Nunc enim ubi primum emplaftri me-
dicamenti et ad plura utiliffimi a me confecti mentionem
fecero, jam inftitutum aggrediar.

ΤΩΝ ΚΑΤΑ ΓΕΝΗ ΒΙΒΛΙΟΝ Δ. 375

Ed. Chart. XIII. [644.645.]   Ed. Baf. II. (314.)

Κεφ. δ'. [Περὶ τοῦ διὰ χαλκίτεως ἐμπλαστοῦ φαρμάκου.] Τίνι λόγῳ συνέθηκα τὴν διὰ χαλκίτεως ἔμπλαστρον, ἣν φοινικίνην ὀνομάζω, κολλητικήν τε καὶ συνουλωτικὴν ἑλκῶν καὶ φλεγμονῶν θεραπευτικήν, ἐπειδὰν τακεῖσα σύστασιν ὑγρᾶς ἔχῃ κηρωτῆς, τοὺς μὲν ἐμπειρικοὺς ἐάσαντες ὁμολογεῖν τὴν ἑαυτῶν ἀμαθίαν, ἀποστάντες δὲ καὶ τῶν περὶ τὸν Θεσσαλὸν, ἀγνοούντων τὰ κάλλιστα τῶν ηὑρημένων τοῖς ἰατροῖς φαρμάκων, ἐξ ἐναντίων δυνάμεων συγκείμενα, τὸν λογισμὸν ἀσκεῖτε πρὸς τὸ δύνασθαι συντιθέναι φάρμακα ταῖς αὐταῖς ἐμοὶ χρώμενοι μεθόδοις, ἵν' ἔργῳ καὶ αὐτοὶ πεισθῆτε καὶ τὰ τοῖς ἔμπροσθεν ηὑρημένα λογισμῷ συντίθεσθαι πάντα, [645] ληρώδους τῆς τῶν ἐμπειρικῶν περιπτώσεως οὔσης. λεκτέον οὖν ἤδη τὸν λόγον τῆς τοῦ προκειμένου φαρμάκου συνθέσεως. διαφορητικὴν μὲν ἔχει δύναμιν ἔλαιόν τε παλαιὸν καὶ στέαρ, ἀποκρουστικὴν δὲ καὶ στυπτικὴν ἥ τε χαλκῖτις καὶ ὁ τοῦ φοίνικος χυλός. ἐκ τούτων οὖν ἐγὼ συνέθηκα φάρμακον, ᾧ πάνυ πολλοὺς ἤδη χρω-

Cap. IV. [De emplaſtro medicamento dia chalciteos.] Qua ratione compoſuerim emplaſtrum ex chalcitide, quod a palma, quam phoenica Graeci vocant, phoenicinum appello, medicamentum glutinandis ulceribus, cicatrice obducendis et phlegmonis curandis accommodum, ubi liquefactum humidi cerati craſſitudinem obtinet, animum exercere tum permiſſis empiricis ſuam ipſorum fateri inſcitiam tum relictis quoque Theſſali ſectatoribus, qui optima medicamenta a medicis inventa contrariis conſtare facultatibus ignorant. Exercete, inquam, ingenium, ut eisdem mecum utentes methodis medicamenta poſſitis conficere ac ſitis re ipſa perſuaſi vel ea, quae a majoribus inventa ſunt, omnia ex ratione componi, nimirum quum empiricorum incidentia nugatoria ſit. Dicenda itaque jam eſt propoſiti medicamenti compoſitionis ratio. Oleum vetus et adeps digerendi vim obtinent, chalcitis et palmae ſuccus repellendi aſtringendique. Ex his igitur medicamentum compoſui, quo jam complures uti noviſſi ideo, quod omnibus ſui ge-

μένους ἴστε διὰ τὸ τῶν ὁμοειδῶν ἁπάντων ἄμεινον κεκρί-
σθαι, δι᾽ αὐτῶν τῶν ἔργων βασανισθέν. ὁ μὲν γὰρ λόγος
εὑρίσκει τὴν σύνθεσιν, ἡ δὲ πεῖρα κρίνει τὴν τῶν εὑρεθέν-
των ἀρετήν, ὥστε καὶ τοῖς ἀπείροις λογικῶν μεθόδων πι-
στεύεσθαι τὰ τεχνικῶς συντεθέντα. προσέμιξα δὲ τοῖς εἰρη-
μένοις ἄρτι φαρμάκοις λιθάργυρον οὐδέν τι μέγα συντελέ-
σαι δυναμένην οὔτε τοῖς ἀναστέλλουσι τὸ ἐπιῤῥέον οὔτε
τοῖς διαφοροῦσι τὸ ἐστηριγμένον ἤδη κατὰ τὰ φλεγμαίνοντα
μόρια· ξηραντικῆς γάρ ἐστι δυνάμεως οὐ μὴν ἰσχυρᾶς, ἀλλ᾽
ὡς ἐπιτήδειον φάρμακον αὐτὴν εἰς ἐμπλάστου σύνθεσιν
ἔμιξα, σὺν γὰρ τοῖς εἰρημένοις ἕψηται μέχρι συστάσεως
ἀμολύντου. χρὴ δὲ τὸ στέαρ ἄναλόν τε καὶ ὡς ἔνι μάλιστα
παλαιότατον εἶναι, τό τε ἔλαιον ὁμοίως παλαιόν. ἐμάθετε
γάρ πως παραπλησίας μὲν εἶναι ἀλλήλοις δυνάμεως τό τε
ἔλαιον καὶ τὸ στέαρ τῶν ὑῶν, μαλακτικώτερον βραχὺ καὶ
θερμότερον ὂν τῇ δυνάμει τὸ στέαρ. ἐμάθετε δὲ καὶ ὡς πα-
λαιούμενα λεπτομερέστερά τε καὶ διαφορητικώτερα γίγνεται
καὶ διὰ τοῦτο ταῖς μὲν ὀδυνηραῖς φλεγμοναῖς παρηγορικώ-

neris melius effe ex ipfis operibus comprobatum fit.
Etenim ratio compofitionem invenit, experientia de inven-
torum virtute decernit, ut etiam rationalium methodorum
imperitis artificiofe confecta fidem faciant.   Porro cum
modo dictis medicamentis argenti fpumam mifcui, quae ni-
hil magni adeo momenti afferre poteft, neque repellentibus,
quod influit, neque digerentibus, quod jam partibus
phlegmone laborantibus infixum eft, quippe ficcandi vir-
tutem habet, fed non validam, quare ipfam ceu aptum
medicamentum in emplaftri compofitionem adjunxi, nam
cum praedictis incoquitur donec fubftantiam, quae non
polluat, confequatur.   Adipem vero infulfum et quam
maxime fieri licet vetuftiffimum effe convenit, tum oleum
vetus fimiliter, quod cum fuillo adipe propinquam vir-
tutem habere quodammodo didiciftis, licet adeps paulo
majorem emolliendi calefaciendique vim obtineat. Didi-
ciftis quoque vetuftate ipfa tenuiorum partium fieri et di-
gerere promptius, eoque phlegmonis, quae magnum dolo-

τερα τὰ νέα, ταῖς δὲ μὴ τοιαύταις ὠφελιμώτερα τὰ παλαιά.
καὶ ὅσῳ γ᾽ ἂν ᾖ χρονιωτέρα τε καὶ δύσλυτος ἡ φλεγμονὴ,
τοσούτῳ τὰ παλαιὰ χρησιμώτερα καὶ μόνα θεραπεύειν ἱκανὰ
μηδενὸς ἐπιρρέοντος ἔτι τῷ πεπονθότι μορίῳ. εἰ δ᾽ ἐπιρρέοι
τι, μικτὴν εἶναι χρὴ καὶ τοῦ φαρμάκου τὴν δύναμιν, οἵαπερ
ἐστὶ τοῦ συντεθέντος ὑπ᾽ ἐμοῦ. διὰ τοῦτο γοῦν ἔμιξα τοῖς
διαφοροῦσι τὴν χαλκῖτιν καὶ τὸν φοίνικα, παντάπασιν ὀλί-
γας φλεγμονὰς εἰδὼς χρονιζούσας, ἐφ᾽ ὧν οὐδὲν ἐπιρρεῖ. διὰ
γὰρ τοὺς ἐπιρρέοντας αὐτοῖς χυμοὺς εἰώθασι χρονίζειν. ἀρ-
χομένων δὲ καὶ αὐξανομένων τῶν φλεγμονῶν ἐπικρατεῖν
προσήκει τὴν τῶν στυφόντων τε καὶ ψυχόντων φαρμάκων
δύναμιν, καὶ διὰ τοῦτο τηκόμενον εἰς πάχος κηρωτῆς ὑγρᾶς
τὸ ἔμπλαστον τοῦτο φάρμακον ἱκανῶς πολύχρηστον γίγνε-
ται ποτὲ μὲν οἴνου προσλαμβάνον ἢ ὄξους ἢ ὕδατος, ἔστι
δὲ ὅτε δι᾽ ὠμοτριβοῦς ἐλαίου τηκόμενον ἤ τινος τᾶν στύ-
ψιν ἐχόντων, οἷόν ἐστι τὸ Σπανόν τε καὶ τὸ Ἰστρικὸν, ἢ
διά τινος τῶν γλυκέων ἄνευ στύψεως ἢ διὰ παλαιοῦ. καὶ

rem inferunt, magis blanda ac mitia effe ipfa recentia,
iis vero, quae tales non funt, commodiora vetufta. Et quo
phlegmone et diuturnior et contumacior, hoc magis vetera
profunt ac fola curare valent, modo praeterea nihil affli-
ctae parti influat. Quod fi quidquam influat, mixtam effe
medicamenti quoque virtutem oportet, cujusmodi habet a
me compofitum medicamentum. Itaque propterea chalciti-
dem et palmam digerentibus admifcui, non ignarus paucas
omnino phlegmonas diuturnas exiftere, quibus nihil in-
fluat, nam ob humores in eas confluentes diutinae effe
folent. Dum autem hae incipiunt et accrefcunt, aftringen-
tium refrigerantiumque medicamentorum virtutis praepol-
lere debet, ideoque hoc emplafton medicamentum ad humidi
cerati fpiffitudinem liquefactum multis admodum utile red-
ditur, interim vino adjecto vel aceto vel aqua illiquefcens,
nonnunquam ex oleo immaturo vel alio quopium aftrin-
gente, quale eft Hifpanum et Hiftricum, vel ex dulci aliquo
aftrictionis experte vel etiam vetufto. Ego quoque faepe

Ed. Chart. XIII. [645. 646.]   Ed. Baf. II. (314. 315.)

διὰ μυρσίνου δὲ καὶ μηλίνου πολλάκις ἔτηξα τὸ φάρμακον, ἐφ' ὧν ἔστι στύψεως ἰσχυροτέρας χρεία. αὕτη μὲν οὖν ἡ σύνθεσις τοῦ φαρμάκου κατὰ τοιάνδε γίγνεται συμμετρίαν. τοῦ παλαιοῦ στέατος ὃ κα(315)λοῦσιν ἀξούγγιον οἱ πιπράσκοντες ἔστωσαν λίτραι β'. τοῦ δὲ ἐλαίου τοῦ παλαιοῦ λίτραι γ'. καὶ λιθαργύρου λίτραι γ', χαλκίτεώς τε οὐγγίαι δ'. ἕψειν δὲ αὐτὰ χρὴ κατὰ τόνδε τὸν τρόπον. τοῦ στέατος τοὺς ὑμένας ἐξελὼν καὶ τὸ λοιπὸν θλάσας, ὡς εὔτηκτον γενέσθαι μετὰ τοῦτο τῆξον ἐπὶ πυρός, εἶτα λαβὼν ἠθμὸν διήθησον, ὡς καθαρὸν αὐτὸ γενέσθαι, μηδὲν ὑμένος ἔχον, Ἷκον σταθμὸν τὰς προειρημένας δύο λίτρας, εἶτα λελειωμένας τὰς δ'. οὐγγίας τῆς χαλκίτεως σὺν ταῖς τρισὶ λίτρας τοῦ ἐλαίου μίξεις τῷ στέατι, προσεπιβαλὼν καὶ τὰς γ'. λίτρας τῆς λιθαργύρου, καὶ πάντα κατὰ θυείαν ἑνώσας ἔμβαλλε ἐν τῇ κακκάβῃ, κινῶν ξύλῳ φοίνικος· ἀρκέσει δέ σοι κλάδος εἷς τῶν μεγάλων, ὡς τῷ μὲν ἁδρῷ μέρει τοῦ ξύλου χρῆσθαι κινοῦντα, κατὰ τὴν τῆς καλουμένης σπάθης χρείαν· οὕτω γὰρ [646] ὀνομάζουσιν ᾧ κινοῦσι τὰ σκευαζόμενα, καὶ ἡμεῖς τοῦ σαφοῦς ἐχόμενοι καλέσομεν ὡσαύτως αὐτοῖς. τὸ

myrteo et melino, ubi validius aftringere res poftulabat, medicamentum liquefeci. Haec igitur compofitio medicamenti tali fymmetria conficitur, vetufti adipis, quem inftitores axungiam appellant, fint lib. ij, olei veteris lib. iij et argenti fpumae lib. iij, chalcitidis ℥ iv. Haec autem ita coquere oportet; adipis membranulae omnes eximuntur, reliquum contunditur, ut liquari facile poffit, mox ad ignem liquefit, deinde per colum deftillatur, ut purum fiat, nihilque membranae habeat, pondo duo praedicta pendens, poftea chalcitidis laevigatae pondo triens cum olei tribus libris adipi mifcetur, his et argenti fpumae pondo tria adjiciuntur, ac omnia, ubi fimul in mortario coierint, conjiciuntur in caccabum ac rudicula palmae moventur. Sufficiet autem tibi ramus unus majufculus, ut folida ligni parte movendo utaris in modum fpathae dictae, vocant enim fic id quo confecturas movent, et nos perfpicuitatis gratia fimiliter nominabimus. Quod autem folidae rami parti

δὲ συνεχὲς τῷ ἁδρῷ μέρει τοῦ κλάδου περικαθήρας καὶ τὰς ἑκατέρωθεν ἐκφύσεις τὰς λεπτὰς ἀποτρίψας κατάτεμνε, προπεριξύσας τὸν φλοιὸν, ὅπως ἐμβληθέντα τὰ τμήματα τῷ φαρμάκῳ μεταδῷ τοῦ καθ᾽ ἑαυτὰ χυλοῦ. τῇ μὲν οὖν σπάθῃ χρῆσθαι προσῆκεν ἀπ᾽ ἀρχῆς εὐθέως, τὰ δὲ λεπτὰ τμήματα τῆς φοίνικος ἐμβάλλειν, ὅταν εἰς σύστασιν ἥκῃ τὸ φάρμακον ὁμοίαν κηρωτῇ. ἐὰν γὰρ ἀπ᾽ ἀρχῆς ἐμβάλλῃς αὐτὰ, καταναλωθήσεται διὰ τῆς ἑψήσεως ὁ χυλὸς τῶν ἐμβληθέντων, ὃν διαμεῖναι βουλόμεθα. καὶ αὐτῆς δὲ τῆς σπάθης, ᾗ κινεῖς ἐξ ἀρχῆς τὸ φάρμακον, ὅταν τὸ διαβρεχόμενον ἐν τῇ κακκάβῃ γένηται ξηρὸν, ὡς μηκέτ᾽ ἔχειν τὸν οἰκεῖον χυλὸν, ἀποτέμνων αὐτὸ καὶ ἀποῤῥίπτων τῷ λοιπῷ χρῶ. καὶ αὖθις ὁμοίως εἰ τύχοι τὸ διαβρεχόμενον ἐν τῷ φαρμάκῳ ξηρανθὲν αὖθις ἀπότεμνε. πρόδηλον δ᾽ ὅτι τὸν κλάδον τοῦ φοίνικος οὐ χρὴ πρὸ πολλῶν ἡμερῶν ἀποτετμῆσθαι τοῦ δένδρου, ξηραίνεται γὰρ ἐν τῷ χρόνῳ καὶ ἄχυλος γίνεται. κατὰ τὴν προτέραν οὖν, εἴπερ εἴη χειμὼν, ἀφῃρήσθω, θέρους δὲ χρὴ καὶ κατ᾽ αὐτὴν ἐκείνην τὴν ἡμέραν, ἐν ᾗπερ ἂν ἕψῃς τὸ φάρμακον, ἀφῃρῆσθαι τοῦ δένδρου τὸν κλάδον. ὅταν δ᾽ οὔ-

continuum eſt, in orbem purgato ac tenellos ramuſculos utrinque procedentes contuſos decide, ſed cortice prius exuto, ut ſegmenta injecta medicamentum ſucco ſuo imbuant inſiciantque. Igitur ſtatim ab initio ſpatha utendum eſt, ſed tenuia palmae ſegmenta injicere oportet, ubi medicamentum cerato ſimilem conſiſtentiam habuerit. Nam ſi a principio ea immittas, ſuccus injectorum, quem manere volumus, ex decoctione conſumetur. Inſuper ſpathae, qua medicamentum initio movetur, pars in caccabo intincta, poſtquam inaruerit, ut proprium ſuccum non amplius ſervet, amputatam rejice, reliqua utere. Hanc rurſus, cum medicamento intincta ſiccata ſuerit, ſimili modo abſecato. Conſtare autem vobis arbitror quod palmae ramum non multis diebus ante abſciſſum arbore eſſe oportet, quippe temporis intervallo areſcit et ſuccum amittit. Pridie igitur per hiemem auferatur, aeſtate vel eodem ipſo die, quo cocturus es medicamentum. Ubi autem ſic coctum ſpiſ-

Ed. Chart. XIII. [646.]   Ed. Baf. II. (315.)

τως ἑψόμενον ἀμόλυντον γένηται τὸ φάρμακον, αὐτῷ μὲν
ἐμπλάστῳ χρήσῃ κατά τε τῶν δυσεπουλώτων ἑλκῶν καὶ τῶν
ἐναίμων ἐλαίῳ διατήκων, ἐπὶ τῶν φλεγμαινόντων, ἐν ποδά-
γραις, ἐν ἀρθρίτισιν, ἐν βουβῶσιν, ἐν φύμασιν, ἐν κατακαύ-
μασιν, ἐν χειμέθλοις, ἐν κατάγμασιν, ἐν θλάσμασιν, ἐν ταῖς
ῥευματικαῖς καλουμέναις διαθέσεσιν ὑπάσαις. ἤδη δὲ καὶ τῶν
τὰς κήλας τεμνόντων πολλοὶ μετὰ τὴν χειρουργίαν εὐθέως
ἐπιτιθέασιν αὐτό, μετά τε τῶν ἐπιβροχῶν καὶ τῶν κατα-
πλασμάτων διαπραττόμενοι. εἰ μέντοι τῆς χαλκίτεως ἐμβά-
λοις οὐγγίας στ'. ὅπερ ἐστὶν ἥμισυ λίτρας, ἔσται σοι μεγά-
λων τραυμάτων κολλητικώτερον τὸ φάρμακον ἐπουλωτικώ-
τερόν τε τῶν δυσεπουλώτων. ἀλλ' ἐν τούτῳ μέν ἐστι καὶ
ἄλλα φάρμακα τῆς αὐτῆς δυνάμεως. τηχθέντι δὲ αὐτῷ μετ'
ἐλαίου θαῤῥεῖν χρὴ τῶν ἄλλων ἁπάντων μᾶλλον ἐπὶ τῶν
ῥευματικῶν διαθέσεων. ἐν γοῦν τῇ Ῥώμῃ πλείστων γιγνομέ-
νων τοιούτων, οὐδὲν οὕτως ηὐδοκίμησεν. ἐπιτήδειον δὲ, ὡς
ἔφην, ἔστι καὶ ποδάγραις καὶ ἀρθρίτισιν ἐν ἅπαντι καιρῷ,

fitudinem, ut non inquinet, acquifierit medicamentum,
ipfo uteris emplaftro ad ulcera, quae cicatricem aegre du-
cunt, dyfepulota vocantur, ad cruenta valet oleo lique-
factum, benefacit phlegmonis, podagris, articulorum mor-
bis, bubonibus, phymatis, ambuftis, pernionibus, fra-
cturis offium, contufionibus, omnibus denique affectibus,
quos appellant rheumaticos. Jam vero et multi, qui her-
nias abfecant, poft manus operam ftatim ipfum cum irri-
gationibus et cataplasmatis praeparatum imponunt. Si vero
chalcitidis unciae fex immittantur, quae eft felibra, medi-
camentum ad magna vulnera glutinanda promptius atque
ad ea, quae cicatricem aegre ducunt, efficacius fiet. Sunt
quidem in hoc etiam alia ejusdem potentiae medicamen-
ta, ipfi tamen cum oleo liquefacto magis quam aliis omni-
bus in rheumaticis affectionibus fidendum eft. Quum igi-
tur plurima ejusmodi Romae exifterent, nullum tam ce-
lebre probatumque fuit. Conducit, ut dixi, et podagricis et
articulorum vitio laborantibus quolibet tempore, quum

Ed. Chart. XIII. [646.]   Ed. Baf. II. (315.)

καθ᾽ ὃν οὐκ εἰσὶν ὀδύναι σφοδραὶ, δεόμεναι καταντλημάτων
τε καὶ καταπλασμάτων παρηγορικῶν. ἀρχομένων οὖν καὶ
αὐξομένων ἔτι τῶν τοιούτων διαθέσεων, ἐπειδὰν τήξῃς τὸ
φάρμακον, ἐάσας ἀποψυχθῆναι, καὶ ξύων σπαθομήλῃ τὸ ξυ-
σθὲν ἔμβαλε εἰς θυείαν παραχέων οἴνου καὶ τρίβων ταῖς
χερσὶ πρὸς τῇ θυείᾳ, χάριν τοῦ δέξασθαι τὸν οἶνον. ἔστω
δ᾽ οὗτος ἐκ τῶν αὐστηροτέρων, ἡλικίαν μὲν μέσος, οὐ πα-
χὺς δὲ κατὰ τὴν σύστασιν, ἀλλ᾽ ὡς οἷόν τε μάλιστα διαυ-
γέστερος. ὁ γὰρ τοιοῦτος, ὡς λεπτομερέστερος ὢν, εἰς τὸ
βάθος δύεται τῶν σωμάτων. ἄχρι τοσούτου δ᾽ αὐτὸν ἐπίχει
τῷ τετηκότι φαρμάκῳ, τρίβων ταῖς χερσὶν ἄχρις ἂν ὑποδέ-
χηται καὶ μιγνύηται καὶ μὴ παραπλέῃ τὸ ὑγρὸν ἄμικτον τῷ
τριβομένῳ τε καὶ μαλασσομένῳ φαρμάκῳ. καὶ χωρὶς δὲ τοῦ
προψύχοντα ξύειν ἔτι θερμῷ τῷ τετηκότι φαρμάκῳ τὸν
οἶνον ἐγχέας τις ἀναμῖξαι δυνήσεται. κατὰ μὲν οὖν τὰς ἀρ-
χὰς τῶν φλεγμονῶν τὴν ἀποκρουστικὴν δύναμιν ἐπικρατεῖν
προσήκει, κατὰ δὲ τὰς αὐξήσεις ἀφαιρεῖν μέν τι αὐτῆς, προσ-
τιθέναι δὲ τῆς διαφορητικῆς. ὅταν δ᾽ εἰς τὴν οἰκείαν ἀκμὴν

dolores intenfi non funt, qui perfufiones et cataplafmata
lenientia poftulent. Incipientibus igitur atque augefcen-
tibus etiamnum id genus vitiis, liquefactum medicamentum
refrigerari finito idque fpathomela deradens pilae injicito,
cui vinum fuperfundito, quod ut recipiat, manibus ad pi-
lam fubigito, erit autem vinum aufterius aetate quidem
medium, fubftantia non craffum, fed quam maxime fieri
poteft, dilucidius, nam hujusmodi, utpote fubftantiae
tenuioris, in altum corpus penetrat. Tantifper autem lique-
facto medicamento ipfum infundito, manibus conterens,
dum excipiatur mifceaturque, nec humidum adnatet, quod
contrito ac emollito medicamento mixtum non fit. Ad
haec etiam fi non prius refrigeratum medicamentum dera-
feris, liquefacto et adhuc calido vinum fuperfufum permi-
fcere licet. Itaque in phlegmonwn principiis vim repulforiam
validiorem effe oportet, in incrementis vero haec nonnihil
imminuenda, quae digerit virtus augenda eft. Quum autem

ὁ τῆς φλεγμονῆς ὄγκος ἀφίκηται, παραπλησίας ἀλ[647]λή-
λαις εἶναι χρὴ τὰς δυνάμεις τήν τε ἀποκρουστικὴν καὶ δια-
φορητικήν, ἐάν γε μή τις ὀδύνη σφοδρὰ παρηγορικοῦ δέηται
φαρμάκου. παρακμαζούσης δὲ τῆς φλεγμονῆς τὴν διαφορητι-
κὴν δύναμιν ἐπικρατεῖν προσήκει, ὡς μηδ᾽ ὅλως ἐν ἐκείνῳ
τῷ καιρῷ μίγνυσθαί τι τοῦ οἴνου. καὶ μέντοι καὶ κατ᾽ αὐ-
τὴν τὴν τῆξιν, ἔνθα μὲν ἐπικρατεῖν ἱκανῶς βουλόμεθα τὴν
στύφουσαν ποιότητα, τὸ Σπανὸν ἔλαιον ἢ τὸ Ἰστρικὸν ἢ
τὸ καλούμενον ὀμφάκινόν τε καὶ ὠμοτριβὲς ἐμβάλλειν προσ-
ήκει. ἔνθα δὲ παραπλησίας ἔχειν ἀμφοτέρας τὰς δυνάμεις,
ἐλαίῳ γλυκεῖ μήτε προσφάτῳ μήτε παλαιῷ τήκειν αὐτό. δια-
φορητικὸν δὲ ποιῆσαι βουλόμενοι, ἐπιτήδειόν ἐστι παλαιὸν
ἔλαιον ἢ κίκινον. ἡ δὲ ἐν τῷ τήκεσθαι συμμετρία τοῦ ἐμπλα-
στοῦ φαρμάκου τοιάδε γιγνέσθω. βραχὺ πλέον ἔστω σοι
τὸ ἔλαιον τοῦ φαρμάκου καὶ μᾶλλον δηλονότι τοῦ θέρους,
ὡς εἶναι δέκα μὲν οὐγγίας τοῦ φαρμάκου, τοῦ δὲ ἐλαίου
λίτραν μίαν αὐτάρκως ἂν ἐμβάλλοι τις. εὔδηλον δ᾽ ὅτι δρα-
στικώτερον μὲν γίνεται πλέον ἔχον τοῦ φαρμάκου, παρηγο-

in ftatum proprium feu vigorem phlegmones tumor per-
venerit, pares invicem effe poteftates convenit repellendi
et digererdi, nifi quis vehemens dolor medicamentum
leniens requirat. Caeterum declinante phlegmone difcu-
tiendi vim augebitis, ut prorfus nihil vini eo tempore mi-
fceatis. Praeterea dum id liquefcit, ubi aftrictoriam qua-
litatem fatis excellere volumus, Hifpanum oleum vel Iftri-
cum vel quod omphacinum et omotribes *crudum* vocatur
injiciendum eft. Ubi aequales utrasque facultates habere cu-
pias, oleo dulci nec recenti nec vetufto liquandum eft. Si
ut digerat expetis, vetus oleum vel cicinum commode fu-
mitur. Emplaftri autem medicamenti in liquefcendo hujus-
modi fiat fymmetria. Oleum paulo copiofius quam medica-
mentum efto, magisque aeftate, videlicet ut libram unam
abfolvat, medicamenti vero decem unc. injeciffe abunde
fuffecerit. Clarum eft autem cuilibet hoc efficacius reddi
emplaftrum, quo plus medicamenti habuerit, tanto autem

ρικώτερον δὲ καὶ ἀνωδυνώτερον, ὅσῳ περ ἂν ὑγρότερον γέ
νηται τακὲν σὺν ῥοδίνῳ. κηρωτῆς δὲ ἐγχρίστου σύστασιν
λαμβάνει, τακείσης τοῦ φαρμάκου λίτρας μιᾶς ἐν ἡμιλίτρῳ
ἐλαίου. χρήσιμον δὲ τὸ τοιοῦτο ταῖς παρακμαῖς τῶν φλε
γμονῶν ἐστι. καὶ τοὺς ἐν ἕδρᾳ δὲ καὶ κατὰ τὸ ἀπευθυσμέ
νον ἔντερον ὄγκους φλεγμονώδεις αὐτομάτως γιγνομένους,
οὐδὲν οὕτως ὀνίνησι. τετῆχθαι δὲ αὐτὸ χρὴ τηνικαῦτα μετ᾽
ἐλαίου πλείονος, ὡς δι᾽ εὐθυτρήτου κέρατος ἐνίεσθαι, κύστιν
ὑείαν ἔχοντος προσδεδεμένην, ὡς εἰώθαμεν ἐπὶ τῶν τοιού
των χρῆσθαι. καὶ διὰ ῥοδίνου δὲ ἐπὶ τούτων ἔτηξα πολλά
κις αὐτό, προϋποκειμένης τῷ ἀγγείῳ καθ᾽ ὃ τήκεται κακκά
βης, ὕδωρ μὲν ἐν αὐτῇ ἐχούσης θερμὸν, ἄνθραξι δὲ διαπύ
ροις ἐπικειμένης ἢ κατὰ φλογὸς ἀκάπνου. κατὰ μέντοι τὴν
προειρημένην συμμετρίαν τετηκός, ὡς σύστασιν ἔχειν ὑγρᾶς
κηρωτῆς καὶ τὰ κατὰ τὸ αἰδοῖον ἕλκη καὶ τὰ κατὰ τὴν
ἕδραν ὀνίνησιν. οὐχ ἥκιστα δὲ καὶ τἄλλα πάντα καὶ μέχρι
τῶν ἑλκωθέντων χειμέθλων τε καὶ πυρικαύτων. καὶ γὰρ
ἀφλέγμαντα καὶ καθαρὰ ποιεῖ ταχέως· ἅπαντα καὶ σαρκοῖ
στερεᾷ σαρκὶ καὶ μάλισθ᾽ ὅταν ἔχῃ πλέον χαλκίτεως. εὐδη

magis mitigare ac dolorem tollere, quanto liquidius fuerit
ex rofaceo liquefacto. At cerati, quod inungi poffit, confiftentiam recipit, dum medicamenti libra j. in olei felibra
liquata fuerit. Tale vero phlegmonωn declinationibus ex
ufu eft. Item fedis, rectique inteftini tumores phlegmonodas fponte obortos omnibus melius juvat. Ipfum autem
tunc liquefactum oportet cum oleo copiofiore, ut per cornu
recti foraminis, cui vefica fuis alligata fit, immittatur, velut
in ejusmodi ufurpare confuevimus. Ad haec frequenter
ipfum in his ex rofaceo liquefecimus, caccabo vafi, in quo
liquefcit, prius fubjecto, qui calidam contineat, prunis vero
ardentibus incumbat aut flammae fumo carenti. Jam vero
pro fuperioris fymmetriae modo liquatum, ut liquidi cerati
fpiffitudinem habeat et pudendi et podicis ulcera perfanat,
imo et alia omnia usque ad ulceratos perniones et ambufta. Etenim univerfa ftatim inflammatione liberat, puraque reddit et folida implet carne, praefertim ubi plus

λον δ' ὅτι καὶ οἴνου μεμίχθαι χρὴ τῷ τοῦτο δράσοντι φαρ-
μάκῳ. εἰ προσλάβοι δὲ ὄξους, ἄριστον ἐπὶ τῶν πυρικαύτων
ἐστὶ καὶ παραχρῆμα καὶ μετὰ ταῦτα κατὰ πάντα καιρὸν
ἐπιτιθέμενον, ἐάν τε ἤδη φλυκταίνας ἔχῃ τὸ πυρίκαυτον,
ἐάν τε μή. πρόδηλον δ' ὅτι κἂν ἐφ' ὕδατος ζέοντος καυθῇ
τις, ὀνομάζεται καὶ τοῦτο τὸ (316) πάθημα πυρίκαυτον. εἰ
δὲ πρὶν φλεγμῆναί τις ἐπιθείη τὸ φάρμακον, οὐδὲν οὕτως
κωλύει γένεσιν φλεγμονῆς, ὥστε καθάπερ ἔφην καὶ τῶν τὰς
κήλας τεμνόντων εὐθέως αὐτῷ χρῶνταί τινες, οὐδὲ προεπι-
βρέξαντες τὸ τραῦμα. καὶ καταθλασμάτων δὲ καὶ καταγμάτων
καὶ τῶν ὁπωσοῦν πεπληγότων, ἐπιτηδειότατόν ἐστιν ὑγρὸν
ἐπιτιθέμενον. ἐπιδέσμοις δὲ περιλαμβανόμενον ἐν τρόπῳ κα-
ταγματικῆς ἐπιδέσεως, οἰδήματά γε πάντα καὶ ἐμφυσήματα
θαυμαστῶς ὀνίνησι. κακοχύμου δ' ὄντος τοῦ σώματος ἢ καὶ
λίαν αἰσθητικοῦ, μιγνύειν αὐτῷ χρὴ κατ' ἀρχὰς ἐπιτιθέντα
τοῖς τεθλασμένοις τε καὶ πεπληγόσι μέρεσιν ὑοσκυάμου πρόσ-
φατον. εἰ δ' ἀποροίης προσφάτου, διὰ τὴν ὥραν τοῦ ἔτους

chalcitidis adjectum fuerit. Infuper nemo ignorat, vinum
quoque medicamento id effecturo admifcendum effe. Quod
fi acetum acceperit, ambuftis optime facit et ftatim et
poftea quolibet tempore impofitum, five illa jam puftu-
las five non habeant. Conftat autem, fi quis in aqua
ferventi uftus fuerit, hunc etiam affectum, pyricauton,
ambuftum igne nominari. Porro fi medicamentum an-
te impofueris quam phlegmone fit orta, nihil adeo ipfius
generationem impedit prohibetque. Quapropter, ut dictum
eft, nonnulli qui hernias fecant, ftatim eo utuntur, ne-
que prius vulnere madefacto. Ad haec contufionibus, fra-
cturis et qualibufcunque plagis, fi liquidum imponitur,
accommodatiffimum eft remedium. Ligamentis autem cir-
cundatum, fafciarum inftar, quibus rupturae deligantur,
catagmaticas vocant, oedemata omnia et inflationes miri-
fice juvat. Quum malo fucco corpus abundat vel admodum
fentiens eft, quamprimum contufis et percuffis partibus
illud impones, hyofcyamus recens adjicietur, qui fi non
eft recens propter anni tempus aut locum, nihilo magis

ΤΩΝ ΚΑΤΑ ΓΕΝΗ ΒΙΒΛΙΟΝ Α. 385

Ed. Chart. XIII. [647. 648.]　　　　　Ed. Baf. II. (3ι6.)

ἢ τὸ χωρίον οὐδὲν μεῖον ἕξεις ἐπεμβάλλων τὸν ἀποτιθέντα
διὰ τοῦ θέρους, οἷος καὶ ὁ ἀπὸ Κρήτης ἐστὶ κομιζόμενος
ἡμῖν εἰς Ῥώμην καθ᾿ ἕκαστον ἔτος. ἔτι δὲ μᾶλλον τούτου
τὸν χυλὸν τοῦ μανδραγόρου μιγνύων, ἀνώδυνον ἐργάσῃ τὸ
φάρμακον. ἴστε δ᾿ ὅτι καὶ οὗτος ἀπὸ Κρήτης κομίζεται κάλ-
λιστος ἐν ὀστρακίνοις ποτηρίοις. ἀρκεῖ δὲ μίαν οὐγγίαν μῖ-
ξαι τοῦ χυλοῦ, λίτρᾳ ἐλαίου τῆς τηκομένης ἐμπλάστρου. [648]
καὶ πλεῖον δ᾿ ἂν ἔσθ᾿ ὅτε καὶ ἔλαττον ἐμβάλλοις κατὰ τὴν
χρείαν τῆς διαθέσεως. συντελεῖ δὲ ἐπὶ τῶν τοιούτων σωμά-
των καὶ τὸ διὰ ῥοδίνου τετῆχθαι τὸ φάρμακον. ὅσα δὲ ἐκ
καταπτώσεως ἐθλάσθη μέρη τοῦ σώματος ἢ πληγέντα ξύλῳ
καὶ λίθῳ, κἂν ἐκχύμωμά τι γένηται, κατὰ τὰς ἀρχὰς εὐθέως
ἐπιτιθέναι χρὴ τὸ τετηκὸς φάρμακον, ὡς εἴρηται, μιχθέντος
οἴνου. προσήκει δὲ κατὰ τὴν τρίτην ἡμέραν ἢ πάντως γε
τὴν τετάρτην, ἐὰν ἀφλέγμαντον εἴη τὸ μόριον, ἀφαιρεῖν μὲν
τὸν οἶνον, ἐλαίῳ δὲ τήκειν παλαιῷ τὴν ἔμπλαστρον. ἐὰν γὰρ
ἐπὶ πλέον στύφηται τὰ ἐκχυμώματα δυσδιαφόρητα γίνεται.
τούτῳ τῷ φαρμάκῳ καὶ πρὸς ἐρυσιπέλατα χρῶμαι καὶ μά-

ipfum defiderabis, fi adjungas eum, qui per aeftatem re-
pofitus eft, qualis etiam fingulis annis ex Creta nobis
Romam apportatur. Hoc magis adhuc dolori fedando op-
portunum, id eft anodynon medicamentum, fuccus man-
dragorae mixtus efficiet. Non autem vos latet et hunc a
Creta optimum fictilibus poculis afferri, cujus unciam
j. librae olei emplaftri liquefacti mifcere fufficit, atque
interdum amplius, interdum minus impones, prout difpo-
fitio poftulat. Conducit autem in ejusmodi corporibus
et medicamentum ex rofaceo liquefactum effe. Caeterum
ex cafu contufis partibus vel ligno ac lapide percuffis,
etfi ecchymofis quaedam contigerit, protinus ab initio
medicamentum liquatum imponi oportet, vino ut docui
mixto. Quod vinum die tertio aut certe quarto, fi pars
inflammatione careat, auferri oportet, oleo autem veteri
emplaftrum liquare; nam fi plus aftringantur ecchymo-
mata, vix queant per halitum digeri. Hoc medicamento
etiam utor adverfus eryfipelata, praefertim phlegmonode,

386 ΓΑΛΗΝΟΥ ΠΕΡΙ ΣΥΝΘΕΣΕΩΣ ΦΑΡΜΑΚΩΝ

Ed. Chart. XIII. [648.]   Ed. Baf. II. (316.)
λιστα φλεγμονώδη καὶ πολὺ δὴ μᾶλλον ἔτι πρὸς τὰς ἐρυσι-
πελατώδεις φλεγμονάς. ἐν ἀρχῇ μὲν οὖν ἐπιτίθημι τήκων
αὐτὸ ῥοδίνῳ δι᾽ ὠμοτριβοῦς ἐλαίου καὶ ἀνάλου σκευασθέντι,
κάλλιστον μὲν γὰρ πρὸς ἐρυσιπέλατα τὸ τοιοῦτόν. τακέντι
δ᾽ οὕτως αὐτῷ μιγνύσθω κατὰ τὴν θυείαν, ἀναφυρόμενός
τε καὶ δευόμενος ἀκριβῶς ὅλος δι᾽ ὅλου στρυχνοῦ χυλὸς ἢ
εἰ μὴ τοῦτο παρείη ψυλλίου. θέρους δὲ ὄντος καὶ ὁ τῆς
ὄμφακος μετὰ τοῦ τῆς ἀνδράχνης ἢ ἀειζώου. μόνος μὲν γὰρ
ὁ τῆς ὄμφακος πλέον ἢ δεῖ στύφει. βλάπτει δὲ ἡ τοσαύτη
στύψις ἐρυσιπέλατα, κατακλείει γὰρ αὐτῶν τὴν θερμότητα
πυκνοῦσα τὸ δέρμα. πάλιν δὲ ὁ τῆς ἀνδράχνης χυλὸς, οὐδ᾽
ἐκθλιφθῆναι δύναται μόνος ὑπὸ γλισχρότητος. ἄριστον οὖν
ἐστιν ἐκθλίψαντα τὸν τῆς ὄμφακος χυλὸν ἐπιβάλλειν ἐν
ὅλμῳ κεκομμένης τῇ ἀνδράχνῃ καὶ οὕτως αὖθις κόπτειν. εἶθ᾽
ὅταν ἀκριβῶς ἑνωθῇ τὸ μικτὸν ἐξ ἀμφοῖν ἐκθλίβειν τὸν χυ-
λόν. ὁμοίως δὲ καὶ τὸν τοῦ ἀειζώου χυλὸν ἐκθλίψεις. κατα-
μόνας γὰρ οὐδὲ ἐκ τούτου δυνατὸν ἐκθλῖψαι δαψιλῆ, καθά-
περ οὐδ᾽ ἐκ τῆς κοτυληδόνος. εἰ δὲ καὶ τῶν τοῦ μανδρα-

et adhuc longe magis ad phlegmonas eryfipelatodeis. Prin-
cipio igitur impono ipfum liquatum ex rofaceo, quod oleo
omotribe, *crudo*, et falis experte conftet, tale enim ery-
fipelatis eft accommodatiffimum. Ita jam liquefacto folani
fuccus in mortario mifceatur, qui totus per totum ac-
curate fubigatur excipiaturque; qui fi non adeft, pfyllii;
fi aeftas fuerit, etiam omphacis, id eft uvae acerbae cum
portulacae vel fempervivi fucco. Etenim uvae acerbae li-
quor per fe plus quam oportet aftringit, tanta autem
aftrictio eryfipelata laedit, ut quae calorem ipforum cutem
denfando includat. Rurfus portulacae fuccus neque is
folus prae lentore poteft exprimi. Optimum igitur eft, qui
ex uva acerba prius tufa exprimitur, portulacae in pila
committere et fic iterum contundere, deinde ubi ex am-
bobus mixtum exacte unitum fuerit, liquorem elicere.
Simili modo etiam fempervivi fuccum exprimes, nam feor-
fum neque ex hoc, quemadmodum neque ex cotyledone,
fuccum copiofum exprimere quisquam poteft. At mandra-

γόρου μήλων ἀκμαίων ὄντων ἐκθλίψετε πρόσφατον χυλὸν,
ἐπιτηδειότερον ἐργάσεσθε τὸ φάρμακον. εἰ δὲ μὴ κατὰ και-
ρὸν εἴη, ἀλλὰ τοῦ γε ἀπὸ Κρήτης ἤ τινος ἑτέρου χωρίου
τοιούτου κομιζομένου μιγνύειν χρή. καὶ ὑοσκυάμου δὲ χυ-
λὸν εἴωθα μιγνύειν αὐτῷ καί ποτε καὶ μηκώνειον. ὀνομά-
ζεται δὲ οὕτως ὁ τῆς μήκωνος ὀπός. ἄμεινον δὲ ἅμα τούτῳ
καὶ γλαυκίου τι προσεπεμβάλλειν. ἀσθενέστερος δὲ πολὺ τού-
των, ἀλλ᾽ εὐπόριστος ὁ τῆς θριδακίνης χυλὸς, ὅ τε τῆς
ἀγρίας καὶ ὁ τῆς κηπευομένης, ἣν ἅπαντες οἱ Ἕλληνες οἱ
νῦν οὐ θριδακίνην, ἀλλὰ θρίδακα προσαγορεύουσι, τὴν ἀγρίαν
μόνην θριδακίνην ὀνομάζοντες. ἀσθενέστεροι δὲ τούτων εἰς
ψύξιν χυλοὶ, σέρεως καὶ πολυγόνου καὶ τριφύλλου καὶ μυὸς
ὤτων εἰσὶ, ψύχουσι δ᾽ οὖν καὶ αὐτοί. καὶ μᾶλλον αὐτῶν ὁ
ἀπὸ τῶν τελμάτων φακός. εἰ δὲ μηδὲν τούτων παρείη, μι-
γνύειν ὄξους τε καὶ ὕδατος. ἅπαντα δὲ τὰ τοιαῦτα φάρ-
μακα τὰς ἐπικτήτους ποιότητας ἐχέτω ψυχρὰς, ἐνισταμένων
τῶν ἀγγείων ὕδατι ψυχρῷ λίαν ἢ χιόνι. καὶ αὐτὸ δὲ τὸ
τῆς φοινικίνης φάρμακον ὁμοίως κατεψύχθω προσαγόμενον

gorae pomorum maturitate vigentium fuccus recens ad-
jectus magis aptum medicamentum efficiet, quem fi tempus
non admittat, illius quae a Creta vel alio quopiam loco
advehatur, mifcere non dubitabis.   Quin et hyofcyami
fuccum mifcere ei confuevimus, interdum meconium, ita
autem nominatur papaveris fuccus. Satius autem eft una
cum hoc et glaucii quippiam fuperindere. At his multo
imbecillior, fed acquifitu facilis, lactucae fuccus eft, tum
agreftis, tum hortenfis, quam univerfi Graeci hujus tem-
peftatis non thridacinem, fed thridaca nominant, agreftem
folam thridacinen appellantes. His rurfus fereos, polygoni,
trifolii et auriculae muris, fucci minus ad refrigerandum
efficaces funt, quanquam et ipfi refrigerant, fed his eviden-
tius lenticula paluftribus locis proveniens. Horum omnium
penuria mifcebis acetum et aquam.   Porro medicamenta
haec univerfa afcititias qualitates frigidas habeant, vafis
videlicet aquae admodum frigidae aut nivi infiftentibus.
Atqui ipfum quoque phoenicinum medicamentum fimi

Ed. Chart. XIII. [648. 649.]   **Ed. Baf. II. (316.)**

ἐρυσιπέλασιν, ἄχρι περ ἂν αὐτῶν παύσηται τὸ πάνυ φλο
γῶδες. εὔδηλον δ᾽ ὅτι συνεχῶς ὑπαλλάττεσθαι χρὴ τὰ δι᾽
ἐπικτήτου ποιότητος ψυχρᾶς ὠφελοῦντα τὰς ἐρυσιπελατώ
δεις διαθέσεις καὶ μάλισθ᾽ ὅταν ἀκριβὲς ᾖ τὸ ἐρυσίπελας
ἄνευ τοῦ μεμίχθαι φλεγμονῇ. παυσαμένου μέντοι τοῦ πάνυ
φλογώδους ἢ μηδὲ τὴν ἀρχὴν ἀκριβοῦς ἐρυσιπέλατος γεγονό
τος, ἀλλ᾽ ἤτοι φλεγμονῆς ἐρυσιπελατώδους ἢ ἐρυσιπέλατος
φλεγμονώδους, οὐδὲν ἔτι δεόμεθα τῆς ἐπικτήτου ψύξεως,
ἀλλὰ καὶ τῶν ψυχόντων πάνυ χυλῶν ἀφεψόμεθα, τοὺς με
τρίως ψυχροὺς μιγνύντες τῷ τηχθέντι φαρμάκῳ. καὶ μετὰ
τούτους ἤδη καὶ λινοσπέρμου χυλὸν καὶ χαμαιμήλου μίξωμεν·
αὐτῷ τε μόνῳ μετὰ ταῦτα χρησόμεθα τῷ τετηκότι φαρμάκῳ
μηδὲν ἐπιμιγνύντες ἄλλο. [649] φθάσαντος δέ ποτε πελι
δνοῦ γενέσθαι τοῦ ἐρυσιπέλατος, ὑπὸ τῆς τῶν ψυχόντων
δυνάμεως, χρὴ μὲν οὐδ᾽ ὀνομάζειν ἔτι τὸ τοιοῦτον ἐρυσίπε
λας· ἀπέχεσθαι δὲ προσήκει τηνικαῦτα μὴ ὅτι τοῦ οἴνου τῆς
μίξεως, ἀλλὰ καὶ τοῦ ῥοδίνου καὶ τῶν στυπτικῶν ἐλαίων,
ἱκανὴ γὰρ ἡ φοινικίνη μόνη διαφορῆσαι τὸ πελιδνωθὲν

modo refrigeratum eryſipelatis admoveatur, donec vehemens ipſorum ardor ſubſidat. Liquet autem, ſubinde ea,
quae adventitia qualitate frigida eryſipelatoſis affectibus
ſuccurrunt, immutanda eſſe, maxime ubi exactum eryſipelas citra phlegmonem fuerit. Poſteaquam vero vehemens
ille ardor quieverit aut nec perfectum plane eryſipelas
afflixerit, ſed vel eryſipelatodes phlegmone vel phlegmonodes eryſipelas, non adhuc externum frigus admoliemur,
verum a ſuccis etiam impenſe frigidis abſtinebimus, eos
medicamento liquefacto miſcentes, qui mediocriter refrigerant. Atque ab his jam et lini ſeminis et chamaemeli
ſuccum miſceamus, ipſoque ſolo poſtea medicamento liquato utemur, nihil aliud praeterea immittentes. At ſi
quando lividum ex frigefacientium ni eryſipelas evaſerit,
tale non amplius eryſipelas appellandum eſt, ſed tunc ab
ſtinere non a vini mixtura modo, ſed roſacei quoque et
aſtringentium oleorum oportet, nam ſolum phoenicinum

ἐλαίῳ τηκομένη παλαιῷ, καὶ καταντλεῖται ὕδατι θερμῷ τη-
νικαῦτα τὰ πεπονθότα μόρια καὶ κατασχάζεται. καὶ ὑμῖν εἰ
δόξει ποτε τοῦτο πρᾶξαι, παραχρῆμα μὲν ἐπιτιθέναι χρὴ τὸ
τῆς φοινικίνης τακείσης ὑγρὸν φάρμακον ἔχον οἴνου, μετὰ
δὲ μίαν ἡμέραν ἀφαιρεῖν τὸν οἶνον. εἰ δὲ πλέον ἤδη κατε-
ψυγμένον ἐρυσίπελας ὑπὸ τῶν ἀμέτρως ψυχόντων ἰατρῶν
παραλάβοιμεν, ὡς ἤδη καὶ μελαίνεσθαι, τῇ τε καταντλήσει
καὶ τῇ ἀποχαράξει μᾶλλον χρησόμεθα. καὶ χωρὶς δὲ τούτων
τῷ ὑγρῷ φαρμάκῳ μίξομέν τι τῆς ἀσβέστου τιτάνου. μαλα-
κοσάρκων δὲ τῶν πεπονθότων ὄντων, πεπλυμένης αὐτῆς μί-
ξομεν. ἀγαθὸς δὲ τηνικαῦτα καὶ ὁ τοῦ κοριάνδρου χυλὸς
ἀναμιγνύμενος τῷ φαρμάκῳ. οὗτος μέν γε καὶ μετὰ ῥοδίνης
κηρωτῆς ὀνίνησι μεγάλως, πρὸς ἃ δὴ καὶ τὰς τοιαύτας δια-
θέσεις καὶ ἄλλα πολλὰ φάρμακα κατὰ τὸν ἑξῆς λόγον εἰ-
ρήσεται, τινὰ μὲν ὁμοίαν ἔχοντα δύναμιν τῇ φοινικίνῃ, τινὰ
δὲ καὶ δραστικωτέραν. πρὸς δὲ τὰ ῥευματικὰ πάντων
ἄριστον φάρμακον τοῦτο καὶ πολλάκις ἐλπίδος τι μεῖζον ἀνύ-

veteri oleo liquefactum, quod livorem contraxit, per ha-
litum difcutere poteſt, et tunc affectae partes aqua cali-
da foventur et ſcarificantur. Vobis ſi fuerit viſum hoc
interdum facere, protinus phoenicini liquefacti humidum
medicamentum, cui vinum adjectum ſit, imponere conve-
nit, altero die vinum auſerendum. Quod ſi jam plus im-
pendio eryſipelas refrigeratum ab immodice refrigeranti-
bus medicis acceperimus, ut jam quoque nigricet, perfuſio-
ne et ſcarificatione magis utemur, atque citra haec calcis
vivae quippiam liquido medicamento immittemus; ſi vero
laborantes teneri funt, lotam ipfam uſurpabimus. Tunc
prodeſt etiam fuccus coriandri medicamento inditus, qui
fane et cum cerato rofaceo juvat non mediocriter. Ad
haec fane fimilesque affectus alia pleraque medicamenta
fequenti fermone dicentur, quaedam pari virtute cum phoe-
nicino, nonnulla etiam efficaciore praedita. Adverſus au-
tem rheumaticos affectus omnium optimum hoc medi-
camentum eſt, ac ſpe majora frequenter praeſtitit. Quum

σαν ἐκπυήσαντος οὖν ποτε μηροῦ πλησίον τοῦ βουβῶνος,
ἀπέπτου τῆς καθ᾽ ὅλον αὐτὸν οὔσης φλεγμονῆς, ἐσχηματί-
ζετο μὲν ὑφ᾽ ἡμῶν τὸ σκέλος, ὡς ἐκρεῖν τοὺς ἰχῶρας ἐπὶ
τὸν βουβῶνα. κατὰ δὲ τὸ γενόμενον ἕλκος, ἐν πλέονι χρόνῳ
τούτου συμβάντος, ἐξεκενώθη μὲν τὸ κατασκῆψαν εἰς τὸν
μηρὸν ῥεῦμα, συριγγώδης δέ τις ἐγένετο διάθεσις ὑπὸ τῷ
δέρματι καθ᾽ ὅλον τὸν μηρὸν, ὡς βούλεσθαι μὲν διελεῖν
αὐτὸν ἐγγὺς τῆς ἐπιγονατίδος, ὅπως ἑκατέρωθεν ἔκρους μὲν
ὑπάρχῃ τοῖς ἰχῶρσιν, εὐπορία δὲ τοῖς ἐνιεμένοις ὑγροῖς φαρ-
μάκοις ἐπὶ πλέον διεξιέναι. λυθέντος δὲ τοῦ μηροῦ κατὰ
τὴν ὑστεραίαν, ἐν ᾧ τέμνειν αὐτὸν ἐγνώκειν, εὑρέθη προσ-
πεπτωκότα καὶ ξηρὰ καὶ ἄνικμα (317) πάντα. πρόδηλον
οὖν ὅτι καὶ κατ᾽ ἐκείνην τὴν ἡμέραν εὔλογον ἦν χρήσασθαι
τῷ φαρμάκῳ καὶ κατὰ τὴν ἐπιοῦσαν ὡσαύτως, ἔν τε ταῖς
ἑξῆς, ἐπειδὴ καθ᾽ ἑκάστην αὐτῶν εὐχρούστερόν τε καὶ ὅλον
ὑγιεινότερον αὐτοῦ τὸ μόριον ἐγίγνετο. θεραπευθέντος οὖν
οὕτως τοῦ μειρακίου μετὰ ταῦτα πολλὰς ῥευματικὰς δια-
θέσεις ἐθεράπευσα τῷ φαρμάκῳ, στόμιον μὲν ἐχούσας ἕν,

itaque femur aliquando prope inguen, cruda phlegmone
totum id affligente, fuppuraffet, crus ita nobis figuraba-
tur, ut fanies ad inguen conflueret. Facto autem ulcere,
dum hoc longiore intervallo contingeret, fluxio quae in
femur decubuerat, evacuata eft, fed fiftulofa quaedam
affectio fub femoris totius cute orta eft, ut ipfam juxta
patellam feu epigonatidem dividere cogitaremus, quo
faniei utrinque liber effet exitus, medicamentis autem li-
quidis inditis largius pertranfeundi via promptior. Ubi au-
tem femur folviffem poftero die, quo incidere ipfum de-
creveram, inventa funt omnia collapfa, arida madorisque
expertia. Nemo igitur non novit quod rationi confenta-
neum erat et poftero die et fequentibus fimiliter uti me-
dicamento, quandoquidem particula quotidie coloratior ac
omnino fanior quam effet reddebatur.   Curato itaque hoc
modo adolefcente poftea multas rheumaticas affectiones
hoc medicamento fanavi, quae quidem ofculum fimplex

Ed. Chart. XIII. [649.]   Ed. Baf. II. (317.)

ἀκόλλητον δὲ καὶ συριγγῶδες τὸ ἔνδον. οὐ χρὴ δὲ ἀφίστα-
σθαι τῆς χρήσεως αὐτοῦ, κᾂν μηδὲν αἰσθητὸν ὠφελεῖν φαί-
νηται μέχρι πολλῶν ἡμερῶν. ὕστερον γάρ ποτε κατὰ μίαν
ἡμέραν ἀθρόαν ὠφέλειαν ἐπιδείκνυται μεγίστην, ὥστε θαρ-
ῥοῦντες αὐτῷ χρῆσθε διὰ παντὸς ἐπὶ τῶν ῥευματικῶν δια-
θέσεων, ὅταν μὲν ἁπαλόσαρκος ἄνθρωπος ἤ τις παῖς ἢ γυνὴ
πάσχῃ, μετὰ τὴν προειρημένην συμμετρίαν ἐμβάλλοντες οὐγ-
γίας δ. τῆς χαλκίτεως. ὅταν δὲ ἰσχυρὸν καὶ σκληρὸν πά-
σχον σῶμα, κατὰ τὴν ἀναλογίαν ἤτοι μίαν οὐγγίαν ἢ δύο
προστιθέντες, ὥστε ε. μὲν ἢ στ. εἶναι τῆς χαλκίτεως οὐγ-
γίας, τρεῖς δὲ λίτρας ἑκατέρου, τοῦ τε ἐλαίου τοῦ παλαιοῦ
καὶ τῆς λιθαργύρου καὶ δύο τοῦ παλαιοῦ στέατος, ὃ κα-
λεῖν ἔφην τοὺς πιπράσκοντας ἀξούγγιον. ἀνιέσθω δὲ ἐπὶ
τῶν ῥευματικῶν διαθέσεων ἐλαίῳ γλυκεῖ μήτε προσφάτῳ
μήτε παλαιῷ, καὶ προσλαμβανέτω τὸν αὐστηρὸν οἶνον, ἡλι-
κίας ὑπάρχοντα μέσης. τοῦτο τὸ φάρμακον ἤλεγξε τὴν Θεσ-
σαλοῦ φλυαρίαν, ἐνεργεστάτην μὲν ἐπιδεικνύμενον ὠφέλειαν,
ἐξ ἐναντίων δὲ ταῖς δυνάμεσι συγκείμενον, ὧν ἐὰν ἀφέλῃς

haberent, fed ut glutinari non poffet et fiftulofum intus
effet. Non eft autem ab ipfius medicamenti ufu defiften-
dum, etiam fi multis diebus evidens nullum praefidium
afferre videatur, ut quod poftea uno interim die fimul
univerfam utilitatem maximam oftendat. Quare bono
inimo hoc femper in rheumaticis affectionibus utamini,
n tenerae quidem carnis homine vel puero aliquo vel
muliere poft praedictam fymmetriam quatuor uncias chal-
ctidis immittentes, in valido ac duro corpore ex pro-
purtione vel unciam unam vel duas apponentes, ut quin-
que vel fex chalcitidis unciae fint, tres librae utriusque,
nenpe olei veteris et argenti fpumae, duae vetufti adipis,
quam inftitores axungiam appellare diximus. Diluatur
autem in rheumatum vitiis oleo dulci nec novo nec ve-
teri, affumatque vinum aufterum aetatis mediae. Hoc me-
dicanentum coarguit Theffali nugacitatem, efficaciffimum
auxiium ex contrariis potentiis compofitum oftendens,
quarim fi alteram adimas, nihil faciet praedictorum.

392 ΓΑΛΗΝΟΤ ΠΕΡΙ ΣΤΝΘΕΣΕΩΣ ΦΑΡΜΑΚΩΝ

Ed. Chart. XIII. [649. 650.]　　　　　Ed. Baf. II. (317.)
τὴν ἑτέραν, οὐδὲν τῶν εἰρημένων ἐργάσεται. οὔτε γὰρ ἐκ
τῶν στυφόντων μόνον ἄνευ τῶν χαλώντων ἀνύσει τι γεν-
ναῖον ἐπὶ τῶν ῥευματικῶν διαθέσεων ἢ ὅλως τῶν ἀρχομέ-
νων τε καὶ αὐξανομένων φλεγμονῶν. [650] οὐδὲ γὰρ ἕξει
τὸ παρηγορικὸν οὔτε ἐκ μόνων τῶν χαλώντων τὸ διαφορη-
τικὸν ἄνευ στύψεως γενόμενον, οἷς μαλάττειν ὑπάρχει τὰ
σκληρυνόμενα. χαλαστικὸν δ᾽ ἂν ἀκριβῶς γένοιτο καὶ με-
τρίως μαλακτικὸν, εἰ μὴ πάνυ παλαιὸν ἔχοι τό τε ἔλαιον
καὶ τὸ στέαρ. ὃ γοῦν συνέθηκεν ὁ Μνασαῖος φάρμακον,
ἴσα μὲν ἀλλήλοις ἔχει τό τε ἔλαιον καὶ τὴν λιθάργυρον
καὶ τὸ στέαρ. ἐναντιώτατον δέ ἐστιν ἀρχομέναις τε καὶ αὐ-
ξανομέναις φλεγμοναῖς. ἔχει δὲ δηλονότι καὶ τὸ ἡμέτερον
τοῦτο φάρμακον ὅσα περ καὶ τὸ τοῦ Μνασαίου, τήν τε
λιθάργυρον καὶ τὸ στέαρ καὶ τὸ ἔλαιον. ἀλλ᾽ ἐὰν μηδὲν
προσλάβῃ τῶν στυφόντων, ἐκθηλύνει τὰ μόρια καὶ διαλύει
τὸν τόνον αὐτῶν, διὸ καὶ ῥευματικὰ γίγνεται. μεμαθήκατε
γὰρ ὡς οὐκ ἀεὶ διὰ θερμασίαν πολλὴν, ὥς τινες οἴονται,
ῥευματίζεται τὰ μόρια τοῦ σώματος, ἀλλὰ τοῦτο μὲν γίγνε-

Nam neque ex aftringentibus folum fine laxantibus ad
rheumaticos affectus praeclarum quidquam perficiet, vel
certe ad phlegmonas incipientes et augefcentes; neque enim
leniendi vim obtinebit, neque ex folis relaxantibus dis-
cufforium, fine aftrictione confectum, quae indurata ha-
bent emollire. Porro laxabit perfecte et mediocriter emol-
liet, fi non admodum vetus oleum et adipem receperit.
Quod ita Mnafeus medicamentum condidit, aequalia invi-
cem continet tum oleum tum argenti fpumam tum adi-
pem, fed maxime phlegmonis incipientibus increfcenti-
busque eft contrarium. Habet et noftrum videlicet hoc
medicamentum eadem omnia, quae Mnafei, et argenti fpu-
mam et adipem et oleum, verum fi nihil ex iis, quae
aftringunt, acceperit, partes effeminat et robur earum
diffolvit, ob quod etiam fluxioni fiunt obnoxiae. Ddi-
ciftis enim non femper ob calorem immodicum, ut qui-
dam arbitrantur, corporis partes fluxionibus labotare,

ΤΩΝ ΚΑΤΑ ΓΕΝΗ ΒΙΒΛΙΟΝ Α. 393

Ed. Chart. XIII. [650.]　　　　　　Ed. Baf. II. (317.)

ται σπανίως αὐτοῖς. ἡ δὲ ἀσθένεια τῶν μορίων τὰς ῥευ-
ματικὰς ἐργάζεται διαθέσεις ἥ τις ὡς τὸ πολὺ κατὰ δυσκρα-
σίαν ἀποτελεῖται ψυχράν. ἐὰν οὖν ὑγραίνῃ τις αὐτὰ καὶ θερ-
μαίνῃ τοῖς χαλαστικοῖς φαρμάκοις, τελέως ἔκλυτά τε καὶ ἄρ-
ρωστα γίγνεται. πάλιν δ᾽ αὖ στύφων ἰσχυρῶς τοὺς ἐν ταῖς
ῥευματικαῖς διαθέσεσιν ὄγκους, ἐν ἀρχῇ μὲν ἀνύσαι δόξει,
δύσλυτον δὲ ἐργάσεται καὶ σκιῤῥῶδες αὐτὸ τὸ λείψανον. ὡς
τὰ πολλὰ δὲ οὐδὲ φέρουσι τὴν τῶν ἄγαν στυφόντων ἐπί-
θεσιν αἱ τοιαῦται διαθέσεις, ὀδυνώμεναί τε καὶ συντεινόμε-
ναι πρὸς αὐτῶν. ὀδύνη δὲ πᾶσα παροξύνει τὰ φλεγμαίνοντα
καὶ ῥευμάτων αἰτία γίγνεται, κἂν μὴ ῥευματικὴν ἔχῃ δυσκρα-
σίαν ὁ πεπονθώς. ἀλλ᾽ οὐδὲν θαυμαστὸν ἄπειρόν τε τῶν
κατ᾽ ἰατρικὴν τέχνην ἔργων ὄντα τὸν Θεσσαλὸν, ἀδύνατόν
τε τῷ λόγῳ τὰς διαθέσεις ἐξευρεῖν, ἀγνοεῖν ἅπαντα τὰ κατὰ
τὰς ἰάσεις τῶν φλεγμονῶν, ὑμᾶς δὲ τεθεαμένους πολλάκις
καὶ τῆς φοινικίνης τῆσδε καὶ ἄλλων φαρμάκων ἐξ ἐναντίων
δυνάμεων συγκειμένων ἐναργεστάτην ὠφέλειαν, ἐπὶ πολλῶν
διαθέσεων πειρᾶσθαι χρὴ καὶ αὐτοὺς, ὅταν ἀπορῆτέ ποτε

fed hoc quidem ipfis raro accidere, ab imbecillitate vero
illarum id genus vitii progigni, quae ut plurimum ex
intemperie frigida proficifcitur. Itaque fi humectet eas
quifpiam calefaciatque medicamentis laxantibus, diſſolutae
prorſus et infirmae fiunt. Rurfus fi tumores in rheuma-
ticis affectionibus fortiter aftringat, initio quidem profi-
cere videbitur, caeterum quod reftat, contumax et fcir-
rhofum faciet; nam magna ex parte tales affectus ne qui-
dem ferunt nimis aftringentium impofitionem, ut qui illis
et dolore et tenfione moleftentur. Atqui omnis dolor in-
flammata exacuit irritatque et fluxionibus occafionem prae-
bet, quamvis rheumatica intemperie aeger non afficiatur.
Sed miri nihil eft, Theffalum medicae artis operum in-
expertum, et qui affectiones ratione invenire nequeat,
omnem phlegmonarum curationem ignorare. Vobis autem,
qui crebro tum phoenicini hujus tum aliorum medica-
mentorum, quae contrariis conftant virtutibus, eviden-
tiffima in multis morbis auxilia videritis, conandum eft

τῶν ἤδη συγκειμένων, συντιθέναι φάρμακα κατὰ τὴν αὐτὴν
μέθοδον, ἐκ τῶν εὐπορουμένων ἐν ἐκείνῳ τῷ χωρίῳ, προσ-
δοκωμένης μὲν ἔσεσθαι φλεγμονῆς ἢ καὶ κατηργμένης ἤδη
πλέονα τὴν στύψιν ἔχοντα, κατὰ δὲ τὰς αὐξήσεις αὐτὰς
ἐλάττονα, κατὰ δὲ τὰς ἀκμάς τε καὶ παρακμὰς πλέονα τὴν
χαλαστικήν τε καὶ διαφορητικὴν ἔχοντα δύναμιν. ἀεὶ μέντοι
μεμίχθωσαν ἀμφότερα, ἥ τε ἀποκρουστικὴ καὶ διαφορητική,
πλὴν εἴ ποτε τῶν ἐπιῤῥεόντων ἤδη τελέως πεπαυμένων καὶ
κενοῦ τοῦ σώματος ὄντος, ἐπὶ τὰς διαφορητικὰς δυνάμεις
ἀκινδύνως ἄν τις ἔλθοι, καθάπερ ἐν ταῖς πρώταις εἰσβολαῖς
ἐπὶ τὰς ἀποκρουστικάς.

Κεφ. έ. [Περὶ τῶν διὰ λιθαργύρου σκευαζομένων
ἐμπλάστρων.] Ἐπειδὴ κατὰ σύνθεσιν τῆς ἐμῆς φοινικίνης
ἐμπλάστρου διαφορητικὴν μὲν ἔφην δύναμιν εἶναι ἔν τε
τῷ στέατι τῷ παλαιῷ καὶ τῷ ἐλαίῳ, συνακτικὴν δὲ καὶ ἀπο-
κρουστικήν, ἔν τε τῇ χαλκίτιδι καὶ τῷ φοίνικι, ταῦτα δ᾽
ἄνευ τῆς λιθαργύρου ποιῆσαι φάρμακον ἐμπλαστὸν οὐ δύ-
ναται, διὰ τοῦτ᾽ ἔδοξέ μοι περὶ τῆς κατὰ τὴν λιθάργυρον
χρείας ἐφεξῆς διελθεῖν. εἰς μὲν γὰρ τὴν δύναμιν τῆς φοινι-

ipſis quoque, ubi jam compoſita interdum deſiderantur,
eadem methodo ex illis quaecunque regio praebet, conſi-
cere, quum phlegmonem ſuſpicamini futuram vel ince-
piſſe modo, quae magis aſtringunt, in augmento ipſo,
quae minus, in ſtatu et declinatione, quae magis re-
laxant et digerunt. Semper tamen utraque miſceatur et
repellendi et diſcutiendi facultas, niſi quando fluxio pror-
ſus conſtiterit et corpus vacuum fuerit, tunc ad digeren-
tem, ſicut in primis incurſibus ad repulſoriam virtutem,
tuta eſt acceſſio.

Cap. V. [De emplaſtris, quae ex lithargyro pa-
rantur.] Quoniam in emplaſtri mei phoenicini confectura
adipem vetuſlum et oleum digerendi poteſtatem habere
dixi, chalcitidem vero et palmam cogendi repellendique,
haec autem medicamentum emplaſtrum ſine argenti ſpuma
procreare non poſſunt, ob id viſum mihi eſt, de ipſius
ſpumae argenti uſu deinceps verba ſacere, ſiquidem phoe-

κίνης οὔτ᾽ ἀντιπράττειν τι νομιστέον αὐτὴν οὔτε συντελεῖν,
ὕλης δὲ λόγον ἔχειν μόνον ἐπιτηδείου πρὸς ἐμπλαστοῦ φαρ-
μάκου ποίησιν. εὔλογον οὖν ἔδοξέ μοι τὸν περὶ τῶν τοιού-
των φαρμάκων λόγον ὡς ἐπὶ παραδείγματος τῆς λιϑαργύ-
ρου διελϑεῖν. ἔστι δὲ οὐκ ὀλίγα δύναμιν μὲν ἢ οὐδεμίαν
[651] ἢ πάνυ σμικρὰν τῷ σκευαζομένῳ συνεισφερόμενα,
χρείαν δ᾽ ὕλης παρέχοντα πρὸς τὸ γενέσϑαι φάρμακον ἐμπλα-
στὸν ἢ κηρωτῶδες. οὔτε γὰρ ϑερμαίνουσα σαφῶς ἡ λιϑάρ-
γυρος, καϑάπερ οὐδὲ ψύχουσα οὐδ᾽ ὑγραίνουσα βραχεῖαν
ἔχει δύναμιν ξηραντικὴν κατὰ τὴν πρώτην ἀπόστασιν τῶν
ἀκριβῶς μέσων, τοῦϑ᾽ ὑγραίνειν καὶ ξηραίνειν· οὐ μὴν οὐδ᾽
ἐμπλαστικῆς ἐστι δυνάμεως, ὥσπερ οὐδ᾽ ἐκφρακτικῆς, ὡσαύ-
τως δὲ οὐδὲ ῥυπτικῆς, ὥσπερ οὐδὲ ῥυπαινούσης σαφῶς,
ἠρέμα δέ πως ἀποκεχώρηκε τῶν μέσων ἐπὶ τὸ παχυμερέστε-
ρον. ἀλλὰ κατὰ τὴν ἐπὶ πλέον ἕψησιν ἀποτίθεται καὶ τοῦτο,
χεομένη τε καὶ ἀλλοιουμένη διὰ τῆς τοῦ πυρὸς δυνάμεως.
μόνη δὲ καϑ᾽ ἑαυτὴν ὠμὴ παρατρίμματα μηρῶν ἐξ ὁδοιπο-
ρίας ὀνίνησιν, ᾧ καὶ δῆλον ὅτι βραχέως ξηραίνει. τοῦ δὲ

nicini viribus nec eam obeſſe quicquam nec conducere,
ſed materiae ad emplaſtri medicamenti compoſitionem tan-
tum idoneae rationem obtinere putandum eſt. Non ab-
ſurdum itaque mihi apparet, ſi de ejusmodi medicamenti,
exempli gratia de lithargyro, diſputationem inſtituero.
Sunt non pauca, quae poteſtatem aut nullam aut exi-
guam admodum medicamento, quod praeparatur, ſimul
aſſerunt, commoditatem vero materiae praebent, ut vel
emplaſtri vel cerati ſpeciem referat. Neque enim li-
thargyrus manifeſto calida eſt, ſicut nec frigida nec humi-
da, ſed exiguam ſiccandi habet virtutem in primo abs-
ceſſu ab iis, quae adamuſſim media ſunt inter humida et
ſicca. Non tamen vis ejus eſt obſtruere, ſicut nec ape-
rire, item nec abſtergere, quemadmodum nec inquinare
evidenter, ſed paulum a mediis ad craſſius quodammodo
receſſit. Verum hoc quoque ex diuturna coctione depo-
nit, ſuſa per ignis potentiam et alterata. Porro ſola per
ſe cruda femorum attritus ex itinere juvat, quo etiam

μήτε δριμεῖαν ἔχειν αὐτὴν ἢ γλυκεῖαν ποιότητα μήτ' ὀξεῖαν
ἢ πικρὰν ἢ αὐστηρὰν ἢ στρυφνὴν ἢ ὅλως στυπτικὴν, ἡ γεῦ-
σις ἱκανὴ μάρτυς, ὥσπερ καὶ τὰ ἕλκη, μήτε δακνόμενα πρὸς
αὐτῆς μήτε θερμαινόμενα μήτε ψυχόμενα μήτε καθαιρού-
μενα μήτε σαρκούμενα μήθ' ὅταν ὑπερσαρκώσῃ καθαιρού-
μενα. πάρεστιν οὖν ἡμῖν εἰς πολλὰ κεχρῆσθαι λιθαργύρῳ,
ποτὲ μὲν ἐλαίῳ καὶ ὕδατι τὴν ἕψησιν αὐτῆς ποιουμένοις
ἄχρι συστάσεως ἐμπλαστρώδους, ἔστι δ' ὅτε ἐν ἐλαίῳ καὶ
ὄξει καί ποτε ἐν ἐλαίῳ καὶ οἴνῳ. ἐν οἷς δ' ἂν ἕψηται τού-
των, ἄμεινον γίγνεται τὸ φάρμακον ἐπὶ πλέον ἑψηθέν. ἔσται
δὲ τοῦτο τῷ πλήθει τῶν μιγνυμένων ὑγρῶν. ἔστι μὲν γὰρ
τῶν τηκτῶν φαρμάκων καὶ ἡ λιθάργυρος ὅλη χεομένη, κα-
θάπερ ἥ τε ῥητίνη καὶ ὁ κηρὸς, ἀλλ' οὐκ εὐθέως ἅμα τῷ
ψαῦσαι τοῦ πυρὸς, ὅθεν καὶ λανθάνει πολλοὺς καὶ νομί-
ζουσιν αὐτὴν οὐδ' ὅλως χεῖσθαι. σὺν ὀξελαίῳ μὲν οὖν (318)
ἑψομένη τήκεται θᾶττον, ὥσπερ γε καὶ σὺν ἰῷ καὶ αὐτοῦ
δηλονότι τοῦ ἰοῦ χεῖσθαι πεφυκότος, ὥσπερ ἥ τε χαλκῖτις

parum exiccare cognoſcitur. At neque acrem vel dul-
cem, neque acidam vel amaram vel auſteram vel acerbam
vel omnino aſtringentem facultatem ipſam habere guſtus
abunde teſtis eſt. Quemadmodum etiam ulcera nec ab
ea derodi nec calefieri nec refrigerari nec purgari nec
carne impleri nec, quum caro ſupercreverit, tolli percipi-
mus. Licet itaque nobis in varium uſum adminiſtrare ar-
genti ſpumam, interim ex oleo et aqua coctionem ejus
adusque emplaſtri ſpiſſitudinem molientibus interdum ex
oleo et aceto, aliquando ex oleo et vino. Porro in qui-
buſcunque iſtorum coquatur, melius id medicamenti red-
ditur, quod magis coctum fuerit, quod liquidorum, quae
miſcentur, copia continget. Eſt enim ex iis medicamentis,
quae liquefieri poſſunt, etiam ſpuma argenti, dum tota
funditur, ſicut reſiua et cera, ſed non ſtatim ubi ignem
contigerit, unde multis imponit, qui nullo modo ipſam
fundi exiſtimant. Igitur ſi cum oxelaeo coquatur, liqueſcit
citius. perinde ac cum aerugine, quae et ipſa fundi na-

καὶ τὸ μίσυ. τάχιστα μὲν οὖν αὐτῶν ἡ χαλκῖτις τοῦτο πά-
σχει, βραδύτατα δ᾽ ὁ λιθάργυρος· ἐν δὲ τῷ μεταξὺ τούτων
ὅ τε ἰός ἐστι καὶ τὸ μίσυ. χεῖται καὶ τὸ σῶρυ χρόνῳ πλέονι,
γεωδέστερόν τε γάρ ἐστι καὶ λιθωδέστερον τῆς χαλκίτεώς τε
καὶ τοῦ μίσυος. ἀλλὰ περὶ μὲν τούτων αὖθις εἰρήσεται. τὴν
λιθάργυρον δὲ δι᾽ ὀξελαίου μὲν ἕψων θᾶττον τήξῃς, δι᾽
ὑδρελαίου δὲ βραδύτερον, ὅμως μὲν χεῖται καὶ οὕτως, ἐὰν ᾖ
διπλάσιον αὐτῆς ἑκάτερον τῶν ὑγρῶν. ἐγὼ δὲ καὶ πλέον ἢ
διπλάσιον ἔμιξα πολλάκις, ὡς ὀλίγον ὕστερον εἰρήσεται.
κάλλιον δ᾽ ἐστὶν εὐθέως ἐξ ἀρχῆς ἐν θυείᾳ μιγνύειν τὰ τρία, τὴν
τε λιθάργυρον καὶ τὸ ὕδωρ καὶ τὸ ἔλαιον. εἰ δὲ τοῦ λευκὸν
γίνεσθαι τὸ φάρμακον φροντίζεις, ἔλαιόν τε καθαρώτερον καὶ
διαυγέστερον ἔμβαλλε καὶ ὕδωρ ὁμοίως καθαρόν τε καὶ λευ-
κὸν, ἐψέσθω τε κατὰ χωρίον ὑπαίθριον ἡλιούμενον. ὁ μὲν
γὰρ ζοφώδης ἀὴρ μελαίνει τὸ φάρμακον, ὁ δὲ καθαρὸς εἰς
λευκότητα μεγάλως συντελεῖ, καθάπερ γε καὶ τὸ καταῤῥαι-
νόμενον ὕδωρ ἐν ἀέρι τοιούτῳ. φυλάττου δὲ καὶ τὸ διὰ ξύ-
λων ποιεῖσθαι τὴν ἕψησιν ἢ ἀνθράκων ἀρχομένων διακά-

tura folet, uti chalcitis quoque et mify. Ipforum itaque
celerrime chalcitis funditur, tardiffime argenti fpuma, at
in horum medio funt aerugo et mify. Funditur et fori,
fed longiore temporis intervallo, ut quod terreftre magis
et faxeum fit, quam chalcitis et mify, fed de his iterum
dicetur. Argenti autem fpumam per oxelaeum coquens,
ocius liquefacies, per hydrelaeum tardius, tamen fundi-
tur fic quoque, fi duplum ejus fit uterque humor. Ego
certe plus etiam quam duplum mifcui frequenter, ut
paulo poft exponam. Atqui melius eft ftatim ab initio
haec tria in mortario mifcere, argenti fpumam, aquam
et oleum. Quod fi candidum medicamentum elfe cures,
oleum purius lucidiusque injicito, atque aquam fimiliter
puram ac candidam, coquatur in loco fub dio, foli expo-
fito, quia nubilus aër medicamentum denigrat, fincerus
magnum ad albedinem adjumentum affert, ficut aqua
etiam in hujusmodi aëre afperfa. Caeterum obfervato, ne
coctionem lignis aut carbonibus peruri incipientibus, mo-

εσθαι, μελαίνει γὰρ αὐτὸ ῥᾳδίως ὁ καπνός. προδιακαύσας
οὖν τοὺς ἄνθρακας, ὅταν ἀκριβῶς ὦσι διάπυροι, τότε ἕψειν
ἄρξαι. καὶ εἰ μὴ φθάσοιεν οὗτοι συμπληρῶσαι τὴν ἕψησιν,
ἐφ' ἑτέρας ἑστίας ὁμοίως παρασκευάσας ἄνθρακας ἐπιτίθει
κατ' ἐκείνην τὴν κακκάβην. ἕνεκα μὲν οὖν τοῦ λευκὸν γενέ-
σθαι τὸ φάρμακον, ὅσα χρὴ παραφυλάττειν αὐτάρκως εἴρη-
ται. γίγνεται δὲ ἐχεκολλότερον εἰς τοσοῦτον, εἰς ὅσον ἂν ἔχῃ
πλέον, ὡς εἴρηται, τὸ ὑγρόν. ὡς ἐάν γε τῶν τριῶν ἀνὰ λί-
τραν α΄. ἐμβάλῃς, δυσαπόπτωτον ἔσται. καὶ μέντοι καὶ ἄτη-
κτος ἡ λιθάργυρος μένει, καὶ τοῦτό γέ ἐστιν αὐτὸ μάλιστα
αἴτιον τοῦ ῥᾳδίως ἀποπίπτειν αὐτό, καθάπερ γε καὶ τὸ
προσμένειν μέχρι πλέονος, εἰ ἡ λιθάργυρος ἑψηθεῖσα χυθείη
τε καὶ ἀλλοιωθείη. [652] λευκότερον δ' ἔσται καὶ θᾶττον
ἑψηθήσεται βληθεισῶν δύο λιτρῶν ὕδατος εἰς τρεῖς ἑκατέρου
λιθαργύρου τε καὶ ἐλαίου. καὶ τούτῳ συνήθως ἐπὶ τῶν μι-
κρῶν ἑλκῶν χρῶμαι. πρόδηλος δὲ ἡ δύναμίς ἐστι τοῦ δι'
ὕδατος ἑψομένου φαρμάκου μεμνημένοις ἡμῖν τῶν εἰρημένων
ἐν τῇ περὶ τῶν ἁπλῶν φαρμάκων πραγματείᾳ.

liaris; nam fumus ei facile nigredinem conciliat. Peruſtis
igitur antea carbonibus, cum exacte ardent, tunc coctio-
nem auſpicare, quod ſi illam per hos abſolvi non licue-
rit, in alio foco ſimili modo carbonibus praeparatis cac-
cabum ſuperponito. Quae ergo medicamenti candidi ſa-
ciendi gratia obſervanda ſunt, abunde ſatis indicatum eſt.
Jam vero hoc ſit glutinantius, quo plus, ut dictum eſt,
liquoris aſſuerit, quemadmodum ſi ſingulorum trium pon-
do libram unam injicias, firmius adhaerebit. At ſi argenti
ſpuma non illiqueſcat, cauſa eſt potiſſimum, cur id facile
decidat, ſicut diutius adhaeret, quum argenti ſpuma cocta
funditur alteraturque. Candidius ſane erit citiusque co-
quetur, libris duabus aquae in tres utriusque, puta ſpu-
mae argenti et olei, injectis, atque hoc in parvis ulceribus
uti conſuevimus. Medicamenti, quod aqua coquitur, pote-
ſtas nota eſt, ſi meminerimus eorum quae in com-
mentario de ſimplicibus medicamentis dicta ſunt.

Κεφ. στ'. [Περὶ τῆς διὰ λιθαργύρου καὶ ὑδρελαίου σκευαζομένης ἐμπλάστρου.] Τὸ ὕδωρ ὑγραίνει μὲν ἀεὶ καὶ ψύχει κατὰ τὴν οἰκείαν οὐσίαν· ἐπίκτητον δὲ θερμότητα προσλαβὸν, ἄχρι περ ἂν αὐτὴν διαφυλάττῃ θερμαίνει, ψυχρὸν δὲ γενόμενον ψύχει. τό γε μὴν ἔλαιον, ἐὰν εἴη νέον, οὐκ ἀντιπράττει τῷ φαρμάκῳ, διαμένει γὰρ ὑγρόν τε καὶ μετρίως ψυχρὸν, ὁποίου μάλιστα δεῖται τά θ' ἁπαλόσαρκα σώματα καὶ τὰ κακόχυμα. γυναῖκές τε οὖν καὶ παῖδες καὶ τῶν τελείων οἱ μαλακὴν ἔχοντες τὴν ἕξιν τοῦ σώματος, εἰσὶ δ' οὗτοι καὶ λευκοὶ κατὰ τὸ χρῶμα, τῶν τοιούτων δέονται φαρμάκων. ἑψηθὲν δ', ὡς εἴρηται, μετὰ πλείονος ἐλαίου τε καὶ ὕδατος οὕτως γίνεται δυσαπόπτωτον, ὡς μηδὲ λουομένων ἀποῤῥεῖν. καὶ μέντοι καὶ συμφέρει τοῖς ἐπουλουμένοις ἕλκεσιν ἐπιμένειν τὸ φάρμακον ἐφεξῆς ἡμερῶν πλεόνων, ἄμεινόν τε γὰρ οὕτω καὶ θᾶττον ἐπουλοῦται. πρόδηλον δ' ὅτι κνήσμασι καὶ ἀποσύρμασι καὶ συνελόντι φάναι μικροῖς ἕλκεσιν ἁρμόττει τὸ τοιοῦτον φάρμακον, ἐφ' ὧν καὶ ἡ πάρυγρος ὀνομαζομένη κηρωτὴ καὶ ἄλλαι τινὲς ὅμοιαι χρησιμώτεραι

Cap. VI. [*De emplaſtro, quod ex lithargyro et hydrelaeo conſicitur.*] Aqua peculiari ſubſtantia ſemper humectat et refrigerat, afcititio autem calore aſſumpto, donec ipſum conſervat, calefacit, frigida facta refrigerat. Oleum vero ſi recens ſit, medicamento non renititur, permanet enim humidum et modice frigidum, quali maxime tenera corpora et vitioſis humoribus repleta indigent. Mulieres itaque et pueri, atque ex grandioribus mollem corporis habitum fortili, ſunt autem hi et candidi cute, ejus generis medicamenta requirunt. Porro coctum oſtendimus ex oleo copioſiore et aqua reddi tam glutinans, ut ne quidem a lotis decidat. Et vero etiam ulceribus, quae ad cicatricem veniunt, multis diebus ſubſequentibus medicamentum immanere expedit, quo melius et citius ita cicatrix ducatur. Notum eſt hujusmodi medieamentum pruritus deſquamata et, ut uno verbo expediam, parva ulcera perſanare, in quibus et ſubliquidum, ut vo-

400 ΓΑΛΗΝΟΥ ΠΕΡΙ ΣΥΝΘΕΣΕΩΣ ΦΑΡΜΑΚΩΝ

Ed. Chart. XIII. [652.]   Ed. Baf. II. (318.)
τῶν ἰσχυρὰν δύναμιν ἐχόντων εἰσὶν, ὁποῖα τοῖς μεγάλοις
τραύμασιν ἐπιτίθεμεν. ὑπὲρ ὧν ἁπάντων τῆς καθόλου δυ-
νάμεως ἐν τῷ τρίτῳ τῆς θεραπευτικῆς μεθόδου γέγραπται,
καθ᾽ ὃ τοὺς γενικοὺς καὶ κοινοὺς λόγους, οὓς καθόλου κα-
λοῦσιν, ἐφ᾽ ἑκάστης διαφορᾶς ἕλκους, διῆλθον ἐπιδεικνὺς
ὁποίας τινὰς εἶναι προσήκει τὰς δυνάμεις τῶν ἰασομένων
αὐτὰ φαρμάκων, ἐνταυθοῖ δὲ τὰς κατὰ μέρος ὕλας διέρχο-
μαι, συμμετρίας τε τῶν μιγνυμένων ὁρίζων, ἐπιδεικνύς τε
τοὺς τρόπους ἐν οἷς σκευαζόμενα γενήσεται κάλλιστα. δι᾽
ὑδρελαίου μὲν οὖν ἡ λιθάργυρος, ὡς εἴρηται, σκευαζομένη τὴν
μὲν ἔμπλαστρον εὐαφεστάτην τε ἅμα καὶ δυσαπόπτωτον ἐρ-
γάζεται, καὶ προσέτι λευκὴν ὀφθῆναι, δύναμιν ἔχουσαν ψυ-
κτικὴν μετρίαν, ᾗ χρωμένη καὶ κωλύει τὶ τοῖς ἡλκωμένοις
μορίοις ἐπιῤῥεῖν καὶ τὸ φθάσαν ἐπιῤῥυῆναι, πάλιν ἀποκρού-
εται πρὸς τοὺς πέριξ τόπους, ὡς γίνεσθαι τὸ πρᾶγμα τοι-
οῦτον, οἷον ὅταν ὕδατι ψυχρῷ διάβροχον ἐργασάμενοι σπόγ-
γον ἐπιθῶμέν τινι μορίῳ τοῦ σώματος. ἐκεῖνός τε γὰρ
ῥυσὸν καὶ προσεσταλμένον ἐργάζεται τὸν τόπον ὅλον, οὐ

cant, ceratum aliaque id genus quaedam utiliora funt iis,
quae validam poteſtatem obtinent, qualia magnis vulneri-
bus imponimus. De quorum omnium univerſali virtute
in tertio libro de morbis curandis dictum eſt, in quo
generales communesque fermones univerſales nuncupant,
de quaque ulceris differentia tradidi, oftendens quales me-
dicamentorum, quibus illa curabuntur, vires effe conve-
niat. Hic vero particulares materias recenfeo, fymmetrias
mifcendorum definiens, et modos, quibus fi praeparentur,
reddantur optima, demonftrans. Ex hydrelaeo itaque ar-
genti fpuma, ficuti dictum eſt, praeparata, emplaftrum ta-
ctu blandiffimum et adhaerendo pertinax efficit, praeterea
afpectu album, refrigeratoriam vim habens mediocrem,
cujus auxilio exulceratis partibus ne quid influat impe-
dit, et quod jam influxit denuo ad partes circumjacentes
retrudit, ut res fiat hujusmodi, qualis quum fpongiam aqua
frigida humentem parti cuipiam corporis imponimus. Nam
illa rugofum contractumque totum locum facit, non tan-

μόνον ἀποκρουόμενος τὸ ἐπιῤῥέον, ἀλλὰ καὶ τὸ περιεχόμε-
νον ἐν αὐτῷ πρὸς τοὺς πλησιάζοντας ἐκθλίβων. ἥ τε νῦν
εἰρημένη κατὰ τὸν λόγον ἔμπλαστρος, οὐ κατὰ πρώτην δύ-
ναμιν, ἀλλὰ κατὰ συμβεβηκὸς ξηραίνειν ἂν λεχθείη. κυρίως
μὲν γὰρ καὶ πρώτως τά τε διαφοροῦντα καὶ τὰ τὰς κρά-
σεις ὑπαλλάττοντα πρὸς τὸ ξηρότερον ὀνομάζεται ξηραί-
νοντα. κατὰ συμβεβηκὸς δὲ καὶ τὰ διὰ ψύξιν, ἀναστέλλοντα
μὲν τὸ ἐπιῤῥέον, ἐκθλίβοντα δὲ τὸ περιεχόμενον. ὅλως δὲ
οὐδὲν τῶν ὑγραινόντων ἢ πρώτως ἢ κατὰ συμβεβηκὸς ὠφέ-
λιμον ἕλκεσίν ἐστιν, ὡς ἐν τῷ τρίτῳ δέδεικται τῆς θερα-
πευτικῆς μεθόδου.

[653] Κεφ. ζ. [Περὶ τῆς διὰ λιθαργύρου καὶ ὀξε-
λαίου σκευαζομένης ἐμπλάστρου.] Περὶ μὲν οὖν τῆς δι' ὑδρε-
λαίου σκευαζομένης λιθαργύρου καὶ ταῦθ' ἱκανά. μεταβῆ-
ναι δὲ ἤδη καιρὸς ἐπὶ τὴν δι' ὀξελαίου συντιθεμένην. συμ-
μέτρως μὲν οὖν ξηραντικὸν γίνεται τὸ φάρμακον, ἐὰν δι-
πλάσιον ἑκάτερον ᾖ τῆς λιθαργύρου τό τε ἔλαιον καὶ τὸ
ὄξος. ἐὰν δὲ καὶ παλαιὸν ᾖ τὸ ἔλαιον, ἔτι καὶ μᾶλλον ξη-

tum repellens quod influit, fed etiam quod in eo conti-
netur ad vicina elidens. Atque emplaftrum modo comme-
moratum non ea prima facultate, fed per accidens exic-
care dicetur. Nam proprie quidem et primario ea, quae
digerunt et temperamenta ad ficciorem ftatum perducunt,
nominantur ficcantia, ex accidenti vero etiam ea, quae
frigoris caufa id, quod influit, propulfant, quod contine-
tur expellunt. In fumma nullum humectans vel primario
vel ex accidenti, ulceribus commodum eft, ut in tertio
Methodi libro monftravimus. De argenti fpuma, quae ex
hydrelaeo praeparatur, etiam haec fufficiunt.

Cap. VII. [*De emplaftro quod ex lithargyro et
oxelaeo componitur.*] Digrediendum modo eft ad eam, quae
oxelaeo conftat. Itaque mediocriter exiccans medicamentum
fit, fi utriusque, nempe olei et aceti, duplo major portio
quam argenti fpumae mifceatur. At fi vetus quoque oleum
fit, adhuc etiam magis exiccat. Copiofior vero quam

Ed. Chart. XIII. [653.]   **Ed. Baf. II. (318.)**

ραίνει. πλέον δὲ ἢ διπλάσιον ἑκάτερον αὐτῶν ἐμβληθὲν ἰσχυ-
ρότερον ποιεῖ τὸ φάρμακον, ὥστε καὶ σύριγγας, ὅσαι μήπω
τύλον ἔχουσι σκληρὸν, ἰᾶσθαι. βάλλεται δὲ λιθαργύρου μὲν
ἓν μέρος, ἑκατέρου δ᾽ ἐκείνων δύο καὶ ἥμισυ. καὶ μέντοι
καὶ τριπλάσιον ἐνίοτε μίξας ἑκατέρου, δι᾽ ὅλης μὲν ἡμέρας
ἥψησα τὸ φάρμακον. ἐγένετο δὲ μέλαν μὲν, στίλβον δ᾽ ὁμοίως
ἀσφάλτῳ τῇ καλῇ. ξηραντικωτάτην δ᾽ ἔχει δύναμιν τοῦτο,
θεραπεύει τε ἕλκη δυσίατα καὶ σύριγγας οἵας εἶπον, ἐναί-
μων τε τραυμάτων κολλητικὸν ὑπάρχει. ἑνὶ δὲ λόγῳ ξηραν-
τικὸν ἀδήκτως. διὰ τοῦτο οὖν καὶ τἄλλα πάντα ἕλκη θερα-
πεύει τά τε μείζω καὶ τὰ μικρότερα, μέχρι συνουλώσεως.
ἄξιον δὲ καὶ ἄλλα τινὰ τῶν ἔργων αὐτοῦ διελθεῖν, ἃ τάχ᾽
ἂν οὐδὲ ἐλπίσειέ τις, ὅσον ἐπὶ τῷ τῆς ὕλης εὐκαταφρονήτῳ.
κριθέντος γάρ τινος ἐν πυρετῷ διὰ παρωτίδος ἐκπυησάσης,
ὑπελείφθη συρίγγιον, ὃ μετὰ μῆνας ἓξ τῆς ἀρχῆς ἐδείχθη
μοι κατ᾽ ἀγρόν. ἦν γὰρ ὁ παῖς υἱὸς γεωργοῦ περὶ τὴν πέντε
καὶ δέκα τὴν ἡλικίαν, τούτῳ δοὺς ἐπιτεθῆναι τῆς ἐμπλά-

duplum fit utriusque menfura, valentius enim facit me-
dicamentum, quapropter fiftulas, quae nondum callum
durum habent, curat. Caeterum fpumae argenti una pars
injicitur, illorum fingulorum duae et femis. Quin etiam
tripla utriusque parte nonnunquam mixta toto die coxi
medicamentum, unde reddebatur quidem nigrum, fed
perinde ac bitumen probum fplendefcebat. Porro maxima
ficcandi potentia hoc pollet curatque ulcera difficilia et
fiftulas, quales dixi, jungit, vulnera cruenta glutinat, uno
verbo, exiccat fine morfu, hujus rei gratia etiam alia
univerfa ulcera fanat, majora minoraque, donec ad cica-
tricem perveniant. Aequum eft et alia quaedam ejus opera
commemorare, quae forfan ne quidem fperaveris, quan-
tum ad materiae humilitatem attinet. Nam quum quis in
febre ex parotide fuppurata judicatus fuiffet, parva relicta
eft fiftula, quam poft fex menfes a principio in agro mihi
oftenderunt, erat enim puer filius agricolae, annos natus
circiter quindecim. Huic cum ex emplaftro illo, quanta

στρου ταύτης, ὅσον εἶχον ἑπόμενον, αὐτὸς μὲν ἐπανῆλθον
εἰς τὴν πόλιν, ἐν ἀσχολίαις πλείοσιν ἰατρικαῖς γενόμενος
ἐπελαθόμην τοῦ λαβόντος τὸ φάρμακον. ἀλλὰ μετὰ δύο
γε μῆνας ἧκεν ὑγιὴς, οὐ πάνυ τι ἐλπίσαντος (319) ἐμοῦ
τοῦτο γενέσθαι. καθιέντων γὰρ ἡμῶν ὑείαν τρίχα διὰ τοῦ
συριγγίου, μέχρι τῆς διαρθρώσεως ἐφαίνετο προερχομένη,
κατὰ τύχην δὲ μετ᾽ ὀλίγας ἡμέρας ἄλλου μοι δειχθέντος παι-
δαρίου τὴν ἡλικίαν ἄγοντος τὴν αὐτὴν τῷ πρόσθεν, ὁμοίαν
τε διάθεσιν ἔχοντος, ἐπέθηκα τῆς ἐμπλάστρου, καὶ συνέβη
καὶ τούτῳ τελέως ὑγιασθῆναι. μετὰ ταῦτα δὲ οὐκ ὀλίγους
ἐκ τῆς αὐτῆς διαθέσεως ἰασάμην τῷ φαρμάκῳ τούτῳ καὶ
παῖδας καὶ γυναῖκας καὶ νεανίσκους. εἰ τοίνυν καὶ ὑμεῖς
βούλεσθε χρῆσθαι πρὸς τὰ τοιαῦτα αὐτῷ, παλαιότατόν τε
τὸ ἔλαιον ἐμβάλλετε καὶ ὄξος δριμύτατον ἐξ οἴνου δηλονότι
μόνου γεγονὸς, οὐχ ὡς ἔνιοι σκευάζουσιν αὐτὸ μιγνύντες
ὕδωρ. ἔστω δὲ καθαρὸν ὡς ἔνι μάλιστα καὶ διαφανὲς τὸ
ὄξος. οὕτω γὰρ ἂν εἴη λεπτομερέστερόν τε καὶ βέλτιον εἰς

tunc mihi copia aderat, imponendum dediffem; ipfe in ur
bem reverfus fum, ac pluribus negociis medicis occupatus,
oblitus fum ejus, qui medicamentum acceperat, fed poft
duos certe menfes in urbem venit incolumis, cum hoc ego
eventurum non admodum fperaffem. Immittentibus enim
nobis fuillum pilum per fiftulam ad articuli commifTuram
usque procedere videbatur. Non multos poft dies, quum
alius puer forte fortuna ejusdem cum priore aetatis eo-
demque morbo laborans, mihi effet oftenfus, emplaftrum
hoc impofui, quo ille pariter integrae fanitati reftitutus eft.
Ab eo tempore plurimos eodem vitio hujus medicamenti
virtute liberavi tum pueros tum adolefcentes tum mulieres.
Igitur fi vos quoque uti eo ad hujusmodi affectus volueritis,
vetufliffimum oleum et acetum quam acerrimum ex vino
videlicet folo confectum injicitote, non ut quidam aqua
mixta ipfum praeparant, fed purum fit quam maxime licet
ac pellucidum, tale fi quidem tenuius commodiusque iis

Ed. Chart. XIII. [653 654.]   Ed. Baf. II. (319.)
ἃ δεόμεθα. τούτῳ τῷ φαρμάκῳ καὶ μῦς ἐσκληρυσμένους
πολλάκις ἰασάμην.

Κεφ. ή. [Περὶ τῆς διὰ λιθαργύρου καὶ οἰνελαίου
σκευαζομένης ἐμπλάστρου.] Ὑπόλοιπον οὖν μοι διελθεῖν περὶ
τῆς δι᾽ οἰνελαίου σκευαζομένης λιθαργύρου, τὰ μὲν τῆς συμ-
μετρίας ἐχούσης τὰ αὐτὰ τοῖς εἰρημένοις, ἀκολούθως τε τὰς
τῆς δυνάμεως ὑπεροχὰς τῷ πλήθει τῶν ὑγρῶν. καὶ γὰρ ἴσα
τὰ τρία βαλὼν ἐσκεύασα, καὶ διπλάσιον ἑκάτερον τῶν ὑγρῶν
τῆς λιθαργύρου καὶ πρὸς τῷ διπλασίονι ἔτι τὸ ἥμισυ προσ-
θεὶς καί ποτε καὶ τριπλάσιον. [654] ἐσκεύασα δέ ποτ᾽ αὐτὸ
καὶ οὕτως. ὥρᾳ θέρους ἐν ἡλίῳ θερμῷ καθ᾽ ἑκάστην ἡμέ-
ραν ἡ λιθάργυρος ἐτρίβετο μετ᾽ οἴνου Φαλερίνου καὶ τοῦτο
ἡμέραις ἐγένετο ιέ. προσεπιχέοντός μου πάλιν οἶνον, εἰ δια-
φορηθεὶς ἔτυχεν ὁ πρότερος. μετὰ δὲ τὰς εἰρημένας ἡμέρας
ἑψηθὲν τὸ φάρμακον ἱκανῶς ἐγένετο ξηραντικόν. ἐχρησάμην
δὲ αὐτῷ καὶ κατὰ τῶν ῥευματικῶν διαθέσεων ὁμοίως τῇ
φοινικίνῃ διατήκων ἐλαίῳ, καθάπερ ἐπ᾽ ἐκείνης προείρηται.
καὶ μηρὸν δὲ χρονίως ἐσκληρυσμένον ἰασάμην αὐτῷ καὶ κατὰ

erit, ad quae ipfum requirimus. Hoc medicamento etiam
mufculos induratos fubinde curavi.

Cap. VIII. [*De emplaftro, quod ex lithargyro et
oenelaeo praeparatur.*] Reliquum eft, ut de argenti fpuma
dicam, quae ex oenelaeo componitur et eandem praedictis
fymmetriam ac virtutis excefius pro humorum copia re-
fpondentes habet. Etenim aequali portione tria mifia praepa-
ravi et duplo majori utriusque liquidi menfurae quam argenti
fpumae, dimidium infuper ac interdum et triplum addidi.
Confeci autem nonnunquam ipfum et hoc modo. Per aesta-
tem sole calido argenti fpumam ex vino Falerno conterebam
fingulis diebus quindecim continuis, vinum rurfus, fi forte
primum evaporarat, infundens. Poft dictos dies coctum
medicamentum exiccans abunde factum eft, quo in rheu-
maticis quoque affectionibus perinde ac phoenicino ufus
fum, ex oleo liquefaciens, ut in illo praedictum eft. Ac
femur jam din induratum cruentaque vulnero eo fanavimus,

τραυμάτων ἐναίμων ἐπέθηκα καὶ ἦν εἰς πάντα κάλλιστον.
ἔστω τοιγαροῦν ἐπ᾽ αὐτοῦ, κ᾽ἂν μὴ Φαλερῖνον ἔχῃ τις ἕτοι-
μον, ἕτερος κιῤῥὸς μὲν τὴν χρόαν, λεπτὸς δὲ τὴν σύστασιν
ὡς διαυγεῖσθαι. τοιοῦτος δέ ἐστιν ὅ τ᾽ Ἀριούσιος ἐν τῇ Χίῳ
γεωργούμενος, ὅ τ᾽ εὐώδης πάνυ Λέσβιος, ἐν Μιτυλήνῃ μὲν
ὀλίγος, ἐν Ἐρεσσῷ δὲ καὶ Μηθύμνῃ πλείων τε καὶ βελτίων
ἅμα γινόμενος, ὅ θ᾽ ὅμοιος τῷ Φαλερίνῳ Τμωλίτης. ἔστι
δὲ καὶ οὗτος λεπτότατος καὶ διαυγής, κιῤῥὸς δὲ τὴν χρόαν
καὶ μετρίως γλυκὺς εὐώδης τε πάνυ. τούτῳ παλαιωθέντι εἰς
ἅπαντα χρῆσθαι δυνατόν ἐστιν, εἰς ἅπερ καὶ τῷ Φαλερίνῳ.
καὶ ἕτερος δ᾽ ἐστὶ Τμωλίτης οἶνος, ὅμοιος αὐτῷ κατὰ τὴν
χροιὰν καὶ τὴν σύστασιν, ἀλλ᾽ οὔτε γλυκὺς οὔτ᾽ εὐώδης.
ἔχει δέ τινα στύψιν, ἀπολειπόμενος δὲ τοῦ γλυκέος πολύ.
ταυτὶ μὲν οὖν ἐψομένης τῆς λιθαργύρου γίνεται φάρμακα.

　　Κεφ. θ᾽. [Περὶ χρήσεως ὠμῆς λιθαργύρου.] Χωρὶς
δὲ ἑψήσεως καθ᾽ ἑαυτὴν μὲν, ὡς ἔφην, ἐπὶ παρατριμμά-
των ἐστὶ χρήσιμος. εἰ δὲ προπαρασκευασθείη δι᾽ ὄξους ἢ
οἴνου τριβεῖσα καὶ ξηρανθεῖσα, τῶν δι᾽ ὑγρότητα δυσεπου-

atque ad omnia fuit optimum. Itaque fi Falernum ad manum
non habeas, aliud fumito colore fulvum, fed tenue fub-
ftantia, ut pelluceat, cujusmodi eft Ariufium, quod in Chio
nafcitur, et odorum vehementer Lesbium, in Mitylene pau-
cum in Ereffo et Methymna copiofius meliusque prove-
niens, item quod Falerno fimile eft, Tmolite. Eft et hoc
tenuiffimum, pellucidum, fulvum colore, dulce mediocriter,
nimis quam odoratum, potes inveteratum hoc ufurpare ad
quaecunque et Falerno uteris. Eft porro et aliud vinum
Tmolitae huic tum colore tum fubftantia fimile, verum
neque dulce neque odoratum, habet autem vim quandam
aftringendi, fed dulcedine multo inferius eft. Ilaec itaque
ex cocta fpuma argenti fiunt medicamenta.

　　Cap. IX. [De crudae lithargyri ufu.] Non cocta
quidem per fe, ut annotavimus, attritus emendat. Ex aceto
autem feu vino trita ficcataque ulceribus medetur, quae

λώτων ἑλκῶν ἅμα γίνεται. καὶ εἴ γε βουληθείης ἄδηκτον
αὐτὴν εἶναι, πλυτῇ χρήσῃ.

Κεφ. ι'. [Ὅπως δεῖ πλύνειν λιθάργυρον καὶ μεταλ-
λικὰ λοιπά.] Ῥᾳδίως δὲ πλύνεται διὰ τὸ σύμφυτον βάρος
ὑφισταμένη ταχέως τοῖς ὑγροῖς, ἐν οἷς λειοῦται. τελεώτατα
μὲν οὖν ἄδηκτος γίγνεται δι' ὕδατος πλυθεῖσα. τοῖς δὲ εὐ-
αισθήτοις σώμασι βραχεῖαν αἴσθησιν φέρει δήξεως, ὅταν δι'
ὄξους ἢ οἴνου πλυθῇ, χρὴ δὲ ἱκανῶς αὐτὴν προσλειώσαντα
δι' ὅλης ἡμέρας μετὰ τοῦ ὑγροῦ ἐᾶσαι καταστῆναι τῆς νυ-
κτός, εἶτα κατὰ τὴν ὑστεραίαν ἕωθεν ἀποχέοντα τὸ ὑγρὸν
αὖθις ἐπιχεῖν ἕτερον, εἶτ' αὖθις ὁμοίως τρίβειν, ἀποχεῖν τε
πάλιν ἐπὶ τῆς ὑστεραίας, καὶ τοῦτο ποιεῖν, ἄχρις ἂν ἅμα
τῷ ὑγρῷ φαίνηταί τις οἷον ἄχνη τῆς λιθαργύρου. μηκέτι δ'
ἐφισταμένου μηδενὸς, οὐδ' ἀποχεῖν ἔτι προσήκει, τρίβειν μέν-
τοι πλείοσιν ἡμέραις, κἂν μηδὲν ἐφίστηται, βέλτιόν ἐστι. καὶ
τοῦτο πρᾶττε ἐν ἡλίῳ θερμῷ· ξηραντικώτερον γὰρ οὕτως τὸ
φάρμακον γίγνεται. εὔδηλον δὲ ὅτι θέρους ὥρᾳ τοῦτο πράτ-
τειν ἄμεινον οὐκ ἐπὶ λιθαργύρου μόνον, ἀλλὰ καὶ τῶν

ob humiditatem vix cicatricem recipiunt. Quod fi morda-
citatis expertem eſſe cupis, elota utitor.

Cap. X. [*Quomodo lavare oporteat lithargyron et
reliqua metallica.*] Facile autem eluitur, ut quae ſtatim
propter innatam gravitatem liquoribus, in quibus laevi-
gatur, ſubſidat, unde totam mordacitatem in aqua lota
exuit, acuti vero ſenſus corpora parum adeo mordacem
percipiunt, fi ex aceto vel vino eluatur. Porro convenit
diligenter toto die contritam cum liquore per noctem relin-
quere, poſtero die mane illum auferre, alium mox ſuper-
fundere, poſtea rurſus tcrere ſimiliter iterumque ſequenti
aurora liquorem emittere. Quod faciendum eſt, donec ſimul
cum humore lithargyri velut tenuiſſima quaedam portio
achne dicta appareat, quumque nihil amplius innatat, nihil
etiam magis effundendum eſt, attamen conterere diebus plu-
ribus et fi nihil ei inſiſtat, idque ſole ſerventi ſatius eſt,
ita enim accidit, ut medicamentum exiccet valentius. Porro
noverunt omnes id aeſtate non ſolum in argenti ſpuma,

ἄλλων, ὅσα τὸν τρόπον τοῦτον παρασκευάζεται. καὶ γὰρ
ἡ καδμεία καὶ ἡ τοῦ χαλκοῦ λεπὶς, ὅ τε κεκαυμένος χαλ-
κὸς, ἔτι τε πρὸς τούτοις τὸ διφρυγὲς ὀνομαζόμενον καὶ τὸ
ψιμύθιον καὶ τὸ μίσυ καὶ τὸ σῶρυ καὶ τὸ στίμμι καὶ πάν-
τες οἱ λίθοι καὶ πρὸς αὐτοῖς ὁ τίτανος ὁμοίως τῷ λιθαρ-
γύρῳ καὶ πλύνεται καὶ λειοῦται μετά τινος τῶν εἰρημένων.
ἐνίοτε δὲ καὶ διὰ θαλάττης αὐτῶν ποιοῦμαι τὴν παρασκευὴν
περὶ ὧν αὖθις εἰρήσεται προϊόντος τοῦ λόγου. νυνὶ γὰρ
πρόκειταί μοι τὰς ἐμπλάστρους διελθεῖν, ἃς οἱ νεώτεροι τῶν
ἰατρῶν μετὰ τοῦ ρω. γράφουσί τε καὶ λέγουσιν ἐπὶ τῆς
ὑστάτης συλλαβῆς. [655] ὥσπερ ἐπὶ τοῦ κεντρίου καὶ τῆς
μηλωτρίδος εἰώθασι ποιεῖν ἅπαντες. καὶ γὰρ ἐπὶ τούτων
ἡ μὲν πρώτη θέσις τῶν ὀνομάτων ἔοικεν ἄνευ τοῦ ρω γε-
γονέναι, παρὰ μὲν τὸ κεντεῖν ὠνομασμένου τοῦ κεντρίου
τῆς ἐσχάτης συλλαβῆς οὐκ ἐχούσης τὸ ρω, τῆς μηλωτρίδος
δὲ συγκειμένης ἐκ μήλης τε καὶ ὠτός. νυνὶ μέντοι σχεδὸν
ἁπάντων αὐτὰ μετὰ τοῦ ρω λεγόντων οὐκ ἂν ἁμάρτοι τις
ὑμοίως αὐτοῖς φθεγγόμενος καὶ μάλιστα τὸ κέντριον. ἐπιδέ-

verum in aliis etiam, quae hoc modo praeparantur, fieri
commodius. Si quidem cadmia, aeris ſquama aes ullum,
ad haec item, quod vocatur diphryges, ceruſſa, miſy, ſory,
ſtimmi et omnes lapides, praeterea calx, perinde ut ar-
genti ſpuma, ex liquore aliquo praedicto eluuntur laevi-
ganturque. Interdum ex marina praeparationem ipſorum
molior, de quibus in ſermonis proceſſu rurſus agetur, nunc
enim propoſitum mihi eſt emplaſtra percenſere, quae Graeci
juniores medici cum ρω in ultima ſyllaba et ſcribunt et
enunciant. Quemadmodum in centrio et melotride ſacere
omnes conſueverunt, ſiquidem in his prima nominum po-
ſitio videtur ſine ρω facta fuiſſe a verbo quidem centîin,
quod eſt pungere, centrio nominato, ultima ſyllaba rho non
habente, melotride vero compoſita ex mela et ote, id eſt
ſpecillo et aure. At quum hoc tempore prope omnes ea cum
rho eſſerant, non peccaveris, ſi ſimili modo cum illis pro-
nuncies, praeſertim in centrio, quippe oſtendimus in opere,

δείκται γάρ μοι κατὰ τὰ πρὸς τοὺς ἐπιτιμῶντας τοῖς σολοι-
κίζουσι καὶ αὐτοὺς Ἀττικοὺς ἄνδρας ἠκολουθηκέναι τῇ κρα-
τούσῃ συνηθείᾳ. δέδεικται γὰρ καὶ ἄλλοις πρὸ ἐμοῦ τῆς
Ἀτθίδος αὐτῆς διαλέκτου μετάπτωσις γεγονέναι πολυειδὴς,
ἕπεσθαί τε τῷ καθ᾽ ἑαυτοὺς ἔθει πάντας, ὧν δόξα μεγίστη
παρὰ τοῖς Ἕλλησίν ἐστιν ἐπὶ λόγων δεινότητι· καὶ ἡμεῖς
οὖν, ἐπειδὴ πάσας εὑρίσκομεν ἤδη τὰς φαρμακίτιδας βίβλους
μετὰ τοῦ ρω γεγραμμένον ἐχούσας τοὔνομα τὸ τῆς ἐμπλά-
στρου, καὶ αὐτοὶ τῇ κρατούσῃ συνηθείᾳ χρησομέθα.

Κεφ. ια'. [Περὶ τῶν διὰ μολυβδαίνης σκευαζομένων
φαρμάκων.] Εἴρηταί μοι καὶ πρόσθεν ὡς ἡ τῆς μολυβδαί-
νης χρεία παραπλησία ἐστὶ τῇ τῆς λιθαργύρου. πάντα γὰρ
ὅσα διὰ λιθαργύρου συντίθενται καὶ διὰ μολυβδαίνης δύ-
ναται σκευάζεσθαι. τῇ δυνάμει δὲ ἀλλήλων διαφέρουσι το-
σοῦτον, ὡς παχυμερεστέραν μὲν εἶναι καὶ ψυχροτέραν τὴν
οὐσίαν τῆς μολυβδαίνης, λεπτομερεστέραν δὲ καὶ μέσην θερ-
μοῦ τε καὶ ψυχροῦ τὴν τῆς λιθαργύρου. πρὸς δὲ τὰς χρόας
τῶν φαρμάκων, ὅσα δι᾽ αὐτῶν σκευάζεται, διαφορά τις

quod contra illos, qui foloecismum committentes corripiunt,
prodidimus et ipfos Atticos viros valefcentem ufum et con-
fuetudinem fequutos fuiffe. Nam alii quoque ante me indi-
carunt Atticorum linguam permultum a proprietate fua de-
cidiffe, ac omnes, quorum eloquentiae laus ac gloria maxi-
ma apud Graecos extat, fuae quemque tempeftatis morem
imitatos fuiffe. Et nos itaque, quum omnes inveniamus jam
medicamentarios libros emplaftri nomen, cum rho fcriptum
habere, ufum praevalentem fequemur.

Cap. XI. [De medicamentis, quae ex molybdaena
conficiuntur.] Relatum a me eft fuperius quoque molybdae-
nam et argenti fpumam in eundem fere ufum adhiberi.
Omnia enim, quae ex argenti fpuma componuntur, etiam ex
molybdaena fieri poffunt, fed facultate invicem differunt
tantum, ut molybdaena fubftantiae craffioris frigidiorisque
fit, argenti fpuma tenuioris et inter calidam ac frigidam
mediae. Caeterum colores medicamentorum, quae inde

ΤΩΝ ΚΑΤΑ ΓΕΝΗ ΒΙΒΛΙΟΝ Α. 409

Ed. Chart. XIII. [655.]   Ed. Baf. II. (319. 320.)

αὐτῆς ἐστὶ, καθόσον ἐπὶ τὸ φαιότερον ἄγει τὰς χρόας ἡ
μολύβδαινα. διὸ καὶ τῶν λευκῶν ἐμπλάστρων οὐ μόνον
ψιμύθιον, ἀλλὰ καὶ λιθάργυρον ἐχουσῶν, οὐδεμία διὰ μο-
λυβδαίνης σκευάζεται. μιχθείσης γὰρ αὐτῆς τὸ μὲν (320)
λευκὸν χρῶμα τεφρῶδες γίγνεται. τὰ δὲ τῆς δυνάμεως οὐ
μόνον οὐκ ἀπόλλυται κατά γε τὴν δι᾽ ὑδρελαίου σκευαζο-
μένην ἔμπλαστρον λευκήν, ἀλλὰ καὶ βελτίω γίνεται καὶ μά-
λιστα ἐπὶ τῶν μαλακοσάρκων. ἡνίκα δὲ διαφορῆσαί τι βου-
λόμεθα, βελτίων ἐστὶ μολυβδαίνης λιθάργυρος. οὕτω δὲ καὶ
τῶν ἄλλων φαρμάκων ἁπάντων, ὅσα διὰ λιθαργύρου γέγρα-
πται συντιθέμενα, βαλλόντων τὴν μολύβδαιναν, ἥ τε χρόα
τοῦ φαρμάκου καὶ ἡ δύναμις εἰς τοσοῦτον ἔχει τὴν ἀλ-
λοίωσιν, εἰς ὅσον ἄρτι μοι δεδήλωται.

Κεφ. ιβ'. [Περὶ τῶν διὰ λιθαργύρου καὶ ψιμυθίου
σκευαζομένων λευκῶν ἐμπλάστρων.] Ἤτοι τῆς χροιᾶς ἕνεκεν
οἱ ἰατροὶ μίξαντες ψιμύθιον τῇ λιθαργύρῳ σκευάζουσι τὰς
λευκὰς ἐμπλάστρους, ἢ χάριν τοῦ στύψιν καὶ ψύξιν τινὰ
προσθεῖναι τῷ φαρμάκῳ, θεώμενοι δὲ καὶ μελαινόμενον,

praeparantur, molybdaena nonnihil evariat, quatenus fu-
fciores ipfos efficit. Quare et alborum emplaftrorum, quae
non modo cerullam, fed argenti fpumam quoque habent,
nullum ex molybdaena conftat, quippe ex hujus mixtura
color albus cinereus redditur. Poteftas autem in albo em-
plaftro, quod ex hydrelaeo componitur, melior etiam eva-
dit, praecipue in teneris corporibus, tantum abeft ut pe-
reat. Quum difcutere quid volumus, argenti fpuma, quam
molybdaena potior eft. Pari modo et in reliquis medicamen-
tis cunctis, quae ex argenti fpuma compofitionis titulum
fortita funt, cum molybdaenam adjicimus, color et virtus
tantum immutantur medicamenti, quantum paulo ante in-
dicavimus.

Cap. XII. [De emplaftris albis, quae ex lithar-
gyro et cerußa fiunt.] Vel coloris caufa medici cerullam
argenti fpumae ad emplaftra alba conficienda mifcent, vel ut
quandam aftringendi ac refrigerandi vim medicamento
concilient. Videntes autem et hujusmodi nigrefcere, quum

410 ΓΑΛΗΝΟΥ ΠΕΡΙ ΣΥΝΘΕΣΕΩΣ ΦΑΡΜΑΚΩΝ

Ed. Chart. XIII. [655, 656.]   Ed. Baf. II. (520.)
ὅταν ἐπὶ πλέον ἕψηται τὸ τοιοῦτο, καὶ μάλισθ᾽ ὅταν ἐπὶ
ξύλων οὐδὲ τούτων ἴσως ἀκάπνων οὐδὲ ἐν ἀέρι καθαρῷ,
ταχέως μὲν αἴρειν ἀπὸ τοῦ πυρὸς ἀναγκάζονται, δι᾽ αὐτὸ
δὲ τοῦτο μήθ᾽ ὕδωρ δαψιλὲς μήτ᾽ ἔλαιον μιγνύειν. ἐπενό-
ησαν οὖν εἰκότως ἐπεμβάλλειν αὐτῷ ῥητίνης, ὅπως ὅλκιμόν
τε καὶ συνεχὲς εἴη, προσλαμβάνον τινὰ γλισχρότητα, καὶ μά-
λισθ᾽ ὅταν ἡ ὑγρὰ ῥητίνη μιχθῇ. χεῖρον δὲ γίνεται τὸ φάρ-
μακον ἐπὶ τῇ τοιαύτῃ μίξει, δακνῶδες μέν τι καὶ ῥητίνης
ἐχούσης, τὸ ξηραντικὸν δὲ οὐ πάνυ τι γενναῖον, οὗ μάλιστα
χρείαν εἶναι τοῖς ἕλκεσιν ἐμάθετε. [656] τίνες μὲν οὖν ῥη-
τίναι καὶ πάνυ δακνώδεις εἰσὶ καὶ ῥηθήσεται περὶ πασῶν
αὐτῶν αὖθις. αἱ πρᾳόταται δὲ ἐν αὐταῖς δύο εἰσί. πρώτη
μὲν ἡ τερμινθίνη, δευτέρα δὲ ἡ λάριξ ὀνομαζομένη. τούτων
οὖν ἄμεινον μιγνύειν, ὅταν τις βουληθῇ τοιαύτην ἔμπλα-
στρον σκευάσαι. πολὺ δ᾽ εὐαφέστερα γίγνεται πάντα, τά τε
διὰ ῥητίνης σκευαζόμενα προσλαμβάνοντα κηροῦ τι, τά τε
διὰ κηροῦ μιχθείσης αὐτοῖς ῥητίνης. ἐπεμβάλλειν οὖν χρὴ
τῇ ῥητίνῃ καὶ κηρόν. ὅπως δὲ τὸ χρῶμα τῆς ἐμπλάστρου

largius coctum fuerit, praefertim lignis et iis quoque for-
taffe fumidis nec in aëre puro, mox ab igne tollere cogun-
tur, ob quod ipfum nec aquam copiofam nec oleum mi-
fcere. Merito igitur refinam ei adjungere excogitarunt, quo
fequax ac fibi continuum fiat, vifcofum quid affumens
maxime cum liquida refina immittitur. At ex tali mixtura
deterius efficitur medicamentum cum mordax quiddam re-
fina repraefentet, quod vero ficcet, nihil admodum genero-
fum, cujus ufum maxime ulceribus effe neceffarium didi-
ciftis. Quaedam itaque vel infigniter mordaces funt refinae,
de quibus univerfis iterum fermo futurus eft. Mitiffimae
vero duae inter eas funt, prima terebinthina, larix altera
nuncupatur. Has igitur mifcere fatius eft, ubi id genus em-
plaftri conficere cogitas. At multo leniora tactu omnia fiunt
tum quae refina conftant, fi cerae quid adjectum fit, tum
quae ex cera, fi refinae nonnihil admixtum habeant. Quam-
obrem cera quoque refinae immittenda eft: ut autem color

Ed. Chart. XIII. [656.]   Ed. Baf. II. (320.)

λευκὸν φυλάττοιτο, λευκὸν εἶναι προσήκει τὸν κηρόν. ἔστι
δὲ λευκὸς αὐτοφυὴς μὲν ὁ Ποντικὸς, ὀνομάζεται γὰρ οὕτως
συνήθως ἤδη κᾂν ἐξ ἑτέρου τινὸς ᾖ χωρίου, διὰ τὸ πλεῖ-
στον μὲν ἐν τῷ Πόντῳ γίγνεσθαι τὸν λευκὸν, ἐλάχιστον δὲ ἐν
ἑτέροις χωρίοις. οὐκ αὐτοφυὴς δὲ λευκὸς ὁ Τυῤῥηνικὸς ὠνο-
μασμένος ἐστίν. οὗτος μὲν οὖν οὐδεμίαν ἔχει σαφῆ δριμύ-
τητα. τῶν αὐτοφυῶν δὲ ἔνιοι δριμεῖς εἰσιν, οὓς χρὴ πλύ
νειν πρότερον. ἡ πλύσις δ᾽ αὐτῶν γίγνεται τακέντων ἐπὶ
πυρὸς, εἶτ᾽ εἰς ὕδωρ πηγαῖον καθαρὸν ἐμβληθέντων, ἀνακι-
νουμένων τε ἐνταῦθα καὶ διαῤῥυπτομένων. οὕτω καὶ πίτ-
ταν καὶ ῥητίνην καὶ τὸ καλούμενον φύσημα πλυτέον ἐστὶ,
περὶ ὧν αὖθις ἀκριβέστερον εἰρήσεται. νυνὶ δὲ ἐπειδὴ τῆς
λευκῆς ἐμπλάστρου τὴν σύνθεσιν γράφω, τὸ κατάλοιπον ὢν
εἶπον ἐφεξῆς διηγήσομαι. κηροῦ γὰρ ἐπεμβληθέντος ἅμα τῇ
ῥητίνῃ προεψημένοις τῷ τε ψιμυθίῳ καὶ τῇ λιθαργύρῳ,
μέχρις ἂν ἀκριβῶς ἀμόλυντον γένηται τὸ φάρμακον, ἔχοιτ᾽
ᾲν ἤδη λευκὴν ἔμπλαστρον, εἰ βούλεσθε, ποτὲ μὲν ὕδατος
ἐμβάλλοντες αὐτῇ, ποτὲ δὲ ἐλαίου μόνου, καὶ τούτου ποτὲ

emplaſtri albus ſervetur, albam ceram eſſe congruit. Eſt
ſane alba, quae ſuapte natura provenit, Pontica, ſic enim
nominari jam conſuevit, licet aliunde veniat, quod plurima
in Ponto alba naſcatur, aliis in regionibus pauciſſima, ac
candida, quae Tyrrhenica nominata eſt, non ſponte naſci-
tur, quare nullam evidentem habet acrimoniam. Quae vero
ſuo inſtinctu proveniunt, nonnullae acres ſunt, quas prius
eluere oportet in hunc modum. Liquantur primum ad ignem,
deinde in aqua fontis pura demerguntur, ubi permoventur
expurganturque. Simili ratione et pix et reſina et quod
phyſema dicitur lavandum eſt, de quibus iterum exactius
commentabimur. In praeſentia, quoniam albi emplaſtri com-
poſitionem tradimus, reliquum eorum, quae praecepta ſunt,
deinceps percenſebimus. Poſteaquam ergo ceruſſae ſpumae-
que argenti, coctis prius, usque dum medicamentum ada-
muſſim non inficiat, cera ſimul cum reſina fuerit adjecta,
candidum jam emplaſtrum, ſi placet, habebitis, interim
aquam injicientes, interim oleum duntaxat idque nunc

μὲν νέου, ποτὲ δὲ παλαιοῦ. προακηκόατε γὰρ ἤδη τίνα δύ-
ναμιν ὕδωρ καὶ παλαιὸν ἔλαιον ἔχει. γιγνώσκετε δὲ καὶ ὡς
στύψεώς τι προσδίδωσι τῷ φαρμάκῳ, τό τ᾽ ὀμφάκινον ἔλαιον
καὶ τὸ κατὰ τὴν Ἰβηρίαν γεωργούμενον, ἣν νῦν ὀνομάζου-
σιν Ἰσπανίαν. τὸ δὲ Ἰστρικὸν οὐ μόνον τὴν στύψιν ἔχει
βραχεῖαν, ἀλλὰ καὶ πικρότητα. διαφορὰν οὖν ἕξουσιν αἱ διὰ
τῶν στυφόντων σκευασίαι τῶν διὰ τοῦ γλυκέος ἐλαίου, κα-
θόσον ἐν ἀρχῇ μὲν καὶ τελευτῇ τῶν ἑλκῶν ἀμείνω πάντα
ἐστὶ τὰ στύψεως ἔχοντά τι, κατὰ δὲ τὰ μέσα τὰ γλυκέα.
δεῖται γὰρ ἐν μὲν ταῖς ἀρχαῖς τὰ ἕλκη τῶν ἀποκρουομένων
φαρμάκων, ὅπως μηδὲ ἄρξηται φλεγμαίνειν. ἐφεξῆς δὲ τῶν
χαλαστικωτέρων, ἐὰν μὲν μὴ γένηται φλεγμονή, χάριν τοῦ
διαπνεῦσαι, φθασάσης δὲ γενέσθαι καὶ δι᾽ ἐκείνης ὅπως θᾶτ-
τον λυθείη. εὔδηλον δ᾽ ὅτι περὶ σμικρᾶς φλεγμονῆς ὁ λόγος
ἐστίν. οὐδὲ γὰρ δύναται βραχέσιν, ἐφ᾽ ὧν χρώμεθα ταῖς λευ-
καῖς ταύταις ἐμπλάστροις, ἐπιγίνεσθαι μεγάλη φλεγμονὴ μη-
δενὸς ἁμαρτήματος προσελθόντος. ὅτι δὲ καὶ συνουλουμέ-
νων ἤδη τῶν ἑλκῶν ἡ στύφουσα ποιότης ὠφέλιμός ἐστιν

recens nunc vetus. Prius enim jam audiviſtis, quam vir-
tutem aqua et oleum vetus habeat. Noviſtis item, quod
omphacinum oleum et id, quod colitur in Iberia, quae nunc
Hiſpania dicitur, aſtringens quippiam medicamento adjicit.
Hiſtricum non modo exiguam aſtrictionem, ſed amaritudi-
nem quoque refert. Proinde different tantum ex aſtringen-
tibus confecturae ab iis, quae dulci oleo conſtant, quanto
initio ulceris et fini potiora ſunt omnia, quae nonnihil
aſtringens continent, in mediis dulcia.   Nam in principio
medicamenta repellentia proſunt ulceribus, ne phlegmone
corripi incipiant, inde quae magis relaxent, ſi non phleg-
mone adſit, tranſpiratus gratia; quod ſi affuerit, etiam ob
illam, ut citius diſſolvatur. Enimvero clarum eſt de parva
phlegmone verba fieri, ſiquidem exigua ulcera, in quibus
albis hiſce emplaſtris utimur, magna comitari phlegmone
non poteſt, ſi error nullus acceſſerit. Caeterum et ulceribus,
quae jam ad cicatricem veniunt, aſtringendi qualitatem uti-
lem eſſe, nullus ignorat. Tempus igitur jam poſtulat medi-

Ed. Chart. XIII. [656. 657.]   Ed. Baf. II. (320.)

οὐδεὶς ἀγνοεῖ. καιρὸς οὖν ἤδη τὴν συμμετρίαν εἰπεῖν τῶν συντεθέντων φαρμάκων τὴν χρησιμωτάτην ἔμπλαστρον λευκήν.

[῾Η σταθμεία τῆς ἐμπλάστρου.] Ἴσον ἔστω μέρος ἑκατέρου τῶν μεταλλικῶν, τοῦ τε ψιμυθίου καὶ τοῦ λιθαργύρου, καὶ τοῦτ᾽ εἰ βούλεσθε, σταθμὸς ἔστω μιᾶς λίτρας ἑκατέρου. συναμφοτέρων δὲ ἴσον ἐλαίου μέτρον ἢ ὡς ὀνομάζουσι ῾Ρωμαῖοι, λίτραι δύο, τοῦ κηροῦ δὲ ἡμίλιτρον ἔστω καὶ τῆς τερμινθίνης ἥμισυ, τουτέστιν οὐγγίας τρεῖς ὁ σταθμός. εἰ δὲ καὶ λιβανωτοῦ μίξαις, ἀνωδυνώτερόν τε καὶ πεπτικώτερον τῶν φλεγμαινόντων ἑλκυδρίων ἐργάσῃ τὸ φάρμακον, ἀλλὰ πρός γε τὴν ἐπούλωσιν ἀτονώτερον. ὑπερσαρκώσεις γὰρ, ἐπειδὴ σαρκωτικῶν ἐστιν ὁ λιβανωτὸς, ὡς κἂν τῷ τρίτῳ τῆς [657] θεραπευτικῆς μεθόδου μεμαθήκατε. βέλτιον οὖν ἐστιν, ἐμβαλεῖν τι καὶ στυπτηρίας ὀλίγον ἕνεκά τε τῆς ἐπουλώσεως καὶ ἄλλως, ἐπειδὴ τὰ χαλαστικὰ φάρμακα πληθωρικοῖς τε καὶ κακοχύμοις σώμασι προσφερόμενα προτρέπει ῥευματίζεσθαι τὰ πεπονθότα μόρια. τὸ δ᾽ ἐκ τούτων ἀπάντων συντεθὲν φάρμακον δυνήσεται διαφορεῖν ὄγκους

camentorum, quae emplaftrum album utiliffimum confti-tuunt, fymmetriam exponere.

[*Pondus emplaftri.*] Aequa fit portio utriusque me-tallici, ceruffae et argenti fpumae, et haec, fi videatur, efto fingulorum pondo libra, olei vero menfura amborum fimul pondus abfolvat vel, ut Romani dicunt, fint pondo librae duae, cerae pondo felibra, terebinthinae illius dimidium, hoc eft pondo unciae tres. Quod fi et thus admifceas, pri-mum dolori mitigando aptum magis erit, tum parva ulcera, quae phlegmone infeftat, ocius concoquet, fed ad cicatricem ducendam erit imbecillius, nam carnem fupercrefcentem promovet, quoniam thus carnem generat, ut in tertio quo-que libro de morbis curandis legiflis. Satius itaque eft in-jicere et aluminis paululum tum ad cicatricem ducendam tum alterius caufa, quandoquidem laxantia medicamenta plethoricis et vitiofo fucco abundantibus corporibus adhi-bita affectis partibus fluxum concitant. Ex his autem omni-bus compofitum medicamentum tumores praeter naturam

414 ΓΑΛΗΝΟΥ ΠΕΡΙ ΣΥΝΘΕΣΕΩΣ ΦΑΡΜΑΚΩΝ

Ed. Chart. XIII. [657.]   Ed. Baf. II. (320.)
παρὰ φύσιν ἐπὶ τῶν ἀπαλοσάρκων, ὅσοι μήτε μεγάλοι λίαν
εἰσὶ μήτ᾽ ὀδυνώδεις καὶ μάλισθ᾽ ὅταν λάβῃ δαψιλῆ τὸν λι-
βανωτόν. εἴη δ᾽ ἂν ἐπὶ τοῖς προειρημένοις δαψιλὴς ὁ λιβα-
νωτός, ἐὰν ἴσος ᾖ κατὰ τὸν σταθμὸν τῇ τερμινθίνῃ. εἰ δὲ
ἥμισυς ὁ λιβανωτὸς εἴη τῆς ῥητίνης, ἧττον μὲν ἔσται δια-
φορητικὸν τὸ φάρμακον, ἐπουλωτικώτερον δὲ τοῦ διπλά-
σιον ἔχοντος τὸν λιβανωτόν. εἰ δέ τι μᾶλλον ἐργάσασθαι
διαφορητικὸν αὐτὸ βουληθείητε καὶ πεπέρεως ἐμβάλλετε τοῦ
λευκοῦ βραχύ τι, μηδὲν εἰς τὴν ἐπούλωσιν τῶν ἑλκῶν βλά-
ψαι δυναμένου. καὶ τοίνυν ἔστω τῆς μὲν στυπτηρίας γο.
σταθμὸς, ἥμισυ δὲ τοῦ πεπέρεως. εὔλογον οὖν τούτου μὲν
ἐμβληθῆναι τρεῖς δραχμὰς, ἓξ δὲ τῆς στυπτηρίας. ἐπεὶ δὲ καὶ
ἄλλων ἐστὶ βελτίων τῶν στυπτηριῶν ἡ σχιστὴ καλουμένη
καὶ τῇ χρόᾳ λευκή, ταύτης ἐμβάλλειν προσήκει.

   Κεφ. ιγ΄. [Λευκὴ ἡ διὰ τοῦ λευκοῦ πεπέρεως, ὡς
Ἄτταλος καὶ Ἥρας.] Ὠφελεῖ γερόντων ἕλκη καὶ ἀπαλο-
χρώτων καὶ πᾶν ἕλκος ἰᾶται, ὅσα ὑγρότερα καὶ δυσεπού-
λωτα καὶ ἀποσύρματα, ὡς ἀποκρέμασθαι τὸ δέρμα, ἐνίοτε

in molli corpore, qui nec magni adeo nec dolorifici funt,
difcutere poterit, praefertim quum thus abunde affumpferit.
Erit itaque in praedictis copiofum thus, fi aequale ipfi te-
rebinthinae pondus accipiat, fin ejus dimidium, minorem
digerendi vim medicamentum habebit, magis autem cicatrici
ducendae erit idoneum quam quod duplo copiofius id rece-
perit. Jam fi plenius adhuc digerere cupiatis, etiam piperis
albi pauxillum adjicitote, quod ulcerum cicatrici obducendae
nihil obeffe poteft. Sit igitur aluminis pondo uncia, piperis
vero femuncia, ratio fiquidem eft, hujus tres denarios, alu-
minis fex injicere. Quoniam vero et alias praeftat alumen,
quod fciffile nominatur et colore candidum eft, id immittere
expedit.

   Cap. XIII. [Album emplaftrum ex pipere, ut At-
talus Herasque compofuerunt.] Juvat fenum ulcera et eo-
rum, qui mollem habent cuticulam, denique omne ulcus
curat, quod et humidius eft et non facile cicatricem admit-
tit, ad haec abrafa, quae apofyrmata Graeci vocant, ut cu-

μελαινόμενον ἐπ᾽ ὠλεκράνου καὶ ἀντικνημίου καὶ γόνατος,
ἐφ᾽ ὧν οὐδὲ σὰρξ, ἀλλ᾽ ὁ περιόστιος ὑμὴν ὑπόκειται μόνος.
γέγονε τοίνυν πάντα ἐφεξῆς καταλέγοντι τὸ φάρμακον ἐκ
τῶνδε συγκείμενον. λιθαργύρου μὲν καὶ ψιμυθίου, λίτρας
ἑκατέρου σταθμῷ, δυοῖν δὲ λιτρῶν ἐλαίου μέτρῳ. καλεῖται
γὰρ (321) ὑπὸ Ῥωμαίων ὁμωνύμως ὁ λιτραῖος σταθμὸς τῶν
στερῥῶν σωμάτων τῷ λιτραίῳ μέτρῳ τῶν ὑγρῶν, ὃ πάμ-
πολυ καθ᾽ ὅλην τὴν πόλιν ἐστὶν, ἐξ ὕλης κερατίνης γιγνό-
μενον. ἐπὶ τούτοις δὲ τοῦ κηροῦ μὲν ἡμίλιτρον τῷ σταθμῷ,
τριῶν δὲ οὐγγιῶν τῆς τερμινθίνης ῥητίνης, λιβανωτοῦ δὲ
ἤτοι τοῦ ἡμίσεος ἢ τοῦ ἴσου ταύτῃ, καὶ στυπτηρίας μὲν ἓξ
δραχμῶν, τριῶν δὲ τοῦ πεπέρεως. ἡ δὲ ἕψησις εὔδηλος ἀπ᾽
ἀρχῆς μὲν ἑψομένων τῶν μεταλλικῶν ἐν ἡλίῳ, μέχρι τοῦ
γενέσθαι τελέως ἀμόλυντον ἢ καὶ βραχὺ σκληρότερον. ἐμβαλ-
λομένων δὲ τηνικαῦτα κηροῦ καὶ ῥητίνης, εἶθ᾽ ὅταν ἑνωθῇ
πάντα, τοῦ λιβανωτοῦ μὲν πρῶτον, ἐπ᾽ αὐτῷ δὲ τῆς στυ-
πτηρίας τε καὶ τοῦ πεπέρεως. ἐμβάλλειν δὲ χρὴ τὸ ῥοδια-
κὸν καλούμενον ψιμύθιον, εἰ βούλοιτό τις πάνυ λευκὴν τὴν

tis ſuſpenſa ſit, interim nigreſcens in cubito, tibia et genu,
quibus neque caro, ſed membrana ſola os ambiens, perio-
ſtios Graecis dicitur, ſubjecta eſt. Hiſce igitur, ut omnia
ordine recenſeam, medicamenti compoſitio conſtat. Argenti
ſpumae, ceruſſae, utriusque pondo libra, olei duarum libra-
rum menſura, nuncupatur enim a Romanis aequivoce pon-
deralis, ut ita dicam, libra ſolidorum corporum et men-
ſuralis libra liquidorum, quae copioſiſſima in tota urbe ex
materia cornea conſtat, praeter haec cerae pondo ſelibra,
terebinthinae reſinae pondo unciarum trium, thuris vel di-
midio ipſius reſinae vel aequali pondere, aluminis pondo
denariorum ſex, piperis pondo denariorum trium. Coctio
manifeſta eſt. Initio quidem metallica in ſole coquuntur,
dum plane non inficiat vel etiam paulo durius fiat, immit-
tuntur autem tunc cera et reſina, dein cum omnia in unum
coierint, thus primum, mox alumen et piper addentur.
Injicere autem convenit ceruſſam, quam vocant rhodiacam,

ἔμπλαστρον γενέσθαι. ἀλλὰ καὶ κατὰ τὴν πάλαι μὲν Δικαι-
αρχίαν ὀνομαζομένην, νυνὶ δὲ Ποτιόλους, ἔνιοι τῶν σκευ-
αζόντων τὸ ψιμύθιον ὁμοίως τῷ ῥοδιακῷ λευκὸν εἰώθασι
ποιεῖν. ὅτι δὲ ἐν ἡλίῳ τε χρὴ σκευάζειν τὴν ἔμπλαστρον,
ὕδατός τε μιγνύειν, ὡς λευκοτέραν τε ἅμα καὶ ψυκτικωτέ-
ραν γενέσθαι, λέλεκται πρόσθεν. εἰ δ᾽ ἐπουλωτικωτέραν ἐθέ-
λοι τις αὐτὴν ἐργάσασθαι, τοῦ μὲν ὕδατος οὐδ᾽ ὅλως μι-
κτέον ἐστὶ, δι᾽ ἐλαίου δὲ παλαιοῦ μόνον σκευαστέον γο β΄.
ἥμισυ, ἀλλὰ καὶ τρεῖς ἐμβάλλοντα. τοῦτο τὸ φάρμακον οὐ
τῶν ὑπ᾽ ἐμοῦ πρώτου συντεθέντων ἐστὶν, ἀλλ᾽ ἤδη πρὸ
πολλῶν ἐτῶν ὑπὸ τοῦ βασιλεύσαντος ἡμῶν τῶν Περγαμη-
νῶν Ἀττάλου σπουδάσαντος ἀνδρὸς περὶ φάρμακα παντοῖα,
καὶ σύγκειται λόγῳ [658] τῷ προειρημένῳ καὶ κρεῖττον αὐ-
τοῦ θαυμάζοιμεν ἂν, εἴ τι δύναται τῶν ὁμοειδῶν συντεθῆ-
ναι. μέμνηται δὲ αὐτοῦ καὶ ὁ Ἥρας ἐν τῷ βιβλίῳ τῶν φαρ-
μάκων, ὃ τινὲς μὲν ἐπιγράφουσι νάρθηκα, τινὲς δὲ τόνον
δυνάμεων, ἀξιῶν τὸ μὲν ἔλαιον εἶναι παλαιὸν, ὕδατος δ᾽
αὐτῷ μίγνυσθαι τὸ ἴσον ἢ τὸ ἥμισυ. τὰ δ᾽ ἄλλα τῆς συμ-

fi emplaſtrum candidum eximie fieri cupias, quin etiam
in civitate Dicaearchia olim, nunc Puteolia vocant nonnulli,
quam ceruſſam praeparant, ſimilem rhodiacae albam facere
conſueverunt. Porro quod in sole conficiendum ſit em-
plaſtrum et aqua admiſcenda, ut albius ſimul et magis re-
frigerans ſiat, antea diſcuſſum eſt. At ſi mavis ad cicatricem
ducendam commodius ipſum reddere, ab aqua in totum ab-
ſtineto, olei autem veteris pondo uncias duas ac dimidiam,
imo etiam tres immittito. Hoc medicamentum non ex eo-
rum numero eſt, quae a me primo auctore compoſita ſunt,
ſed jam annis multis ante a rege noſtro Pergamenorum At-
talo, viro omnigenorum medicamentorum ſtudioſo. Conſtat
ratione praedicta. Et ſane admirarer, ſi quid ejusdem ſpeciei
hoc ipſo praeſtantius poſſit confici. Meminit ejusdem Heras
quoque in medicamentorum libro, quem nonnulli narthe-
cem, id eſt ferulam, inſcribunt, alii tonon dynameon, id eſt
robur virium, cenſens oleum vetus attribuendum eique
parem aquae menſuram vel dimidiam eſſe miſcendam.

μετρίας, ὡς ὑπ᾽ ἐμοῦ γέγραπται, πλὴν ὅτι κοτύλας ἐκεῖνος,
οὐ λίτρας ἔγραψε, τοῦ τε ὕδατος καὶ τοῦ ἐλαίου μὴ δηλώ-
σας ὁπόσων οὐγγιῶν βούλεται εἶναι τὴν κοτύλην, ἤτοι στα-
θμικῶν ἢ μετρικῶν αἱ μὲν γὰρ σταθμικαὶ τὸ βάρος κρί-
νουσι τῶν σωμάτων, αἱ δὲ μετρικαὶ τὸν ὄγκον. θεραπεύειν
μὲν οὖν λέγων τὸ φάρμακον τοῦτο γερόντων ἕλκη καὶ ἀπα-
λοχρώτων ἀληθεύει· πλέον δὲ ἢ δεῖ χαρίζεται, πᾶν ἕλκος ἰᾶ-
σθαι φάσκων. ὅσα μὲν γὰρ ὑγρότερα καὶ διὰ τοῦτο δυσε-
πούλωτα θεραπεύει ταῦτα, τῶν κακοήθων δ᾽ οὐδὲν, ὥσπερ
οὐδὲ τῶν ἐναίμων τι τραυμάτων· ὁ δέ γε καὶ ταῦτα πάντα
φησίν. ἀποσύρματα μέντοι λέγων αὐτὸ θεραπεύειν ἀληθεύει,
πολλάκις γὰρ οὕτως ἀποσεσυρμένου, ὡς ἀποκρέμασθαι τὸ
δέρμα μετὰ τῆς ὑποκειμένης ἐπί τινος σαρκὸς, ἐπιθεὶς τὸ
φάρμακον ἐθεασάμην ἐνωθὲν αὐτῇ τὸ ἀποσεσυρμένον, καὶ
τό γε τούτου μεῖζον, ἐνίοτε μελαινόμενον ἤδη. καὶ πάλιν γε
ἕτερον ἔτι τοῦδε μεῖζον, ἐπ᾽ ὠλεκράνου τε καὶ ἀντικνημίου
καὶ γόνατος, ἐφ᾽ ὧν οὐδὲ σάρξ, ἀλλ᾽ ὁ περιόστιος ὑμὴν ἢ
τένων πλατὺς ὑπόκειται μόνος, ὥστε πρὸς ἀποσύρματα μὲν

Caeterum alia, quae ad ſymmetriam ſpectant ita habent ut
a me ſcripta ſunt, niſi quod ille heminas, non libras, tum
aquae tum olei poſuerit, non indicans quot unciarum he-
minam ſive ponderis ſive menſurae conſtituant, etenim
ponderales unciae gravitatem corporum, menſurales mo-
lem decernunt. Quum igitur medicamentum hoc ſenum ul-
cera et tenerorum curare dicit, verus eſt, quum vero ul-
cus ſanare ſcribit, amplius quam par eſt ei condonat et
tribuit. Siquidem humidiora eoque minus ad cicatricem ve-
nientia curat, cacoëthes nullum, ſicut nec ullum vulnus
cruentum, ille autem et haec omnia promittit. Attamen de-
raſis ipſum mederi ſcribens non falſus eſt; ſubinde enim
tam deraſum os ut cutis inde cum ſubjecta quadam carne
dependeret, medicamento impoſito, cum ipſa coaluiſſe vidi,
et quod hoc majus eſt, interdum jam nigricante, rurſus
aliud quam hoc etiam admirabilius, in cubiti gibbero, tibia
et genu, quibus nulla caro, ſed os conveſtiens membrana
vel latus tendo ſolus ſubjectus eſt. Quare ad abraſa optimum

Ed. Chart. XIII. [658.]   Ed. Baf. II. (321.)

ἄριστον ἂν ἔχοιτε τὸ φάρμακον τοῦτο, κόλπων δὲ καὶ ἀπο-
στημάτων οὔτ᾽ ἄριστον ἀπάντων οὔτ᾽ ἀρετῇ τῶν ἀρίστων
δεύτερον, ἀλλ᾽ ἐπὶ μετρίοις τῷ μεγέθει τούτων τῶν παθῶν,
ἐν ἁπαλοχρῶσι καὶ γυναιξὶ καὶ παισὶ καὶ γέρουσιν ἀγαθὸν
φάρμακον, ὥστε κἀνταῦθα πλέον ἢ δεῖ μεμαρτύρηκεν ὁ
Ἥρας τῷ φαρμάκῳ. πολὺ δὲ μᾶλλον ἡνίκα ἐπῄνεσεν αὐτὸ
πρὸς δήγματα πάντα φάσκων ἁρμόττειν. τί γὰρ βούλεται
τὸ πάντα προσκείμενον τῷ λόγῳ; πότερον εἰ καὶ θηρίου
εἴη τὸ δακὸν ἢ μόνα τὰ τῶν ἁπάντων ἀνθρώπων λέγει;
καὶ μὴν ψεῦδός ἐστιν ἑκάτερον. ἐπὶ μὲν τῶν θηρίων ἄντι-
κρυς· ἃ γὰρ ὑπὸ δραστηρίων φαρμάκων θεραπεύεται μόγις,
οὐκ ἄν τις ταῦτα φαίη διὰ τοῦδε κατορθοῦσθαι δύνασθαι·
περὶ δὲ τῶν ἀνθρώπων εἰ λέγει, καὶ οὕτως ἀδιόριστος ὁ
λόγος, ὡς βλάττειν μᾶλλον ἢ ὠφελεῖν τοὺς ἀκούσαντας. ἀνέ-
πεισε γοῦν τίς τινα τῶν ἰατρῶν, ἐπιτιθέναι τὴν ἔμπλαστρον
ταύτην ἐν παγκρατίῳ δηχθέντι νεανίσκῳ τὸν λιχανὸν δάκτυ-
λον, ὃς οὕτως ἔσχε κακῶς, ὡς κινδυνεῦσαι μὲν ἀποσαπῆναι
τὸ δηχθὲν μόριον ὅλον, ἐπιγενομένης σηπεδόνος αὐτῷ. μόλις

hoc medicamentum habueritis, ad finus et abfceffus nec
omnium optimum nec bonitate optimorum fecundum, ve-
rum ad mediocres hos affectus in teneris, mulieribus, pueris
et fenibus commendatur. Quare et hic plus quam oporte-
bat Heras medicamento detulit, multo autem magis, cum
laudaret ipfum fcribens ad morfus univerfos effe remedio.
Cur enim sermoni appofitum effe vult univerfos? utrum
fi etiam ferarum morfus fuerit, an hominum univerforum
tantum, dicit? atqui falfum eft utrumque. In feris quidem
clarum eft, quae enim ab efficacibus medicamentis vix cu-
rantur, haec nemo ab illo fanari poffe dixerit; quod fi de
hominibus dicat et fic oratio incerta indiftinctaque eft adeo,
ut auditores magis offendat quam juvet. Itaque perfuafit
aliquis cuidam medico ut emplaftrum hoc adolefcenti in
pancratio digitum indicem morfo imponeret, qui inde tam
male habuit, ut in periculo effet, ne pars tota morfa com-
putrefceret, oborta jam putredine, vix autem diuturna cu-

δ' ἐν χρόνῳ πλέονι θεραπευθεὶς ἐκολλήθη. γενομένου τοῦδε
τοῦ δήγματος οὐκ εἰς νεῦρον, ἀλλ' εἰς σάρκα, θαυμαστὸν
οὐδὲν ὑπὸ τοῦ τοιούτου φαρμάκου θεραπευθῆναι. τὰ γὰρ
τῶν ἀνθρώπων δήγματα παραπλήσια τοῖς ἄλλοις ἐστὶν ἕλ-
κεσιν, εἰ μὴ πάνυ κακόχυμος ὁ δακὼν εἴη ἢ νενηστευκώς γε
μέχρι καὶ πλέονος ἢ τεθυμωμένος, ὡς ἐκκεχολῶσθαι τό τε
σύμπαν σῶμα καὶ τὰ περὶ τοὺς ὀδόντας. οὐ μὴν οὐδ' ἐπὶ
τούτων τὶ τοιοῦτον ἀξιόλογον φανεῖται ποιοῦν , τὸ φάρμα-
κον, ἀλλ' ἀρκέσει τῷ παραχρῆμα χρησαμένῳ μηδὲν ἀδικη-
θῆναι, πρίν τι τῶν ἰδίως ἐπιτηδείων εἰς τὰ τοιαῦτα φαρ-
μάκων ἐπιβληθῆναι κατὰ τοῦ δηχθέντος μορίου, περὶ ὧν
αὖθις εἰρήσεται. νυνὶ δ' ἀποχρήσει τοσοῦτον εἰπεῖν, ὡς ἐφ'
ὧν ἤτοι γε ἄνθρωπος ὁποῖον εἴπομεν εἴτε πίθηκος εἴτε
κύων εἴτ' ἄλλο τι τοιοῦτον ζῶον εἴη δακόν.

[659] Κεφ. ιδ'. [Περὶ τῆς Ἀτταλικῆς Ἀνδρομάχου
λευκῆς ἐξήγησις καὶ σύνθεσις, ὅτι ἧσσον βλάπτει τοὺς λυσ-
σοδήκτους καὶ τοὺς νευροτρώτους.] Αἱ δι' ἐλαίου νέου καὶ
ὕδατος σκευαζόμεναι λευκαὶ, χωρὶς τοῦ τὸ πέπερι καὶ τὸν

ratione glutinatus eft. At quum non in nervum, fed carnem
laefionem acceperit, nihil mirum eft hujusmodi medicamen-
to falvum evafiffe. Etenim hominum morfus aliis ulceribus
admodum fimiles funt, nifi qui momorderit vitiofis humo-
ribus abundet aut diutius a cibo abftinuerit aut ira cor-
reptus fit, univerfum corpus et etiam dentes bile madeant,
neque in his tamen ejusmodi quicquam mentione dignum
medicamentum facere videbitur. Atqui ei, qui fubito fuerit
ufus, fatis erit, fi nihil incommodi acceperit prius quam
medicamentum aliquod talibus curandis peculiariter dedica-
tum morfae particulae impofuerit, de quibus mox difpu-
tabitur. Nunc vero tantum dixiffe fufficiet in iis, quos five
homo, qualem diximus, five fimia five canis five id genus
animantium aliud memorderit.

Cap. XIV. [*Attalici fecundum Andromachum albi
narratio et compofitio, quod minus laedit a rabiofis
morfos et nervos vulneratos.*] Alba quae oleo recenti et
aqua citra piperis atque thuris mixturam conficiuntur,

λιβανωτὸν λαβεῖν, ἀδικοῦσι μεγάλως τὰ δηχθέντα μόρια,
κἂν βραχύτατον ἰώδους ἔχῃ τὸ τοῦ δακόντος ζώου σίαλον.
ἧττον δ᾿ ἐκείνων ἁπασῶν ἡ ᾿Ατταλικὴ βλάπτειν πέφυκε τῷ
τὴν τερμινθίνην ἐμβάλλεσθαι καὶ τὸ ἔλαιον τὸ παλαιὸν καὶ
τὸν λιβανωτὸν καὶ τὸ πέπερι. κατὰ ταῦτα δὲ κἀπὶ τῶν
νευροτρώτων αἱ μὲν ἄλλαι λευκαὶ βλαβερώτεραι, πολὺ δὲ
ἐλάττων ἡ ἐκ τῆσδε βλάβη, παλαιὸν μὲν ἔλαιον ἐχούσης,
ὕδωρ δ᾿ οὐκ ἐχούσης. ἔτι δὲ μᾶλλον εἰ τὰς τρεῖς ὅλας οὐγ-
γίας ἔχει τοῦ λιβανωτοῦ καὶ μὴ τὸ ἥμισυ. λέλεκται γάρ μοι
καὶ πρόσθεν, ὡς εἰ καὶ οὕτω σκευάζοιμεν, ἐπὶ τῶν τοιού-
των λευκῶν ἡ στυπτηρία πρὸς κακοῦ γίνεται τῷ φαρμάκῳ.
δεῖται γὰρ οὐ τῶν στυφόντων, ἀλλὰ τῶν ἱκανῶς ἑλκόντων
ἔξω τὰ διὰ βάθους ἐνοχλοῦντα, τά τε νενυγμένα νεῦρα καὶ
τὸ τῶν ζώων ἰῶδες σίαλον. καὶ πυρίκαντα δὲ τὴν ἔμπλα-
στρον ταύτην ἰᾶσθαί φησιν ὁ ῞Ηρας, ἀνιεμένην ῥοδίνῳ ἢ
μυρσίνῳ ἢ μυῤῥίνῳ. πολὺ δὲ κἀνταῦθα λείπεται τῶν θερα-
πευόντων καλῶς φαρμάκων τὰ πυρίκαντα, περὶ ὧν καὶ αὐ-
τῶν αὖθις εἰρήσεται. βελτίους γὰρ ἐπὶ τούτων αἱ ἄλλαι

commorſas partes vehementer offendunt, licet animantis
ſaliva, quod momorderit, vel pauxillum adeo virus conti-
neat, at minus illis omnibus Attalicum laedendi naturam
obtinet, quod terebinthina, oleum vetus, thus et piper ad-
jecta ſint. Pari etiam modo in nervorum vulneribus re-
liqua alba magis nocent, ſed multo minor offenſa eſt ex
hoc, quod quidem oleum vetus habet, aquam non item.
Inſuper hoc magis eveniet, ſi tres uncias thuris integras
et non ejus dimidium recipiat. Dictum ſiquidem mihi eſt
et antea, quod ſi et hoc pacto praeparemus, in hujusmodi
albis alumen medicamento male congruat, nam opus eſt hic
non aſtringentibus, ſed abunde extrahentibus, quae in allo
norvos punctos affligunt et venenatam animalium ſalivam.
Heras hoc emplaſtrum ex rhodino vel myrteo vel myr-
rhino dilutum mederi et ambuſtis igne tradit, et ſi etiam
hic longe inferius ſit medicamentis, quae ambuſta commode
ſanant, de quibus ipſis quoque rurſus ſermonem inſtitu-

Ed. Chart. XIII. [659.]　　　　　　Ed. Baf. II. (321. 322.)

λευκαὶ μήτε λιβανωτὸν ἔχουσαι μήτε ῥητίνην. ἀπολείπονται δὲ καὶ αὗται πάμπολυ τῶν ἰδίως ἰωμένων τὰ πυρίκαυτα, καθάπερ ἔφην τὴν ὑπ᾿ ἐμοῦ συντεθεῖσαν ἐκθεραπεύειν αὐτὰ προσλαβοῦσαν ὄξος. ἐκείνη μὲν γὰρ ἐν ἅπαντι καιρῷ χρήσιμος, ἡ δὲ διὰ τοῦ πεπέρεως λευκὴ τοῖς ἀποδαρεῖσι κατακαύμασιν. ὅταν μὲν οὖν εἰς οὐλὴν ἄγηται, χρήσιμος, ἔμπροσθεν δὲ καθ᾿ ἑαυτὴν μὲν ἄχρηστος, ἀνεθεῖσα δ᾿ ἐν ἐλαίῳ μυρσίνῳ χρήσιμος, οὐ μὴν ἰσοσθενῶς γε τοῖς ἰδίως ἁρμόττουσι πρὸς τὰ πυρίκαυτα φαρμάκοις. καὶ δηχθεῖσιν αὐτὴν ὁ Ἥρας ἁρμόττειν φησίν. ἀλλὰ κἀνταῦθα διορισμοῦ χρεία. ἐπὶ μὲν (322) γὰρ τῶν σκληρῶν καὶ δυσπέπτων ἀσθενέστερόν ἐστι τὸ φάρμακον, ἐπὶ δὲ τῶν μετριωτέρων ἱκανὸν καὶ μάλιστα ἐπὶ γερόντων καὶ παίδων καὶ γυναικῶν καὶ συλλήβδην φάναι τῶν ἁπαλοσάρκων. ἔστι δὲ καὶ τοῖς ἰόνθοις τὸ φάρμακον χρήσιμον, ὡς καὶ τοῦτο ἔγραψεν ὁ Ἥρας ἀληθεύων. ἀδιορίστως δὲ περὶ τῶν ἐξανθημάτων ἀπεφήνατο. καὶ γὰρ καὶ τούτων ὅσα μετρίως ὑπόσκληρα θεραπεύει, τὰ δὲ ἐπὶ πλέον ἥκοντα θέρμης ἤ τι φλεγμονῶδες ἔχοντα, πα-

emus. Praeftantiora enim in his funt alia candida, quae neque thus neque refinam habent. Quin et haec non parum ab iis fuperantur, quae ambuftis igne proprie auxiliantur, quemadmodum a me compofitum eadem fanare dixi, fi acetum adjungas, illud fi quidem nullo non tempore commodum eft. Quod autem ex pipere album conftat, excoriatis aduftionibus quum ad cicatricem perveniunt utile eft, ante per fe nihil conducit, dilutum vero ex oleo myrteo prodeft, non tamen aequali cum his medicamentis virtute, quae ad ambufta proprie faciunt. Heras morfis etiam ipfum convenire fcribit. Sed hic quoque diftinctione utamur oportet, fiquidem in duris et ad patiendum difficilibus imbecillius eft medicamentum, in mediocribus, maxime in fenibus, pueris, mulieribus et ut breviter dicam, molli carne praeditis abunde fufficit. Infuper varis aptum eft, quemadmodum et hoc vere prodidit Heras. At de exanthematis indiftincte pronunciavit. Etenim ex horum numero mediocriter fubdura perfanat, quae vero plus caloris aut

Ed. Chart. XIII. [659, 660.]   Ed. Baf. II. (322.)

ροξύνει καὶ μάλιστα ἐν ἀρχῇ. ἐφεξῆς δὲ τῶν εἰρημένων ὁ
Ἥρας ἔγραψε κατὰ λέξιν οὕτως. ἐποίησε καὶ ἐπὶ σκληρίας
τριμηνιαίου, ἥτις συνέστη ἐκ τόκου, καὶ διεφόρησεν, οὐκ ἀδύ-
νατα λέγων. ἐχρῆν δ᾽ αὐτὸν προσγεγραφέναι τίνος ἦν ἡ
σκληρία, πότερον αὐτῆς ὅλης τῆς μήτρας ἢ κατὰ τὸν αὐ-
χένα μόνον ἢ τὸ στόμιον, ἢ κατὰ τὰς κεραίας ἢ κατά τι
τῶν ἔξωθεν ἐπικειμένων σωμάτων αὐτῇ. καὶ πρὸς σύριγγας
δὲ ἐπαινεῖ τὴν ἔμπλαστρον αὐτὴν ὁ Ἥρας μειζόνως ἢ πέ-
φυκεν, ἁπάσας τε τὰς ἄλλας καὶ μάλιστα τὰς ἐν δακτυλίῳ
γινομένας. αὐτὸς γὰρ οὕτως ὠνόμασε, θεραπεύειν αὐτὴν ἀπο-
φηνάμενος. ὁμοίως δὲ καὶ πρὸς ποδάγραν καὶ ἄνθρακας,
ἐπινυκτίδας τε καὶ κονδυλώματα, λέπρας τε καὶ λειχῆνας
καὶ ὑπώπια τὴν προκειμένην ἔμπλαστρον ἐπαινῶν ἐστιν ὁ
Ἥρας. εἰ μὲν οὖν ὡς τῶν βελτιόνων αὐτῷ μὴ παρόντων
χρησάμενός τις αὐτῇ μετρίως ἂν ὠφελήσειεν, ἀληθῶς ὑπεί-
ληφεν· εἰ δ᾽ ὡς ἀρίστῳ φαρμάκῳ πρὸς ταῦτα, ψεύδεται φα-
νερῶς, ἑτέρων πολλῶν ἀμεινόνων ὄντων. [660] ἐπὶ δ᾽ οὖν
τῷ τέλει τῶν ἐπαίνων αὐτῆς οὕτως ἔγραψεν αὐτοῖς ὀνόμασι.

phlegmonodes quippiam referunt, irritat praefertim initio.
Poft commemorata deinceps in haec verba Heras differuit:
*Fecit etiam ad duritiam trimeftrem, quae ex partu pro-
fecta erat ac perfpiratu difcuffit, non impoffibilia dicens.*
At conveniebat ipfum praefcripfiffe, cujusnam durities effet,
totiufne vulnae, an cervicis folius vel orificii vel cornuum
vel externi cujusdam corporis ei incumbentis. Jam vero id
ipfum emplaftrum impenfius quam natura comparatum fit,
laudat adverfus fiftulas quum alias omnes tum maxime
quae in dactylio, id eft podice, oriuntur; fic enim appellavit
ipfe, cum illud curare affirmaret. Simili modo ad podagram,
carbunculos, epinyctidas, condylomata, lepras, vitiligines,
fugillata, propofitum emplaftrum Heras extollit. Si itaque
tanquam meliorum penuria eo ufus quifpiam mediocre
praefidium attulerit, vere praedicat; fin autem ut medica-
mentum ad haec optimum adducit, manifefti mendacii ar-
guitur, quum multa alia praeftantiora inveniantur. Caete-
rum poft ipfius laudes, his verbis praecipit: *Utere hoc*

χρῶ δὲ αὐτῇ μάλιστα, ὅταν ἕλκος ὑπὸ δριμέων φαρμάκων
καὶ ἐναίμων ἀναλύηται καὶ ἀναφλεγμαίνῃ καὶ ἐπὶ τῶν περὶ
τὸ γόνυ ἀποστημάτων. ἐχρῆν δὲ κἀνταῦθα προσγεγράφθαι,
κατὰ μὲν τὸν τῶν ἀποστημάτων λόγον τοὺς ἁπαλοσάρκους
καὶ παῖδας καὶ γυναῖκας καὶ γέροντας, ἐπὶ δὲ τῶν ἑλκῶν
τὰς ἰδέας αὐτῶν, ὡς ἡμᾶς ποιήσομεν ἐν τῷ περὶ τῶν κα-
κοήθων ἑλκῶν λόγῳ. τῶν γὰρ οὕτως κακοήθων οὐδενός ἐστιν
ἡ προκειμένη κατὰ τὸν ἐνεστῶτα λόγον ἔμπλαστρος ἐπου-
λωτική. διορισμοῦ δὲ δεῖ τοῖς δυσεπουλώτοις ἀπὸ τῶν κα-
κοήθων. οὐδὲ γὰρ πάντ᾽ ἐστὶ τὰ κακοήθη δυσεπούλωτα.
καὶ λεχθήσεται δηλονότι προϊόντος τοῦ λόγου περί τε τῆς
διαφορᾶς αὐτῶν καὶ τῶν φαρμάκων, ὅσα πέφυκεν ὠφελεῖν
ἑκάτερα. καὶ διὰ μόνων δὲ τῶν μεταλλικῶν ἐγχωρεῖ σκευα-
σθῆναι λευκὴν ἔμπλαστρον, ὡς ὀλίγον ἔμπροσθεν ἐπὶ τῆς
λιθαργύρου μόνης ἑψηθείσης ἔλεγον. ἐὰν γὰρ τῇ λιθαργύρῳ
προσβληθῇ τὸ ψιμύθιον, εἶτα ἐλαίου τε καὶ ὕδατος ἑκατέ-
ρου διπλάσιον μιχθῇ καὶ τὴν ἕψησιν, ὡς ἀρτίως εἶπον, ἐπ᾽
ἀνθράκων προδιακεκαυμένων ἐν ἀέρι λαμπρῷ ποιήσηταί τις,

maxime, quum ulcus ab acribus medicamentis et iis, quae
cruentis imponuntur vulneribus, folvitur et phlegmonen
recipit, tum in abfceffibus, qui circa genu fiunt. Hic quo-
que fidei illius erat apponere pro abfceffuum quidem ratione
tenera carne praeditos pueros, mulieres et fenes, in ulce-
ribus autem fpecies eorum adfcribere, uti nos faciemus in
fermone de malignis ulceribus; nam iftud, de quo nunc lo-
quimur, emplaftrum nulli tam cacoëthi feu maligno cica-
tricem obducit. Verum diftinguenda funt ea, quae cicatricem
aegre ducunt, a cacoëthibus, neque enim omnia cacoëthe
difficulter cicatricem admittunt. At dicetur fermone proce-
denti de ipforum differentia et medicamentorum, quae utris-
que fanandis dicata funt. Quin ex folis metallicis album em-
plaftrum praeparare licet, ut paulo ante in fola argenti fpu-
ma coota admonuimus. Si enim fpuma argenti ceruffae com-
mittatur, deinde olei et aquae utriusque duplum mifceatur,
et coctionem, ut nuper eft dictum, carbonibus antea per-
uftis, in aëre lucido peragas, tum glutinans ac tenax, tum

424 *ΓΑΛΗΝΟΤ ΠΕΡΙ ΣΤΝΘΕΣΕΩΣ ΦΑΡΩΚΑΜΝ*

Ed. Chart. XIII. [66o.]   Ed. Baf. II. (322.)

ἐχέκολλόν τε τὸ φάρμακον ἔσται καὶ λευκὸν τῇ χρόᾳ, τοῦ
δὲ διὰ μόνης λιθαργύρου κατασκευασθέντος ἐμψυκτικώτερον.
ὥσπερ γὰρ ἡ μολύβδαινα ψυκτικωτέρας τε καὶ παχυμερε-
στέρας ἐστὶ φύσεως· καὶ ἐὰν λιθαργύρῳ περιβάλλῃ τις αὐ-
τὴν, οὕτω καὶ τὸ ψιμύθιον ἢ καὶ μᾶλλον ἔτι τῆς μολυβδαί-
νης. εἰ δὲ καὶ παλαιὸν ἐμβληθείη τὸ ἔλαιον, ἕξει καὶ τοῦτο
τὸ φάρμακον οὐκ ὀλίγην γλισχρότητα πρὸς τὸ μὴ ῥᾳδίως
ἀποπίπτειν τοῦ σώματος, ᾧπερ ἂν ἐπιτεθὲν τύχῃ. λευκὴν
δὲ γενέσθαι τὴν ἔμπλαστρον εἰ βούλοισθε, καθαρώτατον ὡς
οἷόν τε καὶ λαμπρότατον ἔλαιον ἐμβάλλετε, πολλὰ γάρ ἐστιν
οὐ τοιαῦτα. παρηγορικὸν δὲ καὶ ἀνώδυνον ἔσται τὸ φάρ-
μακον, ἐὰν καὶ στέατος αὐτῷ τις ἐπεμβάλῃ, καθάπερ εἴωθα
ποιεῖν ἐγώ. χήνειον δ᾽ ἔστω τὸ στέαρ ἢ τούτου μὴ παρόν-
τος ὀρνίθειον· εἰ δὲ μηδὲ τοῦτ᾽ ἔχοιμεν, ὕειον ἐμβάλλωμεν,
εἰδότες μὲν οὐ σμικρὰν ὑπεροχὴν εἶναι τοῦ χηνείου παρὰ
τὰ ἄλλα, χρώμενοι δὲ καὶ τοῖς χείροσιν, ὅταν ἀπορῶμεν τοῦ
καλλίστου. καὶ γὰρ ὅταν μὴ παρῇ κιννάμωμον, ἐπὶ τὴν ἀρί-
στην ἐρχόμεθα κασσίαν. ἀρκεῖ δὲ ἐπὶ τῇ προειρημένῃ συμ-

album colore medicamentum erit, majore autem refrige-
randi virtute praeditum quam quod eft ex fola argenti
fpuma confectum. Qnemadmodum enim molybdaena frigi-
dioris craffiorisque naturae eft, etfi argenteae fpumae eam
admifceas, fic etiam ceruffa vel magis adhuc quam moly-
bdaena; quod fi vetus oleum indatur, non parum lentoris
et hoc medicamentum habiturum eft, ne videlicet a corpore
facile decidat, cuicunque fuerit impofitum. Atqui fi em-
plaftrum candidum fieri poftulatis, oleum quam fieri poteft
puriffimum fimul et lucidiffimum injicitote; multa enim
ejus generis non funt. Mitigans vero ac dolorem fedans
erit medicamentum, fi et adipis aliquid injeceris, veluti ego
facere confuevi. Adeps vero anferinus fit vel hujus inopia
gallinaceus. Si neque hunc habemus, fuillum injiciamus,
non ignari quidem magnam effe anferini ad reliquos emi-
nentiam, utentes autem peioribus etiam, fi quando optimi
copia non conceditur, nam et quum cinnamomum defidera-
tur, ad caffiam optimam defcendimus. Verum in praedicta

μετρίᾳ μιγνύναι τοῦ στέατος ἥμισυ μέρος τοῦ σταθμοῦ
τῶν μεταλλικῶν ἑκατέρου, ὡς εἶναι λιθαργύρου μὲν καὶ ψι-
μυθίου μέρος ἓν ἑκατέρου, διπλάσιον δὲ ἐλαίου καὶ διπλά-
σιον ὕδατος ἢ καὶ πλεῖστον ὀλίγῳ, τοῦ δὲ στέατος ἥμισυ
μέρος. ὅπως δὲ λέγω τοῖς ἱσταμένοις ἐπὶ ζυγοῦ τὰ μετρού-
μενα, διπλάσιά τε ἡμίσεα καὶ ἴσα, μικρὸν ἔμπροσθεν ἐδή-
λωσα, τὴν ὁμωνυμίαν ἐξηγησάμενος τῆς παρὰ Ῥωμαίοις στα-
θμικῆς λίτρας τῇ μετρικῇ. τοῦτο τὸ φάρμακον ἐσκεύασα πο-
λυειδῶς· καὶ γὰρ ἴσα τὰ τέτταρα μίξας, ἥμισυ τοῦ στέατος
ἐνέβαλον εἰς αὐτὰ, καί ποτε καὶ τῶν ὑγρῶν ἑκατέρου μέρους
ἓν καὶ ἥμισυ. γενήσεται δὲ ὡς ἐπὶ παραδείγματος ἡ συμ-
μετρία τοιάδε. λιθαργύρου Χ´ α´. ψιμυθίου Χ´ α´· τοῦ δὲ
ἐλαίου καὶ τοῦ ὕδατος ἑκατέρου λίτρας ἥμισυ καὶ λοιποῦ
στέατος ἡμίλιτρον, ἔσθ᾽ ὅτε δὲ καὶ τὸ τρίτον τῆς λίτρας
ἔβαλλον, ὥσπερ καὶ τοῦ ὕδατος μίαν λίτραν. ὃ δ᾽ εἰώθασι
λέγειν πολλάκις οἱ ἰδιῶται καὶ τῶν ἰατρῶν οἱ τοιούτοις
ὅμοιοι, φυλάξασθέ ποτε εἰπεῖν, ὡς αὐτοὶ λέγουσιν, ἄμεινον
γίγνεσθαι τόδε τι τὸ φάρμακον, εἰ προσλάβοι τοῦδέ τινος,

fymmetria adipis pondus dimidio minus, quam utriusque
metallici mifcere fufficit, ut argenti fpumae et ceruffae
fingulorum pars una adfit, olei dupla et aquae dupla aut
etiam paulo amplior, adipis pars dimidia. Caeterum quo-
modo dicam iis qui lance metiuntur dupla, dimidia et ae-
qualia, ante paulum oftenfum eft, dum Romanae librae pon-
deralis cum menfurali cognominationem, quam vocant ho-
monymiam feu aequivocationem, interpretarer. Medica-
mentum hoc variis modis praeparavi, fiquidem quatuor pa-
ri portione mixtis dimidiam adipis, interdum quoque li-
quidorum utriusque unam et dimidiam, adjunximus. Porro
fiet veluti exemplo fymmetria talis, argenti fpumae pon-
do libra, ceruffae pondo libra, olei aquae utriusque pondo
libras, poftremo adipis pondo felibra. Eft quum et pondo
trientem adjecerim, ficut et aquae pondo libram integram.
Quod autem idiotae frequenter dicere folent et medici ip-
fis fimiles, obfervate ne interdum dicatis, nempe medica-
mentum quodlibet generofius fieri, fi adjectum hoc fuerit,

ὅπερ ἂν ὀνομάσωσιν. ἔνιοι δ᾽ αὐτῶν μὲν ἀγνοεῖν ὁμολο-
γοῦσιν, ἐρωτῶσι δ᾽ ἡμᾶς ὁποία τῶν συνθέσεων καὶ σκευ-
ασιῶν ἐστι καλλίστη, μὴ γινώσκοντες ἄλλην ἐπὶ ἄλλης· δια-
θέσεως εἶναι χρησιμωτέραν, ἁπλῶς δὲ καὶ ἀδιορίστως οὐδε-
μίαν ἀρίστην. διὰ τοῦτ᾽ οὖν ἐγὼ τῶν ἁπλῶν φαρμάκων
ὑμᾶς ἀξιῶ τὰς δυνάμεις ἀκριβῶς ἐπίστασθαι· [661] χρῆσθαι
γὰρ οὐχ οἷόν τε καλῶς τῷ συνθέτῳ τούτων ἀγνοουμένων.
αὐτίκα γοῦν ἐπὶ τῆς προκειμένης κατὰ τὸν λόγον τόνδε λευ-
κῆς ἐμπλάστρου τὸ πρόσφατον στέαρ μιγνύμενον ἀνωδυ-
νώτερον μὲν ἐργάσεται τὸ φάρμακον, ὡς κἂν ὑποφλεγμαίνη
τὸ ἕλκος, ὠφελεῖν αὐτό, χεῖρον δ᾽ εἰς τὴν ἐπούλωσιν ποι-
ήσει. τὸ δὲ χωρὶς τοῦ στέατος ἐπουλωτικώτερον μὲν, οὐχ
ὁμοίως δὲ ἀνώδυνον. εἴρηται δὲ καὶ πρόσθεν ὡς ὕδατος
μὲν προσλαβὸν ἐμψυκτικώτερον γίγνεται, παλαιοῦ δὲ ἐλαίου
διαφορητικώτερον. ὁ δυνάμενος οὖν γνῶναι τίνος μᾶλλον
χρῄζοι τὸ ἕλκος, οὗτος ἄριστα καὶ αὐτὸς συνθήσει τὰ φάρ-
μακα καὶ τοῖς ἤδη συγκειμένοις χρήσεται. κἀμὲ πολλάκις
ἐθεάσασθε τοῖς τῶν παρακαλεσάντων ἰατρῶν εἰς συμβουλὴν

quodcunque fcilicet nominaverint. Nonnulli ignorare fe
fatentur rogantque nos, qualisnam compofitio praeparatio-
que fit optima, ignorantes aliam in alio affectu elle com-
modiorem, fimpliciter vero et indefinite ne unam quidem
optimam, hujus itaque rei gratia ego fimplicium medica-
mentorum virtutes accurate pernofcere operae pretium elle
vobis puto, nam compofito probe uti non pollitis illorum
ignari. Nimirum igitur in propofito hic albo emplaftro re-
cens adeps admixtus medicamentum efficit, quod dolorem
magis adeo levat, ut fi et inflammatione laboret ulcus, ju-
vet ipfum, at cicatrice obducenda minus reddet accommo-
datum. Quod citra adipem conficitur, facilius quidem cica-
tricem inducit, verum non ex aequo fedat dolorem. Dictum
quoque eft prius, quod aqua admixta evidentius refrigeret,
fed oleo veteri magis difcutiat. Itaque qui eam facultatem
allequutus eft, ut quo potiffimum ulcus indigeat fcire poffit,
is optime et ipfe componet medicamenta et jam compofitis
utetur. Atque vidiftis me fubinde medicorum, qui me in

Ed. Chart. XIII. [661.]   Ed. Baf. II. (322. 323.)

φαρμάκοις θεραπεύσαντα πολλὰ τῶν ἐκείνοις ἀπορουμένων. ἄριστον οὖν εἴρηται φάρμακον οὐχ ἁπλῶς, ἀλλὰ τῶν ἐπαγγελλομένων τόδε τι ποιεῖν, ὥσπερ ἐγὼ τὴν φοινικίνην ἀρίστην ἔφην εἶναι πρὸς τὰ ῥευματικὰ χρωμένων αὐτῇ κατὰ τοὺς προειρημένους διορισμούς.

Κεφ. ιε΄. [Περὶ τῶν ἄλλων λευκῶν ἐμπλάστρων.] Αἱ μὲν οὖν προειρημέναι λευκαὶ καθ᾽ ὃν εἴρηκα λόγον ἐσκευάσθησαν ἐκ παλαιοῦ. πολυειδεῖς δ᾽ ἄλλαι μετὰ ταῦτα συνετέθησαν, ἀφαιρούντων γέ τινα καὶ προστιθέντων καὶ ὑπαλλαττόντων τῶν ἐπιγινομένων ἰατρῶν, περὶ ὧν καὶ αὐτῶν ἄμεινον εἰπεῖν ἕνεκα τοῦ γυμνάσασθαι ποικίλως ὑμᾶς ἐν τῇ τῶν φαρμάκων συνθέσει. γέγραπται τοίνυν ὑπ᾽ Ἀνδρομάχου κατὰ τὸ βιβλίον, ὃ ἐπιγράφει δυνάμεις πρὸς τὰ ἐκτός, ὡδί πως αὐτοῖς ὀνόμασι· λευκὴ ᾗ χρῶμαι. λιθαργύρου μνᾶ α΄. ψιμυθίου μνᾶ α΄. κηροῦ τέταρτον, ῥητίνης τέταρτον, ἐλαίου κοτύλαι γ΄. ὕδατος (323) κοτύλαι β΄. ταῦτα μὲν ἔγραψεν ὁ Ἀνδρόμαχος, οὔτ᾽ ἐπὶ τίνων ἁρμόττει προσγράψας οὔτε περὶ τῆς ἑψήσεως αὐτοῦ διελθών. τινὲς μὲν οὖν

confilium advocarunt, medicamentis multa curaffe, a quibus illi fanitatis fpem abjecerant. Optimum igitur medicamentum dictum eft non fermone fimplici, fed inter ea, quae hoc aliquid facere pollicentur, quemadmodum ego phoenicinum optimum effe retuli adverfus rheumatica, fi eo juxta praedictas diftinctiones utamur.

Cap. XV. [De aliis emplaftris albis.] Alba igitur ante commemorata qua dixi ratione jam olim confecta funt, poft quae alia diverfa medici pofteri excogitarunt, quaedam adimentes, addentes et immutantes, de quibus et ipfis praeftat dicere, vt in varia medicamentorum compofitione vos exerceamini. Scripfit itaque Andromachus in libro, cui titulum fecit, virtutes ad exteriora, hifce quodammodo verbis: *Album, quo utor.* Argenti fpumae mina una, ceruffae mina una, cerae pars quarta, refinae pars quarta, olei heminae tres, aquae heminae duae. Hactenus Andromachus nec quibus conveniat adfcripfit nec eoctionis ejus mentio-

εἴκοσιν οὐγγίας ἔχειν φασὶ τὴν μνᾶν, ἔνιοι δὲ ἑκκαίδεκα.
καὶ δύναιτ᾽ ἂν ἑκατέρως σκευάζεσθαι τὸ φάρμακον, οὐ μὴν
ὀρθῶς μοι δοκεῖ τὸ ἴσον ἐμβάλλειν ῥητίνης τε καὶ κηροῦ.
βελτίων γὰρ ἡ Ἀτταλικὴ σύγκειται, τὸν κηρὸν τῆς ῥητίνης
λαμβάνουσα διπλάσιον. πρόδηλον δὲ ὅτι τῆς ῥητίνης ἴσης
ἐμβληθείσης τῷ κηρῷ γένοιτ᾽ ἂν ἐγκολλοτέρα μὲν ἔμπλα-
στρος, οὐχ ἡδεῖα δ᾽ ὁμοίως τοῖς ἕλκεσιν, ἀλλ᾽ ἔχουσα δριμύ.
καὶ μέντοι καὶ τῷ μὴ δηλῶσαι ποίαν βούλεται βάλλεσθαι
ῥητίνην οὐκ ὀρθῶς ἔπραξεν. ἀλλ᾽ ἡμεῖς γε γινώσκοντες
ἀμείνω κατὰ πάντα τὴν τερμινθίνην εἶναι τῆς κολοφωνίας
τε καὶ φρυκτῆς ὀνομαζομένης, ἐκείνην ἐμβαλοῦμεν. εἰ δὲ καὶ
τῆς λάρικος εὐποροίημεν, οὐδὲν κωλύει χρήσασθαι, παρα-
πλήσιαι γὰρ πώς εἰσιν. ἐλαίου δὲ κοτύλας τρεῖς ἡγοῦμαι
γράφειν αὐτὸν τὰς Ἀττικὰς ἢ πάντως ἂν ἐγεγράφει λίτρας.
καίτοι θαυμάσειεν ἄν τις ὅπως ἐν Ῥώμῃ διατρίβων ἀντὶ
λιτρῶν ὠνόμαζε κοτύλας. ἐπιχώρια γὰρ ταῦτα ὀνόματα, τό
τε τῆς λίτρας καὶ τὸ τοῦ ξέστου καὶ τὸ τῆς οὐγγίας. ἐκ
πολλῶν φαρμάκων πάλαι συγγεγραμμένων, πρὶν εἰς τοσοῦτο

nem fecit. Nonnulli viginti uncias minam continere tradunt,
quidam fedecim. Atque medicamentum utroque modo prae-
parari poffit, non tamen recte mihi parem modum refinae
et cerae injicere videtur, nam Attalici compofitio melior eft,
quae ceram refinae duplo copiofiorem accipit. Conftat autem
fi refinae et cerae aequalis portio adjecta fit, emplaftrum fore
glutinantius, non tamen ex aequo fuave gratumque ulceri-
bus, fed acrimoniam habiturum. Quin etiam eo quod in-
dicare noluit qualis immitti debeat refina, parum recte fe-
cit, nos autem haud ignari effe meliorem per omnia tere-
binthinam tum colophoniam tum eam quae phrycte nomi-
natur, illam injiciemus. At fi et laricem habeamus, quid
uti prohibet, quum fibi invicem propemodum fint affimiles?
Olei heminas tres Atticas puto ipfum fcribere, aut cer-
te fcripfiffet libras. Atqui miretur quifpiam quomodo Ro-
mae degens pro libris heminas nominaverit; ejus nempe re-
gionis illa funt nomina, libra, fextarius, uncia. Ex multis
medicamentis quondam confcriptis, priusquam Romanorum

δυνάμεως ηὐξῆσθαι τὰ τῶν Ῥωμαίων, ἐστοχασάμην ἣν ὀνο-
μάζουσιν ἐκεῖνοι κοτύλην ἴσην εἶναι ταῖς κατὰ τὴν νῦν ἐν
Ῥώμῃ λίτραν οὐγγίαις ἐννέα. μή τι οὖν καὶ ὁ Ἀνδρόμαχος
τὰς τρεῖς κοτύλας ἀξιοῖ βάλλειν, ὡς ἑκάστης αὐτῶν οὔσης
οὐγγιῶν θ'. καὶ κατὰ τὸν αὐτὸν λόγον καὶ τὰς τοῦ ὕδατος
δύος προειδότες οὖν ἡμεῖς τὴν ἑκάστου τῶν ἁπλῶν δύναμιν,
ὅπως ἂν σκευάσητε χρῆσθαι δυνήσισθε πρὸς ἅπερ ὁ τῆς
συνθέσεως ἐπαγγέλλεται τρόπος, ἐπιτρέψαντες ἑτέροις ζητεῖν
ὁποία τῶν συνθέσεών ἐστιν ἀρίστη. [662] πᾶσαι γὰρ ἄρι-
σταί τέ εἰσι καὶ οὐκ ἄρισται, καθότι προεπιδέδεικταί μοι.
καὶ γὰρ αὖ καὶ ταύτης ἐφεξῆς ἑτέραν ὁ Ἀνδρόμαχος γρά-
φει τήνδε.

[Λευκὴ ἄλλη.] ♃ Λιθαργύρου ⟨ ρξ'. ψιμυθίου ⟨ σ'
κηροῦ ⟨ ν'. τιρμινθίνης ⟨ κδ'. ἐλαίου κοτύλης ἥμισυ, ὕδα-
τος κυ. στ'. αὕτη τοίνυν ἡ ἔμπλαστρος τῆς προτέρας πλέον
ἔχουσα τὸ ψιμύθιον τῆς λιθαργύρου λευκοτέρα μὲν ἂν γέ-
νοιτο καὶ ψοκτικωτέρα κατά γε τοῦτο. ῥᾳδίως δ' ἀποπί-
πτουσα, κἂν ἑκκαίδεκα καὶ δίμοιρον οὐγγίας τὴν κοτύλην

res eo potentiae accreviſſent, conjeci quam illi vocarent
heminam eſſe aequalem unciis novem librae Romanae ho-
diernae. Numquid igitur et Andromachus tres heminas cen-
ſet adjiciendas, tanquam ſingulae unciis novem valeant?
eademque ratione et aquae duas? Vos ergo ſi ſimplicis cu-
jusque poteſtatem cognitam ante habeatis, quomodocunque
praeparato uti potueritis ad ea quae compoſitionis modus
promittit, aliis permittentes inquirere, qualisnam confectio
ſit optima; omnes enim optimae ſunt et non optimae, quem-
admodum nobis prius oſtenſum eſt. Poſtea Andromachus
aliud ſubjungit hujusmodi.

[*Album aliud.*] ♃ Argenti ſpumae ℥ clx, ceruſſae ℥
cc, cerae ℥ l, terebinthinae ℥ xxiv, olei heminae dimidium,
aquae cyathos vj. Hoc igitur emplaſtrum priori plus ceruſ-
ſae quam argenti ſpumae habens candidius evadet ma-
gisque refrigerans, quod ad hoc attinet, ſed facile decidit,
minusque adhaereſcit, licet ſedecim uncias et duas partes
hemiuam habere ſtatuamus, quemadmodum nonnulli ajunt.

ἔχειν ὑποθώμεθα, καθάπερ ἔνιοί φασι. βοηθεῖ γε μὴν αὐτῇ
πρὸς τοῦτο τῆς τερμινθίνης ἡ μίξις, ὡς μὴ κραῦρον γί-
νεσθαι τὸ φάρμακον, ἐπεὶ τελέως ἂν ἀλιπὲς ἦν καὶ ξηρὸν,
ὀλίγον ἔχον ἐλαίου τε καὶ ὕδατος· οὐ προσέγραψε δὲ οὐδὲ
ἐπὶ ταύτης ὁ Ἀνδρόμαχος οὔθ᾽ ἕψησιν οὔτ᾽ ἐπαγγελίαν.

[Λευκὴ ἄλλη.] Ἑτέραν δ᾽ ἐφεξῆς τῇδε γράφει τρίτην,
τὰ μὲν ἄλλα τὰ αὐτὰ πάντα ἔχουσαν τῇ διὰ τοῦ λευκοῦ
πεπέρεως Ἀτταλικῇ. πρόσκειται δὲ αὐτῇ ταῦτα τὰ δύο, ὄρ-
χεως βοτάνης < η΄. στρουθίου οὐγγίαι δύο, ὕδωρ δὲ οὐδ᾽
ὅλως ἐμβάλλει τῷ φαρμάκῳ τούτῳ καὶ τοῦ λιβανωτοῦ τὰς ε΄.
καὶ εἴκοσι δραχμὰς ἀξιοῖ βάλλειν οὐ προσγράψας, ὡς ὁ
Ἥρας εἴωθεν. ἔνιοι δὲ δέκα δύο καὶ εἴκοσι βάλλουσιν, ἐλαίου
μέντοι κἀνταῦθα δύο κοτύλας μίγνυσι, τὴν αὐτὴν ἀσάφειαν
ἡμῖν καταλιπὼν ἧς ἔμπροσθεν ἐμνημόνευσα. μέμψαιτο δ᾽
ἄν τις αὐτῷ μεγάλως μὴ προσγράψαντι τὰς ἐπαγγελίας τῶν
φαρμάκων. οὐ γὰρ δήπου τὴν αὐτὴν δύναμιν ἔχει τὸ δεύτε-
ρον γεγραμμένον τῷ πρώτῳ τε καὶ τῷ τρίτῳ. τὸν Ἥραν
δὲ ἐπαινεῖν προσήκει τάς τε ἐπαγγελίας τῶν φαρμάκων γρά-

Juvat fane ipfum ad haec terebinthinae mixtura, ne friabile
fiat medicamentum, quoniam omnino alipes, ut Graeci di-
cunt, id eft pinguis expers et aridum effet, pauco oleo et
aqua addita. Neque in hoc vero afcripfit Andromachus vel
coctionem vel quid promittat.

[*Aliud album.*] Aliud poft hoc ponit tertium, quod
eadem alia omnia cum Attalico ex pipere albo confecto con-
tinet. Adjecta autem funt ei haec duo, orchis herbae drach-
mae octo, ftruthii unciae duae. Aquam vero nequaquam
huic medicamento adjungit, fed thuris pondo denariûm vi-
ginti quinque injiciendum cenfet non adfcribens, ut He-
ras confuevit, nonnulli autem xxvj immittunt. Olei tamen
hic ille heminas duas imponit, eandem nobis obfcuritatem
relinquens cujus supra memini. Accufaverit quis eum ve-
hementer, quod medicamentorum pollicita, feu titulum non
praefixerit, quippe fecundum cum primo et tertio eandem
potentiam non obtinet. Herasque fane landandus eft, qui

ψαντα καὶ τοὺς τρόπους τῶν χρήσεων, οὓς ὅλως ὁ Ἀνδρό-
μαχος ἐπὶ τῶν λευκῶν ἐμπλάστων κατέλιπε, σπανίως που
μόνην τὴν ἐπαγγελίαν προσθεὶς, οὐ μὴν οὐδ᾽ ὅπως χρὴ τὸ
φάρμακον ἕψειν ἔγραψεν. ἀλλ᾽ οὐκ ἄν τις αὐτὸν ἴσως ἐν
τούτῳ μέμψαιτο τοῖς ἤδη γεγυμνασμένοις κατὰ τὴν ἰατρι-
κὴν τέχνην, οὐκ ἰδιώταις γράφοντα. τὸ δὲ μὴ προστιθέναι
τὰς ἐπαγγελίας ἢ τὰς καθόλου δυνάμεις οὐ σμικρὸν ἁμάρ-
τημα. τί γὰρ καὶ φήσει τις ἀπολογούμενος ὑπὲρ αὐτοῦ; τάχ᾽
ἴσως ὅτι τοῖς ἐπισταμένοις τὰς τῶν ἁπλῶν φαρμάκων δυ-
νάμεις γέγραπται ταῦτα. καὶ μὴν οὐδεὶς ἐκείνων Ἀνδρομά-
χου δεῖται, δυναμένος γε καὶ αὐτὸς ὁμοίως συντιθέναι.

Κεφ. ιστ´. [Λευκὴ Ἥρα πρὸς τοὺς ὑδροφόβους.] Πά-
λιν οὖν ἐπὶ τὸν Ἥραν ἀφικόμεθα, γράφοντα μετὰ τὴν Ἀτ-
ταλικὴν ἔμπλαστρον ἑτέραν λευκὴν, αἰτοῖς ὀνόμασι τοῖσδε·
λευκὴ πρὸς τοὺς λυσσοδήκτους. ποιεῖ δ᾽ ἀκριβῶς καὶ πρὸς
τοὺς ὑδραφόβους. ῥύεται γὰρ εὐθὺς τοῦ κινδύνου ἐπιτεθεῖσα
τῷ τραύματι. τοῖς μέντοι κεκρατημένοις ἄγαν καὶ καταπό-
τιον ὅσον καρύου Ποντικοῦ ἐξ αὐτῆς ποιήσαντα διδόναι καὶ

medicamentorum virtutes adfcripferit utendique modos,
quos Andromachus in emplaſtris albis prorfus omifit, ra-
ro ad quid valeant apponens, quin nec quo pacto coquen-
dum medicamentum fit, indicavit. Attamen nemo forfan
eum accufare poffit, quod jam exercitatis in re medica, non
idiotis, fcribat. Verum quod titulum praeterit vel univer-
fales potentias, non mediocre peccatum eſt. Quid enim di-
cet qui defenfionem ejus fufceperit? forfan quod peritis
fimplicium medicamentorum virtutem haec tradiderit; atqui
illorum nullus Andromachum defiderat, quum et ipfe fimili
modo poffit componere.

Cap. XVI. [*Aliud Herae adverfus rabiofos morfus.*]
Rurfus ad Heram revertamur, aliud candidum emplaſtrum
poſt Attalicum iisdem hifce verbis fcribentem. *Candidum
adverfus rabioforum morfus. Facit exacte etiam ad
aquam expavefcentes rabidi canis morfu, praefervat enim
ſtatim a periculo vulneri impofitum, item devictis valde
catapotium nucis avellanae magnitudine ex eo dandum eſt,*

Ed. Chart. XIII. [662. 663.]   Ed. Baf. II. (323.)

τοῦτο ποιεῖν ἐφ᾽ ἡμέρας μ΄. μεταβάλλει μέντοι τὴν χρόαν
ἐπὶ τῶν σπληνῶν καὶ γίνεται μέλαινα. ποιεῖ δὲ καὶ πρὸς
ἀνθρωπόδηκτα, κυνόδηκτα, ἀποσύρματα, δυσκατούλωτα, αἴ-
ρει καὶ ὑπώπια κεράτιον α΄ καὶ τραύματα κολλᾷ. ποιεῖ καὶ
πρὸς φύματα καὶ ῥαγάδας. ἔστι δὲ καὶ πεσσὸς μαλακτικός.
δεῖ μέντοι παρὰ μίαν ἡμέραν λύειν καὶ ἀποσπογγίζειν τὴν
ἐπιγινομένην τοῖς ἕλκεσι μελανίαν. καὶ τοῦτο ποιεῖν, ἕως ἂν
μηκέτι φαίνηται ἡ μελανία. [663] ἡ αὐτὴ καὶ κατουλωτική
ἐστι καὶ πρὸς πάντα ἀγαθή. ταῦτα προειπὼν Ἥρας ἐφεξῆς
ἔγραψε τὴν συμμετρίαν τῆς ἐμπλάστρου κατὰ τήνδε τὴν λέ-
ξιν. λευκή. ♃ κηροῦ λευκοῦ Ποντικοῦ λίτρας β΄. λιθαργύ-
ρου χρυσίτιδος λίτραν α΄. ψιμυθίου λίτραν α. σμύρνης οὐγ-
γίας β΄. μυελοῦ ἐλαφείου οὐγγίας β΄. λιβάνου ἀτόμου οὐγ·
γίαν α΄. ἐλαίου παλαιοῦ ξε. α΄. συμμετρία μὲν ἥδε τῶν συν-
τιθέντων τὴν ἔμπλαστρον. ἐφεξῆς δὲ τὴν ἕψησιν οὕτως
ἔγραψε. λιθάργυρον ἐλαίῳ ἕψε, ὅταν δὲ δοκῇ γλοιοῦσθαι
κατὰ τὴν σύστασιν κηρὸν, εἶτα τὸ ψιμύθιον ἔμπασσε καὶ
κίνει. ὅταν δ᾽ ἑνωθῇ καὶ ἀμόλυντος γένηται, ἀφελὼν τὴν

idque diebus quadraginta, mutat tamen colorem in ſpleniis
redditurque nigrum. Valet et contra morſus hominum
canumque abraſa et ulcera, quae cicatricem difficulter
admittunt. Tollit etiam ſugillata ſiliqua uva, vulnera
conglutinat, aufert phymata et rhagadas. Eſt et peſſus
emolliens. Oportet tamen poſt diem ſolvere et nigredinem
ulceribus obortam ſpongia detergere, idque tantiſper fa-
ciendum eſt, donec nigricies amplius nulla appareat. Jam
quoque idem cicatricem ducit et ad omnia bonum eſt.
Haec praefatus Heras deinceps ſymmetriam emplaſtri his
verbis enarravit. Album. ♃ cerae albae Ponticae lib. ij,
argenti ſpumae chryſitidis lib. j, ceruſſae lib. j, myrrhae ℥
ij, medullae cervinae ℥ ij, thuris infecti ℥ j, olei veteris
ſextarium j. Haec ſane ſymmetria eorum eſt, quae em-
plaſtrum conſtituunt. Coquendo vero modum deinceps ita
ſcripſit. Argenti ſpuma ex oleo coquitur, ubi ſordium cras-
ſitudinem habere videtur cera, mox ceruſſa aſpergitur
moveturque, unita jam nec polluentia ab igne tolluntur et

ἀνθρακιὰν, τὸν μυελὸν ἀποδίδου. ψύξας δὲ ἀποδίδου τὴν
σμύρναν καὶ τὸν λιβανωτὸν καὶ μαλάξας χρῶ. καὶ κατὰ
τοῦτο οὖν ἐπαινεῖν χρὴ τὸν Ἥραν, οὐκ ἐφ᾽ ἡμῖν ἀπολιπόντα
τὴν ἔμπλαστρον ἕψειν ὅπως ἂν βουληθῶμεν, ἀλλ᾽ αὐτὸν
προσγράψαντα. πρόχειρον γὰρ ἦν ἅμα τῇ λιθαργύρῳ τὸ ψι-
μύθιον εὐθέως ἀπ᾽ ἀρχῆς ἕψειν, ὡς ἐπὶ τῶν ἄλλων λευκῶν,
ἡμεῖς τε τοῦτο ὡς ἐπίπαν εἰώθαμεν ποιεῖν, ἀλλ᾽ αὐτός τε
ἐκεῖνος ἐπ᾽ ἄλλων ἔγραψεν. ἀλλ᾽ ἐπί γε ταύτης ὕστερον ἐμβάλ-
λειν αὐτὸ κελεύει μὴ προσγράψας μὲν τὴν αἰτίαν δι᾽ ἣν
τοῦτο ποιεῖν ἄμεινον, ἐνδεικνύμενός γε μὴν ὡς οὐχ εἷς τρό-
πος ἑψήσεως ἐπὶ πάντων ἐστὶν ὁμοίως χρήσιμος, ἀλλ᾽ ἐπ᾽
ἐνίων καὶ δύο καὶ τρεῖς ποιήσασθαι δυνατόν ἐστιν, οὐ μό-
νον ὑπαλλάττοντας τὴν χροιὰν, ἀλλὰ καὶ τὴν δύναμιν τῶν
φαρμάκων. ὥσπερ ἐπὶ τῆσδε τῆς νῦν προκειμένης οὐκ ἐβου-
λήθη τὸ ψιμύθιον ἑψηθῆναι μετὰ τῆς λιθαργύρου, γινώσκων
αὐτὸ καὶ τὴν ἀκριβῆ λευκότητα μὴ φυλάττον ἐν τῷ καθέ-
ψεσθαι καὶ τὴν στύψιν ἣν ἔχει μετὰ τῆς ψύξεως ἀποτιθέ-
μενον. ἴσως οὖν τις ζητήσει καὶ τί (324) διαφορητικὸν εἶναι

medulla injicitur, poſtquam refrixerit medicamentum, myr-
rha et thus miſcetur, deinde emollitum ſubactumque mani-
bus uſui eſt. In hoc igitur Heras commendandus eſt, qui non
reliquerit nobis quomodocunque lubet emplaſtrum coquen-
dum, ſed ipſe appoſuerit. Proclive enim erat ceruſſam cum
argenti ſpuma, ut in albis aliis ſtatim ab initio coquere, et
nos id plerumque factitare conſuevimus, imo et ille ipſe
in aliis conſcripſit, verum in hoc ipſam ſecundo injicere
praecipit, non apponens cauſam cur id agere praeſtiterit,
etſi oſtendat non unum coquendi modum in omnibus eſſe
ſimiliter utilem, ſed in quibusdam et duos et tres efficere
licere, non modo colorem, verum et facultatem immutantes
medicamentorum, quemadmodum in hoc nunc propoſito
ceruſſam cum argenti ſpuma coquere noluit, ſciens ipſam
et exactum candorem ex coctione perdere et aſtrictionem,
quam habet cum refrigerandi virtute, deponere. Forſan
igitur inquiret aliquis, ecquid quum emplaſtri autor pri-

βουλόμενος τὸ φάρμακον ὁ συνθεὶς πρῶτον, ὅστις ποτ᾽ ἦν,
ὅμως ἐπειράθη διαφυλάξαι τὸ ψιμύθιον ὠμὸν ἐν αὐτῷ; δο-
κεῖ δέ μοι τούτου χάριν ἐπὶ τὴν τοιαύτην ἐλθεῖν σκευασίαν,
ἵν᾽ ἔχῃ τι καὶ τῆς ἀποκρουστικῆς δυνάμεως τὸ φάρμακον.
τὰ γὰρ οὐδεμίαν ἔχοντα τοιαύτην οὐκ ἀσφαλῆ τοῖς πλη-
θωρικοῖς σώμασιν. ὅπως οὖν ἁρμόττῃ καὶ τούτοις, εἰκὸς με-
μίχθαι τὸ ψιμύθιον ὠμόν. εὔδηλον δ᾽ ὅτι μεγάλας ἐπαγγε-
λίας τὸ προκείμενον ἐπαγγέλλεται φάρμακον, ἐκ τοῦ προσ-
ειληφέναι τήν τε σμύρναν καὶ τὸν ἐλάφειον μυελὸν, ὡς τά
τε ἄλλα ταῖς κοιναῖς ταύταις ἐμπλάστροις ἔχει τὰ αὐτά.
μεμαθήκαμεν δὲ τὴν μὲν σμύρναν ἰσχυρῶς ξηραῖνον εἶναι
φάρμακον, ἱκανῶς τε λεπτομερὲς, τὸν δὲ μυελὸν οὐδενὸς
ἥττονα τῶν μαλακτικῶν ὀνομαζομένων. εἴρηται δὲ περὶ τῆς
δυνάμεως ταύτης, ὥσπερ καὶ τῶν ἄλλων ἁπασῶν τῶν δευ-
τέρων, ἐν τῷ ε΄. τῆς περὶ τῶν ἁπλῶν φαρμάκων πραγμα-
τείας. ἔοικέ γε μὴν οὐ τούτοις μόνοις ὁ συνθεὶς τὸ φάρ-
μακον, ἀλλὰ καὶ τῷ λευκῷ κηρῷ τῷ Ποντικῷ θαρρῆσαι,
φαρμακώδη δύναμιν ἔχοντι καὶ διὰ τοῦτο πλεῖστον αὐτὸν

mus, quicunque fuerit, digerens id effe vellet, conatus ta-
men eft ceruffam erudam in eo praefervare? Mihi fane vi-
detur hujus gratia ad talem veniffe confecturam, ut medica-
mentum repulforiae quoque virtutis quippiam habeat, etenim
ejusmodi nullam habentia, plethoricis corporibus nequa-
quam tuta funt. Ut ergo conveniat et his ceruffam crudam
mixtam effe, verifimile eft. Caeterum neminem latet, magna
de fe propofitum medicamentum promittere, inde quod
myrrham et cervinam medullam affumpferit, ficut et alia
quoque eadem cum communibus his emplaftris continet.
Didicimus autem myrrham valde ficcans tenuiumque admo-
dum partium effe medicamentum, medullam rurfus nullo
inter ea, quae mollientia vocantur, inferiorem. De hac
facultate, quemadmodum et de aliis omnibus fecundis, in
libro v, fimplicium medicamentorum dictum eft, videtur
tamen non iis tantum medicamenti compofitor, fed etiam
albae cerae Ponticae, quae vim habet medicamentofam, con-
fidere, atqne idec plurimum ejus immittere. Caeternm fex-

ἐμβάλλειν. ξέστου δὲ νομίζω μεμνῆσθαι τὸν Ἥραν τοῦ Ῥω-
μαϊκοῦ. παρὰ μὲν γὰρ τοῖς Ἀθηναίοις οὔτε τὸ μέτρον ἦν
οὔτε τοὔνομα τοῦτο. νυνὶ δὲ ἀφ᾿ οὗ Ῥωμαῖοι κρατοῦσι, τὸ
μὲν ὄνομα τοῦ ξέστου παρὰ πᾶσίν ἐστι τοῖς Ἑλληνικῇ δια-
λέκτῳ χρωμένοις ἔθνεσιν, αὐτὸ δὲ τὸ μέτρον οὐκ ἴσον τῷ
Ῥωμαϊκῷ. χρῶνται γὰρ ἄλλος ἄλλῳ ξεστιαίῳ μέτρῳ. παρὰ
γοῦν τοῖς Ῥωμαϊκοῖς ὁ ξέστης ἔχει μίαν λίτραν καὶ ἡμί-
σειαν καὶ ἕκτον, ὡς εἶναι τὰς πάσας οὐγγίας κ΄. ἃς ὡς τὸ
πολὺ τοῖς κέρασι μετροῦσιν, ἐπιτετμημένοις ἔξωθεν γραμμαῖς
τισι κυκλοτερέσιν. ἔνιοι δὲ ψευδῶς ὑπειλήφασι τὸν Ῥωμαϊ-
κὸν ξέστην ὀκτωκαίδεκα μετρικὰς ἔχειν οὐγγίας. ἔοικεν οὖν
καὶ ὁ Ἥρας ὅταν κοτύλην γράφῃ, τὸ μὲν ἥμισυ τοῦ ξέστου
σημαίνειν. ἤτοι δὲ τὰς θ΄. δηλοῦσιν οὐγγίας ἐκ τοῦ λι-
τραίου κέρατος ἢ τὰς δέκα, τοῦτο γὰρ ἄδηλον. [664] εἰ δὲ
καὶ πρὸς λυσσοδήκτους ἐπιτήδειόν ἐστι φάρμακον, εἴτ᾿ οὖν
καταπινόμενον εἴτ᾿ ἔξωθεν ἐπιτιθέμενον, ἐκ λόγου μὲν οὐχ
οἷόν τε γνῶναι. δέδεικται γὰρ ἡμῖν ὅλῃ τῇ τῆς οὐσίας ἰδιό-
τητι τὰ τοιαῦτα φάρμακα τὴν ἐνέργειαν ἔχοντα καὶ διὰ

tarii, hoc eſt xeſti, Romani Heram meminiſſe puto, nam
apud Athenienſes neque menſura neque nomen hoc era ,
nunc ex quo Romani imperare orbi coeperunt, nomen ſex-
tarii apud omnes, quae Graeca lingua utuntur, nationes exi-
ſtit, ipſa vero menſura Romanae aequalis non eſt, quippe
alii aliam ſextarii menſuram uſurpant. Apud Romanos ſex-
tarius libram unam, ſemiſſem et ſextam illius partem pen-
det, ut omnes ſimul junctae unciae ſint viginti, quas pluri-
mum cornibus metiuntur, inciſis extrinſecus lineis quibus-
dam orbicularibus. Nonnulli falſo Romanum ſextarium opi-
nati ſunt octodecim menſurales uncias capere. Videtur igi-
tur et Heras, quum heminam ſcribit, ſextarii dimidium in-
dicare, num vero novem uncias ex librali cornu, an decem
innuant, etiamnum ignoratur. Item ad rabioſos morſus ap-
tum ne ſit medicamentum ſive bibitum ſive extrinſecus im-
poſitum, ratione cognoſcere nemini licet. Indicavimus enim
tota ſubſtantiae proprietate ejusmodi medicamenta efficaciam
habere et ob id experientia judicari. At experiri nunquam

Ed. Chart. XIII. [664.] Ed. Baf. II. (324.)

τοῦτο τῇ πείρᾳ κρινόμενα. πειραθῆναι δὲ οὐδέποτε ἐτόλ-
μησα τοῦ φαρμάκου τοῦδε, τίνα δύναμιν ἐν τοῖς λυσσοδή-
κτοις ἐπιδείκνυται, διὰ τὸ βεβαίως θεραπεῦον ἔχειν φάρμα-
κον τὸ διὰ τῶν καρκίνων, ὅταν δὲ τοῦτο μὴ παρῇ, καὶ ἄλλα
τινὰ μηδέποτε ἀποτυχόντα. τὸ τοίνυν ἐν οὕτως ἐπικινδύνῳ
πάθει καταλιπόντα τὰ βέβαια, πολυπράγμονος ἕνεκα πείρας
προδοῦναι τὴν σωτηρίαν τοῦ δεδηγμένου, δεινὸν καὶ ἄδικον
ἐφαίνετο μοι. περὶ μὲν δὴ τῶν λυσσοδήκτων ἀρκεῖ καὶ ταῦτα
εἰρῆσθαι. τὰ δ' ἄλλα τὰ περὶ τῆσδε τῆς ἐμπλάστρου γεγραμ-
μένα τῷ Ἥρᾳ, καθάπερ ἐπὶ τῆς Ἀτταλικῆς, ἔνια μὲν ἀλη-
θεύεσθαί φημι, τινὰ δὲ ἐπὶ τὸ μεῖζον ἐξαίρεσθαι. κάλλιστον
μὲν γάρ ἐστι φάρμακον, ὡς ἐν ἐμπλάστροις, τῶν ὀνομαζο-
μένων ὑπωπίων, ἐναίμων δὲ τραυμάτων κολλητικόν, οὐκ ἐν
τοῖς πρώτοις καὶ ἀρίστοις. ὅλως δὲ περὶ τοῦ γένους τού-
του τῶν ἐμπλάστρων εὑρίσκω παμπόλλους τῶν ἰατρῶν οὐ
μόνον τῶν νῦν, ἀλλὰ καὶ τῶν γεγραφότων συγγράμματα,
μείζονας τῶν ἀληθῶν ἐπαίνους πεποιημένους, ὑπὲρ ὧν ἐν
τῷ μετὰ ταῦτα λόγῳ ῥηθήσεται. νῦν δὲ ἐπὶ τὴν προκειμέ-

aufus fum hoc medicamentum, quam vim in rabidorum mor-
fibus oftenderet, quod certo fanans haberem medicamentum
ex cancris confectum, quum autem hoc non adeft, alia quo-
que nonnulla, quae nunquam profpero fucceffu nos fruftran-
tur. Quare in tam periculofo affectu certis medicamentis re-
lictis curiofae experientiae caufa morfi falutem prodere
grave et iniquum mihi videbatur. Jam quidem de rabiofis
morfibus haec quoque dicta fufficiunt. Reliqua vero, quae
Heras de hoc emplaftro retulit, ut in Attalico, partim fane
vera praedicari, partim impendio magis ab eo extolli, dixe-
rim. Optimum enim eft medicamentum, ut inter emplaftra,
quae fugillatis dictis admoventur, inter ea vero, quae
cruenta vulnera glutinant, non in primis et optimis eft.
Summatim permultos invenio non modo hujus tempeftatis
medicos, fed etiam veteres, qui libros pofteritati reliquerunt,
hoc genus emplaftra fupra veri fidem extuliffe, de quibus
fequenti volumine agetur. In praefentia ad inftitutum re-

νην ἐλθόντες, αὖθις ἐπισκεψόμεθα περὶ τῶν εἰρημένων τῷ
Ἥρᾳ. φησὶ γὰρ αὐτὴν ἰᾶσθαι φύματα, μηδένα προσθεὶς
διορισμὸν ὧν ἐγὼ περὶ τῆς φοινικίνης ἔγραψα. τινὰ μὲν γὰρ
πάνυ θερμὰ τῶν φυμάτων ἐστὶ καὶ σφοδρῶς ἐξορμῶντα,
τινὰ δὲ καὶ ψυχρὰ καὶ ξηρά. πάμπολλα δ᾽ ἄλλα μεταξὺ
τούτων, ἔνια μὲν ἀκριβῶς μέσα τῶν εἰρημένων, ἔνια δὲ ὀλί-
γον ἀφιστάμενα τῆς μεσότητος ἑκατέρωσε καί τινα πλέον
ὡσαύτως ἐφ᾽ ἑκάτερα, καί τινα τῶν ἄκρων ἐγγὺς ἢ μεταξύ
πως ἐξ ἴσου τῶν τε μέσων καὶ τᾶ ν ἄκρων, ἐφ᾽ ὧν ἁπάν-
των ἀδύνατόν ἐστι τὴν ἔμπλαστρον ταύτην ἐφαρμόττειν, εἰ
μὴ ἄρα βούλοιτο τήκειν αὐτὴν ὑγροῖς τισιν, ὡς γίγνεσθαι
τρόπους πολλοὺς τῆς χρήσεως, οὓς ἐχρῆν αὐτὸν εἰρηκέναι,
καθάπερ ἐπ᾽ ἄλλων ἐποίησε. διὸ καὶ δίκαιον εἶναί φημι
τοῦτον μὲν ἐπαινεῖν ἐφ᾽ οἷς οὕτως ἔγραψε, μέμφεσθαι δὲ
Ἀνδρομάχῳ. περὶ δὲ τοῦ τὴν ἔμπλαστρον ταύτην ἐπ᾽ ἀν-
θρωποδήκτων καὶ κυνοδήκτων ἁρμόττειν, τοὺς αὐτοὺς νό-
μιζε παρ᾽ ἐμοῦ λόγους ἀκούειν, οὓς καὶ περὶ τῆς Ἀτταλι-
κῆς εἶπον. ὁμοίως δὲ καὶ περὶ τῶν ἄλλων, ὅσα μαρτυρεῖ τῷ

verfi iterum Herae dicta examinabimus. Ait enim phymatis
medicamentum illud mederi, nulla diftinctione eorum ap-
pofita, quae ego de phoenicino protuli. Quaedam fiquidem
calida funt phymata et cum vehementia quadam exiliunt,
quaedam frigida ficcaque funt, permulta alia inter haec con-
fiftunt, alia quidem exacte media illorum, quae diximus,
alia a medio in utramque partem paulum inclinant, aliqua
plus idem faciunt, nonnulla fummis vicina vel a mediis
quodammodo et fummis pari fpatio abfunt. Quibus univer-
fis emplaftrum hoc convenire non poteft, nifi cum mollibus
quibusdam id velit liquefacere, ut multi modi fiant, quibus
eo utamur, quos explicaffe ipfum, ficut in aliis factitavit,
oportebat. Proinde par effe puto, ut hunc laudemus ob ea
quae tradidit, Andromachum accufemus. Caeterum de eo,
quod emplaftrum iftud hominum canumque morfibus con-
ferat, easdem puta a me rationes audire, quas et de Atta-
lico pronunciavi, fimiliter etiam de aliis, quae medicamen-

438　ΓΑΛΗΝΟΥ ΠΕΡΙ ΣΥΝΘΕΣΕΩΣ ΦΑΡΜΑΚΩΝ

Ed. Chart. XIII. [664.]　　　　　　Ed. Baf. II. (524.)

φαρμάκῳ, καθάπερ ἐπ' ἐκείνης οὕτω κᾀπὶ ταύτης λέγων
καλὸν εἶναι τὸ φάρμακον, ἀλλὰ πολὺ λείπεσθαι τῶν εἰς ἕκα-
στον ἐκείνων ἄριστα ποιούντων, ὡς χρήσασθαί τινα αὐτῷ
θαρροῦντως μηδενὸς τῶν ἀρίστων παρόντος. οὐ σμικρὸν δὲ
οὐδὲ τοῦτ' ἔστιν ἐν τοῖς φαρμάκοις, ὥσπερ κᾂν τοῖς διαι-
τήμασι καὶ πᾶσι τοῖς κατὰ τὴν τέχνην, οὗ κατεφρόνουν μὲν
ἐγὼ τὸ πρῶτον, ὡς μηδ' ἄξιον Ἱπποκράτει εἶναι νομίζειν
παραινοῦντι ἡμῖν οὕτω πάντα τὰ κατὰ τέχνην πράττειν, ὡς
ὠφελεῖν ἢ μὴ βλάπτειν. ὕστερον δ' ἔγνων αὐτὸ μεγίστην
δύναμιν ἔχον, ὡς ἑώρων ἐνίους τῶν ἰατρῶν, οἷς κατώρθω-
σαν ἔμπροσθεν φαρμάκοις, ὡς θαυμασθῆναι, τούτοις ὕστε-
ρον ἐπ' ἄλλων ἀποτυχόντας, ὡς καταγελασθῆναι. καὶ διὰ
τοῦτ' ἐπειράθην ἀεὶ τοιούτοις χρῆσθαι βοηθήμασιν, ἐφ' οἷς
ἡ μὲν τῆς ὠφελείας ἐλπὶς ἐνίοτε ἀμφιβολίαν ἔχει, τὸ δὲ μη-
δεμίαν ἀπαντῆσαι βλάβην ἀκριβῆ γνῶσιν. ἅπερ οὖν ἐπήνεσε
τῆς Ἀτταλικῆς ἐμπλάστρου καὶ ταύτης ὁ Ἥρας, ἔστι μὲν,
ὡς ἔφην, οὐ μεγάλα. οὐ παρόντων δὲ τῶν μεγάλως αὐτὰ

tum commendant, quemadmodum illud, ita hoc quoque
bonum eſſe medicamentum dicens, ſed multum ab iis, quae
optime ad unumquodque illorum faciunt, inferius eſſe, ut
quis eo confidenter utatur, ubi optima deſint omnia. Hoc
autem non parvum eſt in medicamentis, quemadmodum nec
in victus ration et omnibus quae circa artem verſantur.
Ego contempſi quidem id primum, ut neque dignum eſſe
judicarem Hippocrate, qui adhortatur nos, ita omnia artis
opera perficere, ut juvent vel non offendant. Poſtea vero
cognovi magnam vim habere, quum ſcilicet viderem non-
nullos medicos in medicamentis ſe primum recte geſſiſſe,
ut in admirationem ſui alios perducerent, eosdem poſtea in
aliis proſpero eventu fruſtratos, ut riſui eſſent. Ideoque
ſemper conatus ſum ejusmodi uti praeſidiis, quae an profu-
tura eſſent, nonnunquam ſane dubitabam, quod autem ni-
hil afferrent incommodi, certo ſciebam. Quae igitur in At-
talico emplaſtro, atque hoc laudavit Heras, non quidem, ut
dixi, magna ſunt, ſed ubi deſiderantur, quae id magnifice

δρώντων, οὐκ ἄν τις τούτοις χρώμενος ἐργάσεται βλάβην
σαφῆ, κἂν μηδὲν ὠφελήσῃ. χρῆσθαι μέντοι τις τῷ φαρμάκῳ
τούτῳ βουλόμενος ἐπὶ φυμάτων, [665] ἐξ ὧν εἶπον ἐπὶ τῆς
φοινικίνης, αὐτὸς ἐξευρήσει τήκων ἄλλοτε ἄλλως αὐτήν. εἰ-
ρήσεται δὲ ἐπὶ πλέον ἐν τοῖς ἑξῆς καὶ τῶν φυμάτων ἐπι-
μέλεια πᾶσα, δι' ἧς. ἐλπίζω τὴν μέθοδον ὑμᾶς ἕξειν ἀκριβῆ
τε καὶ τελείαν τῶν δυναμένων φαρμάκων ὠφελεῖν φύματα.
καλείσθω δὲ ὑμῖν ἡ ἔμπλαστρος αὕτη λευκὴ πρὸς λυσσο-
δήκτους, ὥσπερ ἡ διὰ τοῦ λευκοῦ πεπέρεως Ἀτταλική. γρά-
φει δ' ἐφεξῆς τῇδε καὶ ἄλλην ἔμπλαστρον ὁ Ἥρας κατὰ
τήνδε τὴν λέξιν. λευκὴ ἡ Ἀριοβαρζάνειος, ᾗ Ξενοκράτης τὸ
περὶ τὸν ταρσὸν ἀπόστημα διεφόρησεν ἤδη μεταβεβληκός.
εἶτα τήν τε συμμετρίαν τῶν ἐμβαλλομένων εἰς αὐτὴν εἰπὼν
καὶ μετὰ ταῦτα τὴν ἕψησιν, ἐπὶ τέλει προσέγραψε κατὰ λέ-
ξιν οὕτως. ποιεῖ μάλιστα πρὸς τὰ κακοήθη καὶ νεμόμενα
καὶ δυσαλθῆ, καθόλου τε πρὸς πᾶν ἕλκος. αὐτὴν δὲ τὴν
συμμετρίαν τῶν συντιθέντων τὸ φάρμακον οὐκ οἶδ' ὅπως
ἐκ τρίτου μέρους ἔγραψε, τῆς ὁλοκλήρως ὑπ' ἄλλων γεγραμ-

efficiant, nemo his utens manifeſtam laeſionem inferet, etſi
nihil juverit. Atqui ſi quis hoc medicamento uti volet in
phymatis, ab illis, quae in phoenicino docui, ipſe intelliget,
alias aliter ipſum liquefaciens. Tractabitur ꞓutem uberius
deinceps et phymatum tota curatio, unde ſpero vos metho-
dum exactam perfectamque medicamentorum, quae illa
juvare poſſunt, habituros. Vocetur autem vobis emplaſtrum
hoc. Album ad rabioſos morſus, ſicut illud, quod ex albo
conſtat pipere, Attalicum. Subjungit mox et aliud em-
plaſtrum Heras in hanc ſententiam. *Album Ariobarzanion,
quo Xenocrates abſceſſum jam inalteratum circa tarſum
diſcuſſit.* Deinde eorum, quae ipſi immittuntur, ſymmetriam
et poſtea coquendi modum praefatus, ad calcem haec verba
apponit. *Maxime facit ad cacoëthe paſcentia contumacia,
univerſaliter ad omne ulcus.* Porro cur eorum, quibus
conſtat medicamentum, ſymmetriae tertiam partem recita-
verit, compertum non habeo, quum alii integram hoc mo-

440 ΓΑΛΗΝΟΥ ΠΕΡΙ ΣΥΝΘΕΣΕΩΣ ΦΑΡΜΑΚΩΝ

Ed. Chart. XIII. [665.]   Ed. Baf. II. (324. 325.)
μέγης κατὰ τόνδε τὸν τρόπον. 4 λιθαργύρου ⪦ σ΄. κηροῦ
⪦ ν΄. παλαιοῦ ἐλαίου κο. γ΄. ψιμυθίου ⪦ π΄. τερμινθίνης
⪦ λβ΄. κηρύκων κεκαυμένων ⪦ ι΄. λιβανωτοῦ ⪦ ιθ΄. ὕδα-
τος κυ. ιβ΄. ταῦτα πάντα τὰ νῦν ὑπ᾽ ἐμοῦ λελεγμένα φάρ-
μακα κατὰ τὸ τρίτον μέρος ἔγραψεν ὁ Ἡρᾶς. 4 λιθαργύ-
ρου ⪦ ξστ΄. ὀβολοὺς δ΄. κηροῦ ⪦ ιστ΄. ὀβολοὺς δ΄. ἐλαίου
δὲ παλαιοῦ κοτύλην α΄. καὶ ψιμυθίου μὲν (325) ⪦ κστ΄.
καὶ τετρώβολον· τῆς δὲ τερμινθίνης ῥητίνης ⪦ ι΄. καὶ τε-
τρώβολον, κηρύκων κεκαυμένων ⪦ γ΄. καὶ διώβολον καὶ λι-
βανωτοῦ ⪦ στ΄. καὶ διώβολον, ὕδατος κυάθους δ΄. εἶτ᾽ ἐφε-
ξῆς τὴν ἕψησιν οὑτωσὶ γράφει. τὴν λιθάργυρον καὶ τὸ ψι-
μύθιον σὺν τῷ ὕδατι καὶ τῷ ἐλαίῳ τρῖβε, εἶτα ἕψε ἐν καινῇ
χύτρᾳ ἐπὶ μαλακοῦ πυρὸς, κινῶν σιδηρᾷ σπάθῃ ἐπιμελῶς,
ἵνα μὴ καυθήσῃ. ὅταν δὲ ἡμίεφθος ᾖ, ἐπέμβαλλε κηρὸν, τα-
κέντος δὲ ῥητίνην καὶ λιβανωτὸν, καὶ ἕψε ἕως ἀμόλυντον
γένηται ποσῶς, εἶθ᾽ ὅταν δοκῇ ἐγγὺς εἶναι τοῦ καλῶς ἔχειν,
ἐπεμβαλὼν τοὺς κήρυκας, συνέψησον τὸν λοιπὸν χρόνον.
ὅταν δὲ τελέως συστραφῇ, κατέρασον εἰς θυείαν, ὕδατος ὀλί-

do tradiderint, 4 argenti ſpumae drach. cc. cerae drachmas
quinquaginta, olei veteris heminas iij, ceruſſae drach. lxxx,
terebinthinae drach. triginta duas, cineris buccinorum drach.
x, thuris drach. xix et aquae cyathos duodecim. Haec om-
nia a me prolata medicamenta Heras ad tertiam partem im-
minuit, ſic, 4 argenti ſpumae drach. ſexaginta ſex obolos
quatuor, cerae drach. xvj obolos iv, olei veteris heminam,
ceruſſae drach. xxvj obolos quatuor, terebinthinae reſinae
drach. decem, obol. quatuor, cineris buccinorum drach.
iij. obolos ij, thuris drach. vj obolos duos, aquae cyathos
quatuor. Poſtea coctionem ita ſubdit, argenti ſpumam et
ceruſſam cum aqua et oleo terito, deinde recenti olla igne
non acri coquito, ferrea ſpatha ſedulo movens, ne adburan-
tur. Ubi ſemicocta fuerint, ceram immittito, hac lique-
facta reſinam et thus, ac tam diu coquito, dum aliquate-
nus non inquinet. Poſtquam bene habere propemodum vide-
tur, buccinos injectos reliquo tempore concoquito. Quum
perſecte opierint, in mortarium demittito, aqua exigua prius

γου προϋποκειμένου καὶ μαλάξας χρῶ. τοῦτο τὸ φάρμακον
εἰς τὸ διαφορεῖν ἀδήκτως παρεσκεύασται, τό τε ψιμύθιον
ὀλίγον ἔχον, ὡς πρὸς τὴν ἀναλογίαν τῆς λιθαργύρου καὶ
μετὰ ταύτης ἀπ᾽ ἀρχῆς ἑψόμενον ἰσχυρῶς τε ξηραῖνον φάρ-
μακον διὰ τοὺς κεκαυμένους κήρυκας. ἡ δ᾽ αὕτη πώς ἐστι
δύναμις καὶ ταῖς πορφύραις καὶ τοῖς ὀστρέοις κεκαυμένοις.
εὔδηλον δ᾽ ὅτι χωρὶς τῶν σαρκῶν καίεται τὰ τῶν ζώων τού-
των ὄστρακα. καὶ Ἥρας μὲν ἓν ἔγραψε βιβλίον τῶν δυνά-
μεων. Ἀσκληπιάδης δὲ ὁ ἐπικληθεὶς φαρμακίων δέκα χωρὶς
τῶν θηριακῶν καὶ γυναικείων προσθεὶς καὶ αὐτὸς ἑκάστου
φαρμάκου τὴν ἐπαγγελίαν, ἐπὶ πολλῶν δὲ καὶ τὴν ἕψησιν,
ἐπ᾽ ἐνίων δὲ καὶ τὸν τρόπον τῆς χρήσεως. ὁ δὲ Ἀνδρόμα-
χος πολλὰς ἤθροισε δυνάμεις καὶ σχεδὸν οὐκ ἐλάττους τῶν
ἐν τοῖς δέκα τοῦ φαρμακίωνος Ἀσκληπιάδου. τρισὶ δ᾽ αὐ-
τὰς περιέλαβε βίβλοις· ἑνὶ μὲν ἓν ᾧ τὰ ἔξωθεν ἐπιτιθέμενα
φάρμακα γράφει, δευτέρῳ δὲ ἓν ᾧ τὰ εἴσω τοῦ σώματος
λαμβανόμενα, καὶ τρίτῳ τῷ κατὰ τοὺς ὀφθαλμούς. μέμψαιτο
δ᾽ ἄν τις, ὡς ἔφην, αὐτῷ μήτε τὰς σκευασίας προσγρά-

fuhjecta et fubacto utitor. Hoc medicamentum ut fine
morfu difcutiat praeparatum eft, quod et ceruffae parum
ad argenti fpumae portionem habeat et cum hac ab initio
coctum fit valideque exiccet ob buccinorum cinerem addi-
tum. Non diffimilis quodammodo facultas eft et purpuris
et oftreis concrematis, notum eft autem fine carnibus horum
animalium teftas concremari. Ac Heras quidem unum de
facultatibus librum confcripfit: Afclepiades cognomento
pharmacion, decem praeter theriacas et gynaecea, apponens
et ipfe cujusque medicamenti titulum, in multis etiam co-
ctionis, in quibusdam utendi modum. Porro Andromachus
multas vires collegit et fere non pauciores iis, quae in de-
cem libris pharmacionis Afclepiadis habentur, tribus ipfas
libris comprehendens. Primo medicamenta docet, quae ex-
trinfecus imponuntur, altero quae intro affumuntur, et
tertio quae oculis adhibentur. Reprehendere autem ipfum

Ed. Chart. XIII. [665. 666.]   Ed. Baſ. II. (325.)

φοντι μήτε τοὺς τρόπους τῶν χρήσεων μήτε τὰς δυνάμεις μήτε τὰς ἐπαγγελίας.

Κεφ. ιζ'. [Αἱ ὑπ' Ἀσκληπιάδου γεγραμμέναι λευκαί.]

Ἐπὶ τὸν Ἀσκληπιάδην οὖν ἤδη μεταβὰς παραθήσομαι τὰς ὑπ' αὐτοῦ γραφείσας ἐμπλάστρους λευκὰς ἐπὶ [666] τῷ τέλει τοῦ τρίτου βιβλίου τῶν ἐκτός. ἐπιγράφει δ' αὐτὸς αὐτὰ πρώτην Μαρκέλλαν καὶ δευτέραν καὶ τρίτην καὶ τετάρτην καὶ πέμπτην, ὥσπερ τὰ ἄλλα τῶν ἐντὸς πέντε, πρῶτον Μάσωνα καὶ δεύτερον καὶ τρίτον καὶ τέταρτον καὶ πέμπτον. ἐν δὲ τῇ τρίτῃ Μαρκέλλῃ κατὰ τὸ τέλος ἔγραψε λευκὰς ἐμπλάστρους, μίαν μὲν ἧς τὴν ἐπαγγελίαν φησὶν εἶναι πρὸ τὰ πυρίκαυτα καὶ ἀποσύρματα καὶ χρῶτας ἀπαλούς, ἣν ἄκεσιν ὀνομάζεσθαί φησιν. ἕψειν δὲ ὁμοῦ τὰ τέτταρά φησι, λιθάργυρον, ψιμύθιον, ἔλαιον, ὕδωρ, ἴσα πάντα καὶ δῆλον ὅτι ψαθυρὸν καὶ ἀλιπὲς γίνεται τὸ φάρμακον τοῦτο, ὡς μηδὲ προσμεῖναι τῷ χρωτὶ δύνασθαι χωρὶς ἐπιδέσεως. εἰ μὴ γὰρ, ὡς προέφην ἔμπροσθεν, ἐπὶ πλέον ἑψηθείη τὰ μεταλλικά, τοιαύτην ἀναγκαῖόν ἐστι γίγνεσθαι τὴν ἔμπλαστρον.

jure poſſis, ut admonui, quod nec confecturas nec uſus rationem nec vires nec quid promittant adjecerit.

Cap. XVII. [*Quae Aſclepiades alba ſcripſerit.*] Ad Aſclepiadem igitur jam transgreſſus producam in medium, quae ipſe alba emplaſtra ad ſinem tertii libri Externorum tradidit. Nam inſcribit eorum primam Marcellam, ſecundam, tertiam, quartam, quintam, veluti alios interiorum quinque primum Maſonem, ſecundam, tertium, quartum et quintum. Verum in tertia Marcella ad calcem alba emplaſtra adſcripſit, prioris titulum eſſe ait, ad ambuſta et abraſa et cutem teneram, quod emplaſtrum Aceſin, id eſt, medelam, nominari dicit. Omnia vero ſimul quatuor, argenti ſpumam, ceruſſam, oleum, aquam pari pondere incoqui oportere commemorat. Conſtatque hoc medicamentum fragile et alipes effici, hoc eſt pinguis expers, ut cuti ſine deligatura adhaerere non poſſit, niſi enim ut praefatus ſum ante, metallica plenius cocta ſuerint, tale fieri emplaſtrum

Ed. Chart. XIII. [666.]   Ed. Baf. II. (325.)

ἐπὶ πλέον δ᾽ ἕψεται, πλέονα μοῖραν ἐν τῇ μίξει τῶν ὑγρῶν
ἔχοντα. ἑτέραν δ᾽ ἐφεξῆς τῇδε λευκὴν ἔμπλαστρον ἔγραψεν ὁ
Ἀκληπιάδης, τὴν αὐτὴν μὲν ἐπαγγελίαν ἔχουσαν, οὐ τὴν αὐ-
τὴν δὲ σύνθεσιν. οὔτε γὰρ ἴσον ἐμβάλλει σταθμὸν τῶν με-
ταλλικῶν, ἀλλὰ τὸ ψιμύθιον ἡμιώλιον τοῦ λιθαργύρου καὶ
προσεμβάλλει στέατος μοσχείου, τὴν ὅλην συμμετρίαν ποι-
ήσας τήνδε. ♃ ψιμυθίου ⦃ ρκʹ. λιθαργύρου ⦃ πʹ. στέατος
μοσχείου ⦃ λʹ. κηροῦ ⦃ κεʹ. ἐλαίου κοτύλας βʹ. τοῦτο τὸ
φάρμακον ὀλίγον ἔχει ἔλαιον, ὡς πρὸς τὴν τῶν μεταλλικῶν
ἀναλογίαν, ἐάν τις ὑπόθηται τὴν κοτύλην ἔχειν οὐγγίας θʹ.
Ῥωμαϊκὰς τὰς καταγεγραμμένας ἐν τοῖς συνήθεσι κέρασι λι-
τραίοις. ἐπεὶ δὲ πεπλεόνασται τὸ ψιμύθιον ἐν αὐτῷ καὶ διὰ
τοῦτο στυπτικώτερον ἐγίνετο τοῦ προγεγραμμένου, τὸ στέαρ
ἔμιξεν ὁ συνθεὶς αὐτό. γινώσκων δὲ τὸ τῶν βοῶν στέαρ
θερμότερόν τε καὶ διαφορητικώτερον ὑπάρχειν τοῦ τῶν ὑῶν,
ἐφυλάξατο τελείου βοὸς ἐμβάλλειν στέαρ. ἐν ἅπαντι γάρ τοι
γένει ζώου τὰ νέα τῶν τελείων ὑγρότερόν τε καὶ ἧττον
θερμὸν ἔχει τὸ στέαρ. εἴη ἂν οὖν καὶ ἥδε ἡ σύνθεσις περι-

neceſſe eſt. Coquuntur largius dum majorem liquidorum
menſuram in mixtura continent. Huic aliud emplaſtrum
Aſclepiades ſubdit, ejusdem quidem tituli, ſed non ejusdem
confecturae, neque enim aequale metallicorum pondus im-
mittit, verum ceruſſam argenti ſpumae ſeſquiplam, quin et
ſevum vitulinum adjicit, totam ſymmetriam ſic faciens, ♃
ceruſſae drach. cxx, argenti ſpumae drach. lxxx, adipis vi-
tulini drach. xxx, cerae drach. xxv, olei heminas duas.
Hoc medicamentum olei parum habet, ceu ad metallicorum
proportionem, ſi quis heminam ſtatuat valere unciis novem
Romanis, quae in cornibus conſuetis libralibus deſcriptae
ſunt. Quoniam vero ceruſſa in ipſo ſuperat, eoque magis
aſtringens magisque refrigerans quam ſuperius reddebatur,
adipem autor admiſcuit. Sciens autem bubulum adipem
calidiorem eſſe ſuillo et vehementius digerere, cavit per-
fecti bovis ſevum indere, quippe in omni animantium ge-
nere juvenilia perfectis humidiorem minusque calidum adi-
pem habent. Erit igitur et haec compoſitio difficilior qui-

444 ΓΑΛΗΝΟΥ ΠΕΡΙ ΣΥΝΘΕΣΕΩΣ ΦΑΡΜΑΚΩΝ

Ed. Chart. XIII. [666.]   Ed. Baf. II. (325.)
εργοτέρα μὲν τῆς ἁπλῆς λευκῆς ἐμπλάστρου τῆς προγεγραμ
μένης ὑπ᾽ αὐτοῦ, πλέον οὐδὲν εἰς ὠφέλειαν ἔχουσα. τρίτην
δὲ ἄλλην λευκὴν ἔγραψεν ἐπουλωτικὴν, ἐκ ψιμυθίου μὲν ἴσου
τῇ λιθαργύρῳ, κηροῦ δὲ τετάρτου μέρους, ἢ κατὰ ταῦτα καὶ
τῆς τερμινθίνης αὖ πάλιν ἓξ ἡμίσεος μέρους τοῦ κηροῦ. τὸ
δ᾽ ἔλαιον ὀλίγου δεῖν ἴσον ἐμβέβληται τοῖς μεταλλικοῖς ἀμφο
τέροις ὁμοῦ καὶ τούτῳ πάλιν αὐτῷ τὸ ὕδωρ ἴσον. ἐβου
λήθη γὰρ ὁ συνθεὶς τὸ φάρμακον τοῦ μὲν ψιμυθίου καὶ
τῆς λιθαργύρου βάλλεσθαι < ϱ´. ἑκατέρου, τοῦ κηροῦ δὲ
< κε´. καὶ τῆς τερμινθίνης ιβ´· τοῦ δὲ ἐλαίου καὶ τοῦ ὕδα
τος ἀνὰ δύο κοτύλας. τῆς οὖν Ἀτταλικῆς ἀναμνησθέντες
ἐμπλάστρου, τὰ μεταλλικὰ μὲν ὡσαύτως ἐχούσης τῇδε, κα
θάπερ καὶ τὸ ἔλαιον ἅμα τῷ ὕδατι. τὸν δὲ κηρὸν διπλά
σιον τοῦ κατὰ τήνδε καὶ τὴν τερμινθίνην ὡσαύτως· εἴσεσθε
σαφῶς ἥντινα διαφορὰν ἔχει πρὸς ἄλληλα τὰ φάρμακα.
προσέκειτο γὰρ ἐκείνοις καὶ λιβανωτὸς καὶ στυπτηρία καὶ
πέπερι. καὶ μέντοι καὶ μέμνηται τῆς Ἀτταλικῆς ἐκείνης
ἐμπλάστρου καὶ ὁ Ἀσκληπιάδης, οὐκ ὀνομάζων αὐτὴν Ἀτ
ταλικὴν, ἀλλ᾽ οὐδὲ τὸ πέπερι βάλλων. τὰ δ᾽ ἄλλα πάνθ᾽

dem, ac fimplicis albi emplaſtri, quod ante fcripſit, fed nihilo utilior. Ab his tertium aliud profert cicatricem ducens
album, ex pari cum argenti fpuma pondere, cerae quarta
illorum parte et terebinthinae rurfus dimidio minore, quam
in cera, oleum et aqua fere aequa portione metallicis menfuris utriusque fimul indita funt. Voluit enim medicamenti
autor ceruffae et argenti fpumae, fingulorum drach. c.
mifcere, cerae drach. viginti quinque, terebinthinae drach.
xij, olei et aquae cujusque heminas duas. Itaque Attalici
memores emplaſtri, quod metallica perinde ac iſtud continet, ficut etiam oleum fimul cum aqua, ceram dupla portione ad eam, quae in hoc medicamento additur, terebinthinum fimiliter, fcietis manifeſto quonam difcrimine medicamenta inter fe variant, adjectum namque eſt illis et thus
et alumen ac piper. Quin etiam Afclepiades Attalici illius
emplaſtri commeminit, non vocans id Attalicum, imo nec
piper admifcens. Alia vero omnia pariter ita fcripſit ad

Ed. Chart. XIII. [666. 667.]   **Ed. Baf. II. (325.)**

ὡσαύτως ἔγραψε κατὰ λέξιν οὕτως. λευκὴ Μνασαίου λεγο-
μένη, ποιεῖ καὶ πρὸς τὰ χρόνια καὶ δυσαλθῆ. ♃ λιθαργύ-
ρου, ψιμυθίου ἀνὰ < ρ'. κηροῦ < η'. τερμινθίνης, λιβάνου
ἀνὰ < κε'. στυπτηρίας σχιστῆς < ιβ'. ἐλαίου κοτύλας β'.
μὴ νομίσητε δὲ διαφέρειν, ἐὰν εὑρητέ που < ρ'. ἀντὶ μιᾶς
λίτρας γεγραμμένας, ἀλλ' ἐκεῖνο σκοπεῖτε, πότερον ὁ γρά-
ψας τὰς < ρ'. τὸ ἥμισυ τοῦ κηροῦ μίγνυσιν αὐταῖς, εἴτ'
ἐκείνου τὸ ἥμισυ τῆς τερμινθίνης, ὡς εἶναι τοῦ μὲν κηροῦ ν'.
τῆς δὲ θερμινθίνης < κε'. ἤ τινα ἑτέραν ποιεῖται συμμε-
[667]τρίαν. εἰ μὲν γὰρ τὴν εἰρημένην, οὐδὲν διοίσει τοῦ λέ-
γοντος λίτραν καὶ ἡμίλιτρον καὶ τρεῖς οὐγγίας. ἡ μὲν γὰρ
λίτρα < στ'. ἔχει πρὸς ταῖς ἐνενήκοντα, τὸ δὲ ἡμίλιτρον
ὀκτὼ καὶ μ'. δηλονότι, καθάπερ καὶ τούτου πάλιν τὸ ἥμισυ,
τέτταρας καὶ κ'. ὥσθ' ἡ αὐτὴ ἀναλογία σώζεται, μηδὲν
μέγα διαφέροντος εἴτε ταῖς < ρ'. τῶν μεταλλικῶν εἴτε
ταῖς ἐνενήκοντα ἓξ αἱ δύο κοτύλαι τοῦ ἐλαίου μιγνύοιντο.
κατὰ τοῦτο μὲν οὖν οὐ διοίσει τὰ φάρμακα λίτρας ὀνομα-
ζομένης ἢ < ρ'. ἐκείνη δὲ διενήνοχε τὸ ὑπὸ τοῦ Ἀσκλη-

verbum. *Album, quod ad Mnaefaeum refertur, facit et
ad diuturna ac difficilia.* ♃ argenti fpumae, ceruffae,
cujusque drach. c, cerae drach. quinquaginta, terebinthinae,
thuris, fingulorum drach. xxv, aluminis fciffi drach. xij,
olei heminas duas. Porro ne putetis differre, fi drach. cen-
tum alicubi inveniatis loco unius librae fcriptas, fed illud
potius confiderate, utrum qui fcripfit drachmas centum,
dimidium cerae ipfis mifceat five hujus dimidium terebin-
thinae, ut fint cerae quidem drach. quinquaginta, terebin-
thinae viginti quinque, an aliam quandam fymmetriam faciat.
Si namque praedictam, nihil referet dicere libram et fe-
libram et tres uncias, fiquidem libra denarios fex habet ad
nonaginta, felibra octo et quadraginta, et fic et hujus rur-
fus dimidium quatuor et viginti. Quapropter eadem pro-
portio fervatur, nulla infigni differentia five centum drach-
mis metallicorum five nonaginta fex heminae duae olei
mifceantur. In hoc itaque non variabunt aut different me-
dicamenta five libra nominetur five drachmae centum.

446 ΓΑΛΗΝΟΥ ΠΕΡΙ ΣΥΝΘΕΣΕΩΣ ΦΑΡΜΑΚΩΝ

Ed. Chart. XIII. [667.]   Ed. Baf. II. (325. 326.)

πιάδου γεγραμμένον φάρμακον τῆς Ἀτταλικῆς ἐμπλάστρου,
τῷ τὴν Ἀτταλικὴν ἓξ μὲν δραχμὰς τῆς σχιστῆς στυπτηρίας,
τρεῖς δὲ τοῦ λευκοῦ πεπέρεως, τὴν δ' ὑπὸ τοῦ Ἀσκληπιά-
δου γεγραμμένην τὸ μὲν λευκὸν οὐκ ἔχειν πέπερι, διπλάσιον
δὲ τὸν σταθμὸν τῆς σχιστῆς στυπτηρίας. εὔδηλον δ' ὅτι στυ-
πτικώτερον μέν πως καὶ διὰ τοῦτο ἐπουλωτικώτερον ἔσται
τὸ τοῦ Ἀσκληπιάδου φάρμακον, διαφορητικώτερον τὸ Ἀτ-
ταλικὸν, ὥσθ' ὅπερ ἔφην καὶ πρόσθεν οἱ ζητοῦντες, ὁπό-
τερον αὐτῶν ἐστι βέλτιον, οὐκ ἴσασι χρῆσθαι φαρμάκοις. εἰς
μὲν γὰρ τὴν ἐπούλωσιν, τὸ τοῦ Ἀσκληπιάδου βέλτιόν ἐστιν·
εἰς δὲ τὴν διαφόρησιν (326) τὸ Ἀτταλικόν. ἑνὶ δὲ λόγῳ
μεμνῆσθαι χρὴ τοῦ ὑφ' Ἱπποκράτους γεγραμμένου κατὰ τὸ
περὶ τροφῆς, ὡς ἐν τῷ πρός τι τό τε φαῦλον καὶ τὸ οὐ
φαῦλον λέγεται καὶ δηλονότι τὸ βλαβερόν τε καὶ ὠφέλιμον.
ἑτέρῳ γὰρ λόγῳ φαίης ἂν εἶναι τῆσδε τῆς ἐμπλάστρου τὴν
Ἀτταλικὴν βελτίονα, τῷ πολυχρηστοτέραν ἐκείνην ὑπάρχειν,
ἀμέλει καὶ αὐτὸς Ἀσκληπιάδης, ἐφεξῆς τῇδε τῇ νῦν εἰρη-
μένῃ γράφων αὐτὴν ἐκείνην τὴν διὰ τοῦ λευκοῦ πεπέρεως,
οὐκ ὀνομάζει Ἀτταλικὴν, ἀλλὰ Παμφίλειον, ἀγνοῶν, ὡς

Illa vero Alclepiadis fcriptum medicamentum ab Attalico
emplaftro disjunxit, quod Attalicum fex quidem drachmas
aluminis fcifli, piperis vero albi tres habeat, Afclepiadis
album piper non habeat, fed duplum pondus fcifli alu-
minis. Porro validius aftringere quodammodo, ideoque
promptius cicatricem ducere Afclepiadis medicamentum,
Attali magis digerere, omnes norunt. Unde quod dixi et
prius, qui rogant, utrum ipforum praeftet, medicamentis
uti nefciunt. Etenim ad cicatricem ducendam Afclepiadis,
ad digerendum Attalicum eft melius. In univerfum me-
miniffe oportet quod apud Hippocratem fcriptum eft in
libro de alimento, *pravum videlicet et non pravum, no-
xium et utile, relatione ad aliquid dici.* Alia enim ra-
tione pronunciaveris, Attalicum hoc emplaftro effe prae-
ftantius, alia ad multa utilius illud effe. Denique et As-
clepiades ipfe poft hoc modo recitatum, fcribens illud ip-
fum, quod ex pipere fit, non vocat Attalicum, fed Pam-

Ed. Chart. XIII. [667.]   Ed. Baf. II. (526.)

οἶμαι, τὸν πρῶτον αὐτὴν εὑρόντα, προσθεὶς δὲ τοὔνομα τοῦ χρωμένου τε καὶ δόντος αὐτῷ. τὴν δ' οὖν ἐπαγγελίαν αὐτῆς κατὰ λέξιν οὕτως ἔγραψεν. ἄλλη, Παμφίλειον λεγομένη, φάρμακον ἐπιτετευγμένον. ποιεῖ πρὸς τὰ παλαιὰ καὶ δυσαλθῆ, ἄνθρακας, ἐπινυκτίδας, ἀχῶρας, ψωρώδεις διαθέσεις, κόλπους παρακολλᾷ, ποιεῖ πρὸς ἀποστήματα, κονδυλώματα καὶ σχεδὸν πολυχρηστότερόν ἐστι τὸ φάρμακον. συγκεῖσθαι δ' αὐτό φησιν ἐκ ψιμυθίου μὲν καὶ λιθαργύρου καὶ κηροῦ καὶ τερμινθίνης καὶ τῶν δύο κοτυλῶν τοῦ ἐλαίου κατὰ τὰ αὐτὰ τῷ Ἥρᾳ, καὶ πρὸς τούτοις ἔτι τῆς σχιστῆς στυπτηρίας καὶ τοῦ λευκοῦ πεπέρεως, ὕδατος δὲ οὐ μέμνηται κατὰ τὴν σκευασίαν, ἀλλ' οὐδέ τι τοῦ λιβανωτοῦ. τινὲς δ' οὐ πέντε καὶ εἴκοσι βάλλουσιν, ἀλλὰ τὸ ἥμισυ, καὶ μέντοι γε καὶ περὶ τοῦ ὕδατος· γράψας γὰρ ἐλαίου παλαιοῦ κοτύλας δύο βάλλεσθαι μετὰ ταῦτα προσέγραψεν ὕδατος κοτύλας δύο ἢ κοτύλην μίαν. ἐγὼ δὲ καὶ χωρὶς ὕδατος ἐσκεύασα τὸ φάρμακον πάνυ πολλάκις καὶ βέλτιον εἰς πάντα τἄλλα γιγνόμενον φαίνεται, πλὴν ἐπὶ τῶν ἁπαλοχρώτων· ἄμεινον γὰρ ἐπὶ τούτων ἐστὶ τὸ προσειληφὸς ὕδωρ καὶ μάλισθ', ὅταν

philion, ignorans opinor primum ipfius inventorem. Apponit autem nomen utentis ac unde acceperit, tum quid valeat, his verbis praefixit. *Aliud Pamphilion dictum medicamentum accommodatum. Facit ad vetera vix fanabilia, carbunculos, epinyctidas, achoras, pforicos affectus, finus glutinat, facit ad abfceffus, condylomata et fere omnibus utilius eft.* Conftare ipfum tradit ex ceruffa, argenti fpuma, cera, terebinthina, duabus heminis olei, eodem modo ficut et Heras, ad haec item fiffili alumine et albo pipere, aquae vero non meminit in confectura, fed neque thuris. Quidam non quinque et viginti, fed dimidium immittunt, quin etiam de aqua; quum enim olei veteris heminas duas infundi fcripfiffet, poftea aquae duas vel unam adjecit. Ego et fine aqua medicamentum faepius praeparavi et ad omnia alia melius fieri apparet, praeterquam in teneris corporibus; nam in his aquam praeftat adhibere, prae-

448 ΓΑΛΗΝΟΤ ΠΕΡΙ ΣΤΝΘΕΣΕΩΣ ΦΑΡΜΑΚΩΝ

Ed. Chart. XIII. [667. 668.]   Ed. Baf. II. (326.)

ὑποφλεγμαίνῃ τὰ ἕλκη. διαγράφει δὲ σὺν ταῖς εἰρημέναις
λευκαῖς ἐμπλάστροις καὶ ἄλλην ὁ Ἀσκληπιάδης, ἐπαγγελλο-
μένην θεραπεύειν λυσσοδήκτους, ὥσπερ καὶ ἡ παρὰ τῷ Ἥρᾳ
γεγραμμένη τὴν ἐπαγγελίαν εἶχε. προσλαμβάνει δὲ καὶ αὕτη
παρὰ τὴν ἁπλῆν λευκὴν, τὴν ἐκ λιθαργύρου καὶ ψιμυθίου
καὶ λιβανωτοῦ καὶ κηροῦ συγκειμένην, ἔτι ἔξωθεν μυελὸν
ἐλάφειον καὶ σμύρναν. ἐμβάλλει δ᾽ εἰς αὐτὴν λιθαργύρου
μὲν < μ΄, ψιμυθίου δὲ < λ΄. λιβανωτοῦ < ι΄. καὶ τὰς ἴσας
τῆς σμύρνης, ἐλαφείου δὲ μυελοῦ δνοῖν δεούσας τῶν δέκα
καὶ κηροῦ λευκοῦ <ν΄. καὶ τοῦ παλαιοῦ ἐλαίου ξε. α΄. πρώ-
την δὲ τούτων ἁπασῶν ὧν εἶπεν ἔγραψεν ὁ Ἀσκληπιάδης
ἣν ὀνομάζει Ῥοδιακὴν, ὡς διαφορητικὴν καὶ τὰς ἐπὶ τῶν
μαστῶν σκληρίας θεραπεύουσαν ἐκ τῶτδε συγκειμένην, [668]
λιθαργύρου καὶ κηροῦ Ποντικοῦ κελεύει βάλλειν ἀνὰ λίτραν
α΄. ψιμυθίου δὲ καὶ στέατος ὑείου κατειργασμένου τὸ τῆς
λίτρας ἥμισυ, τουτέστιν οὐγγίας ἓξ ἑκατέρου καὶ σμύρνης
μὲν οὐγγίας δ΄. ὀπτῶν δὲ ὠῶν λεκίθους β΄. καὶ κοτύλην α΄.
καὶ ἡμίσειαν ἐλαίου. ταύτην φησὶ καὶ ἑδρικὴν ἀγαθὴν εἶναι,

fertim cum phlegmone tentantur ulcera. Inde aliud Afcle-
piades cum fuperioribus albis emplaftris profert, quod ra-
biofos morfus fauare promittit, quemadmodum et quod
apud Heram fcriptum eft pollicebatur. Affumit et hoc prae-
ter fimplex album, quod ex argenti fpuma, cerufla, thu-
re, cera conftat, infuper medullam cervinam et myrrham;
porro mifcet ei argenti fpumae drachmas quadraginta, ce-
ruffae drachmas triginta, thuris drachmas decem, myrrhae
drachmas decem, medullae cervinae duobus pauciores quam
decem, cerae albae drachmas quinquaginta, olei veteris fex-
tarium unum. Primum autem horum omnium, quae recitavit,
prodidit Afclepiades, quod Rhodiacum nominat ceu difcu-
tiens et curans in mammis duritias, et ex his componitur:
♃ argenti fpumae, cerae Ponticae, fingulorum libram unam,
ceruffae, adipis fuilli elaborati, cujusque felibram, hoc eft
uncias fex, myrrhae uncias quatuor, ovorum toftorum vi-
tellos duos, olei heminam unam et femis. Ifcud etiam fedi

Ed. Chart. XIII. [668.]   Ed. Baf. II. (326.)

μὴ προγράψας διὰ τίνος βούλεται τήκεσθαι τό φάρμακον,
ἀλλ᾽ ἡμῖν ἐπιτρέψας ἴσως στοχάζεσθαι ποτὲ μὲν διὰ ῥοδί-
νου, ποτὲ δὲ διὰ μυρσίνης, ποτὲ δὲ διά τινος τῶν ἐλαίων
χρὴ τήκειν αὐτό.

Κεφ. ιη΄. [Πῶς χρὴ συντιθέναι λευκὰς ἐμπλάστρους
πρὸς τὰ δυσεπούλωτα καὶ κακοήθη.] Τίνα τᾶν ἑλκῶν ὀνο-
μάζω δυσεπούλωτα καὶ τίνα κακοήθη διελέσθαι καιρὸς οὐκ
εἰς τὰ παρόντα μόνον, ἀλλὰ καὶ τὰ μέλλοντα λέγεσθαι, χρη-
σίμου τοῦ διορισμοῦ γενησομένου. τὰ μὲν οὖν ἐξ ἐπιῤῥοῆς
ὑγρῶν ἤτοι πολλῶν ἢ δριμέων, ἄνευ τοῦ διάθεσιν ἤδη τοι-
αύτην ἐσχηκέναι τὸν πεπονθότα τόπον, ὡς κἂν ᾖ χρηστὸν
τὸ ἐπιῤῥέον, ὅμως διαφθείρειν αὐτό, δυσεπούλωτα καλῶ· τὰ
δ᾽, ἤδη τὴν εἰρημένην ἔχοντα διάθεσιν ἐξαιρέτως ὀνομάζω
κακοήθη. νῦν οὖν ἐπειδή τινας τῶν λευκῶν ἐμπλάστρων, ὡς
καλῶς ἐπουλώσας τὰ δυσεπούλωτα, γεγράφασιν οἱ πρὸ ἐμοῖ,
διὰ τοῦτο κἀγὼ γράφω λευκὰς ἐμπλάστρους, ἃς συνέθηκα
πρός τε τὰ δυσεπούλωτα πάντα καί τινα τῶν κακοήθων,

benefacere confirmat, non apponens quonam liquefieri velit,
fed nobis conjectandum forfan relinquens interdum ex ro-
faceo unguento, interdum myrteo, alias ex oleo quopiam
liquandum effe.

Cap. XVIII. [*Quomodo candida emplaftra compo-
nenda fint adverfus ulcera caccëthe, id eft maligna et ea
quae cicatricem difficulter admittunt.*] Quae dyfepulota,
id eft *vix ad cicatricem venientia*, quae item cacoëthe, id
eft *maligna*, appellem, diftinguendum modo eft, quia non
folum in praefentem difputationem, fed etiam in futuram
commoda praefinito eft futura. Quae itaque ex humorum
confluxu vel multorum vel acrium oriuntur, fine eo, quod
locus affectus hujusmodi jam difpofitionem habuerit, ut li-
cet bonum fit quod influit, tamen ipfum corrumpat, dyfe-
pulota nomino, quae vero dictam difpofitionem jam obtinent,
praecipuo vocabulo cacoëthe appello. Nunc igitur, quoniam
priores me emplaftra quaedam alba, ut quae dyfepulotis ci-
catricem probe obducant, confcripferunt, propterea ego
quoque alba fcribo emplaftra, quae adverfus dyfepulota om-

Ed. Chart. XIII. [668.]   Ed. Baf. II. (326.)

ὅσα μὴ πονηρὰν πάνυ ἔχει τὴν κατασκευήν, ἐπ᾽ ἐκείνων γὰρ
αὖθις εἰρήσεται τὰ πρόσφορα φάρμακα. πρῶτον κἀνταῦθα
τὴν μέθοδον ἐρῶ, καθ᾽ ἣν μαθήσετε πολλὰς τοιαύτας ἐμπλά-
στρους συντιθέναι. διττὸς δ᾽ αὐτῆς ὁ σκοπὸς, ὁ μέν τις κοι-
νὸς ἁπάντων τῶν κατὰ μέθοδον συντιθεμένων φαρμάκων,
ὁ δέ τις ἴδιος, ὁ πρὸς τὴν χρόαν τούτων διαφέρων. ὅσα τοί-
νυν ἐγνώκατε κατὰ τὴν περὶ τῶν ἁπλῶν φαρμάκων πραγμα-
τείαν, ἀδήκτως μὲν ἰσχυρῶς δὲ πάνυ ξηραίνοντα, ταῦτα ἀνα-
μνήσθητε. πάντως δ᾽ εἶναι προσῆκεν αὐτὰ πρὸς τῷ μὴ δά-
κνειν ἢ στύφειν σαφῶς, ἔτι καὶ ῥύπτειν δύνασθαι. καὶ γὰρ
καὶ κοῖλα φαίνεται τὰ πλεῖστα τῶν τοιούτων ἑλκῶν, ὡς ἐξ
ἀναβρώσεως ὑγρῶν κακοήθων γενόμενα καὶ διὰ τοῦτο σαρ-
κωθῆναι δεόμενα. δέδεικται δ᾽ ἐν τῷ τρίτῳ τῆς θεραπευτι-
κῆς μεθόδου τὰ σαρκοῦντα φάρμακα πάντα ῥυπτικὴν ἔχοντα
δύναμιν. πολλὰ μὲν οὖν καὶ ἄλλα φάρμακα ξηρὰν δύναμιν
ἔχει τοιούτων ἑλκῶν θεραπευτικήν. ἀλλὰ νῦν ἡμεῖς ἀναμνη-
σθῶμεν τῶν ἤτοι φυλάξαι τὴν λευκότητα τῆς συντεθειμένης

nia et cacoëthe nonnulla, quae non pravum admodum ha-
bent ſtatum, compoſui, nam in illis denuo medicamenta ac-
commoda dicentur. Primum et hic methodum dicturus ſum,
qua id genus emplaſtra conplura conficere diſcetis. Duplex
porro ejus ſcopus eſt, alter omnium, quae ratione compo-
nuntur, medicamentorum communis, alter peculiaris co-
lore ab his differens. Quae igitur in commentario de ſim-
plicibus medicamentis cognoviſtis, ſine roſione quidem ac
morſu, valide tamen adeo exiccantia, haec in memoriam re-
ducite. Omnino autem conveniebat, praeterquam quod non
mordicent vel aſtringant manifeſto, etiam detergere poſſe,
ſiquidem cava plurima ejus generis ulcera tanquam ab exe-
ſione humorum malignorum facta apparent ejusque rei
gratia carne impleri deſiderant; oſtendimus autem in tertio
therapeuticae methodi libro, omnia quae carnem generant
medicamenta detergendi facultatem habere. Multa etiam alia
ſiccam obtinent virtutem hujusmodi ulceribus curandis ac-
commodam. Sed age nunc repetamus ea, quae aut compoſiti

ἐμπλάστρου δυναμένων ἢ μὴ πολύ γε βλάψαι. τοιαῦτα δ᾽
ἐστὶ καδμεία καὶ πομφόλυξ καὶ τίτανος, ὄστρεά τε κεκαυ-
μένα καὶ πορφύραι καὶ κήρυκες καὶ τὸ τῆς σηπίας ὀστῶδες.
οὐ πολὺ δ᾽ ἂν λυμαίνοιτο τῇ χρόᾳ καὶ ἡ τοῦ χαλκοῦ λεπὶς
καὶ τῆς κεκαυμένης χαλκίτεως τὸ μὴ πυῤῥὸν, ἀλλὰ τεφρῶδες
ἢ ὑπόλευκον. ὅπως δὲ χρὴ τὸ τοιοῦτο παρασκευάζειν, αὖθις
εἰρήσεται κατὰ τὸν τῆς θηριακῆς ἀντιδότου λόγον. ἕκαστον
δὲ τῶν εἰρημένων εἰ πλυθείη, παντάπασιν ἄδηκτον γίνεται,
καθάπερ καὶ ὁ κηρὸς, ὃν χρὴ μῖξαι σκευαζομένῳ τῷ φαρ-
μάκῳ, καὶ ἡ ῥητίνη. λέλεκται δ᾽ ὅτι κηρὸς μὲν ὁ Τυῤῥηνι-
κὸς ἢ ὁ Ποντικὸς ὀνομαζόμενος ἐπιτήδειός ἐστιν εἰς τὴν
τῆς λευκῆς ἐμπλάστρου κατασκευήν. αἱ ῥητίναι δὲ, ἥ τε λάριξ
ὀνομαζομένη καὶ ἡ τερμινθίνη, πρὸς τὰ κακοηθέστερα τῶν
ἑλκῶν λυσιτελεστέρα. καὶ λιβανωτοῦ δὲ ἐμβάλλειν τι προσή-
κει μέρος ἕνεκα τοῦ πέττεσθαι καὶ διαπυΐσκεσθαι τὴν διά-
θεσιν τῶν κακοήθων ἑλκῶν. οὐ μόνον δὲ πλύνειν χρὴ τῶν
εἰρημένων φαρμάκων ἕκαστον, [669] ἀλλὰ τά γε μεταλλικὰ
καὶ λειοῦν ἐπὶ πλεῖστον ἐν ἡλιουμένῳ χωρίῳ μεθ᾽ ὕδατος

emplaſtri candorem tueri poſſint aut non adeo laedere. Hoc
ex genere eſt cadmia, pompholyx, calx, oſtrea concremata,
purpurae, buccina et ſepiae pars oſſea, parum officiet co-
lori et aeris ſquama et uſtae chalcitidis non fulvum, ſed
cineritium vel ſubalbidum. Quomodo autem hujusmodi res
praeparanda ſit, rurſus in Theriacae antidoti ſermone dice
mus. Porro dictorum quodquam ſi lavetur, totam mordi-
cationem amittet, quemadmodum cera, quae medicamento
conficiendo admiſcenda eſt, tum reſina. Caeterum quod cera
Tyrrhenica vel Pontica dicta ad candidi emplaſtri praepa-
rationem ſit idonea, prius explicatum eſt, reſinae vero, et
quae larix vocatur et terebinthina, adverſus ulcera ma-
ligniora magis valent. Thuris quoque partem aliquam indere
non ab re fuerit, ut ulcerum maleficorum diſpoſitio coqua-
tur et ad ſuppurationem veniat. At non ſolum ex prae-
dictis medicamentis unumquodque lavandum venit, ſed
etiam metallica quam maxime in loco soli expoſito cum

Ed. Chart. XIII. [669.]   **Ed. Baf. II. (326. 327.)**

ἢ ὄξους ἢ θαλάττης ἢ οἴνου. καθαρὸν δὲ καὶ λευκὸν καὶ
διαφανὲς ἀκριβῶς ἕκαστον τούτων ἔστω, χάριν τοῦ συντε-
λέσαι τι τῇ λευκότητι τοῦ φαρμάκου. καὶ περὶ τοῦ ψιμυθίου
δὲ πρόσθεν εἴρηται καὶ τοῦ ἐλαίου καὶ τοῦ τρόπου τῆς ἑψή-
σεως καὶ τοῦ περιέχοντος ἀέρος καὶ τοῦ πυρὸς, ὅπως ἂν
ἕκαστον αὐτῶν συντελοῖ τι τῇ λευκότητι. καθάπερ δὲ ἐπὶ
τῶν ἄλλων, οὕτως κἀπὶ τούτων εἰδότα χρὴ τὰς δυνάμεις
ὕδατός τε καὶ ὄξους καὶ θαλάττης οἴνου τε τοῦ λευκοτά-
του μιγνύειν ἐν τῇ συνθέσει τὸ χρησιμώτατον εἰς τὴν θε-
ραπευομένην διάθεσιν. ἐπὶ μὲν γὰρ τῶν ὀχθωδῶν ἑλκῶν
καὶ τὰ χείλη παχέα καὶ σκληρὰ καὶ πολλῆς δεόμενα λεπτύν-
σεως ἐχόντων τὰ δι᾽ ὄξους καὶ θαλάττης λελειωμένα χρη-
σιμώτερα τῶν δι᾽ ὕδατος· ἐφ᾽ ὧν δὲ δριμὺ καὶ δακνῶδές
ἐστι τὸ φερόμενον ἐν τοῖς ἕλκεσιν ὑγρὸν, ἐν ὕδατι χρὴ λε-
λειῶσθαι μᾶλλον ἕκαστον τῶν μεταλλικῶν, ὥσπερ γε πάλιν
ἐν οἴνῳ (327) μᾶλλον ἐφ᾽ ὧν πολὺ φαίνεται τὸ ἐπιῤῥέον
ὑγρὸν τοῖς ἕλκεσι. τούτων οὖν ἕκαστον ὧν εἶπον ἐν ἑκάστῳ
τῶν εἰρημένων ὑγρῶν λελειωμένων ἡμέραις πλείοσιν, ἐμβα-

aqua vel aceto vel marina vel vino laevigare oportet.
Pura autem et candida et perſpicua ſingula haec erunt
candoris cujusdam medicamento conciliandi gratia. De ce-
ruſſa, oleo, coctionis modo, aëre circumfluo et igne, quomo-
do quodque eorum ad albedinem aliquid afferat, ante expo-
ſuimus. At quemadmodum in aliis, ita in his quoque, facul-
tatis aquae, aceti, marinae vinique albiſſimi peritum, id
in compoſitura miſcere convenit, quod maxime curando
affectui profuturum eſt. Etenim in ulceribus praetumidis ac
duris, quae oras craſſas, calloſas multamque attenuationem
requirentes habent, ex aceto et marina laevigata magis
quam quae per aquam idonea ſunt. In quibus autem acre
et mordax eſt humidum, quod in ulcera fertur, ex aqua
terere potius ſingula metallica neceſſe eſt. Quemadmodum
rurſus ex vino magis, ubi copioſus humor ulceribus influens
apparet. Haec igitur ſingula, quae dixi, in unoquoque jam
nominato humore laevigata diebus pluribus injeci frequen-

λὼν ἑκάστοτε τῶν διὰ ψιμυθίου τε καὶ λιθαργύρου φαρμά-
κων, πάντων αὐτῶν ἐπειράθην ἐπουλώντων κάλλιστα. τινὰς
δὲ γραφὰς καὶ φίλοις ἔδωκα, δεομένοις τοιούτων φαρμάκων,
ὑφ' ὧν καὶ αὐτῶν εἰς πεῖραν ἀχθέντα τὴν ἐπαγγελίαν ἐφαί-
νετο διασώζοντα. προεψημένης οὖν, ὡς εἴρηται, τῆς λιθαρ-
γύρου μετὰ τοῦ ψιμυθίου καὶ πλησίον ἀμολύντου συστάσεως
ἥκοντος τοῦ φαρμάκου, προσβάλλειν χρὴ τῆς λάρικος ἢ τῆς
τερμινθίνης ῥητίνης μετὰ τοῦ λευκοῦ κηροῦ καὶ τούτων κα-
λῶς ἑνωθέντων ἐπεμβάλλειν τὰ μεταλλικὰ, τοιάνδε συμμε-
τρίαν ἔχοντα. τῆς μὲν λιθαργύρου καὶ τοῦ ψιμυθίου κατὰ
τὸ σύνηθες ἑκατέρου λίτρα μετὰ δυοῖν ἐλαίου λιτρῶν ἑψέ-
σθω, πολλάκις δὲ καὶ ὕδατος ἡμίλιτρον ἐπεμβάλλων. τήκε-
ται γὰρ οὕτως ἡ λιθάργυρος θᾶττον, ἥ θ' ἕψησις ἀναλίσκει
τὸ ὕδωρ, ὡς μηδὲν σαφῶς εἰς ὑγρότητα συντελεῖν τῷ φαρ-
μάκῳ. ῥητίνης δὲ τρεῖς οὐγγίαι καὶ κηροῦ διπλάσιαι τούτων
αὐτάρκεις εἰσίν. οὐ μὴν ἀλλὰ κἂν δύο μὲν τῆς ῥητίνης
ἐμβάλητέ ποτε, τέτταρας δὲ τοῦ κηροῦ, καὶ οὕτως οὐδὲν
μέγα διαφερούσας εὑρήσετε τὰς συνθέσεις. ἱκανὴ δὲ καὶ λι-

ter medicamentis, quae ex argenti fpuma et ceruſſa con-
fiunt, eaque expertus fum omnia cicatricem optime ducere.
Verum fcriptiones quasdam amicis quoque dedimus, qui hu-
jusmodi medicamenta defiderarent, a quibus ipfis quoque in
experientiam producta, quod titulo promittunt, tueri vide-
bantur. Itaque argenti fpuma cum ceruſſa prius cocta et
medicamento prope ad non inquinantem confiflentiam per-
veniente, injicienda eft larix vel terebinthina refina cum cera
candida. His pulchre unitis adde metallica, quae hujusmo-
di fymmetriam habent. Argenti fpumae et ceruſſae pro con-
fuetudine fingulorum libra coquatur cum olei libris duabus,
frequenter etiam aquae felibra addita; liquefcit enim fic ar-
genti fpuma citius, et coctio aquam confumit, ut nihil ad
humiditatem medicamento aperte profit, refinae tres unciae,
cerae duplum fufficit. Quanquam fi duas refinae indideritis
interdum, quatuor cerae, fic quoque compofitiones non
adeo differre invenientur. Thuris etiam uncia una femis

Ed. Chart. XIII. [669.]   **Ed. Baf. II. (327.)**

βανωτοῦ μία καὶ ἡμίσεια οὐγγία μετὰ τὸν κηρὸν καὶ τὴν
ῥητίνην ἐμβαλλόμεναι. καὶ μετὰ ταῦτα οὐγγίαι τρεῖς τῶν
ἄλλων, ἅπερ εἰσὶ ⋖ δ΄. πρὸς ταῖς εἴκοσιν. ἐμβαλεῖς δὲ δυοῖν
καὶ τριῶν καὶ πλεόνων καὶ πάντων ὧν εἶπον, ὧν ἂν ἑκά-
στου τύχῃς εὐπορῶν. οἷον εἰ πάντ᾽ ἔχεις, ἴσον ἐμβαλεῖς ἑκά-
στου, τῆς καδμείας λέγω καὶ πομφόλυγος, καὶ τῶν κεκαυμέ-
νων κηρύκων ἢ ὀστρέων καὶ τῆς τοῦ χαλκοῦ λεπίδος. ἔσον-
ται δ᾽ ἑκάστου ἀνὰ ⋖ στ΄. ἡ συμπλήρωσις τῶν τριῶν οὐγ-
γιῶν. εἰ δὲ καὶ τιτάνου πεπλυμένης μιγνύεις, ἑκάστου ⋖ έ.
βληθήσονται. εἰ δὲ καὶ τῆς κεκαυμένης χαλκίτεως, ἑκάστου
⋖ δ΄., ὡς ἁπάντων τῶν ἓξ συνελθόντων συμπληροῦσθαι
τὰς τρεῖς οὐγγίας. ἔστω δὲ ἡ κεκαυμένη χαλκῖτις πεπλυμένη
καὶ δηλονότι τεφρώδης τὴν χροιὰν, οὐχ οἵαν οἱ πολλοὶ τῶν
καιόντων ποιοῦσιν αὐτὴν, ὠχρόξανθον, ὡς ἂν εἴποι τις. καὶ
εἰ δύο δέ τινα τούτων ἔχοι τις μόνα, τρεῖς οὐγγίας ἐξ ἀμφοῖν
ἐμβαλλέτω, τουτέστιν ἑκατέρου μίαν καὶ ἡμίσειαν. ταῦτα
ἀρκεῖ κατὰ τὸ παρὸν ὑμῖν εἰς ἐμπλάστρων λευκῶν σύστασιν
ἐπίστασθαι πρὸς ἕλκη δυσεπούλωτα. καὶ κηρωταὶ δὲ λευκαὶ

satisfacit poſt ceram et reſinam injecta, deinde tres alio-
rum unciae, quae drachmae quatuor ſunt ad viginti. Impo-
nes autem duorum, trium, plurium, ac omnium quae nu-
meravi, quorum ſingulorum tibi copia contingat, ut ſi om-
nia habeas, aequam portionem cujusque injicias, cadmiae
dico et pompholygis, buccinorum cineris vel oſtreorum et
aeris ſquamae, ſingulorum drachmae ſex erunt, quae tres
uncias abſolvunt. Quod ſi et calcem lotam miſceas, ſingulo-
rum drachmae quinque ponentur. Si uſtae chalcitidis, ſin-
gulorum drachmae quatuor, ut ex omnibus ſex counitis tres
unciae ſiant. Verum chalcitis uſta ſit elota et colore ci-
nereo, non qualem multi ex iis, qui urunt eam, faciunt,
veluti ſi dicas ex pallido flavam. Si duo quaedam ex his
habeas ſolum, tres uncias ex ambobus ponito, hoc eſt
utriusque unam ac ſemiſſem. Haec in praeſentia ad alborum
emplaſtrorum conſtitutionem, ulceribus dyſepulotis curandis,
cognoſcere vobis ſufficit. Atque ſubhumida cerata candida

Ed. Chart. XIII. [669. 670.]   Ed. Baf. II. (327.)

καὶ πάργυροι διὰ τῶν αὐτῶν σκευάζονται, διαφέρουσαι τῶν
ἐμπλάστρων τῷ μήθ᾽ ἑψῆσθαι τὴν λιθάργυρον καὶ τὸ ψι-
μύθιον, ἐμβεβλῆσθαι δὲ στέαρ ἤτοι χηνὸς ἢ ἀλεκτορίδος; ἢ
ὑὸς ἢ μόσχειον. εἰ δ᾽ οἴνου πότ᾽ εὐποροίης ἢ ὄξους, λευκο-
ιάτων τε καὶ διαυγεστάτων ἐμβαλεῖς αὐτῶν ἀντὶ ὕδατος.

[670] Κεφ. ιθ΄. [Δαμοκράτους περὶ λευκῆς ἐμπλά-
στρου.] Ἐπεὶ δὲ αἱ διὰ μέτρων ἐγγεγραμμέναι δυνάμεις φαρ-
μάκων εὐμνημόνευτοί εἰσι καὶ διαφυλάττουσαι ἀκριβῆ τὴν
συμμετρίαν αὐτῶν, ἔδοξέ μοι κάλλιον καὶ τούτων μνημο-
νεύειν. γεγραφότος οὖν Δαμοκράτους λευκὰς ἄλλας ἐμπλά-
στρους καὶ μέντοι καὶ λευκὴν, ἣν ἐπαινεῖ, παραθήσομαι τὴν
γραφὴν αὐτοῖς τοῖς ὑπ᾽ ἐκείνου γεγραμμένοις στίχοις, τῷ
τριμέτρῳ καλουμένῳ μέτρῳ.

Δεῖ δὲ μετὰ τούτων τοὺς φιλιάτρους ἔχειν
Λευκὴν καλὴν ἔμπλαστρον εἰς ἀποσύρματα,
Καὶ τὰ πυρίκαυτα καὶ τὰ χωρὶς αἰτίας
Ἐξ ἐπιπολῆς γινόμενα φανερὰς ἕλκεα·
Σκευάζεται δ᾽ οὕτως. ψιμυθίου λίτραν

etiam ex iis ipfis praeparantur, differunt tamen ab emplaftris,
quod neque argenti fpuma nec ceruffa coquatur, adeps
vero vel anferinus vel gallinaceus vel fuillus vel vitulinus
indatur. Quod fi vinum interdum habeas vel acetum, quae
albiffima lucidiffimaque fint, aquae loco ipfa admifcebis.

Cap. XIX. [*Damocrates de albo emplaftro.*] Quo-
niam medicamentorum facultates verfibus exfcriptae facilius
memoria tenentur et exactam ipforum fymmetriam perfer-
vant, fatius mihi vifum eft et horum meminiffe. Quum ita-
que Damocrates praeter alia alba emplaftra etiam candidum
fcripferit, quod commendat, apponam fcripturam iisdem il-
lius verfibus iambico trimetro expreffis.

At cum his habere emplaftrum medicis convenit
Album, efficax adverfus avulfam cutem,
Ambufta ad ulcera et per fumma corporis
Occafionem citra manifeftam edita.
Ita confit, ceruffae libra fumitur,

Ed. Chart. XIII. [670.]   Ed. Baf. II. (327.)

Λιθαργύρου τε τῆς τρυφερᾶς μάλιστα νῦν
Λίτραν μίαν τε καὶ μέρος λίτρας τρίτον,
Κηροῦ τε καθαροῦ Ποντικοῦ πέντ᾽ οὐγγίας,
Τερμινθίνης τ᾽ οὐγγίαν τῆς καθαρωτάτης,
Λιβάνου δὲ μάννης ἢ λιβάνου πέντ᾽ οὐγγίας.
Λευκοῦ δ᾽ ἐλαίου τοῦ καλοῦ καὶ προσφάτου
Δύ᾽ ἥμισυ λίτρας καὶ ὕδατος ξέστην α᾽.
Ἕψε δὲ ἔλαιον, ψιμύθιον, λιθάργυρον,
Ὕδωρ πυρὶ κούφω, τῇ σπάθη κινῶν ἀεί.
Ὅταν δὲ πᾶν μὲν ἐκφρυγῇ, καλῶς θ᾽ ὕδωρ,
Τὸ δὲ φάρμακον λεῖόν τε καὶ λευκὸν βλέποις,
Μαλακὸν, ἀμόλυντον, τότε βάλλεις τερμινθίνην,
Ἔπειτα κηρὸν, εἶτα λίβανον ὕστερον.
Ἄρας τε κίνει τὴν χύτραν ἀπὸ τοῦ πυρὸς,
Ὑποψυχέν τε συμμέτρως τὸ φάρμακον
Εἰς τὴν θυείαν καταχέας ἀναλάμβανε.
Ἐπί τε γυναικῶν ἢ τρυφερῶν τῶν παιδίων
Ἐπί τε γερόντων ἢ τῶν καχεκτούντων νέων.

Lithargyri, trypherae eodem fimul modo,
Et portio praeterea librae tertia:
Ceraeque purae Ponticae quinque unciae,
Terebinthinae pondo uncia puriffimae,
Thurisque mannae vel thuris quinae unciae,
Candidi olei boni recentis felibra.
Aquae fuperfundetur his fextarius.
Oleum, ceruffa, argenti fpuma, aqua coquitur
Leni igne, agitatur fedulo rudicula.
Cum tota pulchre deficcata fic aqua
Et leve medicamentum apparet, candidum
Et molle inficiens nec, terebinthina inditur,
Deinde cera fuccedet, thus poftea.
Ab igne cum depones ollulam, move.
Quum mediocriter eft refrigeratum pharmacum,
Mortario fuperfundas, atque excipe
In mulieribus vel delicatis puerulis,
In fenibus habitu aut pravo juvenibus fimul.

Ed. Chart. XIII. [670.]   Ed. Baf. II. (327.)

Ταύτῃ κατάμισγε τῆς στυπτηρίας τρίτον
Ἣν προαποδεδώκαμεν ἔμπλαστρον ἔμπροσθεν βραχὺ,
Καὶ χρῶ πρὸς ἅπαντα καὶ νεότρωτα τραύματα.
Κατάμισγε δ᾽ αὐτῇ ῥόδινον τετηγμένῃ
Καὶ κηρὸν ὀλίγον, καὶ λιπαρὰν ἕξεις καλὴν
Οἶνον παραχέας λευκὸν αὐστηρὸν βραχύ.

Τῆς στυπτηρίας, ἧς ἐμνημόνευσεν, ἡ σύνθεσις ἐν τῷ πέμπτῳ τῆσδε τῆς πραγματείας.

Huic tertiam partem immifceto aluminis,
Quod prodidimus emplaftrum non multo antea,
Ac utitor ad omnia recentia vulnera.
Ipfi vero rhodinon liquefacto immifceas
Paulum ac cerae, liparon habebis ac bonum,
Album vinum parum aufterum fi affuderis.

Aluminis, cujus meminit, compofitio in quinto hujus operis commentario.

ΓΑΛΗΝΟΥ ΠΕΡΙ ΣΥΝΘΕΣΕΩΣ ΦΑΡΜΑΚΩΝ ΤΩΝ ΚΑΤΑ ΓΕΝΗ ΒΙΒΛΙΟΝ Β.

Ed. Chart. XIII. [671.]　　　　　　Ed. Baf. II. (327.)

Κεφ. α'. Τῆς προκειμένης πραγματείας σκοπὸν
ἐχούσης σὺν τοῖς ἄλλοις καὶ τοῦτον, ὡς ἐὰν ἀπολέσωμέν
ποτε τὸ βιβλίον, ἐν ᾧ τῶν φαρμάκων οἷς χρώμεθα τὰς συν-
θέσεις γεγραμμένας ἔχομεν, αὐτοὺς ἡμᾶς δύνασθαι συντιθέ-
ναι παραπλήσια τοῖς ἀπολλυμένοις ἀναγκαῖόν ἐστι, πρῶτον
μὲν ἡμᾶς καθόλου τινὰ τύπον ὁδοῦ μεμαθηκέναι, δι' ἧς
εὑρήσομεν ὃ προεθέμεθα. δεύτερον δὲ γεγυμνάσθαι κατὰ τὴν

GALENI DE COMPOSITIONE MEDI-
CAMENTORVM PER GENERA
LIBER II.

Cap. I. Quum propofitum opus hunc quoque
cum aliis fcopum teneat, ut fi quando librum, quo me-
dicamentorum, quibus utimur, compofitiones fcriptas ha-
bemus, ipfi nos perditis fimilia poffimus conficere, necef-
farium eft primum nos in univerfum formulam quandam
viae didiciffe, qua propofitum inveniamus. Deinde per
hanc viam in multis particularibus exerceamur oportet,

ΓΑΛ. Π. ΣΤΝΘΕΣ. ΦΑΡΜ. Τ. Κ. ΓΕΝΗ ΒΙΒ. Β. 459

Ed. Chart. XIII. [671. 672.]　　　　　Ed. Baf. II. (327. 528.)
ὁδὸν ταύτην ἐπὶ πολλοῖς τῶν κατὰ μέρος, εἰδότας ὅτι χω-
ρὶς τοῦ γυμνάσασθαι τὸ τοιοῦτο γυμνάσιον οὐδὲν τῶν ἔρ-
γων ὀρθῶς περαίνεται. δεινὸν δὲ καὶ τὸ συμβὰν ἤδη τισὶν
ὧν ἐγὼ γινώσκω δυσὶν ἰατροῖν. ὁ μὲν γὰρ ὑπὸ λύπης ἐπὶ
τῇ τῶν τοιούτων γραφῶν ἀπωλείᾳ συντακεὶς ἀπέθανεν, ὁ
δὲ ἀπέστη τῶν ἰατρικῶν ἔργων. ὑπάρχει δὲ τοῖς γυμνασθεῖ-
σιν, ὡς ἐγὼ λέγω, πρὸς τῷ δύνασθαι συντιθέναι φάρμακα
χρήσιμα καὶ τὸ κριτικοῖς εἶναι τῶν γεγραμμένων τοῖς πρὸ
ἡμῶν ἰατροῖς, ἐπιτηδείως τε χρῆσθαι πᾶσι τοῖς ὑπ᾽ ἐκείνων
γεγραμμένοις, οἷς τ᾽ ἂν αὐτὸς εὕρῃ κατὰ τὴν διδαχθησομέ-
νην μέθοδον. βέλτιον μὲν οὖν ἐστι τοῖς διὰ τῆς πείρας ἤδη
(328) βεβασανισμένοις χρῆσθαι, μαθόντα τῆς χρήσεως αὐ-
τῶν τὴν μέθοδον, ἀλλ᾽ ὅπερ ἔφην, ἀνάγκη καταλαμβάνει
πολλάκις ἡμᾶς, ὡς καὶ τοῖς ἀπειράστοις αὐτοσχεδιάζοντας
χρῆσθαι. [672] κατὰ μὲν οὖν τὸ πρὸ τούτου βιβλίον, ὅπως
ἄν τις ἐκ λιθαργύρου μόνης ἐμπλάστρους σκευάζοι, λέλεκται
ποτὲ μὲν ἔλαιον μόνον μιγνύς, ποτὲ δ᾽ ὄξος ἢ οἶνον ἤ τινα
τούτων, ἐξ ὁποίας τε συμμετρίας αὐτῶν ἔμπλαστρος δύνα-
ται γίγνεσθαι λευκὴ προσηκόντως ἑψηθεῖσα. γίγνεσθαι δ᾽

fcientes, citra talis ſtudii exercitationem nullum recte
opus perfici. Et vero grave eſt, quod jam quibusdam ac-
cidit medicis, duobus mihi cognitis, quorum alter dolore
ex talium ſcriptionum interitu contabefactus periit, alter ab
operibus medicis deſtitit. Verum exercitatis, judicio meo,
praeterquam medicamenta utilia componere, etiam a fu-
perioribus nobis medicis ſcriptorum arbitris eſſe licet, com-
modeque omnia ea, quae ab illis prodita ſunt, uſurpare at-
que illa, quae ipſi methodo inferius poſita invenerint. Me-
lius igitur eſt experimentis jam comprobata ſumere eum,
qui uſus ipforum methodum didicerit, licet, quod dixi, ne-
ceſſitas frequenter nos cogat ut vel experientia incompertis
ex tempore utamur. Itaque ſuperiore libro quomodo ex ar-
genti ſpuma ſola emplaſtrum praepares docuimus, interim
oleo tantum, interdum aceto admixto vel vino vel hu-
jusmodi alio, item ex quali ipforum fymmetria emplaſtrum
fieri candidum poſſit, ſi probe coctum fuerit. Caeterum ex

Ed. Chart. XIII. [672.]   Ed. Baſ. II. (328.)

ἔφαμεν ἐκ τούτων τῶν ἐμπλάστρων ἐνίας μὲν ἐπουλωτικὰς,
ἐνίας δὲ καὶ κολλητικὰς ἐναίμων τραυμάτων, ἐνίας δὲ φλε-
γμονῶν τῶν μικρῶν θεραπευτικὰς, ἐνίας δὲ αὐτῶν καὶ τὰ
δυσεπούλωτα θεραπεύειν, ὁπόσα μὴ κακοήθη καί τινας ἐξ
αὐτῶν ὄγκους παρὰ φύσιν, ὅσοι μὴ μεγάλοι μηδὲ σκιῤῥώ-
δεις εἰσὶ διαφορεῖν. ἐγράφη δ᾽ οὐ μετὰ πολὺ τῆς ἀρχῆς ἐν
αὐτῷ καὶ ἡ ὑπ᾽ ἐμοῦ συντεθεῖσα ἔμπλαστρος, ἣν ὀνομάζω
φοινικίνην. ἐν τούτῳ δὲ τῷ βιβλίῳ τῷ νῦν ἡμῖν προκει-
μένῳ περί τε τῶν χλωρᾶν ἐμπλάστρων εἰρήσεται καὶ μηλί-
νων καὶ κιῤῥῶν καὶ φαιῶν καὶ πυῤῥῶν, ἐν αἷς εἰσι καὶ αἱ
δίχρωμοι καλούμεναι, μεταξύ τε τούτων ἕτεραι τινὲς μὲν
ὠνομασμέναι, καθάπερ λευκομήλιναί τε καὶ μελάγχλωροι καὶ
ῥυπώδεις ἀεριζουσαί τε καὶ κυανίζουσαι, τινὲς δὲ καὶ παν-
τάπασιν ἀνώνυμοι. τὸ μὲν οὖν ἐφεξῆς ἀλλήλαις γράφειν τὰς
κατὰ δύναμιν ὁμοίας χρήσιμόν ἐστιν εἰς τὸ πλείοσιν ἐντυγ-
χάνοντα ἢ ἀναγινώσκοντα τὸ βιβλίον ἑλέσθαι τὴν ἐπιτη-
δειότατην τῷ θεραπευομένῳ σώματί τε καὶ πάθει. τὸ δὲ
τὰς κατὰ χρόαν ὁμοίας ἀναγράφειν, οὐ κατὰ τεχνικὴν ὁμοι-

his emplaſtris quaedam ducendae cicatrici accommodata fieri
diximus, quaedam vulneribus cruentis glutinandis, quaedam
phlegmonis exiguis curandis, quaedam ulceribus, quae cica-
tricem aegre admittunt, fanandis, ſi non cacoëthe ſint, quae-
dam ad tumores praeter naturam, ſed non magnos, neque
duros, difcutiendos. Scriptum ſimul in eo eſt non multo
poſt initium et emplaſtrum a me compoſitum, quod phoe-
nicinum nomino. Praeſenti autem hoc libro de viridibus
et melinis et gilvis et fulcis et ruſis agetur emplaſtris, qui-
bus etiam adnumerantur, quae dichroma, id eſt bicolora, di-
cuntur. Inter haec alia quaedam ſunt medio inter haec no-
mine, ut ex candido melina et ex nigro viridia et rhypode,
id eſt ſtrigmentoſa, adde quae aërem imitantur et coerulea,
quaedam vero nomine prorſus carentia. Itaque ſimilia invi-
cem viribus deinceps ſcribere commodum eſt, ut qui in
plura incidit vel librum legit, id quod optimum corpori
ejusque curando aſſectui ſit eligat. At colore ſimilia tradere

Ed. Chart. XIII. [672.]					Ed. Baf. II. (328.)

ότητα σκοπούντων ἐστὶν, ἀλλ᾽ ἐπεί τινες ἐνίοτε τῶν πολὺ
δυναμένων ἀνδρῶν κελεύουσιν ἡμᾶς ἔμπλαστρον αὐτοῖς μη-
λίνην ποιῆσαι κολλητικὴν ἑλκῶν ἢ ἐπουλωτικὴν ἢ μαλακτι-
κὴν τῶν σκληρυνομένων ἤ τι τοιοῦτον ἐργάσασθαι δυναμέ-
νην, ἠναγκάσθησαν ἔνιοι τῶν νεωτέρων ἰατρῶν ἐφεξῆς ἀλ-
λήλων γράφοντες ὁμοίας κατὰ χρῶμα προσγράφειν ἑκάστῃ
τὰς οἰκείας ἐπαγγελίας. ἐγὼ τοίνυν πειράσομαι μικτήν τινα
ποιήσασθαι τὴν διδασκαλίαν ἀπὸ τῆς τεχνικωτέρας ἀρξάμε-
νος. γράφω γὰρ πρῶτον μὲν τὰς σαρκωτικὰς τῶν κοίλων
ἑλκῶν, ὧν αἱ πλεῖσται χλωραὶ κατὰ χρόαν εἰσὶν, ἐπισημαι-
νόμενος ὅσαι τε κολλητικαὶ τούτων ὑπάρχουσι καὶ ὅσαι
τῶν κακοηθευομένων ἰατρικαὶ καί τι τῶν τοιούτων ἄλλο δυ-
νάμεναι διαπράττεσθαι. δευτέρας δὲ τὰς κολλητικὰς, οὐ μό-
νον τῶν προσφάτων ἑλκῶν, ἀλλὰ καὶ τῶν κόλπων, ἐν αἷς
εἰσι καὶ μέχρι συνουλώσεως ἄγουσαι πολλαί. καὶ τούτων
ἁπασῶν ἕνα μὲν στίχον ποιήσομαι τῶν μηλίνων, ἕτερον δὲ
τῶν βαρβάρων ὀνομαζομένων, ἕτερον δὲ φαιῶν, ἐπί τε τῶν
ἄλλων χρωμάτων ὁμοίως. ἐρῶ δὲ καὶ καθ᾽ ἓν ἄλλο βιβλίον

eorum eſt, qui ſimilitudinem non artiſicialem attendunt,
verum quoniam potentes quidam viri interdum nos jubent
emplaſtrum ſibi melinum conficere, quod ulcera glutinet vel
cicatricem ducat vel indurata emolliat vel aliud hujusmodi
facere poſſit, coacti ſunt nonnulli recentiorum medicorum,
ubi ſimilia colore ſeriatim conſcriberent, proprias cuique
profeſſiones apponere. Quamobrem ego mixtam quandam
diſciplinam conabor effingere, a magis artiſicioſa auſpica-
tus. Scribo enim prius, quae cava ulcera carne implent,
quorum plurima colore viridia ſunt, adnotans, quot ex his
glutinantia ſint, quotque in maligna evadentibus medeantur,
atque hujusmodi aliud quidquam poſſint perficere. Deinde
glutinantia non modo recentium ulcerum, ſed etiam ſinuum,
ex his plura ſunt, quae ad usque cicatricem ulcera perdu-
cant. Atque horum omnium unam ſeriem facturus ſum,
melinorum aliam, barbarorum, ut vocant, aliam et fuſco-
rum aliam, nec non in reliquis coloribus ſimiliter. Produ-
cam in alio quoque uno libro ſimilitudines absque colo-

Ed. Chart. XIII. [672 673.] Ed. Baf. II. (328.)

ἄνευ χρωμάτων ὁμοιότητας, ὅσαι τὰ δυσεπούλωτα τῶν ἑλκῶν
θεραπεύουσιν, ἃ καὶ χειρώνεια καλοῦσι. καὶ μετὰ τοῦτο καθ᾽
ἕτερον βιβλίον, ὅσαι καὶ ταῦτα καὶ ἄλλ᾽ ἄττα πολύχρηστοι
λεγόμεναί τε καὶ οὖσαι. καὶ μετὰ ταύτας ἁπάσας ὅσον ὑπό-
λοιπόν ἐστι τῶν κατὰ τὰς δυνάμεις ἐμπλάστρων ἐγνῶσθαι
μεθόδῳ διελθεῖν πειράσομαι. ταῦτα μὲν οὖν προείρηται κοι-
νόν τι προοίμιον ἁπασῶν τῶν προσγραφησομένων ἐμπλά-
στρων, ἐπὶ δὲ τὰς ἐν τούτῳ τῷ βιβλίῳ γεγραμμένας μετα-
βήσομαι, προτάξας αὐτῶν τινα λόγον κοινὸν, ὡς εἰ καὶ μη-
δὲν ἤδη μοι προείρητο. φαρμάκων συνθέσεις παμπόλλων
ἀξίων ἐπαίνου πρῶτος ὧν οἶδα Μαντίας ὁ Ἡροφίλειος
ἔγραψεν, οὗ μαθητὴς γενόμενος Ἡρακλείδης ὁ Ταραντῖνος
οὐ μόνον ἐν τῇ τῶν φαρμάκων χρήσει φαίνεται μιμούμενος
ἐκεῖνον, ἀλλὰ καὶ κατὰ τὸ διαιτητικὸν μέρος τῆς τέχνης.
μεθ᾽ οὓς ἄλλοι μέν τινες ἐν πλείοσι βιβλίοις, ὥσπερ ὅ τε
Μαντίας καὶ Ἡρακλείδης. εἰσὶ δὲ καὶ οἱ καθ᾽ ἓν ἢ δύο
μόνα τὴν γραφὴν αὐτῶν ἐποιήσαντο, καθάπερ ὁ Καππαδό-
κης Ἥρας, οὔτ᾽ ἀδόκιμον γράψας τι φάρμακον, [673] οὔτε

ribus, quae ulcera cicatricem vix admittentia, dicuntur et
chironia, persanant. In alio rursus post istum, quae tum
haec, tum alia quaedam curant, quae dicuntur et sunt usus
multiplicis. At post haec omnia, quicquid emplastrorum fa-
cultatem reliquum fuit methodo cognoscendum, percensere
conabor. Haec igitur vice prooemii cujusdam omnium em-
plastrorum, quae commemorabuntur, communis praefati,
ad ea quae hoc libro scripta sunt, digrediemur, oratione
quadam generali eis praeposita, tanquam nihil etiam mihi
jam praedictum sit. Compositiones medicamentorum com-
plurium laudabilium primus omnium, quos noverim, Man-
tias Herophileus scripsit, cujus discipulus factus Heraclides
Tarantinus non solum in medicamentorum usu videtur imi-
tatus illum, sed etiam in ea artis parte, quae victus rationem
docet. Post quos alii sane quidam non paucis voluminibus,
sicut Mantias et Heraclides. Sunt etiam qui uno aut altero
tantum ea conscripserint, quemadmodum Cappadox Heras,
qui nec improbatum aliquod medicamentum tradidit, nec

τὰς σκευασίας αὐτῶν καταλιπὼν τάς τε κατὰ μέρος χρήσεις
ἁπάσας διελθών. πολλὰ δὲ φάρμακα γεγράφασιν ἐπιμελῶς
ἐν πλείοσι βιβλίοις ὅ τε Μούσας καὶ ὁ Ἀσκληπιάδης καὶ
ὁ Κρίτων. ὁ δ᾽ Ἀνδρόμαχος ἐν ἑνὶ μὲν βιβλίῳ τὰ τῶν ἐκτὸς
τοῦ σώματος ἰατρικὰ φάρμακα, καθ᾽ ἕτερον δὲ ἐν ἔγραψε
τὰ τῶν ἐντὸς, ὄντος καὶ τρίτου μικροτέρου τούτων ὀφθαλ-
μικοῦ. οὐ πρόσκειται δὲ ὀλιγίστων αὐτῶν ἥ τε σκευασία καὶ
ἡ χρῆσις. οὔτε δὲ τούτων τις οὔτε ἄλλος ἔγραψε τὸν λογι-
σμὸν τῆς συνθέσεως ἑκάστου τῶν φαρμάκων, καὶ διὰ τοῦτο
θαρραλεώτερον οἱ ἀπὸ τῆς ἐμπειρίας ἀποφαίνονται, καίτοι
γε ἀδιανόητα λέγοντες, εἰς περίπτωσιν γὰρ ἀναφέρουσι τὴν
εὕρεσιν τῶν συνθέτων φαρμάκων. ἐθάρρησαν δὲ τῷ μηδένα
τῶν δογματικῶν ἰατρῶν διηρθρωμένως γεγραφέναι τὴν μέ-
θοδον τῆς συνθέσεως αὐτῶν. ὅταν γὰρ οἱ δογματίζοντες
ἐρωτώμενοι τὸν λόγον, ᾧ σύγκειται τῶν φαρμάκων ἕκαστον
οἷς χρῶνται, μηδὲν ἔχωσι λέγειν, ἀπολέσαντές τε τὰς γραφὰς
αὐτῶν ἀδυνατῶσιν αὐτοσχεδιάζειν ἑτέρας συνθέσεις, αὐτοί
τε εἰκότως καταφρονοῦνται, τούς τε ἐμπειρικοὺς ἐργάζονται

confecturas ipforum omifit et univerfos particulatim ufus
recenfuit. Permulta medicamenta pluribus libris ftudiofe
fcripferunt Mufa et Afclepiades et Crito. Verum Andro-
machus unico libro medicinalia medicamenta ad exteriora
corporis vitia, altero quae interna curant, memoriae prodi-
dit, item tertio his minore oculorum remedia. Pauciffimis
autem ipforum tum praeparandi modus tum utendi appo-
fitus eft, neque vero horum quifpiam nec alius cujusque
medicamenti componendi rationem docuit. Ob quod empi-
rici confidentius licet abfurda pronunciant, ut qui medi-
camentorum compofitionis inventionem ad cafum referunt,
inde nimirum confidentiae occafionem fumentes, quod nemo
ex dogmaticis medicis confectionis eorum regulam abfolute
fcripferit. Nam cum dogmatici interrogati rationem, qua me-
dicamenta fingula compofita fint, quibus utuntur, nihil, quod
dicant, habeant, perpeditisque illorum fcriptionibus ipfi
alia componere ex tempore non poffint, et ipfi merito con-
temnuntur et empiricis contradicendi majorem praebent au-

τολμηροτέρους εἰς ἀντιλογίαν. εἰ δ᾽ ἠπίσταντο τὴν ἑκάστου
πάθους ὧν θεραπεύουσι φύσιν ἐγίγνωσκόν τε μέθοδον, ὡς
ἐξ αὐτῆς ἐξευρίσκειν τόν τε σκοπὸν τῆς θεραπείας, ἑκάστου
τε τῶν ἁπλῶν φαρμάκων τὴν δύναμιν, οὐκ ἂν ἠγνόουν τὸν
λόγον τῆς συνθέσεως· οἷον αὐτίκα κοῖλον ἕλκος ἀπερίστα-
τον, οὐδὲν γὰρ χεῖρον, ὡς ἔνιοι καλοῦσι, συντόμου διδασκα-
λίας ἕνεκεν οὕτως καὶ ἡμᾶς ὀνομάσαι, πῶς ἄν τις ἰάσαιτο
προκείσθω σκοπεῖν, ὡς εἰ καὶ μήπω μηδὲν εὕροιτο φάρμα-
κον ἐπιτήδειον εἰς αὐτό. διδαχθέντες γὰρ ὑπὸ τοῦ λόγου
τὴν τῶν κοίλων ἑλκῶν ἴασιν γίγνεσθαι γιγνομένης σαρκὸς
ἀντὶ τῆς ἀπολωλυίας ἑτέρας, ἐξ αὐτῆς δηλονότι βλαστανού-
σης τῆς ὑποκειμένης σαρκὸς, ἐνενοήσαμεν ἀδύνατον εἶναι γε-
νέσθαι τοῦτο, ῥύπου κατὰ τὸ ἕλκος ἢ πολλῆς ὑγρότητος
ὑποκειμένης. ἀλλὰ τὸν μὲν ῥύπον ἀφαιρεῖ τὰ ῥυπτικὰ τῶν
φαρμάκων, τὴν δ᾽ ὑγρότητα διαφορεῖ τὰ ξηραντικά. χρὴ τοί-
νυν ἐπίστασθαι τὰς ὕλας τῶν τοιούτων φαρμάκων, οὐχ
ἁπλῶς κατὰ γένος, ὡς Διοσκουρίδης ἄλλως ἔγραψεν, ἀλλ᾽
ὡς ἡμεῖς ἐποιήσαμεν ἐν ταῖς περὶ τῶν ἁπλῶν φαρμάκων,

daciam. Quod fi affectus cujuslibet eorum, quos curandos
fufcipiunt, naturam fcirent methodumque cognofcerent,
qua et fimplicium fingulorum medicamentorum vires et fco-
pum curationis invenirent, non utique compofitionis ratio-
nem ignorarent. Ut exempli gratia, cavum ulcus apertum,
graece aperiftaton, nihil enim mali est, ut quidam vocant,
brevioris difciplinae gratia, fic nos quoque nominare, quo-
modo quis fanare queat confideremus, tanquam fi nondum
aliquod ei curando aptum medicamentum inventum fit.
Nam quum docti a ratione fuerimus, cavorum ulcerum cu-
rationem fubminiftrari nafcente alia carne loco perditae,
ex ea videlicet, quae fubjecta eft, cogitavimus fieri non
poffe hoc, fi in ulcere fordes aut copiofa humiditas infit.
Verum fordes medicamenta detergentia auferunt, humorem
exiccantia difcutiunt. Convenit igitur hujusmodi medica-
mentorum materias cognofcere non fimpliciter fecundum
genus, ut Diofcorides alioqui fcripfit, fed uti nos in com-
mentariis de fimplicibus medicamentis fecimus, non tantum

ΤΩΝ ΚΑΤΑ ΓΕΝΗ ΒΙΒΛΙΟΝ Β.   465

Ed. Chart. XIII. [673.]   Ed. Baf. II. (528. 529.)

οὐ μόνον γράψαντες ἤτοι θερμαίνειν ἢ ψύχειν ἤ τι τοιοῦ-
τον ἕτερον ἐργάζεωθαι τόδε τι τὸ φάρμακον, ἀλλὰ καὶ ὅτι
κατὰ τὴν πρώτην ἀπόστασιν ἢ δευτέραν ἢ τρίτην ἢ τετάρ-
την τοῦ μέσου φάρμακον τοιοῦτον εἴη. καὶ πολλάκις γε ὅτι
κατὰ μεσοῦσαν ἑκάστην τούτων ἢ ἀρχομένην ἢ τελευτῶσαν,
ὡς εἶναι δώδεκα τάξεις τῶν κατ᾽ ἐπικράτειαν ἡντιναοῦν λεγο-
μένων φαρμάκων. ἐνίοτε μὲν γὰρ ἤτοι μετρίως θερμαίνον-
τος ἢ ξηραίνοντος, ἐνίοτε δὲ σφοδρότατα ποιεῖν ὁτιοῦν τού-
των δυναμένου χρῄζομεν. ὁ δ᾽ ἁπλῶς ὅτι θερμανθῆναι δεῖ-
ται τὸ μόριον ἐπιστάμενος οὐδὲν μᾶλλον αἱρήσεται λιβανω-
τοῦ πέπερι καὶ νᾶπυ. ταῦτ᾽ οὖν εἴρηται μὲν ἡμῖν καὶ πρό-
σθεν, εἴρηται δὲ κἂν τῷ τρίτῳ τῆς θεραπευτικῆς μεθόδου.
ὡς προεπισταμένους δ᾽ αὐτὰ μετ᾽ ἀποδείξεως τῆς προσή-
κούσης, ἐπὶ τὰ λοιπὰ προάξω τὸν ἐνεστῶτα λόγον ἐντεῦθεν
(529) ἀρξάμενος. ἐπειδὴ ξηραίνοντός τε καὶ ῥύπτοντος με-
τρίως ἄνευ δήξεως ἐδείχθη δεόμενα τὰ σαρκωθησόμενα τῶν
ἑλκῶν, ἀναμνησθῆναι χρὴ τὴν ὕλην τῶν τοιούτων φαρμά-

apponentes vel calefacere vel refrigerare vel hujusmodi
aliquid aliud quodvis medicamentum facere, verum etiam
quod prima diſtantia vel fecunda vel tertia vel quarta a
medio tale exiſtat. Frequenter etiam, quod in horum media
unaquaque vel incipiente vel definente fit, ut duodecim
medicamentorum, quae per excellentiam quancunque pro-
feruntur, ordines fubfiſtant. Interdum enim vel mediocriter
calefaciens vel exiccans, interdum quod vehementiſſime
quodvis horum facere poſſit, requirimus. Qui autem fimpli-
citer partem calefactione indigere intelligit, non magis piper
et finapi quam thus accipiet. Haec fane et prius oſten-
dimus, diximus vero et in tertio methodi therapeutices com-
mentario, quafi vero praefcientes, ea ex demonſtratione
convenienti ad reliqua deducam, hinc praefentis fermonis
fumpto initio. Quoniam ulcera carne implenda, medica-
mento exiccante et detergente mediocriter fine morfu indi-
gere demonſtravimus, convenit ejusmodi medicamentorum
materiam, quaenam fit, in memoriam reducere. Indicata eſt

κων ἥτις ἐστί. δέδεικται δὲ ἐν τῇ περὶ τῆς τῶν ἁπλῶν
φαρμάκων δυνάμεως πραγματείᾳ, μετὰ τοῦ καὶ τὴν προσ-
ήκουσαν ἑκάστου τάξιν εἰρῆσθαι. τοῦτο γὰρ, ὡς ἔφην, ἔστι
τὸ μάλιστα χρήσιμον, ὥστε ἐάν ποτε δέηταί τις ἰσχυροτέ-
ρου φαρμάκου, γινώσκειν ἐφ᾽ ὃ μεταβήσεται, μὴ παρόντος δὲ
τῶν ἁπλῶν μηδενὸς, ἐπὶ τὸ σύνθετον ἐρχόμεθα. [674] καὶ
πρῶτόν γε ὑποκείσθω κηρὸν ἔχειν ἡμᾶς καὶ ἰὸν, ἄλλο δὲ
μηδὲν τῶν ἁρμοττόντων ἄντικρυς ἕλκει κοίλῳ, λιβανωτὸν
λέγω καὶ ἴριν καὶ ἀριστολοχίαν, ἄλευρόν τε τὸ τῶν ὀρόβων
καὶ πάνακος ῥίζαν, ὅσα τ᾽ ἄλλα τοιαῦτα. γιγρώσκοντες οὖν
ὅτι κηροῦ μὲν ἐπιτεθέντος μόνου ῥυπαρὸν εὑρεθήσεται τὸ
ἕλκος, ὡς ἂν μήτε ῥύπτειν μήτε ξηραίνειν δυναμένου, δη-
χθήσεται δὲ καὶ διαβρωθήσεται καὶ φλεγμανεῖ προσαχθέντος
ἰοῦ. τούτων μὲν ἑκάτερον παραιτησόμεθα, μέσον δ᾽ ἐξ
ἀμφοῖν ἄλλο ποιήσομεν, ἀσθενέστερον μὲν ἢ κατὰ τὸν ἰὸν,
ἰσχυρότερον δὲ κηροῦ. ἀλλ᾽ ἐπεὶ βραχὺ μὲν ἀπολείπεται τοῦ
χρησίμως ἂν προσαχθέντος ὁ κηρὸς, ὁ δ᾽ ἰὸς ὑπερβάλλει
πολὺ, πολλῷ τῷ κηρῷ μίξομεν ὀλίγον ἰοῦ. πόσον οὖν πόσῳ;

autem in libro de fimplicium medicamentorum facultati-
bus, infuper et conveniens fingulorum ordo expofitus eft.
Hoc etenim, ficut dixi, admodum utile eft, ut fi quando
fortiore quis medicamento opus habeat, ad quod digredia-
tur, cognofcat. Verum quum fimplex nullum habemus, com-
pofito utimur. Atque primum fingamus nos habere ceram
et aeruginem, aliud nihil, quod cavo ulceri manifefte con-
ducat, thus dico, irim, ariftolochiam, farinam ervorum,
radicem panacis et quaecunque ex hoc funt genere. Quum
igitur fciamus cera fola impofita fordidum ulcus evafurum,
ut quod neque detergere, neque exiccare poffit, aerugine
autem adjecta morfum et rofionem illatum iri, atque phleg-
monem excitandam, horum fane utrumque devitabimus, me-
dium autem ex ambobus aliud conficiemus, imbecillius qui-
dem aerugine, valentius autem cera, fed quoniam haec
paulo inferior eft eo, quod commode queat adjici, aerugo
autem multum praecellit, multae cerae parum aeruginis ad-
mifcebimus. Quantam ergo quantae? hoc enim deinceps ve-

ΤΩΝ ΚΑΤΑ ΓΕΝΗ ΒΙΒΛΙΟΝ Β. 467

Ed. Chart. XIII. [674.]   Ed. Baf. II. (529.)

τοῦτο γὰρ ἐφεξῆς εἰπεῖν ἐστιν, ἀκριβῶς μὲν οὐχ οἷόν τε τὸ
πόσον εὑρεῖν ἑκατέρου πρὸ τῆς πείρας, στοχάσασθαι δὲ
οἷόν τε καὶ κρῖναι καὶ συνθεῖναι τὴν πρώτην, μηδεμίαν ἀπο-
τυχίαν ἀξιόλογον ἕξον φάρμακον, ὥσπερ ἐγώ ποτ' ἐποίησα
κατά τινα κώμην, ἐν ᾗ μήτ' αὐτὸς εἶχόν τι φάρμακον ἑπό-
μενον, ἄλλος τε οὐδ' ηὐπόρει τῶν κατ' αὐτὴν, εὑρόν τε μόνα
τῶν ἐπιτηδείων εἰς σύνθεσιν ἰὸν καὶ κηρόν. ἀναλαβὼν δ'.
ἀμφότερα καὶ τήξας ἐπὶ πυρὸς τὸν κηρὸν σὺν ἐλαίῳ ῥοδίνῳ,
ὡς γενέσθαι κηρωτὴν ὑγρὰν, ἔμιξα τῇ λίτρᾳ τῆς κηρωτῆς
οὐγγίαν μίαν ἰοῦ, τουτέστιν τὸ δωδέκατον μέρος. ἐνενόησα
γὰρ ἢ τὸ δέκατον ἢ τὸ ιβ'. μῖξαι τὸ πλέον μὲν ὑποπτεύ-
σας, ὡς δριμύτερον ἐσόμενον τοῦ κηροῦ, τὸ δ' ἔλαττον, ὡς
ἀσθενέστερον. ἐλθόντες δὲ εἰς πεῖραν τοῦ συντεθέντος ἐφάνη
καὶ τὸ δέκατον καὶ τὸ δωδέκατον ὀρθῶς μιγνύμενα κατὰ
τὰς διαφορὰς τῶν σωμάτων. ὑπεδείχθη γὰρ ἡμῖν, ὅπερ καὶ
διὰ τῆς πείρας μαρτυρεῖται, τὰ μὲν ἰσχυρὰ σώματα φαρμά-
κων ἰσχυροτέρων ἀνεχόμενα, τὰ δ' ἀσθενέστερα μὴ φέροντα
τὴν τῶν τοιούτων προσφοράν. ἰσχυρότερα δὲ λέγω σώματα

nit dicendum. Exacte quidem quantitatem cujusque ante
experientiam invenire nemo poteſt, conjicere tamen et ju-
dicare et componere medicamentum prima poteſt experientia,
nullum inſigniter improſperum ſucceſſum habiturum, quem-
admodum ego aliquando ſeci in quodam vico, ubi quum
neque ipſe medicamentum, quod me ſequeretur, haberem,
neque alius ex iis, qui ibidem agebant, copiam mihi facere
poſſet, reperi ſolum ad compoſitionem idonea aeruginem et
ceram, quibus acceptis et ad ignem cera liquefacta cum oleo
roſaceo, ut liquidum ceratum fieret, miſcui cerati librae
unciam unam aeruginis, hoc eſt, duodecimam partem, ſtatui
enim decimam vel duodecimam miſcere, ſuſpicatus quidem
majorem, ut acriorem, cera futuram, minorem tanquam im-
becilliorem. Expertis autem nobis compoſitionem, viſae
ſunt partes et decima et duodecima recte pro corporum
differentia commixtae. Oſtendimus enim, quod etiam uſus
atteſtatur, valida corpora validiora ſuſtinere medicamenta,
imbecilliora hujusmodi non ferre. Validiora dico corpora,

468 ΓΑΛΗΝΟΥ ΠΕΡΙ ΣΥΝΘΕΣΕΩΣ ΦΑΡΜΑΚΩΝ

Ed. Chart. XIII. [674]   Ed. Baf. II. (329.)
τὰ ξηρότερα ταῖς κράσεσιν, ὁποῖα τά τε τῶν γεωργῶν ἐστι
καὶ ναυτῶν καὶ κυνηγετῶν. ἀσθενέστερα δὲ τὰ μαλακώτερα
κατὰ φύσιν ἢ ἔθος, ὁποῖα τὰ τῶν γυναικῶν, εὐνούχων τε
καὶ παίδων, ὅσοι τ' εἰσὶν ὑγροὶ φύσει ταῖς κράσεσι λευκὸν
καὶ μαλακὸν ἔχοντες τὸ σῶμα. τὰ μὲν οὖν σκληρὰ σώματα
πλέονος ἰοῦ τῇ κηρωτῇ μιγνυμένου σαρκοῦται, τὰ μαλακὰ
δὲ ἐλάττονος. ὅθεν, ὡς εἴρηται πολλάκις, ἓν φάρμακον ἀδύ-
νατόν ἐστι πᾶσιν ἁρμόττειν σώμασιν, ἀλλὰ χρὴ μέσον μὲν
εἶναι τὸ φάρμακον, ὡς πρὸς τὴν μέσην κρᾶσιν ἡρμοσμένον,
ἄγεσθαι δ' ἐφ' ἑκάτερα τῇ καθ' ἑκάστην ἡμέραν χρήσει κρι-
νόμενον. ἐὰν μὲν γὰρ φαίνηται τὸ δέον εἰργασμένον, ἐπιμέ-
νειν αὐτῷ προσήκει. ἐὰν δ' ἐλλιπέστερον, αὐξάνειν αὐτοῦ
τὴν δύναμιν, ὥσπερ γε καὶ καθαιρεῖν, ἡνίκα περαιτέρω τοῦ
προσήκοντος ἐνήργησεν. οἷον ἐπ' αὐτοῦ τοῦ προκειμένου διὰ
τῆς κηρωτῆς καὶ ἰοῦ φαρμάκου, σκοπεῖσθαι πότερον ἐσαρ-
κώθη τὸ ἕλκος ἢ σὰρξ μὲν οὐκ ἐγεννήθη, ῥυπαρὸν δὲ εὑ-
ρέθη καὶ μεστὸν ὑγρότητος, ἢ πρὸς τῷ μὴ σεσαρκῶσθαι

quae temperamento ficciora funt, veluti agricolarum natu
ram et venatorum, imbecilliora, molliora vel natura vel
victus confuetudine, cujusmodi funt mulierum, eunucho-
rum, puerorum et qui naturali temperamento funt humidi,
candido mollique corpore praediti. Dura igitur corpora ex
copiofiore aerugine cerato admixta, carnem recipiunt, mol-
liora ex pauciore. Unde, ut frequenter dictum eft, unum
medicamentum omnibus nequaquam convenire poteft cor-
poribus, fed oportet medium effe, ceu ad mediam tempera-
turam aptatnm, duci vero ad utramque ejus medii partem,
dum quotidiano ufu probatur. Si enim quod res poftulat ef
fecifle videatur, in eo manere convenit, fi paulum deficiat,
augere ipfius vires, quemadmodum etiam adimere, cum prae-
ter modum efficax fuerit, velut in ipfo hoc propofito me-
dicamento, quod cerato et aerugine conftat, confiderare
prius oportet, ulcufne carne obductum fit, an nondum, fed
fordibus humoreque fit refertum, vel praeterquam quod
carne impletum non eft, mordicationis fenfus aliquis labo-

Ed. Chart. XIII. [674. 675.]   Ed. Baf. II. (329.)

δήξεώς τις αἴσθησις ἐγένετο τῷ κάμνοντι, καὶ θερμότερον ἢ ἐρυθρότερόν γε τὸ ἡλκωμένον ἐφάνη. ἐὰν μὲν οὖν ἀσθενέστερον φανεῖται, μίξει μέλιτος ἢ ἰοῦ τὴν δύναμιν αὐτοῦ παραυξήσεις, ἐὰν δ᾽ ἰσχυρότερον, ἔλαιον ἢ ῥόδινον μίξεις μαλάττων τὸ μέλλον ἀναλαμβάνεσθαι τοῖς μοτοῖς φάρμακον. ἐπὶ καιροῦ μὲν ἥ τε κηρωτὴ καὶ ὁ ἰὸς οὕτω μίγνυται, καθάπερ ἔφην ὑπ᾽ ἐμοῦ μιχθῆναί ποτε. παρασκευὴ δ᾽ ἔστω τοῖς ἰατρεύουσιν ἐμπλάστρου γεγονυίας ἣν ἀπὸ τῆς χρόας ὀνομάζουσι χλωρὰν, ἱκανῆς μὲν καὶ τὰ πρόσφατα τραύματα θεραπεύειν, ὅσα μὴ μεγάλα, δυναμένης δὲ καὶ διὰ ῥοδίνου τήκεσθαι πρὸς σύστασιν ἐμμέσου φαρμάκου. [675] δεήσει δ᾽ αὐτὴν ἔχειν τι καὶ ῥητίνης, ἤτοι τῆς κολοφωνίας τε καὶ φρυκτῆς ὀνομαζομένης ἢ τῆς τερμινθίνης. εἴρηται δὲ ὅτι τῇ τερμινθίνῃ παραπλησία πώς ἐστιν ἡ λάριξ ὀνομαζομένη. στοχαστικὴ δὲ κἀνταῦθα τῆς μίξεως αὐτῶν ἐστιν ἡ ποσότης. ἐὰν μὲν γὰρ πλέον ἢ προσήκει μίξωμεν τῆς ῥητίνης, ἐν τῷ μαλάττεσθαι διὰ τῶν χειρῶν φαίνεται μαλακὸν, εἰς ὀθόνην δὲ ἐμπλασθὲν ὀλίγον ὕστερον ὡς δέρμα σκληρὸν ἔσται,

ranti ortus fit, et calidior vel rubicunda magis pars ulcerata apparuerit. Si igitur imbecillius videatur, melle vel aerugine admixtis facultatem ejus adaugebis, fi validius, oleum vel rofaceum mifcebis, molliens medicamentum, quod linamentis excipiendum eft. Commode quidem ceratum et aerugo fic mifcentur, quemadmodum a me nonnunquam effe mixta retuli. Confectura autem medicantibus haec efto emplaftri compofiti, viride a colore vocant, fanantis quidem et recentia vulnera, quaecunque non magna funt, fed quod ex rofaceo fimul ad mediocris medicamenti confiftentiam poteft liquefieri. Quin et refinae vel colophoniae et frictae nominatae vel terebinthinae nonnihil ipfum habere oportebit, oftendimus autem laricem vocatam terebinthinae quodammodo effe fimilem. Porro quantitas earum mixturae et hic conjecturalis eft. Si enim plus refinae quam ex ufu fit admifceamus, donec manibus fubigitur, molle apparet, in linteolum vero illitum paulo poft inftar pellis durum erit, fa-

ῥαδίως ἀποπῖπτον τοῦ σώματος. ἐὰν δὲ ἔλαττον τοῦ συμ-
μέτρου μιχθῇ τῷ κηρῷ τῆς ῥητίνης, οὐχ ἕξει τοῦτο δὴ τὸ
καλούμενον ἐχέκολλον, ὡς ἑλκόμενον ἐπὶ πλέον ἐκτείνεσθαι,
πρόδηλον δ' ὅτι κἂν ἐπιτεθῇ κατά τινος μορίου, δυσκόλλη-
τον ἔσται καὶ τάχος ἀποπῖπτον αὐτοῦ. τίς οὖν ἡ σύμμε-
τρος μίξις, ὡς πρὸς ἐμπλαστρώδη σύστασιν; εἰ μὲν ἐμοὶ πεί-
θοις τὸ ἴσον ἑκατέρου. μήτε δὲ ὁ κηρὸς ἔστω ξηρὸς καὶ
παλαιὸς μήτε ἡ ῥητίνη. κάλλιστα γὰρ οὕτως ἡ σύστασις γί-
γνεται τοῦ μιχθέντος ἐξ αὐτῶν, ἐὰν ἀμφότερα λιπαρὰ καὶ
μαλακὰ παραλαμβάνηται. εἰ δ' ὑπερβάλλοι θάτερον, ἄμεινον
ἀεὶ τὴν ῥητίνην ἐπικρατεῖν, ὥστε ἔνιοι καὶ διπλασίαν στα-
κτῷ τῷ κηρῷ μιγνύουσιν.

Κεφ. β'. [Σκευασία τῆς ἁπλῆς χλωρᾶς Ἀνδρομάχου
καὶ περὶ τῆς δυνάμεως αὐτῆς ἐξάπλωσις.] Καὶ τήν γε χλω-
ρὰν, οὕτω γὰρ αὐτοὶ καλοῦσιν, ἐκ διπλασίας τῆς ῥητίνης
ἔνιοι πεποιήκασι, δύο μὲν λίτρας ἐμβάλλοντες αὐτῆς, μίαν
δὲ κηροῦ καὶ κυάθους δύο ἐλαίου. τοῦ δὲ ἰοῦ τινὲς μὲν
δύο, τινὲς δὲ τρεῖς οὐγγίας ἐπεμβάλλουσι τῇ τοιαύτῃ μίξει

cile a corpore decidens. Sin minus jufto refinae cum cera
mixtum fit, non habebit hoc, quod echecollon, id eft *glu-
tinans*, appellatur, ut diftrahendo eo plurimum extenda-
tur. Liquet autem, fi alicui particulae impofueris, fore ut
difficulter agglutinetur et protinus ab ipfa delabatur. Quae
igitur mediocris mixtura ceu emplaftri confiftentiae conve-
niens? fiquidem mihi fidem adhibes, par utriusque portio.
Nec vero cera nec refina ficca vetusque efto, optimum
fiquidem ita amborum mixtionis coagmentum eft, fi ambo
pinguia et mollia affumantur; fi alterum excedat, femper
refinam praepollere fatius eft, quare nonnulli vel duplum
hujus pondus cerae admifcent.

Cap. II. [*Confectura fimplicis emplaftri viridis Au-
dromachi et facultatis ipfius explicatio.*] Ac fane viride
nonnulli, fic enim ipfi nominant, ex dupla refinae portione
confecerunt, duas quidem ejusdem libras, unam vero cerae
et binos olei cyathos immifcentes. Aeruginis autem alii
duas, alii tres uncias hujusmodi cerae et refinae mixtioni

τοῦ κηροῦ καὶ τῆς ῥητίνης. ἀλλὰ καὶ κατὰ τὴν σκευασίαν
τὸν ἰὸν ἔνιοι μὲν ἐμπλάττουσι τακεῖσι τοῖς τηκτοῖς, ἔνιοι
δὲ ψύξαντες, εἶτα ξύσαντες ἐν τῇ θυείᾳ τὴν μίξιν ποιοῦν-
ται. ὅσοι δὲ κολλητικώτερον ἐναίμων ἑλκῶν βούλονται ποιῆ-
σαι τὸ φάρμακον, ἐν θυείᾳ προλειώσαντες σὺν ὄξει τὸν ἰὸν
ἐπεμβάλλουσι ξύοντες τὴν κηρωτήν. ἐάν τις οὖν πυνθάνη-
ται ὑμῶν ποία τούτων τῶν χλωρῶν ἐμπλάστρων ἐστὶν ἀρί-
στη, μέμνησθε τὸ πολλάκις ὑπ᾽ ἐμοῦ λεγόμενον, ἀποκρίνα-
σθαι πάσας ἀρίστους εἶναι τῷ γινώσκοντι τὰς διαθέσεις αἷς
ἑκάστη πρόσφορος ὑπάρχει, καθάπερ γε καὶ πάσας μοχθη-
ρὰς τῷ μὴ γινώσκοντι. ἐμὸν μὲν γὰρ εἰπεῖν ὅτι γενναιότε-
ρον ξηραίνει τὸ προσλαμβάνον ὄξους. εὔδηλον δ᾽ ὅτι τὸ
πλέονα τὸν ἰὸν ἔχον ἰσχυρόν τέ ἐστι καὶ ξηραντικώτερον
ἑλκῶν τε ῥυπαρῶν καθαρτικώτερον. ὅρος δὲ αὐτοῦ τὸ χω-
ρὶς δήξεως ἐργάζεσθαι ταῦτα. τὸ γὰρ οὕτως ἰσχυρόν, ὡς ἤδη
καὶ δάκνειν ἐπιτιθέμενον ἕλκεσι καθαροῖς, οὔτε σαρκώσει ποι᾽
αὐτὰ καὶ καθ᾽ ἕτερον τρόπον ὑγρὰ καὶ ῥυπαρὰ ποιήσει,
παραπλησίως τοῖς ἐνδεῶς ξηραίνουσί τε καὶ ῥύπτουσιν, ἀλλ᾽
ἐπὶ τῶν δριμυτέρων κοιλότερόν γε γίνεται τὸ ἕλκος, ἐρυ-

immittunt. Sed etiam in praeparatione liquefactis, quae
liquari poſſunt, aeruginem inſpergunt, quidam ubi refrigera-
verint, mox raſerint, in mortario mixturam moliuntur.
Porro qui medicamentum cruentorum ulcerum glutinantiuα
facere ſtatuunt, aeruginem in pila prius cum aceto laevigatam
injiciunt, ceratum radentes. Proinde ſi quis vos roget, quale
horum viridium emplaſtrorum ſit praeſtantiſſimum, ſuccurat
id, quod identidem a me praedicatur, reſpondere, omnia
eſſe optima ei, qui aſſectus, quibus ſingula oſſeruntur,
cognoſcat, ſicut et eos ignoranti omnia peſſima. Mei etenim
oſſicii eſt dicere, id exiccare valentius, quod acetum aſſumit.
Conſtat autem, quod plus aeruginis continet, id tum validum
eſſe tum magis exiccans tum ſordida ulcera rectius purgare.
Terminus ipſius eſt, ut haec citra morſum efficiat, nam adeo
valens, ut jam puris ulceribus impoſitum morſum pariat,
nec ea unquam carne replebit, ſed alio modo humida ſor-
didaque reddet, ſicuti illa, quae parum integre ſiccant, de-

ϑρότερόν τε καὶ θερμότερον. ἔστι δ᾽ ὅτε καὶ αὐτὸς ὁ κά-
μνων αἰσθάνεται τῆς δήξεως αὐτοῦ, μὴ τοίνυν ἁπλῶς ἐπαι-
νεῖτε φάρμακόν τι (330) χωρὶς τοῦ προσθεῖναι τὴν διάθεσιν,
ἐφ᾽ ἧς ἐπαινεῖται, μήτ᾽ ἐπ᾽ ἄλλου τινὸς φαρμάκου μήτε ἐπὶ
τῶν νῦν προκειμένων. ὅσοι μὲν οὖν ἀλλήλων ἐφεξῆς τὰς χλω-
ρὰς γράψαντες οὐκ ὤκνησαν διορίσαι τὰς διαθέσεις, ἐφ᾽ ὧν
ἁρμόττουσιν, ἧττον ἁμαρτάνουσι τῶν μηδὲ τοῦτο ποιησάν-
των. ὅσοι δ᾽ ἄνευ διορισμῶν γεγράφασι κατὰ τὰς μεταβά-
σεις αὐτῶν προστάττοντες, ἄλλη χλωρά, μοχθηροτάτην ποι-
οῦνται διδασκαλίαν, εἴ γε δὴ χρὴ διδασκαλίαν ὀνομάζειν
ὅλως τὴν τοιαύτην γραφήν. ὁ γοῦν Ἀνδρόμαχος ἐν τῇ βί-
βλῳ, ἣν τῶν ἐκτὸς ἐπιγράφει, μετ᾽ ὀλίγα τῆς ἀρχῆς πρώτας
μὲν φαιὰς ἔγραψεν, εἶτα πυῤῥὰς, [676] καὶ μετὰ ταῦτα με-
λαίνας, εἶτα ἐπὶ τὰς χλωρὰς τραπόμενος ἀρχὴν τῆς διδασκα-
λίας ἐποιήσατο τοιάνδε, προγράψας, χλωραὶ, πρώτην ἁπα-
σῶν ἔγραψε κατὰ λέξιν τήνδε. χλωρὰ Γάλλου. ⨩ ῥητίνης
στροβιλίνης < τ'. κηροῦ ◁ ρ'. ἰοῦ ξυστοῦ < ν'. λιβάνου

tergentque. Jam vero ex acrioribus cavum magis ulcus eva-
dit et rubicundius calidiusque eſt, quum aeger etiam ipſe
morſum ejus percipit. Ne igitur quodvis medicamentum ſim-
pliciter laudate citra diſpoſitionis, in qua commendatur, ap-
poſitionem, nec in alio quoquam medicamento, nec in iis
quae modo nobis proponuntur, id agendum eſt. Quos igitur,
viridibus ordine ſuo deſcriptis, affectus, quibus ea conve-
niunt, diſtinguere non piguit, minus peccant quam ii qui
ne hoc quidem fecerunt. Qui vero ſine diſtinctionibus ac
indefinite ſcripſerunt, quum ad alia tranſeunt, apponentes,
aliud viride, diſciplinam reddunt praviſſimam, ſi modo opor-
tet omnino diſciplinam vocare hujusmodi ſcriptiones. Igitur
Andromachus in libro, quem externorum inſcribit, pau-
lo poſt principium, primo fuſca poſuit, mox ruſa, deinde
nigra, poſtremo ad viridia converſus, diſciplinae hujusmodi
initium fecit, praefixo nomine viridia. Ac quod principem
locum habet, ſcripſit his verbis. *Viride Galli.* ⨩ reſinae
pineae ℥ ccc, cerae drach. c, aeruginis raſae drach. l, thuris

< κέ. ὄξους τὸ ἱκανόν. ἔδει μὲν οὖν ἴσως αὐτὸν εἰρηκέναι τι καὶ περὶ τῆς σκευασίας, εἴτε καὶ τὸν λιβανωτὸν ἅμα τῷ ἰῷ λειοῦσθαι βούλεται παραχεομένου τοῦ ὄξους, εἴτε μόνον τὸν ἰόν. ἑκατέρως γὰρ ἐγχωρεῖ· καὶ κατὰ πολλὰς συνθέσεις οἱ μὲν οὕτως, οἱ δ' ἐκείνως ἔγραψαν. ἀλλ' ἐπὶ τούτου μὲν ἀπομαντεύσασθαι τῆς διανοίας αὐτοῦ δυνατὸν, ὡς ἄμφω τρίβεσθαι σὺν ὄξει βούλεται, τὸν λιβανωτὸν καὶ τὸν ἰόν. ἐπὶ τίνων μέντοι παθῶν· ἐστι χρηστέον τῷ φαρμάκῳ, πάντως ἐχρῆν δεδηλῶσθαι. μή τι οὖν ἐπειδὴ πρὸ ταύτης ἐγεγράφει δύο τινὰς ἐμπλάστρους, ὧν ἐπὶ μὲν τῆς προτέρας προΰγραψε, πρὸς γαγγραίνας καὶ σηπεδόνας καὶ νομὰς παλαιὰς καὶ κακοήθεις, ἐπὶ δὲ τῆς δευτέρας, πρὸς νομὰς, ᾗ χρῶμαι, καὶ ἄλλα πολλὰ, διὰ τοῦτ' ἐφεξῆς ἔγραψεν, ἄνευ προσθήκης τὴν χλωρὰν ταύτην, ἐνδεικνύμενος ἐπὶ τῶν αὐτῶν διαθέσεων ἁρμόττειν αὐτήν. ἀλλὰ πάλιν ἐφεξῆς γράφων ἑτέραν ἁπλῶς εἶπε, χλωρὰ Ποτάμωνος, εἶτ' ἄλλην τρίτην χλωρὰν καὶ τετάρτην χλωρὰν, ᾗ χρῶμαι, καὶ πέμπτην ἄλλην, ἕκτην τε ἐπ' αὐταῖς ἑβδόμην τε καὶ ὀγδόην ἐνάτην τε καὶ δεκάτην ια'.

Ʒ xxv, aceti quantum fatis eft. Conveniebat igitur ipfum nonnihil forfitan et de confectura dixiffe, num etiam thus fimul cum aerugine in laevorum redigi aceto affufo velit, an folam aeruginem, utrumque enim licet, atque in multis compofitionibus nonnulli hoc, quidam illo modo fcripferunt. Verum in hoc mentem ejus conjicere poffumus, nempe ambo cum aceto velle conteri, thus puta et aeruginem, attamen in quibusnam affectibus medicamento fit utendum, fignificatum prorfus oportebat. Numquid igitur, quoniam ante hoc duo quaedam emplaftra fcripferat, quorum priori praepofuit, Ad gangraenas, putredines, nomas vetuftas et malignas, fecundo ad nomas, quo utor, et alia pleraque, ideo viride iftud fine appofitione deinceps protulit, oftendens iisdem ipfum affectibus convenire. Caeterum aliud rurfus huic fubjungens fimpliciter dixit, viride Potamonis, deinde aliud tertium viride et quartum, quo utor. Ad haec quintum aliud, fextum, feptimum, octavum, nonum, decimum,

Ed. Chart· XIII. [676.]　　　　　　　Ed. Baf. II. (330.)

τε καὶ δωδεκάτην καὶ ιγ΄. τε καὶ ιδ΄. τε ιε΄. καὶ ιστ΄. ἔγρα-
ψεν, ἓν μόνον τοῦτο προγράψας αὐτῶν ἑκάστης τὸ ἄλλῃ,
διαφερούσας μὲν ἀλλήλων ἁπάσας κατὰ δύναμιν γράψας,
οὐ μὴν πρός γε σηπεδόνας καὶ νομὰς καὶ γαγγραίνας ἐπι-
τηδείους ἁπάσας, ὡς ἐκ τῆς ὕλης αὐτῶν ἔνεστι γνῶναι. ᾧ
καὶ δῆλον ὅτι κατὰ τὴν τῆς χρόας ὁμοιότητα μετ᾽ ἀλλήλων
ἔγραψεν αὐτάς, οὐ κατὰ τὴν τῆς δυνάμεως· ἡμεῖς οὖν ἐροῦ-
μεν ἑκάστης αὐτῶν τὴν δύναμιν, ἐκ τῆς τῶν ἁπλῶν φαρ-
μάκων φύσεως ὁρμηθέντες. ἔσται γὰρ τοῦτο χρησιμώτατον
τοῖς βουλομένοις οὐ μόνον ἐν τῷ καθόλου τὴν μέθοδον
ἐπίστασθαι τῆς τε συνθέσεως καὶ χρήσεως τῶν τοιούτων
φαρμάκων, ἀλλὰ καὶ διὰ τὸ αὐτοσχεδιάζειν δύνασθαι καὶ
διαγινώσκειν τὰ χωρὶς διορισμοῦ γεγραμμένα τοῖς πρεσβυ-
τέροις, ὁποίας ἐστὶ δυνάμεως. ἣν οὖν πρώτην ἔγραψεν ὁ
Ἀνδρόμαχος ἐπισκεψόμεθα προχειριζόμενοι καὶ σκοπούμενοι
τῶν ἁπλῶν ἕκαστον ἐξ ὧν σύγκειται. πρώτης οὖν ἐν αὐτῇ
μνημονεύει ῥητίνης στροβιλίνης. ἔστι δ᾽, ὡς ἐν τοῖς περὶ
τῆς τῶν ἁπλῶν φαρμάκων δυνάμεως ἐλέγετο, θερμαντικω-

undecimum, duodecimum, decimumtertium, decimumquar-
tum, decimumquintum, decimumſextum, recenſuit, uno
duntaxat hoc nomine, aliud, ſingulis praepoſitio, diſſerentia
quidem inter ſe omnia viribus commemorans, non tamen
univerſa ad putredines, nomas et gangraenas idonea, quem-
admodum ex ipſorum materia eſt cognoſcere. Unde etiam
conſtat pro coloris, non virium ſimilitudine ſimul invicem
haec ipſum conſcripſiſſe. Itaque nos cujusque eorum po-
teſtatem exponemus, a ſimplicium medicamentorum natura
ſumpto principio. Nam hoc longe utiliſſimum fuerit iis, qui
non ſolum in univerſali compoſitionis methodum ac uſum
talium medicamentorum cupiant intelligere, ſed etiam ſuo-
met ipſorum marte conficere poſſe, et quae a veteribus citra
diſtinctionem tradita ſunt, qualemnam facultatem habeant,
dignoſcere. Quod igitur primum Andromachus prodidit, in-
ſpiciamus, proponentes conſiderantesque ſimplicia ſingula,
quibus confectum eſt. Primum igitur reſinae ſtrobilinae in eo
meminit, quae ut in commentariis de ſimplicium medicamen-

Ed. Chart. XIII. [676. 677.]   Ed. Baf. II. (330.)

τάτη τε τῶν ῥητινῶν ἡ τοιαύτη, καθάπερ ἡ τερμινθίνη με-
τριωτάτη πασῶν εἰς ἄμφω. πᾶσαι μὲν γὰρ αἱ ῥητίναι θερ--
μαίνουσί τε καὶ ξηραίνουσιν, ἀλλ᾽ αἱ μὲν μᾶλλον, αἱ δ᾽ ἧτ-
τον αὐτῶν ταῦτα δρῶσιν. ἰσχυροτάτη μὲν ουν ἔστιν ἡ στρο-
βιλίνη, μετριωτάτη δ᾽, ὡς ἔφην, ἡ τερμινθίνη. καὶ μέντοι
καὶ ξηραίνει τάχιστα μὲν ἡ στροβιλίνη καὶ τὸ καλούμενον
ἰδίᾳ προσηγορίᾳ πιτύϊνον φύσημα, ῥητίνη μὲν ὑπάρχον τῷ
γένει καὶ αὐτὸ, ξηραῖνον δὲ καὶ θερμαῖνον, ἀλλὰ τῷ μὲν
ξηραίνειν οὐκ ἀπολείπεται τῆς στροβιλίνης, τῷ θερμαίνειν
δὲ οὐκ ὀλίγον λείπεται. αὗται μὲν οὖν ἀλιπεῖς εἰσι ξηραν-
θεῖσαι, διὸ καὶ τὰς εὐαφεῖς ἐμπλάστρους οὐ δύνανται κα-
τασκευάζειν, ὥσπερ αἱ γλίσχραι τε καὶ ὑγραί. μεταξὺ δὲ τοῦ
τε πιτυΐνου φυσήματος καὶ τῆς στροβιλίνης ῥητίνης ἔστιν
ἡ ἐλατίνη, κατά γε τὸ θερμαίνειν ὑγρὰ μὴν, ἕως πλείονος
αὐτὴ διαμένει, καθάπερ καὶ τῆς κολοφωνίας ἡ λιβανίζουσα,
καὶ ταύτην γε μόνην ἔνιοι καλοῦσι κολοφωνίαν, ἡδύ τι
κατὰ τὴν ὀσμὴν ἔχουσα, ὥσπερ ἡ ἐλατίνη καὶ θερμαίνουσα
συμμέτρως, ὡς ἐκείνη. γεννᾶται δ᾽ ὀλίγη πάνυ καὶ διὰ τοῦτο
τίμιος ὑπάρχει. ὑγροτάτη γε [677] μὴν ἁπασῶν ἔστι τῆς

torum facultatibus afferui, refinarum longe calidiffima eft,
ficut terebinthina ambabus qualitatibus omnium moderatif-
fima, omnes fiquidem refinae calefaciunt et exiccant, fed
hae magis, illae minus. Validiffima igitur eft ftrobilina, mo-
deratiffima, ut dixi, terebinthina. Quin etiam ficcat celerrime
ftrobilina, et quod peculiari appellatione pityinon phyfe-
ma dicitur, refina quidem et ipfum genere, caeterum fic-
cans et calefaciens, ficcando autem a ftrobilina non fupera-
tur, calefaciendo plurimum. Hae ergo exiccatae pinguedinis
expertes funt, ideoque emplaftra bene adhaerentia conficere
non habent, ut vifcofae et liquidae. Inter pityinon phyfema,
id eft piceam et ftrobilinam refinam, media calore abietina
eft, liquida tamen diutius perdurat, ficut etiam colophonia
illa, quae thus redolet et quae nonnullis fola vocatur colo-
phonia, odoratu fuavitatem quandam referens ficut abie-
tina et colore mediocri praedita ut illa, nafcitur autem ad-
modum modica atque ob id pretiofa eft. Humidiffima ta-

476 ΓΑΛΗΝΟΥ ΠΕΡΙ ΣΥΝΘΕΣΕΩΣ ΦΑΡΜΑΚΩΝ

Ed. Chart. XIII. [677.]   Ed. Baf. II. (330.)
λάρικος ὀνομαζομένης ῥητίνης, ἡ ἑτέρα διαφορά. διττὴ γὰρ
πώς ἐστι καὶ αὕτη, παραπλησία μὲν ἡ ἑτέρα τῇ τερμινθίνῃ
κατὰ πάντα, δριμυτέρα δὲ αὐτῆς ἡ ἑτέρα καὶ τερμοτέρα
καὶ ὑγροτέρα καὶ κατὰ τὴν ὀσμὴν ἀηδεστέρα καὶ κατὰ τὴν
γεῦσιν πικροτέρα καὶ θερμοτέρα. ἡ δ᾽ ὑφισταμένη τοῖς τὴν
πευκίνην ῥητίνην περιέχουσι κεραμείοις ὑγρὰ ῥητίνη κατὰ
μὲν τὴν στύστασιν καὶ τὴν χρόαν ἀκριβῶς ἔοικε τῇ τερμιν-
θίνῃ, τῇ δ᾽ ὀσμῇ καὶ τῇ γεύσει διενήνοχεν, ἀηδεστέρα μὲν
οὖσα κατὰ τὴν ὀσμὴν, ὥσπερ καὶ δριμυτέρα, καὶ κατὰ τὴν
γεῦσιν δακνωδεστέρα· διὸ καὶ κάλλιόν ἐστι τὴν τερμινθίνην
μιγνύειν ἅπασι τοῖς μέλλουσιν ἕλκη καλῶς ἰάσασθαι φαρ-
μάκοις, ἐπειδὴ πρῶτός τε καὶ ἄριστος ἐν αὐτοῖς ἐστι σκο-
πὸς ἄδηκτον εἶναι τὸ προσφερόμενον. ἐπὶ τὴν προκειμένην
οὖν ἀνέλθωμεν ἔμπλαστρον, εἰς ἣν ὁ Ἀνδρόμαχος ἐμβαλεῖν
κελεύει τῆς στροβιλίνης ῥητίνης τὰς < τ΄. ταῖς ἑκατὸν δραχμαῖς
τοῦ κηροῦ μεμιγμέναις, οὔτε τῆς συστάσεως οὔτε τῆς δυνάμεως
ἀκριβῶς ἐστοχασμένος ἢ αὐτὸς ἢ ὅ γε συνθεὶς αὐτήν. οὔτε
γὰρ ἐχέκολλος ἔσται καὶ δριμεῖα γενήσεται, βοήθημα δ᾽ αὐτῇ
πρὸς ἄμφω καλῶς ἐποίησε τὸν λιβανωτὸν μίξας, ἀλλ᾽ ὡς

men omnium eſt altera laricis appellatae differentia, nam
haec quoque duplex quodammodo eſt, una quidem ſimilis
in omnibus terebinthinae, altera hac acrior, calidior, magis
liquida et odoratu gravior et guſtu amarior calidiorque.
Porro humida reſina, quae in continentibus pineam reſinam
ſubſidet vaſis fictilibus, confiſtentia et colore terebinthinae
adamuſſim ſimilis, odore et guſtu diverſa, ingratior quidem
olfactu, ſicut etiam acrior et guſtu mordacior. Quare ſatius
eſt, terebinthinam omnibus medicamentis, quae ulcera recte
curabunt, admiſcere, quoniam primus praecipuusque in eis
ſcopus eſt, ut id, quod offertur, non mordeat. Igitur ad
compoſitum emplaſtrum revertamur, in quo Andromachus
ſtrobilinae reſinae drach. ccc, cerae drach. c, mixtis jubet
injicere, neque confiſtentiam, neque virtutem exacte aſſe-
quutus vel ipſe vel qui id compoſuit. Neque enim gluti-
nans erit et acre fiet, auxilium vero ei ad utrumque contulit
thus admiſcens, verum pro illorum copia paucum adeo,

ΤΩΝ ΚΑΤΑ ΓΕΝΗ ΒΙΒΛΙΟΝ Β. 477

Ed. Chart. XIII. [677.]   Ed. Baf. II. (330.)

πρὸς τὸ πλῆθος ἐκείνων ὀλίγον ἔμιξε καὶ μάλισθ᾽ ὅτι τοῦ
ἰοῦ ◁ ν᾽ ἐμβάλλει, μέρος δ᾽ εἰσὶν ὄγδοον αὗται τῶν ἐκ τοῖ
κηροῦ τε καὶ τῆς ῥητίνης ἀθροιζομένων τετρακοσίων. ἀλλὰ
τοῦτο μὲν οὐκ ἄν τις μέμψαιτο τῷ σκοπὸν ἔχοντι ξηραντι-
κὸν ἱκανῶς ἐργάζεσθαι φάρμακον, ἐπείτοι τῷ τε σαρκωτικὸν
αὐτὸ καὶ τῶν μετρίων τραυμάτων κολλητικὸν ἀποτελέσαι
βουληθέντι, αἱ ◁ ν᾽. καλῶς ἂν μιγνύοιντο. καὶ γένοιτ᾽ ἂν
οὕτω πρᾳότερόν τε καὶ σαρκωτικώτερον ἐχεκολλότερόν τε
καὶ πολυχρηστότερον. ἐπαινεῖν δὲ χρὴ τὴν τοῦ λιβάνου μίξιν,
εἰς σύστασιν ἐμπλαστρώδη βοηθοῦντος· ἀνώδυνός τε γάρ
ἐστι καὶ πεπτικός. εἰ μὲν οὖν ἴσον αὐτοῦ σταθμὸν ἐμίξατο
τῷ ἰῷ, τουτέστι τὰς ◁ ν᾽. ἐχεκολλότερον τ᾽ ἂν, ὡς ἔφην,
εἰργάσατο καὶ πρᾳότερον τὸ φάρμακον· ἐπεὶ δ᾽ εἴκοσι καὶ έ.
ἔμιξε, τὴν ξηραντικὴν ἰσχὺν τοῦ ἰοῦ φυλάξαι βουληθεὶς ἐπι-
τήδειον εἴργασται τὴν ἔμπλαστρον, εἴς τε μειζόνων τραυμά-
των κόλλησιν, ἑλκῶν τε δυσθεραπεύτων ἴασιν. ὅτι τε τοιοῦ-
τον αὐτὸ γενέσθαι προὔθετο δηλοῖ καὶ ἡ τοῦ ὄξους μίξις.
ἐν ἡμῖν οὖν ἐστι καὶ σφοδρότερον ἐργάζεσθαι καὶ πρᾳότε-

praefertim quum aeruginis drachmas quinquaginta immittat,
octavam partem quadringentorum ex cera refinaque col-
lectorum explentes. Atqui nemo hoc illi vitio verterit, ut-
pote cui confilium fuerit medicamentum conficere vehemen-
ter exiccans, quum et alioquin ipfum carni generandae ac
mediocribus glutinandis vulneribus aptum reddere volenti,
drachmae quinquaginta mifceri recte poffint, itaque lenius,
ad carnem producendam commodius, adhaerendo pertina-
cius et ad multa utilius fieri. Commendanda vero eft thuris
commixtio, quod emplaftri coagmentum juvet, anodynon
enim eft et concoquit. Quare fi aequa ipfius portio aerugini
fuiffet conjuncta, hoc eft drachmae quinquaginta, glutinan-
tius, ut dixi, redditum fuiffet et mitius medicamentum.
Quoniam vero vigintiquinque adjecit, ficcantem aeruginis
vim fervare curans, emplaftrum ad glutinandum majora
vulnera et ulceribus vix fanabilibus curandis idoneum fa-
ctum eft, quodque tale ipfum fore in animo habuerit aceti
quoque mixtura innuit. Penes nos itaque eft et vehementius

Ed. Chart. XIII. [677.]   Ed. Baf. II. (330, 331.)

ρον αὐτὸ, μιγνύουσι ἤτοι πλέον ἢ ἔλαττον ὄξους, ὡσαύτως
δὲ δριμύτερον ἢ ἀδηκτότερον. ἐκ μὲν γὰρ τῆς τοῦ δριμυτέ
ρου μίξεως, ὥσπερ καὶ τῆς τοῦ πλέονος, ξηραντικώτερον
ἔσται τὸ φάρμακον, κολλητικώτερόν τε τῶν (331) ἐναίμων,
οἰνώδους ὄξους μιχθέντος. ἄμεινον δ᾽ ἐν τῇ συνθέσει τὸν
ἰὸν σὺν ὄξει δριμεῖ λεαίνειν ἡμέραις πλείοσιν ἐν ἡλίῳ θερμῷ.
τὸ μὲν γὰρ δηκτικὸν αὐτοῦ πραϋνθήσεται, τῆς δυνάμεως δ᾽
οὐδὲν ἐλαττωθήσεται. τὸν λιβανωτὸν δ᾽ οὐκ ἀναγκαῖον ἐξ
ἀρχῆς μιγνύειν, ἀλλ᾽ ἀρκεῖ μία πρὸς ταῦτα ἡμέρα. μεμνῆ-
σθαι γὰρ ὑμᾶς νομίζω καὶ τούτου πολλάκις εἰρημένου τῶν
μὲν ἰσχυρῶν φαρμάκων, ὁποῖός ἐστιν ὅ τε ἰὸς καὶ τὸ μίσυ
καὶ ἡ χαλκῖτις καὶ τὸ σῶρυ καὶ ἡ λεπὶς ἤ τε χάλκανθος ἐν
ὄξει λειουμένων ἡμέραις πλείοσι, τὴν μὲν δῆξιν ἀμβλύνεσθαι,
τὴν δ᾽ ἀρετὴν αὐξάνεσθαι. παχυμερέστερα γὰρ φύσει ὄντα
τὰ μεταλλικὰ πάντα, μέχρι βάθους τῶν θεραπευομένων σω-
μάτων οὐκ ἐκτείνει τὰς δυνάμεις. ὅπως οὖν γένηται λεπτο-
μερέστερα τὴν διὰ τῆς τρίψεως καὶ τοῦ ὄξους αὐτοῖς κα-
τεργασίαν χρὴ προστίθεσθαι· διὰ ταύτης γὰρ ἀκριβῶς λε-

et lenius ipfum facere vel plus aceti vel minus mifcentes,
ficut acrius vel minus mordax. Etenim ex acrioris mixtione,
quemadmodum etiam copiofioris, medicamentum exiccabit
fortius et cruentorum erit glutinantius, fi vinofum acetum
fit adjectum. Porro praeftat in compofitione plufculis diebus
aeruginem ex aceto acri in fole calido allaevigare; quod
enim in eo mordax eft, mitefcet virtusque nihilo fiet mi-
nor. Thus autem initio admifcere neceffarium non eft, ve-
rum huic dies unus fatis eft. Siquidem meminiffe vos puto
et hujus, quod toties repeto, fortium medicamentorum, cu-
jusmodi eft aerugo, mify, chalcitis, fory, aeris fquama vel
chalcanthum, ex aceto diebus pluribus contritorum morfum
obtundi, bonitatem augeri. Quoniam enim metallica, ut
quae craffioribus natura conftant partibus, facultatem fuam
in altum usque corporis, quod curatur, non extendunt,
ideo ut tenuiora fiant, iis per trituram et acetum adhiben-
dus eft cultus; haec enim curiofe ita attenuata ad intima us

πτουργηθέντα μέχρι τοῦ βάθους καταδύεται. προσέρχεται
δέ τι καὶ ἄλλο χρηστὸν ἐν ταῖς τοιαύταις παρασκευαῖς τῶν
φαρμάκων, ἀκριβῶς γὰρ κατεργασθέντα διεξέρχεται τοὺς
κατὰ τὸ σῶμα πόρους, μηδαμόθεν κατὰ τὴν ὁδοιπορίαν
ἰσχόμενα καὶ διὰ τοῦτο, κἂν ᾖ θερμότερα φύσει, [678] χω-
ρὶς τοῦ δάκνειν ἐνεργεῖ. καὶ τῶν χυμῶν οὖν αὐτῶν κατὰ τὸ
σῶμα γεννωμένων οἱ μὲν λεπτοὶ διαπνέονται ῥᾳδίως ἄνευ
δήξεως, οἱ παχύτεροι δὲ κατεχόμενοί τε καὶ σφηνούμενοι λυ-
ποῦσιν, ὅταν ὦσι δακνώδεις. ὁ δ᾽ αὐτὸς λόγος ἐστὶ καὶ ἐπὶ
τῶν κανθέντων μεταλλικῶν φαρμάκων, ἀλλ᾽ ἐκεῖνα μὲν ἐκ
τῆς τοῦ πυρὸς ὁμιλίας διασώζει τι δακνῶδες, ὃ κατὰ τὰς
πλύσεις ἀποθέμενα παντάπασι ἄδηκτα γίνεται. τὰ δ᾽ ἀντὶ
τοῦ πυρὸς ὅμοιόν τι καύσει παθοῦντα κατὰ τὴν δι᾽ ὄξους
ἐν ἡλίῳ τρίψιν οὐδὲ τὴν ἐκ τοῦ πυρὸς ἐπικτᾶται θερμό-
τητα. λειούμενά γε μὴν ἐν ὄξει καὶ τὰ κανθέντα πολὺ βελ-
τίω γίνεται. ταῦτά τε οὖν κοινὰ πολλῶν φαρμάκων ἐστὶν
ἀναγκαῖα γιγνώσκεσθαι, τό τε τῆς χρήσεως αὐτῶν ὁμοίως,
ἄλλο μὲν ἐπ᾽ ἄλλων παθῶν. ἐπὶ δὲ τῶν κοίλων, ὅταν ἀνα-

que penetrant. Accedit autem et aliud quoddam commo-
dum in hujusmodi medicamentorum praeparationibus, quod
diligenter elaborata corporis meatus nusquam inter eun-
dem retenta pertranfeunt, ejusque rei gratia et fi calidioris
naturae fint, fine morfu munere fuo funguntur. Quin et in-
ter humores ipfos in corpore generatos tennes facile citra
morfum perfpirant, craffiores retenti obftructique moleftant,
ubi mordaces fuerint. Eadem ratio eft in metallicis medi-
camentis combuftis, fed illa ex ignis commercio nonnihil
mordax perfervant, quod per lavationes deponunt ac lenia
prorfus redduntur. Quibus autem fimile quippiam uftio-
ni ex tritura cum aceto in fole facta ignis loco accidit, ea
neque ex igne genitum calorem confequuntur, fi tamen et
quae combufta funt, ex aceto laevigentur, multo praeftantiora
fiunt. Igitur tum haec multorum medicamentorum commu-
nia funt cognitu neceffaria tum ufus ipforum fimiliter,
alius quidem in aliis affectibus, in cavis vero ulceribus cum

Ed. Chart. XIII. [678.]   Ed. Baf. II. (331.)

ληφθέντα μοτοῖς ἐπεμβάλλεται. τὴν γοῦν προκειμένην ἔμπλα-
στρον, εἰ τήξας μετὰ ῥοδίνου χρῷο, χρησίμη μὲν ἐπὶ ῥυ-
παρῶν τε καὶ ὑγρῶν ἔσται ἑλκῶν, δακνώδης δ᾽ ἐπὶ τῶν
ἀπεριστάτων, καὶ διὰ τοῦτο δεήσει μιγνύειν αὐτῇ κηρωτὴν
ὑγρὰν ἐκ κηροῦ καὶ ῥητίνης γεγονυῖαν ἤτοι διὰ ῥοδίνου
τετηγμένην ἢ δι᾽ ἐλαίου. γένοιτο δ᾽ ἄν ποτε καὶ μυρσίνου
χρεία καὶ χρὴ καὶ τῆς τούτων μίξεως ἐπίστασθαί τινα μέ-
θοδον. ἐλαίου γοῦν ἓν μὲν ὄνομα, ποιότης δὲ καὶ δύναμις
οὔ. τὸ μὲν γὰρ ὀμφάκιον ψυχρότερον, τὸ δ᾽ ἐκ πεπείρων
τῶν ἐλαιῶν θερμότερον. εἰ δὲ χρονίσειεν, αὐξήσει τὴν τοῦ
θερμαίνειν δύναμιν. οὕτως δὲ καὶ τὸ μὲν ἁλῶν ἔχον, εἰς
ὅσον ἂν ἐκείνων μεταλάβῃ, θερμαντικώτερόν τε καὶ ξηραντι-
κώτερον τοῦ μὴ προσλαβόντος. τὸ δ᾽ ἁπαλοὺς κλῶνας ἐλαίας,
οὓς θαλλοὺς ὀνομάζουσι στυπτικώτερον. ὑπαγορεύει δέ σοι
τὸ χρησιμώτερον ἥ τε τοῦ ἕλκους ἰδέα καὶ ἡ τοῦ θεραπευ-
ομένου σώματος φύσις, τοῦ μὲν ἕλκους ὑπὸ τῶν ἐναντίων
θεραπευομένου, τοῦ δ᾽ ἑλκομένου σώματος ὑπὸ τῶν ὁμοίων,
ὥστε καὶ μυρσίνῳ τήξεις τὸ μέλλον ἔμμοτον ἔσεσθαι φάρ-
μακον, ὅταν σοι φαίνηται πλαδαρωτέρα τοῦ προσήκοντος

linamentis excepta exponuntur. Propofitum itaque em-
plaftrum fi ex rofaceo liquefaciens eo utaris, prodeft fordidis
et humidis ulceribus, aperiftata vero, id eft aperta, mordi-
cat, cujus rei caufa mifcendum ei eft ceratum liquidum ex
cera et refina confectum vel ex rofaceo vel ex oleo lique-
factum. Poteris interdum et myrteo uti, atque horum mixtio-
nis methodum quandam intelligas oportet. Olei fane nomen
unum eft, qualitas et facultas diverfa. Nam omphacinum fri-
gidius, ex maturis oleis preffum calidius eft, temporis au
tem proceffu calefaciendi vim auget. Sic etiam quod falem
habet, quantum ex illo fumpferit, tanto calidius eft, magis-
que ficcat, quam quod ipfius expers eft. Quod furculos oleae,
quos thallos nominant, continet, valentius aftringit. Indicat
autem tibi id, quod eft utilius, et ulceris forma et corporis
aegri natura, ulceris quidem fanandi contrariis, corporis
autem ulcerati fimilibus. Quapropter medicamentum, quod
linamento exceptum immittendum eft, myrteo liquefacies,

Ed. Chart. XIII. [678.]   Ed. Baf. II. (531.)

ἢ γεννωμένη σὰρξ εἶναι καὶ μᾶλλον ὅταν ἐγγὺς ᾖ τοῦ συνου-
λοῦσθαι τὸ ἕλκος, ὡς ὅταν βραχύ τι φλεγμονῆς ἐν τοῖς
πέριξ ὑπολείπηται, κάλλιστόν ἐστι σὺν ῥοδίνῳ τήκειν τὸ φάρ-
μακον. ἄριστον δὲ ῥόδινον ἔμαθες εἶναι τὸ διὰ ῥόδων μόνον
πολλῶν ἐμβραχέντων ἐπὶ πλέον ἐλαίῳ, χωρὶς ἁλῶν ἐσκευασ-
μένῳ γεγονός. ἐὰν οὖν ταῦτά τις ἐν μνήμῃ προχείρῳ διὰ
παντὸς ἔχῃ μεμνημένος τε ᾖ, καθάπερ ἔφην, πάντων τῶν
ἁπλῶν φαρμάκων τῆς δυνάμεως, αὐτός τε συνθήσει πολυει-
δεῖς ἐμπλάστρους χλωρὰς, ἑκάστῃ τε τῶν ἤδη συγκειμένων
ἄριστα χρήσεται. τὴν γοῦν προτεθεῖσαν ἄχρι δεῦρο κατὰ τὸν
λόγον ἔμπλαστρον, ἢν πρώτην τῶν χλωρῶν ἔγραψεν ὁ Ἀν-
δρόμαχος, ἔνεστι μεταῤῥυθμίζειν πολυειδῶς, τοῦτο μὲν ἀντὶ
τῆς στροβιλίνης ῥητίνης ἄλλην τινὰ βάλλοντα, τοῦτο δ᾽
αὐξάνοντα τὸν λιβανωτὸν ἢ σὺν αὐτῷ βάλλοντά τι τῶν
ξηρῶν σαρκωτικῶν, οἷον ἶριν, ἀριστολοχίαν, ὀρόβινον ἄλευ-
ρον, ὅσα τ᾽ ἄλλα τοιαῦτα. καὶ μέντοι καὶ μαλακτικὸν τῶν
ἐσκληρυσμένων χειλῶν τοῦ ἕλκους ἔνεστι μιγνύντα ποικίλ-
λειν τὴν σύνθεσιν. ἐξ ἧς ἐννοίας ἔνιοι μὲν ἀμμωνιακὸν θυ-

quum generata caro flaccidior quam par eſt apparet, prae-
fertim ulcere ad cicatricem perveniente propemodum. Nam
quum pauxillum quiddam phlegmones in ambientibus par-
tibus relinquitur, optimum eſt medicamentum ex rofaceo li-
quare. Rofaceum vero praeſtantiſſimum eſſe noviſti, quod
folis rofis pluribus in oleo citra falem praeparato diutius
maceratis confectum eſt. Si ergo haec quifpiam in memoria
prompta femper habeat, nec oblitus fit, ut praecepimus,
omnium fimplicium medicamentorum potentiae, et varia
ipfe emplaftra viridia componet et fingulis jam confectis
optime utetur. Emplaftrum igitur hactenus in fermone pro-
poſitum, quod primum viridium fcripfit Andromachus, mul-
tifariam licet adaptare, partim pro ſtrobilina reſina aliquam
aliam adjiciendo, partim thus augendo vel cum eo ficcum
aliquod carne explens, velut irim, ariſtolochiam, ervi fari-
nam atque hujus generis alia admifcendo. Quin etiam, quod
ora ulceris indurata emolliat, mifcendo compofitionem va-
riare licet. Unde nonnulli guttam ammoniaci et galbanum,

Fd.Chart.XIII. [678. 679.]   Ed. Baf. II. (331.)

μίαμα καὶ χαλβάνην, ἔνιοι δὲ μυελὸν ἐλάφειον ἢ μόσχειον ἢ
στέαρ ἔμιξαν, ὥσπερ γε πάλιν ἄλλοι τῶν ἀποκρουστικῶν τι
τὰς ἐπιῤῥοὰς ἀναστεῖλαι βουλόμενοι. κατὰ τοῦτο γοῦν οἱ
μὲν τὴν σχιστὴν στυπτηρίαν, οἱ δὲ τὴν στρογγύλην, οἱ δὲ
τὴν ὀμφακίνην ἐνέβαλον κηκίδα. τὸ λάδανον δὲ ἕτεροι τὰς
δυνάμεις ἀμφοτέρας ἔχον ἔμιξαν μαλακτικήν τε καὶ ἀπο-
κρουστικήν, ὅπως τὰ χείλη μαλάττοιτο καὶ μηδὲν ἐκ τῶν
ὑπερκειμένων ἐπιῤῥέοι. καὶ μὴν καὶ ὅσοι τὰ δυσαλθῆ θερα-
πεῦσαι ἠβουλήθησαν, ὡς πολύχρηστον εἶναι τὸ φάρμακον,
ἔμιξαν τοῖς προειρημένοις χρυσόκολλαν ἢ διφρυγὲς ἢ χαλκὸν
κεκαυμένον ἢ λεπίδα, τινὲς μὲν χαλκοῦ, τινὲς δὲ στομώμα-
τος ἢ σιδήρου. [679] καὶ σχεδὸν ἅπαντα τὰ νῦν εἰρημένα
φυλάττει τὴν χρόαν τῶν χλωρῶν ἐμπλάστρων, ἕτερα δὲ τῶν
αὐτῶν ὄντα δυνάμεων, εἰ μιχθείη, διαφθείρει. διόπερ οὐδὲ
ἐγὼ πάντων ἐμνημόνευσα τῶν καθ᾽ ἑκάστην δύναμιν, ἀλλὰ
μόνων ἐκείνων, ὅσα τὴν χρόαν φυλάξει τῆς συντιθεμένης
ἐμπλάστρου. προετέθη γὰρ οὐχ ἁπλῶς εἰπεῖν ὑπὲρ ἐμπλά-
στρων κολλητικῶν ἢ σαρκωτικῶν, ἀλλὰ μετὰ τοῦ χλωρὰς
ὑπάρχειν αὐτὰς, ὥστε καὶ ταῦτα τὰ νῦν εἰρημένα καὶ χάλ-

nonnulli medullam cervinam aut vitulinam aut fevum ad-
mifcuerunt, ficut rurfus alii repellens aliquod, dum influxus
conantur reprimere. Hac ratione igitur alii fciffile alumen,
alii rotundum, alii gallam immaturam adjecerunt, quidam
ladanum utraque virtute praeditum, molliendi videlicet et
repellendi, ut labra emolliantur et nihil ex fuperioribus
influat. Infuper qui vix fanabilia curare ftuduerunt, ut mul-
tiplicis ufus medicamentum effet, adjunxerunt enumeratis
chryfocollam vel diphryges vel aes combuftum vel fqua-
mam, aliqui aeris, aliqui chalybis vel ferri. Et prope omnia
modo enarrata viridium emplaftrorum colorem fervant,
alia vero iisdem facultatibus praedita mixta corrumpunt.
Quare nec ego omnium memini pro qualibet facultate, fed
illorum duntaxat, quae emplaftri compofiti colorem tuebun-
tur, non enim de glutinantibus vel iis, quae carni alendae
funt, emplafiris fimpliciter, verum de eisdem viridibus di-
cere etiam ftatuimus. Quamobrem haec modo narrata et

κανθος και ωμη χαλκῖτις βραχεῖ μέτρῳ μιγνύμενα φυλάττει
την χρόαν των προκειμένων εν τῷ λόγῳ φαρμάκων. περι
μεν ουν της συνθέσεως των τοιούτων αὐτάρκως εἴρηται,
περι δε της χρήσεως αὐτων προσγεγράφθαι μεν ἐχρῆν ὑπ᾽
Ἀνδρομάχου και ταύτην. ἐπει δε ἐκείνῳ παραλέλειπται, προσ-
θήσομεν ἡμεῖς αὐτην, εἰπόντες γε πρότερον ἕνα λόγον κοι-
νον ἐπι τῇ χρήσει των τοιούτων φαρμάκων. ἀναγκαῖος δε
ὁ λόγος οὗτός ἐστιν· εἶτα την καθόλου μέθοδον εἰπόντας
τας κατα μέρος ἐπι τοῖς ἐκείνην μαθοῦσι ποιεῖσθαι προσή-
κεν. διαλεκτικων δε ἀνδρων ἐστιν ἔργον το τοιοῦτον, τας
κατα μέρος ἐπι πασων γράφειν αὐτοῖς, ὡς ὁ Ἥρας και Κρί-
των και ὁ Ἀσκληπιάδης και ἕτεροι δε πολλοί. και μην και
τρίτον εἶδός ἐστι διδασκαλίας, ὅπερ ἡμεῖς ποιοῦμεν μήτε ἐπι
πάντων των κατα μέρος φαρμάκων την χρῆσιν γράφοντες,
ἀλλα μηδε τῇ καθόλου κοινῇ της μεθόδου διδασκαλίᾳ μόνῃ
το παν ἐπιτρέποντες, ἀλλα διδάσκοντες μεν ταύτην πρώτην,
ἐπ᾽ αὐτῇ δε ἕν ἢ δεύτερον ἢ και τρίτον παράδειγμα γρά-
φοντες ἕνεκα σαφηνείας τε και γυμνασίας των μανθανόν-

atramentum ſutorium et chalcitis cruda, ſi brevi menſura
admiſceantur, colorem medicamentorum in ſermone prae-
cedentium reſervant. Itaque de talium compoſitione abunde
ſatis actum eſt. Uſum vero ipſorum quoniam Andromachus
omiſit, a quo traditum eſſe conveniebat, nos apponemus,
communem unum de talibus medicamentis uſurpandis ſer-
monem plane neceſſarium praefati, deinde univerſalem me-
thodum interpretati, particulares eorum cauſa, qui illam
didicerunt, convenit effingamus. At hujusmodi opus ad dia-
lecticos pertinet in omnibus particulares ipſis perſcribere,
ſicut Heras, Crito, Aſclepiades aliique complures factita-
runt. Atqui etiam tertia diſciplinae ſpecies eſt, quam nos
tractamus, neque in omnibus particularibus medicamentis
uſum ſcribentes, imo nec univerſim communi methodi diſci
plinae ſoli totum concedentes, ſed hanc quidem primam do-
centes, inde vero unum vel alterum vel etiam tertium
exemplum claritatis et exercitii diſcentium gratia accom-

484 ΓΑΛΗΝΟΥ ΠΕΡΙ ΣΥΝΘΕΣΕΩΣ ΦΑΡΜΑΚΩΝ

Ed. Chart. XIII. [679.]　　　　　　Ed. Baf. II. (331.332.)

των. ὥσπερ ἀμέλει καὶ νῦν ἔργῳ δείκνυμεν αὐτὰ, ὡς ἤδη
καὶ διὰ τῶν ἔμπροσθεν αὐτὰ πράξαντες. εἰς ὅσον γὰρ ἥκει
τοῦ ξηραίνειν τε καὶ ῥύπτειν τὸ φάρμακον εὑρόντες ἐκ τῆς
τῶν συνθέντων αὐτὸ δυνάμεως, ἐκ ταύτης εὑρήσομεν καὶ
τὴν διάθεσιν, ἐφ' ἧς ἔσται χρήσιμον. (332) ἔνθα μὲν γὰρ
ὑγρότης τε πολλὴ καὶ ῥύπος δαψιλὴς, ἐνταῦθα χρὴ προσ-
φέρειν ἀξιολόγως ξηραῖνόν τε καὶ ῥύπτον φάρμακον· ἔνθα
δὲ τὸ καλούμενον ἀπερίστατον ἕλκος ἐστὶ σαρκώσεως δεό-
μενον, ἐνταῦθα τὸ μετριώτατον τῶν ξηραινόντων τε καὶ
ῥυπτόντων. τὸ δ' ἧττόν τε καὶ μᾶλλον ἐν αὐτῷ παρὰ τῆς
τοῦ θεραπευομένου φύσεως εὑρίσκειν προσήκει. τοῖς μὲν γὰρ
σκληροτέροις σώμασιν ἢ διὰ φυσικὴν κρᾶσιν ἢ διὰ ἡλικίαν
ἢ διὰ χώραν ἢ ἐπιτηδεύματα μᾶλλον ξηραίνοντα προσφέρειν
χρὴ, τοῖς δ' ὑγροτέροις τὰ ἧττον. ἡ μὲν οὖν πρώτη χρῆσις
ἑκάστου τῶν ἐμμότων ὀνομαζομένων φαρμάκων, ἐκ τῶν εἰ-
ρημένων ἄρτι σκοπῶν λαμβάνεται στοχαστικῶς. ἡ δευτέρα
δὲ, ὡς καὶ πρόσθεν ἔφην, ἐκ τῶν κατὰ τὸ θεραπευόμενον
σῶμα φαινομένων σημείων. εἰ μὲν γὰρ ἀφλέγμαντόν τε καὶ

modantes. Quemadmodum fane ea et nunc re ipfa oftendi-
mus, ut jam in prioribus quoque fecimus. Nam quateuns
medicamentum exiccet detergatque cum ex fimplicium fa-
cultate, quae id conftituunt, invenerimus, inde fimul affe-
ctionem, cui conveniet, adipifcemur. Ubi enim humiditas
multa et copiofa fordes eft, ibi deficcans evidenter pur-
gansque medicamentum applicare oportet, ubi vero aper-
tum, aperiftaton vocant, ulcus eft, carnis indigum, mode-
ratiffimum inter exiccantia detergentiaque competit. Verum
minoris majorisque in eo rationem ab aegri natura fumere
conducit. Siquidem durioribus vel ex temperamento natu-
rali vel aetate vel loco vel ftudiis, corporibus magis exic-
cantia exhibenda funt, humidioribus minus. Quapropter pri-
mus cujusque medicamerti linteolis excepti, emmoton ap-
pellatur, ufus ex praedictis nuper fcopis conjecturali artifi-
cio fumitur: fecundus, ut etiam antea monuimus, ex fignis
in corpore curando apparentibus. Si namque cavum ulcus

καθαρὸν εὑρίσκοιτο τὸ κοῖλον ἕλκος, οὐδὲν χρὴ νεωτερίζειν·
εἰ δ᾽ ὑγρότερον ἢ ῥυπαρώτερον, ἐπιτείνειν χρὴ τὸ ξηραντι-
κὸν καὶ ῥυπτικὸν φάρμακον. εἰ δὲ κοιλότερον ἢ πρόσθεν,
ἐκλύειν. ἐπιτείνεται μὲν οὖν μέλιτος μίξει, πραΰνεται δὲ
ἐλαίου καὶ κηρωτῆς ἤ τινος τῶν ἐλαιωδῶν, ὁποῖόν ἐστι τό
τε ῥόδινον καὶ τὸ μύρσινον καὶ τὸ κύπρινον ἁπλῶς ἐσκευ-
ασμένα, χωρὶς τῶν στυμμάτων, ἅπερ προστιθέασιν, ἤτοι γε
εὐωδίας ἕνεκεν ἢ τοῦ μέχρι πλείονος χρόνου διαμένειν ἀπαθῆ
τὰ σκευασθέντα. εἰ δέ τις ἡμῖν τῶν φιλεγκλημόνων ἐγκαλέ-
σειεν, ὡς παρὰ τὸ προκείμενον ἐξ ἀρχῆς ἐπὶ τὰς χρήσεις
τῶν φαρμάκων ἄγουσι τὸν λόγον, ὑποσχομένοις περὶ συν-
θέσεως αὐτῶν ἐρεῖν, ἐννοήσας ὅτι καὶ κατὰ τὴν χρῆσιν γί-
γνεταί τις σύνθεσις ἡσυχασάτω. πρώτη μὲν γὰρ ἐν αὐτῇ
σύνθεσίς ἐστιν ἡ τῶν μιγνυμένων τῇ κηρωτῇ φαρμάκων, δευ-
τέρα δ᾽ ἐν τῷ ῥόδινον ἢ μύρσινον ἢ κύπρινον ἢ σχοίνινον
ἔλαιον ἢ μέλι προστιθέναι. καὶ περὶ μὲν τούτων ἅλις. [680]
ἐπὶ δὲ τὴν γραφὴν τῶν ἤδη πεῖραν ἱκανὴν δεδωκότων ἐμπλά-
στρων ἀφίξομεν. ταῦτα μὲν οὖν ἔγραψεν ὁ Ἀνδρόμαχος

citra phlegmonen et purum inveniatur, nihil novum tentare
oportet, ſi humidius vel ſordidius, intendere deſiccans de-
tergensque medicamentum ratio poſtulat, ſi cavum magis
quam prius exiſtit, ſolvere; intenditur itaque mellis mixtio-
ne, mitigatur ex oleo et cerato vel oleoſo quopiam, cujus-
modi eſt roſaceum, myrteum et cyprinum ſimpliciter prae-
parata ſine ſpiſſamentis, quae addunt odoris gratia, vel ut
confecta diutius ab injuriis immunia permaneant. Jam vero
ſi contentioſus quiſpiam nos increpet, tanquam praeter id,
quod ab initio inſtituimus, ad medicamentorum uſus ora-
tionem deducamus, polliciti nos de eorum compoſitione
verba facturos, ille conſiderato quod in uſu etiam con-
fectura quaedam ſit, ſilentium ſibi imponat. Prima enim me-
dicamentorum, quae cerato miſcentur, in eo confectio eſt,
altera roſaceo vel myrteo vel cyprino vel lentiſcino oleo
vel melle appoſito conſtat. Atque de his ſatis. Verum ad
emplaſtra, quae jam per experientiam abunde probata ſunt,
tranſeamus. Haec igitur Andromachus memoratu digna me-

ἀξιόλογα φάρμακα τοῖς ἐπισταμένοις χρῆσθαι. τοιούτων δ'
ὄντων αὐτῶν ἐκλέγεσθαι χρὴ τά τ' ἐξ ἐλαττόνων ἢ εὐπο-
ριστοτέρων τῶν ἁπλῶν συγκείμενα καὶ τὰ πολυχρηστότερα
καὶ τὰ τοῦ προκειμένου σκοποῦ μάλιστ' ἐχόμενα. γένοιτο δ'
ἂν ὃ λέγω σαφέστερον ἐπὶ παραδείγματος. ἔστω δὴ τὸ πα-
ράδειγμα κοῖλον ἕλκος ἀπερίστατον ἐν ὑγιεινῷ σώματι. τὸ
δὲ τοιοῦτον ἕλκος ὑπὸ τῆς καλουμένης λιτῆς χλωρᾶς ἐμπλά-
στρου θεραπευθήσεται, τακείσης ἅμα ῥοδίνῳ. λιτὴν δὲ κα-
λοῦσι τὴν ἐξ ἰοῦ καὶ κηροῦ καὶ ῥητίνης. ἐγὼ δὲ, ὡς ἔφην,
ἑκατέρου μίγνυμι τὸ ἴσον, ἰοῦ δὲ τὸ δέκατον ἢ ιβ' ἢ ὄγδοον.
ἔστι δὲ δηλονότι δωδέκατον μὲν, εἰ λίτραν κηροῦ καὶ λίτραν
ῥητίνης, ἰοῦ δὲ μίξαιμεν οὐγγίας δύο. τὸ δέκατον δὲ, εἰ ταῖς
δύο οὐγγίαις τοῦ ἰοῦ μίξαιμεν εἴκοσι συναμφοτέρου, τῆς τε
ῥητίνης καὶ τοῦ κηροῦ, τουτέστιν εἰ ἑκατέρου δέκα. καὶ μέν-
τοι κἂν εἰ τὸ ὄγδοον μέρος ἰοῦ μίξωμεν τῇ διὰ τοῦ κηροῦ
καὶ τῆς ῥητίνης κηρωτῇ, καὶ οὕτως εὖ ἕξει. δριμύτερον μὲν
γὰρ ἔσται καὶ ῥυπτικώτερον τὸ τοιοῦτο φάρμακον, οὐ μὴν
ἄχρηστόν γε. τοῖς γὰρ σκληροῖς σώμασιν ἐπιτηδείως προσα-

dicamenta ufurpare ipfa fcientibus praefcripfit. Unde quum
talia fint, ea deligenda, quae ex paucioribus paratuve fa-
cillimis fimplicibus componuntur, tum quae ad plura valent
et propofito maxime fcopo ferviunt. Res fiet exemplo ita
dilucidior. Finge cavum ulcus apertum in fano corpore, tale
vero ab emplaftro viridi, quod lite vocatur, liquefacto ex
rofaceo curabitur, appellant autem litem quod ex aerugine,
cera et refina conficitur. Ego fane, ut oftendi, aequam
utriusque portionem mifceo, aeruginis decimam vel duode-
cimam vel octavam. Eft videlicet duodecima, fi cerae pondo
et refinae tantundem, aeruginis ℥ ij, mifcuerimus, decima,
fi duabus aeruginis unciis, viginti ambarum, refinae et ce-
rae, hoc eft utriusque decem adjiciantur, quin etiam fi octa-
vam aeruginis partem cerato ex cera et refina confecto ap-
ponamus, etiam fic bene habebit; nam acrius quidem magis-
que detergens hujusmodi medicamentum erit, non tamen
inutile, duris enim corporibus percommode adhibebitur.

χθήσεται. καλλίων δὲ σύνθεσις ἔσται τὸ μὲν ὄγδοον μέρος
ἰοῦ μιξάντων τῇ διὰ τοῦ κηροῦ καὶ τῆς ῥητίνης συνθέσει,
προλειωσάντων δὲ πλείοσιν ἡμέραις τὸν ἰὸν μετὰ ὄξους δρι-
μυτάτου. κάλλιον δ᾽ ἂν εἴη, εἰ καὶ λιβανωτοῦ μίξαιμεν ἥμισυ
μέρος ἢ κατὰ τὸν ἰόν. ἐλαίου δὲ μίξεις, ὅταν μὲν χωρὶς
ὄξους τε καὶ λιβανωτοῦ σκευάζῃς τὸ φάρμακον, ἰσαρίθμους
κυάθους ταῖς οὐγγίαις τοῦ ἰοῦ. ὅταν δὲ λιβανωτὸν καὶ ὄξος
μιγνύῃς, ἐὰν μὲν ἡ φρυκτὴ λιπαρωτέρα πως ᾖ καὶ μαλακω-
τέρα καὶ θέρους σκευάζῃς, οὐδὲν μίξεις· ὅταν δὲ σκληρὰ καὶ
χειμῶνος, ἕνα κύαθον. ἔνεστι δέ σοι καὶ τῷ κηρῷ τῶν
ὑγρῶν τινα μιγνύοντι ῥητινῶν μηδ᾽ ὅλως ἐλαίου δεηθῆναι.
μίξεις δὲ τῆς μὲν ὑγροτάτης τὸ τρίτον τοῦ κατὰ τὸν κη-
ρὸν σταθμοῦ, τῆς δ᾽ ἧσσον ὑγρᾶς τὸ ἥμισυ. γενήσεται δὲ
δηλονότι τοιαύτη τις σύνθεσις. τὸν κηρὸν καὶ τὴν ῥητίνην
τήξας καὶ ψύξας μῖζον ἰοῦ μέρει ποτὲ μὲν ὀγδόῳ, ποτὲ δὲ
δεκάτῳ, ποτὲ δὲ δωδεκάτῳ, γιγνώσκων ἐπὶ μὲν τῶν σκλη-
ρῶν σωμάτων τήν τε πρώτην συμμετρίαν ἁρμόττειν, ἐπὶ
δὲ τῶν μαλακῶν τὴν τρίτην, ἐπὶ δὲ τῶν μέσων τὴν μέσην.

Melior evadet compofitio, ubi octavam portionem aeruginis
confecturae ex cera refinaque immifcuerimus, aerugine ex
aceto quam acerrimo diebus plufculis ante in laevorem re-
dacta. Praeftantior erit, fi etiam thuris partem dimidio *mi-
norem* quam *fuit* in aerugine indiderimus. Olei pares nu-
mero cyathos aeruginis unciis adjunges, cum fine aceto et
thure medicamentum conficis. Quando autem thus acetum-
que adjicis, fiquidem fricta refina pinguior quodammodo
molliorque fit ac aeftate medicamentum praeparas, mifcebis
nihil, fi vero dura idque per hiemem conficis, cyathum j,
infundes. Quod fi liquidarum quampiam refinarum cerae
mifceas, oleo prorfus carere licet. Liquidiffimae quidem
tertiam cerae portionem addes, minus liquidae dimidiam.
Fiet autem videlicet hujusmodi quaedam compofitio. Ceram
refinamque liquatam ubi refrigeraveris, aeruginis parti nunc
octavae, nunc decimae, alias duodecimae commifceto, co-
gnofcens duris corporibus primam fymmetriam convenire,
mollibus tertiam, mediis mediam. Aeruginem ex aceto lae-

λειώσεις δὲ σὺν ὄξει τὸν ἰόν. εἰ δὲ πραότερον βουληθείης ἐρ-
γάσασθαι τὸ φάρμακον, ἐμβάλλῃς τοῦ λιβανωτοῦ σταθμὸν
ἥμισυν οὐ κατὰ τὸν ἰὸν ἐποιήσω. εἰ δέ τις τοῦδε πραότε-
ρον, ἴσον τοῦ λιβανωτοῦ μίξεις τὸν ἰόν. καὶ χωρὶς δὲ τοῦ
ξῦσαι ψύξαντες τὴν ῥητίνην μετὰ τοῦ κηροῦ καταχέομεν
αὐτὰ τήξαντες ἐπὶ τὸν ἰόν τε καὶ τὸν λιβανωτὸν ἐν θυείᾳ
μετ' ὄξους λελειωμένα. αὗται μὲν οὖν αἱ πρῶται συνθέσεις
ἐμπλάστρου χλωρᾶς, κολλητικῆς μὲν ἐναίμων τραυμάτων,
ὅσα μὴ μεγάλα καὶ μέχρι συνουλώσεως δὲ τἄλλα δυναμένης
ἰᾶσθαι καὶ σαρκούσης, εἰ τακείη μετά τινος ἐλαιώδους ὑγροῦ,
λέγω δὲ ἐλαιώδη τό τε ῥόδινον, ᾧ μάλιστα χρῆσθαι προσ-
ήκει καθ' ὃν εἴρηκα τρόπον ἐσκευασμένῳ, καὶ μετὰ τοῦτο
τῷ μυρσίνῳ καὶ τῷ κυπρίνῳ καὶ τῷ σχινίνῳ, αὐτὸ δὲ τὸ
ἔλαιον, ἐφ' ὧν μὲν βούλει θερμότητός τι προσθεῖναι τῷ
τηκομένῳ φαρμάκῳ τὸ κοινὸν τοῦτο μίξεις. ἐφ' ὧν δὲ ψύ-
ξεως, τὸ καλούμενον ὠμοτριβές, ἐφ' ὧν δὲ στύψεως μύρσι-
νον. ἐφ' ὧν δὲ μικτοῦ δυνάμεως ἐχούσης μέν τι καὶ πεπτι-
κὸν, ἐχούσης δὲ καὶ ἀποκρουστικὸν τὸ ῥόδινον, ἐφ' ὧν δὲ
βραχείας στύψεως; μετὰ πλείονος θερμότητος κύπρινόν τι

vigabis, fi lenius medicamentum voles efficere, thuris pon-
dus dimidium ejus, quod aerugo continet, adjungens, fin
hoc mitius, thus et aeruginem aequali modo committes.
Atqui et refinam cum cera, ubi fine rafura refrigeraveri-
mus, liquefactas aerugini thurique in pila ex aceto tritis
fuperfundimus. Haec igitur primae compofitiones funt viri-
dis emplaftri, quod cruenta quidem vulnera non adeo magna
glutinat et reliqua ad usque cicatricem fanare poteft et car-
nem in eis producere, ex humido quodam oleofo liquatum.
Voco autem oleofa, rofaceum, quo maxime ad illum, quem
retuli, modum confecto utendum eft, et poft hoc myrteo,
cyprino et lentifcino. Sed ipfum oleum, ubi medicamento
liquefcenti caloris quippiam adjicere cordi eft, commune hoc
mifcebis, in quibus refrigerare ftudes, id quod omotribes
appellatur, ubi aftringere, myrteum, ubi mixtae facultatis
aliquid, concoquens puta et repellens, rofaceum, in qui-
bus modicam aftringendi vim cum majore caliditate defide-

Ed. Chart. XIII. [680. 681.]   Ed. Baf. II. (332.)

καὶ σχίνινον. πολλαὶ δὲ καὶ ἄλλαι συνθέσεις, ὡς ἔφην, ἔσον-
ται τοῖς εἰρημένοις ἄρτι φαρμάκοις ἁπλοῖς, μιγνυμένων ἤτοι
τῶν σαρκωτικῶν ἢ μαλακτικῶν ἢ τῶν στυπτικῶν ἢ τῶν τὰ
δυσίατα τῶν ἑλκῶν ἰωμένων. [681] ἔνιοι δὲ καὶ τῶν δια-
φορητικῶν ἔμιξαν ὥσπερ γε καὶ τῶν ἐπουλωτικῶν. ἕτεροι
δέ τινες πάντα μίξαντες ἤτοι καρύκην ἄχρηστον ἐποίησαν
ἢ πολύχρηστον εὐτύχησαν ἐργάσασθαι φάρμακον, ὧν τὰς
ὕλας ἐπιστάμενοι κεχρῆσθαι ταῖς εὑρημέναις ἤδη καὶ συντι-
θέναι παραπλησίως αὐτοὶ δυνήσεσθε. παραγράψω δὲ κἀγὼ
τῶν ἐνδόξων ἐνίας, ἀρξάμενος αὖθις ἀφ' ὧν ὁ Ἀνδρόμαχος
ἔγραψεν. εἰσὶ μὲν οὖν ἐφεξῆς τῇ προσγεγραμμένῃ τριάκοντά
που. τὰς δ' ἐπαινουμένας ὑπ' αὐτοῦ μόνας παραθήσομαι.
τετάρτη μὲν οὖν ἀπὸ τῆς πρώτης οὑτωσὶ γέγραπται. χλωρὰ
ᾗ χρῶμαι. ♃ ἰοῦ ξυστοῦ ≺ θ'. χρυσοκόλλης ≺ θ'. τερμιν-
θίνης οὐγγιῶν ιστ'. μνᾶν μίαν, κηροῦ μνᾶς ἥμισυ, ὄξους
ὀλίγον. ὥσπερ δὲ καὶ πρόσθεν εἶπον, οὐ προσέγραψεν ἑκάστῃ
τῶν ἐμπλάστρων ὁ Ἀνδρόμαχος τὴν ἐπαγγελίαν, ἀλλ' ἐκ
τῆς ὕλης τῶν ἁπλῶν φαρμάκων, ἐξ ὧν συντίθησι τὴν προ-

ras, cyprinum et lentifcinum. Porro et pleraeque aliae,
quemadmodum dixi, compofitiones erunt, dum medicamentis
fimplicibus modo commemoratis vel carne explentia vel
emollientia vel aftringentia vel quae difficilia ulcera curant,
commifcentur. Nonnulli vero digerentia mifcuerunt, ficut
etiam cicatricem ducentia. Aliis autem quibusdam omnia
commifcentibus vel confecturam inutilem vel medicamen-
tum variis accommodum praeparare contigit. Quorum ma-
terias cognofcentes tum jam inventis uti, tum fimilia com-
ponere ipfi poteritis. Afcribam tamen et ego nonnulla ce-
lebria ab iis denuo, quae Andromachus tradidit aufpicatus.
Sunt itaque ordine a praecedenti triginta, quae vero ab ipfo
commendantur, duntaxat adjiciam. Quartum ergo poft pri-
mum ita fcriptum eft. *Viride, quo utor.* ♃ aeruginis ra-
fae ℨ ix, chryfocollae ℨ ix, terebinthinae ℥ xvj, minam j,
cerae minae dimidium, aceti parum. Quid fingula emplaftra
polliceantur, non, nt prius dixi, praepofuit Andromachus,
fed ex fimplicium medicamentorum materia, ex quibus pro-

κειμένην, οὐκ ἄδηλόν ἐστι καὶ αὐτὴν καθ᾽ ἑαυτὴν πρὶν τακῆ-
ναι δύνασθαι θεραπεύειν ἕλκη καὶ τακεῖσαν ἔμμοτον γίγνε-
σθαι. τὴν μνᾶν δὲ οὐγγιῶν δεκαὲξ ἐμβάλλειν. ἡ γὰρ τῶν
εἴκοσι, ὡς πρὸς τὴν τῆς χρυσοκόλλης καὶ τοῦ ἰοῦ ἰσομετρίαν
μεγάλη. μετὰ δὲ ταύτην ἄλλας ἐφεξῆς γράψας τρεῖς, αὖθις
ἑτέραν γράφει κατὰ λέξιν οὕτως. ἄλλη ᾗ χρῶμαι. 4 ἰοῦ ξυ-
στοῦ λίτραν μίαν. μάννης οὐγγίας ι΄. ἐγὼ λίτραν α΄. κηροῦ
λίτρας ε΄. ῥητίνης φρυκτῆς λίτρας ε΄. ῥητίνης ὑγρᾶς λίτρας ε΄.
ἐλαίου κύαθον α΄. ὄξους τὸ ἱκανόν. ἐγὼ δὲ καὶ (333) ἀμ-
μωνιακοῦ θυμιάματος οὐγγίας ι΄. ἐπὶ τούτοις μὲν ὁ Ἀνδρό-
μαχος ἐπαύσατο. πρόδηλον δέ ἐστιν, εἴ τι μεμνήμεθα τῶν προ-
ειρημένων, καὶ ταύτην αὐτὴν τὴν ἔμπλαστρον παραπλησίαν
ἔχειν δύναμιν τῇ προγεγραμμένῃ. ἐφεξῆς τῇ προγεγραμμένῃ
γράφων ὁ Ἀνδρόμαχος ἑτέραν οὕτως ἤρξατο. ἄλλη μολο-
χίνη. καὶ μετὰ τοῦτο τὴν συμμετρίαν τῶν ἁπλῶν φαρμάκων,
ἐξ ὧν αὐτὴν συντίθησιν, ὑπέγραψεν οὕτως. 4 ἰοῦ ξυστοῦ
λίτραν α΄. πίσσης λίτρας β΄. μάννης λίτραν α΄. κηροῦ λίτρας β΄.
ῥητίνης λίτρας β΄. ἐλαίου λίτραν α΄. ὄξους τὸ ἱκανόν. ἔστι

positum componit, nulli obscurum est vel ipsum per se,
priusquam liquefiat, ulceribus mederi posse ac liquatum li-
namento exceptum immitti. Minam vero sedecim unciarum
injicit, nam quae viginti continet, ceu ad chrysocollae et
aeruginis aequam mensuram, magna est. Post hoc vero aliis
tribus seriatim productis, rursus aliud sic ad verbum sub-
jungit. *Aliud, quo utor.* 4 Aeruginis rasae lib. j, man-
nae ℥ x, ego lib. j, injicio, cerae lib. v, resinae frictae lib.
v, resinae liquidae lib. v, olei cyathum j, aceti quantum sa-
tis est, ego etiam guttae ammoniaci uncias decem pono. Post
haec Andromachus cessat. Liquet autem, si praedictorum
meminimus, etiam hoc ipsum emplastrum persimilem su-
periori facultatem obtinere. Deinde aliud scribens Andro-
machus, sic exorsus est. *Aliud Molochinum.* Ac postea sim-
plicium medicamentorum symmetriam, unde ipsum conficit,
his verbis subscribit. 4 Aeruginis rasae lib. j, picis lib. ij,
mannae lib. j, cerae lib. ij, resinae lib. ij, olei lib. j, aceti

μὲν οὖν αὕτη παραπλησία ταῖς ἔμπροσθεν. εὔδηλον δ᾽ ὅτι
τὸν μὲν ἰὸν καὶ τὴν μάνναν ἀνὰ λίτραν α΄. ἑκάτερα μετὰ
τοῦ ὄξους λειοῦσθαι χρὴ, διπλάσιον δὲ τούτων ἑκατέρου
τοῦ κηροῦ καὶ τῆς πίσσης καὶ τῆς ῥητίνης, τουτέστιν ἑκά-
στου λίτρας β΄. μετὰ τῆς τοῦ ἐλαίου λίτρας τήκεσθαι καὶ
οὕτως μίγνυσθαι τοῖς λελειωμένοις μετὰ τοῦ ὄξους, ὡς πολ-
λάκις ἡμῖν εἴρηται, ψύξαντας μᾶλλον καὶ ξύοντας ἤπερ ἐπι-
κατερῶντας, ἵνα μήπου τοῦ περιέχοντος ὄντος ψυχροῦ συμ-
βῇ τὰς καλουμένας ἐγκηρίδας συστῆναι. ἄλλην ἐφεξῆς τῇδε
δόκιμον ἔμπλαστρον ἔγραψεν οὕτως. χλωρὰ ἑκατοντάδρα-
χμος. ♃ ἀμμωνιακοῦ θυμιάματος ≺ η΄. λεπίδος ≺ ιβ΄. μάν-
νης ≺ η΄. ῥητίνης ξηρᾶς ≺ ιβ΄. ἰοῦ ≺ η΄. στέατος μοσχείου
≺ ιδ΄. ῥητίνης τερμινθίνης ≺ η΄. κηροῦ ≺ λ΄. ἐλαίου κυ-
άθου τέταρτον, ὄξους τὸ ἱκανόν. αὕτη καὶ κολλᾷν τραύματα
δύναται μεγάλα καὶ τὰ ῥυπαρὰ τῶν ἑλκῶν καθαίρειν, προσ-
λαβοῦσα δὲ κηρωτὴν ἐν τῷ τήκεσθαι σαρκοῦν. πρὶν δὲ τα-
κῆναι καὶ τὰ παχύχειλα τῶν ἑλκῶν ἰᾶσθαι καὶ προστέλλειν
κόλπους καὶ ὅλως διαφορεῖν καὶ ἀποκρούεσθαι δύναται.

quantum fufficiat. Hoc itaque fuperioribus fimile eft. Mani-
feftum vero eft utriusque et aeruginis et mannae parem
portionem ex aceto laevigandam effe, duplam horum, ce-
rae, picis et refinae, hoc eft cujusque lib. ij, cum olei libra
liquanda, et fic in laevorem ex aceto redactis admifcere
oportet, uti frequenter nobis dictum eft, refrigerantes ma-
gis et radentes quam infundentes, ne aëre jam frigido
encerides appellatas fieri contingat. Aliud ab hoc celebre
emplaftrum fubnectit. *Viride Hecatondrachmon.* ♃ Guttae
ammoniaci ʒ viij, fquamae drach. xij, mannae drach. viij,
refinae ficcae drach. xij, aeruginis drach. octo, fevi vitulini
ʒ xiv, refinae terebinthinae drach. octo, cerae drach. xxx,
olei quartam cyathi partem, aceti quantum fatis eft. Hoc et
magna vulnera glutinare poteft et fordida ulcera purgare,
ubi ceratum inter liquefcendum affumpferit, carni produ-
cendae eft, prius quam vero liquafactum fit, craffas ulce-
rum oras fanare et finus jungere, in totum digerere et re-

Ed. Chart. XIII. [681, 682.]   **Ed. Baf. II. (335.)**

μικτὴ γὰρ ἐκ τῶν ἐναντίων δυνάμεών ἐστι. καὶ ἡ ἐφεξῆς δὲ
αὐτῇ γεγραμμένη χλωρὰ παραπλησίας ἐστὶ δυνάμεως καὶ χρή-
σεως, ἔχουσα συμμετρίαν τήνδε. ♃ τερμινθίνης μνᾶν α΄. σε-
ραπιάδος βοτάνης ⟨ κέ. ἰοῦ ξυστοῦ ⟨ ι΄. στέατος μοσχείου
⟨ κέ. κηροῦ ⟨ κέ. λιβανωτοῦ ⟨ ιβ΄. κύπρινον εἰς τὰ ξηρά.
καὶ τὴν ὑπὸ τῶν ἄλλων λεγομένην ἴσιν, αὐτὸς ἄνευ ταύ-
της τῆς προσηγορίας ἔγραψεν οὕτως. χλωρὰ Ἐπιγόνου. πάν-
των δ᾽ αὐτῆς μνημονευόντων, [682] οὐδὲν ἧττον καὶ νῦν
γράψω τὴν κατὰ τοῦτο συμμετρίαν τῶν ἁπλῶν φαρμάκων,
ἐπειδή τινες ἐν αὐτοῖς διαφέρονται. κελεύει γὰρ βάλλειν χαλ-
κοῦ μὲν κεκαυμένου καὶ ἁλὸς ἀμμωνιακοῦ καὶ λεπίδος χαλ-
κοῦ καὶ ἰοῦ καὶ ἀμμωνιακοῦ θυμιάματος καὶ ἀριστολοχίας
καὶ λιβανωτοῦ τὸ ἴσον ἑκάστου ⟨ η΄. τουτέστιν γο α΄. ἀλόης
δὲ καὶ σμύρνης καὶ χαλβάνης, ἡμιόλιον τούτων ἑκάστου,
τουτέστιν γο α΄ S". ὅπερ ταὐτόν ἐστι τῷ φάναι γο ιβ΄. καὶ
ἡμίσειαν, στυπτηρίας τῆς στρογγύλης ⟨ στ΄. μίγνυσι καὶ τῆς
κολοφωνίας ῥητίνης ⟨ σ΄. καὶ κηροῦ τὸ ἥμισυ, τουτέστιν ρ΄.

pellere poteſt, nam ex contrariis facultatibus mixtum eſt.
Quod ſuccedit viride nunc commemorato ſimilis et potentiae
et uſus hujusmodi ſymmetriam obtinet. ♃ Terebinthinae
minam unam, ſerapiadis herbae drach. vigintiquinque, ae-
ruginis raſae drach. decem, ſevi vitulini drach. vigintiquin-
que, cerae drach. vigintiquinque, thuris drachmas duode-
cim, cyprinum aridis adjicitur. Ac emplaſtrum, quod ab
aliis iſis nuncupatur, ipſe citra hanc appellationem in hunc
modum conſcripſit. *Viride Epigoni.* Quum autem omnes
ejus meminerint, nihilo minus et nunc ſimplicium in ipſo
medicamentorum ſymmetriam adducturus ſum, quoniam
nonnulli in eis diſſentiunt. Jubet enim immittere aeris uſti,
ſalis ammoniaci, aeris ſquamae, aeruginis, guttae ammoniaci,
ariſtolochiae et thuris, ſingulorum drachmas octo, hoc eſt
unciam, aloës autem, myrrhae, galbani, ſingulorum ſexqui-
plex, hoc eſt unciam et ſemiſſem, quod perinde eſt ac
ſi dicas omnium uncias duodecim et dimidiam, aluminis ro-
tundi drachmas ſex. Miſcet etiam reſinae colophoniae drach-
mas ducentas, cerae dimidium, hoc eſt centum, olei hemi-

Ed. Chart. XIII. [682.]   Ed. Baf. II. (333.)

ἐλαίου δὲ κοτύλης τὸ ἥμισυ. τινὰς δέ φησι τέταρτον μιγνύειν
καὶ ὄξους τὸ ἱκανὸν καὶ δρακοντίου ῥίζης τὸ ἥμισυ τῆς οὐγ-
γίας, ὅπερ ἐστὶ ◁ δ΄. ἐπὶ τέλει δὲ τοῦτο προσέγραψεν, οὐ
φερόμενον ἐπὶ τῆς ἴσιδος γραφῆς. ὁ γὰρ Ἐπίγονος αὐτὸ
προσέθηκε καὶ ταύτῃ διήνεγκεν ἡ ἴσις τοῦ Ἐπιγόνου. ἐφε-
ξῆς δὲ ταῖς προγεγραμμέναις ὁ Ἀνδρόμαχος ἔγραψε χλωρὰν
Πασίωνος ἐν τῇδε τῇ συμμετρίᾳ. ⅍ ῥητίνης κολοφωνίας
◁ τ΄. κηροῦ ◁ ρν΄. ἰοῦ ◁ η΄. στυπτηρίας στρογγύλης ◁ η΄.
λεπίδος χαλκοῦ ◁ ιβ΄. λιβανωτοῦ ◁ ιστ΄. χαλκοῦ κεκαυμέ-
νου ◁ η΄. ἁλὸς ἀμμωνιακοῦ ◁ η΄. ἐλαίου κυάθου τὸ ἥμισυ,
ὄξους τὸ ἱκανόν. τοῦτο τὸ φάρμακον διὰ τὸ προειληφέναι
τοὺς ἀμμωνιακοὺς ἅλας, ἑλκτικώτερον καὶ διαφορητικώτερον
καὶ ῥυπτικώτερον τῶν ἔμπροσθεν ἐγένετο. τὰ δ΄ ἄλλα πάντα
παραπλήσιον. ἰσχυροτέραν τῆς προγεγραμμένης καὶ πολυ-
χρηστοτέραν ἔγραψε μετὰ μέσην μίαν ὁ Ἀνδρόμαχος, ἣν
ὀνομάζει χλωρὰν Ἀλκιμίωνος, ἐν τῇδε τῇ συμμετρίᾳ. ⅍ τερ-
μινθίνης ◁ σ΄. κηροῦ ◁ ρν΄. λεπίδος χαλκοῦ ◁ ιη΄. ἰοῦ ξυ-
στοῦ ◁ ιστ΄. στυπτηρίας στρογγύλης ◁ ιστ΄. χαλβάνης ιστ΄.

nae dimidium. Quosdam ait quartam partem mifcere, aceti
quantum fatis eft, dracontii radicis unciae dimidium, quod
eft ℈ iv. In fine autem hoc adjecit, quod in ifidis fcriptura
non continetur, nam Epigonus id appofuit, atque hac ratio-
ne ifis ab Epigono differt. Jam vero poft nuper relata ad-
didit Andromachus viride Pafionis hac fymmetria. ⅍ Re-
finae colophoniae drach. trecentas, cerae drachmas centum
quinquaginta, aeruginis drachmas octo, aluminis rotundi
drach. octo, aeris fquamae drach. duodecim, thuris drach-
mas fedecim, aeris ufti drach. octo, falis ammoniaci ℈ viij,
olei dimidium cyathi, aceti quantum fufficit. Hoc medica-
mentum, quia falem ammoniacum prius affumpfit, magis
quam fuperiora extrahit magisque difcutit magisque deter-
git, in aliis omnibus cum illis convenit. Fortius autem ma-
gisque ad multa utile praefcripto poft medium unum recen-
fet Andromachus, quod *Viride Alcimionis* nominavit in
hac fymmetria. ⅍ Terebinthinae ℈ cc, cerae ℈ cl, aeris
fquamae ℈ xviij, aeruginis rafae ℈ xvj, aluminis rotundi ℈

Ed. Chart. XIII. [682.]   Ed. Baf. II. (321.)

λιβάνου ι΄. ἁλὸς ἀμμωνιακοῦ ⟨ιβ. χαλκοῦ κεκαυμένου ⟨ιστ.
ἀριστολοχίας ⟨ ι΄. ἀλόης Ἰνδικῆς ⟨ ιβ. σμύρνης ⟨ ιστ.
ἀμμωνιακοῦ θυμιάματος ⟨ ιη. χαλβάνης ⟨ ιβ. οἱ δὲ ή.
ἐλαίου κοτύλης ἥμισυ, ὄξους κοτύλης ἥμισυ. ἄλλην ἐφεξῆς
τῇδε γράφει καλουμένην Ἀθηνᾶν, ὡς αὐτὸς ἐπὶ τῇ τελευτῇ
προσέγραψεν. ἔχει δ᾽ αὐτῆς ἡ συμμετρία τῶν ἁπλῶν φαρ-
μάκων, ἐξ ὧν σύγκειται, κατὰ τόδε. ♃ κηροῦ ⟨ σν΄. τερμιν-
θίνης ⟨ σ΄. φρυκτῆς ⟨ ρ΄. στέατος μοσχείου ⟨ ν΄. χαλβά-
νης ⟨ κδ. μάννης ⟨ κδ. ἁλὸς ἀμμωνιακοῦ ⟨ ιβ. χαλκοῦ
κεκαυμένου ⟨ ιβ. ἀλόης ⟨ ιβ. λεπίδος χαλκοῦ ⟨ κδ. στυ-
πτηρίας στρογγύλης ⟨ιβ. καὶ σχιστῆς ⟨ή. χαλκάνθης ⟨ή.
μίσεως ⟨ ή. ὀποπάνακος ⟨ ή. ἰοῦ ξυστοῦ ⟨ στ΄. ἀμμω-
νιακοῦ θυμιάματος ⟨ στ΄. μίλτου Σινωπίδος ⟨ γ΄. ὄξους
κοτύλας γ΄. ἐλαίου κοτύλας β΄. τὴν μίλτον ἐν ἀρχῇ βάλλε.
Ἀθηνᾶ καλεῖται πολύχρηστον, ὡς ἔφην, καὶ τοῦτο τὸ φάρ-
μακον, ὅπως δὲ δεῖ χρῆσθαι τοῖς πολυχρήστοις ἐν τῷ περὶ
αὐτῶν λόγῳ δηλωθήσεται. ταύτῃ δ᾽ ἐφεξῆς ἔγραψεν ἑτέραν
χλωρὰν κατὰ λέξιν οὕτως. χλωρὰ διὰ Κυπρίνου Ἀφροδᾶ.

xvj, galbani ℥ xvj, thuris ℥ x, falis ammoniaci ℥ xij, aeris
ufti ℥ xvj, arillolochiae ℥ x, aloës Indicae ℥ xij, myrrhae
℥ xvj, guttae ammoniaci ℥ xviij, galbani ℥ xij, alii octo,
olei heminae dimidium, aceti heminae dimidium. Aliud inde
fcribit, cui titulus *Athena.* Minerva, ficut ipfe ad cal-
cem refert. Porro fimplicium ejus medicamentorum fymme-
tria, unde componitur, in hunc modum habet. ♃ Cerae ℥
ccl, terebinthinae ℥ cc, frictae ℥ c, fevi vitulini ℥ l, gal-
bani ℥ xxiv, mannae ℥ xxiv, falis ammoniaci ℥ xij, aeris
ufti ℥ xij, aloës ℥ xij, aeris fquamae ℥ xxiv, aluminis ro-
tundi ℥ xij et fiffilis ℥ viij, chalcanthi ℥ viij, mifyos ℥ viij,
opopanacis ℥ viij, aeruginis rafae ℥ vj, guttae ammoniaci ℥
vj, minii Sinopici ℥ iij, aceti heminas tres, olei heminas
duas, minium initio inditur. Athena, hoc eft *Minerva* vo-
catur hoc emplaftrum, utiliffimum multis, ut indicavimus.
Quomodo autem ufui erunt emplaftra multis utilia, in fer-
mone de iis futuro fignificabitur. Ab hoc deinceps aliud vi-
ride his verbis confcripfit. *Viride ex Cyprino Aphrodae.* ♃

Ed. Chart. XIII. [682. 681.]　　　　Ed. Baf. II. (333.)

♃ κηροῦ < κδ΄. ῥητίνης ξηρᾶς < ιβ΄. ἰοῦ ξυστοῦ < η΄.
Ἀφροδᾶς < ιβ΄. μάννης < η΄. κυπρίνου κοτύλης ὄγδοον.
συγκόπτεται δὲ αὐτῇ καὶ πρὸς τὰ δυσθεράπευτα τῶν ἑλκῶν
ἁρμόττειν δύναται, καὶ διὰ τοῦτο ταύτην ἔγραψε, δι᾽ ὀλί-
γων τε συντιθεμένην καὶ χρήσιμον εἶναι δυναμένην ἱκανῶς.
ἐφεξῆς δὲ πολλὰς ἄλλας χλωρὰς γράφοντος τοῦ Ἀνδρομά-
χου, πολυμιγμάτους τε καὶ πολυχρήστους ἔδοξέ μοι καταλι-
πεῖν αὐτὰς, μόνων τῶν λιτῶν, ὡς αὐτοὶ καλοῦσι, μνημο-
νεύσαντι. γράφει τοίνυν αὐτὸς κατὰ λέξιν οὕτως. ἑτέρα
χλωρὰ λιτὴ ᾗ χρῶμαι. ♃ ῥητίνης λίτρας δώδεκα, κηροῦ λί-
τρας η΄. ἰοῦ ξυστοῦ λίτρας δύο, στέατος μοσχείου λίτρας
δύο, ὄξους λίτραν μίαν· ἐγὼ δὲ μάννης λίτραν μίαν ἐμβάλλω.
[681] εὔδηλον οὖν ὅτι τὸ ὄξος μετὰ τῶν δύο λιτρῶν τοῦ
ἰοῦ καὶ τῆς λίτρας τοῦ λιβανωτοῦ λειοῦσθαι βούλεται, κα-
θάπερ ἔμπροσθεν εἶπον, εἶτα μίγνυσθαι τὰ τηκτὰ τούτοις.
λέγω δὲ τὰς τοῦ στέατος λίτρας ὀκτὼ, μετὰ τῶν ὀκτὼ τοῦ
κηροῦ καὶ τῶν ιβ΄. τῆς ῥητίνης. ἡ ἔμπλαστρος αὕτη λιτὴ
μὲν ἀκριβῶς ἂν ἦν, εἰ μήτε τοῦ στέατος εἰλήφει μήτε τῆς

Cerae drach. xxiv, refinae aridae drach. xij, aeruginis rafae
drach. octo, Aphrodas drach. xij, mannae drach. octo, cy-
prini dimidium acetabuli. Contunditur autem cum eo et dif-
ficilibus curatu ulceribus poteſt conducere. Atque haec cau-
ſa eſt, cur ipſum ſcripſerit tum quod paucis conſtet, tum
quod utiliſſimum eſſe poſſit. Quum autem multa deinceps
viridia alia multiplicis mixturae et utilitatis adducat Andro-
machus, viſum mihi eſt ea relinquere et ut ipſi vocant, li-
tas duntaxat percenſere. Is igitur ſic ad verbum ſcribit.
Aliud viride lite, quo utor. ♃ Refinae libras duodecim,
cerae libras octo, aeruginis rafae libras duas, ſevi vitulini
libras duas, aceti libram unam, ego autem mannae libram
injicio. Liquet igitur acetum cum duabus aeruginis libris
et libra thuris eſſe laevigandum, ſicut antea praecepi, deinde
liquabilia his miſcenda, dico autem ſevi libras octo cum ce-
rae octo et reſinae duodecim. Emplaſtrum hoc lite adamus-
fim foret, nifi adipem aſſumpſiſſet et mannam, ita namque

Ed. Chart. XIII. [681.]   Ed. Baf. II. (333, 334.)

μάννης. οὕτως γὰρ ἂν ἦν ὁ ἰὸς δέκατον μέρος συναμφοτέ-
ρου, τῆς τε ῥητίνης καὶ τοῦ κηροῦ. καὶ εἴπερ ἓν ἡ ῥητίνη
σκληρὰ, πάντως ἄν τι καὶ ἐλαίου ἐμίχθη, καθάπερ εἴρηται
πρόσθεν. ἐπεὶ δὲ τὸ μόσχειον ἔλαβε στέαρ, οὐκέτ᾽ ἀκριβῶς
ἐστι λιτὴ, μαλακτικόν τε καὶ πεπτικὸν φάρμακον προσλα-
βοῦσα. πολὺ δὲ δὴ μᾶλλον εἰ καὶ τὴν μάννην λάβοι, πε-
πτικὴ γάρ ἐστι καὶ διαπυητικὴ καί τι σαρκωτικὸν ἔχουσα.

Κεφ. γ΄. (334) [Κοινὸς λόγος ἐπὶ ταῖς ὁμοχρόαις
ἐμπλάστροις.] Ὅτι μὲν οὐ χρὴ κατὰ τὴν τῆς χροιᾶς ὁμοι-
ότητα τὴν ἐν τῇ γραφῇ τῶν φαρμάκων γίνεσθαι κοινωνίαν,
ἀλλὰ κατὰ τὴν τῆς δυνάμεως, εὔδηλον δήπου γε. γράφουσι
γοῦν, ὥσπερ καὶ ὁ Ἀνδρόμαχος, οὕτως καὶ ἄλλοι τινὲς ἐφε-
ξῆς ἀλλήλων, οὐ μόνον τὰς χλωρὰς ἐμπλάστρους, ἀλλὰ καὶ
τὰς μηλίνας καὶ τὰς φαιὰς καὶ τὰς λευκάς. ὅπως οὖν αἱ λευ-
καὶ γίγνονται, διὰ τοῦ πρώτου τῶνδε τῶν ὑπομνημάτων εἶπον.
ὅπως δὲ χλωραὶ καὶ πρόσθεν εἴρηται καὶ νῦν ἀναμνήσω.

Κεφ. δ΄. [Πῶς χλωραὶ γίνονται.] Βάλλεται μὲν εἰς
αὐτὰ ἰὸς οὐκ ὀλίγος, ἀλλ᾽ ὥστε κρατῆσαι τῆς τῶν ἄλλων

aerugo decima amborum fimul portio effet, refinae vide-
licet et cerae. Quod fi refina dura fuerit, omnino etiam
olei quid addendum putabis, ut prius expofitum eft. Quo-
niam vero fevum vitulinum recepit nec amplius exacte eft
lite, ut quod molliens et concoquens medicamentum acce-
perit, multo autem magis, fi etiam mannam affumpferit,
quae concoquit, purique movendo eft et carnis gignendae
quandam vim obtinet.

Cap. III. [Communis fermo de emplaftris colore
fimilibus.] Quo fane medicamenta non fecundum coloris,
fed facultatis fimilitudinem una fcribi conveniat manifeftum
plane eft. Ut ergo Andromachus, fic alii quoque nonnulli,
ordine tradunt emplaftra non folum viridia, fed etiam me-
lina, fufca et candida. Quo igitur modo fiant candida, priori
volumine dictum eft. Viridium vero compofitionis licet
antea expofitae nunc quoque mentionem faciemus.

Cap. IV. [Quomodo viridia fiant.] Aerugo non pauca
iis immittitur, ut et aliorum colorem vincat et omnia in

χρόας, αὐτῷ τε συνομοιῶσαι τὸ πᾶν. ἐστοχάσθαι δὲ δεῖ τὴν
τοιαύτην ἔμπλαστρον συντιθέντα πρὸς τῇ ποσότητι τοῦ ἰοῦ
καὶ τῆς τῶν μιγνυμένων αὐτῷ χροιᾶς καὶ τοῦ τρόπου τῆς
ἑψήσεως, ἐπὶ μὲν τῶν μιγνυμένων φυλαττόμενον τὰς δυσκι-
νήτους χροιάς, ὁπόσαι τῶν ξανθῶν εἰσι καὶ πυῤῥῶν καὶ
μελάνων φαρμάκων. λέγω δὲ ξανθῶν μὲν καὶ πυῤῥῶν, οἷά
πέρ ἐστι τὸ τε τῆς μηλίτου καὶ τὸ τῆς κεκαυμένης χαλκί-
τεως, ἀρσενικοῦ τε καὶ σανδαράχης. μελάνων δὲ, οἷά περ
πίττης τε καὶ ἀσφάλτου καὶ γῆς ἀμπελίτιδος καὶ λίθου γα-
γάτου. κατὰ δὲ τὴν ἕψησιν οὐ χρὴ τοῖς ἐπὶ τοῦ πυρὸς
ἑνουμένοις συμβάλλεσθαι τὸν ἰὸν, ἀλλ' ἑνωθεῖσι μίγνυσθαι
κατὰ τὴν θυείαν, εἴπερ ἐθέλοις τῇ χρόᾳ χλωρὸν διαμεῖναι
τὸ φάρμακον. εἰ δέ γε μηλίνην βούλοιο ποιῆσαι τὴν ἔμπλα-
στρον, εἰδέναι χρή σε κατὰ τὴν ἕψησιν, εἰς πρώτην μὲν ταύ-
την τὴν χρόαν μεταβαλόντα τὸν ἰὸν, ὕστερον δὲ εἰς τὴν
κιῤῥάν, ὡς γενέσθαι τὴν ὀνομαζομένην δίχρωμον ἔμπλαστρον.
ἐν γὰρ τῷ μετὰ τὴν ἕψησιν χρόνῳ, μετ' ὀλίγας ἡμέρας ἐπι-
πολῆς μὲν αὐτῇ γίγνεται τὸ φαιότερον, εἰς τὸ βάθος δὲ τοῦ
φαρμάκου συντρέχει τὸ κιῤῥόν. ἐπεὶ δὲ περὶ τῆς χρόας αὐ-

fuum permutet. Porro conjicere oportet eum, qui tale em-
plaftrum conficit, praeter aeruginis quantitatem etiam co-
lorem illorum, quae ipfi commifcentur, ad haec coctionis
rationem, in iis quae mifcentur quidem, colores pertinaces
vitare, cujusmodi flava et rufa et nigra medicamenta ob-
tinent. Dico autem flava et rufa, qualia funt melitites, chal-
citis combufta, auripigmentum, fandaracha, nigra vero,
quod genus funt pix, bitumen, terra ampelitis, lapis gaga-
tes. At inter coquendum non oportet aeruginem fuper ignem
coëuntibus committere, verum ubi in mortario unitas facta
eft, admifcere, fi colore viride medicamentum permanere
defideras, fin autem melinum voles emplaftrum conficere,
intelligito in coctione aeruginem primum in hunc colorem
perduci, poftea in gilvum, ut emplaftrum, quod dichromon,
id eft bicolor, appellant, evadat. Etenim a coctionis tempore
paucis diebus poft in fummo quidem emplaftri fufcus magis
redditur color, in imum vero gilvus currit. Quoniam vero

τῶν εἴρηται τὰ προσήκοντα, μεταβήσομαι πάλιν ἐπὶ τὸν
περὶ τῶν δυνάμεων λόγον, ἀναμνήσας ὅθεν πρώτως ὡρμή-
θην κατὰ τόδε τὸ βιβλίον. ὡρμήθην δὲ, εἴ τι μεμνήμεθα, περὶ
τῶν σαρκωτικῶν φαρμάκων εἰπεῖν, ὧν ὁ μὲν τῆς δυνάμεως
σκοπός ἐστιν ἐν τῷ μετρίως τε καὶ ἀδήκτως ῥύπτειν τε καὶ
ξηραίνειν. αἱ δὲ κατ᾽ εἴδη συνθέσεις διάφοροι κατὰ τὰς τῶν
ἁπλῶν φαρμάκων ὕλας ὑπαλλαττόμεναι. πρόδηλον δ᾽ ὅτι τὰ
κυρίως τε καὶ πρώτως ὀνομαζόμενα σαρκωτικὰ τῶν ἀπερι-
στάτων ἑλκῶν ἐστι σαρκωτικά, τουτέστιν ὅσα κοῖλα μὲν, οὐ
μὴν ῥύπον ἢ φλεγμονὴν ἔχει συνοῦσαν, ἔτι δὲ μᾶλλον οὐδ᾽
ἐπιῤῥοὴν ὑγρῶν μοχθηρῶν, [682] οὐδὲ δύσκρατον κατὰ τὸ
κοῖλον ἕλκος σάρκα. μιγνυμένου γάρ τινος τῶν εἰρημένων τῇ
κοιλότητι, πρότερον ἐκεῖνο θεραπευτέον ἐστίν. οἱ σκοποὶ δὲ
τῆς θεραπείας αὐτῶν εἰσιν ἐπὶ μὲν τῶν ῥυπαρῶν τὰ ῥύ-
πτειν δυνάμενα φάρμακα, τῶν δ᾽ ἐξ ἐπιῤῥοῆς ὑγροῦ τὸ ξη-
ραίνειν τε καὶ ἀποκρούεσθαι τὸ ἐπιῤῥέον. εἰ δ᾽ εἴη πολὺ
καὶ δυσνίκητον, τὴν αἰτίαν τῆς ἐπιῤῥοῆς ἐκκόψαι πρότερον.
εὔδηλον δ᾽ ὅτι καὶ τῶν μὲν φλεγμαινόντων τὴν φλεγμονὴν

de ipforum colore quae conveniebant diximus, rurfus ad
facultatis fermonem revertemur memoria repetentes, unde
primum hoc in libro exordium fumpferimus. Agere autem
coepimus, fiquid meminimus, de medicamentis carnem ge-
nerantibus, quorum facultatis fcopus eft, ut mediocriter et
fine morfu detergeant exiccentque, at fpeciales confecturae
pro diverfa fimplicium medicamentorum materie differunt.
Caeterum nemo ignorat, ea quae proprie et primario farcoti-
ca nominantur, aperta ulcera carne implere, hoc eft quae
cava quidem funt, non tamen fordes aut inflammationem
conjunctam habent, magis vero etiam nec pravorum humo-
rum influxionem, neque carnem in cavo ulcere intempera-
tam, nam praedictorum aliquod cavitati fi immixtum eft,
prius illud curandum. Scopi vero curationis ipforum funt,
fordidis quidem detergentia medicamenta adhibere, eis vero
quae ex influxione humorum proveniunt, exiccantia atque
repellentia id, quod influit, at fi multum et contumax exi-
ftat, fluoris caufa prius amputanda eft. Conftat autem et

Ed. Chart. XIII. [682.] **Ed. Baf. II. (334.)**

ἰᾶσθαι χρή, τῶν δὲ δύσκρατον ἐχόντων τὴν σάρκα μορίων,
εὔκρατον ταύτην ἐργάσασθαι, δυσκράτου δὲ αὐτῆς γιγνομέ-
νης, κατὰ τρόπους ἁπλοῦς μὲν τέτταρας, συνθέτους δὲ ἄλ-
λους τέτταρας, ἡ ἴασις ἔσται διὰ τῶν ἐναντίων ποιοτήτων.
ἀλλὰ περὶ μὲν τούτων καὶ αὖθις εἰρήσεται, περὶ δὲ τῶν ἰσχυ-
ρῶς ῥυπτόντων φαρμάκων ἐφεξῆς ἐρῶ.

Κεφ. ε΄. [Περὶ τῶν ἰσχυρῶς ῥυπτόντων φαρμάκων.]
῞Οτι μὲν ἐκ τοῦ γένους ἐστὶ ταῦτα τῶν προειρημένων, ὅσα
τῷ μετρίως ῥύπτειν ἕλκεσι κοίλοις, καθαροῖς, ἀπεριστάτοις
προσεφέρετο μηδ᾽ ὅλως δάκνοντα, λέλεκται πρόσθεν. ἐπιτε-
ταμένην δὲ τὴν ῥυπτικὴν δύναμιν ἔχει τὰ τὸν πολὺν ἀφαι-
ροῦντα ῥύπον, ὥστ᾽ ἔνια τῶν εἰρημένων φαρμάκων χλωρῶν
ἑνὶ μόνῳ τῶν ἁπλῶς σαρκωτικῶν διαφέρει τῷ πλήθει τοῦ
ἰοῦ. τινὰ δὲ καὶ τῶν ἄλλων, ὅσα ῥύπτει σφοδρῶς μίξει, κα-
θάπερ ἴσις ὀνομαζομένη καὶ τὸ τοῦ Μαχαιρίωνος, ᾧ ἡμεῖς
χρώμεθα συνήθως, ἐλαιῶδει καλουμένῳ διὰ τὴν χρῆσιν. ἔνθα
γὰρ ἡμῖν πρόκειται σαρκῶσαι κόλπον, ἐλαίῳ πολλῷ τήκοντες
ἐγχέομεν αὐτὸ δι᾽ εὐθυτρήτου κέρατος, ἐν τρόπῳ κλυστῆρος

inflammatarum partium phlegmonem fanandam effe, carnem
autem intemperatam habentium, hanc ad temperiem redu-
cendam. Porro intemperata illa quum fiat quatuor fane mo ·
dis fimplicibus, quatuor item compofitis, per contrarias
qualitates fuccurretur. Sed de his et poftea. Nunc autem de
medicamentis vehementer detergentibus agemus.

Cap. V. [*De medicamentis vehementer abftergenti-
bus.*] Quod haec ex praedictorum genere fint, quae ob mo-
deratam deterfionem cavis ulceribus, puris, apertis, fine
omni morfu admovebantur, antea diximus. Intenfam vero
detergendi virtutem obtinent quae copiofas fordes auferunt.
Quare nonnulla ex praedictis viridibus medicamentis una re
folum, nempe aeruginis copia, ab iis quae fimpliciter carnem
producunt, evariant. Quaedam et aliorum vehementer de-
tergentium mixtura, ficuti vocatum ifis et Machaerionis em-
plaftrum, quod nos pro more ufurpamus, oleofum ex ufu
nuncupant, ubi enim finum carne implere proponimus, co-
piofiore oleo liquefacientes per cornu recti foraminis, modo

Ed. Chart. XIII. [682.]   Ed. Baf. II. (334.)

ὑτία κύστει συνημμένου, χρώμεθα καὶ τοῖς καλουμένοις πυ-
ουλκοῖς ἐπ᾽ αὐτοῦ· καὶ γὰρ καὶ τούτων, ὅσοις εὐρύτερόν
ἐστι τὸ τρῆμα, χρήσιμοι πρὸς τὴν τοιαύτην ὑπηρεσίαν εἰσί.
πρόδηλον δ᾽ ὅτι τὸν μὲν ῥυπαρὸν κόλπον ἐργαζόμεθα κα-
θαρὸν, ἀκρατέστερον χρώμενοι τῷ φαρμάκῳ, τουτέστιν ἐλάτ-
τονι μιγνύντες ἐλαίῳ, τὸν δὲ καθαρὸν ἐπὶ πλέον ὑγρασμένῳ
δι᾽ ἐλαίου δαψιλεστέρου μίξεως. εἰ μὲν οὖν ὑποψία τις εἴη
μεμιγμένης φλεγμονῆς ἔτι βραχείας τῷ κόλπῳ, διὰ ῥοδίνου
πάντως τηκέσθω τὸ φάρμακον. εἰ δ᾽ ἀφλέγμαντος εἴη, δι᾽
ἐλαίου, κἂν ἀδήκτως ἀνέχηται τῆς τοῦ παλαιοῦ μίξεως,
ἐκείνῳ διατηκέσθω τὸ φάρμακον. ἐπιτήδειον δὲ εἰς τὴν τοι-
αύτην χρῆσίν ἐστιν οὐ τοῦτο μόνον τὸ φάρμκον, ἀλλὰ καὶ
τὸ τοῦ Μαχαιρίωνος καὶ ἡ ἴσις, ὅσα τ᾽ ἄλλα γεγράφασιν οἱ
πρὸ ἐμοῦ μετὰ κηρωτῆς μιγνύμενα σαρκωτικὰ γίγνεσθαι κοί-
λων ἑλκῶν. ἅπαντα γὰρ ταῦτα, χωρὶς τοῦ μιχθῆναι κηρωτῇ,
δι᾽ ἐλαίου καὶ ῥοδίνου τηκόμενα τοῖς κόλποις ἐνίεται διὰ
τὸ μὴ δύνασθαι τὴν καλουμένην ἔμμοτον σύστασιν ἐνίεσθαι
κόλποις, οὕτως γέ τοι καὶ τὸ διὰ τοῦ κεκαυμένου χαρτου

clyſteris porcinae veſicae conjuncti, ipſum infundimus.
Quin et vocatis pyulcis, hoc eſt *pus trahentibus,* in eo
utimur, etenim horum etiam ii, quibus latius ſoramen eſt,
ad hujusmodi adminiſtrationem commodi ſunt. Perſpicuum
autem eſt ſinus oppletos ſordibus ex meraciore hoc medi-
camento purgari, id eſt oleo pauciore adhibito, rurſus pu-
riores ex humectato magis olei uberioris mixtura. Itaque ſi
parvae adhuc phlegmones ſinuminſeſtantis ſuſpicio quaepiam
exiſtat, medicamentum ex roſaceo prorſus liquefiat, ſin a
phlegmone ſuerit liber, ex oleo, et ſi citra mordicationem
veteris mixturam ſuſtinuerit, illo medicamentum liquetur.
Caeterum in hujusmodi uſum non ſolum hoc, ſed Machae-
rionis quoque emplaſtrum et iſis atque alia faciunt, quae
majores noſtri perſcripſere, cerato mixta, cavis ulceribus
carnem inducere. Omnia namque haec ſine cerati mixtura ex
oleo et roſaceo liquefacta ſinibus immittuntur, eo quod con-
ſiſtentia, quae linamento excipitur, emmoton ſyſtaſin vo-
cant, ſinibus illini non poteſt. Pari modo et medicamentum

ΤΩΝ ΚΑΤΑ ΓΕΝΗ ΒΙΒΛΙΟΝ Β.   501

Ed. Chart. XIII. [682. 685.]   Ed. Baf. II. (334.)

φάρμακον ξηρὸν, ῥοδίνῳ πολλῷ μιγνύντες ἐγχέομεν αὐτοῖς.
ὥσπερ δὲ οἱ κόλποι τῶν ὑγροτέρων δέονται φαρμάκων οὐ
δυναμένων ἐνίεσθαι τῶν παχυτέρων, οὕτως ὅσα τῶν κοίλων
ἑλκῶν ἐπιπολῆς ἐστι, παχυτέρου χρῄζει φαρμάκου διὰ τὸ τα-
χέως αὐτῶν ἀποῤῥεῖν τὰ ὑγρὰ καὶ καταλείπεσθαι ξηροὺς
τοὺς μότους. εἰκότως οὖν ἐπὶ μὲν τῶν τοιούτων τοῖς ἰσχυ-
ρῶς ῥυπτικοῖς μίγνυμεν κηρωτὴν, ἐπὶ δὲ τῶν κόλπων ἔλαιον
ἢ ῥόδινον πάμπολυ. ταυτὶ δὲ τὰ οὕτως ῥυπτικὰ φάρμακα
πάντως ἐστὶ καὶ διαφορητικὰ, καὶ διὰ τοῦτο καὶ ξηραντικὰ
σφοδρῶς, καὶ γίγνεταί τι γένος αὐτῶν κοινὸν, ὃ καλοῦσι πο-
λύχρηστον. ἐπέκεινα δὲ τούτου τοῦ γένους ἐστὶ τὸ τῶν
πάνυ δριμέων ἐμπλάστρων, [685] ὁποῖαι καὶ αἱ καλούμεναι
δι᾽ ἁλῶν εἰσιν, ἃς οὐ χρὴ προσφέρειν ἔνθα σαρκῶσαί τι
βουλόμεθα. πρὸς γὰρ αὖ τοῖς ἄλλοις καὶ τοῦτο τοῖς ἁλσὶν
ἐξαίρετον ὑπάρχει τὸ στύφειν μᾶλλον ἢ ῥύπτειν. ἐπὶ τό γε
ξηραίνειν οὐδὲν ἧττον ἔχουσιν ἀφρονίτρου καὶ νίτρου, ἀλλ᾽
ἐκείνοις μὲν οὐ μέτεστι τῆς στυπτικῆς δυνάμεως, ὥσπερ οὐδὲ

ficcum, quod combufta charta conftat, rofaceo copiofiore
diluentes ipfis infundimus. Quemadmodum vero finus li-
quidioribus medicamentis indigent, dum craffiora imponi ne-
queunt, ita quae in fummo cava ulcera affligunt, craffius
medicamentum defiderant, hac videlicet occafione, quod li-
quida ftatim ab eis decidunt et linamenta ficca relinquuntur.
Merito igitur in id genus vitiis ceratum valide abftergenti-
bus admifcemus, in finibus oleum vel rofacei plurimum.
Atqui haec in eum modum detergentia medicamenta omnino
etiam difcutiunt, ideoque vehementer exiccant ac com-
mune quoddam ipforum genus efficitur, quod polychreftum,
id eft *multiplicis ufus*, appellant. Accedunt huic generi
emplaftra admodum acria, qualia funt ea quae di halων, id
eft *ex falibus*, nominantur, quae non offerenda funt ubi
carne quidquam explere cogitamus. Nam praeter alia hoc
quoque fal eximium habet ut aftringat magis quam purget,
ficcare vero nihilo minus quam aphronitrum ac nitrum
poteft, fed illa aftringendi facultatem non agnofcunt, ficut

Ed. Chart. XIII. [685.]   Ed. Baf. II. (334 335.)

τῷ τῆς Ἀσίας πέτρας ἄνθει καὶ διὰ τοῦτο διαφορεῖν τε
δύναται καὶ κηρωταῖς μιγνύμενα καθαίρειν ἕλκη ῥυπαρά.
τοῖς δ᾽ ἁλσὶν οὐχ ὑπάρχει τοῦτο διὰ τὴν στύψιν. τούτων
οὖν μνημονεύουσιν ὑμῖν ἀκηκοόσι τε τὴν μέθοδον τῆς τε
συνθέσεως καὶ τῆς χρήσεως ἁπάντων τῶν τοιούτων φαρμά-
κων ἐν τοῖς ἐφεξῆς γράψω τὰ δεδοκιμασμένα τῇ πείρᾳ πρὸς
τῶν ἐνδόξων ἰατρῶν ἐπὶ φαρμάκων ἀρίστων γνώσει. πρώ-
των δὲ τῶν περὶ Μαντίαν καὶ τὸν μαθητὴν αὐτοῦ τὸν
Ταραντῖνον Ἡρακλεί(335)δην πολλὰ φάρμακα γραψάντων,
ἃ τοῖς μετὰ ταῦτα διὰ πείρας ἀφικόμενα διωρίσθη. καὶ τὰ
μὲν ἄριστα ἐν αὐτοῖς αὐτοὶ πάλιν ἔγραψαν, ὅσα δ᾽ ἧττον
ἐκείνων ἐνεργεῖν ἐδόκει κατέλιπον. εἰκότως οὖν κἀγὼ τὴν
πλείονα μνήμην ποιοῦμαι τῶν μετ᾽ ἐκείνους γεγονότων. εἰσὶ
δὲ αὐτῶν οἱ μάλιστα δοκοῦντες ἐν τῇ τῶν φαρμάκων ἐμπει-
ρίᾳ κατωρθωκέναι, Πετρώνιος Μούσας καὶ Ἥρας καὶ Ἀν-
δρόμαχος, Ἀσκληπιάδης τε καὶ Κρίτων. γέγραπται δὲ καὶ
τοῖς περὶ τὸν Ἀρχιγένην τε καὶ τὸν Φίλιππον οὐκ ὀλίγα
φάρμακα. καί τι καὶ βιβλίον ἕν ἐστι Μενεκράτους ἐπιγεγραμ-

nec Afiae petrae flos, hujus rei gratia difcutere et ceratis
admixta ulcerum fordes tollere nata funt, fal propter
aftringendi poteftatem hoc efficere non poteft. Proinde quum
haec in memoria habeatis et methodum compofitionis ufus-
que omnium ejusmodi medicamentorum audiveritis, dein-
ceps illa quae a clariffimis propter optimorum medicamen-
torum cognitionem experimentis probata funt, enumerabo,
primum fane Mantiae atque ejus difcipuli Tarentini Hera-
clidis fectatoris permulta medicamenta, quae fubfequentibus
annis per experientiam probantes diftinxerunt et praeftan-
tiffima eorum ipfi duo literis mandarunt, quae vero minus
efficaciae habere videbantur, omiferunt. Jure igitur et ego
majorem facio mentionem eorum, qui illis fucceflerunt. Sunt
autem inter eos, qui in medicamentorum experientia rectif-
fime fe geffiffe videntur, Petronius Mufa, Heras, Andro-
machus, Afclepiades et Crito. Jam vero Archigenis et Phi-
lippi ftudiofi non pauca medicamenta prodidere. Quin etiam
liber unus eft Menecratis, cui nomen inditum eft infignium

Ed. Chart. XIII. [685.]   Ed. Baf. II. (335.)

μένον, αὐτοκράτωρ ὁλογράμματος ἀξιολόγων φαρμάκων. ὅσα τε ουν τούτοις γέγραπται κάλλιστα φάρμακα καὶ πρὸς αὐτῶν ἐπαινούμενα καὶ ὅσων ἡμεῖς πεῖραν ἔχομεν, ἐξ αὐτῶν τε τούτων τῶν γεγραμμένων καὶ ὧν οἱ διδάσκαλοι ἡμῶν ἐχρῶντο, καὶ εἴ τι καὶ ἡμῖν προσεξεύρηται, τοῦτ᾽ ἐν τοῖς ἑξῆς γράψω, τίνος ἐστὶ γένους ἕκαστον αὐτῶν ἐξηγούμενος. νυνὶ δὲ ἐπὶ τὰς χλωρὰς διῆλθον, ἐφεξῆς ταύταις γράψω τὰς μηλίνας.

Κεφ. στ᾽. [Μήλιναι ἔμπλαστροι.] Ὥσπερ τῶν χλωρῶν ἐμπλάστρων αἱ πλεῖσται διὰ τὸν ἰὸν ἐπικρατοῦντα γίγνονται τοιαῦται, καὶ μάλιστα αὐτῶν αἱ εὐχρούστεραι, κατὰ τὸν αὐτὸν τρόπον καὶ αἱ μήλιναι. ἀλλ᾽ αἱ μὲν χλωραὶ τὸν ἰὸν ἀνέψητον ἔχουσιν, αἱ μήλιναι δὲ ἑψόμενον μὲν, ἀλλὰ μετρίως. ὡς ἐάν γε ἐπὶ πλέον ἕψῃς, τὰς καλουμένας ὑπ᾽ ἐνίων μὲν διχρώμους, ὑπ᾽ ἐνίων δὲ κιῤῥὰς ἐργάσῃ. καλεῖν δ᾽ ἔθος ἐστὶ τοῖς ἰατροῖς ἁπλῶς μὲν χλωρὰς καὶ μηλίνας καὶ κιῤῥάς, ὅσαι κολλῶσί τε τὰ μὴ πάνυ μεγάλα τραύματα καὶ ἕλκη συνουλοῦσιν, ἃ καλεῖν τοῖς ἰατροῖς ἔθος ἀπερίστατα, σαρκοῦσί τε τὰ κοῖλα τηκόμεναι διὰ ῥοδίνου. πολύχρηστοι δὲ

medicamentorum imperator integris literis defcriptus. Quae ergo pulcherrima ipfis tradita funt medicamenta et commendantur, quorumque nos inter omnia relata experientiam habemus et quibus praeceptores noftri ufi funt, ad haec, fi quod et nobis inventum fit, deinceps adducam, quo fingula genere contineantur exponens. Nunc autem viridibus relatis melina protinus fubjungam.

Cap. VI. [*Melina emplaftra.*] Quemadmodum viridium emplaftrorum plurima propter aeruginem praepollentem talia fiunt, praefertim quae funt ex ipfis coloratiora, ita quoque melina. Sed viridia aeruginem incoctam habent, melina vero coctam quidem, fed mediocriter, nam fi amplius coquas, bicolora emplaftra quibusdam appellata quibusdam gilva efficies. Solent medici viridia fimpliciter melina et rufa nominare, quae non adeo magna vulnera glutinant et ulceribus cicatricem obducunt, quae mos eft medicis appellare aperiflata, quafi dicas aperta. Item ex rofaceo liquefacta cavis carnem gignunt. Multiplicis ufus funt inter ea

ἐξ αὐτῶν, ἐφ᾽ ὧν ἐπαγγελία πλείων ἐστίν. ἔνιαι δὲ πολλὰς
μὲν οὐκ ἔχουσιν ἐπαγγελίας, ἀξιόλογον δὲ μίαν, ἤτοι πρὸς
τὰ κακοήθη τῶν ἑλκῶν ἁρμόττειν ἢ διαφορεῖν πῦον ἢ μελι-
κηρίδας ἢ μαλάττειν σκληρότητας ἤ τι τοιοῦτον τῶν οὐκ
εὐκαταφρονήτων οὐδ᾽ εὐθεραπεύτων. ὁ Ἀνδρόμαχος μὲν οὖν
ἔγραψε ιδ᾽. μηλίνας, ὧν αἱ πέντε μὲν ἔχουσιν ἰὸν, αἱ δ᾽.
ἄλλαι χωρὶς ἰοῦ γεγόνασι. τῶν δὲ τὸν ἰὸν ἐχουσῶν μία μέν
ἐστι πρώτη γεγραμμένη τῶν ιδ᾽. μία δ᾽ ἄλλη τετάρτη καί
τις ἐπ᾽ αὐτῆς ἕκτη καὶ μετ᾽ ἐκείνην ἥ τε ζ᾽. καὶ ἡ ι᾽. ὅσαις
μὲν οὖν οὐδὲν ἐξαίρετον προσγέγραφεν, αὗται πᾶσαι καὶ
κολλῶσιν ἕλκη καὶ ἐπουλοῦσιν. εἰ δὲ βούλοιτό τις, καὶ τα-
κεῖσαι μετὰ ῥοδίνου σαρκοῦσι. θεραπεύουσι δὲ καὶ μετρίας
φλεγμονὰς, ὥσπερ γε καὶ σκληρότητας μετρίας μαλάττουσι.
καὶ μᾶλλόν γε τοῦτο ποιοῦσιν, ὅσαι θυμιάματος ἔχουσιν
ἀμμωνιακοῦ. [686] καὶ τούτων αὐτῶν μᾶλλον ὅσαι πλείονος,
ὡς πρὸς τὴν τῶν ἄλλων ἀναλογίαν. ἔν τισι δὲ προσέθηκεν
αὐτὸς ἁπαλὴ, τουτέστι πρὸς ἁπαλοὺς χρῶτας ἁρμόττουσα
δηλονότι. καὶ καθ᾽ ἣν πρόσκειται τὸ ἐπισπαστικὴ καὶ ἐξι-

quae plura pollicentur. Quaedam multa non promittunt, ſed
unum mentione dignum, videlicet vel ulcera cacoëthe bene
curare vel plus digerere vel meliceridas vel duritias emol-
lire vel hujusmodi quid non contemnendum nec curatu
facile. Andromachus itaque quatuordecim melina conſcri-
pſit, ex quorum numero quinque aeruginem habent, reli-
qua ſine hac confecta ſunt. Porro ex iis quae aerugine
conſtant unum quidem primum inter quatuordecim poſi-
tum eſt, alterum vero quartum, poſt hoc aliud ſextum, inde
ſeptimum et decimum. Quibus ergo nihil eximii appoſuit,
omnia ſimul et conglutinant ulcera et cicatricem inducunt.
Quae ſi ex roſaceo liquefiant carnem procreant, quin et
mediocribus phlegmonis medentur, ſicut mediocres etiam
duritias emolliunt, atque hoc faciunt evidentius quae gut-
tam ammoniaci continent, his adhuc ipſis magis, quae co-
pioſiorem reliquorum proportione eam aſſumpſerunt. In
quibusdam vero appoſuit ipſe tenerum, hoc eſt tenerae cuti
conveniens videlicet, et cui praefixit, epispaſticon et exi-

πωτικὴ, δηλῶν ὅτι πρὸς περιωδυνίαν καὶ συνάγχην καὶ πλευ-
ροῦ πόνον ἁρμόττει. ἢ ὅτι διαφορεῖ τὰ ἐντὸς ἀποστήματα,
πλέον τι ταύταις μαρτυρεῖ τῶν ἁπλῶς γεγραμμένων. ἐφεξῆς
οὖν αὐτὰς ἁπάσας ὑπογράψω.

Κεφ. ζ΄. [Μήλιναι Ἀνδρομάχου.] Μηλίνη ᾗ χρῶμαι.
♃ λιθαργύρου ⊀ ρδ΄. ἐλαίου θέρους κοτύλην α΄. χειμῶνος
κοτύλης ἥμισυ, κηροῦ ⊀ μη΄. κολοφωνίας ⊀ μη΄. ἀμμωνια-
κοῦ θυμιάματος ⊀ κδ΄. ἰοῦ ξυστοῦ ⊀ η΄. χαλβάνης ⊀ η΄.
σμύρνης ⊀ η΄. ἄλλη. ♃ λιθαργύρου ⊀ ρ΄. ἐλαίου κυάθους γ΄.
ἢ κοτύλης ἥμισυ, ῥητίνης κολοφωνίας ⊀ ξδ΄. ἀμμωνιακοῦ
θυμιάματος ⊀ μ΄. ψιμυθίου ⊀ κδ΄. ἄλλη. ♃ λιθαργύρου
⊀ μ΄ ἢ ν΄. ψιμυθίου ⊀ στ΄. κηροῦ Τυῤῥηνικοῦ ⊀ ιστ΄. ῥη-
τίνης πιτυΐνης ξηρᾶς ⊀ ιστ΄. ἀμμωνιακοῦ θυμιάματος ⊀ β΄.
ἐλαίου κοτύλην α΄. ἄλλη. ♃ λιθαργύρου ⊀ ρ΄. κολοφωνίας
⊀ ξδ΄. οἱ δὲ μη΄. κηροῦ ⊀ πδ΄. χαλβάνης ⊀ η΄. σμύρνης
⊀ η΄. ἰοῦ ⊀ η΄. ὀποπάνακος ⊀ στ΄. ἐλαίου θέρους κοτύ-

poticon, id eſt attrahens et eruens, innuit membrorum do-
loribus, fynanchae et lateris cruciatui benefacere vel inte-
riores abfceſſus difcutere, magis quoddam teſtimonium his.
afferens quam ſimplici fermone fcriptis. Igitur omnia ipfa
deinceps fubjiciam.

Cap. VII. [*Melina Andromachi.*] *Melinum quo utor.*
♃ Spumae argenti drach. civ, olei aeſtate heminam j, hieme
heminam dimidiam, cerae drach. xlviij, colophoniae drach.
xlviij, guttae ammoniaci drach. xxiv, aeruginis rafae drach.
viij, galbani Ʒ octo, myrrhae Ʒ octo. *Aliud.* ♃ Spumae ar-
genti drach. c, olei tres cyathos aut heminam dimidiam, re-
ſinae colophoniae Ʒ lxiv, guttae ammoniaci drach. xl, cerus-
fae Ʒ xxiv. *Aliud.* ♃ Spumae argenti drach. xl aut l, ce-
ruſſae drach. vj, cerae tyrrhenicae drach. xvj, reſinae pi-
tyinae ficcae drach. xvj, guttae ammoniaci drach. ij, olei
heminam unam. *Aliud.* ♃ Spumae argenti drach. c, colo-
phoniae drach. lxiv, alii xlviij, cerae drach. lxxxiv, gal-
bani Ʒ octo, myrrhae Ʒ viij, aeruginis Ʒ octo, opopanacis
drach. vj, olei heminam unam aeſtate, hieme vero hemi

Ed. Chart. XIII. [686.]   **Ed. Baf. II. (335.)**

λην α΄. χειμῶνος κοτύλης S΄΄ ἢ κυάθους γ΄. ἄλλη. ♃ λιθαρ-
γύρου < ρ΄. πιτυΐνης ῥητίνης < ρ΄. κηροῦ < ιβ΄. ἐλαίου
κοτύλης ἥμισυ ἢ κυάθους γ΄. οἴνου Φαλερίνου κοτύλης ἥμισυ.
ἡ λιθάργυρος σὺν τῷ οἴνῳ λεαίνεται ἕως ξηρανθῇ, εἶτα ἕψε-
ται. ἄλλη. ♃ λιθαργύρου < ρ΄. ἐλαίου παλαιοῦ κοτύλας ὁ΄
ἢ β΄. κηροῦ < ρ΄. ἰοῦ σκώληκος < κε΄. χαμαιλέοντος μέλα-
νος < ιβ΄ καὶ ἥμισυ, χρυσοκόλλης < μ΄. ἄλλη. ♃ λιθαρ-
γύρου < σ΄. ἐλαίου παλαιοῦ κοτύλας γ΄. κηροῦ < ρξη΄. ἀμ-
μωνιακοῦ θυμιάματος < ρ΄. σμύρνης < δ΄. ἰοῦ < ή ἢ κ΄.
ῥητίνης κολοφωνίας < ρκη΄. χαλβάνης < κ΄. χαμαιλέοντος
μέλανος < ή. οἱ δὲ προπόλεως < ή ἢ κ΄. ἀντὶ χαμαιλέ-
οντος. ἄλλη. ♃ ἐλαίου παλαιοῦ ἐναπεζεσμένου χαμαιλέοντος,
ὡς ὅτι πλείονος ξέστην α΄. λιθαργύρου λίτραν α΄. ἀναζέσας
ἔμπασσε λιθάργυρον καὶ ἕψε. ἄλλη πρὸς νομάς. ♃ σανδα-
ράχης < γ΄. στυπτηρίας σχιστῆς < δ΄. λιβάνου < δ΄. σμύρ-
νης < δ΄. ἀμμωνιακοῦ θυμιάματος < ιή. κηροῦ < ιή. τερ-
μινθίνης < στ΄. στέατος ὑείου < β΄. μέλιτος κοτύλης ἔκκαι

---

nam dimidiam vel tres cyathos. *Aliud.* ♃ Spumae argenti
drach. centum, refinae pityinae drach. c, cerae ʒ xij, olei
heminam ſs vel tres cyathos, vini Falerni heminae dimi-
dium. Spuma argenti ex vino laevis fit, donec ficcata fue-
rit, deinde coquitur. *Aliud.* ♃ Spumae argenti ʒ c, olei
veteris heminas lxx vel duas, cerae drach. c, aeruginis fco-
leciae ʒ xxv, chamaeleontis nigri drach. xij ſs, chryfocollae
ʒ xl. *Aliud.* ♃ Spumae argenti ʒ cc, olei veteris heminas
tres, cerae ʒ clxviij, guttae ammoniaci drach. c, myrrhae
ʒ iv, aeruginis ʒ viij vel xx, refinae colophoniae ʒ cxxviij,
galbani drach. xx, chamaeleontis atri ʒ viij, alii propoleos
drach. octo vel xx, pro chamaeleonte. *Aliud.* ♃ Olei ve-
teris, in quo chamaeleon fervefactus fit quam copiofiſſimus,
fextarium unum, fpumae argenti lib. j, ubi ebullierit, ar-
genti fpumam infpergito et coquito. *Aliud ad nomas.* ♃
Sandarachae ʒ iij, aluminis fciſſilis ʒ iv, thuris ʒ iv, myr-
rhae ʒ iv, guttae ammoniaci ʒ xvij, cerae ʒ xvij, terebin-
thinae vj, adipis fuilli ʒ ij, mellis decimam fextam heminae

δέκατον. ἄλλη. ♃ λιθαργύρου ◁ ϱή ἢ ϱκ. κηϱοῦ ◁ ϱή ἢ ϱκ. ἐν ἄλλῳ ϱ'. ἀμμωνιακοῦ θυμιάματος ◁ ν'. τεϱμινθίνης ◁ μ'. ἀϱιστολοχίας ◁ κε'. ζειᾶς ϱίζης ◁ η' ἢ κ'. ἰοῦ σκώληκος ◁ ιστ'. στυπτηϱίας σχιστῆς ◁ ιστ'. ἐλαίου παλαιοῦ κοτύ- λας β'. ἄλλη ἁπλῆ. ♃ λιθαργύρου ◁ ϱ'. ἀξουγγίου ◁ οε'. ἐλαίου παλαιοῦ ◁ οε'. πϱὸς ἁπαλοχϱῶτας καὶ διαφοϱεῖ. ἄλλη ἄφϱα λεγομένη μαλακτικὴ μηλίνη Διοφάντους, ἐπισπαστικὴ καὶ ἐξιπωτικὴ, ἐν ᾗ ἄϱθϱα ἐθεϱαπεύθη. ♃ ἰξοῦ εἰϱγασμέ- νου λίτϱαν α'. κηϱοῦ λίτϱαν α'. ϱητίνης τεϱμινθίνης λίτϱαν α'. χαλβάνου οὐγγίας γ'. τήξας χϱῶ. ἄλλη Σαλώμη πϱὸς πᾶσαν πεϱιωδυνίαν καὶ συνάγχην μετὰ σικύας καὶ πϱὸς πλευ- ϱᾶς πόνον. ♃ λιθαργύρου λίτϱας β'. ἐλαίου παλαιοῦ οὐγ- γίας η'. ἕψε ὁμοῦ.

[687] [Ἄλλη μηλίνη παϱὰ Ἡϱακλείδου, διαφοϱοῦσα τὰ ἐντὸς ἀποστήματα ἀνωδύνως.] ♃ Λιθαργύρου ◁ ϱ'. ψιμυ- θίου ◁ ϱ'. κηϱοῦ ◁ π'. ϱητίνης ξηϱᾶς ◁ ξ'. ἀμμωνιακοῦ θυμιάματος ◁ ν'. χαλβάνης ◁ ιστ'. ἐλαίου παλαιοῦ κοτύλας β'. ὡς δὲ Ῥούστικος ὁ γνώϱιμος Ἰσιδώϱου, ♃ λιθαργύρου ◁ ν'.

portionem. *Aliud.* ♃ Spumae argenti drach. cviij vel cxx, cerae Ʒ cviij vel cxx, alibi centum invenio, guttae ammo- niaci Ʒ l, terebinthinae Ʒ xl, ariftolochiae Ʒ xxv, zeae radi- cis Ʒ viij vel xx, aeruginis fcoleciae Ʒ xvj, aluminis fciſſilis Ʒ xvj, olei veteris binas heminas. *Aliud fimplex.* ♃ Spu- mae argenti Ʒ c, axungiae Ʒ lxxv, olei veteris drach. lxxv. Ad molli carne praeditos facit et difcutit. *Aliud melinum emolliens, Diophantis aphra nominatur, attrahens et eruens, quo articuli curantur.* ♃ Vifci elaborati lib. j, cerae lib. j, refinae terebinthinae lib. j, galbani uncias tres, liquefactis utitor. *Aliud Salome ad omnem dolorem et an- ginam cum cucurbitula et ad lateris dolorem.* ♃ Spumae argenti lib. ij, olei veteris uncias viij fimul coquito.

[*Aliud melinum Heraclidis interiores abfceſſus fine dolore difcutiens.*] ♃ Spumae argenti Ʒ c, ceruſſae drach. c, cerae Ʒ lxxx, refinae aridae Ʒ lx, guttae ammoniaci Ʒ l, galbani drach. xvj, olei veteris heminas duas. Ut autem rufticus ille familiaris Ifidori, ♃ Spumae argenti drach. l,

Ed. Chart. XIII. [687.]   Ed. Baf. II. (335. 336.)

ψιμυθίου ◁ ν'. ἀμμωνιακοῦ θυμιάματος ◁ ν' ἢ μ'. κηροῦ ◁ κε'. ῥητίνης ξηρᾶς ◁λ'. πτελέας τῆς ἐν θυλακίοις ◁ιε'. χαλβάνης ◁ η'. ἐλαίου παλαιοῦ κοτύλης ἥμισυ ἢ κοτύλην α' S''. τούτων τῶν ἐμπλάστρων οὐδεμιᾶς τὴν ἕψησιν ἔγραψεν ὁ Ἀνδρόμαχος, ἐγὼ δὲ τὸ μὲν συνέχον τῆς χρόας αὐτῶν ἔμπροσθεν εἶπον, ὅτι μήτε ὠμὸν εἶναι δεῖ τὸν ἰὸν, ὡς ἐν ταῖς χλωραῖς, μήτ' ἐπὶ πλεῖστον ἐψημένον, ὡς ἐν ταῖς διχρώμοις τε καὶ κιῤῥαῖς ὀνομαζομέναις. ἀλλ' ἐγγὺς ἤδη τοῦ μέλλειν ἀναιρεῖσθαι τὴν κακκάβην ἀπὸ τοῦ πυρὸς, ἐπεμβάλλεσθαι τὸν ἰὸν, εἶθ' ὅταν μεταβάλλῃ καὶ γίγνηται μηλίνη, βαστάζειν ἀπὸ (336) τοῦ πυρὸς, ἐὰν ἀμόλυντον ἤδη τὸ φάρμακον εἴη. εἰ δὲ μὴ, βραχὺ προσεπιμετρήσαντες ἐπὶ μαλακωτάτου πυρὸς, οὕτως αἴρειν. ἐν γὰρ τῷ λαβροτάτῳ, μεταβάλλει ῥαδίως ἐπὶ τὸ κιῤῥόν. ὑπογράψω δὲ διὰ τοῦτο καὶ δύο ἄλλας ἐμπλάστρους μηλίας ἐνδόξους, τὴν μὲν ἑτέραν Μενοίτου λεγομένην, τὴν δ' ἑτέραν Σεραπίωνος, ὧν καὶ τὰς ἑψήσεις ἔγραψαν πολλοὶ καὶ ὑμεῖς ἕξετε παράδειγμα τῆς σκευασίας τῶν ὑπὸ τοῦ Ἀνδρομάχου γεγραμμένων.

cerulſae drach. l, guttae ammoniaci drach. octo vel xl, cerae drach. xxv, reſinae aridae drach. l, liquoris folliculorum ulmi drach. xv, galbani drach. viij, olei veteris heminae dimidium vel heminam i ſ. Inter haec emplaſtra nullius coctionem ſcripſit Andromachus. Ego vero ad colorem ipſorum pertinere dixi, ſcilicet neque aeruginem crudam eſſe oportere ut in viridibus, neque nimis coctam, ficut in iis, quae bicolora et gilva nominantur, verum ubi jam caccabus ab igne auferendus propemodum eſt, injici aerugo debet, deinde quum mutat colorem et melinum redditur, medicamentum tollere jam ab igne tempus eſt, ſi jam non inquinet, ſin minus, paululum ſuper ignem lentiſſimum remorati ſic tollemus, nam in admodum vehementi facile in gilvum degenerat. Cujus rei gratia quoque duo inſignia emplaſtra melina, alterum Menoeti, alterum Serapionis, ſubjungam, quorum coquendi rationem plerique tradidere et vos confecturae eorum quae Andromachus ſcripſit exemplum habebitis.

ΤΩΝ ΚΑΤΑ ΓΕΝΗ ΒΙΒΛΙΟΝ Β. 509

Ed. Chart. XIII. [687.]   Ed. Baf. II. (336.)

Κεφ. ή. [Μενοίτου μηλίνη.] ⁴ Λιθαργύρου λίτρας
δ'. ἐλαίου λίτρας γ'. τερμινθίνης διαυγοῦς λίτρας β'. κηροῦ
λίτραν α'. ἰοῦ, λιβανωτοῦ, χαλβάνης ἀνὰ οὐγγίας δ'. ἀμ-
μωνιακοῦ θυμιάματος γο στ'. ἔψε λιθάργυρον καὶ ἔλαιον
ἕως ἂν λίαν συστῇ, εἶτα βάλλε τὴν ῥητίνην καὶ τὸν κηρόν.
καὶ ὅταν λυθῇ καλῶς ταῦτα, θὲς κάτω τὴν κακκάβην καὶ
ἔα ψυγῆναι καλῶς, εἶτα βάλλε τὸν ἰὸν, καὶ κινήσας κάτω
ἔψε πάλιν ἐπὶ μαλακοῦ πυρὸς, ἄχρις ἂν μηλοειδὲς γένηται,
εἶτα τὴν χαλβάνην καὶ τὸν λιβανωτὸν λειώσας καὶ κατερά-
σας εἰς θυείαν, ἔνθα προλελείωται τὸ ἀμμωνιακὸν ἐν ὄξει,
ὡς εἶναι γλοιῶδες, καὶ μαλάξας εὐθέως ἀναλάμβανε καὶ ἐπι-
χέας ὄξους ὀλίγον, ἔα μέχρι τῆς ἑξῆς ἡμέρας καὶ τότε πάλιν
μαλάξας ἀπόθου.

Κεφ. ή. [Μηλίνη Σεραπίωνος τραυματικὴ καὶ δια-
λυτικὴ, πυκτικὴ, πάγχρηστος.] ⁴ Λιθαργύρου ⟨ρ'. ἀμμω-
νιακοῦ θυμιάματος ⟨κή'. κηροῦ ⟨νστ'. ἰοῦ κυπρίου ⟨θ'.
σμύρνης ⟨α'. κολοφωνίας ⟨νστ'. χαλβάνης ⟨θ'. ἐλαίου

Cap. VIII. [Menoeti melinum.] ⁴ Spumae argenti
lib. iv, olei lib. iij, terebinthinae pellucidae lib. ij, cerae
lib. j, aeruginis, thuris, galbani, fingulorum ℥ vj. Argenti
fpuma ex oleo ad multam fpiffitudinem usque incoquitur,
deinde refina ceraque injicitur, quum pulchre foluta haec
fuerint, caccabus deponitur et refrigerari bene finitur, poft
illa aerugo immittitur, et ubi infra motum fuerit, denuo
fuper ignem lenem coquitur, donec melinum colorem re-
praefentet, poftremo galbanum et thus laevia facta ac in
mortarium demiffa, ubi ammoniacum ex aceto in laevorem
redactum eft, ut fordium imaginem habeat, ftatimque ma-
nibus fubacta excipiuntur, et aceto modico affufo in fe-
quentem diem usque relinquuntur, ac tunc rurfus emollita
reponuntur.

Cap. IX. [Melinum Serapionis ad vulnera et ad re-
folvendum, militare, prorfus utile.] ⁴ Spumae argenti ℥ c,
guttae ammoniaci ℥ xxviij, cerae ℥ lvj, aeruginis cypriae
℥ ix, myrrhae ℥ j, colophoniae ℥ lvj, galbani ℥ ix, olei he-

κοτύλης ἥμισυ, θέρους κο. α΄. τέταρτον, ἕψε λιθάργυρον
ἔλαιον. ὅταν μεταβάλῃ, ἀμμωνιακὸν, εἶτα κηρὸν, καὶ καθε-
λὼν βάλλε χαλβάνην, ἰὸν καὶ τὰ λοιπὰ καὶ μαλακῶς ἕψε.
τοιαύτας ἑψήσεις ἔγραψαν πολλοὶ τῶν πρὸ ἐμοῦ τῶν γε-
γραμμένων ἐμπλάστρων μηλίνων, ἀφ᾽ ὧν καθ᾽ ὁμοιότητα
καὶ τὰς ἄλλας μηλίνας ἕψειν δυνήσεσθε. τὴν μὲν λιθάργυ-
ρον δεῖ πρῶτον ἐμβαλόντας, εἶτα ῥητίνας καὶ ἀμμωνιακὸν,
εἶτα χαλβάνην καὶ ἰόν. εἶτα ἐὰν ἤτοι λιβανωτὸν ἢ σμύρναν
ἢ ἀλόην λαμβάνῃ, ταῦτα γὰρ, ὅταν αἴρηται τὸ φάρμακον
ἀπὸ τοῦ πυρὸς, ἐπεμβάλλεσθαι χρὴ μὴ φέροντα τὰς ἑψήσεις.
[688] προείρηται δ᾽ ὅτι καὶ μαλακῶς ἕψεσθαι χρὴ, μάλιστα
ὅταν ὁ ἰὸς ἐμβληθῇ. καὶ μέντοι καὶ ὅτι βάλλειν αὐτὸν χρὴ
καθέντα κατὰ γῆς τὴν κακκάβην καὶ μικρὸν ἀποψύχοντα καὶ
μᾶλλον ἐὰν μικρὸν ᾖ τὸ ἀγγεῖον, ἐν ᾧ ἡ ἕψησις γίνεται.
ζέοντι γὰρ τῷ προεψημένῳ, κατ᾽ αὐτὸ προσεμβληθεὶς ὁ ἰὸς,
ὑπερχεῖσθαι πολλάκις ἐποίησε τοῦ ἀγγείου τὸ φάρμακον. ἐν
δὲ τῇ τοῦ Μενοίτου μηλίνῃ τῇ πρώτῃ τῇ πυκτικῇ καλου-
μένῃ, διότι μάλιστα οἱ πύκται χρῶνται τῷ φαρμάκῳ, καὶ

minae dimidium, aeftate heminae unius quartam partem.
Argenti fpumam ac oleum coquito, quum inalterata funt,
ammoniacum, deinde ceram, poftquam depofueris caccabum,
galbanum, aeruginem et reliqua addito atque molliter in-
coquito. Hujusmodi coquendi modos melinorum, quae fcri-
pfimus, emplaftrorum multi me priores tradidere, juxta
quorum fimilitudinem etiam alia melina coquere poteritis.
Argenti fpumam fane primum injicere convenit, mox re-
finas et ammoniacum, deinde galbanum et aeruginem, poftea
fi vel thus vel myrrham vel aloëm capiat, haec immittenda
funt, quum medicamentum ab igne tollitur, quippe coctio-
nem non ferentia. Praediximus autem lente coquenda effe,
praefertim quum aerugo indita fuerit, quin et ipfam mifcen-
dam, ubi caccabum in terram depofueris ac parum refrige-
raveris, eique magis, fi vas parvum fit, in quo coquitur,
nam effervefcenti immiffa aerugo frequenter ex ipfo vafe
diffundi medicamentum cogit. Porro in Menoeti primo me-
lino, quod ideo pycticon, *pugillatorium,* vocatur, quoniam

ὅτι δι᾽ ὄξους τὸ ἀμμωνιακὸν ἐν τῇ θυίᾳ δύναται λειοῦ-
σθαι, τῶν ἄλλων ἁπάντων ἐν τῇ κακκάβῃ μιχθέντων, εἶτα
καταχεομένου αὐτοῦ προμεμαθήκαμεν.

Κεφ. ι΄. [Μήλιναι Ἥρα ἔμπλαστροι.] Πρὸς χοιράδας
τοῦ Ἥρα. αἱ ὑφ᾽ Ἥρα γεγραμμέναι κατὰ λέξιν οὕτως. μη-
λίνη πρὸς τοὺς παλαιοὺς κόλπους, κἂν ὦσιν εἰς τὰ κενὰ
συντετρημένοι. ἡ δ᾽ αὐτὴ καὶ διαφορεῖ χοιράδας τὰς ἐπὶ
τῶν παίδων ἄρτι συστάσας, ποιεῖ καὶ πρὸς τὰ ἐσπαραγμένα
τῶν ἄρθρων. ♃ λιθαργύρου χρυσίτιδος ⊰ ρ΄. ῥητίνης πι-
τυΐνης ξηρᾶς ⊰ ρ΄. κηροῦ Ποντικοῦ ⊰ ιβ΄. καὶ τετρώβολον,
ἐλαίου κοτύλης ἥμισυ, οἴνου Φαλερίνου κοτύλης ἥμισυ, ἡ
λιθάργυρος μετὰ τοῦ οἴνου λεαίνεται ἕως ἂν ξηρανθῇ, εἶθ᾽
οὕτως ἕψεται σὺν τῷ ἐλαίῳ ἕως μεταβάλῃ, καὶ τότε μίγνυ-
ται ῥητίνη καὶ ὁ κηρὸς καὶ ἕψεται ἕως ἂν μὴ μολύνῃ. ἡ
Μενοιτίου χρυσίζουσα, ποιοῦσα πρὸς τοὺς ἁπαλοχρῶτας καὶ
μάλιστα εὐνούχους. ἁρμόζει δὲ ἐπὶ ἀποσυρμάτων καὶ παν-
τὸς ἕλκους παλαιοῦ καὶ προσφάτου καὶ κατακαυμάτων. ἔστι
δὲ μάλαγμα, διαφορεῖ φύματα, παρωτίδας, χοιράδας, σκλη-

pugiles potiffimum medicamento eo utantur, ammoniacum
quoque ex aceto laeve in mortario fieri poffe, aliis omni-
bus in caccabo mixtis, deinde ex ipfo defufis, prius infli-
tuti fumus.

Cap. X. [Melina Herae emplaftra.] Ad, ftrumas
Herae. Quae ab Hera his verbis ita fcripta funt. Melinum
ad veteres finus et fi in vacua perforati fint. Item etiam
difcutit ftrumas, quae in pueris nuper ortae funt. Facit
etiam ad artus e loco motos. ♃ Argenti fpumae chryfiti-
dis drach. c, refinae pityinae ficcae ⅔ c, cerae Ponticae
drach. xij, obol. iv, olei dimidium heminae, vini Falerni
heminae dimidium. Argenti fpuma|ex vino laevigatur, do-
nec ficcefcat, poft una cum oleo fic coquitur, quousque
mutata fuerit, et tunc refina laevis additur ac cera coqui-
tur donec non inquinet. Menoeti, coloris aurei ad teneros
maxime enuchos facit. Aptum eft Abrafis et omni inve-
terato et recenti ulceri, itidem combuftis. Eft etiam mala-
gma, difcutit phymata, parotidas, ftrumas et omnes duri-

Ed. Chart. XIII. [688.]   Ed. Baf. II. (336.)

ρίας πάσας, ποιεῖ καὶ πρὸς ῥαγάδας καὶ κονδυλώματα, λίαν
καλή. 4 λιθαργύρου ⊰ ϱʹ. ἐλαίου παλαιοῦ ⊰ ϱʹ. ῥητίνης
πιτυΐνης ξηρᾶς ⊰ νʹ ἢ ϱʹ. κηροῦ ⊰ νʹ. ἔψε τὴν λιθάργυρον
καὶ τὸ ἔλαιον ἕως ἂν ἄρξηται συστρέφεσθαι καὶ ἀπόδος
ῥητίνην λείαν, τακείσης δὲ ταύτης κηρόν. καλῶς δὲ ἔχουσαν
κατέρασον εἰς θυείαν προκεχρισμένην ἐλαίῳ καὶ ἀνατρίψας
ἀνελοῦ. ἔστι δὲ ἐχέκολλος καὶ ἀμόλυντος. ἡ Ὑγιεινοῦ εἰς
πολλὰ εὔχρους, ποιοῦσα ἐπὶ τῶν δυσεπουλώτων καὶ ἐπὶ
παρωνυχιῶν. ταύτης καλλίων ἔμπλαστρος οὐκ ἔστι. λιθαρ-
γύρου χρυσίτιδος μνᾶ αʹ. κηροῦ μνᾶ αʹ. χαμαιλέοντος μέ-
λανος ῥίζης ⊰ λστʹ. ἰοῦ ξυστοῦ ⊰ ιηʹ. χρυσοκόλλης ⊰ μʹ.
ἐλαίου παλαιοῦ κοτύλαι γʹ. λιθάργυρον, ἔλαιον ἔψε μαλακῷ
πυρὶ, ἕως ἄρξηται ἀναζεῖν, εἶτα ἔμπασσε τὸν ἰὸν, ἄρας
ἀπὸ τοῦ πυρὸς καὶ κίνει πάλιν ἔψων, ἕως τὸ χρῶμα τὸ
ἴδιον ἀπολάβῃ, εἶτα κηρόν. ὅταν δὲ καλῶς ἔχῃ, χρυσοκόλλαν
καὶ χαμαιλέοντα, κατεράσας δὲ εἰς θυείαν ὄξος ἐπίῤῥαινε.

tias; valet etiam ad rhagadas et ad condylomata, valde
generofum eſt. 4 Argenti ſpumae ℥ c, olei veteris ℥ c,
refinae pityinae aridae ℥ l vel c, cerae ℥ l. Argenti ſpu-
mam cum oleo coquito, donec unitas fieri inceperit, mox
refinam laevem indito, hac liquata, ceram, ubi bene habue-
rit medicamentum, in mortarium oleo prius inunctum de-
mittito et denuo tritum excipito. Eſt autem glutinans nec
polluit. *Hygiini emplaſtrum ad multa boni coloris, curat
ulcera vix cicatricem ducentia et paronychia, hoc melius
emplaſtrum non extat* 4 Argenti ſpumae chryſitidis mi-
nam unam, cerae minam unam, chamaeleontis nigri radi-
cis drachmas triginta fex, aeruginis rafae drachmas octo-
decim, chryſocollae drach. quadraginta, olei veteris hemi-
nas tres. Argenti ſpuma cum oleo igne non acri coquitur,
usquedum effervefcere inceperit, deinde aerugo infpergitur
caccabo depofito, atque iterum repofito emplaſtrum permo
vetur, quousque proprium colorem receperit, poftea cera,
quae ubi bene fe habuerint, chryſocollam et chamaeleon-
tem affumunt, demiffo jam in mortarium acetum fuperfun-

πρὸς μὲν οὖν τὰ προειρημένα ποιεῖ καὶ τῆς χρυσοκόλλης
παραπεπλεγμένης. χωρὶς μέντοι ταύτης παρηγορικωτάτη ἐστὶ
καὶ ἄκρως ποιοῦσα πρὸς τὰ τῶν νεύρων νύγματα καὶ ὅπου
τι ἀναπλεῦσαι ἀπὸ μυῶν ἢ νεύρων δεῖ. τούτων τῶν τριῶν
ἐμπλάστρων, ἃς ὁ Ἥρας ἔγραψεν, ἡ πρώτη δι᾽ οἴνου σκευ-
άζεταί τε καὶ λέγεται. καὶ πολλοὶ τῶν ἡμετέρων διδασκάλων
τε καὶ φίλων αὐτῇ χρῶνται, χωρὶς ἰοῦ δηλονότι σκευαζο-
μένη, γεγραμμένη δὲ καὶ ὑπὸ Ἀνδρομάχου καὶ σχεδὸν ὑπὸ
πάντων τῶν συνθέντων ἐμπλάστρους ποικίλας. οἱ μὲν οὖν
πολλοὶ σκευάζοντες αὐτὴν ἀμελῶς εὐκαταφρόνητον ποιοῦσι
τὸ φάρμακον. ἔστι δὲ κάλλιστον, ἐὰν, ὡς γέγραπται, δι᾽ οἴνου
Φαλερίνου σκευασθῇ. μὴ παρόντος δὲ τούτου κιῤῥὸν οἶνον
χρὴ βάλλειν παλαιὸν, λεπτὸν τῇ συστάσει, καθόλου ἐγχωρεῖ
κιῤῥὸν τοῦτον [689] ὑπάρχειν. ἴδιον γὰρ τῶν λευκῶν τὸ
διαφανές. εἰσὶ δὲ κιῤῥοὶ κάλλιστοι παρ᾽ ἡμῖν ἐν Ἀσίᾳ ὅ τε
Τμωλίτης καλούμενος καὶ ὁ Λέσβιος καὶ ὁ ἐνδοξότατος
παρὰ τοῖς παλαιοῖς Ἀριούσιος ὁ ἐν Χίῳ γεννώμενος, ᾧ
πάντες ἐχρῶντο πρὸς τὰ κάλλιστα τῶν φαρμάκων καὶ μάλιστα

ditur. Itaque praedictis affectibus bene facit etiam chryſo-
colla admixta, attamen ſine hac mitigantiſſimum eſt et prae-
cipue ad nervorum puncturas valet, itidem ubi a muſculis
vel nervis abluere quid oportet. Horum trium emplaſtro-
rum, quae Heras conſcripſit, primum ex vino et confectio-
nem et titulum habet, multique noſtri tam praeceptores,
quam amici eo ſine aerugine videlicet praeparato utuntur,
ſcripto autem ab Andromacho et fere omnibus, qui varia
emplaſtra compoſuerunt. Proinde non pauci illorum negli-
genter ipſum conficientes, contemptum emplaſtro pariunt.
Optimum vero eſt ſi, uti tradidimus, ex vino Falerno con-
ficiatur, cujus penuria gilvum vetus tenue ſubſtantia, qua-
tenus poteſt gilvum hoc eſſe, immiſcebimus, nam candida
hoc peculiariter habent, ut pelluceant. Porro praeſtantis-
ſima apud nos ſunt in Aſia tria, Tmolite vocatum, Lesbium,
ac celebratiſſimum apud veteres Ariuſium, in Chio proveniens,
quo omnes ad optima medicamenta, praeſertim antidotos,

τὰς ἀντιδότους, ὥσπερ νῦν τῷ Φαλερίνῳ. τοιοῦτον οὖν
οἶνον ἐὰν βάλλωμεν εἰς τὴν λιθάργυρον ἐν τοῖς ὑπὸ κύνα
καύμασιν ἢ ἄλλως ἐν ἡλίῳ θερμῷ, εἶτα τρίβωμεν, ἢ καὶ χω-
ρὶς ἡλίου πολλῷ χρόνῳ τρίψωμεν, ὡς ξηρανθῆναι τὸ ὑγρὸν,
αὐτήν τε καταλειφθῆναι τὴν λιθάργυρον ἢ παντελῶς ἄνι-
κμόν τε καὶ ξηρὸν ἢ ἐγγύς τι ταύτης, ἄριστον γίγνεται τὸ
φάρμακον. ἐσκεύαζε δὲ αὐτὴν εἷς τῶν ἐμῶν διδασκάλων
μετὰ τὸ παρασκευασθῆναι ξηρὰν, ἐν οἴνῳ Φαλερίνῳ τετριμ-
μένην, ᾧδέ πως. τὸ μὲν ἔλαιον ἐν ἑτέρῳ, τὸν δὲ οἶνον ἐν
ἑτέρῳ ἀγγείῳ θερμαίνων κατὰ βραχὺ κατέχει τῆς λιθαργύ-
ρου, ποτὲ μὲν ἐπὶ τὸν οἶνον καὶ καλῶς λειώσας καὶ ἀνα-
μίξας ἐπέβαλε τοῦ ἐλαίου, ποτὲ δὲ ἀπὸ τοῦ ἐλαίου ἀρξά-
μενος ἐπὶ τὸν οἶνον μετέβαινεν. ἐναλλὰξ δὲ τοῦτο ποιῶν
πολλάκις ἑκάτερον ἐξεδαπάνα καὶ οὕτως εἰς κακκάβην κατε-
ράσας ἐκ τῆς θυείας ἐπέβαλλε τὴν πιτυΐνην ῥητίνην, ἣν
ἰδίως καλοῦσι φύσημα, λελειωμένην ἀκριβῶς, εἶτα τὸν κηρὸν,
καὶ ἧψει κατὰ βραχὺ μέχρις ἀμολύντου. ἐχρῆτο δ᾽ αὐτῇ καὶ
ἐπὶ κόλ(337)πων, προχρίων αἵματι περιστερᾶς, οὐ τῶν κα-

ſicut nunc Falerno, utebantur. Hujusmodi igitur vinum ſi
in argenti ſpumam ſub caniculae aeſtu vel ſole alioqui ca-
lido mittamus, deinde teramus, vel ſine ſole etiam diu
teramus, vt humor reſiccescat, ipſaque argenti ſpuma relin-
quatur, vel omnino madoris expers et ſicca vel prope fiat,
medicamentum optimum evadit. Unus ſane ex praecepto-
ribus meis, poſtquam in vino Falerno tritam exiccaſſet, hoc
modo ipſam praeparabat, oleum alio, vinum item alio vaſe
calefaciens, paulatim argenti ſpumam ſuperfundebat inter-
dum vino in quo laevigatae probeque permixtae oleum ad-
jiciebat, interdum ab oleo auſpicatus ad vinum tranſibat.
Alternis autem vicibus hoc ſaepius agendo utrumque con-
ſumebat et ſic ex mortario in caccabum demittens pityi-
nam reſinam, quam proprie phyſema vocant, laevem ada-
muſſim factam addebat, mox ceram, et ſenſim, quoad non
inficeret, decoquebat. Utebatur eo et ad ſinus diuturnos, illi-
nens prius ſanguine columbae non domeſticae, ſed ex eis, quae

τοικιδίων, ἀλλὰ τῶν βοσκάδων καλουμένων ὑπό τινων εἰς
τοὺς πύργους, οὓς παρ᾽ ἡμῖν κατασκευάζουσιν ἐν τοῖς ἀγροῖς.
ἔνιοι δὲ ταύτας ἀγρίας ὀνομάζουσιν. ὡσαύτως δὲ κατὰ με-
γάλα τραύματα πρόσφατα διαχρίων αἵματι περιστερᾶς τοι-
αύτης ἐπιτίθει τὸ φάρμακον θαῤῥῶν αὐτῷ σφόδρα. τοῦ
δὲ οἴνου κοτύλην ἐνέβαλλε μίαν καὶ ἡμίσειαν, οὐχ ὡς ὁ
Ἥρας τε καὶ Ἀνδρόμαχος, ἥμισυ μόνον τῆς κοτύλης· καὶ
κατὰ τοῦτο βέλτιον πολὺ τὸ φάρμακον ἐγίγνετο. βουληθεὶς
δὲ εὐῶδες αὐτὸ ποιῆσαι, μίξεις ὀποπάνακος ἡμιούγγιον, ὅπερ
ἐστὶ < δ'. ἔμβαλλε δὲ χάριν τῆς εὐχροίας τὸν λευκὸν κη-
ρὸν τὸν Ποντικόν. τὸ φάρμακον τοῦτο καὶ μέχρι συνουλώ-
σεως ἄγει καλῶς τὰ ἕλκη.

Κεφ. ια'. [Κρίτωνος μήλινα φάρμακα.] Περὶ ὧν Κρί-
των ἔγραψε μηλίνων, ἃς αὐτὸς πυξίνας ὀνομάζει. πυξίνη
πρὸς τὰ νεότρωτα. ἡ δ᾽ αὐτὴ ἐπουλοῖ καὶ ἐπισπᾶται. ♃
λιθαργύρου λίτρας δ'. κηροῦ λίτρας δ'. τερμινθίνης οὐγγίας
η'. ἰοῦ οὐγγίας η'. ἐλαίου παλαιοῦ ξέστας β'. ὄξους ξέστου
ἥμισυ, λιθάργυρον, ἔλαιον, ἰόν, ὄξος ἕψε ὁμοῦ ἐπὶ μαλα-

in turribus nidum collocant, bofcadas quidam nominant,
quas apud nos in agris extruunt, nonnulli has agreſtes vo-
cant. Pari modo magnis vulneribus recentibus hujusmodi
ſanguine columbino illinens medicamentum imponebat non
mediocri ejus confidentia. Vini autem ſefquiheminam inde-
bat, non ut Heras et Andromachus ſemiſſem tantum, atque
hujus occaſione medicamentum longe melius factum eſt.
Caeterum ubi ipſum voles boni odoris efficere, opopanacis
femunciam, quod eſt denarios quatuor, miſcebis. Coloris
gratia ceram candidam Ponticam adjicies. Hoc medicamen-
tum ulcera vel ad usque cicatricem probe perducit.

Cap. XI. [*Critonis melina medicamenta.*] Quae Crito
melina ſcripſit, buxea nominat. *Buxeum ad recentia vul-
nera, idem cicatricem obducit et extrahit.* ♃ Spumae ar-
genti lib. iv, cerae lib. iv, terebinthinae uncias octo, aeru-
ginis ℥ octo, olei veteris ſextarios ij aceti, ſextarii dimi-
dium. Spumam argenteam, oleum, aeruginem, acetum, una

516 ΓΑΛΗΝΟΥ ΠΕΡΙ ΣΥΝΘΕΣΕΩΣ ΦΑΡΜΑΚΩΝ

Ed. Chart. XIII. [689. 690.]   Ed. Baf. II. (337.)

κοῦ πυρός. ὅταν δὲ μέλλῃ συστρέφεσθαι, βάλλε ῥητίνην,
κηρὸν, καὶ ἑνώσας χρῶ μάλιστα ἐπὶ νεοτρώτων. ἔγραψε δὲ
καὶ ἄλλην ὁ Κρίτων πρὸ ταύτης, ἣν ὀνομάζει πυξίνην,
ἁπλῆν μὲν, ὅσον ἐπὶ τῷ τῶν μιγνυμένων ἀριθμῷ, τῇ δ᾽
ἐπαγγελίᾳ μεγάλην· γράφει γοῦν ἐπ᾽ αὐτῇ κατὰ λέξιν οὕτως.
ἡ διὰ χαμαιλέοντος ποιοῦσα τὰ αὐτὰ τῇ Τυρίᾳ. ἔστι δὲ
ἐπουλωτικωτάτη τῶν δυσαλθῶν καὶ τυλωδῶν καὶ χρονίων
ἑλκῶν, ἰᾶται δὲ καὶ τὰς ἐν τῷ δακτυλίῳ ῥαγάδας καὶ κον-
δυλώματα καὶ σκληρίας. ♃ λιθαργύρου μνᾶν α΄. κηροῦ
μνᾶς στ΄. ἰοῦ μνᾶς δ΄. χαμαιλέοντος μνᾶς η΄. ἐλαίου μνᾶν α΄.
ἔλαιον, λιθάργυρον ἕψε κινῶν σπάθῃ ἕως οὗ συστῇ καὶ
γένηται μηλίνη. τούτου δὲ γενομένου, ἰὸν ἐπίπασον, ἔπειτα
πρόσβαλε κηρὸν, τήξας δὲ ἐπιμελῶς καὶ ἄρας ἀπὸ τοῦ πυ-
ρὸς ἐπίπασον τὸν χαμαιλέοντα. ὅταν δὲ ἑνωθῇ κατέρασον
εἰς θυείαν καὶ μαλάξας ἀνελοῦ. [690] γέγραφε δὲ καὶ ἄλλας
ὁ Κρίτων τινὰς ἐμπλάστρους ἐν τῷ τετάρτῳ τῶν φαρμά-
κων πυξίνας μὲν, ὡς αὐτὸς ὀνομάζει, μηλίνας δὲ κατὰ τοὺς

super ignem lentum incoquito, ubi vero coitura funt, re-
fina ceraque adiungatur, et in unum redactis ad recentia
vulnera potiffimum utitor. Scripfit et aliud ante hoc Crito,
quod buxeum vocat, fimplex quidem quantum ad mixto-
rum numerum pertinet, magnum vero pollicitis. Scripfit
igitur de ipfo ad verbum hoc modo. *Emplaftrum ex cha-
maeleonte, eadem faciens, qua Tyria. Cicatricem ulceri-
bus difficillimis, callofis et inveteratis maxime inducit,
medetur etiam rhagadis digitorum, condylomati et duritiis.*
♃ Spumae argenteae minam j, cerae minas vj, aeruginis
minas iv, chamaeleontis minas viij, olei minam j. Oleo
fpumam argenteam coquito rudicula movens, donec confi-
ftat et fiat melinum, poft hoc aeruginem infpergito, inde
ceram adjicito. Porro ubi diligenter liquata ab igne tuleris,
chamaeleontem indito, quum unitas facta eft, in mortarium
demittito, ubi fubacta, excipito. Jam vero et alia quaedam
emplaftra Crito tradidit in quarto medicamentorum volu-
mine, buxea quidem, ut ipfe nuncupat, melina vero, ut

Ed. Chart. XIII. [690.]   Ed. Baf. II. (337.)

ἄλλους, ἀλλὰ τινὲς μὲν αὐτῶν χωρὶς ἰοῦ συντίθενται, τινὲς
δὲ λαμβάνουσι μὲν ἰὸν, ἀλλ᾽ ἐν ἑτέρῳ γένει φαρμάκων εἰρή-
σονται, κατὰ τὰς τῆς δυνάμεως ὁμοιότητας, ἐν ταῖς ἐπουλω-
τικαῖς αἱ ἐπουλωτικαὶ, ἐν δὲ ταῖς διὰ χυλῶν αἱ διὰ χυλῶν,
ἐν δὲ ταῖς μαλακτικαῖς ὅσαι μαλάττειν πεφύκασιν, ὥσπερ
καὶ ἡ τοῦ Μνασαίου, πολυειδῶς ὑπ᾽ αὐτοῦ σκευαζομένη
κατὰ τὸ προκείμενον βιβλίον. νῦν οὖν ἤδη καιρὸς ἐπὶ τὰς
κολλητικὰς μεταβῆναι διαφερούσας κατὰ χρόαν ἀλλήλων τε
καὶ μηλίνων.

Κεφ. ιβ´. [Περὶ τῶν κιῤῥῶν ἐμπλάστρων, ἃς διχρώ-
μους ὀνομάζουσιν.] Ἔνιαι μὲν ἐκ τῆς αὐτῆς ὕλης σύγκειν-
ται ταῖς τὸν ἰὸν ἐχούσαις μηλίναις, ὡς καὶ πρόσθεν ἔφην,
ἑνὶ μόνῳ διαφέρουσαι τῷ μέχρι πλείονος ἡψῆσθαι. πᾶσαι
γὰρ διὰ τὸν ὠμὸν ἰὸν χλωραὶ μηλῖναι μὲν γίγνονται με-
τρίως ἑψηθέντος αὐτοῦ, κιῤῥαὶ δὲ πλέον. εὔδηλον οὖν ὅτι
πλέον ἔλαιον ἀναγκαῖόν ἐστιν ἔχειν τὰς μηλίνας τε καὶ τὰς
κιῤῥὰς τῶν χλωρῶν, εἰ καὶ πάντα τὰ ἄλλα ἔχοιεν ταὐτά.
καὶ διὰ τοῦτο ἐμβάλλειν προσήκει τῇ κακκάβῃ πρῶτον μὲν

alii, attamen nonnulla ex iis extra aeruginem componun-
tur, nonnulla aeruginem quidem aſſumunt, ſed in alio me-
dicamentorum genere pro facultatis, ſeu virium ſimilitudine
dicentur in epuloticis epulotica, in iis quae ſuccis con-
ſtant, ex ſuccis compoſita, in mollientibus illa, quae mol-
lire nata ſunt, quemadmodum et Mnaſaei emplaſtrum mul-
tifariam ab eo in hoc opere conficitur. Nunc igitur ad glu-
tinantia ire jam tempus eſt, colore invicem et a melinis
differentia.

Cap. XII. [De gilvis emplaſtris, quae et dichroma
id eſi bicolora dicuntur.] Quaedam ex eadem materia con-
ſtant, qua aeruginem habentia melina, ſicut prius quoque
diximus, hoc ſolo differentia, quod diutius coquantur, omnia
ſiquidem propter crudam aeruginem viridia, fiunt melina,
ubi mediocriter ipſa cocta fuerit, gilva, ubi liberalius. Ma-
niſeſtum igitur melina gilvaque oleum copioſius quam vi-
ridia neceſſario habere, etſi reliqua omnia eadem recipiant.
Atque hujus gratia primum ſpuma argenti caccabo inji-

τὴν λιθάργυρον ἄχρι γλοιώδους συστάσεως ἑψηθησομένην,
ἐφεξῆς δὲ τὸν ἰὸν, καὶ μετ᾽ αὐτὸν, εἴ τι τῶν μεταλλικῶν
ἐμβάλλοιτο, καθάπερ ὁ κεκαυμένος χαλκὸς καὶ ἡ λεπὶς αὐ-
τοῦ, κἄπειδὰν παχυνθῇ, τηνικαῦτα κηρὸν καὶ ῥητίνην, εἰ
καὶ ταῦτα λαμβάνοι τὸ φάρμακον, ἐπὶ τέλει δὲ λιβανωτόν
τε καὶ σμύρναν καὶ ἀλόην ὅσα τ᾽ ἄλλα τοιαῦτα, καθάπερ
τὴν ἐνδοξοτάτην τῶν κιῤῥῶν, ἣν ὀνομάζουσι διὰ δικτάμνου
τῶν ἱερῶν ὀνομαζομένων καὶ αὐτὴν, ὥσπερ ἡ ἴσις, ἐπειδή
φασιν αὐτὰς ἐκ τῶν ἱερῶν τῶν ἐν Αἰγύπτῳ κομισθῆναι.
πολύχρηστος μὲν οὖν ἐστιν αὕτη καὶ διὰ τοῦτο κατὰ τὸν
ἑξῆς λόγον ἅμα τοῖς πολυχρήστοις γεγράψεται. νυνὶ δὲ περὶ
τῶν ἄλλων κιῤῥῶν, ὅσαι τ᾽ ἀκριβῶς ἁπλαῖ καὶ ὅσαι μεταξὺ
τούτων τε καὶ τῶν πολυχρήστων εἰσὶ, τὸν λόγον ποιήσομαι.
καθάπερ οὖν ἁπλαῖ χλωραὶ διὰ κηροῦ τε καὶ ῥητίνης
ἐλαίου τε καὶ ἰοῦ συνετίθεντο, κατὰ τὴν εἰρημένην ἐπ᾽ αὐτῷ
συμμετρίαν, οὕτως αἱ κιῤῥαὶ προσλαβοῦσαι λιθάργυρον
ἐλαίου τε πλέον ἢ αἱ χλωραὶ τὴν σύνθεσιν ἔχουσιν. ἐὰν
μὲν οὖν ἐπὶ πλέον ἑψηθῆναι βουληθῇς τὴν ἔμπλαστρον,

cienda eſt, in quo tantiſper coquetur dum ſordium craſſi-
tudinem conſequatur, mox aerugo, deinde ſi metallicum ali-
quod ceu aes combuſtum ejusque ſquama immittatur. Ac
quando ſpiſſitudinem acceperint, tunc ceram et reſinam, ſi
haec etiam medicamentum recipiat, indere conveniet, po-
ſtremo thus, myrrham, aloën, aliaque id genus, ſicut ce-
leberrimum gilvum, quod ex dictamno vocatur, ſacrum et
ipſum appellatum velut iſis, quoniam ajunt ea ex ſacris
Aegypti locis eſſe allata. Uſum igitur hoc praeſtat multi-
plicem, proinde in ſequenti ſermone ſimul cum iis, quae
ad plura valent, paulo poſt deſcribetur. In praeſentia de
aliis gilvis tum omnino ſimplicibus, tum iis, quae inter
haec et polychreſta, id eſt multipliciter utilia, conſiſtunt,
verba facturi ſumus. Ut igitur viridia emplaſtra ſimplicia
ex cera, reſina, oleo et aerugine conficiebantur juxta di-
ctam illic ſymmetriam, ſic gilva ex argenti ſpuma et oleo
copioſiore quam in viridibus ſumpto componuntur. Itaque

αὐξήσεις τε τὸ ἔλαιον, ἕξεις τε τὸ φάρμακον ξηραντικώτε-
ρον, καὶ διὰ τοῦτο τῶν ἐναίμων τραυμάτων κολλητικώτε-
ρον· ἐὰν δὲ συμμέτρως, ἀρκεῖ τοσοῦτον εἶναι τὸ ἐλαίου μέ-
τρον, ὅσον σταθμὸν τῆς λιθαργύρου. λίτραν γὰρ ἐλαίου
τὴν Ῥωμαϊκὴν μετρήσαντες εἰς λίτρας λιθαργύρου τὴν στα-
θμικὴν ἐμβαλοῦμεν. ἐὰν δὲ ἐπὶ πλέον ἑψηθῆναι βουλώμεθα
τὸ φάρμακον, οὐ μόνον μίαν καὶ ἡμίσειαν ἐλαίου λίτραν
ἐμβαλοῦμεν, ἀλλὰ καὶ δύο καὶ πλείους. ξηραντικώτεραι δὲ
τῶν οὕτως σκευαζομένων κιῤῥῶν ἐμπλάστρων εἰσὶν ὅσαι
μηδ᾽ ὅλως ἔχουσι ῥητίνην καὶ κηρὸν, ἀλλὰ διὰ τῶν μεταλ-
λικῶν καλουμένων μόνον σύγκεινται, καθάπερ ἄλλοι τέ τινες
τῶν ἔμπροσθεν ἔγραψαν τοιαύτας, ἥ τε ἐγὼ χρῶμαι διὰ
παντὸς ὑπ᾽ ἐμοῦ συντεθείσῃ, κατὰ τόνδε τὸν τρόπον ἑψο-
μένῃ. τὴν λιθάργυρον μετὰ τοῦ ἐλαίου προεψήσας ἐπεμβάλλω
τὰ μεταλλικὰ λελειωμένα μετὰ ὄξους καὶ οὕτως ἕψω ἄχρις
ἀμολύντου. βάλλω δὲ τοῦ μὲν ἐλαίου λίτρας δ'. ὅσῳ δ᾽ ἂν
ᾖ παλαιότερον, τοσούτῳ ἔσται βέλτιον, καὶ μᾶλλον ἐὰν ᾖ
Σαβῖνον. τῆς λιθαργύρου δὲ Λ̄ γ'. [691] καὶ ὄξους δρι-

fi emplaftrum largius voles coquere augeasque oleum, me-
dicamentum habiturus es quod magis ficcet ideoque vul-
nerum cruentorum glutinantius, fin autem mediocriter, tan-
tam olei menfuram, quantum argenti fpumae pondus effe
fufficit, libram enim olei menfuralem Romanorum in ar-
genti fpumae libram ponderalem injiciemus. Jam fi medi-
camentum plenius incoquere placet, non folum lib. j ß,
fed etiam duas et plures immittemus. Porro inter haec
gilva emplaftra fic praeparata plus ficcant, quae nec refi-
nam nec ceram omnino habent, fed ex folis ut vocant
metallicis conficiuntur, quemadmodum alii quoque nonnulli
ex prioribus alia fcripferunt. Caeterum quo ego femper
mea induftria compofito utor, in hunc modum coquitur.
Gilvum ex metallicis. Argenti fpumae cum oleo prius co-
ctae metallica ex aceto laevigata immitto et fic coquo, do-
nec non inficiat. Addo his olei libras quatuor, hoc autem
quanto vetuftius tanto erit melius, magisque fi id fuerit
Sabinum, argenteae fpumae libras tres, aceti quam acer-

520 *ΓΑΛΗΝΟΥ ΠΕΡΙ ΣΥΝΘΕΣΕΩΣ ΦΑΡΜΑΚΩΝ*

Ed. Chart. XIII. [691.] Ed. Baf. II. (337.)

μυτάτου λίτρας β'. μεταλλικὰ δὲ τρία τάδε, λεπίδα χαλκοῦ
μέλανος ἰοῦ τε καὶ χαλκίτιδος, ἴσον ἑκάστου σταθμὸν ἀνὰ
οὐγγίας β'. ὅπερ ἐστὶ δραχμαὶ ἑκκαίδεκα. παλαιὸν δ' ὅταν
ᾖ τὸ ἔλαιον καὶ παχὺ διὰ τὴν παλαιότητα, τέτταρας καὶ
ἥμισυ λίτρας ἐμβάλλῃς, ἐγὼ δὲ καὶ ε'. ποτὲ καὶ διὰ τοῦτο
ἐνέβαλον ὄντος χειμῶνος. ἴσμεν γὰρ ὅτι πλεῖον ἐν χειμῶνι
βάλλεται τὸ ἔλαιον ἤπερ ἐν θέρει. προεψήσεις δὲ δηλονότι
τὴν λιθάργυρον ἄχρι γλοιώδους συστάσεως. ἐὰν δὲ καὶ κί-
κινον ἔχῃς ἔλαιον, ἀντὶ τοῦ παλαιοῦ ἔμβαλλε αὐτό. τοῦτο
τὸ φάρμακον ἔναιμα τραύματα κολλᾷ ῥᾳδίως καὶ μᾶλλον
ἐπὶ τῶν σκληρῶν σωμάτων ἤπερ ἁπαλῶν τε καὶ γυναικω-
δῶν καὶ παιδίων, ὁποῖα καὶ τὰ τῶν εὐνούχων ἐστὶν, ἀνι-
έμενόν τε δι' ἐλαίου κικίνου ἢ παλαιοῦ, καὶ ἔμμοτον ἐπιτι-
θέμενον θαυμαστὸν ὅπως πέττει τὰ δυσιατότατα τῶν ἑλκῶν,
ὅσα μηδ' ὅλως πύον ἐργάζεται. κολλᾷ δὲ καὶ κόλπους καὶ
σύριγγας προστέλλει καὶ ξηραίνει καὶ κλείει τελέως. καὶ ὅταν
γε ταῦτα καλῶς ἐργάζεσθαι βουληθῇς αὐτό, δι' ὄξους δρι-
μυτάτου τὰ μεταλλικὰ τρῖψον ἡμέραις πλείοσι καὶ μᾶλλον

rimi libras duas, horum trium metallicorum fquamae aeris
nigri, aeruginis, chalcitidis, fingulorum aequale pondus, ni-
mirum uncias duas, hoc eft drach. fedecim. At quum ve-
tus oleum exiftit craffumque ex vetuftate, quatuor libras
et dimidiam immittito. Nos et quinque interdum idque per
hiemem indidimus, non ignari hieme plus olei quam per
aeftatem immifcendum. At argenti fpumam prius videlicet
coques, donec fordium craffitudinem recipiat. Quod fi et
oleum cicinum habeas, id pro vetere ufurpato. Medica-
mentum hoc cruenta vulnera facile glutinat magisque in
duris corporibus quam mollibus, cujusmodi funt mulierum,
puerorum et eunuchorum, dilutum quoque ex oleo cicino
vel veteri ac linteo exceptum impofitumque mirum eft
quam ulcera curatu difficillima concoquat, quae pus nequa-
quam faciunt. Ad haec finus conglutinat et fiftulas aftrin-
git, exiccat et prorfus claudit. Atque ubi jam ipfum haec
pulchre velis efficere, metallica pluribus diebus accto longe

ἐν ἡλίῳ. καὶ τὴν λιθάργυρον δ᾽ ὡσαύτως τρίψας καὶ ξη-
ράνας, εἶτα μίξας τῷ ἐλαίῳ καθ᾽ ὃν εἴρηται τρόπον ἕψε.
πρὸς μέντοι τὰ δυσεπούλωτα τῶν ἑλκῶν οὐκ (338) ἀναγ-
καῖον οὕτως κατειργάσθαι τὰ μεταλλικὰ καὶ τὴν λιθάργυ-
ρον ἐν τῇ τρίψει. καὶ γὰρ καὶ χωρὶς τούτων ἐπουλωτικώ-
τερον γίνεται. προσέμβαλλε δ᾽ αὐτῷ τηνικαῦτα καὶ διφρυ-
γοῦς οὐγγίαν καὶ χρυσοκόλλης οὐγγίαν. βάλλεται δὲ οὐχ ἅμα
τῇ λεπίδι καὶ τῷ ἰῷ ταῦτα, καθάπερ οὐδ᾽ ὅταν ἑφθὸν ἤδη
τελέως ᾖ τὸ φάρμακον, ἀλλ᾽ ἐν τῷ μεταξὺ καιρῷ. τοσαύτης
γὰρ ἑψήσεως δεῖται τὰ τοιαῦτα τῶν φαρμάκων, ὡς ἀκριβῶς
ἑνωθῆναι τοῖς προϋπάρχουσιν, ὃ διὰ συμμέτρου γίγνεται
χρόνου μήτε λίαν πολὺ πρὸ τῆς ἄρσεως τῆς κακκάβης μήτ᾽
ἐγγὺς αὐτῆς. καὶ μόνη μὲν οὖν ἡ ἔμπλαστρος αὕτη σύριγγάς
τε καὶ κόλπους καὶ τὰ μεγάλα τραύματα κολλᾶν ἐστιν ἱκανή.
συνεργεῖ δ᾽ αὐτῇ καὶ σπόγγος καινὸς μὴ σκληρὸς, οἴνῳ παλαιῷ
βεβρεγμένος. ἡ δ᾽ ἐπίδεσις ἐπὶ τῶν κόλπων, ἀπὸ τοῦ πυθμέ-
νος γιγνέσθω πρὸς τὸ στόμιον ἀφικνουμένου τοῦ ἐπιδέσμου,
καθότι δηλωθήσεται σαφέστερον ἐν τῷ περὶ συρίγγων λόγῳ.

acerrimo conterito ac potius in fole, pari modo argenti
fpumam tritam exiccatamque et oleo poftea mixtam eo
quo dixi modo incoquito. Attamen ad ulcera, quibus ci-
catrix difficulter induci poteft, metallica fic elaborari et
argenti fpumam ita conterere non eft neceffum, etenim fine
his quoque cicatrici ducendae promptius illud evadit. Ad-
jiciatur autem tunc ei diphrygis et chryfocollae fingulorum
uncia. At haec non fimul cum fpuma et aerugine com-
mittuntur, uti nec ubi jam coctum medicamentum fuerit
omnino, fed eo, quod intercedit, tempore. Tantam enim
hujusmodi medicamenta coctionem requirunt, ut exacte
cum prioribus in unum coeant, quod mediocri intervallo
accidit, neque multo ante nec paulo minus quam caccabus
ab igne tollatur. Solum itaque hoc emplaftrum fiftulas, fi-
nus et magna vulnera glutinare poteft. Juvat ipfum fpon-
gia recens non dura veteri vino refperfa. Deligatura in finibus
bus ab imo fiat ligamento ad orificium perveniente, ficut
in fermone de fiftulis clarius oftendetur.

Ed. Chart. XIII. [691.] Ed. Baf. II. (338.)

Κεφ. ιγ΄. [Περὶ τῶν ἐπουλωτικῶν.] Εἴτ᾽ ἐπουλωτι-
κὰς εἴτε συνουλωτικὰς ἐθέλεις ὀνομάζειν τὰς οὐλὴν ποιού-
σας ἐμπλάστρους, ὡσαύτως δὲ καὶ τἄλλα φάρμακα τά τ᾽
ἐπίπαστα καὶ τὰ διὰ μοτῶν χρήσεως προσφερόμενα, διήνεγ-
κεν ὡς οὐδὲν πρὸς τὰς ἰάσεις αὐτῶν, εἰ μεμνημένος εἴης
τῆς δυνάμεως, ὁποίας εἶναι προσήκει τῶν τοιούτων φαρμά-
κων, εἰρημένης ἅμα ταῖς ἄλλαις ἁπάσαις ἐν τοῖς τῆς θερα-
πευτικῆς μεθόδου γράμμασιν. ὅσῳ γὰρ αἱ κολλητικαὶ τῶν
σαρκωτικῶν ἐδείχθησαν εἶναι ξηραντικώτεραι, τοσούτῳ τῶν
κολλητικῶν αἱ ἐπουλωτικαί. πρόκειται γὰρ ἡμῖν ἐν αὐταῖς
τὴν γεννηθεῖσαν ἐν τοῖς κοίλοις ἕλκεσι σάρκα δέρμα ποιῆσαι.
διὸ καὶ στύφειν χρὴ τὸ τοιοῦτον γένος τῶν φαρμάκων, εἴτ᾽
ἐπίχριστον εἴτ᾽ ἐπίσπαστον εἴη. προκείμενον δ᾽ ἡμῖν ἐν-
ταῦθα τῶν ἐμπλάστρων ἐκείνων μόνον μνημονεῦσαι. καὶ γὰρ
τὰ διὰ τῶν μοτῶν ἐπιτιθέμενα φάρμακα τούτων τηκομένων
ἐν ῥοδίνῳ ἢ μυρσίνῳ γίγνεται. καὶ μᾶλλόν γε τὸ μύρσινον
τοῦ ῥοδίνου χρησιμώτερον, ὅσῳ καὶ στυπτικώτερόν ἐστιν. εἰ
δὲ μηδέτερον ἔχοις τούτων, διὰ κυπρίνου καὶ σχινίνου καὶ

Cap. XIII. [De iis quae cicatricem obducunt.] Em-
plaftra cicatricem inducentia, five fynulotica five epulotica
nominare velis, ficut etiam alia medicamenta epipafta, id eft
quae infperguntur et quae linamentorum ufu apponuntur,
nihil ut ad curationes eorum differentiae affert, fi qualis
quodque facultatis medicamentum hujusmodi effe debeat
memineris, quam fimul cum reliquis omnibus in therapeu-
tices methodi libris explicavimus. Quanto enim aggluti-
nantia carnem generantibus ficcare magis oftenfa funt, tanto
agglutinantibus epulotica, nam ipforum beneficio carnem
cavis ulceribus generatam cutem reddere ftatuimus, ob quod
etiam tale medicamentorum genus, five illinendum five in-
fpergendum fit aftringere oportet. Hic autem illorum dun-
taxat emplaftrorum mentionem facere cogitamus, fiquidem
ea, quae linamentis excepta imponuntur medicamenta, ex
his rofaceo vel myrteo liquatis fiunt. Atque myrteum ro-
faceo hoc magis conducit, quo vehementius aftringit. At fi
neutrum habeas, ex cyprino, lentifcino et melino, liquanda

Ed. Chart. XIII. [691. 692.]   Ed. Baf. II. (338.)

μηλίνου τηκτέον· εἰ δὲ μὴ τούτων ἔχοις τι, [692] δι᾽ ὠμο-
τριβοῦς ἐλαίου ἢ τοῦ ἀπὸ τῆς Ἰβηρίας, ὃ καλοῦσιν Σπανόν.
ὅταν δὲ μηδὲ τοῦτ᾽ ἔχῃς, θαλλοὺς ἐλαιῶν ἁπαλοὺς θλάσας,
ἐμβαλεῖς ἑτέρῳ τινὶ τῶν ἐπιτυχόντων ἐλαίων. εἰ δὲ καὶ τού-
των ἀπορεῖς, ἄμεινον ἐλαίῳ παλαιῷ τήκειν. τὸ γοῦν ξηραντι-
κώτερον γενέσθαι τὸ φάρμακον ἐκ τούτου ἔχοις. οἱ μὲν οὖν
πολλοὶ τῶν ἰατρῶν ἀφίστανται τῶν ἐκ παλαιοῦ χρόνου πεῖ-
ραν ἱκανὴν δεδωκότων φαρμάκων ἅπασι τοῖς ἀρίστοις ἰατροῖς
καὶ διὰ τοῦτο ἐνδόξων γεγονότων, ὅπως δοκῶσιν αὐτοὶ βέλ-
τιόν τι παρὰ τοὺς ἔμπροσθεν ἔχειν. εἰδέναι δὲ χρὴ τῶν ἐνδό-
ξων φαρμάκων ἃ παρὰ πᾶσιν ἐπήνηται, τό τε διὰ καδμείας
καὶ τὸ διὰ τοῦ λαδάνου φάρμακον ἄριστον εἰς ἐπούλωσιν. οὐ
παρὰ πᾶσι δὲ τοῖς ἰατροῖς ἡ τῶν μιγνυμένων ἁπλῶν φαρμά-
κων ὡμολόγηται συμμετρία. διὰ τοῦτ᾽ οὖν ἔδοξέ μοι γράψαι
τὰς ἑκάστῳ τῶν γραψάντων αὐτὰς ἀρεσκούσας, ἀπὸ τῶν
ὑπ᾽ Ἀσκληπιάδου γεγραμμένων, ἀρξαμένῳ κατὰ τὸ τρίτον
τῶν ἐκτὸς, ἃ Μαρκέλλας ἐπιγράφει.

fuut, fi his quoque careas, ex omphacino vel eo, quod ab
Hifpania portatur, Hifpanum nominant, ubi nec hujus copia
adfit, teneros olivarum furculos contufos alii cuipiam vul-
gari oleo admifcebis, quod fi hos etiam defideres, praeftat
oleo vetere liquefacere, hinc enim medicamentum ficcandi
virtute augebis. Proinde plerique medicorum a medicamen-
tis, quae optimi quique medici longi temporis experientia
fatis probarunt, eoque nobilia reddiderunt, hac ratione fo-
lum abftinent, ut ipfi melius quippiam praeter majores ha-
bere videantur. Attamen fciendum eft, his ipfis celebribus
medicamentis, quae ab omnibus laudantur, haud facile
aliorum ullum reperiri quod fit praeftantius. Ab antiquo
igitur laudata funt, tum quod ex cadmia tum quod ex
ladano infcribitur, ad cicatricem ducendam utrumque effe
praeftantiffimum. Quamquam apud omnes mixturae fimpli-
cium medicamentorum fymmetriam eandem non fit inve-
nire. Quapropter vifum mihi eft eas, quae cuique fcriptori
placent, defcribere, aufpicati a proditis ab Afclepiade in
tertio de exterioribus commentario, quae Marcellas infcribit.

524 ΓΑΛΗΝΟΥ ΠΕΡΙ ΣΥΝΘΕΣΕΩΣ ΦΑΡΜΑΚΩΝ

Ed. Chart. XIII. [692.]   Ed. Baf. II. (338.)

Κεφ. ιδ'. [Περὶ τῶν ἐπουλωτικῶν ἐμπλάστρων Ἀσκλη-
πιάδης οὕτως γράφει.] Τῶν δὲ κατὰ μέρος ἑλκῶν χωρὶς ἑτέ-
ρας διαθέσεως ἤδη πρὸς οὐλὴν ῥεπόντων χρηστέον ταῖς
ὑπογεγραμμέναις σκευασίαις. ἡ διὰ καδμείας ἐπουλωτική.
ταύτῃ ἐχρήσατο ὁ Καθηγητὴς Λεύκιος. ♃ καδμείας κεκαυ-
μένης καὶ οἴνῳ κατεσκευασμένης, χαλκίτεως ὀπτῆς ἀνὰ ◁ ιστ'.
κηροῦ ◁ π'. κολοφωνιακῆς πίσσης οὐγγίας ἡ'. οἴνου Ἰταλι-
κοῦ τὸ αὔταρκες, τρῖβε χαλκῖτιν καὶ τὴν καδμείαν μετ' οἴ-
νου, ὥστε ὑγρᾶς κηρωτῆς ἔχειν τὸ πάχος. τὸν δὲ κηρὸν κα-
τακλάσας καὶ τὴν ῥητίνην καὶ βαλὼν εἰς ἄγγος κεραμεοῦν
καὶ τούτοις ἐπιβαλὼν μυρσίνου λίτραν α'. τίθει ἐπ' ἀνθρά-
κων κινῶν συνεχῶς. καὶ ὅταν δὲ λυθῇ, ἄρας ἀπὸ τοῦ πυ-
ρὸς ἔα ψυγῆναι καὶ ἀναξύσας, ἐπίβαλλε τοῖς λεανθεῖσι καὶ
μίξας ἀνελόμενος χρῶ, διαλύων μυρσίνῳ ἐλαίῳ. ἡ κρᾶσις
ἔστω κατάλληλος τῇ διαθέσει. ἄλλη διὰ καδμείας. ♃ καδμείας
ὀπτῆς, χαλκίτεως ὀπτῆς, διφρυγοῦς ἀνὰ ◁ ιστ'. κηροῦ, ῥη-
τίνης φρυκτῆς, ἐλαίου μυρσίνου ἀνὰ ἡμίλιτρον, οἴνου Ἰτα-
λικοῦ ὅσον ἐξαρκεῖ, σκεύαζε καθὰ προείρηται καὶ χρῶ ποτὲ

Cap. XIV. [De epuloticis emplaſtris Aſclepiades ſic
ſcribit.] Poſteaquam ulcera particularia ſine alia diſpoſitione
ad cicatricem jam tendunt, utendum eſt iis compoſitioni-
bus, quae infra ſcribuntur Emplaſtrum ex cadmia ad ci--
catricem ducendam. Hoc Lucius Cathegetes, id eſt prae-
ceptor uſus eſt. ♃ Cadmiae uſtae et ex vino praeparatae,
chalcitidis toſtae, ſingulorum drach. xvj, cerae drach. lxxx,
picis colophoniacae ℥ viij, vini Italici quod ſatis eſt. Chal-
citis et cadmia ex vino terantur, ut humidi cerati ſpiſſitu-
dinem habeant, ceram et reſinam perfractam in vas fictile
immittito, atque his olei myrtei pondo libram adjicito,
deinde carbonibus ſuperponito movens ſine requie, quum
ſoluta fuerint ab igne tollito, ubi refrixerint, radito lae-
vigatisque indito ac mixta excipito. In uſu oleo myrteo
ſubigito, temperatura diſpoſitioni reſpondeat. Aliud ex
cadmia. ♃ Cadmiae toſtae, chalcitidis toſtae, diphrygis, ſin-
gulorum ℥ xvj cerae, reſinae frictae, olei myrtei, ſingulo-
rum ſelibram, vini Italici quantum ſatis eſt. Praepara quo-

μὲν ἀνιεμένῳ, ποτὲ δὲ ἀκράτῳ τῷ φαρμάκῳ. ἄλλη. ♃ λι-
θαργύρου, ψιμυθίου, καδμείας, διφρυγοῦς, ῥητίνης ἀνὰ ⋖ ή.
χαλκίτεως ⋖ β΄. κηροῦ ⋖ ή. μυρσίνου τὸ αὔταρκες, οἴνου
Ἀμιναίου ὅσον ἐξαρκεῖ. ἄλλη Εὐφράνορος. ♃ διφρυγοῦς,
μίσυος ὀπτοῦ ἀνὰ ⋖ ή. χαλκίτεως ὀπτῆς, μολυβδαίνης ἀνὰ
⋖ β΄. καδμείας ⋖ α΄. κηροῦ ⋖ στ΄. κολοφωνίας οὐγγίας γ΄.
μυρσίνου λίτρας στ΄. οἴνου Ἰταλικοῦ τὸ αὔταρκες. ἄλλη ή
διὰ τοῦ λαδάνου, φάρμακον ἐπιτετευγμένον, οὐ μόνον ἐπου-
λοῦσα, ἀλλὰ καὶ τύλους ἐκκόπτουσα καὶ τὰς λειπουργίας
κατορθοῦσα. ♃ χαλκίτεως, λιθαργύρου, λαδάνου ἀνὰ ⋖ κδ΄.
ἀσφάλτου ⋖ ή. κηροῦ ⋖ οβ΄. μυρσίνου κοτύλην μίαν. οἱ
δὲ ⋖ ιη΄. οἴνου κοτύλην μίαν σκεύαζε κατὰ τρόπον. ἐν δὲ
τῇ χρήσει χρῶ καὶ σπληνίῳ καὶ ἀνιεμένῃ. ἄλλη. ♃ λιθαρ-
γύρου ⋖ ρ΄. πίσσης ⋖ ν΄. λαδάνου ⋖ κέ. ἰοῦ ξυστοῦ, χαλ-
κοῦ κεκαυμένου ἀνὰ ⋖ ή. ἐλαίου μυρσίνου λίτρας β΄, λεπί-
δος χαλκοῦ ⋖ δ΄. σκεύαζε καὶ χρῶ. ἄλλη ή πυρίκαυτος λε-
γομένη, ἐκ τῶν Ἀτταλικῶν δυνάμεων φάρμακον ἐπιτετευ-

modo dictum eſt, ac utitor nunc diluto, nunc mero me-
dicamento. *Aliud.* ♃ Argenti ſpumae, ceruſſae, cadmiae,
diphrygis, refinae, ſingulorum ℨ viij, chalcitidis ℨ ij, cerae
ℨ viij, myrtei olei quod ſufficit, vini Aminaei quod ſatis eſt.
Aliud Euphranoris. ♃ Diphrygis, miſyos toſti, ſingulorum
ℨ viij, chalcitidis toſtae, molybdaenae, ſingulorum ℨ ij, ca-
dmiae ℨ j, cerae ℨ vj, colophoniae ℥ iij, myrtei libras vj,
vini Italici quod ſatis eſt. *Aliud ex ladano accommoda-*
tum medicameutum, non folum cicatricem ducens, fed
etiam callos excindens et male curata inſtaurans. ♃ Chal-
citidis, argenti ſpumae, ladani, ſingulorum ℨ xxiv, bitumi-
nis ℨ viij, cerae ℨ lxxij, myrtei heminam unam, alii ℨ xviij,
vini heminam j. Praeparato in modum praedictum, quum
res exigit, et ſplenio et diluto utitor. *Aliud.* ♃ Argenti
ſpumae ℨ c, picis ℨ 1, ladani drach. xxv, aeruginis raſae,
aeris uſti, ſingulorum ℨ viij, olei myrtei lib. ij, aeris ſqua-
mae ℨ iv conficito ac utitor. *Aliud, quod pyricauton di-*
citur, ex Attalicis virtutibus medicamentum accommoda-

Ed. Chart. XIII. [692. 691.]   Ed. Baf. II. (338.)

γμένον. ♃ ἐλαίου κοτύλην α΄. στυπτηρίας σχιστῆς, μάννης, λιβανωτοῦ, λιθαργύρου, χαλβάνης ἀνὰ ⋖ α΄. κηροῦ ⋖ κδ΄. ἀγχούσης ⋖ η΄. [691] μυελοῦ ἐλαφείου, στέατος ὑείου, ἰοῦ, ψιμυθίου ἀνὰ ⋖ β΄. ὠῶν τριῶν τὸ χλωρὸν, τὰ τηκτὰ κατὰ τῶν ξηρῶν, καὶ χρῶ ποτὲ μὲν ἀνιεμένῳ τῷ φαρμάκῳ, ποτὲ δὲ ἀκράτῳ. ἄλλη, φάρμακον ἐπιτετευγμένον, ποιεῖ πρὸς τὰ παλαιὰ καὶ δυσαλθῆ. ψιμυθίου, λιθαργύρου, στυπτηρίας σχιστῆς, μάννης, χαλβάνης, λιβάνου, μυελοῦ ἐλαφείου καὶ μοσχείου ἀνὰ ⋖ δ΄. κηροῦ, ἀγχούσης, ὠῶν λεκίθων ἀνὰ ⋖ η΄. ἐλαίου κοτύλας δ΄. κόπτε τοὺς μυελοὺς ἐπιμελῶς καὶ τῆκε μετὰ τῶν τηκτῶν, κινῶν ἀγχούσῃ, ὥστε χρωσθῆναι, εἶτα ἄρας ἀπὸ τοῦ πυρὸς καὶ διϋλίσας εἰς ἕτερον ἀγγεῖον ἔα ψυγῆναι καὶ ἀναξύσας ἐπίβαλλε τοῖς ξηροῖς καὶ ἀνελόμενος χρῶ. λευκὴ μάγνη λεγομένη, φάρμακον ἐπιτετευγμένον. ποιεῖ δὲ καὶ πρὸς τὰ χρόνια τραύματα καὶ μόγις ἐπουλούμενα, ποιεῖ καὶ πρὸς ψωρώδεις διαθέσεις. ἔστι δὲ καὶ ἑδρικὴ ἀγαθὴ, ἀνιεμένη ῥοδίνῳ ἢ μυρσίνῳ. ♃ λιθαργύρου ⋖ ρ΄.

tum. ♃ Olei heminam j, aluminis fciffilis, mannae, thuris, argenti fpumae, galbani, fingulorum ℨ j, cerae ℨ xxiv, anchufae ℨ viij, medullae cervinae, adipis fuilli, aeruginis, ceruffae, fingulorum drach. duas, ovorum trium lutea. Quae liquari poffunt, ficcis immifcentur. Hoc medicamento alias diluto, alias mero utitor. *Aliud medicamentum accommodatum. Facit ad vetera ac fanatu difficilia.* ♃ Ceruffae, argenti fpumae, aluminis fiffilis, mannae, galbani, thuris, medullae cervinae et vitulinae, fingulorum drach. iv cerae, anchufae, ovorum luteorum, fingulorum drach. octo, olei heminas iv. Medullas diligenter tundito et liquato cum iis, quae liquefieri poffunt, movens anchufa, ex qua poffint ea colorari, deinde ab igne fublata et in aliud vas conjecta refrigerari finito, derafa ficcis immifceto, deinde in ufum excipito. *Candidum quod magnum dicitur medicamentum accommodatum. Valet et ad diuturna vulnera et quae vix cicatricem recipiunt, item fcabiofos affectus, benefacit et fedis vitiis rofaceo aut myrtino dilutum.* ♃ Argenti fpu-

Ed. Chart. XIII. [691.]   Ed. Baf. II. (338. 339.)

κηροῦ ◁ ν΄. ψιμυθίου ◁ ρ΄. τερμινθίνης ◁ κέ. λιβανωτοῦ
◁ κέ. στυπτηρίας σχιστῆς ◁ ιβ΄. ἐλαίου κοτύλας β΄. συν-
τίθει κατὰ τρόπον καὶ χρῶ, ὁτὲ μὲν ἐμπλάστρῳ, ὁτὲ δὲ ἀνι-
εμένῳ τῷ φαρμάκῳ. ἄλλη Παμφίλειος λεγομένη, πρὸς τὰς
προειρημένας διαθέσεις καὶ κόλπους παρακολλᾷ καὶ σύριγ-
γας ἐκτυλοῖ. ποιεῖ πρὸς τὰ ῥευματικὰ τῶν ἑλκῶν καὶ πρὸς
τὰ χρόνια καὶ δυσεπούλωτα, ψώρας τε (339) θεραπεύει καὶ
ὑπώπια βαστάζει. ποιεῖ καὶ κεφαλαλγικοῖς καὶ πρὸς τὰς τῶν
ὀφθαλμῶν ἐπιφορὰς ἐπιτιθεμένη κατὰ τοῦ μετώπου. ἔστι
δὲ καὶ ἑδρικὴ ἀγαθὴ ἀνιεμένη ῥοδίνῳ ἢ μυρσίνῳ. τὰ δὲ τῆς
σκευασίας ἔχει οὕτως. ♃ λιθαργύρου ◁ ρ΄. κηροῦ ◁ ν΄. τερ-
μινθίνης ◁ κέ. λιβάνου ◁ κέ· ψιμυθίου ◁ ρ΄. στυπτηρίας
σχιστῆς ◁ ιστ΄. πεπέρεως λευκοῦ ◁ γ΄. ἐλαίου παλαιοῦ κο-
τύλας β΄. συντήκει κατὰ τρόπον ποτὲ μὲν ἀνιεμένῳ τῷ φαρ-
μάκῳ, ποτὲ δὲ ἐμπλάσσων χρώμενος. ἐπὶ μὲν γὰρ τῶν κατὰ
τὴν κεφαλὴν ἀχώρων ἢ τῶν περὶ τὴν ὄψιν τραχυτήτων ἢ
τῶν λεγομένων ἐπινυκτίδων ἢ τῶν περὶ τὴν ἕδραν διαθέ-

mae drach. c, cerae drach. l, ceruſſae drach. c, terebinthi-
nae drach. xxv, thuris ℨ xxv, aluminis ſciſſilis drach. xij,
olei heminas duas. Componito ſimili modo, et utitor inter-
dum emplaſtro, interdum diluto medicamento. *Aliud cui
nomen eſt Pamphilion ad idem. Inſuper ſinus congluti-
nat et fiſtulis callum exterit. Valet ad ulcerum fluxio-
nes tum ad diuturna et dyſepulota ſcabiemque ſanat,
tollit ſugillata, benefacit caput dolentibus et oculorum
epiphoris fronti impoſitum, nec minus ſedi convenit dilu-
tum roſaceo vel myrteo. Caeterum in hunc modum com-
ponitur.* ♃ Argenti ſpumae drach. centum, cerae drach.
quinquaginta, terebinthinae drach. vigintiquinque, thuris
drach. vigintiquinque, ceruſſae drach. centum, aluminis
fiſſilis drach. xvj, piperis albi ℨ iij, olei veteris heminas
duas. Liquato, ut dictum eſt, nunc diluto medicamento nunc
emplaſtri modo utens. Nam in capitis manantibus ulceri-
bus, quae achores Graecis dicuntur et oculorum aſperita-
tibus, vel in iis, quas epinyctidas vocant, vel ani vitiis di-

528 ΓΑΛΗΝΟΥ ΠΕΡΙ ΣΥΝΘΕΣΕΩΣ ΦΑΡΜΑΚΩΝ

Ed. Chart. XIII. [691.]   Ed. Baf. II. (339.)
σεων ἀνιεμένῳ τῷ φαρμάκῳ μυρσίνῳ ἢ σχινίνῳ ἐπιχριόμενον.
ἄλλη Τελαμῶνος, φάρμακον ἐπιτετευγμένον, ποιεῖ καὶ πρὸς
ἄνθρακας, ἀναξηραίνει κόλπους ἐνιεμένη καὶ ἐγχυματιζομένη,
ἔστι δὲ καὶ ἐπουλωτικὴ ἀγαθή. 4 πιτυΐνης, κηροῦ, ἀσβέ-
στου, λιθαργύρου ἀνὰ < ν'. ψιμυθίου < κε. ἐλαίου κοτύ-
λης ἥμισυ, ἕψε λιθάργυρον, ἔλαιον ἕως συστῇ, εἶτα κηρὸν,
εἶτα ῥητίνην. τὴν δὲ ἄσβεστον καὶ τὸ ψιμύθιον λείωσον καὶ
τούτοις ἐπίβαλλε τὰ τηκτά. ἐν δὲ τῇ χρήσει ἔλαιον ἐπὶ θερ-
μοσποδίᾳ θεὶς ἐπίβαλλε καταθλάσας τοῦ φαρμάκου. καὶ
ὅταν θερμανθῇ, εἰς θυείαν βαλὼν ἀνάκοπτε φιλοπόνως ἕως
γλοιῶδες γένηται, καὶ ἀποθέμενος χρῶ, ὡς μεγίστῳ φαρμάκῳ,
ὁτὲ μὲν ἐπιχρίων πτεροῖς, ὁτὲ δὲ ἐγχυματίζων. ἐπὶ δὲ τῶν
λεγομένων ἀνθράκων εἰς ὀθόνιον ἐμπλάσσων ἐπιτίθει. ἄλλη
Μοσχίωνος γνώριμος πρὸς ὅσα βούλει ἐκτυλῶσαι καὶ ἐπου-
λῶσαι, ἔστι δὲ καὶ ἑδρικὴ ἀγαθή. 4 λιθαργύρου, ψιμυθίου,
ἀσβέστου ἀνὰ < η'. μυελοῦ ἐλαφείου, κηροῦ ἀνὰ < ιστ'.
ἐλαίου μυρσίνου τὸ αὔταρκες. τὰ τηκτὰ κατὰ τῶν ξηρῶν

lutum medicamentum myrteo vel lentiſcino illinitur. *Aliud
Telamonis medicamentum accommodatum. Facit et ad
carbunculos, ſinus exiccat immiſſum vel inſtillatum. Ad
haec cicatricem probe inducit.* 4 Pityinae, cerae, calcis
vivae, argenti ſpumae, ſingulorum Ʒ l, ceruſſae Ʒ xxv, olei
heminae dimidium. Argenti ſpumam oleumque, dum in unum
coëant, incoquito, mox ceram, inde reſinam. Porro calci
et ceruſſae in laevorem redactis liquabilia indito. Dum
uteris, oleo cineri calido ſuperpoſito medicamentum con-
ſringendo injicito, ubi incaluerit, mortario ſuperfundito et
diligenter ſubigito, donec ſordium ſpiſſitudo fiat. Ab igne
depoſito utitor tanquam maximo medicamento, alias pen-
nis illinens, alias inſtillans. Caeterum carbunculis vocatis
linteolo illitum adhibeto. *Aliud Moſchionis, celebre ad
quaelibet a callo vindicanda et cicatrice obducenda, idem
et ſedi prodeſt inſigniter.* 4 Argenti ſpumae, ceruſſae,
calcis vivae, ſingulorum drach. viij, medullae cervinae, ce-
rae, utriusque drach. xvj, olei myrtei quantum ſatis eſt,
quae liquari poſſunt, aridis immiſcentur et mollita ſedulo

καὶ μαλάξας ἐπιμελῶς ποίει τροχίσκους. ἐπὶ δὲ τῆς χρήσεως
ὕδατι ἢ γάλακτι προανίεται, ὅσον βούλεσθε, ὅσον γλοιοῦ
ἔχειν τὸ πάχος, εἶτα ἐπιβάλλεται ῥοδίνου τὸ αὔταρκες ἢ μυρ-
σίνου καὶ ἀνακόψαντες ἐπιμελῶς καὶ ἀνελόμενοι εἰς μολυ-
βδίνην πυξίδα χρῆσθε καθάπερ προείρηται.

[692] Κεφ. ιε΄. ['Επουλωτικαὶ 'Ανδρομάχου.] 4 Κα-
δμείας λίτραν α΄. χαλκίτεως κεκαυμένης λίτραν μίαν, κηροῦ
λίτραν α΄· ῥητίνης ξηρᾶς λίτρας γ΄. μυρσίνου λίτρας γ΄. οἴ-
νου εἰς τὰ ξηρά. ἄλλη ἡ διὰ λαδάνου. 4 λεθαργύρου < μ΄.
λαδάνου < λβ΄. χαλκάνθης < η΄. σχιστῆς < ιβ΄. κηροῦ < ρ΄.
λεπίδος < η΄. ἀσφάλτου < λβ΄. μυρσίνου κοτύλης μιᾶς τέ-
ταρτον, οἶνος Φαλερῖνος εἰς τὰ ξηρά. ἄλλως, ὡς 'Αλκιμίων,
ἣν ἐσκεύασα. 4 λαδάνου < η΄. ὑσσώπου < δ΄. προπόλεως
< η΄. ἀσφάλτου < η΄. λιθαργύρου < δ΄. λεπίδος χαλκοῦ
< δ΄. μίσυος ὠμοῦ < δ΄. κηροῦ < κδ΄. μυρσίνης μνᾶς η΄.
ἡ διὰ κριθῶν. 4 ψιμυθίου < ν΄. λιθαργύρου < ν΄. κριθῶν
κεκαυμένων ἀτρίπτων ξέστην α΄. κηροῦ < ν΄. ἐλαίου ξέστην α΄.

in paftillos digeruntur. Quum uti voles, prius aqua vel
lacte diluetur quantum habet, ut fordium craffitudinem
habeat, deinde rofacei quod fufficit, immittitur vel myrtei,
contufum diligenter in plumbeam pyxidem reponitur, ufui
eft, quemadmodum praediximus.

Cap. XV. [Epulotica Andromachi.] 4 Cadmiae lib. j,
chalcitidis uftae lib. j, cerae lib. j, refinae aridae lib. tres,
myrtei lib. iij, vinum ficcis immifcetur. Aliud ex ladano.
4 Argenti fpumae ℥ xl, ladani drach. xxxij, chalcanthi
drach. octo, aluminis fciffilis drach. xij, cerae drach. c,
fquamae drach. viij, bituminis drach. xxxij, myrtei quar-
tam heminae partem, vinum Falernum ficcis adjicitur. Ali-
ter, ut Alcimion, quod praeparavi. 4 Ladani drach. viij,
hyffopi drach. iv, propoleos drach. viij, bituminis drach.
viij. argenti fpumae drach. iv, aeris fquamae drach. iv, mi-
fyos crudi drach. iv, cerae drach. xxiv, myrtei octavam
minae portionem. Aliud ex hordeis. 4 Ceruffae ℥ l, argenti
fpumae drach. l, hordei ufti non triti fextarium j, cerae
drach. l, olei fextarium j, poftremum hordeum adjicitur.

530 ΓΑΛΗΝΟΥ ΠΕΡΙ ΣΥΝΘΕΣΕΩΣ ΦΑΡΜΑΚΩΝ

Ed. Chart. XIII. [692.]   Ed. Baf. II. (339)

ἐσχάτην τὴν κριθήν. ἄλλη ἐπουλωτικη. ⁊ καδμείας οὐγγίας
β'. χαλκίτεως, κηροῦ, τερμινθίνης ἀνὰ οὐγγίας δ' ὑσσώπου
οὐγγίαν α'. μυρσίνης οὐγγίας δ'. χαλκάνθης οὐγγίας δ· οἴνου
εἰς τὰ ξηρά. ἄλλη ἐπουλωτική. ⁊ ῥητίνης ξηρᾶς ⪤ ιη'. διφρυ-
γοῦς ⪤ δ'. λιθαργύρου ⪤ ιστ'. κηροῦ ⪤ ι'. ἐλαίου κοτύ-
λας δ'. ταύταις ἐφεξῆς ἄλλας ὁ Ἀνδρόμαχος ἔγραψεν ἐμπλά-
στρους ἓξ τῶν δυσεπουλώτων θεραπευτικὰς, ἅστινας οὐκ
ἔδοξέ μοι νῦν προσγράφειν. εἰρήσονται γὰρ ἅμα ταῖς τὰ δυσ-
ίατα τῶν ἑλκῶν θεραπευούσαις ἐν τῇ δ'. τῶνδε τῶν ὑπο-
μνημάτων. γεγραφότος δὲ τοῦ Ἀνδρομάχου κατὰ τὸν αὐ-
τὸν τόπον τοῦ βιβλίου, πρὸ τῶν ἄρτι γεγραμμένων ἐπου-
λωτικῶν καὶ ἑτέρας τινὰς ἄνευ τοῦ προγράψας αὐτῶν ὅτι
ἐπουλωτικαί εἰσιν ἀπεριστάτων ἑλκῶν καὶ μάλιστα ἐπὶ παί-
δων καὶ γυναικῶν καὶ εὐνούχων καὶ ἁπλῶς τῶν ἁπαλὴν
ἐχόντων τὴν σάρκα, ἔδοξέ μοι καὶ ταύτας ἐνταῦθα προσ-
γράψαι τὴν ἐπιγραφὴν ἐχούσας παρὰ τῷ Ἀνδρομάχῳ τὴν
ἀπὸ τῆς χρόας. ἔγραψε γὰρ περὶ αὐτῶν οὕτω κατὰ λέξιν.
λευκαὶ ἐπουλωτικαὶ Ἀνδρομάχου. λευκὴ ᾗ χρῶμαι. ⁊ λιθαρ-

Aliud ad ducendam cicatricem. ⁊ Cadmiae ℥ ij, chalcìti-
dis, cerae, terebinthinae, fingulorum ℥ iv, hyſſopi unciam
unam, myrti uncias quatuor, chalcanthi uncias quatuor,
vinum ſiccis affunditur. Aliud ad idem. ⁊ Reſinae aridae
drach. xviij, diphrygis drach. iv, argenti ſpumae drach. xvj,
cerae drach. x, olei heminas iv. Poſt haec Andromachus
alia emplaſtra ſex percenſuit cicatricem aegre ducentibus
accommoda, quae ſane hic nunc aſcribere viſum non eſt,
dicentur enim ſimul cum illis, quae ulcera curatu diffi-
cilia ſanant, in quarto hujus operis volumine. Quum autem
Andromachus ibidem ante praedicta modo epulotica alia
quaedam tradiderit, non praeponens quod apertis ulceri-
bus cicatricem inducerent, praeſertim in pueris, mulieribus
et eunuchis, ſummatim in omnibus, qui teneram habent
carnem, melius mihi viſum eſt haec quoque huc adjicere.
Titulum ipſis a colore Andromachus indidit, ut qui de iis
hunc in modum ad verbum ſcripferit. Candida Andro-
machi epulotica, album quo utor. ⁊ Argenti ſpumae mi-

Ed. Chart. XIII. [692.]   Ed. Baf. II. (339.)

γύρου μνᾶν α΄ ψιμυθίου μνᾶν α΄. κηροῦ δ΄. ῥητίνης δ΄.
ἐλαίου κοτύλας γ΄. ὕδατος κοτύλην α΄. ἄλλη. ♃ λιθαργύρου
◁ ρξ΄. ψιμυθίον ◁ σ΄. κηροῦ ◁ ν΄. τερμινθίνης ◁ κδ΄. ἐλαίου
παλαιοῦ κοτύλης ἥμισυ, ὕδατος κυάθους στ΄. ἄλλη. ♃ λι-
θαργύρου ◁ ρ΄. ψιμυθίου, κηροῦ ἀνὰ ◁ ν΄. τερμινθίνης ◁ κε΄.
στυπτηρίας σχιστῆς ◁ στ΄. πεπέρεως λευκοῦ ◁ γ΄. ὄρχεως
βοτάνης ◁ η΄. στρουθίου ◁ β΄. μάννης ◁ κι΄. ἄλλη. ♃ λι-
θαργύρου ◁ ο΄. ψιμυθίου ◁ ρ΄. κηροῦ ◁ ν΄. ἐλαίου παλαιοῦ
κυάθους β΄. ἄλλως ◁ β΄. ὕδατος κοτύλας β΄. ἄλλη. ♃ λιθαρ-
γύρου ◁ κε΄. κηροῦ ◁ νζ΄. στέατος ὑείου ◁ λζ΄. σμύρνης
◁ β΄. ὠῶν ἑφθῶν λεκίθους δ΄. τινὲς ὠμῶν. ἡ ἀρετή. ♃
χλοιοῦ καθαροῦ κοτύλας ιβ΄. λιθαργύρον μνᾶς γ΄. λεπίδος
◁ στ΄. οἱ δὲ ◁ ιστ΄. ῥητίνης κολοφωνίας μνᾶς στ΄. οἱ δὲ
◁ ν΄. κηροῦ μνᾶν α΄. οἱ δὲ μνᾶς μέ΄. θαλάσσης κοτύλας γ΄.

[*Ἀνδρομάχου πανάκεια.*] ♃ Λιθαργύρου ◁ ρν΄. κη-
ροῦ ◁ μ΄. τερμινθίνης ◁ νγ΄. θαλάσσης παλαιᾶς ἢ μᾶλλον

---

nam j, cerusſae minam j, cerae iv, refinae iv, olei heminas
tres, aquae heminam j. *Aliud.* ♃ Argenti ſpumae drach.
cix, cerusſae drach. cc, cerae drach. l, terebinthinae drach.
xxiv, olei veteris heminae dimidium, aquae cyathos vj.
Aliud. ♃ Argenti ſpumae drach. c, cerusſae, cerae, ſingu-
lorum drach. l, terebinthinae drach. xxv, aluminis fiſſilis
drach. vj, piperis albi drach. iij, orcheos herbae Ʒ viij,
ſtruthii Ʒ ij, mannae Ʒ xxv. *Aliud.* ♃ Argenti ſpumae
Ʒ lxx, cerusſae drach. c, cerae drach. l, olei veteris cya-
thos duos, aliter drach. duas, aquae heminas duas. *Aliud.*
♃ Argenti ſpumae Ʒ xxv, cerae Ʒ lvij, adipis ſuilli Ʒ xxxvij,
myrrhae Ʒ ij, ovorum coctorum lutea iv, alii crudorum.
Medicamentum arete, id eſt virtus, *appellatum.* ♃ Strig-
menti puri heminas xij, argenti ſpumae minas iij, ſqua-
mae Ʒ vj, alii Ʒ xvj, refinae colophoniae minas vj, alii Ʒ l,
cerae minam j, quidam minas xlv, marinae aquae he-
minas iij.

[*Andromachi panacea i.* univerſale remedium.] ♃
Argenti ſpumae Ʒ cl, cerae Ʒ xl, terebinthinae Ʒ liij, ma-

οἴνου παλαιοῦ κοτύλας β'. γλοιοῦ κοτύλας στ' λεπίδος ◁ ιστ'.
κίκεως κοτύλας β'. ψιμυθίου ◁ π'. ἀμμωνιακοῦ θυμιάματος
◁ κδ'. στέατος μοσχείου ◁ π'. ἀσβέστου ◁ κδ'. ἀριστολο-
χίας ◁ κε'. ἕψε ὡς οἶδας.

[695] [Λευκὴ ἡ Τελεφάνους.] 4 Λιθαργύρου ◁ π'.
ψιμυθίου ◁ ρκ'. σμύρνης ◁ γ'. ὀβολοὺς β'. σαγαπηνοῦ ◁ ε'.
λιβάνου ◁ στ'. τετρώβολον, ἐλαίου κοτύλας β'. ἥμισυ, ἕψε
ὁμοῦ πάντα. ἄλλη. 4 κηροῦ λευκοῦ λίτραν α'. σμύρνης οὐγ-
γίαν α'. λιβάνου οὐγγίαν α'. μυελοῦ ἐλαφείου οὐγγίας β'.
στέατος ὑαίνης οὐγγίας β'. πιτυΐας ἐλαφείας οὐγγίας β'. ἢ
ἐριφείας, νίτρου οὐγγίας β'. χαλβάνου οὐγγίαν α'. ἀμμωνια-
κοῦ θυμιάματος οὐγγίας δ'. λιθαργύρου λίτραν α' S''. ψιμυ-
θίου ◁ στ'. ἐλαίου παλαιοῦ κοτύλην α' S''. θαλάσσης κοτύ-
λης ἥμισυ, καυνιακὴ καλεῖται. ἄλλη. 4 λιθαργύρου ◁ σ'. κη-
ροῦ ◁ νβ'. ἐλαίου κοτύλας γ'. ψιμυθίου ◁ π'. τερμιθίνης
◁ λβ'. κηρύκων κεκαυμένων ◁ ι'. λιβάνου ◁ ιθ'. ὕδατος
ξέστην α'. ἄλλη. 4 στέατος ὑείου προσφάτου ◁ πη'. κηροῦ

rinae veteris vel potius vini vetusti heminas ij, strigmenti
heminas vj, squamae З xvj, ricini heminas ij, cerussae Зlxxx,
guttae ammoniaci З xxiv, sevi vitulini drach. lxxx, calcis
vivae drach. xxiv, aristolochiae drach. xxv. Coquito ut
didicisti.

[*Candidum Telephanis.*] 4 Argenti spumae drach.
lxxx, cerussae Ʒ cxx, myrrhae drach. iij, obolos ij, saga-
peni drach. v, thuris drach. vj, obolos iv, olei heminas ij ß,
omnia simul incoquito. *Aliud.* 4 Cerae candidae lib. j,
myrrhae Ʒ j, thuris Ʒ j, medullae cervinae uncias ij, adipis
hyaenae Ʒ ij, coaguli cervi, vel hoedi Ʒ ij, nitri Ʒ ij, gal-
bani Ʒ j, guttae ammoniaci Ʒ iv, argenti spumae lib. j ß,
cerussae З vj, olei veteris heminam j ß, marinae aquae he-
minae ß. Cauniace dicitur. *Aliud.* 4 Argenti spumae drach.
cc, cerae drach. lij, olei heminas tres, cerussae drach. lxxx,
terebinthinae drach. xxxij, buccinorum ustorum drach. de-
cem, thuris drach. xix, aquae sextarium unum. *Aliud.* 4
Adipis suilli recentis drach. octoginta octo, cerae candidae
drach. quadraginta octo, cerussae drach. duodecim, argenti

λευκοῦ < μη'. ψιμυθίου < ιβ'. λιθαργύρου < ιβ'. ἄλλη πρὸς
ἕρπητας, ἄνθρακας, κονδυλώματα, ῥαγάδας, ἀφλέγμαντος
ἄγαν, ὡς Ἥρας ὁ Καππάδοξ. ἐπὶ ταύτης μὲν οὖν ὀρθῶς
ἐποίησεν οὐχ ἁπλῶς κηροῦ γράψας, ἀλλὰ μετὰ τοῦ προσθεῖ-
ναι τοῦ λευκοῦ. γένοιτο γὰρ ἂν οὕτως, ὡς βούλεται, λευκὴ
τῇ χρόᾳ. μετὰ ταῦτα δὲ γράφων ἄλλην οὐ προσέθηκεν οὔτε
τοῦ κηροῦ τὸ λευκὸν οὔτε τοῦ οἴνου τὸ λευκὸν, ἀλλ' ἡμᾶς
δεῖ προσθεῖναι, εἴπερ βουλόμεθα λευκὴν τὴν ἔμπλαστρον
ποιῆσαι. γέγραπται δὲ ἡ σύνθεσις αὐτῆς ὑπ' αὐτοῦ τοῦ
Ἀνδρομάχου κατὰ λέξιν οὕτως.

[Λευκὴ δι' οἴνου, Πουπλίου.] ♃ Καδμείας λίτραν α'.
οὐγγίας θ'. λιθαργύρου λίτρας β'. ψιμυθίου λίτρας β'. οἴνου
Ἑλληνικοῦ ξέστας β'. ῥοδίνου λίτρας έ. κηροῦ λίτρας γ'. ὠὰ
ὠμὰ ἀριθμῷ ιβ'. λιβάνου οὐγγίας γ' ἔψε. τῶν λευκῶν ἐμπλά-
στρων τὰς ἑψήσεις ἐν τῷ α'. λόγῳ διῆλθον, ἅμα καὶ τὴν
μέθοδον ἐπιδεικνὺς οὐ μόνον τῆς ἑψήσεως, ἀλλὰ καὶ τῆς
συνθέσεως αὐτῶν. καὶ οὐδέν γε ἴσως ἔτι ἔλιπε προσθεῖναι
τῇ διδασκαλίᾳ τῶν τοιούτων ἐμπλάστρων. ἀλλ' ἐπεὶ τοῦτο

fpumae drach. duodecim. Aliud ad herpetas, carbunculos,
condylomata, rhagadas, phlegmonen prorfus arcet, ut Heras
Cappadox meminit. In hoc igitur recte fecit, quod non
fimpliciter cerae fcripferit, fed candidae adjecerit, nam fic
fieri poffit, uti vult, colore candidum. Poft haec autem
aliud commemorans neque cerae neque vini candorem
appofuit, fed nos adjungere oportet, fi emplaftrum candi-
dum reddere ftatuimus. Porro compofitio ejus his verbis
ab ipfo Andromacho tradita eft.

[Aliud ex vino, Publii.] ♃ Cadmiae lib. j ℥ ix, ar-
genti fpumae lib. ij, ceruffae lib. ij, vini Graeci fextarios ij,
rofacei lib. v, cerae lib. iij, ova cruda numero xij, thuris
℥ tres. Haec incoquito. Candidorum emplaftrorum coquendi
rationes in priori commentario percenfui fimulque metho-
dum non coquendi modo, fed etiam eorum compofitionis
oftendi. Et fortaffe nihil amplius ejusmodi emplaftrorum
doctrinae adjiciendum reftat, fed quia hic liber non folum

534 ΓΑΛΗΝΟΥ ΠΕΡΙ ΣΥΝΘΕΣΕΩΣ ΦΑΡΜΑΚΩΝ

F.d. Chart. XIII. [695]　　　　　　　　Ed. Baſ. II. (340.)

(340) τὸ βιβλίον οὐ μόνον περὶ τῶν σαρκωτικῶν ἐμπλά-
στρων, αἳ δὴ ὡς ἐπίπαν εἰσὶ χλωραὶ, τὸν λόγον ἐδίδαξεν,
ἀλλὰ καὶ τῶν κολλητικῶν ἐπουλωτικῶν τε πασῶν, ὅσαι γε
τὰ χωρὶς κακοηθείας ἐπουλοῦσιν ἕλκη, διῆλθον δὲ καὶ περὶ
τῶν μηλίνων καὶ τῶν κιῤῥῶν, καὶ διὰ τοῦτο ἔδοξέ μοι καὶ
τὰς λευκὰς ἐμπλάστρους, ὅσων ἐν ἐκείνῳ τῷ βιβλίῳ λόγον
οὐδένα πεποίημαι, προσεπιγράψαι κατὰ τοῦτο. ὅπως δὲ μη-
δὲν λείποιτο τῷ προκειμένῳ βιβλίῳ, καὶ τὰς κεφαλικὰς τι
καὶ καταγματικὰς ὀνομαζομένας ὑπ᾽ αὐτῶν ἐμπλάστρους
προσγράψω, κολλητικάς τε οὔσας τῶν μεγάλων τραυμάτων
καὶ κόλπων, ὅταν δὲ ἀιεθῶσιν, ὡς ἐμμότους γενέσθαι καὶ
σαρκωτικαί.

Κεφ. ιστ́. [Περὶ τῶν καταγματικῶν καὶ κεφαλικῶν
ἐμπλάστρων.] Οἱ πλεῖστα καὶ κάλλιστα φάρμακα γράψαντες,
οὓς ἔμπροσθεν ὀνομαστὶ διῆλθον, ἐκάλεσάν τι γένος ἐμπλά-
στρων κεφαλικάς τε καὶ καταγματικὰς ἀπὸ τῶν ἐν τῇ κε-
φαλῇ καταγμάτων μάλιστα τὴν προσηγορίαν αὐταῖς θέμε-
νοι. ῥυπτικῆς δ᾽ εἰσὶ καὶ διαφορητικῆς καὶ ξηραντικῆς αἱ

de carnem generantibus emplaſtris, quae quidem ut pluri-
mum viridia ſunt, verum etiam de glutinantiûm et epulo-
ticorum omnium ratione egit, quae ulcera malignitate ca-
rentia cicatrice obducunt, quoniamque melina ac gilva per-
curri, ideo candida quoque emplaſtra, quorum in illo libro
mentionem nullam fecimus, in hoc producere viſum eſt.
Caeterum, ut nihil praeſenti commentario deſit, non pige-
bit adjicere emplaſtra, quae ab ipſis cephalica et catagma-
tica, id eſt capiti fracturisque medentia, nominantur et magna
vulnera ſinusque glutinant, quum vero diluta fuerint, li-
namentis excipiuntur et fiunt ſarcotica, id eſt carnem pro-
gignentia.

　　　Cap XVI. [*De emplaſtris ad fracturas et caput
idoneis.*] Qui plurima ac optima medicamenta prodiderunt,
antea omnes nominatim citavimus, genus quoddam empla-
ſtrorum cephalicum et catagmaticum vocant a calvariae
fracturis potiſſimum nomen eis imponentes. Sunt autem ta-
lia abſtergendi, digerendi et ſiccandi poteſtate praedita.

τοιαῦται δυνάμεως. ἔμιξαν δ᾽ αὐταῖς οἱ πλεῖστοι τῶν στύ-
φόντων φαρμάκων ὀλίγον, ἕνεκα δυοῖν χρειῶν, ὡς εἴρηται,
τοῦ τ᾽ ἀποκρούεσθαι τὸ [696] ἐπιῤῥέον τοῖς πεπονθόσι μέ-
ρεσι καὶ τοῦ ποδηγεῖν ἄχρι βάθους τὴν τῶν ῥυπτικῶν δύ-
ναμιν. ἐλέχθη δὲ ἡμῖν ἔμπροσθεν, ὡς εἰ μὴ κατεργασθείη τῇ
τρίψει τὰ στύφοντα, μέχρι τοῦ χνοώδη γενέσθαι βλάβην
μᾶλλον ἢ ὠφέλειαν παρέξει αὐτά, τοῖς τὴν ἑλκτικὴν δύνα-
μιν ἔχουσιν. ἀρίστην δ᾽ αὐτῶν ἔφην γίγνεσθαι κατεργασίαν
ἐν ὄξει δριμεῖ λειωθέντων. ἄρξομαι τοίνυν ἤδη τῆς τῶν τοι-
ούτων φαρμάκων γραφῆς ἀπὸ τῶν ὑπ᾽ Ἀσκληπιάδου γε-
γραμμένων.

Κεφ. ιζ. [Περὶ τῶν ὑπ᾽ Ἀσκληπιάδου καταγματι-
κῶν ἐμπλάστρων.] Πρώτην ἔγραψεν ἐν τῷ τρίτῳ τῶν ἐκτὸς
φαρμάκων κατὰ λέξιν οὕτως. μέλαινα ἀρίστη καταγματική·
τούτῳ τῷ φαρμάκῳ ἐχρησάμην ἐπὶ καταγμάτων πολλῶν
ὀστέων ἐμπλεόντων καὶ πάντων παραινούντων τὰ ἐμπλέοντα
βαστάζειν, ὅμοιόν τι παραδόξῳ εἰργάσατο ἡ ἀρίστη. τὰ γὰρ
ἐμπλέοντα καὶ κεχωρισμένα τῶν ἄλλων ὀστέων οὕτως δια-

Plerique paululum ex aftringentibus medicamentis eis admi-
fcuerunt, idque duplicis ufus gratia, ficut diximus, nempe
ut id, quod affectis partibus influit, repelleretur et abfter-
gentium facultatem in profundum usque deduceret. Porro
docuimus nos antea, nifi aftringentia elaborentur tritura,
quoadusque in pulverem redigantur, noxam magis quam
praefidium effe allatura iis, quae trahendi vim obtinent. At
optime elaborari oftendimus ea, fi ex aceto acri laevia
fiant. Itaque hujusmodi medicamentorum feriem ab iis, quae
Afclepiades tradidit, jam aufpicabimur.

Cap. XVII. [De emplaftris ad fracturas idoneis ab
Afclepiade traditis.] Primum in tertio exteriorum medi-
camentorum his verbis praefcripfit. Nigrum arifton, id eft
optimum catagmaticum. Hoc medicamento ufus fum in fra-
cturis offium multorum, ita ut eorum plura moverentur ac
innatarent omnesque hortarentur innatantia illa offa au-
ferri. At hoc ariftus id fecit, quod praeter omnium opi-
nionem eft vifum, nam fluitantia et ab aliis offibus feparata

536 ΓΑΛΗΝΟΥ ΠΕΡΙ ΣΥΝΘΕΣΕΩΣ ΦΑΡΜΑΚΩΝ

Ed. Chart. XIII. [696.]   Ed. Baf. II. (340.)
κατέσχεν, ὥστε συμπωρῶσαι τοῖς ἄλλοις. ἔχει δὲ οὕτως. ♃
λιθαργύρου, ἀσφάλτου ἀνὰ ⟨ σ'. πίσσης ξηρᾶς, κηροῦ ἀνὰ
⟨ ρ'. ῥητίνης τερμινθίνης ⟨ ν'. στυπτηρίας σχιστῆς, προ-
πόλεως ἀνὰ ⟨ λ'. ἀμμωνιακοῦ θυμιάματος ⟨ κδ'. ἰοῦ ⟨ ι'.
ἐλαίου ξέστας δ'. σκεύαζε καθὰ προείρηται. ἄλλας ὁμογενεῖς
τῇ προγεγραμμένῃ κατὰ τὸ αὐτὸ βιβλίον ἔγραψεν ὁ Ἀσκλη-
πιάδης κατὰ λέξιν οὕτως. ἄλλη Πυθίωνος καταγματική.
ταύτῃ Ἕλενος ἐχρήσατο. ποιεῖ δὲ καὶ πρὸς τὰ ἐκ πληγῆς
τραύματα, ἐν δὲ τῇ ἄρσει σπόγγῳ δεῖ θερμῷ βεβρεγμένῳ
ἀναχαλᾶν τὸ σπληνίον, ἐχέκολλον γάρ ἐστιν ἰσχυρῶς τὸ φάρ-
μακον. ποιεῖ δὲ καὶ πρὸς χοιράδας τὸ αὐτὸ φάρμακον καὶ
σύριγγας. καὶ χρὴ κατὰ τῶν συρίγγων καὶ κόλπων ἐκκό-
πτειν τὸ σπληνίον, τουτέστι κατὰ τοῦ στόματος, ὥστε τό-
πον ἔχειν τὸ ἐκκρινόμενον ὑγρόν. χρὴ δὲ καὶ συλλούεσθαι
τῷ φαρμάκῳ. τὰ δὲ τῆς σκευασίας ἔχει τὸν τρόπον τοῦτον.
♃ ἀσφάλτου Ἰουδαϊκῆς λίτρας ε'. οὐγγίας δ'. πίσσης Βρυ-
τίας ξηρᾶς τὸ ἴσον, ῥητίνης φρυκτῆς λίτρας η'. κηροῦ λί-
τρας δ'. λιβάνου λίτρας δ'. λεπίδος ἐρυθρᾶς λίτραν μίαν,

ita copulavit, ut aliis continuaverit.   Haec recipit argenti
fpumae, bituminis, fingulorum drachmas ducentas, picis
aridae, cerae, fingulorum drachmas centum, refinae tere-
binthinae drachmas quinquaginta, aluminis fciffilis, propo-
leos, fingulorum drachmas triginta, guttae ammoniaci drach-
mas vigintiquatuor, aeruginis drachmas decem, olei fexta-
rios quatuor, praeparato, ut praedictum eft. Alia praepofito
generi fimilia in eodem libro Afclepiades confcripfit in haec
verba. *Aliud Pythionis ad fracturas, quo Helenus ufus
eft. Valet etiam ad vulnera ex ictu.   Quum exhibebis,
fpongia calida madefacta fplenium relaxare oportet, nam
medicamentum valide glutinat. Benefacit idem ad ftrumas
et fiftulas. In finibus autem et fiftulis fplenium excindere
convenit, hoc eft in orificio, ut humor, qui excernitur, lo-
cum habeat, item fimul cum medicamento lavandum eft.
Praeparatur hoc pacto.* ♃ Bituminis Judaici lib. v, uncias
quatuor, picis brutiae ficcae pares portiones, refinae frictae
lib. viij, cerae lib. iv, thuris libras iv, fquamae rubrae li-

οὐγγίας δ΄. ἐλαίου θέρους λίτραν μίαν, χειμῶνος λίτραν α΄.
ἥμισυ, ὄξους κοτύλην α΄. τὰ τηκτὰ τῆκε, τὸν δὲ λίβανον καὶ
τὴν λεπίδα τρίψας μετ᾽ ὄξους ἐπίβαλλε τοῖς λοιποῖς, προσ-
έχων μὴ ἀναβράσῃ καὶ κινήσας εἰς θυείαν κατέρα, καὶ ἀνα-
κόψας καὶ μαλάξας ἀνελόμενος χρῶ. ἐν ἄλλῳ ἀντιγράφῳ
εὗρον λεπίδος ἐρυθρᾶς λίτραν α΄. ἥμισυ. εὔδηλον δ᾽ ὅτι
δραστικώτερον γίνεται τὸ πλείονα λαβὸν τὴν λεπίδα. Μο-
σχίωνος καταγματικὴ, φάρμακον ἐπιτετευγμένον πρὸς τὰ νε-
ότρωτα καὶ διακοπὰς τῶν νεύρων καὶ τὰς μετὰ περιθλάσεως
διαιρέσεις, ποιεῖ καὶ πρὸς τὰ μετὰ τραύματος κατάγματα.
καὶ γὰρ τοῖς τραύμασι βοηθεῖ καὶ πωροῖ τὰ ὀστέα μετὰ
τῆς δεούσης ἐπιδέσεως ἐπιτιθεμένη, καὶ τοῖς ἀρχομένοις ὑδρω-
πικοῖς. ποιεῖ καὶ πρὸς τὰς τῶν διδύμων περιθλάσεις, στα-
φιδοῖ καὶ τὰς περὶ τὴν ἕδραν ἐξοχάς. ποιεῖ καὶ πρὸς ῥαγά-
δας βουτύρῳ ἀνιεμένη, ποιεῖ καὶ πρὸς βρογχοκήλας, διαλύει
πᾶσαν σκληρίαν. ποιεῖ καὶ πρὸς παρατρίμματα καὶ λυγίσ-
ματα. ποιεῖ καὶ πρὸς τὰς ἐπὶ τῶν ποδῶν καὶ χειρῶν τυλο-
ειδεῖς ἐπαναστάσεις, ἃς ἥλους καλοῦμεν, ὡς χωρὶς ἑλκώσεως

bram unam ℥ iv, olei per aeſtatem libram unam, hieme li-
bram j ß, aceti heminam unam. Quae liquari poſſunt, lique-
facito, thus et ſquamam ex aceto trita reliquis admiſceto,
attendens ne ebulliant, movensque in mortarium demittito,
contuſa et ſubacta excipito ac utitor. In alib exemplari
ſquamae rubrae pondo libram dimidiam offendi. Liquet au-
tem efficacius eſſe, quod copioſiorem ſquamam receperit.
*Moſchionis medicametum ad fracturas, recentia vulnera
et nervos praeciſos confectum, item ad diviſa cum contu-
ſione. Benefacit etiam fracturis cum vulnere, etenim vul-
neribus ſuccurrit et oſſa cum deligatura convenienti im-
poſitum ad callum perducit. Nec minus incipientibus hy-
dropicis et teſtium contuſionibus prodeſt, eminentias circa
anum reprimit et rhagadas butyro dilutum ſanat et fau-
cium tumores, quos Graeci bronchocelas appellant. Dis-
ſolvit omnem duriciam. Inſuper valet ad laxatum et per-
verſum articulamentum, itidem ad calloſos exceſſus in
manibus pedibusque, quos clavos appellamus, ita valet, ut*

ἀφαιρεῖν καὶ καθόλου ἐστὶ πολυχρηστότατον φάρμακον,
ποιεῖ καὶ πρὸς ἀρχομένους ὕδρωπας. τὰ δὲ τῆς σκευασίας
[697] ἔχει οὕτως. λιθαργύρου μνᾶ α΄. ἡ δὲ μνᾶ ἐπὶ τού-
του τοῦ φαρμάκου ἔχει ὁλκὰς ρξ΄. πίσσης ὑγρᾶς < ρξ΄. στέα-
τος μοσχείου < ρξ΄. ῥητίνης τερμινθίνης < π΄. μάννης λι-
βάνου < π΄. κηροῦ < μ΄. ἰοῦ < η. ὀποπάνακος < η΄. χαλ-
βάνης < η΄. ἐλαίου κικίνου κοτύλην α΄. ὄξους τὸ ἴσον, ὀποῦ
συκαμίνου κοτύλην α΄. πίσσης ὑγρᾶς κοτύλης ἥμισυ. τὴν λι-
θάργυρον λειοτάτην καὶ τὸ κίκινον ἔλαιον βαλὼν εἰς ἄγγος
κεραμεοῦν καὶ χαλκοῦν, καθεὶς ἐπὶ πυρὸς ἕψε. καὶ ὅταν
ἀναβράσῃ, ἐπίβαλλε τὸ στέαρ καὶ τὴν μάννην κινῶν συνε-
χῶς. καὶ ὅταν συστραφῇ, ἐπίβαλλε πίσσαν, κηρὸν, ῥητίνην
καὶ ἑψήσας μέχρις ἀμολύντου ἐπίπασσε χαλβάνην, εἶτα ἰὸν
καὶ ὀποπάνακα ὄξει διαλυθέντα. τὸν δὲ ὀπὸν τοῦ συκομό-
ρου καὶ τὴν πίσσαν τὴν ὑγρὰν εἰς ἕτερον ἀγγεῖον ἐμβάλ-
λοντες ἕψομεν, καὶ ὅταν συστραφῇ, ἐπιβάλλομεν τῷ πρώτῳ
φαρμάκῳ, καὶ πάλιν θέντες ἐπὶ τὸ πῦρ ἕψομεν μέχρις ἀμο-

*fine exulceratione auferat. In fumma medicamentum eft
longe utiliffimum, facit et ad incipientes hydropas. Hoc
modo conficitur.* ♃ Lithargyri minam j, mina vero in hoc
medicamento habet drach. clx, picis liquidae ℨ clx, fevi vi-
tulini drach. clx, refinae terebinthinae drach. lxxx, mannae
thuris drach. lxxx, cerae drach. quadraginta, aeruginis
drach. octo, opopanacis drach. octo, galbani drach. octo,
olei cicini heminam j, aceti tantundem, liquoris fycamini
heminam unam, picis liquidae heminae dimidium. Argenti
fpuma laeviffima et cicinum oleum in vas fictile aereumve
injecta et fuper ignem pofita incoquuntur, pofteaquam ebul-
lierint, fevum et manna thuris adduntur moventurque con-
tinue, quum coiverint, pix, cera, refina admifcentur, et co-
ctis quoadusque non polluant, galbanum afpergitar, deinde
aerugo et opopanax ex aceto refoluta. Liquor vero fyco-
mori et pix liquida in alterum vas transfufa coquuntur,
ubi coiverint, priori medicamento admifcentur, rurfusque
fupra ignem pofita usque dum non inquinent coquuntur,

Ed. Chart. XIII. [697.]   Ed. Baf. II. (34o.)

λύντου, καὶ εἰς οἶνον κατεράσαντες ἐῶμεν ἐπὶ τρεῖς ἡμέρας,
ἔπειτα μαλάσσοντες χρώμεθα εἰς ὀθόνιον ἐμπλάσσοντες. δεῖ
δὲ κατὰ τὴν ἐπίθεσιν τοῦ φαρμάκου οἴνῳ δεύσαντας ται-
νίδιον ἐκθλίβειν καὶ τότε περιτιθέναι τῷ φαρμάκῳ. ὡς δὲ
ὁ ἡμέτερος καθηγητὴς Λεύκιος ἐπκεύασεν, ἔχει οὕτως. τὸ
στέαρ καὶ τὸ ἔλαιον πρότερον τήκομεν, καὶ ὅταν διαλυθῇ,
καταπάσσομεν λειοτάτην μάννην καὶ τὴν λιθάργυρον. καὶ
ὅταν συστραφῇ, τὰ ἑπόμενα ποιοῦμεν καὶ κατὰ τοῦτο τὸ
φάρμακον καὶ κατὰ τὸ ἐφεξῆς αὐτῷ γεγραμμένον ρξ. δρα-
χμὰς φησιν ἔχειν τὴν μνᾶν. εὔδηλον οὖν, ὅτι τὴν Ἀλεξαν-
δρεωτικὴν λέγει μνᾶν οὐγγίας κ'. ἔχουσαν, ὅπως ἑκάστη τῶν
οὐγγιῶν ἔχῃ < η'. οὕτω γὰρ συμβήσεται τὰς < ρξ. ἔχειν
τὴν μνᾶν. ἄλλη Κλαυδίου Φιλοξένου, ἀπελοῦς ἐπιγραφομένη,
ἔναιμος καταγματική. ποιεῖ καὶ πρὸς τὰς προειρημένας δια-
θέσεις. ♃ λιθαργύρου μνᾶν α'. ὅ ἐστι < ρξ. στέατος μο-
σχείου < ρξ. λιβάνου < π'. ὀποπάνακος, ῥητίνης τερμιν-
θίνης ἀνὰ < π'. κηροῦ < ρ'. ἰοῦ, σχιστῆς στυπτηρίας,

et in vinum demerſa relinquuntur triduum, inde ſubactis
utimur, in linteolum illinentes. Oportet autem in medi-
camenti impoſitione vittam reſperſam vino exprimere et
tunc medicamento circumdare. Quemadmodum vero Lucius
praeceptor noſter praeparavit, ita habet, adeps et oleum
prius liquantur, ubi diſſoluta fuerint, manna thuris laevis-
ſima et argenti ſpuma inſpergitur, his in unum coactis ſe-
quentia facimus. Atque tum in hoc medicamento tum in eo,
quod proxime ſubſcribitur, minam denariis centum ſex-
aginta valere ait. Unde clarum eſt Alexandriae minam ipſum
intelligere, quae uncias viginti pendet et ſingulae unciae
drach. viij habent, ſic enim accidet minam drach. clx con-
tinere. *Aliud Claudii Philoxeni apelum*, id eſt hiulcis con-
veniens, *inſcriptum ad cruenta et fracturas. Facit etiam
ad praedicta vitia.* ♃ Argenti ſpumae minam unam, hoc
eſt drach. clx, ſevi vitulini drach. clx, thuris drach. lxxx,
opopanacis, reſinae terebinthinae ſingul. ℥ lxxx, cerae ℈ xl,
aeruginis, aluminis ſciſſilis, chryſocollae, galbani, ſingulo-

540 ΓΑΛΗΝΟΥ ΠΕΡΙ ΣΥΝΘΕΣΕΩΣ ΦΑΡΜΑΚΩΝ

Ed. Chart. XIII. [697.]   Ed. Baf. II. (340, 341.)

χρυσοκόλλης, χαλβάνης ἀνὰ < ιβ΄. ἐλαίου κικίνου κοτύλην α΄.
ὄξους ὅσον ἀρκεῖ. ἔσχατον τὸν λίβανον καὶ τὸν ἰὸν καὶ
τὸν ὀποπάνακα καὶ στυπτηρίαν καὶ χρυσοκόλλαν καὶ τὰ
τοιαῦτα, πρότερον ὄξει διαλύων, καὶ λεάνας ἐπιμελῶς ἐπί-
βαλλε. (341) ἐν ἄλλῃ γραφῇ ἔχει οὕτως. 24 λιθαργύρου < ρξ΄.
πίσσης < ρξ΄. στέατος μοσχείου < ρξ΄. ῥητίνης τερμινθίνης
< π΄. μάννης λιβάνου < π΄. κηροῦ < μ΄. ὀποπάνακος, ἰοῦ
ξυστοῦ ἀνὰ < ιστ΄. χρυσοκόλλης, στυπτηρίας σχιστῆς ἀνὰ
< ιβ΄. ἀμμωνιακοῦ θυμιάματος < στ΄. κίκεως κοτύλην α΄.
ὄξους τὸ αὐτό. συντίθει ὁμοίως ταῖς καταγματικαῖς. οἰνάνθη
καταγματικὴ, φάρμακον ἐπιτετευγμένον. ποιεῖ πρὸς τὰς προ-
ειρημένας διαθέσεις. 24 λιθαργύρου < ρξ΄. πίσσης οἰνηρᾶς
< ρξ΄. ταύτην λαμβάνομεν ἀπορρέουσαν ἐκ τῶν Ἰταλικῶν
κεραμείων, ῥητίνης τερμινθίνης < π΄. λιβάνου < π΄. στέατος
μοσχείου κατειργασμένου < π΄. μυελοῦ ἐλαφείου κατειργασ-
μένου < π΄. κηροῦ < μ΄. οἰνάνθης ξηρᾶς, συμφύτου ῥίζης,
κενταυρίου κόμης ἀνὰ λίτραν α΄. ἰοῦ ξυστοῦ, ὀποπάνακος
ἀνὰ < η΄. μήκωνος ὀποῦ, σμύρνης, ἀλόης, χαλβάνης ἀνὰ < η

rum Ʒ xij, olei cicini heminam unam, aceti quantum fit
fatis, poftremum thus et aeruginem et opopanacem et alu-
meu et chryfocollam et id genus reliqua prius aceto diffo-
luta et fedulo laevigata injicito. In alia fcriptura fic habet,
24 lithargyri Ʒ clx, picis Ʒ clx, fevi vitulini Ʒ clx, refinae
terebinthinae Ʒ lxxx, mannae thuris Ʒ lxxx, cerae Ʒ xl,
opopanacis, aeruginis rafae utriusque Ʒ xvj, chryfocollae,
aluminis fciffilis utriusque Ʒ xij, guttae ammoniaci Ʒ vj,
ciceos heminam j, aceti tantundem, ut catagmatica imponito.
*Oenanthe catagmaticum, accommodatum medicamentum,
facit ad praedictas affectiones.* 24 Argenti fpumae Ʒ clx,
picis vinariae Ʒ clx, hanc ex Italicis doliis defluentem ca-
pimus, refinae terebinthinae Ʒ lxxx, thuris Ʒ lxxx, fevi vi-
tulini elaborati Ʒ lxxx, medullae cervinae elaboratae drach.
lxxx, cerae Ʒ xl, oenanthae ficcae, fymphyti radicis, cen-
taurii comae fingulorum lib. j, aeruginis rafae, opopana-
cis fingulorum Ʒ viij, papaveris fucci, myrrhae, aloës, gal-

Ed. Chart. XIII. [697. 698.]   Ed. Baf. II. (341.)

ὄξους κοτύλας γ'. ἐλαίου κικίνου κοτύλην ά. σύμφυτον, οἰνάνθην, κενταύριον κόψαντες εἰς παχέα καὶ εἰς τὸ ὄξος ἐμβάλλοντες ἕψομεν εἰς τὸ τρίτον, καὶ τὸ ὑγρὸν ἐκθλίψαντες χρώμεθα πρὸς τὴν τοῦ φαρμάκου σκευασίαν. ποιεῖ δὲ τὸ φάρμακον καὶ ποδαγρικοῖς. ἐν ἄλλαις γραφαῖς ἔχει οὕτως. ⟐ λιθαργύρου, πίσσης οἰνηρᾶς ἀνὰ ◁ ϱξ'. μυελοῦ ἐλαφείου, ῥητίνης τερμινθίνης, στέατος μοσχείου, λιβάνου, [698] συμφύτου ῥίζης, ὀπρῦ συκαμίνης ἀνὰ ◁ π'. οἰνάνθης ξηρᾶς, κενταυρίου ἀνὰ λίτραν μίαν, κηροῦ ◁ μ'. ἰοῦ, ὀποπάνακος, στύρακος, ὀποῦ μήκωνος, μανδραγόρου χυλοῦ, σμύρνης, ἀλόης, χαλβάνης, χρυσοκόλλης, στυπτηρίας σχιστῆς ἀνὰ δραχμὰς ιβ'. ὄξους ξέστας γ', ἐλαίου κικίνου λίτραν μίαν· σκεύαζε καθὰ προείρηται καὶ εἰς οἶνον Ἰταλικὸν ἐξέρα, καθάπερ ἐπὶ τῆς Μοσχίωνος καταγματικῆς πεποιήκαμεν.

Κεφ. ιή. [Περὶ τῶν ἰδίως κεφαλικῶν ὀνομαζομένων ἐμπλάστρων.] Ὀνομάζειν εἰώθασι κεφαλικὰς ἐμπλάστρους ἐπὶ τῶν ἐν τῇ κεφαλῇ καταγμάτων ὅσα μέχρι διπλόης ἐγέ-

bani fingulorum ℥ viij, aceti heminas tres, olei cicini heminam j, fymphyton, oenanthen, centaurium, non minutim contufa ac in acetum injecta ad tertias coquimus et humore expreffo ad medicamenti confecturam utimur. Prodeft medicamentum etiam podagricis. Alibi fic fcriptum eft, ⟐ argenti fpumae, picis vinariae, fingulorum ℥ clx, medullae cervinae, refinae terebinthinae, fevi vitulini, thuris, fymphyti radicis, fucci fycamini fingulorum drach. octoginta, oenanthes aridae, certaurii fingulorum lib. j, cerae drach. quadraginta, aeruginis, opopanacis, ftyracis, papaveris fucci, mandragorae fucci, myrrhae, aloës, galbani, chryfocollae, aluminis fciffilis, fingulorum drach. xij, aceti fextarios tres, olei cicini libram unam. Praeparato quemadmodum praediximus et in vinum Italicum demergito, ut in catagmatico Mofchionis fecimus.

Cap. XVIII. [De emplaftris, quae proprie cephalica nominantur.] Capitis fracturarum, quae ad craffae membranae duplicaturam usque pervenere, emplaftra cephalica dici

ριτο χρώμενοι. δύναμις δ' αὐτῶν καὶ λεπίδας ὀστῶν ἀνα-
φέρειν καὶ ἀνάγειν θρέμματα, κατά τε τὴν κεφαλὴν καὶ
τἄλλα τοῦ σώματος ὀστᾶ. τινὲς δὲ καὶ κοινῷ γένει καὶ
ταύτας ὀνομάζουσι καταγματικάς. εἰσὶ δὲ τῶν ἰδίως κατα-
γματικῶν ὀνομαζομένων ἰσχυρότεραι. τὸ μὲν γὰρ ῥυπτικόν
τε καὶ ξηραντικὸν αἱ καταγματικαὶ καλούμεναι παρ' αὐτῶν
ἔχουσιν. αὗται δὲ καὶ δριμύτητά τινα προσειλήφασιν, δυνα-
μένην ἐκ τοῦ βάθους ἐπισπάσασθαι πρὸς τὴν ἐκτὸς ἐπιφά-
νειαν, οὐκ ὀστᾶ μόνον, ἀλλὰ καὶ πολὺ μᾶλλον αὐτῶν ὑγρόν
τι παχὺ καὶ γλίσχρον ἢ ὅλως μοχθηρόν. ἐμνημόνευσε δὲ τῶν
τοιούτων ἐμπλάστρων ὁ Ἀσκληπιάδης ἐν τῷ τρίτῳ τῶν
ἐκτὸς φαρμάκων, ἅτινα γέγραπται κατὰ τὸ δ'. ὑπόμνημα
ταύτης τῆς πραγματείας. ἐπεὶ δὲ καὶ πρὸς τὰ κακοήθη τῶν
ἑλκῶν καὶ πρὸς τὰ χειρώνιά τινα αὐτῶν ἁρμόττειν ἔφασκεν,
ἥν τε γὰρ αὐτὸς ἐπιγράφει Δηϊλέοντος κεφαλικήν, καὶ μετὰ
ταύτην τὴν μελάγχλωρον κεφαλικήν, καὶ μετὰ ταύτας Φιλώ-
του κεφαλικήν, εἶτα καὶ τὴν ἴσιν, ἣν καὶ αὐτὴν κεφαλικὴν
ὀνομάζει, καὶ ἄλλας τινὰς τοιαύτας ἐκ τούτου τοῦ γένους

confueverunt. Eorum virtus eft ut offium fquamas furfum
attrahant ac in priftinum locum revocent et fragmenta tum
in capite tum in aliis corporis offibus educant. Nonnulli
communi genere haec etiam vocant catagmatica, proprie vero
nuncupatis fortiora funt. Siquidem catagmatica ab eis dicta
purgandi ficcandique facultatem habent, haec autem acri-
moniam etiam quandam fortita funt, ut ex alto in fuper-
ficiem extimam non offa modo, fed his multo magis quo-
que humorem craffum aliquem et vifcofum vel omnino de-
pravatum attrahant. Meminit hujusmodi emplaftrorum Afcle-
piades in tertio libro de exteriorum medicamentis, quae fane
in quarto hujus operis libro tractamus. Quoniam vero ad
cacoëthe ulcera et chironia quaedam ipforum convenire
dixit, tum quod ad Deileontem autorem refert cephali-
cum tum hoc fequens ex nigro viride cephalicum, tum poft
haec Philotae cephalicum, tum deinde ifin, quod et ipfum
cephalicum appellat, aliaque nonnulla hujusmodi, hujus ge-

ἡγητέον εἶναι, διὸ καὶ νῦν οὐκέτι παρεθέμην αὐτὰς, ἀλλ᾽
ἐπὶ τὰς ὑπὸ τῶν ἄλλων ἰατρῶν γεγραμμένας καταγματικάς
τε καὶ κεφαλικὰς μεταβήσομαι, προειρηκὼς ἑκατέρων τὴν
καθόλου δύναμιν. ἐξ ὧν δὲ καὶ ἔμπροσθεν καὶ κατὰ ταύτην
τὴν πραγματείαν εἶπον, ἔν τε τοῖς περὶ τῶν ἁπλῶν φαρμά-
κων δυνάμεως ἀναμιμνησκομένους ὑμᾶς χρὴ γνωρίζειν ὅτι
γενναιότεραι τῶν καταγματικῶν εἰσιν ἃς ἐπιγράφουσι κεφα-
λικάς. καὶ διὰ τοῦτο μετὰ κηρωτῆς σαρκοῦν πεφύκασιν, ὥστε
καὶ ταῖς σαρκωτικαῖς καθ᾽ ἕτερον τρόπον ὁμογενεῖς πώς
εἰσιν. ἐκλυθεῖσαι γὰρ τῇ κηρωτῇ τὴν δύναμιν ἔμμοτοι σαρ-
κωτικαὶ γίνονται προσβληθέντος δηλονότι ποτὲ μὲν ἐλαίου,
ποτὲ δὲ ῥοδίνου, ποτὲ ἄλλου τινὸς τοιούτου.

Κεφ. ιθ'. [Περὶ ὧν Ἥρας ἔγραψε καταγματικῶν τε
καὶ κεφαλικῶν.] Πρώτην μὲν τῶν τοιούτων ἐμπλάστρων ὁ
Ἥρας ἔγραψε τὴν ἶσιν ὀνομαζομένην, ἱκανῶς πολύχρηστον
φάρμακον. ἐφεξῆς δὲ τὴν διὰ τῶν βοτανῶν, ᾗ καὶ αὐτῇ
πολυχρήστῳ οὔσῃ μαρτυρεῖ τὸ κεφαλικὴν ὑπάρχειν. ἀλλὰ καὶ
ἡ διὰ σκίλλης ἐφεξῆς γεγραμμένη τὴν αὐτὴν ἐπαγγελίαν ἔχει

neris effe putandum eft. Ideo nunc quoque ipfa non appo-
fui, fed ad catagmatica et cephalica ab aliis medicis memo-
riae mandata transgrediar, ubi generalem utriusque poten-
tiam expofuerim Quae vero et antea et in hoc libro pro-
tulimus et in opere de fimplicium medicamentorum facul-
tate, in memoriam reducentes, cognofcere vos expedit, ce-
phalica catagmaticis effe valentiora eoque cum cerato car-
nem producere natura funt apta. Quapropter et farcoticis
alio quodam modo genere fimilia funt. Nam ubi ex cerato
vim remiferint, farcotica fiunt, quae linamentis excipiun-
tur, adjecto videlicet interdum oleo, alias rofaceo, nonnun-
quam alio quodam hujusmodi.

Cap. XIX. [De quibus Heras catagmaticis et ce-
phalicis fcripferit.] Primum id genus emplaftrorum ifin
vocatum Heras fcripfit, medicamentum ad fatis multa ido-
neum, deinde quod ex herbis appellant, quod et ipfum
multiplicis effe ufus atteftatur id, nempe quod cephalicum
exiftat. Quin et quod confectum ex fcilla fcriptum dein-

Ed. Chart. XIII. [698. 699.]　　　　　**Ed. Baf. II. (341.)**

τῶν πολυχρήστων ἱκανῶς φαρμάκων οὖσα. καὶ μέντοι καὶ
μετὰ [699] ταύτας ἄντικρυς ἑτέραν ἔμπλαστρον γράφων,
οὕτως κατὰ λέξιν φησί. ἄλλη κεφαλικὴ ποιοῦσα πρὸς τὰ ἐν
κεφαλῇ κατάγματα, ἀνάγει ὀστᾶ εὐχερῶς καὶ λεπίδας ἀφί-
στησι. καὶ τὰ λοιπὰ δὲ πάντα ποιεῖ ὅσα καὶ ὁ πρὸ ταύ-
της τροχίσκος. ⨄ λεπίδος ἐρυθροῦ χαλκοῦ ⫣ κέ. στυπτη-
ρίας ⫣ κ'. ἀριστολοχίας δακτυλίτιδος ⫣ κ'. ἀμμωνιακοῦ θυ-
μιάματος ⫣ κέ. λιβάνου ⫣ κέ. σμύρνης ⫣ ιβ. στέατος ταυ-
ρείου λίτρας δ'. κηροῦ λίτρας δ'. τερμινθίνης λίτρας δ'. πι-
τυΐνης ξηρᾶς λίτρας δ'. ἐλαίου κοτύλην α'. ὄξους τὸ ἀρκοῦν·
τὰ ξηρὰ λειοτρίβει ἐν τοῖς ὑπὸ κύνα καύμασιν, ἐφ' ἱκανὰς
ἡμέρας τὸ ἀμμωνιακον προβρέξας εἰς ὄξος ἐπίχει, τελευταῖον
τὰ τηκτὰ ἐξυσμένα καὶ ἑνώσας χρῶ. ἔν τισιν ἀντιγράφοις
προσγέγραπται ἐλαίου παλαιοῦ. ἐπεὶ δὲ ταύτην αὐτὴν τὴν
ἔμπλαστρον ἔφη ποιεῖν ὅσα καὶ ὁ πρὸ αὐτῆς τροχίσκος,
ἔδοξέ μοι κἀκείνου τὴν σύνθεσιν ὑπογράψαι, κατὰ τὴν αὐ·
τοῦ τοῦ Ἥρα λέξιν οὕτως ἔχουσαν. τροχίσκος κεφαλικὸς τρι-
μίγματος, ποιῶν ἐπὶ τῶν ἐν κεφαλῇ καταγμάτων καὶ πρὸς

ceps eſt, quum multi ſatis uſus medicamentum exiſtat, idem
pollicetur. Inſuper poſt haec omnia aliud emplaſtrum ma-
nifeſto his verbis expoſuit. *Aliud cephalicum. Ad capitis
fracturas facit, oſſa. facile reducit et ſquamas ſeparat
reliquaque omnia facit, quae et ante ipſum paſtillus.* ⨄
Squamae aeris rubri drach. xxv, aluminis drach. xx, ari-
ſtolochiae dactylitidis drach. xx, guttae ammoniaci draeh.
xxv, thuris drach. xxv, myrrhae drach. xij, ſevi taurini
lib. iv, cerae lib. iv, terebinthinae lib. quatuor, pityinae ſic-
cae lib. iv, olei heminam unam, aceti quantum ſatis eſt,
ſicca ad laevorem terito, quot ſufficiat diebus ſub aeſtu ca-
niculae, ammoniacum madefactum prius aceto infundito,
demum quae liquari poſſunt raſa, ac in unum coactis uti-
tor. In quibusdam exemplaribus adſcriptum eſt, olei veteris.
At quum hoc ipſum emplaſtrum dixerit efficere, quae et
ante ipſum paſtillus, viſum mihi eſt illius quoque compo-
ſitionem ſubſcribere, quae ſecundum Herae ipſius verba ita
habet. *Paſtillus cephalicus triplici mixtura conſtans. Facit*

ΤΩΝ ΚΑΤΑ ΓΕΝΗ ΒΙΒΛΙΟΝ Β. 545

Ed. Chart. XIII. [699.]   Ed. Baf. II. (341.)

φύματα καὶ σύριγγας, ποδάγρας, πώρους, ἰσχιάδας. ꝣ γῆς
ἐρυθριάδος μνᾶς β'. ἄλλ. ιβ'. λεπίδος ἐρυθροῦ χαλκοῦ μνᾶς
δ'. ἰχθυοκόλλης Ποντικῆς μνᾶς δ'. ἐν δὲ τοῖς Ἥρα βιβλίοις
εὑρίσκεται μνᾶ α'. λέανον ἰδίᾳ τὴν ἐρυθριάδα καὶ τὴν λε-
πίδα, εἶθ' ὁμοῦ παράχει ὄξος δριμὺ, ὡς ἔχειν μέλιτος πάχος
καὶ λειοτρίβει, ἀναξηραινομένοις δὲ ὄξος παράχει. τοῦτο
ποίει ἐν τοῖς ὑπὸ κύνα καύμασιν ἐφ' ἡμέρας κ'. ἔπειτα λα-
βὼν τὴν ἰχθυοκόλλαν θλάσον ἐπιχέας ὄξους κοτύλην α'.
τῆκε ἐπὶ μαλακῷ πυρὶ, εἶτα ἐπίβαλλε τὴν γῆν καὶ τὴν λε-
πίδα καὶ κατέρας εἰς ἄγγος ἐρυθροῦ χαλκοῦ καὶ θεὶς εἰς
ἥλιον ἐπὶ ἡμέρας η'. κίνει δὶς τῆς ἡμέρας, ἕως ἂν παγῇ,
εἶτ' ἐξαίρων κατὰ μικρὸν τρῖβε ἐν θυίᾳ, ὄξος παραχέων
μέχρι συσταθείη, εἶτα ἀνάπλασσε τροχίσκους καὶ κολλούρια
ἀνισομήκη καὶ ἀνισοπαχῆ, καὶ ψύξας ἀπόθου. καὶ ἐπὶ τῆς
χοείας πρὸς ἓν μέρος τοῦ φαρμάκου μετ' ὄξους λελειοτριβη-
μένου, τρία μέρη κηρωτῆς ῥοδίνης μίσγε καὶ χρῶ πλατύσματι,
εἶτα σπληνίῳ ἐπὶ τῶν ἐν κεφαλῇ καὶ ἄνωθεν μίσγε ἐρίοις
ῥυπαροῖς ἐξ ὄξους. ἐπὶ δὲ τῶν συρίγγων τοῦ κολλουρίου

ad capitis fracturas, item ad phymata, fiſtulas, podagras,
callos, coxendices. ꝣ Terrae erythriadis minas duas, alii
duodecim, ſquamae aeris rubri minas quatuor, ichthyocol-
lae Ponticae minas iv, in libris autem Herae reperitur mina
una. Erythrias et ſquama ſeorſum teruntur, deinde ſimul
acetum acre affunditur, ut mellis craſſitudinem habeant, et
laevigantur, reſiccatis acetum rurſus admovetur, hoc fit die-
bus viginti ſub caniculae aeſtibus, poſt ichthyocolla ex aceti
hemina confringitur et lento igne liquatur, mox terra
ſquamaque additur, quae in vas aeris rubri conjecta, ſoli
octo diebus exponuntur, bis quotidie moventur donec co-
iverint, poſt haec exempta paulatim in mortario conterun-
tur aceto affuſo, usquedum conſtiterint, inde paſtilli fingun-
tur et collyria tum longitudine tum craſſitie inaequalia et
refrigerata reponuntur. In uſu ad unam medicamenti par-
tem ex aceto laeviſſimam factam tres cerati roſacei portio-
nes admiſceto, utitor platyſmate primum, mox ſplenio, in
capitis fractura deſuper lanis ſuccidis ex aceto adjectis.

546 *ΓΑΛΗΝΟΥ ΠΕΡΙ ΣΥΝΘΕΣΕΩΣ ΦΑΡΜΑΚΩΝ*

Ed. Chart. XIII. [699.]   Ed. Baf. II. (341. 342.)
κατατεθέντος, σπλήνιον ἐκ τούτου σὺν κηρωτῇ ἄνωθεν
ἐπίῤῥηπτε. ἄλλη πολύχρηστος. ἔγραψε δὲ καὶ ἄλλην πολύ-
χρηστον ἔμπλαστρον, ἣν καὶ ἁρμόττειν φησὶ πρὸς κατά-
γματα. λέγει δὲ περὶ αὐτῆς κατὰ λέξιν οὕτως. πρὸς τὰ μετὰ
τραύματος καὶ χωρὶς τραύματος ἐπὶ τῶν κώλων κατάγματα
καὶ λειπουργίας καὶ κόλπους. πίσσης ξηρᾶς μνᾶ α΄. λιθαρ-
(342)γύρου μνᾶ α΄. μάννης μνᾶς ἥμισυ, στέατος μοσχείου
μνᾶ α΄. κηροῦ τοῦ Τυῤῥηνικοῦ μνᾶς δ΄. ὀποπάνακος < ή.
ἰοῦ ξυστοῦ μνᾶς ιστ΄. κυπρίου χαλκοῦ μνᾶς ἑκκαιδέκατον,
χαλβάνης < α΄. τερμινθίνης μνᾶς ἥμισυ, κίκεως ἢ ἐλαίου
παλαιοῦ κοτύλην α΄. ὄξους κοτύλης ἥμισυ καὶ τριώβολον.
τὴν λιθάργυρον καὶ τὸ ἔλαιον καὶ τὸ στέαρ ἕψε ἐπὶ μαλα-
κοῦ πυρὸς, εἶθ᾽ ὅταν μεταβάλλῃ τὴν χρόαν, ἀπόδος πίσσαν,
ῥητίνην, χαλβάνην, ἔπειτα ἕψε ἕως συστῇ καὶ τότε ὑφελὼν
τὸ πῦρ καὶ ἐάσας μικρὸν ψυγῆναι τὴν μάνναν, εἶτα τὸν
ὀποπάνακα καὶ τὸν ἰὸν τετριμμένον σὺν ὄξει καταχέων εἰς
τὴν χύτραν καὶ ἐπὶ βραχὺ ἑψήσας, ὅταν ἔχῃ καλῶς, ἆρον.

Porro collyrio fiſtulis impoſito, ſplenium ex hoc cum ce-
rato ſuperdandum eſt. *Aliud ejusdem ad multa valens.*
Scripſit aliud quoque multiplicis uſus emplaſtrum ad fra-
cturas quoque conveniens, de quo ſic ad verbum inquit.
*Emplaſtrum ad fracturas artuum cum vulnere et ſine
vulnere, item ad male curata et ſinus..* ♃ Picis aridae
minam unam, argenti ſpumae minam j, mannae minae di-
midium, ſevi vitulini minam unam, cerae tyrrhenicae mi-
nas quatuor, opopanacis drach. viij, aeruginis raſae minas
ſedecim, aeris cyprii decimam ſextam minae portionem,
galbani drach. unam, terebinthinae minae dimidium, ricini
vel olei veteris heminam unam, aceti heminae dimidium
et obol. iij. argenti ſpumam, oleum et ſevum, lento igne
incoquito, ubi colorem mutaverint, picem, reſinam, galba-
num adjicito, poſtea coquito, donec coëant, et tunc ſub-
tracto igne ſinens paululum refrigerari, mannam, mox opo-
panacem et aeruginem ex aceto tritam, in ollam fundito,
ac ubi tantillum incoxeris, dum bene habeat tollito. Uti-

Ed. Chart. XIII. [699. 700.]   Ed. Baf. II. (342.)

χρώμεθα τῇ δυνάμει ψυχρὸν ἐπαντλοῦντες θέρους, χειμῶνος
δὲ τὸν πάγον ἀφαιροῦντες. ἐπειδὰν δὲ βουλώμεθα τὸ φάρ-
μακον ποιῆσαι ἁπαλώτερον ἢ τάχιον ὀστέον ἀποστῆσαι,
ἀνίεμεν αὐτὸ μυελῷ μοσχείῳ. ἐν τούτῳ τῷ φαρμάκῳ ὁ ῞Ηρας
δῆλός ἐστι τὴν μνᾶν ιστ'. οὐγγιῶν βουλόμενος εἶναι. οὐ γὰρ
ἂν ἑκκαιδέκατον ἐγεγράφει μνᾶς, [700] εἰ μὴ τοῦτ' ἐβούλετο
ἄλλη. καὶ μετὰ ταύτην ἐφεξῆς ἑτέραν ἔμπλαστρον ὁμοίας
ἐπαγγελίας ὧδέ πως ἔχουσαν ἔγραψεν ὁ ῞Ηρας· ἀφλέγμαν-
τος πρὸς τὰ νύγματα καὶ κατάγματα. ταύτῃ πολλάκις καὶ
ἐπὶ ἐξαρθρημάτων αὐθήμερον ἐχρησάμεθα καὶ καταγμάτων
ἐπί τε λυγισμάτων τῶν περὶ σφυρὰν ἢ γόνυ. διαφορεῖ δὲ καὶ
τὰ ἀργὰ ὑγρὰ τὰ περὶ γόνατα ἀνιστάμενα ἄκρως καὶ μάλιστα
εἰ προκαταπλασθείη τὰ μέρη πρὸ δύο ἢ τριῶν ἡμερῶν ὀρο-
βίνῳ ἀλεύρῳ, ὀξυμέλιτι πεφυραμένῳ καὶ καθόλου πρὸς πᾶν
σπάσμα καὶ ῥῆγμα ποιεῖ, δαιμονίως γάρ ἐστιν ἀφλέγμαντος.
♃ λιθαργύρου ◁ κε'. ἀσφάλτου ξηρᾶς ◁ ρ'. πίσσης ξηρᾶς
◁ ν'. κηροῦ ◁ ν'. ῥητίνης πιτυΐνης ◁ κε'. ἀμμωνιακοῦ θυ-

mur facultate frigidam affundentes aeftate, hieme gelu adi-
mentes. Caeterum ubi medicamentum tenerius facere ani-
mus eft vel ut os maturius abfcedat, medulla cervi ipfum
diluimus. Jam vero in hoc medicamento Heras minam fe-
decim unciarum effe velle plane oftenditur, alias enim de-
cimam fextam minae partem non fcripfiffet. *Aliud.* Huic
deinceps aliud ad eadem hifce verbis Heras fubdidit. *Em-
plaftrum phlegmonas arcens. Ad puncturas nervorum ac
fracturas. Hoc frequenter et ad articulos luxatos ipfo
die ufi fumus, tum in fracturis, item in contorfione tali
vel genu. Difcutit humores incoctos circa genua fumme
fe attollentes, praefertim fi partes affectae duobus vel
tribus diebus ante, ervi farina oxymelite madefacta illita
funt. Summatim ad omnem convulfionem et rupturam va-
let, nam mirifice phlegmonem arcet.* ♃ Argenti fpumae
drach. xxv, bituminis aridi drach. centum, picis aridae
drach. quinquaginta, cerae drach. quinquaginta, refinae pi-
tyinae drach. xxv, guttae ammoniaci drach. quindecim, alu-

548 ΓΑΛΗΝΟΥ ΠΕΡΙ ΣΥΝΘΕΣΕΩΣ ΦΑΡΜΑΚΩΝ

Ed Chart. XIII. [700.]   Ed. Baf. II. (342.)
μιάματος ◁ ιε.' στυπτηρίας σχιστῆς ◁ ιέ. ἰοῦ ◁ ιέ. προ-
πόλεως ◁ ιέ. ἐλαίου παλαιοῦ λίτρας γ'. ἕψε λιθάργυρον
ἐλαίῳ καὶ ὅταν ἄρξηται συστρέφεσθαι, ἐπίβαλλε ἄσφαλτον
καὶ ἕψε μέχρις οὗ αὕτη καλῶς τακῇ, τήκεται γὰρ χρόνῳ
εἶτα πίσσαν, εἶτα ῥητίνην, κηρόν, ἀμμωνιακὸν, πρόπολιν.
ἕκαστον δ' αὐτῶν ἀποδίδου συστρέφων καὶ ὑποσπῶν τὸ πῦρ.
ἀμολύντων δ' ὄντων, ἰὸν, σχιστὴν καὶ ἐνδοὺς ζέμα, κατάχει
εἰς λεκάνην ψυχρὸν ἔχουσαν. ταύτῃ μετὰ τὸ πωρωθῆναι τὸ
λοιπὸν κάταγμα, σκινδαλμῶν ἐμπλεόντων πλεόνων ἐχρησά-
μεθα καὶ ἐν ὀλίγαις ἡμέραις εἰς τοῦτο περιήγαγεν, ὥστε τὸν
πῶρον περιελεῖν καὶ τοὺς σκινδαλμοὺς, λίαν ἐστὶ πολύχρη-
στος. καὶ μετὰ ταύτην ἄλλην ἐφεξῆς ὁμογενῆ ταῖς προειρη-
μέναις ἐμπλάστροις ὁ Ἥρας ᾧδέ πως ἔγραψεν. ἔμπλαστρος
καταγματικὴ καὶ πρὸς ὑδρωπικούς. ♃ πίσσης ξηρᾶς μνᾶν α'.
πίσσης ὑγρᾶς κοτύλης ἥμισυ, ὅπου συκομόρου κοτύλην α'.
λιθαργύρου μνᾶν α'. λιβάνου μνᾶν α'. χαλβάνης ◁ ή'. τερ-
μινθίνης μνᾶς ἥμισυ, στέατος μοσχείου μνᾶν α'. κηροῦ μνᾶν

minis fiſſilis drach. xv, aeruginis drach. xv, propoleos drach.
xv, olei veteris lib. iij. Argenti ſpuma cum oleo coquitur,
et ubi confluere coeperint, bitumen adjicitur, usque dum
probe liquefactum fuerit, incoquitur, liquatur enim pede-
tentim, dein pix, poſtea reſina, cera, ammoniacum, propo-
lis adduntur, ſingula autem adhibe contorquendo ignemque
ſubtrahendo, quibus ſic ſpiſſatis, ut non amplius inquinent,
aeruginem ac ſciſſile alumen adjungito, tum fervore re-
miſſo, in ollam, in qua frigida ſit, transfundito. Hoc poſt-
quam fractura reliqua callum cepit fruſtulis pluribus inna-
tantibus, uſi fumus, idque paucis diebus eo rem perduxit,
ut callus etiamdum fruſtula comprehenderet. Valde eſt in
multis uſui. Inde aliud quoque deinceps ejusdem generis
cum praedictis emplaſtris in hunc modum Heras recenſuit.
Emplaſtrum ad fracturas et ad hydropicos. ♃ Picis ari-
dae minam j, picis liquidae heminae dimidium, liquoris fy-
comori heminam j, argenti ſpumae minam j, thuris minam j,
galbani ʒ viij, terebinthinae minae dimidium, adipis vitu-

ΤΩΝ ΚΑΤΑ ΓΕΝΗ ΒΙΒΛΙΟΝ Β. 549

Ed. Chart. XIII. [700.]   Ed. Baſ. II. (342.)
μίαν, ὀποπάνακος ⋖ ή'. ἰοῦ ξυστοῦ ⋖ ή'. κίκεως ἀδόλου
κοτύλας δ'. ὄξους δριμέος κοτύλην α'. ἕψεται πραέως ἡ λι-
θάργυρος καὶ ὁ λίβανος σὺν τῷ κικίνῳ καὶ τῷ στέιτι,
εἶτα πίσσα προσβάλλεται κηρὸς, ῥητίνη, χαλβάνη κεκαθαρ-
μένη καὶ μικρῷ ὄξει ἀνιεμένη. τοῦ δὲ λοιποῦ ὄξους μίγνυ-
ται τὸ μὲν τρίτον μέρος τῷ ἰῷ, τὸ δὲ δίμοιρον τῷ ὀπο-
πάνακι, καὶ ταῦτα προσεμβάλλεται. ἐν ἑτέρῳ δὲ λοπαδίῳ
ὑγρὰ πίσσα καὶ ὁ τῆς συκομόρου ὀπὸς καὶ ὁ τοῦ κίκεως
ὅσον ὄγδοον μέρος, ἵνα μὴν ὁ ἰὸς συστραφῇ, εἶτα ἕψεται
μετρίως ὅσον ἡνῶσθαι· ὅταν δὲ καλῶς ἑνωθεὶς εἶναι δόξῃ,
εἰς οἶνον ἀποτίθεται τὸ φάρμακον. ταύτῃ πολλῶν περιε-
γενόμεθα ὑδρωπικῶν, ἐπιῤῥίπτοντες αὐτὴν καὶ ἄγοντες ἀπερι-
έργως καὶ μόνον εὐπεψίας προνοούμενοι. ὅταν μέντοι πολ-
λῆς προκοπῆς οἱ πάσχοντες αἴσθωνται, μεταβαίνομεν ἐπὶ
τὴν ὑπογεγραμμένην αὐτῇ δι' ἁλῶν.

Κεφ. κ'. [Καταγματικὴ Ἀνδρομάχου.] Πρώτην δὲ
τῶν καταγματικῶν ὁ Ἀνδρόμαχος ὡδί πως ἔγραψε. κατα-
γματικὴ ᾗ χρῶμαι συνεχῶς. λιθαργύρου μνᾶ α'. πίσσης μνᾶ α'.

lini minam j, cerae minam j, opopanacis ℥ viij, aeruginis
raſae ℥ viij, ricini non adulterati heminas iv, aceti acris
heminam j, argenti ſpuma et thus cum ricino et ſevo le-
niter incoquuntur, deinde pix adjicitur, cera, reſina, gal-
banum purgatum et pauco aceto dilutum, reliqui aceti ter-
tia pars aerugini, duae opopanaci admiſcentur et haec im-
mittuntur. In alia autem ollula picis liquidae, ſycomori
et ricini liquoris pars octava, ne aerugo denſetur, deinde
mediocriter coquuntur, ut unitas fiat, quum bene unita vi-
debuntur, in vino reponitur medicamentum. Hoc multis
hydropicis ſuccurrimus, injicientes ipſum ac moroſo minus
victu regentes ſolumque, ut bene concoquerent, providen-
tes. Quum vero profeciſſe ſe multum aegri ſentiunt, de-
ſcendimus ad emplaſtrum ei ſubjectum, quod ex ſalibus
dicitur.

Cap. XX. [Catagmaticum Andromachi] Primum ca-
tagmaticum Andromachus ita ſcripſit. Catagmaticum, quo
continue utor. ℞ Argenti ſpumae minam j, picis minam j

κηροῦ μνᾶ α΄. στέατος ταυρείου μνᾶ α΄. λιβάνου μνᾶ α΄.
πίσσης ὑγρᾶς κοτύλης ἥμισυ, ὁποῦ συκαμίνου κοτύλη α΄.
τερμινθίνης μνᾶ ά΄. ὀποπάνακος ⪡ η΄. χαλβάνης ⪡ η΄. ἰοῖ
⪡ η΄. κίκεως κοτύλη α΄. τινὲς καὶ βουτύρου μνᾶ α΄. ἀμ-
μωνιακοῦ θυμιάματος ⪡ κέ. ἐν οἴνῳ αὐστηρῷ. μετὰ ταύτην
ἑτέραν οὑτωσὶ γράφει. ἄλλη καταγματική. λιθαργύρου μνᾶ α΄.
κηροῦ μνᾶς ἥμισυ, οἱ δὲ τέταρτον, πίσσης μνᾶ α΄. τερμιν-
θίνης μνᾶς ἥμισυ, στέατος μοσχείου μνᾶ α΄. [701] ὀποπά-
νακος ⪡ η΄. ἰοῦ ⪡ η΄. χαλβάνης ⪡ η΄. οἱ δὲ στ΄. κίκεως
κοτύλη α΄. ὄξους ἴσον. Γάλλος ἐνέβαλλε σχιστῆς ⪡ ιβ΄. χρυ-
σοκόλλης ⪡ ιβ΄. ἄλλην ἐπὶ ταῖς προειρημέναις καταγματικὴν
οὕτως ἔγραψεν ὁ Ἀνδρόμαχος. μέλαινα καταγματική. ♃ λι-
θαργύρου ⪡ σ΄. ἀσφάλτου ⪡ σ΄. πίσσης ⪡ ρ΄. κηροῦ ⪡ ρ΄.
σχιστῆς ⪡ λ΄. προπόλεως ⪡ λ΄. τερμινθίνης ⪡ ν΄. ἀμμωνια-
κοῦ θυμιάματος ⪡ κδ΄. ἰοῦ ξυστοῦ ⪡ ι΄. ἐλαίου ξε. δ΄. οἱ
δὲ ξε. β΄. οἱ παλαιοὶ καὶ λίθου πυρίτου ⪡ ξ΄. αὗται μὲν
οὖν ἐφεξῆς ἐγράφησαν ὑπὸ τοῦ Ἀνδρομάχου. χωρὶς δὲ τού-

cerae minam j, fevi taurini minam j, thuris minam j, pi
cis liquidae heminae dimidium, liquoris fycamini heminam j,
terebinthinae minam j, opopanacis ʒ octo, galbani ʒ octo,
aeruginis ʒ octo, ricini heminam j. Nonnulli etiam butyri
minam j, addunt, guttae ammoniaci ʒ xxv, ex vino auftero
diluitur. Mox poft hoc aliud hac fententia fcribit. *Aliud
catagmaticum.* ♃ Argenti fpumae minam j, cerae minae
ß, alii partem iv, picis minam j, terebinthinae minae ß,
fevi vitulini minam j, opopanacis drach. viij, aeruginis
ʒ octo, galbani ʒ octo, alii fex, ricini heminam j, aceti
tantundem. Gallus injecit fciffilis drach. xij, chryfocollae
ʒ xij. Aliud fuperioribus catagmaticum hoc modo Andro-
machus fubnectit. *Nigrum catagmaticum.* ♃ Argenti fpu-
mae ʒ co, bituminis ʒ cc, picis drach. c, cerae ʒ c, fciffilis
drach. xxx, propoleos ʒ xxx, terebinthinae ʒ l, guttae am-
moniaci drach. xxiv, aeruginis rafae drach. x, olei fexta-
rios iv, alii fextarios ij adjiciunt. Veteres etiam lapidis py-
ritae drach. lx. Haec igitur ab Andromacho ordine fcripta

των ἐν ταῖς χλωραῖς ὑστάτη γέγραπταί τις ἔμπλαστρος οὕ-
τως. ἄλλη χλωρὰ κεφαλικὴ ἐκ τῶν Ἀφροδᾶ 4 λεπίδος ⊲ μʹ.
γῆς ἐρετριάδος ⊲ κʹ. ἀριστολοχίας ⊲ λʹ. ἰχθυοκόλλης ⊲ ιστʹ.
ἁλὸς ἀμμωνιακοῦ ⊲ ιβʹ. μίσυος ⊲ ιβʹ. σμύρνης ⊲ ιβʹ. λιβά-
νου ⊲ λστʹ. χαλκοῦ κεκαυμένου ⊲ ιστʹ. στυπτηρίας σχιστῆς
⊲ ιβʹ. καὶ στρογγύλης ⊲ ιστʹ. βρυωνίας ⊲ ιβʹ. χαμαιλέον-
τος μέλανος ⊲ ιβʹ. ῥητίνης κεκαυμένης ⊲ ιηʹ. ἀμμωνιακοῦ
θυμιάματος ⊲ ιηʹ. λιθαργύρου ⊲ ιβʹ. ἐν ἄλλῳ εὗρον θείου
ἀπύρου, Ἰλλυρίδος ἀνὰ ⊲ ιβʹ. χαλκάνθης ⊲ ιβʹ. χολῆς ταυ-
ρείας κοτύλης ἥμισυ, ὄξους· χοέα αʹ. ὑπὸ κύνα τροχίσκους
ποίει ἀνὰ ⊲ δʹ. μίσγε κηροῦ δʹ. ὄξους κοτύλας στʹ. ἐλαίου
κοτύλας στʹ.

Κεφ. καʹ. [Περὶ τῶν κολλητικῶν ἐμπλάστρων. Ἔνιοι
ταύτας ἐναίμους τε καὶ τραυματικὰς ὀνομάζουσιν. ἔργον δʹ
αὐτῶν ἐστι, συμφῦσαί τε καὶ κολλῆσαι τὰς διῃρημένας σάρ-
κας, ὡς εἰς τὴν ἀρχαίαν ἕνωσιν ἀχθῆναι τὸ μόριον. οὐ μό-
νον δὲ τὰ ἔναιμα κολλᾶται παραχρῆμα τῆς διαιρέσεως ἔτι

ſunt, ſeorſum vero inter viridia poſtremum emplaſtrum
quoddam his verbis expreſſum invenio. *Aliud viride ce-
phalicum ex collectaneis Aphrodae.* 4 Squamae 3 xl, ter-
rae eretriadis 3 xx, ariſtolochiae 3 xxx, ichthyocollae 3 xvj,
ſalis ammoniaci 3 xij, miſyos 3 xij, myrrhae 3 xij, thuris
3 xxxvj, aeris uſti drach. xvj, aluminis ſiſſilis 3 xij, ro-
tundi 3 xvj, bryoniae 3 xij, chamaeleontis nigri 3 xij, reſi-
nae uſtae 3 xviij, guttae ammoniaci 3 xviij, argenti ſpumae
3 xij, in alio reperi ſulſuris vivi, Illyridis, ſingul. 3 xij,
chalcanthi 3 xij, fellis taurini heminae dimidium, aceti con-
gium j. Sub caniculae aeſtu paſtillos fingito, qui ſingulı
drach. quatuor pendant, cerae quartam partem miſceto,
aceti heminas ſex, olei heminas ſex.

Cap. XXI. [*De emplaſtris glutinantibus.*] Quidam
haec ſanguinaria et vulneraria, ideſt cruentis et vulneribus
adhibenda, nuncupant. Opus eorum eſt conjungere diviſas
partes et conglutinare, ut in priſtinam unitatem particula
reducatur. Verum non modo cruenta protinus glutinantur,

ῥέον τὸ αἷμα σπογγιζόντων ἡμῶν, εἶτα ῥαφαῖς ἢ ἀγκτῆρσιν
συναγόντων, ἀλλὰ καὶ κόλπους παλαιοὺς ἀφλεγμάντους τε
καὶ καθαροὺς πρῶτον ἐργασάμενοι διὰ φαρμάκων ἐπιθέ-
σεως, ἑνοῦμέν τε καὶ συμφύομεν. εἴρηται δὲ ἐν τοῖς τῆς θε-
ραπευτικῆς μεθόδου γράμμασιν ὅτι ἀφαιρετικὸν μὲν ῥύπου
φάρμακον πρώτως τε καὶ καθ' ἑαυτὸ λέγεται, σαρκωτικὸν
δὲ καὶ κολλητικὸν δευτέρως. οὐ γὰρ ὡς αὐτὸ σαρκοῦν ἢ συμ-
φῦον, οὐδ' ὡς οὐκ ὄντων τούτων φύσεως μόνης ἔργων,
ἀλλ' ὅτι τοιούτων ἐπιτιθεμένων φαρμάκων σαρκοῦταί τε
καὶ συμ(343)φύεται τὰ ἕλκη, τὴν προσηγορίαν ταύτην ἔλαβε.
ἔργον δ' αὐτῶν ἴδιόν ἐστιν, ἀπέριττον ἐργάσασθαι τὸ πε-
πονθὸς μόριον, ὡς μὴ κωλύοιεν οἱ ἰχῶρες αὐτοῦ τὴν σάρ-
κωσιν ἢ τὴν κόλλησιν. ἐδείχθη δὲ ὅτι ξηραντικώτερα τῶν
σαρκωτικῶν ἐστὶ τὰ συμφυτικά, καὶ ὡς τὰ μὲν σαρκωτικὰ
ῥυπτικῆς δυνάμεώς ἐστιν ἀδηκτοτάτης, τὰ κολλητικὰ δὲ οὐ
πάντως ῥυπτικῆς, ἀλλὰ χρὴ μόνον αὐτοῖς ξηραντικοῖς ὑπάρ-
χειν. ἐπεὶ δὲ καὶ τὰ τὴν οὐλὴν ἐργαζόμενα φάρμακα πολὺ

ubi fanguinem ex divifione profluentem adhuc fpongia de-
terferimus, deinde futuris aut fibulis coarctaverimus, fed
etiam finus veteres, quum ab omni inflammatione immu-
nes et puros medicamentis appofitis effecerimus, commit-
tuntur coëuntque. Dictum eſt in therapeutices methodi
libris medicamentum primario atque ex fefe fordis deter-
forium appellari, fecundaria vero ratione carnem produ-
cens et glutinans. Non enim tanquam ipfum carnem gene-
ret aut uniat, neque tanquam haec naturae folius opera
non fint, fed quod talibus impofitis medicamentis ulcera
carne replentur ac coëunt, appellationem hanc fortita funt.
Opus ipforum proprium eſt affectam partem recrementis
vacuare, ne videlicet fanies carnis generationem glutina-
tionemque impediat. Indicatum porro eſt glutinatoria carne
explentibus effe ficciora, item quae carne explent deter-
gendi vim omnis morfus expertem referre, glutinantibus
autem non abfterforiis prorfus, verum deficcantibus folum
effe licet. At quum cicatricem quoque ducentia medica-

Ed. Chart. XIII. [701. 702.]   Ed. Baf. II. (343.)

τούτων ἐστὶ ξηραντικώτερα μετὰ τοῦ στύφειν ἱκανῶς, διω-
ρίσθω καὶ τούτων τὰ κολλητικά τε καὶ συμφυτικά, τῷ με-
τριώτερον ξηραίνειν. ὅρος δὲ τῶν μὲν κολλητικῶν μηδεμίαν
ἐᾶσαι μεταξὺ τῶν κολληθησομένων ὑγρότητα γενέσθαι· τῶν
δ' ἐπουλωτικῶν οὐ τοῦτο μόνον, ἀλλὰ καὶ τὴν οὖσαν ἐν
τοῖς ἐπουλωθησομένοις ἐκδαπανᾶν καὶ προσέτι τυλοῦν καὶ
σκληρύνειν τῇ στύψει. τὰ σαρκωτικὰ δὲ τὸ μὲν εἰς ἀνάθρε-
ψιν ἐπιτήδειον αἷμα φυλάττει, κατά τε ποσότητα καὶ ποιό-
τητα, τοσοῦτόν τε καὶ τοιοῦτον, ὁπόσου καὶ ποίου δεῖται
πρὸς τὴν τῆς σαρκὸς γένεσιν ἡ φύσις. καθαρὸν δὲ φυλάτ-
τει τὸ ἕλκος, εἰ μὲν παρέλαβεν αὐτὸ τοιοῦτον ἀδηκτότατον,
εἰ δὲ [702] ῥύπον ἔχον, ἀναγκαῖον μὲν αὐτὸ ῥυπτικὸν εἰς
τοσοῦτον εἶναι κατὰ τὴν ἑαυτοῦ δύναμιν, εἰς ὅσον ἥκει πά-
χους ὁ ῥύπος. ἀναγκαῖον δὲ καὶ δάκνειν καὶ διαβιβρώσκειν
τὴν νεοπαγῆ σάρκα. δῆλον οὖν ὅτι τοιοῦτον ὂν οὐ σαρκώ-
σει τὸ ἕλκος οὐδὲ πληρώσει τὴν κοιλότητα τῆς σαρκός, ἀλλὰ
συντήξει τε καὶ μειώσει καὶ διὰ τοῦτο τὰ ῥύπου πολλοῦ

menta multo his, praeterquam quod abunde aftringunt, fic-
ciora fint, ftatuamus demum, et quae glutinant et quae con-
jungunt moderatius iftis exiccare. Finis autem glutinantium
eft nullum inter coitura fubnafci humiditatem permittere,
cicatricem vero contrahentium, non hanc tantum impedire,
fed etiamnum confiftentem in iis quae mox cicatricem du-
cent confumere, haec callum obducere et aftringendo in-
durare. Quae carne implent, fanguinem ad refectionem
idoneum tum pro quantitate tum pro qualitate tuentur ac
tantum talemque, quanto natura et quali ad carnis genera-
tionem indiget. Caeterum mordicationis prorfus expers me-
dicamentum purum ulcus fervat, fi quidem tale acceperit,
fi vero fordidum, neceffe eft tantum pro fua ipfius pote-
ftate detergens fit, quantum craffitudinis fordes habuerit,
quin etiam carnem recens junctam mordere et exedere de-
bebit. Unde palam colligitur id, quum tale exiftat, ulceri
carnem non effe inducturum nec cavitatem carnis reple-
turum, fed quod potius colliquabit imminuetque. Atque

καθαρτικὰ φάρμακα, περὶ ὧν ἔμπροσθεν εἶπον, οὐκ ἀεὶ
δύναται σαρκοῦν, ἀλλ᾽ ὅταν ἤτοι δι᾽ ἐλαίου πλείονος ἢ ῥο-
δίνου τακέντα, καθάπερ τό τε ἐλαιῶδες καὶ τὸ διὰ χάρτου,
κολασθῇ τὸ σφοδρὸν τῆς ῥύψεως ἢ διὰ κηρωτῆς μίξεως
ἄδηκτα γίγνηται. τοιαῦται δὲ πολλαὶ τῶν πολυχρήστων δυ-
νάμεών εἰσιν, ὡς ἥ τε τοῦ Μαχαιρίωνος καὶ ἡ ἴσις. ὁ μὲν
οὖν σκοπὸς ἑκάστου τῶν τοιούτων ἐν τοῖς τῆς θεραπευτι-
κῆς μεθόδου λέλεκται γράμμασιν ἡ δὲ ὕλη τῶν δυνάμεων
ἡ μὲν ἁπλῆ δι᾽ ἑτέρας πραγματείας ἔμπροσθεν, ἡ σύνθετος
δὲ διὰ τῆς νῦν ἐνεστώσης λέγεται. καὶ πρώτης γε ἐν αὐτῇ
μεμνῆσθαι χρὴ τῆς τῶν θεραπευομένων σωμάτων φύσεως.
τὰ μὲν ὑγρὰ καὶ διὰ τοῦτο μαλακά, καθάπερ τὰ τῶν γυ-
ναικῶν καὶ παιδίων εὐνούχων τε καὶ γυναικείως βιούντων,
ἀσθενεστέρων δεῖται φαρμάκων, τὰ δὲ τῶν ἀνδρῶν, καὶ μά-
λισθ᾽ ὅσοι δι᾽ ἐνεργειῶν ἀνδρικῶν καὶ ἡλίου σκληρὰν εἰσή-
γοντο τὴν ἕξιν τοῦ σώματος, ὑπὸ τῶν ἀσθενῶν οὐδὲν ὠφε-
λεῖται. διὰ τοῦτ᾽ οὖν οὐδὲ τὰ κολλητικὰ κοινὰ τῶν σωμά-
των ἑκατέρων ἐστίν, ἀλλ᾽ ὅσα μὲν διὰ λιθαργύρου καὶ ἐλαίου

hujus rei caufa medicamentum, quod fordibus copiofis re-
purgandis eft, quod antea dixi, non femper carnem poteft
gignere, nifi vel ex uberiore oleo vel rofaceo liquatum,
ficut quod oleofum et quod ex charta infcribitur, deter-
fionis vehementiam remittat vel cerati mixtura mordica-
tionem deponat. Hujusmodi funt plura multiplicis ufus me-
dicamenta, quemadmodum Machaerionis emplaftrum et ifis.
Scopus igitur fingulorum id genus in therapeuticae methodi
libris declaratus eft, fimplex facultatum materia in alio
opere priori, compofita in praefenti tractantur. Ac pri-
mum fane in eo meminiffe oportet naturae corporum, quae
curanda fufceperis. Nam humida eoque mollia, quemadmo-
dum mulierum, puerorum, eunuchorum et qui muliebriter
degunt, imbecillioribus medicamentis indigent, virorum cor-
pora, potiffimum qui ex virilibus muniis et fole durum
corporis habitum conciliarunt, ab imbecillibus nihil prae-
fidii fentiunt. Quapropter nec glutinantia utrorumque cor-
porum communia funt, fed quae ex argenti fpuma, oleo

Ed. Chart. XIII. [702.]　　　　　　　Ed. Baf. II. (343.)

σκευάζεται καὶ ὄξους, περὶ ὧν ἐν τῷ πρώτῳ λόγῳ διῆλθον,
ἀσθενοῦς καὶ μαλακῆς σαρκός ἐστι κολλητικά· τὰ δὲ δι'
ἀσφάλτου καὶ ἰοῦ καὶ λεπίδος, ἀλόης τε καὶ σμύρνης, ἰσχυ-
ρᾶς τε καὶ σκληρᾶς. ἔστι μὲν οὖν ἡ ἄσφαλτος αὐτὴ καθ'
ἑαυτὴν ἐν τῷ σκοπῷ τούτων τῶν δυνάμεων, ἀλλ' οὐχ οἷόν
τε χρῆσθαι μόνῃ μετ' ἐλαίου τήξαντα, ψαθυρωτέρα γάρ ἐστιν
ἢ ὡς ἐμπλαστρῶδες ἐργάσασθαι φάρμακον. ἵν' οὖν ἔμπλα-
στρος γένηται, κηροῦ καὶ ῥητίνης αὐτῇ μίγνυμεν, ὑφ' ὧν
πάλιν ἐκλυθησομένην αὐτῆς δύναμιν εἰδότες, ἐνίοτε μὲν χαλ-
κὸν ἢ λεπίδα χαλκοῦ, πολλάκις δὲ ἀλόην ἢ σμύρναν ἢ συν-
ελόντι φάναι τῶν ξηραινόντων τι φαρμάκων οὐκ ἀγεννῶς
μίγνυμεν.

Κεφ. κβ'. [Αἱ δι' ἀσφάλτου βάρβαροι.] Πρώτας κἀν-
ταῦθα παραθήσομαι τὰς ὑπὸ Ἀνδρομάχου γεγραμμένας αὐτῇ
τῇ ἐκείνου λέξει. βάρβαρος ᾗ χρῶμαι. ♃ κηροῦ < σ'. πίσσης <
σ'. ῥητίνης < σ'. ἀσφάλτου < σ'. λιβάνου < κδ'. ἐλαίου κοτύ-
λην α'. ἄλλη. ♃ πίσσης λίτρας β'. ἀσφάλτου λίτραν α'. κηροῖ
λίτραν α'. ἀμμωνιακοῦ θυμιάματος γο στ'. μάννης γο στ'. ψι-

et aceto praeparantur, in priori libro de ipſis egimus, im-
becillam mollemque carnem glutinant, quae bitumine aeru-
gine, ſquama, aloë et myrrha conſtant robuſtam et duram.
Itaque bitumen ipſum per ſe in harum facultatum ſcopo
continetur. At nulla ratione ſolum ex oleo liquatum uſur-
pare poteris, ut quod friabilius ſit quam medicamento em-
plaſtri forma faciendo conveniat. Ut igitur emplaſtrum fiat,
ceram et reſinam ei admiſcemus, a quibus denuo faculta-
tem ejus ſolutum iri ſcientes, interdum aes vel ejus ſqua-
mam, ſaepe aloën vel myrrham vel in ſumma ſiccans ali-
quod medicamentum non inepte adjicimus.

Cap. XXII. [De bitumine barbara.] Prima hic quo-
que ab Andromacho ſcripta apponam ipſis illius verbis.
Barbarum, quo utor. ♃ Cerae ℥ cc, picis ℥ cc, reſinae ℥ cc,
bituminis ℥ cc, thuris ℥ xxiv, olei heminam unam. Aliud.
♃ Picis lib. ij, bituminis lib. j, cerae lib. j, guttae ammo-
niaci ℥ vj, mannae ℥ vj, ceruſſae ℥ iij, olei heminae dimi-

Ed. Chart. XIII. [702. 703.]   Ed. Baf. II. (343.)

μυθίου γο γ'. ἐλαίου κοτύλης S''. ὄξους κοτύλας δ'. ταύτην
Ἀφροδᾶς ἐθαύμασεν. μέλαινα ἄλλη. 24 πίσσης ξηρᾶς λίτραν α'.
ῥητίνης ξηρᾶς λίτραν α'. ἀσφάλτου λίτραν α'. ψιμυθίου γο
στ'. μάννης, χαλκάνθης, ἰοῦ ξυστοῦ ἀνὰ οὐγγίας γ'. ἐλαίου
κοτύλης ἥμισυ, ὄξους κοτύλης ἥμισυ. ἄλλη ἐκ τῶν Γάλλου.
24 στέατος αἰγείου ⦗ λ'. ἰοῦ ⦗ η'. κηροῦ ⦗ ν'. ἀριστο-
λοχίας ⦗ κε'. ἀσφάλτου ⦗ κε'. πίσσης ⦗ κε'. ἀμμωνιακοῦ
θυμιάματος ⦗ ιβ'. χαλβάνης ⦗ ιβ'. ἥμισυ, σιλφίου ⦗ η'.
ἄλλ. κ'. μάννης ιβ'. σκεύαζε. ἄλλη ἡ καλουμένη ἀνίκητος.
24 κηροῦ ⦗ ρ'. στέατος ταυρείου ⦗ λ'. ἀσφάλτου ⦗ κε'.
πίσσης ⦗ κε'. τερμινθίνης ⦗ κε'. νίτρου ⦗ κβ'. ἥμισυ, [703]
ἀριστολοχίας ⦗ ιβ'. χαλβάνης ⦗ η'. σμύρνης δραχμὰς ιη'.
λιβάνου ⦗ ιβ'. ἥμισυ, ἀμμωνιακοῦ δραχμὰς η'. ἀμώμου δρα-
χμὰς η'. καρδαμώμου ⦗ ιβ'. ὀποπάνακος δραχμὰς η'. μυε-
λοῦ ἐλαφείου ⦗ ιε'. ἰοῦ ⦗ ιβ' ἀλόης δραχμὰς η'. βδελλίου
⦗ ιστ'. ἐλαίου κοτύλας β'. ἐγὼ δὲ ἔβαλλον προπόλεως δρα-
χμὰς ιβ'.

dium, aceti heminas iv. Hoc aphrodas admiratus eſt. *Aliud
nigrum.* 24 Picis aridae lib. j, reſinae aridae lib. j, bitumi-
nis lib. j, ceruſſae ℥ vj, mannae, atramenti ſutorii, aeru-
ginis raſae ſingulorum ℥ iij, olei heminae dimidium, aceti
heminae dimidium. *Aliud ex emplaſtris Galli* 24 Sevi ca-
prini drach. triginta, aeruginis drach. octo, cerae drach.
quinquaginta, ariſtolochiae drach. vigintiquinque, bituminis
drach. xxv, picis ℨ vigintiquinque, guttae ammoniaci drach.
duodecim, galbani ℨ xij ſs, ſilphii ℨ viij, alias xx, mannae
ℨ xij, praeparato. *Aliud quod invictum dicitur.* 24 Cerae
drach. centum, ſevi taurini drach. xxx, bituminis drach. xxv,
picis drach. xxv, terebinthinae drach. vigintiquinque, nitri
drach. xxij et dimidiam, ariſtolochiae drach. xij, galbani
drach. octo, myrrhae drach. xviij, thuris drach. xij ſs, am-
moniaci drach. octo, amomi drach. octo, cardamomi ℨ xij,
opopanacis drach. octo, medullae cervinae drach. quindecim,
aeruginis drach. xij, aloës drach. viij, bdellii drach. xvj,
olei heminas ij. Ego vero adjeci propoleos drach. duodecim.

ΤΩΝ ΚΑΤΑ ΓΕΝΗ ΒΙΒΛΙΟΝ Β. 557

Ed. Chart. XIII. [7o3.]   Ed. Baf. II. (343.)

[Ἄλλη ἔναιμος Ἰουλιανοῦ.] ♃ Ἀιθαργύρου ⊰ ν΄.
ἀσφάλτου δραχμὰς ν΄. κηροῦ ⊰ ν΄. πίσσης βρυτίας δραχμὰς
ν΄. ῥητίνης φρυκτῆς ⊰ ιε΄. λεπίδος χαλκοῦ ⊰ ιβ΄. λιβάνου
δραχμὰς ιδ΄. χαλβάνης ⊰ η΄. χαλκίτεως δραχμὰς δ΄. ἀλόης
⊰ στ΄. κηκίδος ⊰ δ΄. σμύρνης δραχμὰς δ΄. ἀριστολοχίας μα-
κρᾶς ⊰ στ΄. ἀριστολοχίας στρογγύλης δραχμὰς δ΄. ἐλαίου πα-
λαιοῦ κοτύλας δ΄. ἐγὼ δὲ ἐλαίου κοτύλας γ΄.

[Βάρβαρος Ἥρα.] Ἣν Ἥρας ἔγραψε βάρβαρον οὕτως.
μέλαινα ἔμπλαστρος ἔναιμος πρὸς τὰς ἀξιολόγους διαιρέσεις
καὶ μάλιστα πρὸς τὰς ἐν τῇ κεφαλῇ, πρὸς σύριγγας, κόλ-
πους, κατάγματα. ἁρμόζει καὶ ἡπατικοῖς καὶ σπληνικοῖς,
ἀφλεγμάντως κολλᾷ. ποιεῖ καὶ ἐπὶ νεύρων καὶ χόνδρων δια-
κεκομμένων καὶ ὀστῶν, ἐπέχει δὲ παραδόξως καὶ αἷμα φε-
ρόμενον. ἔτι δὲ ποιεῖ πρὸς ὑποφορὰς καὶ κόλπους, κολλᾷ
γὰρ μεγάλως καὶ ἐπὶ τῶν ἀποστημάτων κομισάμενος τὸ ὑγρὸν,
ταύτην ἐπιτίθει. ἔστι καὶ ἴσχαιμος καλλίστη μάλιστα ἐπὶ
τῶν αἷμα ἀναγόντων. ἐμπλάσας δὲ εἰς δέρματα δύο, ἓν μὲν

[Aliud quod cruentis vulneribus imponitur Juliani.]
♃ Argenti fpumae drach. 1, bituminis ʒ 1, cerae ʒ 1, picis
brutiae drach. 1, refinae frictae ʒ xv, aeris fquamae drach.
duodecim, thuris drach. quatuordecim, galbani drach. octo,
chalcitidis drach. quatuor, aloës drach. vj, gallae drach.
quatuor, myrrhae drach. quatuor, ariftolochiae longae drach.
fex, ariftolochiae rotundae drach. quatuor, olei veteris he-
minas quatuor, nos olei heminas tres.

[Barbara Herae.] Quod Heras confcripfit barbarum
fic habet. *Nigrum emplaftrum ad cruenta vulnera ad di-*
vifiones notatu dignas, maxime capitis ad fiftulas, finus,
fracturas. Convenit etiam hepaticis et lienofis, citra in-
flammationem glutinat. Benefacit etiam nervis, cartila-
ginibus et offibus praecifis. Cohibet etiam mirifice fan-
guinem erumpentem. Infuper valet ad tubos et finus, glu-
tinat enim infigniter. Item in abfceffibus humore ablato
hoc imponitur. Eft etiam ad fanguinem cohibendum prae-
ftantiffimum, praefertim in iis, qui fanguinem rejiciunt,

558 ΓΑΛΗΝΟΥ ΠΕΡΙ ΣΥΝΘΕΣΕΩΣ ΦΑΡΜΑΚΩΝ

Ed. Chart. XIII. [703.]   Ed. Baf. II. (343.)
ἐπὶ τὰ στήθη καὶ τὰς πλευρὰς ἐπιτίθει, ἕτερον δὲ ἐπὶ τὸ
μετάφρενον, παραδόξως ἐπέχει τὸ αἷμα. ποιεῖ καὶ πρὸς κυ-
νόδηκτα καὶ ἀνθρωπόδηκτα, τὸ ὅλον ἀφλέγμαντος. αὕτη τὰς
τραυματικὰς, ὡς ἡ πεῖρα δέδειχεν, ἐνίκησε. λῦε χειμῶνος δι᾽
ἡμερῶν ἑπτὰ, θέρους διὰ ε΄. ἐὰν δὲ ἐπείγῃ διὰ τριῶν. ⨎
κηροῦ λίτραν μίαν, πίσσης λίτραν μίαν, ἀσφάλτου λίτραν
μίαν, πιτυΐνης λίτραν μίαν, μάννης οὐγγίας στ΄. ψιμυθίου
οὐγγίας δ΄. χαλκάνθης οὐγγίας δ΄. ὀποπάνακος οὐγγίας β΄.
ἐλαίου ἡμιούγγιον, οἱ μὲν ἡμίμναν, οἱ δὲ ἡμίλιτραν, ὄξους
κοτύλας β΄. κηρὸν, ἄσφαλτον, ἔλαιον, ὄξος ὀλίγον ὑπολει-
πόμενος, εἰς χύτραν καινὴν βαλὼν τῆκε, εἶτα ἐπίβαλλε τὴν
πίσσαν καὶ τὴν ῥητίνην λεπτοκοπήσας ἐπιμελῶς. ὅταν ἡμίε-
φθος ᾖ, ἄρας τὴν χύτραν καὶ διαψύξας ποσῶς ἔμπασσε διη-
θημένον τὸ χάλκανθον λειωθὲν ὄξει, ἐκ τῶν δύο κοτυλῶν
κατὰ μικρὸν, ἵνα μὴ ὑπερζέσῃ. ἐπὰν δὲ ἐκχέῃς, ἐλαφρῶς ὁπό-
καιε κινῶν. ὅταν ἀμόλυντος ᾖ, ἄρας ἀπὸ τοῦ πυρὸς, ἔγχει
τὸν ὀποπάνακα πρὸ μιᾶς βεβρεγμένον εἰς μέρος τοῦ ὑπολει-

duas vero in pelles illinito, et unam pectori et lateribus
imponito, alteram dorfo, praeter opinionem fanguinem fi-
ftit. Valet infuper ad canum hominumque morfus, in to-
tum phlegmonem arcet. Idem ea quae vulneribus adhi-
bentur, fuperat, ut experientia indicavit. Hieme diebus
feptem folvitur, per aeftatem quinque; fi vero neceffitas
urgeat, tribus. ⨎ Cerae libram unam, picis libram unam,
bituminis lib. j, pityinae lib. j, mannae uncias fex, ceruffae
uncias quatuor, chalcanthi uncias quatuor, opopanacis un-
cias duas, olei femunciam, alii femiminam, alii felibram,
aceti heminas duas Ceram, bitumen, oleum, acetum pau-
lulum relinquens in olla recenti liquato, deinde picem et
refinam adjicito, in minima frufta diligenter concidito, ubi
femicoctum fuerit, tollito ollam et aliquandiu refrigerato,
atramentum futorium percolatum laevigatumque ex duabus
aceti heminis paulatim infpergito, ne effervefcat, quando
autem effundis, leviter ignem fubminiftrato movens, quum
non inquinat, caccabum deponito, opopanacem in reliqui

πομένου ὄξους, ὥστε διαλυθῆναι, εἶτα ἔμπασον τὸ ψιμύθιον
καὶ τὴν μάνναν ὁμοῦ ἐπιμελῶς λελειωμένα καὶ μικρὸν (344)
χλιάνας, ὡς ἑνωθῆναι φυλασσόμενος μὴ προσκαῇ ὀποπάναξ
καὶ ἡ μάννα, κατάχει εἰς θυείαν καὶ ἐάσας ψυγῆναι, ἀναμα-
λάξας ἀπέθου καὶ χρῶ. δῆλον δ᾽ ὅτι καὶ τὰς ἄλλας βαρ-
βάρους, ἃς ὅ τε Ἀνδρόμαχος ἔγραψε καὶ οἱ ἄλλοι, τὸν αὐ-
τὸν τρόπον σκευάζειν προσῆκεν. ἔνιοι οὐκ ἐμβάλλουσι τῇ
κακκάβῃ τὸν ὀποπάνακα, λειώσαντες δὲ μετ᾽ ὄξους ἐν θυείᾳ
καταχέουσι τὰ τηκτά. σὺν αὐτῷ δὲ ἔνιοι, καθάπερ κἀγὼ
πολλάκις ἐποίησα, καὶ τὴν μάνναν καὶ τὸ ψιμύθιον ἐν τῇ
θυείᾳ προλειώσας μετ᾽ ὄξους ἐπιχέων τήξας τὰ τηκτά. πολ-
λάκις δὲ τὸ χάλκανθον μόνον μετὰ τοῦ ὀποπάνακος λειώσας
εἰς τὴν κακκάβην ἐμβαλὼν, τὴν μάνναν καὶ τὸ ψιμύθιον
ἐμπάσσων. [704] ἄλλη βάρβαρος Ἥρα. ὁ μὲν Ἥρας ταύ-
της μόνης προύγραψε τὸ βάρβαρος. ἐγὼ δὲ καὶ τὴν ἔμπρο-
σθεν ὁμοίως ὠνόμασα, καίτοι μέλαιναν ὑπ᾽ αὐτοῦ κεκλημέ-
νην, ἐπειδὴ τὰς δι᾽ ἀσφάλτου βαρβάρους εἰώθασι καλεῖν
οἱ πλεῖστοι τῶν νεωτέρων ἰατρῶν. αὐτὸς δὲ ὁ Ἥρας οὕτως

aceti parte pridie madefactum infundito, ut diſſolvatur, mox
ceruſſam mannamque una pariter trita inſpergito, et pau-
lulum tepefaciens, ut in unum coëant, obſerva ne opopa-
nax et manna adurantur, refuſa in mortarium ibi refri-
gerari ſinito, ac rurſus ſubacta reponito atque utitor. Porro
manifeſtum eſt etiam, alia barbara, quae tum Andromachus
tum reliqui tradiderunt, eodem modo confici oportere. Qui-
dam opopanacem caccabo non injiciunt, ſed laevi ex aceto
facto, liquata in mortario ſuperfundunt. Cum eo nonnulli
miſcent mannam et ceruſſam, quemadmodum ego quoque
ſaepius feci in mortario terens ex aceto et quae liquari
poſſunt, liquefacta infundens. Subinde vero atramentum ſu-
torium duntaxat cum opopanace laeve factum caccabo in-
didi, mannam ceruſſamque inſpergens. *Aliud barbarum
Herae.* Heras ſoli hnic praeſcripſit, barbarum, ego vero
antecedens etiam ſimiliter appellavi, etſi nigrum ab ipſo
nuncupatum, quoniam plerique ex recentioribus medicis
emplaſtra ex bitumine barbara nominare conſueverunt.

περὶ αὐτῆς ἔγραψε κατὰ λέξιν. βάρβαρος πρὸς τὰ νεότρωτα, κόλπους, κυνόδηκτα, ἀνθρωπόδηκτα, κονδυλώματα φλεγμαίνοντα, πρὸς τὰ ἐν ἄρθροις πάντα ἐν ἀρχῇ καὶ πρὸς ποδάγραν. 4 κηροῦ μνᾶν α΄ πίσσης μνᾶν α΄. ῥητίνης φρυκτῆς μνᾶν α΄. ἀσφάλτου Ἰουδαϊκῆς μνᾶν α΄. λιθαργύρου < ι΄. ψιμυθίου < ε΄. ἰοῦ < ν΄. ὀποπάνακος < δ΄. ἐλαίου κοτύλην α΄. ὄξους κύαθον α΄. ἕψε κηρὸν, πίσσαν, ἄσφαλτον, ῥητίνην ἕως τακῇ, εἶτα τὰ λοιπὰ μετὰ τοῦ ἐλαίου λελειοτριβημένα ἔμβαλλε, καὶ βαστάσας καὶ μικρὸν διαψύξας ἐκ τοῦ ὄξους κατ᾽ ὀλίγον ἐπίσταζε. τοιοῦτος μέν τις ὁ τύπος τῶν βαρβάρων ἐμπλάστρων. ἐγὼ δέ τι προσθεὶς, ὡς αὐτὸς χρῶμαι, καταπαύσω τὸν περὶ αὐτῶν λόγον. εἰσὶ δὲ δύο, μία μὲν πρὸς τὰ μέγιστα τραύματα, ἄλλη δὲ πρὸς τὰ μικρότερα. τῆς μὲν οὖν πρὸς τὰ μέγιστα παραλαμβανομένης ἡ σύνθεσίς ἐστιν ἥδε.

[Βάρβαρος Γαληνοῦ.] 4 Πίσσης λίτρας η΄. κηροῦ λίτρας στ΄. οὐγγίας η΄. πιτυΐνης λίτρας ε΄. οὐγγίας δ΄. ἀσφάλτου λίτρας δ΄. ἐλαίου λίτραν α΄. οὐγγίας στ΄. λιθαργύρου

Heras de ipfo fic ad verbum fcripfit. *Barbarum ad recentia vulnera, finus, canum hominumque morfus, condylomata inflammata ad articulorum vitia omnia in principio et podagram.* 4 Cerae minam unam, picis minam unam, refinae frictae minam unam, bituminis Judaici minam unam, argenti fpumae drach. decem, cerufae drach. quinque, aeruginis drach. l, opopanacis drach. quatuor, olei heminam unam, aceti cyathum unum. Cera, pix, bitumen, refina incoquuntur, donec illiquata fuerit, deinde reliqua ex oleo trita injiciuntur, his ablatis ab igne et aliquantulum refrigeratis acetum paulatim inftillatur. Talis fane barbarorum emplaftrorum formula eft. Ego ubi paucis expofuero quomodo ipfe utar, fermonem de eis finiam. Sunt autem duo, unum ad maxima vulnera, alterum ad minora. Quod itaque ad maxima adhibetur haec recipit.

[*Barbarum Galeni.*] 4 Picis lib. viij, cerae lib. vj et ℥ viij, pityinae lib. quinque et ℥ iv, bituminis lib. quatuor, olei libram unam et uncias vj, argenti fpumae, ce-

καὶ ψιμυθίου καὶ ἰοῦ ἀνὰ ◁ κδʹ. λιβανωτοῦ λίτρας ἥμισυ,
στυπτηρίας ὑγρᾶς ◁ ιβʹ. σχιστῆς οὐγγίας δʹ. ὀποπάνακος,
λεπίδος, χαλβάνης ἀνὰ ◁ ιβʹ. ἀλόης καὶ ὀπίου καὶ σμύρνης
ἀνὰ ◁ δʹ. τερμινθίνης οὐγγίας κδʹ. μανδραγόρου χυλοῦ ◁ στʹ.
ὄξους κοτύλας στʹ. αἵ εἰσι λίτραι εʹ. ἡ δὲ τῆς ἁπλουστέρας
βαρβάρου συμμετρία τῇ συνθέσει ἐστὶν ἥδε. ♃ πίσσης, κη-
ροῦ, ῥητίνης πιτυΐνης, ῥητίνης φρυκτῆς, ἀσφάλτου τῶν εʹ.
τούτων ἀνὰ λίτραν αʹ. λιθαργύρου ◁ ιʹ. ψιμυθίου ◁ εʹ.
ἰοῦ ◁ εʹ. ὀποπάνακος ◁ γʹ. ἐλαίου χειμῶνος οὐγγίας θʹ.
θέρους οὐγγίας στʹ. τὰ τηκτὰ κατὰ τῶν ξηρῶν καταχεῖται
λελειωμένων ἐν θυείᾳ μετʼ ὄξους δριμέος. ἐὰν δὲ ἀνωδυνώ-
τερον εἶναι βουληθῇς τὸ φάρμακον, προσμίξεις ὑοσκυάμου
χυλοῦ ◁ αʹ. ἥμισυ. καὶ ὀπίου ◁ αʹ.

ruffae, aeruginis, fingulorum drach. vigintiquatuor, thuris
felibram, aluminis liquidi drach. xij, fiffilis unc. iv, opo-
panacis, fquamae, galbani, fingulorum drach. duodecim,
aloës, opii, myrrhae, fingulorum drach. iv, terebinthinae
℥ xxiv, mandragorae fucci drach. vj, aceti heminas fex, quae
funt librae quinque. *Simplicioris compofitionis barbari
fymmetria eft talis.* ♃ Picis, cerae, refinae pityinae, re-
finae frictae, bituminis, horum quinque fingulorum libram
unam, argenti fpumae drach. x, ceruffae drach. quinque,
aeruginis drach. quinque, opopanacis drach. iij. olei hieme
℥ ix, aeftate ℥ vj. Quae liquari poffunt, ficcis in mortario
aceto acri laevigatis affunduntur. Quod fi fedando dolori
aptius voles medicamentum reddere, hyofcyami fucci drach.
unam et dimidiam, item opii drach. j admifceto.

ΓΑΛΗΝΟΥ ΠΕΡΙ ΣΥΝΘΕΣΕΩΣ ΦΑΡΜΑΚΩΝ ΤΩΝ ΚΑΤΑ ΓΕΝΗ ΒΙΒΛΙΟΝ Γ.

Ed. Chart. XIII. [705.]   Ed. Baf. II. (344.)

Κεφ. α'. Καὶ ταῦθ' ὑμῖν τοῖς ἑταίροις ὑπομνήματα γράφω δι' αὐτῶν τῶν ἔργων τῆς τέχνης ἐγνωκόσιν ὁπό- σην ἔχει δύναμιν ἡ ἡμετέρα τῶν νευροτρώτων θεραπεία καὶ ὡς ἐσώθησαν ἅπαντες, οὔτε κυλλωθέντες οὔτε χωλωθέντες, ἃ τοῖς ἑτέρως θεραπευομένοις ἐθεάσασθε συμβαίνοντα, κα- θάπερ γε καὶ σπασθέντας ἐνίους ἢ σὺν ὀδύναις ἢ σηπεδό- σιν ἢ πυρετοῖς ἀποθανόντας. εἰκὸς δὲ ἐκπεσεῖν καὶ εἰς ἄλ-

GALENI DE COMPOSITIONE MEDI-CAMENTORVM PER GENERA LIBER III.

Cap. I. Et haec, amici, commentaria vobis paro, qui jam ex ipſis medicinae operibus comperiſtis, quam ef- ficax ſit noſtra nervorum vulneratorum curatio, nempe ex qua omnes ſervati ſunt, non autem manci nec claudi red- diti, quae aliter curatis accidere conſpexiſtis, quemadmo- dum etiam nonnullos convulſione correptos vel cum dolore vel putredine vel febre mortuos. Par autem eſt, hoſce libros

λους τὰ ὑπομνήματα ταῦτα μὴ δυναμένους καλῶς χρῆσθαι
τοῖς ἐγγεγραμμένοις, ἢ διὰ τὸ μὴ μεμαθηκέναι παρὰ διδασ-
κάλου τὴν θεωρίαν τῆς ἰατρικῆς τέχνης, ἀλλὰ ὅλως ἀνεισ-
άκτους τε καὶ ἀγυμνάστους εἶναι τὸ παράπαν ἢ διὰ τὸ
κακῶς μεμαθηκέναι παραμένοντας τοῖς ἄνευ λόγου διὰ μό-
νης πείρας εὑρῆσθαι λέγουσι τὰ σύνθετα φάρμακα. καὶ γὰρ
οὗτοι προφανῶς ἁμαρτάνουσι φιλονεικοῦντες. ἕτερον δὲ τρό-
πον οὐδὲν ἧττον αὐτῶν οἱ νομίζοντες οὐδὲν φάρμακον ἐξ
ἐναντίων χρῆναι ταῖς δυνάμεσι συντίθεσθαι τῶν ἁπλῶν.
ἀλλὰ τούτους μὲν ἤλεγξε τὰ κατὰ τὸ πρῶτον ὑπόμνημα
γεγραμμένα φάρμακα μεγάλας ἐπιδειξάμενα τὰς ἑαυτῶν δυ-
νάμεις, ἐξ αὐτῶν τῶν τὴν σύνθεσιν ἐξ ἐναντίων ἐσχηκό-
των ἁπλῶν. οὐχ ἥκιστα δὲ καὶ κατὰ τὰ μέλλοντα γραφήσε-
σθαι μετὰ τοῦτο τὸ βιβλίον, ἐπιδείξομεν ἄριστα φάρμακα
τὴν σύνθεσιν ἐξ ἐναντίων ταῖς δυνάμεσιν ἔχοντα. [706] νυνὶ
δὲ περὶ τῆς ἡμετέρας ἀγωγῆς, ἣν ἐπενοήσαμεν ἐπὶ τοῖς νευ-
ροτρώτοις, ὁ καθ' ὅλον τουτὶ τὸ βιβλίον ἔσται μοι λόγος,
ἐπιδεικνύντι πόσον πλῆθος φαρμάκων τὰς αὐτὰς δυνάμεις

ad aliorum quoque manus perventuros, qui fcriptis bene
uti non poffunt, vel quia a praeceptore medicae artis
fpeculationem non didicerunt, fed omnino rudes, quafi
vix initiati et prorfus inexercitati permanent, aut quia
perperam edocti adhaeferunt iis, qui composita medica-
menta fola experientia citra rationem effe inventa affe-
runt. Etenim ii manifefto contentione fua errant. Al-
tero modo non minus praedictis errant ii, qui nullum
medicamentum ex fimplicibus facultate contrariis confici
oportere arbitrantur. Verum hos medicamenta fuperiore
libro citata coarguunt, ut quae magnas ipforum facultates
ex contrariis invicem fimplicibus compofitis oftentent,
imo etiam in libris hunc fubfecuturis praeftantiffima me-
dicamenta ex contrariis virtutibus compofita indicabuntur.
Nunc de noftra curandi ratione, quam in nervorum vul-
neribus excogitavimus, toto hoc libro differemus, often-
dentes quantam ejusdem facultatis medicamentorum co-

ἐχόντων εὗρον, ἐκ τοῦ τόν γε καθόλου τρόπον τῆς θερα-
πείας ἐπινοῆσαι καὶ τὰς τῶν ἁπλῶν φαρμάκων ἐπίστασθαι
δυνάμεις.

Κεφ. β´. [Τίς ὁ καθόλου τρόπος ἐστὶ τῆς θεραπείας
τῶν νευροτρώτων καὶ τίνα τὰ κατ᾽ εἶδος φάρμακα.] Ἐθεα-
σάμην μὲν ἅπαντας τοὺς διδασκάλους τῇ καλουμένῃ συνή-
θως ἤδη τοῖς νεωτέροις ἰατροῖς ἐναίμῳ καὶ κολλητικῇ θε-
ραπεύοντας ἀγωγῇ. κατ᾽ ἀρχὰς γὰρ ἐπιτιθέντες τι φάρμακον
τῶν ἐναίμων καλουμένων, ἐπειρῶντο κολλᾶν τὰ χείλη τοῦ
τραύματος. εἰ δὲ φλεγμήνειεν, ὕδατί τε κατήντλουν θερμῷ
δαψιλεῖ παραχέοντες ἔλαιον, ἐπίπασμά τε προσέφερον ἄλευ-
ρον πύρινον ἡψημένον ἐν ὑδρελαίῳ. καὶ μέντοι καὶ τοὺς
μονομάχους, ὅσοι τε κατὰ τῆς μύλης ἐτρώθησαν ἀνωτέρω
τε ταύτης κατὰ τὸν πλατὺν καὶ λεπτὸν τένοντα θεραπευ-
ομένους ὑπ᾽ αὐτῶν ἑώρων ὡσαύτως. ἴσως δὲ ἄμεινον ἢ εἰ-
πεῖν οὐ θεραπευομένους, ἀλλ᾽ ἀπολλυμένους, ὀλιγοστοὶ γὰρ
ἐξ αὐτῶν καὶ οὗτοι χωλούμενοι διεσώζοντο. καὶ μέντοι καὶ
τῶν ἐν ἄκρᾳ τῇ χειρὶ τενόντων, δι᾽ ὧν οἱ δάκτυλοι κάμ-

piam, tum ex generalis fanandi fcopi indeptione, tum ex
fimplicium virtutis cognitione invenerimus.

Cap. II. [*Quis communis vulneratorum nervorum
curationis modus et quae medicamenta specialia.*] Spe-
ctavimus omnes praeceptores praefidio, quod jam recen-
tiores medici fanguinarium feu cruentis opitulans, enae-
mon dicitur, et glutinatorium appellare folent, uti, nam
initio medicamentum aliquod ex enaemis imponentes vul-
neris oras committere feu glutinare moliebantur. Si vero
phlegmone eas obfederat, calida aqua liberaliter fovebant
oleum affundentes, ac tritici farinam ex hydrelaeo deco-
ctam epiplasma applicabant. Quin etiam gladiatores in
patella vulneratos fupraque hanc in lato tenuique ten-
dine pari modo ab ipsis curatos vidi, forfan melius di-
cas non curatos, fed perditos, pauciffimi enim illorum
et ii claudi fupervixerunt. Et vero etiam permultos in manu
fumma tendones, per quos digiti flectuntur extenduntur-

ΤΩΝ ΚΑΤΑ ΓΕΝΗ ΒΙΒΛΙΟΝ Γ. 565

Ed. Chart. XIII. [706.]   Ed. Baf. II. (344. 345.)

πτονταί τε καὶ ἐκτείνονται, παμπόλλους ἐθεασάμην ἤτοι
θλασθέντας ἢ νυγέντας ἐλαχίστῳ νύγματι, σηπομένους οὕ-
τως, ὡς ἐοικέναι τοῖς ἑψομένοις ἐν ὕδασι καὶ μάλιστα ἐπὶ
πλέον. ὁμοίως γὰρ αὐτοῖς ἐκλύονταί τε καὶ μαλακύνονται
κατὰ τὴν σύστασιν οἱ διὰ τῆς προειρημένης ἀγωγῆς θερα-
πευόμενοι. κατέγνων οὖν αὐτῆς, ὡς σηπούσης τὸ τετρωμέ-
νον μόριον. ἐπεὶ δὲ τὰ σηπόμενα πάντα προσεγίγνωσκον,
ὑφ᾽ ὑγρότητός τε καὶ θερμότητος τοῦτο πάσχοντα, τὴν θε-
ραπείαν ἔγνων χρῆναι διὰ τῶν ξηραινόντων καὶ ψυχόντων
ποιεῖσθαι. πάλιν δ᾽ ἐννοήσας, ὡς τὸ ψυχρὸν ἀληθῶς ὑφ᾽
Ἱπποκράτους εἴρηται πολέμιον εἶναι τοῖς νεύροις, ἔγνων ἄρι-
στον ἔσεσθαι φάρμακον ἐπὶ τῶν νευροτρώτων, ὅπερ ἂν ξη-
ραίνῃ τε καὶ μέσως ἔχῃ τοῦ θερμαίνειν τε καὶ ψύχειν ἢ μὴ
πολὺ τοῦ μέσου πρὸς τὸ θερμαίνειν ἀποκεχωρηκὸς εἴη. δύ-
νασθαί γε μὴν καὶ θερμὸν ἱκανῶς εἶναι τὸ φάρμακον, ἐάν
γε αὐτῷ (345) τὸ ξηραίνειν ὑπάρχῃ. χωρὶς γὰρ ὑγρότητος
οὐχ οἷόν τ᾽ ἐστὶ σήπειν τὸ θερμαῖνον. ἔτι δὲ πρὸς τούτοις
κἀκεῖνο προσεννοήσας, ὡς πολὺ διαφέροι γυμνῷ τῷ πεπον-
θότι μορίῳ προσφέρειν τὸ φάρμακον ἢ διὰ σωμάτων ἑτέ-

que, vel contufos vel minimo punctu laefos, putrescen-
tes adeo confpexi, ut coctis praefertim diutius in aqua
fimiles apparerent, non enim fecus exolvuntur et con-
fiftentia emollefcunt, qui fuperiorem fanandi modum ex-
periuntur. Itaque ipfum reprobavi, ut qui partem vul-
neratam putrefaceret. Quoniam vero putrefcentia omnia
ab humiditate ac caliditate id pati praenoscebam, cura-
tionem per ficcantia refrigerantiaque moliendam effe de-
prehendi. Rurfus apud me contemplatus, frigidum vere
ab Hippocrate nervis inimicum dici, optimum fore ner-
vorum vulneribus medicamentum intellexi quod et ficca-
ret et medium esset inter calefaciens et refrigerans, vel
non multum a medio ad calorem recederet, calidum
vero etiam effe fatis poffe, modo ficcandi poteftate pol-
leat, etenim calor citra humiditatem putrefacere nihil
habet. Infuper illud quoque cum cogitando adinvenif-
fem, multum referre, nudae parti affectae medicamentum

566 *ΓΑΛΗΝΟΥ ΠΕΡΙ ΣΥΝΘΕΣΕΩΣ ΦΑΡΜΑΚΩΝ*

Ed. Chart. XIII. [706. 709.]   Ed. Baf. II. (345.)

ρων προκειμένων αὐτοῦ, προσήκειν ἔγνων ἑτέροις μὲν ἐπὶ
γεγυμνωμένου τοῦ νεύρου χρῆσθαι φαρμάκοις, ἑτέροις δ᾽
ὅταν ᾖ νενυγμένον, ἀπαθῶν τῶν προκειμένων αὐτοῦ σωμά-
των ὑπαρχόντων. ἔνθα μὲν γὰρ γυμνῷ τῷ νεύρῳ προσφέ-
ροι τις τὸ φάρμακον, ἐνταῦθα τὴν εἰρημένην ἔνδειξιν τῶν
ὠφελησάντων φαρμάκων εἰλικρινῆ παραλαμβάνεσθαι προσῆ-
κεν. τῶν δὲ προκειμένων μορίων ἀπαθῶν ὄντων, λεπτομε-
ρέστερον εὑρίσκειν χρὴ φάρμακον, ὅπως ἡ δύναμις αὐτοῦ
μὴ προεκλύηται διὰ τῶν ἐν μέσῳ σωμάτων, ἀλλ᾽ εἰς τὸ βά-
θος ἀφίκηται. δύνασθαι δὲ τὸ τοιοῦτο φάρμακον, ἐὰν ἰσχυ-
ρῶς πεφύκῃ ξηραίνειν, ἔτι εἰ καὶ μὴ σύμμετρον εἴη, κατὰ
θερμότητα καὶ ψυχρότητα μηδὲ ἀδικεῖν, ἀσθενεστέρας αὐτοῦ
γιγνομένης τῆς κατὰ τὸ θερμαίνειν ἢ ψύχειν ἐνεργείας ἐν
τῷ διεξιέναι τὰ προκείμενα μόρια τοῦ νευρώδους σώματος.
εὑρημένου δὲ τοῦ σκοποῦ τῶν ὠφελησάντων φαρμάκων, ἐν
τῷ λεπτομερεῖ τῆς οὐσίας αὐτῶν, ἐφεξῆς ἦν ἀνα[709]μιμνή-
σκεσθαι τῆς ὕλης. ἔγνωστο δ᾽ ἐν τῇ τῶν ἁπλῶν φαρμάκων
ἐπισκέψει τὰ μὲν πλεῖστα τῶν θερμαινόντων λεπτομερῆ, τὰ

offeras, an per alia corpora ei praeposita, convenire ad-
verti aliis in nudato nervo uti medicamentis, aliis quum
punctus fuerit, partibus quae ipsi praejacent illaefis. Ubi
etenim nudo nervo medicamentum afferas, ibi praedictam
auxiliorum integram indicationem affumi convenit, prae-
pofitis autem partibus salvis, tenuius medicamentum in-
veniendum eft, cujus facultas interjacentes particulas per-
meando non dissolvatur, fed in altum penetret. Hoc
autem efficere tale medicamentum poffe, fi valide ficcet
et fi non calore et frigiditate medium fit ac fymmetron,
neque offendere, dum efficacia ipfius calefaciendi, vel re-
frigerandi in particulis, quae nervofo corpori propofitae
funt, penetrandis, imbecillior eft reddita. Atqui invento
jam praefidiorum fcopo in fubftantiae eorum tenuitate,
deinceps materiae mentionem facere oportet. Plurima
igitur, quae calefaciunt, tenuiorum effe partium, per-
multa rurfus, quae refrigerant, craffiorum, in fimplicium

ΤΩΝ ΚΑΤΑ ΓΕΝΗ ΒΙΒΛΙΟΝ Γ. 567

Ed. Chart. XIII. [709.]   Ed. Baſ. II. (545.)
δὲ πλεῖστα τῶν ψυχόντων παχυμερῇ. μόνως γὰρ ἐν αὐτοῖς
μία ποιότης ἡ ὀξεῖα μετὰ λεπτομερούς οὐσίας γίνεταί ποτε,
καὶ διὰ τοῦτο πάντων τῶν ψυχόντων λεπτομερέστερόν ἐστιν
ὄξος τὸ δριμύτατον, ὃ καὶ θερμότητος βραχείας μετέχειν
ἀποδέδεικται. τῶν δ᾽ αὖ θερμαινόντων ὁποὶ καλοὶ λεπτομε-
ρέστατοι τυγχάνουσιν ὄντες καὶ πᾶσιν ἀνπρώποις ἤδη γι-
νώσκεται πρωτεύων αὐτῶν ὁ Κυρηναῖος, ἀλλὰ τούτου μὴ
παρόντος καὶ τῷ Μηδικῷ χρώμεθα καὶ τοῖς μετ᾽ αὐτῶν
ἀπὸ τῶν ἀνατολικῶν χωρίων κομιζομένοις, ὁποῖός ἐστι καὶ
ὁ σαγαπηνὸς ὀνομαζόμενος. ἐκ ταὐτοῦ δὲ γένους ὑπάρχει
τοῖσδε καὶ ὁ τοῦ εὐφορβίου κατὰ τὰ δυτικὰ μέρη τῆς οἰκου-
μένης γεννώμενος, εἴτ᾽ ὀπὸν αὐτὸν εἴτ᾽ ἄλλο τι καλεῖν ἐθέ-
λοι τις. ἡμῖν δ᾽ ἀρκέσει καθ᾽ ὅλον τὸν λόγον εὐφόρβιον
ὀνομάζειν τὸ φάρμακον τοῦτο, καθάπερ ἔθος ἤδη πᾶσίν
ἐστιν. ἀλλὰ καὶ τῶν κατὰ τὴν ἡμετέραν χώραν γεννωμένων
ὅ τε τοῦ πάνακος ὁπὸς καὶ οἱ τῶν τιθυμάλλων λεπτομε-
ρούς εἰσι δυνάμεως. καὶ μέντοι καὶ θερμαίνουσιν οἱ εἰρημέ-
νοι πάντες ὁποὶ γενναίως. ὁ δὲ τοῦ ὁποβαλσάμου λεπτο-

medicamentorum speculatione didicimus. Quippe una ſo-
lum inter ea qualitas acida cum tenui ſubſtantia non-
nunquam fit, eoque inter omnia, quae refrigerandi
vim obtinent, tenuiorum partium aceto eſt acerrimum,
quod etiam caloris exigui particeps esse demonſtravimus.
Calefacientium vero liquores probi tenuiſſimam habent ſub-
ſtantiam et apud omnes iam homines Cyrenaeus primas
tenere cognoſcitur, qui ſi non adſit, etiam medico uti-
mur et iis, quae cum ipſis ab orientalibus plagis afferun-
tur, cujusmodi eſt, quod ſagapenum appellamus. Hoc
genere comprehenditur et liquor euphorbii in occiduis or-
bis regionibus natus, ſive liquorem ipſum ſive aliud quid
nominare velis, nobis in toto commentario euphorbium
hoc medicamentum vocare sufficiet, quemadmodum jam
omnes conſueverunt. Quin imo et inter ea quae in no-
ſtra regione proveniunt et panacis et tithymallorum liquo-
res ſubtili facultate praediti ſunt. Et vero etiam omnes
nominati liquores generoſe calefaciunt. Opobalſami vero,

Ed. Chart. XIII. [709.]　　　　　　　Ed. Baf. II. (345.)

μερὴς ὢν καὶ αὐτὸς οὐ πάνυ θερμαίνει, λεπτομερῆ δ᾽ οὐ-
σίαν ἔχει. καὶ τῶν γεωδῶν ὅ τ᾽ ἀφρὸς τοῦ νίτρου καὶ τὸ
ῥᾳδίως ὕδατι λυόμενον ἀφρόνιτρον, ὡς ἐν γεώδεσι σώμασι
δηλονότι ἀκουόντων ὑμῶν. ἐφεξῆς δ᾽ αὐτῶν ἐστι τὸ Βερε-
νίκιον ὀνομαζόμενον νίτρον ἤ τ᾽ Ἀσία πέτρα. τὸ δ᾽ ἄνθος
αὐτῆς ἁπάντων ἐστὶ τῶν γεωδῶν λεπτομερέστατον. ἐκ δὲ
τῶν μεταλλευομένων ἀρσενικόν τε καὶ θεῖόν ἐστι λεπτομερῆ
τε καὶ θερμά. τούτων δ᾽ ἐφεξῆς τὸ μίσυ καὶ ἡ τοῦ χαλκοῦ
λεπὶς καὶ χαλκῖτις ἔχοντά τι καὶ στύψεως, διὸ καὶ καυθείσῃ
τῇ χαλκίτιδι χρώμεθα τὰ πολλὰ πρὸς τὰς τῶν λεπτομερε-
στέρων φαρμάκων συνθέσεις. ἄνευ δὲ τοῦ θερμαίνειν ἐπι-
φανῶς λεπτομερῆ μεταλλικὰ φάρμακα, σπόδιόν τε καὶ πομ-
φόλυξ ἐστὶ καὶ τὸ καλούμενον ψωρικόν. λεπτομερὴς δὲ ἱκα-
νῶς ἐστι καὶ ἡ χρυσοκόλλη. ἐν δὲ τοῖς χυλοῖς ἐμάθομεν εἶ-
ναι λεπτομερῆ δάφνινον μὲν ἅμα τῷ θερμαίνειν ἰσχυρῶς, ὡς
πρὸς τὴν αἴσθησιν. οὐδὲν γὰρ ἧττον αὐτοῦ θερμαῖνον τῇ
δυνάμει τὸ κέδρινον ἀπολείπεται τῇ κατὰ τὴν αἴσθησιν θερ-
μότητι διὰ τὴν λεπτομέρειαν. ἐκ τούτου δὲ γένους ἐστὶ τῷ

qui fubtilis et ipfe eft, non admodum calefacit. Ex ter-
reftribus autem nitri fpuma tenuem fubftantiam habet,
item quod ex aqua facile folvitur aphronitrum, fi ad
corpora terreftria videlicet relationem fieri inaudiamus.
Subfequitur nitrum nomine berenicium, et Afia petra,
cujus flos etiam omnium terreftrium eft fubtiliffimus.
Porro ex metallis auripigmentum et fulfur tum fubtilia
tum calida funt, quibus fuccedit mify, aeris fquama et
chalcitis, paululum fimul adftringentia. Quare ufta quo-
que chalcitide frequenter in fubtiliorum medicamentorum
compofitionibus utimur. Citra calorem vero manifeftum
tenuium partium metallica funt fpodium et pompholyx,
adde quod vocatur pforicum, fubtilis abunde eft et chry-
focolla. Caeterum inter fuccos laurinum fimul cum eo,
quod valide calefacit, ut ad fenfum tenuem effe dici-
mus. Nihilo enim minus eo calefacit facultate cedrinus,
calore tamen, qui fenfibus fubjicitur propter fubftantiae
fuae tenuitatem illi cedit. Ejusdem cum cedrino generis

κεδρίνῳ καὶ ἡ στακτὴ καλουμένη κονία. καὶ ταύτης αὐτῆς, ἥτις ἂν ἐξ ὕλης λεπτομερoῦς γένηται, καυθείσης, ὑπερβάλλει τῇ δυνάμει τὸ κέδρινον ἔλαιον. ἐκ μηλέας τε οὖν καὶ συκῆς καὶ μᾶλλόν γε τῆς ἀγρίας, ἣν ἐρινεὸν ὀνομάζουσιν, ἔκ τε τῶν τιθυμάλλων καιομένων τὴν τοιαύτην ἐργαζόμεθα κονίαν. ἄριστος δὲ τῶν τιθυμάλλων ὁ χαρακίας προσαγορευόμενος. ἐκ δὲ τῶν σιτηρῶν ὀνομαζομένων σπερμάτων λεπτομερέστατος μὲν ὁ ὄροβος, ἄνευ τοῦ θερμαίνειν ἐπιφανῶς. ἡ δ᾽ αἶρα μετὰ τοῦ θερμαίνειν σαφῶς. ἡ κριθὴ δ᾽ οὐδ᾽ ὅλως θερμαίνει. μέσης δ᾽ ὕλης ἐν αὐτοῖς ἐστι τὰ πικρὰ ταῖς ποιότησι, τῶν μὲν πάνυ λεπτομερῶν ἀπολειπόμενα, παχυμερὲς δ᾽ οὐδὲν ἔχοντα. τινὰ δ᾽ αὐτῶν ἀποκεχώρηκε βραχὺ τῶν μέσων, τὰ μὲν ὡς ἐπὶ τὸ θερμαίνειν, τὰ δὲ ὡς ἐπὶ τὸ ψύχειν, ὧν ἁπάντων τὰς ὕλας ἐν τῇ περὶ τῶν ἁπλῶν φαρμάκων πραγματείᾳ διῆλθον, ὥσπερ γε καὶ τῶν ἀκροδρύων, ἐν οἷς ἐστι τὰ ἀμύγδαλα τὰ πικρὰ καὶ τὰ πιστάκια. τῆς δὲ ἀπὸ τῶν φυτῶν ὕλης οὐ μέμνημαι κατὰ τὸ παρὸν, ἀνελθεῖν γὰρ ἐπὶ τὴν ἀρχὴν βούλομαι καὶ διηγήσασθαι, πότε καὶ

eft lixivia, quae ftacte, id eft *ftillatitia* dicitur, atque inter hanc ipfam ea, quae ex materia fubtili ufta fit, cedrinum oleum virtute fuperat. Ex malo igitur et ficu, eaque magis agrefti, quam vocant caprificum, item ex tithymallis combuftis hujusmodi lixiviam conficimus. Praeftantiffimus eft ex tithymallis, qui characias nuncupatur. Caeterum ex feminibus frumentariis, uti nominant, fubtiliffimum eft ervum fine infigni calefaciendi poteftate, lolium vero cum infigni, hordeum nequaquam calefacit. Mediam inter ea materiam obtinent, qualitatibus amara, quae multum tenuibus fubftantia cedunt, craffi licet nihil habentia. Nonnulla ipforum a mediis tantillum declinarunt, alia ad calorem, alia ad frigiditatem; quorum omnium materias in opere de fimplicibus medicamentis exequutus fum, quemadmodum etiam nucum acrodryων, in quarum numero funt amygdalae amarae et piftatia. At ftirpium materiae in praefentia non memini, redire enim ad principium cogito, atque exponere, quando quoque

πῶς ἐχρησάμην ἑκάστῳ τῶν ἐπινοηθέντων. ἐκ τούτου γὰρ
οἶμαι τοὺς εὐφυεῖς τῶν νέων προτραπήσεσθαι, γνῶναι τὴν
ὕλην τῶν φαρμάκων αὐτόπτας αὐτῆς γενομένους οὐχ ἅπαξ
ἢ δὶς, ἀλλὰ πολλάκις. ἡ γὰρ τῶν αἰσθητῶν διάγνωσις ἐκ
συνεχοῦς θέας ἀκριβοῦται, [710] καὶ τούτου μέγιστόν ἐστι
τεκμήριον ἡ τῶν ἀπαραλλάκτων μὲν ἡμῖν εἶναι δοκούντων
διδύμων, οὐκ ἀπαραλλάκτων δὲ τοῖς συνήθεσι μὴ παραδρα-
μεῖν. τὴν μὲν οὖν ἀπό τε βοτανῶν καὶ θάμνων καὶ δένδρων
ὕλην ἄριστόν ἐστι πρὶν ἐξαιρεθῆναι τῆς γῆς σκοπεῖσθαι κατὰ
τὰς ἐγκαρπώσεις, μελλούσας τε καὶ ἀρχομένας καὶ προϊού-
σας καὶ ἀκμαζούσας. αὕτη γὰρ ἡ συνεχὴς αὐτῶν θέα διδά-
ξει σε πηνίκα μάλιστα καλῶς ἄν τις αὐτὰ λαμβάνων καὶ ἐν
οἴκοις ξηροῖς τιθέμενος φυλάττοι, μήθ᾽ ὑπ᾽ ἀκτίνων ἡλια-
κῶν ἐξοπτώμενα μήτε ὑπὸ νοτίδος ἐκ τῆς ὀροφῆς ἢ τοίχων
ὑγραινόμενα. γένοιτο δ᾽ ἂν τοῦτο τῶν οἴκων μήτε καταγείων
ὄντων μήτε προσχώρων, μήθ᾽ ὑπὸ κεράμων πρὸς μεσημβρίαν
μέντοι τὰς θυρίδας ἐστραμμένας ἐχόντων. ἀλλὰ τά γε φάρ-
μακα μὴ πλησίον αὐτῶν ἀποκείσθω. τοὺς δ᾽ ἑταίρους προ-

modo fingula per rationem nobis inventa ufurpaverimus.
Illinc enim puto bonae indolis juvenes incitatum iri, ut
medicamentorum materiam cognofcant ipfimet infpicientes
non femel, aut bis, fed frequenter, quoniam fenfibilium
rerum cognitio fedula infpectione confirmatur, cujus rei
indicium eft evidentiffimum, quod gemini per omnia fimi-
les effe nobis videantur, differentes autem iis, qui ipfos
infpicere confueverunt. Itaque herbarum, fruticum et ar-
borum materiam prius quam e terra eximantur contem-
plari pulcherrimum eft, dum fructus videlicet futuri funt,
dum eduntur, dum augefcunt et dum vigent. Haec fiqui-
dem continua eorum fpeculatio docebit te, quando potif-
fimum ipfos commode decerpas, ac in ficcis domunculis
repofitos cuftodias, ne a folis radiis exurantur, neque ab
humiditate ex tecto vel muris madefiant. Id optime fiet,
fi domus neque fubterraneae fint, neque aliis vicinae,
neque fub tegulis, fed oftia ad meridiem fpectantia ha-
beant, prope quae tamen medicamenta reponi non debent,

Ed. Chart. XIII. [710.] Ed. Baſ. II. (345.)

τρέπω καὶ κατὰ τοῦτο μιμήσεσθαί με βουλομένους γε κα-
λῶς ἐργάζεσθαι τὰ τῆς τέχνης ἔργα. γιγνώσκετε γὰρ, ὅπως
ἐξ ἑκάστου τῶν ἐθνῶν τὰ κάλλιστά μοι διακομίζεται καθ'
ἕκαστον ἔτος φάρμακα διὰ τὸ τοὺς ἐπιτρίπτους ῥωποπώλας,
παντοίως αὐτοῖς λυμαίνεσθαι. βέλτιον δ' ἴσως οὐ τούτους
μόνους, ἀλλὰ πολὺ μᾶλλον αὐτῶν τοὺς κομίζοντας ἐμπόρους
μέμφεσθαι, κἀκείνων ἔτι μᾶλλον αὐτοὺς τοὺς ῥιζοτόμους μὲν
ὀνομαζομένους, οὐδὲν δ' ἧττον τῶν ῥιζῶν ὀπούς τε καὶ χυ-
λοὺς καὶ καρποὺς, ἄνθη τε καὶ βλάστας ἐκ τῶν ὀρῶν κα-
τακομίζοντας εἰς τὰς πόλεις· οὗτοι γάρ εἰσιν οἱ πρῶτοι
πάντων εἰς αὐτὰ πανουργοῦντες. ὅστις οὖν βούλεται παντα-
χόθεν βοηθημάτων εὐπορεῖν, ἔμπειρος γενέσθω πάσης μὲν
τῆς ἀπὸ τῶν φυτῶν ὕλης, πάσης δὲ τῆς ἀπὸ τῶν ζώων τε
καὶ μετάλλων, ὅσα τε γεώδη σώματα χωρὶς μεταλλείας εἰς
ἰατρικὴν χρῆσιν ἄγομεν, ὡς διαγινώσκειν αὐτῶν τά τε ἀκριβῆ
καὶ τὰ νόθα, καὶ μετὰ τοῦτο γυμνασάσθω κατὰ τὴν ἐμὴν
πραγματείαν, ἐν ᾗ περὶ τῆς δυνάμεως ἔγραψα τῶν ἁπλῶν
φαρμάκων. εἰ μὴ γὰρ οὕτως παρεσκευασμένος ἥκει πρὸς τὴν

Amici vos admoneo ut in hoc quoque me ſequamini, ſi
artis opera pulchre obire velitis, noviſtis enim, quomodo
ex omni natione praeſtantiſſima quotannis medicamenta
mihi afferantur, eo quod perditi illi quarumcunque rerum
coëmptores ſcentarios variis modis ea contaminant. Prae-
ſtiterat forſan non hos ſolum, ſed multo magis etiam mer-
catores, qui illa advehunt, incuſare, atque his multo ma-
gis ipſos herbarios, item nihil minus eos qui radicum
liquores, ſuccos, fructus, flores et germina ex montibus
in urbes conferunt, hi ſiquidem omnium primi in eis do-
lum exercent. Quisquis igitur auxiliorum undique copiam
habere volet, omnis ſtirpium materiae, animalium, me-
tallorum et absque metallica natura terreſtrium corporum,
quae ad medicinae uſum ducimus, expertus eſto, ut ex
eis et exquiſita et notha cognoſcat, deinde in commen-
tario meo, quem de ſimplicium medicamentorum facultate
prodidi, ſeſe exerceat. Niſi enim hoc modo inſtructus ad

ἐκ τῶνδε τῶν ὑπομνημάτων ὠφέλειαν, ἄχρι λόγου μὲν εἴσε-
ται τὴν μέθοδον, ἔργον δ' οὐδὲν ἄξιον αὐτῆς ἐργάσεται.
φέρε γὰρ αὐτὰ μὲν ἃ προείρηκα περὶ τῶν νευροτρώτων ἐπί-
στασθαί τινα, δεδολωμένα δὲ φάρμακα δι' ἄγνοιαν ἐμβάλ-
λειν τοῖς συντιθεμένοις, ἢ μηδὲ τὴν ἀρχὴν ἐπίστασθαι τὰς
δυνάμεις ἀκριβῶς αὐτῶν, ἆρα οὐκ ἀναγκαῖον ἔσται πλεονά-
κις (346) τοῦτον διαμαρτάνειν ἢ κατορθοῦν; ἐμοὶ μὲν καὶ
πάνυ δοκεῖ. τὸ δὲ ἀκριβῶς ἐπίστασθαι τὰς δυνάμεις τοῦ μὲν
ἐπίστασθαι διαφέρει πάμπολυ. τὸ μὲν γὰρ μόνον ἐπίστα-
σθαι γινώσκειν ἐστὶν, εἰ ξηραίνειν τὸ φάρμακον ἢ ὑγραί-
νειν ἢ ψύχειν ἢ θερμαίνειν ἡμᾶς πέφυκε. τὸ δ' ἀκριβῶς
ἐπίστασθαι πρὸς τούτῳ καὶ τὸ ποσὸν τῆς δυνάμεως ἐστιν
ἐγνωκέναι. τινὰ μὲν γὰρ φάρμακα δύναμιν ἔχει χλιαρᾶς θερ-
μασίας γεννητικὴν, ὅταν ὁμιλήσῃ τοῖς σώμασιν ἡμῶν, ἔνια
δὲ συμμέτρου, καθάπερ ἄλλα βραχὺ ταύτης ἰσχυρότερα, ἕτερα
δ' ἤδη ζεούσης οὕτως ἰσχυρῶς, ὡς καίειν δύνασθαι. χρὴ τοί-
νυν τὸν ἰατρὸν ἐστοχάσθαι, μὴ μόνον τοῦ ποιοῦ τῆς δια-
θέσεως, ἀλλὰ καὶ τοῦ κατ' αὐτὴν ὡς ἂν εἴποι τις ποσοῦ.

praefentis operis praefidia veniat, verbotenus quidem me-
dendi methodum fciet, opus vero nullum ipfa dignum
perficiet. Fingat namque ipse, quae de nervorum vulne-
ribus praedixi, quaedam aliquis cognofcere, adulterata
vero medicamenta per ignorantiam compofitioni injicere,
vel neque omnino exacte facultates ipforum intelligere,
an non erit neceffarium frequentius hunc errare quam
recte agere? mihi quidem vel admodum videtur. Iam
vero accurate facultates cognofcere ab eo multum differt
quod eft cognofcere. Etenim folum cognofcere fcire eft,
an medicamentum ficcare vel humectare vel refrigerare
vel calefacere fuapte natura nos poffit, accurate vero co-
gnofcere praeter hoc etiam facultatis quantitatem fciviffe
eft. Quaedam enim medicamenta calorem tepidum gene-
rant corporibus noftris admota, quaedam moderatum,
quemadmodum alia hoc paulo validiorem, nonnulla jam
fic ferventem ut urere poffint. Convenit igitur medicum
non modo affectus qualitatem, fed etiam ipfius, ut ita

λέγεται μὲν γὰρ οὐ πάνυ τι κυρίως τὸ ποσὸν ἐν τῇ ποι-
ότητι. λέγεται δ᾽ οὖν ὅμως, ὅπως καὶ πυρετὸς μέγας καὶ
μικρός. καὶ τοσαύτη γε χρῆσίς ἐστι τῶν οὕτω λεγομένων,
ὥστ᾽ ἤδη κυρίου δύναμιν ἔχειν αὐτὰ παραπλησίως πυξίδι
καὶ χαλκεῖ καὶ ζωγράφῳ καὶ δρυοτόμῳ καὶ συνελόντι φά-
ναι τοῖς ἀρξαμένοις μὲν ἐκ τῆς ὑπὸ τῶν γραμματικῶν ὀνο-
μαζομένης καταχρήσεως, ὕστερον δὲ κυρίοις λέγεσθαι πεπι-
στευμένοις. ταῦτα μὲν εἴρηταί μοι διὰ τοὺς οὐκ ἐν καιρῷ
διαλεκτικευομένους. ὃ δὲ λέγων ἀπέλιπεν ἔστι τοιόνδε, ὅτι
τὸ ξηραίνεσθαι δεόμενον οὐχ ἁπλῶς δεῖται τοῦ ξηραίνοντος,
[711] ἀλλὰ σὺν τῷ προσήκοντι μέτρῳ· τὸ μὲν εἰς ὑγρότητα
πολλὴν ἐπιδεδωκὸς τοῦ πάνυ ξηραίνοντος, τὸ δ᾽ εἰς ὀλίγην
τοῦ βραχέως τοῦτο δρῶντος, ὥσπερ γε τὸ εἰς πολλὴν τοῦ
μεγάλως μὲν ξηραίνοντος, οὐ μὴν ἐσχάτως οὐδ᾽ ἄκρως. ἀνά-
λογον γὰρ ἀεὶ τῷ ποσῷ τῆς ὑγρότητος εἶναι χρὴ τὸ ποσὸν
τῆς ξηρότητος. ἐγώ᾽ οὖν ὁπότε πρῶτον ἐτόλμησα τὴν κοι-
νὴν ἀγωγὴν τῆς τῶν νευροτρώτων θεραπείας ὑπαλλάττειν,
ἐστοχασάμην εἰς ὁπόσην ὑγρότητά τε καὶ θερμότητα τὸ

dicam, quantitatem conjectaffe, nam haud ipfa proprie
quantitas in qualitate dicitur, quanquam dicatur tamen,
ut febris magna et parva. Ac tantus ufus eſt eorum,
quae ſic dicuntur, ut jam proprii vim obtineant ipſa,
perinde ac pyxis, excufor, pictor, quercus incifor, in
totum quae ex vocato a grammaticis abufu inceperunt,
deinde vero propria dici credita funt. Hoc quidem at-
tulimus praeter eos, qui parum opportuno tempore de
fermonis proprietate argumentantur. Quod autem dicere
defiit, tale eſt, nempe quod exiccari defiderat non fim-
pliciter ficcante indiget medicamento, fed convenienti men-
fura, copiofa quidem humiditate auctum, infigniter exic-
cante, parva, parum hoc faciente, quemadmodum multa,
admodum reliccante, non tamen extreme, neque in fummo,
ficcitatis enim quantitatem humiditatis copiae refpondere
convenit. Ego itaque dum communem nervorum vulne-
rum curationis modum immutare primum aufus fum, con-
jeci, in quantam humiditatem caliditatemque affecta pars

Ed. Chart. XIII. [711.]   Ed. Baf. II. (346.)

πεπονθὸς ἥκει σῶμα. καί μοι δειχθέντος τινὸς νεανίσκου,
κατὰ τὸ πρῶτον ἄρθρον τοῦ μέσου δακτύλου τῆς δεξιᾶς
χειρὸς, ἐκ περιθλάσεως ὑγρὸν οὕτως ἐσχηκότος ἅπαν τὸ κατ'
αὐτὴν περὶ τῷ νεύρῳ χωρίον, ὡς ἤδη σήπεσθαι, τὸ μὲν ση-
πόμενον αὐτὸ κατέπλασα διὰ κονίας στακτῆς καὶ ὠμῆς λύ-
σεως, οὕτω δ' ἴσθι με καλοῦντα τὸ κρίθινον ἄλευρον, ἐλαίῳ
δὲ πολλῷ θερμῷ καταντλήσας τὸ μὴ σηπόμενον μὲν, τετα-
μένον δὲ καὶ ὀδυνώμενον, εἶτα ἐκμάξας ἐρίῳ ξηρῷ περι-
έχρισα κηρωτὴν οὕτως ὑγρὰν, ὡς ἐπὶ τῶν καταγμάτων χρώ-
μεθα, μεμιγμένον ἔχουσαν εὐφόρβιον. ἐσκεύαστο δέ μοι καὶ
ἥδε κατ' ἐμὴν ἐπίνοιαν ἐπὶ καιροῦ τοιοῦδε. παραγενόμενός
τις χειμῶνι σφοδρῷ καὶ δείξας τὸ γόνυ ῥᾳδίως ἔφη πάσχειν
αὐτὸ ῥιγῶσαν, ὀνίνασθαι δ' εὐθέως ὑπὸ τῶν θερμαινόν-
των ἠξίου δὲ λαβεῖν τι τοιοῦτον φάρμακον, ὁδοιπορήσαντα
γὰρ ἐν κρύει κατεψύχθαι τε καὶ ὀδυνᾶσθαι σφοδρότερον ἢ
ἄλλοτε. νῦν μὲν οὖν, ἔφη, λουσόμενος ἄπειμι, πέμψω δ' ἐπὶ
τὸ φάρμακον ἐκ τοῦ βαλανείου. ὁ μὲν ταῦτ' εἰπὼν ᾤχετο·

recidiffet. Et quum adolefcens quidam mihi oftenfus es-
fet, in primo articulo medii dextrae manus digiti totum
circa nervum locum humentem adeo ex contufione habens,
ut jam computrefceret, partem fane putrefcentem cata-
plafmate ex lixivia ftillatitia et cruda lyfi, fic autem no-
fti me hordei farinam nominare, fovi, non putrefcentem
vero, fed tenfam dolentemque oleo calente liberaliter per-
fundi, inde quum lana ficca madorem exhaufiffem, cera-
tum tam humidum illevi, quam in fracturis utimur, cui
euphorbium fit admixtum. Confectum autem mihi fuerat
hoc quoque mea induftria hujusmodi occafione. Profectus
ad me quispiam hieme vehementi oftendenque genu, fa-
cile dicebat rigore id affici, ftatim vero calefacientibus ju-
vari. Rogabat igitur hujusmodi aliquod medicamentum da-
rem, ut qui profectus in frigore inalgeret doleretque ve-
hementius quam alias. Nunc igitur, inquit, loturus dis-
cedo, mittam autem ex balneo, qui medicamentum accipiat.
Haec quum dixiffet, abiit. At ego cum tale nullum medi-

μηδὲν δ᾽ ἔχων ἕτοιμον τοιοῦτο φάρμακον, εὐφόρβιον ἐλείωσα μετ᾽ ἐλαίου, καὶ τήξας κηρὸν ἔμιξα καὶ μικρὸν ὕστερον, ἡνίκα ἔπεμψεν ὁ φίλος αἰτῶν τὸ φάρμακον, ἔδωκα. τάχιστα δ᾽ ἀνωδύνου γενομένου προὐτράπην ἐντεῦθεν ἐπ᾽ ἄλλων μο-ρίων ὁμοίως ποπονθότων χρήσασθαι, περὶ ὧν αὖθις εἰρή-σεται. νυνὶ δ᾽ ἐπὶ τὸν τοῦ νευροτρώτου λόγον ἐπάνειμι διὰ τοὺς μηδὲν μὲν τούτων ὧν ἐγὼ νῦν ὑφηγοῦμαι γινώ-σκοντας, ἐγκαλοῦντας δὲ λεξειδίοις· οὓς εὑρεῖν μαντεύομαι κακῶς ὀνομάζειν νευροτρώτους, ὅσοι τῶν τενόντων ἐτρώθη-σαν. τένοντας γὰρ αὐτοὺς οἶμαι καλεῖν τοὺς ἔξωθεν τῆς χει-ρὸς ἐπιτεταμένους, ὅλῳ τε τῷ καρπῷ καὶ τοῖς δακτύλοις. ἐγὼ δ᾽ ὅτι μὲν σαφέστερον καὶ κυριώτερον ἦν αὐτοὺς ὀνο-μάζεσθαι τενοντοτρώτους οὐκ ἀγνοῶ· πάντων δ᾽ ἀνδρῶν συνήθως καλούντων νευροτρώτους, ὅπως μή τις με νεωτε-ροποιεῖν ἐν ταῖς προσηγορίαις φῇ, τὴν συνήθη προειλόμην ἀντὶ τῆς ἀληθοῦς. εἶχε δὲ οὐδ᾽ αὐτὴ συνήθης γεγονέναι, δίχα λόγου φθασάντων τῶν πλείστων ἰατρῶν καὶ τοὺς τέ-νοντας ὀνομάζειν νεῦρα. ἀλλ᾽ εἴτε νευροτρώτους ἐθέλοις

camentum ad manus haberem, euphorbium cum oleo trivi et ceram liquatam immiscui, paulo poft cum amicus medi-camento ferendo puerum mififfet, exhibui. Dolore pro-tinus ceffante, inde in aliis partibus fimiliter affectis uti praecepimus, de quibus mox dicetur. Nunc ad nervi vul-nerati fermonem redeo propter eos, qui nihil, quod ego nunc dico, intelligunt, vitio autem vertunt dictiunculas, quos invenire auguror nervifaucios perperam eos numi-nari, qui in tendonibus vulnus acceperint, tendones enim ipfis puto vocari, qui extra manum toti carpo et digitis fu-pertenfi funt. Quanquam fane non ignorem manifeftius magisque proprie tendinifaucios ipfos nominari, tamen cum omnes neurifaucios nuncupare foleant, et ego, ne quis inno-vare me appellationem dicat, confuetam pro vera fuscepi, etfi nec illa fine ratione abire in confuetudinem potuerit plerisque medicis tendones etiam nervorum nomine jam vocitantibus. Verum five in nervis five in tendonibus

576 ΓΑΛΗΝΟΥ ΠΕΡΙ ΣΥΝΘΕΣΕΩΣ ΦΑΡΜΑΚΩΝ

Ed. Chart. XIII. [711. 712.]						Ed. Baf. II. (334.)

ὀνομάζειν αὐτοὺς, εἴτε τενοντοτρώτους, οἱ ε σωθήσονται
διὰ τὰς φωνὰς ταύτας οὔτε σπασθήσονται, καθάπερ οὐδὲ
κυλλωθήσονται καὶ τεθνήξονται. προσηγορία γὰρ οὔτε ἔσωσέ
ποτε ἄνθρωπον οὔτ᾽ ἀπέκτεινεν, ἀλλ᾽ ἡ τῶν φαρμάκων δύ-
ναμις ἑκάτερον τούτων ἐργάζεται. κἀγὼ ταῦθ᾽ ὑπαλλάττων
τοὺς σηπομένους καὶ σπωμένους καὶ κεκυλλωμένους, ἐνίους
δὲ καὶ διαφθειρομένους, ὑγιεῖς καὶ ζῶντας ἐργάζομαι. καὶ
γὰρ αὖ καὶ τοὺς τεθλασμένους τὰ νεῦρα, καθάπερ ἐκεῖνος
ἐτέθλαστο, νευροτρώτους ἐφθάκασι καλεῖν, οὐ νευροθλάστους.
ἡ δὲ θεραπεία κοινὴ καὶ ὁ κίνδυνος ἴσος ἀμφοῖν ἐστι τῶν
τεθλασμένων τι καὶ τρωθέντων ἤτοι νεῦρα ἢ τένοντας. ὁ
γοῦν ἄνθρωπος ἐκεῖνος ὁ σηπόμενος μὲν ἤδη τὰ περὶ τὸ
πρῶτον ἄρθρον τοῦ μέσου δακτύλου, τεινόμενός τε καὶ ὀδυ-
νώμενος τὰ ὑπερκείμενα, πολὺ βελτίων ἑαυτοῦ κατὰ τὴν ὑστε-
ραίαν ἐγένετο, καθ᾽ ἣν ἀντὶ τῆς ὠμῆς λύσεως ἔμιξα τὸ τῶν
ὀρόβων ἄλευρον τῇ στακτῇ κονίᾳ, καὶ τῇ γε τρίτῃ τῶν ἡμε-
ρῶν ὁμοίως ἔτι θεραπευόμενος ἦν μὲν ἤδη τελέως ἀνώδυ-
νος τὰ ἄλλα, [712] κατὰ δὲ τὸ θλάσμα, νευρῶδές τι σῶμα

vulneratos appellaſſe mavis, neque ob has voces incolu-
mes erunt, neque convulſione laborabunt, quemadmodum
neque manci fient, nec morientur, appellatio ſiquidem nec
ſervavit hominem unquam, nec perdidit, ſed medicamen-
torum facultas utrunque efficit.   Atque ego haec immutans
putreſcentes, convulſos, mancos, nonnullos etiam per-
euntes, ſanos vivosque reddo.   Nam nervos contuſos ha-
bentes ſicut ille habuerat, nervoſaucios, non neurothlaſtos,
id eſt in nervis contuſos, nuncupare anticiparunt. Caeterum
curatio communis eſt et periculum aequale amborum, nem-
pe contuſorum et vulneratorum vel nervis, vel tendoni-
bus.   Itaque homo ille putredine jam circa primum medii
digiti articulum orta, quum ſuperjacentium tenſione dolore-
que infeſtaretur,   multo melius habere coepit die poſtero,
quo vice hordei farinae, ervorum farinam ſtactae lixiviae
commiſcuimus.   Ac tertio ſane quum conſimiliter etiam
curaretur, jam quidem in aliis partibus dolorem omnino
non percepit, ex contuſione vero nervoſum quoddam cor-

παραπλήσιον ὑμένι παχεῖ προὔκυψεν, ὃ μετρίως διακινήσαν‐
τός μου ῥᾳδίως ὅλον ἐξέπεσεν ἡμισαπὲς ὄν. ἐδόκει δὴ πᾶσι
τοῖς θεασαμένοις τοῦτο τὸ σῶμα τὸ νεῦρον ὅλον εἶναι τὸ
διασεσηπὸς, ὡς ἂν οὐκ εἰδόσιν ὅπως ἠμφιεσμένοι νευρώδεσιν
ὑμέσιν οἱ τένοντες οὗτοι, διά τε τοῦ καρποῦ προέρχονται
καὶ καθ᾽ ὅλην ἐπιτείνονται τῶν δακτύλων. ἐμοὶ δὲ καὶ δια‐
στείλαντι τὸ σεσηπὸς τοῦ θλάσματος ὁ τένων ἐφάνη σωζό‐
μενος. ἀνιεὶς οὖν ἕνα τῶν τροχίσκων ἢ κυκλίσκων ἢ ὅπως
ἂν ὀνομάζειν ἐθέλοι τις, ὧν εἷς ἐστι καὶ ὁ τοῦ Πολυείδου,
δι᾽ ἑψήματος ἢ σιραίου· καὶ γὰρ καὶ τοῦτο καλεῖν ὡς ἂν
αὐτὸς βουληθῇς ἐξέστω σοι· καὶ προκαταχρίσας τὸ φαινό
μενον τοῦ νεύρου, τῷ τε καταπλάσματι πάλιν ἐχρησάμην
ὡσαύτως καὶ τῷ δι᾽ εὐφορβίου χρίσματι κατὰ τῶν αὐτῶν
τόπων, ὡς ἔμπροσθεν ἑκατέρῳ. θεασάμενος δὲ τῇ τετάρτῃ
τῶν ἡμερῶν προσεσταλμένα πάντα, τὰ περὶ τὸ τεθλασμέ‐
νον μὲν ἔμπροσθεν, ἡλκωμένον δὲ τότε τοῦ δακτύλου πρῶ‐
τον ἄρθρον, ἐσκοπούμην ἐφ᾽ ὅ τι μεταβαίην ἀπὸ τοῦ κατα‐
πλάσματος. ἐνενόησα τοίνυν, εἰ μὲν ἀκριβῶς ἀφλέγμαντον εἴη

pus craffae membranae perfimile exertum eft, quod medio‐
criter me commovente facile totum femiputridum excidit.
Videbatur omnibus contemplantibus hoc corpus nervus to‐
tus elfe, qui computruiffet, ut qui ignorarent, quo pacto
tendones hi nervofis membranis convelati per brachiale
procedunt et fuper totos digitos extenduntur, mihi vero
putridum ex contufione attollenti tendo falvus apparuit.
Quum igitur vel paftillo uno, vel trochisco, vel utcunque
vocaffe libet, quorum in numero eft et Polyidae, foluto
ex hepfemate, vel firaeo id eft fapa, nam et hoc pro ar‐
bitrio nominare liceat, apparentem nervi partem prius jun‐
xiffem, rurfus eodem modo et cataplasmate et unctione ex
euphorbio in iisdem locis ficut prius utroque ufus fum.
Quarto jam die omnia compofita circa contufum quidem
antea, ulceratum vero nunc primum digiti articulum in‐
tuitus confiderabam, quorfum a cataplasmate transgrede‐
rer. Vifum igitur eft, fi nervus inflammatione prorfus va‐

Ed. Chart. XIII. [712.]　　　　　　**Ed. Baf. II. (346. 347.)**

τὸ νεῦρον, ἐπὶ τὰ συνουλοῦντα μεταβαίνειν· εἰ δέ τι τῆς φλε=
γμονῆς αὐτοῦ σκιῤῥῶδες ὑπολείποιτο, τῶν ἱκανῶς τι ξηραι-
νόντων προσφέρειν. ἐπεὶ τοίνυν ἐφαίνετο λείπεσθαί τι τῷ
διὰ τῆς ῥίζης τοῦ δρακοντίου φαρμάκῳ πρότερον ἐχρησά-
μην, ὃ τὰ μὲν ἄλλα ταὐτὰ ἔχει τῷ Αἰγυπτίῳ φαρμάκῳ,
τῇ ἴσιδι καλουμένῃ, προσείληφε δὲ τὴν τοῦ δρακοντίου ῥίζαν.
ἐφεξῆς δὲ τούτου τῇ Ἀθηνᾷ καλουμένῃ ! χρησάμενος ἀπ᾽
ἐκείνης λοιπὸν ἐπὶ τὰ συνουλοῦντα παρεγενόμην. ἐφ᾽ ἑτέρου
δὲ τῷ διὰ τοῦ σιραίου λελυμένῳ τροχίσκῳ καταχρίων τὰ
γεγυμνωμένα μέρη τοῦ τραύματος, ἔξωθεν ἐπέβαλλον τὸ εὐ-
φόρβιον, ἀναμίξας κηρῷ καὶ ῥητίνῃ τοσούτοις τὸ πλῆθος
ὡς ἐμπλαστρῶδές τε ἅμα γενέσθαι καὶ διασώζειν τὴν δύνα-
μιν τοῦ εὐφορβίου. πῶς δ᾽ ἄν τις ἀποβλέπων πρὸς τούτους
τοὺς σκοποὺς συνθείη τὸ φάρμακον, ἐφεξῆς ἐρῶ. καὶ γάρ τοι
καὶ διὰ τοῦ ὄξους ἄλλο φάρμακον ἐποίησα καὶ κατ᾽ ἐκεῖνο
σκοπὸν ἔχων τήν τε σύστασιν αὐτοῦ καὶ τὴν τοῦ ὄξους
(347) λεπτομερῆ δύναμιν, ὅπως φυλάττοιτο μετὰ τοῦ τὴν
ψυκτικὴν δύναμιν ἐκλύεσθαι. περὶ μέντοι τούτων ὅπως συν-

caret, ad cicatricem dncentia transire, fi vero phlegmones
iplius fcirrhofum quidquam remaneret, aliquod ex abunde
ficcantibus exhibere. Quoniam igitur nonnihil ex ea reli-
quum effe videbatur, medicamentum ex dracunculi radice
confectum prius ufurpavi, quod alia eadem cum Aegyptio
medicamento, quae ifis vocatur, continet, affumpfit autem
dracunculi radicem. Ab hoc vero deinceps Athene, id eft
Minerva, dicta ufus, inde ad ea quae cicatricem ducunt
perrexi. At quum alium curarem paftillo fapa diluto nu-
datas vulneris partes illinens euphorbium extrinfecus im-
ponebam, tantum cerae ac refinae mifcens, unde empla-
ftri craffitudo fimul fieret et euphorbii vires confervaren-
tur. Caeterum quomodo ad hos fcopos refpiciens medica-
mentum componas, deinceps declarabimus. Etenim aliud
quoque ex aceto medicamentum confecimus, hoc fpectantes
ut ipfius fpiffitudo et fubtilis aceti virtus cum refrigeran-
tis facultatis exolutione incolumis permaneat. De his fane,

Ed. Chart. XIII. [712.]　　　　　　　　　Ed. Baf. II. (547.)

ετέθη, μετ᾽ ὀλίγον εἰρήσεται, νυνὶ δ᾽ ἐπειδὴ τὴν ἀγωγὴν
τῆς τῶν νευροτρώτων θεραπείας ἐπενόησα διὰ λογικῆς ἐν-
δείξεως, ἄνευ τῆς ληρώδους περιπτώσεως τῶν ἐμπειρικῶν
ὅλην εἰπεῖν αὐτὴν βούλομαι, μηδένα παρ᾽ κλείπων διορισμὸν,
ἀπ᾽ ἀρχῆς αὖθις ἀναλαβὼν τὸν λόγον. ὅταν γάρ τινα τετρω-
μένον εὐθέως παραλάβω, ποτὲ μὲν διὰ τῶν ὑγρῶν φαρμά-
κων ποιοῦμαι τὴν θεραπείαν, ἔστι δ᾽ ὅτε διὰ τῶν ἐμπλά-
στρων, ἐπιβαλὼν ἔξωθεν ἔριον ὡς μαλακώτατον, ἐλαίῳ
θερμῷ βεβρεγμένον. εἰ δὲ τῷ δι᾽ ὄξους χρώμενος εἴην φαρ-
μάκῳ, μιγνὺς ὄξος ὀλίγον τῷ ἐλαίῳ. καὶ λύω γε δὶς ἢ τρὶς
ἡμέρας καὶ καταντλῶ δι᾽ ἐλαίου θερμοῦ. μεγάλων δ᾽ οὐ-
σῶν τῶν νυκτῶν καὶ κατὰ ταύτας εἴωθα λύειν. καὶ μᾶλλόν
γε ποιῶ τοῦτο δακνομένου τοῦ ἕλκους ὑπὸ τῶν φαρμάκων,
ὡς ὅταν γε ἀπ᾽ ἀρχῆς χρωμένῳ μοι τοιούτῳ φαρμάκῳ, μήτε
δάκνεσθαι λέγῃ μήτε ὀδυνᾶσθαι μήτε τάσεως ὁ κάμνων αἰ-
σθηται, δὶς τῆς ἡμέρας ἐπιλύω τε καὶ καταντλῶ, περὶ μὲν
τὴν ἕω τὸ πρῶτον, εἰς ἑσπέραν δὲ τὸ δεύτερον. ἔστω δὲ
καταντλώμενον ἔλαιον ἱκανῶς μὲν θερμὸν, ἀλλ᾽ ἄχρι τοῦ
μὴ λυπεῖν τὸ τετρωμένον. ὥσπερ γὰρ τὸ ψυχρὸν ἐναντιώ-

quomodo compofita fint, poft paulum tractabitur. Nunc
quia nervis vulneratis medendi modum ex rationali indica-
tione, nugatorio illo empiricorum cafu repudiato, inveni,
totam cogito ipfam dicere, ita ut nullam diftinctionem
praeteream, fermonem ab initio rurfus repetens. Quando
igitur vulneratum aliquem protinus fufcipio, interdum per
liquida medicamenta curationem molior, interdum empla-
ftris, lanam extrinfecus quam molliffimam oleo calente im-
butam applicans. Quod fi medicamentum ex aceto ufur-
pem, aceti parum oleo admifceo ac bis terve quotidie fol-
vo et oleo calente foveo. Si noctes longae fuerint, etiam
his folvere confuevi, idque magis facio, dum ulcus a me-
dicamentis mordetur; nam ubi initio tali medicamento utenti
aeger, nec fe morderi, nec dolere, nec tenfionem percipere
mihi dicat, die folvo et foveo mane femel et vefperi iterum.
Oleum vero, quo fovemus, fatis calens efto, verum ita,
ne vulneratam partem offendat ficut enim frigidum hujus-

τατόν ἐστι ταῖς τοιαύταις διαθέσεσιν, οὕτω τὸ χλιαρὸν οὐ
τελέως ὠφέλιμον. ἐμάθομεν γὰρ ἐν τῷ πρώτῳ τῆς τῶν
ἁπλῶν φαρμάκων δυνάμεως, ὥσπερ τὸ ὕδωρ ἐναντιώτατα
πέφυκε ποιεῖν ἐν τῷ θερμὸν ἢ ψυχρὸν ὑπάρχειν, οὕτω καὶ
τὸ ἔλαιον. ἐμπλάττει μὲν γάρ πως, μᾶλλον δὲ ἐπέχει τὰς
διαπνοὰς τοῦ σώματος, ὅταν ψυχρὸν προσφέρηται, [713]
διαφορεῖ δὲ καὶ λεπτύνει τὸ θερμόν. ἔνεστι δέ σοι τοῦτο
κἀπὶ τῶν ἑψημένων κρεῶν ἐν αὐτῷ μαθεῖν. ὁμοίως γὰρ αὐτὰ
τοῖς προιωλισθεῖσιν ἐργάζεται ψαθυρά, κἂν εὐθέως ἅμα τῷ
τυθῆναι τὸ ζῶον ἕψῃς ἢ ταγηνίσῃς ἐν αὐτῷ. διὰ τοῦτο οὖν
κἀγὼ τὴν διὰ τοῦ ἐλαίου κατάντλησιν εἱλόμην ἱκανῶς θερ-
μοῦ φεύγων ἀεὶ τὸ χλιαρὸν, ἔτι δὲ μᾶλλον τὸ ψυχρόν. ὕδα-
τος δὲ χρῆσιν ἐν ὅλῃ τῇ θεραπείᾳ φυλάττομαι μέχρι τοῦ
μηδ᾽ ἅψασθαι τοῦ ἕλκους, ὥσθ᾽ ὅταν μὲν εὐθέως ἐν ἀρχῇ
δέῃ τὸ αἷμα τοῦ τετρωμένου μέρους ἀποπλῦναι, δι᾽ ἐλαίου
τοῦτο πράττειν· ὅταν δ᾽ ἤδη μετρίως ἔχοντες οἱ κάμνοντες
λούωνται, μηδὲ τότε ἐμβάλλειν ἐπιτρέπειν αὐτοῖς εἰς τὸ ὕδωρ
τὸν πεπονθότα τόπον, ὡς τὸ πολὺ γὰρ ἐν αὐταῖς ταῖς χερ-

modi affectibus maxime eſt contrarium, ſic tepens non om-
nino utile. Namque in primo de ſimplicibus medicamentis
volumine didicimus, ut aqua in eo, quod calens, aut ſri-
gida ſit, maxime contraria facere nata eſt, ita quoque
oleum, nam frigidum corpori admotum, perſpiratum quo-
dammodo ipſius obſtruit, imo prohibet, calidum vero di-
gerit ac extenuat. Quod tibi etiam ex carnibus in eo co-
ctis licet condiſcere; ſimiliter etenim, ut praerancidas fri-
abilis efficit, etſi protinus quum animans mactatum eſt, in
eo coquas, aut ſartagine frigas. Propter quod et ego ſo-
mentum ex oleo ſatis calente uſurpare malui, tepidum ſem-
per vitans, adhuc autem magis frigidum. Porro ab aquae
uſu in tota curatione ita tempero, ut ne attingat quidem
ulcus; proinde cum ſanguis initio ſtatim a vulnerata parte
eluendus eſt, ex oleo id facere expedit. Ubi autem jam
aegri mediocriter habentes lavacro utuntur, neque tunc
affectum locum in aquam demergere ipſis concedendum,
magna ſiquidem ex parte nervi in manibus vulnerantur.

σὺν οἱ νευρότρωτοι γίνονται. μέμνημαι δέ τινα τῶν οὕτω
τετρωμένων, ἐπειδὴ τετάρτην ἡμέραν ἄγων ἀνώδυνος τελέως
ἦν ἀφλέγμαντόν τε τὸ πεπονθὸς ἑώρα μόριον, ἐν κρύει
πολλῷ προελθόντα τῆς οἰκίας ἐπί τινα πρᾶξιν ἀναγκαίαν,
ἐν ᾗ διατρίψας ἐπὶ πλέον ἦλθεν οἴκαδε τεινόμενος τὸ κῶ-
λον ὅλον ἄχρι τοῦ τραχήλου καὶ μεγάλης ὀδύνης αἰσθόμε-
νος. ὡς δ᾽ ἀφικομένου τινὸς ἐπ᾽ ἐμὲ παραγενόμενος ὡς αὐ-
τὸν ἐθεασάμην ἐν οἷς ἦν, ἀπορρῖψαι μὲν ἐκέλευσα τὸ κατὰ
τὸ μόριον ἔλαιον ψυχρὸν ἐκ τῆς προόδου γεγονός, ἐλαίῳ δὲ
θερμῷ καταντλήσας ὅλον τὸ κῶλον, εἶτα καὶ τοῦ τραχήλου
τὸ κατ᾽ εὐθὺ μέρος, ἐλαιοβρεχέσιν ἐρίοις πυριάσας ἐπιθείς
τε τὸ διὰ τοῦ εὐφορβίου φάρμακον ὑγρὸν ἅμα καστορίῳ,
παρηγόρησα τὸν ἄνθρωπον αὐτίκα καὶ ὕπνου ἐπιγενομένου
μέχρι τῆς ἑσπέρας ἐπέπαυτο πάντα τὰ συμπτώματα. περὶ
παντὸς οὖν ποιεῖσθαι χρὴ θερμὸν διαμένειν τὸ ἔριον, εἴτ᾽
οὖν ἐλαίῳ μόνῳ βεβρεγμένον εἴτε καὶ ὀξελαίῳ τύχοι. γέ-
νοιτο δ᾽ ἂν τοῦτο περιβαλλομένων ἔξωθεν ἐρίων ἄλλων ξη-
ρῶν, ἔνδον τε μένοντος, ὅταν ᾖ χειμὼν ἄχρι τῆς ε᾽ ῤ̔ τῆς ζ᾽.

Memini cujusdam ex hujusmodi vulneratis, qui quum diem
quartum citra omnem dolorem ageret, partemque affectam
absque phlegmone videret, multo in frigore domo egreſſus
ad opus quoddam neceſſarium, eique diu immoratus, domum
rediit membro univerſo ad cervicem usque tenſo, idque cum
ingenti ipſius dolore. Poſtquam vero quodam me accerſente
profectus ad eum vidi quibus in malis eſſet, oleum ex iti-
nere refrigeratum a parte auferri juſſi, calente vero totum
membrum fovi, deinde cervicis partem adverſam lanis oleo
reſperſis et medicamento liquido ex euphorbio ſimul, cum
caſtorio hominem ſtatim mitigavi et ſomno poſt haec acce-
dente usque ad veſperam omnia ceſſarunt ſymptomata.
Prae omnibus igitur danda opera eſt ut lana permaneat
calida, ſive oleo tantum, ſive oxelaeo, hoc eſt aceto et oleo,
quoque imbuta fuerit, fiet hoc ſi aliae lanae ſiccae extrinſe-
cus circumponautur et aeger intra tectum, quum hiems
fuerit, ad quintum usque vel ſeptimum morbi diem ſeſe

ἡμέρας τοῦ κάμνοντος. ἐὰν γὰρ ἄχρι ταύτης μήτε φλεγμονή
φανεῖταί τις, ἀνώδυνός τε παντάπασιν ᾖ καὶ μηδεμιᾶς αἰ-
σθάνηται τάσεως, ἐν ἀκινδύνῳ λοιπὸν ἔσται. φροντὶς δ᾽
ἔστω σοι τοῦ μηδὲν οἰνῶδες ἐμφαίνεσθαι τῷ ὄξει, καθάπερ
γε καὶ κατὰ τοὔλαιον, ὡς ἀπηλλάχθαι στύψεως ἁπάσης. μήτε
οὖν τὸ καλούμενον ὠμοτριβὲς ἢ ὀμφάκινον ἔστω, διττῶς
γὰρ ὀνομάζεται μήτε τὸ ἀπὸ τῆς Ἰβηρίας, ὃ καλοῦσι Σπα-
νὸν, ἀλλὰ μηδ᾽ ἄλλο τι τῶν θαλλοὺς ἐλαίας ἐχόντων. ἄρι-
στον οὖν ἔλαιόν ἐστι τὸ λεπτομερὲς, ὁποῖον ἐν Ἰταλίᾳ μὲν
τὸ Σαβῖνόν ἐστιν, ἄλλοθι δὲ τῶν ὑπὸ Ῥωμαίοις ἐθνῶν,
ὅσα μηδεμίαν ἐμφαίνει στύψιν. ὁποῖον δέ τι πρᾶγμά ἐστιν
ἔνδειξις λογικὴ καὶ ὅσον πλουσιώτερον ἐμπειρίας ψιλῆς ἄνευ
μεθόδου, κἀκ τῶνδε μαθήσῃ νευροτρώτων τε πολλοῖς πολ-
λάκις ἐν ὁδοῖς τε καὶ κατὰ πλοῦν καὶ κατ᾽ ἀγρὸν, ἢ ἐν
πόλει μὲν, ἀλλὰ πόῤῥω τῆς ἐμῆς οἰκίας παραγενόμενος, οὔτε
τοῦ δι᾽ εὐφορβίου φαρμάκου παρόντος οὔτε τοῦ δι᾽ ὄξους,
ἀλλ᾽ οὔτε ἄλλου τῶν ἐν ἐκείνῳ τῷ χωρίῳ κατὰ τύχην εὐ-
πορηθέντων φαρμάκων ἐπιθεὶς τῷ τραύματι, διὰ παντὸς

contineat. Nam fi eousque nec phlegmone aliqua tentetur,
vacetque prorfus dolore et nullam fentiat tenfionem, in po-
fterum tutus erit. Curabis autem, ne in aceto vinofum
aliquid appareat, quemadmodum oleum quoque, ut omni
aftrictione vacet. Neque igitur quod crudum vel imma-
turum dicitur adhibebis, neque id, quod ab Hifpania ve-
hitur ac vocant Hifpanum, imo nec aliud quodlibet ex iis
quae oleae furculos habent. Optimum oleum eft tenue,
quale in Italia Sabinum, alibi vero in nationibus Romano
imperio fubjectis, quae nullam aftringendi vim obtinent.
Jam vero qualis res fit rationalis indicatio et quanto ditior
quam nuda experientia citra methodum, vel hinc condifces.
Quum permultis nervorum vulneribus faepe in itinere, in
navigio, in agro, vel in civitate, fed procul a meis aedibus
incidiffem, nec medicamenti ex euphorbio copia adeffet, nec
illius, quod ex aceto conficitur, nec alterius, medicamenta,
quorum forte fortuna eo loco facultas erat, vulneri impo-

Ed. Chart. XIII. [713. 714.]   Ed. Baf. II. (347.)

ἔτυχον τοῦ σκοποῦ. κατ᾽ ἀγρὸν μὲν γὰρ ἐμαυτὸν οἶδα καὶ
πρόπολιν πρόσφατον, ὑγρὰν καὶ λιπαρὰν, ἣν ὁ γεωργὸς
εἶχεν, ἐπιθέντα κατὰ τοῦ τραύματος, καὶ ποτὲ ζύμην μόνην
καὶ ποτὲ ἄμφω μίξαντα. χρὴ δὲ τὴν μὲν ζύμην ὅτι παλαιο-
τάτην εἶναι, τὴν πρόπολιν δὲ ἐναντίως ἔχειν αὐτῇ κατὰ χρό-
νον. εἰ δὲ εἴη παλαιοτέρα, μαλαττέσθω παρὰ τὸ πῦρ δι᾽
ἐλαίου ἢ ἐν ἡλίῳ. ἐπ᾽ ἄλλου δέ τινος ἀγροίκου τῇ ζύμῃ
τὸν ὀπὸν τοῦ τιθυμάλλου μίξας ἐπέθηκα, πλησίον τῆς αὐ-
λῆς αὐτοῦ θεασάμενος αὐτὸν πεφυκότα. κατέγνων γὰρ τῆς
ζύμης ὡς προσφάτου. καὶ ποτὲ πρόπολιν μετ᾽ ἐλαίου τήξας
ἀνέδευσα τῇ ζύμῃ, προφυράσας αὐτὴν ὄξει δριμυτάτῳ. κάλ-
λιον δ᾽ ἐπὶ τῶν τοιούτων μίξεων τὸ ἔλαιον παλαιὸν εἶναι,
δι᾽ ὀξυμέλιτός τε καὶ ἀλεύρου κυά[714]μων ἢ ὀρόβων ἢ αἰ-
ρῶν ἢ ἐρεβίνθων ἢ θέρμων πικρῶν ἢ πάλης ἀλφίτων ἢ κρι-
θῶν ἀλεύρου, οἷς κατὰ τὰς πόλεις κέχρημαι καταπλάσμασιν
οὐ μόνον ἐπὶ τῶν ἤδη φλεγμαινόντων, ἀλλὰ καὶ κατ᾽ ἀρχὰς
εὐθέως. ἐν ἀγρῷ δὲ καὶ πίτταν εὑρὼν ὑγρὰν παρὰ τέκτονι,

nentes, propofitum femper fumus affequuti. Novi etenim
me ipfum in agro propolim rec ntem liquidam et pinguem,
quam agricola habebat, vulneri impofuiffe, interdum fer-
mentum folum, interdum ambo commixta. At fermentum
quam vetuftiffimum effe, propolim vero contra habere con-
venit, quantum ad tempus attinet, fin autem vetuftior fit,
ex oleo juxta ignem vel in fole emolliatur. Rurfus in
alio quodam ruftico fuccum tithymalli fermento mixtum im-
pofui, quem prope ipfius cortem fuccreviffe confpexeram,
quippe fermentum ut recens contemnebam. Nonnun-
quam et propolim ex oleo liquefactam fermento fubegi, fed
prius aceto quam acerrimo diffoluto. Praeftat oleum effe
vetus in hujusmodi mixtionibus, puta ex oxymelite et faba-
rum farina vel ervorum vel lolii vel ciceris vel lupinorum
amarorum vel tenuiori polentae pulvere vel hordeacea fari-
na, quibus in urbibus ufus fum cataplafmatis non folum
in iis, quos jam phlegmone prehenderat, fed etiam protinus
ab initio. In agro cum et picem liquidam apud fabrum in-

Ed. Chart. XIII. [714.]   Ed. Baf. II. (347.)

τῇ ζύμῃ μίξας ἐπέθηκα, καὶ παρ᾽ ἄλλῳ τὸ τῶν ὀρόβων
ἄλευρον ἀναδεύσας αὐτῇ. μὴ παρόντος δὲ τούτου καὶ τῶν
προειρημένων ὁτιοῦν ἔνεστι μιγνύειν. καὶ ὀξέλαιον δὲ μόνον
ἀναλαβὼν ἐρίῳ θερμὸν ἐπέβαλον εὐθέως, ἄλλου μὴ παρόν-
τος. ἐθάρσησα γὰρ τῷ ὄξει δριμεῖ τε ἱκανῶς ὄντι καὶ πα-
λαιῷ. ἐφ᾽ ἑτέρου δὲ προκατεψυγμένου, διὰ τὸ πρὸ μιᾶς ὥρας
ἢ καὶ πλείονος ἔτι χρόνου τεθλᾶσθαι τὸ νεῦρον, ἄχρι τῶν
ἐπιτηδείων τί μοι κομισθησόμενον ἀνέμενον, ἐλαίῳ καταν-
τλεῖσθαι τὸ μόριον κελεύσας. καὶ τότε προμίξας ὄξος, ἐπειδὴ
τὸ περιέχον θερμότατον ἦν ὥρᾳ θέρους τὸ μικτὸν ἐξ ἀμφοῖν
ἄχρι πλείστου κατήντλουν. ἕως τῶν ἄλλων ἐκομίσθη τι φαρ-
μάκων. ἕκαστον δὲ τῶν εἰρημένων ἀλεύρων καὶ τῆς στακτῆς
διαμίξας πολλάκις, ἐπέπλασα καὶ κατ᾽ ἀρχὰς εὐθέως καὶ
μετὰ ταῦτα φθάσαντος ἀνθρώπου τῶν ἐναίμων τινὶ φαρ-
μάκων οὐ καλῶς κεχρῆσθαι. πάντα δ᾽ οὖν ταῦτα τὰ ὁπωσ-
οῦν ἐπιτιθέμενα φάρμακα θερμὰ ταῖς ποιότησι προσφερέ-
σθω. καὶ μέντοι κἀπὸ τῆς ἐμαυτοῦ ποτ᾽ οἰκίας, οὐδενὸς τῶν
συνθέτων φαρμάκων ἑτοίμου εὑρισκομένου, σπεύδων προελ-

veniſſem, fermento mixtam impoſui, item apud alium ervo-
rum farinam illo ſubactam, cujus penuria etiam praedicta-
rum quaevis miſceri poteſt.   Quin etiam oxelaeum ſolum,
quod calere, lana exceptum, ſtatim dum aliud nihil ha-
berem, confiſus aceto abunde acri et vetuſto. In alio refri-
gerato, quod ante horam unam vel longius etiam tempus
nervus contuſus eſſet, quousque mihi quoddam idoneum
medicamentum afferretur, expectavi, partem oleo foveri
praecipiens, interdum aceto prius admixto, quoniam aër
per aeſtatem calidiſſimus erat, mixtura ex utroque diutiſſime
fovi, donec aliud medicamentum allatum fuit. Singulis
autem praedictis farinis permixtam quoque ſtacten ſaepe
illevi et mox a principio et poſtea, quum homo medica-
mento quodam, quod cruentis imponitur, non probe uſus
eſſet. Haec itaque omnia, quomodocunque applices, me-
dicamenta calida qualitatibus offeras. Et vero etiam cum
domo mea egredi feſtinans aliquando medicamentum nullum

θεῖν, ἔδωκά τινι τῶν ἐμῶν παλαιὸν εὐφόρβιον, ἐκέλευσά
τε λειώσαντα μετ᾽ ἐλαίου παλαιοῦ, μέχρι πάχους ὑγρᾶς κη-
ρωτῆς, ἐπιθεῖναι τῷ νύγματι τοῦ κατὰ τὴν χεῖρα τένοντος.
ὡς δ᾽ ἐπανελθὼν ἐπυνθανόμην τοῦ τρωθέντος, εἰ θερμα-
σίας πολλῆς αἴσθησις αὐτῷ γίγνοιτο (348) κατὰ τὸν τό-
πον, ὁ δὲ συμμέτρου τινὸς ἔφησεν αἰσθάνεσθαι. πάλιν οὖν
ἐπυθόμην εἰ δάκνοιτο κατὰ τὸ τραῦμα πρὸς τοῦ φαρμά-
κου. τοῦ δὲ εἰπόντος μὴ δάκνεσθαι μὲν, οἱονεὶ δὲ κνήσεώς
τινος αἴσθησιν ἔχειν, συνεχώρησα μέχρι τῆς νυκτὸς ἐπικεῖ-
σθαι τὸ φάρμακον. ἐπεὶ δὲ ἀφαιρεθέντων τῶν ἐπικειμένων
θερμασία τέ μοι σύμμετρος ἐφαίνετο κατὰ τὸ πεπονθὸς χω-
ρίον καὶ μὴ μεμυκὸς τὸ νύγμα, κάλλιον ἔδοξέ μοι εἶναι τῷ
αὐτῷ χρῆσθαι φαρμάκῳ. καὶ μέντοι κατὰ τὴν ὑστεραίαν
ἀμέμπτως ἔχοντος τοῦ νευροτρώτου καὶ κατὰ τὴν τρίτην
τε καὶ τετάρτην ἄχρι τέλους ἐχρησάμην τῷ αὐτῷ φαρμάκῳ,
καί τις τοῦτο θεασάμενος ἐφ᾽ ἑτέρου τρωθέντος ὁμοίως
ἐχρήσατο τῷ προσφάτῳ εὐφορβίῳ κατὰ τὸν αὐτὸν τόπον.
ἐξ ἀνάγκης οὖν ἠκολούθησε τῷ τετρωμένῳ θερμασία τε πολλὴ
καὶ δῆξις καὶ ὀδύνη κατὰ τὸ ἕλκος, ὥστε ἀχθῆναι πρὸς ἐμὲ

in promtu compofitum haberem, dedi cuidam familiari vetus
euphorbium, injunxique laeve factum ex oleo veteri, donec
humidi cerati fpiffitudinem haberet, tendinis puncturae in
manu admoveret. Reverfus igitur interrogavi vulneratum
multumne caloris in parte affecta fentiret, ille mediocrem
quendam refpondit fe percipere. Rurfus igitur quaefivi, an
mordicationem a medicamento in vulnere fentiret; ille quum
fe non morderi, fed veluti pruritum quendam fentire di-
xiffet, medicamentum ad noctem usque adhaerere permifi.
Quoniam vero, quum impofita abftuliffem, calor in affecto
loco mediocris mihi apparuit, neque punctura hians, fatius
mihi vifum eft eodem uti medicamento; et vero cum vulne-
ratus altero die profpere haberet, item tertio et quarto, ad
finem usque idem medicamentum ufurpavi, quod contem-
platus quidam in alio vulnerato fimiliter recenti euphor-
bio in eundem modum ufus eft: quare neceffario calor ae-
grum multus et commorfus et dolor in ulcere fubfecutus

586 ΓΑΛΗΝΟΥ ΠΕΡΙ ΣΥΝΘΕΣΕΩΣ ΦΑΡΜΑΚΩΝ

Ed. Chart. XIII. [714.]   Ed. Baf. II. (348.)

τὸν ἄνθρωπον, ὡς ἐπὶ παραδόξῳ τῷ συμβεβηκότι. κἀγὼ
συνεὶς αὐτίκα τοῦ γεγονότος ἀπέῤῥιψα μὲν τὰ ἐπικείμενα,
καταντλήσας δ᾽ αὐτὸν ἐλαίῳ τὸ διὰ τοῦ ὄξους ἐπέθηκα
φάρμακον. εἰ δ᾽ οὐκ ἦν τοῦθ᾽ ἕτοιμον, ἐπετεθείκειν ἂν τὸ
διὰ εὐφορβίου, πλέονα κηρὸν ἔχον. οὐκοῦν ἐχρῆν, καθάπερ
ὀλίγον ἔμπροσθεν ἐλέγομεν μὴ ἀγνοεῖν τάς τε δυνάμεις καὶ
τὰς ἰδέας τῶν δοκίμων φαρμάκων, οὐδὲ τίνα μὲν ἐν τάχει
μεταβάλλει τὴν δύναμιν, τίνα δὲ ἕως παμπόλλου διαφυλάτ-
τει. τῶν γὰρ ταχέως ἐξίτηλον ἐχόντων τὴν θερμότητα τὸ
εὐφόρβιόν ἐστι γνωριεῖς δὲ αὐτὸ καὶ χωρὶς τοῦ διαμασήσα-
σθαι τὸ χρῶμα θεασάμενος. οὐ γὰρ ὡς ἐν ἀρχῇ τεφρῶδες,
ἀλλ᾽ ὕπωχρόν τε καὶ ὑπόξανθον γίνεται παλαιούμενον. εὐ-
θὺς δὲ καὶ ξηρὸν ἱκανῶς φαίνεται τηνικαῦτα καὶ διαλύεται
μόγις ἐν τῷ λειοῦσθαι δι᾽ ἐλαίου τοῦ νέου ταχέως χυλου-
μένου. χρὴ δ᾽ οὐκ εὐθέως αὐτὸ μιγνύναι τῷ ἐλαίῳ, ἀλλὰ
πρότερον ἐν τῇ θυείᾳ λειοῦν ἀτρέμα, ὅπως μὴ πλατυνθῇ.
καὶ τί δεῖ λέγειν ὅτι καὶ γευσαμένῳ σοι τὸ μὲν πρόσφατον

eſt, adeo ut homo ad me deductus ſit, tanquam hoc prae-
ter omnium opinionem accidiſſet. Atque ego, ſtatim re in-
tellecta, quod impoſitum erat abjeci, ſotu autem per oleum
ipſi adhibito, medicamentum ex aceto impoſui, quod ſi non
in procinctu fuiſſet, medicamentum ex euphorbio copioſioris
cerae particeps admoviſſem. Quapropter non oportet, uti
paulo ante diximus, probatorum medicamentorum faculta-
tes ac ſpecies ignorare, nec quae celeriter virtutem mu-
tant, tum quae rurſus diutino tempore conſervant. Nam
ex iis, quae caducam ac ſtatim evaneſcentem calorem ha-
bent, euphorbium eſt. Id autem cognoſces, etiam ſi non
manduces, colorem contemplatus, quippe non ut ab initio
cinereum, verum ſuppallidum et ſubflavum redditur inve-
teraſcens. Statim etiam ſiccum abunde videretur tunc et
vix inter laevigandum ex oleo recenti protinus imbibito
diſſolvitur. At ſubito ipſum oleo miſcendum non eſt, ſed
prius in mortario ſenſim terendum, ne dilatetur. Quid
item opus eſt dicam, quod etiam guſtanti tibi recens perci-

φαίνεται πυρωδέστατον, ὡς κατακαίειν τὴν γλῶσσαν, τὸ δὲ
παλαιὸν ὀλίγην ἐργάζεται θερμασίαν; [715] συμβαίνει μὲν
οὖν καὶ ἄλλοις πολλοῖς τῶν φαρμάκων ὀλίγοις ἔτεσιν ἐξί-
τηλον ἴσχειν τὴν δύναμιν, οὐδενὸς δ᾽ ἧττον τὸ εὐφόρβιον
μετά γε θαψίαν. αὕτη γὰρ μετ᾽ ἐνιαυτὸν μὲν ἀσθενὴς ἱκα-
νῶς γίνεται, τελέως δ᾽ ἐκπνεῖ διετὴς γενομένη. τό γε μὴν
εὐφόρβιαν ὅταν ἐξ ἀρχῆς τε καλὸν ᾖ καὶ καλῶς ἀποκέη-
ται, καὶ κατὰ τὸ τρίτον ἔτος διασώζει ἔτι τινὰ δύναμιν,
ἔσθ᾽ ὅτε δὲ καὶ κατὰ τὸ τέταρτον, ἐκλύεται δ᾽ ἤδη καὶ
κατὰ τὸ ε καὶ ἕκτον, εἶτ᾽ ἐπὶ προήκοντι τῷ χρόνῳ τελέως
ἀμαυροῦται. ᾧ δ᾽·ἔφην ἐγὼ σὺν ἐλαίῳ χρήσασθαί ποτε πα-
λαιωθέντι χωρὶς κηροῦ ε σχεδὸν ἐτῶν ἢ ἐξ ἦν. ὅθεν οὐδὲ
περιλαβεῖν ἐν μέτρῳ δυνατόν ἐστι τὴν χρῆσιν αὐτοῦ. νέον
μὲν γὰρ ὂν ἐλαίῳ δεκαπλασίῳ καὶ δωδεκαπλασίῳ μίγνυται
μετὰ κηροῦ τριπλασίου, παλαιούμενον δὲ πλέον ἐμβάλλειν
αὐτῷ χρή· τριετὲς δὲ καὶ τετραετὲς γενόμενον ἤτοι διπλά-
σιον τοῦ κατ᾽ ἀρχὰς ἢ ἴσον τῷ κηρῷ. ὅταν μὲν οὖν τοῖς
ἀκόποις ὀνομαζομένοις χρίσμασιν ὁμοίαν ἔχειν βουληθῇς, τὸ

piatur ferventiſſimum, ut linguam adurat, vetus autem exi-
guam efficiat caliditatem? Jam aliis quoque multis medi-
camentis evanidam potentiam pauculis anz.is habere contin-
git, attamen euphorbium poft thapfiam, haec enim anno
admodum imbecillis redditur, ut bimula prorfus expiret,
euphorbium vero, quum principio bonum fuerit et probe
repofitum aſſervatumque, etiam anno tertio adhuc vim ali-
quam retinet, interdum et quarto, quinto autem et fexto
jam exolvitur, deinde procedente tempore in totum elan-
guefcit. Porro id, quo me aliquando cum inveterato
oleo fine cera ufum eſſe dixi, quinque annorum aut fex
erat euphorbium. Unde ufum ipfius menfura comprehen-
dere nemo poteft. Nam recens oleo decuplo et duodecim
partibus fuperante cum cera tripla commifcetur, vetera-
fcens copiofius ei immittendum eft, trimum vero et qua-
drimum vel duplicatum prioris pondus vel aequale cerae.
Quum igitur medicamentum confiftentia fimile acopis dictis

φάρμακον τὴν σύστασιν, ἥπερ δὴ καὶ τῆς ὑγρᾶς κηρωτῆς
ἔστι, τετραπλάσιον εἶναι χρὴ τοῦ κηροῦ τὸ ἔλαιον. ὅταν δ᾽
ἐμπλαστρώδης γένηται, τὸν κηρὸν ἴσον τοὐπίπαν τῷ ἐλαίῳ
χρὴ μιγνύναι, μάλιστα ἐὰν ξηρὸς ᾖ καὶ παλαιὸς, ὡς ὁ πρόσ-
φατός γε καὶ λιπαρὸς ὢν ἐλάττονος δεῖται τοῦ ἐλαίου
πρὸς τὸ ποιῆσαι κηρωτὴν ἐμπλαστρώδη, καὶ μᾶλλον ἔτι θέ-
ρους ὥρᾳ. βουληθεὶς οὖν τις τὴν κηρωτὴν ἐμπλαστρώδη
ποιῆσαι τὸν κηρὸν τήξας ἐν ἐλαίῳ, καθ᾽ ἣν εἴρηκα συμμε-
τρίαν, προσμίξει τὸ ἕκτον μέρος αὐτῷ τοῦ προσφάτου εὐ-
φορβίου, ὡς εἶναι μὲν ⊲ α΄. ἐκείνου, τοῦ δὲ κηροῦ ἕξ, ἐλαίου
δὲ ἓξ ἢ πέντε. ἀλλ᾽ ἐπεὶ τὸ κολλῶδές τε καὶ γλίσχρον οὐχ
ὑπάρχει τῷ κηρῷ, καθάπερ τῇ ῥητίνῃ τε καὶ τῇ πίττῃ, διὰ
τοῦτο μιγνύω τῇ κηρωτῇ ῥητίνην ἢ πίτταν ἢ ἑκατέρου μέ-
ρος. εὔδηλον οὖν ὅτι τούτων μιγνυμένων οὐκέτι τὸ ἔλαιον
ἴσον αὐτοῖς ἐμβλητέον. ὁ μὲν γὰρ κηρὸς εἰς ὑγρότητα πολ-
λοῦ δεῖται τοῦ λίπους, αἱ ῥητίναι δὲ αἱ μὲν ξηραὶ παντά-
πασιν ὀλίγου χρῄζουσιν, αἱ δὲ ὑγραὶ καὶ προσλαβεῖν τινα
ξηρὰν οὐσίαν ἐθέλουσιν εἰς ἐμπλαστρώδη σύστασιν. ἐν μὲν

unctionibus habere volueris, quae fpiffitudo liquidi etiam
cerati eft, oleum cerae quadruplum effe curabis. Ubi vero
ad emplaftri fpeciem fiet, ceram omnino aequalem oleo mi-
fcere oportet, maxime fi ficca fuerit et vetufta, ficut re-
cens et pinguis pauciore oleo indiget, ut ceratum in em-
plaftri modum efficiat, idque magis adhuc per aeftatem. Ita-
que fi ceratum emplaftri formula facere ftatueris, cerae ex
oleo liquefactae qua dixi fymmetria fextam recentis eu-
phorbii partem admifcebis, ut illius una fit drachma, cerae
fex, olei item fex vel quinque. Sed quoniam cera gluti-
nans ac vifcofa non eft, quemadmodum refinae et pix,
ideo hanc vel illam vel utriusque partem cerato admifceo.
Clarum igitur eft dum haec mifcentur, non amplius oleum
pari illis portione affundendum. Etenim cera ad liquidita-
tem multo pingui indiget, at refinae, quae quidem aridae
prorfus funt, pauco, liquidae et ficcam quandam fubftantiam
ad emplaftri craffitudinem affumere poftulant. In ceris igi-

Ed. Chart. XIII. [715.]   Ed. Baf. II. (348.)

οὖν τοῖς κηροῖς οὐ πολλή τίς ἐστιν ἡ διαφορὰ καθ' ὑγρό-
τητα καὶ ξηρότητα, ταῖς ῥητίναις δ' ἔμπαλιν, ὥσπερ καὶ
τῇ πίττῃ, παμπόλλη ἡ διαφορὰ ταῖς ξηραῖς ἐστι πρὸς τὰς
ὑγράς. ξηροτάτη μὲν οὖν τῶν ῥητινῶν ἐστιν ἣν ὀνομάζουσί
τινες φρυκτήν, τινὲς δὲ κολοφωνίαν· δευτέρα δ' ἡ ἐκ τῶν
κεραμείων, ἀκάθαρτός τε καὶ ἄφρυκτος, ἐὰν δ' αὐτὴν καθάρῃ
τις, εἰς τὴν φρυκτὴν μεταπίπτει. τούτων δ' ἀμφοτέρων ξη-
ρότερόν ἐστι τὸ καλούμενον πιτύϊνον φύσημα. τοῦτο μὲν,
ὡς ἂν αὐχμηρὸν, οὐκ ἐπιτήδειον νομίσας εἶναι εἰς τὴν τῆς
προκειμένης ἐμπλάσιρου σύνθεσιν ἀπωσάμην, ἐχρησάμην δὲ
τῇ τε φρυκτῇ καὶ ταῖς ὑγραῖς. εἰσὶ δὲ καὶ τούτων ἔνιαι
μὲν ἐπὶ πλέονα χρόνον ὑγραὶ διαμένουσαι, καθάπερ ἡ τερ-
μινθίνη, τινὲς δὲ ταχέως ξηραινόμεναι, καθάπερ ἡ στροβι-
λίνη. μέση δ' ἀμφοῖν ἐστιν ἡ ἐλατίνη· καὶ μέντοι καὶ κατὰ
τὰς δυνάμεις θερμοτέρα μὲν ἡ στροβιλίνη, δευτέρα δὲ ἡ ἐλα-
τίνη, τρίτη δ' ἀμφοῖν ἡ τερμινθίνη. τὴν κυπαρισσίνην δὲ
ὑπώπτευσα μὴ μιγνύειν, ὡς στύψεως ἐχουσάν τι. δόξει δέ
τις ἡμῖν διαφέρεσθαι κατὰ τὸν περὶ ῥητινῶν λόγον Διοσκο-
ρίδην τὸν Ἀναζαρβέα γράψαντα τήνδε τὴν ῥῆσιν ἐν τῷ

tur non magna humiditatis ac ficcitatis differentia eft, in
refinis, ficut etiam in picis genere, contra aridae ab hu-
midis permultum differunt. Omnium ergo refinarum ficcis-
fima eft quam nonnulli frictam, alii colophoniam appel-
lant. Huic· fuccedit quae ex fictilibus impura nec fricta fu-
mitur, quam fi purges, in frictam mutabitur. His ambabus
ficcior eft, quae dicitur pityinon phyfema, ac fi dicas picea
germinatio. Hanc fane ceu fqualidam in praefentis empla-
ftri compofitionem non effe idoneam ratus abjeci, ufus
autem fum fricta et liquidis. Jam vero ex his quoque non-
nullae diutius liquidae permanent, quemadmodum terebin-
thina, aliae cito inarefcunt, ficut ftrobilina, media utriusque
eft abietina. Quin etiam facultate calidior eft quidem ftro-
bilina, mox vero abietina, deinde terebinthina. Cupreffi refi-
nam mifcere non aufus fum, ut quae nonnihil aftringeret.
Putabit forfan aliquis, nobifcum diffentire Diofcoridem Ana-
zarbeum in fermone de refinis haec verba fcribentem primo

590 ΓΑΛΗΝΟΥ ΠΕΡΙ ΣΥΝΘΕΣΕΩΣ ΦΑΡΜΑΚΩΝ

Ed. Chart. XIII. [715. 716.]   Ed. Baf. II. (348.)

πρώτῳ περὶ ὕλης. προάγει δὲ πασῶν τῶν ῥητινῶν ἡ τερμιν-
θίνη καὶ μετὰ ταύτην ἡ σχινίνη, εἶτα πιτυΐνη καὶ ἐλατίνη,
μεθ᾽ ἃς ἀριθμοῦνται ἥ τε πευκίνη καὶ ἡ στροβιλίνη. φαίνε-
ται γὰρ ἐν τούτοις ὁ Διοσκορίδης, ὡς περὶ φαυλοτάτης μὲν
φρονῶν τῆς στροβιλίνης, ἀρίστης δὲ τῆς τερμινθίνης. ἐγὼ
δὲ τῶν τριῶν ῥητινῶν τῶνδε, στροβιλίνης, ἐλατίνης, τερμιν-
θίνης, πρώτην μὲν εἶπον ἀρίστην τὴν στροβιλίνην εἶναι κατὰ
θερμότητα, δευτέραν δὲ τὴν ἐλατίνην, ὑστάτην δὲ τὴν τερ-
μινθίνην. [716] ὥσπερ οὖν ὁ λέγων τῶν κατὰ τὴν Ἰταλίαν
οἴνων αὐστηρῶν ἄριστον εἶναι τὸν Ἰταλικὸν οἶνον, ὁ μὲν
γὰρ πρὸς μίαν ποιότητα τὴν ἀναφορὰν τοῦ λόγου ποιού-
μενος, ὁ δὲ ἁπλῶς ὑπὲρ ὅλης ἀποφαινόμενος αὐτῶν τῆς οὐ-
σίας, ἀληθεύει, κατὰ τὸν αὐτὸν τρόπον καὶ ἐπὶ τῶν ῥητι-
νῶν ἀρίστην μὲν ὡς πολυχρηστότατον φάρμακον εἰκότως ἄν
τις εἴποι τὴν τερμινθίνην ὑπάρχειν, οὐ μὴν ἔν γε τῇ θερ-
μότητι πρωτεύειν. ὥσπερ οὖν ἔλεγον, ἔνεστί σοι τῷ κηρῷ
μιγνύντι τῶν ῥητινῶν ἣν ἂν ἐθέλῃς, εἰς σύστασιν ἐγκεκολλο-
τέραν ἀνάγειν τὴν ἁπλῆν κηρωτὴν, ἢ δι᾽ ἐλαίου τε καὶ κη-

de medica materia commentario. *Ex omnibus refinis prin-
cipatus terebinthinae datur, poft eam lentifcinae, tum ei,
quae de picea raditur et abiete, poft quas pinea ftrobi-
linaque numeratur.* In his enim Diofcorides tanquam de
infima ftrobilina, optima vero terebinthina fentire videtur.
Verum ego ex his tribus refinis ftrobilina, abietina, tere-
binthina, principem certe ftrobilinam calore, fecundam abie-
tinam, poftremam terebinthinam effe dixi. Quemadmodum
igitur qui inter Italiae vina auftera optimum ponit vinum
Italicum, alius ad qualitatem unam fermonem referens, alius
abfolute de tota ipforum fubftantia pronuncians, verus de-
prehenditur, eadem ratione etiam inter refinas optimam
tanquam medicamentum in multiplices ufus accommoda-
tum, merito terebinthinam affirmaveris, non tamen calidi-
tate primas obtinere. Itaque ut ajebam, licet tibi quamlibet
refinam cerae mifcenti fimplex ceratum glutinantius efficere,
quod ex oleo et cera duntaxat componimus. Hic vero ex-

Ed. Chart. XIII. [716.]   Ed. Baf. II. (348. 349.)

ροῦ μόνον συντίθεμεν. ἐν τούτῳ δὲ καὶ τῆς πείρας ἐστι χρεία
κρινούσης τὸν στοχασμὸν ἡμῶν. ἔξεστι γάρ σοι τριπλάσιον
τοῦ κηροῦ τῇ τερμινθίνῃ μίξαντι γνῶναι πότερον ἤδη σύ-
στασιν ἐμπλαστρώδη τὸ φάρμακον εἴληφεν ἢ αὐχμηρότερόν
ἐστιν ἔτι καὶ δεῖται πλείονος ἔτι ῥητίνης, ὥσθ' ὅταν ποτέ
σοι τὸν τρόπον τοῦτον πειρωμένῳ φανῇ συμμέτρως ἔχειν
μιγνύναι τηνικαῦτα τῷ γιγνομένῳ φαρμάκῳ, τὸ δωδέκατον
τοῦ εὐφορβίου. ἐὰν δὲ ἀγνοῇς πότερον ἀκριβῶς ἐστι θερμὸν
τὸ εὐφόρβιον, ἢ ἀπολείπεται κατά τι τοῦ τοιούτου μετὰ τὴν
σκευασίαν, ἐμπλάσας ὀθονίῳ βραχὺ τοῦ κατασκευασθέντος,
ἐπίβαλλε κατὰ τῆς ἑαυτοῦ κνήμης ἢ (349) πήχεως ὥραις
τισὶν, εἶτα ἐὰν μέν σοι δόξῃ μετρίως θερμαίνειν, εὐκράτως
ἔχειν ὑπόλαβε τὸ σκευασθέν. εἰ δ' ἤτοι μηδεμίαν αἰσθητὴν
ποιοῖτο θερμασίαν ἢ πυρωδέστερον εἴη τοῦ προσήκοντος,
ἔξεστιν ἤτοι γ' ἐκλῦσαι τὸ φάρμακον ἢ ἐπιτεῖναι· ἐκλῦσαι
μὲν μίξει κηρωτῆς, ἐπιτεῖναι δ' εὐφορβίου προσθέσει. ἐὰν
γε μὴν λιπαρὰν ἔχῃς πρόπολιν, ἐπιτηδειοτέραν ἴσθι σοι
πασῶν τῶν ῥητινῶν ἐσομένην αὐτὴν, ὡς ἂν ἐπισπᾶσθαί τε

perientiae quoque utilitas eſt, quae de conjectura noſtra de-
cernat. Potes enim ubi triplicatam ceram terebinthinae
commiſcueris, intelligere, emplaſtrine ſpiſſitudinem jam me-
dicamentum acceperit, an adhuc ſiccius ſit ac copioſiorem
inſuper reſinam deſideret. Quapropter ubi hunc in modum
experienti tibi mediocriter habere viſum fuerit, miſcebis
tunc medicamento, quod conficis duodecimam partem eu-
phorbii. At ſi ignores, an euphorbium exacte ſit calidum,
an nonnihil a tali diſcedat, poſt confectionem linteo pau-
lulum illius medicamenti illitum tuae ipſius tibiae vel cu-
bito horis aliquot imponito, poſtea ſi modice calefacere de-
prehendis, bene temperatum eſſe medicamentum arbitrabe-
ris, quod ſi vel nullum ſenſilem calorem dat vel juſto fer-
ventiorem, integrum eſt aut medicamentum remittere aut
intendere; remittere quidem mixtura cerati, intendere ap-
poſito euphorbio. Atqui ſi propolim pinguem habeas, eam
omnibus reſinis aptiorem fore tibi intelligito, ut quae va-

592 ΓΑΛΗΝΟΤ ΠΕΡΙ ΣΥΝΘΕΣΕΩΣ ΦΑΡΜΑΚΩΝ

Ed. Chart. XIII. [716.]   Ed. Baf. II. (349.)
καὶ τοῦ βάθους ἕλκειν ἔξω πεφυκυῖαν ἀτμώδη τε πάχη πνεύ-
ματος, ὑγρότητάς τε περιττάς. αἱ μὲν γὰρ ῥητίναι μετὰ τοῦ
κηροῦ τῆς ἐμπλαστρώδους συστάσεως ἕνεκεν, οὐχ ὡς ὑπὸ
τὸν σκοπὸν τῆς θεραπείας πεπτωκυῖαι παραλαμβάνονται.
τοῦ σκοποῦ δ᾽ αὐτοῦ τῆς ἰάσεως ἡ πρόπολις ἔχεται. καί
ποτε αὐτῇ μόνῃ προσφάτῳ καθ᾽ ὑγρὸν ἐχρησάμην, ὡς ἔφην,
ἐπί τινος γεωργοῦ σκληρὸν ἔχοντος σῶμα, καὶ θαυμαστὸν
ὅπως ὤνητο μόνῃ χρησάμενος ἄχρι τέλους, ὡς μηδενὸς δεη-
θῆναι φαρμάκου, βαθύτερον ἔχοντος ἑτέρου τὸ νύγμα βραχύ
τι προσέμιξα τῶν τιθυμάλλων τινὸς ὀποῦ. τοῖς μέντοι μα-
λακοῖς σώμασι σκληρότερον φαίνεται τὸ φάρμακον ἐν τῇ
ψαύσει, πλὴν εἰ πάνυ τις αὐτὸ μαλακύνει ἐλαίου μίξει. καὶ
μέντοι καὶ τἄλλα φάρμακα πάνθ᾽ ὅσα προσφέρεται τοῖς νευ-
ροτρώτοις, ὑγρὰ καὶ μαλακὰ προσῆκεν εἶναι. τὴν μὲν οὖν
μαλακότητα, πᾶν ἔλαιον δύναται παρασχεῖν, τὴν δ᾽ ἰσχὺν
τοῦ φαρμάκου φυλάξαι τὸ παλαιὸν ἔλαιον. ὥσπερ δὲ τὴν
πρόπολιν ἐν ἀγρῷ ποτε ἐπέθηκα τῶν τότε παρόντων ὡς
βέλτιον φάρμακον ἐκλεξάμενος, οὕτως καὶ τὴν ζύμην αὖθις

porofam fpiritus craffitiem humoresque fuperfluos elicere
ac exalto foras ductitare fuapte queat natura. Siquidem re-
finae cum cera emplaftri fpiffitudinis gratia, non tanquam
curationis confilio affumuntur, propolis autem curationis
ipfius fcopo continetur. Atque haec aliquando fola, ut dixi,
recenti, quantum ad humiditatem attinet, ufus fum in agri-
cola quodam duro corpore, ac mirum eft, quomodo fola
adusque finem adhibita adjuverit, adeo ut nullius medica-
menti praeterea venerit neceffitas. Alteri qui puncturam
profundiorem haberet tithymalli cujusdam exiguum quid
liquoris admifcui. Mollioribus vero corporibus medicamen-
tum tactu durius apparet, nifi olei mixtura vehementer
ipfum mollias. Quin et alia medicamenta omnia, quae ner-
vorum vulneribus adhibentur, liquida et mollia effe con-
venit. Mollitiem igitur quodvis oleum conciliare, robur vero
medicamenti vetus oleum tueri poteft. Ut autem propolim
in agro nonnunquam accommodavi tanquam melius medi-
camentum iis, quae tum affuerant, eligens, ita fermentum

Ed. Chart. XIII. [716. 717.]   Ed. Baf. II. (349.)

ἐφ᾽ ἑτέρου, φαρμάκου μὴ παρόντος, ἐπειδὴ καὶ ταύτην τὰ
ἐκ τοῦ βάθους ἠπιστάμην ἕλκουσάν τε καὶ διαφοροῦσαν.
ὅσῳ δ᾽ ἂν ᾖ πλέονος χρόνου ἡ ζύμη, τοσούτῳ βελτίων ἐστίν.
οὐ μόνον δὲ τὰ τοιαῦτα κατὰ τὰς ἀγροικίας εὑρίσκεται ῥᾳ-
δίως, ἀλλὰ καὶ θεῖον ἄπυρον, ᾧ ποτε καὶ αὐτῷ ἐχρησάμην
μίξας τῇ τετραφαρμάκῳ· ταύτῃ μὲν οὖν καὶ ἀφρόνιτρον καὶ
Βερενίκιον λίτρον καὶ ἀφρόλιτρον τὸ μὴ λιθῶδες, ἀλλ᾽ ὄν-
τως ἀφρόλιτρον, ὅπερ ἀφρῶδη τὴν σύστασιν ἔχει, μίξας ἐχρη-
σάμην πολλάκις, οὐ μόνον ἐπ᾽ ἀγροικίας ἀπορίᾳ τῶν ἄλλων,
ἀλλὰ καὶ παρόντων τῶν εἰρημένων φαρμάκων, ἕνεκα τοῦ
τῇ πείρᾳ βασανίσαι μου τὴν ἐπίνοιαν καὶ διὰ μόνης τῆς
τοιαύτης χρήσεως ὁ τετρωμένος ἐθεραπεύθη, καταντλώμενος
δηλονότι τῷ ἐλαίῳ. τοῦτο γὰρ κοινὸν ἐπὶ πάντων ἔστω σοι
τῶν ἐνταῦθα λεγομένων φαρμάκων ἁρμόττειν τοῖς νευρο-
τρώτοις. [717] καὶ τὸ καλούμενον δὲ ὑπὸ μὲν τῶν ἰατρῶν
ἀρσενικόν, ὑπὸ δὲ τᾶν ἀττικίζειν τὰ πάντα βουλομέ-
νων ἀῤῥενικόν, ἔμιξα τῇ τετραφαρμάκῳ δυνάμει, πειραθῆ-
ναί μου τῆς ἐπινοίας βουλόμενος. αὖθις δὲ μὴ παρόντος

rurſus in alio admovi medicamenti inopia, quoniam hoc
quoque in alto fixa extrahere et difcutere fciebam. Quanto
autem vetuſtius fermentum tanto eſt praeſtantius. Porro
hujusmodi res non folum facile in aegris reperiuntur, fed
etiam fulphur vivum, quo nonnunquam et ipfo fum ufus
mifcens cum tetrapharmaco. Huic igitur et fpumam nitri
et Berenicium litrum et aphrolitrum non lapidofum, fed
vere aphrolitrum, quod fpumae confiſtentiam habet, adji-
ciens frequenter ufurpavi, non modo in agris aliorum pe-
nuria, fed etiam praefentibus enumeratis medicamentis hoc
nomine, ut animi fenfum experientia explorarem proba-
remque. At vulneratus talis rei folo ufu convaluit, fotus
videlicet oleo. Hoc enim commune tibi efto in omnibus
medicamentis, quae hic dicuntur nervorum vulneribus con-
ducere. Jam vero et quod a medicis vocatur arfenicum,
ab iis autem, qui Attice omnia volunt proferre, arrhen-
icum, adjunxi tetrapharmaco, quod animo conceperam, ex-
perientia volens pertentare, rurfus quum id non adeffet,

τούτου τὴν ὀνομαζομένην σανδαράχην, ὥσπερ γε καὶ τὴν
τίτανον ἐσβεσμένην τε καὶ ἄσβεστον, ἄπλυτόν τε καὶ πε-
πλυμένην, ὀλίγον μὲν ἐμβαλὼν τῆς ἀσβέστου, τὸ πλέον δὲ
τῆς ἐσβεσμένης καὶ πλέον ἔτι τῆς πεπλυμένης. εἰρήσεται δ᾽
ὀλίγον ὕστερον ὑπὲρ τῆς καθ᾽ ἑκάστην σύνθεσιν ἀκριβοῦς
ποσότητος, ἐὰν πρότερον ἐπέλθω ταῦθ᾽ ἁπλᾶ πάντα καὶ
τοὺς διορισμοὺς τῆς χρήσεως αὐτῶν. ἐν γὰρ τούτῳ τῷ λόγῳ
διὰ τοὺς ἐμπειρικοὺς ἐκ περιπτώσεως τὰ πλεῖστα τῶν συν-
θέτων φαρμάκων ἡγουμένους εὑρῆσθαι τὴν τῶν νευροτρώ-
των ἀγωγὴν ἔδοξέ μοι διελθεῖν, εὑρημένην ὑπ᾽ ἐμοῦ χωρὶς
περιπτώσεως, ἐκ τοῦ τόν τε σκοπὸν τῆς θεραπείας αὐτῶν
γνῶναι καὶ τῶν ἁπλῶν φαρμάκων ἐπίστασθαι τὰς δυνάμεις.
ἐκ μὲν γὰρ περιπτώσεως ἕν τι τῶν ἁπλῶν εὑρίσκεται φαρ-
μάκων, ἡ λογικὴ δὲ μέθοδος ἀθρόα τε καὶ πολλὰ τῶν
ἁπλῶν εὑρίσκει καὶ συνθέσεις παμπόλλας ἐπ᾽ αὐτοῖς. ὅσα
γοῦν ἐκ βάθους ἕλκειν ἔξω πέφυκε καὶ διαφορεῖν τὰς ὑγρό-
τητας, ἐπιτήδεια τοῖς νευροτρώτοις ἐστίν. ἐπεὶ δέ τινα τού-
των ἐζευγμένας ἔχει θερμότητας ἀμετροτέρας ἢ δακνώδεις
ἰσχυρῶς δριμύτητας ἢ ὀξύτητας, εὔλογόν ἐστι μιγνύειν αὐ-

fandaracham, uti vocant, ficut calcem reftinctam et vivam,
lotam et illotam, minus autem vivae, plus reftinctae et
plus adhuc lotae adjeci. Caeterum de exacta cujusque com-
ponendae quantitate paulo poft dicemus, ubi haec fimplicia
omnia ufusque ipforum diftinctiones retulerimus. In hoc
enim fermone propter empiricos, qui ex cafu plurima com-
pofitorum medicamentorum inventa effe putant, vifum mihi
eft commemorare nervorum vulnera curandi rationem a
me citra cafum repertam, inde, quod fanationis ipforum
fcopum et fimplicium medicamentorum facultates cognofce-
rem. Etenim ex cafu unum aliquod fimplex medicamen-
tum invenitur rationalis autem methodus plurima fimul
invenit et varias ipforum compofitiones. Quae igitur ex
alto humores educere digerereque natura poffunt, nervo-
rum vulneribus ex ufu funt. Quandoquidem vero nonnulla
caliditatem immoderatam vel mordacem vehementer acri-
moniam vel acidam qualitatem conjunctas habent, alia ipfis

τοῖς ἕτερα φάρμακα δυναμενα τὰς εἰρημένας ὑπεροχὰς με-
τριωτέρας ἐργάζεσθαι χωρὶς τοῦ μὴ βλάπτειν τὴν δύναμιν.
οὐκ ἐνδέχεται δὲ τοῦτο πράττειν ὀρθῶς ἄνευ τοῦ γινώ-
σκειν ἑκάστου τῶν φαρμάκων οὐ μόνον τὸ γένος τῆς ποι-
ότητος, ἀλλὰ καὶ τὸ ποσὸν ἐν αὐτῇ, τινὰ μὲν γὰρ, ὡς ἐδεί-
κνυμεν ἐν τῇ περὶ τῶν ἁπλῶν φαρμάκων πραγματείᾳ, τῆς
πρώτης τάξεώς ἐστι τῶν θερμαινόντων, ἀποκεχωρηκότα βραχύ
τι τῶν εὐκράτων, ἕτερα δ' ἐπ' αὐτῆς τῆς δευτέρας ἐπὶ
πλέον ἀφεστηκότα, καὶ τινὰ τῆς τρίτης καὶ τετάρτης, ἀλλ'
ἄττα καίειν ἤδη δυνάμενα. κατὰ τὴν ἀναλογίαν οὖν τῆς κατὰ
τὴν δύναμιν ἑκάστου φαρμάκου σφοδρότητος ἡ τῶν μιγνυ-
μένων εὑρίσκεται δύναμις, ἐάν τις ἐπίστηται τῶν ἁπλῶν φαρ-
μάκων ἁπάντων τὰς κράσεις. ἡ δὲ τῶν ἐμπειρικῶν, μόνα
μιγνῦσα τὰ ὁμογενῆ, διά τε τὴν ἄγνοιαν ἑκάστου τῆς φύ-
σεως φαρμάκου γίγνεται καὶ τοῖς ταύτην ἐπισταμένοις διὰ
τὸ μὴ γινώσκεσθαι βεβαίως τὸ ποσὸν τῆς ὑπεροχῆς. ἔγωγ'
οὖν αὐτός, ὃ πρῶτον ἐσκεύασα φάρμακον ἐκ πολλῶν ὁμο-
γενῶν συνέθηκα διὰ τὸ μηδέπω γινώσκειν ἑκάστου τὸ ποσὸν

medicamenta admiſceri ratio eſt, qnae praedictos exceſſus
ſine virtutis offenſa temperare queant. At hoc fieri recte
non poteſt, niſi cujusque medicamenti non modo qualita-
tis genus, ſed etiam quantitatem in eo cognoſcas. Quae-
dam namque, ut oſtendimus in commentario de ſimplicibus
medicamentis, in primo calefacientium ordine collocantur,
a temperatis paululum abſcedentia, alia in ſecundo magis
inde declinantia, alia tertio, nonnulla quarto, quae urere
jam queant. Igitur pro vehementiae virtutis cujusque me-
dicamenti proportione miſcendorum facultas invenitur,
modo ſimplicium omnium temperamenta intelligas. Empiri-
corum haereſis ſola genere conſimilia propter uniuscujus-
que medicamenti naturae ignorantiam miſcet, et qui hanc
noverunt ſola eadem miſcent, quia exceſſus quantitatem
certo non cognoſcunt. Quod itaque ipſe primum praeparavi
medicamentum, ex multis ejusdem generis compoſitum eſt,
quoniam nondum cujusque virtutis quantitatem exacte per-

τῆς δυνάμεως ἀκριβῶς. ἐνέβαλον μὲν γάρ τι καὶ ἀρσενικοῦ
καὶ θείου καὶ μίσυος καὶ τιτάνου τῆς ἀπλύτου τε καὶ πε-
πλυμένης καὶ πομφόλυγος, ὡσαύτως καὶ σποδίου. πρὸς τού-
τοις δὲ καὶ λεπίδος χαλκοῦ καὶ χαλκίτεως κεκαυμένης, ἀπλύ-
του τε καὶ πεπλυμένης καὶ προσέτι τῆς ἀκαύστου. ταῦτα
μὲν οὖν ἐν ὄξει δριμυτάτῳ πολλαῖς ἡμέραις ἐν ἡλίῳ θερινῷ
προελείωσα. τὰ δὲ μέλλοντα καταχεῖσθαι τούτων ὅ τε κη-
ρὸς ἦν ἐξ ἀνάγκης καὶ μέλιτός τι βραχὺ προαπηφρισμένον
καὶ αἱ ῥητίναι σχεδὸν ἅπασαι καὶ πρόπολις καὶ πίττα καὶ
λάδανον. ὑγρὰ δὲ κύπρινόν τε καὶ σούσινον, ὀποβάλσαμόν
τε καὶ ἀμαράκινον καὶ γλεύκινον καὶ κέδρινον, ἔλαιόν τε
κίκινον καὶ παλαιόν. ἐξ ἑκάστου δέ τι σμικρὸν ὢν ὀλίγον
ἔμπροσθεν εἶπον ὀπῶν. ὕστερον δὲ ἀφαιρῶν ἄλλοτε ἄλλο
πείρας ἕνεκεν, οὐδὲν ἀπολειπόμενον εὕρισκον ἕκαστον τῶν
ἁπλουστέρων, οἷς ἄχρι τοῦ δεῦρο χρῶμαι. λεχθήσονται δ᾽
αὐτῶν ὀλίγον ὕστερον αἱ συμμετρίαι. δι᾽ ὄξους μὲν οὖν ἐσκεύ-
αζον τὰ τοιαῦτα διά τε τῶν ὀπῶν μιγνὺς αὐτοῖς τι κηροῦ
καὶ τῶν εἰρημένων ῥητινῶν καὶ προπόλεως καὶ πίττης, ὡσαύ-
τως δὲ καὶ διὰ κόπρου περιστερῶν καὶ τῶν λεπτομερῶν βο-

noſcebam. Injeci etenim nonnihil arſenici, ſulfuris, miſyos,
calcis lotae et illotae et pompholygis, ſimiliter ſpodii, item
ſquamae aeris, chalcitidis uſtae lotae et illotae, ad haec
non uſtae. Haec igitur prius in aceto quam acerrimo die-
bus multis ſole aeſtivo laevia reddidi. Quae ſuperfundi
his debebant, cera erat neceſſario et mellis nonnihil prius
expurgati, reſinae propemodum omnes, propolis, pix et
ladanum, liquida cyprinum, ſuſinum, opobalſamum, ama-
racinum, gleucinum, cedrinum et oleum ricininum et ve-
tuſtum, ex ſingulis autem liquoribus, quos non multo ante
recenſui, paulum aliquid. Poſtremo alias aliud auferens ex-
perientiae gratia, nihilo ſimpliciora ſingula, quibus in hunc
diem utor, inferiora eſſe animadverti, ipſorum autem ſym-
metriae mox ponentur Itaque ex aceto et liquoribus talia
confeci, cerae, reſinarum, propoleos et picis nonnihil ad-
jungens, pari modo ex columbarum ſtercore et herbis te-

Ed. Chart. XIII. [717. 718.]   Ed. Baf. II. (349 350.)

τανῶν. ἀλυπότερα μὲν οὖν ἐστι τὰ ὑγρὰ φάρμακα, [718]
καὶ τοῖς ἄλλοις μὲν ἕλκεσιν, ἐξαιρέτως δὲ τοῖς κατὰ τὰ
νεῦρα. χρώμεθα δὲ καὶ τοῖς ἐμπλαστρώδεσι διὰ τοὺς λού-
εσθαι βουλομένους. ἀφαιρεθέντων γὰρ τῶν ἐρίων, αὐτὸ μό-
νον ἐπικείμενον ἔχοντες τὸ τοιοῦτον φάρμακον ἀοχλητότε-
ρον λούονται. προείρηται γὰρ ὅτι μηδὲ τότε προσήκει βρέ-
χειν ὕδασι τὸ τετρωμένον, ἐάν γε ἐν χειρὶ ᾖ. κατὰ μέντοι
τὸν πόδα τῆς τρώσεως ἐπιγενομένης ἀδύνατον μέν ἐστι μὴ
βρέχειν τὸ μόριον, ἀπέχεσθαι δὲ χρὴ τηνικαῦτα βαλανείου
τὰς πρώτας τέτταρας ἡμέρας. ἐπεὶ δὲ ἀπόλωλεν ἐν τῷ νῦν
βίῳ ἡ καρτερία πάντων ἀνθρώπων, ἤδη μέχρι καὶ τῶν ἐν
τοῖς ἀγροῖς καθ᾽ ἡμέραν εἰωθότων λούεσθαι, τοὺς μὲν μὴ
πάνυ τρυφῶντας, εἶεν δ᾽ ἂν οἱ πένητες οὗτοι, πειθομένους
ἔχομεν ὡς τὸ πολὺ, τοὺς πλουσίους δὲ καὶ μάλιστα (350)
αὐτῶν ὅσοι πολὺ δύνανται ἢ δυσπειθοῦντας ἢ τελείως ἀπει-
θοῦντας. ἄριστον μὲν οὖν ἦν μηδὲ θεραπεύειν αὐτούς. ἐπεὶ
δ᾽ οὐκ οἶδ᾽ ὅπως κατ᾽ ἄλλην ἄλλος αἰτίαν οἱ μὲν ἄκοντες
ἡμῶν, οἱ δὲ ἑκόντες ἀναγκάζονται τῆς μαλακίας αὐτῶν ἀνέ-

nuium partium. Minus ergo molefta funt liquida medica-
menta cum aliis tum nervorum maxime vulneribus. Uti-
mur etiam emplaftri modo compofitis propter eos, qui fe
lavare volunt, lanis enim ablatis ac tali medicamento folo
adhaerente minore cum moleftia lavant. Praedictum enim
eft, neque tunc vulnere affectam partem aquis refpergen-
dam, fi in manu id contigerit, pes vero, fi is laefus fit, ut
non madefiat fieri non poteft, fed tunc a balneo primis
quatuor diebus abftinendum eft. Quoniam vero omnium
hujus tempeftatis hominum et eorum jam etiam, qui ruri
degunt, fortitudo periit, qui lavare fe quotidie confueve-
runt, equidem qui non adeo deliciis affluunt, funt hi ma-
xime pauperes, ut plurimum obtemperantes nobis habe-
mus, divites vero et praefertim potentes admodum, illos
vel aegre obtemperantes vel prorfus haud morigeros ex-
perimur. Optimum igitur fuerit nec ipfis mederi, verum
quum nefcio quo modo alius ob aliam caufam, quidam
noftrum inviti, quidam ultro ipforum mollitiem tolerare

χεσθαι, τοιοῦτόν τι ποιεῖν εἴωθα. κατὰ τοῦ τετρωμένου
μέρους ἐπιτιθεὶς τῶν ἐμπλαστρωδῶν τι φαρμάκων, ἔξωθεν
αὐτοῦ πάλιν ἐπιβάλλω πολυπτύχους ὀθόνας πλέονας ἐλαίῳ
διαβρόχους, αἷς αὖθις ἔξωθεν ἐπίδεσμον ἐξ ὀθόνης ἐπιβάλλω,
καὶ μετὰ ταῦτα πάλιν ἐν αὐτῷ τῷ βαλανείῳ προκαταχέω
τὸ ἔλαιον τοῦ ἐπιδέσμου, μέλλοντος εἰς τὴν πύελον ἐμβαί-
νειν τοῦ νευροτρώτου καὶ δηλονότι λουσαμένου, τὰ μὲν ἐπι-
κείμενα πάντα ἀποβάλλω, χρῶμαι δὲ τῇ προειρημένῃ τῆς
ὅλης θεραπείας ἀγωγῇ. εὔδηλον δ᾽ ὅτι καὶ τῆς τῶν μορίων
φύσεως ἔμπειρον εἶναι χρὴ τὸν μέλλοντα καλῶς προνοήσα-
σθαι τῶν νευροτρώτων. εἴρηται γὰρ ἔμπροσθεν ὅτι καὶ οἱ
τένοντες, εἰς οὓς οἱ πλεῖστοι τῶν μυῶν τελευτῶσι, συμπα-
θείας οὐ μικρὰς ἐπιφέρουσι, πρῶτον μὲν τοὺς σπασμοὺς
γεννῶντες, ὕστερον δὲ σηπόμενοί τε αὐτοὶ καὶ τὰ πλησι-
άζοντα πάντα συνδιαφθείροντες. ἔνιοι δ᾽ αὐτῶν ὡς ὑμένες
εἰσὶ λεπτοὶ κα. πλατεῖς, ὁποῖοι κατά τε τὰ πρὸς τοῖς γό-
νασι τέλη τῶν μηρῶν ἔνδον τε τῶν χειρῶν καὶ κάτω τῶν
ποδῶν ὑπατέτανται. πάντες γὰρ οὗτοι τοῦ δέρματος ψαύ-

coguntur, tale quippiam factitare confuevi, vulneratae parti
medicamentum aliquod in emplaftri modum imponens, ex-
trinfecus iterum multiplices pannos oleo tinctos plures fu-
perinjicio, quibus rurfum extrinfecus fafciam ex linteis ac-
commodo, quam deinde in ipfo rurfus balneo, quum aeger
in folium eft ingreffurus, oleo prius perfundo et loto vi-
delicet jam omnia impofita aufero utorque praedicto totius
curationis genere. At vero patet omnibus eum, qui pulchre
nervorum vulneribus profpecturus eft, etiam partium na-
turae peritum effe oportere. Nam antea comprehenfum eft,
tendiues pariter, in quos mufculi plurimi definunt, non
mediocriter condolefcere, primum quidem convulfionem ge-
nerantes, dein putrefcentes et ipfos vicinas fimul partes
univerfas inficere. Nonnulli autem eorum, ceu membranae
tenues latique funt, quales in femorum terminis ad genua
fpectantibus, tum intra manus infraque pedes fubtenfi funt.
Omnes enim, qui in manibus pedibusque funt, fatis qui-

ουσι, συμφυεῖς μὲν ἱκανῶς οἱ κατὰ τὰς χεῖρας καὶ τοὺς
πόδας ὄντες αὐτῶν, κατὰ δάρσιν δὲ ἀπολυόμενοι τοῦ περι-
κειμένου δέρματος οἱ καθήκοντες εἰς τὴν μύλην. ἐμοὶ δὲ
καὶ τοῦτο συνέβη κατὰ τύχην, ἐπενόησα μὲν γὰρ τὴν ἀγω-
γὴν τῶν νευροτρώτων ἔτι νέος ὤν, ἡνίκα πρῶτον ἐκ τῆς
Ἀλεξανδρείας ἐπανῆλθον εἰς τὴν πατρίδα γεγονὼς ἔτος
ὄγδοον ἐπὶ τοῖς εἴκοσι. ἐπεὶ δ᾽ ἕκαστον ὧν ἐπενόησα φαρ-
μάκων ἔδωκα τοῖς φίλοις ἰατροῖς, οὐ μόνον τοῖς πολίταις,
ἀλλὰ καὶ τοῖς ἀστυγείτοσιν ἕνεκεν τοῦ βεβαιωθῆναι πάντα
τῇ πείρᾳ· δόξαν δ᾽ οὐκ οἶδ᾽ ὅπως τῷ κατὰ τὴν πόλιν
ἡμῶν ἀρχιερεῖ, τὴν θεραπείαν ἐγχειρῆσαί μοι μόνῳ τῶν μο-
νομάχων καίτοι νέῳ τὴν ἡλικίαν ὄντι. τοῦ γὰρ ἐνάτου καὶ
εἰκοστοῦ ἔτους ἠρχόμην, τηνικαῦτα τοὺς τρωθέντας κατὰ
τὸ πρόσω τε καὶ κάτω μέρος τοῦ μηροῦ διὰ τῆς ἐπινενοη-
μένης ἀγωγῆς ἐθεράπευσα, τῶν μὲν ἐγκαρσίαν ἐχόντων τὴν
πληγὴν τὸ τοῦ τένοντος ὑπόλοιπον ἐντέμνων αὐτός, ὡς
ἀκίνδυνον εἶναί μοι τὴν θεραπείαν, τῶν δὲ τὸ μικρὸν ἢ
ὄρθιον ἐχόντων τὸ τραῦμα, σὺν ἀσφαλείᾳ τε ἅμα καὶ δέει
τὴν ὅλην ἀγωγὴν ποιούμενος. τῶν γὰρ πρὸ ἐμοῦ πάντων

dem coëuntes cutem contingunt, qui vero in patellam per-
veniunt a circumpofita cute, per excoriationem abfcedunt.
Mihi etiam hoc forte fortuna contigit, etenim nervorum
vulnerum curationem juvenis adhuc, quum primum ex
Alexandria in patriam reverterer, annos vigintiocto natus,
excogitavi. Quia vero fingula medicamenta, quae adinve-
neram medicis amicis non folum civibus, fed etiam vicinis
exhibueram, ut omnia ulu ac experimentis firmarentur,
vifumque erat, haud novi quomodo, civitatis noftrae pon-
tifici gladiatorum curationem mihi foli tradere, quamvis
juveni adhuc, vigefimum nonum enim tum primum attin-
gebam, tunc vulneratos in priore infernaque femoris parte
invento praefidio curavi, in iis fane qui per transverfum
percuffi erant, reliquum tendinis ipfe amputans, ut tuta
effet mihi curatio, qui vero parvum vel per directum vul-
nus acceperant, cum fecuritate fimul et metu totam fa-
nandi deductionem exercens. Nam quum omnes ante nos

Ed. Chart. XIII. [718, 719.]   Ed. Baf. II. (350.)

ἰατρῶν, ἐπὶ πλεῖστόν τε καταντλούντων αὐτοὺς ὕδατι θερμῷ
καὶ καταπλαττόντων ἀλεύρῳ πυρίνῳ, δι᾽ ὑδρελαίου συμμέ-
τρως ἐψημένῳ, τὸ μὲν ὕδωρ οὐδ᾽ ὅλως προσήνεγκα, τῷ δὲ
ἐλαίῳ πολλάκις καταιονῶν ἅμα τοῖς εἰρημένοις φαρμάκοις,
ὑγιεῖς πάντας ἐν τάχει εἰρχασάμην. κατὰ τύχην δὲ πολλῶν
τεθνεώτων ἐν τοῖς ἔμπροσθεν ἔτεσιν, ἐμοῦ δὲ οὔτε τῶν ὡς
εἴρηται τετρωμένων ἀποθανόντος τινὸς [719] οὔτ᾽ ἐξ ἄλλου
τραύματος, ὁ μετὰ τὸν ἐγχειρίσαντά μοι τότε τὴν θεραπείαν
δεύτερος ἀρχιερεὺς, ὁμοίως καὶ αὐτὸς ἐπίστευσε τὴν ἐπιμέ-
λειαν τῶν μονομάχων μετὰ μῆνας ἑπτὰ μέσους. ὁ μὲν γὰρ
πρῶτος περὶ τὴν φθινοπωρινὴν ἰσημερίαν, ὁ δὲ δεύτερος
ἀκμάζοντος τοῦ ἦρος ἠρχιερεύσατο. πάλιν δ᾽ ἐπὶ τούτῳ σω-
θέντων ἁπάντων ὁ τρίτος καὶ ὁ τέταρτος καὶ πέμπτος
ὡσαύτως ἐνεχείρισάν μοι τὴν θεραπείαν τῶν μονομάχων,
ὥστε πολλὴν βάσανον ἔχειν τῆς ἀγωγῆς. ἐν δὲ δὴ χρόνῳ
τούτῳ καὶ τοιοῦτον ἐπενοήθη μοί τι, καὶ μάλιστα αὐτῷ
προσέχειν χρὴ τὸν νοῦν ἐκείνους τῶν ἰατρῶν, ὅσοι τραυμά-
των θεραπείαν ὀρθῶς βούλονται μεταχειρίζεσθαι. θεασάμε-

medici plurimum aqua calente ipfos foverent et triticea fa-
rina ex hydrelaeo modice decocta illinirent, ego fane aquam
omnino non obtuli, oleo autem frequenter refpergens fimul
cum praedictis medicamentis ftatim omnes fanitati refti-
tui. Quandoquidem vero multi fuperioribus annis fortuito
perierunt, mihi tamen ne quidem unus vel ex nervorum
vulnere vel alio mortuus eft, alter pontifex fuccedens illi,
qui mihi tum medendi officium commiferat, fimiliter et ipfe
a feptem menfium intervallo gladiatorum curationem fidei
meae concredidit, fiquidem primus autumnali folftitio, fe-
cundus vigente vere, pontificatum geffit. Rurfus poft hunc
omnibus a me fervatis, tertius, quartus et quintus, pari
modo gladiatores mihi curandos tradiderunt, ut jam per-
multum illam medendi curationem exploratam habeam.
Quin etiam hoc tempore tale quid induftria invenimus,
cui animum advertere maxime illos medicos convenit, qui
vulnerum curationem recte adminiftrare cupiunt. Contem-

νος γάρ τινα μονομάχων τῶν καλουμένων ἱππέων ἐγκαρ-
σίαν ἔχοντα διαίρεσιν, ἄχρι βάθους πολλοῦ κατὰ τὰ πρόσω
τε καὶ κάτω τοῦ μηροῦ καὶ τὸ χεῖλος ἰδὼν τοῦ τραύματος,
ἄνωθεν μὲν τὸ ἕτερον ἀνεσπασμένον, κάτω δὲ θάτερον, ὡς
ἐπὶ τὴν μύλην κατεσπασμένον, ἐτόλμησα τῆς κατὰ πλάτος
ὀνομαζομένης ἀγωγῆς ἀποστάς, συναγαγεῖν ῥαφαῖς πρὸς
ἄλληλα τὰ διεστῶτα μέρη τῶν μυῶν. εὐλαβηθεὶς οὖν συν-
διαῤῥάπτειν αὐτοῖς τοὺς τένοντας, ἀποδείρας πρότερον ἐκεί-
νους, οὕτως ἐχρησάμην διὰ πολλοῦ βάθους ταῖς ῥαφαῖς, εἰ-
δὼς ἀκίνδυνον μὲν εἰς αὐτὸ τὸ σαρκῶδες μυῶν, τὸν κίνδυ-
νον δὲ ἐκ τῶν τενόντων γινόμενον, οὐδὲ τοῦτό τινα τῶν
διδασκάλων ἑωρακὼς ποιοῦντα. τινὲς μὲν γὰρ αὐτῶν ἐν
ταῖς τοιαύταις τρώσεσι τὰ τοῦ δέρματος χείλη μόνα συν-
έῤῥαπτον, ἔνιοι δὲ κατὰ τὰ σαρκώδη τοὺς μῦς αὐτοὺς τολ-
μῶντες ῥάπτειν, ἐπιπολῆς αὐτῶν ἐποιοῦντο τὴν συναγωγήν,
ὥστε εἴ ποτε μέχρι βάθους συχνοῦ τὸ τραῦμα διῆκον ἐγεγό-
νει μὴ κατὰ τὸ μῆκος τοῦ κώλου, τὸ μὲν ἐπιπολῆς τοῦ μυὸς
κολλᾶσθαι, τὸ δ' ἄλλο πᾶν ἀκόλλητον μένειν. ἐπὶ μὲν γὰρ

platus enim gladiatorum quendam ex iis, quos equites no-
minant, transverfam divifionem in priore ac inferiore fe-
moris parte habentem eamque fatis altam, ac vulneris la-
brum intuitus, furfum alterum revulfum, infra alterum quafi
ad patellam detractum, non dubitavi diftantes invicem mu-
fculorum partes futuris contrahere, curatione illa, quae
per latitudinem dicitur, neglecta. Itaque veritus tendines
ipfis confuere, denudatis prius illis fic altioribus futuris
ufus fum, haud ignarus carnofam ipfam mufculorum par-
tem periculo vacare, tendines vero non item, quamvis hoc
nullum ex praeceptoribus facientem viderim. Quidam fiqui-
dem ipforum in hujusmodi vulneribus folas cutis oras con-
fuebant, nonnulli in carnofis partibus mufculos ipfos fuere
aufi, id in fuperficie ipforum facere folebant, proinde fi
quando vulnus infigniter altum non fecundum membri
longitudinem contigerit, fummam quidem mufculi partem
glutinabant, reliquam vero totam inglutinatam relinquebant.

τῶν κατὰ τὰ μῆκος τοῦ κώλου τραυμάτων ἡ ἐπίδεσις ἱκανὴ
συναγαγεῖν ἀλλήλοις τὰ μέρη τοῦ τετρωμένου μυός· ἐφ' ὧν
δὲ ἐγκάρσιον γίγνεται τὸ τραῦμα, τῆς ἐπιδέσεως οὐδὲν ὠφε-
λῆσαι δυναμένης, ἐκ μόνης τῆς ῥαφῆς τὸ σύμπαν περαίνε-
ται. ταῦτ' οὖν ἐὰν μὴ διὰ βάθους ποιῆταί τις, ἀκόλλητα
διαμένει τὰ κατὰ τόδε μέρη τοῦ μυός. ἐπιτευχθέντος δέ μοι
τοῦ ἔργου, μιγνύμενοί τινες ταυτὸ τῶν ἀπείρων ἀνατομῆς
ἁπάντων μυῶν ὑποδέρουσι τοὺς ὑποκειμένους ὑμένας, οὐκ
εἰδότες ἀκινδύνως μὲν τούτους ἅμα τοῖς μυσὶ συῤῥάπτεσθαι,
κινδυνωδέστατα δὲ τοὺς ὁμοίως αὐτοῖς πεπλατυσμένους τέ-
νοντας. ἀλλ' ὅπως ἂν αὐτοὶ πλατυνθῶσιν, ὅμως ἔτι παχύ-
τεροί τε τῶν ὑμένων εἰσὶ καὶ σκληρότεροι. λεπτοὺς δ' ἱκα-
νῶς τένοντας ὄψει κἂν τοῖς κατ' ἐπιγάστριον μυσὶν ἅπασι
πλὴν δυοῖν τῶν ὀρθίων, οἷς αἱ τῶν λοξῶν ὑμενώδεις ἀπο-
νευρώσεις ἐπιβέβληνται. ἄλλος δὲ τένων οὐδεὶς παρὰ τοὺς εἰ-
ρημένους ὑμενωδῶς πλατύνεται· διασώζουσι γὰρ ἅπαντες οἱ
πλατυνόμενοι πάχος ἱκανὸν, ὡς μηδένα λαθεῖν· ἤ γε μὴν
συμπάθεια τῶν ὑπερκειμένων μερῶν ἄχρι τῆς ἀρχῆς τῶν

Etenim in vulneribus juxta membri longitudinem factis
deligatura vulnerati mufculi partibus invicem contrahendis
fufficit, per transverfum vulneri accepto, cum deligatura
nihil prodeffe poffit, ex fola futura totum abfolvitur, has
igitur nifi quis altas faciat, mufculi in profundo partes in-
glutinatae permanent. Caeterum nonnulli opus a me con-
fectum imitantes anatomes imperiti ab omnibus mufculis
fubjectas membranas avelluut, nefcientes has fimul cum
mufculis tuto confui, tendines autem fimiliter ipfis dilata-
tos non mediocri cum periculo. Verum quomodocunque illi
dilatati fuerint, tamen craffiores adhuc durioresque mem-
branis funt, tenues abunde illos videbis et in omnibus juxta
abdomen mufculis, praeterquam duobus rectis, quibus obli-
quorum membranofae aponeurofes, ii funt nervofi ex mus-
culis exortus, incumbunt. Alius tendo nullus praeter enu-
meratos membranae modo dilatatur, quippe fervant omnes,
qui dilatantur craffitudinem magnam fatis, ut neminem la-
tere queant. Atqui confenfus fuperpofitarum partium usque

ΤΩΝ ΚΑΤΑ ΓΕΝΗ ΒΙΒΛΙΟΝ Γ. 603

Ed. Chart. XIII. [719. 720.]　　　　　Ed. Baſ. II. (350.)

νεύρων αὐτῆς οὐδὲν ἧττον τοῖς κατὰ τὸ πέρας τοῦ μηροῦ
τοῖς τε εἰς τὸν ἀγκῶνα τοῦ πήχεως ἐνδυομένοις μυσὶ καὶ
τοῖς εἰς τὴν πτέρναν γίγνεται. πλατύνονται μὲν οὖν ἑκατέ-
ροις οἱ τένοντες, ἀλλὰ μετὰ τοῦ φυλάττειν πάχος ἀξιόλογον,
ἐπὶ δὲ τῆς πτέρνης ἔτι μᾶλλον, ὁ καθήκων ἐκ τῆς γαστρο-
κνημίας τένων εὔρωστός τε φαίνεται καὶ παχὺς, ὡς ἐν ἐκ
τριῶν ἀπονευρώσεων συγκείμενος. ἐλελήθει δὲ καὶ τοῦτο τοὺς
ἐμοῦ πρεσβυτέρους ἀνατομικοὺς, ὥσπερ καὶ ἄλλα πολλὰ
κατά τε τοὺς μῦς ὅλους καὶ πολὺ μᾶλλον ἔτι κατὰ φλέβας
τε καὶ ἀρτηρίας καὶ νεῦρα. πολλοὶ δὲ καὶ ἤδη τῶν ἐμῶν
ἑταίρων ἴσασιν ἅπαντα ταῦτα καὶ δεικνύουσι τοῖς μαθηταῖς,
ἀναγινωσκομένων τῶν ἐμῶν ἀνατομικῶν βιβλίων. ἐμνημό-
νευσα δὲ τῶν ἐξ ἀνατομῆς φαινομένων οὐδὲν, ὡς ἄν τις
ὑπολάβοι, [720] κοινὸν ἐχόντων τῇ περὶ συνθέσεως φαρμά-
κων πραγματείᾳ, δεδιὼς δ' ἐκ τῆς τοιαύτης ἀγνοίας ἁμαρ-
τάνοντας ἤτοι γε ὑποπτεῦσαι τὴν ἀγωγὴν ὅλην ἢ μάτην
ἀποδέρειν τοὺς ὑμένας εὐλαβουμένους τὴν ἐξ αὐτῶν ὧν
ὑπονοοῦσι ψευδῶς ἐσομένην βλάβην · ὥσπερ ἕτεροί τινες οὐκ

ad ipſum nervorum principium non minus quam iis, qui
juxta femoris articulum, muſculis tum in cubiti gibberum
tum in calcaneum inſertis, accidit. Dilatantur itaque utrius-
que tendines, ſed ita, ut craſſitudinem notandam retineant,
calcis tendo ex ſura deſcendens magis adhuc robuſtus cras-
ſusque ceu ex tribus nervoſis exporrectionibus compoſitus
apparet. Latuit autem hoc aetate nobis majores anatomi-
cos, ſicut et pleraque alia in totis muſculis, ac multo etiam
magis in venis, arteriis et nervis. Multi vero jam ex meis
ſodalibus etiamnum haec omnia noverunt et diſcipulis oſten-
dunt, libris meis anatomicis perlectis. Memini ſane ex ana-
tome evidentium nihil, ut quis putaverit, commune cum
opere de medicamentis componendis habentium, timens ne
ex hujusmodi inſcitia errantes vel univerſam curandi ra-
tionem ſuſpectam haberent vel fruſtra membranas avelle-
rent fugientes inde, ſicut falſo exiſtimant, noxam futuram.
Quemadmodum alii quidam, quum non valeant ligamenta

εἰδότες γνωρίζειν τοὺς συνδέσμους, ὁμοίως ὑποπτεύουσι τοῖς
νεύροις τε καὶ τένουσι τιτρωσκομένοις, (351) ἀκινδύνους ὄν-
τας αὐτούς, ὅτι ἂν πάσχωσιν, ὡς ἀναισθήτους τε ὄντας, ἐξ
ὀστῶν τε τὴν γένεσιν ἔχοντας, οὐκ ἐκ μυῶν, ὥσπερ οἱ τέ-
νοντες, ἢ ἐξ ἐγκεφάλου καὶ νωτιαίου, καθάπερ τὰ νεῦρα. κάλ-
λιστα τοίνυν ὥσπερ ἄλλα πολλὰ καὶ ἐπὶ τούτων εἰρήκασιν
ἰατροὶ πολλοὶ τῶν δοκιμωτάτων, ὡς ἀλλήλων δεῖται τὰ μέρη
τῆς ἰατρικῆς, τό τε χειρουργικὸν λέγω καὶ φαρμακευτικὸν
καὶ διαιτητικόν, καὶ μάλιστά γε τὸ κατὰ χειρουργίαν ἀμφο-
τέρων τῶν ἄλλων. ἐὰν οὖν ἐπὶ τῶν πιθήκων ἴδῃς πολλάκις
ἑκάστου τένοντος καὶ νεύρου θέσιν τε καὶ μέγεθος, ἀκρι-
βῶς μνήσῃ, κἂν ἀνθρώπου ποτὲ σώματος ἀνατομῆς εὐπορή-
σῃς, ἕκαστον ὡς ἐτεθέασο ταχέως εὑρεῖν. ἀγύμναστος δὲ παν-
τάπασιν ὢν οὐδὲν ἂν ἐκ τῆς τοιαύτης εὐπορίας ὠφεληθείης,
ὥσπερ οὐδ᾽ οἱ κατὰ τὸν Γερμανικὸν πόλεμον ἰατροὶ ἔχον-
τες ἐξουσίαν ἀνατομῆς σωμάτων βαρβαρικῶν ἔμαθόν τι
πλέον ὧν οἱ μάγειροι γινώσκουσιν. ἡ μὲν γὰρ τῶν ἐμπει-
ρικῶν κατὰ περίπτωσιν ἀνατομὴ λῆρός ἐστι μακρός, ὅμοιος

cognofcere, ea tanquam nervos et tendines vulneratos fu-
fpecta habens, a periculo alioquin remota, quomodocunque
afficiantur, utpote infenfilia et eˣ offibus, non ex mufculis
ficut tendines orta vel ex cerebro fpinalique medulla, ut
nervi. Optime igitur velut alia pleraque etiam in his per
multi medici clariffimi dixerunt, medicinae partes mutuam
opem requirere, eam dico chirurgicem quae manu, phar-
maceuticen quae medicamentis et diaeteticen quae victu
medetur, ac fane maxime illam, quae manu curat reliquis
duabus indigere. Itaque fi frequenter in fimiis cujusque ten-
dinis et nervi pofitum ac magnitudinem contempleris, ex-
acte poteris, etiam fi humani corporis incidendi copia tibi
unquam fuppetet, fingula ut vidifti celeriter invenire; quod
fi inexercitatus omnino facias, nihil inde promovebis. Quem-
admodum nec medici bello Germanico, barbarorum cor-
porum infectionis poteftatem habentes amplius quippiam
didicerunt iis quae coqui intelligunt. Etenim empiricorum
anatome cafu contingens prolixum nugamentum eft, fimile

ταῖς παρακεντουμέναις αἰξὶν ὁλοσχοίνοις ὀξείαις, ἔτι δὲ λη-
ρωδεστέρα ταύτης ἡ διὰ τῶν ἀνατομικῶν συγγραμμάτων
μάθησις ἐοικυῖα τοῖς κατὰ τὴν παροιμίαν λεγομένοις ἐκ βι-
βλίου κυβερνήταις. ὅπου γὰρ οἱ θεασάμενοι σαφῶς ὑπὸ δι-
δασκάλου δεικνύμενα τὰ κατὰ τὸ σῶμα νεῦρα καὶ τοὺς τέ-
νοντας αὐτῶν, εἰ μὴ καὶ δεύτερον ἴδοιεν αὐτὰ καὶ τρίτον
καὶ πολλάκις ἐφεξῆς, οὐ μνημονεύουσιν ἀκριβῶς τὸν τόπον
ἐν ᾧ κεῖνται, σχολῇ δ᾽ ἄν τις ἀναγνοὺς δυνηθείη μαθεῖν.
ὁ γοῦν τῶν καθ᾽ ἡμᾶς ἐμπειρικῶν ἄριστος ἀνεγνωκὼς τὰ
πάντα τῶν ἀνατομικῶν βιβλία, νύξαντός ποτε γραφείῳ παι-
δίου ἐν διδασκαλείῳ κατὰ τὴν ἐντὸς τοῦ βραχίονος χώραν,
ὑπεράνω τῶν μέσων αὐτοῦ μερῶν, ἐπιθεὶς τῶν ἐμπλάστρων
φαρμάκων οὗ πεῖραν ἔναγχος ἐσχήκει τεθεραπευκότος νευ·
ρότρωτον ἀφλέγμαντόν τε καὶ ἀνώδυνον ὁρῶν ἐπ᾽ αὐτῷ
τὸ παιδίον, ᾤετο τεθεραπεῦσθαι τελέως, ἀλλ᾽ ἐξαίφνης γε
κατὰ τὴν ἑβδόμην ἡμέραν ἀπέθανε σπασθέν. ὡς οὖν ὡς δυσ-
αιτιολόγητόν τε καὶ ἄπορον διηγεῖτό μοι τὸ γεγονός, ἀξι-
ωσαντός μου τὴν γραφὴν ἀναγνῶναι τῆς τοῦ φαρμάκου

capris quae juncis manualibus conpunguntur. Hac nuga-
cior eſt ex libris anatomicis inſtitutio non abſimilis iis, qui
ſecundum paroemiam ex libro gubernare dicuntur. Quan-
doquidem enim contemplati palam a praeceptore oſtenſos
in corpore nervos et tendines ipſorum, niſi denuo eos vi-
deant et tertium et ſaepius deinceps, loci accurate, in quo
poſiti ſunt non meminere, multo minus ex lectione pote·
runt addiſcere. Itaque hujus tempeſtatis empiricorum opti-
mus, quum libros omnes anatomicorum perlegiſſet, puerum
ſtilo in interiore brachii regione, ſupra medias ipſius par-
tes, in ſchola quandoque punctum medicamento emplaſtico
curare aggreſſus eſt, cujus experientiam ex nervi vulnere
curatio paulo ante acceperat, puerumque ob id ab inflam-
matione ac dolore immunem videns, in totum curatum pu-
tabat, verum repetente ſeptimo die convulſus periit. Ille
igitur quum factum, quaſi cujus ratio aut cauſa dari non
facile poſſet, nobis recenſeret, ego vero medicamenti com

συνθέσεως, ὁ μὲν ἑτοίμως τοῦτ᾽ ἔπραξεν, ἐγὼ δ᾽ εὐθέως
ἔφην αὐτῷ ταῦτα. μήτι μοι διηγούμενος ἄρτι τὰ συμβάντα
τῷ νεοτρώτῳ παιδίῳ, πλέον ἄλλο τι τῇ διηγήσει προσέθη-
κας ἢ ὅτι πεῖραν ἐσχήκεις ἔναγχος τοῦ φαρμάκου θαυμα-
στῶς ἐκθεραπεύσαντος παῖδα νεότρωτον; ὡς δ᾽ ὡμολόγει
μηδὲν ἄλλο προστεθεικέναι τῷ λόγῳ, πάλιν οὖν, ἔφην, ἄκου-
σον παρ᾽ ἐμοῦ λέγοντός σοι τὸ γεγενημένον. ἀξιόλογον ἦν
τὸ τραῦμα τοῦ τὸ νεῦρον βαλόντος, ὃ φῂς ὑπὸ τοῦ φαρ-
μάκου θεραπευθῆναι τούτου, καὶ θαῤῥῶν γε καὶ αὖθις αὐτῷ
χρῶ κατὰ τῶν τοιούτων τραυμάτων. νύγματα δὲ νεύρων
στενὴν ἔχοντα τὴν τοῦ δέρματος διαίρεσιν οὐχ οἷόν τε θε-
ραπεύειν ἐστὶ φάρμακον τοιοῦτο, ὥσπερ οὐδὲ τὸ τὰ νύγματα
θεραπεῦον αὐτῷ τῷ νεύρῳ γυμνῷ προσαγόμενον. ἔστι γὰρ
πολὺ θερμότερόν τε καὶ δακνωδέστερον ἢ ὡς γυμνὸν νεῦρον
ἀνασχέσθαι τῆς ὑπ᾽ αὐτοῦ δήξεώς τε καὶ φλογώσεως. ἔνθα
μέντοι καὶ δέρμα καὶ ὑμὴν ἐπ᾽ αὐτῷ καί που καὶ σὰρξ πρό-
κειται τὸ δακνῶδες φάρμακον, ἐὰν καὶ λεπτομερὲς ᾖ, τὴν
αὐτὴν θεραπείαν ἐργάζεται πρὸς τὸ νεῦρον, ἢν τὸ σὸν φάρ-

politionis fcripturam recitaret poltulaffem, ei quum id fta-
tim egiffet, haec protinus fubjeci, nunquid recenfendo, quae
puero nervum vulnerato contigerunt, plus aliquid narra-
tioni adjecifti quam quod medicamenti mirifice puerum
recens vulneratum curatis experimentum habueras? Ut au-
tem ille confeffus eft, nil fe aliud fermoni addidiffe, rur-
fus igitur, inquam, audi a me quid geftum fit. Notabile
vulnus erat nervi percuffi, quod medicamento hoc cura-
tum effe dicis, et quidem audacter in id genus vulneribus
iterum eo utitor, puncturas autem nervorum anguftam cu-
tis divifionem habentes tale medicamentum fanare non
poteft, ficut nec id quod puncturis medendis dicatum eft,
ipfi nervo nudo adhibitum, quippe multo calidius eft ma-
gisque mordet quam ut nudus nervus mordicationem ejus
et ardorem fuftineat. Ubi vero et cutis et membrana fuper
ipfo, item caro praepofita eft, mordax medicamentum, fi
tenuium etiam partium fit, eadem ratione nervo medetur,

μακον, ὅταν αὐτοῦ μόνου ψαύῃ γυμνοῦ τοῦ πεπονθότος
νεύρου. χρὴ δὲ περὶ παντὸς ποιεῖσθαι τὸ στόμιον ἀνεῷχθαι
τῶν στενῶν νυγμάτων, [721] ἵνα ἐξατμίζῃ δι᾽ αὐτοῦ τὸ
ἔξωθεν ἐπικείμενον θερμὸν φάρμακον, ἑλκτικὸν ὑπάρχον τῶν
ἐν τῷ βάθει, τὴν περὶ τὸ πεπονθὸς νεῦρον ὑγρότητα, ὥστε
καὶ προσεπιτέμνειν ἐπὶ τῶν τοιούτων προσήκει τὸ στόμα
τοῦ νύγματος, δύο τομαῖς κατὰ τὸ δέρμα τεμνούσαις ἀλλή-
λας· κατ᾽ ὀρθὰς γωνίας. ταῦτά τε οὖν εἶπον καὶ ἄλλα πολλὰ
τῶν ἔμπροσθεν ἡμῖν εἰρημένων, τῷ κατὰ τὴν θεραπείαν τοῦ
νευροτρώτου παιδίου σφαλέντι τοσοῦτον, ὡς διὰ τὴν μοχθη-
ρὰν ἀγωγὴν σπασθῆναί τε καὶ ἀποθανεῖν αὐτό. πρόδηλον
οὖν ὅτι καὶ ἡ τοῦ νενυγμένου μορίου φύσις ἐνδείξεται ποτὲ
μὲν ἀκίνδυνον εἶναι τὸ νύγμα, ποτὲ δ᾽ ὕποπτον, ὅταν ἴδω-
μεν ὑποκείμενον νεῦρον, ὡς ἐπὶ τοῦ κατὰ τὸν βραχίονα νυ-
γέντος παιδός. οὐ γὰρ οἷόν τε λόγῳ τὸν τόπον ἑρμηνεῦσαι,
καθ᾽ ὃν ἐπιβαίνει τῷ βραχίονι τὰ διὰ τῆς μασχάλης εἰς ὅλην
ἀφικνούμενα τὴν χεῖρα, καὶ θαυμάσαι γ᾽ ἐστὶ κἂν τούτῳ
τὴν τῶν ἐμπειρικῶν φιλονεικίαν, ἐπὶ μὲν τῶν ἄλλων ἁπάν-

qua medicamentum tuum, quando ipfum folum nudum
nervum affectum contigerit. Praecipua autem danda opera
eft ut orae anguftiorum punctuum apertae fint, ut calidum
medicamentum extrinfecus applicatum per eas vapores edu-
cat, attrahens humiditatem circa affectum locum in alto la-
tentem.   Ob quam rem in id genus puncturis orificium
duabus in cutem fectionibus fecundum rectos angulos divi-
dere oportet.   Atque tum haec, tum alia multa prius relata
dixit ei, qui in pueri nervo vulnerati curatione erraverat
adeo, ut ex prava medendi ratione ipfe convulfus interierit.
Itaque omnes norunt etiam punctae partis naturam indicare
nonnunquam vulnus absque periculo, nonnunquam fufpec-
tum effe, quum nervum fubjectum viderimus, ut in puero
ad brachium puncto, non enim fermone locus poteft expri
mi, ubi quae per alam in totam manum pertendunt, brachio
inferuntur.   Et fane hic quoque demirari eft empiricorum
litigandi ftudium, qui quidem in aliis omnibus medicinae

των τὸν πολλάκις ἑωρακότα τῶν κατὰ τὴν ἰατρικὴν ἔργων
ὁτιοῦν ἄμεινον αὐτὸ μιμεῖσθαι φασκόντων ἢ εἴπερ ὀλιγά-
κις ἑωρακὼς ἔτυχεν. ὡσαύτως δὲ καὶ τὸν ὁτιοῦν ποιοῦντα
βέλτιον ἐνεργεῖν εἰ πολλάκις εἴη πεπραχὼς αὐτὸ, μόνα δὲ τὰ
διὰ τῆς ἀνατομῆς εἰς γνῶσιν ἥκοντα, δύνασθαί τινα τὴν τῶν
ἀνατομικῶν ἀνδρῶν ἱστορίαν ἀναγνόντα βεβαίως ἐπίστασθαι,
ὅπου γε καὶ τῶν ἑωρακότων ὑπὸ διδασκάλου δεικνύμενα τὰ
μόρια τοῦ σώματος οὐδείς ἐστιν ἱκανὸς ἅπαξ ἢ δὶς ἰδὼν
ἀκριβῶς διαμνημονεύειν, ἀλλὰ χρὴ πολλάκις ἰδεῖν. οὐ μόνον
δὲ μεγάλα νεῦρα διὰ τοῦ βάθους ὁδοιποροῦντα κατὰ πολλὰ
μόρια τοῦ σώματός ἐστιν, ἀλλὰ καὶ τῶν εἰς μόνον τὸ δέρμα
διανεμομένων οἷον ῥίζαι τινές εἰσιν, ἃς οἱ νυγέντες, ἐὰν
μὴ καλῶς θεραπευθῶσι, συμπάθειαν ἴσχουσι τῶν ὑποκειμέ-
νων νεύρων μεγάλων, ἀφ᾽ ὧν ἀποφύεται ταῦτα, περὶ ὧν ἐν
ταῖς ἀνατομικαῖς ἐγχειρήσεσιν ἀκριβῶς ἔγραψα, παραλελειμ-
μένων ἅπασι τοῖς πρὸ ἐμοῦ· καὶ ταύτας τὰς ῥίζας ἐὰν μὴ
πολλάκις ἐπὶ τῶν πιθήκων ἴδῃ τις, ἀδύνατον αὐτῷ, κἂν
εὐπορήσῃ ποτὲ ἀνθρωπείου σώματος εἰς ἀνατομὴν, ἀκριβῶς

opus quodlibet fubinde contemplatum melius ipfum imitari
concedunt, quam fi raro viderit, itidem melius eum quoli-
bet opere perfungi, fi frequenter illi affueverit. Sola vero
quae ex corporum incifione cognofcuntur poffe quempiam
firmiter affequi, modo anatomicorum virorum hiftoriam per-
legerit, quum vel ex iis, qui a praeceptore oftenfas corpo-
ris partes confpexerunt, nemo femel vel iterum fpeculatus
adamuffim memoria tenere poffit, fed frequenter illum con-
fpicere convenit. Nervi autem non modo magni in alto
partes multas corporis permeant, fed in cutem quoque folam
diftributorum tanquam radices quaedam funt, in quibus vul-
nerati, nifi probe curentur, fubjacentium nervorum magno-
rum confenfus affectum obtinent, unde ii prodeunt, quos
in anatomicis adminiftrationibus accurate pertractavimus,
ab omnibus, qui me praecefferunt, omiffos. Atque has
radices, nifi crebro in fimiis fueris intuitus, fieri non poteft,
ut quum humanum corpus in diffectionem nactus fueris, ex-

ἐξευρεῖν, ὥσπερ γε πολὺ μᾶλλον ἐπὶ τῆς κατὰ περίπτωσιν
ἀνατομῆς, ἣν καὶ τραυματικὴν θέαν ὀνομάζουσιν, οὐχ οἷόν
τε τόπον εὑρεῖν ἐκ μόνης ἀναγνώσεως. οὐ μὴν οὐδ᾽ αὐτό-
πτην γενέσθαι τραυμάτων παμπόλλων οἷον τέ τινα, χωρὶς
τῶν ἐν πολέμοις γινομένων, ἐφ᾽ ὧν οὐδ᾽ αὐτῶν οὐδεὶς ὑπερ-
ιδὼν τοῦ τάχιστα θεραπεύειν τὸν τετρωμένον ἐπισκέπτε-
ται, ποῦ μὲν ὑπόκειται τοῖς τετρωμένοις μέρεσι νεῦρα, ποῦ
δ᾽ ἀρτηρίαι καὶ φλέβες. ὁρῶνται τοιγαροῦν ἐν ταῖς τῶν τοι-
ούτων παθῶν θεραπείαις οἱ ἄπειροι τῶν ἐξ ἀνατομῆς φαι-
νομένων, ἐοικότες τοῖς μετὰ σκίμποδος ὁδοιποροῦσι τυφλοῖς,
καὶ διὰ τοῦτο σφάλλοντες μέγιστα. συνθεὶς δέ τις ἐξ αὐ-
τῶν εἰς ταὐτὸν τήν τε τῶν μορίων ἐμπειρίαν ἐξ ἀνατομῆς
ἐγνωσμένην καὶ τὴν ἐπὶ τῇ συνθέσει τε καὶ χρήσει τῶν φαρ-
μάκων μέθοδον, ἀεὶ θεραπεύσει τοὺς νευροτρώτους, ὥσπερ
ἡμεῖς ἄνευ κινδύνου παντός, ὡς μήτε συμπαθῆσαί τι τῶν
κυριωτέρων μήτε φλεγμῆναι τὸ τετρωμένον ἢ τεθλασμένον
νεῦρον. ὅπου δὲ ταῦτα, πολὺ μᾶλλον οὔτε σῆψιν οὔτε κύλ-
λωσιν οὔτε σπασμὸν οὔτε θάνατον ἐπακολουθῆσαι.

acte deprehendas. Quemadmodum multo minus in anatome
fortuita, quam et fpeculationem vulnerariam nominant, lo-
cum ex fola lectione invenire queas; quanquam nec aliquis
permulta vulnera ipfemet infpicere poterit, fi ea excipias,
quae in bello contingunt, in quibus et ipfis nemo, dum
faucium cito curare ftudet, contemplatur, ubi vulneratis
partibus nervi, ubi arteriae venaeque fubiaceant. Viden-
tur itaque in hujusmodi affectuum curationibus anatomes
imperiti fimiles iis, qui iter in lectica caeci faciunt eoque
vehementer errant. Verum qui inter ipfos et partium expe-
rientiam ex incifione cognitam et methodum confectionis
ufusque medicamentorum conjunxerit, is femper nervorum
vulnera, uti nos, fine omni periculo curaturus eft, ut nec
principalior ulla pars condoleat, nec vulneratus nervus aut
contufus inflammatione laboret, ubi jam haec funt, multo
minus vel putredo vel claudicatio vel convulfio vel ipfa
mors comitabitur.

610 ΓΑΛΗΝΟΥ ΠΕΡΙ ΣΥΝΘΕΣΕΩΣ ΦΑΡΜΑΚΩΝ

Ed. Chart. XIII. [721. 722.]   Ed. Baf. II. (351. 352.)

Κεφ. γ΄. [Αἱ διὰ τῶν μεταλλικῶν φαρμάκων συνθέ-
σεις πρὸς νευροτρώτους.] Τῶν μεταλλικῶν φαρμάκων τὰ
μὲν στύφοντα φευκτέον ἐστὶ καὶ μάλισθ᾽ ὅταν ἐπὶ νύγμα-
τος ἡ χρῆσις γίγνηται τοῦ [722] συντεθέντος φαρμάκου, τὰ
δὲ ῥυπτικὴν ἔχοντα δύναμιν ὥσπερ ἡ λεπὶς τοῦ χαλκοῦ χρή-
σιμα. παχυμερῆ (352) δ᾽ ὄντα πάντα τὰ μεταλλικὰ, πολὺ
γὰρ ἐν ἑαυτοῖς ἔχει τῆς γεώδους οὐσίας, χρῄζει τινὸς ἐπι-
τεχνήσεως ἐν τῷ σκευάζεσθαι πρὸς τὸ λεπτομερέστερα γενέ-
σθαι. ταύτην οὖν ἐπενόησα δι᾽ ὄξους δριμυτάτου ποιεῖσθαι,
καὶ μάλιστα ἐξ οἴνου μὴ αὐστηροῦ τὴν γένεσιν ἐσχηκότος,
κἂν ἐκ μὴ τοιούτου δὲ γεγονὸς ᾖ, χρόνου δὲ ὑπάρχῃ συ-
χνοῦ, χρηστέον αὐτῷ. πρόσεχε δὲ ἀκριβῶς ἐν τῇ γεύσει μή
τί σοι δόξῃ κἂν ἐλάχιστον οἴνου ποιότητος ἐμφαίνειν. οὐ
γὰρ ἔχει τὸ τοιοῦτον ὄξος ἰσχυρὰν τὴν διαβρωτικὴν καὶ
τμητικὴν τῶν πλησιαζόντων δύναμιν. ἐν δὲ τῷ δριμυτάτῳ
καὶ ὡς οἷόν τε παλαιοτάτῳ καὶ λεπτοτάτῳ κατὰ τὴν σύ-
στασιν ὄξει λειοῦν χρὴ τὰ μεταλλικὰ τὸ παχὺ τῆς συστά-
σεως παραιτούμενον, ἄμεινον δὲ ἐν ἡλίῳ θερινῷ γίγνεσθαι

Cap. III. [Confectiones medicamentorum ex metal-
licis ad nervorum vulnera.] Ex metallicis medicamentis
aftringentia vitare confultum eft, praefertim ubi compofiti
medicamenti ufus in punctura eveniat, quae vero detergendi
vim obtinent, ficut aeris fquama, ex ufu funt, caeterum
omnia metallica, quum craffiorum partium exiftant, multum
enim terreftris fubftantiae in fe continent, artificii nonnihil
in praeparando requirunt, quo tenuiora fiant. Hoc igitur
ex aceto facere quam acerrimo excogitavi, praefertim quod
ex vino non auftero confectum eft. Ac fi ex tali non fit,
fed admodum vetus, eo utitor. Attende tamen diligenter
in guftu, ne tibi minimam vini qualitatem referre videa-
tur, tale quippe acetum validam exedendi incidendique
vicina facultatem non habet. Jam vero metallica ex acer-
rimo et quam fieri poteft vetuftiffimo fubftantiaque tenuis-
fimo laevigare oportet eum, qui confiftentiae craffitudinem
devitat. Praeftat autem id in fole aeftivo perficere. Sunt

Ed. Chart. XIII. [722.]   Ed. Baf. II. (352.)

τὴν λείωσιν τῶν φαρμάκων. ἔνια μὲν οὐδὲ κοπῆναι δεῖται τῶν μεταλλικῶν οὔτε σεισθῆναι, λυόμενα ῥᾳδίως ὑπὸ του ὄξους, ὥσπερ ἡ χαλκῖτίς τε καὶ τὸ μίσυ, τινὰ δὲ χρῄζει καὶ κοπῆναι καὶ σεισθῆναι, καθάπερ ἡ τοῦ χαλκοῦ λεπίς. ὁπότε μὲν οὖν τὸ πρῶτον ἐσκεύασα τὸ φάρμακον, ἐνέβαλον αὐτῷ καὶ ἀῤῥενικοῦ, μετὰ ταῦτα δὲ ἔδοξέ μοι περιττὸν εἶναι. καὶ γὰρ διὰ τῆς λεπίδος τοῦ χαλκοῦ καὶ τοῦ μίσυος καὶ τῆς χαλκίτεως αὐτάρκως ἐφαίνετό μοι συντεθήσεσθαι τὸ φάρμακον. ἔμιξα δὲ κατὰ τὴν πρώτην σύνθεσιν καὶ τὸν κε-καυμένον ἰὸν, ὑπώπτευσα γὰρ τὸν ἄκαυστον ὡς περαιτέρω τοῦ προσήκοντος δάκνοντα. μετὰ ταῦτα μέντοι καὶ ἄκαυ-στον ἔβαλον ὀλίγον, ὡς πρὸς τὴν τῶν ἄλλων ἀναλογίαν οὕτως δὲ καὶ τὴν χαλκῖτιν εἰ μὲν ὠμὴν ἐνέβαλλον, ὀλιγί-στην ἔμισγον, εἰ δὲ καὶ κεκαυμένην, ἴσην τῷ μίσυϊ καὶ λε-πίδι τοῦ χαλκοῦ. κάλλιον δ' ἁπάντων τῶν σκευασθέντων ἤλπισά τε καὶ διὰ τῆς πείρας εὗρον, ἐν ᾧ πλείστη μὲν ἡ τοῦ χαλκοῦ λεπὶς ἦν, δευτέρα δὲ ἡ κεκαυμένη χαλκῖτις, εἶτα μίσυ. λειούσθω δ' οὖν, ὡς ἔφην, ἐν ἡλίῳ θέρους ὥρᾳ πολ-

quidem ex metallicis, quae nec comminui nec cribrari po-ftulant, quum facile ab aceto folvantur, ficut chalcitis et mify, nonnulla et contundi et cribrari et poftea laevigari defiderant, quemadmodum aeris fquama. Quum igitur pri-mum praepararem medicamentum, immifcui ei et arfeni-cum, poftea fuperfluum effe putavi, etenim ex aeris fqua-ma et mify et chalcitide medicamentum compofitum iri abunde mihi fatis videbatur. Mifcui autem prima confec-tione etiam aeruginem combuftam, nam quae ignem experta non erat, tanquam jufto mordaciorem fufpicatus fum, deinde tamen non uftae pauxillum fimul adieci, quantum aliorum portio ferebat. Pari modo chalcitidem fane pauciffimam, uftam vero aequalem mify et aeris fquamae, indidi. Prae-ftantius autem omnibus compofitis fore fperavi, imo etiam experientia deprehendi, in quo plurima aeris fquama in-effet, dein chalcitis combufta, poftea mify. Quaecunque igitur mifcebis medicamenta, ad folem, ut dixi, aeftivo

612 *ΓΑΛΗΝΟΥ ΠΕΡΙ ΣΥΝΘΕΣΕΩΣ ΦΑΡΜΑΚΩΝ*

Ed. Chart. XIII. [722.]   Ed. Baf. II. (352.)

λαῖς ἐφεξῆς ἡμέραις ἅττ᾽ ἂν μίξεις φάρμακα δι᾽ ὄξους δρι-
μυτάτου. ὅσῳ γὰρ ἐν πλείονι χρόνῳ λειωθῇ, τοσούτῳ γί-
γνεται λεπτομερέστερα καὶ διὰ τοῦτο χρησιμώτερα πρὸς τὰς
στενὰς τρώσεις, ὡς ἐπί γε τῶν γεγυμνωμένων νεύρων φυλάτ-
τεσθαι χρὴ τὰ λίαν λεπτομερῆ τε καὶ διαβρωτικά. διὰ τοῦτο
δὲ οἱ εἰρημένοι τροχίσκοι πᾶσι τοῖς τοιούτοις χρήσιμοι, προσ-
ειλήφασι γάρ τινα καὶ τῶν στυφόντων. ἔνδοξοι δ᾽ αὐτῶν
εἰσὶν ὅ τε τοῦ Ἄνδρωνος καὶ ὁ τοῦ Πολυείδους καὶ ὁ τοῦ
Πασίωνος. ἔστι δὲ καὶ ἄλλος τις τέταρτος καὶ πέμπτος, οἷς
ἐγὼ συνήθως χρῶμαι, τούτων ἰσχυρότερος. ῥηθήσονται δ᾽
αὐτῶν αἱ ἀκριβεῖς συμμετρίαι προήκοντος τοῦ λόγου. νυνὶ
μέντοι τοσοῦτον εἰρήσθω περὶ τῆς χρήσεως αὐτῶν, ὡς χρὴ
λειωθέντας αὐτοὺς ξηροὺς μετὰ ταῦτα πάλιν ἐπιβαλόντα
σίραιον οὕτως λειοῦν, ἄχρι τοῦ γλοιῶδές τε γενέσθαι τὸ
φάρμακον καὶ λεῖον ὁμαλῶς. ὀνομάζουσι δὲ νῦν καὶ σίραιον
τοῦτο παρ᾽ ἡμῖν ἅπαντες, ἕψημα τοῦ γλεύκους ἑψομένου γι-
νόμενον. ἔστω δὲ καὶ τοῦτο μηδὲν οἰνῶδες ἔχον. γίγνεται δὲ
καὶ τοιοῦτον μήτε ἐξ αὐστηρῶν σταφυλῶν ὄντος τοῦ γλεύ-

tempore multis deinceps diebus in pulverem ex aceto quam
acerrimo redigantur, quanto enim longiori tempore trita
fuerint, hoc tenuiorem fubstantiam confequentur. Ideoque
angustis vulneribus aptiora, ficut in nervis denudatis ad-
modum tenuia exedendiaque cavenda funt, ob quod prae-
dicti paftilli omnibus id genus conveniunt, fiquidem non-
nulla aftringentia quoque affumpferunt. Porro celebres ex
illis funt qui ad Andronem, Polyidam et Pafionem aucto-
res referuntur. Sunt et alii quidam quartus et quintus,
illis valentiores, quibus ego fubinde utor. Symmetriae
vero ipforum perfectae fermonis proceffu dicentur. Nunc
de eorundem ufu tantum explicaffe fufficiat, quod tritos
ipfos aridos poftea rurfus fapa adiecta, ita terere convenit,
donec fordium fpiffitudinem recipiat medicamentum et
aequaliter laeve fiat. Vocant autem nunc omnes apud nos
et firaeon, ex mufto decocto natum, id autem nihil vinofum
habeat, quale non ex aufterarum uvarum, fed quam maxi-

ΤΩΝ ΚΑΤΑ ΓΕΝΗ ΒΙΒΛΙΟΝ Γ. 613

Ed. Chart. XIII. [722. 723.]   Ed. Baf. II. (352.)

κους, ἀλλ᾽ ὡς ἔνι μάλιστα γλυκειῶν, μήτε ἐκ τοῦ πρώτου
ῥέοντος, ἀλλ᾽ ἐκ τοῦ τελευταίου. εἰ μὲν οὖν εἴη τὸ γλεῦκος
τοιοῦτον, ἕψειν αὐτὸ χρὴ μέχρις ἂν ἥμισυ λειφθῇ τοῦ κατὰ
τὴν ἀρχὴν ἐμβληθέντος· εἰ δὲ μὴ τοιοῦτον, μέχρι τοῦ τὸ
τρίτον ἀπολειφθῆναι καθεψητέον ἐστί. τοιούτῳ μὲν ἑψή-
ματι διαλύειν χρὴ τοὺς τροχίσκους, ὥστε μελιτώδη σύστασιν
ἔχοντας ἀναληφθέντας μοτοῖς, ἐπιτίθεσθαι τοῖς γεγυμνωμέ-
νοις νεύροις καὶ μάλιστα τοὺς μετριωτέρους αὐτῶν, ὁποῖός
ἐστιν ὁ τοῦ Πολυείδους, καὶ πολὺ δὴ μᾶλλον, ἐὰν ἁπαλό-
σαρκον ᾖ τὸ σῶμα, καθ᾽ ὃ καὶ τελέως ἀποχωρεῖν ἀσφαλέ-
στερόν ἐστι τῆς τῶν τροχίσκων χρήσεως, ἑτέροις χρώμενον
φαρμάκοις, ὑπὲρ ὧν ἤδη τε προείρηται καὶ αὖθις εἰρήσεται.
[723] σκεπασθέντος δὲ τοῦ γεγυμνωμένου νεύρου τοῖς μο-
τοῖς ἔξωθεν ἐπιβλητέον ἕν τι τῶν πρὸς τὰς στενὰς τρώ-
σεις ἁρμοττόντων, ὧν ἐστι τέτταρα γένη, τουτὶ μὲν ἓν τὸ
διὰ τῶν μεταλλικῶν, ὑπὲρ οὗ πρόκειται λέγειν, ἕτερον δὲ τὸ
διὰ τῶν ὀπῶν, ἐν οἷς ἐστι καὶ τὸ δι᾽ εὐφορβίου, καὶ τρίτον
τὸ διὰ τῆς κόπρου τῶν περιστερῶν, καὶ τέταρτον, ὃ καλῶ
τὸ πρᾷον, ᾧ καὶ πρὸς τὰ τελέως γεγυμνωμένα νεῦρα τῶν

me dulcium multo praeparatur, neque ex primo fluentes,
fed poftremo. Si igitur tale muftum extiterit, coquendum
eft dum ad dimidiam partem menfurae confumatur, fin
minus tale, ad tertias coquendum eft. Huiusmodi quidem
decocto paftillos folvere expedit, ut mellis craffitudine lina-
mentis excepti, nervis denudatis imponantur, maximeque
ex ipfis temperatiores, qualis Polyidae eft. Ac multo fane
magis, fi corpus fit tenerum ac molliufculum, in quo et
prorfus a paftillorum ufu te abftinere tutius eft aliis uten-
tem medicamentis, de quibus jam fermo factus eft, iterum-
que fiet. Nervo autem nudo linamentis cooperto, extrin-
fecus unum aliquod ex iis, quae ad angufta vulnera conve-
niunt, fuperdandum eft. Quorum funt quatuor genera, unum
hoc quod ex metallicis conficitur, alterum quod ex liquori-
bus, inter quae refertur et illud, quod ex euphorbio conftat,
tertium ex columbarum ftercore, et quartum praon id eft mite
a me appellatum, quo etiam ad nervos tenerorum corporum

614 ΓΑΛΗΝΟΥ ΠΕΡΙ ΣΥΝΘΕΣΕΩΣ ΦΑΡΜΑΚΩΝ

Ed. Chart. XIII. [723.]   Ed. Baf. II. (352.)

ἀπαλοσάρκων σωμάτων χρῶμαι. τούτων τῶν τεττάρων ἕν
τι περιβάλλειν χρὴ παντὶ τῷ πεπονθότι μορίῳ συνεπιλαμ-
βάνοντα πολὺ καὶ τῶν ὑγιεινῶν μερῶν καὶ μάλιστα τᾶν
ὑπερκειμένων, οἷς καὶ τὴν κατάντλησιν ποιεῖσθαι χρὴ δὶς
τῆς ἡμέρας ἢ τρὶς, ἐὰν ἐπείγῃ. καὶ μέντοι καὶ τῆς νυκτὸς
ἐνίοτε τῶν μὲν μοτῶν ἐπικειμένων κατὰ τοῦ γεγυμνωμένου
νεύρου, τοῦ δ᾽ ἐπιβεβλημένου κατ᾽ αὐτῶν ἔξωθεν αἱρομένου.
παμπόλλης δ᾽ οὔσης διαφορᾶς τῶν ἀνθρωπίνων σωμάτων
κατά τε τὰς ἐξ ἀρχῆς αὐτῶν κράσεις καὶ τὰς τῶν ἡλικιῶν με-
ταβολὰς, ἔτι τε πρὸς τούτοις τὰ ἐπιτηδεύματα τὸ συντιθέ-
μενον φάρμακον ἀδύνατον ἅπασιν ἁρμόττειν. ἔστω τοίνυν
διὰ τοῦτό σοι δύο παρεσκευασμένα, τὸ μὲν ἕτερον ἰσχυρό-
τερον τῶν ὁμογενῶν, τὸ δὲ ἕτερον πραότερον, ἃ μιγνὺς ἀλ-
λήλοις ἐπὶ τῆς χρείας, ἐργάσῃ πάμπολλα τὰ μεταξὺ παρὰ
τὸ ποσὸν τῆς μίξεως. ἐὰν γὰρ ἴσον ἑκατέρου μίξῃς, ἔσται
σοι τὸ μιχθὲν ἀκριβῶς ἀμφοῖν μέσον. ἐὰν δὲ θατέρου πλέον,
ἐπὶ τοσοῦτον ἀποκεχωρηκὸς τοῦ μέσου πρὸς ἐκεῖνο τῶν
ἄκρων, ἐφ᾽ ὅσον ἡ μίξις ὑπερέσχεν. ἔστω τοίνυν τὸ μὲν ἰσχυ-

omnino denudatos utor, ex his quatuor unum quoddam
toti affectae parti circumdandum eft ita ut fanarum quoque
partium multum una comprehendat, praefertim fuperpo-
fitarum, quas bis die vel ter, fi neceffitas incidit, perfufione
fovere oportet. Quin etiam nocte interim linamentis qui-
dem denudato nervo impofitis, caeterum eo, quod extrinfe-
cus admotum erat, ablato. Porro quum permagna huma-
norum corporum fit differentia, tum in nativis ipforum tem-
peramentis, tum aetatum mutationibus, infuper vitae ftu-
diis, nulla ratione, quod componitur medicamentum, om-
nibus convenire poteft. Quamobrem duo in promptu habe-
to, alterum valentius ejusdem generis reliquis, alterum
mitius, quibus invicem mixtis, dum ufus poftulat, permulta
inter haec media juxta mixturae quantitatem conftituas. Si
namque parem utriusque portionem confuderis, mixtum
exacte medium amborum erit, quod fi alterius plus adiicias,
tantum a medio ad illud fummum recedet, quanto mixtura
fuperaverit. Efto igitur valentiffimum metallicum ex his

Ed. Chart. XIII. [723.]   Ed. Baf. II. (352.)

ρότατον τῶν μεταλλικῶν ἐκ τούτων συγκείμενον· ἓν μὲν
ἐχέτω μέρος τῆς ὠμῆς χαλκίτεως, δύο δὲ τοῦ μίσυος ὡσαύ-
τως ὠμοῦ, τρία δὲ τῆς τοῦ χαλκοῦ λεπίδος· τὸ δ' ἀσθε-
νέστατον, ἓν μὲν ὡσαύτως μίσυός τε καὶ χαλκίτεως, ἀλλὰ
κεκαυμένων ἀμφοτέρων, τῆς δὲ λεπίδος τέτταρα. καὶ μέντοι
καὶ μέσον ἀμφοῖν, ᾧ κέχρημαι πολλάκις, ἔστω τοιόνδε. μί-
συος καὶ χαλκίτεως καὶ ἰοῦ, κεκαυμένων ἁπάντων ἓν ἑκά-
στου μέρος, τῆς δὲ λεπίδος τοῦ χαλκοῦ μέρη τρία. τούτοις
οὖν ὡς προείρηκα λειωθεῖσι μιγνύσθω κηροῦ κατὰ μὲν τὸ
ἰσχυρότατον τὸ διπλάσιον, κατὰ δὲ τὸ ἀσθενέσταιον δύο
καὶ ἥμισυ μέρη, κατὰ δὲ τὸ μέσον ὃ μεταξὺ τούτων ἐστὶ
μέρη δύο καὶ τέταρτον οἷον ἐπὶ τοῦ πρώτου γεγραμμένου
τῶν τριῶν, ὅπερ ἰσχυρότατον ἔφην εἶναι, τὰ πάντα μέρη
γίγνεται τὸν ἀριθμὸν ἐκ μίσυος καὶ χαλκίτεως καὶ λεπίδος
ἀθροιζόμενα ἕξ. τούτοις οὖν ἐπιβαλεῖς κηροῦ μέρη ιβ'. κατὰ
δὲ τὸ ἀσθενέστατον, ἐὰν ἓξ ᾖ μέρη τῶν μεταλλικῶν, μέρη ιβ'.
βάλλῃς κηροῦ, τὸ μεταξὺ δὲ ἐπὶ τοῦ μέσου. μεταξὺ δ' ἔτι
τῶν ὀκτωκαίδεκα καὶ δώδεκα τὰ πέντε καὶ δέκα. ἐάν τε οὖν
◁ α'. ὑποθῇς τὸ ἓν εἶναι μέρος ἁπάντων δηλονότι, το-

conftructum, unam partem crudae chalcitidis habens, duas
mifyos fimiliter crudi, tres aeris fquamae, invalidiffimum
unam itidem mifyos et chalcitidis, fed utriusque combufti,
fquamae quatuor.   At vero amborum medium, quo fubinde
ufus fum, tale efto, mifyos, chalcitidis, aeruginis, cujus-
que ufti pars una, aeris fquamae partes tres.   His ficut
praedixi contritis, cerae in valentiffimo duplum, in altero
duae partes et ß. mifcentur, in medio, quod intra haec
conflftit, partes duae et quarta, ficut in primo trium, quod
valentiffimum effe dixi, omnes partes numero fex, ex mify,
chalcitide et fquama collectae, nafcuntur.   His ergo duode-
cim cerae partes adjicientur.   At in medicamento invalidis-
fimo fi metallicorum fex partes exiftant, cerae duodecim
apponas, in mediocri amborum medium, funt autem inter
octodecim et duodecim media quinque et decem.   Sive
igitur drach. j ftatuas unam effe partem, omnium videlicet,

Ed. Chart. XIII. [723.]　　　　**Ed. Baf. II. (352. 353.)**

σαύτας βάλλῃς δραχμὰς, ὅσα περ τὰ μέρη, ἐάν τε οὐγγίαν
ἢ λίτραν, οὕτω γὰρ εἴθισται παρὰ τοῖς Ῥωμαίοις ὀνομάζε-
σθαι, τοσαύτας οὐγγίας ἢ λίτρας. ἔστι δὲ παρ᾽ αὐτοῖς μέ-
τρον, ᾧ τὸ ἔλαιον μετροῦσιν ἐντετμημένον γραμμαῖς διαι-
ρούσαις τὸ σύμπαν εἰς μέρη ιβ'. καὶ καλεῖται μὲν τὸ ὅλον
μέτρον ὑπ᾽ αὐτῶν λίτρα, τὸ δωδέκατον δ᾽ αὐτῆς οὐγγία.
τὰ μὲν οὖν μεταλλικὰ καὶ ὁ κηρὸς ἐπὶ ζυγοῦ δι᾽ ἑτέρας
οὐγγίας ἵσταται, τὸ δ᾽ ἔλαιον τῷ κέρατι μετρεῖται. βαλλέ-
σθω τοίνυν εἰς τὰ προειρημένα φάρμακα πάντα κατὰ τὴν
ἀναλογίαν τοῦ κηροῦ τὸ ἔλαιον, ἐν ἅπασιν αὐτοῖς τὸ ἥμισυ
πλεονάζον, ὥστε ἐὰν ὁ κηρὸς ᾖ γο η'. τὸ ἔλαιον βάλλεται
γο ιβ'. τουτέστιν ὅλην τὴν λίτραν. ἔστω δὲ (353) τὸ ἔλαιον
ὅμοιον τῷ Σαβίνῳ λεπτομερές τε καὶ στύψεως ἥκιστα με-
τέχον. ἄμεινον δ᾽ εἰ καὶ παλαιὸν εἴη. τὸ δ᾽ ὠμοτριβὲς ὀνο-
μαζόμενον καὶ τὸ μετὰ θαλλῶν ἐλαίας ἐσκευασμένον οὐκ
ἐπιτήδειον. ἅπασι δὲ τοῖς εἰρημένοις φαρμάκοις, ὅταν ἐν
τῇ θυείᾳ τὰ μεταλλικὰ πλείοσιν ἡμέραις τριφθῇ μετ᾽ ὄξους,
ἐπεμβαλλέσθω λιβανωτὸς ὁ λευκότατός τε καὶ λιπαρὸς,

tot denarios adjicito, quot partes, five unciam, five libram,
fic enim apud Romanos confuetudo eft nominari tot uncias
vel libras.　　Porro menfura quidem apud ipfos eft, qua
oleum metiuntur, infecta difcretaque lineis totam in duo-
decim partes dividentibus, atque integra menfura ab eis
libra nominatur, duodecima vero ejus portio uncia.　Me-
tallica igitur et cera in lance aliis unciis ponderantur, oleum
cornu metiuntur.　Itaque praedictis medicamentis omnibus
juxta cerae proportionem oleum immittatur, fuperetque in
fingulis ipfis dimidio, ut fi cera uncias viij. compleat, oleum
duodecim, hoc eft integram libram pendat.　Efto autem id
fabino fimile, partium tenuiorum, minimeque aftringens,
at etiam fi vetus fit, praeftat, acerbum vero et quod ex
oleae furculis confectum eft, nequaquam convenit.　Cae-
terum omnibus medicamentis commemoratis, ubi metallica
ex aceto pluribus diebus in mortario trita fuerint, thus can-
didiffimum et pingue admifceatur, deinde rurfus una cum

Ed. Chart. XIII. [724.]   Ed. Baf. II. (353.)

[724] εἶτα πάλιν ἅμα τοῖς μεταλλικοῖς λειούσθω τινὰς ἡμέ
ρας, πρὶν τὴν κηρωτὴν αὐτοῖς ἐπιμίγνυσθαι. ὅσον δ' ἂν
ἐξ ἁπάντων τῶν μεταλλικῶν ἀθροίζηται πλῆθος, τούτου τὸ
ἥμισυ μέρος ὁ λιβανωτὸς ἐχέτω. εἰ δὲ μαλακώτερον ἐθέλοις
ποιῆσαι τὸ φάρμακον, ἐμβάλλειν πλέον ἢ κατὰ τὸ ἥμισυ,
καθάπερ εἰ καὶ δριμύτερον, ἔλαττον ἢ τὸ ἥμισυ. καὶ μέντοι
καὶ τηκομένῳ τῷ κηρῷ μετὰ τοῦ ἐλαίου τῶν εἰρημένων ῥη
τινῶν τινος ἐπιβάλλειν ἔξεστιν, εἰδότος σου δριμύτερον μὲν
αὐτὸ γενέσθαι τῆς στροβιλίνης ἐμβληθείσης, μαλακώτερον δὲ
τῆς τερμινθίνης, μέσον δ' ἀμφοῖν τῆς ἐλατίνης. ἐκ δὲ τοῦ
γένους τῶν ῥητινῶν ἐστι καὶ ἡ λάριξ ὀνομαζομένη τοὐπί
παν μὲν ὑγροτέρα τῶν προειρημένων οὖσα, παραπλησία δὲ
κατὰ τὴν σύστασιν τῇ ὑγρᾷ πευκίνῃ, ἣν ἀντὶ τῆς τερμινθί
νης πιπράσκουσεν οἱ ῥωποπῶλαι τοῖς οὐκ εἰδόσι διακρίνειν
αὐτάς. ἔστι δ' ἡ τοιαύτη ῥητίνη καὶ τῇ ὀσμῇ καὶ τῇ γεύ
σει καὶ τῇ δυνάμει δριμυτέρα τῆς τερμινθίνης. ταύτῃ τε οὖν
τῇ ῥητίνῃ καὶ τῇ τερμινθίνῃ παραπλησίαν ἔχει δύναμιν ἡ
λάριξ ὀνομαζομένη, λεπτομερεστέρα δ' αὐτῶν ἐστι καὶ δια
φορητικωτέρα. μίξεις οὖν τῷ κηρῷ τῶν εἰρημένων ῥητινῶν

metallicis diebus aliquot laevigetur, priusquam ceratum eis
immifceas. Quanta vero ex omnibus metallicis copia colligitur, hujus partem dimidiam thus contineat, quod fi mollius medicamentum facere poftulas, amplius quam dimidiam,
ficut ubi acrius expetis, minus dimidio adjungas. Et vero
etiam cerae cum oleo liquatae refinam quandam ex iis,
quas recenfuimus, mifceas licet, fciens acrius ipfum adiecta
ftrobilina, fieri, mollius terebinthina, medium utriusque
abietina. Ex harum genere larix quoque eft, praedictis
plane humidior, confiftentia vero fimilis liquidae piceae,
quam loco terebinthinae inftitores vendunt ignorantibus eas
difcernere, eft autem talis refina odore, guftu et facultate,
quam terebinthina acrior. Cum hac igitur et terebinthina
perfimilem potentiam larix obtinet, fed tenuioribus partibus majoreque difcutiendi virtute praedita elt. Mifcebis
igitur cerae fextam fuperiorum refinarum partem, volens

βουλόμενος ἐμπλαστρῶδες γενέσθαι τὸ φάρμακον ἕκτον μέ-
ρος, ὡς ἐὰν τοῦ κηροῦ βάλῃς λίτραν α΄. τῆς ῥητίνης ἐμβα-
λεῖς γο β΄. εἰ δ᾽ εἴη λίαν ὑγρά, καὶ μίαν ἀρκέσει μόνην μῖ-
ξαι. μὴ φροντίζων μέντοι τοῦ γενέσθαι τό φάρμακον ἐμπλα-
στρῶδες, οὐ πάνυ τι δεήσει τὴν ῥητίνην μιγνύναι αὐτῷ. καὶ
χαλβάνης δὲ μίγνυε πάντως, ἔνθα μέντοι πρόκειται πραότα-
τον ἐργάσασθαι τὸ φάρμακον, ἴσον τῷ κατὰ τὸν λιβανωτὸν
σταθμῷ. ἔνθα δ᾽ ἰσχυρότερον, τὸ ἥμισυ. κατὰ δὲ τὸ μέσον
ἀμφοῖν, τὸ μεταξὺ τοῦ τ᾽ ἴσου καὶ τοῦ ἡμίσεως, οἷον εἰ τέτ-
ταρες εἶεν αἱ τοῦ λιβανωτοῦ δραχμαί, δύο μὲν ἐμβαλεῖς τῆς
χαλβάνης ἰσχυρὸν διαμεῖναι τὸ φάρμακον βουλόμενος, πρᾷον
δὲ τέσσαρας, τρεῖς δὲ μέσον. ὥσπερ γὰρ ἔχει τι μαλακὸν
καὶ ἀνώδυνον, οὕτω καὶ σηπτικόν. τοῦτο δὲ ὑπάρχει καὶ
τοῖς πλείστοις τῶν μαλακτικῶν. διὸ καὶ γεγυμνωμένῳ τῷ
νεύρῳ προσφέροντός σου τὸ φάρμακον οὐ πάνυ τι μεμί-
χθαι χρὴ τὴν χαλβάνην, ἄνευ δὲ γυμνώσεως οὐ σμικρῶς χρη-
σιμος ἡ μίξις αὐτῆς, εἰς ἀνωδινίαν συντελοῦσα. καὶ τοίνυν
ἔνεστοί σοι καὶ τοιοῦτον φάρμακον ἔχειν ἕτοιμον ἐπὶ τῶν
εὐαισθήτων τε καὶ ἀπαλοσάρκων καὶ κακοχύμων, ἐν ᾧ πλέον

medicamentum emplaftri figuram induere, nam uni cerae
libram, refinae uncias duas adjicias, fin autem liquida in-
figniter fuerit, vel unam tantum mifcere fatis eft.   Attamen
fi, ut in modum emplaftri medicamentum fiat, nihil curas,
refinam addere non admodum opus eft, galbani vero aequale
thuri pondus indes, ubi mitiffimum reddere medicamentum
ftatuis, dum valentius, dimidium, quando ipforum me-
dium, id quod inter aequale et dimidium eft.   Verbi gratia,
fi quatuor thuris drachmae fuerint, duas galbani impones,
validum permanere medicamentum poftulans, mite, quatuor,
medium, tres.   Ut enim molle et dolorem levans quippiam
habet, ita quoque putrificum, quod fane et plurimis mollien-
tibus accidit.   Quare quum nervo denudato medicamentum
adhibes, non adeo galbanum effe commixtum oportet, quod
fi nudus ille non eft, haud mediocriter ipfius admixtio do-
lori auferendo convenit, ideoque tale etiam medicamentum
acuto fenfu praeditis, teneris et cacochymis paratum habere

ἐστὶ τῆς χαλβάνης. ἅπαντα γὰρ τὰ μεταλλικὰ τραχυντικά τ'
ἐστὶ καὶ ὀδυνηρά. καὶ τῶν ὑγρῶν ὄξος. εἰκότως οὖν τὰ δι'
αὐτῶν σκευαζόμενα φάρμακα τραχέα τε φαίνεται καὶ ὀδυ-
νηρά. καὶ διὰ τοῦτο αὐτοῖς ἐπιτήδειός ἐστιν ἥ τε δι' ἐλαίου
κατάντλησις ἥ τε μίξις τῆς χαλβάνης ὁμοίως. ἔστι δ' οὐδὲν
ἧττον χαλβάνης ἀνώδυνον τὸ λεπτομερὲς στέαρ. ἔχειν οὖν
ἀξιῶ σέ τι καὶ διὰ τούτων ἐσκευασμένον ἕτερον φάρμακον, ὃ
μιγνύναι δυνήσῃ τῷ διὰ τῶν μεταλλικῶν, ἐπί τε τῶν εἰρη-
μένων σωμάτων, ὅσα τε ἄλλα τραχέος τε καὶ ὀδυνηροῦ τοῦ
φαρμάκου λάβῃ ποτὲ αἴσθησιν. ἐκλέγεσθαι δὲ καὶ τούτων
ὅσα λεπτομερέστερα, τοιαῦτα δ' ἐστὶ τά τε τῶν ἀγρίων ζώων
καὶ μάλιστα λέοντός τε καὶ παρδάλεως καὶ ὑαίνης καὶ ἄρ-
κτου, τά τε τῶν πτηνῶν καὶ μάλιστα τῶν χηνῶν. εἰ δὲ μὴ
παρείη τοῦτο, τῶν ἀγροίκων ἀλεκτρυόνων τε καὶ ἀλεκτορί-
δων. οὕτω δὲ καὶ τὸ τῶν ἀγροίκων χηνῶν στέαρ προαιρεῖ-
σθαι. τῶν γὰρ ἐν ταῖς πόλεσι τρεφομένων ζώων, ὡς ἂν ἀρ-
γῶν κατακεκλεισμένων, ὑγρότερόν τέ ἐστι καὶ παχυμερέστε-
ρον τὸ στέαρ. ὅταν δ' ἡ σύστασις τοῦ φαρμάκου κηρωτοει-

expedit, in quo plus galbani adjectum fit. Omnia fiquidem
metallica exafperant, doloremque concitant, et ex liquidis
acetum, unde merito ex illis confecta medicamenta afpera
videntur et dolorifica, ob quam rem et fotus ex oleo et gal-
bani mixtura fimiliter ipfis idonea eft, nihilo autem minus
tenuium partium adeps galbano dolorem fedat. Quare ve-
lim te aliud quoque medicamentum ex his aliquod praepa-
ratum habere, quod ex metallicis compofito mifcere poffis,
tum in dictis corporibus, tum in iis, quae afperum et do-
lorificum quandoque medicamentum perceperint. Deligen-
dus autem adeps, qui tenuiorum partium exiftat, cujusmodi
funt agreftium animantium, maxime leonis, pardi, hyaenae
et urfi, ad haec volatilium, maxime anferum, horum inopia
agreftium gallorum gallinarumque, ita vero anferum quo-
que filveftrium, nam animalium, quae in urbibus aluntur
et tanquam in ocio conclufa funt, humidior eft adeps et cras-
fior. Caeterum quo medicamenti confiftentia cerati fpiffitu-

δὴς ᾖ, μιγνύσθω κηροῦ τὸ τρίτον ἢ τέταρτον ᾖ, εἰ λίαν ὑγρὸν
εἶναί σοι φαίνοιτο τὸ στέαρ, ἐγχωρεῖ καὶ τὸ ἥμισυ τοῦ κη-
ροῦ μῖξαι, ὥσπερ γε εἰ καὶ ξηρὸν εἴη, τὸ τέταρτον. εἰ δὲ
μέσος ἔχει, τὸ τρίτον. εἰς πολλὰ δὲ χρήσιμος ἡμῖν ἡ τοιαύτη
κηρωτὴ μέλλουσα γενήσεσθαι διὰ στεάτων ὀνομαζέσθω.

[725] Κεφ. δ'. [Περὶ τοῦ δι' εὐφορβίου συντιθεμένου
φαρμάκου.] Λέλεκταί μοι καὶ πρόσθεν ὡς ἀπολείπεται πάμ-
πολυ τοῦ νέου τὸ παλαιὸν εὐφόρβιον. ἂν μὲν οὖν αὐτο-
ετὲς ᾖ, καὶ τοῦ Κυρηναίου μᾶλλον ὅπου θερμαίνει καὶ μά-
λιστα τοῦ νῦν, ἐξ ὅτου δι' ὕδατος ἀρδεύσεως αὐξάνουσί τε
τὰ φυτὰ καὶ πρὸς πλῆθος ὅπου γενέσεως παρασκευάζουσι
μετ' ἐνιαυτὸν γὰρ ἕνα θερμὸν ἱκανῶς ἐστι, λείπεται δὲ ἤδη
συχνῷ τοῦ προσφάτου. δυοῖν δὲ ἐτῶν γενόμενον, ἔτι δὴ καὶ
πλέον ἀπολείπεται τοῦ νέου, καθάπερ γε τριῶν ἢ τεττάρων
ἔτι μᾶλλον. εἰ δέ τι τούτων χρονιώτερον εἴη, παντάπασιν
ἡ δύναμις αὐτοῦ καταλύεται. γνωριεῖς δ', ὡς ἔφην, ὅπως
ἔχει χρόνου καὶ δυνάμεως, εἴς τε τὴν χρόαν ἀφορῶν αὐτοῦ
καὶ τὴν σύστασιν. τῇ μὲν γὰρ χρόᾳ ξανθότερον καὶ ὠχρό-

dinem habeat, cerae tertia vel quarta pars admiſceatur, vel
ſi adeps humidus nimium eſſe tibi videatur, licet et cerae
dimidium adjicere, quemadmodum et ubi ſicca fuerit, quar-
tam, quum mediocriter habeat, tertiam. Porro hujusmodi
ceratum, quod utile nobis futurum eſt, ex ſevis nominetur.

Cap. IV. [De medicamento quod ex euphorbio com-
ponitur.] Dictum mihi eſt et antea vetus euphorbium re-
centiori multo inferius. Si igitur anniculum ſit, etiam Cy-
renaeo magis liquore calefacit, praeſertim eo, quem nunc
habemus, ex ǫuo per aquae irrigationem ſtirpes augent et
ad liquoris copiam generandam praeparant. Nam poſt an-
num unum abunde calidum eſt, deficit autem jam non me-
diocriter a recenti, bimum adhuc magis a novo degenerat,
quemadmodum trium aut quatuor annorum etiam hoc ma-
gis, vetuſtioris virtus omnino reſolvitur Cognoſces autem,
ut dixi, quam aetatem, quamque vim obtineat et colorem
et conſiſtentiam ejus reſpiciens. Colore quidem vetus novo

τερον φαίνεται τοῦ νέου τὸ παλαιὸν, τῇ συστάσει δὲ σκλη-
ρόν τε καὶ ξηρότερον. εἰ μέντοι γευόμενος ἐθέλοις διακρί-
νειν, οὐ στοχαστικὴν, ἀλλὰ βεβαίαν ἕξεις τὴν διάγνωσιν αὐ-
τοῦ. ὃ δὲ ἔφην αὐτοσχεδιάσαι δι᾿ αὐτοῦ χρίσμα θερμαντι-
κὸν, ἀκριβέστατά σοι δηλώσει τὴν δύναμιν τοῦ φαρμάκου.
σύγκειται δὲ κατὰ τήνδε τὴν συμμετρίαν. ἓν μέν ἐστι μέρος
τοῦ εὐφορβίου, τρία δὲ τοῦ κηροῦ, τοῦ δὲ ἐλαίου ιβʹ. τρι-
πλάσιον μὲν εἶναι χρὴ τοῦ εὐφορβίου τὸν κηρόν. αὐτοῦ δὲ
πάλιν τοῦ κηροῦ τετραπλάσιον τὸ ἔλαιον. ὅταν οὖν οὕτω
συνθῇς τὸ φάρμακον, ἀνατρίψας τι μέρος αὐτῷ δυνήσῃ γνῶ-
ναι σαφῶς ὁπόσην δύναμιν ἔχει. μάλιστα δὲ ἐν τῷ βαλα-
νείῳ καταφανὲς γίγνεται. δάκνονται γὰρ καὶ ὑπὸ τοῦ ἀέρος
μὲν, ἀλλ᾿ ἔτι καὶ μᾶλλον ὑπὸ τοῦ ὕδατος ἰσχυρῶς, ὅταν ᾖ
θερμὸν καὶ νέον καὶ ἰσχυρὸν τὸ εὐφόρβιον. ἐὰν μὲν οὖν ἔχῃς
τοιοῦτον καὶ αὐτὸ τοῦτο τὸ εἰρημένον χρῖσμα, θαῤῥῶν ἐπι-
τίθει τοῖς νύγμασιν, ἐφ᾿ ὧν εὐλαβῇ μύσαι τὸ στόμιον. ἐὰν
δὲ ἀσθενέστερον ᾖ, προστίθει τῷ σταθμῷ τοῦ εὐφορβίου
κατὰ τὴν ἀναλογίαν τῆς ἀσθενείας, ἐνίοτε μὲν ἐν ἥμισυ μέρος

flavius pallidiusque apparet, confiſtentia durius et ſiccius.
Jam ſi guſtu voles diſcernere non conjecturalem ejus di-
gnotionem, ſed firmam habiturus es, quod vero dixi cale-
factoriam unctionem ex eo me confeciſſe ex temporali uſu
exigente, exactiſſime medicamenti facultatem tibi indicabit.
Conſtat autem hac ſymmetria. Una pars eſt euphorbii, tres
cerae, olei duodecim, ceram quidem euphorbio triplo co-
pioſiorem, oleum vero quam ipſa cera, quadruplo eſſe con-
venit. Ubi igitur in hunc modum medicamentum compo-
fueris, fricata eo parte aliqua, manifeſto licebit dignoſcas
quantam virtutem obtineat, maxime autem in balneo inno-
teſcit, fiquidem ab aëre quidem mordentur, ſed magis ad-
huc valide ab aqua, quum euphorbium fit calidum, recens
et vehemens. Tale igitur conſequutus et hanc ipſam com-
memoratam unctionem audacter puncturis imponito, ubi
oras connivere metus eſt. Si imbecillius fuerit, auge men-
furam euphorbii pro imbecillitatis ratione, interdum partem

ἐμβάλλων, ἔστι δ᾽ ὅτε δύο, καὶ ποτὲ ἴσον τῷ κηρῷ καὶ
πλεῖον, ἐὰν λίαν ᾖ παλαιόν. ἥ γε μὴν πρώτη χρῆσις ἐπὶ τοῦ
νενυγμένου τὸ νεῦρον ἢ τὸν τένοντα ποδηγήσει σε πρὸς τὴν
δευτέραν. ἐὰν μὲν γὰρ αὐτός τε ὁ τετρωμένος φησὶ δεδῆ-
χθαι, σοί τ᾽ αὐτῷ φαίνηται τὰ περὶ τὸ νύγμα θερμὰ καὶ
αὐτὸ τὸ νύγμα πλέον ἢ δεῖ ἐπηρμένον, ὑποφλεγμαῖνόν τε
τοῖς χείλεσιν, ἤτοι γε ἐκλύσεις τοῦ φαρμάκου τὴν δύναμιν
ἐλαίου μίξει πλέονος ἢ συνθεὶς ἄλλο κατὰ προτέραν συμμε-
τρίαν ἢ δι᾽ εὐφορβίου παλαιοτέρου σύμμετρον οὕτως ἐργάσῃ.
ἐὰν δὲ τὰ ἐναντία τῶν εἰρημένων παρῇ, παραυξήσεις τοῦ φαρ-
μάκου τὴν δύναμιν. ἐὰν δὲ συμμέτρως ἔχειν ἅπαντα φαίνη-
ται, φυλάξεις. ἡ μὲν οὖν τριπλάσιον ἔχουσα τὸν κηρὸν τοῦ
εὐφορβίου σύνθεσις ἰσχυροτάτη τῶν ἄλλων ἐστίν, ὅταν γε,
ὡς εἴρηται, νέον ᾖ τὸ εὐφόρβιον· ἡ δὲ πενταπλάσιον ἀσθε-
νεστάτη, μέση δ᾽ ἀμφοῖν ἡ τετραπλάσιον ἔχουσα τὸν κηρὸν
τοῦ εὐφορβίου. τὸ δὲ ἔλαιον εἰ μὲν (354) οἷα τὰ καλούμενα
πρὸς τῶν ἰατρῶν ἄκοπα χρίσματα βούλοιο ποιῆσαι, τετρα-
πλάσιον ἐμβαλεῖς τοῦ κηροῦ· εἰ δ᾽ οἵαν ἐπὶ τῶν καταγμά-

unam ac dimidiam injiciens, interdum duas, nonnunquam
etiam pares cerae et plures, fi vetus nimium extiterit. Pri-
mus fane ufus in puncto nervum vel tendonem ad fecun-
dum te deducet. Si namque et vulneratus ipfe mordica-
tionem fenfiffe dicat, tibique ipfi partes puncturam ambien-
tes calidae appareant, tum ipfa punctura magis ac par eft
elata et orae inflammatione fubafficiantur vel olei copio-
fioris mixtura vim medicamenti remittes, vel compones aliud
ad priorem fymmetriam aut euphorbio vetuftiore modera-
tum ita efficies. Quod fi contrario quam dixi eveniat, vir-
tutem medicamenti adaugebis. Sin mediocriter omnia ha-
bere videbuntur, fervabis. Itaque confectura ceram triplo
euphorbio copiofiorem continens aliarum eft valentiffima,
quum illud, quemadmodnm diximus, recens additur, quin-
cuplo autem habens invalidiffima, quadruplo capiens medio
inter utrasque ordine confiftit. At fi unguenta proponis ef-
ficere, qualia a medicis acopa, id eft laffitudinem levantia,
nuncupantur, oleum cerae quadruplum immifcebis, fi vero

Ed. Chart. XIII. [725. 726.] Ed. Baf. II. (354.)

των την ύγραν κηρωτήν έργαζόμεθα διπλάσιον· εί δε και
ξηρός και αλιπής ο κηρός είη, και πλέον του διπλασίου.
τουπίπαν δ' αρκέσει προσθεῖναι μέρους ενός το ήμισυ τῷ
διπλασίῳ, ως γενέσθαι το παν μέτρον του κηρού δυοῖν και
ήμίσεων μερῶν. εμπλαστρῶδες δε ποιῆσαι βουληθείς το φάρ-
μακον τῷ κηρῷ μίξεις το ίσον έλαιον. εάν δε το περιέχον
ᾖ σύμμετρον κατά θερμότητα, ό τε κηρός παλαιός και αυ-
χμηρός τό τε περιέχον ψυχρόν, ολίγῳ πλέον, ώσπερ γε και
εάν ό τε κηρός ᾖ λιπαρός τό τε περιέχον θερμόν, έλαττον
ολίγῳ. [726] το δ' ολίγον τούτο δωδέκατόν εστι μέρος εφ'
εκάτερα του μέσου. και γάρ και ένδεκα και δεκατρεῖς ελαίου
ουγγίας ποτέ έμιξα τῇ λίτρᾳ του κηρού κατά το ποσόν της
τε συστάσεως αυτού και της του περιέχοντος θερμότητός τε
και ψύξεως. σπανίως δε βραχεῖ πλέον ή έλαττον· ίνα δ'
επίδεσιν έχῃ και λιπαρότητα και γλισχρότητα και μή ψαθυρόν
ᾖ, μηδ' ευδιάλυτον μηδ' ευαπόπτωτον του χρωτός το σκευ-
ασθέν, επέμιξα ρητίνης αυτῷ, μάλιστα μεν εί παρείη τερ-
μινθίνης αληθοῦς, εί δε μή, της γε ευποριστοτάτης, ην ονο-

ut in fracturis liquidum ceratum parare, duplum, quando
cera et ficca et pinguitudinis expers fuerit, etiam amplius
quam duplum, plerumque vero fufficit unius partis dimi-
dium duplo apponere, ut tota cerae menfura duarum par-
tium et dimidiae fiat. Atqui in modum emplaftri medica-
mentum cupiens componere, oleum pari menfura cerae mi-
fcebis, fiquidem ambiens fuerit calore temperatus, fin cera
vetus et arida et ille frigidus fit, paulo amplius, ficut quum
cera eft pinguis, ambiens calidus, paulo minus. Id autem
minus duodecima utroque verfum medii portio eft, etenim
et undecim et tredecim nonnunquam olei uncias cerae li-
brae mifcui tum pro ejus confiftentiae quantitate tum aëris
circumflui caloris frigorisque. Raro autem paulo plus vel
minus, verum ut colligationem, pinguedinem lentoremque
haberet nec friabile effet aut facile diffolveretur aut a cute
decideret, adjunxi refinam ei potiffimum, fi aderat, terebin-
thinam veram, fin minus paratiffimam ubique, quam frictam

624 ΓΑΛΗΝΟΥ ΠΕΡΙ ΣΥΝΘΕΣΕΩΣ ΦΑΡΜΑΚΩΝ

Ed. Chart. XIII. [726.]   Ed. Baf. II. (364.)
μάζουσι φρυκτήν τε καὶ κολοφωνίαν. ἔστω δ᾽ ἴσος αὐτῆς
ὁ σταθμὸς τῷ κηρῷ. φυλάττει γὰρ οἷς ἂν ἐμβληθῇ φαρ-
μάκοις τὴν προϋπάρχουσαν σύστασιν, ὅταν γε καὶ αὕτη συμ-
μέτρως ἔχῃ. πρόδηλον γὰρ ὅτι καθάπερ ἐν ἅπασι τοῖς ἄλ-
λοις, οὕτω κἀν τῇ ῥητίνῃ τὸ μᾶλλον καὶ ἧττόν ἐστιν. ἐὰν
οὖν ποτὲ φαίνηται λιπαρωτέρα τε καὶ ὑγροτέρα, γινώσκειν
χρὴ τὴν ἐκ τοῦ κηροῦ τετηκότος ἐλαίῳ γενησομένην κηρω-
τὴν ἑαυτῆς ὑγροτέραν ἐσομένην. ὅλως δ᾽ ἐπὶ νευροτρώτων,
ὅταν ἁμαρτάνηταί ποτε τῆς ἀκριβοῦς τε καὶ μέσης συστά-
σεως τῶν ἐμπλαστρωδῶν φαρμάκων, ἐπὶ τὸ μαλακώτερον
ἄμεινον ῥέπειν, εἰ καὶ μολῦνον ἔσεσθαι μέλλοι τὸ σκευασθέν.
ὡσαύτως δὲ καὶ ἡ σύμμετρος τῇ συστάσει. πίττα δὲ φυλάτ-
τει τὴν τῆς κηρωτῆς σύστασιν. ἀρίστη δ᾽, ὡς ἔφην, εἰς τὴν
τοιαύτην μίξιν ἡ λιπαρὰ, καθάπερ γε καὶ ἡ ῥητίνη. ἐὰν δ᾽
ὑγρὰν ἐμβάλλῃς ῥητίνην, ὁποία κατὰ τὴν σύστασίν ἐστιν
ἡ τερμινθίνη, τρίτον αὐτῆς μέρος εἶναι τοῦ κηροῦ προσήκει,
καὶ αὐτῆς δὲ τῆς τερμινθίνης ἡ νέα πολὺ τῆς παλαιᾶς ἐστιν
ὑγροτέρα. μέμνησθε τοίνυν ὅπερ ἐπὶ κηροῦ καὶ ῥητίνης ἠκού-

et colophoniam appellant, eamque pari cum cerae pondere.
Conſervat enim medicamentis quibus injecta eſt priorem
conſiſtentiam, ubi et ipſa mediocriter habeat, quippe notum
eſt, ut in omnibus aliis, ſic in reſina quoque majoris mi-
norisque rationem conſiſtere. Itaque ſi pinguior liquidiorque
nonnunquam appareat, ſciendum eſt ceratum, quod ex cera
cum oleo liquata proveniet, liquidius multo quam fuiſſet
evaſurum, ſummatim in nervorum vulneribus, quum in-
terim ab exacta mediaque medicamentorum emplaſtri modo
confectorum conſiſtentia erratum fuerit, ad molliorem potius
tendere, ſi inquinaturum quoque ſit, quod confectum eſt,
ſimili ratione et quod conſiſtentia mediocri eſt. Pix autem
cerati conſiſtentiam ſervat, optima vero ſicut dictum eſt, in
talem mixturam pinguis exiſtit, quemadmodum et reſina.
Si liquidam reſinam injicias, quali conſiſtentia eſt terebin-
thina, tertiam ipſius partem cerae eſſe oportet. Atque ipſa
terebinthina recens veteri longe eſt liquidior. Mementote
igitur, quod de cera et reſina audiviſtis, id in omnibus ob-

σατε, τοῦτο ἐπὶ πάντων φυλάττειν. οὐ γὰρ τῶν ξηρῶν καὶ
αὐχμηρῶν ἢ διὰ χρόνον ἢ διὰ τὴν ἐξ ἀρχῆς φύσιν, ἀλλὰ
τῶν συμμέτρων τῇ συστάσει τοσοῦτον ἑκάστου μικτέον ἐστὶν
ἐν τῇ συνθέσει τῶν φαρμάκων, ὅσον ἂν ὑπ' ἐμοῦ γεγραμ--
μένον εὑρίσκηται. ἔστω δὴ τὸ συμμέτρως ἔχον δυνάμεώς τε
καὶ συστάσεως τοῦ προκειμένου φαρμάκου, κηροῦ μὲν καὶ
ῥητίνης φρυκτῆς καὶ ἐλαίου τὸ ἴσον ἔχειν, αὐτοῦ δὲ τοῦ εὐ-
φορβίου τὸ ἕκτον, ὡς εἶναι λίτραν μὲν ἐκείνων ἑκάστου, τοῦ
δὲ εὐφορβίου δύο οὐγγίας. εἰ δὲ μαλακώτερον αὐτὸ ποιῆσαι
βουληθείημεν, ἀρκεῖ τὸ ὄγδοον μέρος ἐμβάλλειν τοῦ εὐφορ-
βίου, τουτέστιν γο α'. καὶ ἡμίσειαν, ἐπὶ τοῦ νέου καὶ θερ-
μοτάτου, καθότι προεῖπον εὐφορβίου τῆς συμμετρίας ταύ-
της ὡρισμένης, ὡς ἐάν γε παλαιότερον ᾖ, καὶ διὰ τοῦτο
ἀσθενέστερον, εἴρηται πρόσθεν ὡς πλέον εἶναι προσήκει
τοῦτο τῆς τῶν ἄλλων ἀναλογίας. εἰ δὲ μὴ μόνης ῥητίνης,
ἀλλὰ καὶ πίττης ἐμβάλλειν ἐθελήσαιμεν, ἡμίλιτρον ἑκατέρας
μίξομεν, ὡς εἶναι ἴσον τὸν σταθμὸν τῷ κηρῷ. πολὺ δὲ κάλ-
λιόν ἐστι τὸ φάρμακον, ἐὰν ἀντὶ τῆς ῥητίνης τε καὶ πίττης
πρόπολιν μίξῃ τις ἴσην τῷ κηρῷ. τὸ λιπαρὸν δ' οὐκ ἐχού-

fervare, nec enim ex ficcis et aridis vel tempore vel ex
primaria natura, verum ex mediocribus confiftentia, tantum
cujusque mifcendum eft in medicamentorum compofitione,
quantum a me fcriptum inveniatur. Efto igitur quod vim
et fubftantiam praedicti medicamenti mediocrem habet, ce-
rae, refinae frictae et olei pares portiones continere,
ipfius euphorbii fextam, ut fingulorum fit illorum libra,
euphorbii unciae duae. Quod fi mollius ipfum reddere vo-
luerimus, octavam euphorbii partem injicere fufficit, hoc
eft unciam et dimidiam, in recente et calidiffimo, velut
praecenfui, euphorbio fymmetria hac definita, nam fi vetu-
ftius fit eoque imbecillius, copiofius hoc aliorum portione
effe debere prius indicavimus. At fi non refinam duntaxat
imo etiam picem injicere eft animus, felibram utriusque
mifcebimus, ut modus cerae fit aequalis, quamquam multo
praeftat medicamentum, fi refinae picisque loco propolim
cerae parem adjungas. Quod fi ipfa pinguedinem non ha-

σης αὐτῆς ὁμοίως ταῖς ῥητίναις, ἐὰν μὲν ἀνεπίδετον ἐθελή-
σωμεν εἶναι τὸ φάρμακον, ἐμβαλοῦμεν τῆς τερμινθίνης ἢ τῆς
λαρικος ὀνομαζομένης ἢ καὶ τῆς συγκομιστῆς πευκίνης. ὀνο-
μάζω δὲ συγκομιστὴν μὲν ἣν ἐν τοῖς γλωσσοκομείοις τε καὶ
κεραμείοις κομίζουσι, ξύλα τε πολλὰ καὶ λιθώδη σώματα καθ᾽
ἑαυτὴν ἔχουσαν. ἐὰν δὲ τήξας αὐτὴν διηθήσῃς, καθαρὰ τότε
γίνεται, ὁμοίως αὐτῇ τῇ κολοφωνίᾳ καὶ φρυκτῇ καλουμένῃ.
καὶ τῶν αὐτορρύτων δὲ καλουμένων ῥητινῶν ἐγχωρεῖ μιγνύ-
ναι. καλοῦσι δ᾽ αὐτὰς ἐν Λακεδαίμονι μὲν καί τισιν ἄλλοις
χωρίοις πρωτορρύτους, ἐν Κιλικίᾳ δὲ καπνέλαιον ὀνομά-
ζουσι τὴν τοιαύτην ῥητίνην, ἁπασῶν τῶν ὑγρῶν ῥητινῶν
ὑγροτέραν τε καὶ θερμοτέραν καὶ λεπτομερεστέραν οὖσαν,
ὥσθ᾽ αὕτη μὲν συντελέσει τῇ τοῦ συντιθεμένου φαρμάκου
δυνάμει, καὶ μάλιστ᾽ αὐτὴν ἐμβάλλειν προσήκει, ὅταν ἄτονον
ᾖ τὸ εὐφόρ[727]βιον. ἔστι δὲ καὶ τῶν ἄλλων ῥητινῶν εὐω-
δεστέρα, καθάπερ ἡ τερμινθίνη καὶ ἡ ἐλατίνη. λέλεκται δ᾽
ἔμπροσθεν ὅτι θερμοτέρα ἐστὶ τῆς τερμινθίνης ἡ ἐλατίνη,
ταύτης δὲ ἡ στροβιλίνη. διαφέρει δὲ τῶν εἰρημένων ῥητινῶν

beat fimiliter refinis, fi adhaerens medicamentum, ut fafciis
ligari non opus fit, effe curemus, terebinthinam vel lari-
cem nominatam vel etiam fyncomiften pineam indemus,
voco fyncomiften, quam in alveis et doliis comportant ligna
multa ac lapidofa corpora in fe habentem, quae liquata
dum percolatur, pura tunc ficut colophonia et fricta dicta
redditur. Quin et refinas autorrhytos, *fponte fluentes* di-
ctas admifcere licet, nominant ipfas in Lacedaemone ac
aliis regionibus nonnullis protorrhytos *primifluas*, in Ci-
licia vero nuncupant talem refinam capnelaeon, liquidis
omnibus refinis tum liquidiorem tum calidiorem tum par-
tibus tenuioribus praeditam, quare potentiae quidem haec
medicamenti, quod componis, conferet ac maxime injicienda,
quum euphorbium roboris expers fuerit. Porro et inter
alias refinas odoratior eft ficut terebinthina et abietina.
Enimvero dictum eft antea terebinthina abietinam effe ca-
lidiorem, hac vero ftrobilinam. Differt autem a praedictis

τό τε στροβίλινον ὀνομαζόμενον φύσημα καὶ τὸ πιτυΐνον,
ξηρὸν καὶ ἀλιπὲς καὶ αὐχμηρὸν ἑκάτερον ἐν τάχει γιγνόμε-
νον, ὡς ἐν ὅλμῳ τε κόπτεσθαι καὶ διαττᾶσθαι κοσκίνῳ. διὰ
τοῦτ᾽ οὖν ἄχρηστα μέν ἐστι ταῦτα πρὸς τὴν τοῦ προκει-
μένου σύνθεσιν φαρμάκου, συνεχέστατα δ᾽ ἐχρησάμην, ὅταν
ᾖ τὸ εὐφόρβιον αὐτοετές. τῇ δὲ συνθέσει τοῦ ἐλαίου καὶ
τοῦ κηροῦ καὶ τῆς φρυκτῆς ῥητίνης ἑκάστου λίτραν μίαν,
ἡμίλιτρον δὲ τῆς λιπαρᾶς πίσσης. καὶ τούτοις τακεῖσιν εὐ-
φορβίου μίγνυμι δύο οὐγγίας· εἰ δ᾽ ἀσθενέστερον εἴη, τρεῖς·
εἰ δὲ τερμινθίνην ἐθέλοις μῖξαι τῷ κηρῷ, μόνην· εἰς σύμμε-
τρον αὐξήσεις τοῦ φαρμάκου σύστασιν, ἐὰν τριπλάσιος ὁ
κηρὸς ᾖ, τῆς τερμινθίνης ὑγρᾶς καὶ νέας οὔσης. ἐξηρασμένης
δ᾽ ὑπὸ χρόνου μίξεις ἐλαίου τὸ ἥμισυ του σταθμοῦ τῆς
τερμινθίνης. ὅλον δὲ τοῦτο τὸ ἐκ τῶν τριῶν μιχθὲν, τοῦ
τ᾽ ἐλαίου λέγω καὶ τοῦ κηροῦ καὶ τῆς τερμινθίνης, ὅταν γέ-
νηται λίτρας μίας καὶ ἡμισείας τοῦ εὐφορβίου τοῦ αὐτοε-
τοῦς προσλήψεται μίαν οὐγγίαν· εἰ δὲ μὴ τοιοῦτον εἴη, μίαν
καὶ ἡμίσειαν. ἐξ ὧν γ᾽ ἔμπροσθεν εἶπον ἤδη πολλάκις, ἔν-
εστιν ἡμῖν τὸ εὐφόρβιον αὔξειν ἀνάλογον τῷ χρόνῳ. καὶ

refinis quod vocatur ſtrobilinum phyſema et pityinum,
adeo ſiccum, pinguedinis expers areſcensque utrumque ce-
leriter, ut in pila contundatur et cribro ſecernatur, quare
ad propoſiti medicamenti compoſitionem neutiquam haec
conveniunt. Uſus tamen ſum frequentiſſime, quum euphor-
bium anniculum exiſteret. Porro dum componitur, olei,
cerae, reſinae frictae ſingulorum libram j miſceto, picis
pinguis ſelibram, et his liquefactis euphorbii uncias duas,
ſi imbecillius ſit tres, ſi terebinthinam cerae adjicere voles,
unam. Mediocrem medicamenti conſiſtentiam facies, ſi cera
terebinthinam liquidam et recentem triplo ſuperet. Hujus
vero exiccatae temporis ſpatio reſinae dimidium pondus
oleo adaequato. Totum autem ex tribus mixtum, oleo in-
quam, cera et terebinthina, quum fit librae unius ac ſe-
miſſis, euphorbii anniculi unciam unam accipiet, ſi tale non
extiterit, unam et ſemiſſem. Unde, ſicut jam ſubinde dicta-
vimus, euphorbium pro temporis ratione augere nobis eſt

628   *ΓΑΛΗΝΟΥ ΠΕΡΙ ΣΥΝΘΕΣΕΩΣ ΦΑΡΜΑΚΩΝ*

Ed. Chart. XIII. [727.]   Ed. Baf. II. (354.)

μέντοι κᾂν ἐπιτεθὲν τῷ τετρωμένῳ τὸ φάρμακον ἐν τῇ
πρώτῃ χρήσει φαίνηταί πως ἀσθενέστερον, ἔνεστιν ἐλαίῳ τὸ
εὐφόρβιον λειώσαντα μιγνύειν αὐτὸ τῷ ἐμπλαστρώδει φαρ-
μάκῳ προμεμαλαγμένῳ κατὰ τὰ χεῖρας, οὕτως γὰρ ποιούν-
των, ἑτοίμως ἑνοῦται· κατ᾽ αὐτὴν δὲ τὴν πρώτην σύνθεσιν
τοῦ φαρμάκου κάλλιόν ἐστι τὴν κηρωτὴν ἐξυσμένην, ἰδίᾳ
προκατασκευάσαντα μιγνύειν οὕτω τῷ λελειωμένῳ μετὰ τοῦ
ἐλαίου εὐφορβίῳ. καταχυθέντων γὰρ αὐτοῦ τῶν τετηκότων
ἐν τῇ θυείᾳ, αἱ καλούμεναι πολλάκις ἐγκηρίδες γίγνονται καὶ
μάλισθ᾽ ὅταν ᾖ τὸ περιέχον ψυχρόν· ὕδατος δὲ βάλλειν τη-
κομένῳ τῷ κηρῷ μετὰ τῆς ῥητίνης οὐκ ἀναγκαῖον, ὡς ἐγὼ
κατ᾽ ἀρχὰς ἐποίουν ἐπιμιγνὺς αὐτῷ τοσοῦτον, ὅσον ἔμελλεν
ἀναλίσκεσθαι κατ᾽ αὐτὴν τὴν ἕψησιν.

Κεφ. ε´. [Τὸ διὰ τῶν τηκτῶν συντιθέμενον φάρμα-
κον.] Τηκτὰ καλῶ φάρμακα τά τε διὰ πυρὸς ὁμιλίας τη-
κόμενα καὶ τὰ δι᾽ ὑγρῶν τινῶν, οἷον ὕδατος, ὄξους, οἴνου.
δι᾽ ὄξους μὲν οὖν τήκεται πυρὸς χωρὶς ἀμμωνιακὸν θυμίαμα
καὶ σαγαπηνὸς ὀπὸς, ὅτε τοῦ πάνακος ὁμοίως, ὃν ἐν συγ-

integrum. Quin etiam fi vulneri impofitum medicamentum
primo ufu videatur quodammodo imbecillius, euphorbium
oleo laevigatum medicamento emplaftrofo manibus ante fub-
acto licet admifcere; fic enim nobis facientibus prompte
unitatem accipit. Caeterum in prima medicamenti compo-
fitione fatius eft ceratum rafum, feorfum ubi praeparaveris,
ita laevi facto euphorbio ex oleo admifcere, quippe iis, quae
liquata funt, ipfi fuperfufis in mortario plerumque fiunt
encerides nominatae, praefertim ambiente frigido.   Aquam
vero cerae liquefactae cum refina committere non eft ne-
ceffarium, ficut ego ab initio factitabam tantum ei admi-
fcens, quantum in ipfa coctione confumendum erat.

        Cap. V. [*Medicamentum ex liquabilibus confectum.*]
Liquabilia voco medicamenta tum quae ignis commercio
colliquantur, tum quae ex humidis quibusdam, velut aqua,
aceto et vino. Ex aceto itaque citra ignem liquefcit gutta
ammoniaci, fagapeni liquor et panacis fimiliter, quem ap-

ΤΩΝ ΚΑΤΑ ΓΕΝΗ ΒΙΒΛΙΟΝ Γ. 629

Ed. Chart. XIII. [727. 728.]   Ed. Baf. II. (354. 355.)

Θέτῳ προσηγορίᾳ καλοῦσιν ὀποπάνακα. διὰ πυρὸς δὲ πρό-
πολις, κηρὸς, ῥητίνη, λάδανον, στέαρ, χαλβάνη. βέλ(355)τιον
δὲ ταύτην ἐπὶ διπλοῦ σκεύους τήκειν. ὀνομάζομεν δὲ οὕτως,
ὅταν ἐν κακκάβῃ θερμὸν ὕδωρ ἐχούσῃ σκεῦος ἕτερον ἐνίστα-
ται μετὰ τῶν τηκτῶν ἔχον καὶ τὴν χαλβάνην, ὑποκαιομένης
τῆς κακκάβης. ἔστω δέ σοι καὶ τοιοῦτον ἐσκευασμένον τι
φάρμακον, ἓν μὲν πάντως, ἄμεινον δὲ καὶ δύο. ἔσται δ᾽
αὐτῶν τὸ μὲν ἰσχυρότερον τοιόνδε. ὀποπάνακα διαλύσας
ὄξει λείωσον ἐπὶ πλέον, εἶτα τήξας ἐπὶ πυρὸς πρόπολίν τε
καὶ χαλβάνην καὶ ῥητίνην τερμινθίνην μῖξον τῷ ὀποπάνακι.
τῶν μὲν οὖν ἄλλων ἑκάστου μέρος ἓν ἔστω, τῆς δὲ προπό-
λεως ἓξ νέας τε καὶ λιπαρᾶς οὔσης. εἰ δὲ ξηρὰ καὶ παλαιὰ
τύχοι, βέλτιον μὲν μηδ᾽ ὅλως χρῆσθαι τῇ τοιαύτῃ· εἰ δὲ
ἀποροίης τῆς ἑτέρας, δύο μέρη μίξεις οὐχ ἕν. εἰ δὲ μὴ πα-
ρείη σοι πρόπολις, ἀντ᾽ αὐτῆς ἔμβαλλε λιπαρὰν πίτταν, οἷα
ἐστὶν ἥ τε Βρυτία καὶ ἡ ἐκ τῶν κατὰ τὸν [728] Πόντον
χωρίων κομιζομένη λιπαρά τε ἅμα καὶ εὐώδης, ἣν εἰς τὸ
μέλαν ἀμαράκινον ἐμβάλλουσιν ὁποῖον ἔμπροσθεν ἅπαν ἐσκευ-

pellatione compofita opopanacem vocant. Igni vero lique-
fcunt propolis, cera, refina, ladanum, fevum, galbanum,
verum hoc in duplici vafe colliquare melius eft. Nomina
mus autem fic, quum in cacabo, qui aquam calidam ha-
beat, prunis enim incumbit, vas alterum confiftit, praeter
liquabilia etiam galbanum continens. Habeto autem tale
quoddam confectum medicamentum faltem unum, etfi duo
habere praeftaret, quorum validius erit hujusmodi. Opopa-
nacem ex aceto diffolutum diutius conterito, huic poftea
liquefacta fuper igne propolim, galbanum, refinam terebin-
thinam mifceo. Singulorum itaque aliorum pars una efto,
propolis vero recentis pinguisque fex, quod fi ficca vetus-
que contigerit, praeftat omnino tali non uti, at fi aliam
non habes, duas portiones, non unam, mifcebis. Sin abfit
propolis, ejus loco picem pinguem immitte, qualis eft brutia,
et quae ex regionibus circa Pontum apportatur, pinguis fi-
mul et odorata, quam in nigrum amaracinum injiciunt.

ἄζετο. νυνὶ γὰρ καὶ χωρὶς αὐτῆς ὑπόλευκον ἀμαράκινον συν-
τιθέασιν. εἰ δὲ καὶ τῆς τοιαύτης ἀπορoίης, τῇ ἄλλῃ χρῶ,
μετὰ τοῦ καὶ τὴν τερμινθίνην ὡς εἴρηται διπλασιάζειν. ἐγὼ
δέ ποτε καὶ μόνον ἐπέθηκα τὸ διὰ τῆς λιπαρᾶς πίττης φάρ-
μακον, ᾧ καὶ πρὸς τοὺς λυσσοδήκτους χρῶμαι. μόνην γὰρ
τοῦτο τὴν λιπαρὰν ἔχει πίτταν ἡψημένην ἐν ὄξει δριμεῖ
κατὰ συμμετρίαν τοιάνδε. ξέστης εἷς Ῥωμαϊκὸς τοῦ ὄξους,
μία δὲ λίτρα τῆς πίττης, τοῦ δ' ὀποπάνακος τὸ τέταρτον
μέρος τῆς λίτρας, ὅπερ ἐστὶν γο γ'. τοῦτο τὸ φάρμακον
οὐκ ἐᾷ τῶν λυσσοδήκτων συνουλωθῆναι τὸ ἕλκος. ἐπιτή-
δειον δ' ἐστὶ καὶ τοῖς νενυγμένοις νευρῶδές τι μόριον, οὐκ
ἐῶν μύσαι τὸ στόμιον τοῦ νύγματος. ἀλλ' ἐπεὶ σκληρόν ἐστιν,
ἐπὶ μόνων τῶν σκληρῶν σωμάτων αὐτῷ χρηστέον, ὁποῖα
τά τε τῶν σκαπανέων εἰσὶ καὶ θεριστῶν. εἰ δὲ μόνον ὑμῶν
τινι παρείη τοῦτο, τοῦ νενυγμένου παιδὸς ὄντος ἢ γυναι-
κὸς ἢ ἁπαλοσάρκου τινός, ἔνεστι τήκειν αὐτὸ, μετά τινος
τῶν διαφορητικῶν μύρων, ἀμαρανίκου τε καὶ ὀποβαλσάμου
μάλιστα, δευτέρου δὲ ἰρίνου καὶ κομμαγηνοῦ, μὴ παρόντων

quale prius omne conficiebatur, nunc enim et fine ea fub-
albidum amaracinum componunt. Quod fi tali etiam careas
alia utitor terebinthina ficut praediximus duplicata. Ego
nonnunquam vel folum medicamentum ex pingui pice con-
fectum impofui, quo etiam ad canum morfus utor. Hoc
namque folam picem pinguem ex aceto acri coctam hujus-
modi fymmetria continet. Sectarium unum Romanum aceti
lib. j, picis, opopanacis quadrantem, quod eft unc. iij. Hoc
medicamentum ulcus ex rabiofi morfu cicatricem ducere
non finit, fed punctis in nervofa aliqua particula idoneum
eft, quippe quod puncturae oras connivere nequaquam per-
mittat. Quoniam vero durum eft, in duris folum corpori-
bus eo utemur, qualia funt fofforum et mefforum. Sin au-
tem puero vel muliere vel molliore corpore puncto, hoc
tantum quispiam veftrum praefens habeat, idem cum un-
guento aliquo difcufforio, amaracino maxime et opobalfamo,
colliquare licet, deinde cum irino et comageno, haec fi non

Ed. Chart. XIII. [728.]   Ed. Baf. II. (355.)

δὲ τούτων, λευκίνου τε καὶ σουσίνου καὶ κυπρίνου. καὶ τού-
των δ᾽ ἀπορῶν, ἐλαίῳ τῆξον αὐτὸ παλαιῷ, ἢ εἴπερ ἐν Ἀλε-
ξανδρεία τύχοις ὢν, κικίνῳ τε καὶ ῥαφανίνῳ, πλεῖστα γὰρ
ταῦτα κατ᾽ ἐκείνην τὴν πόλιν ἐστὶν, ὥσπερ γε καὶ καθ᾽
ὅλην τὴν Αἴγυπτον. οὐ χαλεπῶς δ᾽ εὐπορούμενον ἐν τοῖς
χωρίοις ἐκείνοις ἐστὶ καὶ τὸ σινάπινον ἔλαιον, οὗ καὶ αὐτοῦ
μίξας ποτὲ μέρος εὔδηλον ὅτι δριμύτατον ἐργάσῃ φάρμακον
ὡς πρὸς τὸ διανοίγειν τὰ μεμυκότα νύγματα. πρόδηλον δ᾽
ἔστιν ἐκ τῶν εἰρημένων, κἂν σαγαπηνὸν ἀντὶ ὀποπάνακος
ἐν θυείᾳ δι᾽ ὄξους προλειώσας, ἐπιχέοις αὐτῷ τετηκυῖαν ῥη-
τίνην καὶ πρόπολιν καὶ στέαρ τι τῶν δριμυτέρων, ἐκ ταὐ-
τοῦ γένους ἔσται τὸ φάρμακον. ἕτερον δὲ μαλακώτερον γέ-
νος τῶν τηκτῶν ἐστι φαρμάκων, ὄξους δ᾽ οὐκ ἔχον, ὃ διὰ
τῶν ῥητινῶν καὶ προπόλεως καὶ στεάτων σκευάζεται μόνον,
ἐπεμβαλλομένου καὶ κηροῦ διὰ τὴν σύστασιν, εὐαφέστερον
γὰρ ἐκ τῆς μίξεως αὐτοῦ γίγνεται τὸ φάρμακον. ἔστω δὲ
λεπτομερές τε καὶ δριμὺ τὸ στέαρ, ὁποῖόν ἐστι τὸ λεόντειον
καὶ παρδάλειον, ὑαίνης τε καὶ ἄρκτου μετὰ ταῦτα. περὶ δὲ

adfint, gleucino, fufino et cyprino, his quoque defideratis,
oleo veteri liquefaciat, vel fi in Alexandria forte fuerit,
ricinino et raphanino, haec fiquidem copiofiffima in illa
civitate habentur, ficut etiam in univerfa Aegypto. Atqui
in illis regionibus finapinum oleum haud aegre reperiri po-
teft, cujus et ipfius parte aliquando mixta medicamentum
acerrimum fore nemo ambigit, ut ad puncturas conniven-
tes aperiendas conducat. Patere autem cuilibet arbitror ex
praedictis, fi et loco opopanacis fagapeno prius in pila ex
aceto trito liquefactam refinam, propolim et adipem quam-
piam acriorem adjicias, ejusdem generis medicamentum fu-
turum. Alterum vero mollius eft genus medicamentorum
liquabilium, fed acetum non habet, quod refinis et propoli
et fevis tantum praeparatur, cera quoque propter fpiffitu-
dinem adjecta, ex cujus mixtura medicamentum tactui com-
modius redditur. Adeps porro tenuium partium acrisque
efto, ficut leoninus et pardalinus et poft hos hyaenae et

τοῦ χηνείου τί δεῖ καὶ λέγειν, καὶ μάλιστα ὅταν ἐξ ἀγροι-
κίας ὦσιν οἱ χῆνες; ἀλλὰ καὶ τὸ τοῦ ταύρου παλαιωθὲν
ἐπιτήδειον εἰς ταῦτα καὶ τὸ τοῦ τράγου. μικτῆς γὰρ ὄντα
φύσεώς τε καὶ δυνάμεως, ἐπειδὴ γεώδη τέ ἐστι καὶ δριμέα,
τῷ χρόνῳ πρὸς τὸ δριμύτερον ἀποκλίνει παραπλησίως δη-·
λονότι τοῖς πλείστοις τῶν παλαιουμένων. οὕτω γάρ τοι καὶ
αὐτὸ τὸ χοίρειον στέαρ ἁπάντων ὂν μαλακώτατον ἐν τῷ
χρόνῳ δριμύτητα προσκτᾶται. ταὐτὸν δὲ τοῦτο καὶ οἶνος
καὶ ὄξος καὶ μέλι πέπονθεν, ἐν δὲ τῷ γένει τῶνδε τῶν φαρ-
μάκων εἰσὶ καὶ οἱ μυελοί· κάλλιστος δ᾽ αὐτῶν ὅ τ᾽ ἐλά-
φειός ἐστι καὶ ὁ μόσχειος, πιτυαὶ δριμύτεραι τῶνδε. καὶ
πλησίον ἤδη τοῦ σφοδροτέρου γένους τῶν φαρμάκων εἰσίν.
ἔχειν οὖν ὑμᾶς ἀξιῶ καὶ τῶν τοιούτων τι φαρμάκων, ἵνα
ὅταν ὑπό τινος τῶν ἰσχυρῶν φαρμάκων ἀμετρότερον δηχθὲν
ἀγανακτήσῃ τὸ τετρωμένον μόριον, ἐλαίῳ προκαταντλήσαντες
αὐτὸ τῶν τοιούτων τινὶ σκεπάζητε. παρηγορηθέντος γὰρ οὕ-
τως αὐτοῦ, πάλιν ἐπὶ τὴν ἀγωνιστικὴν ἀγωγὴν ἐπανελθεῖν
ἔξεστιν. ἐγὼ γοῦν, ἐπιλυθέντος ποτὲ τοῦ νευροτρώτου μορίου,

nrfi. Sed de anferino quid attinet dicere, praefertim quum
anferes rufticae fuerint? Quin et tauri vetuftus adeps et
hircinus huc convenit, nam quum mixtae naturae ac fa-
cultatis exiftant, temporis intervallo, quia terreftres acres-
que funt, ad majorem acrimoniam declinant, fimiliter vide-
licet plurimis quae vetuftefcunt, fic namque et ipfe porci-
nus adeps, omnium quum fit molliffimus, temporis proceffu
acrimoniam acquirit. Idem vino, aceto et melli accidit· In
horum autem medicamentorum genere funt etiam medullae,
longe vero praeftat cervina et vitulina. Horum acrius coa-
gulum et jam vehementiori medicamentorum generi pro-
pinquum exiftit. Itaque et hujusmodi aliqnod medicamenti
habere te confulo, ut quum a forti aliquo medicamento
fupra modum morfam partem vulneratam indignatam offen-
deris, oleo prius fotam hujusmodi quopiam contegas, fic
namqne placata ea, rurfus ad acrem curandi modum redire
poteris. Ego itaque dum partem in nervo vulneratam quan-

Θεασάμενος ἠρεθισμένον τὸ τραῦμα παρόντος κατὰ τύχην
ὑγροῦ φαρμάκου, τοῦ διὰ τῶν στεάτων ὠτικοῦ, θερμήνας
ἐπ' ἀγγείου διπλοῦ, τοῦτο κατὰ τοῦ πεπονθότος ἐπιθεὶς μο-
ρίου, ταχίστην ὠφέλειαν ἐξ αὐτοῦ γενομένην εἶδον αὐτῇ τῇ τοῦ
κάμνοντος αἰσθήσει, παραχρῆμα γὰρ ἀνώδυνος ἐγένετο καὶ
μετὰ ταῦτα λυσάντων ἡμῶν αὐτὸ κατὰ φύσιν ἔχειν ἐφαίνετο.

[729] Κεφ. στ'. [Περὶ τοῦ διὰ κόπρου περιστερῶν
συντεθειμένου φαρμάκου.] Τῶν ἐν τοῖς ἀγροίκων πύργοις
περιστερῶν ἡ κόπρος ἐστὶ δριμεῖα καί ποτε αὐτῇ κατ' ἀγρὸν
ἐχρησάμην ἐπὶ νευροτρώτου νεανίσκου. καὶ τοῦτο θεασάμε-
νος ὁ προνοούμενος τοῦ χωρίου τούτου γεωργός, ἦν γὰρ οὐκ
ἀσύνετος, ἀπομιμησάμενος ἀεὶ χρῆται καὶ θεραπεύει τοὺς
τρωθέντας τὰ νεῦρα. ἔστι δὲ ἥ τε σύνθεσις καὶ ἡ χρῆσις ἡ
αὐτὴ τῷ δι' εὐφορβίου φαρμάκῳ. τῶν ἄλλων ὡσαύτως ἐχόν-
των, ἀντὶ δὲ τοῦ εὐφορβίου τῆς κόπρου βαλλομένης. λεί-
πεται δὲ ἡ κόπρος αὕτη τοῦ εὐφορβίου τῇ λεπτομερείᾳ καὶ
διὰ τοῦτο ἐν ἀγροῖς ἐπὶ σωμάτων σκληρῶν ἐστι χρήσιμος.
ἔμιξα δέ ποτε αὐτὴν καὶ τοῖς μεταλλικοῖς ἕνεκα πείρας, εὐ-

doque folviffem, vulnus irritatum contemplatus medicamen-
tum liquidum forte fortuna praefens, quod ex adipe con-
ftat, ad aures infcriptum, in vafe duplici calefactum affe-
ctae particulae illevi ac fubito inde auxilium ipfo aegro-
tantis fenfu acceffiffe percepi, quippe ftatim omnis dolor
quievit, atque inde a nobis foluta fecundum naturam ha-
bere vifa eft.

　　　Cap. VI. [De medicamento ex columbarum ftercore
confecto.] Columbarum in rufticorum turribus agentium
ftercus acre eft, quo interdum ruri ufus fum in adolefcente
nervi vulnere affecto. Atque hoc agricola quum vidiffet,
qui fundi curam gerebat, erat enim non imprudens, imita-
tus femper ufurpat et nervis vulneratis medetur. Porro
compofitio et ufus idem eft medicamento ex euphorbio,
aliis nimirum eodem modo habentibus, fed euphorbii loco
ftercore indito. Verum ftercus hoc fubtilitate euphorbio ce-
dit, eoque duris corporibus in agris ex ufu eft. Mifcui
aliquando ipfum et metallicis experiundi gratia, ftatim a

Θὺς ἀπ᾽ ἀρχῆς συντρίβων αὐτοῖς δι᾽ ὄξους ἐν ἡλίῳ, καθά-
περ ἀρτίως εἶπον. καὶ πολὺ δριμύτερον ἐγένετο τὸ φάρμα-
κον, ὥσπερ καὶ ὅταν ἰὸν ἄκαυστον λάβῃ.

Κεφ. ζ΄. [Περὶ τοῦ διὰ βοτανῶν συντιθιμένου φαρ-
μάκου.] Καὶ διὰ τῶν λεπτομερῶν βοτανῶν πρὸς τοὺς νευ-
ροτρώτους συνέθηκα φάρμακον, ἐν ἀρχῇ μὲν διὰ δικτάμνου
καὶ ἀμαράκου καὶ ἀριστολοχίας μόνον, ὕστερον δὲ καὶ διὰ
ἄλλων ἐμαυτοῦ πειρώμενος, εἰ καλῶς στοχάζομαι τῆς συνθέ-
σεως αὐτῶν, καὶ πάντα τοῦ τέλους ἔτυχον. αἱ δ᾽ ἐπιτήδειοι
πρὸς τοῦτο βοτάναι πικραὶ γενομένῳ ἔστωσαν ἄνευ στύ-
ψεως, ἢ δριμεῖαι μὲν, οὐ μὴν ἀμέτρως γε. τοιαῦται δ᾽ εἰσὶ
πρὸς ταῖς εἰρημέναις τό τε μάρον καὶ τὸ ἀμάρακον καὶ τὸ
πόλιον, ἀργεμώνη τε καὶ χαμαιπίτυς καὶ κενταύριον, ὅσας
τ᾽ ἄλλας ἐν τῇ τῶν ἁπλῶν φαρμάκων διδασκαλίᾳ διῆλθον,
ὥσπερ καὶ αἱ ῥίζαι τῶν τε ἀριστολοχιῶν ἁπασῶν καὶ δρα-
κοντίου καὶ σικύου ἀγρίου καὶ βρυωνίας καὶ ἀλθαίας καὶ
ἴρεως, ἀκόρου τε καὶ μήου καὶ ἀσάρου καὶ φοῦ καὶ γεντι-

principio cum eis terens ex aceto ad folem, ficut nuper
docui, multoque acrius medicamentum evafit, quemadmo-
dum et quum aeruginem vivam, id eft non combuftam,
acceperit.

Cap. VII. [*De medicamento ex herbis compofito.*]
Infuper ex herbis tenuium partium ad nervos vulneratos
medicamentum compofui, initio quidem ex dictamno, ama-
raco et ariftolochia tantum, poftea vero et ex aliis, mei
ipfius periculum faciens, an recte compofitionem ipforum
conjectura affequerer, atque omnia quo volebam perduxi.
Idoneae vero ad id herbae amaritudinem fine aftrictione
guftu referant vel acrimoniam quidem, non tamen immo-
dicam; tales funt praeter praedictas maron, amaracum,
polium, argemone, chamaepitys, centaurium, quaeque ejus
notae in fimplicium medicamentorum doctrina commemo-
ratae funt, quemadmodum etiam radices omnium ariftolo-
chiarum, dracunculi, cucumeris agreftis, bryoniae, althaeae,
iridis, acori, mei, afari, phu, gentianae et panacis, omnium

ανῆς καὶ πάνακος, πάντων γὰρ ἔχετε τῶν τοιούτων τὴν ὕλην
ἐν τοῖς τῶν ἁπλῶν φαρμάκων ὑπομνήμασιν. οὐ μόνον δ᾽ ἐπί-
στασθαι χρὴ τάς τε ῥίζας καὶ ὅλας τὰς βοτάνας κόπτοντας
ἀκριβῶς διαττᾶν λεπτοτρήτοις κοσκίνοις, ἀλλὰ καὶ λειοῦν
αὖθις ἐπιμελῶς, ὡς τὰ ξηρὰ κολλύρια μέχρι τοῦ χνοώδη γε-
νέσθαι. τὸ παχυμερὲς γὰρ οὐδὲν ὀνίνησι τοὺς νευροτρώτους
δεομένους φαρμάκων, ὡς εἴρηται, λεπτομερῶν. ἀνα(356)λαμ-
βανέσθω δὲ κηρωτοειδεῖ τινι τὸ διατμηθέν τε καὶ λειωθὲν
συμμετρίᾳ τὴν ἀναλογίαν ἐχούσῃ τὴν προειρημένην κατὰ τὸ
εὐφόρβιον. ὅσον γὰρ ἐν ἐκείνῳ τοῦ διετοῦς εὐφορβίου, το-
σοῦτον ἐν τούτοις δικτάμνου τε καὶ μήου καὶ ἀκόρου βλη-
τέον, ὅσα τ᾽ ἄλλα τούτοις ὁμοίως ἐστὶ θερμὰ γενομένοις.
ὅσον δ᾽ ἐν ἐκείνοις ἐστὶ τοῦ τριετοῦς, τοσοῦτον ἐν τούτοις
ἀριστολοχίας, ἴρεώς τε καὶ δρακοντίου καὶ γεντιανῆς, ὅσα
τ᾽ ἄλλα παραπλησίως τοῖσδε πικρά ἐστιν.

  Κεφ. η´. [Περὶ τῶν πολυτελῶν σκευασιῶν τῶν πρὸς
τοὺς νευροτρώτους φαρμάκων.] Οὐκ ἄχρηστον ἂν εἴη καὶ τὰ
τοιαῦτα ἐπίστασθαι φάρμακα. χρεία γὰρ αὐτῶν ποτε γίγνε-

enim id genus materiam in fimplicium medicamentorum
commentariis expofui. At radices herbasque totas non modo
fcire oportet accurate contufas tenuibus cribris fecernere,
fed etiam denuo exacte laevigare, ut arida collyria quo-
usque in pulverem redigantur. Nam quod craffis conftat
partibus, nervos vulneratos nihil juvat, qui fubtilia, ut di-
ximus, medicamenta requirunt. Caeterum concifum medica-
mentum laevigatumque liquido aliquo excipiatur cerati fpe-
ciem habente ea fymmetria, quae in euphorbio prius indi-
cata eft. Quantum enim in illo bimuli euphorbii, tantum
iis dictamni, mei et acori injiciendum eft et quae his fimi-
liter calida guftu percipiuntur, quantum vero illis trimuli,
tantum his ariftolochiae, iridis, dracuncnli, gentianae, alio-
rumque id genus, quae perinde atque haec amara funt,
immittemus.

  Cap. [De fumptuofis medicamentorum confecturis
ad nervos vulneratos.] Non ab re fuerit etiam ejusmodi
medicamenta cognofcere, ufus enim ipforum quandoque

Ed. Chart. XIII. [729. 730.]   **Ed. Baf. II. (356.)**

ται σπανιώτερον, ὥσπερ τῶν εὐτελῶν πολλάκις. ὅπου γάρ τις
οὐ πλείους ἔχων πεντακοσίων μυριάδων ἀνὴρ φιλοφάρμακός
τε καὶ φιλίατρος [730] οὐδενὶ τῶν εὐτελῶν ἠξίου χρῆσθαι,
πολὺ μᾶλλον ἤτοι πλούσιός τις ἢ καὶ μόναρχος, εὐῶδές τε
ἅμα καὶ πολλοῦ σκευαζόμενον ἀργυρίου βουληθήσεται τοι-
οῦτον ἔχειν φάρμακον. τοῦ δὲ ἱστορηθέντος μοι πλουσίου
κατὰ τὸ πρῶτον τῶν περὶ τῆς διὰ τῶν σφυγμῶν προγνώ-
σεως μέμνημαι χωρὶς ὀνόματος, ὥσπερ καὶ νῦν, ὁποῖός τις
ἦν, ἐκ δυοῖν αὐτοῦ τοιῶνδε μαθήσῃ πράξεων. ἕλκος οἰκέτου
κακόηθες ἐπειρᾶτο θεραπεύειν αὐτός. ὡς δὲ οὐδὲν ἤνυσεν,
ἐνεχείρισεν ἐμοὶ τὸν ἄνθρωπον, ἰδών τε θεραπευθέντα τοῦ
φαρμάκου τὴν γραφὴν ᾔτει μὴ γιγνώσκων πολλὰς μὲν εἶναι
διαφορὰς τῶν κακοήθων ἑλκῶν, πολλὰς δὲ τῶν φαρμάκων,
ἀλλ' οἰόμενος ἓν φάρμακον δύνασθαι θεραπεύειν ἅπαντα. μὴ
γοῦν μήτε τεχνικῶς αὐτῷ χρωμένου τοῦ προσφέροντος, ὡς
ἤκουσεν ἐκ τίνων συνέκειτο, καὶ ἦν ἅπαντα εὔωνα, τοῦτο
μὲν, ἔφη, τοῖς προσαίταις φύλαττε, τῶν πολυτελεστέρων δέ τι
δίδαξόν με. καὶ μέντοι καὶ παιδαρίου χρονίαν ἐν ὠσὶ διά-

fed rarius incidit, quemadmodum fimpliciorum frequenter.
Ubi enim quispiam medicamentorum medicinaeque ſtudio-
ſus, non plura quingentis myriadibus habens, ullo ſimpli-
ciore uti dedignabatur, multo magis vel dives aliquis vel
monarcha odoratum ſimul et quod multa conſtet pecunia,
volet habere medicamentum. Porro dives citatus, cujus in
primo de praecognitione ex pulſibus ſuppreſſo nomine me-
mini, quemadmodum et nunc, qualis erat ex duabus ipſius
actionibus hujusmodi condiſces. Ulcus famuli malignum
ipſe ſanare conabatur, ubi autem nihil promovit, mihi ho-
minem tradidit ac quum videret curatum, medicamenti ſcri-
pturam poſtulabat, neſciens multas quidem malignorum ul-
cerum eſſe differentias, multas item medicamentorum, ſed
arbitratus unum medicamentum omnibus poſſe mederi.
Quum igitur qui applicabat neque artificioſe ipſo uteretur,
poſtquam audivit quibus conſtaret, eſſentque omnia vilis
pretii, hoc, inquit, mendicis ſerva, me autem ſumptuoſius
aliquod doceto. Quin etiam puellum diu ex auribus labo-

θεσιν ἔχοντος, ὡς αὐτὸς ἐπὶ πολλοῖς οἷς ἐχρήσατο φαρμά-
κοις ἄνευ μεθόδου μηδὲν ὤνησεν, ἐμοὶ κἀκεῖνο τὸ παιδάριον
ἐκέλευσε προσαχθῆναι θεραπευθησόμενον. ὕστερόν τε γνοὺς
αὐτὸ διά τινος τῶν ἐπιτυχόντων θεραπευθὲν, οὐκ ἠξίωσε
λαβεῖν τοῦ φαρμάκου τὴν γραφήν. οὗτος τοίνυν αὐτὸς ἑω-
ρακὼς πολλὰς τῶν νευροτρώτων, ἀποκοπέντας τε δακτύλους
καὶ σαπέντας, ἐνίους δὲ καὶ τελευτήσαντας ἢ κυλλωθέντας,
εἶτα γνοὺς ὅτι μηδεὶς ἐκινδύνευσε τῶν ὑπ' ἐμοῦ θεραπευθέν-
των, ἅπαντες δὲ διὰ ταχέων ὑγιεῖς ἐγένοντο, φάρμακον ἠξίου
τι παρ' ἐμοῦ λαβεῖν εὔπνουν τε ἅμα καὶ πολυτελὲς, ᾧ τοὺς
νευροτρώτους δυνήσεται θεραπεύειν. ἐγὼ δὲ πολλὰς ἤδη πολ-
λάκις ἐδεδώκειν ἑταίροις τε καὶ φίλοις ἰατροῖς γραφὰς αὐ-
τοσχεδίους κατὰ τὴν προγεγραμμένην μέθοδον, ὅπως ὑπὸ
τῶν ἐκβάσεων ὁ τῆς συνθέσεως αὐτῶν λόγος βεβαιῶται. πο-
λυτελὲς δ', οἷον ἐκεῖνος ἐβούλετο, πένησιν ἀνθρώποις οὐκ
ἂν ἔδωκα νομίζων ἄμεινον εἶναι διὰ τῶν εὐπορίστων γίγνε-
σθαι τὰς ἰάσεις. ὡς οὖν ὁ πλούσιος ἠξίωσεν εὔπνου τε καὶ
πολυτελοῦς φαρμάκου λαβεῖν τινα σύνθεσιν, ἔδωκα πλείους

rantem, ubi ipfe multis, quibus ufus erat medicamentis citra
methodum, nihil attuliſſet praeſidii, nobis quoque curan-
dum adduci praecepit, poſteaque audiens re quadam vili
puerum ſanatum, non poſtulavit a me medicamenti ſcriptu-
ram. Hic igitur ipfe contemplatus, multis, quibus nervi vul-
nerati erant, digitos et abſciſſos et putrefactos, quosdam
vero periiſſe vel mancos redditos, deinde intelligens nul-
lum ex eis, qui a me curati eſſent, periclitatum, omnes
vero celeriter ſanos evaſiſſe, medicamentum cupiebat ali-
quod a me accipere odoratum ſimul et ſumptuoſum, quo
nervorum vulnera poſſet ſanare. Ego ſane multas jam ſaepe
tum familiaribus tum amicis medicis ſcripturas juxta prae-
dictam methodum ex tempore compoſitas tradideram, ut
experimentis compoſitionis ipſorum ratio confirmaretur,
ſumptuoſum vero, cujusmodi ille volebat, pauperculis ho-
minibus nullum utique dedi ratus melius eſſe remedia ex
paratu facillimis componi. Cum igitur dives ille odori ſum-
ptuoſique medicamenti compoſitionem aliquam ſibi dari peti-

Ed. Chart. XIII. [730.]   Ed. Baſ. II. (356.)

αὐτῷ γραφὰς κατὰ τὴν προειρημένην μέθοδον ποιήσας, ὧν
πειραθῆναι σπεύδων ἐκεῖνος ἐκέλευσε τοῖς ἐλευθέροις τε καὶ
δούλοις ἀναζητεῖν αὐτῷ νευροτρώτους. ἐνεργησάντων δὲ τῶν
φαρμάκων ὑπὲρ ἅπασαν ἐλπίδα, πρῶτον μὲν ἐπήνεσεν ὡς
ἀφθόνως αὐτῷ κοινωνήσαντά με τῶν γραφῶν, εἶτα καὶ δω-
ροις ἐτίμησε, καὶ γὰρ ἦν ἕτοιμος καὶ εἰς τὰ τοιαῦτα. τῶν
δοθέντων δ᾽ αὐτῷ φαρμάκων ἡ σύνθεσις ἦν τοιάδε. ♃ κιν-
ναμώμου, δικτάμνου καὶ μάρου ἀνὰ ἑκάστου δραχμὰς μʹ.
καὶ γὰρ εὐώδη καὶ λεπτομερῆ ταῦτ᾽ ἔστι. τὸ δὲ ἀμάρακον
ὡς οὐκ εὐῶδες ἐνενόησα μηδ᾽ ὅλως μιγνύειν. εἶτ᾽ ἐπεὶ δυσ-
πόριστον ἦν ἐν Ῥώμῃ, καθάπερ καὶ τὸ μάρον, ἑώρων δὲ
ἐκεῖνον χαίροντα τοῖς δυσπορίστοις ὥσπερ γε καὶ τοῖς πολυ-
τελέσι, προσέθηκα τῇ γραφῇ κἀκείνου βραχύ τι μέρους ἑνὸς,
ὡς οἶμαι τέταρτον ἢ πέμπτον. ταῦτα κοπέντα καὶ σηθέντα
λεπτοτρήτῳ κοσκίνῳ μιγνύειν ἐκέλευσα κηρωτῇ δι᾽ ὀποβαλ-
σάμου τοῦ ἀρίστου καὶ κηροῦ Τυῤῥηνικοῦ. σύμμετρον δ᾽
ἐστοχασάμην εἶναι τοῦ κηροῦ μὲν ὀκτὼ ποιήσασθαι μέρη,

iſſet, plures ei ſcripturas donavi praedicta methodo factas,
quas ille cum experiri feſtinaret tum liberis tum ſervis,
nervis vulneratos ſibi conquirere injunxit, medicamentis
autem ſupra omnem ſpem operatis primum ſane me lau-
davit, ut qui citra invidiam ac liberaliter ſcripturas ei
communicaverim, poſtea etiam donis proſequutus eſt, etenim
ad hujusmodi quoque officia promptus erat. Porro medi-
camentorum, quae ei dederam, confectura eſt talis. ♃ Cin-
namomi, dictamni, mari, ſingulorum drach. xl. Haec nam-
que odorata ſunt et tenuium partium. At amaracum quaſi
non boni odoris nequaquam miſcere cogitavi, deinde quo-
niam Romae aegre poterat inveniri ſicut et marum, vide-
bam autem illum aegre parabilibus gaudere, quemadmodum
et ſumptuoſis, appoſui ſcripturae etiam illius pauxillum
quiddam partis unius, ut puto quartam vel quintam por-
tiunculam. Haec contuſa cribroque ſubtiliſſimo ſecreta mi-
ſcere juſſi cerato ex opobalſamo optimo et cera Tyrrhenica
facto, commodum vero eſſe conjeci, ſi cerae partes octo,

τοῦ δὲ ὀποβαλσάμου δέκα. χάριν δὲ τοῦ μὴ ψαθυρὸν εἶναι
τὸ φάρμακον, ἀλλ᾽ ἡνωμένον πως ἑαυτῷ, καὶ τῆς τερμινθί-
νης ῥητίνης ἔμιξα μέρος ἓν οὔσης καὶ αὐτῆς εὐώδους, ὅταν
ᾖ καλλίστη. γενναιότερον δ᾽, ὡς ἔφην, εἰ βούλοιο ποιῆσαι
τὸ φάρμακον, οὐχ ἓν μέρος ἑκάστης τῶν εἰρημένων βοτανῶν
ἐμβάλλῃς, ἀλλὰ πλέον, ὡς ἓν καὶ ἥμισυ γενέσθαι. τοῦτ᾽ οὖν
ὑπὸ τῆς πείρας ἐμαρτυρήθη τὸ φάρμακον. [731] ἕτερον δὲ
δεύτερον ἐπ᾽ αὐτῷ διὰ τῆς αὐτῆς κηρωτῆς καὶ ὀποῦ τοῦ
Κυρηναίου συντεθὲν, κατὰ τὴν αὐτὴν ἀναλογίαν τῷ εὐφορ-
βίῳ τῆς μίξεως γενομένης, ἄλλο τε τρίτον ἐκ τῆς μίξεως
ἀμφοῖν συντεθὲν καὶ τὸ τέταρτον ἐπ᾽ αὐτοῖς τῆς στακτῆς
σμύρνης προσλαβόν. ἐφ᾽ ὧν δὲ γυμνόν ἐστι τὸ νεῦρον, ἐπὶ
τούτων τὴν μὲν κηρωτὴν ἐκ κηροῦ τοῦ καλουμένου μυρεψι-
κοῦ καὶ μύρων τῶν παρὰ Ῥωμαίοις ὀνομαζομένων σπικάτου
καὶ φουλιάτου συνέθηκα. δωδέκατον δ᾽ αὐτῇ μέρος ἔμιξα
πομφόλυγος, εἴτε πεπλυμένου λέγειν ἐθέλοις ἀῤῥενικῶς, εἴτε
πεπλυμένης θηλυκῶς· οὐδὲν γὰρ ὁπωτέρως ἂν εἴποις οὔτ᾽
ὠφελήσεις οὔτε βλάψεις τὸ φάρμακον. ἔστι δέ σοι καὶ διὰ

opobalſami decem receperit. At ne friabile medicamentum
foret, ſed ſibi cohaerens unitumque, etiam reſinae terebin-
thinae, quae et ipſa eſt odorata, modo ſit optima, partem
unam adjeci. Verum ſi generoſius, ut dixi, medicamentum
facere proponas, non unam cujusque herbae commemora-
tae partem immittas, ſed amplius, ut una et ſemis fiat.
Hoc igitur ab experientia probatum eſt medicamentum. Al-
terum praeterea ex eodem cerato et liquore Cyrenaeo com-
poſitum, mixtura proportione euphorbii facta. Tertiumque
aliud ex ambobus mixtis confectum. Quartum deinde quod
ſtacten myrrham accepit. In quibus autem nervus nudus
eſt, ibi ceratum ex cera, quae myrepſice, id eſt *unguenta-*
ria vocatur, et unguentis apud Romanos dictis ſpicato et
foliato compoſui, duodecimam partem pompholygis ei ad-
miſcens ſive eloti maſculino genere ſive elotae ſoeminino
malis dicere, nihil enim quomodocunque dicas vel praeſidii
vel nocumenti medicamento afferes. Licet autem tibi et ex

τοῦ Τυῤῥηνικοῦ κηροῦ σκευάζειν αὐτό. πάρεστι δὲ καὶ χωρὶς
τῶν εἰρημένων μύρων τὸν μὲν Τυῤῥηνικὸν κηρὸν τῆξαι διὰ
νάρδου καλῆς ἐπὶ διπλοῦ δηλονότι σκεύους, κοινὸν γὰρ
τοῦτο ἐπὶ πάντων τῶν μύρων. ξυσθείσῃ δὲ τῇ κηρωτῇ μί-
ξεις νάρδου στάχυος καὶ ἀμώμου καὶ φύλλου μαλαβάθρου
καὶ πομφόλυγος πεπλυμένου τὸ ἴσον ἑκάστου. ἐπὶ μὲν γὰρ
τῶν νύξεων, ὡς εἴρηται, δριμυτέρων ἐστὶ χρεία φαρμάκων
ἀνεῳγμένον ἀεὶ φυλαττόντων τὸ τραῦμα. τοῖς γεγυμνωμένοις
δὲ τὰ μετρίαν στύψιν ἔχοντα μετὰ διαφορητικῆς ἀδήκτου δυ-
νάμεως προσφέρεσθαι χρή. στύψεως δὲ μέτεστι μέν τι καὶ τῷ
ἀμώμῳ, μᾶλλον δ' αὐτοῦ τῷ τε τῆς νάρδου στάχυϊ καὶ τῷ
τοῦ μαλαβάθρου φύλλῳ.

Κεφ. θ'. [Περὶ τῶν τοῖς ἄλλοις ἰατροῖς εἰρημένων
φαρμάκων ἐπὶ τῶν νευροτρώτων.] Τὴν μὲν ὅλην ἀγωγὴν
τῆς θεραπείας τῶν νευροτρώτων, ἣν ἐγὼ κατά τινα πρόνοιαν
θεῶν ἐποίησα, τῶν πρὸ ἐμοῦ πρεσβυτέρων οὐδεὶς ἔγραψε.
φάρμακα μέντοι τινὰς νευροτρωτοὺς θεραπεύειν ἐπαγγελλό-
μενα συνέθεσαν ἄνευ διορισμοῦ τε καὶ τρόπου χρήσεως ποι-

Tyrrhenica cera ipfum praeparare. Nec prohibet quicquam
fine praedictis unguentis Tyrrhenicam ceram ex nardo proba
liquefacere, in duplici nempe vafculo, quod in omnibus
unguentis commune eſt. At rafo cerato, fpicae nardi, amo-
mi, folii malabathri et pompholygis eloti pares fingulorum
portiones mifcebis. Etenim in puncturis, ficut praedictum
eſt, acrioribus medicamentis eſt opus, quae vulnus apertum
perpetuo fervent, denudatis autem mediocri aſtrictione cum
digerendi virtute absque morfu praedita afferre convenit.
Quamquam et amomum aſtrictionis fit aliquatenus parti-
ceps, magis autem ipfo nardi fpica et malabathri folium.

Cap. IX. [De medicamentis ab aliis medicis adver-
fus nervorum vulnera proditis.] Univerfam nervorum vul-
nera curandi rationem, quam ego deorum quadam provi-
dentia compofui, nullus ante me confcripfit, medicamenta
tamen, quae nervorum vulnera quaedam curare promitte-
rent, compofuerunt fine diſtinctione et vario utendi modo

κίλου μήτε την επί των στενών νυγμάτων αγωγήν, οποία
τις έσοιτο δηλώσαντες μήτε την επί των ευρυτέρων τρώσεων
ή γεγυμνωμένου νεύρου ή τένοντος ή τεθλασμένου. πολύ δε
μᾶλλον, ουδ' εἰ φλεγμαῖνον ήδη το πεπονθός είη μόριον ή
καὶ πλησίον ήκει γαγγραινώσεως. ένα δέ τινα των καθ' ἡμᾶς
ιατρῶν εύρον χρώμενον φαρμάκῳ, παραπλησίως τοῖς ὑπ'
ἐμοῦ διὰ τῶν μεταλλικῶν σκευαζομένοις, ἀδιορίστως μὲν καὶ
αὐτόν. ἀλλ' ἐπεὶ δι' ὀλίγων τῶν αὐτοφυῶν ἐπυθόμην αὐτὸ
συγκεῖσθαι, τὸ δ' ἐκ τῶν πολλῶν σύνθετον ἐγὼ κατ' ἐκεῖ-
νον τὸν καιρὸν ήμην ἐσκευακώς, ἐνενόουν ἀφελὼν τὰ πλείω
καὶ δι' ὀλίγων ἄλλο συνθεὶς αὖθις ἐπισκέψασθαί τε καὶ
βασανίσαι διὰ τῆς πείρας, εἴτε πολλῷ τινι τοῦ πολυμι-
γμάτου φαίνοιτο λειπόμενον εἴτε ὀλίγῳ. περὶ παν(357)τὸς
οὖν ἐποιησάμην καὶ τοῦ παρὰ τοῦ καθ' ἡμᾶς ιατροῦ λα-
βεῖν τὴν γραφὴν καὶ παραχρῆμα σκευάσας παραπλήσιον
ἔχον εὗρον ἐπαγγελίαν τε καὶ δύναμιν αὐτὸ τῷ ποικίλῳ.
τούτου μὲν οὖν ἡ γραφὴ ἡ τῆς συνθέσεώς ἐστι τοιάδε. ♃
κηροῦ οὐγγίας στ'. ἐλαίου οὐγγίας θ'. μίσυος ◁ στ'. χαλκί-

neque in anguſtis punctibus ſanandi rationem, qualis fu-
tura eſſet, indicantes, neque in latioribus vulneribus vel
denudato nervo vel tendine vel contuſo, multo minus ſi
pars affecta phlegmone infeſtaretur vel etiam gangraena
propemodum. Porro unum quendam noſtrae aetatis medi-
cum medicamento utentem vidi, perinde ac meis ex metal-
licis praeparatis, indiſtincte quidem et ipſum, quoniam vero
ex paucis ſponte naſcentibus ipſum componi audie-
ram, quod autem multis conſtat, ego illo tempore praepa-
raveram, cogitavi pluribus ademptis aliud rurſus ex pau-
cis compoſitum inſpicere ac experientia inquirere, multone
ab eo, quod varia mixtura paratur, inferius eſſe videretur
an paulo. Quovis igitur modo curavi etiam medicamenti,
quod medicus noſtrae aetatis habebat, ſcripturam accipere
et ſtatim ſimile praeparatum eadem et ipſum polliceri et
praeſtare, quae varium illud, comperi. Hujus igitur compo-
ſitio in hunc modum ſcripta erat. ♃ Cerae ℥ vj; olei ℥ ix,

642 ΓΑΛΗΝΟΥ ΠΕΡΙ ΣΤΝΘΕΣΕΩΣ ΦΑΡΜΑΚΩΝ

Ed. Chart. XIII. [731. 732.]　　　　Ed. Baf. II. (357.)

τεως ⊲ α΄. λεπίδος χαλκοῦ οὐγγίας β΄ S΄΄. λιβανωτοῦ οὐγ-
γίαν α΄ S΄΄. χαλβάνης οὐγγίαν α΄. ἐν ὄξει δριμεῖ προλελειω-
μένοις τοῖς μεταλλικοῖς ἐπιμελῶς τακέντα καταχύσαι τὰ τηκτά,
τουτέστι τὸν κηρὸν καὶ τὴν χαλβάνην. τοῦτο τὸ φάρμακον
οὐκ οἶδα τίς ὁ συνθήκας ἐστίν. οὔτε γὰρ παρ᾿ Ἀσκληπιάδῃ
τῷ φαρμακίωνι τὴν γραφὴν εὗρον οὔτε παρὰ Πετρωνᾷ οὔτε
παρ᾿ Ἀνδρομάχῳ, καίτοι πάντων τῶν πρεσβυτέρων ἰατρῶν
ἄριστα φάρμακα γραψάντων. εὔδηλον δ᾿ ὅτι μήτε παρὰ
Ἥρᾳ τῷ Καππαδόκι, μηδὲ Μαντίᾳ, μηδὲ Ἡρακλείδῃ τῷ Τα-
ραντίνῳ, [732] πολλὴν ἐμπειρίαν φαρμάκων ἐσχηκόσιν· ἀλλ᾿
οὐδὲ τοῖς περὶ τὸν Ἀρχιγένην, Φίλιππον ἤ τινα τῶν μα-
θητῶν αὐτοῦ. καὶ Σωρανῷ δὲ τὰ περὶ φαρμάκων γεγραμ-
μένα ἀναγνοὺς ἅπαντα καὶ Μενεκράτει καὶ Κρίτωνι καὶ Δα-
μοκράτει καὶ τοῖς ἄλλοις ὅσοι δόξαν ἴσχουσιν ἐπὶ τῇ γνώ-
σει τῶν φαρμάκων παρ᾿ οὐδενὶ τουτὶ τὸ γεγραμμένον ἄρτι
φάρμακον εὗρον. ἃ δ᾿ ἐστὶ παρὰ τοῖς ἀνδράσιν οἷς εἶπον
ἐφεξῆς γεγραμμένα δηλώσω, τὴν ἀρχὴν δὲ ἀπὸ τοῦ φαρμα-
κίωνος Ἀσκληπιάδου ποιήσομαι κατὰ τὸ τρίτον τῶν ἐντὸς

mifyos drach. vj, chalcitidis drach. j, fquamae aeris ℥ ij ß,
thuris unciam j ß, galbani unciam unam. Quae liquari pof-
funt, hoc eſt cera et galbanum, liquefacta metallicis in
aceto acri prius accurate tritis fuperfunduntur. Hoc me-
dicamentum haud ſcio quis compoſuerit, neque enim apud
Afclepiadem pharmacionem fcripturam inveni, nec apud
Petronam nec Andromachum, etfi omnes antiquiores me-
dici optima medicamenta confcripferint. Plane autem con-
ſtat nec apud Heram Cappadocem nec Mantiam nec Hera-
clidem Tarentinum reperiri qui magnam medicamentorum
experientiam habuerunt, imo nec apud Archigenem aut Phi-
lippum aut apud aliquem ejus difcipulum. Infuper Sorani
libris de medicamentis perlectis omnibus, item Menecratis,
Critonis, Damocratis et aliorum, qui medicamentorum co-
gnitione claruerunt, apud nullum hoc modo citatum medi-
camentum comperi. Quae vero apud viros jam dictos ha-
bentur, deinceps fcripta indicabo ac initium a pharmacione
Afclepiade facturus fum, qui in tertio interiorum medica-

Ed. Chart. XIII. [732.]　　　　　　　Ed. Baf. II. (357.)

φαρμάκων, ἃ καὶ Μαρκέλλας ἐπιγράφει κατὰ λέξιν οὕτως
γράψαντος. Ἀνδρομάχου Αἰγυπτία ἔναιμος τραυματικὴ, ὡς
Ἀσκληπιάδης ἀναγράφει. ποιεῖ πρὸς νεύρων διακοπὴν καὶ
μυῶν, ποιεῖ πρὸς νύγματα, περιθλάσεις, παρατρίμματα, λυ-
γίσματα, ποιεῖ πρὸς ἀποστήματα. ἔστι δὲ καὶ ὀφθαλμιών-
των παρακόλλημα. ποιεῖ κεφαλαλγικοῖς καὶ πρὸς πολλὰς δια-
θέσεις χρήσιμόν ἐστι τὸ φάρμακον. ♃ λιθαργύρου, κηροῦ
ἀνὰ ⦠ ρμδʹ. ἀμμωνιακοῦ θυμιάματος ⦠ οβʹ. τερμινθίνης
⦠ λστʹ. ἐρίων οἰσυπηρῶν κεκαυμένων ⦠ ιβʹ. λεπίδος χαλκοῦ
⦠ ηʹ. λεπίδος στομώματος ⦠ ηʹ. λιβάνου ⦠ ηʹ. ἀριστολο-
χίας στρογγύλης ⦠ ηʹ. ἐλαίου κικίνου κο. γʹ. ἕψε λιθάργυ-
ρον, ἔλαιον, καὶ ὅταν μεταβάλλῃ, ἐπίβαλλε κηρὸν, ῥητίνην
καὶ ὅταν ἀμόλυντον γένηται, ἐπίβαλλε ἀμμωνιακὸν πλατύ-
νας, καὶ τότε τὰ οἰσυπηρὰ ἔρια καὶ τὰ λοιπά. τοῦτο τὸ
φάρμακον ὅσῳ πολυχρηστότερον ἐγένετο, προσλαβὸν τὴν λε-
πίδα τοῦ στομώματος, οὕτω φαυλότερον ἐπὶ τῶν νευροτρώ-
των ἐγένετο· εἰ μὲν γὰρ νύγμα μόνον εἴη, καὶ ἡ τοῦ χαλ-
κοῦ λεπὶς περιττή. χωρὶς γὰρ τοῦ προλελειῶσθαι χρόνῳ

mentorum, quas etiam Marcellas infcribit, hunc in modum
docet. *Andromachi Aegyptia ad vulnera cruenta, ut Afcle-
piades praefcribit. Facit ad nervos, mufculosque praeci-
fos, item ad punctus, contufiones, attritus, artus fractos.
Valet etiam ad abfceffus, eft item lippientibus collyrium,
juvat capite dolentes et ad multas difpofitiones utile eft
remedium.* ♃ Argenti fpumae, cerae, fingulorum drach.
cxliv, guttae ammoniaci drach. lxxij, terebinthinae drach.
xxxvj, lanae fuccidae combuftae drach. xij, fquamae aeris
drach. viij, fquamae ftomomatis drach. viij, thuris drach.
viij, ariftolochiae rotundae drach. viij, olei ricinini hemi-
nas iij. Argenti fpuma et oleum incoquuntur, ac ubi mu-
tata fuerint, cera refinaque adjicitur, quum non inquinant,
ammoniacum indas dilatando et tunc lanas fuccidas ac re-
liqua. Hoc medicamentum quanto utilius ex ftomomatis
fquama evafit, tanto deterius ad nervorum vulnera factum
eft; fi namque punctus folum fuerit, etiam aeris fquama
fupervacua eft. Quippe nullum metallicum his conducit.

644 *ΓΑΛΗΝΟΥ ΠΕΡΙ ΣΥΝΘΕΣΕΩΣ ΦΑΡΜΑΚΩΝ*

Ed. Chart. XIII. [732.]   Ed. Baf. II. (357.)

πλείονι δι᾽ ὄξους δριμέος, οὐδὲν τῶν μεταλλικῶν ἐπὶ τού-
των χρήσιμον. ἐπὶ μέντοι τῶν γεγυμνωμένων νεύρων καὶ
τενόντων ἀγαθὸν ἂν εἴη φάρμακον. εἰ δὲ καὶ ἤδη φλεγμαί-
νει, τήκειν αὐτὰ προσήκει διὰ ῥοδίνου καὶ οὕτως ἐμμότῳ
χρῆσθαι. χωρὶς δὲ τοῦ φλεγμαίνειν εὐθέως ἐν ἀρχῇ βελτίω
τὰ μαλακώτερα καὶ ὑγρότερα τῶν φαρμάκων ἐστὶ τῶν σκλη-
ροτέρων τε καὶ ξηροτέρων. καὶ βέλτιόν ἐστι χρῆσθαι τετη-
κόσιν αὐτοῖς ἔν τινι τῶν διαφορητικῶν ἢ παρηγορικῶν. λέγω
δὲ διαφορητικὰ μὲν τό τε παλαιὸν ἔλαιον καὶ τὸ κίκινον
καὶ τὸ σικυώνιον, παρηγορικὰ δὲ τό τε ῥόδινον καὶ τὸ χα-
μαιμήλινον καὶ τὸ διὰ τῆς ἀλθαίας. ἰσχυρότερα δὲ τούτων
καὶ διὰ τοῦτο σώμασι σκληροτέροις ἁρμόττοντα τό τε διὰ
τοῦ σικύου τοῦ ἀγρίου τῆς ῥίζης ἐναφεψημένης τῷ ἐλαίῳ καὶ
τὸ διὰ τῆς ἴρεως καὶ βρυωνίας καὶ ἄρου, καὶ τούτων ἰσχυ-
ρότερόν ἐστι τὸ διὰ τοῦ δρακοντίου καὶ ἀριστολοχίας καὶ
πάνακος. ἐγὼ δὲ πολλάκις ἐχρησάμην καὶ τῷ διὰ τῆς ἐλά-
της σπέρματος ἐλαίῳ καὶ τῷ διὰ τοῦ τῶν αἰγείρων ἄνθους,
ἀποβρέχω γὰρ ἐν ἐλαίῳ Σαβίνῳ ταῦτα χρόνῳ πλείονι. ταῦτα
μὲν οὖν ὅσα νῦν εἴρηκα περὶ τῆς χρήσεως τῶν τοιούτων

nifi prius ex aceto acri pluribus diebus laeve factum fue-
rit, quamquam in nudis nervis et tendonibus bonum fuerit
remedium. At fi jam phlegmone conjuncta eft, liquare ea
ex rofaceo convenit et fic illito linamento uti; ubi vero
non adeft phlegmone, molliora humidioraque ftatim ab ini-
tio potiora funt medicamentis durioribus ac ficcioribus,
praeftatque liquata ipfa in digerente quodam vel mitiga-
torio medicamento ufurpare. Voco digerentia quidem vetus
oleum et ricininum et ficyonium, mitigatoria autem rofa-
ceum, chamaemelinum et quod ex althaea conficitur. His
fortiora eoque durioribus corporibus magis idonea funt,
quod ex cucumeris agreftis radice in oleo decocta et quod
ex iride, bryonia et aro paratur. His valentius eft ex dra-
cunculo, ariftolochia et panace factum. Porro nos frequen-
ter etiam ex abietis femine, oleo, item ex populi flore con-
fecto ufi fumus, nam haec diutius fabino oleo intingimus
Quae igitur de ejusmodi medicamentorum ufu dicta funt

φαρμάκων, ἀξιῶ μεμνημένους ὑμᾶς ἐπὶ τἆλλα τὰ ῥηθησό-
μενα μεταφέρειν. ἐγὼ δὲ ὅπερ ὡρμήθην πρᾶξαι ποιήσω. προσ-
θήσω γὰρ καὶ ἄλλα φάρμακα τῆς αὐτῆς δυνάμεως, ὁποῖόν ἐστι
καὶ τὸ ἐφεξῆς τῷ προειρημένῳ γεγραμμένον ὑπὸ τοῦ Ἀσκλη-
πιάδου κατὰ λέξιν οὕτως ἔχον. Κλαυδίου Φιλοξένου χειρουρ-
γοῦ Αἰγυπτία πρὸς τὰς προειρημένας διαθέσεις. ♃ λιθαρ-
γύρου, κηροῦ ἀνὰ < ρξ΄. ἀμμωνιακοῦ θυμιάματος < π΄. προ-
πόλεως < μ΄. ῥητίνης ξηρᾶς, τερμινθίνης, λεπίδος χαλκοῦ,
λιβάνου ἀνὰ < ιστ΄. ἐρίων οἰσυπηρῶν κεκαυμένων, λεπίδος
στομώματος ἀνὰ < η΄. ὀποπάνακος < δ΄. κίκεως κο. γ΄.
πρόδηλον οὖν ὅτι καὶ τοῦτο τὸ φάρμακον ὅμοιόν τέ ἐστι
τῷ προγεγραμμένῳ καὶ τρόπον τῆς χρήσεως ἕξει τὸν αὐτὸν
τῷ μικρῷ πρόσθεν ὑπ᾽ ἐμοῦ γεγραμμένῳ. καὶ μέντοι καὶ
κατὰ ταύτας τὰς δύο ἐμπλάστρους, ἄλλην [733] τρίτην ἔγρα-
ψεν ὁ Ἀσκληπιάδης οὕτως εἰπὼν κατὰ λέξιν. κιῤῥὰ ἡ τοῦ
Ἁλιέως. ποιεῖ πρὸς τὰ ἔναιμα τῶν τραυμάτων καὶ νεύρων
διακοπάς. ποιεῖ δὲ καὶ πρὸς τὰ παλαιὰ καὶ δυσεπούλωτα
καὶ ῥευματικὰ τῶν ἑλκῶν. ἔστι δὲ καὶ μαλακτικὴ ἀγαθὴ,

vos memoriter fervantes ad alia, quae explicanda veniunt,
traducere operae pretium effe arbitror. Quod autem nobis
inflitutum erat facere, aggrediemur; apponemus enim et alia
ejusdem facultatis medicamenta, quale eft et quod ab Afcle-
piade poft praedictum his verbis fcriptum eft: *Claudii
Philoxeni chirurgi Aegyptium ad praedicra vitia.* ♃ Ar-
genti fpumae, cerae, fingulorum drachmas centum fexaginta,
guttae ammoniaci drachmas octoginta, propoleos drachmas
quadraginta, refinae ficcae, terebinthiuae, fquamae aeris,
thuris, fingulorum drach. xvj, lanae fuccidae combuftae,
fquamae ftomomatis, fingulorum drach. viij, opopanacis ℈ iv,
ricini heminas iij. Hoc igitur medicamentum fuperiori effe
fimile omnibus apparet et utendi modum eundem cum nu-
per a me citato habebit. Quin etiam ad haec duo emplaftra
aliud tertium Afclepiades fic ad verbum inquiens tradidit:
*Gilvum Haliei. Hacit ad cruenta vulnera et nervos prae-
cifos, item ad vetera cicatricem aegre ducentia et fluen-
tia ulcera. Quin et probe emollit duritias, maxime in*

646 ΓΑΛΗΝΟΤ ΠΕΡΙ ΣΤΝΘΕΣΕΩΣ ΦΑΡΜΑΚΩΝ

Ed. Chart. XIII. [733.]   Ed. Baf. II. (35g.)

μάλιστα δὲ τῶν περὶ τοὺς μασθοὺς γιγνομένων σκληριῶν.
χρώμεθα δὲ αὐτῇ καὶ ἐπὶ τῶν κυνοδήκτων καὶ ἀνθρωπο-
δήκτων. ἄκρως ποιεῖ καὶ πρὸς τρυγόνων θαλασσίων καὶ
δρακόντων καὶ τῶν ἄλλων χαλεπῶν ἰχθύων πληγάς. καὶ
καθόλου ἐστὶν ἡ δύναμις θαυμαστή. ℣ λιθαργύρου, κηροῦ
ἀνὰ ◁ ρ'. τερμινθίνης, μάννης, λιβάνου, χαλβάνης, μίλτου
Σινωπίδος ἀνὰ ◁ η'. ἐλαίου ξε. α'. οὔτε αὐτὸς οὖν Ἀσκλη-
πιάδης ἐπὶ νυγμάτων τῶν εἰς τένοντας καὶ νεῦρα ἐπαγγέλ-
λεται τὸ φάρμακον εἶναι χρήσιμον, ἀλλὰ πρὸς τὰς τῶν νεύ-
ρων φησὶ διακοπὰς, ὅταν δηλονότι μεῖζον γένηται τὸ τραῦμα
καὶ γυμνὸν φαίνηται τὸ νεῦρον. ἐπιτηδειότερα γάρ ἐστι τη-
νικαῦτα τὰ μετρίας τε καὶ παρηγορικῆς δυνάμεως φάρμακα.
τοιοῦτον δέ ἐστι καὶ τὸ νῦν εἰρημένον ὑπ' αὐτοῦ. ταύτας
μὲν οὖν τὰς τρεῖς ἐμπλάστρους ὁ Ἀσκληπιάδης ἔγραψεν
ἐγγύς τι τῆς μέσης χώρας τοῦ βιβλίου. πρὸ αὐτῶν δὲ ἀνω-
τέρω πολύχρηστον καὶ ἄλλο ἔμπλαστρον ἔγραψεν, ἄμεινον
δὲ τῶν τριῶν τούτων, ὡς πρὸς τὰς τῶν νεύρων διακοπὰς
καὶ διαφθοράς. ἡ δὲ λέξις αὐτὴ, καθ' ἣν ὁ Ἀσκληπιάδης
ἔγραψεν, ἔστιν ἥδε. Μοσχίωνος καταγματική. φάρμακον ἐπι-

mammis oborientes. Utimur eo ad canum hominumique
morſus. Summe facit ad paſtinacae, draconis, aliorumque
ſaevorum piſcium ictus. In totum virtutem habet mira-
bilem. ℣ Argenti ſpumae, cerae, ſingulorum drachmas cen-
tum, terebinthinae, mannae, thuris, galbani, minii ſinopici,
ſingulorum drachmas octo, olei ſextarium unum. Nec ipſe
ergo Aſclepiades hoc medicamentum ad punctus tendinum
ac nervorum, ſed ipſis praeciſis utile eſſe promittit, quum
videlicet majus vulnus extiterit et nervus nudus appareat,
quippe aptiora tunc ſunt medicamenta, quae mitigatoriam
et mediocrem vim obtinent, cujus generis eſt nuper ab ipſo
citatum. Itaque haec tria emplaſtra in medio fere libro
Aſclepiades produxit, ſuperius etiam aliud multiplicis qui-
dem uſus emplaſtrum, melius autem iis tribus ceu ad ner-
vos praeciſos corruptosque tradidit. Verba Aſclepiadis ita
habent. *Moſchionis catagmaticum. Valet ad recentia vul-*

Ed. Chart. XIII. [733.]   Ed. Baf. II. (357. 558.)

τετευγμένον πρὸς τὰ νεότρωτα καὶ διακοπὰς τῶν νεύρων καὶ τὰς μετὰ θλάσεως διαιρέσεις. ποιεῖ καὶ πρὸς τὰ μετὰ τραύματος κατάγματα· καὶ γὰρ τοῖς τραύμασι βοηθεῖ καὶ πωροῖ τὰ ὀστέα μετὰ τῆς δεούσης ἐπιδέσεως ἐπιτιθεμένη καὶ τοῖς ἀρχομένοις ὑδρωπικοῖς. ποιεῖ δὲ καὶ πρὸς τὰς διδύμων περιθλάσεις. σταφιδοῖ καὶ τὰς περὶ τὴν ἕδραν ἐξοχάς. ποιεῖ καὶ πρὸς ῥαγάδας βουτύρῳ ἐνιεμένη. ποιεῖ καὶ πρὸς βρογχοκήλας, διαλύει πᾶσαν σκληρίαν, ποιεῖ πρὸς παρατρίμματα καὶ λυγίσματα. ποιεῖ πρὸς τὰς ἐπὶ τῶν ποδῶν καὶ χειρῶν τυλώδεις ἐπαναστάσεις, ἃς ἥλους καλοῦμεν, ὥστε καὶ χωρὶς ἑλκώσεως ἀφαιρεῖν· καὶ καθόλου ἐστὶ πολυχρησότατον τὸ φάρμακον. ποιεῖ δὲ πρὸς ἀρχομένους ὕδρωπας. τὰ δὲ τῆς σκευασίας ἔχει οὕτως. ♃ λιθαργύρου μνᾶν α΄. ἡ δὲ μνᾶ ἔχει ⦤ ρξ΄. πίσσης ξηρᾶς ⦤ρξ΄. στέατος μοσχείου ⦤ρξ΄. (358) ῥητίνης τερμινθίνης ⦤π΄. μάννης λιβάνου ⦤π΄. κηροῦ ⦤μ΄. ἰοῦ ⦤η΄. ὀποπάνακος ⦤η΄. χαλβάνης ⦤η΄. ἐλαίου κικίνου κο. α΄. ὄξους τὸ ἴσον, ὀποῦ συκαμίνου κο. α΄. πίσσης ὑγρᾶς ἡμικοτύλιον. τὴν λιθάργυρον λειοτάτην καὶ τὸ κίκινον ἔλαιον

nera, nervos praecifos et cum contufione divifiones. Facit etiam ad fracturas cum vulnere, etenim vulneribus au-viliatur et offa callo obducit convenienti deligatura im-pofitum. Prodeft hydropicis incipientibus, item facit ad te-fticulorum contufiones, tollit circa anum eminentias, fanat rhagadas butyro dilutum, facit ad bronchocelas, folvit omnem duriciem. Curat attritos et fractos articulos, item pedum manuumque callofas excrefcentias, quos clavos vo-camus, ut eos etiam citra exulcerationem auferat. Sum-matim medicamentum eft utiliffimum. Confectio haec ita fe habet. ♃ Argenti fpumae minam unam, mina continet drachmas centum fexaginta, picis aridae drachmas centum fexaginta, fevi vitulini drachmas centum fexaginta, refinae terebinthinae drach. lxxx, mannae thuris drach. lxxx, cerae drach. xl, aeruginis drach. octo, opopanacis drach. octo, galbani drach. octo, olei ricinini heminam unam, aceti pa-rem menfuram, liquoris fycamini heminam unam, picis li-quidae heminae dimidium. Argenti fpuma tenuiffima et ci-

βαλὼν εἰς ἄγγος κεραμεοῦν ἢ χαλκοῦν καὶ θεὶς ἐπὶ πυρὸς
ἕψε, καὶ ὅταν ἀναβράσῃ, ἐπίβαλλε στέαρ καὶ τὸ μάννινον,
κινῶν συνεχῶς. καὶ ὅταν συστραφῇ, ἐπίβαλλε πίσσαν, κη-
ρὸν, ῥητίνην καὶ ἕψε. μέχρις ἀμολύντου ἐπίπασσε χαλβάνην,
εἶτα ἰὸν καὶ ὀποπάνακα ὄξει διαλυθέντα. τὸν δὲ ὀπὸν τοῦ
συκαμίνου καὶ τὴν πίσσαν τὴν ὑγρὰν εἰς ἕτερον ἀγγεῖον
βαλόντες ἕψομεν. καὶ ὅταν συστραφῇ, ἐπιβάλλομεν τῷ πρώτῳ
φαρμάκῳ, καὶ πάλιν θέντες ἐπὶ τὸ πῦρ ἕψομεν μέχρις ἀμο-
λύντου, καὶ εἰς οἶνον ἐξεράσαντες ἐῶμεν ἐπὶ τρεῖς ἡμέρας,
ἔπειτα μαλάξαντες χρώμεθα εἰς ὀθόνιον ἐμπλάσσοντες· δεῖ
δὲ μετὰ τὴν ἐπίθεσιν τοῦ φαρμάκου οἴνῳ δεύσαντα ταινί-
διον ἐκθλίβειν καὶ τότε πιριτιθέναι τῷ φαρμάκῳ. ὡς δὲ ὁ
ἡμέτερος καθηγητὴς Λεύκιος ἐσκεύασεν ἔχει οὕτως. τὸ στέαρ
καὶ τὸ ἔλαιον πρότερον τήκομεν, καὶ ὅταν διαλυθῇ, κατα-
πλάσσομεν λειοτάτην μάνναν καὶ τὴν λιθάργυρον, καὶ ὅταν
συστραφῇ, τὰ ἑπόμενα ποιοῦμεν. ἐπαινέσαι δὲ δίκαιόν ἐστι
καὶ κατὰ τοῦτο τὸν Ἀσκληπιάδην, ὅτι τὸν τρόπον τῆς σκευ-

cinum cleum in vas fictile vel aereum conjecta ignique
fuprapofita coquuntur, quum efferbuerint, fevum et manna
thuris adjiciuntur moventurque affidue, ubi confluxerint,
pix, cera, refina induntur et donec non amplius inquinent,
incoquuntur, deinde galbanum, poft aerugo et opopanax
ex aceto foluta infperguntur. Liquor fycamini et pix liquida,
in aliud vas transfufa coquuntur et cum commixta fuerint
feu confluxerint, priori medicamento immittuntur et rur-
fus fupra ignem pofita, quousque non inquinent, incoquun-
tur, ac in vinum demiffa triduo relinquuntur, poftea fub-
actis manu in linteolumque illitis utimur. Oportet autem
poft medicamentum impofitum, linteum vino madefactum
exprimere et tunc medicamento circumdare. Porro noftri
praeceptoris Lucii confectio fic habet. Sevum ac oleum
prius liquefacimus, ac ubi foluta fuerint, mannam leviffi-
mam factam et fpumam argenti infpergimus, poftquam
confluxerint, reliqua facimus. Caeterum laude dignus eft hic
quoque Afclepiades, qui confecturae medicamentorum mo-

Ed. Chart. XIII. [733. 734.]   Ed. Baf. II. (358.)

ασίας γράφει τῶν φαρμάκων, οὐχ ὥσπερ ὁ Ἀνδρόμαχος παραλείπει μήτε τίνα [734] δύναμιν ἔχει προστιθείς. ἀμέλει τὴν ὑπὸ Ἀσκληπιάδου πρώτην τῶν τριῶν ὑπ' ἐμοῦ γεγραμμένην ἔμπλαστρον Αἰγυπτίαν, ἣν καὶ αὐτὸς τοῦ Ἀνδρομάχου φησὶν ὑπάρχειν, οὔτε δὲ τίνος ἐστὶ δυνάμεως ὁ Ἀνδρόμαχος ἔγραψεν, οὔθ' ὅπως σκευαστέον αὐτὴν, οὔθ' ὅπως χρηστέον, ἀλλ' ἁπλῶς ἔρριπται, καθάπερ τι τῶν ἐπιτυχόντων φαρμάκων ἐν τῷ βιβλίῳ τῶν ἐκτὸς δυνάμεων ὑπ' αὐτοῦ γεγραμμένη δευτέρα. πρώτην μὲν γὰρ ἁπασῶν ἔγραψεν ἣν αὐτὸς ὀνομάζει Πανταγάθιον, ἐξ εξῆς δὲ τὴν Αἰγυπτίαν ταύτην, οὐδὲν, ὡς ἔφην, ἄλλο προσθείς. ἔχει γὰρ ἡ λέξις αὐτοῦ τόνδε τὸν τρόπον. Αἰγυπτία. ♃ λιθαργύρου ⟨ ρμδ΄. κίκεως κο. στ΄. κηροῦ ⟨ ρμδ΄. ἀμμωνιακοῦ θυμιάματος ⟨ οβ΄. τερμινθίνης ⟨ λστ΄. ἐρίων κεκαυμένων ⟨ ιη΄. λεπίδος στομώματος ⟨ η΄. λεπίδος χαλκοῦ ⟨ η΄. λιβάνου ⟨ η΄. ἀριστολοχίας ⟨ η΄. ἔνιοι σμύρνης ⟨ δ΄. ὀποπάνακος ⟨ η΄. ἄλλ. ιβ΄. τούτοις ἐπὶ τέλει ἐπιγέγραπται, θαλάσσης εἰς ἐμβροχὴν κηροῦ κο. η΄. τί παρ' αὐτῷ σημαίνει τὸ εἰς ἐμβροχὴν κηροῦ,

dum adfcribat, non ut Andromachus omittat, qui nec quam virtutem habet apponit. Denique primum e tribus ab Afclepiade traditis a me fcriptum emplaftrum Aegyptium et ipfe Andromachi effe confirmat, neque cujus fit virtutis nec quomodo praeparandum fit aut utendum, Andromachus indicavit. Verum fimpliciter tanquam vulgare quoddam medicamentum libro de exterioribus facultatibus, quem ipfe fecundum infcripfit, projecit. Primum enim omnium fcripfit, quod ipfe nominat Pantagathium, id eft, *ad omnia valens*, deinde hoc Aegyptium, aliud, ut dixi, nihil adjungens. Habet enim ejus dictio in hunc modum. *Aegyptium.* ♃ Argenti fpumae drach. cxliv, ricini heminas vj, cerae drach. cxliv, guttae ammoniaci drach. lxxij, terebinthinae drach. xxxvj, lanae combuftae ℨ xviij, fquamae ftomomatis drach. octo, fquamae aeris drach. viij, thuris drach. viij, ariftolochiae ℨ viij, nonnulli myrrhae drach. iv, opopanacis drach. ij, alias duodecim. His ad finem adfcripta funt marinae aquae ad irrigandam ceram heminas octo. Quid fibi velit,

σαφῶς οὐκ ἴσμεν, ἐπινοεῖν γάρ ἔστι πλείω. θαυμάσαι δ᾽
ἐστὶ πῶς ἅπαντα τἄλλα γράψας Ἀσκληπιάδης ὡσαύτως τῷ
Ἀνδρομάχῳ τὸ μέτρον τοῦ κίκεως οὐκ ἴσον ἔγραψεν. ὁ μὲν
γὰρ Ἀνδρόμαχος κο. στ᾽. ὁ δὲ Ἀσκληπιάδης κο. γ᾽. ἔγραψεν.
οὐ προσέθηκε δὲ οὐδὲ τὸ κατὰ τὴν τελευτὴν τῆς γραφῆς
ὑπ᾽ Ἀνδρομάχου προσκείμενον· ἔνιοι σμύρνης ⊂ δ᾽. ὀποπά-
νακος ⊂ β᾽. πάλιν δὲ προσέθηκεν αὐτὸς ἐπὶ τῶν κεκαυμέ-
νων ἐρίων τῶν οἰσυπηρῶν, ὅπερ οὐ πρόσκειται κατὰ τὴν
Ἀνδρομάχου γραφήν. ἐφεξῆς δὲ τῆς εἰρημένης Αἰγυπτίας
ἔγραψεν ὁ Ἀνδρόμαχος θηριακὰς ἐμπλάστρους ε᾽. καὶ μετὰ
ταύτας ἑτέραν πάλιν φαιὰν, ἣν Εὐβούλου φησὶν εἶναι. καὶ
μετὰ ταύτην αὖθις ἑτέραν φαιὰν, ἥν Ἀθηνᾶν ὀνομάζει, κἄ-
πειτα ἐφεξῆς πάλιν ἑτέρας φαιὰς ἁπλῶς δύο, καὶ μετὰ ταύ-
τας ἑτέραν ἐφ᾽ ἧς κατὰ λέξιν οὕτως γέγραπται· φαιὰ νυ-
γματικὴ Ἀνδρομάχου. ♃ ἀμμωνιακοῦ θυμιάματος ⊂ η᾽. κη-
ροῦ νέου ⊂ η᾽. τερμινθίνης ⊂ η᾽. χαλκοῦ κεκαυμένου ⊂ η᾽.
πίσσης ξηρᾶς ⊂ μ᾽. ὡς δὲ Ζήνων, μνᾶς ἥμισυ τέταρτον, λι-
θαργύρου ⊂ δ᾽. ἀλόης Ἰνδικῆς ⊂ β᾽. ἀριστολοχίας ⊂ β᾽.

quum dicat ad irrigationem cerae, manifeſto non ſcimus,
intelligere enim plura licet. Mirandum vero quomodo in
aliis omnibus cum Andromacho conveniat, menſuram ricini
parem non ponat, Andromachus enim heminas ſex, Aſcle-
piades tres ſcripſit. Neque vero etiam appoſuit, quod in fine
ſcripturae ab Andromacho adjectum eſt, nonnulli myrrhae
drach. iv, opopanacis drach. ij. Rurſus adjunxit ipſe, in
combuſtis lanis ſuccidis, quod in Andromachi ſcriptura non
habetur. Poſt dictum Aegyptium theriaca emplaſtra quinque
retulit Andromachus, deinde aliud fuſcum, quod ad Eu-
bulum auctorem refert, poſtea rurſus aliud fuſcum, quod
Minervam nominat. Poſt haec iterum alia fuſca ſimpliciter
duo, quibus ſubnectit aliud, ubi ſic ad verbum ſcriptum eſt:
*Fuſcum nygmaticum ad nervorum puncturas utile An-
dromachi.* ♃ Guttae ammoniaci drach. viij, cerae novae
drach. viij, terebinthinae drach. viij, aeris uſti drach. viij,
picis aridae drach. xl, ut autem Zeno ait, minae dimidium
et quartam partem, argenti ſpumae ℥ iv, aloës Indicae ℥ ij,

Ed. Chart. XIII. [734.]   Ed. Baf. II. (358.)

χαλβάνης < β'. ἰοῦ < α'. οἱ δὲ < β'. λιβάνου < β'. ἐλαίου
χειμῶνος κο. δ'. θερείας ὄγδοον, ὄξους κοτύλης ἥμισυ εἰς
ἄνεσιν τοῦ ἀμμωνιακοῦ. ταύτην εἰκός ἐστιν αὐτὸν ὀνομά-
ζειν νυγματικὴν πρὸς τὰ τῶν νεύρων νύγματα δυναμένην
εἶναι χρησίμην.

ariftolochiae ℥ ij, galbani ℥ ij, aeruginis ℥ j, alii ℥ ij, thuris
℥ ij, olei hieme quartam heminae partem, aeftate octavam,
aceti heminae dimidium ad ammoniaci diffolutionem. Hoc
verifimile eft ab ipfo nominari nygmaticum, ut quod ner-
vorum puncturis ex ufu effe queat.

ΓΑΛΗΝΟΥ ΠΕΡΙ ΣΥΝΘΕΣΕΩΣ ΦΑΡΜΑΚΩΝ ΤΩΝ ΚΑΤΑ ΓΕΝΗ ΒΙΒΛΙΟΝ Δ.

Ed. Chart. XIII. [735.]   Ed. Baf. II. (358.)

Κεφ. α΄. Ὁ μὲν πρῶτός μοι λόγος ἐτελεύτησεν εἰς τὰς τῶν λευκῶν ἐμπλάστρων συνθέσεις τάς τε ἄλλας καὶ ὅσα πρὸς τὰ δυσεπούλωτα τῶν ἑλκῶν ἁρμόττουσιν, διορισαμένων ἡμῶν τὰ κοινῶς δυσεπούλωτα καλούμενα, τῶν ἰδίως κακοήθων ὀνομαζομένων, ὄντων μὲν αὐτῶν δηλονότι δυσεπουλώτων. ἐπεὶ δὲ τινὰ μὲν ἐκ τῶν ἐπιῤῥεόντων τοῖς ἡλκωμένοις μέρεσιν ἰχώρων τε καὶ χυμῶν δυσεπούλωτα γίγνεται,

GALENI DE COMPOSITIONE MEDI-CAMENTORVM PER GENERA LIBER IV.

Cap. I. Primus fane liber in alborum emplaftro-confecturis tum aliis tum eorum, quae ulceribus cicatricem aegre ducentibus conveniunt, finitus eft, ubi diftinximus communiter appellata dyfepulota, *cicatricem difficulter admittentia*, ab iis, quae proprie maligna dicuntur et ipfa nimirum dyfepulota. Quoniam vero quaedam faniei humorumque ulceratis partibus influentium vitio cicatricem aegre

τινὰ δ᾽ αὐτοῦ τοῦ πεπονθότος μορίου διαφθείροντος τὸ
ἐπιῤῥέον, εἰ καὶ χρηστὸν εἴη, τὰ κατὰ τὸν δεύτερον τρόπον
ἕλκη, δυσεπούλωτα καὶ κακοήθη καλοῦσιν ἰδίως ἐφ᾽ ὧν ἐνίο-
οτε πᾶν ἐκκόπτειν τὸ πεπονθὸς ἢ καίειν ἀναγκάζονταί τι-
νες, ἤτοι φαρμάκοις ἐσχαρωτικοῖς ἢ πυρὶ χρώμενοι. πλάτους
δ᾽ ὄντος συχνοῦ καθ᾽ ἑκάτερον τὸν τρόπον ἐν τῷ μᾶλλόν
τε καὶ ἧττον ἕτερον ἑτέρου δυσεπούλωτόν τε καὶ κακόηθες
εἶναι, τοσοῦτον ἀριθμὸν ὑπάρχειν τῶν ἰωμένων φαρμάκων
ἀναγκαῖόν ἐστιν, ὅσος ἂν ᾖ καὶ αὐτῶν τῶν ἑλκῶν. εἰκότως
οὖν ἕκαστον τῶν ἓν ἐχόντων φάρμακον ἐπαγγελλόμενον
ἐπουλοῦν ἕλκη κακοήθη, πολλάκις ἀποτυγχάνει. δύο γὰρ
ἡτοιμάσθαι χρὴ τοὐλάχιστον, ᾧ πρόκειται πάντα θεραπεύ-
ειν τὰ τοιαῦτα, τῆς αὐτῆς μὲν ἐπαγγελίας καὶ δυνάμεως
ὑπάρχοντα, διαφέροντα δὲ ἀλλήλων οὐχ ἁπλῶς τῷ μᾶλλόν
τε καὶ ἧττον, ἀλλ᾽ ὡς ἄν τις εἴποι σαφέστατα τῷ μάλιστα
τε καὶ ἥκιστα. [736] καθάπερ οὖν ἐπὶ πάντων τῶν παθῶν
ἐδείκνυμεν ἐν τοῖς τῆς θεραπευτικῆς μεθόδου γράμμασιν εὑ-
ρίσκεσθαι πρώτην μὲν ἁπασῶν τὴν καθόλου δύναμιν τῶν

admittunt, quaedam ipfa affecta fede influentem fuccum qua-
libet probum corrumpente, ulcera fecundo modo habentia,
dyfepulota et cacoëthe proprie nominant, in quibus inter-
dum totam partem affectam excidere vel adurere nonnulli
coguntur aut medicamentis cruftam inducentibus aut igne
utentes. At quum ampla fit latitudo utrinque in eo, quod
alterum altero magis minusve dyfepulotum malignumque
eft, tantum medicantium medicamentorum effe numerum
oportet, quantus ipforum quoque ulcerum extiterit. Merito
igitur omnes, qui unum duntaxat medicamentum ulceribus
malignis cicatricem inducere promittens habent, fucceffu
crebro fruftrantur. Nam duo minimum, quae idem pollicen-
tur eandemque facultatem oftendunt, diverfa alioquin inter
fe non fimpliciter majoris minorisque, verum, ut apertiffime
dicam, maximi ac minimi ratione, in promptu adeffe illi
convenit, qui omnia id genus vitia curare propofuerit.
Quemadmodum igitur commentario therapeutices methodi
in univerfis affectibus primam omnium communem auxilio-

βοηθημάτων, ἐφεξῆς δὲ τὰς ὕλας, ἐν αἷς αὐτὴ περιέχεται,
κατὰ τὸν αὐτὸν λόγον καὶ νῦν ἐπὶ τῶν δυσεπουλώτων ἑλ-
κῶν ἡ καθόλου δύναμις ἥτις ποτέ ἐστι τῶν θεραπευσόντων
αὐτὰ φαρμάκων εὑρῆσθαι χρὴ πρότερον. ἐδείχθη δέ μοι καὶ
ἥδε κατ᾽ ἐκείνην τὴν πραγματείαν, ἐφ᾽ ὧν μὲν οὐδεμία κα-
χεξία περὶ τοῖς ἡλκωμένοις μέρεσι, δύο τούτους ἔχουσα σκο-
πούς, ἕνα μὲν ἀποκρούσασθαι τὸ ἐπιῤῥέον, ἕτερον δὲ δια-
φορῆσαι τὸ ἐστηριγμένον ἐν τῷ πεπονθότι μορίῳ. γίγνεται
δὲ ταῦτα δι᾽ ἐναντίων δυνάμεων. ἀναστέλλει μὲν γὰρ τὸ
ἐπιῤῥέον ὅσα στύφειν πέφυκε φάρμακα, διαφορεῖ δὲ τὸ πε-
ριεχόμενον ἐν τῷ πεπονθότι τὰ δύναμιν ἑλκτικὴν ἔχοντα.
τοὐπίπαν δὲ τὰ μὲν στύφοντα τραχύνει καὶ κατὰ τοῦτ᾽
ἔστιν ἀνιαρά. τὰ δὲ ἕλκοντα καὶ διαφοροῦντα τὰς ἐκ βά-
θους ὑγρότητας οὐκ ἄνευ δριμύτητος ἐργάζεται τοῦτο. τῇ
δριμύτητι δ᾽ ἐξ ἀνάγκης ὀδύνη τις ἕπεται δάκνουσα τὸ ἡλ-
κωμένον. καὶ οὕτως συμβαίνει διὰ τὴν ἐκ τῶν τραχυνάντων
καὶ δακνόντων ἀνίαν, ἐρεθίζεσθαι (359) τὴν ἐπιῤῥέουσαν
ὑγρότητα τοῖς ἡλκωμένοις μέρεσι. τούτου δὲ γιγνομένου, φλε-

rum facultatem inveniri docebamus, dein materias, quibus
illa continetur, ita nunc quoque in ulceribus dyfepulotis
generalem medicamentorum, quibus illa curabuntur, facul-
tatem, quae tandem fit, prius inventam effe oportet. Indi-
cata vero mihi eft et haec in illo opere, quum quidem nul-
lus vitiofus habitus ulceratas partes infeftat, duos fcopos
habens, unum, ut id quod influit repellat, alterum, ut quod
affectae parti inhaeret infixumque eft difcutiat. Haec au-
tem contrariae vires praeftant, fiquidem influxum repri-
munt, quae funt aftringentia medicamenta, difcutiunt im-
pacta jam exceptaque trahendi poteftate praedita. Porro
quae aftringunt ut plurimum exafperant atque hac occa-
fione molefta funt, trahentia vero ac digerentia ex alto hu-
miditates non citra acrimoniam id efficiunt. At acrimoniam
dolor quidam neceffario fequitur ulceratam partem mor-
dens. Atque fic propter dolorem, quae exafperantia mor-
denfiaque concitant, humores ulceratis partibus influentes
irrilari contingit, unde quoque ulcus phlegmone obfideri

γμαίνειν τε ἅμα καὶ διαβιβρώσκεσθαι τὸ ἕλκος, ὥσθ᾽ ὅσον
ἐπὶ τοῖς εἰρημένοις ἄπορός ἐστιν ἡ τῶν βοηθησόντων φαρ-
μάκων εὕρεσις τοῖς δυσεπουλώτοις ἕλκεσι, καὶ πολύ γε μᾶλ-
λον ἔτι τοῖς κακοήθεσιν. εὑρεῖν οὖν χρὴ καθόσον οἷόν τε
τοιαύτην ὕλην φαρμάκων, ἐφ᾽ ἧς ξηρανθήσεται τὸ ἕλκος
ὀδύνης χωρὶς, ὅπερ ἀδύνατόν ἐστιν ἀκριβῶς γενέσθαι μὴ
γνωρίζοντος τοῦ θεραπεύοντος, ὅπως ἐνεργήσῃ τὸ προβλη-
θὲν φάρμακον. ἔστι μὲν γὰρ ἐξ ἀνάγκης ἰσχυρὸν κατ᾽ ἄμφω
τὰ συντεθέντα τό τε δάκνον καὶ τὸ στῦφον. ἀλλ᾽ ὅ τε ῥύ-
πος ὁ ἐπικείμενος τοῖς τοιούτοις ἕλκεσι τό τε τῆς ὑγρότη-
τος πλῆθος οἷον προβλήματά τινα τοῖς ἡλκωμένοις μέρεσι
γιγνόμενα τὴν ἀπὸ τῶν ἰσχυρῶν φαρμάκων δῆξιν ἐκλύει.
προσέχειν οὖν χρὴ πόσον ἡ πρώτη χρῆσις ἐξήρανε τῆς κατὰ
τὸ ἕλκος ὑγρότητος, ἢ εἰ καὶ ῥύπον ἔχοι, πόσον ἀπέῤῥιψε
καὶ τούτου. καὶ οὕτως ἐκ δευτέρου τε καὶ τρίτου χρῆσθαι
μέχρι περ ἂν φανῇ καθαρόν τε καὶ ξηρόν. ὁπόταν δὲ πρῶ-
τον ἴδῃς αὐτὸ τοιοῦτον, μεταβαίνειν ἐφ᾽ ἕτερον φάρμακον
ὁμοειδὲς μὲν, ἀσθενέστερον δὲ τοῦ προτέρου. τὰ γὰρ ἰσχυ-

exedique. Ex quibus dictis colligitur ulceribus dyfepulotis
praefidia inveniri difficulter poffe, multo magis adhuc ma-
lignis. Quare talis medicamentorum materia, quoad ejus
fieri poffit invenienda eſt, unde ulcus citra dolorem ficce-
fcat, quod accurate fieri nulla ratione licet medico igno-
rante quem effectum medicamentum exhibitum oſtenderit.
Quippe ambobus componentibus, mordente puta et aſtrin-
gente, neceffario validum exiſtit, verum fordes et humidi-
tatis copia id genus ulceribus incumbens veluti propugna-
cula quaedam ulceratis partibus facta, mordicationem me-
dicamentis valentibus exolvunt. Itaque attendendum eſt
quantum primus ufus humiditatis in ulcere deficcaverit, vel
fi etiam fordes habeat, quantum harum quoque abſterferit,
ac ita fecundum tertiumque uti illo debemus donec purum
et ficcum ulcus apparuerit. Ubi vero primum id tale con-
fpexeris, ad aliud medicamentum te conferes ejusdem qui-
dem fpeciei, fed priore imbecillius; nam validiora dum

ρότερα τῷ δάκνειν τὸ ἕλκος ὀδυνηρὰ γινόμενα, ῥεύματά τε
κινεῖ καὶ φλεγμονὰς ἐγείρει. ἀλλ᾽ ἐὰν πάλιν ἀσθενέστερον
πολὺ τοῦ πρώτου φαρμάκου προσενέγκῃς, ὑγρὸν καὶ ῥυ-
παρόν ἔσται τὸ ἕλκος. τούτῳ τοίνυν ὁ τεχνωθεὶς ἰατρὸς τοῦ
διὰ μόνης ἐμπειρίας ἕλκος θεραπεύοντος ἀμείνων ἐστὶν, ὡς
ἂν ἐπιστάμενος οὐκ ἄλλῃ δυνάμει θεραπεύεσθαι τὸ ἕλκος
ὑπὸ τῶν φαρμάκων, ὅτι μὴ τῷ ξηρὸν οὕτως ἐργάζεσθαι τὸ
μόριον, ὡς ὅτ᾽ εἶχε κατὰ φύσιν. ἔσται δὲ τοῦτο δῆλον ἐκ
τοῦ μήτ᾽ ἀποῤῥεῖν ἔτι λεπτὸν ἰχῶρα πύου τε γένεσιν ὑπο-
τρέφεσθαι. εἰς τοῦτο δὲ ἀφίξεσθαι, καθ᾽ ὃν εἴρηκα τρόπον
ξηραινόμενα, τουτέστι στυφόμενά τε καὶ διαφορούμενα, κἀ-
πειδὰν ξηρὰ μὲν ᾖ, ῥυπαρὰ δ᾽ ἔτι φαίνηται, διὰ τῶν ῥυπτι·
κῶν φαρμάκων καθαιρόμενα, περὶ ὧν καὶ αὐτῶν εἴρηται μέν
τι κἂν τοῖς περὶ τῶν ἁπλῶν φαρμάκων ὑπομνήμασιν. ἡ τε-
λειοτάτη δὲ μέθοδος πᾶσα γέγραπται διὰ τῆς θεραπευτικῆς
πραγματείας, ἐν ᾗ προτετεχνῶσθαι χρὴ τὸν μέλλοντα τελέως
ὑπὸ τῶν νῦν λεγομένων ὠφεληθήσεσθαι. τοῦτο δ᾽ ὑμῖν τοῖς
ἑταίροις ἐγνωκὸς ὑπάρχειν, οἷς ταῦτα γράφεται, πάνυ σαφῶς

mordendo ulcus dolorem inferunt, fluores movent et phle-
gmonas concitant. Quod fi rurfum multo imbecillius priore
medicamentum adhibeas, ulcus humidum fordidumque eva-
det. Hac igitur parte artificio utens medicus, eo qui folo
experimento innititur melior eft, quod fciat ulcus non alia
medicamentorum facultate curari quam dum affecta pars
eam ficcitatem confequatur, quam in naturali ftatu fita pos-
fidebat, quod factum intelligimus, ubi neque tenuis amplius
fanies influat, neque pus producatur. Hanc difpofitionem
ulcera nancifcentur, quo dixi modo ficcefcentia, hoc eft,
adftricta difcuffaque, dein ubi ficca quidem fuerint, verum
fordida adhuc appareant, deterforiis medicamentis repur-
gantur, de quibus ipfis quoque nonnihil in opere de fim-
plicibus medicamentis commemoravimus. Omnis autem ab-
folutiffima methodus eft tractatu de morbis curandis per-
fcripta, in quo prius exercitatum effe convenit, qui hinc
perfecte frugem reportaturus eft. Hoc vobis, amici, quibus
ifta fcribuntur, conftare manifefto admodum novi, itidem

Ed. Chart. XIII. [736. 737.]　　　　　　Ed. Baf. II. (359.)

οἶδα καὶ πρὸς τούτῳ γε ἔτι τὸ μὴ λόγον εἶναι πιθανὸν
ἄνευ τῆς ἐπὶ τῶν ἔργων βασάνου τὰ λεγόμενα νῦν ὑπ᾽
ἐμοῦ. [737] πολλάκις γὰρ ἐθεάσασθε δι᾽ αὐτῶν ἐκείνων τῶν
φαρμάκων, οἷς ἀμεθόδως χρώμενοί τινες ἰατροὶ μηδὲν ἤνυον,
ἐκθεραπεύσαντά με πολλὰ τῶν τοιούτων ἑλκῶν. ἀναμνήσθητε
τοίνυν τῶν ξηραίνειν ἀδήκτως πεφυκότων φαρμάκων, ἔστι
δ᾽ αὐτῶν τὰ πλεῖστα μεταλλικά. καὶ μέντοι καυθέντων καὶ
πλυθέντων, ἥτις ἦν πρόσθεν δῆξις ἀπόλλυται, καὶ τοῦτ᾽
ἀναμνήσθητε. τούτοις οὖν ὑμῖν ἐξέστω χρῆσθαι ἐν τῷ πα-
ρόντι, πεπλυμένοις μὲν ἐπὶ παίδων, εὐνούχων τε καὶ γυναι-
κῶν καὶ ὅσοι φύσει λευκὴν καὶ μαλακὴν ἔχουσι τὴν σάρκα,
καὶ πρὸς τούτοις γ᾽ ἐπὶ τῶν εὐαισθήτων τε πάνυ καὶ κα-
κοχύμων. ἐπὶ δὲ τῶν ἄλλων σωμάτων ἐγχωρεῖ καὶ τοῖς ἀπλύ-
τοις χρῆσθαι, τὴν πρώτην ἐπίθεσιν αὐτῶν εὐπεπτηκόσι τοῖς
θεραπευομένοις ἕωθεν ποιουμένους. εἰ δὲ καὶ τοῦ σώματος
ὅλου προπαρασκευῆς τινος δέοι, καὶ ταύτην χρὴ προπε
ποιῆσθαι. λελεγμέναι δ᾽ εἰσὶν αἱ παρασκευαὶ διὰ τῆς θερα-
πευτικῆς πραγματείας. ἐπ᾽ ἐνίων μὲν γὰρ ἀρκεῖ καθᾶραι μό-

rationem fine exploratione in operibus facta probabilem non
effe, quae nunc a me dicuntur, demonftrant. Etenim vidi-
ftis fubinde illis ipfis medicamentis, quibus fine methodo
medici quidam utentes nihil proficiebant, multa me ejus
generis ulcera perfanaffe. Quamobrem in memoriam redu-
cite medicamenta citra demorfum exiccantia, funt autem
ipforum pleraque metallica. Atqui hoc etiam memineritis
quod combuftis elotisque mordicatio, quae prius adfuit, edo-
matur ac interit. His igitur in praefentia uti vobis licet,
elotis quidem in pueris, eunuchis, mulieribus et qui molli
natura carne funt praediti, item qui ad fentiendum habiles
admodum funt et vitiofo fucco laborant. In aliis corpori-
bus etiam illota ufurpare potueritis mane primum ipfa iis,
qui curantur, ubi probe concoxerint, adhibentes. Si vero
et corpus totum praeparationem quandam requirat et hanc
prius factam effe oportet, praecepimus de his in commen-
tario de morbis curandis. Nonnullis fiquidem vel purgatio

658 ΓΑΛΗΝΟΥ ΠΕΡΙ ΣΥΝΘΕΣΕΩΣ ΦΑΡΜΑΚΩΝ

Ed. Chart. XIII. [737.]   Ed. Baſ. II. (359.)
νον, ἐπ᾽ ἐνίων δ᾽ ἀφελεῖν αἵματος, ἐπ᾽ ἄλλων δ᾽ ἄμφω ταῦτα
πρᾶξαι. τινῶν δ᾽ ὑπερκείμενον ἐκκόψαι κιρσὸν ἢ σπληνὸς ἢ
ἥπατος προνοήσασθαι, τινῶν δὲ καὶ ἀποσχάσαι τὰ περὶ τὸ
ἕλκος, ὥσπερ γε καὶ περικόψαι ποτὲ τῶν χειλῶν τύλον. ἐὰν
δὲ μηδὲ ἑνὸς τούτων δεώμεθα, τὴν ποσότητα τῆς ὑγρότητος
ἐπισκεπτέον ἅμα τῷ ῥύπῳ καὶ οὕτω ἐπὶ τὸ προσῆκον ἰτέον
φάρμακον, ἀναμνησθέντας ἑκάστου τῶν ἁπλῶν ὅσα τε ξη-
ραίνει μὲν, οὐ μὴν ἀποῤῥύπτει γε τὸν ῥύπον τοῦ ἕλκους,
ὅσα τε ῥύπτει μὲν, οὐ μὴν ξηραίνει γενναίως. ὅσα δ᾽ ἄμφω
δρᾷν πέφυκε, προσεπισκεπτομένους ἐκ ποίας τάξεως ἕκαστόν
ἐστιν, ὃ μέγιστον μὲν ὑπάρχει τῶν εἰς τὴν θεραπείαν δια-
φερόντων, ὠλιγώρηται δὲ τοῖς γράψασι τὰ περὶ ὕλης βιβλία.
μόνοι γὰρ οὗτοι πάσης αὐτῆς ἐνεχείρισαν εἰπεῖν τὰς δυνά-
μεις, ὥσπερ γε καὶ ὁ Διοσκορίδης, ὃν οὐδενὸς ἄν τις εἴποι
δεύτερον εἶναι τῶν περὶ ταῦτα σπουδασάντων. ἐγὼ τοίνυν
ἐφεξῆς ἅπαντα καταλέξω τὰ ξηραίνειν ἕλκη δυνάμενα φάρ-
μακα χωρὶς τοῦ δάκνειν ἢ τραχύνειν ἐπιφανῶς. ἄρξομαι δὲ

ſola ſufficit, quibuſdam ſanguinis detractio, aliis utraque
haec adhibere profuerit. Sunt in quibus ſuperjacentem va-
ricem excindere opus eſt, vel lieni vel jecinori proſpicere,
aliquibus ambientes ulcus partes ſcarificare, quemadmodum
interdum labrorum callos amputare. Si horum nullo ege-
mus, humoris copia ſimul cum ſordibus inſpicienda eſt, at-
que ita ad idoneum medicamentum veniemus, rurſus ſim-
plicium ſingulorum memores, quae deſiccant, non tamen ul-
ceris ſordes abſtergunt, item quae abſtergunt quidem, non
tamen probe deſiccant. Quae vero utrumque poſſunt effi-
cere, proſpiciemus ex quoto quodque ordine exiſtat, quod
maximum inter ea cenſeo, quae ad curationem pertinent,
neglectum tamen medicinalis materiae ſcriptoribus. Nam hi
ſoli omnes ipſius vires dicere ſtuduerunt, ſicut etiam Dioſ-
corides, quem nulli eorum, qui in ea quaſi arena deſu-
darunt, ſecundum eſſe quiſpiam dixerit. Ego igitur deinceps
omnia medicamenta recenſebo, quae ulcera citra mordica-
tionem exaſperationemque manifeſtam exiccare poſſunt. In-

Ed. Chart. XIII. [737.]   Ed. Baf. II. (359.)

ἀπὸ τῶν μεταλλικῶν, ἐν οἷς ἀριθμοῦσι καὶ τὰ τῆς γῆς εἴδη.
πολλῆς δ᾽ ἐν αὐτοῖς οὔσης διαφορᾶς ἐν τῷ κατὰ τὸ μᾶλ-
λόν τε καὶ ἧττον ξηραίνειν, ἀπὸ τῶν μέσων ἀρξάμενος ἐπὶ
τὰ σφοδρότερον ἢ ἀμυδρότερον ξηραίνοντα μεταβήσομαι. ξη-
ραίνει τοίνυν μετρίως ἥ τε Λημνία σφραγὶς καὶ ἡ καδμεία
καὶ μᾶλλον ταύτης ἡ αὐτοφυὴς ἄνευ τοῦ μεταβάλλεσθαι
κατὰ τοὺς χειμάρρους τε καὶ ῥύακας καὶ ἐν τοῖς τῶν Κυ-
πρίων ὄρεσιν εὑρισκομένη καὶ κατὰ τὰ ἄλλα χωρία, μάλιστα
δὲ ἐν οἷς ἐστι τὰ μεταλλικά· κατασκευάζειν δ᾽ αὐτὴν εἴωθα
ξηραντικωτέραν ὥρᾳ θέρους ἐν ἡλίῳ τρίβων ἐφεξῆς ἡμέραις
πλείοσι μετ᾽ ὄξους ἢ οἴνου κιρροῦ μὲν τὴν χρόαν, διαυγοῦς
δὲ τὴν σύστασιν, οἷός ἐστιν ὁ Φαλερῖνος μὲν ἐν Ἰταλίᾳ,
Τμωλίτης δὲ ἐν Ἀσίᾳ, ξηραντικώτατος δὲ οἴνων ὁ τοιοῦ-
τος. ἐκ ταὐτοῦ δὲ γένους ἐστὶν ὅ τ᾽ Ἀριούσιος ἐν Χίῳ
γεννώμενος, ὅ τ᾽ εὐώδης Λέσβιος ἐν Ἐρεσῷ καὶ Μηθύμνῃ.
τούτων δ᾽ ἑξῆς εἰσιν οἱ παλαιοὶ πάντες, ὅταν ἐκ τῶν λευ-
κῶν καὶ στυφόντων παλαιωθῶσιν, ἐν Ἰταλίᾳ μὲν ὅ τε Σι-
γνῖνος καὶ ὁ Τιβουρτῖνος καὶ Μαρσός, ἐν Σικελίᾳ δὲ ὁ κα-
λούμενος ὑπ᾽ αὐτῶν Ἀμιναῖος, ἐν Ἀσίᾳ δὲ ὅ τ᾽ Ἀφροδι-

cipiam a metallicis, quibus etiam terrae fpecies adnumeran-
tur. Porro quum varie inter fe differant in eo, quod ma-
gis minusque ficcent, a mediis orfus ad vehementius vel
obfcurius exiccantia me conferam. Siccant igitur modice
Lemnia fphragis et cadmia atque hac magis ea, quae fua
fponte nafcitur citra permutationem, in torrentibus aut
rivis ac in Cypriorum montibus aliisque in locis inventa,
praecipue vero ubi metalla funt. Porro confuevi eam ma-
gis ficcantem reddere per aeftatem in fole pluribus dein-
ceps diebus terens ex aceto aut vino colore gilvo, fub-
ftantia pellucido, cujusmodi eft in Italia Falernum, in Afia
Tmolite, quod vinorum maxime ficcare natum eft. Hoc
genere comprehenditur et Ariufium in Chio natum, item
odoratum Lefbium in Erefo et Methymna. His fuccedunt
omnia vetera, quum ex albis et aftringentibus inveterata
funt, in Italia Signinum, Tiburtinum et Marfum, in Sicilia
vocatum ab incolis Aminaeum, in Afia Aphrodifieum et

σιεὺς καὶ ὁ Μίσυος. ἀρκεῖ γὰρ ὡς παραδείγματα τῶν κα-
θόλου δυνάμεων εἰρῆσθαί μοι τούτους. ἀλλὰ καὶ δι᾽ ὄξους
δριμέος ὁμοίως ἐν ἡλίῳ πολλαῖς ἡμέραις ὥρᾳ θέρους παρα-
σκευάζω τὴν καδμείαν. ἀποτίθεμαί τε ξηράνας, ὡς ἐπιπάτ-
τειν δύνασθαι τοῖς κακοηθευομένοις ἕλκεσιν. ἰσχυρότερον δὲ
τούτου φάρμακόν ἐστι χαλκῖτις κεκαυμένη προλειωθεῖσα τὸν
αὐτὸν τρόπον τῇ καδμείᾳ, μετ᾽ αὐτὴν δ᾽ ἄκαυστος ἰσχυρὸν
οὕτως ἐστὶ φάρμακον ὡς ἐσχάρας ἐργάζεσθαι. [738] πεπλυ-
μένην οὖν αὐτὴν, εἶτα ἐξηρασμένην ἔχειν ἄμεινον. ἀσθενέ-
στερον μὲν γὰρ τῆς κεκαυμένης ἡ πεπλυμένη ξηραίνει, πρα-
οτέρα δέ ἐστι πολὺ καὶ ἀδηκτοτέρα. παραπλήσιον δὲ αὐτῇ
φάρμακόν ἐστι καὶ ὁ κεκαυμένος ἰός· ὁ δὲ ἄκαυστος ἰσχυ-
ρότατον φάρμακον, ὥσπερ καὶ ἡ χαλκῖτις. ἀλλ᾽ ἐκείνη μὲν
καὶ στύψεώς τι μέτεστι καὶ πολὺ μᾶλλον αὐτῆς τῷ χαλ-
κάνθῳ, ξηραντικωτάτῳ τῶν μεταλλικῶν ὄντι. τῷ δὲ ἰῷ τοι-
αύτης δυνάμεως οὐδ᾽ ὅλως μέτεστιν. ὁμογενὲς δ᾽ ὡς ἐμά-
θετε τῇ χαλκίτιδι τό τε μίσυ καὶ τὸ σῶρυ. ἐκ μιᾶς γὰρ,
ὡς ἄν εἴποι τις, ἐκφυόμενα ῥίζης ἐστὶ, λεπτομερέστερον μὲν

Mifyum. Sufficit enim mihi facultatum univerfalium veluti
exempla expofuiffe. Jam vero cadmiam ex aceto acri fimi-
liliter multis per aeftatem diebus in fole praeparo, ficca-
tamque repono, ut ulceribus malignitatem affumentibus in-
fpergi poffit. Valentius hoc medicamentum eft chalcitis
combufta eodem modo prius in pulverem redacta, per fe
autem ignem non experta tam valens medicamentum eft,
ut cruftas faciat. Lotam igitur ipfam, deinde ficcatam ha-
bere fatius eft, minus enim lota quam ufta deficcat ac longe
mitior eft minusque mordax. Perfimile huic medicamentum
eft etiam aerugo combufta, quae vero ignem non experta
eft, fortiffimum medicamentum eft, ficut etiam chalcitis, ve-
rum haec nonnihil etiam aftringit et ea multo magis chal-
cauthum, quod inter metallica maxime ficcat, at aerugo
hujus facultatis omnino particeps non eft Mify autem et
fori, ut didiciftis, chalcitidi genere cognata funt ex una, ut
ita dicam, radice producta, tenuius tamen mify apparet ac

Ed. Chart. XIII. [738.]   Ed. Baf. II. (359. 360.)

ὑπάρχον τὸ μίσυ, καὶ ἧττον δακνῶδές τε καὶ καυστικόν, πα-
χυμερέστερον δὲ τὸ σῶρυ καὶ ἧττον ξηραῖνον ἀμφοτέρων,
ὥσπερ καὶ τὸ στίμμι τοῦ σώρεως στυπτικωτέραν καὶ ξηραν-
τικωτέραν ἔχει δύναμιν. ἐπιτηδειότατον δὲ φάρμακον ἕλκεσι
δυσεπουλώτοις δι᾽ ὑγρότητα καὶ τὸ δι(360)φρυγὲς ὀνομα-
ζόμενον, ἰσχυρῶς γὰρ ξηραίνει, καίτοι μετρίως δάκνον, ἔχει
δὲ καὶ αὐτὸ πρὸς τῇ δριμείᾳ ποιότητί τε καὶ δυνάμει τὴν
στύφουσαν, ἃς ἀμφοτέρας ἰσχυροτέρας ἥ τ᾽ ὠμὴ χαλκῖτις καὶ
τὸ χάλκανθον, εἴτ᾽ ἀῤῥενικῶς ὀνομάζειν αὐτὸ βούλοιτό τις
εἴτε θηλυκῶς εἴτ᾽ οὐδετέρως. ἀεὶ γὰρ μέμνησθε τοῦ μὴ φι-
λονεικεῖν ὑπὲρ ὀνομάτων, ἔνθα πρόκειται θεωρίαν ἐκμαθεῖν
ἀναγκαίαν εἰς τὰ τῆς τέχνης ἔργα. καὶ αἱ στυπτηρίαι δὲ
πᾶσαι ξηραίνουσιν ἱκανῶς ἕλκη στύφουσαι σφοδρῶς. ὅθεν
οὐκ ἄν τις αὐταῖς χρήσεται μόναις ἐφ᾽ ἕλκους, ὥσπερ οὐδὲ
ὠμῇ χαλκίτιδι καὶ ἰῷ. κεκαυμένα δὲ ταῦτα καὶ τὸ μίσυ χρή-
σιμα, καθάπερ γε καὶ πλυθέντα. γίγνεται μὲν ἄδηκτα, ξη-
ραίνει δ᾽ ἧττον. ἀσφαλέστερον οὖν αὐτοῖς χρῆσθαι πεπλυμέ-
νοις, ἐπειδὴ τὰ πλεῖστα τῶν σωμάτων ἃ θεραπεύειν ἀναγ-

minus mordax et urens, craffius fori eft et utroque ficcat
imbecillius, quemadmodum et ftibi majorem aftringendi fic-
candique vim ac fori poffidet. Porro diphryges appellatum
medicamentum ulceribus aegre humiditatis vitio ad cica-
tricem venientibus aptiffimum eft, valide namque ficcat,
etfi modice mordeat. Enimvero id quoque praeter acrem
tum qualitatem tum potentiam vim habet aftrictoriam, quas
tamen ambas fortiores et chalcitis cruda et chalcanthum
repraefentat, five id mafculino genere five foeminino five
neutro appellaffe quis malit, nam hoc vobis femper fuc-
currat, de nominibus contendendum non effe, ubi fpecu-
lationem ipfius artis ufui neceffariam edifcere ftatueritis.
Quin et alumen quodlibet ulcera fatis exiccat generofe
aftringens. Unde nemo folis his ad ulcera utetur, ficut nec
cruda chalcitide et aerugine, ufta vero et haec et mify
utilia funt, ut elota morfum quidem remittunt, verum mi-
nus ficcant. Itaque lotis ipfis uti tutius eft, quoniam per-
multa corpora, quibus mederi cogimur, unam quandam dis-

Ed. Chart. XIII. [738.] Ed. Baf. II. (δοο.)

καζόμεθα, μίαν γέ τινα διάθεσιν ἔχει μὴ φέρουσαν ἰσχυρὰν
δῆξιν. ἀκηκόατε δ᾽ αὐτὰ πολλάκις, ἀλλὰ καὶ νῦν ἀναμνήσω
πάλιν, ἀξιώσω τε μεμνῆσθαι πρὸς ἅπαντα τὸν ἑξῆς λόγον.
ὅσα τοίνυν πληθωρικὰ καὶ ὅσα κακόχυμα καὶ πρὸς τούτοις
ἔτι μαλακόσαρκα καὶ ἱκανῶς αἰσθητικὰ σώματ᾽ ἐστὶ, ῥᾳδίως
εἰς φλεγμονὴν ἄγεται δηχθέντα. περιέχεται δὲ ἐν τοῖς μαλα-
κοσάρκοις, δηλονότι τὰ τῶν λευκῶν γυναικῶν σώματα καὶ
τὰ τῶν παιδίων εὐνούχων τε καὶ ἀνδρῶν λευκῶν τὴν χροιὰν,
ὅσοι τε γῆν ἐποικοῦσι ψυχρὰν, ὑγρὰ καὶ τούτων ἐστὶ καὶ
φλεγματικὰ τὰ σώματα καὶ διὰ τοῦτο μαλακά τε καὶ λευκά.
καθάπερ γε καὶ τὰ θερμὴν οἰκοῦντα γῆν, οἷα τὰ κατ᾽ Αἴ-
γυπτον καὶ Ἀραβίαν ἐστὶ, σκληρὰν ἔχει καὶ ξηρὰν τὴν τῶν
σωμάτων ἕξιν. ὡς οὖν ἀεὶ ταῦθ᾽ ὑμῶν μνημονευόντων, προσ-
θήσω τινὰ καὶ ἄλλην ὕλην φαρμάκων ἁπλῶν θεραπεύειν
ἕλκη δυναμένην κακοήθη. σαρκοκόλλα τοίνυν καὶ ἰχθυοκόλλα
καὶ μᾶλλον αὐτῶν ἢ χρυσοκόλλα τοιαύτης εἰσὶ δυνάμεως.
ἄριστον δὲ φάρμακον εἰς τὰ τοιαῦτα καὶ ὁ κεκαυμένος μό-

pofitionem habent, qua vehementem commorfum ferendo
non funt. Andiviftis autem ipfa frequenter, fed et nunc
iterum commemorabo atque ad omnem fequentem fermo-
nem memoriter teneri operae pretium effe arbitrabor.
Quae igitur plethora vitiofoque fucco laborant corpora,
ad haec quae tenera carne praedita et ad fentiendum in-
figniter habilia funt, facile ex morfu phlegmonem recipiunt.
In carne molli praeditorum numero continentur mulieres
videlicet candidae, pueri, eunuchi, viri cute alba, infuper
qui regionem frigidam incolunt, humidi hi quoque et pitui-
tofi, eoque molles et albi, quemadmodum ii, qui calidum
tractum inhabitant, ut Aegyptum et Arabiam, duros cor-
porum habitus et ficcos fortiuntur. Itaque horum vobis
veluti memoribus appofiturus fum quandam et aliam medi-
camentorum fimplicium materiem, quae malignis ulceribus
curandis fit idonea. Sarcocolla igitur et ichthyocolla et his
magis adhuc chryfocolla tali facultate praedita eft. Huc
optime facit et plumbum combuftum, poft hoc fori ftibi-

Ed. Chart. XIII. [738 739.]   Ed. Baf. II. (360.)

λυβδός ἐστι καὶ μετ᾽ αὐτὸν σῶρυ καὶ στίμμι, κεκαυμένα καὶ
ταῦτα. καὶ ἡ σκωρία δὲ τοῦ μολύβδου ξηραίνει καλῶς, ὥσπερ
γε καὶ ἡ τοῦ σιδήρου λεπὶς καὶ μᾶλλον ἡ τοῦ στομώματος·
ἡ δὲ τοῦ χαλκοῦ πρὸς τῷ ξηραίνειν καὶ ῥύπτει, διὸ καὶ κα-
θαρὰ ποιεῖ τὰ ἕλκη, τῶν ἄλλων λεπίδων οὐκ ἐχουσῶν τοῦτο.
ταῦτ᾽ οὖν πάντα τὰ φάρμακα ξηρὰ καταπάττων ἕλκεσι κα-
κοήθεσι θαυμαστῶς ὄψει ξηραινόμενα χωρὶς δήξεως, ὥσπερ
γε καὶ τὰ τῶν κηρύκων ὄστρακα καυθέντα πορφυρῶν τε καὶ
ὀστρέων, ὅσα τ᾽ ἄλλα τοιαῦτα. καὶ τὸ διαφανὲς δὲ καλού-
μενον, ὃ σπεκλάριον ὀνομάζουσι Ῥωμαῖοι, τῶν ἀδήκτως ξη-
ραινόντων ἐστὶ καυθὲν ἐπὶ τῶν δυσεπουλώτων ἑλκῶν χρή-
σιμον ὑπάρχον, οὐ μὴν τῶν κακοήθων. μετριώτερον γὰρ ἢ
κατὰ ταῦτα ξηραίνει. τῆς αὐτῆς δ᾽ αὐτῷ δυνάμεώς ἐστι [739]
καὶ ὕαλος κεκαυμένη καὶ τὸ συνιστάμενον πυρῶδες ἐν τοῖς
θερμαντηρίοις χαλκείοις. μετὰ δὲ τοῦ ξηραίνειν ἔτι καὶ στυ-
πτικὴν ἔχει δύναμιν ὁ καρπὸς τῆς Αἰγυπτίας ἀκάνθης ἥ τε
ὀμφακῖτις κηκὶς καὶ τὸ ῥῆον καὶ τὰ σίδια, οὐκ ὀλίγαι τε

que, haec quoque combufta, infuper plumbi recrementum
probe ficcat, quemadmodum et ferri fquama, evidentius ta-
men ftomomatis.   Porro aeris fquama praeter quam quod
ficcat etiam abftergit purgatque, unde pura quoque ulcera
efficit, quod reliquae fquamae non poffunt. Quare fi haec
omnia medicamenta arida ulceribus malignis ac contumaci-
bus infpergis, mirifice videbis citra mordicationem ea de-
ficcari, ficut ubi buccinorum teftas concrematas, purpura-
rum, oftreorum, aliorumque id genus adhibueris. Quin et
quod Graece diaphanes, Romanis lapis dicitur fpecularis,
ex iis eft quae leniter ac fine morfu exiccant, qui uftus
ulceribus aegre cicatricem admittentibus non item malignis
ac rebellibus conducit, quippe minus exiccat quam illa
requirant. Idem poteft vitrum uftum ac ignitum illud, quod
in calefactoriis aerariorum fabrorum officinis confiftit. Cae-
terum Aegyptiae fpinae fructus, galla omphacitis, id eft
immatura, rheon, malicorium, radices, herbaeque non pau-
cae ultra ficcandi etiam aftringendi facultatem habent. Nam

ῥίζαι καὶ πόαι. καὶ γὰρ καὶ ἀριστολοχία καὶ ἴρις ἄκορόν
τε καὶ ἀρτεμισία καὶ πάνακος ῥίζα καὶ ἀργεμόνη, χαμαιλέ-
οντός τε μέλανος ἡ ῥίζα καὶ κύπερον, δρακόντιόν τε καὶ
ξίφιον ἱκανῶς ξηραίνει, καὶ τούτων ἔτι μᾶλλον κενταύριόν
τε καὶ πόλιον. ἀσθενεστέρα δὲ βραχὺ τούτων ἐστὶν ἡ Ἐρε-
τριὰς ὀνομαζομένη γῆ, καθάπερ γε ἡ ἀμπελῖτις ἰσχυροτέρα.
τοιαύτη μέν τις ὕλη τῶν τὰ κακοήθη θεραπευόντων ἕλκη
ἁπλῶν φαρμάκων ἐστίν. ἔξωθεν δ' αὐτοῖς προστίθεταί τινα
καθ' ἑαυτὰ μὲν οὐ προσαγόμενα διὰ τὸ σφοδρὸν τῆς δυνά-
μεως, ἑτέροις δὲ μιγνύμενα, καθάπερ ὁ ἄκαυστος ἰὸς καὶ ἡ
ἄσβεστος καὶ ἡ ἄπλυτος τίτανος καὶ τὸ μαλακὸν ἀφρόνι-
τρον, ὅπερ ὄντως ἐστὶν ἀφρόλιτρον. ὅσῳ γὰρ ἂν ἀφρωδέ-
στερον ᾖ, τοσούτῳ κάλλιόν ἐστι κατ' ἄμφω καὶ τὸ δάκνειν
ἧττον καὶ τὸ διαφορεῖν μᾶλλον. ἐμάθετε γὰρ κἂν τοῖς περὶ
τῶν ἁπλῶν φαρμάκων τοιαύτης ἔχεσθαι δυνάμεως τὰ λεπτο-
μερέστερα τοῦ παχυμερεστέρων ἐν τοῖς ὁμοειδέσιν ἅπασιν.
οὐδὲν δὲ οὕτως ἐστὶ φυλακτέον ὡς τὰ μαλθακώδη καλού-
μενα πρὸς Ἱπποκράτους φάρμακα, τοῦ κατὰ τὸ ἔλαιον ὄντα

et ariſtolochia, iris, acorum, artemiſia, panacis radix, ar-
gemone, chamaeleontis nigri radix, cyperum, dracunculus,
gladiolus, aſſatim exiccant. His evidentius adhuc centaurium
et polium, quibus paulo imbecillior eſt terra nomine ere-
thrias, uti valentior eſt ampelitis. Talis ſane medicamento-
rum ſimplicium ad ulcera maligna ac contumacia materies
exiſtit. Extrinſecus autem nonnulla ipſis apponuntur, quae
quidem per ſe vehementis potentiae gratia nen admoveri,
ſed aliis miſceri ſolent, veluti aerugo ignem nondum ex-
perta, calx viva et illota et molle aphronitrum, quod re
vera aphrolitrum eſt; quanto enim ſpumantius, tanto prae-
ſtantius eſt utraque facultate, tum qua minus mordet tum
qua magis diſcutit. Didiciſtis enim et in opere de ſimpli-
cibus medicamentis tenuiora craſſioribus hac facultate inter
omnia, quae ſimili ſpecie comprehenduntur, praecellere.
Porro nihil tam nobis evitandum eſt quam medicamenta
generis oleoſi, quae Hippocrates malthacodea, id eſt *molli-*

Ed. Chart. XIII. [739.]   Ed. Baf. II. (360.)

γένους. ἔστι δὲ τοιαῦτα τά γε στέατα πάντα καὶ μάλιστα
αὐτῶν τὸ χοίρειον, εἶθ᾽ ἑξῆς αἱ ῥητίναι καὶ μετὰ ταῦτα ὁ
κηρός. ἑτέρῳ δὲ τρόπῳ καὶ τὰ μαλακτικὰ τῶν ἐσκληρυσμέ-
νων οὐκ ἐπιτήδεια· χαλβάνη, βδέλλιον, ἀμμωνιακὸν θυμίαμα,
στύραξ καὶ οἱ μυελοί. καὶ κατ᾽ ἄλλον αὖ τρόπον τὰ δριμέα,
πέπερι, ζίγγιβερ, νᾶπυ, κάγχρυ καὶ πολὺ πλῆθος ἑτέρων
τοιούτων.

Κεφ. β'. [Πῶς δεῖ χρῆσθαι τοῖς εἰρημένοις ἄρτι ξη-
ροῖς φαρμάκοις ἐπὶ τῶν δυσεπουλώτων τε καὶ κακοήθων
ἑλκῶν.] Ἀναγκαῖόν ἐστι τὰ τοιαῦτα τῶν ἑλκῶν ὑγρότητος
εἶναι μεστὰ μοχθηρᾶς, οὐκ ὀλίγα δ᾽ αὐτῶν καὶ ῥύπον ἔχει
δαψιλῆ. ἐπειδὰν οὖν ἐπιπάττειν αὐτοῖς μέλλωμέν τι τῶν ξη-
ρῶν φαρμάκων, προεκμάττειν δι᾽ ὀθονίου χρὴ μαλακοῦ τε
καὶ καθαροῦ καὶ ξηροῦ, πληρώσαντα δὲ τῷ φαρμάκῳ τὸ
κοῖλον τοῦ ἕλκους ἐπιβάλλειν ἔξωθεν ἐμπλάστρου λεπτυ-
νούσης τὰ χείλη πλάτυσμα, κατά τε τούτου πάλιν ἔξωθεν
ὀθόνιον ἴσον ἁπάντῃ καὶ κατ᾽ αὐτοῦ σπόγγον ἐξ ὕδατος ἢ
οἴνου. περὶ παντὸς δὲ ποιεῖσθαι χρὴ, ψυχρὸν διαμένειν τὸν

cina, nominat, cujusmodi funt omnes adipes, praefertim
porcorum, dein refinae, poftea cera, alia vero ratione et
quae indurata remolliunt, malactica Graecis dicuntur, non
conveniunt, galbanum, bdellium, gutta ammoniaci, ftyrax,
medullae, item alio modo acria, piper, zingiber, finapi,
canchri, multaque ejus generis alia.

Cap. II. [*Quomodo medicamentis ficcis modo com-*
memoratis in ulceribus ad cicatricem aegre venientibus
et malignis utendum fit.] Hujusmodi ulcera vitiofo plena
humore necefario exiftunt, pleraque vero ipforum etiam
fordes copiofas continent. Quoniam ergo ficcum aliquod
medicamentum ipfis fumus infperfuri, convenit prius ea
linteolo molli, puro et ficco extergere. Ubi ulceris cavita-
tem medicamento impleveris, latum linteum emplaftri la-
bris attenuandis accommodati extrinfecus fuperdandum eft,
atque huic rurfus linamentum undique aequale foris inji-
ciendum, cui fpongiam ex aqua aut vino tinctam applica-
bimus. At in primis curandum eft ut fpongia frigida per-

666 *ΓΑΛΗΝΟΥ ΠΕΡΙ ΣΥΝΘΕΣΕΩΣ ΦΑΡΜΑΚΩΝ*

Ed. Chart. XIII. [739. 740.]   Ed. Baf. II. (360.)

σπόγγον, ὃ γίγνοιτ᾽ ἂν εὐκόλως εἰ συνεχῶς αὐτοῦ καταν-
τλοίη τις ὕδωρ ψυχρόν, ἄνευ τοῦ λύειν τὸν ἐπίδεσμον. αὐ-
τὸν δὲ τὸν ἐπίδεσμον ἐπιβάλλειν τε καὶ περιβάλλειν, ὡς ἐν
τοῖς περὶ καταγμάτων Ἱπποκράτης ἐδίδαξε, μεγίστην βλάβην
ἡγούμενος ἐξ ἐπιδέσεως ἔσεσθαι τῆς εἰς εὐμορφίαν, οὐκ ὠφέ-
λειαν διαφερούσης. εἰ μὲν οὖν εἷς ὁ ἐπίδεσμος εἴη, κάτωθεν
ἄνω νέμεσθαι χρή, κἂν ἀντικνήμιον ᾖ, κἂν γόνυ, κἂν σφυ-
ρόν, κἂν ἀγκὼν ἢ χεὶρ ἄκρα, κἂν ὁτιοῦν ᾖ ἄλλο μέρος. εἰ δὲ
δυοῖν ἐθέλοις χρῆσθαι, καθάπερ ἐπὶ τῶν καταγμάτων, ὁ μὲν
πρότερος ἀπὸ τοῦ πεπονθότος μορίου πρὸς τὴν ἄνω χώ-
ραν νεμέσθω μόνην, ὁ δὲ δεύτερος κάτωθεν πρότερον, ἐφε-
ξῆς δὲ ἄνω τελευτῶν ἐπ᾽ αὐτὸ τῷ προτέρῳ παραγινέσθω.
πρόδηλον οὖν ὅτι τοὺς ἐπιδέσμους τούτους ἐξ ὀθονίων οὐ
ῥάκους εἶναι προσήκει. λύειν δὲ διὰ τρίτης μὴ καθ᾽ ἑκάστην
ἡμέραν καὶ λύσαντα μὴ προσφέρειν ὕδωρ τῷ ἕλκει, ἀλλὰ
καθ᾽ ὃν προείρηται τρόπον ἀρτίως, δι᾽ ὀθόνης μαλακῆς τε
καὶ καθαρᾶς καὶ ξηρᾶς ἀπομάττοντα τοὺς ἰχῶρας· ἐὰν δὲ
καὶ τὰ πέριξ τοῦ ἕλκους ἐμφαίνῃ τι φλεγμονῶδες, [740]
ἐπιβάλλειν κατὰ τοῦ πλατύσματος ἔξωθεν ἐπὶ πολὺν τόπον

maneat, quod ex facili fiet, fi frigida ipfam continue citra
deligaturae folutionem foveas. Sed fafciam ei injicere ac
circumdare debes, ut Hippocrates in commentario de fra-
cturis edocuit, maximam laefionem fore ratus ex deligatura,
quae ad elegantem formam, non ufum conducit. Si igitur
fafcia una fuerit, inferne furfum tribuenda eft five tibia
five genu five talus five cubitus five manus fumma five
alia quaevis pars laboraverit. Quod fi duabus uti velis, ut
in fracturis, altera a parte affecta furfum feretur duntaxat,
altera deorfum prius, mox in fuperiore parte definet, eo-
demque cum priore perveniet. Quamobrem hafce fafcias
ex linteis non panniculos effe, ut omnes noviftis, expedit.
Tertio autem quoque die non fingulis folvendum membrum
eft, fic ut aqua non adhibita, quo dixi modo nuper, molli
puro et ficco linteo faniem ulceri abftergas. At fi ambien-
tes ulcus partes phlegmonodes quippiam repraefentent, hu-
midum medicamentum latum extrinfecus platyfmati fuper-

ΤΩΝ ΚΑΤΑ ΓΕΝΗ ΒΙΒΛΙΟΝ Δ. 667

Ed. Chart. XIII. [740.]　　　　　　　Ed. Baf. II. (36o. 36i.)

ἑξῆκον ὑγρὸν φάρμακον ἐκ τῆς ἐμῆς φοινικίνης, οὐχ ἁπλῶς
τετηκυίας, ἀλλὰ στύφοντος οἴνου προσειληφυίας ὅσον οἷόν
τε πλεῖστον. οὐ μὴν οὐδὲ διὰ τοῦ τυχόντος ἐλαίου τήκειν
αὐτὴν προσήκει, ἀλλ᾽ εἰ μὲν ἐρυθρότης τις ἢ ὅλως θερμότης
ἐπικρατεῖ κατὰ τὰ πέριξ τοῦ ἕλκους, διά τινος τῶν στυφόν-
των καὶ ψυχόντων· ἔστι δὲ τοιαῦτα μύρσινόν τε καὶ μήλι-
νον· εἰ δὲ μὴ παρείη ταῦτα, τὸ καλούμενον ὀμφάκινόν τε
καὶ ὠμοτριβὲς ἔλαιον· εἰ δὲ σκληρότης ἐπικρατεῖν φαίνοιτο,
δι᾽ ἐλαίου παλαιοῦ τηκτέον ἢ διὰ κικίνου τὴν αὐτὴν φοινι-
κίνην. ἀσφαλέστερον δὲ, κἂν (36i) μηδὲν ἐν τῷ περιέχοντι
τὸ ἕλκος τόπῳ μοχθηρὸν ἐμφαίνηται. αὐτῷ γοῦν τῷ ὑπερ-
κειμένῳ χωρίῳ τὸ ὑγρὸν φάρμακον ἐπιβάλλειν ἀποκρουσό-
μενον, εἴ τι πρόσθεν ἢ μοχθηρὸν ἢ πλέον τοῦ προσήκοντος
ἐπιῤῥεῖ, καὶ μάλισθ᾽ ὅταν ἐν σκέλει τὸ ἕλκος ὑπάρχον ὑπερ-
κειμένην ἔχοι φλέβα κιρσώδη. μεγάλης δ᾽ οὔσης αὐτῆς καὶ
κατὰ τὴν χρόαν ἐμφαινούσης οὔτε ἐρυθρὸν οὔτε χρηστὸν
αἷμα περιέχειν, ἀλλὰ μελάντερον καὶ μελαγχολικώτερον, ἐκ-
κόπτειν χρὴ τὴν φλέβα. συνέβη δέ ποτε φλεβὸς τοιαύτης

accommodandum eſt ex meo phoenicino, non ſimpliciter
liquefacto, ſed cui plurimum, quoad fieri poteſt, vini aſtrin-
gentis adjectum ſit. Neque tamen obvio quovis oleo liquare
ipſum convenit, verum ſi rubor quiſpiam vel omnino ca-
lor, in circumpoſitis ulceri partibus exuperet, aſtringente
et refrigerante aliquo id faciendum eſt, ſunt hujusmodi
myrteum et melinum, ſi haec non adſint, adhibeto quod
omphacinum et omotribes nominant. Si durities major ex-
titerit, oleo veteri vel ricinino, ipſum phoenicinum lique-
facies. Sed tutius fuerit, ſi nihil in ambiente ulcus loco
vitioſi appareat, ſuperpoſitae regioni, liquidum medicamen-
tum admovere, quod repellat, ſiquid prius vel pravum vel
plus quam par eſt influat, maxime cum in crure ulcus ob-
ortum ſuperpoſitam venam varicoſam habeat. Quae dum
magna eſt ac colore nec rubrum nec probum ſanguinem,
ſed atriorem magisque melancholicum continere videtur
excidenda venit. Interim vero contigit ut vena tali ex-

ἐκκοπείσης, τὸ μὲν ἕλκος εὐθέως ἐπουλωθῆναι, καίτοι γ᾽
ἐνιαυσιαῖον ὂν, ἀντ᾽ αὐτοῦ δὲ κατὰ τὴν διαίρεσιν ὅθεν ἡ
φλὲψ ἐξεκόπη γενέσθαι κακόηθες ἕλκος, ἐπουλωθῆναι μὴ δυ-
νάμενον. ἄμεινον οὖν ἐπὶ τῶν τοιούτων τὴν ἰσχὺν τοῦ θε-
ραπευομένου θεασάμενον ἀπὸ φλεβοτομίας μὲν ἄρξασθαι,
καθῆραι δὲ ἐφεξῆς φαρμάκῳ μελαγχολικὸν ἐκκενοῦντι χυμὸν
καὶ σὺν τούτῳ καὶ φλεγματικόν, ἐπειδὴ καὶ οὗτος συνεπιρ-
ρεῖ ποτε τῷ μελαγχολικῷ κατὰ τὰς τῶν κιρσῶν γενέσεις. εἶθ᾽
ἐξῆς αὐτὴν κατὰ τὸ μῆκος σχάσαι τὴν ὑπερκειμένην τοῦ ἕλ-
κους φλέβα καὶ κενώσαντα δαψιλὲς, αὐτὴν ταύτην πρότερον
ἰᾶσθαι τὴν γενομένην διαίρεσιν τῆς φλεβός, ὅταν δ᾽ ἀκρι-
βῶς ἤδη φαίνηται συνουλουμένη, τηνικαῦτα τῇ θεραπείᾳ τοῦ
κακοήθους ἕλκους ἐπιχειρεῖν, ὡς προείρηται. καὶ σπλὴν δὲ
ἐνίοτε μοχθηρῶς διακείμενος αἴτιος γίγνεται τοιαύτης κεκο-
χυμίας, ὥσπερ γε καὶ ἧπαρ· ὧν χρὴ προνοησάμενον οὕτως
ἐπιχειρεῖν τῇ τοῦ ἕλκους ἰάσει. κατὰ δὲ τὸν αὐτὸν λόγον,
κἂν κακόχυμον ἢ πληθωρικὸν ὅλον ᾖ τὸ σῶμα, προκαθῆραί
τε καὶ προκενῶσαι πρότερον αὐτό, πρὶν ἐπιτιθέναι τῷ ἕλκει

cifa ulcus ſtatim ad cicatricem veniret, elſi jam annum
durarat, verum ipſius loco juxta diviſionem, ubi vena erat
exciſa, ulcus malignum ac contumax oriretur, cui cicatrix
induci non potuerit. Igitur id genus vitiis praeſtat, viribus
aegri conſultis a venae inciſione auſpicari, deinde medica-
mento purgare, melancholicum humorem vel cum hoc etiam
pituitoſum educente, quoniam is quoque una nonnunquam
cum melancholico influit dum varices generantur. Poſtea
ipſam venam ulceri ſuprapoſitam in longum ſcarificare
commodum eſt. Ubi abunde vacuaris, ei ipſi venae ſectae
prius medendum. Poſtquam exacte jam cicatricem ducere
videtur, tunc maligni ulceris curationem, ut praedictum eſt,
aggredere. Jam vero lien interdum male affectus, vitioſi
talis humoris auctor eſt, ſicut et jecur. Quibus ubi pro-
ſpexeris, ſic tandem ad ulcus curandum venire oportet. Pari
modo, ſi univerſum corpus cacochymum vel plethoricum
exiſtat, prius expurgare vacuareque ipſum expedit quam

φάρμακον. ἐν αὐτῷ δὲ τῷ θεραπεύειν τὸ ἕλκος διὰ τῶν ξη
ρῶν φαρμάκων ἐφ᾽ ἑκάστῃ ἐπιλύσει προσέχειν χρὴ τὴν γε
γενημένην ὑπ᾽ αὐτοῦ περὶ τὸ μόριον ἐνέργειαν, ἐπισταμέ
νους τε καὶ μεμνημένους ὅτι τὰ μὲν ἄνευ τοῦ ῥύπτειν ξη
ραίνοντα, τοιαῦτα δ᾽ ἐστὶν ἐν οἷς ἡ στύφουσα ποιότης ἐπι
κρατεῖ, καθαρὸν οὐκ ἐργάζεται τὸ ἕλκος. ὅσα δὲ πρὸς τῷ
ξηραίνειν ἔτι καὶ τὸ ῥύπτειν ἔχει, ταῦτα οὐ μόνον ξηρὸν,
ἀλλὰ καὶ καθαρὸν ἀποδείκνυσι τὸ ἡλκωμένον ὅλον μόριον.
εἰδέναι δὲ χρὴ καὶ ὡς δάκνεται τὰ καθαρὰ τῶν ἑλκῶν, ὑφ᾽
ὧν ἔμπροσθεν οὐδὲν ἐδάκνετο φαρμάκων, ἡνίκα ἦν ῥυπαρά.
μεταβαίνειν οὖν ἀπὸ τῶν ἰσχυροτέρων ῥυπτόντων ἐπὶ τὸ
πραότερον καὶ ἀδηκτότερον, καθ᾽ ὃν ἂν καιρὸν ἀκριβῶς
καθαρὸν εὑρέθη τὸ ἕλκος, ὥσπερ γε πάλιν ἐπὶ τῶν ῥυπαρῶν,
ἐπανέρχεσθαι ἐπὶ τὰ ῥυπτικώτερα, πλὴν εἰ μὴ διὰ τὸ δη
χθῆναι ῥυπαρὸν ἐφάνη. τουτὶ γὰρ ἐνίοτε καὶ τοὺς ἀγαθοὺς
δοκοῦντας εἶναι ἰατροὺς ἐξηπάτησεν, ὡς μεταβῆναι πρὸς
ἄλλο ῥυπτικώτερόν τε καὶ δριμύτερον, ὑφ᾽ οὗ πάλιν ἀνα

medicamentum ulceri admoveas. Porro intra ulceris per
arida medicamenta curationem quotiefcunque folveris, advertendum eſt qualemnam in parte effectum ediderint.
Sciendumque ac in memoria habendum quod quae deſiccare, non autem detergere valent, cujusmodi funt illa,
quae aſtringendi qualitatem obtinent, ulcus purum non efficiunt, at quae praeterquam quod ficcant, adhuc etiam detergunt, ea non modo ficcam, fed puram quoque totam
partem exulceratam efficiunt. Praeterea notandum venit
pura ulcera ab iis medicamentis unde prius, quum effent
fordida, nihil mordicationis percipiebant, nunc morderi.
Quae caufa eſt ut a valentioribus abſterforiis medicamentis ad mitiora minusque mordacia digrediamur, ubi ulcus
ad amuffim purum invenerimus, quemadmodum rurfus in
fordidis ad magis abſtergentia tranfimus, nifi ex mordicatione fordida apparuerint. Hoc fiquidem medicis etiam bonis exiſtimatis nonnunquam impofuit, ut ad abſterforium
valentius acriusque fe conferrent, unde iterum ulcus ero

βρωθὲν τὸ ἕλκος ὁμοίως ῥυπαρὸν ἢ καὶ μᾶλλον ἔτι κατὰ
τὴν ἑξῆς λύσιν ἐφάνη, τῆς συντακείσης ὑπὸ τοῦ φαρμάκου
σαρκὸς ῥυπαινούσης αὐτό. λύεται μὲν γὰρ εἰς ἰχῶρας μοχθη-
ροὺς ἡ συντηκομένη σάρξ, αὐτῶν δὲ τούτων ὅσον μὲν λε-
πτομερέστερόν ἐστι κατὰ τὴν σύστασιν, [741] ὑπὸ τοῦ φαρ-
μάκου διαφορεῖται, τὸ λοιπὸν δ' αὐτόθι περιπηγνύμενον τοῖς
ἕλκεσι ῥύπος αὐτοῖς γίγνεται. προσέχειν οὖν χρὴ πότερον
ἀναβιβρωσκομένης τε καὶ συντηκομένης τῆς ὑποκειμένης σαρ-
κὸς ἐῤῥυπάνθη τὸ ἕλκος ἢ διὰ τὸ δεῖσθαι μὲν ἀφαιροῦντος
τὸν ῥύπον φαρμάκου, τὸ δὲ ἐπιτεθὲν οὐκ εἶναι τοιοῦτον.
διακρίνεται δὲ τῷ κοιλότερόν τε ἅμα γεγονέναι τὸ ἕλκος
ἐνερευθῆ τε τὰ χείλη καὶ θερμότερα ἔχειν, ὅταν ὑπὸ τῆς τοῦ
φαρμάκου δριμύτητος ῥυπαίνηται. τάχα μὲν οὖν περιττὸν εἴη
ἐν τῇ προκειμένῃ πραγματείᾳ τὸν τρόπον τῆς χρήσεως τῶν
συνθέτων φαρμάκων προσγράφειν· εἴρηται γὰρ ἐν τῇ θερα-
πευτικῇ μεθόδῳ· τὰ δ' ἀναγκαῖα καὶ μεγάλην φέροντα βλά-
βην εἰ παροφθείη, βέλτιόν ἐστι καὶ δὶς καὶ τρὶς λέγειν ἀνα-
μνήσεως ἕνεκα. προσκείσθω τοιγαροῦν ἔτι καὶ τοῦτο κατὰ
τὸν λόγον, ἐν τῇ θεραπείᾳ τῶν τοιούτων ἑλκῶν, εἰ μὲν εἴη

fum ex aequo fordidum vel etiam magis adhuc, altera
folutione vifum fuerit carne a medicamento colliquata ipfum
foedante, nam in pravam faniem degenerat colliquefcens
caro. Caeterum quicquid ex his ipfis tenuioris confiftentiae
eft, a medicamento difcutitur, reliquum ibidem circa ulcera
concretum fordes ipfis redditur. Quare animum attendere
oportet utrum ulcus carne, quae fubeft, exefa ac collique-
fcente fordidum evaferit, an quia medicamentum fordibus
auferendis aptum requirat, impofitum vero tale non fit.
Indicat autem ulceris major facta cavitas, tum orae ruben-
tiores calidioresque, quum medicamenti acrimonia forde-
fcat. Forfan igitur fupervacaneum fuerit in praefenti com-
mentario compofitorum medicamentorum ufus rationem mo-
dumque adfcribere, quippe in methodo curandi explica-
tum, at quae neceffaria funt et magnam noxam afferunt,
neglecta fatius eft bis terve, ut fidelius memoriae inhae-
reant, repetere Ponamus igitur et hoc etiam in talium ul-

Ed. Chart. XIII. [741.]   Ed. Baf. II. (361.)
δυνατὸν ἄνευ τῆς τοῦ παντὸς σώματος βλάβης ἀλουτεῖν τὸν
θεραπευόμενον ἀνατριβόμενόν τε σινδόσιν ἐπὶ πλέον, ἐφε-
ξῆς τε δι᾽ ἐλαίου, κἄπειτα δι᾽ ἀλτήρων γυμναζόμενον, εἰ
σκέλος εἴη τὸ πεπονθὸς ἢ διὰ δρόμων ἐπὶ τῶν ὑπερκειμέ-
νων. εἰ δὲ ἀλουτεῖν ἀδύνατον εἴη τῷ θεραπευομένῳ χωρὶς
βλάβης ὅλου τοῦ σώματος, οὐ χρὴ λύειν τὴν ἐπίδεσιν, ἀλλ᾽
ὡς ἐπιδέδεται λουσάμενον, ἐκθλίψαντα τὸ τοῦ σπόγγου
θερμὸν ὕδωρ, εὐθέως ἄλλο καταχεῖν ψυχρὸν, ὡς μηδεμίαν
ὑπολείπεσθαι θερμότητα κατὰ τὴν ἐπίδεσιν. εἰ δὲ φαίνοιτο
προχωρεῖν ἡ θεραπεία, καὶ χωρὶς ἐπιδέσεως σπόγγου θερα-
πεύεσθαι, τῆς ὑγρᾶς φοινικίνης ἐπιβαλλομένης ἔξωθεν ὡς
εἴρηται· καὶ χωρὶς ἐπιθέσεως σπόγγου καταλαμβανομένης
ἐπιδέσμοις καταγματικῷ τρόπῳ περιελιττομένης τῷ θεραπευο-
μένῳ μέρει τοῦ σώματος.

Κεφ. γ΄. [Σύνθεσις ἐμπλαστρωδῶν φαρμάκων.] Ἐπειδὴ
τὸ κεφάλαιόν ἐστι τῆς τῶν κακοήθων τε καὶ δυσεπουλώτων
ἑλκῶν θεραπείας ἐν τῷ ξηραίνειν ἀδήκτως τὸ φάρμακον,
ὑγραίνει δὲ πάντων μάλιστα τό θ᾽ ὕδωρ καὶ τὸ ἔλαιον.

cerum curatione, fi quidem citra totius corporis noxam
fieri poterit, aegro a balneo abftinere, perfricari linteis lar-
giter, mox oleo, deinde halteribus exerceri, fi crus fuerit
affectum, vel curfu, fi partes fuperiores male habeant. Quod
fi a balneo temperare fine totius corporis noxa non po-
terit, folvere deligaturam non oportet, verum ut ligatum
eft, membrum lavare et aquam calidam ex fpongia expri-
mere, aliamque mox frigidam infundere, ut nullus in de-
ligatura calor fit reliquus. Jam fi curatio fuccedere videa-
tur, etiam absque fpongia alligata fanari poteft, fi phoeni-
cinum liquefactum, ut dixi, extrinfecus imponas, et citra
fpongiam, quae fafciis comprehenfa velut in fracturis, ae-
grotae corporis parti orbiculatim circumdatur.

Cap. III. [Compofitio medicamentorum emplaftris
fimilium.] Quoniam malignorum et difficulter cicatricem re-
cipientium ulcerum curationis fummus eft fcopus ut me-
dicamentum citra morfum exiccet, aqua vero et oleum

672 ΓΑΛΗΝΟΥ ΠΕΡΙ ΣΥΝΘΕΣΕΩΣ ΦΑΡΜΑΚΩΝ

Ed. Chart. XIII. [741.]   Ed. Baf. II. (361.)

ἀπέχεσθαι χρὴ τούτων, ὡς μήτε αὐτὰ καθ᾽ ἑαυτὰ προσφέ-
ρειν μήτε κατὰ τῶν εἰρημένων ξηρῶν φαρμάκων μιγνύναι.
κηρὸν οὖν ἐκλέγεσθαι χρὴ μήτε φύσει ξηρὸν μήθ᾽ ὑπὸ πα-
λαιότητος εἰς τοῦθ᾽ ἥκοντα, πρόσφατον δὲ καὶ φύσει λιπα-
ρὸν, ὃν ἐν ἡλίῳ μαλάττων τις ἀναλαβεῖν εἰς αὐτὸν δυνή-
σεται τῶν εἰρημένων ξηρῶν φαρμάκων. μὴ ὄντος δὲ ἡλίου,
παρά τε πυρὶ θαλπόμενος μαλάττηται καὶ καθιέμενος εἰς
ὕδωρ θερμόν. οὐ γὰρ ἀναμίγνυται δι᾽ ὅλου τὸ ὕδωρ, ἀλλ᾽
ἀπορρεῖ ταχέως αὐτοῦ μαλαττομένου πρὶν ἐπιτεθῆναι τῷ
ἕλκει. συμμετρία δὲ τῆς μίξεώς ἐστι τοιάδε. μέτριον μὲν εἴ τις
βούλοιτο γενέσθαι τὸ φάρμακον, τὸ τέταρτον μέρος προσ-
βάλῃ τῷ κηρῷ τῶν μεταλλικῶν, ἰσχυρότερον δὲ ἔσται τοῦ
τρίτου μιχθέντος. αὐτῶν δὲ τῶν μεταλλικῶν ἧττόν τε καὶ
μᾶλλον ἀδήκτων τε καὶ ξηραντικῶν ὄντων, ἐπιταθήσεται μὲν
ἐν τοῖς ξηραντικωτέροις ἡ δύναμις, ἐκλυθήσεται δ᾽ ἐν τοῖς
ἧττον ξηραίνουσιν, ὥσπερ γε πάλιν, ἀσφαλεστέρα μὲν ἡ χρῆ-
σις ἔσται διὰ τῶν ἀδηκτοτέρων σφαλερωτέρα δὲ διὰ τῶν
δακνωδεστέρων. εἴρηται γὰρ πολλάκις ὡς ἔνιαι μὲν φύσεις
σωμάτων αἰσθητικώτερον ἔχουσι τό τε δέρμα καὶ τὰς σάρκας

maxime omnium humectant, ab eis abſtinendum eſt ita
ut nec per ſe adhibeantur nec ſiccis, quae recenſuimus,
miſceantur medicamentis. Itaque cera deligenda eſt neque
natura neque vetuſtate ſicca, verum recens et pinguis na-
tura. Qua in ſole emollita, aridorum medicamentorum di-
ctorum quodcunque volueris excipere poteris, ſin autem
ſol abſit, apud ignem calefacta ſubigatur et in calidam
aquam demergatur, non enim aqua per totam miſcetur,
ſed ſtatim ab ea emolleſcente defluit, antequam ulceri fue-
rit impoſita. Symmetria vero mixturae eſt talis. Mediocre
medicamentum hoc modo efficitur. Quarta pars metallico-
rum cerae adjicitur, valentius erit ſi tertia ſumatur. Porro
quum ipſa metallica minus, magiſque morſu carentia, ſic-
caque exiſtant, virtus in iis quae magis ſiccant intendetur,
quae minus remittetur, quemadmodum rurſus tutior leni-
orum uſus eſt, mordaciorum periculoſior. Dictum namque
frequenter eſt, nonnullas naturas corporum tum cutem tum

ἐνίαις δὲ δυσαισθητότερα ταῦτ᾽ ἐστὶν ἄμφω. κατὰ δὲ τὸ
μᾶλλόν τε καὶ ἧττον αἰσθάνεσθαι καὶ τὸ τῆς ὀδύνης πά-
θος ἀκολουθεῖ μᾶλλόν τε καὶ ἧττον, ὥς γε καὶ τὸ τῆς φλε-
γμονῆς, οὐ μικρὰ δὲ διαφορὰ καὶ παρὰ τὸ μαλακόσαρκον
ὑπάρχει ἢ σκληρότερον, εὔχυμόν τε καὶ κακόχυμον, ἢ πλη-
θωρικὸν ἢ κενὸν ἢ μέσως διακείμενον ἐν τοῖς εἰρημένοις.
[742] οὐκοῦν οἷόν τε πᾶσιν ἀνθρώποις ἓν ἐπιτήδειον σκευ-
άσαι φάρμακον. ἀλλ᾽ ὁποῖον ἂν σκευασθῇ τῶν ὁμοειδῶν,
ἐπίστασθαι τούτῳ χρῆσθαι προσήκει τεχνωθεντα κα(362)τὰ
τὴν ἐν τῷδε τῷ λόγῳ διδασκομένην μέθοδον, οἷον εὐθέως
ἐπὶ τῆς προκειμένης ὕλης, ἐὰν ἴσον μὲν ἑκατέρου μίξῃς ἰοῦ
τε καὶ χαλκοῦ κεκαυμένου. μέρους δ᾽ ἑνὸς ἥμισυ στυπτηρίας
σχιστῆς, ὡς γενέσθαι τὸ συμπληρούμενον ἐκ τῶν τριῶν ἤτοι
< β΄. καὶ ἡμισείας ἢ οὐγγίας τοσαύτης, ἀρκέσει κηροῦ μῖ-
ξαι μὲν < ι΄. ταῖς δραχμαῖς γο δ᾽ ι΄. ταῖς οὐγγίαις εἰς με-
τρίου τε καὶ μέσου τῇ δυνάμει φαρμάκου σύνθεσιν. ἄμεινον
δ᾽ ἅμα καὶ ἀδηκτότερον ἔσται διφρυγὲς λαμβάνον ἀντὶ τῆς
σχιστῆς καὶ μιᾶς τε δραχμῆς ὅλης ἐμβληθείσης, ὥσπερ τοῦ

carnes magis fenforias habere, quibusdam has ambas minus
effe fenforias. Item pro majoris minorisque fenfus ratione
doloris etiam affectus fequitur, ut et phlegmones. Accedit
huc non mediocris differentia, quod quis molli fit carne
vel duriore, boni malique fucci vel plethoricus vel vacuus
vel medio quodam modo inter enumeratos affectus. Unde
colligo unum omnibus idoneum medicamentum praeparari
non poffe, fed qualecunque ex fimilibus fpecie confectum
fuerit, hoc uti fciet ille, qui methodum ifto libro traditam
artificiofe didicerit. Exempli gratia in fubjecta materie, fi
pares utriusque aeruginis et aeris ufti partes mifceas,
aluminis fciffi partis unius dimidium, ut totum tribus vel
duabus drachmis et femiffe vel unciis totidem conftet, fuf-
ficiet decem cerae drachmas adjicere drachmis, decem vero
uncias unciis, in temperati et medii facultate medicamenti
compofitionem. Melius fiet minusque mordebit, fi loco alu-
minis fciffilis diphryges accipiat, cujus una drachma inte-

χαλκοῦ τε καὶ ἰοῦ, κάλλιον ἔσται τὸ φάρμακον. εἰ δὲ τὴν
ἀπὸ τοῦ ἰοῦ δῆξιν ὑποπτεύοντες ἐθελήσαιμεν ἀκριβῶς ἄδη-
κτον αὐτὸ γενέσθαι, κεκαυμένον ἐμβάλλειν χρὴ τὸν ἰόν. εἰ
δὲ καὶ ῥύπον ἀφαιρεῖν, λεπίδος χαλκοῦ προσβλητέον ἥμισυ
δραχμῆς, ὡς γενέσθαι τὴν ὅλην συμμετρίαν τοιάνδε. ♃ χαλ-
κοῦ καὶ ἰοῦ κεκαυμένου καὶ διφρυγοῦς ἴσον ἑκάστου, του-
τέστιν ἀνὰ < α'. τῆς δὲ τοῦ χαλκοῦ λεπίδος ἡμίδραχμον.
ἀναλαμβανέσθω δὲ ταῦτα τῷ λιπαρῷ κηρῷ μαλαττομένῳ,
καθότι προείρηται. ξηροτέρου δ' ὄντος ἢ ὡς δέξασθαι τα
εἰρημένα, μιγνύναι χρὴ μαλάττοντα μύρσινον ἢ μήλινον ἢ
σχίνινον ἢ κίκινον ἢ κύπρινον ἢ παλαιὸν ἔλαιον ὠμοτριβὲς
ἢ τὸ πρόσφατον Σπανὸν ἢ τὸ παρ' ἡμῖν διὰ θαλλῶν ἐλαίας
ἐσκευασμένον. εἰ δὲ μηδ' ὅλως ἐθέλοιμεν ἐλαιῶδές τι τῷ
φαρμάκῳ προσφέρειν, τῆς λάρικος ῥητίνης μιγνύειν. εἰ δὲ μὴ
παρείη ταύτης ἡμῖν, ἀντ' αὐτῆς τῇ τερμινθίνῃ χρηστέον.
ἀεὶ δὲ καὶ τούτου χρὴ μεμνῆσθαι τοὺς ἀναγινώσκοντας
ταῦτα, μάλιστα μὲν ἐπὶ τὸ πρῶτον εἰρημένον ὡς ἄριστον

gra injecta, quemadmodum aeris quoque et aeruginis, me-
dicamentum erit praeftantius. Quod fi aeruginem mordaciu-
facturam fufpicati lene prorfus ipfum fieri poftulemus,
uftam apponimus. Infuper fi expurgare fordes ftatuerimus,
aeris fquamae drachmae dimidium addetur, ut tota medica-
menti fymmetria talis evadat. ♃ Aeris, aeruginis uftae, di-
phrygis, fingulorum partes aequales, hoc eft cujusque
drachmam unam, aeris fquamae drachmae dimidium, haec
pingui cera, ut dixi, mollita excipiantur. Ubi ficcior paulo
fuerit, quam ut commemorata excipiat, mifcendum eft myr
teum molliendo vel melinum vel lentifcinum vel ricininum
vel cyprinum vel omotribes oleum vetus vel recens Hi-
fpanum, vel quod apud nos ex oleae furculis praepara-
tur. Aut fi omnino nihil oleofum medicamento adhibere
placet, laricem refinam admifceto, cujus fi copia non eft,
terebinthina ejus loco utendum. Caeterum hoc femper in
memoria tenendum eft iis, qui haec legunt, maxime ad pri-
mum, quod dictum eft, tanquam praeftantiffimum venien-

ἔρχεσθαι, μετὰ τοῦτο δ᾽ ἐπὶ τὸ δεύτερόν τε καὶ τρίτον ἐφε-
ξῆς τε τἄλλα τὰ μετὰ τὸ τρίτον, ὡς ἀνάλογον τῆς τῶν
φαρμάκων ἀρετῇ τε καὶ δυνάμεως τῇ τάξει τοῦ λόγου χρω-
μένων ἡμῶν. προακηκοὼς οὖν τις ταῦτα καὶ τῶν ἁπλῶν
φαρμάκων τὰς δυνάμεις ἐπιστάμενος ἱκανὸς ἔσται διακρίνειν
ὅσα τοῖς πρὸ ἡμῶν ἐγράφη πρὸς τὰ κακοήθη τῶν ἑλκῶν
φάρμακα, οἷον εὐθέως Ἀσκληπιάδης ὁ φαρμακίων ἐπικλη-
θεὶς ἐν τῷ τρίτῳ τῶν ἐκτὸς οὕτως ἔγραψε.

Κεφ. δ΄. [Περὶ τῶν ὑπ᾽ Ἀσκληπιάδου γεγραμμένων
φαρμάκων.] Πρὸς τὰ χειρώνεια καὶ δυσαλθῆ τῶν ἑλκῶν
φάρμακον ἐπιτετευγμένον. ♃ λεπίδος χαλκοῦ οὐγγίαν α΄. ἰοῦ
ξυστοῦ οὐγγίαν α΄. κηροῦ ἡμίλιτρον, ῥητίνης λάρικος γο α S΄΄.
τὰ τηκτὰ κατὰ τῶν ξηρῶν καὶ ἀνελόμενος χρῶ μαλάσσων
ἐπιμελῶς καὶ πλατυσμάτιον ἐπιῤῥίπτων κατὰ μόνου τοῦ πε-
πονθότος, ὥστε περιλαμβάνειν μόνον τὸ ἕλκος. δεῖ δὲ τὰ
περὶξ ἀφλεγμάντῳ φαρμάκῳ περιλαμβάνειν. ἐν δὲ τῇ θερα-
πείᾳ λύειν χρὴ διὰ τρίτης τὸ ἕλκος, ἔπειτα προπυριᾶν καὶ

dum effe, mox ad fecundum et tertium, deinde ad alia,
quae poft tertium funt, ceu pro medicamentorum virtutis
et potentiae proportione fermonis ordine nobis ufurpanti-
bus. His igitur auditis quispiam, fimplicium medicamento-
rum facultatibus intellectis, dijudicare poterit quae majo-
res noftri ad ulcera maligna medicamenta confcripfere, fic-
ut verbi gratia Afclepiades cognomento pharmacion in ter-
tio exteriorum in hunc modum tradidit.

Cap. IV. [Quae medicamenta fcripferit Afclepiades.]
Ad chironia et curatu difficilia ulcera medicamentum
accommodatum. ♃ Aeris fquamae unciam j, aeruginis ra-
fae ℥ j, cerae felibram, refinae laricis ℥ j ß. Ea quae li-
quari poffunt, aridis affunduntur, quibus exceptis ac cu-
riofe mollitis utitor, item platysma exiguum foli affectae
parti, ut ulcus tantum comprehendat, injicito. Caeterum
ambientes partes medicamento, quod phlegmonem arceat,
circumdare oportet, inter curandum tertio quoque die fol-
vere, deinde fomentis mitigare, idemque emplaftrum quod

Ed. Chart. XIII. [742. 743.]   **Ed. Baf. II. (362.)**

τὸ αὐτὸ πλατυσμάτιον ἀπονίπτοντα μαλάσσειν καὶ πάλιν
ἐπιτιθέναι, ἕως ἂν ἄρξηται συνουλώσεως. αὕτη μὲν ἡ τοῦ
φαρμάκου γραφὴ, καλῶς προσγράψαντος αὐτοῦ πρὸς τὰ
χειρώνεια, καλοῦσι γὰρ οὕτως τὰ μὴ μετρίως κακοήθη τῶν
ἑλκῶν, ἀλλὰ τὰ πάνυ σφόδρα τοιαῦτα. γενναῖον δ᾽ ἐστὶ
τοῦτο τὸ φάρμακον, ὡς ἂν ἐκ τρίτου μέρους ἔχον τοῦ κη-
ροῦ τὰ μεταλλικά, τὸν μὲν ἰὸν ἰσχυρότερον φάρμακον, τὴν
δὲ λεπίδα τοῦ χαλκοῦ, μετριώτερον μὲν πολὺ τοῦ ἰοῦ, γεν-
ναῖον δὲ ὅμως καὶ αὐτό. συμμέτρως δ᾽ εἴπερ εἶχε κράσεως
ὡς καὶ τὰ μετρίως κακοήθη θεραπεύειν, [743] οὐ τριπλά-
σιος, ἀλλὰ τετραπλάσιος ὁ κηρὸς ἐμέμικτο τοῖς ἄλλοις, ἔτι
δ᾽ ἂν μετριώτερον, εἰ πενταπλάσιος, ὡς καὶ τὰ μηδέπω κα-
κοήθη, δυσεπούλωτα δὲ ἄλλως ὄντα θεραπεύειν. ὥσπερ γὰρ
κἂν εἰ τὸν κηρὸν ἑξαπλάσιον ἐργάσαιτό τις τῶν μεταλλικῶν,
ὡς εἶναι τοῦ μὲν ἰοῦ καὶ τῆς λεπίδος ἑκατέρου δραχμὴν,
κηροῦ δὲ ◁ ιβ΄. τῆς λάρικος δὲ τὸ ἀνάλογον. ἀνάλογον δὲ
ἔσται, εἰ τρεῖς εἶεν αὐτῆς δραχμαί. λιπαροῦ δ᾽ ὄντος τοῦ κη-
ροῦ, κἂν ἔλαττον ἐμβληθῇ τῆς ῥητίνης, αὐτάρκη σύστασιν

a latitudine platyſima vocatur, abluendo emollire ac rur-
ſus imponere donec cicatricem inducere incipiat. Haec eſt
medicamenti ſcriptura. Pulchre vero auctor ipſe adjunxit
ad chironia, nominant enim ſic ulcera non mediocriter,
ſed maxime maligna contumaciaque. Generoſum hoc medi-
camentum eſt, ut quod ex tertia cerae parte metallica con-
tineat, aeruginem ſane medicamentum valentius, aeris ſqua-
mam multo illo moderatius, attamen et ipſum generoſum.
Mediam ac ſymmetram habet temperiem, ut etiam modice
maligna curet, ſi non triplex, ſed quadrupla cerae portio
aliis commixta ſuerit, moderatius adhuc extiterit, ſi quin-
cupla adjiciatur, ut nondum maligna, ſed aegre cicatricem
ducentia perſanet. Quemadmodum etiam ſi metallicorum ſex
partes cera capiat, ut ſi aeruginis et ſquamae utriusque
denarius, cerae duodecim, laricis quot exigit proportio, quae
erit ſi tres ipſius denarii imponantur. At ubi cera pinguis
eſt, etſi minus reſinae addatur, ſpiſſitudinem quanta ſuffi-

ἕξει τὸ φάρμακον. ἐπὶ γάρ τοι τῶν τοιούτων φαρμάκων
ἢ ῥητίνη διὰ τὴν σύστασιν ἐμβάλλεται, καθάπερ γε καὶ τὸ
μύρσινον ἢ σχίνινον. ἐγὼ δὲ καὶ Ἀττικῷ ποτε οἰσύπῳ μα-
λάττων τὸν κηρὸν ἔμιξα. καί μοι κατὰ τὴν χρῆσιν ἐφάνη
τὸ φάρμακον ἢ οὐδὲν ἢ βραχὺ παντελῶς ἀπολείπεσθαι τῶν
ἄνευ τούτων σκευασθέντων. εὔδηλον δὲ ὡς εὐτονίαν λέγω
τοῦ γενησομένου φαρμάκου ταῦτα. τὸ γὰρ τῆς ὠφελείας ἐν
τῷ πρός τι, δυναμένου τοῦ μαλακωτέρου φαρμάκου πρὸς
τὰ μετριώτερα τῶν κακοήθων ἁρμόττειν, μᾶλλον τοῦ σφο-
δροτέρου. ἔνθα γοῦν ἧττον μέν ἐστι κακόηθες αὐτὸ τὸ ἕλ-
κος, ὀχθώδη δὲ τὰ χείλη, βελτίων ἐπὶ τούτων ἐστὶν ὁ οἰ-
σύπος. ἀγαθὸν δ' εἰς ταῦτα φάρμακόν ἐστι καὶ ὁ τῆς ἐλά-
φου τε καὶ μόσχου μυελός, ὅντινα χρὴ προλειώσαντα μι-
γνύναι τῷ κηρῷ πρότερον, εἶθ' οὕτως αὐτοῖς ἡνωμένοις
ἀναλαμβάνειν τὰ μεταλλικὰ προλελειωμένα, μέχρι τοῦ χνοώδη
γενέσθαι. δακνώδη γάρ ἐστι τὰ τοιαῦτα. καὶ πάντα δ' ἱκα-
νῶς προλελειώσθω τὰ ξηρὰ καὶ γεώδη τῇ συστάσει φάρμακα,
καθάπερ ἥ τε κηκίς ἐστι καὶ οἱ κύτινοι καὶ τὰ σίδια καὶ
ὁ τῆς Αἰγυπτίας ἀκάνθης καρπός. καὶ γὰρ δυσλείωτα

cit medicamentum habebit, fi quidem hujusmodi medica-
mentis refina ob confiftentiam inditur, veluti et myrteum
vel lentifcinum. Ego veio Attico nonnunquam oefypo ce-
ram emollitam mifcui, ac ufu didici vel nihil vel parum
adeo medicamentum ab illis, quae fine hoc praeparata funt,
fuperari. Manifeftum autem eft me haec ad futuri medica-
menti robur referre, nam auxilium ad aliquid fpectat, quippe
mollius medicamentum ad moderatius maligna magis quam
vehementius conducit. Ubi igitur ulcus ipfum minus mali-
gnum eft, orae vero ochthodeis, *praetumidae ac durae,*
potior in his eft oefypus. Benefacit etiam his cervi vituli-
que medulla, quam laevem ante factam cerae prius admi-
fcere oportet, dein fic in unitatem coactis iis metallica
trita, ut in pulverem redigantur excipienda funt, ut quae
mordicationem pariant. Omnia vero ficca ac terreftria me-
dicamenta, quantum fatis eft, antea laevigentur, ut eft galla,
cytinus, malicorium, Aegyptiae fpinae fructus, quoniam id

678 ΓΑΛΗΝΟΥ ΠΕΡΙ ΣΥΝΘΕΣΕΩΣ ΦΑΡΜΑΚΩΝ

Ed. Chart. XIII. [743.]　　　　　　　　　　Ed. Baf. II. (562.)

πάντ᾽ ἐστὶ τὰ τοιαῦτα, καθάπερ εὐλείωτα τὰ ἐκ χυλῶν ἢ
ὀπῶν ἐξηρασμένων γεγονότα, σμύρνα καὶ ἀλόη καὶ ἀκακία
καὶ ὅσα τούτοις ὁμογενῆ. καλῶς δ᾽ ἐπὶ τῇ τελευτῇ τοῦ
προειρημένου φαρμάκου τῆς γραφῆς ὁ Ἀσκληπιάδης προσέ-
θηκεν αὐτοῖς ὀνόμασι· καὶ ταῦτα λῦε διὰ τρίτης καὶ ἀπο-
πυρία καὶ τὸ αὐτὸ πλατυσμάτιον ἀπονίψας μάλαξον καὶ
πάλιν ἐπιτίθει. εἰ μὴ γὰρ ἐπὶ πλέον ὁμιλήσειε τῷ χρωτὶ τὸ
φάρμακον, οὐδὲν ἀνύσει. λέληθε δὲ καὶ τοῦτο αὐτὸ τοὺς
πολλοὺς τῶν ἰατρῶν, καὶ νομίζουσιν, εἰ τρὶς τῆς ἡμέρας
ἐκμάξαιεν τοὺς ἰχῶρας τοῦ ἕλκους, ἄμεινόν τι πράττειν τῶν
δὶς ἀποματτόντων. τοὺς δ᾽ ἅπαξ λύοντας καὶ αὐτοὶ πολ-
λάκις οἱ κάμνοντες ὡς ἀμελούμενοι μέμφονται. προσήκει δ᾽
ὑμᾶς μεμνῆσθαι κἀνταῦθα τοῦ πολλάκις ἡμῖν εἰρημένου
κατὰ πολλὰ τῶν ἡμετέρων ὑπομνημάτων, ὡς αἱ ποιότητες
ἁπάντων τῶν πλησιαζόντων σωμάτων εἰς ἀλλήλας τι δρῶσι,
κἂν τὸ ἕτερον αὐτῶν ἰσχυρότερον ᾖ πολλῷ. κατὰ γάρ τοι
τοῦτον τὸν λόγον ὁμοειδεῖς πως ἀλλήλαις ἐν τῷ χρόνῳ γί-
γνονται, κἂν διαφέρωσι πάμπολυ. γενομένης δ᾽ ὁμοειδοῦς τῷ
θεραπευομένῳ σώματι τῆς τοῦ φαρμάκου ποιότητος ἢ ὠφέ-

genus omnia aegre fiunt laevia, ficut facile quae ex fuccis
et liquoribus reficcatis proveniunt, myrrha, aloë, acacia et
quae his funt genere finitima. Caeterum recte Afclepiades
ad finem fuperioris medicamenti fcripti haec verba adjecit,
et haec triduo folvito fomentifque mitigato, idemque em-
plaftrum ablutum emollito rurfufque apponito. Nifi enim
diutius cuti medicamentum adhaeferit, nihil efficiet. Quod
et plerofque medicos latuit arbitrantes, fi ter die faniem
ab ulcere deterferint, melius fe facturos iis, qui bis idem
faciunt, qui vero femel folvunt, ab ipfis quoque aegris tan-
quam negligentes male audiunt. Convenit hic quoque vos
meminiffe, quod in plerifque noftris commentariis dictum
eft, qualitates videlicet omnium vicinorum corporum mu-
tuo in fe quicquam agere, etfi alterum ipforum multo fit
validius. Hac namque ratione fpecie quodammodo inter fe
fimiles fiunt fpatio temporis, tametfi permultum differant,
ubi autem qualitas medicamenti curando corpori fimilis

Ed. Chart. XIII. [743. 744.]   Ed. Baf. II. (362. 363.)

λεία μείζων ἕπεται. διὰ τούτων οὖν ὅ τε πρῶτος ἐπινοή-
σας χρῆσθαι τὸ πρότερον ἐπιτεθέντι πλατύσματι δικαίως
ἂν ἐπαινοῖτο καὶ ἡμᾶς ἕπεσθαι προσῆκεν αὐτῷ πολὺ μᾶλ-
λον, ἐπεὶ καὶ τῇ πείρᾳ μαρτυρουμένην τὴν ἐπίνοιαν ἐγνώ-
καμεν. εὐλόγως δὲ καὶ πυριᾶσθαι κελεύει διὰ τρίτης αὐτὸ
καθ᾽ ἑκάστην δηλονότι λύσιν, ἐπεὶ γὰρ ἰσχυρόν ἐστι τὸ φάρ-
μακον, εἰκότως παρηγορίας δεῖται. βέλτιον οὖν ἐπὶ τῶν μὴ
πάνυ κακοήθων τετραπλάσιον ἢ πενταπλάσιον εἶναι τὸν κη-
ρὸν ἀμφοῖν ὁμοῦ τῶν μεταλλικῶν. ἐφεξῆς δὲ τῷ προγεγραμ-
μένῳ φαρμάκῳ γέγραφεν ἕτερον φάρμακον ὁ Ἀσκληπιάδης
τὴν σύστασιν ἔχον (363) τήνδε. ♃ ἰοῦ γο β΄. λεπίδος γο β΄.
διφρυγοῦς γο α΄. κηροῦ λι. α΄. λάρικος γο γ΄. αὕτη πάλιν
ἡ συμμετρία τῶν ἁπλῶν φαρμάκων ἡ αὐτὴ τῇ πρόσθεν
ἐστίν, μόνῳ τῷ διφρυγεῖ πλεονεκτοῦσα. τἆλλα γοῦν ἅπαντα
[744] διπλάσια τῶν ἔμπροσθέν ἐστιν. ἐν ἐκείνῃ μὲν γὰρ τῇ
γραφῇ γο α΄. ἔβαλλεν ἰοῦ καὶ λεπίδος ἑκατέρου, συναμφο-
τέρου δ᾽ αὐτῶν τὸν κηρὸν τριπλάσιον, εἴ γε τὰς πάσας
γο στ΄. ἠξίου βάλλειν αὐτοῦ, τὴν μέντοι ῥητίνην ἡμιούγγιον

fpecie fuerit, utilitas major fequitur. His igitur rationibus
qui primus emplaftro ante impofito uti ftatuit laude di-
gnus eft, et nos ipfum fequi multo magis decet, quum quod
ratione invenit experientia comprobatum cognoverimus.
Nec temere triduo quoque ipfum foveri, fingulis videlicet
folutionibus praecipit, nam quia valens medicamentum eft,
merito lenitionem defiderat. Satius igitur eft in ulceribus
non ita malignis ceram quadruplam vel quincuplam am-
borum fimul metallicorum effe. Poft hoc medicamentum,
aliud Afclepiades deinceps tradidit, quod his conftat. ♃
Aeruginis uncias ij, fquamae unc. ij, diphrygis unciam
unam, cerae libram unam, laricis ℥ iij. Haec rurfus fym-
metria fimplicium medicamentorum eadem eft, quae fupe-
rioris, folo diphryge fuperans, alia certe omnia priorum
duplicata funt. In illa enim fcriptura aeruginis et fqua-
mae utriusque unciam unam adjiciebat, cerae modum am-
babus triplo majorem, fiquidem omnes uncias fex ejus
admifcendas cenfuit, refinae vero femunciam fupra utri-

ἑκατέρου τῶν μεταλλικῶν. ἐν δὲ τῇ δευτέρᾳ γραφῇ ταύτης
μὲν ἀντὶ μιᾶς καὶ ἡμισείας οὐγγίας τρεῖς ἐμβάλλειν κελεύει,
τῶν μεταλλικῶν δ' ἀντὶ γο α΄. ἑκατέρου δύο, καὶ τοῦ κη-
ροῦ λίτραν ἐν τῇ προτέρᾳ γραφῇ βάλλων ἡμίλιτρον· εὔδη-
λον οὖν ὅτι τὸ διφρυγὲς μόνον ἐν τῇ δευτέρᾳ προσέθηκε,
καὶ εἴπερ οὐγγίαν αὐτοῦ βάλλειν κελεύει κατὰ διπλασίων
τῶν ἄλλων, ἐάν τις ἁπλᾶ πάντα τὰ κατὰ τὴν προτέραν
γραφὴν μιγνὺς τοῦ διφρυγοῦς αὐτοῖς ἡμιούγγιον προσθήσει,
ποιήσει τὴν σύνθεσιν τοῦ φαρμάκου τοιάνδε. Ἦ λεπίδος γο α΄.
ἰοῦ γο α΄. κηροῦ ἡμίλιτρον, ῥητίνης λάρικος γο α΄. καὶ ἡμί-
σειαν, διφρυγοῦς ἡμιούγγιον, ἡ αὐτὴ κατὰ πᾶν καὶ ἥδε τῇ
προτέρᾳ γίγνεται, πλὴν τοῦ διφρυγοῦς. ἔστι δὲ τὸ μὲν δι-
φρυγὲς οὕτω μέτριον φάρμακον, ὡς καὶ μόνον ἐπιπαττόμε-
νον ἰᾶσθαι τὰ δυσεπούλωτα τῶν ἑλκῶν. ὁμοίως δ' αὐτῷ
καὶ ὁ κεκαυμένος χαλκός. ἰσχυρότερος δ' ἱκανῶς ὁ ἰός, ὡς
ἐκπεπτωκέναι τοῦ καὶ τὰ πάνυ ῥυπαρὰ καὶ ὑγρὰ θεραπεύ-
ειν, εἰ καταπάττοι τις αὐτὸ μόνον· ἀναβιβρώσκει γὰρ καὶ δά-
κνει σφοδρῶς. ἐπὶ δὲ τῶν χειρωνείων ἑλκῶν τοῖς ἄλλοις μι-

usque metallici portionem. Secunda fcriptura illius qui-
dem loco unciae et femiffis tres imponendas jubet, me-
tallicorum vero pro una uncia fingulorum duas, cerae li-
bram, cum in priore fcriptura felibram immittat. Clarum
itaque eft diphryges folum in fecunda eum appofuiffe. Ac
fi unciam ipfius immittendam aliis duplicatis praecipit,
modo fimplicibus univerfis in priore fcriptura mixtis di-
phrygis femunciam addideris, talem medicamenti confectu-
ram habiturus es. ♃ Squamae unciam j, aeruginis un-
ciam j, cerae felibram, refinae laricis unciam j ß, diphrygis
femunciam. Eadem omnino et haec eft priori, fi diphryges
excipias, quod tam moderatum eft medicamentum ut etiam
folum infperfum ulceribus, quae cicatricem difficulter ad-
mittunt, medeatur, fimiliter et aes uftum. Valentior autem
longe aerugo, ut vel fordida admodum et humida curandi
terminos excefferit, fi folam eam infpergas, exedit enim
et mordet infigniter. Porro in chironiis ulceribus aliis

ΤΩΝ ΚΑΤΑ ΓΕΝΗ ΒΙΒΛΙΟΝ Δ. 681

Ed. Chart. XIII. [744.] Ed. Baſ. II. (363.)

χθεὶς φαρμάκοις εἰς τοσοῦτον ἐκλύεται μὲν αὐτὸς τοῦ σφο-
δροῦ τῆς δυνάμεως, αὐξάνει δὲ τὴν ἐκείνων, ὡς γενέσθαι τὸ
σύνθετον ἐξ ἁπάντων φάρμακον κάλλιστον. ᾧ λόγῳ δ᾽ ἐμί-
χθη τοῖς εἰρημένοις φαρμάκοις ὁ ἰὸς, τούτῳ καὶ ἡ ἄσβεστος
τίτανος, ὀλίγη τῇ ἀναλογίᾳ πολλοῖς ἐπεμβληθεῖσα πρός τι-
νων. ἡ δ᾽ ἐσβεσμένη μέτριόν ἐστι φάρμακον, εἰ δὲ καὶ πλυ-
θείη, παντάπασιν ἄδηκτον. ταύτην μὲν οὖν τὴν ἔμπλαστρον
ἕνεκα παραδείγματος ἔγραψα, διότι γυμνάζεσθαι τοὺς νέους
ἐπὶ τῶν κατὰ μέρος ἀξιῶ, καὶ μὴ μόνοις ἀρκεῖσθαι τοῖς κα-
θόλου. πάλιν δ᾽ ἐπ᾽ ἀρχὴν ἀγαγὼν τὸν λόγον ἐπὶ τὰς ὑπ᾽
Ἀνδρομάχου γεγραμμένας μεταβήσομαι.

Κεφ. ε΄. [Περὶ τῶν ὑπ᾽ Ἀνδρομάχου γεγραμμένων
ἐμπλάστρων πρὸς τὰ κακοήθη τῶν ἑλκῶν.] Παραθήσομαι
τοίνυν ἕνεκα παραδείγματος ὅσα τῇ πείρᾳ κέκριται τῶν συν-
θέτων φαρμάκων πρὸς τὰ κακοήθη τῶν ἑλκῶν ἁρμόττοντα,
τὴν ἀρχὴν ἀπὸ τῶν Ἀνδρομάχου γεγραμμένων ποιησάμενος.
μέμψαιτο δ᾽ ἄν τις αὐτῷ χωρὶς διορισμοῦ τὰ φάρμακα
γράψαντι. τούτου γὰρ παραλελειμμένου συμβαίνει κακῶς αὐ-

mixta medicamentis tantum de vehementia quidem faculta-
tis fuae remittit, auget autem illorum, ut compofitum ex
omnibus medicamentum fiat praeftantiſſimum. Qua vero
ratione praedictis medicamentis aerugo mixta fuerit, hao
et viva calx exigua proportione aliorum multis a quibus-
dam adjecta. Extincta mediocre eft medicamentum, elota
prorfus laeve et mordacitatis expers. Hoc igitur empla-
ſtrum exempli gratia adfcripfi, quod juvenes in particu-
laribus exerceri velim, nec univerfalibus folis eſſe conten-
tos. Rurfus autem revocato ad initium fermone ad An-
dromachi medicamenta digrediar.

Cap. V. [De fcriptis ab Andromacho emplaftris ad
ulcera maligna.] Apponam igitur caufa exempli quae ex
compofitis medicamentis ad cacoëthe ulcera convenire ufu
probata funt, ab iis exorfus quae fcripfit Andromachus,
quem non injuria queas accufare, quod citra diftinctionem
medicamenta tradiderit. Hac enim omiſſa permultos medi-

682   ΓΑΛΗΝΟΥ ΠΕΡΙ ΣΥΝΘΕΣΕΩΣ ΦΑΡΜΑΚΩΝ

Ed. Chart. XIII. [744.745.]   Ed. Baf. II. (363.)
τοῖς χρῆσθαι τοὺς πολλοὺς τῶν ἰατρῶν, καὶ διὰ τοῦτο ποτὲ
μὲν ἐπιτυγχάνειν τοῦ σκοποῦ θαυμασίως, ἔστι δὲ ὅτε καὶ
διαμαρτάνειν ἀποπίπτοντας πάμπολυ. δέον οὖν εἰπεῖν ἰσχυ-
ρότατον τάδε τι, πάνθ' ἑξῆς ἔγραψεν ὁ Ἀνδρόμαχος καὶ
τούτου πάλιν ἕτερον μετριώτατον. ἀσθενέστατον δὲ τοῦτο
οὐδένα διορισμὸν προσθείς. ἄρχεται γοῦν αὐτῶν τούτων
προσγράψας μὲν ἐπουλωτικαί. μετὰ δὲ τὸ πρόσγραμμα τοῦτο
γράφων ἐφεξῆς. ♃ καδμείας ὀπτῆς λίτραν α'. χαλκίτεως κε-
καυμένης λι. α'. κηροῦ λίτρας δ'. ῥητίνης ξηρᾶς λίτρας γ'.
μυρσίνου λίτρας γ'. οἴνου εἰς τὰ ξηρά. τούτων δὲ ἐφεξῆς
γράφει κατὰ λέξιν οὕτως· ἡ διὰ λαδάνου. καὶ προσθεὶς τὴν
συμμετρίαν ἐφεξῆς πάλιν ἔγραψεν· ἄλλως, ὡς Ἀλκιμίων.
εἶτα κἀνταῦθα τὰς συμμετρίας τῶν ἁπλῶν φαρμάκων γρά-
ψας ἐπιφέρων φησίν· ἡ διὰ κριθῶν. καὶ μετὰ τὸ ταύτην
συνθεῖναι πάλιν οὕτως ἔγραψεν· ἄλλη ἐπουλωτική. ♃ ῥη-
τίνης ξηρᾶς ◁ ιη'. διφρυγοῦς ◁ δ'. λιθαργύρου ◁ ιστ'. κη-
ροῦ ◁ ι'. ἐλαίου κο. δ'. ὡς εἶναι τοῦτο [745] τὸ φάρμα-
κον ἕκτον ἀπὸ τῆς ἀρχῆς αὐτῷ. καὶ μετ' αὐτὸ πάλιν ἓξ

cos male ipfis uti contingit, ideoque nonnunquam fcopum
mirifice affequi, interdum ab illo errare permultum dela-
bentes.   Quum igitur par effet ut ipfe diceret, hoc ipfum
validiffimum eft, ab hoc rurfus aliud moderatiffimum, hoc
vero imbecillimum, ille omnia fubinde fcripfit, nulla diftin-
ctione appofita. Aufpicatur igitur ea ipfa hoc titulo. *Cica-
tricem inducentia*. Mox ita fubdit. ♃ Cadmiae toftae libram
unam, chalcitidis uftae lib. j, cerae libras quatuor, refince
aridae libras tres, myrtei libras tres, vinum aridis mifce-
tur. Ab his vero deinceps in hunc modum fcribit ad ver-
bum. *Medicamentum ex ladano.* Et fymmetria appofita
iterum deinceps ait. *Aliter, ut Alcimion.* Deinde hic quo-
que fymmetriis expofitis infert inquiens. *Medicamentum ex
hordeo.* Poft hujus compofitionem in hanc fententiam ite-
rum fcribit. *Aliud cicatricem inducens.* ♃ Refinae ficcae
drach. xviij, diphrygis ℥ iv, fpumae argenti drach. xvj, ce-
rae ℥ x, olei heminae quartam partem, ut hoc fit ei medi-
camentum ab initio fextum. His fubjungit iterum alia fex

ἄλλα γράφει προγράφων ἑκάστου τὸ ἄλλη, προσυπακοῦσαι
δηλονότι κελεύων ἡμᾶς τὸ ἐπουλωτική. τὰ μὲν οὖν πέντε
τῶν συνήθων ἐστὶν ἐπουλωτικῶν οὔτε τῶν δυσεπουλώτων
οὔτε τῶν κακοήθων, τὸ δ᾽ ἕκτον τῶν δυσεπουλώτων, οὐ
μὴν ἤδη γε τῶν κακοήθων. ἀλλ᾽ αἱ γραφαὶ τῶν ὑπολοίπων
ἓξ φαρμάκων τοῖς κακοήθεσιν ἁρμόττουσι διαφέρουσαι κατ᾽
ἰσχὺν ἀλλήλων, αἷς δυοῖν θάτερον ἐχρῆν, ἤτοι λογικὴν καὶ
μεθοδικὴν ποιούμενον τὴν διδασκαλίαν προσγεγραφέναι τὴν
κατὰ σφοδρότητα διαφοράν, ὡς ἡμῶν νοησάντων, ἐπὶ μὲν
τῶν κακοηθεστέρων ἑλκῶν τοῖς ἰσχυροτέροις χρῆσθαι φαρ-
μάκοις, ἐπὶ δὲ τῶν μετριωτάτων τοῖς ἀσθενεστέροις· ἢ τοῖς
ἐμπειρικοῖς ὁμοίως γράψαι, τοῖς μὲν φαγεδαινικοῖς καὶ ὅλως
τοῖς ἀναβιβρωσκομένοις καὶ νεμομένοις ἐπιτήδεια τάδε τινὰ
τῶν φαρμάκων εἶναι, τοῖς δὲ κοίλοις τάδε τινὰ, καὶ τοῖς μὲν
ἱκανῶς ῥυπαροῖς ταυτὶ, τοῖς δὲ μετὰ φλεγμονώδους ἢ σκιρ-
ρώδους διαθέσεως ἢ τῶν χειλῶν τοῦ ἕλκους σκληρῶν ἢ
ὀχθωδῶν ἢ μελάνων ἤ τινα ἄλλην χροιὰν ἐχόντων, ἴδια ἑκά-
στου. τούτων μὲν οὐδὲν ἐποίησεν· ἐφεξῆς δ᾽ ἀλλήλων ἔγρα-

unicuique praeponens. *Aliud.* Volens nimirum cicatricem
inducens nos inaudire. Quinque igitur ſunt epulotica qui-
bus uti mos eſt nec malignis nec aegre cicatricem ducen-
tibus idoneis. Sextum ad ulcera quidem dyſepulota, id eſt
quae cicatricem difficulter recipiunt, non tamen jam ad ma-
ligna valet. Reliqua vero ſex adjecta malignis proſunt, vi-
ribus invicem diverſa, quibus alterutrum oportebat, nempe
vel rationalem ac methodicam diſciplinam conficiendo, ad-
ſcripſiſſe in eorum vehementia differentiam, tanquam nobis
intellecturis ad maligniora ulcera valentioribus utendum re-
mediis, ad mediocria imbecillioribus, vel empiricorum more
poſuiſſe, quaedam horum medicamentorum phagedaenicis,
in ſummaque exeſis ac paſtis eſſe utilia, quaedam cavis,
quaedam vehementer ſordidis, iis vero qui phlegmonodem
ſimul aut ſcirrhoſum affectum habent aut labra ulceris dura
vel praetumida vel nigra vel alterius cujusquam coloris
ſingulis propria, horum autem nihil ille effecit. Poſtea ſex

684 *ΓΑΛΗΝΟΤ ΠΕΡΙ ΣΤΝΘΕΣΕΩΣ ΦΑΡΜΑΚΩΝ*

Ed. Chart. XIII. [745.]   Ed. Baf. II. (363.)

ψεν ἕξ ἐπουλωτικὰς δυνάμεις, ὧν ἐγὼ τὴν σύνθεσιν ἐρῶ
μετὰ τῶν οἰκείων διορισμῶν. τὸ μὲν οὖν πρῶτον αὐτῷ γε-
γραμμένον, ἕβδομον δ᾽ ἀπὸ τῆς ἀρχῆς ἰσχυρὸν ἱκανῶς ἐστιν
ὡς ἂν ἴσον ἔχον ὄγκον, ἔλαβεν ἰοῦ καὶ λεπίδος, ἐκλέλυκε
δ᾽ αὐτοῦ καὶ καθῄρηκε τὴν ἰσχὺν, ἡ τοῦ κηροῦ μῖξις ὀκτα-
πλασία μὲν ἑκατέρου, τετραπλασία δὲ συναμφοτέρου γενο-
μένη. τοῦ μὲν γὰρ ἰοῦ καὶ τῆς λεπίδος οὐγγίαν ἑκατέρου
μῖξαι κελεύει, τοῦ κηροῦ οὐγγίας ὀκτώ, πάνυ καλῶς τοῦ συν-
θέντος αὐτὸ φυλαξαμένου μῖξαί τι τῶν μαλθακωδῶν, ἐλαίου
λέγω καὶ στέατος, οἰσύπου τε καὶ βουτύρου καὶ ῥητίνης.
ἀλλ᾽ ἐὰν λιπαρὸς ὁ κηρὸς μὴ ᾖ, δύσμικτά γε ἕξει τὰ μεταλ-
λικὰ, κἂν βιασόμεθα τὴν μῖξιν αὐτῶν, ἢ παρὰ πυρὶ ποιεῖν
ἢ ἐν ἡλίῳ θερμῷ, μικρὸν ὕστερον σκληρὸν ἔσται τὸ φάρ-
μακον, ὥσθ᾽ ὅταν ἐπιτεθῇ τῷ ἕλκει, διφθέραν ἑαυτοῦ σκλη-
ρὰν ὁ κάμνων οἰήσεται ψαύειν. πάντα γὰρ τὰ τοιαῦτα φάρ-
μακα τὴν χρῆσιν ἔχει τοιαύτην, ἢν καὶ θερμὰς ἔχων τις τὰς
χεῖρας ἀναιρεῖται τηλικοῦτον μέγεθος ἐξ αὐτῶν, ἡλίκον μα-
λαχθέν τε καὶ πλατυνθὲν, ἐπιτεθήσεται καθ᾽ ὅλου τοῦ ἕλ-

facultates cicatricem inducendi ordine retulit, quarum ego
compofitionem cum propriis diflinctionibus narraturus fum.
Primum itaque ab eo fcriptum, quod tamen a principio fe-
ptimum eft, fatis validum, ut quod aequale habeat pondus
aeruginis et fquamae, remifit autem minuitque vim ipfius
cerae mixtura, quae octo partes utriusque figillatim, quatuor
amborum fimul explet. Etenim aeruginis et fquamae cu-
jusque unciam mifcere praecipit, cerae uncias octo, admo-
dumque commode cavit, qui id compofuit, mifcere aliquod
lene, oleum dico et fevum et oefypum et butyrum et refi-
nam. At fi pinguis cera non adfit, metallica aegre mifce-
buntur. Ac fi juxta ignem vel in fole calido mifcere ipfa
cogamur, paulo poft medicamentum indurefcet. Quapropter
quum ulceri fuerit impofitum, fanum fuum aeger durum
contingere putabit, quippe ejusmodi medicamenta omnia
talem habent ufum. Si vero calidis manibus tractetur, tan-
tum ex ipfis recipit magnitudinis ut emollitum dilatatum-

Ed. Chart. XIII. [745.]   Ed. Baf. II. (363. 364.)

κους, ὡς καὶ τὰ χείλη σκέπειν. ὅταν δ᾽ ᾖ βαθὺ, προσανα-
πληροῦται τὸ κοῖλον αὐτοῦ πᾶν, ἐντεθέντος αὐτῷ τοῦ φαρ-
μάκου. καὶ μετὰ τοῦτο πάλιν ἐπιτίθεται πλάτυσμα ἕτερον,
συμπεριλαμβάνον καὶ τὰ χείλη. κἄπειτα τούτῳ βεβρεγμένον
πάλιν ὀθόνιον ὕδατι ψυχρῷ τηλικοῦτον ἐπιβάλλεται κατὰ
παντὸς, ὡς σκεπάσαι τὸ φάρμακον, εἶτ᾽ ἔξωθεν σπόγγος μα-
λακὸς, ἐπιδέσμῳ κατειλημμένος ἐξ ὀθόνης, ἤτοι ἅπαξ ἢ δὶς
ἐν κύκλῳ περὶ τὸ πεπονθὸς μόριον ἑλιττομένῳ, τηλικούτῳ
τὸ πλάτος, ὡς ἅπαν κατειλῆφθαι τὸ ἕλκος ἅμα τοῖς χείλεσι,
καί τι καὶ τῶν ὑπερκειμένων τε καὶ ὑποκειμένων αὐτοῖς, ἡ
δὲ ἐπίδεσις ἀπὸ δυοῖν ἀρχῶν γιγνέσθω, καλοῦσι δ᾽ οὕτως,
ὅταν τὸ μέσον ὅλον τοῦ τελαμῶνος ἐπιβάλληται τῷ πεπον-
θότι τόπῳ, τῶν κεφαλῶν δ᾽ ἑκάτερον ἀπ(364)άγηται πρὸς
τὸ ἀντικείμενον. εἶτα ἐὰν μὲν ἰσχυρὸν ᾖ τὸ ὀθόνιον, ὡς διὰ
μιᾶς ἐπιβολῆς ἀσφαλῶς κατέχειν τὸν σπόγγον, αὐτόθι που
συῤῥαφήσεται διὰ τῶν περάτων, ἀφαιρουμένου ψαλίδι τοῦ
περιττεύοντος· ἐὰν δὲ ἀσθενὲς, αὖθις ἀχθήσεται τῶν κεφα-
λῶν ἑκάτερον ὁμοτόνως ἑλκόμενον ἐπὶ τὸ πεπονθὸς, ὅπερ
ἐν τοῖς μάλιστα φυλακτέον ἐστὶ κατά τε τὴν πρώτην ἐπι-

que toti ulceri imponatur, atque etiam oras contegat. Quum
altum ulcus extiterit, totum ipſius cavum medicamento in-
dito replebitur, poſtque hoc rurſus aliud platysma ſuper-
accommodabitur, quod et labra comprehendat. Huic deinde
rurſum linteus pannus frigida madens tantus undique ob-
jicitur, ut medicamentum occultet. Poſtremo extrinſecus
ſpongia mollis faſcia ex linteo excepta vel ſemel vel bis
affectam partem orbiculatim ambiente tantae magnitudinis,
quo totum ulcus cum labris ac ſuperpoſitorum ipſis ali-
quid ſubjectorumque complectatur. Deligatio a duobus
principiis fiat, vocant ſic, quoties tota pars media vinculi
affecto loco incumbat, caput autem utrumque in oppoſitum
deducatur. Poſtremo ſi pannus tam ſit validus ut ſemel
injectis ſpongiam tuto contineat, illic terminis conſuetur,
eo quod ſuperfluit, forſice adempto, ſin imbecillis, rurſus
utrumque caput ducetur ſimili robore ad id, quod affe-
ctum eſt, attractum, quod in primis obſervare convenit, cum

686 ΓΑΛΗΝΟΥ ΠΕΡΙ ΣΥΝΘΕΣΕΩΣ ΦΑΡΜΑΚΩΝ

Ed. Chart. XIII. [745. 746.]   Ed. Baf. II. (364.)

βολὴν, οὐχ ἥκιστα δὲ καὶ κατὰ τὴν δευτέραν. οὐ μὴν οὐδὲ
ἐκείνου σε χρὴ λήθην ἔχειν, οὗ πρῶτος ὧν ἴσμεν Ἱπποκρά-
της εὗρεν, ἁμαρτανομένου πάλαι μὲν ὑπὸ πάντων τῶν πρὸ
αὐτοῦ, νυνὶ δ᾽ ὑπὲρ τῶν μὴ μαθόντων νομίμως τὴν τέχνην.
οἴονται γὰρ ἄμεινον εἶναι, [746] τὸ μὲν ἡλκωμένον μέρος
ἄθλιβον φυλάττειν, ἑκατέρωθεν δ᾽ αὐτοῦ περιβάλλειν τὸ
ἐπίδεσμον, ὅπερ εἰς ὅσον ἐστὶ βλαβερὸν ὑφ᾽ Ἱπποκράτους
ἐδείχθη. ὅταν οὖν σοι ταῦτα κατὰ τὴν πρώτην ἡμέραν
πραχθῇ, τῇ δευτέρᾳ διάβρεχε τὸν σπόγγον, ἐπιχέων ὕδατι
ψυχρῷ. θερμοῦ δὲ καὶ ξηροῦ τοῦ περιέχοντος ὄντος καὶ δὶς
καὶ τρὶς τῆς ἡμέρας ποιητέον τοῦτο καὶ λυτέον τὸ ἐπίδεσ-
μον διὰ τρίτης· εἰ δὲ χειμὼν εἴη, καὶ διὰ τετάρτης. ἐπισκε-
πτέον δὲ τὴν γεγονυῖαν ἐκ τοῦ φαρμάκου περὶ τὸν πεπον-
θότα τόπον ἀλλοίωσιν, ἔν τε τῇ κοιλότητι τοῦ ἕλκους καὶ
κατὰ τὰ χείλη καὶ μέντοι περὶξ αὐτῶν. ἡ δ᾽ ἐπίσκεψις, ἐξ
ὧν ἔμαθες ἐν τοῖς περὶ κράσεων ὑπομνήμασι γιγνέσθω σοι,
λέλεκται δὲ περὶ τούτων τῶν ἑλκῶν καὶ κατὰ τὴν θεραπευ-
τικὴν μέθοδον. ἤτοι γὰρ ξηρότερον ἢ ὑγρότερον ἢ θερμό-

in primo fafciae trajectu tum vel maxime in fecundo. Quin
nec illius oblivifci te oportet, cujus primus, quorum ad
nos memoria pervenit, Hippocrates inventor exitit, olim
ab omnibus ante ipfum medicis, nunc ab iis, qui artem
parum legitime didicerunt commiffi. Putant enim fatius effe
partem exulceratam incompreffam fervare, utrinque vero
ligamentum ei circumponere, quod quam fit incommodum
ac noxium, Hippocrates demonftravit. Igitur ubi haec primo
die peregeris, altero aqua frigida fpongiam perrigato. Si
ambiens aër calidus et ficcus fuerit, bis hoc terve in dies
fingulos faciendum eft, ac deligatura tertio quoque die fol-
venda, per hiemem etiam quarto. Caeterum infpicienda eft
a medicamenti vi facta alteratio tum in ulceris cavitate
tum in labris tum in locis ea ambientibus. Porro unde
haec difcas, libri de temperamentis fuppeditabunt, nec non
in opere therapeutices methodi de his ulceribus tractatum
eft. Vel enim ficcius vel humidius vel calidius vel frigi

ΤΩΝ ΚΑΤΑ ΓΕΝΗ ΒΙΒΛΙΟΝ Δ. 687

Ed. Chart. XIII. [746.]   Ed. Baf. II. (364.

τερον ἢ ψυχρότερον ἐφάνη τοῦ πρόσθεν, ὅλον τε τὸ πε-
πονθὸς μόριον ἕκαστόν τε τῶν μερῶν αὐτοῦ. καὶ πρὸς τού-
τοις ἐπισκέπτεσθαι προσήκει πότερα καθῄρηταί τι τῶν χει-
λῶν ἢ μεμάλακταί πως ἢ λελέπτυνται καὶ περὶ τῆς κατὰ
τὴν χροιὰν ὑπαλλαγῆς καὶ περὶ τοῦ κατὰ τὸν ῥύπον πλή-
θους. ἐκ τούτων γὰρ εἴσῃ πότερον ἰσχυρότερον ἢ μαλακώ
τερον ἐπιθεῖναι προσήκει φάρμακον ἢ ταὐτὸ τῷ πρώτῳ.
δυνήσῃ δὲ καὶ τὸ πρῶτον αὐτὸ ῥᾳδίως ἐξαλλάττειν, εἰ μὲν
μαλακώτερον ποιῆσαι βούλοιο, μιγνὺς ἐν τῷ μαλάττειν ὀλί-
γον τινὸς τῶν στυφόντων ἐλαίου ἤτοι μυρσίνου ἢ ῥοδίνου
ἢ μηλίνου ἢ σχινίνου ἢ μαστιχίνου ἢ κυπρίνου. εἰ δ᾽ ἰσχυ-
ρότερον ἤτοι τῆς λεπίδος ἢ τοῦ ἰοῦ, παρεσκευάσθω γάρ σοι
τούτων ἑκατέρου βραχὺ λεῖον ἀκριβῶς, ἵν᾽ ἐν τῷ μαλάττειν
προσβάλλῃς. ἐγὼ δὲ, ὡς ἴστε, καὶ προσεπιπάττω τι τῶν
πραέων φαρμάκων τῷ ἕλκει καὶ κατ᾽ αὐτοῦ τὸ πρῶτον ἐπι-
τίθημι φάρμακον ἐμπλαστρῶδες. εὔδηλον δ᾽ ὅτι πραέα λέγω
φάρμακα διφρυγὲς, σαρκοκόλλαν, χαλκῖτιν κεκαυμένην, ὁμοίως
δὲ καὶ τὸν χαλκὸν καὶ τὸν ἰὸν κεκαυμένον καὶ τὸ χάλκαν-
θον. ἄκαυστα μὲν γὰρ ταῦτα πάντα δριμέα, καυθέντα δὲ

dius, quam prius et totum membrum affectum et fingulae
ejus partes apparuere. Infuper confiderabimus, nunquid ex
oris ademptum fit, vel emollitae quodammodo vel atte-
nuatae fint, item colorne mutatus et an fordium copia ea-
dem remanferit. Unde cognofces utrum fortius vel mollius
vel fimile priori medicamentum imponendum veniat. Pote-
ris fane et primum ipfum ex facili immutare, fi mollius
voles reddere, mixto inter molliendum paululo cujusdam
olei aftringentis aut myrtei aut rofacei aut melini aut len-
tifcini aut maftichini aut cyprini, fin validius aut fquama aut
aerugine, ex quibus utrisque paulum adamuffim laeve red-
des, ut fubigendo adjicias.   Nos, uti noviftis, vel mite ali-
quod medicamentum ulceri infpergimus, eique medicamen-
tum emplaftrodes fuperimponimus. Nulli dubium eft mitia
medicamenta mihi dici, diphryges, farcocollam, chalcitidem
uftam, item combuftum et aes et aeruginem et chalcanthum,
quae ignem non experta, acria omnia funt, ufta, moderata

μέτρια, πλυθέντα δὲ μετὰ τὴν καῦσιν ἄδηκτα γίγνεται. ἄμει-
νον δὲ καὶ τὴν ἔμπλαστρον αὐτὴν μεταῤῥυθμίζειν, ὡς εἴρη-
ται, τῇ μίξει καί τι τῶν ἄλλων ἐπιτιθέναι φαρμάκων, ὧν
ἐφεξῆς Ἀνδρόμαχος ἐμνημόνευσε, μὴ μόνον ὁρῶντας δυνάμεις
τῶν μιγνυμένων, ἀλλὰ καὶ τὰς ποσότητας, ὥσπερ ἐπ᾽ αὐτοῦ
τοῦ νῦν εἰρημένου. τετραπλάσιος γὰρ ὁ κηρὸς μίγνυται συν-
αμφοτέρῳ τῷ τε ἰῷ καὶ τῇ τοῦ χαλκοῦ λεπίδι. μιχθεὶς οὖν
τριπλάσιος ἰσχυρότερον αὐτὸν ποιήσει, καθάπερ γε κἂν πεν-
ταπλάσιος, ἀσθενέστερον. οὕτως οὖν πράττειν χρὴ κἀπὶ τῶν
ἄλλων, οἷον ἐπὶ τοῦ μετὰ τὸ προειρημένον φάρμακον γε-
γραμμένου κατὰ τὴν ἑξῆς τάξιν ὀγδόου, συμμετρίαν ἔχοντος
τήνδε. ♃ χρυσοκόλλης ⋖ β'. λεπίδος ⋖ β'. κηροῦ ⋖ στ'. δι-
φρυγοῦς ⋖ β'. λιθαργύρου ⋖ η'. ῥοδίνου ἢ μυρσίνου ὀλί-
γον. ἐν τούτῳ τῷ φαρμάκῳ χρυσοκόλλα μὲν καὶ διφρυγὲς
αὐτὰ καθ᾽ αὑτὰ μόνα καταπαττόμενα τοῖς κακοήθεσιν ἕλ-
κεσιν ἱκανὰ θεραπεύειν ἐστίν. ἡ λεπὶς δὲ ἰσχυρότερον καὶ
τραχυντικώτερον καὶ δηκτικώτερον φάρμακόν ἐστι, καὶ διὰ
τοῦτο λιθάργυρον ἔμιξεν ὁ συνθεὶς τὸ φάρμακον, ὑπειδόμε-

lota poft uftionem, lenia mordacitatisque fiunt expertia.
Praeftat autem, ficut praediximus, et emplaftrum mixtioni
adaptare, aliquodque ex aliis medicamentis imponere, quo-
rum deinceps meminit Andromachus, idque non modo fim-
plicium facultates fed menfuram quoque infpicientes, ut in
eo, quod jam commemoravimus. Quatuor enim partes cerae
cum aeruginis et fquamae utriusque una mifcentur, tres
fortius ipfum efficient, ficut quinque imbecillius. Eodem
modo in aliis agendum eft, puta in eo, quod praedictum fe-
quitur octavum ordine tali fymmetria. ♃ Chryfocollae
drach. duas, fquamae drach. duas, cerae drach. fex, diphry-
gis drach. duas, fpumae argenti drach. octo, rofacei vel myr-
tei parum. In hoc medicamento chryfocolla et diphryges
ipfa per fe infperfa malignis ulceribus curandis fufficiunt.
Squama validius, afperius mordaciusque medicamentum eft,
ecque argenti fpumam auctor admifcuit fubveritus fqua-
mae violentiam cupiensque ipfam mollioris medicamenti

νος τὸ βίαιον τῆς λεπίδος, ἐκλῦσαί τε βουληθεὶς αὐτὸ τῇ
μίξει τοῦ μαλακωτέρου φαρμάκου. καὶ εἴ τις ἄνευ κηροῦ τὰ
τέτταρα μίξειε κατὰ τὴν εἰρημένην συμμετρίαν, ἕξει φάρμα-
κον ξηρὸν ἐπίπαστον οὐκ ἀγεννὲς εἰς τὴν τῶν κακοήθων
ἑλκῶν ἴασιν. ἀλλ᾽ ἔμπλαστρόν γε βουλομένῳ σοι ποιῆσαι τόν
τε κηρὸν ἀναγκαῖόν ἐστι μιγνύναι. καὶ διὰ τὸ τῶν μεταλλικῶν
πλῆθος ἐξ ἀνάγκης καὶ τῶν ὑγρῶν ἐμνημόνευσεν ὁ Ἀνδρόμα-
χος ἐν τῇ προκειμένῃ δυνάμει ῥοδίνου τε καὶ μυρσίνου. πάνυ
γὰρ ὁ κηρὸς ὀλίγος ἐστὶν, ὡς πρὸς τὸ τῶν μεταλλικῶν πλῆθος.
[747] ὅπου τοίνυν τῆς χρυσοκόλλης μὲν καὶ τῆς λεπίδος καὶ
τοῦ διφρυγοῦς, ἐκ δυοῖν δραχμῶν τῶν εἰρημένων, τῆς λιθαρ-
γύρου δὲ ὀκτὼ μίγνυσθαι κελεύει, τεσσαρεσκαίδεκα δηλονότι
τὰς πάσας ἐργαζόμενος ἢ κηρὸν λιπαρὸν ἐδεῖτο μῖξαι πάμ
πολυ ἢ προσμῖξαί τι τῷ φαρμάκῳ τῶν ἐλαιωδῶν. ἐπὶ δὲ
τοῦ προειρημένου φαρμάκου τετραπλάσιος ἦν ὁ κηρὸς τῶν
μεταλλικῶν. ἔξεστιν οὖν ἡμῖν ἀφελοῦσι τὴν λιθάργυρον ἐκ
τῶν ἄλλων συντιθέναι τὸ φάρμακον, ὥσπερ ἐγώ ποτε ἐποίη-
σα. εἰ γὰρ τοῦτο πράξειέ τις, οὐ δεήσεται τοῦ μυρσίνου,
λιπαροῦ γε, ὡς ἔφην, ὄντος τοῦ κηροῦ. σκληρὸς δ᾽ εἴπερ

mixtura mitigare ac exolvere. Sin absque cera quatuor illa
juxta dictam temperaturam mifceas, medicamentum aridum
infperfile habiturus es ad malignorum ulcerum curationem
non inefficax. At ubi emplaftrum facere conaris, cera mi-
fcenda eft. Et propter metallicorum copiam necefario etiam
liquidorum in praefenti facultate meminit Andromachus,
rofacei nempe et myrtei, cera namque modica nimis eft
pro metallicorum modo. Quum igitur chryfocollae, fqua-
mae et diphrygis binas drachmas, argenti fpumae octo
mifceri jubet, quatuordecim videlicet univerfas efficiens,
vel ceram pinguem permultam vel oleofum aliquod medi-
camento affundere debebat. In fuperiore medicamento cera
quadruplo metallica fuperabat, unde fpuma argenti ablata
ex aliis licet medicamentum componere, quemadmodum ego
nonnunquam factitavi. Quod fi fiat, myrteo non opus erit,
cera, ut dixi, pingui adhibita, fi dura fit, liquidum aliquod

εἴη, δεήσει προσθεῖναί τι καὶ τῶν ὑγρῶν. διὰ τοῦτο οὖν
μοι δοκοῦσιν ἔνιοι καὶ τὰ τοιαῦτα φάρμακα προσγεγραφέ-
ναι τῷ κηρῷ, τινὲς μὲν τοῦ νέου, τινὲς δὲ τοῦ προσφάτου,
οὐ μὰ Δία τῆς ἡλικίας αὐτοῦ χρήζοντες, ὥσπερ ἐπ᾽ ἄλλων
φαρμάκων, ἀλλὰ τῆς ὑγρότητος. ἔστι μὲν γὰρ ὄντως κρείτ-
των ὁ νέος, ἀλλ᾽ οὐχ ὥστε φεύγειν ἤδη τὸν δυοῖν ἢ τριῶν
ἐτῶν. ἐπὶ δὲ τὴν ἐφεξῆς τῇδε γεγραμμένην ἔμπλαστρον ἰέναι
καιρὸς οὕτως ἔχουσαν. ♃ διφρυγοῦς ‹ πδ᾽. λιθαργύρου
‹ σμ᾽. κηροῦ ‹ τιη᾽. ἐλαίου κο. στ᾽. εἴη δ᾽ ἂν τοῦτο τὸ
φάρμακον ἐπουλωτικὸν, ἑλκῶν οὐδέπω μὲν κακοήθων, ἤδη
δὲ δυσεπουλώτων. ξηραίνει μὲν γὰρ, ἀλλ᾽ οὐκ ἰσχυρῶς, ὥσπερ
τὸ μετ᾽ αὐτὸ γεγραμμένον, οὐ μὴν οὐδ᾽ ἐν τηλικαύτῃ συμ-
μετρίᾳ σκευάζειν αὐτὸ προσήκει. ταὐτὸν γὰρ αὐτῷ τοῦτό
ἐστι. ♃ διφρυγοῦς ‹ ιδ᾽. λιθαργύρου ‹ μ᾽. κηροῦ ‹ νγ᾽.
μυρσίνου ἐλαίου γο ι᾽. ἑξαπλάσια γὰρ τούτων ἐστὶ τὰ ὑπὸ
τοῦ Ἀνδρομάχου γεγραμμένα. τοῦτο μὲν οὖν ἐπουλωτικὸν
ὄντως ἐστὶν ὅμοιον τῷ διὰ καδμείας καὶ τῇ γλυκείᾳ καλου-
μένῃ, περὶ ὧν κατὰ τὸν ἑξῆς λόγον εἰρήσεται. τὸ δὲ μετ᾽

miscere oportebit. Quamobrem nonnulli in id genus medi-
camentis cerae appofuiſſe videntur, alii novae, alii recentis,
non per lovem ipſius aetatem, ſicut in aliis medicamentis,
ſed humiditatem requirentes. Eſt etenim re vera melior
nova, ſed non jam ut bimulam trimulamve rejicias. Cae-
terum ad ſequens emplaſtrum ire tempus eſt, quod habet
in hunc modum. ♃ Diphrygis drach. lxxxiv, argenti ſpu-
mae drach. ccxl, cerae drach. cccxviij, olei heminas vj. Po-
terit autem hoc medicamentum ulceribus nondum malignis,
verum cicatricem aegre recipientibus eam obducere, quo-
niam exiccat, ſed non valide, ut quod poſt ipſum ſcribitur
minori tamen ſymmetria conficiendum eſt, idem enim ei
hoc eſt. ♃ Diphrygis drach. xiv, argenti ſpumae drach. xl,
cerae drach. liij, olei myrtei ℥ x. Nam Andromachi medi-
camenta horum ſeſcupla ſunt. Hoc igitur cicatrici obducen-
dae re vera eſt reſpondens ex cadmia confecto et glyceae
nominatae, de quibus ſequenti ſermone dicemus. Huic ſub-

Ed. Chart. XIII. [747.]   Ed. Baf. II. (364. 365.)

αὐτὸ γεγραμμένον ἰσχυρότερον μὲν, οὐ μὴν ἐγγύς γε τῷ
πρώτῳ τῶν ἓξ τούτων, ἑβδόμῳ δ᾽ ἀπὸ τῆς πρώτης ἀρχῆς,
εἰς ὃν τήν τε λεπίδα καὶ τὸν ἰὸν ἔμιξε τετραπλασίῳ κηρῷ.
διφρυγοῦς γὰρ ἐπὶ τούτοις ⊲ ιστ´. μιγνὺς, λιθαργύρου μὲν
ἐπιβάλλει ⊲ μή. κηροῦ δὲ ξστ´. εἶτα διὰ τὸ τούτων πλῆ-
θος ἠναγκάσθη μιγνύειν αὐτοῖς μυρσίνου κο. α´ S´´. ἀριθ-
μείσθω τοιγαροῦν ἡμῖν ἐν τοῖς ἐπουλωτικοῖς καὶ τοῦτο. καὶ
τὸ μετ᾽ αὐτὸ δὲ ταὐτοῦ μέν ἐστι γένους, πρᾷον δὲ ἱκανῶς
καὶ ἄδηκτον ἐκ μολύβδου κεκαυμένου καὶ πεπλυμένου καὶ
σποδίου καὶ καδμείας καὶ διφρυγοῦς καὶ τερμινθίνης συγκεί-
μενον. Ζήνωνα δέ φησι καὶ χαλβάνην αὐτῷ μιγνύειν, ὅπερ
ἐμοὶ περιττὸν εἰς τὰ προκείμενα φαίνεται. γράφει δ᾽ οὖν
αὐτοῦ τὴν συμμετρίαν τοιάνδε. (365) ♃ τοῦ μὲν πεπλυμέ-
νου μολύβδου ⊲ β´. τοῦ δὲ σποδίου ⊲ δ´. καὶ τῆς καδμείας
ὡσαύτως ⊲ δ´. τοῦ διφρυγοῦς δὲ α´. ἢ δ´. ἀναλαμβάνει δὲ
αὐτὰ ⊲ στ´. τῆς τερμινθίνης. τὸν δὲ Ζήνωνά φησι τῆς χαλ-
βάνης μιγνύναι ⊲ S´´. ἄλλως δ᾽. εἰ μὲν ὡς πρὸς τὸ μαλά-
ξαι τὰ τυλώδη καὶ σκληρὰ χείλη καὶ διὰ τοῦτο καλούμενα

Icriptum validius quidem eſt, non tamen primo ex hiſce
ſex, verum ſeptimo a primordio finitimum, in quo ſqna-
mam et aeruginem cerae quadruplae commiſcuit, diphrygis
euim adhuc drach. xvj, argenti ſpumae drach. xlviij, cerae
drach. lxvj adjicit. Inde horum copiae gratia coactus eſt et
myrtei olei heminam j ſ affundere. Numeretur ergo hoc
quoque inter ea, quae cicatricem generant. Quod ſtatim ſub-
jungitur ejusdem generis eſt, mitiſſimum vero minimeque
mordax ex plumbo combuſto et eloto, ſpodio, cadmia, di-
phryge et terebinthina compoſitum. Zenonem ait galbanum
quoque miſcere, quod mihi praedictis videtur ſuperfluum.
Scribit igitur ipſius ſymmetriam talem. ♃ Eloti plumbi
drach. duas, ſpodii drach. quatuor, cadmiae tantundem drach.
quatuor, diphrygis drach. unam, alias quatuor. Excipit ea
terebinthinae drach. ſex. Zenonem dicit galbani addere
drach. ſ, al. drach. iv. Siquidem ceu molliendis labris cal-
loſis ac duris, eoque verrucoſis appellatis id facit, probe

πρός τινων ὀχθώδη καλῶς μιγνύντα, εἰ δ᾽ ὡς πρὸς τὴν
κακοήθειαν τοῦ ἕλκους, οὐκ ὀρθῶς. κᾂν μὴ προσλάβῃ δὲ τῆς
χαλβάνης ἔτι καὶ οὕτως ἀπολείπεται τῆς τῶν κακοήθων ἑλ-
κῶν ἰσχύος. εἰκότερον οὖν ὡς ἐπουλωτικὰ τὰ δώδεκα ταῦτα
ἐφεξῆς ἀλλήλων ἔγραψε φάρμακα. πλὴν γὰρ δυοῖν ἐν αὐτοῖς,
τοῦ τε κατὰ τὴν τάξιν ἀπὸ τῆς ἀρχῆς ἑβδόμου καὶ τοῦ μετ᾽
αὐτὸ, τἄλλα πάντα δυσεπουλώτων μέν ἐστιν ἑλκῶν ἰατικὰ,
κακοήθων δ᾽ οὐκ ἔτι. καὶ γὰρ τὸ δωδέκατον ἐπ᾽ αὐτοῖς
ὁμοίως ἐπουλωτικὸν μέν ἐστιν, ἀσθενέστερον δὲ ἢ ὥς γε κα-
κοήθη θεραπεύειν. ἡ δὲ σύνθεσις καὶ τούτου τοιάδε τίς ἐστι.
♃ μολυβδαίνης ᐸ ρ᾽. διφρυγοῦς ᐸ ιστ᾽. σώρεως ᐸ ι᾽. μί-
συος κυπρίου ὀπτοῦ ᐸ η᾽. ῥητίνης τερμινθίνης ᐸ η᾽. κηροῦ
ᐸ μ᾽. μυρσίνου ᐸ μ᾽. [748] διὰ βραχυτέρας δὲ συμμετρίας
ἀνάλογον ἐχούσης τῇδε συντιθέναι χρὴ πάντα τὰ τοιαῦτα
φάρμακα γινώσκοντας ὑμᾶς, σκληρὰ καὶ λιθώδη γίγνεσθαι
ταχέως αὐτά. τοσοῦτον οὖν ἄμεινον ἑκάστου σκευάζειν, ὅσον
περ ἂν ᾖ χρεία. καὶ μάλιστα ἐὰν χειμὼν διαδέχηται τὴν χρῆ-

admiſcet, ſin ad ulceris malignitatem et contumaciam, non
item; tametſi enim galbanum quoque receperit, etiam ſic a
malignorum ulcerum pravitate vincetur. Magis autem veri-
ſimile videtur duodecim haec ordine ſe conſequentia medi-
camenta ad cicatricem ducendam idonea ſcripſiſſe. Etenim
praeter duo ex ipſis, puta ſeptimum a principio et octa-
vum, alia omnia ulceribus quidem aegre ad cicatricem ve-
nientibus, ſed nondum malignis medentur. Item duodeci-
mum inter ea ſimiliter quidem cicatricem obducit, imbecil-
lius autem eſt quam maligna perſanet. Compoſitio quoque
hujus haec capit. ♃ Molybdaenae drach. centum, diphry-
gis drach. ſedecim, ſoreos drach. decem, miſyos cyprii toſti
drach. octo, reſinae terebinthinae drach. octo, cerae drach.
quadraginta, myrtei drach. quadraginta. Porro minoris ſym-
metriae, quae huic proportione reſpondeat, omnia ejusmodi
medicamenta conficere oportet, ſcientem ipſa confeſtim du-
ram ac ſaxeam duritiem acquirere. Tantum igitur cujusque
praeparare ſatius eſt, quanti uſus fuerit, praeſertim ſi hiems

σιν αὐτῶν. εἰ δὲ τέταρτον μέρος ἑκάστου τῶν εἰρημένων
λαμβάνοις, τῆς μὲν μολυβδαίνης πέντε καὶ εἴκοσι ἔσονται
δραχμαὶ, τέσσαρες δὲ τοῦ διφρυγοῦς, δύο δὲ καὶ ἡμίσεια τοῦ
σώρεως, τοῦ δὲ ὀπτοῦ μίσυος δύο καὶ τῆς τερμινθίνης ⟨ θ΄.
ἄλλως β΄. κηροῦ δὲ καὶ μυρσίνου τὸ ἴσον ἑκατέρου ⟨ ι΄.
συναμφότεροι δὲ δηλονότι τῶν εἴκοσιν. ἐπὶ πάντων δὲ τῶν
τοιούτων φαρμάκων τήξας τὰ τηκτὰ καὶ ψύξας, ἔπειτα ξύ-
σας μίγνυε τοῖς ξηροῖς ἀκριβῶς λελειωμένοις. ἐὰν γὰρ ἐπι-
καταχέῃς αὐτοῖς τὰ τηκτά, συμβαίνει πολλάκις ἐγκηρίδας γί-
γνεσθαι, καὶ μάλισθ᾽ ὅταν ᾖ κρύος. εἰ δ᾽ ἐν ἡλίῳ θερμῷ
τὴν μίξιν ποιοῖς, καὶ καταχεῖν ἐγχωρεῖ κινοῦντα σφοδρῶς, τὰ
μὲν πρῶτα τῇ σπάθῃ, τῷ δοίδυκι δ᾽ ὀλίγον ὕστερον. ἄμει-
νον δὲ ἐπὶ τῶν τοιούτων πάντων τὴν σπάθην φοίνικος
εἶναι κλάδον. ταῦτα μὲν οὖν ὁ Ἀνδρόμαχος ἔγραψεν, ὡς
ἔφην, ἀδιορίστως ιβ΄. φάρμακα προγράψας αὐτῶν κοινῇ τοῦτο
μόνον, ὥς ἐστιν ἐπουλωτικά. τὴν διαφορὰν δ᾽ αὐτῶν ἐξη-
γησάμην ἐγὼ σαφῶς ὡς νομίζω, ποδηγῆσαι δυναμένην ἄνδρα
συνετὸν εἰς τὴν κατὰ μέρος ἐπιδέξιον χρῆσιν. ἔξωθεν δὲ

uſum ipſorum excipiat. At ſi quartam ſingulorum partem
capias, molybdaenae quinque et viginti drachmae erunt,
quatuor diphrygis, duae et ſemis ſoreos, toſti miſyos duae,
terebinthinae Ʒ ix, alias ij et cerae et myrtei pares portio ·
nes, utriusque decem, amborum ſimul videlicet viginti. Porro
in omnibus ejus notae medicamentis illa quae liquari poſ-
funt, liquefacta et refrigerata, deinde raſa ſiccis diligenter
in pulverem redactis admiſceto. Nam ſi liquida ipſis affun-
das, ſaepe ſient grumi cerei *encerides*, maxime quum fri-
gus fuerit. In ſole ferventi ſi mixtura fiat, licet ea ſuper-
fundere, movendo vehementer radicula primum, deinde co-
chleario; praeſtat autem in hiſce omnibus rudiculam palmae
eſſe ramuſculum. Haec Andromachus indiſtincte, ſicut dixi-
mus, duodecim medicamenta tradidit, hoc ipſis tantum com-
muniter praeponens, epulotica, hoc eſt ad cicatricem in-
ducendam idonea. Ego vero differentiam ipſorum manifeſto,
ut arbitror, expoſui, quae cordatum virum ad dextrum
particularium uſum veluti manu ducere queat. Inſuper alio-

τούτων ἄλλων ἐμνημόνευσε πολυχρήστων φαρμάκων, ὥσπερ
εἰς ἄλλας πολλὰς διαθέσεις ἐπιτηδείων, οὕτως καὶ εἰς τὴν
τῶν δυσεπουλώτων, ὧν κἀγὼ μνημονεύσω κατὰ τὸν ἑξῆς
λόγον, ἔνθα περὶ τῶν πολυχρήστων φαρμάκων διέξειμι. νυνὶ
δὲ περὶ τῶν ἰδίως ἁρμοττόντων τοῖς κακοήθεσι καὶ δυσε-
πουλώτοις ὁ λόγος ἐστί μοι. καὶ μᾶλλόν γε περὶ τῶν κα-
κοήθων, ἃ καὶ χειρώνεια καλοῦσιν ἔνιοι, καθάπερ καὶ αὐ-
τὸς ὁ Ἀνδρόμαχος. ἐφεξῆς γοῦν ὧν ἄρτι πέπαυμαι λέγων
δώδεκα φαρμάκων δύο μὲν πρὸς ἄνθρακας, ἓν δὲ πρὸς ἕρ-
πητας, γράψας ἐπὶ τοῖς τρισὶ τέταρτον ἄλλο κατὰ τήνδε
τὴν λέξιν ἔγραψεν. ἐπουλωτικὴ πρὸς τὰ χειρώνεια Διοσκο-
ρίδου. ποικιλώτερον μέν, οὐ μὴν ἰσχυρότερον φάρμακον τοῦ
προγεγραμμένου συνθείς, καθ' ὃ τετραπλάσιον ἐμίγνυε τὸν
κηρὸν συναμφοτέρου, τῆς τε λεπίδος καὶ τοῦ ἰοῦ. κατὰ δὲ
τὸ νῦν προκείμενον ἐλάττονα βαλὼν τὸν κηρὸν τῆς τῶν
μεταλλικῶν ἀναλογίας τήκειν αὐτὸν κελεύει μυρσίνῳ ἢ ῥο-
δίνῳ ὀλίγῳ, μὴ προσγράψας αὐτῶν τὴν ποσότητα. παρα-
γράψω δὲ ἤδη τὸ σύμπαν αὐτοῦ κατὰ τὴν τοῦ Ἀνδρομά-

rum multiplicis uſus medicamentorum meminit, ut ad alios
plerosque affectus, ita ad ulcera aegre cicatricem ducentia
aptorum, quae nos ſermone procedente percenſebimus, ubi
medicamenta polychreſta aggrediemur. In praeſentia pecu-
liariter de iis ſermo nobis eſt, quae ad maligna et dyſe-
pulota faciunt, eaque potius maligna, quae chironia non-
nullis appellantur, quemadmodum et ipſi Andromacho. Or-
dine itaque ex duodecim medicamentis modo relatis, quum
duo ad carbunculos prodiderit, unum ad herpetas, quartum
aliud poſt tria hiſce verbis conſcripſit. *Epuloticum ad chi-
ronia Dioſcoridis.* Magis varium quidem medicamentum
componens, non tamen ſeptimo illo ſupraſcripto valentius,
in quo ceram quadruplo copioſiorem quam utrisque, nempe
ſquamae et aeruginis, miſcebat. At in nunc propoſito pau-
ciore cera metallicorum proportione injecta, liquari ipſam
pauco myrteo jubet aut roſaceo, quantitate eorum non ad-
ſcripta. Jam vero univerſam ejus ſententiam ex Andro-

χου λέξιν. ἐπουλωτικὴ πρὸς τὰ χειρώνεια Διοσκορίδου. ♃
χρυσοκόλλης ⟨ β΄. ἰοῦ ξυστοῦ ⟨ β΄. λεπίδος ⟨ β΄. κηροῦ
⟨ στ΄. διφρυγοῦς ⟨ β΄. λιθαργύρου ⟨ η΄. ῥοδίνου ἢ μυρ-
σίνου ὀλίγον, ὥστε τακῆναι. τοῦτο τὸ φάρμακον ἀκριβῶς
ταὐτόν ἐστι τῷ προγεγραμμένῳ, κατὰ τὰ δώδεκα ἐπουλω-
τικὰ μετὰ τὸ διὰ τῆς λεπίδος καὶ τοῦ ἰοῦ τῇ τάξει, καθά-
περ ἔφην, ὄγδοον ἐν αὐτοῖς, ἑνὶ μόνῳ πλεονεκτοῦν ἐκείνου
τῷ ἰῷ, καὶ διὰ τοῦτο ἐκεῖνο μὲν ἐν τοῖς ἐπουλωτικοῖς ἔγρα-
ψεν, ἐπὶ τούτου δὲ μείζονα τὴν ἐπαγγελίαν ἐποιήσατο πρὸς
τὰ χειρώνεια φήσας ἁρμόττειν αὐτό. καὶ μέντοι καὶ κατὰ
τοῦτο καλλίστου φαρμάκου μνημονεύει γράφων οὕτως. ἐπου-
λωτικὴ ἐκ τῶν Πριμίωνος πρὸς τὰ ἀπεγνωσμένα. βούλεται
δ᾽ αὐτῷ τοὔνομα τὸ ἀπεγνωσμένα σημαίνειν ἐκεῖνα τῶν ἑλ-
κῶν, ὅσα πολλοὶ θεραπεῦσαι σπουδάσαντες οὐκ ἔτυχον τοῦ
τέλους, ἀλλ᾽ ἀπέστησαν ὡς ἀνιάτων. χρὴ θαῤῥεῖν τῷ φαρ-
μάκῳ τῷδε τά τ᾽ ἄλλα καὶ τῇ πείρᾳ κεκριμένῳ. σύνθεσιν
δ᾽ αὐτοῦ γράφει τήνδε. ♃ σώρεως ⟨ κδ΄. στυπτηρίας σχι-

machi verbis apponam. *Cicatricem obducens ad chironia,
Diofcoridis.* ♃ Chryfocollae drach. ij, aeruginis rafae drach.
ij, fquamae drach. ij, cerae drach. vj, diphrygis drach. ij,
fpumae argenti drach. octo, rofacei vel myrtei modicum,
ut liquefiat. Hoc medicamentum ad amuſſim fuperiori illi
convenit, quod inter cicatricem obducentia locum, ut dixi,
octavum obtinet poſt id pofitum, quod fquama atque ae-
rugine conſtat, fola illud aerugine nimirum fuperans. Ideo-
que cicatricem illud inducentibus adfcripſit, majora tamen
de ipfo pollicetur, ad chironia convenire id dicens. Et vero
poſt hoc quoque optimi medicamenti mentionem facit in
iſtum modum. *Medicamentum obducendis cicatricibus ex
collectaneis Primionis ad defperata.* Hoc nomen, defpe-
rata, ulcera illa, quorum curationem plerique aggreſſi non
abfolverunt, fed tanquam ab infanabilibus deſtitere, ei ſigni-
ficat. Fidendum huic medicamento, quod praeter alia ufu
quoque probatum eſt. Hanc autem ejus compofitionem fcribit.
♃ Soreos ℥ xxiv, aluminis fciffilis drach. xvj, malicorii drach.

Ed. Chart. XIII. [748. 749.]   Ed. Baſ. II. (365.)

στῆς ⊲ ιστ΄. [749] σιδίων ⊲ ιστ΄. ἀσβέστου ⊲ ιστ΄. λιβά-
νου ⊲ λβ΄. κηκίδος ⊲ λβ΄. κηροῦ ⊲ ρκ΄. στέατος μοσχείου
⊲ ρξ΄. ἐλαίου παλαιοῦ κοτύλην α΄. αὕτη μὲν ἡ συμμετρία
τῶν μιγνυμένων ἁπλῶν φαρμάκων, εἰ τὴν τοῦ προκειμένου
συνθέτου κατασκευήν. ὅπως δὲ χρὴ σκευάζειν αὐτὸ παρέλι-
πεν, ὥσπερ καὶ ἐπὶ ἄλλων πολλῶν ἀναγκαίαν ἐχόντων τὴν
διήγησιν τῆς σκευασίας. ἐπὶ τούτου μὲν γὰρ καὶ πάνυ ῥᾳ-
διός ἐστιν, ὡς ὀλίγον ὕστερον εἰρήσεται. γινώσκειν δὲ ὑμᾶς
βούλομαι πρὸ πάντων ὡς ἐὰν μὴ παρείη ποτὲ μόσχειον
στέαρ, ἀντ᾽ αὐτοῦ μιγνύναι τὸ παλαιὸν ὕειον, ὃ καλοῦσιν
ἀξούγγιον. ἄναλον δ᾽ εἶναι χρὴ τοῦτο καὶ μὴ πάνυ πολ-
λῶν ἐτῶν. ἔστιν οὖν καὶ τὸ παλαιὸν ἔλαιον ἱκανῶς διαφο-
ρητικὸν, ἔστι δὲ καὶ τὸ στέαρ ἀδήκτως ἄμφω τοῦτο δρῶντα.
τὸ δὲ βόειον ὁμοίως μέν ἐστι διαφορητικὸν, ἄδηκτον δ᾽ οὐχ
ὁμοίως. ἐν τῷ μεταξὺ δ᾽ ἀμφοῖν ἐστι τὸ μόσχειον, ὅσῳ τοῦ
χοιρείου δριμύτερόν ἐστι, τοσούτῳ τοῦ βοείου μαλακώτερον
ὑπάρχει. τὸ μὲν οὖν φάρμακον, ὑπὲρ οὗ πρόκειται λέγειν,
ἰσχυρότατα μὲν ἔχει σῶρυ καὶ τὴν σχιστὴν στυπτηρίαν καὶ

ſedecim, calcis vivae drach. ſedecim, thuris drach. triginta duas,
gallae drach. triginta duas, cerae drach. centum viginti, ſevi vi-
tulini drach. centum ſexaginta, olei veteris hemin. unam. Haec
eſt ſimplicium medicamentorum ſymmetria ad praeſentis com-
poſiti praeparationem. At quomodo illud praeparandum ſit
omiſit, ut in aliis etiam multis, quae confecturae narratio-
nem requirunt, nam in hoc quidem vel admodum facilius
eſt, ut paulo poſt dicemus. Caeterum vos ſcire inprimis
volo, ut ſi quando vitulinum pingue deſideretur, ejus loco
vetus ſuillum, quod nominant axungiam, admiſcendum,
verum ſalis expers et non multorum nimis annorum. Ve-
tus itaque oleum abunde ſatis diſcutit, ſic adeps quoque,
idque citra mordicationem ambo efficiunt, bubulus ſimiliter
quidem diſcutit, ſed non aeque morſu caret, medium locum
obtinet vitulinus, quo porcino acrior, hoc bubulo mollior.
Itaque medicamentum, quo de ſermo inſtitutus eſt validiſ-
ſima continet, ſori, alumen ſciſſile, malicorium, gallam, non

τὰ σίδια καὶ τὴν κηκίδα, οὐ μὴν διαφορητικήν γε δύναμιν
ἔχοντα γενναίαν, ἀλλὰ τὴν καλουμένην στυπτικήν. εὔδηλον,
δ᾽ ὅτι κηκίδα μὲν ἀεὶ βάλλειν προσήκει τὴν ὀμφακῖτιν ὀνο-
μαζομένην, στυπτηρίαν δὲ τὴν Αἰγυπτίαν τε καὶ σχιστήν.
εἰ δὲ ἀπορήσαιμεν αὐτῆς, τὴν στρογγύλην παχυμερεστέραν
μὲν οὖσαν τῆς σχιστῆς, οὐχ ἧττον δὲ στύφουσαν. ὅτι δὲ σί-
δια τὰ τῆς ῥοιᾶς λέμματα καλεῖται πάντες γινώσκουσιν.
ὀλιγοχρόνιός γε μήν ἐστι τῆς ἀκμῆς αὐτῶν ὁ καιρὸς, ἐάν
τις θέλῃ ξηρὰ κόπτειν τε καὶ λειοῦν. ἅμα γὰρ τῷ ξηραίνε-
σθαι καὶ τὴν δύναμιν ἀσθενεστέραν ἔχει τὰ σίδια μετὰ τῆς
διαφορουμένης ὑγρότητος αὐτῶν ἀπολλυμένην. ἀσφαλέστερον
οὖν ἐστιν ἔγχυλα λαβόντα προαφεψεῖν ἐν οἴνῳ μέχρις ἂν
εὐλείωτα γένηται. χρὴ δὲ τὸν οἶνον αὐστηρὸν μὲν εἶναι πάν-
τως, ἀλλὰ μήτε λίαν νέον· οἱ γὰρ αὐστηροὶ παχυμερεῖς εἰσι,
πρὶν χρονισθῆναι· μήτε λίαν παλαιόν, ὡς ἤδη δριμὺν ὑπάρ-
χειν αὐτόν. ὁ μὲν γὰρ νέος οὐκ εἰσδύεται τῷ βάθει τοῦ
σώματος, ὁ δὲ παλαιὸς δριμὺς καὶ δακνώδης ἐστίν. ἀμείνων
οὖν ὁ μέσος κατὰ τὴν ἡλικίαν. εἴη δ᾽ ἂν οὗτος τοὐπίπαν
(366) ἐν τῷ μεταξὺ τοῦ τε πενταετοῦς καὶ τοῦ δεκαετοῦς.

difcutiendi facultate eximia, fed aftringendi, ut vocant, prae-
dita. Clarum eft autem gallam femper adjiciendam effe,
quae vocatur omphacitis, id eft *inmatura*, alumen vero Ae-
gyptium et fciffile, cujus penuria rotundum, quod fciffili
quidem eft craffius, fed non minus aftringens. Quod autem
malicorium putamen mali granati vocatur, omnes nove-
runt. Brevi adeo tempore viget, fi velis aridum contundere
et in pulverem redigere, feu laevigare, namque dum are-
fcit malicorium, imbecilliorem quoque vim fortitur cum
humore ejus difcuffo pereuntem. Quare tutius eft fuccu-
lentum prius ex vino decoquere, donec optime laevigari
poffit. Vinum autem aufterum prorfus, fed neque recens
effe oportet, nam auftera nifi vetera fint, craffarum par-
tium exiftunt, neque vetuftum adeo, ut jam acre exiftat,
etenim recens penitiora corporis non permeat, vetus acre
et mordax eft. Ergo aetate medium potius eft, quod pluri-
mum intra quinque et decem annos confiftit. Poftulat lo-

698 ΓΑΛΗΝΟΥ ΠΕΡΙ ΣΥΝΘΕΣΕΩΣ ΦΑΡΜΑΚΩΝ

Ed. Chart. XIII. [749.]   Ed. Baf. II. (361.)
ἀναςμνῆσαι δὲ καὶ νῦν ἀναγκαῖόν ἐστι τοῦ πολλάκις πολ-
λοῖς εἰρημένου περὶ τῶν αὐστηρῶν καὶ στρυφνᾶν καὶ ὅλως
στυφόντων οἴνων τε καὶ σιτίων καὶ φαρμάκων, ἔτι δὲ πρό-
τερον ὑπὲρ τῶν κατὰ τὰς εἰρημένας φωνὰς σημαινομένων.
ἐκ μὲν γὰρ τῆς αὐστηρὸν τὸ μετρίως στῦφον σημαίνεται
παρὰ τοῖς Ἕλλησιν, ἐκ δὲ τῆς στρυφνὸν τὸ βιαίως καὶ
σφοδρῶς. τὸ δ' ἀμφοῖν γένος κοινὸν ἐκ τοῦ τῆς στύψεως
ὀνόματος δηλοῦται, μὴ προσδιασαφουμένου πότερα σφοδρῶς
ἢ ἀμυδρῶς. πάντα μὲν οὖν τὰ στύφοντα συνάγει καὶ πυ-
κνοῖ τοὺς πόρους κἀπιδεῖ καὶ σφίγγει τὴν οὐσίαν τῶν ὁμι-
λούντων ἑαυτοῖς μορίων. ἧσσον δὲ καὶ μᾶλλον ἐργάζεται
τοῦτο πρὸς τὸ ποσὸν τῆς στύψεως. ἐν δὲ τῷ σφίγγεσθαι
καὶ πυκνοῦσθαι τὸ ἐπιπολῆς τοῦ στυφομένου σώματος ἀπο-
κλείεταί τε καὶ κωλύεται πρὸς τὸ βάθος ἰέναι τῶν στυφόν-
των ἡ δύναμις. καὶ διὰ τοῦτο καλῶς ἐπενόησαν ἔνιοι τῶν
ἰατρῶν μιγνύναι τοῖς τοιούτοις φαρμάκοις ἕτερα λεπτομερῆ
καὶ δριμεῖαν ἔχοντα δύναμιν ἕνεκα τοῦ δι' αὐτῶν εἰς τὸ
βάθος τοῦ σώματος ἄγεσθαι ποδηγουμένας τὰς τῶν στυ-
φόντων δυνάμεις. τοῦτ' οὖν αὐτὸ νοήσας ὁ συνθεὶς αὐτὸ τὸ

cus hic in memoriam reducere, quod multi faepe dictarunt
de aufteris, acerbis, in totum de aftringentibus vinis, ci-
bis et medicamentis, ac primum de harum vocum fignifi-
cationibus agendum eft. Aufterum enim Graecis idem fibi
vult quod mediocriter aftringens, acerbum quod valide ac
vehementer id facit. Genus utrique commune aftrictionis
vocabulo fignatur, non etiam utrum valide an obfcure ea
fiat declarante. Omnia igitur aftringentia contrahunt ac
denfant meatus, ad haec vinciunt ac continent partium fibi
invicem cohaerentium fubftantiam, atque minus magisque
hoc pro aftrictionis quantitate efficiunt. Caeterum ftringendo
ac denfando fumma corporis, quod aftringitur virtus illo-
rum excluditur et in altum ire prohibetur. Ob quam ra-
tionem pulchre nonnulli medicorum hujusmodi medicamen-
tis alia tenuium partium et acri poteftate praedita, indere
cogitarunt, a quibus veluti ductae aftringentium vires in pro-
fundum corpus perveniant. Hoc igitur medicamenti pro-

ΤΩΝ ΚΑΤΑ ΓΕΝΗ ΒΙΒΛΙΟΝ Δ. 699

Ed. Chart. XIII. [749. 750.]   Ed. Baf. II. (366.)

προκείμενον φάρμακον ἔμιξεν αὐτῷ τὴν τίτανον ἄσβεστον.
ἐν δὲ τῇ τοῦ Ἀνδρομάχου βίβλῳ παραλέλειπται μὲν ἡ τῆς
τιτάνου προσηγορία, τὸ δὲ τῆς ἀσβέστου μόνον ὄνομα γέ-
γραπται, πολλὰ καὶ ἄλλα τῶν ἰατρῶν ἕνεκα συντόμου λέ-
ξεως οὕτως ἑρμηνευόν[750]των. αὐτίκα γοῦν ἐν αὐτοῖς τοῖς
φαρμάκοις, ὅσα πρὸς δυσεπούλωτα καὶ κακοήθη συντεθεί-
κασι, λεπίδος ἁπλῶς γεγραμμένης χωρὶς τοῦ προσκεῖσθαι
χαλκοῦ καὶ σχιστῆς χωρὶς στυπτηρίας καὶ τὸ τερμινθίνης
χωρὶς τοῦ προσκεῖσθαι τὸ ῥητίνης· προσυπακούομεν αὐτοῖς
τὰ παραλελειμμένα κατὰ τὴν λέξιν οὕτως, ὥσπερ καὶ νῦν
ἐπὶ τῆς ἀσβέστου τὴν τίτανον. ὀνομάζουσι γὰρ κατ᾽ ἐξοχὴν
τὴν αὐτὴν μόνην ἐσβεσμένην τε καὶ ἄσβεστον, οὐχ ἧττον καὶ
τοῖς ἄλλοις ὅσα καίεται, πρεπούσης τῆς προσηγορίας. μίξας
οὖν τὴν ἄσβεστον τίτανον ὁ συνθεὶς τὴν ἔμπλαστρον τήνδε
τοῖς στρυφνοῖς φαρμάκοις, ἰσχυρὸν εἰργάσατο τὸ ἐξ ἁπάν-
των σύνθετον ἕνεκα τοῦ μέχρι τοῦ βάθους ἀφικνεῖσθαι τὴν
δύναμιν αὐτοῦ. ἐπεὶ δὲ ἐξ ἰσχυροτάτων φαρμάκων ἡ σύν-
θεσις ἐγεγόνει, παρηγορικὸν δ᾽ οὐδὲν οὐδὲ πραϋντικὸν, οὐδὲ

positi auctor confideravit, qui calcem vivam ei addiderit,
at in Andromachi libro calcis vox omiſſa eſt, vivae nomen
adfcriptum, medicis compendii gratia et pleraque alia fic
interpretantibus. Nimirum igitur in ipfis medicamentis ad
ulcera vix cicatricem recipientia et maligna compofitis,
fquama fimpliciter appofita, citra adfcriptionem aeris et
fciffile fine vocabulo aluminis, et terebinthina, absque ad-
jectione refinae, fubaudimus quae ipfi fic in dictione omi-
ferunt, quemadmodum et nunc in vocabulo, viva, calcem,
nuncupant enim per excellentiam ipfam reftinctam et vi-
vam, appellatione non minus et aliis, quae uruntur, ac
commodata. Itaque viva calce mixta emplaftri hujus auctor
acerbis medicamentis validum compofitum reddidit, ut vir-
tus ejus in imum usque penetret. Quoniam vero ex valen-
tiffimis confectura eft, ac nullum mitigatorium nec leniens
nec concoquens aliquod continet, merito thus ei, quod puri
movendo medicamentum eft, admifcuit. Si igitur ficco com-

τῆς πεπτικῆς ὕλης εἶχεν, εἰκότως ἔμιξεν αὐτῷ πυοποιὸν φάρ-
μακον τὸν λιβανωτόν. εἰ μὲν οὖν ξηρῷ τῷ συνθέτῳ χρῆ-
σθαί τις ἔμελλεν, ἐπιπάττων αὐτὸ κατὰ τοῦ ἕλκους, ἦν ἂν
οὕτω γε σφοδρὸν ἱκανῶς καὶ δακνᾶδες καὶ τραχυντικὸν καὶ
διαβρωτικόν. ἐπεὶ δ᾽ ἔμπλαστρον αὐτὸ προὔκειτο ποιῆσαι,
δῆλον μὲν ὅτι ῥητίνης ἢ κηροῦ μικτέον ἦν ἢ καὶ πρὸς τού-
τοις στέατος ἢ μυελοῦ, καὶ εἰ μηδέπω σύστασιν ἐμπλαστρώδη
διὰ τούτων λάβοι προσβαλεῖν ἐλαίου τινός. ὅταν δὲ προσ-
θῶ τό τινος, ἀκούειν χρή σε πρὸς τῷ κυρίως τε καὶ ἁπλῶς
ἐλαίῳ λεγομένῳ καὶ τὸ μετὰ προσθήκης ὀνομαζόμενον ῥό-
δινον ἔλαιον ἢ μύρσινον ἢ κύπρινον ἤ τι τοιούτων. διώρι-
σται γὰρ ἤδη πολλάκις ὅπη διαφέρει μύρον εἰπεῖν ῥόδινον
ἐλαίου ῥοδίνου καὶ μύρον κύπρινον ἐλαίου κυπρίνου καὶ
τῶν ἄλλων ὁμοίως. εἰκότως οὖν ἡ τῶν τοιούτων φαρμάκων
μίξις οὐχ ἡ αὐτὴ γέγονεν ἅπασι τοῖς συνθεῖσι τὰς τοιαύτας
ἐμπλάστρους. ὅτι γὰρ αἰτίαι πλείους εἰσὶ τῆς τοιαύτης δια-
φορᾶς οὐκ ἐξ ἐπινοίας, ἀλλ᾽ ἐμπειρίας εὗρον ἐμαυτῷ συμ-
βεβηκυίας. ἐνίοτε μὲν γὰρ ἐξ ὀλίγων τὸν ἀριθμὸν τῶν ἁπλῶν

pofito uteris, ulceri ipfum infpergens fic vehemens admo-
dum effet, mordax, afperum et exedens, at quia empla-
ftrum id facere propofuimus, perfpicuum eft unicuique re-
finam vel ceram vel adhuc adipem vel medullam mifcen-
dam fuiffe, ac fi nondum ex his emplaftri fpiffitudinem ac-
ceperit, oleum aliquod affundendum. Quum autem addo ali-
quod, inaudiendum eft tibi praeterquam quod proprie et
fimpliciter oleum dicitur, etiam quod cum adjectione rofa-
ceum nominatur oleum vel myrteum vel cyprinum vel ejus
generis aliquod, diftinctum namque eft jam faepius quid
difcriminis fit rofaceum unguentum dicas an oleum rofa-
ceum, et unguentum cyprinum an cyprinum oleum, alia-
que fimilia. Merito igitur ejuscemodi medicamentorum mix-
turam non eandem omnes fecerunt, qui id genus empla-
ftra compofuere. Nam quod plures hujus differentiae cau-
fae exiftant, non ratione, fed mea ipfius experientia de-
prehendi. Nonnunquam enim ex paucis numero fimplicibus

ἔσπευσα συνθεῖναι τὸ φάρμακον, ἐνίοτε δὲ ἐκ πλειόνων, ἔστι
δ᾽ ὅτε καὶ πλείστων ἢ πάντων τῶν ὁμογενῶν· καὶ μέντοι
καὶ τῷ τινὰ μὲν ἔχειν ἄφθονα, τινὰ δ᾽ οὐδ᾽ ὅλως ἢ ἐλά-
χιστα κατὰ τὸν καιρὸν ἐκεῖνον ἐξ ὧν εἶχον, περὶ τὴν σύνθε-
σιν ἐτραπόμην τοῦ φαρμάκου τῆς χρείας ἐπειγούσης, εἶθ᾽
εὑρὼν αὐτὸ τῇ πείρᾳ δόκιμον, οὕτως ἐχρησάμην ἀεί. πολλά-
κις δ᾽ ἑκὼν ἔνια μὲν ἰσχυρότερα τῶν συνθέτων φαρμάκων,
ἔνια δὲ ἀσθενέστερα ποιῆσαι προθέμενος, ὡς πρὸς πλείονας
ἔχειν διαθέσεις ἁρμόττοντα φάρμακα, διαφερούσας ἐποιησά-
μην τὰς συνθέσεις, καὶ μέντοι κἀκ τοῦ πλειόνων χρῄζειν δυ-
νάμεων τὸ τὴν ἕλκωσιν ἔχον μόριον, ὥσπερ ὅταν ἅμα τε
κοῖλον καὶ πλαδαρὸν καὶ ῥυπαρὸν ὀχθῶδές τε τοῖς χείλεσι
καὶ ῥευματιζόμενον ἐκ τῶν ὑπερκειμένων. ἐὰν γὰρ ἁρμόζε-
σθαί τις ἐθέλοι πρὸς ἅπαντα τὰ συμβεβηκότα τοῖς ἡλκω-
μένοις οὕτω μορίοις, ἀναγκαῖον αὐτῷ διαφορουσῶν δυνά-
μεων ὕλας μιγνύειν. ἐὰν δ᾽ ἕν τι πρῶτον, ὃ κατεπείγει, θε-
ραπεύειν ἐθέλῃ τῶν ἄλλων ἀμελῶν, οὐκ ἀναγκαῖον εἰς ποι-
κιλίαν φαρμάκων ἐκτρέπεσθαι. δῆλον οὖν ὅτι καὶ οἱ πρὸ

medicamentum ſubito praeparavi, interdum ex pluribus,
alias ex plurimis vel omnibus ejusdem generis. Inſuper
quia nonnulla apud nos abunde copioſa, quaedam ex toto
non eſſent aut pauciſſima eo tempore, ex iis quae habe-
bam, medicamentum compoſui uſu ita poſtulante, deinde
quum experimento id probatum inveniſſem, ita ſemper uſur-
pavi. Saepe fortiora quaedam medicamenta compoſita, quae-
dam imbecilliora, ultro facere inſtituens, ut variis affectibus
accommodata haberem, diverſas compoſitiones agreſſus ſum,
praeterea hac ratione motus, quod pars exulceratione labo-
rans plures requirat facultates, ut quum ſimul et cava eſt
et fluida et ſordida et oris praetumida ac dura et fluxio-
nem ex ſuperioribus recipit. Si namque medicamentum ad
omnia, quae ſic exulceratis partibus acciderunt, valere cupias,
diverſarum virium materias miſcere neceſſarium eſt. At ſi
unum aliquod primum, quod urget, ſanare ſtudeas, aliis ne-
glectis, non eſt quod medicamentorum varietatem requiras.

ἐμοῦ συνθέντες τὰ τοιαῦτα φάρμακα διὰ τὰς προειρημένας
αἰτίας διηνέχθησαν, οἷον εὐθέως ἐπὶ τοῦ προκειμένου νῦν
φαρμάκου τὸ μόσχειον εἵλετο στέαρ συνθεὶς, ἐπειδὴ μαλακ-
τικόν ἐστι τῶν ἐσκληρυσμένων χειλῶν. ἔμελλεν οὖν αὐτῷ διτ-
τὴν παρέξειν χρείαν, τὴν μὲν ἑτέραν ὡς μαλακώδη εἰς ἕνω-
σιν τῶν ξηρῶν, ἃ πρώτως ἦν ὠφέλιμα, τὴν δ᾽ ἑτέραν, ὅπως
καὶ αὐτό τι τῶν συμβεβηκότων τῷ πεπονθότι μορίῳ θερα-
πεύοι. ἔτι δ᾽ ἂν μᾶλλον ὠφελίμως μιχθείη μυελὸς ἐλάφειος
ἐπὶ τῶν ἐσκληρυσμένων χειλῶν, ἢ εἰ μὴ τοῦτον ἔχοιμεν, μό-
σχειος. [751] εἰ δὲ μηδὲν τούτων παρείη, τῶν ὑγρῶν τε καὶ
μὴ δριμέων ῥητινῶν τις. ἐκ μὲν γὰρ τῆς ὑγρότητος, ἅμα δὲ
καὶ γλισχρότητος, ἣν ἔχουσι σύμφυτον αἱ ῥητίναι πᾶσαι,
σύνδεσμος γίγνεται τῶν ξηρῶν φαρμάκων, ἐκ δὲ τοῦ μὴ σα-
φῶς εἶναι δριμείας τὸ μὴ παροξύνειν τὸ ἕλκος. εἰκότως οὖν
ἔμιξάν τινες ἐν ταῖς συνθέσεσι ταῖς τοιαύταις τῶν φαρμά-
κων ἤτοι τὴν τερμινθίνην ἢ τὴν λάρικα προσαγορευομένην
ῥητίνην. μεμνῆσθαι δ᾽ ὑμᾶς ἐν τῇ συνθέσει χρὴ καὶ τοῦδε,
τοῖς πολλοῖς τῶν ἰατρῶν ἀμελουμένου, τισὶ δὲ καὶ δι᾽ ἄγνοιαν

Clarum eſt igitur et illos, qui ante me ejusmodi medica-
menta confecerunt, ob praedictam rationem diſſenſiſſe, vel-
uti verbi gratia in propoſito medicamento vitulinum pin-
gue auctor cepit, quod oras induratas emolliat. Proinde du-
plicem ei uſum adhibere debebat, unum ut molliuſculo medi-
camento ad unitatem ſiccorum faciendam, quae primum erant
utilia, alterum ut et ipſum aliqua partis affectae ſymptomata
ſeu accidentia perſanaret. Verum multo utilius medulla cer-
vina induratis oris adhibetur, quae ſi non adſit vitulina,
ſin utraque deſideratur, humida aliqua et non acris reſina.
Nam omnes relinae humiditatis gratia ſimul et viſcoſitatis,
quam habent cognatam, ſicca medicamenta veluti colligant,
quia vero non evidentem habent acrimoniam, ulcus nequa-
quam irritant. Quapropter nonnulli merito talibus medica-
mentorum confecturis admiſcuerunt vel terebinthinam vel
laricem nominatam reſinam. Meminiſſe autem vos inter
componendum oportet illius etiam, quod a pleriſque medi-
corum negligitur, a quibusdam per ignorantiam committi-

ἁμαρτανομένου. πιστεύουσι γὰρ τοῖς ῥωποπώλαις ἔλαιον πα-
λαιὸν ἐπαγγελλομένοις διδόναι μὴ γιγνώσκοντες ὅπως αὐτὸ
παραδιδόναι ποιοῦσι στέαρ παλαιὸν ὕειον, ὅταν ἀκριβῶς
ἐξινίσωσι, τήκοντες καὶ ἀναμιγνύντες ἐλαίῳ τῷ κοινῷ. φαί-
νεται γὰρ οὕτω παχὺ μὲν ὁρῶσιν, ὀσμωμένοις δὲ δυσῶδες,
ὡς τὸ παλαιόν. ὁμοία μὲν οὖν ἡ δυσωδία, τῷ δ᾽ ἀκριβῶς
ἑκατέρου μεμνημένῳ σαφὴς ἡ διαφορά. ἄλλη μὲν γὰρ ἰδιό-
της ἐστὶ τῆς ὀσμῆς στέατος, ἄλλη δὲ ἐλαίου παλαιοῦ. καὶ
τὸ πάχος δὲ αὐτοῦ τοῦ δεδολωμένου συνεχὲς οὐκ ἔστιν, οὐδ᾽
ὁμοιομερὲς, ὥσπερ τὸ τοῦ μὴ δολωθέντος, ἀλλὰ καὶ πρὸς
τῷ πυθμένι τοῦ ἀγγείου παχύτερον γίγνεται. τὸ δ᾽ ἐπιπο-
λῆς λεπτότερον, ὅθεν καὶ διακινοῦσιν αὐτὸ, διδόντες τοῖς
ὠνουμένοις οἱ παραποιήσαντες. ἀλλὰ κἂν ἀληθῶς ᾖ τὸ ἔλαιον
ἄνευ τῆς τοιαύτης πανουργίας αὐτοφυὲς, ὄνομα μὲν ἔχει
τοῦτο δὴ τὸ παλαιὸν, ἡ δύναμις δ᾽ οὐκ ἐγγύς ἐστι τῷ τρι-
ετεῖ πρὸς τὸ τριακονταετὲς ἢ τῷ τετραετεῖ πρὸς τὸ πεντη-
κονταετές. ἐπικτᾶται μὲν γάρ τινα δῆξιν ἐν τῷ χρόνῳ τό τε
ἔλαιον καὶ τὸ στέαρ, ὅταν παλαιωθῇ. ἀλλὰ αὕτη μὲν με-

tur. Credunt enim inftitoribus vetus oleum dare fe affir-
mantibus, ignari quomodo ipfius loco vendant adipem fuil-
lum veterem ex oleo communi liquatum temperatumque,
fed membranulis prius diligenter exemtis, apparet enim
fic, craffum infpicientibus, fi odoreris, vetuftatis graveolen-
tiam repraefentat, fimilitudo igitur eft foetoris, qui vero
utriusque ad unguem meminit, manifefto alterum ab altero
difcernit, alia fiquidem eft odoris adipis, alia veteris olei
proprietas. Accedit huc, quod craffitudo ipfius adulterati
continua non eft nec fimilaris, quemadmodum olei veri.
Quin et craffius in vafis fundo, tenuis in fummo evadit,
ob quod etiam id adulterantes permovent, dum emptoribus
tradunt. At fi re vera quoque fit oleum fine tali aftu fua
fponte natum, nomen quidem hoc obtinet vetus, vis autem
trimi non est propinqua trigenario, aut quod annorum qua-
tuor eft, nullam confinitatem cum quinquagenario habet,
fiquidem temporis fpatio, quum inveterarunt tum oleum,
tum adeps mordacitatem quandam acquirunt. Sed haec qui-

704 ΓΑΛΗΝΟΤ ΠΕΡΙ ΣΥΝΘΕΣΕΩΣ ΦΑΡΜΑΚΩΝ

Ed. Chart. XIII. [751.]   Ed. Baf. II. (366. 367.)

γίστη, μεγίστη δὲ ἡ κατὰ δύναμιν ἐξαλλαγή. διαφορικώτατα
γάρ ἐστι τό τε ἔλαιον καὶ τὸ στέαρ, ὅταν παλαιωθῇ. καὶ
τούτου πειραθεὶς ἐγὼ διὰ τὸ κατά τινα τύχην ἔλαιόν τε
καὶ στέαρ ἔχειν παλαιότατον, τοῦ πατρὸς ἐκ πολλοῦ φυλάτ-
τοντος αὐτά, αὐτὸς πάλιν ἄμφω κατέθηκα (367) δαψιλῆ,
κομιδῇ νέος ὤν, ὅπως ἔχοιμι χρονίζουσιν αὐτοῖς χρῆσθαι
μετὰ τὸ καταναλῶσαι τὰ τοῦ πατρός. ἀλλὰ καὶ μετὰ ταῦτα
πάλιν οὐκ ὀλιγάκις ἀπεθέμην ἀμφότερα παλαιωθησόμενα.
καὶ νῦν ἐστί μοι τοσοῦτον πλῆθος αὐτῶν, ὡς ἐξαρκέσαι κἂν
ἑκατὸν ἔτη ζήσω. καὶ τοίνυν τὸ προκείμενον ἐν τῷ λόγῳ
φάρμακον ἔλαιόν τε καὶ στέαρ ἐτῶν τεσσαράκοντα λαβὸν
ἀεὶ παρ᾽ ἐμοὶ τὰ κακοηθέστατα τῶν πολυχρονίων ἑλκῶν
ὠφέλησεν ἐλπίδος μειζόνως. ἔστι δὲ τὰ τοιαῦτα τῶν ἑλκῶν,
ἐφ᾽ ὧν αὐτὸ τὸ πεπονθὸς μόριον ἐν καχεξίᾳ τοσαύτῃ γέγο-
νεν, ὡς κἂν εὔπεπτον ᾖ τὸ παραγιγνόμενον ἐπ᾽ αὐτὸ τρο-
φῆς ἕνεκεν αἷμα, μεταβάλλειν τε καὶ διαφθείρειν, ἐάν τε κα-
κόχυμον ᾖ τὸ ἐπιῤῥέον εἰς τοσοῦτον, ὡς εἰ καὶ μηδὲν ἐπε-
πόνθει τὸ μόριον, ὑπ᾽ ἐκείνου γοῦν αὐτοῦ μόνου διαβιβρώ-

dem funt maxima, maxima vero et facultatis permutatio,
maximam enim digerendi facultatem tum oleum, tum adeps,
quando inveterata funt, habent.   Atque hoc ego expertus
fum ideo, quod oleum ac adipem vetuſtiſſima forte quadam
haberem a patre multis annis obfervata, quae ipfe rurfum
ambo admodum juvenis adhuc copiofa repofui, ut jam in-
veteratis eis uti poſſem, ubi patris eſſent confumpta.   Sed
etiam poſt haec iterum ambo faepe recondidi, ut vetuſtefce-
rent, tantaque mihi nunc illorum copia eſt, quanta vel
centum annis victuro fufficiat.   Propterea medicamentum,
de quo fermo eſt, oleum et adipem quadraginta annorum
recipiens, femper apud me ulcera diuturna praeter modum
maligna quam opinio ferret melius fanavit.   Sunt hujus-
modi ulcera, in quibus ipfa affecta pars in tam vitiofo ha-
bitu confiſtit, ut quamvis fanguis nutriendi caufa ad eam
perveniens probe fit concoctus,   tamen mutet ipfum cor-
rumpatque, five id quod influit adeo pravo fucco prae-
ditum eſt, ut etiam fi pars nihil paſſa fuerit, ab illo certe

σκεσθαι. θαυμαστῶς οὖν ὁ συνθεὶς αὐτὸ τὰ μὲν στυπτικὰ
φάρμακα δύναμιν ἀποκρουστικὴν ἔχοντα παρέλαβεν, ὡς μη-
δὲν ἐπιῤῥέοι τῷ πεπονθότι μορίῳ κατὰ τὸν τῆς ἰάσεως και-
ρόν, τὰ δὲ διαφορητικὰ, χάριν τοῦ τοὺς περιεχομένους ἰχῶ-
ρας ἐν τῷ πεπονθότι μορίῳ διαφορῆσαί τε καὶ κενῶσαι.
περὶ δὲ τῆς συμμετρίας αὐτῶν ὧδε ἔχει. τῆς μὲν σχιστῆς
στυπτηρίας καὶ τῶν σιδίων, ὡς σφοδρότατα στυφόντων, ἔλατ-
τον ἐνέβαλεν, ἑκκαίδεκα δραχμαῖς ἑκατέρου μίξας εἰς ταὐτὸ,
τοῦ σώρεως δὲ τὸ ἡμιόλιον ἑκατέρου, τουτέστι τέσσαρας ἐπὶ
ταῖς εἴκοσι, ἧττον μὲν στύφοντος, οὐχ ἧττον δὲ ξηραίνοντος,
ἴσον δὲ συναμφοτέρου, τῆς τε σχιστῆς καὶ τῶν σιδίων, ἐνέ-
βαλλε τῆς κηκί[752]δος ἐπὶ ταῖς τριάκοντα δραχμαῖς δύο
προσθεὶς, ὡς ἀσθροισθῆναι τὰς πάσας ἐκ τῶν φαρμάκων
ὀκτὼ καὶ ὀγδοήκοντα. τούτοις δ᾽ ἀντέταξεν ἰσχυρῶς διαφο-
ρητικόν τε καὶ ξηραντικὸν φάρμακον τὴν ἄσβεστον, ἀρκε-
σθεὶς ἑκκαίδεκα δραχμαῖς, ἱκαναὶ γὰρ αὗται τὴν τῶν στυ-
φόντων ποδηγῆσαι δύναμιν. ἑκατὸν γοῦν καὶ τεττάρων ἀθροι-
σθεισῶν δραχμῶν ἐκ τῶν μεταλλικῶν φαρμάκων, ἐνεδέχετο μὲν

ipfo folo erodatur. Mirifice igitur medicamenti compofitor
aftringentia medicamenta repellendi facultate praedita af-
fumpfit, ut nihil parti affectae dum curetur influat, quae-
dam difcutientia, ut fanies in laborante parte contentae
per halitum difcutiantur vacuenturque. Symmetria vero
ipforum ita habet. Aluminis fciffilis et malicorii, ut quae
validiffime aftringant, minus injecit, utriusque drachmas
fedecim in idem mifcens, foreos fefquiplum utriusque,
hoc eft drach. viginti quatuor, minus quidem aftringentis,
non minus autem ficcantis, fciffilis quoque et malicorii
aequales utriusque portiones indidit, gallae ad triginta
drachmas duas apponens, ut omnes ex medicamentis
drachmae octoginta octo colligerentur. His oppofuit valide
digerens et ficcans medicamentum, calcem vivam contentus
fedecim denariis, qui aftringentium vires fufficiunt dedu-
cere. Centum igitur et quatuor denariis ex metallicis me-
dicamentis collectis plus quoque thuris adjicere convenie-

καὶ πλέον αὐταῖς μῖξαι τοῦ λιβανωτοῦ. καὶ τοσούτῳ γε ἂν
ἐγεγόνει τὸ φάρμακον πρᾳότερον, ὅσῳ πλέον ἐμέμικτο. σφο-
δρὸν δ᾽ αὐτὸ φυλάξαι βουληθεὶς ἔλαττον ἔμιξε. σοὶ δ᾽
ἔξεστι διττῶς αὐτὸ συνθεῖναι. μετὰ γὰρ τὸ λειῶσαι τὰ
πρῶτα πέντε καὶ μῖξαι πάνθ᾽ ὁμοῦ, διελὼν εἰς δύο μοίρας
τὸ γενησόμενον ἄθροισμα τῇ μὲν ἑτέρᾳ μοίρᾳ μῖξον ἐκκαί-
δεκα δραχμῶν τοῦ λιβανωτοῦ, τῇ δ᾽ ἑτέρᾳ τὸ διπλάσιον,
εἶτα τήξας καὶ ψύξας καὶ ξύσας τὴν γενομένην ἐκ τῶν
τηκτῶν φαρμάκων κηρωτὴν, διελὼν καὶ ταύτην δίχα τὸ μὲν
ἕτερον μέρος μῖξον τῷ πλέονα τὸν λιβανωτὸν ἔχοντι, τὸ δ᾽
ἕτερον τῷ λοιπῷ. καὶ περὶ τὴν τοῦ κηροῦ δὲ καὶ στέατος
συμμετρίαν ὁ πρῶτος στοχασμὸς ἱκανὸν ἔχει τὸ πλάτος,
οὐκ εἰδότων ἡμῶν ἀκριβῶς ὁποῖόν τι τῇ συστάσει τὸ φάρ-
μακον ἔσοιτο. μετὰ δὲ τὸ μιχθῆναι πάντα δῆλον γίγνεται
πότερον ἁπαλώτερον ἢ σκληρότερον ἀπετελέσθη τοῦ προσή-
κοντος, ὥστ᾽ ἐν τῇ δευτέρᾳ συνθέσει προσελθεῖν ἡμᾶς ἀκρι-
βέστερον τῷ στοχασμῷ καὶ τούτων μὲν αὐτῶν καὶ σὺν αὐ-
τοῖς δὲ τοῦ ἐλαίου. ὥσπερ γὰρ ἄνευ λογικῆς μεθόδου συν-
θεῖναι φάρμακον ἀδύνατόν ἐστιν, οὕτως ἄνευ πείρας οὐχ

bat, et hoc mitius evafiſſet medicamentum, quo copioſius
illud repeciſſet, caeterum vehemens ipſum ſervare curans,
minus adjecit. Tibi autem licet biſariam ipſum componere;
nam ubi priora quinque contriveris, omniaque ſimul com-
miſeris, acervo in duas portiones diviſo alteri parti ſe-
decim thuris drachmas, alteri duplum indito, deinde liquato,
et poſtquam refrigeraveris, radito ceratum ex liquabilibus
medicamentis confectum, quod et ipſum in duas partes
ſejungito, alteram ei, quod plus thuris habeat, alteram re-
liquo admiſcens. Atque de cerae et adipis ſymmetria prima
conjectura latitudinem magnam ſatis obtinet, nobis haud
plane intelligentibus, quale tandem craſſitudine medicamen-
tum futurum ſit, at poſtquam omnia mixta fuerint, cla-
rum fit, tenerius an durius aequo ſit redditum. Quare in
altera compoſitione diligentius nobis conjectandum eſt et
de his ipſis et ſimul cum his de oleo. Ut enim citra ratio-
nalem methodum medicamenta componere, ita vim illo-

οἷόν τε γνῶναι βεβαίως τε καὶ ἀκριβῶς τὴν δύναμιν αὐτοῦ. τοῦτο μὲν οὖν τὸ φάρμακον αὐτὸς ὁ Ἀνδρόμαχος ἔφη τοὺς ἀπεγνωσμένους ἀρήγειν. ἐφεξῆς δ᾽ αὐτοῦ πρὸς παρωνυχίας τι γράψας, μετ᾽ αὐτὸ πάλιν οὕτως ἔγραψεν αὐτοῖς ὀνόμασι. πρὸς τὰ κακοήθη ἐπὶ Βαλλερίας Σεκούνδης. προσυπακοῦσαι δὲ δεῖ δηλονότι τὸ ἐχρησάμην. ἡ δ᾽ ὕλη τοῦ φαρμάκου δηλοῖ θεραπείας μὲν ἀγωνιστικῶς ἀπολειπομένη, παρηγορεῖν δὲ δυναμένη τὰ παροξυνόμενα διὰ τῆς τῶν ἀγωνιστικῶν φαρμάκων προσαγωγῆς. ἡ οὖν σύνθεσις αὐτοῦ τοιάδε τίς ἐστι. ♃ Τυῤῥηνικοῦ ⦤ η΄. προσυπακοῦσαι δὲ δηλονότι τοῦ κηροῦ, στέατος ταυρείου ⦤ δ΄. τερμινθίνης ⦤ δ΄. μολύβδου κεκαυμένου ⦤ δ΄. ἐμμότῳ χρῶ. ταῦτα μὲν ἔγραψεν αὐτῇ λέξει. κακῶς δὲ ἐποίησε μήτε πρὸς τίνα κακοήθη φησὶν ἁρμόττειν αὐτὸ δηλώσας, μήθ᾽ ὡς ἀγωνιστικὸν, μήθ᾽ ὡς παρηγορικόν ἐστι προσθείς. ἕτερα γάρ ἐστι παρηγορικὰ φάρμακα, τὰ μὲν καὶ προσωφελοῦντα βραχύ τι τὰς διαθέσεις, ἔνια δὲ καὶ βλάπτοντα βραχύ. τινὰ δὲ μήτ᾽ ὠφελοῦντα μήτε βλάπτοντα, πραΰνοντα δὲ μόνον τὰς ὀδύνας, ὑπὲρ ὧν αὖ-

rum certo et accurate cognoſcere ſine experientia nemo poteſt. Hoc itaque medicamentum Andromachus ipſe deſperatis auxiliari dixit. Ab hoc vero deinceps quoddam ad paronychias tradidit. Ac poſt hoc rurſus ſic ad verbum ſcripſit. *Ad maligna ulcera in Valeria Secunda.* Subaudiendum nimirum eſt, uſus ſum. Materia ſane medicamenti innuit curatione quidem ſe a vehementibus relinqui, ſed poſſe ea, quae vehementium medicamentorum adhibitione irritantur, mitigare. Compoſitio itaque eius haec capit. ♃ Tyrrhenicae drachmas octo, ſubaudi videlicet cerae, ſevi taurini drachmas quatuor, terebinthinae drachmas quatuor, plumbi uſti drachmas quatuor. Linamentis excepto utitor. Haec ipſius verba ſunt. Male autem fecit, quod ad quae maligna convenire id dicat, non declaravit, nec quod vehemens ſit aut mitigatorium adjecit, diverſa namque ſunt mitigatoria medicamenta. Nam quaedam tantillum etiam affectus juvant, nonnulla vero vel paululum offendunt, ali

Ed. Chart. XIII. [752. 753.]   Ed. Baf. II. (367.)

θις εἰρήσεται καὶ πολλά γε τοιαῦτα διὰ πείρας μακρᾶς βε-
βασανισμένα γραφήσεται. καί τινά γε θαυμαστῶς οὗτως ἐπι-
τετευγμένα ταῖς συμμετρίαις, ὡς ὠφελεῖν μὲν πάντως, ἐνίοτε
δὲ καὶ θεραπεύειν αὐτὰς μόνας τὰς διαθέσεις τῶν ἀγρίων
ὡς ἄν εἴποι τις ἑλκῶν. ἀλλ᾽ ἐκ τῆς ἐκείνων ὕλης ὁ μὲν
Τυῤῥηνικὸς κηρός ἐστι καὶ ὁ κεκαυμένος μόλυβδος, οὐ μὴν
ἢ τερμινθίνη καὶ τὸ ταύρειον στέαρ, ἀλλ᾽, ὡς ἔφην, ἴδιος
ὁ τῶν τοιούτων ἑλκῶν τε καὶ φαρμάκων λόγος ὑπάρχων
ὕστερον ἡμᾶς ἀναμένει. νυνὶ δὲ περὶ τῶν δυσαλθῶν ἢ χει-
ρωνείων ἢ ὅπως ἄν τις ὀνομάζειν ἐθέλῃ πρόκειται διελθεῖν,
ἐξ ὧν καὶ αἵδ᾽ εἰσὶν αἱ ἐγγεγραμμέναι κατὰ τὴν τετάρτην
Κρίτωνος βίβλον, οὐσῶν τῶν ἁπασῶν ε᾽.

[753] Κεφ. στ᾽. [Περὶ τῶν ὑπὸ Κρίτωνος γεγραμμέ-
νων, ἢ διὰ λαδάνου.] Ἡ διὰ λαδάνου καλλίστη ἐπουλωτική,
ἁρμόζουσα δὲ ἐπὶ τῶν ὀχθωδῶν ἑλκῶν καὶ κοίλων. δεῖ δὲ
ἀνεπίλυτον τηρεῖν ἐφ᾽ ἡμέρας τέσσαρας. ♃ πίσσης ξηρᾶς
< ρ᾽. ἰοῦ ξυστοῦ < κδ᾽. χαλκοῦ κεκαυμένου < ιε᾽. λεπίδος

qua nec juvant nec offendunt, fed dolores tantum leniunt,
de quibus alias agemus, multa eius generis longo ufu ex-
plorata fcripturi, ac quaedam mirifice adeo fymmetriis com-
pofita, ut omnino juvent, interdum etiam ipfos tantum
affectus agreftium, ut ita dicam, ulcerum perfanent. Verum
ex illorum materie eft cera Tyrrhenica et plumbum uftum,
non tamen terebinthina et taurinum fevum. Verum de ejus-
modi ulceribus ac medicamentis fermo, ut dictum eft, pe-
culiaris in pofterum nos expectat, nunc de curatu difficili-
bus vel chironiis vel quomodocunque appellaffe velis, dif-
ferere propofitum eft, ex quorum numero funt et haec
quinque univerfa in quarto Critonis libro confcripta.

    Cap. VI. [*De medicamentis a Critone fcriptis. Me-
dicamentum ex ladano.*] *Optimum medicamentum epu-
loticum ex ladano. Convenit praetumidis cum duritia
ulceribus et cavis, deligatum vero membrum in diem
quartum continendum eft.* ♃ Picis aridae ʒ c, aeruginis
rafae ʒ xxiv, aeris ufti ʒ xv, fquamae rubrae ʒ xxiv, la-

ἐρυθρᾶς ⦸ κδ΄. λαδάνου γο θ΄. λιθαργύρου λι. γ΄. ἐλαίου
ξε. α΄ S΄΄. οἴνου καλοῦ ξε. α΄ S΄΄ ταύτην τὴν ἔμπλαστρον
ἐσκεύασα κᾀγὼ, τὴν ὕλην ἀποδεξάμενος, οὐδὲν ἔχουσαν μαλ-
θακῶδες. οὕτως γὰρ Ἱπποκράτης ὀνομάζει τὸ γένος ὅλον
τῶν ὑγρότητα σύμφυτον ἐχόντων φαρμάκων, ὁποῖα τὸ στέαρ
ἐστὶν, ἅπαντά τε τὰ ἐλαιώδη φάρμακα καὶ δηλονότι τὸ
ἔλαιον αὐτὸ καὶ ὕδωρ. ἔχει δέ τι καὶ ἡ ῥητίνη καὶ ὁ κηρὸς
μαλθακῶδες. ἐν μέσῳ δ᾽ αὐτῶν, λέγω δὲ τῶν ξηρῶν τῇ
κράσει καὶ τῶν μαλθακῶν, ἐστὶν ἡ πίττα. καὶ διὰ τοῦτο
μίγνυται τοῖς γένεσιν ἀμφοτέροις ἀβλαβῶς, ὥσπερ καὶ ἡ λι-
θάργυρος, ὅσα τε ἄλλα φάρμακα περὶ τὴν μέσην ἐστὶ κρᾶ-
σιν, εἰ καὶ βραχὺ παραλλάττοι ποτὲ πρὸς ὁποτερανοῦν τῶν
ἀμετριῶν. τῶν τοιούτων ἐστὶ καὶ ἡ πίττα, κατά γε τὴν
τοῦ ξηραίνειν καὶ ὑγραίνειν ἀντίθεσιν, ἀποκεχωρηκυῖα σα-
φῶς ἤδη τῶν μέσων, κατὰ τὴν ἑτέραν ἀντίθεσιν τῶν θερ-
μαινόντων καὶ ψυχόντων φαρμάκων οὐκ ἔτι· θερμαίνει γὰρ
μετρίως καὶ διὰ τοῦτο καὶ τοῖς ἐκπυΐσκουσι φαρμάκοις μί-
γνυται, ὥστε κατὰ τὸ προκείμενον φάρμακον ἡ μὲν ξηρὰ

dani ℥ ix, argenteae fpumae lib. iij. olei fextarium j ß,
vini optimi fextarium j ß. Hoc emplaftrum praeparavi et
ego materia recepta, quae nullum mollicinum medicamen-
tum contineret, fic enim vocat Hippocrates omne genus
medicamentorum, quae connatam humiditatem habent,
qualis in pingui eft fingulisque oleofis medicamentis et qui-
dem in ipfo oleo et aqua. Quin et refina ceraque mollici-
num quippiam obtinet. In medio ipforum, dico autem fic-
corum temperamento et mollicinorum, pix confiftit, eoque
ambobus generibus citra offenfam admifcetur, quemadmo-
dum tum argenti fpuma tum arida medicamenta, quae
circa mediam temperiem verfantur, etiam fi nonnihil ad
utrumvis exceffum interdum declinent. Hoc genere com-
prehenditur pix quoque, quae fecundum ficcitatis ac hu-
miditatis oppofitionem manifefto jam a mediis receffit, fe-
cundum alteram oppofitionem calefacientium et refrigeran-
tium non item, calefacit enim modice, atque ideo medi-
camentis, quae pus movent, admifcetur. Quamobrem in

Ed. Chart. XIII. [753.]   Ed. Baf. II. (367. 368.)

πίττα τῶν μέσων ἐστὶ καὶ λιθάργυρος ἔτι μᾶλλον, τά τ᾽ ἄλλα
τῶν ξηραντικῶν. δυναμένης δὲ κἀνταῦθα παρακοῆς γενέσθαι
διαλέξομαι περὶ αὐτῆς ἀναμνήσας γε πρῶτον εἰς πολλὰ χρη-
σίμου θεωρήματος, ὃ καὶ κατ᾽ ἄλλας μὲν εἴρηταί μοι πρα-
γματείας, ἱκανῶς δ᾽ ἐξείργασται κατά γε τὴν περὶ τῶν
ἁπλῶν φαρμάκων καὶ τὴν τῆς θεραπευτικῆς μεθόδου. θερ-
μὸν γὰρ καὶ ψυχρὸν, ὑγρόν τε καὶ ξηρὸν ὀνομάζομεν φάρ-
μακον, ὅ τι περ ἀνθρώπου σῶμα θερ(368)μαίνειν ἢ ψύχειν
ἢ ξηραίνειν ἢ ὑγραίνειν δύνηται, πρὸς τὴν ἀρίστην κρᾶσιν
ἐν ἀνθρώπῳ τὴν ἀναφορὰν ποιούμενοι. μέση δέ τις αὕτη
τῶν μεμπτῶν, ἃς καὶ δι᾽ αὐτὸ τοῦτο θερμὰς ἢ ψυχρὰς ἢ
ὑγρὰς ἢ ξηρὰς ὀνομάζομεν, ἀπὸ τῆς ἐπικρατούσης ἐν αὐταῖς
εἴτε ποιότητος εἴτε δυνάμεως εἴτ᾽ οὐσίας εἴτε κράσεως ἐθέ-
λοις φάναι παρονομάζοντες. κατὰ δὲ τὸν αὐτὸν λόγον οὐδ᾽
εἰ παρώνυμον ἀπὸ τοῦ πλεονάζοντος ἐν τῇ μίξει στοιχείου
τὴν ὅλην κρᾶσιν ἐθέλοις λέγειν, ἐμποδίσεις τῇ τῶν πραγ-
μάτων ἐπιστήμη. δέδεικται γὰρ ἐν τῇ θεραπευτικῇ πραγμα-
τείᾳ τῶν βοηθημάτων ἡ εὕρεσις γιγνομένη δι᾽ ἐνδείξεως,

propofito medicamento arida pix mediis attribuitur, atque
hac magis argenti fpuma et alia quae ficcandi vim obti-
nent. Porro quum et hic error committi poffit, difputa-
tionem de ipfa inftituam, theoremate primum ad multa
utili in memoriam revocato, quanquam id in aliis operi-
bus, maxime de fimplici medicina et therapeutice fatis
abunde fim exequutus. Calidum enim et frigidum, humi-
dum et ficcum medicamentum appellamus, quod corpus
noftrum calefacere vel refrigerare vel ficcare vel hume-
ctare queat, ad optimum hominis temperamentum colla-
tione facta. Medium vero quoddam hoc eft inter alia tem-
peramenta vitiofa, quae etiam calida vel frigida vel humida
vel ficca nominamus, a praepollente in ipfis five qualitate
five facultate five fubftantia five temperie malis dicere, de-
nominationem facientes. Eadem ratione neque, fi a fupe-
rante in mixtura elemento univerfam temperiem denomi-
nare velis, rerum fcientiam offendes, oftenfum enim eft in
medendi methodo praefidia per indicationem ab ipfis qui-

ΤΩΝ ΚΑΤΑ ΓΕΝΗ ΒΙΒΛΙΟΝ Δ.   711

Ed. Chart. XIII. [753. 754.]   Ed. Baf. II. (368.)

ἀπὸ μὲν αὐτῶν τῶν παθῶν τῆς ἐναντίας αὐτοῖς κράσεως,
ἀπὸ δὲ τῆς ἑκάστου φύσεως ὅλης τοῦ ζώου καὶ καθ᾽ ἕκα-
στον αὖ πάλιν μόριον οἰκείας τε καὶ ὁμοίας, ὥστε κἂν
ἁπλοῦν ἕλκος ἔχῃ τις κοῖλον, ἀπὸ μὲν τῶν αὐτῶν κατὰ
γένος, οὐ μικρὰν δὲ ἐχόντων ἐν τοῖς κατὰ μέρος εἴδεσι δια-
φορὰν ἡ θεραπεία γενήσεται. καὶ διὰ τοῦτ᾽ ἐδείχθη τῶν
ἀπαραλλάκτως ὁμοίων ἑλκῶν ἔνια μὲν ἀπὸ τῶν ἱκανῶς ξη-
ραινόντων φαρμάκων θεραπευόμενα, πάνακος ῥίζης, ἀριστο-
λοχίας, ἀκόρου τε καὶ ἴρεως, ἔνια δὲ ὑπὸ μόνου λιβανωτοῦ,
καίτοι μὴ σαρκοῦντος, ἀλλὰ διαπυΐσκοντος ἐκείνας τὰς φύ-
σεις, ἃς ἀριστολοχία σαρκοῖ. καθάπερ δ᾽ ἐν τοῖς θεραπευ-
ομένοις σώμασιν ἡ κατὰ μέρος διαφορὰ παμπόλλη τίς ἐστι,
κατὰ τὸν αὐτὸν τρόπον ἐπὶ τῶν ἑλκῶν. ἁπλοῦν μὲν γὰρ ἕλ-
κος κοῖλόν τε καὶ καθαρὸν ὑπὸ τῶν μετρίως ξηραινόντων
θεραπεύεται, ῥυπαρὸν δὲ καὶ κακόηθες καὶ τοῖς χείλεσι μὲν
ὀχθῶδες, [754] πλαδαρὸν δὲ τῇ κατὰ τὸ δέρμα σαρκὶ τῶν
σφοδρότατα ξηραινόντων δεῖται. ἐπὶ τούτων οὖν τῶν ἑλ-
κῶν, ἐπειδὴ καὶ περὶ τούτων ὁ λόγος ἐστίν, ὁ μὲν λιβανω-

dem affectibus contrariae illis temperaturae inveniri, a
tota vero animantis cujusque natura atque a fingularum
rurfus partium propriae et fimilis. Unde fi et ulcus fim-
plex cavum habeat quis, ab iisdem quidem genere, fed quae
non mediocrem differentiam in particularium fpeciebus ha-
bent, curatio fumetur. Atque ob id demonftravimus ulce-
rum omnino fimilium quaedam medicamentis, quae admo-
dum ficcent, perfanari, puta radice panacis, ariftolochia,
acoro, iride, nonnulla folo thure, licet hoc carnem non in-
ducat, fed illas naturas ad fuppurationem perducat, quas
ariftolochia carne replet. Sicut autem in corporibus curan-
dis differentia particularis permagna eft, ita quoque in ulce-
ribus. Nam fimplex, cavum et purum ulcus a mediocriter
ficcantibus curatur, fordidum vero et malignum et oris
praetumidis ac duris quidem, fed carne juxta cutem fluida,
validiffime ficcantia requirit. In his igitur ulceribus, quo-
niam et de ipfis verba facimus, thus eft adeo imbecillum

τὸς οὕτως ἐστὶν ἀσθενὲς φάρμακον, ὡς μηδὲ διαπυΐσκειν
δύνασθαι. λιθάργυρος δὲ τούτου μὲν ἰσχυρότερον, ἀλλ᾽ ἔτι
καὶ αὐτὸ κατωτέρω τῶν μέσων. ἡ ξηρὰ δὲ πίττα τῶν μέ-
σων, ὥσπερ γε ταύτην ὑπεράνω κατὰ τὸ ξηραίνειν ὁ κεκαυ-
μένος χαλκὸς ἤ τε χρυσοκόλλα καὶ τὸ διφρυγές. ἐναργῶς δὲ
ξηραίνει χαλκῖτις κεκαυμένη καὶ ἰὸς καὶ μίσυ καὶ χάλκανθος
ἤ τε λεπὶς τοῦ χαλκοῦ, καὶ κατὰ θάτερον τρόπον ὅσα
στρυφνὰ, κηκὶς, ὀμφακῖτις, σίδια, στυπτηρία. διαβρωτικὰ δὲ
πρὶν καυθῆναι χαλκῖτίς τε καὶ ἰὸς καὶ μίσυ καὶ τίτανος.
ὅσα μὲν οὖν ἰσχυροτάτας ἔχει δυνάμεις, ἐπὶ πάντων δοκεῖ
τῶν σωμάτων τὴν αὐτὴν ἐνέργειαν ἐπιδείκνυσθαι· τὰ δὲ
ἀσθενῆ σαφῆ τὴν διαφορὰν ἐνδείκνυται, προσέχοντί σοι δὲ
τὸν νοῦν οὐδὲ ἧττον φανεῖται. καὶ τοῖς ἰσχυροῖς φαρμάκοις
οὐ μικρὰ διαφορὰ τῆς ἐνεργείας, ἣν ποιεῖται κατὰ τὰ μα-
λακὰ καὶ σκληρὰ σώματα, καὶ γὰρ θᾶττον ἅπτεται τῶν μα-
λακῶν καὶ σφοδρότερον ἀνιᾷ καὶ φλεγμονὰς ἐπεγείρει μείζο-
νας. ὁπότ᾽ οὖν ταῦτά μοι χρησίμως οὐκ εἰς τὰ παρόντα
μόνον, ἀλλὰ καὶ εἰς ἄλλα πολλὰ τῶν κατὰ τήνδε τὴν πρα-

medicamentum, ut ne pus quidem concoquere vel movere
poffit. Argenti fpuma hoc eft validius, fed mediis tamen et
ipfum inferius. At pix arida mediorum gregi annumeratur,
quemadmodum hanc fuperat exiccando aes combuftum,
chryfocolla et diphryges. Porro evidenter ficcat chalcitis
combufta, aerugo, mify, atramentum futorium, aeris fquama,
atque altero modo quaecunque acerba funt, galla ompha-
citis, id eft *immatura*, malicorium, alumen. Exedunt autem
non ufta, chalcitis, aerugo, mify et calx. Quae jam vehe-
mentiffimas facultates habent, in omnibus corporibus ean-
dem actionem oftendere videntur, imbecillia manifeftam
differentiam indicant. At fi mentem adhibeas, neque minus
in valentibus medicamentis magnum actionis difcrimen de-
prehendes quam in mollibus et duris corporibus obeunt;
etenim mollia citius accendunt, vehementius moleftant et
majores phlegmonas concitant. Quum igitur haec non modo
ad praefentia, fed ad alia quoque multa, quae hoc com-

ΤΩΝ ΚΑΤΑ ΓΕΝΗ ΒΙΒΛΙΟΝ Δ. 713

Ed. Chart. XIII. [754.]   Ed. Baf. II. (368.)
γματείαν εἴρηται, πάλιν ἐπὶ τὸ προκείμενον ἀφίξομαι φάρ-
μακον, ἐφ᾽ οὗ τῆς μὲν ξηρᾶς πίττης ἔφην ὑπὸ τοῦ Κρίτω-
νος γεγράφθαι < ρ΄. λιθαργύρου δὲ λίτρας γ΄. οὐδετέρου
μὲν αὐτῶν ἐκ τῆς οἰκείας δυνάμεως ἰᾶσθαι δυναμένου κα-
κόηθες ἕλκος, ἵνα δ᾽ ἔμπλαστον γένηται τὸ συντιθέμενον
φάρμακον, εὐλόγως μιχθέντων τοῖς ὠφελοῦσιν. ἡ δὲ ποσό-
της αὐτῶν στοχασμῷ τεχνικῷ ληφθεῖσα κατὰ τὸν εἰρημέ-
νον ἀρτίως ἐγένετο σταθμὸν, εὐλαβουμένου τοῦ συντεθέν-
τος ἢ οὕτως ὀλίγον ἑκατέρου μῖξαι τοῖς ἰσχυροῖς φαρμά-
κοις, ὡς τὰ δακνώδη τε καὶ διαβρωτικὰ λυπηρὰ γενέσθαι
τοῖς θεραπευομένοις, ἢ οὕτω πολλὰ κατά τε τὸν ὄγκον καὶ
τὸν σταθμὸν, ὡς ἐκλῦσαι τὴν δύναμιν αὐτῶν. ἥ τε γὰρ τοῦ
χαλκοῦ λεπὶς ἰσχυρῶς ξηραίνει τε καὶ ῥύπτει καὶ μᾶλλον
ἔτι ταύτης ὁ ἰός. ἄμφω δὲ ταῦτα δρᾷ καὶ διαβιβρώσκει
τὰς σαρκάς. ὁ δὲ κεκαυμένος χαλκὸς οὔτ᾽ ἐπιτείνεσθαι πρός
τινος οὔτ᾽ ἐκλύεσθαι χρῄζει, σύμμετρος ὑπάρχων κατὰ δύνα-
μιν εἰς τὰ παρόντα· πρόδηλον δ᾽ ὅτι τοῦ μὲν ἐλαίου τὸ
μέτρον ἔκ τε τῶν μιγνυμένων αὐτῷ καὶ τῆς κατὰ τὴν ἔψη-
σιν ἐστοχάσθη ποσότητος. ἐπὶ πλέον γὰρ ἑψηθῆναι δεῖται

mentario continentur, utilia dixerim, rurfus ad propofitum
medicamentum revertar, in quo picis aridae ℥ c, a Critone
fcriptum fuiffe retulimus, argenti fpumae lib. iij, quum
neutrum propria facultate ulcus malignum perfanare queat,
verum ut medicamentum, quod componitur, emplaftri fpe-
ciem induat, recte praefidiis admixta funt. Quantitas autem
ipforum artificiali conjectura fumpta dicto nuper pondere
ftatuta eft, cavente hoc illo qui compofuit, ne tam exiguum
utriusque validis medicamentis mifceatur, ut mordacia evi-
dentiaque fiant aegris molefta, vel tam multa mole et pon-
dere, ut ipforum facultatem diffolvant. Nam aeris fquama
admodum ficcat abftergitque, atque hac etiam magis aerugo,
quae ambo efficacia funt et carnem exedunt. Aes combuftum
nec a quoquam intendi nec refolvi poftulat mediocri fa-
cultate praefentibus commodum. Conftat autem olei menfu-
ram ex illis, quibuscum mifcetur, et coctionis quantitate

Ed. Chart. XIII. [754.]   **Ed. Baf. II. (368.)**

τὰ μεταλλικὰ παρασκευαζόμενα πρὸς τὸ ξηραίνειν ἀδήκτως.
καὶ διὰ τοῦτο καὶ τὴν ἕψησιν αὐτοῖς προσέθηκεν ὁ Κρί-
των ᾧδέ πως γράψας αὐτοῖς ὀνόμασιν. ἕψε λιθάργυρον,
ἔλαιον ἕως συστραφῇ ποσῶς, εἶτε λεπίδα χαλκοῦ καὶ ἰὸν
ἕως συστραφῇ καὶ εὔχρους γένηται, εἶτα πίσσαν ἐπίβαλλε,
εἶτα ψύξας λάδανον λεῖον γενόμενον σὺν οἴνῳ προσέχων
μὴ ὑπερζέσῃ τούτου βληθέντος, εἶτα ἐπὶ μαλακοῦ πυρὸς
ἑνώσας κατάχει καὶ μάλασσε. αὕτη μὲν ἡ τῆς ἑψήσεως γραφή.
ἐγχωρεῖ δὲ καὶ πλεῖον ἔλαιον βαλόντας ἐπὶ πλέον ἑψῆσαι,
πρῶτον μὲν τὴν λιθάργυρον, εἶτα κατὰ ταύτην ἐμβληθέν-
τας τόν τε ἰὸν καὶ τὴν λεπίδα καὶ τὸν χαλκόν. τὰ γὰρ
ἐπὶ πλέον ἑψόμενα διττὴν ἐπί γε τῶν τοιούτων ἑλκῶν ἀρε-
τὴν ἐπικτᾶται, ξηραντικώτερα ταὶ ἀδηκτότερα γινόμενα. περὶ
μὲν οὖν τῶν ἄλλων φαρμάκων τῶν ἁπλῶν, ὅσα κατὰ τὴν
προκειμένην ἔμπλαστρον εἴρηται τῷ Κρίτωνι, λέλεκταί μοι
συμμέτρως. ἐφύλαξα δὲ τὸν περὶ τοῦ λαδάνου λόγον, ὅτι
καὶ μόνον ἁρμόττει τοῖς δυσεπουλώτοις σὺν οἴνῳ τριβόμε-
νον, οὐχ ὅτι δεῖται οἴνου δυνάμεως, ἀλλ' ὅτι σκληρότερόν

conjici, nam quae metallica praeparas ad ficcandum fine
ullo morfu coquere diutius oportet. Atque haec ratio eft
cur Crito coctionem quoque ipfis hifce verbis appofuerit.
Argenti fpumam et oleum coquito, donec aliquatenus co-
ierint, deinde fpumam aeris, aeruginem, dum confluxerint
et colorem bonum acquirant, mox picem adjicito, poftea-
quam refrigerata fuerint, ladanum ex vino tritum, obfer-
vans ne ex hoc adjecto effervefcat, poftremo fupra ignem
lenem unita defundito fubigitoque. Hacc quidem coctionis
fcriptura eft. Licet etiam copiofiore oleo adjecto, diutius
coquere primum argenti fpumam, deinde his injectam aeru-
ginem, fquamam et aes; etenim ubi diutius coquuntur, du-
plicem in huiusmodi ulceribus virtutem confequuntur, quip-
pe magis ficcant et minus mordent. Itaque de aliis fimplici-
bus medicamentis, quae in propofito emplaftro Crito per-
cenfuit, fatis mihi dictum eft. Ladani autem fermonem vi-
tavi, quod etiam folum ex vino tritum ulceribus aegre ad
cicatricem venientibus conducat, non quia vini facultatem

ΤΩΝ ΚΑΤΑ ΓΕΝΗ ΒΙΒΛΙΟΝ Δ. 715

Ed. Chart. XIII. [745. 755.]   Ed. Baf. II. (368.)

ἔστιν ἢ κατὰ τὴν ἔμπλαστρον. ἀλλ᾿ ἐάν τις αὐτῷ μίξας
ἔλαιον ἑψήσῃ, τὴν δύναμιν ἀμβλύνει τοῦ φαρμάκου. ἔστι
δ᾿ οὐχ οὕτως ἰσχυρὸν ὡς ἀμβλυνθῆναι δεῖσθαι· [755] κα-
θάπερ ὁ ἰὸς ἢ ἡ χαλκῖτις ἢ ἡ λεπὶς ἤ τι τοιοῦτον καὶ διὰ
τοῦτο μαλακώτερον. ἔστι δὲ τοιοῦτον τὸ νέον, ἐπιτηδειότα-
τον γάρ ἐστιν εἰς ἐπούλωσιν ἑλκῶν δυσεπουλώτων. ἐν Κύ-
πρῳ γοῦν ἔνθα πλεῖστον γίγνεται, πρόσφατον ἔτι καὶ μα-
λακὸν ὑπάρχον αὐτὸ μαλάττων τις ἰατρὸς ἐπετίθει τοῖς
τοιούτοις ἕλκεσιν· εἰ δὲ καὶ βραχὺ σκληρυνθείη, κατὰ μυρσί-
νου τὴν μάλαξιν ἐποιεῖτο, μὴ παρόντος δὲ μυρσίνου, μετὰ
κυπρίνου ἢ ῥοδίνου. ἕτερον δὲ φάρμακον οὐ μετὰ πολὺ
τοῦδε κατὰ τὴν τετάρτην βίβλον ὁ Κρίτων ἔγραψεν ἐν αὐ-
τοῖς ὀνόμασιν ᾧδε. ἡ διὰ χαμαιλέοντος ποιοῦσα πρὸς τὰ
αὐτὰ τῇ Τυρίᾳ. ἔστι δὲ ἐπουλωτικωτάτη τῶν δυσαλθῶν καὶ
τυλωδῶν καὶ χρονίων ἑλκῶν. ἰᾶται δὲ καὶ τὰς ἐν τῷ δακ-
τυλίῳ ῥαγάδας καὶ κονδυλώματα καὶ σκληρίας λιθαργύρου
μνᾶ α΄. κηροῦ μνᾶς S΄΄. ἰοῦ μνᾶς τέταρτον καὶ χαμαιλέον-
τος ὄγδοον, ἐλαίου μνᾶ. ἔλαιον καὶ λιθάργυρον ἕψε κινῶν

requirat, fed quia durius eſt quam ut emplaſtro, conveniat;
fed ſi oleo admixto id coquas, medicamenti facultatem obtun-
das; adeo autem validum non eſt, ut obtundi deſideret, quem-
admodum aerugo vel chalcitis vel squama vel tale quippiam
et propter id mollius. Eſt autem tale recens, nam ulceribus
difficulter cicatricem ducentibus accommodatiſſimum eſt.
In Cypro igitur, ubi plurimum naſcitur, medicus quidam;
recens adhuc et molle id genus ulceribus ipſum molliens
imponebat, quod ſi paulum induruiſſet, ex myrteo emol-
liebat, hujus inopia ex cyprino vel roſaceo. Aliud autem
medicamentum non multo poſt hoc in quarto volumine Crito
hiſce verbis conſcripſit. *Medicamentum ex chamaeleonte,*
facit ad eadem quae Tyria. Inducit egregie cicatricem
ulceribus curatu difficilibus, calloſis et veteribus. Medetur
itidem ani rhagadiis, condylomatis et duritiis. ♃ Argenti
ſpumae minam j, cerae minae ß, aeruginis minae partem
quartam, chamaeleontis octavam, olei minam. Oleum et
argenti ſpumam incoquito, rudicula movens, donec craſſitu-

Ed. Chart. XIII. [755.]   Ed. Baf. II. (368. 369.)

σπάθη, ἕως ὅσου συστῇ καὶ γένηται μηλίνη. τούτου δὲ γι-
νομένου ἰὸν ἐπίπασον. ἔπειτα πρόσβαλλε κηρὸν, τήξας ἐπι-
μελῶς καὶ ἄρας ἀπὸ τοῦ πυρὸς ἐπίπασον τὸν χαμαιλέοντα,
ὅταν δὲ ἑνωθῇ, κατέρα εἰς θυείαν καὶ μαλάξας ἀναιροῦ.
τοῦτο τὸ φάρμακον ἀντὶ μὲν τοῦ λαδάνου τὸν χαμαιλέοντα
τῆς αὐτῆς ὄντα δυνάμεως ἔλαβεν. ἀμφότερα γάρ ἐστιν ἐπου-
λωτικὰ τῶν δυσιάτων ἑλκῶν. ἡ διαφορὰ δ' αὐτῶν ἐν τῷ
τὸν μὲν κεκαυμένον χαλκὸν ἔχειν ἐκεῖνο καὶ μηδ' ὅλως ἔχειν
τὸν κηρὸν, ἐν τούτῳ δὲ τῷ τὸν μὲν κηρὸν εἶναι, τὸν χαλ-
κὸν δὲ οὐκ εἶναι, καὶ τοῦτ' εὐλόγως ἐποίησεν. ἐν ἐκείνῳ μὲν
γὰρ ἀντὶ τοῦ κηροῦ τῷ λαδάνῳ συνεχρήσατο πρὸς τὴν τῶν
ἀνίκμων φαρμάκων ἕνωσιν, ἐνταυθοῖ δὲ μηδὲν ἔχων τοιοῦ-
τον τὸν κηρὸν ἔμιξε, μαλακτικὸν μὲν (369) ὄντα μετρίως
φάρμακον, οὐ μὴν ἐπουλωτικόν γε. δυνατὸν δ' ἦν κἀνταῦθα
πλέον ἔλαιον ἐμβεβλῆσθαι, καθάπερ γε καὶ παλαιὸν ἢ κίκι-
νον. ἐγὼ δὲ εἰς τὰ τοιαῦτα καὶ σχίνινον ἐμβάλλω πλεόνων
μετέχον δυνάμεων. καὶ γὰρ μαλακτικὸν ἔχει τι καὶ διαφορη-
τικὸν καὶ στυπτικὸν, ὧν ἁπάντων δεῖται τὰ μετὰ σκληρό-
τητος τῶν χειλῶν δυσεπούλωτα ἕλκη.

dinem accipiat et fiat melinum, quod ubi feceris, aerugi-
nem infpergito, deinde ceram diligenter liquatam adjicito,
et ab igne fublato chamaeleontem indito, quum in unitatem
coierint, in mortarium fundito, ibique fubactum excipito.
Hoc medicamentum vice ladani chamaeleontem ejusdem
fane facultatis accepit, ambo namque ulceribus vix fanabi-
libus cicatricem inducunt. Differunt tamen quod illud aes
uftum habeat, minime vero ceram, hoc ceram quidem, fed
aes non contineat. Atque hic recte auctor fecit, qui in illo
cerae loco ladanum ad ficcorum medicamentorum unitatem
faciendam ufurpaverit, hic vero nihil tale habens ceram
mifcuit, quae fane remollit mediocriter, non tamen cicatri-
cem generat, potuiffet autem et hic plus olei infundere,
ficut vetus vel ricininum. Ego vero hujusmodi medicamenti
lentifcinum quoque injicio, quod plurium facultatum eft
particeps, fiquidem emollit nonnihil, difcutit et aftringit,
quibus omnibus difficilia cicatrici obducendae ulcera cum
aeris induratis indigent.

ΤΩΝ ΚΑΤΑ ΓΕΝΗ ΒΙΒΛΙΟΝ Δ. 717

Ed. Chart. XIII. [755.] Ed. Baf. II. (369.)

Κεφ. ζ. [Περὶ τῶν ὑφ' Ἡρακλείδου γεγραμμένων.]
Καιρὸς οὖν ἤδη καὶ τῶν ὑφ' Ἡρακλείδου τοῦ Ταραντίνου
γεγραμμένων ἐν τῇ πρὸς Ἀστυδάμαντα βίβλῳ μνημονεῦσαι.
πιστὸς γὰρ ἀνὴρ εἴπερ τις ἄλλος ἐστὶ, τὰ διὰ τῆς πείρας
αὐτῷ κεκριμένα μόνα γράφων. οὗτος οὖν ὁ ἀνὴρ κατὰ λέ-
ξιν οὕτως ἔγραψε. πρὸς τὰ παλαιὰ ἕλκη. λεπίδος μέρος ἕν,
ἰοῦ ξυστοῦ μέρη δ'. κηρωτῇ μυρσίνῃ προσαναλαμβάνεται
ὀκταπλῇ. ὁ μὲν οὖν Ἡρακλείδης, ὡς ἂν ἰατροῖς γράφων
ὑπομνήματα, προσέγραψε, κηρωτῇ μυρσίνῃ ἀναλάμβανε. τολ-
μηροὶ δ' οὕτως εἰσὶ πολλοὶ τῶν νῦν, ὡς πρὸ τοῦ παρὰ δι-
δασκάλων κτήσασθαί τινα ἕξιν ἰατρικὴν, ἐκ τῶν τοιούτων
βιβλίων ὁρμώμενοι χρῆσθαι καλοῖς φαρμάκοις ἀμεθόδως καὶ
διὰ τοῦτο πολλάκις ἀποτυγχάνειν. αὐτίκα γέ τοι τῆς μυρσί-
νης κηρωτῆς ἔξεστιν ἔλαττόν τε καὶ πλέον μίξαντα ποτὲ
μὲν ὑγροτέρῳ τε καὶ μαλακωτέρῳ χρῆσθαι τῷ φαρμάκῳ, ποτὲ
δὲ σκληροτέρῳ καὶ ξηροτέρῳ, κατὰ μὲν τὴν πρώτην ἐπίθε-
σιν ἐν πλατεῖ στοχασμῷ, καθάπερ εἴρηται πρόσθεν, ἐν δὲ
τῇ δευτέρᾳ χρήσει πλησιαίτερον ἀφικνουμένου, ὡς ἐδείχθη.

Cap. VII. [*De medicamentis ab Heraclide fcriptis.*]
Opportunum jam eft etiam medicamentorum ab Heraclide
Tarantino in tertio libro ad Aftydamantem fcriptorum me-
miniffe. Vir namque fide dignus eft, fi quisquam alius, qui
fola experimentis fuis probata commemoret. Is igitur vir
hunc in modum confcripfit ad verbum. *Adversus vetera
ulcera.* Squamae pars una, aeruginis rafae partes quatuor,
cerati myrtei partibus octo excipiuntur. Heraclides itaque,
tanquam medicis commentarium fcribens, adjecit, cerato
myrteo excipito. Sunt autem plerique hujus tempeftatis tam
audaces, ut priusquam a praeceptoribus habitum quendam
medicum acquifierint, hujusmodi libris confidentes optimis
medicamentis citra methodum utantur, ideoque frequenter
de profpero fucceffu fruftrentur. Jam vero myrtei cerati
plus minusve adjicientem nunc humidiore et molliore me-
dicamento nunc duriore et ficciore uti licet, in primo
quidem ufu latiore conjectura, ficut dictum eft, in fecundo

βλέποντες γὰρ τὸ ἕλκος, εἰ μὲν ἐνδεῶς ἐξηράνθη, σφοδρότε-
ρον ἐργασόμεθα τὸ φάρμακον, ὡς μᾶλλον ξηραίνειν· εἰ δ᾽
ἐπὶ πλέον ἢ δεῖ, μαλακώτερον αὐτὸ ποιήσομεν πλείονα μί-
ξαντες τὴν μυρσίνην κηρωτήν. ἡ γὰρ τῶν μεταλλικῶν δύνα-
μις οὐ μόνον ὑπὸ ταύτης, [756] ἀλλὰ καὶ πάσης κηρωτῆς
ἐκλύεται. ἑξῆς δὲ τούτῳ προσγράψας, ἄλλη· προσυπακοῦσαι
δὲ χρὴ δηλονότι δύναμις· ὑπέταξε ταυτί. λεπίδα λεάνας ἐπί-
χεε ὄξος καὶ τρῖβε ὑπὸ κύνα, μέλιτος ποιῶν πάχος ἢ ἕψε.
ὅταν δὲ ξηρὸν γένηται, προσεπιλεάνας μίσγε κηρωτῆς μέρη
ὀκτὼ καὶ χρῶ πρός τε τὰ πρόσφατα τραύματα καὶ τὰ παλαιὰ
ἕλκη καὶ σύρματα καὶ τρίμματα καὶ χίμεθλα τὰ μὴ ἄγαν
ἑλκώδη. γινώσκειν δ᾽ ὑμᾶς χρὴ καὶ περὶ τοῦδε τοῦ φαρμά-
κου ταῦτα· πρὸς μὲν τὰ ἄλλα μετρίως ἄν τις ὀκταπλασίαν
κηρωτὴν μίξειε τῇ λεπίδι, πρὸς δὲ τὰ παλαιὰ πάνυ, τουτέ-
στι τὰ δυσίατα, κἂν ἐξαπλασίαν ἢ πενταπλασίαν μίξῃς, οὐ
βλάψεις, ἰσχυροτέρων γὰρ δέονται. τὴν δὲ περὶ τοῦ φαρ-
μάκου διήγησιν ἔγραψεν ὁ Ἡρακλείδης οὕτως. ἐγχωρεῖ δὲ
καὶ ἐπὶ πυρὸς ἀναξηράναντα τὴν λεπίδα χρῆσθαι. βούλεται

propius accedente. Nam ulcus intuentes, fi minus quam
par eft exiccatum fit, vehementius medicamentum redde-
mus, ut magis ficcet; fin plus ac convenit, mollius ipfum
copiofioris myrtei cerati mixtura faciemus, quia metallico-
rum vis non folum ab hoc, fed etiam quovis cerato refol-
vitur. Ab hoc quum deinceps fcripfiffet *Alia*, inaudire
autem videlicet oportet virtus, ifta fubjunxit: fquamae
laevigatae acetum affundito ac fub canicula laevigato, mellis
fpiffitudinem faciens, vel incoquito, poftquam ficcum fuerit,
in pulverem redactum cerati partes octo mifceto, ac utitor
ad recentia vulnera et vetera ulcera et rafa et attritus et
perniones non nimis ulcerofos. Haec vobis de hoc medica-
mento funt intelligenda. Ad alia quidem mediocriter octo
partes cerati fquamae adjeceris, ad vetera nimium, hoc eft
curatu difficilia, fi partes fex aut quinque illius apponas,
nihil peccabis, valentioribus enim indigent. Inde hanc de
medicamento narrationem fic fcripfit Heraclides dicens, po-
tes infuper fquama fuper ignem reficcata uti. Illius autem

Ed. Chart. XIII. [756.]　　　　　　　　Ed. Baf. II. (369）

δ᾽ ὁ λόγος αὐτῷ, κἂν ἐν ἄλλῳ τινὶ καιρῷ συντιθῶμεν τὸ
φάρμακον, ἀντὶ τῆς ἡλιακῆς θερμασίας χρῆσθαι πυρί. καλ-
λίω μέντοι γίγνεται τὰ τοιαῦτα πάντα κατὰ τὸν θερινὸν
ἥλιον ἐν πολλαῖς ἡμέραις λειούμενα, τὰ μὲν δι᾽ οἴνου, τὰ δὲ
δι᾽ ὄξους. λεπτομερέστερα μὲν οὖν γίγνεται τὰ δι᾽ ὄξους
λειωθέντα καὶ διὰ τοῦτο καθαιρετικώτερά τε καὶ λεπτυντι-
κώτερα καὶ ξηραντικώτερα. πρὸς δὲ τὰς ἐπουλώσεις τὰ δι᾽
οἴνου βελτίω, καὶ χρεία γε τούτων γίγνεται προξηρανθέντων,
εἶτα προκαθαρθέντων τῶν δυσεπουλώτων ἑλκῶν. προξηραν-
θήσεται μὲν οὖν διὰ τῶν ἰσχυρῶς ξηραινόντων, καθαρθή-
σεται δὲ διὰ τῶν ῥυπτόντων, ἀπολωθήσεται δὲ διὰ τῶν
στυφόντων. ἄλλο. ἐφεξῆς δ᾽ ἕτερον φάρμακον ἔγραψεν ὁ
Ἡρακλείδης ἐκ μὲν τῆς αὐτῆς ὕλης, οὐκ ἰσχυρὸν δὲ διὰ τὸ
πολὺ τῆς λιθαργύρου μῖξαι τῷ διφρυγεῖ. τῆς μὲν γὰρ λι-
θαργύρου πέντε καὶ τριάκοντα δραχμὰς ἀξιοῖ βάλλειν εἰς
αὐτὸ, τοῦ διφρυγοῦς δὲ ὀκτώ. καὶ ταῦτα δὲ ἀναλαμβάνει
κηρωτῇ, τοῦ μὲν κηροῦ ἐχούσης ⋖ μ᾽. τοῦ δ᾽ ἐλαίου κο. γ᾽.
ἐγὼ δὲ πολλάκις ἐχρησάμην μόνῳ τῷ διφρυγεῖ μετὰ τῆς τοι-

fermo innuit, fi alio quopiam tempore medicamentum con-
ficiamus, loco caloris ex fole igne utendum effe, quan-
quam hujusmodi omnia aeftivo fole meliora fiant multis
diebus trita, quaedam ex vino, quaedam ex aceto. Subti-
liora igitur fiunt, quae ex aceto laevigantur, atque ob id
melius detrahunt, attenuant ficcantque, verum ad cicatri-
ces ducendas ex vino trita meliora. In ufu funt haec prius
exiccatis, deinde praepurgatis ulceribus, quae cicatricem
aegre recipiunt. Siccabuntur itaque iis, quae valide ficcant,
purgabuntur per detergentia, cicatricem ducent aftringen-
tibus. *Aliud.* Deinceps aliud medicamentum fcripfit Hera-
clides ejusdem quidem materiae, fed non validum, quia
argenti fpumae multum cum diphryge mixtum eft. Etenim
argenti fpumae triginta quinque drachmas, diphrygis octo
in id conjiciendas effe confulit: atque haec cerato excipit,
quod cerae drachmas quadraginta, olei tres heminas capiat.
Ego fubinde ufus fum folo diphryge cum tali cerato, non

αὐτῆς κηρωτῆς, οὐδ᾽ οὖν οὐδ᾽ αὐτῷ πρὸς τὰ φαγεδαινικὰ
καὶ χειρώνεια καὶ σηπεδονώδη, πολὺ γὰρ ἀποδεῖ τῇ δυνά-
μει τῶν τὰ τοιαῦτα θεραπευόντων, ἀλλ᾽ ἐπὶ τῶν ἄνευ με-
γάλης κακίας δυσεπουλώτων, ὥστε ἄν καὶ λιθάργυρον αὐτῷ
τις μίξῃ, καὶ ταύτην πολλὴν ἀσθενὲς ἐργάσεται τὸ φάρμα-
κον. μετὰ δὲ τοῦτο τῆς αὐτῆς ἐπαγγελίας ἐχόμενον γέγρα-
πται φάρμακον τοιόνδε. ♃ κηροῦ < ιβ΄. ῥητίνης τερμινθί-
νης < γ΄. λεπίδος < δ΄. λαδάνου < δ΄. ἀσφάλτου < γ΄. τὸ
λάδανον τρῖψον κατ᾽ ἰδίαν καὶ τὴν λεπίδα, εἶτα τὰ ἄλλα
τῆξας μετὰ μυρσίνου ἐλαίου μίσγε. ἐὰν δὲ ᾖ τὸ λάδανον
μαλακὸν, τῆκε. κατὰ τὴν γραφὴν ταύτην ἐνεδείξατο σαφῶς
ὁ Ἡρακλείδης, ὅταν μὲν σκληρὸν ᾖ τὸ λάδανον, ἐν τῇ θυείᾳ
λειοῦν αὐτὸ μόνον, ὅταν δὲ ὑγρόν τε καὶ μαλακὸν, ἐπὶ πυ-
ρὸς διατήκειν ἤτοι μόνον ἢ καὶ μετ᾽ ἐλαίου βραχέος, ὅπερ
ἑοράκατέ με διὰ παντὸς οὐκ ἐπὶ τούτου μόνου, ἀλλὰ καὶ
τοῦ ἀμμωνιακοῦ θυμιάματος ποιοῦντα. ἔστι δὲ καὶ τὸ μετὰ
τοῦτο γεγραμμένον φάρμακον ὑπὸ τοῦ Ταραντίνου τῆς αὐτῆς
ἐπαγγελίας κατὰ τήνδε τὴν συμμετρίαν. ♃ χαλκίτιδος < κε΄.

quidem ad phagedaenica et chironia et putrida, multum
enim virtute abeſt ab iis quae talia curant, ſed ad illa,
quae citra magnam malignitatem aegre cicatricem ducunt.
Quare ſi et argenti ſpumam ipſi admiſceas, eamque copio-
ſam, medicamentum reddes imbecillum. Poſt hoc aliud ad
eadem ita ſcriptum eſt. ♃ Cerae drach. xij, reſinae tere-
binthinae drach. iij, ſquamae drach. iv, ladani drach. iv, bi-
tuminis drach. iij. ladanum et ſquama ſeparatim teruntur, de-
inde alia liquefacta ex myrteo oleo miſcentur; quod ſi molle
ladanum fuerit, liquefacito. Hac ſcriptura palam indicavit
Heraclides ladanum durum mortario ſolum ipſum eſſe lae-
vigandum, humidum ſimul et molle ſuper ignem liquandum
vel ſolum vel cum oleo modico, quod me non modo in
hoc, verum in gutta ammoniaci quoque perpetuo facientem
vidiſtis. Eſt vero et quod poſt hoc ſequitur medicamen-
tum a Tarantino conſcriptum ad eadem hac ſymmetria
compoſitum. ♃ Chalcitidis drach. viginti quinque, cadmiae

ΤΩΝ ΚΑΤΑ ΓΕΝΗ ΒΙΒΛΙΟΝ Δ. 721

Ed. Chart. XIII. [756. 757.]   Ed. Baf. II. (369.)

καδμείας < ιβ΄ S΄΄. λεάνας κατ᾽ ἰδίαν καὶ μίξας οἶνον ἀπα-
ράχυτον καὶ ζέσας κατάχες, ὥστε φυραθῆναι συμμέτρως,
εἶτα λέαινε ἄχρι τοῦ ξηρανθῆναι καὶ τήξας κηροῦ < ν΄. ῥη-
τίνης τερμινθίνης < λ΄. μυρσίνης κο. ἡ΄. μίσγε τῇ κηρωτῇ ἀπο
τῶν ξηρῶν < κ΄. καὶ τοῦτο τὸ φάρμακον οὐδὲν ἔχει τῶν μαλ-
θακωδῶν. ἐν μέντοι τῇ πρὸς τὴν κηρωτὴν μίξει τὴν προσή-
κουσαν ἐφ᾽ ἑκάστου τῶν ἑλκῶν ποσότητι τῆς μίξεως, ὁ γεγυ-
μνασμένος λογικῶς ἐν αἷς ὑπεθέμην μεθόδοις ἐπιτηδείως ἐργά-
[757]σαιτο. καλῶς δὲ καὶ τὸν ἀπαράχυτον οἶνον, τουτέστιν
ᾧ μὴ μέμικται θάλαττα, θερμὸν καταχεῖ τῆς χαλκίτεως καὶ
τῆς καδμείας, ὡς ἀφελέσθαι τὴν δριμύτητα τῆς χαλκίτεως
βουλόμενος· διὰ τῆς θερμασίας αὐτοῦ. ἕτερον δὲ συνεχὲς τούτῳ
γέγραπται φάρμακον ἀξιόλογον, ἐκ τοσῶνδε καὶ τοιῶνδε τῶν
ἁπλῶν συγκείμενον. ♃ λεπίδος στομώματος < δ΄. ἰοῦ ξυ-
στοῦ < β΄. ἐν ἐνίοις δὲ τῶν ἀντιγράφων γέγραπται < α΄.
χρυσοκόλλης < κε΄. ἢ ιε΄. κηροῦ < κε΄. ἔν τισι δ᾽ ἀντιγρά-
φοις οὔτε τὸν κηρὸν οὔτε τὸν ἰὸν εὕρομεν. λεάνας τὰ ἄλλα

drach. xij, ß. Seorfum teruntur, vinum aparachyton,
id eſt originale, mifcetur, ubi efferbuerint, fuperfunditur,
ut haec modice irrigentur, poſtea laevigantur, donec ſic-
cefcant, ad haec liquatarum cerae ʒ l, refinae terebin-
thinae ʒ xxx, myrtei heminae partis octavae, cerato e ſic-
cis confecto ʒ xx, mifcentur. Hoc quoque medicamentum
nihil habet ex iis, quae malthacode, id eſt *mollicina*, nomi-
navimus, verum in mixtione ad ceratum, qui exercitatus
eſt methodis rationalibus a me propofitis, is convenientem
in fingulis ulceribus mixtionis quantitatem commode faciet.
Pulchre autem vinum aparachyton, id eſt cui marina non
addita eſt, calidum chalcitidi et cadmiae affundit, ut qui
chalcitidis acrimoniam caloris ipfius beneficio auferre ſtu-
deat. *Aliud huic proximum infigne medicamentum fcriptum
eſt, ex tot et talibus fimplicibus compofitum.* ♃ Squamae
ſtomomatis ʒ iv, aeruginis rafae ʒ ij, in quibusdam exem-
plaribus scriptum eſt ʒ j, chryfocollae ʒ xxv vel xv, cerae
ʒ xxv, in quibusdam vero exemplaribus nec ceram nec

Ed. Chart. XIII. [757.]　　　　　**Ed. Baf. II. (369. 370.)**

τῆκε τὸν κηρὸν μετ᾽ ὀλίγης ῥητίνης, ὥστε μὴ κατάσκληρον
τὸ φάρμακον εἶναι, καὶ μίξας χρῶ, ἄνωθεν δὲ σπόγγον ἐξ
ὄξους ἐκθλίψας ἐπιτίθει. Δημήτριος δὲ ὁ Βιθυνὸς ἔφη, αὐ-
τὴν τὴν χρυσοκόλλαν λίαν κηρῷ θερμῷ ἀναλαμβάνων χρῆ-
σθαι. ἐνεδείξατο καὶ κατὰ τοῦτο τὸ φάρμακον ὁ Ἡρακλεί-
δης ὡς οὐ κατὰ πρώτην χρείαν ἡ ῥητίνη μίγνυται τοῖς τοι-
ούτοις φαρμάκοις, ἀλλ᾽ ὑπὲρ τοῦ γλισχρότητά τινα παρα-
σχεῖν αὐτοῖς εἰς ἐμπλαστρώδη σύστασιν, καὶ μάλισθ᾽ ὅταν
ὁ κηρὸς ᾖ μήτε λιπαρὸς φύσει μήτε νέος, ἀλλὰ σκληρός τε
καὶ αὐχμηρός. ἡ μέντοι τοῦ στομώματος λεπὶς ἰσχυρῶς ξη-
ραίνει πρὸς τῷ καὶ στυπτικὴν ἔχειν δύναμιν. Δημήτριον δ᾽
ἔφη τὸν Βιθυνὸν ἀναλαμβάνοντα τῷ κηρῷ μόνην τὴν χρυ-
σοκόλλαν οὕτως χρῆσθαι. καὶ καλῶς γε ποιῶν ὁ Δημήτριος
οὕτως ἐχρῆτο· καθάπερ κἀγὼ πολλάκις οὐ χρυσοκόλλαν
μόνον, ἀλλὰ καὶ τῶν ἄλλων ἕκαστον αὐτὸ καθ᾽ αὑτὸ μετὰ
μαλακοῦ μαλάττων κηροῦ κατὰ τὰ τοιαῦτα χρῶμαι. δῆλον
δ᾽ ὅτι τῶν ἄλλων ἕκα(370)στον εἶπον ὧν διῆλθον ἔμπρο-
σθεν ὠφελεῖν τὰ τοιαῦτα τῶν ἑλκῶν καὶ λεᾶσθαί γέ με καθ᾽

aeruginem invenimus. Laevigatis aliis ceram cum refina
modica liquefacito, ne medicamentum durefcat, ubi com-
mifcueris utitor, defuper autem fpongiam aceto expreffam
imponito. Demetrius Bithynus ajebat ipfam chryfocollam
fuper calente admodum cera exceptam fe ufurpare. Often-
dit item Heraclides hoc in medicamento refinam non primo
ufu ejusmodi medicamentis mifceri, fed ut lentorem quen-
dam ad emplaftri fpiffitudinem conciliandam ipfis exhibeat,
praefertim quum cera nec natura pinguis nec recens, fed
dura atque arida fuerit, et quidem ftomomatis fquama
praeterquam quod aftringendi vim habet, etiam valide exic-
cat. Demetrium autem Bithynum dixit chryfocolla fola cera
excepta uti, quod nimirum recte faciens Demetrius in hunc
modum ufurpavit, quemadmodum ego quoque faepe non
chryfocollam duntaxat, fed alia quoque fingula ipfa per fe
molli cera refolvens ad hujusmodi utor. Nemini vero du-
bium eft, me alia fingula dixiffe, nimirum ea, quae id ge-
nus ulceribus prodeffe fupra recenfui, et terere in fingulis

Ed. Chart. XIII. [757.]   Ed. Baf. II. (370.)

ἕκαστον, ὧν ἂν θεραπεύω τῶν δυσιάτων ἑλκῶν μετὰ τοῦ
κηροῦ συντεθέντα τὰ τοιαῦτα φάρμακα. ποτὲ μὲν γὰρ τὴν
χρυσοκόλλαν ἀναλαμβάνω κηρῷ, ποτὲ δὲ τὸν κεκαυμένον·
χαλκὸν ἢ τὴν λεπίδα, καὶ ταύτην ἤτοι στομώματος ἢ σιδή-
ρου ἢ χαλκοῦ, ποτὲ τὸν ἰὸν ἄκαυστον ἢ κεκαυμένον, ὥσπερ
καὶ μίσυ καὶ χαλκῖτιν. ἐνίοτε δὲ καὶ τῶν αὐστηρῶν τι μί-
γνυμι, περὶ ὧν ἔμπροσθεν εἶπον, ὅταν ἀποκρούσασθαι βου-
ληθῶ τὸ ἐπιῤῥέον, ἐξ ὧν ἐστιν ἥ τε στυπτηρία καὶ τὰ σί-
δια καὶ ἡ κηκὶς, οἵ τε κύτινοι καὶ τὸ βαλαύστιον, ὅσα
τ᾽ ἄλλα τοιαῦτα. πιστεύσαντες οὖν ἐμοὶ τῶν εἰρημένων ἄχρι
τοῦ δεῦρο φαρμάκων ἁπάντων οὐδὲν ἀπόβλητον ὑπάρχειν
ἀσκεῖτε τὴν μέθοδον τῆς χρήσεως αὐτῶν, ὅπως ἐπιτυγχάνητε
καθάπερ ἐγώ. γεγραμμένων δ᾽ ἐφεξῆς ὑπὸ τοῦ Ταραντίνου
καὶ ἄλλων δύο φαρμάκων ἀξιολόγων, εὔλογον ἔδοξέ μοι κἀ-
κεῖνα προσθεῖναι. τὸ μὲν οὖν πρότερον αὐτῶν ὡδί πως
ἔγραψε. ♃ λεπίδος ◁ δ´. μάννης ◁ δ´. στυπτηρίας σχιστῆς
◁ β´. μίσυος ◁ β´. τρίψας μετὰ ὄξους καὶ κυκλίσκους ποι-
ήσας, ἄγοντας ἀνὰ ◁ β´. ἀπόθου. ὑπὸ δὲ τὴν χρείαν κη-

quae cnro aegre fanabilibus ulceribus talia medicamenta
cum cera componentem. Interdum enim chryfocollam cera
excipio, nonnunquam aes combuftum vel fquamam, eam-
que vel ftomomalis vel ferri vel aeris, interdum aerugi-
nem vivam vel uftam, ficut etiam mify et chalcitidem.
Aliquando ex aufteris aliquid mifcemus, quorum fupra me-
minimus, quoties id, quod influit, repellere conamur, ex
qaorum numero eft alumen, malicorium, galla, cytini, ba-
lauftium aliaque his fimilia. Itaque fide mihi adhibita,
nullum hactenus commemoratum medicamentum repudian-
dum effe, exercete ufus eorum methodum, qua voti cum-
potes fiatis quemadmodum ego. Caeterum quum alia quo-
que duo haud quaquam contemnenda medicamenta deinceps
a Tarantino fcripta fint, non abs re mihi vifum eft, ea quo-
que addiffe. Eorum itaque prius fic tradidit. ♃ Squamae
ℨ iv, mannae ℨ iv, aluminis fciffilis ℨ ij, mifyos ℨ ij, trita
ex aceto in paftillos digerito, qui finguli pendant ℨ ij, et
reponito. Quum ufus pofcet, cerae ℨ iv, alias xl, refinae

ροῦ ◁ δʹ. ἀλλ. μʹ. ῥητίνης πιτυΐνης ◁ βʹ. στέατος ταυρείου
◁ δʹ. τήξας καὶ ἐάσας παγῆναι μίσγε τῷ τροχίσκῳ. χρῶ δὲ
πρὸς τραύματα ὡς κολλώδει καὶ ἀφλεγμάντῳ. ταῦτα μὲν
ὁ Ταραντῖνος. ἐγὼ δὲ τῇ μὲν οὕτως μιχθείσῃ φησὶ χρῆσθαι
δέον πρὸς τραύματα, πρὸς μέντοι τὰ κακοήθη τῶν ἑλκῶν
οὐ χρὴ μιγνύειν τὴν τοιαύτην κηρωτὴν, ἀλλʼ ἱκανὸς ὁ κηρὸς
μόνος, ὡς ἐπὶ τῶν ἔμπροσθεν εἴπομεν. καὶ εἰ δεήσει ποτὲ
μῖξαί τι τῶν μαλθακωδῶν αὐτῷ, βραχὺ μύρσινον ἢ κύπρι-
νον ἢ ῥόδινον ἔστω. βλάψεις δʼ οὐδὲν, οὐδʼ εἰ τὴν λάρικα
προσαγορευομένην ῥητίνην μίξειας, οὐδὲ τὴν τερμινθίνην, ἧτ-
τον μὲν ἐπιτήδειον ὡς πρὸς τὰ τοιαῦτα τῶν ἑλκῶν οὖσαν,
οὐ μὴν ἀπόβλητόν γε. τὰς δʼ ἄλλας ῥητίνας οὐ χρὴ μιγνύ-
ναι ἄνευ μεγάλης ἀπορίας τῶν προειρημένων. οὕτω δὲ καὶ
περὶ στέατος. οὐ γὰρ οὖν οὐδὲ τοῦτο μιγνύναι χρή, πλὴν
εἰ καὶ τὰ χείλη μαλάττειν ἐθέλῃς. ὅτι δὲ ξηραντικώτερον
ὑπάρχει τὸ ταύρειον στέαρ πάντων τῶν ἄλλων, ὅσα τῶν
ἡμέρων ζώων ἐστὶν, [758] ἀκηκόατε πολλάκις. ὑπερέχει γὰρ
αὐτοῦ λεπτομέρεια, τό τε τοῦ λέοντος καὶ τὸ τῶν παρδά-

pityinae ʒ ij, fevi taurini ʒ iv, liquata refrigerare finito
paftilloque mifceto, utitor ad vulnera tanquam glutinatorio
et quod inflammationem arceat. Haec quidem Tarantinus.
Nos vero fic temperato ad ulcera commode ufurpari dici-
mus, verum ad cacoëthe tale ceratum mifcendum non eft,
quippe cera fola, veluti in prioribus declaratum eft, hic
fufficit. Ac fi ex mollicinis quippiam mifcere oportebit, id
exiguum myrteum vel cyprinum vel rofaceum efto. Nihil
item laedes, fi refinam laricem appellatam adjungas, nec fi
terebinthinam, quae licet minus idonea fit adverfus hoc ge-
nus ulcera, non tamen rejicienda eft. Alias vero refinas,
nifi praedictarum magna fit inopia, mifcere non oportet.
Sic de fevo intelligendum venit, nequc enim hoc apponere
debemus, nifi ulceris oras emollire cupiamus. Porro quod
tauriuum pingue inter alia omnia, quae manfuetorum ani-
mantium funt, maxime ficcet, non femel audiviftis, quippe
fuperat ipfum tenuitate tum leonis tum pardi tum hyaenae

ΤΩΝ ΚΑΤΑ ΓΕΝΗ ΒΙΒΛΙΩΝ Δ. 725

Ed. Chart. XIII. [758.]   Ed. Baf. II. (370.)
λεων καὶ δηλονότι καὶ τὸ τῆς ὑαίνης. ἄμεινον οὖν, ὅταν δέῃ
μιγνύναι στέαρ, τὸ χήνειον ἐμβάλλειν, καὶ μᾶλλόν γε τῶν νο-
μάδων χηνῶν· ἱκανῶς γάρ ἐστι λεπτομερές τε καὶ παρηγορι-
κόν. ἔτι δ᾽ ἑνὸς ὑπολοίπου γεγραμμένου τοῦ φαρμάκου συν-
εχοῦς τῷ προγεγραμμένῳ, καθ᾽ ὃ τὴν ἀρχὴν ἐποιήσατο τῆς
διδασκαλίας οὕτως εἰπὼν ὁ Ἡρακλείδης τὸ ἱπωτήριον, καὶ
μάλιστα πρὸς τοὺς ἁπαλοχρῶτας, ἐπειδὴ τῆς ἑτέρας ἐστὶν
ὕλης τε καὶ δυνάμεως, ἣν ἔφαμεν ἁρμόττειν τοῖς μὴ φέρουσι
τῶν ἰσχυρῶν φαρμάκων τὴν προσαγωγὴν, ἀλλὰ δακνομένοις
τε καὶ παροξυνομένοις καὶ ῥευματιζομένοις, ἀναβεβλήσθω μὲν
ὁ περὶ τούτου λόγος, ὅταν περὶ τῶν τοιούτων φαρμάκων
διεξέρχωμαι λεχθησόμενος. νυνὶ δὲ τῇ ἐπὶ τὰ παραπλήσια
τοῖς προγεγραμμένοις μεταβήσομαι τοσοῦτον ἔτι προσθεὶς
ὑπὲρ αὐτῶν, ὅτι καὶ καθ᾽ ἕτερον βιβλίον ὁ Ἡρακλείδης ἐπι-
γεγραμμένον στατιώτην ἔγραψε τὰ αὐτὰ φάρμακα κατὰ τὸ
τρίτον ἐν αὐτοῖς τῇ τάξει μόνον ἑαυτῷ διαφωνήσας. ἐν-
ταῦθα μὲν γὰρ ἁπλῶς γέγραπται κηροῦ < μ΄. κατὰ δὲ τὸν
στρατιώτην πρόσκειται, οἱ δὲ < ιστ΄. καὶ βέλτιόν γε τοῦτ᾽

adeps. Potius igitur eft, ubi adipem mifcere oportet, an-
ferinum indere vel magis anferum in pafcuis digentium,
fatis enim eft tenuis et mitigans. Jam quum adhuc reftet
medicamentum fuperiori proximum, in quo difciplinae prin-
cipium fecit, ita fatus Heraclides, ipoterion quafi dicas
expreffionum, praefertim ad teneros, quoniam alterius tum
materiae tum virtutis, quam diximus convenire iis, qui
valida medicamenta non fuftinent, fed mordentur, exagitan-
tur et fluxionem acquirunt, fermonem de eo differemus,
quum de id genus medicamentis agemus, exponendum.
Nunc ad fimilia praefcriptis defcendam, tantum infuper de
iis apponens, quod etiam altero libro quem ftratiotem, id
eft *militem*, Heraclides infcripfit, eadem medicamenta re-
petiit, in tertio fibi ipfi duntaxat diffentiens. Hic enim
fimpliciter fcripfit cerae drachmas quadraginta, verum in
ftratiote appofitum eft, alii drachmas fedecim; atque hoc
rectius eft, quia multa cerae mixtura medicamenti vim

ἔστιν. ἡ γὰρ πολλὴ μίξις τοῦ κηροῦ καθαιρεῖ τὴν δύναμιν
τοῦ φαρμάκου. τῶν αὐτῶν τούτων φαρμάκων ὁ Ἡρακλείδης
μέμνηται κἀν τοῖς πρὸς τὴν Ἀντιοχίδα γεγραμμένοις αὐτῷ,
καὶ πρώτως γε τοῦ πρώτου, καθάπερ ἐν τούτοις καὶ ἐν
ἐκείνοις γράφων οὕτως. πρὸς μὲν τὰ ἄγαν πεπαλαιωμένα
καὶ τυλώδη χρήσῃ ταύτῃ. λεπίδος μέρος α΄. ἰοῦ κατά τινὰ
μὲν τῶν ἀντιγράφων ἀπεστιγμένον τὸ δ΄. γέγραπται· κατὰ
τινὰ δὲ γραμμὴν ἄνωθεν ἔχον μακρὰν, ὥστε ἤτοι μέρη δ΄.
σημαίνειν ἢ τοῦ ἑνὸς τὸ δ΄. οὕτως δὲ καὶ κατὰ τὰ προει-
ρημένα συγγράμματα διαφερόντως εὗρον αὐτὸ γεγραμμένον,
ὥστε καὶ κατὰ τοῦτο χρεία τῆς προκειμένης πραγματείας
ἐστὶν, ὅπως ἄν τις ἐπίστηται διαγινώσκειν τῶν φαρμάκων
τὰς διαφοράς. μόνος γὰρ οὗτος αὐτοῖς κατὰ τρόπον χρήσαιτο.
τοῦτο γοῦν αὐτὸ τὸ προκείμενον φάρμακον, ἐὰν μὲν κετρα-
πλάσιον λάβῃ τὸν ἰὸν, ἱκανῶς ἔσται δριμύ. τέταρτον δὲ μέ-
ρος ἰοῦ βαλών τις ὡς πρὸς ἓν μέρος τῆς λεπίδος ἕξει μέ-
τριον φάρμακον, ὡς πρὸς τὰ κακοήθη, καὶ μάλιστα, ἐὰν μὴ
διὰ κηροῦ μόνου τὴν μίξιν αὐτῶν, ἀλλὰ διὰ κηρωτῆς ποι-
ήσηται. προείρηται δ΄ ὅτι καὶ μαλακὸν εἶναι χρὴ καὶ νέον

minuit. Praeterea in libris quos ad Antiochidem fcripfit,
horum ipforum medicamentorum meminit Heraclides, atque
in primis primi, quemadmodum in his, ita in illis quoque
commentatus. *Ad nimis quam inveterata et callofa hoc*
uteris. Squamae parte una, aeruginis in quibusdam exem-
plaribus punctis diftinctum *Δ.* fcriptum eft, in aliis lineam
fuprafcriptam habet oblongam *Δ*, ut vel quatuor partes
vel unius quartam partem fignificat. Itidem in praedictis
exemplaribus varie ipfum fcriptum inveni. Quare in hoc
quoque utilitas propofiti operis eft, ut medicamentorum dif-
ferentias poffis pernofcere, nam folus ipfis recte uti poffis.
Hoc igitur ipfum medicamentum, quod propofitum eft, fi
quatuor aeruginis portiones capiat, admodum acre futurum
eft. At fi quartam aeruginis partem injicias uni fquamae
portiunculae, mediocre medicamentum habebis, puta ad
maligna, potiffimumque fi non ex fola cera, fed cerato ipfa
temperes. Praediximus ceram et mollem et novam effe

Ed. Chart. XIII. [758.]   Ed. Baf. II. (370.)

τὸν κηρόν· ἐὰν δὲ ἀπορῶ μὲν τοῦ τοιούτου, παρὰ πυρὶ
θερμαίνοντες ὃν ἔχομεν ἢ ἐν ἡλίῳ καὶ μαλάττοντες μετ᾽ ὀλί-
γου μυρσίνου μίξομεν οὕτως τήν τε λεπίδα καὶ τὸν ἰόν.
εἴρηται δὲ καὶ κατὰ τὴν ἀρχὴν τούτου τοῦ γράμματος ὡς
εἴη κάλλιστον φάρμακον συγκείμενον ἐκ λεπίδος καὶ ἰοῦ,
προσλαβὸν τετραπλάσιον τὸν κηρόν. καὶ διὰ τοῦτο συνεχῶς
αὐτῷ χρῶμαι μιγνὺς ὡς τὸ πολὺ καὶ τοῦ κεκαυμένου χαλ-
κοῦ τὸ ἴσον. προστέθεικε δὲ τῇ χρήσει τοῦ φαρμάκου τού-
του κατὰ τὸ πρὸς τὴν Ἀντιοχίδα γεγραμμένον αὐτῷ βιβλίον
ὁ Ταραντῖνος, ἃ διὰ τῶν ἔμπροσθεν ὧν εἶπον συγγραμμά-
των αὐτοῦ οὐ προσέθηκεν. ὅλην οὖν αὐτοῦ γράψω τὴν ῥῆ-
σιν οὕτως ἔχουσαν. πρὸς μὲν τὰ ἄγαν πεπαλαιωμένα καὶ
τυλώδη χρήσῃ ταύτῃ. λεπίδος μέρος ἕν, ἰοῦ τέταρτον, λιάνασα
μυρσίνῃ κηρωτῇ ὀκταπλῇ σκληρᾷ, ἀναλαμβάνουσα χρῶ, προ-
κατανίψασα τὸ ἕλκος ὕδατι ψυχρῷ. προσέθηκε μὲν καὶ ὅτι
προκατανίψαι χρὴ τὸ ἕλκος ὕδατι ψυχρῷ. νῦν οὖν ἤδη γράψω
τὰ παραλελειμμένα μοι τῶν ὑπ᾽ Ἀνδρομάχου γεγραμμένων
ἐπὶ τὴν αὐτὴν ἐπαγγελίαν. τὰς γὰρ ἐμπλάστρους μόνας διηλ-

oportere; fi talis non fit, apud ignem paratum, calefacien-
dam vel in fole et cum myrtei pauxillo emolliendam, ita-
que aeruginem et fquamam ei commifcendam. Oftendimus
quoque in hujus commentarii principio, optimum hoc effe
medicamentum ex fquama et aerugine confectum, fi cera
quadrupla adjecta fit. Atque ob id frequenter ipfo utor, cum
aeris combufti aequali pondere plurimum admixto. Appo-
fuit autem medicamenti hujus ufui in libro, quem ad An
tiochidem Tarantinus edidit, ea quae fuis commentariis
fupra nominatis omifit. Univerfam igitur ipfius orationis
feriem adducam, habet autem in hunc modum. *Ad vetera
quidem admodum et callofa hoc uteris.* Squamae parte
una, aeruginis quarta, haec laevigata, myrteo cerato duro,
quod octo partes contineat, excipiuntur, ufuique funt, fed
prius aqua frigida ulcus eluitur. Appofuit praeterea elui
oportere ulcus aqua frigida. Modo producam quae ex An-
dromachi medicamentis eadem promittentibus omiferam.
Antea namque emplaftra duntaxat retuli, quae vero medi-

Ed. Chart. XIII. [758, 759.]   **Ed. Baf. II. (370.)**

θον ἔμπροσθεν. ὅσα δὲ φάρμακα διὰ τροχίσκων προπα-
ρεσκευασμένα μιγνυμένων κηρωταῖς ἐπὶ τῆς χρείας ἐπουλω-
τικά φησιν εἶναι τῶν δυσιάτων ἑλκῶν ἢ ὅσα ξηρὰ καταπα-
στὰ, ταῦτα προσθήσω νῦν, ἀρξάμενος ἀπὸ τοῦ γεγραμμέ-
νου κατὰ τὰ ξηρὰ πλησίον τοῦ τέλους.

[759] Κεφ. η'. [Ξηρὰ ἐκ τῶν Ἀνδρομάχου, ἐπουλοῦν
ξηρόν.] 2] Ὀστέων ἄλλως ὀστρέων κεκαυμένων ⊰ β'. μάν-
νης ⊰ α'. καδμείας ὀβολοὺς δ'. ἐν ἄλλῳ ⊰ δ'. λείοις χρῶ
καὶ πρὸς νομάς. ἄλλο ἐπουλοῦν ξηρόν. 2] πίτυος φλοιοῦ
⊰ στ'. ἀριστολοχίας ⊰ στ'. κισσήρεως ⊰ δ'. ῥητίνης ξηρᾶς
⊰ δ'. μάννης ⊰ στ'. εὔδηλον δ' ὅτι τὴν κολοφωνίαν λέγει.
ἴρεως Ἰλλυρικῆς ⊰ β'. λείοις χρῶ. ἄλλο ἐπουλοῦν καὶ κα-
κοήθη. 2] πίτυος φλοιοῦ ⊰ στ'. κέρατος ἐλαφείου κεκαυμέ-
νου ⊰ δ'. καδμείας ⊰ ιη'. μάννης, ἄλλως ψιμυθίου ⊰ δ'.
ἰοῦ ξυστοῦ ⊰ β'. λείοις χρῶ. ἄλλο. 2] κηκίδος ⊰ δ'. ψιμυ-
θίου ⊰ η'. μυρσίνης ⊰ δ'. λιθαργύρου ⊰ η'. σκωρίας μο-
λύβδου ⊰ δ'. λείοις χρῶ. τούτων τῶν τεττάρων φαρμάκων
τὸ μὲν πρῶτον ἁπλοῦν ἐστι λίαν, ἀδηκτόν τε καὶ ξηραντι-

camenta ex paſtillis praeparata, ceratis admixtis dum uſus
poſtulat, aegre ſanabilium ulcerum epulotica eſſe dicit, vel
quae ſicca inſperguntur, ea in praeſentiarum ſubjun-
gam, ab illo, quod inter arida juxta finem ſcribitur,
exorſus.

Cap. VIII. [*Sicca Andromachi, aridum cicatricem
ducens.*] 2]. Oſſium alias oſtreorum uſtorum ʒ ij, mannae
ʒ j, cadmiae obolos. iv, alias drach. iv, tritis utitor etiam
ad nomas. *Aliud aridum epuloticum.* 2] Picei corticis ʒ vj,
ariſtolochiae drach. vj, pumicis drach. iv, reſinae ſiccae
ʒ iv, mannae ʒ vj, clarum eſt, colophoniam ipſum dicere,
iridis Illyricae ʒ ij, laevigatis utitor. *Aliud cicatricem du-
cens etiam malignis.* 2] Piceae corticis ʒ vj, cornu cer-
vini uſti ʒ iv, cadmiae ʒ xviij, mannae, alias ceruſſae ʒ iv,
aeruginis raſae ʒ ij, tritis utitor. *Aliud.* 2] Gallae ʒ iv, ce-
ruſſae drach. octo, myrtei ʒ iv, ſpumae argenti ʒ viij, re-
trimenti plumbi ʒ iv, tritis utitor. Horum quatuor medi-
camentorum primum ſimplex eſt admodum, ſine morſu

κὸν, ἀμυδρᾶς μετέχον στύψεως. τὸ δὲ δεύτερον διὰ τὸ μεμί-
χθαι φλοιὸν αὐτῷ πίτυος αἰσθητὴν ἔχει τὴν στύψιν, ὁποίαν
ἔχειν χρὴ τὰ μέλλοντα καλῶς ἐπουλοῦν. (371) διὰ τὸ δὲ γʹ.
οὐ μόνον τὸν φλοιὸν τῆς πίτυος, ἀλλὰ καὶ τὸν ἰὸν, πρὸς
τὰ μετὰ ῥύπου ῥαδίως ἐπιτρεφομένου τοῖς ἡλκωμένοις ἁρ-
μόττει· τόν τε γὰρ ῥύπον αὐτῶν ἀφαιρεῖ καὶ τὴν ἐπούσωσιν
οὐκ ἐμποδίζει. τὸ δ᾽ ἐφεξῆς ἀντὶ τοῦ τῆς πίτυος φλοιοῦ τὴν
μυρσίνην ἔχει καὶ τἄλλα ξηραίνοντα χωρὶς δήξεως. μετὰ δὲ
ταῦτα τρία γράψας ἕτερα ξηρὰ, τέταρτον ἐπ᾽ αὐτοῖς προσ-
έθηκε κατὰ λέξιν οὕτως. ἄλλο ξηρὸν πρὸς τὰ ὑπερσαρ-
κοῦντα ἐπουλοῦν ἄδηκτον, ὡς Ἁρπόκρας. σανδαράχης, χρυ-
σοκόλλης, ἀρσενικοῦ ἴσον ἑκάστου. καὶ πρὸς κακοήθη ποιεῖ
τοῦτο τὸ φάρμακον. οὐδὲν ἔοικε τοῖς ἔμπροσθεν, ἀλλ᾽ ἐπὶ
τῶν ὑπερσαρκούντων ἑλκῶν δι᾽ ὑγρότητα πολλὴν ἁρμόττει
καὶ καθαιρετικὸν ὑπάρχον αὐτῶν. τοιαύτης γὰρ δυνάμεώς
ἐστιν ἥ τε σανδαράχη καὶ τὸ ἀρσενικόν. ἐν δ᾽ αὐτοῖς πρόσ-
κειται, τῶν κακοήθη θαυμαστῶς ὠφελούντων ἡ χρυσοκόλλα.

Κεφ. θʹ. [Περὶ τῶν ὑπ᾽ Ἀρχιγένους γεγραμμένων.]

ficcans, obfcurae aftrictionis particeps. Secundum ob pi-
ceae corticem adjectum fenfibilem aftringendi facultatem
obtinet, qualem habere convenit ea, quae cicatricem probe
ductura funt. Tertium non modo corticem piceae, fed aeru-
ginem quoque capiens iis conducit, quae fordiciem facile
ulceratis adnafcentem fovent, quippe fordes ipforum tol-
lit et cicatricem non impedit. Quartum loco piceae corticis,
myrtum habet, aliaque citra mordacitatem exiccantia. Poft
haec ubi alia trita arida fcripferit, quartum ita ad verbum
fubdit. *Aliud aridum ad excrefcentia, cicatricem ducens
fine morfu, ut Harpocras.* ♃ Sandarachae, chryfocollae,
arfenici, pares fingulorum portiones. Facit et ad maligniora.
Hoc medicamentum nihil cum prioribus fimilitudinis habet,
fed ulceribus propter nimiam humiditatem carne excrefcen-
tibus convenit, ut quae etiam repurget. Nam talis poten-
tiae eft fandaracha et arfenicum, quibus unum ex iis, quae
mirifice maligna juvant, adjectum eft, nempe chryfocolla.

Cap. IX. [*Quae ab Archigene fcripta funt.*] Quae

Ed. Chart. XIII. [759.]   **Ed. Baf. II. (371.)**

Ἃ δ᾽ Ἀρχιγένης ἔγραψε περὶ τῶν τοιούτων ἑλκῶν ἐν τῷ
δευτέρῳ περὶ φαρμάκων βιβλίῳ διὰ τῆς ἐκείνου λέξεως αὐ-
τοῖς ὀνόμασιν οὕτω γέγραπται. περὶ ἑλκῶν ἀτυλώτων καὶ
παλαιῶν. τῶν δ᾽ ἑλκῶν τὰ μὲν παλαιὰ οὕτως ἐπουλοῦν·
κοινῷ τινι ἀνακαθάρας ἔλαιον παλαιότατον μετὰ μοτῶν
ἐπιτίθει. ἢ ἰὸν ξυστὸν μετὰ κηρωτῆς ῥοδίνης, ὀλίγον ῥητί-
νης ἐχούσης ἀναλαβὼν ἐπιτίθει. καὶ λεπίδος ἐρυθροῦ χαλ-
κοῦ ὡς πλεῖστον ἀναλαβὼν κηρωτῇ μυρσίνῃ χρῶ. ἢ ἀμύ-
λου πεπλυμένου μέρη γ΄. στέατος μοσχείου μέρη γ΄. κηροῦ
Τυῤῥηνικοῦ μέρος α΄. τήξας τὰ τηκτὰ μίσγε τὸ ἄμυλον καὶ
χρῶ. ἢ διφρυγοῦς καὶ λεπίδος χαλκοῦ ἀνὰ ◁δ΄· μάννης ◁η΄.
σὺν ὄξει εὖ λεάνας μέχρι μέλιτος πάχους, κηροῦ μὲν ◁ λβ΄.
μετ᾽ ἐλαίου κο. α΄ S″. τήξας κατάχει καὶ ἑνώσας χρῶ, ἔμμο-
τον ἢ ἔλασσον τὸ ἔλαιον καὶ σπλήνιον ποίει. ἢ χαλκίτιδος,
ψιμυθίου ἴσον, ἁλὸς κοινοῦ τὸ διπλοῦν, λιθαργύρου τὸ δι-
πλοῦν τοῦ ἁλὸς, οἴνῳ καὶ ἐλαίῳ ἐναλλὰξ λεαίνων ὡς λι-
παρῷ χρῶ. ἢ λιθαργύρου, ψιμυθίου, διφρυγοῦς ἴσα, ἀσβέ-

Archigenes de id genus ulceribus in fecundo medicamento-
rum libro fcripfit, fic ex illius dictione ad verbum fonant.
De ulceribus, quibus callus obduci non poteft, et veteribus.
Ulcera vetera cicatricem ducent, communi quodam expur-
gatis oleum vetuftiffimum cum linamentis imponitur. Vel
aerugo rafa cum cerato rofaceo, quod paulum refinae ha-
beat, excepta imponitur. Item fquamae aeris rubri quam
plurimum cerato myrteo exceptum, ufurpatur. Vel amy-
li eloti partes iij, fevi vitulini partes iij, cerae Tyrrhe-
nicae pars j, liquatis, quae liquari poffunt, amylum mi-
fcetur et ufui eft. Vel ♃ diphrygis et fquamae aeris, fing.
Ʒ iv, mannae Ʒ viij, ex aceto probe laevigentur, dum mel-
lis fpiffitudo fiat, ceram Ʒ xxxij, cum olei hemina j ß,
liquefactam fuperfundito ac unita utitor. Linamento exci-
pito vel paucius oleum et fplenium facito. Vel ♃ chalciti-
dis, ceruffae parem menfuram, falis communis duplam, ar-
genti fpumae portionem duplo quam falis majorem, vino
oleoque alternis laevigans, ut liparo, hoc eft pingui, medi-
camento utitor. Vel ♃ argenti fpumae, ceruffae diphrygis

στου τὸ διπλοῦν μετὰ μυρσίνης κηρωτῆς χρῶ. ἢ διφυγὲς,
λεπίδα, κηκίδα ἴσα, ἰοῦ τὸ ἥμισυ μετὰ κηρωτῆς μυρσίνης.
ἔνιοι δὲ καὶ πιτυΐνην ῥητίνην προσμιγνύουσιν. ἢ σικύου
ἀγρίου ῥίζαν ἐπίπασσε, ἐπάνω δὲ τίλμα ἐκ ψυχροῦ ἀνακα-
θαίρει καὶ ἐπουλοῖ. [760] πρὸς τὰ ἐν οἵῳ δή ποτε τόπῳ
ἕλκη τοῦ σώματος δυσκατούλωτα. ἐρυσίμου σπέρματος λείου
μιγέντος καὶ γενομένου ῥυπάδους, ἐπιτιθέντος σπληνίου τρό-
πον, τάχιστα ἐπουλοῖ καὶ τὰ κακοήθη. ἐπουλωτικὴ πρεσβυ-
τικῶν. πρὸς δὲ τὰ πρεσβυτικὰ σκωρίᾳ μολύβδου μετὰ μυρ-
σίνης κηρωτῆς χρῶ· ἐὰν δὲ παλαιῶσαι θέλῃς, καὶ στέαρ χοί-
ρειον μίσγε. τὰ δὲ μελαινόμενα ἕλκη προπυριάσας ἄρτοις
κριθίνοις ἀρτίως πεσσομένοις, βούτυρον καὶ ψιμύθιον ἴσα
ἐπιμελῶς ἑνώσας χρῶ.

Κεφ. ι΄. [Περὶ σηπεδονικῶν καὶ νομῶν.] Ἐπὶ δὲ τῶν
σηπεδονικῶν καὶ τῶν νομῶν ὀρόβινον ἄλευρον, στυπτηρίαν
ὑγρὰν, ἄρτου σεμιδαλίτου τὸ ἐντός, χοιρείου παλαιοῦ ἢ ἄλ-
λου ταριχηροῦ παλαιοῦ, σαρκὸς ἀπλύτου, τερμινθίνην ὑγρὰν,

aequale pondus, calcis vivae duplum cum myrteo cerato
ufurpato. Vel diphryges, fquamam, gallam pari menfura,
aeruginem dimidia cum cerato myrteo, nonnulli et pityinam
refinam admifcent. Vel cucumeris agreftis radicem infper-
gito, defuper vero linamentum filatim excerptum ex frigida
repurgat et cicatricem obducit. *Ad ulcera in quocunque
corporis loco, quae cicatricem aegre ducunt.* Eryfimi fe-
mine laevigato mixtoque, dum fordium habeat fpeciem,
fplenii modo impofito, celerrime ulcera ad cicatricem per-
veniunt vel maligna. *Aliud cicatricem inducens fenilibus.*
Ad fenilia retrimento plumbi cum myrteo cerato utitor, fi
vetuftum ipfum cupias, adipem porcinum addito· Quae ni-
gricant ulcera, ubi prius panibus fovebis hordeaceis nuper
coctis, butyrum et ceruffam pari pondere diligenter in uni-
tatem rediges et uteris.

Cap. X. [*De putridis et nomis.*] Putridis et nomis
ervi farinam, alumen liquidum, panis fimilaginei internam
micam, porci veteris vel alterius carnem falfam vetuftam
illotam, terebinthinam liquidam, mel optimum, pari men-

μέλι καλὸν, ἴσα σταθμῷ συνελάσας ἐπιτίθει. ἢ ἀριστολοχίας
καὶ κικίνων φύλλων χυλοῦ ἴσα, ἰοῦ τὸ ἥμισυ, δι᾽ ὕδατος,
μέλιτος δὲ τὸ πάχος κατάχριε μικρὸν τοῦ ὑγροῦ προσλαμ-
βάνων. ἐὰν δὲ μὴ ἀφίστηται ἡ ἐσχάρα, ἐλατηρίου, ἰοῦ τὸ
ἴσον πρόσμισγε. καλῶς ποιεῖ ἐπὶ τῶν σηπεδόνων, σῶρυ λεῖον
ἐπὶ πάχος ἐπιπασσόμενον καὶ ἐπάνω τίλμα ξηρόν. ἢ ἀρι-
στολοχίαν στρογγύλην καὶ κηκίδα ἴσα μετ᾽ ἐλαίου περίχριε.
ἢ σικύου ἀγρίου ῥίζαν ἢ κράμβης ἢ τεύτλου ἢ λαπάθου φύλ-
λοις ἐνδήσας θερμοσποδίᾳ ἔγκρυψον. ὅταν δὲ μαλακυνθῇ,
συντρίψας ἐπίθες, εὐτόνως ἀνακαθαίρει. ἢ θαλλίᾳ ἐν οἴνῳ
ἑφθῇ μετὰ μέλιτος κατάπασσε, ἢ χαλκῖτιν κατάπασσε, ἄνω-
θεν δὲ τίλματα ξηρὰ ἐπιτίθει. ἐλατηρίου ἢ λινοσπέρμου λεῖα
μετὰ χαλκάνθου ἐπιτίθει, ἢ θύμῳ καὶ σταφίδι ἀγρίᾳ ἢ
ἡμέρῳ κατάπασσε μετὰ σύκων ἑφθῶν, ἢ συκίνοις φύλλοις
λείοις μετὰ μέλιτος, ἢ νίτρον μετὰ κυμίνου καὶ ἄλευρον μετὰ
μέλιτος, ἢ σικύου ἀγρίου ῥίζαν μετὰ μέλιτος, ἢ σκίλλης ἑφθῆς
μετὰ μέλιτος, ἢ ἐλλεβόρου μετὰ μέλιτος. ποιεῖ καὶ πρὸς φα-

fura, imponito omnia laevigata. Vel ariſtolochiae ac cicino-
rum foliorum ſucci aequales partes, aeruginis dimidiam ex
aqua, ſed mellis ſpiſſitudine illinito, paululum partis inco-
lumis apprehendens. Si cruſta non decidat, elaterii, aerugi-
nis parem modum adjicito. Bene facit ad putredines ſori
tritum craſſius inſperſum et ſupra ſiccum linamentum con-
cerptum. Vel ariſtolochiam rotundam et gallam aequali
pondere ex oleo circumline. Vel cucumeris agreſtis radicem
vel braſſicae vel betae vel lapathi foliis illigatam calido
cinere recondito. Quum autem emollita fuerit, contritam
imponito, valide purgat· Vel ſummos germinantis oleae ſur-
culos in vino coctos cum melle aſpergito, vel chalcitidem
inſpergito, deſuper vero panniculos ſuccos filatim excerptos
accommodato. Elaterium vel lini ſemen tritum cum chal-
cantho imponito. Vel thymo et ſtaphide agreſti aut ſativa
cum ficis coctis aſpergito. Vel ficulneis foliis in pulverem
redactis cum melle. Vel nitrum cum cumino. Et farinam
cum melle· Vel ficus agreſtris radicem cum melle vel ſquil-
lae coctae ex melle. Vel veratri cum melle. Faciunt iti-

Ed. Chart. XIII. [760.]   Ed. Baf. II. (371.)

γεδαίνας ταῦτα καὶ μελανίας καὶ νομὰς, ἢ σώρεως < ιβ'.
χαλκίτεως < ι'. μίσυος < δ'. σὺν ὄξει δριμυτάτῳ ἡμικοτυ-
λίῳ λέαινε, μέχρις ἂν ξηρανθῇ, καὶ ἀνελοῦ. χρῶ δὲ μήλην
βάπτων καὶ ἐπικυλίων τῷ ἕλκει καὶ ἐπάνω ὀθόνιον ἁπλοῦν
ἐξ οἰνελαίου ἐπιτίθει. ἐὰν δὲ φλεγμαίνῃ, ὑοσκυάμῳ μετὰ ἀλ-
φίτων ἢ κράμβῃ μετὰ μέλιτος κατάπασσε. ἐπὶ δὲ τῶν σκω-
ληκας ἐχόντων ψιμύθιον καὶ πόλιν ἴσα σὺν πίσσῃ ὑγρὰ
κατάχριε.

Κεφ. ια'. [Περὶ καρκινωδῶν.] Ἐπὶ δὲ τῶν καρκινω-
δῶν καὶ κακοήθων ἑλκῶν, καρκίνου ποταμίου κεκαυμένου,
καδμείας, ἴσα λεῖα ἐπίπασσε, ἢ τὴν σποδὸν τῶν καρκίνων
μετὰ κηρωτῆς ἐπιτίθει, ἢ ἐρυσίμου σπέρμα λειότατον σὺν
μέλιτι τρυγῶδες ποιῶν ἐπιτίθει ὡς πλήνιον. ἄκρως ποιεῖ
πρὸς τὰ χειρώνεια καὶ παλαιὰ καὶ δυσκατούλωτα καὶ τὰ ἐπὶ
τῶν κνημῶν κακοήθη μελάντρια καὶ τὰ ἐν μαστοῖς κακοήθη.
χοιράδας καὶ παρωτίδας ἐπισπάσαι ἄλρως ποιεῖ, στέατος βο-
είου λίτρας γ'. ὡς δέ τινες ε'. τερμινθίνης οὐγγίας ε'. μάν-

dem haec ad phagedaenas, nigritias et nomas. Vel foreos
℥ xij, chalcitidis ℥ x, mifyos ℥ iv, cum aceto acerrimo
tribus cyathis conterito donec inarefcant, et excipito, utere
vero fpecillum ex eis tingens atque in ulcus devolvens,
deinde linteolum fimplex ex oenelaeo madens fuperimpo-
nito. Quod fi phlegmone adeft, alterci femen cum polenta
vel brafficam cum melle infpergito. Quibus autem vermes
adfunt, ceruffam et polium aequali pondere cum pice li-
quida inungito.

Cap. XI. [De ulceribus cancrofis.] Cancrofis et ma-
fignis ulceribus cancri fluviatilis combufti, cadmiae pares
portiones tritas infpergito, aut cinerem cancrorum cum ce-
rato imponito. Aut eryfimi femen laeviffimum ex melle fae-
culentum faciens fplenii modo imponito. Summe facit ad
chironia et vetufta et cicatricem aegre ducenita, item ad
contumaces et malignas nigritias tibiarum et quae in ma-
millis funt, ftrumas ac parotidas extrahit, fi infpergas fevi
bubuli lib. iij, ut quidam ajunt quinque, terebinthinae un-

Ed. Chart. XIII. [760. 761.]   Ed. Baf. II. (371.)

νης ουγγίας S". γῆς τῆς λεγομένης σάρδης, ᾗ οἱ γναφεῖς
χρῶνται ουγγίας έ. τὰ τηκτὰ κατὰ τῶν ξηρῶν καὶ ἐνώσας
χρῶ, ἢ φακῷ ἑφθῷ μετὰ μέλιτος ἢ θαλλίᾳ ἢ ἀμφοτέροις
κατάπασσε.

[761] Κεφ. ιβ'. [Περὶ τῶν τυλωδῶν.] Ἐπὶ δὲ τῶν
τετυλωμένων καὶ ὀχθωδῶν, γλυκέων λεγομένων ἑλκῶν, ποι-
ήσουσι μὲν καὶ τὰ διὰ πείρας καυστικά. ἰδίως δὲ λίτρον πε-
φωγμένον καὶ ἄσβεστον μετ' ούρου παιδὸς ἀφθόρου περί-
χριε, ἢ ἰόν, λίβανον, ἅλας, μέλι περίχριε.

Κεφ. ιγ'. [Περὶ τῶν ὑπ' Ἀσκληπιάδου εἰς τὰ τοι-
αῦτα τῶν ἑλκῶν γεγραμμένων ἐμπλάστρων.] Κάλλιστα περὶ
τῶν τοιούτων ἑλκῶν Ἀσκληπιάδης ἔγραψεν, ὁ ἐπικληθεὶς
φαρμακίων. ἑνὸς γὰρ ὄντος ἅπασιν αὐτοῖς κοινοῦ τοῦ δυσ-
επουλώτοις εἶναι, τινὰ μὲν ἐκ τοῦ θεραπεύεσθαι κακῶς ἢ
μαλακῶς διαιτᾶσθαι τὸν θεραπευόμενον οὐκ ἐπουλοῦται, μη-
δεμίαν οἰκείαν αὐτὰ κακοήθειαν ἔχοντα, τινὰ δὲ δι' ἑαυτὰ
δυσθεράπευτά ἐστιν, ἤτοι διὰ τὸ χυμοὺς ἐπιῤῥεῖν αὐτοῖς μο-

cias v, mannae femunciam, terrae fardae dictae, qua tin-
ctores utuntur, ℥ v, quae liquari poffunt aridis mifceto,
ac in unum coactis utitor. Aut lentem coctam cum melle
aut oleae virentis furculos aut utrunque infpergito.

Cap. XII. [De ulceribus callofis.] In iis quae callum
contraxerunt et praetumidas oras ac duras habent, dulcia-
que vocantur ulcera, communiter quidem per experientiam
bene facient urentia, proprie vero litrum torrefactum. Cal-
cem vivam cum urina pueri incorrupti circumlinito, aut ae-
ruginem, thus, falem, mel inungito.

Cap. XIII. [De emplaftris, quae Afclepiades ad hu-
jusmodi ulcera confcripfit.] Praeftantiffima de id genus ul-
ceribus Afclepiades tradidit cognomento Pharmacion. Quum
enim unum fit omnibus ipfis commune, nempe ut difficulter
ad cicatricem veniant, quaedam quod male curantur vel
molliufculo victu a medico reguntur, cicatricem non du-
cunt, nullam de fe malignitatem habentia, quaedam vero
fuo vitio aegre fanantur, vel quod pravi humores ipfis in-

χθηρους η δια το τοιαυτην ηδη διαθεσιν εσχηκεναι τον ηλκω-
μενον τοπον, ως, κᾳν χρηστον ᾖ το επιῤῥεον αιμα, διαφθει-
ρειν αυτο. διελομενος ουν ο Ασκληπιαδης τρισι γενεσι τα
τοιαυτα των ελκων, υπερ (372) εκαστου διωρισμενως εποι-
ησατο τον λογον, α καγω ταις εκεινου λεξεσιν εφεξης παρα-
γραψω, προστιθεις εξηγησιν η κρισιν, ει που τις αμφιβολια
κατα τον λογον υπαρχοι. περι μεν ουν του πρωτου γενους
των τοιουτων ελκων τε και φαρμακων ωδε πως γραφει
κατα λεξιν ο Ασκληπιαδης. τετυλωμενων δε των σωματων
και μολις εις ουλην αγομενων χρηστεον ταις υπογεγραμμε-
ναις σκευασιαις. Ανδρεου κατασταλτικη πασης εξοχης. εστι
δε και εναιμος, τραυματικη, αφλεγμαντος. ποιει προς τα νε-
μομενα και κολπους παρακολλᾷ. ποιει προς τα ῥευματικα
των ελκων και χρονια και δυσεπουλωτα. ♃ λιθαργυρου λι-
τρας γ'. λεπιδος χαλκου, χαλκιτεως, ιου ξυστου ανα ουγ-
γιας γ'. οξους κοτυλην α'. ελαιου παλαιου λιτρας η'. σκευ-
αζε κατα τροπον. Αστερος φαρμακον επιτετευγμενον προς
τας προειρημενας διαθεσεις. εστι δε διαφορητικη αγαθη. ♃

fluant vel quod exulcerata pars talem jam affectum habuerit,
ut quamvis probus, qui influit, ſanguis exiſtat, ipſum cor-
rumpat. Aſclepiades igitur ejusmodi ulcera tribus diſtin-
guens generibus, de ſingulis proprium ſermonem inſtituit,
quae ego quoque illius verbis deinceps adſcribam, enar-
rans decernensque ſi ambiguitas quaepiam in ſermone ap-
pareat. Itaque de primo horum ulcerum ac medicamento-
rum genere ita Aſclepiades ad verbum differit. *Ubi callum
partes contraxerint et aegre ad cicatricem veniunt, con-
fecturis infra poſitis utendum eſt. Andreae emplaſtrum,
omnem excreſcentiam reprimens. Item ulceribus cruentis
ac vulneribus convenit, inflammationem arcet, facit ad
paſta, ſinus jungit. Valet ad ulcera fluentia, diuturna et
quae difficulter cicatricem admittunt.* ♃ Argenti ſpumae
libras iij, ſquamae aeris, chalcitidis, aeruginis raſae, ſingu-
lorum ℥ iij, aceti heminam j, olei veteris libras octo. Prae-
paratur, ſicut praedictum eſt. *Aſteris medicamentum ad
idem accommodatum. Prove autem etiam diſcutit.* ♃

736 *ΓΑΛΗΝΟΤ ΠΕΡΙ ΣΤΝΘΕΣΕΩΣ ΦΑΡΜΑΚΩΝ*

Ed. Chart. XIII. [761.]   Ed. Baf. II. (372.)

λιθαργύρου λίτραν α'. ἐλαίου παλαιοῦ λίτρας β' S''. ἰοῦ
οὐγγίαν α'. χαλκίτεως οὐγγίαν α'. λεπίδος ἐρυθρᾶς οὐγγίαν
α'. ὄξους κοτύλην α'. Ἀμφίωνος πρὸς τὰς αὐτὰς διαθέσεις.
2μ λιθαργύρου λίτρας β'. ἐλαίου παλαιοῦ λίτρας δ'. χαλκί-
τεως οὐγγίας θ'. λεπίδος χαλκοῦ < δ'. ὄξους κοτύλην α'.
σκεύαζε κατὰ τρόπον. Τουρπιλιανοῦ ἡ τῶν φιλοσόφων λεγο-
μένη. ποιεῖ πρὸς τὰ ῥευματικὰ τῶν ἑλκῶν, ποιεῖ πρὸς τὰ
χρόνια καὶ δυσεπούλωτα, ἀνάγει ὀστᾶ διεφθορότα. 2μ λιθαρ-
γύρου λίτρας γ'. ἐλαίου παλαιοῦ ξέστας γ'. χαλκίτεως λίτρας
β' S''. λεπίδος χαλκοῦ < κε'. ὄξους κοτύλην α'. λιθάργυ-
ρον, ἔλαιον ἕψε μέχρι συστάσεως, εἶτα βάλλε λεπίδα λειοτά-
την καὶ κίνει συνεχῶς, καὶ ὅταν εὖ ἔχῃ, βάλλε κατὰ μικρὸν
τὴν χαλκῖτιν λεανθεῖσαν μετ' ὄξους, ποσῶς κατεψυγμένῳ τῷ
φαρμάκῳ, εἶτα θεὶς ἐπὶ τὸ πῦρ, πάλιν ἕψε μέχρις ἀμολύν-
του καὶ εἰς θυΐαν ἐξεράσας καὶ ἀνακόψας καὶ μαλάξας,
ἀνελόμενος χρῶ πρὸς τὰς προειρημένας διαθέσεις. ἡ ἴσις λε-
γομένη κιῤῥὰ φάρμακον ἐπιτετευγμένον πρὸς τὰ ῥευματικὰ

Argenti fpumae libram unam, olei veteris libras duas et di-
midiam, aeruginis unciam unam, chalcitidis unciam j, fqua-
mae rubrae ℥ j, aceti heminam unam. *Amphionis ad idem.* 2μ
Argenti fpumae lib. ij, olei veteris lib. iv, chalcitidis uncias
novem, fquamae aeris drach. iv, aceti heminam unam, con-
ficito in eundem modum. *Turpilliani, quod Philofophorum
dicitur. Facit ad ulcera fluida et diuturna, aegreque
cicatricem fumentia, offa corrupta reducit.* 2μ Argenti
fpumae libras tres, olei veteris fextarios tres, chalcitidis
lib. ij ß, aeris fquamae drach. xxv, aceti heminam unam.
Argenti fpumam et oleum usque ad confiftentiam incoquito,
deinde fquamam laeviffimam factam adjicito, affidue movens,
ac quum bene habet, chalcitidem ex aceto tritam paulatim
medicamento aliquatenus refrigerato immittito, deinde po-
nens fupra ignem rurfus incoquito, usque dum nou coin-
quinet, quum in pilam demiffum rurfus contuderis ac
fubegeris, excipito et ad fupradicta vitia utitor. *Ifis voca-
tum emplaftrum gilvum, od fluentia, diuturna, maligna*

ΤΩΝ ΚΑΤΑ ΓΕΝΗ ΒΙΒΛΙΟΝ Δ. 737

Ed. Chart. XIII. [761. 762.]   Ed. Baf. II. (372)

καὶ χρόνια καὶ κακοήθη καὶ δυσαλθῆ καὶ μάλιστα ἐπὶ τῶν
ἀκρωτηρίων. σκινάζειν δὲ αὐτὸ δεῖ ἀπαλώτερον, συστρέφε-
ται γὰρ κείμενον καὶ ξηρότερον γίνεται. ἔχει δὲ οὕτως. [762]
24 λιθαργύρου ⋖ ῥ΄. μίλτου Σινωπίδος ⋖ ή΄. διφρυγοῦς κη-
ροῦ, χαλκίτιδος κεκαυμένης ἀνὰ οὐγγίαν α΄. ἐν ἄλλῳ ἀνὰ
⋖ δ΄. χαλκίτεως ὠμῆς ⋖ β΄. ἐλαίου κο. β΄. ἔψε λιθάργυρον,
ἔλαιον, ἕως ἂν ξέσῃ ἐκ δευτέρου καὶ τρίτου. τούτου δὲ γε-
νομένου κατάῤῥαινε ὕδατι ὀλίγον τοῖς δακτύλοις, εἶτα ἐπί-
πασσε τὸ διφρυγὲς καὶ τὴν χαλκῖτιν ὀπτὴν λείαν ὑπὸ χεῖρα
τῷ ὕδατι καταῤῥαίνων ἕως ἂν μηκέτι ψοφῇ ἑψόμενον τὸ
φάρμακον. ὅταν δὲ συστῇ, ἐπίβαλλε κηρόν. ἔστω δέ σοι τὰ
μετ᾽ ὀλίγου ἐλαίου λειανθέντα κείμενα, χαλκῖτις ὠμὴ καὶ
σινωπίς. καὶ ὅταν εὖ ἔχῃ τὸ φάρμακον, ἐπίβαλλε ταῦτα καὶ
κίνει συνεχῶς, καὶ ὅταν καλῶς ἔχῃ, εἰς θυείαν ἐξεράσας καὶ
ἀνακόψας καὶ μαλάξας, ἀνελόμενος χρῶ. ἄλλη Σκριβωνίου
Λάργου φάρμακον ἐπιτετευγμένον. 24 κηροῦ ⋖ ῥ΄. ἄλλ᾽ ν΄.
λιθαργύρου ⋖ ν΄. ἐλαίου μυρσίνου κο. α΄. μίσυος κεκαυμέ-
νου, χαλκίτεως κεκαυμένης, στυπτηρίας σχιστῆς κεκαυμένης,

valet ac vix curabilia, maxime in partibus extremis.
Conficiendum eſt mollius ac tenerius, denſatur enim
repoſitum et ſiccius evadit. Ita habet. 24 Argenti ſpumae
drach. c, minii Sinopici Ʒ viij, diphrygis, cerae, chalcitidis
uſtae, ſingulorum unciam unam, in alio exemplari, ſingu-
lorum Ʒ iv, chalcitidis crudae drachmas duas, olei heminas
ij. Argenti ſpuma et oleum coquuntur dum iterum ac tertio
effervetur, hoc facto, aquae modicum digitis inſtillatur,
mox diphryges, chalcitis toſta laevis facta inſpergitur, ſub
manu aquam inſtillando, donec non amplius medicamentum
inter coquendum ſtrepat; ubi conſtiterit, ceram indito. Ad-
ſint autem chalcitis cruda et minium ex oleo modico con-
trita, quum bene habet medicamentum, haec immittito
continue movens, quum recte ſe habet, in pilam conjicito
ac rurſus tundito ſubigitoque, excipiens utitor. Aliud
Scribonii Largi medicamentum accommodatum. 24 Cerae
drach. centum, aliter l, argenti ſpumae drach. l, olei myr-
tei heminam j, miſyos uſti, chalcitidis uſtae, aluminis ſciſ-

ψιμυθίου, ῥητίνης τερμινθίνης ἀνὰ < ιβ'. σκεύαζε κατὰ τρό-
πον. ἄλλη. καταστέλλει καὶ τὰ ἐν ὀφθαλμοῖς σταφυλώματα,
ποιεῖ πρὸς τὰ δυσαλθῆ. 4 μίλτου Σινωπίδος < ιε'. λιθαρ-
γύρου < ρ'. κηροῦ < μ'. πιτυΐνης < κ'. χαλκίτεως < λ'.
ἁλὸς ἀμμωνιακοῦ < α'. λιβάνου < α'. ἐλαίου κο. α'. σκεύ-
αζε κατὰ τρόπον. ἄλλη, ὡς Ἀφροδᾶς. ποιεῖ καὶ πρὸς κον-
δυλώματα καὶ ῥαγάδας δυσαλθεῖς. 4 λιθαργύρου < μη'. τερ-
μινθίνης < κη'. μίσυος ὀπτοῦ, χαλκίτιδος ὀπτῆς ἀνὰ < η'.
μίλτου Σινωπίδος, χαλκάνθου ἀνὰ < δ'. ἐλαίου παλαιοῦ
κο. α'. ὕδατος κο. α'. κηροῦ < μ'. κικίνου λίτραν α'. ἄλλοι
κυάθου S''. τὰ ξηρὰ μετὰ τοῦ ὕδατος λεαίνεται· καὶ περὶ
μὲν τούτων ἐπὶ τοσοῦτον.

[Περὶ τοῦ δευτέρου γένους τῶν δυσθεραπεύτων ἑλκῶν
περὶ ὧν ὁ Ἀσκληπιάδης ἔγραψε κατὰ λέξιν οὕτως.] Πρὸς
δὲ τὰ ῥευματικὰ τῶν ἑλκῶν καὶ δυσαλθῆ χρηστέον ταῖς ὑπο-
γεγραμμέναις σκευασίαις. ἡ διὰ χαμαιλέοντος, ᾗ ἐχρήσατο Φι-
λόξενος πρὸς τὰ ῥευματικὰ τῶν ἑλκῶν καὶ δυσαλθῆ. 4 λι-

filis ufti, ceruffae, refinae terebinthinae, fingulorum drach-
mas xij, componitur eodem modo. *Aliud. Compefcit in
oculis ftaphylomata, valet ad ulcera curatu difficilia.* 4
Minii Sinopici ʒ xv, argenti fpumae drach. centum, cerae
drach. xl, pityinae drach. xx, chalcitidis drach. xxx, falis
ammoniaci drach. unam, thuris drach. j, olei heminam unam.
Praeparato, quo dixi modo. *Aliud, ut Aphrodas. Facit
item ad condylomata et rhagades contumaces.* 4 Argenti
fpumae ʒ xlviij, terebinthinae ʒ xxviij, mifyos tofti, chal-
citidis toftae, fingulorum ʒ viij, minii Sinopici, chalcanthi,
fingulorum ʒ iv, olei veteris heminam j, aquae heminam
j, cerae drach. xl, ricini lib. j, alii cyathi dimidium, ficca
ex aqua laevigantur. Atque de his hactenus.

[*De fecundo vix fanabilium ulcerum genere, de
quibus Afclepiades hoc modo fcripfit ad verbum.*] *Ad
fluentia ulcera et curatu difficilia confecturis infra
fcriptis utemur. Medicamentum ex chamaeleonte, quo
ufus eft Philoxenus ad fluentia et aegre curabilia ul-*

Ed. Chart. XIII. [762.]   Ed. Baf. II, (372.)

θαργύρου λίτραν α΄. ἐλαίου παλαιοῦ λίτρας β΄. χαμαιλέοντος ῥίζης οὐγγίας δ΄. ἀριστολοχίας οὐγγίας δ΄. χαλβάνης οὐγγίας β΄. κηκίδος οὐγγίας β΄. λιβάνου γο β΄. σκεύαζε κατὰ τρόπον. ἄλλη, ἡ τοῦ Θηβαίου λεγομένη. ♃ λιθαργύρου λίτραν α΄. ἐλαίου παλαιοῦ ξε. α΄. χαλκάνθου ◁ κδ΄. χαμαιλέοντος ◁ ιβ΄. ἀριστολοχίας ◁ ιβ΄. χαλβάνης ◁ η΄. λιβάνου ◁ η΄. σκεύαζε κατὰ τρόπον. ἄλλη διὰ τῶν καλάμων πρὸς τὰ ῥευματικὰ καὶ χειρώνεια ἕλκη, ποιεῖ καὶ πρὸς παντὸς ἑρπετοῦ πληγήν. ♃ λιθαργύρου λίτραν μίαν, ἐλαίου παλαιοῦ λίτρας β΄. χαμαιλέοντος μέλανος τῆς ῥίζης, ἀριστολοχίας, κηκίδων ὀμφακίνων, ἑκάστου ἀνὰ ◁ δ΄. χαλβάνης, ἀμμωνιακοῦ θυμιάματος, λιβανωτοῦ, ἑκάστου ἀνὰ οὐγγίας β΄. σκεύαζε κινῶν ῥίζαις καλάμων χλωρῶν. Κάστου γαγγραινικὴ λεγομένη, φάρμακον ἐπιτετευγμένον. ♃ λιθαργύρου ◁ ρκ΄. ἐλαίου ξε. β΄. ἥμισυ, χαμαιλέοντος μέλανος ῥίζης ◁ ιστ΄. ὄξους ξέστας β΄. ἥμισυ, ἰοῦ ◁ η΄. πίτυος φλοιοῦ ◁ η΄. σμύρνης ◁ δ΄. σκεύαζε κατὰ τρόπον. μέλαινα ἡ διὰ τοῦ πυρίτου

cera. ♃ Argenti fpumae libram unam, olei veteris libras duas, chamaeleontis radicis ℥ iv, aristolochiae trientem, galbani ℥ ij, gallae ℥ ij, thuris ℥ ij, conficito, ficut prius. *Aliud quod Thebano adfcribitur.* ♃ Argenti fpumae libram j, olei veteris fextarium j, chalcanthi Ʒ xxiv, chamaeleontis Ʒ xij, aristolochiae Ʒ xij, galbani Ʒ viij, thuris Ʒ viij, componito fimiliter. *Aliud ex arundinibus, ad fluentia et chironia ulcera, item ad cujuslibet ferpentis ictum.* ♃ Argenti fpumae lib. j, olei veteris lib. ij, chamaeleontis nigri radicis, aristolochiae, gallarum immaturarum, fingulorum Ʒ iv, galbani, guttae ammoniaci, thuris, fingulorum ℥ ij, praepara movens radicibus arundinum viridium. *Aliud Cafti nominatum gangraenicum, medicamentum accommodatum.* ♃ Argenti fpumae Ʒ c, viginti, olei fextarios duos et dimidium, chamaeleontis nigri radicis Ʒ xvj, aceti fextarios duos et dimidium, aeruginis drach. octo, piceae corticis drach. viij, myrrhae drach. iv, praeparato ficut priora. *Nigrum ex pyrite lapide vocatum . quod ad*

Ed. Chart. XIII. [762. 763.]   Ed. Baf. II. (372.)

λεγομένη Δαμονικοῦ. ποιεῖ πρὸς τὰ ξευματικὰ καὶ δυσαλθῆ
καὶ φαγεδαινικά. ποιεῖ καὶ πρὸς σύριγγας ἐντιθεμένη καὶ
μαλάττει πᾶσαν σκληρίαν. 4 λιθαργύρου, ἀσφάλτου ἀνὰ
◄ ϱ΄. ἢ ν΄. πίσσης, κηροῦ ἀνὰ ◄ η΄. πυρίτου, τερμινθίνης
ἀνὰ ◄ κέ. προπόλεως, σχιστῆς ἀνὰ ◄ ιέ. ἀμμωνιακοῦ θυ-
μιάματος ◄ ιβ΄. χαλβάνης, ἀλόης ἀνὰ ◄ η΄. ἰοῦ, μάννης ἀνὰ
◄ έ. ἐλαίου παλαιοῦ ξε. β΄. [763] ἕψε λιθάργυρον μετ᾽
ἐλαίου ἕως συστραφῇ, εἶτα ἐπίβαλλε ἄσφαλτον, πίσσαν, κη-
ρὸν, ξητίνην, πρόπολιν, καὶ ὅταν τακῇ, ἐάσας ψυγῆναι ἐπί-
βαλλε ἰὸν καὶ τὸν λίθον, ἔπειτα τὸ ἀμμωνιακὸν, εἶτα ἄρας
καὶ ἐπ᾽ ὀλίγον ψύξας ἐπίβαλλε σχιστὴν, χαλβάνην, μάννην
καὶ ὀλίγον ἑψήσας κατέρασον εἰς ψυχρὸν ὕδωρ καὶ ἐάσας
ἡμέραν καὶ νύκτα μαλάξας χρῶ. ποιεῖ πρὸς τὰ δυσαλθῆ.
ἄλλη. 4 πίσσης, κηροῦ, πυρίτου ἀνὰ ◄ ιβ΄. ἀμμωνιακοῦ θυ-
μιάματος ◄ ι΄. ἀσφάλτου ◄ ν΄. λιθαργύρου ◄ μ΄. προπό-
λεως ◄ η΄. σχιστῆς ◄ έ. ἰοῦ ◄ β΄. ἐλαίου ξε. α΄. ἄλλη μέ-
λαινα ἡ διὰ τῶν ἰτεῶν πρὸς τὰς αὐτὰς διαθέσεις. 4 μίσυος

*Damonicum refertur. Valet ad fluentia, difficilia curatu
et phagedaenica ulcera. Facit item ad fiftulas impofitum,
emollitque omnem duritiem.* 4 Argenti fpumae, bituminis,
fingulorum ℥ c, aliter l, picis, cerae, fingulorum ℥ viij,
pyritis, terebinthinae, utriusque ℥ xxv, propolis, aluminis
fciffilis, fingulorum ℥ xv, ammoniaci thymiamatis ℥ xij,
galbani, aloës, utriusque ℥ viij, aeruginis, mannae, utrius-
que ℥ v, olei veteris fext. ij. Argenti fpuma cum oleo in-
coquitur, donec coierint, mox bitumen, pix, cera, refina,
propolis injicitur, quibus liquefactis refrigeratisque aeru-
go et lapis pyrites immittitur, deinde ammoniacum, quum
cacabus ab igne fublatus modice refrixerit, alumen, galba-
num mannaque inditur et mediocriter cocta in frigidam
demittuntur, ad diem noctemque finuntur. Subactis utitor.
Aliud. Facit ad curatu difficilia. 4 Picis, cerae, pyritae,
fingulorum ℥ xij, guttae ammoniaci ℥ x, bituminis ℥ l, ar-
genti fpumae ℥ xl, propolis ℥ viij, fciffilis ℥ v, aeruginis
℥ ij, olei fextarium j. *Aliud nigrum ex falicibus ad idem.*

Ed. Chart. XIII. [763.] **Ed. Baf. II. (372. 373.)**

ξενικοῦ, στυπτηρίας στρογγύλης, χαλκίτεως, μελαντηρίας, ἰοῦ
ξυστοῦ, στυπτηρίας σχιστῆς, κηκίδων ὀμφακίνων, ψιμυθίου,
ἑκάστου ἡμίλιτρον, κηροῦ, ῥητίνης ξηρᾶς, πίττης Βρυτίας,
ἀσφάλτου ἀνὰ λίτρας β΄. ὄξους δριμέος, ξέστου τὸ ἥμισυ,
ἐλαίου ὀμφακίνου λίτρας β΄. ἰτέας ἀκρεμόνων ἁπαλῶν τῶν
φύλλων λίτρας β΄. τὰ φύλλα τῆς ἰτέας εἰς ὄξος βαλὼν καὶ
θεὶς ἐπὶ τὸ πῦρ ἕψε, κινῶν συνεχῶς ἕως τὸ (373) τρίτον
τῷ ὑγρῷ ὑπολειφθῇ. τὰ δὲ ξηρὰ κόπτε καὶ σῆθε λεπτο-
τάτῳ κοσκίνῳ καὶ εἰς θυείαν βαλὼν ἐπίβαλλε τούτοις ἐκθλί-
ψας τὸ ὑγρὸν καὶ τρῖβε φιλοπόνως, ὥσπερ τὰς κεφαλικὰς
δυνάμεις. τὰ δὲ τηκτὰ ἕψε μέχρις ἀμολύντου, εἶτ᾽ ἐάσας ψυ-
γῆναι καὶ ἀναξύσας ἐπίβαλλε τοῖς λεανθεῖσι καὶ εἰς θυείαν
ἐξεράσας ἀνελόμενος χρῶ. ἡ Ἰνδὴ Θαρσέου χειρουργοῦ πρὸς
τὰς προειρημένας διαθέσεις. 2 κηροῦ, ῥητίνης φρυκτῆς, πίσ-
σης ξηρᾶς, ἀσφάλτου ὑγρᾶς, Ζακυνθίας, ἑκάστου λίτρας β΄.
ψιμυθίου, ἰοῦ, χαλκίτιδος, μίσυος ξενικοῦ, μελαντηρίας, στυ-
πτηρίας καὶ σχιστῆς καὶ στρογγύλης, κηκίδων ὀμφακίδων,
σιδίων, ῥοῦ, λιβάνου ἑκάστου ἀνὰ ἡμίλιτρον, ὄξους ὅσον

2 Mifyos peregrini, aluminis rotundi, chalcitidis, cretae
futoriae, aeruginis rafae, aluminis fciffilis, gallarum imma-
turarum, ceruffae, fingulorum felibram, cerae, refinae fic-
cae, picis Brutiae, bituminis, fingulorum lib. ij, aceti acris
fextarii dimidium, olei omphacini lib. ij, falicis furculorum
tenerorum foliorum lib. ij. Folia falicis in acetum mittito
ignique fuprapofita coquito movens fine requie, dum tertia
liquoris pars relicta fuerit, ficca vero tundito et cribro
tenuiffimo fecernito, deinde in mortarium conjecta his hu-
morem expreffum adjicito teritoque diligenter, tanquam
cephalica medicamenta. Quae autem liquefieri poffunt, us-
que dum non coinquinent, coquito, pofteaquam refrigerata
raferis, laevigatis immifceto ac in pilam conjecta excipiens
utitor. *Indum Tharfei chirurgi ad eadem.* 2 Cerae, refi-
nae frictae, picis aridae, bituminis liquidi, Zacynthii, fin-
gulorum lib. ij, ceruffae, aeruginis, chalcitidis, mifyos pe-
regrini, melanteriae, aluminis et fciffilis et rotundi, gallae
omphacitidis, malicorii, rhu, thuris, fingulorum felibram,

ἐξαρκεῖ. τὰ τηκτὰ ἔψε μέχρις ἀμολύντου, τὰ δὲ ξηρὰ κόψας
καὶ σήσας λεπτοτάτῳ κοσκίνῳ, ὄξει φυράσας ἀναλάμβανε
τοῖς τηκτοῖς. ἄλλη Κυζικηνή. ποιεῖ πρὸς τὰς κεχρονισμένας
διαθέσεις καὶ τὰς τῶν νεύρων διακοπάς. ⁒ λιβανωτοῦ, ὡς
καλλίστου, κηροῦ, σμύρνης, ἀριστολοχίας, χαλκίτιδος, Ἰλλυ-
ρικῆς, χαλβάνης ἀνὰ ⊲δ΄. τερμινθίνης, λιθαργύρου ἀνὰ ⊲ή΄.
ἐλαίου κοτύλην α΄. ἅπαντα βαλὼν εἰς ἄγγος χαλκοῦν ἔψε
ἐπὶ τέφρας μαλακῆς, κινῶν ἕως ἂν ἀποσταζόμενον εἰς ὕδωρ
ψυχρὸν πάχος ἔχῃ μέλιτος. μετὰ δὲ ταῦτα αἶρε κινῶν, τοῦτο
ἐγχρίσας εἰς δερμάτιον ἐπιτίθει καὶ λῦε χειμῶνος μὲν μετὰ
τὴν ἑβδόμην ἡμέραν, θέρους δὲ μετὰ τὴν πέμπτην. ἄλλη
ἐκ τῶν Φιλοξένου. ⁒ λιβάνου, σμύρνης, κρόκου, Ἰλλυρικῆς,
βδελλίου, λεπίδος χαλκοῦ, χαλκάνθους, χαλκίτεως, στυπτηρίας
στρογγύλης καὶ σχιστῆς, μίσυος ξενικοῦ, ἀμμωνιακοῦ θυμιά-
ματος, προπόλεως, ἰξοῦ δρυΐνου, ὀποπάνακος, σιδίων μεμυ-
κότων ἀνὰ ⊲ δ΄. ἀριστολοχίας ⊲ ή΄. κηροῦ ⊲ ρ΄. ὃ μνᾶν
ἐπιγράφει, στέατος ταυρείου ⊲ ρ΄. ῥητίνης τερμινθίνης ⊲οε΄.
ὃ τριατέτταρα ἐπιγράφει. τὴν ῥητίνην βαλὼν εἰς λοπάδα

aceti quantum fufficit. Quae liquantur eo fpiffitudinis, ut
non inquinent, coquito, ficca tundito, tenuiffimo cribro
cernito, aceto perfundito et liquabilibus excipito. *Aliud
Cyzicenum. Facit ad diuturnos affectus et nervos prae-
cifos.* ⁒ Thuris quam optimi, cerae, myrrhae, ariftolochiae,
chalcitidis, Illyricae, galbani, fingulorum ℥ iv, terebinthi-
nae, argenti fpumae, fingulorum ℥ viij, olei heminam j.
Omnia in vas aereum conjicito, fuper cinerem molliuscu-
lum coquito movens, donec in frigidam defcendens mellis
habeat fpiffitudinem, deinde tollito movens. Hoc in pellicu-
lam illitum imponito et folvito hieme poft feptimum diem,
aeftate a quinto. *Aliud ex collectaneis Philoxeni.* ⁒ Thu-
ris, myrrhae, croci, illyricae, bdellii, fquamae aeris, chal-
canthi, chalcitidis, aluminis rotundi et fiffi, mifyos pere-
grini, guttae ammoniaci, propolis, vifci quercini, opopana-
cis, malicorii inclufi, fingulorum ℥ iv, ariftolochiae ℥ viij,
cerae ℥ c, quod minam infcribit, fevi taurini ℥ c, refinae
terebinthinae ℥ lxxv, quod Graece triatettara nuncupat.

Ed. Chart. XIII. [763. 764.]   Ed. Baf. II. (373)

ὀστρακίνην καινὴν, ἕψε ἕως ἂν ἄοσμος γένηται· εἶτα τὸ
στέαρ καὶ τὸν κηρὸν κατανίσας ἐπίβαλλε καὶ τῆκε. τὰ δὲ
ξηρὰ κόπτε καὶ σῆθε λεπτοτάτῳ κοσκίνῳ, ἔπειτα καθελὼν
ἀπὸ τοῦ πυρὸς τὰ τηκτὰ ποσῶς ἐάσας ψυγῆναι, τούτοις
κατάπασσε τὰ ξηρὰ κινῶν ἐπιμελῶς. ἔχειν δὲ δεῖ μετ᾽ ὄξους
τετριμμένα σμύρναν, λίβανον, βδέλλιον, ὀποπάνακα καὶ τού-
τοις ἐμβάλλεται τὰ ἐν τῇ λοπάδι καὶ τρίβεται, ὥστε ἐγκη-
ρίδας μὴ γενέσθαι. ὅταν δὲ καλῶς ἔχῃ, ἀνελοῦ εἰς πυξίδα
ξυλίνην προυποχρίσας ἰρίνῳ.

[764] [Περὶ τοῦ τρίτου γένους τῶν δυσθεραπεύτων
ἑλκῶν, περὶ ὧν κατὰ λέξιν ὁ Ἀσκληπιάδης ἔγραψε ταῦτα.]
Ἐπὶ δὲ τῶν μηδ᾽ ὅλως συνερχομένων ἑλκῶν ἢ συνερχομένων
μὲν, ἀναλυομένων δὲ πάλιν, ἤτοι τῆς σαρκὸς διαφθειρομένης
ἢ καὶ τῶν ὑποκειμένων ὀστέων ἐφθορότων χρηστέον ταῖς
ὑποκειμέναις σκευασίαις. πρὸς τὰ χειρώνεια καὶ δυσαλθῆ
φάρμακον ἐπιτετευγμένον. ♃ λιπίδος χαλκοῦ, ἰοῦ ξυστοῦ
ἀνὰ γο α΄. κηροῦ ἡμίλιτρον, ῥητίνης λάρικος γο α΄. ἥμισυ

Refina in ollam fictilem novam conjecta coquatur, donec
odorem amittat, deinde fevum et cera purgata adjiciantur
liquenturque, ficca tundantur et tenuiffimo cribro incer-
nantur. Deinde ab igne depofita, quae liquefacta funt, ali-
quandiu refrigerari permittantur, quibus ficca infpergito,
curiofe movens, myrrham vero, thus, bdellium, opopa-
nacem, ex aceto trita ea habere oportet, quibus ea, quae in
olla funt, immittenda terendaque, ne in grumos cerae mo-
do coëant. Quum bene habuerit medicamentum, pyxide
lignea irino prius illita reponito.

[De tertio genere ulcerum, quae vix ad fanitatem
perveniunt, Afclepiades haec ad verbum fcripfit.] Ad ul-
cera, quae nequaquam coeunt, aut fi coeant, rurfus fol-
vuntur vel carne corrupta vel etiam offibus fubjectis labe-
factatis, hujusmodi confecturis utendum eft. Ad chironia
et quae difficilem curationem habent medicamentum con-
fectum. ♃ Squamae aeris, aeruginis rafae, fingulorum un-
ciam j, cerae felibram, refinae laricis ℥ j ß. Quae liquan-

τὰ τηκτὰ κατὰ τῶν ξηρῶν καὶ ἀνελόμενος χρῶ, μαλάσσων ἐπιμελῶς καὶ πλατυσμάτιον ἐπιῤῥίπτων κατὰ μόνου τοῦ πεπονθότος, ὥστε περιλαμβάνειν μόνον τὸ ἕλκος. δεῖ δὲ τὰ πέριξ ἀφλεγμάντῳ φαρμάκῳ περιλαμβάνειν. ἐν δὲ τῇ θεραπείᾳ λύειν χρὴ διὰ τρίτης τὸ ἕλκος, ἔπειτα προπυριᾶν καὶ τὸ αὐτὸ πλατυσμάτιον ἀπονίπτοντα μαλάσσειν καὶ πάλιν ἐπιτιθέναι, ἕως ἂν ἄρξηται συνουλώσεως. ἄλλη ἐπιτετευγμένη. ℞ ἰοῦ, λεπίδος χαλκοῦ ἀνὰ γο β΄. διφρυγοῦς γο α΄. κηροῦ λίτραν α΄. λάρικος γο γ΄. σκεύαζε καὶ χρῶ καθὼς προείρηται. μετὰ ταῦτα περὶ τῶν ὀνομαζομένων κεφαλικῶν ὡς ἔγραψεν Ἀσκληπιάδης κατὰ λέξιν οὕτως. Δηϊλέοντος κεφαλική. πρὸς τὰ χρόνια καὶ δυσαλθῆ, ἀνάγει ὀστᾶ διεφθορότα. ℞ λεπίδος χαλκοῦ, μάννης, λιβανωτοῦ, ῥητίνης ξηρᾶς ἀνὰ ∠ ρ΄. ὄξους κο. ιβ΄. τρῖβε λεπίδα χαλκοῦ μετ᾽ ὄξους καὶ ὅταν ἐκλειωθῇ, ἐπίβαλλε λειότατον λιβανωτὸν καὶ ῥητίνην καὶ ἀνάπλαττε τροχίσκους καὶ ξήραινε ἐν σκιᾷ. ἐν δὲ τῇ χρήσει ἐφ᾽ ὧν βούλει ἐκτυλῶσαι, λάμβανε τοῦ φαρμάκου μέρος ἓν καὶ

tur, aridis miſceto excipitoque ac utitor curioſe ſubigens, latiusculum ceratum ſoli affectae parti injiciens, ut ulcus tantum comprehendat, ambientes vero particulas medicamento, quod phlegmonem propellit, circundare oportet, tertio curationis die ulcus ſolvere, dein fomentis lenire ipſumque ceratum ablutum emollire ac rurſus imponere, donec cicatrix appareat. *Aliud accommodatum.* ℞ Aeruginis, ſquamae aeris, ſingulorum uncias ij, diphrygis unciam unam, cerae libram unam, laricis uncias iij, praeparato ac utitor, ſicut praedictum eſt. Poſt haec de medicamentis, quae nominantur cephalica, id eſt capiti accommodata, ſic ad verbum Aſclepiades tradidit. *Deileontis cephalicum ad diuturna et quae difficulter ſervantur. Oſſa corrupta educit.* ℞ Aeris ſquamae, mannae, thuris, reſinae ſiccae, ſingulorum drach. centum, aceti heminas xij. Terito ſquamam ex aceto et quum laevis facta fuerit, thus in minutiſſimum pulverem redactum adjicito et reſinam, paſtillos fingito, quos in umbra deſiccabis. In uſu, quum callum auferre co-

κηρωτῆς σκευασθείσης διὰ ῥοδίνου τὸ ἴσον. ἐπὶ δὲ τῶν ἄλλων ἔστω τοῦ φαρμάκου μέρος ἕν καὶ τῆς κηρωτῆς μέρη γ' ἢ δ'. δεῖ γὰρ τὴν κρᾶσιν γίγνεσθαι κατάλληλον ταῖς ὑποκειμέναις διαθέσεσι. μελάγχλωρος κεφαλικὴ, ᾗ ἐχρήσατο Τρύφων ὁ ἀρχαῖος. ποιεῖ πρὸς τὰ χρόνια καὶ δυσαλθῆ, ἀνάγει ὀστᾶ διεφθορότα. ♃ λεπίδος χαλκοῦ ιβ'. μάννης, λιβανωτοῦ, ἀμμωνιακοῦ θυμιάματος, ῥητίνης πιτυΐνης ξηρᾶς, στέατος μοσχείου θεραπευομένου, ῥητίνης τερμινθίνης ἀνὰ < ιστ'. κηροῦ, ἐλαίου ἀνὰ μνᾶς τέταρτον, ὄξους κοτύλην α'. σκεύαζε κατὰ τρόπον. Φιλώτου κεφαλικὴ πρὸς τὰ χρόνια καὶ δυσαλθῆ, ἀνάγει ὀστᾶ διεφθορότα καὶ τύλους ὑπεκτήκει. ♃ γῆς Ἐρετριάδος < ρ'. λεπίδος χαλκοῦ < ν'. ἰχθυοκόλλης < κε'. ὄξους κοτύλας ιβ'. τὴν ἰχθυοκόλλαν δὲ εἰς λεπτὰ χρὴ συγκόψαντα βάλλειν εἰς ἄγγος ὑελοῦν καὶ ταύτῃ ὄξος ἐπιβάλλοντα ἐᾶν βρέχεσθαι καὶ διαλυθεῖσαν ἐπιβάλλειν σκευασθέντι τῷ φαρμάκῳ καὶ μίξαντας ἀναπλάττειν τροχίσκους, ἡ χρῆσις δεδήλωται. Διονυσίου Σαμίου. ♃ γῆς Ἐρετριάδος

naris, medicamenti partem unam, cerati ex rofaceo confecti aequalem fumito. In aliis vero fit medicamenti portio una, cerati partes tres vel quatuor, nam temperamentum fubjectis affectibus convenire oportet. *Cephalicum melanchloron*, id eft *ex nigro viride, quo ufus eft Tryphon Archaeus. Facit ad diuturna et vix fanabilia. Offa corrupta reducit.* ♃ Aeris fquamae drach. xij, mannae, thuris, guttae ammoniaci, refinae pityinae ficcae, fevi vitulini curati, refinae terebinthinae, fingulorum drach. xvj, cerae, olei, utriusque quartam minae partem, aceti heminam unam, conficito ad modum praedictum. *Philotae cephalicum, ad diutina difficiliaque fanatu. Offa corrupta reducit et callos confumit.* ♃ Terrae Eretriadis drach. centum, aeris fquamae drach. quinquaginta, ichthyocollae drach. xxv, aceti heminas xij. Ichthyocollam minutim contufam in vas vitreum conjicere oportet, acetum affundere, ut irrigetur, diffolutam medicamento praeparato immittere, ubi mifcuerimus, paftillos efformare, ufus indicatus eft. *Dionyfii Samii.* ♃

Ed. Chart. XIII. [764.765.]　　　　　　Ed. Baf. II. (373.)

μνᾶν α΄. λεπίδος χαλκοῦ ἡμίμνουν, ἰχθυοκόλλης μνᾶς τέταρτον, λιβάνου μνᾶς ὄγδοον, ἰοῦ ξυστοῦ μνᾶς ὄγδοον. σμύρνης μνᾶς ἑκκαιδέκατον, ὄξους χόας β΄. συντίθει ἐν τοῖς ὑπὸ κύνα καύμασιν, ἐν ἡλίῳ τρίβων πάντα ὁμοῦ σὺν τῷ ὄξει. τὴν δ᾽ ἰχθυοκόλλαν λεπτὰ ποιήσας βρέχε σὺν ὀλίγῳ ὄξει ἐν ὑελίνῳ ἀγγείῳ, εἶτα μίξας τοῖς ἐν τῇ θυείᾳ ἀνάπλαττε τροχίσκους ἀνὰ ὁλκὰς ἄγοντας τέσσαρας, οὓς δὲ ὀκτὼ καὶ ξήραινε. ἐπὶ δὲ τῆς χρήσεως τοῦ φαρμάκου μέρος ἓν πρὸς τρία κηρωτῆς σκευασθείσης διὰ ῥοδίνου, ἐπὶ δὲ τῶν σπληνίων ἐπιῤῥίπτει ἔρια οἰσυπηρὰ βεβρεγμένα ὄξει, ἐπὶ συρίγγων πρὸς μέρος ἓν φαρμάκου, κηρωτῆς ῥοδίνης μέρη β΄. ποιῶν κολλύρια ἐντίθει. ἡ διὰ τῶν βοτανῶν, ὡς Λεύκιος ὁ Καθηγητής. ♃ ἀναγαλλίδος τῆς τὸ κυάνεον ἄνθος ἐχούσης ⟨ νστ΄. μήκωνος ἀγρίας ⟨ νστ΄. ὑοσκυάμου χλωροῦ τῶν φύλλων καὶ πράσων χλωρῶν ἀνὰ ⟨ νστ΄. [765] λεπίδος χαλκοῦ ⟨ κέ. μάννης ⟨ κ΄. ῥητίνης πιτυΐνης ξηρᾶς ⟨ ιστ΄. ἀλόης ⟨ στ΄. στυπτηρίας σχιστῆς ⟨ δ΄. καὶ στρογγύλης ⟨ δ΄. ἁλὸς ἀμμωνιακοῦ ⟨ δ΄. κηροῦ μνᾶν α΄. ἐλαίου παλαιοῦ

Terrae Erteriadis minam unam, aeris fquamae minae dimidium, ichthyocollae quartam partem, thuris octavam, aeruginis rafae octavam, myrrhae decimamfextam, aceti congios duos. Componito fub aeftu caniculae, in fole omnia cum aceto fimul terens, ichthyocollam vero tenuem faciens aceto modico in vafe vitreo imbuito, deinde quum mifcueris iis, quae funt in mortario, paftillos fingito quatuor fingulos drachmarum, quosdam octo, et deficcato. Ubi utendum erit, medicamenti partem j, cum tribus cerati ex rofaceo confecti fumito, fpleniis lanam fuccidam aceto madentem fuperdato, fiftulis medicamenti partem j, cerati rofacei ij, collyria faciens imponito. *Emplaftrum diabotanon.* i. *ex herbis, ut Lucius praeceptor conficiebat.* ♃ Anagallidis flore coeruleo ʒ lvj, papaveris agreftis ʒ lvj, hyofcyami viridis foliorum et porrorum viridium fingulorum ʒ lvj, fquamae aeris ʒ xxv, mannae ʒ xx, refinae pityinae ficcae ʒ xvj, aloës ʒ vj, aluminis fciffilis drach. iv, rotundi ʒ iv, falis ammoniaci ʒ iv, cerae minam j, olei veteris heminas ij,

Ed. Chart. XIII. [765.]   Ed. Baf. II. (373. 374.)

κο. β'. ὄξους τὸ ἱκανόν. τὰς βοτάνας κόψας ἐπιμελῶς καὶ ὄξει διαλύσας ἔκθλιβε τὸ ὑγρὸν πρὸς τὴν τοῦ φαρμάκου σκευασίαν. ἡ ἴσις κεφαλικὴ πρὸς τὰ χειρώνεια καὶ δυσαλθῆ. ἔστι δὲ καὶ ἔναιμος ἀγαθή. 24 κηροῦ ⊲ ρ'. ῥητίνης κολοφωνιακῆς ⊲ σ'. ἀμμωνιακοῦ θυμιάματος, λεπίδος χαλκοῦ, λιβανωτοῦ κεκαυμένου, ἀριστολοχίας λεπτῆς, ἰοῦ, ἁλὸς ἀμμωνιακοῦ ἀνὰ ⊲ η'. χαλ(374)βάνης, μάννης, σμύρνης, ἀλόης ἀνὰ ⊲ ιβ'. στυπτηρίας στρογγύλης ⊲ στ'. ἐλαίου παλαιοῦ κο. α'. ὄξους τὸ ἱκανόν. σκεύαζε καὶ χρῶ ποτὲ μὲν ἀκράτῳ τῷ φαρμάκῳ ποτὲ δὲ ἀνιεμένῳ.

Κεφ. ιδ'. [Περὶ τῶν ὑπὸ τοῦ Ἥρα γεγραμμένων χρησίμων ἐμπλάστρων εἰς τὰ δυσθεράπευτα τῶν ἑλκῶν.] Ἄλλας μέν τινας ἐμπλάστρους ἔγραψε πολυχρήστους, ἃς καὶ πρὸς τὰ δυσκατούλωτα καὶ κακοήθη φησὶν ἁρμόττειν. ἐξαιρέτως δὲ πρὸς ταῦτα μόνα διαφερούσης, ἐμνημόνευσε μιᾶς ὡδί πως γράψας αὐτοῖς ὀνόμασι περὶ αὐτῆς. ἡ Ὑγιεινοῦ αὐτοῦ πρὸς πολλὰ εὔχρους, ποιοῦσα ἐπὶ τῶν δυσεπουλώτων καὶ ἐπὶ παρωνυχιῶν, ταύτης καλλίων ἔμπλαστρος οὐκ ἔστι. 24 λι

aceti quantum fatis eſt. Herbis diligenter contuſis acetoque folutis, humorem ad medicamenti confecturam exprimito, *Iſis cephalica, ad chironia et curatu difficilia, eſt item cruentis idoneum.* 24 Cerae ℥ c, reſinae colophoniacae ℥ cc, guttae ammoniaci, ſquamae aeris, thuris uſti, ariſtolochiae tenuis, aeruginis, ſalis ammoniaci, ſingulorum drach. octo, galbani, mannae, myrrhae, aloës ſingulorum drach xij, aluminis rotundi ℥ vj, olei veteris heminam unam, aceti quantum ſufficit. Praeparato ac utitor interdum mero, interdum diluto medicamento.

Cap. XIV. [*De ſcriptis ab Hera utilibus emplaſtris ad vix ſanabilia ulcera.*] Alia ſane quaedam emplaſtra uſus multiplicis tradidit, quae ulceribus quoque aegre cicatricem ducentibus et malignis eſſe accommodata affirmat. Unius vero proprie ad ea ſola conducentis meminit, ſic fere de ipſo ſcribens ad verbum. *Emplaſtrum ipſius Hygiini ad multa utile, boni coloris. Facit bene ulceribus, quae ad cicatricem aegre perveniunt, item ad paronychia, quo*

θαργύρου χρυσίτιδος μνᾶν α'. κηροῦ μνᾶν α'. χαμαιλέοντος
μέλανος ῥίζης < λστ'. ἰοῦ ξυστοῦ < ιη'. χρυσοκόλλης < μ'.
ἐλαίου κο. γ'. λιθάργυρον, ἔλαιον ἕψε μαλακῷ πυρὶ, ἕως
ἄρξηται ἀναζεῖν, εἶτα ἔμπασσε τὸν ἰὸν, ἄρας ἀπὸ τοῦ πυ-
ρὸς καὶ κίνει πάλιν ἕψων, ἕως τὸ χρῶμα τὸ ἴδιον ἀπολάβῃ,
εἶτα κηρὸν, ὅταν δὲ καλῶς ἔχῃ, χρυσοκόλλαν καὶ χαμαι-
λέοντα, κατεράσας δὲ εἰς θυείαν ὄξος ἐπιῤῥαινε. πρὸς μὲν
τὰ προγεγραμμένα ποιεῖ καὶ τῆς χρυσοκόλλης παραπλεκομέ-
νης. χωρὶς μέντοι ταύτης παρηγορικωτάτη ἐστὶ καὶ ἄκρως
ποιοῦσα πρὸς τὰ τῶν νεύρων νύγματα καὶ ὅπου τι ἀνα-
πλεῦσαι δεῖ ἀπὸ μυῶν ἢ νεύρων. καλῶς ἐποίησεν ὁ Ἥρας,
ἐπὶ τῷ τέλει τοῦ περὶ τῆς ἐμπλάστρου λόγου, προσγράψας
ὅτι μετὰ τῆς χρυσοκόλλης οὐκ ἔστι παρηγορική, στυπτικὸν
γὰρ ἔχει τι φάρμακον τοῦτο, χαλαστικῶν δὲ δεῖται τὰ παρη-
γορούμενα δι' ὀδύνην δηλονότι. παρηγορεῖσθαι γὰρ ἐν τούτῳ
μόνον τὸ σύμπτωμα χρῄζει καὶ πολλάκις γε τὰ παρηγο-
ροῦντα τὴν ὀδυνώδη διάθεσιν αὐτὴν βλάπτει. ἀλλὰ πρὸς τὸ

nullum extat praeſtantius. ♃ Argenti ſpumae chryſitidis mi-
nam j, cerae minam j, chamaeleontis nigri radicis drach.
xxxvj, aeruginis raſae ℈ xviij, chryſocollae ℈ xl, olei he-
minas iij. Argenti ſpumam cum oleo leni igne coquito, do-
nec inferveſcere incipiat, deinde quum ab igne depoſueris,
aeruginem inſpergito, iterum coquens moveto quousque
colorem proprium receperit, mox ceram indito, quum bene
medicamentum habet, chryſocollam et chamaeleontem, in
mortarium demiſſis acetum inſtillato. Valet ad eadem chry-
ſocolla etiam contenta, quanquam et ſine hac longe miti-
gantiſſimum eſt, ſummeque juvat nervorum punctus, item
quum a nervis vel muſculis eluere quid oportet. Ac recte
fecit Heras ad ſinem ſermonis de emplaſtro ſcribens chry-
ſocolla addita non eſſe mitigatorium ſeu leniens, quippe
aſtringens aliquid medicamentum hoc continet, at quae ob
dolorem videlicet mitigantur relaxantibus indigent. Nam in
hoc ſolum accidens mitigari poſtulat et ſubinde mitigantia
doloriſicum ipſum affectum offendunt. Verum vehementiori

ΤΩΝ ΚΑΤΑ ΓΕΝΗ ΒΙΒΛΙΟΝ 749

Ed. Chart. XIII. [765. 766.] Ed. Baf. II. (374.)
κατεπείγον ἱστάμενοι τὴν ὀδύνην πρῶτον πραΰνομεν, εἶθ᾽
οὕτως ἐπὶ τὰ τὴν διάθεσιν ἰᾶσθαι δυνάμενα παραγινόμεθα.
χρυσοκόλλα μὲν οὖν, ὡς καὶ πρόσθεν εἴρηται, τῶν θαυμα-
στῶς ἐστι τοιούντων φαρμάκων πρὸς τὰ δυσίατα τῶν ἑλ-
κῶν, ὥσπερ καὶ ἄλλα πολλὰ τῶν σφοδρῶς ξηραινόντων, ἅμα
τῷ στυπτικόν τι ἔχειν, παρηγορικὸν δ᾽ οὐδέν ἐστι τῶν τοι-
ούτων φαρμάκων. ἐπεὶ δὲ καὶ μνᾶς ἐμνημόνευσε καὶ κοτύ-
λης, λιθαργύρου μὲν μνᾶν α'. κελεύσας ἐμβαλεῖν, ἐλαίου
δὲ κοτύλην, εἴρηται γάρ μοι καὶ διὰ τῶν ἔμπροσθεν ὑπο-
μνημάτων ἐνίους μὲν εἴκοσιν οὐγγιῶν, ἐνίους δὲ ἑκκαίδεκα
νομίζειν τὴν μνᾶν, ὥσπερ γε καὶ κοτύλην ἐνίους μὲν γο θ'.
τινὰς δὲ ιβ'. διορίσαι χρὴ καὶ περὶ τούτων. ὁ διορισμὸς δὲ
ἐκ τῆς ἐπαγγελίας τοῦ φαρμάκου καὶ τῆς ποσότητος τῶν
μεταλλικῶν γίγνεται. διὰ μὲν γὰρ τὴν ἐπαγγελίαν ἑψήσεως
ἱκανῶς δεῖται, διὰ τοῦτο δὲ καὶ πλέονος ἐλαίου, διὰ δὲ τὴν
τῶν μεταλλικῶν μίξιν οὐκ ὀλίγων ὄντων ὑγρότητος ἐλαι-
ώδους δεῖ τῷ φαρμάκῳ. [766] μὴ λαμβάνοντος οὖν αὐτοῦ
μήτε στέαρ μήτε μυελὸν μήτε ῥητίνην ὑγρὰν εὔδηλον αὐ-

malo fuccurrentes, dolorem primo lenimus, deinde fic ad
ea, quae morbum curare poffunt, accedimus. Itaque chry-
focolla, ficut et prius dictum eft, medicamentum ex iis,
quae ad ulcera vix curabilia mirifice faciunt, quemadmodum
pleraque alia, quae praeterquam quod vehementer ficcant
etiam nonnihil aftringunt. Porro nullum hujusmodi medi-
camentum eft mitigatorium. Quoniam vero minae et hemi-
nae meminit, fpumae argenti minam injicere praecipiens,
olei heminam, dictum namque mibi eft etiam in fuperiori-
bus commentariis nonnullos viginti unciis, quosdam fede-
cim, minam aeftimare, ut heminam alios unciis novem,
alios duodecim, diftinguenda quoque haec veniunt. Sumetur
autem diftinctio ab iis, quae medicamentum promittit et
metallicorum quantitate. Etenim propter pollicitationem
coqui affatim poftulat, eoque plus olei accipere, ob metalli-
corum autem mixtionem, quae non pauca funt, oleofam hu-
miditatem exigit. Quum igitur nec pingue nec medullam
nec refinam liquidam capiat, oleum augere ratio eft. Itaque

ξῆσαι τὸ ἔλαιον. ἐὰν μὲν οὖν ὡς πρὸς εἴκοσι οὐγγίας τὴν
μνᾶν λογιζώμεθα, βαλοῦμεν ἐλαίου πάντως τρεῖς κοτύλας,
ἑκάστην οὐγγιῶν ιβ'. ἐὰν δὲ ἑκκαίδεκα, δυνατὸν μέν ἐστι καὶ
τὴν τοῦ ἐλαίου κοτύλην, ὡς πρὸς ἐννέα οὐγγίας ἐμβαλεῖν.
δυνατὸν δὲ καὶ ὡς πρὸς ιβ'. καὶ διὰ τὴν ἕψησιν ἐπὶ πλέον
ὠφελοῦσαν γενέσθαι. τοῖς γὰρ τοιούτοις φαρμάκοις ὠφελιμώ-
τατον τοῦτο καὶ διὰ τὰ μεταλλικὰ πλῆθος οὐκ ὀλίγον ὄντα.
ἐὰν γὰρ τὰς τοῦ χαμαιλέοντος < λστ'. συναριθμήσαις ταῖς
ιη'. μὲν τοῦ ἰοῦ, χρυσοκόλλης δὲ μ'. γένοιντ' ἂν ἐνενή-
κοντα τέσσαρες < διόμεναι καὶ αὗται μίξεως ἐλαίου συχνοῦ,
καὶ μάλισθ' ὅτι καὶ κηροῦ < ρ'. ἀξιοῖ βάλλεσθαι. πάντως
γὰρ δήπου καὶ οὕτως πολλοῦ ἐλαίου δεήσεται. ταύτην μὲν
οὖν τὴν ἔμπλαστρον ὁ Ἥρας ἔγραψε, μαρτυρήσας αὐτῇ τὸ
ἐπὶ τῶν δυσεπουλώτων ἁρμόττειν, ἄλλας δὲ πολυχρήστους
κατὰ τὴν αὐτὴν βίβλον γράψας, ἐπὶ πολλοῖς ἔργοις αὐτῶν
καὶ τὸ τοῖς δυσεπουλώτοις ἢ καὶ κακοήθεσιν ἢ χειρωνείοις
ἀρήγειν προσέγραψε. πάντες γὰρ τήν τε Ἀριβαρζάνειον ὑπ'
αὐτοῦ καλουμένην ἐπήνεσαν, ὡς τὰ κακοήθη καὶ νεμόμενα

fi minam ceu viginti unciis aeſtimemus, olei certe tres he-
minas infundemus, fingulas unciarum duodecim, fin autem
sedecim reputaverimus, olei heminam ceu unciarum novem
licet immittere. Poteſt etiam addi, fi uncias duodecim pen-
dat, propter coctionem diutius celebrandam, nam id talibus
medicamentis eſt utiliſſimum vel metallicorum caufa, quo-
rum non mediocris copia exiſtit. Si enim chamaeleontis
drach. xxxvj, adnumeres, aeruginis quidem octodecim,
chryſocollae quadraginta drachmis, fient univerfi novaginta
quatuor, qui et ipfi copiofi olei mixturam requirunt,
maxime quum cerae drach. centum fimul addi praecipiat,
omnino enim vel fic multo oleo erit opus. Hoc igitur em-
plaſtrum Heras confcripfit, affirmans ulceribus aegre cica-
tricem contrahentibus ex ufu eſſe. Aliis vero ufus multi-
plicis eodem in libro fcriptis, poſt multa ipforum opera
fubdidit. *Cicatricem aegre fumentibus vel malignis quo-
que vel chironiis idonea.* Nam et Aribarzanion ab ipfo
dictum commendat adverfus maligna, pafcentia et difficilia

καὶ δυσαλθῆ θεραπεύουσαν καὶ τὴν ἴσιν, ὡς γαγγραίνας
περιγράφουσαν. καὶ τρίτην ἐπὶ ταύταις, ἧς ἤρξατο κατὰ τήνδε
τὴν λέξιν. εὔχρους, ἔναιμος, ἐπουλωτικὴ, λέγων αὐτὴν καὶ
τοῖς χειρωνείοις βοηθεῖν. καὶ τετάρτην, ἣν αὐτὸς ὀνομάζει
πανάκειαν, καὶ πέμπτην τὴν Ἱκεσίου. περὶ μὲν οὖν τῶν πο-
λυχρήστων ἐμπλάστρων ὁ μετὰ τοῦτο τὸ βιβλίον ἔσται μοι
λόγος, ἐν ᾧ καὶ ταύτας γράψω τὰς ἐπηνημένας ὑπὸ Ἥρα.
ἐν τούτῳ δὲ προσγράψω τὰ πρὸς δυσθεράπευτα, χειρώνεια
δὲ ὑπό τινων καλούμενα, διὰ μακρᾶς πείρας βεβασανισμένα
τοῖς τε διδασκάλοις ἡμῶν καὶ ἡμῖν αὐτοῖς. ἔνια δ᾽ αὐτῶν
καὶ ὑπὸ παλαιοτέρων ἀνδρῶν ἐνδόξων μεμαρτύρηται, καθά-
περ γε καὶ ἡ γεγραμμένη κατὰ τὸ βιβλίον τὸ ἐπιγεγραμμέ-
νον Μαντίου φαρμακοπώλης ὁ κατ᾽ ἰατρεῖον. ἔγραψε δὲ περὶ
αὐτῶν αὐτοῖς ὀνόμασιν οὕτως. Ἰώδης Μαντίου. ♃ χαλκοῦ
κεκαυμένου μνᾶς δ᾽. ῥητίνης πιτυΐνης ξηρᾶς < η΄. κηροῦ
< η΄. ἰοῦ < ι΄. ἐλαίου κο. α΄. γῆς κιμωλίας < δ΄. λιβάνου
< δ΄. λεπίδος χαλκοῦ < δ΄. τὰ ξηρὰ λεάνας ἔασον ἐν τῇ
θυείᾳ, τὸν δὲ κηρὸν τήξας μετὰ τοῦ ἐλαίου κατέρασον

curatu, item iſim, ut gangraenas coërcentem. Deinde tertium
his verbis auſpicatur. *Boni coloris, cruentis idoneum, ci-
catricem inducens.* Quod chironiis ſimul auxiliari dicit, in-
ſuper quartum, cui nomen indidit, panacea, ad haec quin-
tum, iceſiam. De emplaſtris igitur, vario uſui accommoda-
tis sequenti libro diſputabimus, ubi ſimul ea, quae Heras
commendavit, adſcribentur. Hic autem quae vix ſanabilibus,
chironia nonnulli vocant, medentur, longo uſu tum a
praeceptoribus noſtris tum a nobis ipſis explorata, quorum
nonnulla ab antiquioribus quoque viris praeclaris approbata
ſunt, quemadmodum et illud, quod in libro, cui titulus eſt
Mantiae pharmacopola, de re medica ſcriptum invenio.
Verba ipſius ita ſonant. *Aeruginoſum Mantiae.* ♃ Aeris uſti
minas quatuor, reſinae pityinae ſiccae drachmas octo, cerae
drachmas octo, aeruginis drachmas decem, olei heminam
unam, terrae cimoliae drachmas quatuor, thuris drach. iv,
ſquamae aeris drach. iv. Sicca laevigata in mortario ſinito,
ceram liquefactam cum oleo tritis ſuperfundito ſinitoque

Ed. Chart. XIII. [766.]   Ed. Baf. II. (374.)

ἐπάνω τῶν τετριμμένων καὶ ἔασον συμπιεῖν βραχὺν χρόνον
καὶ παράχει ὄξους κο. α΄. καὶ λεῖα ποίει ἐπὶ ἡμέρας γ΄.
παραχέων ,ὄξους ὅσον ἂν ἐπιδέχηται, ὥστε γενέσθαι κηρω-
τῆς ὑγρᾶς πάχος. χρῶ δὲ αὐτῇ πρὸς πᾶν τραῦμα καὶ τὰ
παλαιὰ καὶ τὰ δυσεπούλωτα ἕλκη καὶ ὅσα καρκινώδη ἐστὶ
μετὰ τιλμάτων. δεῖ δὲ ἐπάνω τοῦ σπληνίου ἔριον οἰσυπη-
ρὸν οἴνῳ καὶ ἐλαίῳ βρέχοντας ἐπιδεσμεύειν ἐλαφρῶς, λύοντα
τοῦ μὲν θέρους δι᾽ ἡμερῶν β΄. τοῦ δὲ ˋχειμῶνος διὰ τριῶν,
καὶ κατανίπτειν τὰ ἕλκη ὕδατι χλιαρῷ. τὰ δὲ βαθέα τῶν
τραυμάτων ἐλαφρῶς διαμοτοῦν αὐτὰ τὰ στόματα. ἡ γὰρ
δύναμίς ἐστιν ἔμμοτος καὶ πυοποιός. ᾧ δ᾽ ἂν καθαρὰ γέ-
νηται τὰ ἕλκη καὶ ἡ ἐσχάρα ἐκπέσῃ, κηρῷ μίσγων ἴσον ἰῷ
ἀπουλοῦν. ἐκβάλλει δὲ καὶ τοὺς ἄνθρακας ἀλύπως καὶ πᾶν
νεμόμενον κακόηθες ἵστησι καὶ ἐκθεραπεύει. χρῶ δὲ καὶ πρὸς
τοὺς ἕρπητας καὶ τοὺς σαπροὺς ὄνυχας. ὁμοίως δὲ καὶ πρὸς
πάντα τῷ οἴνῳ καὶ ἐλαίῳ δεῖ χρῆσθαι μετὰ τοῦ ἐρίου καὶ
τοὺς ὀδόντας δὲ τοὺς βεβρωμένους πλήρου τῷ φαρμάκῳ.
ἔμπλαστρος Γαληνοῦ. καλὴ ἡ ἡμετέρα. ♃ κηροῦ δὲ πίσσης

pauxillo tempore combibere, aceti heminam addito, per
triduum terito, quantum aceti excipiatur, immittens, ut
liquidi cerati fiat fpiffitudo. Utitor ad omne vulnus et ad
ulcera et vix ad cicatricem venientia ulcera et quaecunque
cancrofa funt, cum panniculis filatim conceptis, fupra
fplenium vero lanam fuccidam vino oleoque madentem le-
viter alligare oportet, biduo per aeftatem folvere, hieme
triduo ac ulcera tepente aqua abluere, in profundis vulne-
ribus ipsas oras leviter linamentis intercipere, quippe medi-
camentum linamento excipi aptum eft, et pus movet. Hac
ratione pura fient ulcera et crufta excidet, ceram mifcendo
aequalem aerugini ad cicatricem perveniet. Exterit et car-
bunculos citra dolorem omneque pafcens malignum fiftit
perfanatque. Utitor quoque ad herpetas et ungues putridos,
fimiliter autem et ad omnia vino et oleo utendum eft cum
lana. Praeterea dentes erofos medicamento repleto. *Empla-*
ftrum Galeni. Bonum noftrum. ♃ Cerae, picis, bituminis,

καὶ ἀσφάλτου ἀνὰ λίτραν α΄. μάννης, ἰοῦ, ψιμυθίου κατὰ
τὸ S΄΄. τῶν προειρημένων, τουτέστιν ἡμίλιτρον ἑκάστου. σι-
δίων δὲ καὶ κηκίδος καὶ ἀκάνθης Αἰγυπτίας καὶ ἴρεως Ἰλλυ-
ρικῆς καὶ ἀριστολοχίας στρογγύλης καὶ χαλκάνθου, [767]
τούτων ἑκάστου τὸ τρίτον τῆς λίτρας, τουτέστιν οὐγγίας δ΄.
ἀριστολοχίας δὲ μακρᾶς καὶ χαλκοῦ κεκαυμένου τὸ ἕκτον
ἑκατέρου τῆς λίτρας, τουτέστιν ἀνὰ γο β΄. τὰ μὲν οὖν ξηρὰ
λέαινε σὺν ὄξει πλείοσιν ἡμέραις, ὡς καὶ πρόσθεν εἴρηται.
καλῶς δὲ αὐτῶν κατειργασμένων τὰ τηκτὰ τήξας σὺν ἐλαίῳ,
κο(375)τύλην κατάχεε κατ᾽ αὐτῶν ἐπιπάσσων τὴν μάνναν,
καὶ ψύξας τὰ τηκτὰ καὶ ξύσας οὕτως μίγνυε τοῖς ξηροῖς,
λελειωμένοις σὺν ὄξει, μή πως ἐν τῷ καταχεῖν ἐγκηρίδας ποι-
ήσῃς, καὶ μάλισθ᾽ ὅταν τὸ περιέχον ψυχρὸν ᾖ. ἡμετέρα ἄλλη.
4 ἀσφάλτου καὶ στυπτηρίας ὑγρᾶς, ἑκατέρου λίτραν α΄. πίσ-
σης δὲ καὶ ῥητίνης πιτυΐνης καὶ κηροῦ διπλάσιον ἑκάστου,
τουτέστιν ἀνὰ λίτρας β΄. ἀριστολοχίας δὲ στρογγύλης καὶ
κηκίδος καὶ ἀκάνθης Αἰγυπτίας ἀνὰ γο η΄. τούτου δὲ σταθ-
μοῦ τὸ S΄΄. καθ᾽ ἕκαστον τούτων, σιδίων καὶ χαλκοῦ κεκαυ-
μένου καὶ μάννης καὶ ἀριστολοχίας μακρᾶς, τουτέστιν ἀνὰ

fingulorum libram j, mannae, aeruginis, ceruffae, fingu-
lorum felibram, malicorii, gallae, fpinae Aegyptiae, iridis
Illyricae, aristolochiae rotundae, chalcanthi, fingulorum
trientem, hoc est uncias quatuor, aristolochiae vero longae
et aeris combusti, utriusque fextantem, hoc est uncias duas.
Sicca ex aceto pluribus diebus terito, ut etiam prius often-
fum est, iis probe elaboratis, quae liquari possunt, cum
oleo liquatis, heminam ipfis fuperfundito mannam infper-
gens, ubi liquefacta frigefeceris et deraferis, aridis ex aceto
laevigatis fic admisceto, ut ne inter fundendum grumos ce-
rae modo facias, idque potissimum ambiente nos aëre fri-
gido. *Aliud noftrum* 4 Bituminis, aluminis liquidi, fingu-
lorum libram unam, picis, resinae pityinae, cerae duplum,
aristolochiae rotundae, gallae, fpinae Aegyptiae, fingulorum
uncias octo, malicorii, aeris usti, mannae, aristolochiae
longae, fingulorum uncias quatuor, olei ricinini aut veteris,

γο δ'. ἐλαίου κικίνου, ἢ παλαιοῦ, ἐὰν μὴ ἔχῃς τὸ κίκινον,
λίτρας β'. τῆς λίτρας ἐχο'σης γο ιβ'. ὥστε εἶναι τὰς πάσας
γο κδ'. καὶ σκεύαζε καὶ τοῦτο τὸν αὐτὸν τρόπον τῷ προ-
τέρῳ, λειῶν τὰ μεταλλικὰ σὺν ὄξει καὶ μετὰ ταῦτα προσεμ-
βάλλων τὰ ξηρὰ καὶ πάλιν λειῶν, εἶθ᾽ ὅταν ἔχῃ ταῦτα πη-
λώδη σύστασιν τὰ τηκτὰ μιγνὺς ὡς προείρηται. ἄλλη. ♃
ἀσφάλτου καὶ ῥητίνης τερμινθίνης καὶ πίσσης Βρυτίας ἀνὰ
λίτραν α'. ἐλαίου < κδ'. λιθαργύρου καὶ ψιμυθίου καὶ μάν-
νης καὶ ἰοῦ καὶ λεπίδος καὶ ὀποπάνακος ἴσον ἑκάστου ταῖς
εἴκοσι τέσσαρσι δραχμαῖς τοῦ ἐλαίου, λαδάνου γο δύο, ὅπερ
ἐστὶ < ιστ'. καὶ δύο κοτύλας ὄξους, ὁμοίως καὶ τοῦτο τὸ
φάρμακον τοῖς πρὸ αὐτοῦ δύο σκευάζεται. ἄλλη. ♃ χρυσο-
κόλλης καὶ λεπίδος καὶ στομώματος ἀνὰ < δ'. ἰοῦ δὲ καὶ
χαλκάνθου, ἑκατέρου τὸ ἥμισυ, τουτέστιν ἀνὰ < β'. κηροῦ
< κε'. τουτέστι γο γ'. καὶ δραχμὴν μίαν, ῥητίνης τερμιν-
θίνης γο β'. τουτέστιν < ιστ'. τὸν κηρὸν μετὰ τῆς τερμιν-
θίνης τῆξον, εἶτα τοῖς ἄλλοις μιγνὺς, διττῶς σκευάζων τὸ

fi illud non adfit, libras duas, quarum fingulae uncias duo-
decim contineant, ut omnes fimul unciae collectae fint vi-
ginti quatuor. Praeparo hoc quoque eodem modo cum prae-
dicto, metallica ex aceto teruntur, deinde ficca adjiciuntur
rurfusque laevigantur, poftea cum luti fpiffitudinem habue-
rint, liquata mifcentur, ut praediximus. *Aliud.* ♃ Bitumi-
nis, refinae terebinthinae, picis brutiae, fingulorum libram
unam, olei drachmas vigintiquatuor, argenti fpumae, ce-
ruffae, mannae, aeruginis, fquamae, opopanacis, fingulo-
rum pares portiones drachmis olei viginti quatuor, ladani
uncias duas, quae valent drachmas fedecim, aceti heminas
duas. Hoc quoque medicamentum perinde ac fuperiora duo
conficitur. *Aliud.* ♃ Chryfocollae, fquamae, ftomomatis,
fingulorum drach. iv, aeruginis et chalcanthi, utriusque di-
midium, hoc eft, fingulorum ℥ ij, cerae ℥ xxv, hoc eft,
uncias tres et drach. j, refinae terebinthinae uncias duas,
ide ft drach. xvj. Ceram cum terebinthina liquefacito,
deinde aliis admifceto, bifariam medicamentum conficiens,

φάρμακον, ποτὲ μὲν ὡς τὰ πρόσθεν ὄξει τρίβων τὰ ξηρά,
ποτὲ χωρὶς ὄξους ἀκριβῶς λελειωμένα μιγνὺς τοῖς τηκτοῖς.
ἔστω δὲ ἡ τερμινθίνη ὑγροτέρα, καθάπερ ὡς ἐπὶ πολὺ ἡ
λάριξ ὀνομαζομένη. καθόλου δὲ πᾶσι τοῖς φαρμάκοις τού-
τοις, ὅσα τοῖς χειρωνείοις ἁρμόττειν ὡμολόγηται τῆς λάρικος
ῥητίνης μιγνὺς ἀντὶ τῆς τερμινθίνης, οὐχ ἁμαρτήσεις. ἄλλη.
4 κηροῦ οὐγγίας γ΄. τουτέστι ⦷κδ΄. χαλκοῦ κεκαυμένου καὶ
λεπίδος καὶ ἰοῦ ἀνὰ ⦷β΄. ὡς εἶναι τῶν τριῶν ὁμοῦ ⦷ στ΄.
ὁ κηρὸς ἔστω λιπαρὸς, ὡς μαλασσόμενος μετ᾽ ὀλίγου ῥοδί-
νου ἢ μυρσίνου, ἀναλαμβάνειν τὰ ξηρὰ λελειωμένα καλῶς,
ὅπερ ἐπὶ πάντων τῶν πρὸς τὰ χειρώνεια συντιθεμένων φαρ-
μάκων ἀναγκαιότατόν ἐστι. καὶ μέντοι καὶ μετὰ τὸ μῖξαι τὰ
ξηρὰ τῷ κηρῷ κάλλιον ἐν ὅλμῳ κόπτειν ἐπὶ πλέον αὐτά.
ἄλλη. 4 κηροῦ γο στ΄. ἰοῦ τὸ ἕκτον, ὅπερ ἐστὶν γο α΄. χαλ-
κοῦ κεκαυμένου καὶ ῥητίνης λάρικος ἑκατέρου ⦷ γ΄. ὡς εἶναι
συναμφοτέροις ⦷ στ΄. ὁ κηρὸς λιπαρὸς ἔστω. καὶ βληθεὶς
εἰς ὕδωρ θερμὸν, ὡς μαλακώτερος γενέσθαι μαλασσέσθω
διὰ τῶν χειρῶν, ἀναλαμβανομένων εἰς αὐτὴν τοῦ τε ἰοῦ καὶ

interdum, ut prius citata aceto conterens arida, interdum
fine hoc curiofe laevigata liquefactis mifceto. Efto autem te-
rebinthina liquidior, ficut plerunque larix appellata. In
fumma, omnibus his medicamentis quae chironiis conve-
nire palam eft, laricem refinam fi loco terebinthinae mifceas,
non peccabis. *Aliud.* 4 Cerae uncias iij, hoc eft drach.
viginti quatuor, aeris ufti, fquamae, aeruginis, fingulorum
drachmas duas, ut trium horum fimul drachmae fex exiftant.
Cera efto pinguis, ut quae cum rofaceo vel myrteo modi-
co emolliatur. Arida probe laevigata excipiantur, quemad-
modum in omnibus medicamentis, quae ad chironia paran-
tur, vehementer eft neceffarium. Quin etiam ubi ficca cerae
fuerint admixta, melius eft ea diu in mortario contundere.
Aliud. 4 Cerae uncias fex, aeruginis partem fextam, quae
eft ℥ j, aeris ufti, refinae laricis, fingulorum ʒ iij, ut ambo
fimul habeant ʒ vj. Cera pinguis efto, inque aquam calen-
tem projecta, quo mollior fiat, manibus fubigatur, aerugi-

Ed. Chart. XIII. [767. 768.]   Ed. Baf. II. (375.)

τοῦ χαλκοῦ καὶ μετὰ ταῦτα κοπτομένων ἐν ὅλμῳ, ἐν ᾧ καὶ
ἡ τῆς ῥητίνης μίξις γενήσεται κατὰ βραχὺ παρασταζομένη.
ἄλλη. ♃ καδμείας γο γ'. τῷ ἡμίσει σταθμῷ χαλκίτεως μί-
ξας, ὅπερ ἐστὶν γο α'. καὶ ἡμίσεια, λειώσας καλῶς, ἐπίχει
οἶνον αὐστηρὸν καὶ πάλιν λείου καὶ ποιήσας μελιτῶδες τῇ
συστάσει, μῖξον τὴν κηρωτὴν ἐκ κηροῦ καὶ ῥητίνης φρυκτῆς
γεγενημένην. ἔστω δ' ἑκατέρου τὸ ἴσον οὐγγία α'. ὥστε
συναμφότεραι οὐγγίαι β'. εἶναι. προσμίξεις δὲ αὐτοῖς βραχὺ
μυρσίνου τηκομένης. [768] ἄλλη. ♃ ἐλαίου παλαιοῦ ἢ κι-
κίνου κοτύλην α'. κηροῦ καὶ πίσσης καὶ ἀσφάλτου ἀνὰ λί-
τραν α'. μάννης, ἰοῦ, ψιμυθίου κατὰ τὸ ἥμισυ τῶν προει-
ρημένων, ὅπερ ἐστὶν ἑκάστου ἀνὰ ἡμίλιτρον, σιδίων, κηκί-
δος, ἀκάνθης Αἰγυπτίας, ἴρεως, ἀριστολοχίας στρογγύλης,
χαλκάνθου τὸ τρίτον τῆς λίτρας ἑκάστου, ὅπερ ἐστὶν οὐγ-
γίαι δ'. χαλκοῦ κεκαυμένου, ἀριστολοχίας μακρᾶς, ἕκτον τῆς
λίτρας, ὅπερ ἐστὶν οὐγγίαι β'. ἑκατέρου τὰ τηκτὰ συμμίξεις
τοῖς ξηροῖς προλελειωμένοις ἐν ὄξει, καθότι προείρηται. ἄλλη.
♃ καδμείας, χαλκίτεως ἀνὰ ⊰ μ'. δι' οἴνου λειοτριβήσας

nem et aes in eam recipiendo, poſtea contundendo in pi-
la, ubi reſinae quoque mixtio paulatim inſtillandu fiet.
Aliud. ♃ Cadmiae uncias tres, dimidio chalcitidis ponderi
miſceto, quod eſt unciae femiſſi. Tritis probe vinum auſte-
rum affundito et rurſus laevigato, ubi mellis conſiſtentiam
habuerit, ceratum ex cera et reſina fricta compoſitum im-
mittito. Sint autem cujusque pares portiones unius unciae,
ut ambae duas uncias efficiant, myrtei liquefacti pauxillum
adjicito. *Aliud.* ♃ Olei veteris vel ricinini heminam j, ce-
rae, picis, bituminis, ſingulorum libram unam, mannae,
aeruginis, ceruſſae, dimidio minus quam in praedictis,
quod eſt cujusque ſelibram, malicorii, gallae, ſpinae Ae-
gyptiae, iridis, ariſtolochiae rotundae, chalcanthi, ſingulo-
rum trientem, qui valet uncias quatuor, aeris combuſti,
ariſtolochiae longae, cujusque ſextantem, qui pendet uncias
duas. Quae liquantur, aridis antea ex aceto laevigatis com-
miſcebis, ut praedictum eſt. *Aliud.* ♃ Cadmiae, chalcitidis,
ſingulorum drachmas quadraginta. Ex vino tritis pluribus

ΤΩΝ *ΚΑΤΑ ΓΕΝΗ* ΒΙΒΛΙΟΝ *Α.* 757

Ed. Chart. XIII. [768.]   Ed. Baf. II. (373.)

ἐν ἡμέραις πλείοσι μίξεις κηρωτὴν γενομένην δι' ἐλαίου καὶ
κηροῦ. ἔστωσαν δὲ τοῦ μὲν ἐλαίου λίτραι β'. τοῦ δὲ κηροῦ
δραχμαὶ σ'. κάλλιον δὲ ἐν ἐλάττονι συμμετρίᾳ σκευάζειν
τοῦτο, καδμείας μὲν καὶ χαλκίτεως ἀνὰ < ι'. ἐμβάλλοντα,
κηροῦ δὲ καὶ ἐλαίου ἀνὰ δραχμὰς ν'. ἄλλη. ♃ καδμείας κε-
καυμένης καὶ χαλκίτεως κεκαυμένης καὶ τερμινθίνης καὶ κη-
ροῦ τὸ ἴσον ἑκάστου, τὰ ξηρὰ λειώσεις ἐν οἴνῳ. ἄλλη διὰ
κίκεως. ♃ ἰοῦ δραχμὴν μίαν, στυπτηρίας ὑγρᾶς λίτραν μίαν,
σιδίων καὶ χαλκοῦ κεκαυμένου καὶ μάννης μὲν τρίτον τῆς
λίτρας ἑκάστου, ὅπερ ἐστὶν οὐγγίας δ'. κηκίδος τὸ διπλά-
σιον, ὅπερ ἐστὶν οὐγγίας η'. πίσσης δὲ καὶ πιτυΐνης ἀνὰ
λίτρας β'. καὶ ἀσφάλτου τὸ ἥμισυ, τουτέστι λίτραν, ὅπερ
καὶ τῆς ὑγρᾶς στυπτηρίας ἐμβεβλήκῃς, ἀριστολοχίας δὲ στρογ-
γύλης καὶ τῆς κηκίδος γο η'. τῆς δὲ μακρᾶς ἀριστολοχίας
ἥμισυ, τουτέστιν οὐγγίας δ'. ἐλαίου κικίνου λίτρας β'. τὰ
μεταλλικὰ σὺν ὄξει λειώσεις, ὡς ἐπὶ τῶν προγεγραμμένων.
ἄλλη. ♃ κηροῦ οὐγγίας γ'. χαλκοῦ κεκαυμένου καὶ λεπίδος
καὶ ἰοῦ ἀνὰ λι'. β'. τὸν κηρὸν προθερμάνας ἐν ὕδατι θερμῷ

diebus ceratum, quod ex oleo et cera conſtat, immittes.
Sint autem olei librae duae, cerae drachmae ducentae. At
ſatius eſt hoc minori ſymmetria conficere. ♃ Cadmiae et
chalcitidis, ſingulorum drachmas decem, cerae et olei cu-
jusque drachmas quinquaginta injiciendo. *Aliud.* ♃ Cad-
miae combuſtae, chalcitidis uſtae, terebinthinae, cerae, ſin-
gulorum parem menſuram. Arida ex vino conteres. *Aliud*
ex ricino. ♃ Aeruginis ℨ j, aluminis liquidi lib. j, mali-
corii, aeris uſti, mannae, ſingulorum trientem, qui valet
℥ iv, gallae duplum adjicias, quod eſt ℥ viij, picis, pityi-
nae, ſingulorum lib. ij, bituminis dimidio minus, hoc eſt
libram j, cui aluminis liquidi etiam indideris, ariſtolochiae
rotundae et gallae, ſingulorum uncias octo, longae ariſto-
lochiae dimidium, hoc eſt uncias quatuor, olei ricinini
libras duas. Metallica ex aceto conteruntur, ut in ſuperio-
ribus. *Aliud.* ♃ Cerae uncias tres, aeris uſti, ſquamae, ae-
ruginis, ſingulorum libras duas. Ceram prius in aqua ca-

μαλάξεις ἐν ταῖς χερσὶ μιγνὺς ῥόδινον, εἶτα ἀναλαβὼν τὰ
ξηρὰ κόψεις ἐν ὅλμῳ μέχρι πλείονος, ὡς ἀληθῶς ἑνωθῆναι
πάντα διὰ τρίτης ἢ τετάρτης ἡμέρας. λῦε καὶ τοῦτο καὶ τὰ
ἄλλα πάντα τὰ τοιαῦτα σπόγγον ἐπιτιθεὶς ἔξωθεν ἐξ ὕδα-
τος ἢ ὀξυκράτου. ἄλλη. 4 κηροῦ οὐγγίας στ'. ῥητίνης λά-
ρικος τὸ ἥμισυ, τουτέστιν γο γ'. ἰοῦ τὸ τρίτον ἢ κατὰ τὴν
λάρικα, τουτέστιν γο α'. πίσσης Βρυτίας < γ'. χαλκίτεως
κεκαυμένης ὁμοίως < γ'. σκεύαζε καὶ τοῦτο παραπλησίως
τῷ προγεγραμμένῳ. ἄλλη. 4 χαλκοῦ κεκαυμένου, λεπίδος
καὶ ἰοῦ, τὸ ἴσον ἑκάστου μῖξον ἡμιολίῳ κηρῷ, μαλάξας τὸν
κηρὸν ὡς προσείρηται, προβρέξας ὕδατι θερμῷ καὶ προσβα-
λὼν ἐν τῷ μαλάσσειν ἢ ῥόδινον ἢ μύρσινον, εἶτα εἰς ὅλμον
ἐμβαλών. ἄμεινον δὲ τῶν τριῶν σταθμῶν τὸν κηρὸν ἴσον
μιγνύειν, ὡς ὅτι νεώτατόν τε καὶ μαλακώτατον καὶ λιπα-
ρώτατον, ἵνα μὴ δεηθῇς πολλοῦ τοῦ ἐλαιώδους ὑγροῦ. ἄλλη.
4 ἰοῦ καὶ τερμινθίνης ἴσον ἑκατέρου, κηροῦ δὲ τὸ τριπλά-
σιον, στυπτηρίας δὲ τῆς σχιστῆς καὶ καδμείας καὶ λεπίδος
ἑκάστοι τὸ τετραπλάσιον, ὡς εἶναι τοῦ μὲν ἰοῦ μέρος α'.

lente calefaciens, manibus rofaceum admifcens emollies,
deinde arida excepta in mortario contundes diutius, ut
vere omnium fiat unitas. Tertio quartove die hoc et alia
hujusmodi omnia folvito, fpongiam extrinfecus ex aqua vel
pofca imponens. *Aliud.* 4 Cerae uncias fex, refinae laricis
ejus dimidium, hoc eft uncias tres, aeruginis triplo minus,
quam laricis fuit, hoc eft unciam, picis Brutiae drachmas
tres, chalcitidis uftae fimiliter drachmas tres. Conficito et
hoc, ut praedictum. *Aliud.* 4 Aeris ufti, fquamae, aeru-
ginis, parem cujusque menfuram, cerae fefcuplam mifceto.
Ceram, ut praedictum eft, calente prius aqua madidam fubi-
gito, ac interea dum hoc agis vel rofaceum vel myrteum
adjicito, deinde in pilam immittito. Praeftat autem trium
pondo ceram aequalem mifcere quam recentiffimam, mollif-
fimam, pinguiffimam, ne multo humore oleofo indigeas.
Aliud. 4 Aeruginis, terebinthinae, pares utriusque partes,
cerae triplo plures, aluminis fciffilis, cadmiae, fquamae,
fingulorum quadruplum, ut aeruginis pars una fit, item te-

ΤΩΝ ΚΑΤΑ ΓΕΝΗ ΒΙΒΛΙΟΝ Δ. 759

Ed. Chart. XIII. [768. 769.]　　　　Ed. Baf. II. (575. 576.)

καὶ τῆς τερμινθίνης μέρος αʹ. τοῦ δὲ κηροῦ γʹ. μέρη, λεπί-
δος καὶ καδμείας καὶ στυπτηρίας σχιστῆς ἑκατέρου μέρη
τέσσαρα. τὰ ξηρὰ κόψας καὶ σήσας καὶ λειώσας ἀκριβῶς,
εἰς ὅλμον ἐμβαλὼν τὸν κηρὸν καὶ τὴν τερμινθίνην κόπτε
προσεπιπάσσων τὰ ξηρά. βρέχων τὸ ὕπερον μυρσίνῳ ἢ ῥο-
δίνῳ ἐν ἀέρι θερμῷ, ῥᾳδίως γὰρ ἐν τούτῳ κοπήσεται, μά-
λιστα δὲ εἰ ἐν ἡλίῳ κόπτοιτο θερινῷ. ἡ χρῆσις ὡς καὶ τῶν
ἄλλων προαποῤῥυφθέντος τοῦ ἕλκους ἀφρολίτρῳ καὶ κατα-
πλυθέντος μελικράτῳ καὶ σπογγισθέντος καλῶς ὡς ἄνικμον
εἶναι καὶ μετὰ ταῦτα πλατύσματος ἐκ τῆς ἐμπλάστρου κατὰ
τοῦ ἕλκους τεθέντος, εἶτα ἔξωθεν ἐξ ὕδατος ψυχροῦ διπλοῦ
πτύγματος ἐξ ὀθόνης, εἶτα καινοῦ σπόγγου μαλακοῦ, καὶ λύ-
σαις δηλονότι διὰ τρίτης ἢ τετάρτης. [769] (376) ἄκηρος
ἡμετέρα. ♃ λιθαργύρου λίτρας γʹ. ἐλαίου κικίνου παλαιοῦ
λίτρας δʹ Sʹʹ. ὄξους δριμυτάτου λίτρας βʹ. λεπίδος χαλκοῦ
μελαίνης καὶ χαλκίτεως καὶ ἰοῦ, τῶν τριῶν ἑκάστων ἀνὰ
γο βʹ. τὴν λιθάργυρον μετὰ τοῦ ἐλαίου προέψειν χρὴ, μέχρι
γλοιώδους συστάσεως, εἶτʹ ἐπεμβάλλειν τὰ μεταλλικά, λελει-

rebinthinae una, cerae tres fquamae, cadmiae, aluminis
fciffilis, uniuscujusqne quatuor. Ubi arida contuderis, cri-
braveris, in pulverem exacte redegeris, in mortarium con-
jectam ceram et terebinthinam contundito, ficca afpergens,
paftillum myrteo vel rofaceo madefaciens in aëre calido,
nam in hoc facile tundentur, maxime fi id aeftivo fole fiat.
Ufus eft is, qui aliorum quoque, nimirum ulcere prius de-
terfo aphrolitro et poftea eloto per melicratum, tum per
fpongiam probe purgato, ut madoris fit expers, deinde fu-
per id latiore linteo, cui emplaftrum illitum fit, impofito,
poftea duplici linamento aqua frigida tincto extrinfecus fu-
perdato, praeterea nova fpongia molli, et tertio aut quarto
die id. refolves. *Acerum hoc eft absque cera, noftrum.* ♃
Argenti fpumae libras tres, olei ricinini veteris libras iv ß,
aceti quam acerrimi libras duas, aeris fquamae nigrae, chal-
citidis, aeruginis, fingulorum uncias ij. Argenti fpumam
cum oleo prius coquere oportet, donec ftrigmenti fpiffitu-
dinem accipiat, deinde metallica plufculis diebus ex aceto

ωμένα πλείοσιν ἡμέραις μετ᾽ ὄξους, καὶ οὕτως ἕψεῖς μέχρις
ἀμολύντου. ἔνεστι δὲ καὶ κατ᾽ ἀρχὴν εὐθέως τὴν λιθάργυ-
ρον μετὰ τοῦ ἐλαίου καὶ τοῦ ὄξους ἀκριβῶς μίξαντα ἕψειν,
ἐπεμβάλλειν τε ὅταν ἡμίεφθον γένηται τὴν λεπίδα καὶ τὴν
χαλκῖτιν καὶ τὸν ἰόν. ὀνομάζω δὲ νῦν λίτραν ἐλαίου καὶ
ὄξους τὴν Ῥωμαϊκὴν, ἥτις ἐστὶν οὐγγιῶν τῶν ἰδίων δεκα-
δύο. βάλλων δέ ποτε καὶ ἓξ λίτρας ἐλαίου πρὸς τὰς τρεῖς
τοῦ λιθαργύρου, καὶ δηλονότι μέχρι πλείονος ἕψεται κατὰ
ταύτην τὴν συμμετρίαν. σκευάζοντί σοι καὶ τοῦτο τὸ φάρ-
μακον, ἄμεινόν ἐστι προηψῆσθαι μετὰ τοῦ ἐλαίου μόνου τὴν
λιθάργυρον, εἶτα μετὰ τοῦ ὄξους ἐμβεβλῆσθαι τὰ μεταλλικά.
τριῶν δὲ ὄντων αὐτῶν ἑκάστου γο β΄. ἔφην βάλλεσθαι πρὸς
ὄξους λίτρας β΄. λιθαργύρου δὲ γ΄. ἐλαίου δὲ κικίνου παλαιοῦ
τὰς ἓξ λίτρας ἤ, ὡς ἔμπροσθεν ἔφην, τὰς τέσσαρας καὶ ἡμί-
σειαν. τοῦτο τὸ φάρμακον καὶ σύριγγας κολλᾷ καὶ τετυλω-
μένας γε ἤδη ξηραῖνον συνάγει καὶ κλείει καὶ, εἰ καλῶς δι-
αιτώμενος εἴη τις, οὐκ ἀναλύονται. πλήθους δὲ ἀθροισθέν-
τος ἀξιολόγου κίνδυνος ἐκ ῥεύματος ἐπελθόντος ἀναφλεγ-
μῆναί τε καὶ τὸ μόριον ἀνοιχθῆναί τε τὴν σύριγγα, καὶ ἐπὶ

trita adjicere, atque fi incoques, quousque non coinquinet.
Licet etiam ftatim ab initio argenti fpumam cum oleo et
aceto diligenter mixtam coquere, ac ubi femicocta fuerint,
fquamam, chalcitidem et aeruginem immittere. Voco autem
nunc libram olei et aceti Romanam, quae uncias duodecim pe-
culiares continet. Quin et fex olei libras tribus argenti fpu-
mae pondo interdum committito et nimirum fecundum hanc
fymmetriam diutius incoquuntur. Quum praeparas et hoc
medicamentum, praeftat argenti fpumam cum folo oleo effe
coctam, deinde metallica cum aceto injici. Ubi vero tria
fuerint, cujusque uncias duas dixi immittendas aceti libris
duabus, argenti fpumae tribus, olei ricinini veteris libris
fex vel, ut prius dixi, quatuor ß. Hoc medicamentum et
fiftulas jungit et callofas jam exiccat, contrahit et claudit.
At fi bona victus ratione ufus quis fuerit, non refolvuntur,
plenitudine vero infigni collecta, periculum eft, ne pars ex
fluxione infeftante phlegmone rurfus tentetur et fiftula ape-

τῶν πεπαλαιωμένων δὲ ἑλκῶν καὶ δυσεπουλώτων, ἃ καὶ χει-
ρώνεια καλεῖται, οὐ μόνον αὐτὸ τὸ φάρμακον ἄκρατον ἐπι-
τίθεμεν, ἀλλὰ καὶ τακὲν ἐν ἐλαίῳ παλαιῷ ἢ κικίνῳ ἔμμοτον
ἐπιτεθὲν, εἰ καὶ μή πω πρόσθεν ποτὲ πύου, μηδὲ τὸ ἐλά-
χιστον εἴη γεγονὸς ἐν τῷ ἕλκει, συμπέσσει τε αὐτὸ καὶ πυο-
ποιεῖ, καὶ τό γε πῦον ἐργάζεται παχύ. λύσεις καὶ τοῦτο διὰ
τρίτης, ἐὰν μηδὲν κωλύῃ. ἐὰν δὲ ἡ λεπὶς στομώματος ᾖ, βέλ-
τιον. εἰ δὲ μὴ ταύτην ἔχοις μήτε τὴν μέλαιναν, ἡ τοῦ Κυ-
πρίου χαλκοῦ βληθήσεται. ἐσκεύασά ποτε ταύτην τὴν ἔμπλα-
στρον καὶ λίθου Φρυγίου μίξας οὐγγίαν, ἄλλοτε δὲ καὶ χρυ-
σοκόλλης οὐγγίαν, ὥσπερ γε καὶ ἀμφοτέρων ποτὲ, κολλᾷ
καὶ τὰ μεγάλα τραύματα. ἄλλη πρὸς ἀπαλοχρῶτας καὶ δυσ-
ελκεῖς ἐπὶ τῶν αὐτῶν ἑλκῶν. ♃ κηροῦ λίτραν α΄. ῥοδίνου
λίτραν α΄. ψιμυθίου γο η΄. ἁλὸς ἀμμωνιακοῦ γο δ΄. λεπίδος
Κυπρίας γο β΄. λιβανωτοῦ γο α΄. ἀσβέστου γο α΄. σχιστῆς
γο α΄. ἰοῦ γο α΄. σιδίων γο α΄. ἡ χρῆσις ταῖς προγεγραμμέ-
ναις ὡσαύτως θ΄. τὰ παρόντα ἐστὶ φάρμακα συντεθέντα
χωρὶς τοῦ ῥοδίνου, δέκατον γὰρ ἐκεῖνο. τῶν ἐννέα πέντε

riatur. Et vero inveteratis ulceribus et dyſepulotis, quae et
chironia nominantur, non ſolum medicamentum imper-
mixtum imponimus, ſed etiam liquefactnm oleo veteri vel
ricinino ac linamento exceptum, etiam ſi puris vel mini-
mum nondum in ulcere antea fuerit, concoquit ipſum et
generat et craſſum efficit. Caeterum ulcus triduo ſolves,
ſi nihil prohibet. Quod ſi ſtomomatis ſquama fuerit, prae-
ſtat, ſin minus eam habeas nec nigram, Cyprii aeris ſquama
injicietur. Confeci aliquando hoc emplaſtrum, phrygii quo-
que lapidis uncia admixta, interdum etiam chryſocollae
uncia, ſicut et amborum nonnunquam, glutinat et magna
vulnera. *Aliud ad teneros et ex iisdem ulceribus nimis*
graviter conflictantes. ♃ Cerae lib. j, roſacei lib. j, ceruſ-
ſae ℥ viij, ſalis ammoniaci ℥ iv, ſquamae Cypriae ℥ ij,
thuris unciam unam, calcis vivae ℥ j, aluminis fiſſilis un-
ciam unam, aeruginis unciam unam, malicorii unciam unam.
Uſus praedictis idem eſt. Novem in praeſentia ſunt medi-
camenta citra roſaceum compoſita, decimum enim illud. Ex

μέν ἐστιν ἴσα τῷ σταθμῷ ἄσβεστος καὶ σίδια καὶ λιβανω-
τὸς καὶ σχιστὴ στυπτηρία καὶ ὁ ἰός. ἡ δὲ λεπὶς διπλασίου
σταθμοῦ καὶ ταύτης οἱ ἀμμωνιακοὶ ἅλες διπλάσιοι. καὶ τού-
των τὸ ψιμύθιον. ἡμιόλιος δὲ τούτου πάλιν ὁ κηρὸς εἰς
λίτραν α΄. ἀγόμενος, ἥνπερ καὶ τὸ ῥόδινον.

novem quinque funt pari pondere, calx viva, malicorium,
thus, alumen fciffile et aerugo. Squamae duplo majus pon-
dus eft et hanc fal ammoniacus duplo exuperat, hunc ce-
ruffa, hujus fefcupla rurfus cera in libram unam reducta,
quam et rofaceum habet.

ΓΑΛΗΝΟΥ ΠΕΡΙ ΣΥΝΘΕΣΕΩΣ ΦΑΡΜΑΚΩΝ ΤΩΝ ΚΑΤΑ ΓΕΝΗ ΒΙΒΛΙΟΝ Ε.

Ed. Chart. XIII. [770.]   Ed. Baf. II. (376.)

Κεφ. α'. Περὶ τῶν πολυχρήστων φαρμάκων ἐν-
ταῦθα λεχθήσεται. πολύχρηστα δ' ὀνομάζουσιν ὅσα πρὸς
πολλὰς διαθέσεις ἁρμόττει. καὶ τινὰ αὐτῶν οὐ μόνον ἑτε-
ροειδῆ, ἀλλὰ καὶ ἑτερογενῆ. ἅπαντα δὲ ἐξ ἐναντίων σύγκει-
ται φαρμάκων οὐ κατὰ τὰς πρώτας μόνον ποιότητάς τε
καὶ δυνάμεις, ἀλλὰ καὶ κατὰ τὰς δευτέρας. εὔδηλον δ' ὅτι
πρώτας μὲν ὀνομάζω θερμότητα καὶ ψυχρότητα καὶ ξηρό-

GALENI DE COMPOSITIONE MEDI-
CAMENTORVM PER GENERA
LIBER V.

Cap. I. De medicamentis polychreftis futura hic
eft difputatio, vocant autem polychrefta quae multis affe-
ctibus conveniunt. Suntque nonnulla ipforum non modo
fpecie, fed etiam genere diverfa, omnia vero ex contrariis
conftant medicamentis, etiam juxta fecundas qualitates ac
vires, non tantum primas. Patere arbitror cuivis primas
me appellare caliditatem, frigiditatem, ficcitatem et humi-

764 ΓΑΛΗΝΟΤ ΠΕΡΙ ΣΥΝΘΕΣΕΩΣ ΦΑΡΜΑΚΩΝ

Ed. Chart. XIII. [770.]　　　　　　　　Ed. Baf. II. (376.)
τητα καὶ ὑγρότητα καὶ τὰς ἐκ τούτων συνθέτους κατὰ συ-
ζυγίαν ἡντιναοῦν. δευτέρας δὲ τὰς ἐπομένας αὐταῖς, ὑπὲρ
ὧν ἐπὶ πλέον ἐν τῷ πέμπτῳ τῆς τῶν ἁπλῶν φαρμάκων
πραγματείας διῆλθον, ἐπιδεικνὺς ἔνια μὲν τῶν φαρμάκων
οὐ μόνων τῶν συνθέτων, ἀλλὰ καὶ τῶν αὐτοφυῶν μαλάτ-
τειν, ἔνια δὲ σκληρύνειν, ὥσπερ καὶ τὰ μὲν ἐμπλάττειν, τὰ
δὲ ἐκφράττειν, καὶ τὰ μὲν ἐπιτρέφειν ῥύπον, τὰ δὲ καὶ τὸν
ἐπικείμενον ἀποῤῥύπτειν, καὶ τὰ μὲν λεπτύνειν, τὰ δὲ πα-
χύνειν, καὶ τὰ μὲν πυκνοῦν, τὰ δὲ ἀραιοῦν, καὶ τὰ μὲν ἀνα-
τρέφειν σάρκα, τὰ δὲ ἀνακαθαίρειν, καὶ τὰ μὲν ἐπουλοῦν, τὰ
δὲ ἑλκοῦν, καὶ τὰ μὲν ἕλκειν, τὰ δὲ ἀποκρούεσθαι, ἑτέρας τε
τοιαύτας ἐν αὐτοῖς διαφοράς. εἴρηται δέ μοι καὶ διὰ τῶν
ἔμπροσθεν ὑπομνημάτων ἥτις τῶν ἐναντίων ταῖς δυνάμεσι
φαρμάκων ἀναγκαία μίξις, ἧς ἀναμνήσω καὶ νῦν ὀλίγον ὕστε-
ρον. ἄμεινον γάρ μοι δοκεῖ γράψαι τινὰ δύο καὶ τρία φάρ-
μακα τῶν ἐνδόξων πολυχρήστων, εἶτ' ἐξηγήσασθαι τὸν λό-
γον τῆς συνθέσεως αὐτῶν. ἄρξομαι δὲ ἀπὸ τῶν ἅπασι γνω-
ρίμων, ἃ κατά τε τὸν Ἥραν νάρθηκα γέγραπται καὶ παρ'

ditatem, atque ex harum conjugatione quavis compofitas,
fecundas vero, quae ipfas fequuntur, ut in quinto libro de
fimplicibus medicamentis uberius percenfui, oftendens non-
nulla non folum compofita medicamina, fed fimplicia quo-
que ut nafcuntur, emollire, quaedam indurare, quemadmo-
dum alia obftruere, alia referare, alia fordes gignere, alia
abftergere, alia attenuare, alia craffitiem admoliri, alia den-
fare, alia rarefacere, alia carnem inducere, alia repurgare,
alia cicatricem ducere, alia exulcerare, alia trahere, alia
repellere, aliasque fimiles eorum differentias. Porro dictum
mihi eft et fuperioribus commentariis, quae contrariorum
facultate medicamentorum neceffaria effet mixtura, cujus
etiam nunc paulo poft mentionem facturus fum. Melius enim
mihi videtur duo quaedam triave medicamenta celebria,
quae multiplicem ufum exhibeant, praefcribere, deinde
compofitionis ipforum rationem interpretari. Exordiar au-
tem ab iis, quae nemo non novit, quippe in Herae libro,

ΤΩΝ ΚΑΤΑ ΓΕΝΗ ΒΙΒΛΙΟΝ Ε. 765

Ed. Chart. XIII. [770. 771.]   Ed. Baf. II. (376.)

ἄλλοις τῶν φαρμακίτιδας βίβλους συνθέντων. ἐπεὶ δὲ κατὰ
τὸ πρὸ τούτου βιβλίον ὁ λόγος ἐγένετό μοι περὶ τῶν δυσε-
πούλωτα θεραπευουσῶν ἕλκη δυνάμεων, [771] ἔδοξέ μοι καὶ
νῦν ἐκείνας τῶν πολυχρήστων ἐμπλάστρων ἐξηγήσασθαι πρώ-
τας, ὅσαι κακοήθων ἕνεκα συνετέθησαν, ἃ καλοῦσιν ἔνιοι
χειρώνεια. ὅσαι δ' ἄλλαι πολύχρηστοι καλοῦνται διὰ τὸ πρὸς
πολλὰ μὲν ἁρμόττειν ἕτερα πάθη, μὴ μέντοι καὶ πρὸς τὰ
χειρώνεια, ταύτας αὖθις ἐφεξῆς ἀλλήλαις διελθεῖν ἔγνωκα.

Κεφ. β'. [Περὶ τῶν ὑπὸ Ἥρα γεγραμμένων.] Γεγραμ-
μένης οὖν ἐν τῇ βίβλῳ τῶν φαρμάκων ὑπὸ τοῦ Καππάδο-
κος Ἥρα, πρὸς τὰ τοιαῦτα τῶν ἑλκῶν ἐμπλάστρου τινὸς
ἄκρως ποιούσης, ἀπ' αὐτῆς ἄρξομαι τὴν λέξιν παραγράψας
τἀνδρὸς ὧδέ πως ἔχουσαν. εὔχρους ἔναιμος, ἐπουλωτική, κολ-
λῶσα μὲν ἀκραιφνῶς, πληροῦσα δὲ καὶ ἐπουλοῦσα, ἐκλυ-
θεῖσα μετὰ κηρωτῆς καὶ ἔτι μᾶλλον περὶ τὴν ἐπούλωσιν.
ποιεῖ μέντοι καὶ ἐπὶ τῶν χειρωνείων ἑλκῶν καὶ τῶν ἄλλων
τῶν παραπλησίων ἄκρως. τούς τε γὰρ τύλους τήκει καὶ

cui titulus eft narthex, id eft promptuarium medicamento-
rum, prodita, tum apud alios, qui libros de medicamentis
condiderunt. At quia fuperiori libro de virtutibus, quae ul-
cera dyfepulota curant, verba fecerim, animus eft nunc
quoque emplaftra illa multiplicis ufus primum exponere,
quae caufa malignorum, nonnulli chironia nominant, com-
pofuimus. Alia vero ufus dicta multiplicis, quod multis qui-
dem affectibus aliis conferant, non tamen etiam chironiis,
ea rurfus feriatim referre propofuimus.

Cap. II. [*Quae fcripferit Heras.*] Itaque quum opere
medicamentorum Heras Cappadox emplaftrum quoddam ad
hujuscemodi ulcera mirifice faciens tradiderit, inde fumam
exordium, verba ipfius adfcribens, quae in hunc modum
fonant. *Boni coloris cruentis idoneum, cicatricem ducens.
Conglutinat, perfecte implet atque cicatricem ducit folu-
tum cum cerato, magisque adhuc circa cicatricem indu-
cendam efficax eft. Valet etiam ad chironia ulcera alia-
que fimilia fummopere. Nam callos confumit, deinde ge-*

Ed. Chart. XIII. [771.]   Ed. Baf. II. (376. 377.)

μετὰ ταῦτα γνησίαν σάρκα γεννᾷ. λίαν λευκή. ♃ κηροῦ λί-
τρας β΄. φρυκτῆς λίτρας γ΄. ἰοῦ ξυστοῦ γο στ΄. μάννης γο γ΄.
ἐλαίου κοτύλας ε΄. ὄξους ξε. α΄. τὰ τηκτὰ κατὰ τῶν ξηρῶν
χρῶ τῇ ἐμπλάστρῳ πρὸς τραύματα καὶ ἀνιεμένη δὲ σὺν ῥο-
δίνῳ πυοποιεῖ καὶ ἀνακαθαίρει τῇ κηρωτῇ διεκλυθείσῃ εἰς
ἐπούλωσιν. τινές γε μὴν τῆς ῥητίνης ἔβαλον φρυκτῆς λίτρας
β΄. καὶ τερμινθίνης λίτρας δύο, καὶ οὕτω παρασκευάσαντες
ἀνελάμβανον αὐτὴν ἰῷ ξυστῷ, ὡς κολλυρίου τόνον ἔχειν, καὶ
τοῦτο ἐνετίθεσαν ὅπου τύλους ἐκτῆξαι ἤθελον. εὐχερῶς γὰρ
τοῦτο ποιεῖ, ὡς καὶ ὀστᾶ ἀφιστάναι. (377) καὶ ταύτην μὲν
οὖν εἰκότως ἐπαινεῖ τὴν ἔμπλαστρον ὁ Ἥρας, ὡς ἐκ τοῦ
πλήθους τοῦ ἰοῦ καὶ τοῦ ὄξους τὸ δραστήριον ἔχουσαν, εἴ τι
μεμνήμεθα τῶν εἰρημένων κατὰ τὸ πρὸ τούτου βιβλίον.
ἐπαινεῖ δὲ καὶ τὴν ὑπ᾽ αὐτοῦ καλουμένην πανάκειαν, ἣν
ἐφεξῆς γράφω κατὰ τὴν ἐκείνου λέξιν. πανάκεια Ἥρα ἡ ὑπό
τινων ὑγεία λεγομένη. πρὸς πᾶσαν νομὴν καὶ κακοήθειαν.
ἵστησι δὲ τὰς νομὰς οὔτ᾽ ἐσχάρας ποιοῦσα οὔτε σκληρύ-
νουσα τὰ πέριξ σώματα. ῥηγνύουσα δὲ καὶ μαραίνουσα πᾶν

nuinam carnem generat, valde album. ♃ Cerae lib. ij,
frictae lib. iij, aeruginis rafae ℥ vj, mannae ℥ iij, olei he-
minas quinque, aceti fextarium. Liquabilia ficcis admifcen-
tur. Ufus eft emplaftri ad vulnera, cum rofaceo tempera-
tum pus generat, cerato folutum ad cicatricis generationem
repurgat. Quidam tamen refiuae frictae lib. ij et terebinthi-
nae tantundem ingefferunt, atque fic praeparatum aerugine
rafa ipfum exceperunt, ut collyrii tenorem haberet, atque
hoc impofuerunt, ubi callos confumere ftuderent, prompte
enim haec facit, ut etiam offa feparet. Merito igitur et em-
plaftrum hoc Heras commendat ceu ex aeruginis et aceti
copia efficax, fi quid in fuperiore libro dictorum memini-
mus. Laudat item panaceam ab eo vocatam, quam deinceps
verbis illius apponimus. *Panacea Herae a nonnullis fani-
tas nominata. Ad omnem paffionem et malignitatem. Si-
ftit autem nomas, neque cruftas facit neque circumpofitis
partibus duritiem conciliat. Rumpit ac tabefacit omne cor-*

τὸ διεφθαρμένον, ὡς μηδὲν διαφέρειν ὑγρᾶς σταφίδος. ἐπέ-
χει δὲ καὶ φορὰν αἵματος τήν τε ἄλλην καὶ τὴν δι᾽ αἱμορ-
ῥοΐδων διειμένη μυρσίνῳ καὶ τὰς αἱμορῥοΐδας αὐτὰς μα-
ραίνει καὶ δαπανᾷ. πρὸς τούτοις δὲ καὶ σύριγγας ἰᾶται καὶ
τοὺς ὀνομαζομένους ἄνθρακας καὶ τοὺς αἰγίλωπας καὶ τα
χειρώνεια λεγόμενα καὶ καθόλου τὸ τῶν δυσιάτων καὶ χρο-
νίων γένος, εἰς μὲν τοὺς ἀφανεῖς τόπους οἷον ὑστέρας δια-
τηκομένη μύρῳ κυπρίνῳ, τοῖς δ᾽ ἔξωθεν ἄμεινόν ἐστιν, ὡς
ἑκάστην τῶν ἄλλων οὕτως ἐπιτιθέναι. παντὶ δὲ ἕλκει ἐπι-
τεθεῖσα, κἂν ᾖ τῶν ἀγρίων, πραΰτερον εὐθὺς ποιήσει καὶ
τοὺς πόνους ἠπιωτέρους καὶ τὰς ἀγρυπνίας. ἡ δὲ δύναμίς
ἐστιν αὕτη. χαμαιπίτυος ⊰ δ΄. συμφύτου ⊰ δ΄. χαμαιλέον-
τος ⊰ δ΄. πρασίου ⊰ δ΄. οἱ δὲ στ΄. πολίου ⊰ στ΄. κενταυ-
ρίου λεπτοῦ ⊰ στ΄. ἑλενίου ⊰ δ΄. ἀριστολοχίας ⊰ δ΄. λιβά-
νου ⊰ ιβ S΄΄. σμύρνης ⊰ γ΄. ἀλόης ⊰ στ΄. χαλβάνης ⊰ στ΄.
ὀβολὸς εἷς S΄΄. ἐλαίου ⊰ ρπ΄. μέλιτος ⊰ λ΄. προπόλεως ⊰ β΄.
S΄΄. στυπτηρίας σχιστῆς ⊰ στ΄. ὀβολὸς εἷς S΄΄. τερμινθίνης

ruptum, ut nihil a liquida ſtaphide differat. Cohibet ſan-
guinis eruptionem tum aliam tum quae per haemorrhoidas
fieri ſolet, myrteo dilutum. Item haemorrhoidas ipſas ta-
befacit et conſumit. Inſuper fiſtulis medetur et carbun-
culis. Sanat aegilopas et chironia, ut vocant. In ſumma
vix ſanabilium et diuturnorum genus latentibus quidem
locis veluti utero, unguento cyprino liquidum, exterioribus
autem praeſtat, ut alia ſingula, ſic apponere. At omni
ulceri impoſitum, quamvis agreſti, mitius ſtatim id effi-
ciet, dolores minuet et vigilias. Haec ejus virtus eſt. ♃
Chamaepityos drachmas quatuor, ſymphyti drachmas qua-
tuor, chamaeleontis drachmas quatuor, marrubii drachmas
quatuor, apud alios ſex, polii drach. vj, centaurii tenuis
drach. vj, helenii drach. iv, ariſtolochiae drach. iv, thuris
drach. xij ß, myrrhae drach. iij, aloës drach. vj, galbani
ʒ vj, oboli unius et ſemiſſis, olei ʒ clxxx, mellis xxx,
propolis drach. xij ß, aluminis fiſſilis drach. vj, oboli unius
et ſemiſſis, terebinthinae drachmas ſex, oboli unius et ſe-

768 ΓΑΛΗΝΟΥ ΠΕΡΙ ΣΥΝΘΕΣΕΩΣ ΦΑΡΜΑΚΩΝ

Ed. Chart. XIII. [771. 772.]   Ed. Baf. II. (377.)

< στ'. ὀβολὸς εἷς S". χαλκίτεως < στ'. ὀβολὸς εἷς S":
ἀσφάλτου < ν'. γῆς ἀμπελίτιδος < ν'. λιθαργύρου < ν'.
κηκίδος < γ'. χνοὸς ἴρεως < γ'. κόψαντα δὲ δεῖ τῇ προ-
τεραίᾳ τὰς βοτάνας καὶ τὰς ῥίζας ἐμβάλλειν εἰς ἔλαιον. ἐμ-
μεινάντων δὲ δι' ὅλης νυκτὸς, πρωῒ δεῖ ἐπεμβάλλειν τὴν λι-
θάργυρον καὶ τὴν ἀμπελῖτιν καὶ τὴν ἄσφαλτον καὶ ἕψειν
ἐπὶ πυρὸς μαλακοῦ. [772] παχυνομένης δὲ τῆς συστάσεως,
ἆραι τὴν χύτραν ἀπὸ τοῦ πυρός. ἔστω δὲ ἐν ἄλλῳ ἀγγείῳ
τὸ μέλι καὶ ἡ ῥητίνη καὶ ἡ χαλβάνη καὶ ἡ πρόπολις συν-
τετηκότα· δεῖ δὲ καταμίσγειν καὶ ταῦτα ἐπεγχέοντα εἰς τὴν
χύτραν, ἐπὶ δὲ τούτοις τὰ ξηρά. καὶ μετὰ τούτων ἕψε, ἕως
ἂν μὴ μολύνῃ τὸ φάρμακον. πάλιν δὲ ἄραντα ἀπὸ τοῦ πυ-
ρὸς ἐμπάσσειν λείαν τὴν σμύρναν καὶ τὸν λίβανον. προσ-
έχειν δὲ δεῖ, μή ποτε ὑπερζέσῃ καὶ ὡς οἷόν τε ἑψεῖν ἐν εὐ-
ρυχωρίᾳ, δυσκατάσβεστον γάρ γίγνεται, εἴ τινος ἅψαιτο.
ταῦτα μὲν ὁ Ἥρας περὶ τῆς παρακείας. ἡμᾶς δὲ χρὴ τὴν
ὕλην αὐτὴν ἐπισημήνασθαι διαφέρουσαν τῶν κατὰ τὸ πρὸ
τούτου βιβλίον γεγραμμένων φαρμάκων πρὸς τὰ δυσθερά-

miffis, chalcitidis drachmas fex, oboli unius et femiffis, bi-
tuminis drachmas quinquaginta, terrae ampelitidis drach.
quinquaginta, argenti fpumae drachmas quinquaginta, gal-
lae drachmas tres, pulveris iridis drachmas tres, contufae
pridie herbae et radices oleo immittuntur, ubi nocte tota
in eo duraverint, mane argenti fpuma, ampelitis, bitumen
injicitur, fupra ignem lenem incoquuntur, ubi fpiffitudinem
adepta fuerint, olla ab igne tollitur. Sint autem in alio vafe
mel, refina, galbanum, propolis colliquata, quae oportet
fimul commifcere in ollam fundendo, deinde arida, quibus
quum medicamentum coquitur, donec non coinquinet, rur-
fus ab igne depofito myrrha laevis facta et thus infpergitur.
Eft autem advertendum, ne quando effervefcat et quantum
fieri poteft in amplo fpatio coquatur, difficulter enim re-
ftingui poteft, fi quid attingat. Haec quidem Heras de Pa-
nacea. Nobis autem materiam ipfam a medicamentis, quae
priore libro fcripta funt ad ulcera vix fanitatem recipientia,

Ed. Chart. XIII. [772.]   Ed. Baf. II. (377.)

πευτα τῶν ἑλκῶν. διὰ μεταλλικῶν μὲν γὰρ ἐκεῖνα συνέκειντο
μόνων, τινὰ μὲν ὀλίγων, τινὰ δὲ πλεόνων ὀλίγων τινῶν ἐν
αὐτοῖς ἐχόντων ῥίζας ἢ πόας. τῇ πανακείᾳ δὲ ταύτῃ τοὐν-
αντίον ὑπάρχει, λαμβάνει μὲν καὶ τὸν χαμαιλέοντα καὶ τὸ
κενταύριον ἱκανὸν ὠφελεῖν ἑκάτερον ἕλκη κακοήθη. λαμβά-
νει δὲ καὶ ἀριστολοχίαν καὶ ἴριν, ἀσθενέστερα μὲν κενταυ-
ρίου καὶ χαμαιλέοντος, ὡς πρὸς τὴν τῶν κακοήθων ἑλκῶν
ἴασιν, οὐ μὴν ἀπόβλητά γε. λαμβάνει δ᾽ ἰσχυρὰς βοτάνας
καὶ μόνας πολλάκις θεραπεύειν ἕλκη κακοήθη δυναμένας, τήν
τε χαμαιπίτυν καὶ τὸ πόλιον καὶ τὸ σύμφυτον. ἰσχυρότε-
ρον δὲ τούτων ἐστὶ τό τε πράσιον καὶ τὸ ἐλένιον. τῷ μὲν
οὖν πρασίῳ καὶ μόνῳ χρήσαιτ᾽ ἄν τις ἐπὶ τῶν ἱκανῶς ὑγρὰν
ἐχόντων τὴν κατὰ τὸ ἕλκος σάρκα καὶ ῥυπαρωτέραν· τὸ δὲ
ἐλένιον οὐδ᾽ ἐπὶ τούτων ἁρμόττει μόνον ἐπιπαττόμενον,
ὥσπερ οὐδ᾽ ἄλλο τι τῶν δριμέων οὐδέν. ἐμάθετε γὰρ ἐν τῇ
περὶ τῶν ἁπλῶν φαρμάκων πραγματείᾳ τὴν διαφορὰν τῶν
δριμέων καὶ πικρῶν φαρμάκων, ἐρεθιστικῶν μὲν ὄντων καὶ
δακνωδῶν καὶ θερμῶν καὶ ῥευματιζόντων τὰ πάσχοντα μό-

differre notandum eſt. Nam illa ſolis conſtant metallicis,
quaedam paucis, quaedam pluribus, pauca illorum radices
ac herbas continent, at panacea haec ſecus habet. Recipit
enim haec chamaeleontem et centaurium, quorum utrun-
que maligna ulcera juvare idoneum eſt. Accipit praeterea
ariſtolochiam et iridem, imbecilliora quidem centaurio et
chamaeleonte, quod ad malignorum ulcerum curationem
attinet, non tamen repudianda. Herbas autem valentes aſ-
ſumit, quae vel ſolae maligna ulcera curare poſſunt ſaepe-
numero, chamaepityn, polium et ſymphyton, quibus va-
lentius eſt marrubium et helenion. Itaque marrubio etiam
ſolo uti queas in iis, quae carnem abunde humidam circa
ulcus habent et ſordidiorem, helenion vero neque iis con-
venit ſolum inſperſum, ſicut nec aliud quodvis acre. Si-
quidem didiciſtis in opere de ſimplicibus medicamentis,
acrium et amarorum medicamentorum diſcrimen, nempe
acria irritare, mordere, caleſacere et fluorem in affectis

770 ΓΑΛΗΝΟΥ ΠΕΡΙ ΣΥΝΘΕΣΕΩΣ ΦΑΡΜΑΚΩΝ

Ed. Chart. XIII. [772.]						Ed. Baf. II. (377.)

ρια τῶν δριμέων· ξηραντικῶν δὲ χωρὶς τοῦ δάκνειν καὶ θερ-
μαίνειν τῶν πικρῶν καὶ διὰ τοῦτο ἐπιτηδείων τοῖς ἡλκω-
μένοις μορίοις. ἀλλ' ἐπεὶ προκείμενον ἦν τῷ συντιθέντι τὰς
βοτάνας ταύτας ἔμπλαστρον ἐξ αὐτῶν οὐ ξηρὸν ἐπίπαστον
ποιῆσαι, πρὸς δὲ τὴν τῆς ἐμπλάστρου σύνθεσιν ἔμελλεν ἤτοι
κηρὸν ἢ ῥητίνην μίξειν ἢ πάντως γε λιθάργυρον ἐπὶ πλέον
ἐψημένην, ὑφ' ὧν ἡ δύναμις ἐξελύετο τῶν βοτανῶν, ἔμιξεν
αὐταῖς ἔνια τῶν ἰσχυρῶν οὕτως φαρμάκων, ὡς μὴ δύνασθαι
μόνα προσφέρεσθαι τοῖς ἕλκεσι. τὰ δ' ἰσχυρὰ ταῦτα διττὴν
ἔχει τὴν καθόλου δύναμίν τε καὶ ποιότητα, ἔνια μὲν αὐ-
στηρὰν καὶ στρυφνὴν, ἔνια δὲ δριμεῖάν τε καὶ στρυφνήν.
διὰ τοῦτ' οὖν τῶν μὲν δριμεῖαν ἐχόντων δύναμιν ἔμιξεν
ἐλένιον, τῶν δ' ἰσχυρῶς στυφόντων, ταῦτα γὰρ ὀνομάζομεν
αὐστηρά τε καὶ στρυφνά, τήν τε στυπτηρίαν καὶ τὴν κηκίδα
τὴν ὀμφακῖτιν δηλονότι. τὰς ποιότητας δ' ἀμφοτέρας ἰσχυ-
ρὰς ἔχει, καθάπερ καὶ τὰς ἐν αὐταῖς δυνάμεις ἡ χαλκῖτις,
δριμεῖά τε οὖσα καὶ στυπτική. λέλεκται δ' ἐν τοῖς ἔμπρο-
σθεν ἀναγκαίαν εἶναι τοῖς κακοήθεσιν ἕλκεσι καὶ μάλιστα

partibus concitare, amara vero exiccare citra morſum et
calorem, eoque exulceratis partibus conducere. At quoniam
ex herbis iſti compoſitionem paranti inſtitutum erat empla-
ſtrum inde non ſiccum, quod inſpergi poſſit, efficere, ad
emplaſtri vero confecturam vel ceram vel reſinam vel omni-
no argenti ſpumam diutius coctam adjecturus erat, unde
virtus herbarum ſolveretur, miſcuit ipſis nonnulla medica-
menta tam valida, ut ulceribus per ſe exhiberi nequeant.
Valida autem duplicem communem vim et qualitatem obti-
nent, nonnulla auſteram acerbamque, alia acrem et acer-
bam. Hujus igitur gratia ex iis, quae acrimoniam ſortita
ſunt, helenion miſcuit, ex valide autem aſtringentibus, haec
enim auſtera et acerba nominamus, alumen et gallam im-
maturam. Qualitates autem utrasque valentes habet chalci-
tis, quemadmodum et vires, quae in ipſis ſunt, quum ſit
acris et aſtringens. Enimvero dictum eſt ſuperius, neceſſa-
riam eſſe malignis ulceribus, et praeſertim cum fluori ſint

Ed. Chart. XIII. [772. 773.]   Ed. Bal. II. (377.)

ὅταν ᾖ ῥευματικὰ τὴν αὐστηρὰν ποιότητα. τούτοις οὖν ἅπα-
σιν οἷς εἶπον ἐμίχθη λιθάργυρός τε καὶ ῥητίνη καὶ λιβα-
νωτὸς ἕνεκα τοῦ γενέσθαι τὸ φάρμακον ἐμπλαστρῶδες. ἀλλ'
ἡ μὲν λιθάργυρος ἐκ τῆς μέσης ὕλης ἐστὶν, ὁ δὲ λιβανωτὸς
πεπτικός τε καὶ πυοποιὸς ὡς πρὸς τὴν εὔκρατον φύσιν ἀπο-
βλεπόντων. ἐδείχθη γὰρ ὅτι τοῖς ὑγροτέροις σώμασι σαρ-
κωτικός ἐστι καὶ μέντοι καὶ ὅτι τῶν πεπτικῶν φαρμάκων,
ἃ δὴ καὶ τὴν ἐκπυητικὴν ὀνομαζομένην ἔχει δύναμιν, οὐδέν
ἐστιν ἰσχυρῶς διαφορητικὸν, ὥσπερ γε οὐδὲ δριμύ· μετρίως
γὰρ θερμαίνει τὰ τοιαῦτα καὶ μέντοι καὶ μαλάττει μᾶλλον
ἢ ξηραίνει· καλῶς οὖν ἐμίχθη καὶ τοῦ λιβανωτοῦ κατὰ τὴν
τῆς προκειμένης ἐμπλάστρου σύνθεσιν, ἵνα τι καὶ παρηγο-
ρικὸν ἔχῃ καὶ πρᾷον. [773] ἔστι δὲ δηλονότι καὶ τὸ ἔλαιον
ἐκ τῆς αὐτῆς δυνάμεως, ἕνεκα μὲν ἑψήσεως τῆς ἐμπλάστρου
κατὰ τὸν πρῶτον λόγον μιχθὲν, ἐν αὐτῷ δὲ συνεπιφέρον
δύο δυνάμεις, τήν τε παρηγορικὴν καὶ τὴν ἀμβλυτικὴν τῶν
ἰσχυρῶν φαρμάκων, ἐάν τε δριμείας, ἐάν τε αὐστηρᾶς δυνά-
μεως ᾖ ταῦτα. ἡ δὲ ἀμπελῖτις γῆ ξηραίνει τε καὶ διαφορεῖ

obnoxia, qualitatem aufteram. His ergo omnibus, quae dixi,
admixta argenti fpuma eft, refina et thus, quo medicamen-
tum emplaftri formam acciperet. Sed argenti fpuma ex me-
dia materia eft. Thus concoquit et pus movet, fi tanquam
ad probe temperatam naturam refpicimus, nam id humidio-
ribus corporibus carnem producere oftendimus. Quin etiam
ex medicamentis, quae concoquunt, quaeque vim a pure
movendo quafi purificam vel expurgatoriam dictam habent,
nullum valenter difcutit, ficut nec acre, fiquidem talia me-
diocriter calefaciunt, imo et emolliunt magis, quam exic-
cant. Quare thus etiam recte admixtum eft in propofiti em-
plaftri compofitione, uti mitigatorium quid et lene accipiat.
Hujus nimirum potentiae oleum quoque eft, emplaftri co-
quendi caufa fecundum primam rationem adjectum, fecum
vero duas facultates inferens, mitigatoriam videlicet et quae
valida medicamenta obtundit, five haec acri, five auftera
virtute fint praedita. Certe ampelitis terra ficcat et difcutit,

Ed. Chart. XIII. [773.]   **Ed. Baf. II. (377.)**

μηδὲν ἔχουσα δριμὺ σαφῶς. καὶ διὰ τοῦτο τοῖς κακοήθεσιν
ἕλκεσιν ἐπιτήδειός ἐστιν, εἰ καὶ μόνην αὐτὴν λειάσας ἐπι-
πάττοις. ἡ χαλβάνη δὲ καὶ αὐτὴ τῷ πεπτική τε εἶναι καὶ
μαλακτικὴ καὶ παρηγορική τε καὶ ἀνώδυνος ἐμίχθη κατὰ
τὴν προκειμένην σύνθεσιν, ἔχοντος μὲν καὶ τοῦ λιβανωτοῦ
τὰς αὐτὰς δυνάμεις, ἀλλὰ ἀσθενεστέρας ἢ κατὰ τὴν χαλβά-
νην, ἐκείνης γε κατ᾽ ἀμφοτέρας ἰσχυροτέρας ὑπαρχούσης. ἡ
τερμινθίνη δὲ ῥητίνη καὶ αὐτὴ μετὰ τοῦ ῥυπτικοῦ τε καὶ
διαφορητικοῦ πεπτικὸν ἔχει τι τῶν τοιούτων διαθέσεων. ἡ
δὲ ἄσφαλτος ἴσμεν ὅτι ξηραντικῆς ἐστι δυνάμεως ἅμα θερ-
μασίᾳ μὴ πάνυ σφοδρᾷ. τούτοις οὖν ἅπασιν ὁ συνθεὶς τὴν
ἔμπλαστρον ἔμιξεν ἑλκτικῆς δυνάμεως φάρμακον τὴν πρό-
πολιν, ἐπειδὴ πολύχρηστον ὑπάρχειν αὐτὴν ἐβούλετο. πάντα
δ᾽ ὅσα πολύχρηστα ποικιλωτάτας ἀναγκαῖον ἔχειν δυνάμεις,
ὅπως θεραπεύῃ διαθέσεις πλείονας. οὕτως δὲ καὶ τοῦ μέλι-
τος ἔμιξεν οὐκ ὀλίγον, εἰδὼς αὐτὸ ξηραῖνόν τε καὶ διαφο-
ροῦν οἰκειότατόν τε τοῖς σηπομένοις ὑπάρχον. καὶ γὰρ αὖ
καὶ τὸ τῶν ἀσήπτων ἐστὶ καὶ τὰ μιγνύμενα φυλάττει τοι-

nihil manifefto acre continens, propterea malignis ulceribus
idonea eft et fi folam per fe tritam infpergas. Galbanum
vero et ipfum, eo quod concoquit, emollit, mitigat et do-
lorem fedat, praedictae compofitioni adjectum eft, quum
thus easdem vires, fed imbecilliores habeat, galbano facul-
tates ambas valentiores poffidente. Terebinthina refina ipfa
quoque fimul quum detergendi difcutiendique facultatem
habeat, etiam affectus tales, quod concoquat, quidpiam ob-
tinet. Bitumen vero, cum calore non admodum vehementi
ficcare novimus, quibus omnibus emplaftri auctor medi-
camentum trahentis facultatis propolim nimirum admifcuit,
quoniam ejus ufum multiplicem effe voluit. Omnia vero,
quae multiplicem ufum praeftant, maxime varias facultates
habere neceffitas eft, ut pluribus vitiis medeantur. Sic etiam
non parum mellis addidit fciens ipfum ficcans, digerensque
putrefcentibus effe accommodatiffimum, quippe et ipfum ex
iis eft, quae non putrefiunt, et mixta a putredine refervat,

Ed. Chart. XIII. [773.] Ed. Baf. II. (377. 378.)

αὖτα, πλὴν τῶν (378) ἐσχάτως ἐπιτηδείων εἰς σῆψιν, ἅπερ
ὑγρά τέ ἐστι καὶ θερμά. καὶ πλέον τῶν ἄλλων γε ὁ συν-
θεὶς τὸ φάρμακον ἔβαλε τὸ μέλι. πλὴν γὰρ τριῶν τῶν ἑψη-
θῆναι δεομένων, ἀσφάλτου καὶ λιθαργύρου καὶ τῆς ἀμπελί-
τιδος γῆς, τῶν ἄλλων πλέον ἐστίν· αὐτοῖς τε τούτοις τῇ τε
ἀσφάλτῳ καὶ τῷ λιθαργύρῳ καὶ τῇ ἀμπελίτιδι τοσοῦτον
ἔμιξεν ἔλαιον, ὅσον εἰς τὴν ἕψησιν ἐπιτήδειον ἔσται, παρα-
στοχασάμενος καὶ τῶν ἄλλων ὅσα ξηρὰ κατὰ τὸ φάρμακον
βάλλεται. καὶ μὴν καὶ τελείως ἡψημένων ἁπάντων ἠξίωσεν
ἐπεμβληθῆναι τήν τε σμύρναν καὶ τὴν ἀλόην, ξηραίνοντα
μὲν ἀδήκτως ἀμφότερα, διαφέροντα δὲ τῷ τὴν μὲν ἀλόην
στύφειν, λεπτομερεστέραν δὲ καὶ ξηραντικωτέραν εἶναι τὴν
σμύρναν. οὐκ οἶδα δέ τι τὸ δόξαν τῷ Ἥρᾳ διὰ βραχυ-
τέρων συμμετριῶν γράψαι τὴν πανάκειαν ταύτην, ὑπ’ ἄλ-
λων διὰ μειζόνων γεγραμμένην. τινὲς μὲν γὰρ διπλάσια πάντ’
ἔχουσαν αὐτὴν ἔγραψαν, ἔνιοι δὲ τετραπλάσια. χαλβάνης γοῦν
ἓξ δραχμὰς καὶ ὀβολὸν ἕνα καὶ ἥμισυν ὁ Ἥρας ἔγραψεν, ἄλ-
λων γραψάντων δέκα δραχμὰς καὶ ἡμίσειαν, ὥσπερ αὖ πά-

praeterquam extreme ad putrefcendum idonea, quae humida
funt et calida. Atque mel copiofius aliis medicamenti com-
pofitor indidit, nam fi tria, quae coqui defiderant, excipias,
bitumen, argenti fpumam, terram ampelitidem, aliis majus
eft. Atque his ipfis bitumini, argenti fpumae et ampelitidi
tantum adjecit olei, quantum coctioni commodum erat fu-
turum, conjectura et ab aliis fumpta, quae ficca medica-
mento immittuntur. Infuper omnibus perfecte coctis myr-
rham et aloën voluit injici, quae ambo citra mordicationem
ficcant, verum differunt, quod aloë aftringat, myrrha te-
nuiorum partium fit magisque ficcet. Caeterum haud fcio,
cur Herae vifum fuerit minoribus fymmetriis panaceam
hanc confcribere, quam alii majoribus conficiunt, fiquidem
nonnulli omnia duplicata habere ipfam tradiderunt, alii
quadruplo copiofiora. Galbani fane drachmas fex obolum
unum et femiffem Heras numeravit, alii drachmas decem
et femiffem, quemadmodum alii rurfus viginti - quinque,

Ed. Chart. XIII. [773. 774.]　　　　　　　　　**Ed. Baf. II. (378.)**

λιν ἄλλων πέντε καὶ εἴκοσι, ἀνάλογον δὲ καὶ τἄλλα συναυ-
ξησάντων, ὡς μηδαμόθι λέγεσθαι κατὰ τὴν συμμετρίαν ὀβο-
λὸν ἢ ἡμιώβολον. προσέχειν οὖν ὑμᾶς χρὴ τὰς παρὰ τοῖς
ἄλλοις γεγραμμένας πανακείας παραβάλλοντας τῇδε, πότερα
διπλάσια ἔχουσι πάντα ἢ τετραπλάσια, κἂν ἀνάλογον ᾖ πάντα
ηὐξημένα μὴ νομίζειν ἐκείνας ἑτέρας εἶναι τῆσδε.

[Ἡ ἶσις Ἐπιγόνου λεγομένη παρά τινων.] Πολύχρη-
στόν ἐστι φάρμακον, ἣν προσαγορεύουσιν ἶσιν ὑπὸ πάντων
ἐπῃνημένην. ἐγὼ δὲ παραθήσομαι νῦν ὅσα περὶ αὐτῆς ἔγρα-
ψεν ὁ Ἥρας οὕτως ἔχοντα κατὰ λέξιν. ἡ ὑπὸ τινῶν μὲν
Ἐπιγόνου λεγομένη, ὑπὸ τινῶν δὲ ἶσις, ποιοῦσα πρὸς πᾶν
τραῦμα καὶ πρὸς τὰ ἐν κεφαλῇ μετὰ ὀστῶν διακοπῶν. ὑγι-
άζει δὲ χωρὶς ἀνασκευῆς, ποιεῖ καὶ πρὸς νύγματα, σκόλο-
πας, ἀνθρωπόδηκτα, κυνόδηκτα ἰούς τε ἕλκει ἔχεως, σκορ-
πίων, δρακόντων θαλασσίων καὶ τρυγόνος καὶ πρὸς τὰ ἐπὶ
τῶν κώλων [774] σὺν τραύματι κατάγματα. πωροῖ γὰρ θᾶσ-
σον καὶ ἀσφαλέστερον σύριγγας πάσας προσφάτους, παλαιὰς
ὑποφοράς, κόλπους, φύματα, παρωτίδας, τὰ ἐν μαστοῖς καὶ

augentes fimul et alia ad portionem, ut nusquam dicatur in
fymmetria obolus vel femiobolus. Itaque advertere vos
oportet panaceas apud alios fcriptas huic conferentes, utrum
omnia duplicata, an quadrupla, habeant, ac fi fint omnia
aucta, non putare illas ab hac effe diverfas.

[*Ifis a quibusdam Epigoni dicta.*] Multiplicis ufus eft
medicamentum, quod ifidem appellant, ab omnibus com-
mendatum. Ego vero apponam modo, quae Heras de illo
memoriae prodidit. Haec illius verba funt. *Medicamentum
a nonnullis Epigoni dictum, ab aliis ifis. Facit ad omne
vulnus et ad vulnera capitis cum offium praecifione, fa-
nat citra reparationem. Valet ad punctus, item paxillos
infixos et hominum atque canum morfus. Venenum trahit
viperae, fcorpii, draconis marini, paftinacae. Curat fra-
cturas artuum cum vulnere, callum enim obducit citius
tutiusque. Fiftulas omnes recentes, veteres foveas, finus.
phymata, parotidas, abfceffus in mammis et alis futuros*

Ed. Chart. XIII. [774]   Ed. Baf. II. (378.)

μασχάλαις ἀποστήματα, ἢ ἵνα μὴ γένηται ἢ γενόμενα θερα-
πευθῇ. εἰς ὑπόῤῥυσιν δ' ὄντων ἡμῶν, ἔτι χοιράδας κομίζε-
ται σὺν τοῖς χιτῶσι τάχιστα ἐκπυοῦσα, ἵστησι καὶ ῥεῦμα
ὀφθαλμῶν ἐπὶ τὸ μέτωπον ἐπιτιθεμένη. αἴρει δὲ καὶ πελι-
ώματα καὶ γαγγραίνας περιγράφει καὶ σηπεδόνας ἀνακαθαί-
ρει καὶ τὸ ὅλον πρὸς πάντα ἀγαθή. ♃ κηροῦ δραχμὰς ρ'.
τερμινθίνης � σ'. οἱ δὲ ρ'. λεπίδος χαλκοῦ ἐρυθροῦ � η'.
ἰοῦ ξυστοῦ � η'. ἀριστολοχίας στρογγύλης δραχμὰς η'. λι-
βάνου � η'. ἁλὸς ἀμμωνιακοῦ � η'. ἀμμωνιακοῦ θυμιάμα-
τος � η'. στυπτηρίας κεκαυμένης ἢ στρογγύλης � στ'. χαλ-
κοῦ κεκαυμένου � η'. σμύρνης � ιβ'. ἀλόης � ιβ'. χαλβά-
νης � ιβ'. ἐλαίου παλαιοῦ κοτύλην α'. ὄξους δριμέος κο. β'.
τὰ τηκτὰ κατακένου εἰς θυείαν κατὰ τῶν ξηρῶν. οὕτως μὲν
ὁ Ἥρας ἔγραψε τὴν ἴσιν, οὐκ ἔτι προσγράψας αὐτῇ τὴν
κατὰ μέρος χρῆσιν ἅπασαν, ὡς ἐπ' ἄλλων εἰώθει. καὶ μέν-
τοι κἂν τῷ καλεῖν αὐτὴν Ἐπιγόνου διαφέρεται πολλοῖς, οὓς
ἀκριβέστερον ἡγοῦμαι περὶ τοῦ Ἐπιγόνου γεγραφέναι τά τε

aut factos fanat. Adverfus fluxionem nobis venientibus
ſtrumas adhuc aufert, cum tunicis celerrime pus educens·
Siſtit oculorum fluxiones fronti impoſitum, tollit livorem,
gangraenas non patitur latius ferpere, putredinem purgat,
in fumma ad quodvis bonum eſt. Haec recipit, cerae drach-
mas centum, terebinthinae drachmas ducentas, fecundum
alios centum, fquamae aeris rubri drachmas octo, aerugi-
nis rafae drachmas octo, ariſtolochiae rotundae drachmas
octo, thuris drachmas octo, falis ammoniaci drachmas octo,
guttae ammoniaci drachmas octo, aluminis uſti vel rotundi
drachmas fex, aeris uſti drachmas octo, myrrhae drachmas
duodecim, aloës drachmas duodecim, galbani drachmas duo-
decim, olei veteris heminam unam, aceti acris heminas
duas. Quae liquari poſſunt, ficcis in mortarium fuperfun-
duntur. Sic quidem Heras iſim fcripſit non etiam particu-
larem omnem ufum ei apponens, ut in aliis confueverat.
Infuper quod ad Epigonum illud refert, a plerisque diffen-
tit, quos exactius de epigonio fcripſiſſe arbitror, cum alia

Ed. Chart. XIII. [774.]   Ed. Baf. II. (378.)

ἄλλα καὶ ὡς ἐν εἱρκτῇ κατακεκλεισμένος ἰασάμενός τέ τινα
τῶν πολὺ δυναμένων ἀφείθη διὰ τοῦτο. προστεθεικέναι δ'
αὐτόν φασι τὴν τοῦ δρακοντίου ῥίζαν τῷ προγεγραμμένῳ
φαρμάκῳ, κἀγὼ διὰ παντὸς οὕτως ἐχρησάμην. ἐπειδὴ καὶ
τῶν διδασκάλων μού τις ἐχρῆτο, βαλὼν εἰς τὴν γεγραμμένην
συμμετρίαν ὑπὸ τοῦ Ἥρᾳ ◁ή. τοῦ δρακοντίου. καὶ μέντοι
καὶ τοῦ ἐλαίου μὲν ἐνέβαλεν ἥμισυ κυάθου, ὄξους δε κο. α',
ἔβαλλε δὲ καὶ τὴν κολοφωνίαν ῥητίνην, οὐχ ὥσπερ ὁ Ἥρας
τὴν τερμινθίνην, ἀλλὰ κἂν τῇ κατασκευῇ τῆς ἐμπλάστρου
διεφώνει τῷ Ἥρᾳ, τὴν χαλβάνην τῷ ὄξει συγκατεργαζόμε-
νος τοῖς ἄλλοις ἐν θυείᾳ. καὶ οὕτως ἀναμιγνὺς αὐτὰ, κα-
θάπερ καὶ ὁ Ἥρας φησὶ, τοῖς τηκτοῖς ἐμάλασσέ τε μετὰ
ταῦτα τὸ φάρμακον, ἐπὶ πλεῖστον ἐν ταῖς χερσὶ προσαπτό-
μενος ὄξους δριμυτάτου καὶ μετὰ ταῦτα εἰς χαλκοῦν ἀγγεῖον
κατετίθετο καὶ καταχύσας ἐφύλαττε χρόνῳ πλείονι καὶ οὕ-
τως ἀνελόμενος ἐχρῆτο. προσηγόρευε δὲ αὐτὴν, ὡς καὶ ἄλλοι
τινές, Ἕρμωνος τοῦ ἱερογραμματέως. ἐν ἑτέροις δ' ἂν εὕ-
ροις γεγραμμένην ἐκ τῶν ἀδύτων εἶναι καὶ τήνδε κατὰ τὸ
Ἡφαίστειον ἐν Αἰγύπτῳ, καθάπερ καὶ τὴν διὰ τοῦ δικτά-

tum illud quoque, nempe quod in carcere conclufus, quum
quendam admodum potentem curaffet, ejus rei gratia fuit
dimiffus. Adjeciffe vero ipfum ajunt praefcripto medica-
mento dracunculi radicem, atque ego femper ita ufus fum,
quoniam et praeceptorum meorum unus ufurpabat, appo-
nens in praedictam fymmetriam Herae dracunculi drach-
mas octo, infuper et olei cyathi dimidium, aceti heminam,
ad haec colophoniam refinam, non ut Heras terebinthinam.
Sed et in emplaftri confectione ab illo diffentiebat, galbanum
aceto, cum aliis in pila elaborans, atque ita admifcens ea,
quemadmodum et Heras inquit, liquabilibus, deinde medi-
camentum manibus plurimum emolliebat, attingens acetum
quam acerrimum, poftea in vafe aereo reponebat et perfu-
fum longo tempore fervabat, atque ita excipiens utebatur.
Appellavit ipfum, velut alii quidam, Hermonis facri fcribae,
alibi fcriptum invenias ex adytis templi Vulcani in Aegyto
hoc quoque effe, quemadmodum et illud, quod ex dictamno

μνου. τὴν μέντοι συμμετρίαν τῶν συντιθέντων αὐτὴν ἁπλῶν
φαρμάκων σχεδὸν ἅπαντες ἴσην γεγράφασιν, ὥστε κἂν ᾖ
προγραφὴ διάφορος ᾖ, μὴ δόξῃς ἑτέραν εἶναι καὶ ἑτέραν
τήν τ᾽ ἐκ τῶν ἀδύτων ἱερὰν καὶ τὴν Ἕρμωνος τοῦ ἱερο-
γραμματέως καὶ τὴν Ἐπιγόνου. ἅπαντα γὰρ ταῦτα προσα-
γορεύεται. τηκομένη δὲ μετὰ κηρωτῆς ὑγρᾶς ἀνακαθαίρει καὶ
ἐπουλοῖ τὰ ἕλκη. καὶ γεγράφασί γὲ τινὲς μὲν μετὰ τριπλα-
σίας κηρωτῆς αὐτὴν ἀνιέναι, τινὲς δὲ μετὰ διπλασίας, ἀδιο-
ρίστως ἑκάτεροι τὴν συμμετρίαν ὁρίσαντες. ἐφ᾽ ὧν μὲν γὰρ
αὐτάρκως καθαρὸν ἐργάζεται τὸ ἕλκος, εἰ τρισὶ μιχθείη τῆς
κηρωτῆς μέρεσιν, οὐ χρὴ διπλάσιον μιγνύειν. ἐφ᾽ ὧν δὲ ἐν-
δεέστερον καθαίρει, τηνικαῦτα διπλασίαν χρὴ παραλαμβάνε-
σθαι τὴν κηρωτήν. ἴσμεν γὰρ ὅτι πρακτικώτερον μέν ἐστι
πᾶν φάρμακον τοιοῦτον, μὴ πολλῇ τῇ κηρωτῇ μιγνύμενον,
ἀσθενέστερον δὲ πλέονι μιχθέν. οὐ χεῖρον δὲ καὶ περὶ τοῦ
δρακοντίου τό γε τοσοῦτον εἰπεῖν, ὡς ἐν τῷ θέρει ξηραν-
θέντος τοῦ καυλοῦ καὶ ὅλης τῆς πόας ἀναιρεῖσθαι χρὴ τὴν
ῥίζαν, εἶτα τιθέμενον ἐν οἴκῳ ξηρῷ μὲν, οὐκ ἔχοντι δὲ ἥλιον,
ὀλίγον ὕστερον μεθ᾽ ἡμέρας ἓξ ἢ ἑπτὰ τέμνειν τὴν ῥίζαν εἰς

conſtat. Symmetriam vero ſimplicium medicamentorum,
quae id conſtituunt, omnes propemodum aequalem ſcripſe-
runt, proinde titulus licet diverſus exiſtat, non opineris
aliud eſſe atqne aliud et quod ex adytis ſacrum dicitur et
Hermonis ſacri ſcribae et Epigoni, nam omnes has appel-
lationes habet, liquatnm autem cum cerato liquido purgat
et ulcera cicatrice obducit. Quidam ex cerato triplicato di-
lui ipſum tradiderunt, nonnulli duplicato, utrique ſymme-
triam indefinite diſtinguentes. In quibus etenim ulcus pu-
rum ſatis efficitur, ſi tribus cerati partibus temperatum fue-
rit, non oportet duplicatum adjicere, in quibus autem minus
purgatur, ibi ceratum duplo majus aſſumendum. Novimus
enim efficacius omne id genus medicamentum eſſe, quod
non multo cerato miſcetur, imbecillius, quod multo. Nihil
mali eſt autem de dracunculo quoque eatenus dicere, quod
per aeſtatem caule exiccato et herba tota, radicem ampu-

κυκλίσκους καὶ [775] τούτους διείραντα λίνῳ κρεμᾶσαι πά-
λιν ἐν οἴκῳ ξηρῷ μὲν, ἀνηλίῳ δὲ, καὶ οὕτως ἐπειδὰν ἐθέ-
λοις σκευάζειν τὸ φάρμακον, κόπτειν τὴν ῥίζαν. ἔστι δὲ καὶ
αὐτὴ καθ᾽ ἑαυτὴν κοπεῖσα καὶ λεανθεῖσα καλῶς ὡς χνοώδη
γενέσθαι τῶν κακοήθων ἑλκῶν θεραπευτική.

[῾Η διὰ δικτάμνου.] Καὶ τὴν διὰ δικτάμνου σκευαζο-
μένην ἔμπλαστρον, ἱερὰν ὀνομάζουσιν, εὑρῆσθαι λέγοντες καὶ
ταύτην τὴν γραφὴν ἐν τῷ κατὰ Μέμφιν ῾Ηφαιστείῳ. καὶ
μέμνηνταί γε πάντες αὐτῆς ἐπὶ ταῖς τοιαύταις συμμετρίαις
ἢ βραχύ τι διαφερούσαις. ἀρκέσει δὲ καὶ περὶ ταύτης τὴν
τοῦ ῞Ηρα παραγράψαι λέξιν οὕτως ἔχουσαν. ἱερὰ ἡ ἐκ τοῦ
ἐν Μέμφει ῾Ηφαιστείου. ποιεῖ ἐπὶ προσφάτων ἐναίμων, ῥευ-
ματικῶν, πρὸς νεύρων διακοπὰς, παλαιὰ ἕλκη, ὑπόνομα, θλά-
σματα, σηπεδόνας, ἄνθρακας, μελανίας, ἕλκη ῥευματικὰ, δυσ-
κατούλωτα, παρωτίδας, χίμεθλα, ἀποστήματα, χοιράδας, δο-
θιῆνας, σκληρίας, βέλη ἀνάγει, σκόλοπας, ὀστέα ἐκ τῆς κε-
φαλῆς, θηρίων πληγὰς καὶ δήγματα σκορπίων, φυλαγγίων,

tare oportet, deinde in domo ficca folem non habente repo
fitam, paulo poft dies fex vel feptem in orbiculos dividere,
eosque filo trajectos in ficca domo et a fole remota rurfus
fufpendere, ac fic ubi medicamentum praeparare voles ra-
dicem contundere, quae ipfa quoque fcorfum tufa et lae-
vigata probe, ut pulvis fiat, malignis ulceribus medetur.

[*Emplaftrum ex dictamno.*] Item quod ex dictamno
emplaftrum conficitur, facrum appellant, dicentes et hanc
fcripturam in Vulcani templo juxta Memphim inventam ef-
fe, omnes ipfius hujusmodi fymmetriis meminerunt vel
parum adeo ab his differentibus. Sufficiet autem verba He-
rae et de ipfo adfcripfiffe, quae in hunc modum habent.
*Sacrum ex Vulcani templo in Memphi. Facit ad recentia
cruenta, fluentia, ad nervorum praecifiones, vetera ulce-
ra, fuppafcentia, contufa, putredines, carbunculos, ni-
gritias, ulcera fluentia, cicatricem aegre admittentia, pa-
rotidas, perniones, abfceffus, ftrumas, furunculos, duri-
tias. Tela educit, aculeos, offa ex capite. Sanat ferarum
ictus, fcorpionum morfus, phalangiorum, muris aranei,*

(379) μυγαλῆς, ἀνθρωπόδηκτα. πρὸς πάντα πόνον τραχήλου, ὤμου, ἄρθρων ἀντὶ μαλάγματος. ἵστησι ῥεύματα ὀφθαλμῶν οὐ μόνον πρόσφατα, ἀλλὰ καὶ παλαιὰ, καὶ πρὸς κεφαλαλγίαν ποιεῖ, κατάχριστος ῥοδίνῳ, ἀνειμένη καὶ πρὸς ὑστέρας πόνον καὶ διαχριομένη καὶ ὑποθυμιωμένη. ἐκδιώκει ἡ ἔμπλαστρος καὶ θηρία θυμιωθεῖσα. ἔστι δὲ ἐλαίου παλαιοῦ κο. β΄. λιθαργύρου ⋖ ρ΄. ἰοῦ ξυστοῦ ⋖ η΄. λεπίδος ⋖ στ΄. κολοφωνίας ὑγρᾶς, οἱ δὲ πευκίνης ⋖ ν΄. μάννης ⋖ ιβ΄. ἀμμωνιακοῦ θυμιάματος ⋖ ιστ΄. χαλκοῦ κεκαυμένου ⋖ η΄. διφρυγοῦς ⋖ στ΄. γεντιανῆς ⋖ στ΄. ἀλόης ⋖ η΄. χαλβάνης ⋖ ιβ΄. προπόλεως ⋖ η΄. κηροῦ ⋖ κέ. ἀριστολοχίας ⋖ ι΄. δικτάμνου Κρητικοῦ ⋖ ι΄. ἕψε ἐν λοπάδι μεγάλη ἐπὶ ἀνθράκων λιθάργυρον, ἔλαιον ὡς ἀμόλυντον κατὰ πᾶν εἶναι ἢ παρὰ μικρὸν, εἶτα ἄρας τὴν χύτραν, μίσγε ἰὸν καὶ λεπίδα καὶ ἕψε καὶ μὴ μολυνέτω κατὰ πᾶν, εἶτα πάλιν βαστάσας βάλε ῥητίνην καὶ ἀμμωνιακὸν σεσησμένα, κινῶν ἕως παύσηται ζέων, εἶτα ἐπιθεὶς καὶ μικρὸν ἐάσας βαστάσας ἔμπασσε χαλκὸν καὶ διφρυγὲς καὶ ἐψήσας πάλιν, ἕως μὴ μολύνῃ, ἔσθ' ὅτε γὰρ

hominum. Valet ad omnem colli dolorem, humeri, articulorum, vice malagmatis. Siſtit oculorum fluores, non modo recentes, ſed etiam veteres. Tollit capitis dolorem inunctum, roſaceo dilutum. Et uteri dolorem ſedat tum illitu tum ſuffitu. Necat inſuper feras ſuffitu. Haec recipit olei veteris heminas ij, argenti ſpumae drach. c, aeruginis raſae drach. viij, ſquamae ℨ vj, colophoniae liquidae, alii pineae ℨ l, mannae drach. xij, guttae ammoniaci ℨ xvj, aeris uſti ℨ viij, diphrygis ℨ vj, gentianae ℨ, ſex, aloës ℨ viij, galbani ℨ xij, propolis ℨ viij, cerae ℨ xxv, ariſtolochiae ℨ x, dictamni cretici ℨ x. Argenti ſpumam et oleum in olla magna ſupra prunam incoquito, ut omnino aut fere non inquinet, deinde cacabum deponens aeruginem indito ſquamamque et coquito, ne prorſus inficiat. Poſtea rurſus auferens, reſinam, ammoniaci guttam, injice cribrata, movens donec fervere deſinat, mox quum repoſueris paululumque dimiſeris, tollito atque aes diphrygesque inſpergito, rurſus coquens, quoad non inquinet, interdum

τούτων βληθέντων ἐπανίεται, εἶτα βαστάσας προσδίδου κη-
ρὸν καὶ πάλιν ἕψε, ἕως ἀμόλυντος γένηται, ταχέως δὲ γί-
νεται, εἶτα ἄρας ἀποδώσεις πρόπολιν καὶ ἐπιθεὶς πάλιν, μι-
κρόν τε ἐάσας καὶ ἄρας ἀποδίδου ἀλόην, μάνναν, δίκταμνον,
ἀριστολοχίαν, γεντιανήν. ἐψυγμένων δ' ἱκανῶς τούτων, καθ'
ἓν ἕκαστον λειότατον ἐμπάσεις καὶ κινήσας ἐὰν ᾖ ἀμόλυν-
τος, βαστάσεις. ἐὰν δὲ μὴ, ἐπὶ κούφου πυρὸς ἐψήσεις. ταῦτα
μὲν ὁ Ἥρας ἔγραψε περὶ τῆς ἐμπλάστρου. συνεθήκαμεν. δ'
αὐτὴν ἡμεῖς ἐνίοτε καὶ χωρὶς τοῦ κεκαυμένου χαλκοῦ καὶ
διφρυγοῦς, ἑλκτικωτέραν μὲν τῶν ἐν τῷ βάθει καὶ μαλακτι-
κωτέραν καὶ διαφορητικωτέραν γινομένην, οὐ μὴν πρός γε
τὰ δυσεπούλωτα τῶν ἑλκῶν ἁρμόττουσαν. ἐποιήσαμεν δὲ αὐ-
τὴν καὶ χωρὶς τοῦ δικτάμνου, πάλιν αὐτὴν προσθέντες τοῖς
ἄλλοις, χρυσοκόλλης < στ'. ὡς γενέσθαι θεραπευτικωτέραν
τῶν κακοήθων ἑλκῶν.

[Ἡ Ἰκέσιος μέλαινα.] Ἡ Ἰκέσιος ὀνομαζομένη. τινὲς
δὲ κατὰ γενικὴν πτῶσιν ἡ Ἰκεσίου γεγράφασι, πολύχρηστον
φάρμακον. ὁ γοῦν Ἥρας περὶ αὐτῆς γράφει ταῦτα. ἡ Ἰκέ-

enim his injectis remittitur, poftea deponens, ceram ad-
dito, iterum coquito, usque dum non polluat, quod celeri-
ter accidit. Dein quum depofueris, propolim immittes ac
repones denuo, paulifper fines, quum depones, addes aloën,
mannam, dictamnum, ariftolochiam, gentianam, his abun-
de refrigeratis fingula laeviffima infperges movens, fi non
inficiat, tolles, fin minus, leni igne coques. Haec quidem
Heras de emplaftro fcripfit. Compofuimus autem id nos in-
terdum et fine ufto aere et diphryge, unde quae in alto la-
tebant, magis attrahebat emolliebatque magis difcutiebat-
que, non tamen ulceribus aegre cicatricam ducentibus ido-
neum. Quin etiam ipfum citra dictamnum confecimus rur-
fus aliis apponentes chryfocollae drachmas fex, ut maligna
ulcera felicius fanaret.

[*Hicefium nigrum.*] Medicamentum titulo hicefium, ufus
multiplicis, quidam gignendi cafu fcripferunt, Hicefii. Heras
itaque de ipfo haec tradit. *Hicefium ad vulnera et cunum*

σιος πρὸς τραύματα καὶ κυνόδηκτα καὶ τὰς σκληρίας δια-
χέουσα. πρὸς παρωτίδας καὶ κονδυλώματα καὶ πρὸς τὰ κα-
κοήθη. ἔστι δὲ καὶ ἐπισπαστικὴ, παρακολλητικὴ, ποιεῖ καὶ
πρὸς ὕδρωπας. ♃ λιθαργύρου ⩻ ῥ'. [776] ἀσφάλτου Ἰου-
δαϊκῆς ⩻ ῥ'. γῆς ἀμπελίτιδος ⩻ ῥ' μάννης, προπόλεως ἀνὰ
⩻ κέ'. χαλβάνης ⩻ ιβ'. σχιστῆς ⩻ιβ' S''. τερμινθίνης ⩻ ιβ'.
S''. ἴρεως ⩻ στ'. ἐλαίου ὠμοτριβοῦς κο. στ'. μέλιτος κο. ά'.
χαλκίτεως ⩻ ζ'. ἥμισυ, κηκίδος ὀμφακίτιδος ⩻ στ'. σμύρνης
⩻ στ'. ἔψε τὴν λιθάργυρον καὶ τὴν ἄσφαλτον καὶ τὴν ἀμ-
πελῖτιν μετὰ τοῦ ἐλαίου. ἐπειδὰν δ' ἡμίεφθα ᾖ, τὴν πρό-
πολιν μίσγε καὶ τὴν ῥητίνην καὶ τὴν χαλβάνην ἡψημένα ἐν
τῷ μέλιτι ἰδίᾳ. ἐπὰν δὲ συνίστηται τὰ λοιπὰ ἀποδίδου,
κίνει δὲ σπάθη δᾳδίνη, ταύτης τῆς ἐμπλάστρου τὸν στα-
θμὸν τῶν μιγμάτων, οὐ τὸν αὐτὸν ἅπαντες ἔγραψαν, ὡς
ἐν τοῖς ἐφεξῆς δειχθήσεται.

[Ἡ διὰ δυοῖν ἀριστολοχιῶν μέλαινα.] Ἔνδοξος ἔμ-
πλαστρος πολύχρηστός ἐστι καὶ ἡ διὰ τῶν δυοῖν ἀριστολο-
χιῶν, ἣν καὶ αὐτὸς ὁ Ἥρας ἔγραψε κατὰ τήνδε τὴν λέξιν.

morſus, duritias diffundens, ad parotidas, condylomata
et maligna. Item eſt attrahens et glutinatorium. Valet in-
ſuper ad aquam inter cutem. ♃ Argenti ſpumae drach.
centum, bituminis Judaici drach. c, terrae ampelitidis ჳ c,
mannae, propolis, ſingulorum drach. xxv, galbani ჳ xij,
ſciſſilis drach. xij ß, terebinthinae ჳ xij ß, iridis drach. vj,
olei immaturi heminas ſex, mellis heminam j, chalcitidis
drach. vij ß, gallae omphacitidis drach. vj, myrrhae drach.
vj. Argenti ſpuma, bitumen, ampelitis cum oleo incoquun-
tur, ubi ſemicocta fuerint, propolis, reſina et galbanum
ex melle ſeparatim cocta miſcentur, poſtquam conſtiterint,
reliqua adjiciuntur, moventur autem ſpatha ex taedae
ligno confecta. Hujus emplaſtri mixturae pondus non idem
omnes, ut in ſequentibus oſtendetur, tradiderunt.

[*Nigrum ex duabus ariſtolochiis.*] Celebre quoque
emplaſtrum uſus multiplicis eſt id, quod ex duabus ariſto-
lochiis conficitur, quod ipſe Heras quoque his verbis de-

782 ΓΑΛΗΝΟΥ ΠΕΡΙ ΣΥΝΘΕΣΕΩΣ ΦΑΡΜΑΚΩΝ

Ed. Chart. XIII. [756.]   Ed. Baf. II. (579.)

μέλαινα ἡ διὰ τῶν δυοῖν ἀριστολογιῶν, ποιοῦσα πρὸς τὰ
παλαιὰ καὶ τυλώδη καὶ δυσκατούλωτα καὶ νεμόμενα. ἔστι
δὲ καὶ ἔναιμος κεφαλικὴ, ἀνάγει ὀστᾶ, ἀνακολλητικὴ, ποι-
οῦσα πρὸς τὰ λελυμένα ἄρθρα, ῥευματιζόμενα ἀνακαθαίρει,
πληροῖ διειμένη. πίσσης λίτραν α'. κηροῦ λίτραν α'. ἀσφάλ-
του λίτραν α'. τερμινθίνης λίτραν α'. μάννης λίτρας ἥμισυ
ἢ οὐγγίας ζ'. ἰοῦ ξυστοῦ λίτρας ἥμισυ, ψιμυθίου λίτρας
ἥμισυ, χαλκάνθου οὐγγίας δ'. ἀριστολοχίας μακρᾶς οὐγγίας δ'.
Ἰλλυρικῆς οὐγγίας δ'. σιδίων οὐγγίας β'. κηκίδος ὀμφακίτι-
δος οὐγγίας β'. χαλκοῦ κεκαυμένου οὐγγίας β'. ἀκάνθης οὐγ-
γίας δ'. ἀριστολοχίας στρογγύλης γο δ'. ὄξους κο. α'. κικί-
νου ἢ ἐλαίου παλαιοῦ κο. α'. τὰ τηκτὰ τήξας ὁμοῦ, εἶτα
τὸ ψιμύθιον, τὸν ἰὸν καὶ τὸ χάλκανθον σὺν τῷ ὄξει λε-
λειοτριβημένῳ ἐπίσταζε, εἶτα ἐπιθεὶς ἐπὶ πυρὸς ἕως ἑνωθῇ,
ἔμπασσε τὰ ξηρὰ ὑποσπάσας τὸ πῦρ, εἶτα καταχέας μάλασσε.
ταῦτα μὲν ὅ τ' Ἥρας καὶ οἱ ἄλλοι περὶ αὐτῆς ἔγραψαν.
ὁ δὲ λογισμὸς τοῦ συνθέντος αὐτὴν οὐκ ἄδηλός ἐστι τοῖς

scripſit. *Nigrum ex duplici ariſtolochia. Facit ad antiqua,*
calloſa, aegre cicatricem inducentia, depaſcentia. Eſt
etiam enaemum cephalicum, oſſa reducit et eſt glutinato-
rium. Facit ad articulos ſolutos. Fluori obnoxia repurgat,
implet immiſſum. ♃ Picis libram unam, cerae libram j, bi-
tuminis libram unam, terebinthinae libram unam, mannae
ſelibram vel uncias ſeptem, aeruginis raſae ſelibram, ceruſ-
ſae ſelibram, chalcanthi uncias quatuor, ariſtolochiae lon-
gae uncias quatuor, illyricae uncias quatuor, malicorii un-
cias duas, gallae immaturae uncias duas, aeris uſti uncias
duas, ſpinae uncias quatuor, ariſtolochiae rotundae uncias
quatuor, aceti heminam unam, ricinini vel olei veteris he-
minam unam. Quae liquefieri poterunt, ſimul liquato, deinde
ceruſſam, aeruginem et chalcanthum cum aceto laevia facta
inſpergito, mox ſupra ignem, usque dum coierint, arida
infricato, igne ſubtracto, dehinc defuſa ſubigito. Haec tum
Heras, tum alii de ipſo ſcriptum reliquerunt. Ratio autem
ejus qui id compoſuit non obſcura eſt recordantibus quae

Ed. Chart. XIII. [776.]   Ed. Baf. II. (379.)

μεμνημένοις ὅσα κατά γε τοῦτο καὶ διὰ τῶν ἔμπροσθεν
ὑπομνημάτων εἴρηταί μοι· σύγκειται γὰρ ἐξ ἐναντίων δυνά-
μεων, ἑλκτικῶν τε καὶ ἀποκρουστικῶν, κοινὸν ἐχουσῶν τὸ
ξηραίνειν. ἐπικρατεῖ δὲ ἐν αὐτῇ τὸ τῶν ἀποκρουστικῶν, ὃ
τοῖς στύφουσιν ὑπάρχει τῷ χαλκάνθῳ καὶ τοῖς σιδίοις καὶ
τῇ κηκίδι καὶ τῷ κεκαυμένῳ χαλκῷ καὶ τῇ ἀκάνθῃ. διὰ
τοῦτο δὲ καὶ πρὸς τὰ παραλελυμένα, τουτέστι κεχαλασμένα
τῶν ἄρθρων ἁρμόττειν αὐτὴν ἔφη. τὴν δ' ἀριστολοχίαν καὶ
τὴν ἶριν ἔμιξε τοῖς στυπτικοῖς, ἀραιωτικῆς τε καὶ διαφορη-
τικῆς ὄντα δυνάμεως, ὅπως δὲ ἔμπλαστρος γένοιτο καὶ μὴ
ξηρὸν ἐπίπαστον εἴη τὸ φάρμακον, ἔλαιόν τε καὶ κηρὸς
ἐμίχθη. κηρὸς μὲν ὡς ὕλη μόνον, ὥσπερ καὶ τοὔλαιον. εἰ
τὸ κοινὸν εἴη τοῦτο καὶ μὴ τὸ κίκινον ἢ τὸ παλαιόν. ἐμά-
θομεν γὰρ ὅτι θερμαίνει ταῦτα καὶ διαφορεῖ. τερμινθίνη δὲ
ῥητίνη πρὸς τῷ τὴν ἐμπλαστρώδη σύστασιν ἐργάζεσθαι τῷ
φαρμάκῳ, τοῦ κηροῦ μόνου μὴ δυναμένου τοῦτο ποιῆσαι,
καὶ μαλακτικὸν ἔχει τι καὶ διαφορητικὸν καὶ ῥυπτικόν. ἔχον-
τος δὲ καὶ λιβανωτοῦ ταῦτα προσείληφεν ἡ μάννα στυπτι-
κὴν ὅλην τὴν δύναμίν τε καὶ ποιότητα. καλοῦσι γὰρ οὕτως

hic et in prioribus commentariis dicta funt. Conftat enim
ex contrariis facultatibus, attractricibus et repultricibus,
quae commune habent ut exiccent. Superat autem in eo
repellentium virtus, quae adeft aftringentibus, chalcantho,
malicorio, gallae, aeri ufto et fpinae, ob hoc etiam ad fo-
lutos, id eft laxatos articulos convenire ipfum affirmat.
Ariftolochiam autem et iridem aftrictoriis admifcuit, utpote
rarefaciendi et digerendi poteftate praedita. Ut autem em-
plaftrum fieret nec ficcum, fed ut fuperinduci poffet, me
dicamentum, oleum et cera mixta funt, cera quidem ceu
materies folum, ficut et oleum, fi commune fuerit hoc, nec
ricininum vel vetuftum, quippe didicimus haec calefacere
et difcutere. Terebinthina vero refina praeterquam, quod
emplaftri confiftentiam medicamento conciliet, quum cera
hoc fola facere non poffit, etiam emolliens quid et difcu
tiens detergensque obtinet. At quum thus cadem praeftet,
manna aftringendi facultatem totam et qualitatem affumpfit,

τὸ ἀπόσεισμα τοῦ λιβανωτοῦ μετέχον τι βραχὺ καὶ τοῦ
φλοιοῦ, ξηραντικὴ δὲ ἱκανῶς ἐστι καὶ ἡ ἄσφαλτος ἢ ὁ ἄσφαλ-
τος, ὁποτέρως ἂν ἐθέλῃς καλεῖν, εἰς ἐμπλάστρου σύνθεσιν
ἐπιτήδειον φάρμακον. καὶ ταῦτα μὲν οὖν ἦν αὐτάρκη πρὸς
τὴν τῆς ἐμπλάστρου σύνθεσιν. ἰσχυρὰν δὲ δύναμιν ἔχοντα
φάρμακα μῖξαι προθέμενος ὁ συνθεὶς τὴν ἔμπλαστρον ταύ-
την ἰόν τε καὶ ὄξος αὐτοῖς προσέθηκε, τέμνειν καὶ διαβι-
βρώσκειν καὶ μέχρι τοῦ βάθους τῶν [777] σωμάτων αὐτά
τε φέρεσθαι καὶ τοῖς ἄλλοις ποδηγεῖν ἱκανά. μίγνυται δὲ
ταῦτα τοῖς διαφορητικοῖς ἕνεκα τοῦ προλεπτύνειν τὰς ἐν τοῖς
θεραπευομένοις μέρεσι παχείας ὑγρότητας. ὑπόλοιπον οὖν
ἐστιν εἰπεῖν τι καὶ περὶ τοῦ ψιμυθίου, ὅπερ ὅτι μὲν ὡς
εἰς ἐμπλαστροποιΐαν ἐπιτήδειον, οὐχ ὡς αὐτό τι συμπρᾶξον
ἔμιξεν εὔδηλόν ἐστιν· ἐγὼ δ᾽ ἂν τὴν λιθάργυρον ἐμεμίχειν
μᾶλλον, ἐμπλαστικόν τε γάρ ἐστι καὶ ψυκτικόν. τὸ δὲ ψιμύ-
θιον, εἰς ἄλλα μέν τινα χρήσιμον ὑπάρχον, εἰς δὲ τὴν τῆς
προκειμένης ἐμπλάστρου δύναμιν οὐδὲν συντελεῖ.

[Ἡ τοῦ Ἀζανίτου.] Ἡ τοῦ Ἀζανίτου πολύχρηστός
ἐστι καὶ ἔνδοξος. περὶ αὐτῆς δὲ γράφει ὁ Ἥρας οὕτως. ἡ

vocant enim fic thuris micas conceſſu eliſas, corticis pa-
rum item participes. Jam et bitumen abunde ſiccat, ad em-
plaſtri confectionem idoneum medicamentum. Atque haec
de illius compoſitione ſufficiunt. Porro emplaſtri hujus au-
ctor, quum vellet medicamenta valenti virtute praedita mi-
ſcere, aeruginem et acetum ipſis adjecit, quae ſiccare, exe-
dere et usque in profundum corporis penetrare atque alia
deducere poſſunt. Miſcentur autem haec cum digerentibus,
ut humores craſſos partibus, quas curamus, infixos atte-
nuent. Reſtat igitur et de ceruſſa quippiam dicere, quam
ceu ad emplaſtrum conficiendum aptam, non ut aliquid
cooperaturam admiſcuiſſe illum eſt perſpicuum. Ego vero
argenti ſpumam potius adjeciſſem, quae et emplaſtris con-
venit et refrigerat, ceruſſa vero aliis quibusdam utilis ad
propoſiti emplaſtri vires nihil praeſidii affert.

[Emplaſtrum Azanitae.] Emplaſtrum Azanitae varii
uſus eſt et nobile, de ipſo autem Heras ita ſcribit. Empla-

ΤΩΝ ΚΑΤΑ ΓΕΝΗ ΒΙΒΛΙΟΝ Ε. 785

Ed. Chart. XIII. [777.] Ed. Baſ. II. (379. 380.)

τοῦ Ἀζανίτου. 4 πίσσης ξηρᾶς γο α΄. (380) κηροῦ γο γ΄.
στέατος ὑείου γο γ΄. στέατος ταυρείου γο γ΄. οἰσύπου γο γ΄
ῥητίνης πευκίνης γο ε΄. ποιεῖ πρὸς τὰ κακοήθη πάντα, γαγ-
γραίνας, σύριγγας, πρόσφατα τραίματα, πυρίκαυτα, περιφυ-
γμοὺς, ὡς ἄκοπον. ἔστι δὲ καὶ πεσσὸς μαλακτικός. ἁρμότ-
τει δὲ καὶ πρὸς τὰ ἐν ὑστέρᾳ ἕλκη, φύματα, παρωτίδας. ὅταν
κοῖλα ᾖ τὰ ἕλκη, πλείονι χρῶ τῷ φαρμάκῳ, ὅταν δὲ πρὸς
ἐπούλωσιν, ἔλαττον. ἰδίωμα δὲ τοῦ φαρμάκου ἐπίπαγον ῥυ-
πώδη ποιεῖν. ποιεῖ καὶ ἐπὶ τῶν ὀφθαλμιώντων ἐπὶ βλε-
φάρων ἐπιτιθεμένη. ἀντιπαθές ἐστι τὸ ἔλαιον τῷ φαρμάκῳ,
διὸ φυλάττου. ὅταν δὲ σκευάζῃς, βάλλε πίσσαν, κηρὸν, ταύ-
ρειον στέαρ. ὅταν δὲ τακῇ, ὕειον, εἶτα ῥητίνην, ἔσχατον οἴ-
συπον ψύξας. τὸ δὲ ὅλον πυρὶ καὶ μὴ φλογὶ τῆκε. μάλιστα
δὲ ποιεῖ ἐφ' ὧν ἡ πληγὴ περὶ τὰ νεῦρα ᾖ μῦν ἐστι καὶ ἐπὶ
κακοήθων.

[Ἡ τοῦ Ἁλιέως διὰ Σινώπιδος.] Ἡ τοῦ Ἁλιέως ἔν-
δοξός τε καὶ πολύχρηστος οὐδὲν ἧττον τῶν πρόσθεν οὕτως

ſtrum Azanitae. 4 Picis aridae ℥ j, cerae ℥ iij, adipis
ſuilli ℥ iij, ſevi taurini ℥ iij, oeſypi ℥ iij, reſinae pineae ℥ v
Facit ad maligna omnia, gangraenas, fiſtulas, recentia vul
nera, ambuſta igne, perfrigeratis prodeſt, ut acopon, item
peſſulus eſt emolliens. Convenit autem et ad uteri ulcera,
phymata et parotidas. Quum ulcera cava fuerint, copioſiore
utitor medicamento, ubi ad cicatricem inclinare videntur,
parciore. Porro medicamenti proprietas eſt concretum hu-
morem ſordidum per ſumma gignere. Benefacit lippientibus,
palpebris ſuprapoſitum. Oleum medicamenti affectui opponi
tur, quare obſervato ne infundas. Quum autem praeparas,
picem, ceram, ſevum taurinum injicito, ubi fuerint liquata,
adipem ſuillum, mox reſinam, poſtremo oeſypum, ubi re-
frigeraveris, totum autem igne, non flamma liquefacito.
Maxime valet in quibus nervi vel muſculi percuſſi ſunt,
item ad maligna.

[*Emplaſtrum Haliei, ſeu piſcatoris, ex ſinopide.*]
Haliei celebre et multiplicis uſus emplaſtrum nihil minus

786 ΓΑΛΗΝΟΤ ΠΕΡΙ ΣΤΝΘΕΣΕΩΣ ΦΑΡΜΑΚΩΝ

Ed. Chart. XIII. [777.]   Ed. Baf. II. (380.)

ὑπὸ τοῦ Ἥρα γεγραμμένη. ἢ τοῦ Ἁλιέως πρὸς τὰ παλαιὰ
καὶ δυσκατούλωτα. ἔστι δὲ καὶ διαφορητικὴ κνὶ μάλιστα
ἐπὶ τῶν περὶ μαστοὺς σκληριῶν. χρώμεθα δ᾽ αὐτῇ ὡς καλ-
λίστῃ πρὸς τὰ πλεῖστα. κηροῦ μνᾶ α΄. λιθαργύρου μνᾶ α΄.
μάννης < η΄. τερμινθίνης < η΄. χαλβάνης < η΄. Σινωπίδος
< η΄. ἐλαίου παλαιοῦ κο. β΄. τὸ ἔλαιον καὶ τὴν λιθάργυ-
ρον ἕψε, ἕως ἀμόλυντον γένηται, εἶτα κηρὸν, ῥητίνην. καὶ
τακέντων αὐτῶν ἄρας ἀπὸ τοῦ πυρὸς μίσγε Σινωπίδα, χαλ-
βάνην, εἶτα τὴν μάνναν. αὕτη ποιεῖ καὶ πρὸς τὰς τῶν θα-
λασσίων πληγὰς ἄκρως. ἐχρησάμην γέ τοί ποτε αὐτῇ ἐπί
τινος ἀπὸ τρυγόνος θαλασσίας πεπληγότος καὶ πάνδεινα πά-
σχοντος καὶ δαιμονίως ἐποίησεν, ὁμοίως καὶ ἐπὶ σκορπιο-
δήκτων. ταῦτα μὲν ὁ Ἥρας ἔγραψεν. ἐφεξῆς δὲ τὰ Κρίτω-
νος ἴδωμεν.

    Κεφ. γ΄. [Περὶ τῶν ὑπὸ τοῦ Κρίτωνος γεγραμμένων.]
Ὁ μὲν Ἥρας ἓν βιβλίον ἐποιήσατο τῆς τῶν φαρμάκων συν-
θέσεως, ἐπιγεγραμμένον νάρθηκα. πέντε δὲ τοιαῦτα σώζεται
τοῦ Κρίτωνος ἔξωθεν τῶν κοσμητικῶν. ἐν δὲ τῷ τετάρτῳ

quam priora, Heras ita tradidit. *Haliei ad vetera et quae
cicatricem aegre ducunt. Item difcutit praefertim in ma-
millis duritias. Utimur eo tanquam optimo ad plurima.* ♃
Cerae minam unam, argenti fpumae minam unam, mannae
drach. viij, terebinthinae drach. viij, galbani drach. viij.
finopidis drach. viij, olei veteris heminas ij. Oleum et ar-
genti fpuma dum non inquinent, incoquuntur, deinde cera
refinaque, liquefactis ipfis fublatisque ab igne finopidem
immittito et galbanum, poftea mannam. Idem facit ad mari-
norum ictus fumme. Ufus quandoque eo fum in quodam a
paftinaca percuffo fummoque dolore vexato et mirifice pro-
fecit, fimiliter et in iis, qui a fcorpione morfi erant. Hac-
tenus Heras. Deinceps vero Critonis emplaftra infpi-
ciamus.

    Cap. III. [*De medicamentis a Critone fcriptis.*]
Heras quidem libram unam de medicamentorum compofi-
tione fecit, cui titulus eft narthex, id eft *medicamentorum
promptuarium.* Quinque vero tales Critonis praeter illos de

Ed. Chart. XIII. [777. 778.]   Ed. Baf. II. (380)

τῶν πέντε τούτων τὰς ὁμοειδεῖς ταῖς γεγραμμέναις ἐμπλά-
στροις διέρχεται, τινὰς μὲν, ὥσπερ ὁ Ἥρας, κατὰ πᾶν ὡσαύ-
τως ἐχούσας. τινὰς δὲ ἔξωθεν, ὧν ὁ Ἥρας οὐκ ἐμνημόνευ-
σεν, ἃς νῦν ἐφεξῆς γράψω, μετὰ τοῦ καὶ εἴ τινος τῶν ὑφ᾽
Ἥρα γεγραμμένων μνημονεύοι διαφερόντως μὴ παραλιπεῖν,
ὥσπερ ἐπὶ τῆς Ἱκεσίου φαίνεται πεποιηκώς. ἄλλους γὰρ
ἔγραψε σταθμοὺς καὶ μέτρα τῆς ἐμπλάστρου ταύτης ὁ Κρί-
των, ὥσπερ καὶ ἄλλοι τινὲς, [778] οὐ τὰς αὐτὰς τῷ Ἥρᾳ.
ἄρξομαι τοιγαροῦν ἀπὸ τῆς πρώτης Ἱκεσίου, διαπεφωνημέ-
ίης αὐτῆς κατὰ τὸν σταθμὸν τῶν ἁπλῶν φαρμάκων, ἐξ ὧν
συντιθέασι τὴν ἔμπλαστρον.

[Ἡ Ἱκεσίου.] Περὶ τῆς Ἱκεσίου κατὰ λέξιν ὁ Κρίτων
οὕτως ἔγραψεν. Ἱκεσίου πρὸς πᾶν τραῦμα, πρόσφατον, πα-
λαιὸν, πρὸς θλάσματα, στρέμματα, κατάγματα, πρὸς φλεγμο-
νὰς καὶ πάντα πόνον, ἄπονον γὰρ εὐθέως ποιεῖ πρὸς ἀπο-
στήματα, φύματα, χοιράδας, ἄνθρακας, παρωτίδας, φύγεθλα,
κονδυλώματα, λειχῆνας, ἥλους, μελανίας, αἱμοῤῥοΐδας φλεγμαι-
νούσας, σύριγγας, πυρίκαυτα, ἀνιεμένη μυρσίνῳ ἢ ῥοδίνῳ

exornatione fervantur. In quarto horum quinque emplaſtra
praedictis fimilia fpecie commemorat, quaedam, ut Heras,
in totum fimili modo confecta, nonnulla infuper, quorum
Heras non commeminit, qaae ego mox ordine apponam,
non etiam fi cujusdam aliter quam ab Hera defcripti men-
tionem facit, omittens, quemadmodum in Hicefii emplaſtro
factitaſſe apparet, alia namque pondera et menfuras hujus
emplaſtri Crito fcripfit, ficut alii quidam, non ut Heras po-
fuit. Incipiam igitur a primo Icefii, in cujus fimplicium
medicamentorum pondere inter omnes non convenit.

[*Emplaſtrum Hicefii.*] De Hicefii medicamento haec ad
verbum fcripfit Crito. *Hicefii ad omne vulnus recens, vetus,
contufa, luxata, fracturas, phlegmonas et omnem dolo-
rem, quem protinus fedat. Facit ad abfceffus, phymata,
ſtrumas, carbunculos, parotidas, phygethla condylomata,
impetigines, clavos, nigritias, haemorrhoidas phlegmonæ
tentatas, fiſtulas, ambuſta igne, dilutum myrteo vel rofa*

πρὸς ἕλκη, σκόλοπας, ἀκίδας, κυνόδηκτα, ἀνθρωπόδηκτα, θη-
ρίων πληγὰς καὶ ἴσχαιμος χρῶ καὶ ἀντὶ μαλάγματος πρὸς
πάντα, ἔλαιον δὲ μὴ πρόσαγε καὶ ἀνακόλλημα ἐπ᾽ ὀφθαλ-
μιώντων ἐν ὀθονίῳ. ἔστω δὲ ἀεὶ τὰ σπλήνια μείζονα. ποιεῖ
καὶ ἐπὶ ὑδρωπικῶν. ♃ γῆς ἀμπελίτιδος, ἀσφάλτου, λιθαρ-
γύρου, ἀνὰ μνᾶς β'. κηροῦ, λιβανωτοῦ, τερμινθίνης, προπό-
λεως ἀνὰ μνᾶς S''. χαλβάνης, σχιστῆς ἀνὰ μνᾶς ε'. σμύρνης,
κηκίδος, ἴρεως ἀνὰ ◁ ιβ'. χαλκίτεως ◁ στ'. μέλιτος κο. β'.
ἐλαίου ὀμφακίνου χοᾶς β'. τινὲς δὲ κο. β'. ἔψε ἀμπελῖτιν,
ἄσφαλτον, λιθάργυρον σὺν τῷ ἐλαίῳ, προχυλώσας, ὡς λεῖα
γενέσθαι. ἔψε δὲ ἐπὶ μαλακοῦ πυρὸς, κινῶν σπάθῃ δᾳδίνῃ
ἀδιαλείπτως, ὥστε μὴ ὑποκαθίσαι, τάχιστα γὰρ κατακαίεται.
τὰ δὲ τηκτὰ ἐν ἑτέρῳ ἀγγείῳ τῆξον, προειψήσας κατ᾽ ἰδίαν
τὸ μέλι, ὥστε συστραφῆναι, καὶ μῖξον τοῖς ἐν τῷ κακάβῳ
καλῶς συστραφεῖσι. πάλιν γὰρ ἀναλύεται τούτων προβλη-
θέντων, εἶτα τὰ ξηρὰ ἔμπασσε ψύξας ποσῶς, τελευταῖον τὸν
λιβανωτὸν καὶ ἑνώσας χρῶ. ταύτην τὴν γραφὴν ἔλαβον παρὰ

ceo, valet ad ulcera, aculeos, tela, canum hominumque
morſus, ferarum ictus. Item ad ſanguinem cohibendum
utitcr et loco malagmatis ad omnia. Oleum vero non ad-
hibendum eſt. Jam lippientibus in linteolo collyrium adhi-
betur, ſint autem ſplenia ſemper majora. Juvat quoque
hydropicos. ♃ Terrae ampelitidis, bituminis, argenti ſpu-
mae, ſingulorum minas duas, cerae, thuris, terebinthinae,
propolis, ſingulorum minae dimidium, galbani, fiſſilis, ſin-
gulorum minas quinque, myrrhae, gallae, iridis, ſingulo-
rum ℨ xij, chalcitidis ℨ vj, mellis heminas ij, olei ompha-
cini congios duos, quidam heminas ij. Ampelitis, bitumen,
argenti ſpuma cum oleo coquuntur, humore prius expreſſo,
ut fiant laevia, incoquuntur autem igne non acri, ſpatha ex
taedarum ligno aſſidue moventur, ne ſubſidant, nam citiſſime
comburuntur. Quae liquari poſſunt, in alio vaſe liquefacito,
melle prius ſeorſum cocto, ut coëat ac in cacabo pulchre
conſertis miſceto, rurſus enim reſolvitur his praemiſſis,
deinde arida inſperguntur aliquatenus refrigerata, poſtremo
thus. Ac ubi in unitatem coierint, utitor. Hanc ſcriptnram

Ἡροδότου. ταῦτα μὲν ἔγραψεν ὁ Κρίτων περὶ τῆς Ἱκεσίου. φαίνεται δὲ διαφερόμενος τῷ Ἥρᾳ περὶ τῆς συμμετρίας τῶν ἁπλῶν φαρμάκων, ἐξ ὧν ὅλη σύγκειται. καὶ τῆς διαφωνίας ἡ μέν τις ἐστὶ σαφὴς, ἡ δὲ δυσεπίκριτος. ὁ μὲν γὰρ Ἥρας καλῶς ποιῶν τὸν σταθμὸν ἁπάντων τῶν φαρμάκων εἰς δραχμὰς ἀνῆγεν, ὁ δὲ Κρίτων τὴν μὲν ἀμπελῖτιν γῆν καὶ τὴν ἄσφαλτον καὶ τὴν λιθάργυρον οὐ κατὰ τὸν τῶν δραχμῶν σταθμὸν ἔγραψεν, ἀλλὰ μνᾶς βʹ. ἑκάστης αὐτῶν ἠξίωσεν ἐμβάλλειν. διαπεφώνηται δὲ τοῖς περὶ τῶν σταθμῶν καὶ μέτρων γράψασιν, ὁπόσος ἐστὶν ὁ τῆς μνᾶς σταθμὸς, ἐνίων μὲν ἑκκαίδεκα λεγόντων οὐγγιῶν εἶναι τὴν μνᾶν, ἐνίων δὲ εἴκοσι, ἐνίων δὲ καὶ διοριζομένων, καὶ τὴν μὲν Ἀλεξανδρικὴν εἴκοσι φασκόντων εἶναι οὐγγιῶν, τὴν δὲ ἄλλην ἑκκαίδεκα, καὶ τοῦτο μὲν ἔτι μικρότερον. ἀλλὰ τῶν εἰς δραχμὰς ἀναγόντων τὴν μνᾶν εἰσὶν οἳ φασιν ἑκατὸν εἶναι δραχμῶν τὴν μνᾶν, ἔνιοι δὲ πλειόνων, ἐπειδὴ καὶ τὴν οὐγγίαν οἱ πλεῖστοι μὲν ἑπτὰ καὶ ἡμίσεος δραχμῶν εἶναί φασιν, ἔνιοι δὲ ζʹ. μόνον, ἕτεροι δὲ ηʹ. τούτων οὖν οὕτως ἐχόντων, πόσων δραχμῶν

ab Herodoto accepi. Haec fane Crito de Hicefio fcripta reli-
quit. Videtur autem in fimplicium medicamentorum, un-
de totum componitur, fymmetria ab Hera diffentire, ac
partim haec difcordia manifefta eft, partim dijudicari vix
poteft. Etenim Heras recte faciens omnium medicamento-
rum pondus in drachmas redegit, Crito autem ampelitidem
terram, bitumen, argenti fpumam, non pro drachmarum
pondere fcripfit, fed duas fingulorum minas injiciendas
cenfuit. At ab his diffenfit qui de ponderibus et menfuris
fcripferunt, quantum videlicet minae pondus exiftat; non-
nulli enim fedecim unciarum effe dicunt, quidam viginti,
alii etiam diftinctionem faciunt, Alexandrinam ponentes vi-
ginti uncias pendere, aliam fedecim, atque hoc quidem ad-
huc levius eft. Verum ex iis qui minam in drachmas redi-
gunt alii centum, alii plurium drachmarum effe confir-
mant, quia et unciam plerique feptem drachmas et femiffem
valere malunt, alii feptem duntaxat, reliqui octo. Haec igi-

Ed. Chart. XIII. [778. 779.]　　　　　Ed. Baf. II. (580.)

χρὴ λογίσασθαι τὴν ὑπὸ τοῦ Κρίτωνος ἐγγεγραμμένην μνᾶν
εἶναι χαλεπὸν εὑρεῖν. φαίνεται δὲ καὶ ἐν ἄλλοις μὲν < ρ΄.
ὁ βουλόμενος εἶναι τὴν μνᾶν. καὶ εἴπερ τοῦτο οὕτως ἔχει,
κατὰ τὸ διπλάσιον χρὴ νοεῖν τῆς Ἱκεσίου τὴν σύνθεσιν γε-
γράφθαι παρ᾽ αὐτοῦ, τοῦ μὲν Ἥρα γράψαντος περὶ τῶν
τριῶν τούτων φαρμάκων τῶν πρώτων, τῆς δὲ γῆς τῆς ἀμ-
πελίτιδος καὶ τῆς ἀσφάλτου καὶ τῆς λιθαργύρου ἑκατὸν
ἑκάστου δραχμὰς τὸ βάρος, εἰς σ΄. δὲ τοῦ Κρίτωνος ἀνάγον-
τος. ἴδωμεν οὖν εἰ τὰ ἐφεξῆς ὁμολογεῖ τῷ διπλασίῳ, τινὰ
μὲν γὰρ φαίνεται, τινὰ δ᾽ οὔ. μνημονεύει δὲ μετὰ τὰ τρία
τὰ πρῶτα, κηροῦ, λιβάνου, τερμινθίνης καὶ προπόλεως, ἀξιῶν
ἑκάστου μνᾶς S΄΄. βάλλεσθαι, τουτέστι < ν΄. [779] προυθέ-
μεθα γὰρ ὡς < ρ΄. τῆς μνᾶς οὔσης, οὕτως γεγράφθαι τὴν
συμμετρίαν, ἀλλ᾽ εἴπερ οὕτως ἔχει τοῦτο, κατὰ μὲν τὸν λι-
βανωτὸν ἀντὶ τῆς μάννης δηλονότι γεγραμμένον, ὁμολογία
γενήσεται τῷ Κρίτωνι πρὸς τὸν Ἥραν. ὡσαύτως δὲ καὶ
κατὰ τὴν πρόπολιν, οὐ μὴν κατά γε τὴν τερμινθίνην. ἐχρῆν
γὰρ εἴκοσι καὶ < ε΄. ὑπὸ τοῦ Κρίτωνος γεγράφθαι, τοῦ γε

tur quum ita fe habeant, quot drachmarum minam a Cri-
tone politam aeftimare oporteat invenire operofum eft.
Apparet autem in aliis quoque centum drachmarum minam
effe velle, ac fi ita res habet, duplicatam Hicefii compofitio-
nem ab eo fcribi putabimus, quum Heras trium horum me-
dicamentorum priorum terrae ampelitidis, bituminis et ar-
genti fpumae, fingulorum drachmas centum pofuerit, Cri-
tone pondus in ducentas redigente. Videamus igitur an fe-
quentia duplicato confentiant, quaedam namque apparent,
quaedam non item. Meminit ergo poft tria prima, cerae,
thuris, terebinthinae, propolis, fingulorum minae dimidium,
hoc eft drachmas quinquaginta, immittendum praecipiens,
etenim propofuimus tanquam mina centum drachmas va-
leat, fymmetriam effe fcriptam. Quod fi eft, in thure, pro
manna videlicet pofito, Crito cum Hera conveniet, pari
modo in propoli, non tamen terebinthina, quippe viginti
quinque drachmas Critonem fcripfiffe oportebat, quum He-

Ed. Chart. XIII. [779.]   Ed. Baf. II. (380. 581.)

Ἥρα γράψαντος δέκα καὶ β΄ καὶ ἡμίσειαν. ἐν δὲ τῷ κηρῷ μεγίστη διαφωνία τοῖς ἀνδράσιν ἐγένετο, μηδ᾽ ὅλως ἐμβαλόντος κηρὸν τοῦ Ἥρα. μεμαθήκαμεν γὰρ τὴν τοῦ κηροῦ δύναμιν μετρίως μαλακτικήν. ἐφεξῆς δὲ παρὰ τῷ Κρίτωνι γέγραπται. χαλβάνης, σχιστῆς ἀνὰ μνᾶς τέταρτον, συμφωνοῦντος ἐν τούτῳ (381) τἀνδρὸς τῷ Ἥρᾳ. τὸ γὰρ τέταρτον τῆς μνᾶς ὑποκειμένης ◁ ρ΄. εἶναι, γίγνοιντ᾽ ἂν εἴκοσι καὶ ε΄ ◁. διπλάσιον δέ εἰσιν αὗται τῶν ὑπὸ τοῦ Ἥρα γεγραμμένων ιβ΄. καὶ ἡμισείας. ἀποχωρήσας δὲ τοῦ τῆς μνᾶς ὀνόματος ἐν τοῖς ἐφεξῆς ὁ Κρίτων, σμύρνης καὶ κηκίδος καὶ ἴρεως τῶν τριῶν ἀνὰ ◁ ιβ΄. κελεύει μιγνύναι τοῖς προειρημένοις, ὁμολογῶν ἐν τούτῳ τῷ Ἥρᾳ. ἒξ γὰρ ἐκεῖνος ἐκέλευσεν ἑκάστου βάλλειν. ἐφεξῆς δὲ πάλιν ὁ Κρίτων γέγραφε χαλκίτεως ◁ στ΄. οὐ μικρὸν διαφερόμενος ἐνταῦθα τῷ Ἥρᾳ. διπλασίων γὰρ πάντων ὄντων ἐχρῆν καὶ τὴν χαλκῖτιν οὐχ ἒξ δραχμὰς, ἀλλὰ πεντεκαίδεκα γεγράφθαι, τοῦ γε Ἥρα γεγραφότος ζ΄. καὶ ἡμίσειαν. ἐν μέντοι τῷ μέλιτι συμφωνοῦσιν οἱ ἄνδρες, τοῦ μὲν Ἥρα γράψαντος κοτύλην α΄. τοῦ δὲ

---

ras duodecim et femiffem ftatuerit. Porro in cera maxime viri controverfantur difcordantque, quippe quum Heras ceram omnino non injiciat, didicimus enim illius vim effe, mediocriter emollire. Caeterum apud Critonem deinceps fcriptum eft galbani, fciffilis, fingulorum quarta minae portio. Atque in hoc vir Herae fuffragatur. Nam quarta pars minae, quae centum pendet drachmas, viginti quinque drachmas efficiet, quae duplum funt duodecim et femiffis ab Hera fcriptorum. Jam vero a minae vocabulo digreffus in fequentibus Crito myrrhae, gallae, iridis, fingulorum drachmas duodecim, cum praedictis mifcendas jubet, in hoc Herae confentiens, fiquidem ille fex cujusque adjiciendas praecepit, inde rurfus Crito chalcitidis drachmas fex tradidit, hic non parum ab Hera difcordans. Nam quum omnia duplicata funt, conveniebat et chalcitidem non fex, verum quindecim drachmas habere, ubi Heras feptem et dimidiam fcripfit. In melle quidem viri concordes funt, quum Heras

Ed. Chart. XIII. [779.]　　　　　　　　Ed. Baf. II. (381.)

Κρίτωνος γράψαντος κοτύλας β΄. λοιπὸν δὲ περὶ τοῦ ἐλαίου
ζήτησις οὐ σμικρὰ γένοιτ᾽ ἂν ἡμῖν, οὐ μόνον κατὰ τοὺς
δύο τούτους ἄνδρας, ἀλλὰ καὶ κατ᾽ ἄλλους τῶν γραψάν-
των τὸ φάρμακον, ὡς ἐφεξῆς ἐροῦμεν. οὗτοι δ᾽ οὖν κατὰ
τοῦτο διαφέρονται πρὸς ἀλλήλους. ὁ μὲν γὰρ Ἥρας ἔγρα-
ψεν ἐλαίου ὠμοτριβοῦς κοτύλας στ΄. ἄμεινον γὰρ οὕτως γρά-
φειν ἢ ὥς τινες ἔγραψαν κυάθους στ΄. ἀξιοῦντός γε κατὰ
τὴν ἕψησιν τοῦ Ἥρα τὴν λιθάργυρον καὶ τὴν ἄσφαλτον
καὶ τὴν γῆν τὴν ἀμπελῖτιν, ἡμίεφθα ποιήσαντα, τηνικαῦτα
τῶν ἄλλων ἕκαστον ἐμβάλλειν. ἡμίεφθα δὲ οὐκ ἂν γένοιτο
κυάθων στ΄. ἐμβληθέντων. ἴσμεν γὰρ εἰς τὰς < ρ΄. τῆς λι-
θαργύρου πολλοὺς πολλάκις τῶν φάρμακα συντιθέντων ἀν-
δρῶν ἀξιοῦντας ἐμβάλλεσθαι κοτύλας β΄. καὶ ἤδη καὶ πᾶν
τοῦτο πρόσθεν εἶπον ἐν τῷ α΄. τῶνδε τῶν ὑπομνημάτων
ὡς ἐγχωρεῖ καὶ τῶν μεταλλικῶν οὐγγίας θ΄. τὴν κοτύλην
εἶναι, καθάπερ τινὲς ᾠήθησαν. ἐγχωρεῖ δὲ καὶ ιβ΄. συμβάλ-
λειν, ὡς ἄλλοι κελεύουσιν εὖ εἰδότες, εἰ μὲν μὲν ἐπὶ πλέον
ἑψηθείη τὸ φάρμακον, ἔσται δὲ τοῦτο πλέονος ἐμβληθέντος

heminam unam, Crito heminas duas pofuerit. Reftat autem
de oleo quaeftio magna, non folum inter duos illos viros,
fed alios quoque, qui medicamentum hoc fcripferunt, fic-
ut procedente fermone dicemus. Hi igitur inter fe hactenus
differunt, etenim Heras olei immaturi heminas fex fcripfit,
melius enim fic quam, ut alii quidam dixerunt, cyathos
fex. Quippe in coctione argenti fpuma, bitumen, terra am-
pelitis, ubi femicocta fuerint, tum alia fingula Heras immit-
tenda exiftimat, atqui femicocta fieri non poffunt, cyathis
fex immiffis; fcimus enim plerosque ex iis qui medicamenta
componunt fubinde centum argenti fpumae drachmis duas
heminas indere. Atque hoc jam etiam totum antea in primo
hujus operis volumine comprehenfum eft, nempe metalli-
corum quoque uncias ix, heminam effe licere, ficut quidam
putarunt. Quin et duodecim injicere poffumus, ut alii prae-
cipiunt, probe docti, fi medicamentum diutius coctum fue-
rit, licebit autem hoc ipfum copiofiore oleo impofito, ma-

ἐλαίου, ξηραντικώτερον αὐτὸ γενήσεσθαι, εἰ δὲ ταχέως ἀπὸ
τοῦ πυρὸς ἀρθείη, διὰ τὴν ὀλιγότητα τοῦ ἐλαίου ξηραντι-
κώτερον μὲν ἧττον αὐτὸ γενήσεσθαι, μαλακτικώτερον δὲ καὶ
παρηγορικώτερον, ὥστε τοὺς μὲν ἓξ κυάθους παντάπασιν
ἀποβλητέον, ἓξ δὲ κοτύλας οὐγγίας θ´. μίαν ἑκάστην ἐμβλη-
τέον. εἰ δ᾽ ἐπὶ πλέον ἑψῆσαι βούλοιο τὸ φάρμακον, ὡς γε-
νέσθαι ξηραντικώτερον, οὐδὲν κωλύει καὶ τὰς τῶν οὐγγιῶν
ιβ´. κοτύλας ἐμβληθῆναι. γεγραμμένων οὖν ἓξ κοτυλῶν παρὰ
τοῦ ῞Ηρα, δῆλον ὅτι ιβ´. τὸν Κρίτωνα τὰς κοτύλας ἐχρῆν
ἐμβάλλειν, ἵνα καὶ κατὰ τοῦτο διπλάσιον ᾖ τὸ μέτρον, ὡς
ἐπὶ τῶν ἄλλων. ἀλλὰ γέγραπταί γε παρ᾽ αὐτῷ ἐλαίου
ὀμφακίνου χόες δύο. πάλιν κἀνταῦθα καταγνωστέον τῶν
γραψάντων κοτύλας β´. τὸν μὲν οὖν χοέα, εἰ μὲν ἓξ κοτυ-
λῶν ἀριθμοίημεν, ἡ συμφωνία μένει τοῖς ἀνδράσιν, εἰ δ᾽
οὐ κο. στ´. ἀλλὰ ξε. στ´. οὐ μικρὰ διαφωνία γενήσεται. πολὺ
γὰρ ἔσται τὸ πλῆθος ὡς πρὸς τὴν τῶν ἄλλων ἀναλογίαν,
εἴ τις ἐμβάλλοι ξε. ιβ´. ἐλαίου. [780] ταῦτα μὲν ἐν τῷ πα-
ρόντι περὶ τῆς ῞Ηρα καὶ Κρίτωνος ἐν τῷ προκειμένῳ φαρ-

jorem ficcandi vim acquirere, quod fi ab igne ftatim fubla-
tum fuerit, minus propter olei paucitatem exiccaturum,
emolliturum autem magis et mitigaturum. Quare fex cya-
thi omnino repudiandi funt, fex autem heminae, quae fin-
gulae uncias novem faciunt, injiciendae. At fi largius me-
dicamentum voles incoquere, quo ficcet evidentius, nihil
obftat etiam duodecim unciarum heminas infundere. Ita-
que Hera fex heminas fcribente, liquet Critonem duodecim
heminas immittere oportuiffe, ut fimul in hoc, ficut in aliis,
duplicata menfura exiftat. Verum fcripti funt ab eo olei
omphacini congii duo. Iterum hic quoque damnandi funt
qui heminas duas pofuerunt. Ergo fi congium fex hemina-
rum effe ftatuamus, virorum confenfus manebit, fi vero
non heminas fex, verum fextarios fex ponamus, non parva
diffenfio orietur, multa namque erit copia, ut ad propor-
tionem aliorum, fi olei fextarios duodecim infundas. Haec
quidem in praefentia de Herae et Critonis in propofito me-

μάκῳ διαφωνίας. ὅταν δὲ ἐπὶ τὸν Ἀνδρόμαχον ἔλθωμεν, εἰ-
ρήσεταί τι καὶ περὶ τῆς ἐκείνου πρὸς ἀμφοτέρους αὐτοὺς
κατὰ τινὰ μὲν ὁμολογίας, κατὰ τινὰ δὲ διαφωνίας.

[Ἡ ἶσις χλωρά.] Τὴν μὲν ἶσιν ἔγραψε καὶ οὗτος,
ὥσπερ καὶ ἄλλοι σχεδὸν ἅπαντες. ἐπεὶ δὲ ἐπιμελέστερον ἥ τε
χρῆσις αὐτῆς ὅλη καὶ ἡ σκευασία παρὰ τούτῳ γέγραπται,
μετὰ τοῦ καὶ διαφωνεῖν βραχέα πρὸς τὸν Ἥραν, ἔδοξέ μοι
καὶ τὰ ὑπὸ τούτου γεγραμμένα κατὰ λέξιν ὑπογράψαι. ἡ
ἶσις, ἥν τινες Ἐπιγόνου καλοῦσι, ποιοῦσα, ἄκρατος μὲν πρὸς
λεπίδων ἀποστάσεις καὶ ἀναπλεύσεις ὀστέων παχείας, ἔμμο-
τος δὲ καὶ σπλήνιον ἐπιτιθεμένη καὶ πρὸς σκόλοπας καὶ θη-
ρίων πάντων πληγάς τε καὶ δήγματα καὶ πρὸς πάσας τὰς
ὑπὸ σιδήρου γινομένας ἐν πολέμοις τε καὶ ἄλλως νύξεις τε
καὶ τρώσεις θεραπεύει καὶ σύριγγας ἐπιτιθεμένη καὶ κολλύ-
ριον ἐντιθεμένη, ἐκτυλοῦσα καὶ παρακολλῶσα ταῦτα, καὶ κε-
κραμένη δὲ αὕτη πρὸς πᾶν τραῦμα ἔμμοτον καὶ σπλήνιον
ἐπιτιθεμένη καὶ πρὸς τὰ κακοήθη καὶ χρόνια καὶ ὑπ' ἄλλων
κατεφθαρμένα, ἐφ' ὧν προαναξέων τῷ φαρμάκῳ χρῶ τῇ

dicamento difcordia. Quum vero ad Andromachum veneri-
mus, dicetur itidem nonnihil de illius cum utroque par-
tim confenfu, partim controverfia.

[*Ifis viridis.*] Ifidem hic quoque fcripfit, quemad-
modum alii prope omnes. At quia diligentius tum ufum ip-
fius univerfum tum praeparationem tradidit ac fimul non-
nihil ab Hera difceffit, vifum mihi eft etiam ab hoc fcripta
ad verbum fubjungere. *Ifis, quam nonnulli Epigoni vo-
cant. Per fe ad fquamarum abfceffus facit. Item craffa
offium fragmenta innatantia juvat linamento vel fplenii
modo impofita. Valet ad aculeos omniumque ferarum
ictus et morfus. Sanat omnes punctos et vulnera ferro
facta in bello et aliter. Curat etiam fiftulas impofita et
ut collyrium indita. Difcutit callos et conglutinat. Alteri
temperata ad omne vulnus linamento et fplenii inftar
udhibita valet. Prodeft ad maligna et diutina ac ab aliis
corrupta, in quibus derafis prius medicamento diluto uti-*

ΤΩΝ ΚΑΤΑ ΓΕΝΗ ΒΙΒΛΙΟΝ Ε. 795

Ed. Chart. XIII. [780.]　　　　　　　Ed. Baf. II. (581.)

κεκραμένη. ποιεῖ δὲ θαυμαστῶς καὶ πρὸς τὰς παρακολλήσεις
τῶν κόλπων, ἕως ἂν ὦσι μεγάλοι. ἐξικμάζουσα γὰρ καὶ παρα-
κολλῶσα τούτους εὐθετεῖ καὶ ἔμμοτος καὶ κεκραμένη καὶ
ἄκρατος, ἐφ᾽ ὧν ὑπεκτῆξαι θέλομεν ἀδένας τινὰς ἢ ὑμένας
ἐγκειμένους. χρῶ δὲ καὶ πρὸς τὰ κατάγματα σὺν τραύματι
καὶ χωρὶς τραύματος. πωροῖ γὰρ τάχιστα καὶ σφίγγει τὰ
πεπονθότα. καὶ ἐφ᾽ ὧν δ᾽ ἄλλο μάλαγμα οὐ ποιεῖ, αὕτη
ἀκριβῶς ποιεῖ, ὄνυχάς τε ἐκ προσκόμματος σεσαλευμένους ἢ
πήσσει ἢ ἐκτινάσσει καὶ ὀδόντας ἐκ πληγῆς κεκινημένους
πήσσει, καὶ καθόλου μυρίά ἐστιν ἐφ᾽ ὧν ποιεῖ διαφόρως
ἀγομένη. ἔστι δὲ καὶ ἡ ἀνειμένη αὕτη τῆς ἀκράτου μέρος
ἕν, κηρωτῆς μέρη β'. ἐνίοτε καὶ ἔτι μᾶλλον ἐξανειμένη. τρι-
βῆς δὲ εἰς τοῦτο καὶ γυμνασίας δεῖ. γίνεται γὰρ ἡ κηρωτή
ποτε καὶ διὰ πιτυΐνης ῥητίνης, ἡ δὲ σύνθεσις, ἀμμωνιακοῦ
θυμιάματος ⟨ η'. ἰοῦ ξυστοῦ ⟨ η'. ἁλὸς ἀμμωνιακοῦ ⟨η'.
λεπίδος χαλκοῦ ⟨ η'. χαλκοῦ κεκαυμένου ⟨ η'. στυπτηρίας
στρογγύλης ⟨ στ'. ἀριστολοχίας ⟨ η'. λιβάνου ⟨ η'. σμύρ-

tor. *Mirifice facit et ad finus conglutinandos, dum magni
fuerint, nam exiccandis illis conjungendisque convenit,
linamento quoque impofita tum per fe tum alteri mixta,
in quibus adenes aliquos vel infitas membranas eliquare
volumus. Utitor etiam ad fracturas cum vulnere et fine
hoc, callum enim ducit celerrime et partes affectas aftrin-
git. Infuper in quibus aliud malagma non proficit, ipfa
exacte prodeft, et ungues ex offendiculo vacillantes vel
confirmat vel extrudit et dentes ex ictu motos ftabilit.
Summatim infinita funt quibus differenter adhibita con-
ducit. Eft autem et diluta haec, intemperata pars una fu-
mitur, cerati partes duae nonnunquam, atque adhuc ma-
gis diluitur. Sed ufus et exercitatio in hoc requiritur, fit
namque ceratum interdum et per refinam pityinam. Com-
pofitio autem talis eft.* ♃ Guttae ammoniaci drach. octo,
aeruginis rafae drach. viij, falis ammoniaci ʒ viij, fquamae
aeris ʒ viij, aeris ufti drach. viij, aluminis rotundi drach.
vj, ariftolochiae drach. viij, thuris ʒ viij, myrrhae ʒ xij,

νης < ιβ'. ἀλόης < ιβ'. χαλβάνης < ιβ'. κηροῦ ἡ'. ῥητίνης
κολοφωνίας < στ'. ἔνιοι δὲ τερμινθίνης· τὸ αὐτό. ἐλαίου
παλαιοῦ κο. β'. ὄξους κο. β'. Ἐπίγονος δὲ καὶ δρακοντίου
ῥίζης χυλοῦ < ιβ'. καὶ πρασίου χυλοῦ < ιβ'. καὶ σέρεως
χυλοῦ < ἡ'. πάντα κόψας καὶ σήσας ἐπιμελῶς βάλλε εἰς
θυΐαν καὶ κατ᾽ ὀλίγον ἐν ἡλίῳ παράχει τὸ ὄξος, ἕως οὗ
λειοτριβῶν ἐξαναλώσει ὅλον τὸ ὄξος· καὶ λείου γενομένου
τὰ τηκτὰ τήξας καὶ ψύξας, ξύσας τε ἐπιμελῶς πρόσβαλλε τοῖς
ἐν τῇ θυΐᾳ καὶ μαλάξας ἀνελοῦ. ταῦτα μὲν ὁ Κρίτων
ἔγραψεν, ἐγὼ δ᾽ αὐτὴν χωρὶς τοῦ τῆς σέρεως χυλοῦ σκευ-
άσας, ἀφελὼν δέ ποτε καὶ τὰς στυπτηρίας, ἐχρώμην ἐπὶ τῶν
νευροτρώτων ὁμοίως τῷ διὰ μεταλλικῶν ἐν τῷ περὶ τῶν
νευροτρώτων λόγῳ γεγραμμένῳ φαρμάκῳ. ἰσχυρότερον γὰρ
γίγνεται, ἢν ὄξει δριμυτάτῳ περικλυζομένη πάντοθεν ἀπο-
κέηται καὶ δι᾽ ἡμερῶν ὡς πεντεκαίδεκα μαλάττηται.

[Ἡ Μαχαιρίωνος.] Ἔνδοξός τε ἅμα καὶ πολύχρη-
στός ἐστιν· ἁρμόζει καὶ ταῖς διαθέσεσι τῶν ἑλκῶν ὑπὲρ ὧν

aloës 3 xij, galbani 3 xij, cerae drachmas octo, refinae co-
lophoniae drach. fex, nonnulli terebinthinae tantundem,
olei veteris heminas duas, aceti heminas duas. Epigonus ve-
ro et dracunculi radicis fucci drach. duodecim et marrubii
fucci drachmas duodecim et fereos fucci 3 viij. Omnia dili-
genter contufa ac cribrata mortario injiciuntur ac paula-
tim acetum in fole affunditur, donec terendo totum acetum
confumatur; ubi laeve factum fuerit, liquefacta et refrige-
rata rafaque diligenter, iis quae in mortario funt admi-
fcentur ac fubacta excipiuntur. Haec fcripfit Crito. Ego
vero fine liquore fereos ipfam praeparavi et nonnunquam
de alumine ademi, ufusque fum in nervorum vulneribus
hoc medicamento fimili modo, quo medicamento, quod ex
metallicis confectum eft, quod in fermone nervorum vul-
neratorum fcriptum eft; nam valentius efficitur, aceto acer-
rimo undique circumfufam, reponitur et diebus circiter
quindecim emollitur.

[*Medicamentum Machaerionis.*] Celebre fimul et
multi ufus eft. Convenit affectibus ulcerum, de quibus to-

ὅλον ἐστὶ τοῦτο τὸ ὑπόμνημα γραφόμενον· οὕτω δὲ αὐτὴν
ὁ Κρίτων ἔγραψε κατὰ λέξιν. ἡ Μαχαιρίωνος ποιοῦσα πρὸς
πάντα πρόσφατα τραύματα, κολλῶσα [781] καὶ ἀφλέγμαντα
τηροῦσα καὶ μάλιστα τὰ μετὰ θλάσεως. ἐπὶ δὲ λυσσοδήκτων
ἄκρως ἐπιτιθεμένη κατὰ πλέονος τόπου καὶ ἀλλασσομένη
συνεχέστατα καὶ λαμβανομένη καταπότιον, ὡς κυάμου μέγε-
θος ἐπὶ ἡμέρας λ'. πρὸς νομὴν πᾶσαν καὶ μάλιστα φαγε-
δαινικὴν καὶ πρὸς τὰ ἐν ὠσὶ καὶ ἐν αἰδοίοις ἕλκη, ἐπί τε
τῶν ἐψιλωμένων ὀστέων σάρκα αὔξουσα καὶ πρὸς τὰ ἐν
ῥισὶν ἕλκη. ἔστι δὲ καὶ χλωρά. διίεται δὲ ῥοδίνῳ ἢ ὀμφα-
κίνῳ. ♃ ἀριστολοχίας στρογγύλης (382) γο α'. χαλβάνης γο α'.
ὀποπάνακος οὐγγίαν α'. ἰοῦ ξυστοῦ γο α'. ἴρεως Ἰλλυρικῆς
γο α'. ἀμμωνιακοῦ θυμιάματος οὐγγίαν α'. σμύρνης οὐγγίαν
α'. τερμινθίνης οὐγγίας ζ S''. κηροῦ γο ζ S''. ἐλαίου ὀμ-
φακίνου γο ζ S''. τὸ ἥμισυ τοῦ ἐλαίου μετὰ τοῦ ἰοῦ λει-
οτρίβει. τὸ δὲ λοιπὸν μετὰ τοῦ κηροῦ καὶ τῆς τερμινθίνης
ἕψε.

[Δυσραχῖτις πρὸς λέξιν ὡς Δαμοκράτης.] Καὶ αὕτη

tus hic liber ſcribitur. Sic autem Crito ipſum protulit ad
verbum. *Machaerionis: Ad omnia recentia vulnera, con-
glutinat et phlegmonem arcet, praeſertim ubi confuſio
ſuerit. Rabioſi canis morſum ſumme curat, ampliori loco
impoſitum ac mutatum frequentiſſime. Pilulae quoque mo-
do ſumptum fabae magnitudinis diebus triginta ad om-
nem affectum facit, maxime phagedaenicum, item ad
aurium naturaliumque ulcera. In oſſibus denudatis car-
nem producit, narium ulcera ſanat. Eſt etiam viride, di-
luitur roſaceo vel omphacino.* Haec recipit ariſtolochiae ro-
tundae unciam unam, galbani unciam unam, opopanacis
unciam unam, aeruginis raſae unciam j, iridis Illyricae ℨ j,
guttae ammoniaci unciam unam, myrrhae ℨ j, terebinthi-
nae ℨ vij ſs, cerae uncias vij ſs, olei omphacini uncias
ſeptem et dimidiam. Dimidium olei, cum aerugine ad lae-
vorem teritur, reliquum cum cera et terebinthina co-
quitur.

[*Dysrachitis Damocratis ad verbum.*] Et hoc ex ce-

798 ΓΑΛΗΝΟΤ ΠΕΡΙ ΣΤΝΘΕΣΕΩΣ ΦΑΡΜΑΚΩΝ

Ed. Chart. XIII. [781.]   Ed. Baf. II. (382.)
τῶν ἐνδόξων τε καὶ πολυχρήστων ἐστὶ φαρμάκων. γράφει δὲ
περὶ αὐτῆς ὁ Κρίτων οὕτως. δυσραχῖτις, παραδόξως ποιοῦσα
ἐπὶ τῶν κόλπων τῶν περιτετυλωμένων καὶ συρίγγων ἐπιτι-
θεμένη. ἐὰν δὲ στόμιον ᾖ, δυνάμενον παραδέξασθαι ὀθονί-
διον κεχρισμένον τῷ φαρμάκῳ ἐντίθει καὶ τάχιον ἐνεργήσει.
χρῶ δὲ τῇ δυνάμει ἐπὶ τῶν καθύγρων καὶ ῥευματικῶν καὶ
χρονίων διαθέσεων, διὰ τρίτης τὰ πολλὰ ἀλλάττων αὐτήν.
θαυμαστῶς δὲ ἐνεργεῖ καὶ ἐπὶ τῶν ποδαγρικῶν ἐν ἀρχῇ τοῦ
παροξυσμοῦ ἐπιπλασσομένη καὶ ἐκ πλάτους περιτιθεμένη, οἳ
καὶ ἀπολυέσθωσαν ἐπὶ τοὺς συνήθεις περιπάτους καὶ τὰς
τοῦ βίου χρείας δίχα βαλανείου, ἕως τῆς διὰ τρίτης καὶ ἐπί
τινας ἡμέρας ἐπιμενέτωσαν. οὐ γὰρ δίδωσι τῇ ὕλῃ πάροδον
εἰς ἐπίτασιν τοῦ πάθους. ἁρμόζει δὲ καὶ ἐπὶ παντὸς ἕλκους
πρὸς ἓξ μέρη κηρωτῇ μιγνυμένη. παλαιουμένη δ᾽ ἡ δύναμις
γίγνεται κρείσσων. ♃ στυπτηρίας στρογγύλης ◁ η΄. λεπίδος
◁ ιβ΄. χαλκοῦ κεκαυμένου ◁ δ΄. ἀριστολοχίας ◁ θ΄. χαλβά-
νης ◁ ι΄. ἀμμωνιακοῦ θυμιάματος ◁ ιβ΄. οἱ δὲ ◁ ι΄. λιβά-
νου ◁ θ΄. σμύρνης ◁ θ΄. στύρακος ◁ ιε΄. μίσυος ◁ γ΄. χαλ-

lebrium lateque ufu patentium medicamentorum numero
exiftit, fcribit de eo Crito hunc in modum. *Dysrachitis.*
*Mirum in modum facit ad finus callo undique circundatos
et fiftulas impofitum, fi orificium fit, quod linteolum me-
dicamento illitum queat excipere, imponito, ac citius pro-
ficiet. Utitor ejus virtute in humectis, fluentibus et diu-
tinis affectionibus, tertio quoque die, ut plurimum ipfum
mutans. Podagricos quoque juvat mirifice in acceffionis
principio illitum ac in latum circumpofitum, qui et ad
confuetas ambulationes et vitae ufus demittantur. Citra
balneum ad triduum diesque aliquot permaneant, non
enim materiae dat acceffum, ut affectum increfcat. Con-
venitque omni ulceri ad fex partes cerato admixtum, in-
veterafcens melius evadit.* ♃ Aluminis rotundi drach. viij,
fquamae ʒ xij, aeris ufti drachmas quatuor, ariftolochiae
drachmas novem, galbani drachmas decem, guttae ammo-
niaci drachmas duodecim, alii decem, thuris drach. ix,
myrrhae drach. novem, ftyracis drach. xv, mifyos drach-

Ed. Chart. XIII. [781.] Ed. Baf. II. (382.)

κίτεως ⟨ γ'. σκίλλης ἐγκαρδίου ⟨ ή. πίσσης ὑγρᾶς ⟨ δ'.
ἴρεως Ἰλλυρικῆς ⟨ θ'. οἱ δὲ δ'. τερμινθίνης ⟨ ι'. οἱ δὲ
⟨ ζ. πιτυΐνης ⟨ ι'. οἱ δὲ στ'. κηροῦ ⟨ οέ. ἐλαίου λί-
τρας α' S''. τινὲς δὲ καὶ μυελοῦ ἐλαφείου ⟨ ή. ἄλλ. κ'. τὴν
δὲ λεπίδα καὶ τὸν χαλκὸν καὶ τὸ μίσυ καὶ τὴν χαλκῖτιν καὶ
τὴν σκίλλαν προλειοτρίβει μετ' ὄξους δριμυτάτου ἐν ἡλίῳ
ὡς λειωθῆναι. γενομένων δὲ λειοτάτων, ἀπόδος τὴν ἀριστο-
λοχίαν καὶ τὴν ἴριν. προκόψας δὲ ταῦτα καὶ λεπτοτρήτῳ
κοσκίνῳ σήσας, καὶ πάλιν περιχέας ὄξος λειοτρίβει, καὶ τοῦτο
ποίει ἐφ' ὅσον τραχύτατος ἐμφαίνει, ἀφειδῶν τῆς τοῦ ὄξους
ἀναλώσεως. ἐπὰν δὲ λεῖα γένηται, βάλε τὴν στυπτηρίαν. καὶ
ταῦτα ποίει, ἄχρι καὶ αὐτὴ λειωθῇ. εἶτα τὴν σμύρναν, μεθ'
ἣν τὸν λιβανωτὸν, εἶτα τὸ ἀμμωνιακὸν καὶ μετὰ ταῦτα τὸν
στύρακα, εἶτα τὴν πίσσαν. πυρούσθω δὲ ταῦτα ἐν ἡλίῳ
θερμῷ, ὅπως κατεργασθῇ ἡ στύραξ. γενομένων δὲ πάντων
λείων καὶ σχόντων τὸ πάχος ῥυπῶδες καὶ γλοιῶδες τὸν κη-
ρὸν καὶ τὰς ῥητίνας καὶ τὸ ἔλαιον τήξας καὶ βραχὺ ἐκ τοῦ

mas tres, chalcitidis ℥ iij, ſcillae medullae drach. octo, picis
liquidae drachmas quatuor, iridis Illyricae drach. ix, ſe-
cundum alios quatuor, terebinthinae drach. decem, alii
drachmas ſeptem, pityinae drachmas decem, alii ſex, cerae
drachmas ſeptuagintaquinque, olei libram unam et dimi-
diam, quidam etiam medullae cervi drachmas octo, aliter
viginti adjiciunt. Squamam, aes, miſy, chalcitidem, ſcillam,
ex aceto prius quam acerrimo in ſole terito, ut laevia
fiant, maxime laevigatis ariſtolochiam et iridem adjicito.
Haec prius contuſa tennique cribro diſcreta, rurſus aceto
circunfuſa terantur, atque hoc tam díu facito, quam aſpre-
dinem ſentias, non parcens aceto ſumptitando. Poſtquam
laevia fuerint, alumen addito facitoque haec donec et illud
in pulverem redigatur, deinde myrrham, mox thus, ab
hoc ammoniacum, poſtea ſtyracem, poſtremo picem indito.
Haec in calido ſole uruntur, quo ſtyrax elaboretur. Ubi
jam laevitatem et ſordium craſſitudinem nacta fuerint omnia,
ceram, reſinas et oleum liquefacito et paululum decocti

Ed. Chart. XIII. [781. 782.]   Ed. Baf. II. (382.)

ζέματος καταχέας τῆς χαλβάνης καὶ συνενώσας ταύτην, ἐν
θυείᾳ τρῖβε καὶ ψύξας ἐπ᾽ ὀλίγον ἐπίβαλλε τὰ τηκτὰ, τότε
καθεὶς τὴν χαλβάνην καὶ διαλύσας αὐτὴν, διήθησον εἰς ὀστρά-
κινον σκεῦος καὶ ἀναξύσας μίσγε τοῖς ἐν τῇ θυείᾳ.

[782] Κεφ. γ΄. [῾Η διὰ ἰτεῶν.] Τὴν διὰ τῶν ἰτεῶν,
ἔνδοξόν τε καὶ πολύχρηστον οὖσαν καὶ αὐτὴν, ὁμοίως ταῖς
προγεγραμμέναις ὁ Κρίτων οὕτως γράφει. ἡ διὰ τῶν ἰτεῶν
ἁρμόζουσα πρὸς τὰ ἔναιμα καὶ ἄρθρα λελυμένα καὶ πρὸς
σύριγγας ἐντιθεμένη καὶ πρὸς πλαδαρὰς σάρκας καὶ μάλιστα
τὰς ἐπὶ τοῖς ἀκρωτηρίοις. ποιεῖ καὶ πρὸς ἐρυσιπέλατα καὶ
πρὸς ἄλλας πλείστας διαθέσεις, δίχα κατακαυμάτων. ♃ μί-
συος, χαλκίτεως, ἰοῦ, ψιμυθίου, κηκίδων, στυπτηρίας σχιστῆς,
καὶ στρογγύλης, μελαντηρίας ἀνὰ οὐγγίας στ΄. κηροῦ, ῥητί-
νης πιτυΐνης, πίσσης, ἀσφάλτου, ἰτέας φύλλων ἀνὰ οὐγγίας
β΄. ἐλαίου κοτύλας δ΄. οὐγγίας δ΄. χαλκάνθου οὐγγίας στ΄.
σιδίων γο στ΄. ὄξους ξε. στ΄. τὰς ἰτέας μετ᾽ ὄξους, ἕως λει-
φθῶσι ξέσται β΄. ἕψε, εἶτα ἰῷ, προλελειοτριβημένῳ καὶ ψιμυ-
θίῳ καὶ μελαντηρίᾳ ἐπίβαλλε τὰ φύλλα καὶ συλλειοτρίβει,

galbano fuperfundito, idque congregatum in pila terito ao
quae liquefiunt modicae refrigerata indito, tunc galbanum
demittens diffolvensque in vas fictile percolato, ac ubi
deraseris, cum iis, quae in pila funt, permifceto.

Cap. III. [*Emplaftrum ex falicibus.*] Quod ex falici-
bus conftat, praeclarum et in multos ufus idoneum fimili-
ter praedictis; Crito hifce verbis recenfuit. *Emplaftrum ex
falicibus. Prodeft cruentis ulceribus impofitum, articulis
folutis, fiftulis inditum, flaccidis carnibus humidisque,
praefertim quae in extremis partibus extant. Valet item
ad eryfipelata aliosque plurimos affectus fine ufturis.* ♃
Mifyos, chalcitidis, aeruginis, cerufae, gallae, aluminis fcif-
filis et rotundi, *cretae futoriae* feu melanteriae, fingulo-
rum ℥ vj, cerae, refinae pityinae, picis, bituminis, falicis fo-
liorum, fingulorum ℥ ij, olei heminas iv ℥ iv, chalcanthi
℥ vj, malicorii ℥ vj, aceti fextarios vj. Salices ex aceto in-
coquantur, donec relicti fuerint fextarii duo, deinde aeru-
gini, cerufae et cretae futoriae, prius tritis folia immittito,

Ed. Chart. XIII. [782.]　　　　　　Ed. Baf. II. (382.)

εἶτα τὰ ξηρὰ λεῖα καὶ πάλιν χύλωσον, εἶτα τὰ τηκτὰ ἐπι-
κατάχει. ταύτην ὁ Ἀσκληπιάδης ἄνευ τοῦ χαλκάνθου καὶ
τῶν σιδίων σκευάζει καθότι γέγραπται διὰ τοῦ πρόσθεν ὑπο-
μνήματος τοῦ δευτέρου. ἑτέραν ἐφεξῆς τῇδε διὰ ἰτεῶν ἔγρα-
ψεν ὁ Κρίτων ὧδέ πως. ἡ διὰ ἰτεῶν λιτὴ ὡς Ἡρόδοτος.
4 μελαντηρίας, κηκίδος ὀμφακίτιδος, στυπτηρίας σχιστῆς,
στρογγύλης ἀνὰ οὐγγίας στ'. κηροῦ, ἀσφάλτου, πίσσης ξη-
ρᾶς, ἰτέας φύλλων, πιτυΐνης ἀνὰ λίτρας β'. ἐλαίου λίτραν α'.
ὄξους ξέστου ἥμισυ.

Κεφ. δ'. [Περὶ τῶν ὑπ' Ἀσκληπιάδου γεγραμμένων
τοῦ αὐτοῦ γένους ἐμπλάστρων.] Ἐν ταύταις ἐκ τῶν προ-
γεγραμμένων εἰσὶν ἥ τε τοῦ Ἁλιέως ὑπὸ πάντων γινωσκο-
μένη καὶ ἡ διὰ δικτάμνου. ἀλλ' ἐπεὶ σαφῶς ὑπὲρ αὐτῶν
ἔγραψεν ὁ Ἀσκληπιάδης, διὰ τοῦτο καὶ νῦν αὐτῶν ἀνα-
μνήσω. χρήσιμον δ' ἔτι καὶ ἄλλο τοῦ δὶς καὶ τρὶς γραφομέ-
νου ὑπάρχει τὸ γνῶναι κατὰ τίνα μὲν τῶν ἐμβαλλομένων
αὐταῖς συνεφώνησαν ἀλλήλοις, κατὰ τίνα δὲ διεφώνησαν οἱ
γράψαντες αὐτάς. ἔν τε ταῖς περὶ αὐτῶν ἐπαγγελίαις ὁμοίως.

fimulque ad laevorem terito, deinde ficca laevigata rurfus-
que exprimito, poftea liquefacta fuperfundito. Hoc Afcle-
piades fine chalcantho et malicorio praeparat, ficut in fe-
cundo hujus operis commentario docuimus. Aliud poft hoc
ex falicibus Crito in iftam fententiam edidit. *Ex falicibus
lite, ut Herodotus.* 4 Melanteriae, gallae omphacitidis, alu-
minis fciffilis, rotundi, fingulorum ℥ vj, cerae, bituminis,
picis aridae, falicis foliorum, pityinae, fingulorum lib. ij,
olei libram unam, aceti fextarii dimidium.

Cap. IV. [*De emplaftris ejusdem generis ab Afcle-
piade fcriptis.*] His annumerantur ex fuprafcriptis tum
quod ad Halieum refertur ab omnibus cognitum tum quod
ex dictamno conftat, fed quia Afclepiades manifefto de ipfis
fcripfit, ob id etiam nunc eorundem mentionem faciam.
Porro commodum ex eo, quod bis vel ter fcribitur, aliud
infuper accedit, puta ut cognofcamus, in quibus fimplicibus
mifcendis ac ipforum pollicitis, fcriptores illorum inter fe

Ed. Chart. XIII. [782.]　　　　　　　**Ed. Baf. II. (582.)**

ἡ τοῦ ʿΑλιέως. Κιῤῥὰ πρὸς τὰ ἔναιμα τῶν τραυμάτων καὶ νεύρων ποιεῖ διακοπὰς καὶ πρὸς τὰ παλαιὰ καὶ δυσεπούλωτα καὶ ῥευματικὰ τῶν ἑλκῶν. ἔστι δὲ καὶ μαλακτικὴ ἀγαθὴ, μάλιστα δὲ τῶν περὶ τοὺς μαστοὺς γιγνομένων σκληριῶν. χρώμεθα δὲ αὐτῇ ἐπὶ τῶν κυνοδήκτων καὶ ἀνθρωποδήκτων. ἄκρως ποιεῖ καὶ πρὸς τρυγόνων θαλασσίων καὶ δρακόντων καὶ τῶν ἄλλων χαλεπῶν ἰχθύων πληγὰς καὶ καθόλου ἐστὶν ἡ δύναμις θαυμαστή. ♃ λιθαργύρου, κηροῦ ἀνὰ < ρʹ. τερμινθίνης, μάννης λιβάνου, χαλβάνης, μίλτου σινωπίδος ἀνὰ < ηʹ. ἐλαίου ξέστην αʹ. σκεύαζε κατὰ τρόπον. Γαληνοῦ ἡ τοῦ ʿΑλιέως. ♃ λιθαργύρου, κηροῦ ἀνὰ δραχμὰς ρʹ. τερμινμινθίνης, σμύρνης, σινωπίδος, ἰοῦ ξυστοῦ, λεπίδος ἀνὰ δραχμὰς ηʹ. ἀριστολοχίας < ηʹ. λιβάνου δραχμὰς κεʹ. διφρυγοῦς δραχμὰς στʹ. χαλβάνης < ιβʹ. ἀμμωνιακοῦ θυμιάματος δραχμὰς ιβʹ. ἐλαίου κοτύλας βʹ. σκεύαζε κατὰ τρόπον. ἡ τῶν κυνηγῶν. φάρμακον ἐπιτετευγμένον. ποιεῖ καὶ πρὸς τὰς τῶν τετραπόδων πληγὰς καὶ δήγματα καὶ τὰ λοιπὰ τῶν ἰοβόλων.

conveniant, in quibus item difcordent. *Haliei gilvum. Ad cruenta vulnera et nervos praecifos valet. Item ulceribus vetuftis cicatricem aegre ducentibus et rheumaticis conducit. Quin et emollit optime, praefertim in mammis ortas duritias. Medetur canum hominumque morfibus, infigniter valet et ad paftinacae et draconis aliorumque faevorum pifcium ictus. In fumma virtutem habet mirificam.* ♃ Argenti fpumae, cerae, cujusque drach. centum, terebinthinae, mannae thuris, galbani, minii finopici, cujusque ♌ viij, olei fextarium unum, praeparato ficut praediximus. *Haliei gilvum ex Galeno.* ♃ Argenti fpumae, cerae, cujusque drach. centum, terebinthinae, myrrhae, finopidis, aeruginis rafae, fquamae, fingulorum drachmas octo, ariftolochiae drachmas octo, thuris drachmas viginti quinque, diphrygis drachmas fex, galbani drach. duodecim, guttae ammoniaci drach. xij, olei heminas duas, conficito quemadmodum fuperiora. *Emplaftrum venatorum, pharmacum confectum, facit ad quadrupedum ictus morfusque et ad reliqua*

Ed. Chart. XIII. [782. 738.]   Ed. Baf. II. (382. 338.)

♃ λιθαργύρου μνᾶν αʹ. [783] ἐλαίου παλαιοῦ, λεπίδος ἐρυ
θροῦ χαλκοῦ, κηροῦ, ῥητίνης φρυκτῆς ἀνὰ λίτραν αʹ. ἀμμω-
νιακοῦ θυμιάματος οὐγγίας δʹ. χαλβάνης, μίλτου Σινωπίδος
ἀνὰ οὐγγίας βʹ. ἕψε λιθάργυρον, λεπίδα, ἔλαιον μέχρι συ-
στάσεως, εἶτα ἐπίβαλλε κηρὸν καὶ ῥητίνην. καὶ ὅταν τακῇ,
ἄρας ἀπὸ τοῦ πυρὸς ἐπέμβαλλε ἀμμωνιακὸν, πλατύνας. καὶ
ὅταν ψυγῇ, ἐπίβαλλε τὴν χαλβάνην καὶ ἀμμωνιακὸν, ἐπιπάσ-
σων τὴν Σινωπίδα καὶ εἰς θυείαν ἐξεράσας καὶ μαλακὰ μα-
λάξας χρῶ. ἡ τοῦ Χαλκιδέως. κολλητικὴ ἀφλέγμαντος. ποιεῖ
δὲ καὶ πρὸς τὰς μετὰ περιθλάσεως διαιρέσεις καὶ κόλπους
παρακολλᾷ καὶ ἀναξηραίνει καὶ κωλύει ἀποστάσεις, ἀνάγει
ὀστᾶ διεφθορότα, μάλιστα δὲ ποιεῖ καὶ ἐπὶ τῶν ἀκρωτηρίων
καὶ καθόλου ἡ δύναμίς ἐστι θαυμαστή. λιθαργύρου, λεπίδος
χαλκοῦ, ῥητίνης πιτυΐνης, κηροῦ ἀνὰ < ῥʹ. ἀμμωνιακοῦ θυ-
μιάματος, χαλβάνης ἀνὰ < ιστʹ. (383) διφρυγοῦς < ιβʹ. ἀρι-
στολοχίας λειοτάτης < μʹ. ἐλαίου παλαιοῦ ξέστας τρεῖς. ἕψε
λιθάργυρον, λεπίδα μετὰ τοῦ ἐλαίου καὶ ὅταν μεταβάλλῃ
τὸ χρῶμα, ἐπίβαλλε διφρυγὲς, εἶτα κηρὸν καὶ ῥητίνην πιτυΐ·

venenata. ♃ Argenti fpumae minam unam, olei **veteris**,
fquamae aeris rubri, cerae, refinae frictae, fingulorum ℔ j,
guttae ammoniaci ℥ iv, galbani, minii Sinopici, fingulorum
Ʒ, duas. Argenti fpumam, fquamam et oleum ad fpiffitu-
dinem usque incoquito, deinde ceram ac refinam injicito,
quum liquata fuerint, ab igne tollito et ammoniacum dila-
tatum immittito, ubi refrixerint, galbanum et ammoniacum
indito, finopicum infpergens ac in mortarium defufis mol-
litisque utitor. *Emplaſtrum Chalcidei, conglutinat, inflam-
mationem arcet, diviſiones cum contuſione juvat, ſinus
conjungit, reſiccat et abſceſſus prohibet, oſſa corrupta edu-
cit, maxime autem et in partibus extremis valet, in uni-
verſum mirabilis ei facultas eſt.* ♃ Argenti fpumae, fqua-
mae aeris, refinae pityinae, cerae fingulorum Ʒ centum,
guttae ammoniaci, galbani, cujusque Ʒ xvi, diphrygis drach.
xii, ariftolochiae laeviffimae drachmas quadraginta, olei
veteris fextarios tres. Argenti fpuma fquamaque ex oleo
coquuntur, ac ubi colorem mutaverint, diphryges immitti

804 ΓΑΛΗΝΟΥ ΠΕΡΙ ΣΥΝΘΕΣΕΩΣ ΦΑΡΜΑΚΩΝ

Ed. Chart. XIII. [783.]   Ed. Baf. II. (383.)
νην ἢ πευκίνην. ὅταν δὲ τακῇ καὶ ἀμόλυντος γένηται, ἄρας
ἀπὸ τοῦ πυρὸς ἐπέμβαλλε ἀμμωνιακὸν πλύνας. καὶ ὅταν
τακῇ, ἀριστολοχίαν κατάπασσε ψυχροῦ γενομένου τοῦ φαρ-
μάκου καὶ κίνει συνεχῶς, ἔπειτα εἰς θυείαν ἐξεράσας καὶ
μαλάξας ἀνελόμενος χρῶ.

[Ἡ διὰ δικτάμνου ἱερὰ, δύναμις θαυμαστική.] Πρὸς
νεύρων καὶ μυῶν διακοπὰς καὶ περιθλάσεις. ποιεῖ καὶ πρὸς
τὰ παλαιὰ καὶ δυσαλθῆ, ἀνάγει ὀστᾶ διεφθορότα καὶ σκό-
λοπας καὶ ἀκίδας, ἔστι δὲ καὶ διαφορητική. ποιεῖ καὶ πρὸς
ἀλγήματα κεφαλῆς καὶ ὀφθαλμῶν ῥεύματα, ἔστι καὶ μάλα-
γμα ἀγαθὸν πλευριτικοῖς, ἡπατικοῖς. ποιεῖ καὶ πρὸς παντὸς
ἰοβόλου πληγήν. ♃ λιθαργύρου ≺ ρ΄. κολοφωνίας ≺ ν΄. κη-
ροῦ ≺ κε΄. ἀμμωνιακοῦ θυμιάματος, ἀριστολοχίας ἀνὰ ≺ ιστ΄.
μάννης, χαλβάνης ἀνὰ ≺ ιβ΄. ἰοῦ, δικτάμνου, χαλκοῦ κεκαυ-
μένου, ἀλόης, προπόλεως ἀνὰ ≺ η΄. διφρυγοῦς, λεπίδος χαλ-
κοῦ, γεντιανῆς ῥίζης ἀνὰ ≺ στ΄. ἐλαίου παλαιοῦ, χειμῶνος
κοτύλας β΄. θέρους α΄ S΄΄. σκεύαζε κατὰ τρόπον. διεφώνη-

tur, deinde cera, refina pityina vel pinea, liquatum, ut
non inquinet, ab igne tollitur ac ammoniacum elotum inji-
citur, poftquam liquefeceris, ariftolochia medicamento jam
refrigerato infpergatur et continue moveatur, deinde in
mortarium immittito ac fubigito, excipiensque utitor.

[*Ex dictamno facrum, facultate mirandum.*] *Bene-
facit nervis mufculisque praecifis et contufis, vetuftis et
fanatu difficilibus. Offa corrupta elicit. Aculeos et telo-
rum cufpides, quae infixae funt corpori, eximit nec minus
difcutit. Iuvat capitis dolores et oculorum fluxiones. Eft
etiam malagma pleuriticis et hepaticis idoneum. Efficax
eft et ad cujuslibet virulenti ictus.* ♃ Argenti fpumae ʒ,
centum, colophoniae drach. quinquaginta, cerae drach. vi-
ginti quinque, guttae ammoniaci, ariftolochiae, fingulorum
ʒ xvj, mannae, galbani, uniuscujusque drach. duodecim,
aeruginis, dictamni, aeris ufti, aloes, propolis, fingulorum
drach. viij, diphrygis, aeris fquamae, gentianae radicis fing.
ʒ vj, olei veteris hieme heminas duas, per aeftatem unam
ac femiffem. Praeparatur quo dixi modo. Unjus fcriptura

σεν ἡ τούτου γραφὴ πρὸς τὴν τοῦ ˝Ηρα κατὰ τὸν σταθμὸν
ἐν τοῖσδε. δικτάμνου ⊲ ή. κελεύοντος τούτου βάλλειν ὁ
Ηρας ἐκέλευσε δέκα. καὶ μέντοι καὶ ἀριστολοχίας καὶ ἀμ-
μωνιακοῦ θυμιάματος οὗτος μὲν ἑκατέρου ⊲ ιστ. ὁ δὲ
˝Ηρας στ. καὶ εἴκοσιν μὲν ἀμμωνιακοῦ θυμιάματος, ἀριστο-
λοχίας δὲ ι. τὸ δὲ ἔλαιον ἀδιορίστως μὲν ὁ ˝Ηρας ἔγραψε
μόνον β. κοτύλας κελεύσας, ὁ δὲ Ἀσκληπιάδης ἐν χειμῶνι
μὲν τοσοῦτον, ἐν δὲ θέρει μίαν ἥμισυ. Διοφάντου χειρουρ-
γοῦ ᾗ ἐχρήσατο Φύλακος. ♃ λιθαργύρου ⊲ ρν. ψιμυθίου,
πίσσης, λεπίδος χαλκοῦ, κηροῦ ἀνὰ ⊲ ιή. ἰοῦ, ῥητίνης πι-
τυΐνης ξηρᾶς, μάννης λιβάνου, προπόλεως ἀνὰ ⊲ ιβ. χαλ-
βάνης, ἀριστολοχίας, κυπέρου ἀνὰ ⊲ στ. δικτάμνου, τρι-
φύλλου, ἀμμωνιακοῦ θυμιάματος ἀνὰ ⊲ γ. Ἰλλυρικῆς, ἀρ-
τεμισίας, πολίου, πρασίου ἀνὰ ⊲ β. ἐλαίου παλαιοῦ κοτύ-
λας β. σκεύαζε κατὰ τρόπον.

[784] Κεφ. έ. [Περὶ τῶν ὑπ᾽ Ἀνδρομάχου γεγραμ-
μένων ἐκ τοῦ αὐτοῦ γένους ἐμπλάστρων.] Πολυχρήστους
ἐμπλάστρους ἅμα καὶ πρὸς τὰ δυσεπούλωτα ποιούσας πρού-

ab Hera in horum pondere variat. Nam Afclepiades di-
ctamni drach. viij. Heras decem, injicere praecipit, et vero
etiam ariftolochiae et guttae ammoniaci hic cujusque drach.
fexdecim, Heras fex quidem et viginti guttae ammoniaci,
ariftolochiae vero decem. Caeterum Heras oleum indiftincte
fcripfit, folum heminas duas ejus jubens infundere, Afcle-
piades autem hieme tantum, aeftate vero unam et femiffem.
Diophanti chirurgi, *quo ufus eft Phylacus.* ♃ Argenti
fpumae drach. centum quinquaginta, ceruffae, picis, fqua-
mae aeris, cerae, fingulorum ʒ xviij, aeruginis, refinae
pityinae ficcae, mannae, thuris, propolis, fingulorum ʒ
xij, galbani, ariftolochiae, cyperi, fingulorum drach. fex,
dictamni, trifolii, guttae ammoniaci, fingulorum drach. iij.
Illyricae, artemifiae, polii, marrubii, fingulorum drach. ij,
olei veteris heminas duas. Ad dictum modum praeparatur.

Cap. V. [*De fcriptis ab Andromacho ejusdem ge-
neris emplaftris.*] Emplaftra varii ufus, fimul et cicatri-
cem aegre ducentibus idonea, hoc in libro percenfere ftatui,

Ed. Chart. XIII. [784.] **Ed. Baf. II. (583.)**

θέμην ἐν τῷδε τῷ γράμματι διελθεῖν. ἐξ αὐτῶν οὖν εἰσι
καὶ αἱ δέκα κάλλισται τῶν ὑπ᾿ Ἀνδρομάχου γεγραμμένων.
χλωρὰ Εὐαγγέως. ♃ ῥητίνης τερμινθίνης, οἱ δὲ ξηρᾶς ≺ ν΄.
οἱ δὲ ≺ ρ΄. κηροῦ ≺ κέ. λιβάνου ≺ γ΄. λεπίδος ≺ γ΄. χαλ-
βάνης ≺ γ΄. ἀλόης ≺ γ΄. σμύρνης ≺ γ΄. ἁλὸς ἀμμωνιακοῦ
≺ β΄. ὀποπάνακος ≺ β΄. ἰοῦ ξυστοῦ ≺ β΄. χαλκοῦ κεκαυ-
μένου ≺ β΄. ἀριστολοχίας ≺ β΄. ἀμμωνιακοῦ θυμιάματος
≺ β΄. σχιστῆς, οἱ δὲ στρογγύλης ≺ β΄. ἰχθυοκόλλης ≺ γ΄.
ὄξους κοτύλας δ΄. ἐλαίου κοτύλης τέταρτον, οἱ δὲ ὄγδοον.
χρῶ χωρὶς ἐνθέσεως σκώληκος. ῥυπώδης ἢ χρῶμαι. ♃ ἰχθυο-
κόλλης οὐγγίας γ΄. σαρκοκόλλης οὐγγίας γ΄. λίθου Ἀσίου
γο γ΄. ἐρετριάδος λίτρας S΄΄. γῆς Σαμίας γο δ΄. σμύρνης
γο δ΄. λιβανωτοῦ γο στ΄ · λεπίδος χαλκοῦ γο ή. ἁλὸς ἀμμω-
νιακοῦ οὐγγίας γ΄. ἰοῦ ξυστοῦ οὐγγίας στ΄. στυπτηρίας σχι-
στῆς οὐγγίας β΄. ἀλόης Ἰνδικῆς οὐγγίας δ΄. χαλβάνης οὐγ-
γίας δ΄. κηροῦ λίτρας β΄. τερμινθίνης λίτρας β΄. ἐλαίου λί-
τρας δ΄. ὄξος εἰς τὸ βρέξαι τὴν ἰχθυοκόλλαν. τὰ ξηρὰ λεῖα

ex quorum grege funt et decem illa longe optima inter ea,
quae fcripfit Andromachus. *Viride Euangei.* ♃ Refinae te-
rebinthinae, fecundum alios ficcae, drachmas l, alii vero c,
cerae drachmas xxv, thuris drachmas iij, fquamae drach-
mas iij, galbani drachmas iij, aloës drachmas iij, myrrhae
drachmas iij, falis ammoniaci drachmas ij, opopanacis
drachmas ij, aeruginis rafae drachmas ij, aeris ufti drach
mas ij, ariftolochiae drach. ij, guttae ammoniaci drach. ij,
fciffilis, fecundum alios rotundi drachmas ij, ichthyocollae
drachmas iij, aceti heminas iv, olei quartam heminae par-
tem, fecundum alios octavam. Utitor, vermiculari aerugine
non impofita. *Strigmentofum emplaftrum, quo utor.* ♃
Ichthyocollae ℥ iij, farcocollae ℥ iij, lapidis Afii ℥ iij.
Eretriae felibram, terrae Samiae ℥ iv, myrrhae ℥ iv, thuris
℥ vj, fquamae aeris ℥ viij, falis ammoniaci ℥ iij, aeruginis
rafae ℥ vj, aluminis fciffilis ℥ ij, aloës Indicae ℥ iv, galbani
℥ iv, cerae ℔ ij, terebinthinae libras ij, olei lib. iv, aceti,
quod ichthyocollae irrigandae fufficit. Sicca laevigata li-

ἔμπασσε τοῖς τηκτοῖς. ἄλλη χλωρά. ⨄ ῥητίνης πιτυΐνης ⟨ σ΄.
ἀμμωνιακοῦ θυμιάματος ⟨ ν΄. ὀποπάνακος ⟨ η΄. κηροῦ ⟨ ρ΄.
προπόλεως ⟨ η΄. χαλβάνης ⟨ η΄. λεπίδος χαλκοῦ ⟨ ιβ΄. ἰοῦ
⟨ ιβ΄. στυπτηρίας στρογγύλης ⟨ η΄. μίσυος ⟨ ζ΄. ἁλὸς ἀμ-
μωνιακοῦ ⟨ η΄ χαλκίτεως ⟨ ε΄. θείου ἀπύρου ⟨ η΄. λιβα-
νωτοῦ ⟨ ιβ΄. χολῆς ταυρείας ξηρᾶς ⟨ στ΄. ἢ ὑγρᾶς ιβ΄. κυ-
πρίνου κοτύλας στ΄. οἱ δὲ δ΄. ὄξους τὸ ἱκανόν. χλωρὰ Ἐπι-
κούρου πολλὴν ἐπαγγελίαν ἔχουσα. ⨄ κηροῦ ⟨ σ΄. κολοφω-
νίας ⟨ τ΄. λεπίδος ⟨ ιστ΄. χαλκοῦ κεκαυμένου ⟨ ιστ΄. ἰοῦ
⟨ ιστ΄. ἀριστολοχίας λεπτῆς ⟨ ιστ΄. ἀλόης ⟨ κδ΄. στυπτη-
ρίας στρογγύλης ⟨ ιβ΄. σμύρνης ⟨ κδ΄. χαλβάνης ⟨ κδ΄.
ἁλὸς ἀμμωνιακοῦ ⟨ ιστ΄. ὄξους κοτύλας δ΄. ἐλαίου κοτύλας
β΄. ὁτὲ δὲ ἔλαττον. χλωρά, πολλὴν ἐπαγγελίαν ἔχουσα, Ἀλ-
κιμίωνος ἢ Νικομάχου. πρὸς σύριγγας καὶ τὰ μελαινόμενα
ἢ νομάς· κολλᾷ ὀστέα καὶ ἀνάγει καὶ διαχεῖ χοιράδας. ⨄
χαλβάνης ⟨ ιστ΄. χαλκοῦ κεκαυμένου ⟨ η΄ λεπίδος ⟨ κδ΄.
κηροῦ ⟨ ν΄. στέατος αἰγείου ἢ μοσχείου ⟨ λ΄. λιβάνου ⟨ κε΄.

quidis infparguntur. *Aliud viride.* ⨄ Refinae pityinae
drachmas cc, guttae ammoniaci drachmas l, opopanacis
drachmas viij, cerae drachmas c, propolis drachmas viij,
galbani drachmas viij, fquamae aeris drachmas xij, aeru-
ginis drachmas xij, aluminis rotundi drachmas viij, mifyos
drachmas vij, falis ammoniaci drachmas viij, chalcitidis
℥ v, fulfuris ignem non experti drachmas viij, thuris drach-
mas xij, fellis taurini ficci drachmas vj vel humidi drach-
mas xij, cyprini heminas vj, alii iv, aceti quod fatis eft.
Viride Epicuri multa promittens. ⨄ Cerae drachmas cc,
colophoniae drachmas ccc, fquamae ℥ xvj, aeris ufti ℥ xvj,
aeruginis ℥ xvj, ariftolochiae tenuis ℥ xvj, aloës ℥ xxiiij,
aluminis rotundi drachmas xij, myrrhae drachmas xxiiij,
galbani drachmas xxiiij, falis ammoniaci drachmas xvj,
aceti heminas iv, olei heminas ij, interdum pauciores. *Vi-*
ride multa promittens Alcimionis vel Nicomachi, ad fi-
ftulas, nigritias vel nomas. Glutinat offa et reducit, ftru-
mas difcutit. ⨄ Galbani ℥ xvj, aeris ufti ℥ viij, fquamae
℥ xxiv, cerae ℥ l. fevi caprini vel vitulini ℥ xxx. thurıs

Ed. Chart. XIII. [784. 785.]   **Ed. Baf. II. (383.)**

ῥητίνης ξηρᾶς ᐸ κέ. ἀμμωνιακοῦ θυμιάματος ᐸκέ. τερμιν-
θίνης ᐸ κέ. νίτρου ᐸ κέ. ἀριστολοχίας ᐸ κέ. βρυωνίας
ᐸ ιβ. ὄρχεως βοτάνης ᐸ ιβ. ἴρεως ξηρᾶς ᐸδ. ἀλόης Ἰν-
δικῆς ᐸ ιβ. σχιστῆς ᐸ ή. ταυρείας χολῆς ᐸ ή. ὄξους κο-
τύλην μίαν, ἐλαίου κοτύλην ά. ὅταν δὲ μολύνῃ, ῥοδίνῳ.
χλωρὰ πρὸς ἕρπητας, ὡς Ἀνδρόμαχος, καὶ χειρώνεια καὶ
δυσεπούλωτα. ♃ κριθῶν κεκαυμένων ᐸ ι. ἰοῦ ᐸ ή. κηροῦ
ᐸ π. κυπρίνου κοτύλην ά. τοῦτο τὸ φάρμακον ἰὸν ἔχει
πολὺν, ὡς πρὸς τὴν τοῦ κηροῦ καὶ τοῦ κυπρίνου συμμετρίαν.
αἱ γάρ τοι κεκαυμέναι κριθαὶ καθ' ἑαυτὰς ἐπιπασσόμεναι
τὰ χειρώνεια τῶν ἑλκῶν ὠφελοῦσιν, οὔτ' ἐπιτείνουσαι τὴν
τοῦ κηροῦ καὶ κυπρίνου δύναμιν οὔτ' ἐκλύουσαι τὴν τοῦ
ἰοῦ. ἀρθεισῶν δ' αὐτῶν ὅμοιον γίνεται τὸ φάρμακον πολ-
λοῖς τῶν γεγραμμένων [785] ἐν τῇ πρὸ ταύτης βίβλῳ κατὰ
τὴν τῶν τοιούτων ἑλκῶν ἴασιν. οὐ μὴν λήψεταί γε κυπρί-
νου δαψιλές, καὶ μάλιστ' ἐὰν ὁ κηρὸς ᾖ λιπαρός, ἀλλ' ὅσον
ἀναγκαῖον εἰς τὸ μαλάττεσθαι τὸν τῷ ἰῷ μεμιγμένον κηρόν.
αἱ προγεγραμμέναι ἔμπλαστροι πᾶσαι διὰ τοῦτο πολύχρησται

℥ xxv, refinae ficcae ℥ xxv, guttae ammoniaci ℥ xxv, te-
rebinthinae ℥ xxv, nitri ℥ xxv, ariſtolochiae ℥ xxv, bryo-
niae ℥ xij, orcheos herbae ℥ xij, iridis aridae ℥ iiij, aloës
Indicae ℥ xij, fciffilis ℥ viij, fellis taurini ℥ viij, aceti he-
minam j, olei heminam j. Quum inficit, rofaceo. *Viride ad
herpetas, item ad chironia et difficulter ad cicatricem
venientia ulcera, ut Andromachus.* ♃ Hordei uſli ℥ x,
aeruginis ℥ viij, cerae ℥ lxxx, cyprini heminam j. Hoc me-
dicamentum aeruginem multam continet, pro cerae et cy-
prini fymmetria, nam hordeum uſtum fi per fe infpergitur,
chironia ulcera juvat, neque intendit cerae et cyprini vires
neque aeruginis refolvit. Ablato ipfo, fimile medicamentum
redditur multis, quae fuperiore libro ad hujusmodi ulcerum
curationem fcripta funt. Non tamen multum cyprini affu-
metur, praefertim fi cera pinguis exiſtat, fed quantum ad
ceram aerugini admixtam emolliendam capere neceffarium
eſt. Superiora omnia emplaſtra hoc nomine vano uſui fer-

Ed. Chart. XIII. [785.]   Ed. Baf. II. (383. 584.)

γεγόνασιν, ὅτι φαρμάκων προσειλήφασι μαλακτικῶν, ἑλκτι-
κῶν, διαφορητικῶν πεπτικῶν ἔτι τε τῶν ξηραινόντων ἀδήκ-
τως· αἱ πλεῖσται δὲ αἰτῶν καὶ τῶν ἰσχυρῶς στυφόντων, ὧν
δύναμίς ἐστιν ἀποκρουστικὴ τῶν ἐπιῤῥεόντων ὑγρῶν τῷ πε-
πονθότι μορίῳ. τὰς δ' ὕλας τῶν εἰρημένων φαρμάκων δυνά-
μεως ὀνομαστὶ γεγραμμένας ἔχετε κατὰ τὴν περὶ τῶν ἁπλῶν
φαρμάκων πραγματείαν ἐν ἕκτῳ καὶ ἑβδόμῳ καὶ ὀγδόῳ καὶ
θ'. καὶ ι'. καὶ ια'. πολλῶν δὲ ὀνομαστὶ κατὰ τὴν ἐνεστῶ-
σαν πραγματείαν ἐμνημόνευσα καὶ πάλιν μνημονεύσω. καὶ
μέντοι καὶ τοῦτο τὸ φάρμακον ἐνταῦθα προσέγραψα, τού-
των αὐτῶν ὧν νῦν εἶπον ἀναμνῆσαι βουλόμενος, ἐπεί τοι
καὶ αὐτὸ τοῖς προγεγραμμένοις κατὰ τὸ πρὸ τούτου βιβλίον
ὁμογενὲς ὑπάρχει καὶ ἦν οἰκειότερον αὐτὸ σὺν ἐκείνοις γε-
γράφθαι.

(384) [Ἡ Ἱκεσία μέλαινα Ἀνδρομάχου.] Τὴν ἔμπλα-
στρον ταύτην ὁ Ἀνδρόμαχος οὐ κατὰ τὸ χωρίον, καθ' ὃ
τὰς χλωρὰς ἔγραψεν, ἀλλ' ἀνωτέρω τῆς ἀρχῆς ἐγγὺς ἔγραψε
καὶ κατὰ συμμετρίαν πολὺ διαλλάττουσαν, ὡς ἔμπροσθεν
ἐδήλωσα, τόν τε Κρίτωνα καὶ τὸν Ἥραν γεγραφέναι. ἔχει

viunt, quod medicamenta emollientia, trahentia, difcutientia,
concoquentia, infuper citra mordicationem ficcantia af-
fumpferint, plurima ipforum etiam valide aftringentia, quo-
rum virtus eft humores affectae parti influentes repellere.
Porro dictorum medicamentorum poteftatis materias nomi-
natim in operis de fimplicibus medicamentis fexto, feptimo,
octavo, nono, decimo et undecimo libro expreffas habetis.
Multorum autem hoc commentario nominatim memini ac
iterum meminero. Quin etiam hoc medicamentum in prae-
fentia appofui, eorum, quae nuper dixi, mentionem facere
defiderans, quia id quoque fuperiore libro commemora-
tis genere fimile eft ac proprium magis videbatur illis ip-
fum appendere.

[*Hicefium nigrum Andromachi.*] Hoc emplaftrum
Andromachus non ubi viridia tractat, fed fuperius prope
initium, in fymmetria multum evarians, ut prius Critonem
et Heram prodidiffe indicavi, fcribitur hoc pacto. ♃ Bitu-

Ed. Chart. XIII. [785.]   Ed. Baf. II. (384.)

δ' οὕτως ἡ γραφή. ♃ ἀσφάλτου ◁ τ'. γῆς ἀμπελίτιδος ◁ σ'. λιθαργύρου ◁ ξ. χαλβάνης ◁ λστ'. τερμινθίνης ◁ λστ'. σχιστῆς ◁ λστ'. προπόλεως ◁ οβ'. μάννης ◁ ν'. σμύρνης ◁ ιβ'. ἴρεως ◁ ιβ'. χαλκίτεως ◁ στ'. κηκίδος ◁ ι'. ἐλαίου χοῦν ἕνα ἥμισυν, μέλιτος κοτύλης ἥμισυ. καλῶς μὲν ἐποί- ησε τὴν περὶ τῆς μνᾶς ἀμφιβολίαν ἐξελὼν καὶ πάντα γρά- ψας διὰ δραχμῶν, ὡς ἐπὶ μόνου τοῦ χοέως ἡμᾶς ζητεῖν. ἐν τούτῳ γὰρ ἄμεινον οἱ τὰς στ' · κοτύλας γράψαντες. ἤρξαντο δὲ τῆς γραφῆς ἀπὸ τριπλασίας τῆς ἀσφάλτου, ὡς πρὸς τὴν τοῦ Ἥρα γεγραμμένην· ὁ μὲν γὰρ Ἥρας ρ. ἔγραψε δρα- χμάς, οὗτος δὲ τ'. καί τι κατά τινα τῶν ἀντιγράφων οὐκ ἀξιόπιστα σ'. εὗρον, ἡ μέντοι γῆ ἡ ἀμπελῖτις διπλασία τῆς παρὰ τῷ Ἥρᾳ γέγραπται σαφῶς. ἡ λιθάργυρος δὲ ἦν καὶ αὐτὴν ἔδει τῇ ἀμπελίτιδι κατὰ τὸν σταθμὸν ἴσην εἶναι, ἐλάτ- των πολὺ βέβληται πρὸς αὐτοῦ. δραχμὰς γὰρ ἑξήκοντα μί- γνυσιν αὐτῆς, τῆς μέντοι χαλβάνης ἓξ καὶ λ'. δραχμὰς ἐμβα- λὼν οὐ τηρεῖ τὴν ἀναλογίαν πρός γε τὸν Ἥραν καὶ τὸν Κρίτωνα, καθάπερ γε καὶ τῆς σχιστῆς· βραχὺ γάρ τι κατὰ

minis ℥ ccc, terrae ampelitidis ℥ cc, argenti fpumae ℥ lx, galbani ℥ xxxvj, terebinthinae ℥ xxxvj, fciffilis ℥ xxxvj, propolis ℥ lxxij, mannae ℥ l, myrrhae ℥ xij, iridis ℥ xij, chalcitidis ℥ vj, gallae ℥ x, olei congium unum et dimi- dium, mellis heminae dimidium. Recte fecit, qui de mina ambiguitate relicta omnia per drachmas confcripferit, ut de folo congio quaeftionem inftituamus. In hoc enim melius egerunt qui fex heminas pofuere, a triplicato autem bitu- mine proportione illius, quod Heras immifcuit, fcripturam exorfi funt. Etenim Heras centum denarios, hic trecentos pofuit, etfi in quibusdam exemplaribus non fide dignis du- centos invenerim. Terra fane ampelitis duplo eam, quam Heras fcripfit, plane exuperat. Argenti autem fpuma, quam et ipfam ampelitidi pondere aequalem effe conveniebat, multo minus ab eo injecta eft, nam drachmas fexaginta hu- jus mifcet. Galbani vero triginta fex drachmas immittens proportionem cum Hera et Critone non fervat, quemad- modum in alumine fciffili, paululum enim hic ab exacta

Ed. Chart. XIII. [785. 786.]   Ed. Baf. II. (384.)

τοῦτο διαφωνεῖ τῆς ἀκριβοῦς ἀναλογίας τῆς τριάκον̓θ̓ ἑπτὰ
ἥμισυ ἐξηκούσης. ἐν μὲν τῇ τερμινθίνῃ τῷ μὲν Ἥρᾳ βραχὺ
διαφέρεται, τοσοῦτον δηλονότι, ὅσον κατὰ τὴν χαλβάνην τε
καὶ τὴν σχιστήν· τῷ δὲ Κρίτωνι πάμπολυ, μνᾶν καὶ ἡμί-
σειαν κελεύοντι βάλλειν, ὅπερ ὡς πρὸς τὴν τῶν ἄλλων αὐ-
τοῦ μιγμάτων ἀναλογίαν εἰς πεντήκοντα δραχμὰς ἐξήκει. ἐπὶ
μέντοι τῆς προπόλεως βραχύ τι διεφώνησεν ὡς πρὸς τὸ δι-
πλάσιον τῆς ἀναλογίας. καὶ κατὰ τὴν μάνναν δὲ διαφέρεται
τῷ τε Ἥρᾳ καὶ τῷ Κρίτωνι. ἐχρῆν γὰρ αὐτὸν ῥ. δραχμὰς
ὡς πρὸς τὴν ἐκείνων ἀναλογίαν ἐμβεβληκέναι, κατὰ δὲ τὴν
χαλκῖτιν καὶ πάνυ πολὺ τῆς ἀναλογίας ὑφεῖλεν. ἐν δὲ τοῖς
ἄλλοις ἡ διαφωνία βραχεῖα, πλὴν ὅσον ἐν τῷ μέλιτι. ἐχρῆν
γὰρ αὐτὸν ἐμβεβληκέναι κοτύλας γ́. ὡς πρὸς τὴν ἐκείνων
ἀναλογίαν. ὁ δὲ κοτύλας ἥμισυ ἐμβέβληκεν, [786] οὕτω δὲ
καὶ κατὰ τὸ ἔλαιον ὡς πρὸς τὸν Κρίτωνα τρεῖς ἐχρῆν αὐ-
τὸν ἐμβεβληκέναι χόας· ὡς δὲ πρὸς τὸν Ἥραν ὀκτωκαίδεκα
κοτύλας. ὁ δέ γε χόα καὶ ἥμισυν συνέγραψεν.

       Κεφ. στ́. [Ὡς ὁ Ταραντῖνος Ἡρακλείδης ἔγραψε τὴν

proportione declinat, quae ad trigintafeptem et ß, pervenit.
In terebinthina fane parum ab Hera diffidet, tantum fcilicet,
quantum in galbano et fciffili, a Critone vero plurimum,
qui minam ß, injicere jubeat, quod aliarum ipfius mixtu-
ram proportione ad quinquaginta drachmas excedit. Jam
vero in propoli nonnihil difcordat, quantum ad duplicatam
proportionem fpectat. Item in manna a Critone et Hera
recedit, quippe centum drachmas, ceu ad illorum propor-
tionem, injectas effe oportebat. In chalcitide etiam multum
admodum a proportione fubtraxit. In aliis parva controver-
fia eft, nifi in melle, cujus heminas tres tanquam ad illorum
proportionem immififfe ipfum conveniebat, at his heminae
dimidium adjicit. Ita quoque in oleo tres congios mifcuiffe
debebat, fi non a Critone difcrepare voluiffet; fi vero cum
Hera convenire, octodecim heminas, verum ipfe congium
et dimidium confcripfit.

     Cap. VI. [*Ut Tarentinus Heraclides Hicefii nigrum*

Ἰκεσίου μέλαιναν.] Πρὸς πᾶν τραῦμα καὶ μάλιστα τὰ ἐν
τοῖς ἄκροις ποιοῦσα ἄπονα καὶ κολλῶσα καὶ πρὸς κυνόδηκτα
καὶ δοθιῆνας καὶ τὰς σκληρίας διαχέουσα καὶ μάλιστα τὰς
περὶ τοὺς μαστοὺς καὶ τὰ ἐν δακτυλίῳ κονδυλώματα. ⑵
λιθαργύρου ◁ ρ'. ἀσφάλτου ἴσον, γῆς ἀμπελίτιδος ἴσον, μάν-
νης ◁ κέ. προπόλεως ἴσον, χαλβάνης ◁ ιβ' S''. στυπτηρίας
σχιστῆς, ῥητίνης τερμινθίνης ἴσον, ἴριδος ◁ στ'. χαλκίτεως
◁ ζ S''. κηκίδος ◁ ή. σμύρνης ἴσον, μέλιτος κοτύλην α'.
ἐλαίου ὠμοτριβοῦς κοτύλας στ'. ἕψε τὴν λιθάργυρον καὶ τὴν
ἄσφαλτον καὶ τὴν γῆν μετὰ τοῦ ἐλαίου κινῶν σπάθῃ δα-
δίνῃ. ὅταν δὲ συστῇ, ἀπόδος τὴν πρόπολιν καὶ τὴν ῥητίνην
καὶ τὴν χαλβάνην. ἔστω δὲ ταῦτα ἐν τῷ μέλιτι προεψημένα
καὶ μιγέντων τούτων εὐθέως ἄρας ἀπὸ τοῦ πυρὸς τὴν χύ
τραν ἔμπασον τὰ ξηρά. ταῦτα γράψαντος τοῦ Ἡρακλείδου
ἐν τοῖς πρὸς Ἀντιοχίδα, θαυμάζω πῶς ἔνιοι τῶν μετ' αὐ-
τὸν οὐκ ἐφύλαξαν αὐτοῦ τὴν γραφήν. ὁ μὲν οὖν Ἥρας
ἠκολουθηκέναι πάντῃ φαίνεται τῷ Ἡρακλείδῃ, πλὴν ἐν τῇ
σμύρνῃ καὶ κηκίδι. τοῦ γὰρ Ἡρακλείδου βάλλοντος ἑκατέ-

emplaſtrum tradiderit.] *Ad omne vulnus, maxime quae in
extremis partibus ſunt, dolore vindicat et conglutinat.
Item canum morſus et furunculos ſanat. Duritias diſcu-
tit, praeſertim mamillas obſidentes. Ani condylomatis ſuc-
currit.* ⑵ Argenti ſpumae ʒ c, bituminis tantundem, ter-
rae ampelitidis tantundem, mannae ʒ xxv, propolis totidem,
galbani ʒ xij ß, aluminis ſciſſi, reſinae terebinthinae, pares
menſuras, iridis ʒ vj, chalcitidis ʒ vij ß, gallae ʒ viij,
myrrhae tantundem, mellis heminam unam, olei immaturi
heminas ſex. Argenti ſpuma, bitumen et terra, cum oleo
coquuntur et ſpatha ex tedarum ligno moventur, quum con-
ſtiterint, propolis, reſina et galbanum adduntur, haec au-
tem prius melle incoquuntur, quibus mixtis, olla ſtatim ab
igne tollitur et ſicca inſperguntur. Haec quum Heraclides
tradiderit in libris ad Antiochidem, demiror quomodo non-
nulli poſt eum ſcripturam ipſius non obſervaverint. Heras
ſane ubique Heraclidem imitatus eſſe videtur, praeterquam
in myrrha et galla. Nam dum Heraclides utriusque horum

ΤΩΝ ΚΑΤΑ ΓΕΝΗ ΒΙΒΔΙΟΝ Ε.   813

Ed. Chart. XIII. [786.]   Ed. Baf. II. (384.)

ρου τούτων ή'. δραχμὰς, ὁ Ἥρας ἒξ ἔλαβεν ἑκατέρου τού-
των. καὶ παρ' Ἀσκληπιάδη δὲ κατὰ τὸ δεύτερον τῶν ἐκτὸς,
ἐν τετραπλασίονι τῇ ἀναλογίᾳ πάντα γέγραπται ὡς πρὸς τὸν
Ἥραν, μετὰ τοῦ καὶ κοτύλας ἐλαίου ὀμφακίνου γεγράφθαι
ιβ'. τοῦ Κρίτωνος χοέας δύο γεγραφότος. καίτοι πάντα κατὰ
τὸ διπλάσιον ἡ σύνθεσις εἶχεν αὐτοῦ, διὸ καὶ προσγεγρα-
φέναι μοι δοκοῦσί τινες κοτύλας β'. τοῦτο δ' αὐτὸ πάλιν
μειζόνως ἐναντιοῦται τῇ τ' ἀληθείᾳ καὶ τῇ τοῦ Ταραντίνου
τε καὶ Ἥρα γραφῇ. ὁ μὲν γὰρ Ἥρας ρπ'. δραχμὰς ἔγραψεν
εἰς σταθμὸν ἀνάγων, οὐκ εἰς μέτρον τὸ ἔλαιον ὡς < ξ'.
ἑλκούσης τῆς κοτύλης. καὶ γὰρ ἕλκει ἥ γε Ἀττικὴ θ'. οὐγ-
γιῶν οὖσα τῶν Ἰταλικῶν. ἕλκουσι γὰρ αἱ θ'. οὐγγίαι Ἰτα-
τικαὶ αἱ ἐν τοῖς κατατετμημένοις κέρασιν ἑπτὰ καὶ ἥμισυ
οὐγγίας σταθμικὰς, αἵ τινες ξ'. δραχμαὶ γίνονται τῆς μιᾶς
οὐγγίας η'. δραχμὰς δεχομένης, ὥστε καὶ κατὰ τοῦτο συμ-
φωνεῖν τὸν Ἥραν τῷ Ἡρακλείδῃ τρεῖς βάλλοντα κοτύλας,
τοῦ Ἀσκληπιάδου ιβ' γεγραφότος, ἐπειδὴ † τετραπλάσια πάντα
κατὰ τὴν σύνθεσιν αὐτοῦ γέγραπται. ὁ δ' Ἥρας, ἐπειδὴ

denariorum pondo octo mifcet, Heras utriusque fex injecit.
Infuper Afclepiades in fecundo libro de exterioribus omnia
proportione quadruplo majore, quam Heras tradidit. Adde
quod olei omphacini heminas duodecim, Crito congios duos,
confcripferit, etfi omnia duplicata compofitio ipfius habeat.
Quare nonnulli mihi videntur adfcripfiffe heminas duas.
Quod ipfum rurfus tum veritati tum Herae et Tarentini
fcripturae magis adverfatur. Siquidem Heras clxxx, drach-
mas pofuit, in pondus, non menfuram oleum reducens,
tanquam hemina ℥ lx, pendente. Nam Attica novem Itali-
cas uncias conficit, pendunt enim novem Italicae unciae,
quas in cornibus infectis metiuntur, feptem uncias pondera-
les et femiffem, quae fexaginta drachmae fiunt, fingulis
unciis viii, drachmas recipientibus. Quare etiam hic cum
Heraclide Heram confentire videas, quum tres heminas in-
jiciat, Afclepiades Juodecim, quoniam omnia in ipfius com-
pofitione quadrupla funt. Heras autem, quoniam medica-

814 *ΓΑΛΗΝΟΥ ΠΕΡΙ ΣΥΝΘΕΣΕΩΣ ΦΑΡΜΑΚΩΝ*

Ed. Chart. XIII. [786. 787.]   Ed. Baf. II. (384.)

πολὺς ὄγκος ἐγένετο τοῦ φαρμάκου κατὰ τὴν τοῦ Ταραντί-
νου γραφὴν, διὰ τοῦτό μοι δοκεῖ τὸ τέταρτον ἁπάντων γρά-
ψαι. δεῖ γὰρ, ὡς ἔφην, ἐν τῇ σμύρνῃ καὶ κηκίδι βραχὺ πα-
ραλλάξαι· καὶ ἄλλων γεγραφότων τὴν Ἱκεσίου ταύτην ἔμ-
πλαστον, ὅσοι μὲν ἀκριβέστερον τῷ τε Ταραντίνῳ καὶ τῇ
κατ᾽ ἀλήθειαν ὑφ᾽ ἡμῶν κεκριμένῃ διὰ τῆς ἑψήσεως ἐσκεύ-
ασαν, σύμφωνοι γεγόνασιν· ὅσοι δ᾽ ἀμελέστερον ἢ καθ᾽ ἓν
μόνον ἢ δύο τῶν μιγνυμένων ἢ καὶ πλείονα, φαίνονται δια-
φωνοῦντες τῷ Ἡρακλείδῃ. διὸ περιττὸν ἔδοξέ μοι μνημο-
νεύειν αὐτῶν. σκευαστέον γάρ ἐστι τὸ φάρμακον ὡς Ἡρα-
κλείδης ἐκέλευσεν ἢ ὡς Ἥρας, βαχυτάτη γὰρ ἡ διαφορὰ
παρ᾽ αὐτοῖς ἐστι. λιτὴν Ἱκέσιον Ἡρακλείδης τήνδε φησὶν
εἶναι. ♃ ἀσφάλτου δραχμὰς ν΄. λιθαργύρου ⟨ ν΄. ἐλαίου
κοτύλας ι΄. ἕψε, ἐπὰν δὲ συνιστῆται, ἔμβαλλε κηροῦ ⟨ ε΄.
χαλβάνης ⟨ ε΄. σμύρνης ⟨ ε΄.

[787] Κεφ. ζ΄. [Κυζικηνὴ τοῦ Ἥρα.] Τῶν ἐνδόξων
ἐμπλάστρων ἐστὶ καὶ αὕτη, σχεδὸν ὑπὸ πάντων γεγραμμένη,
τὰ πλεῖστα μὲν ἐν τῇ συμμετρίᾳ τῶν ἁπλῶν φαρμάκων
ὁμολογούμενα γραψάντων αὐτῶν, ἐνίοις δὲ καὶ διαφωνησάν-

menti in Tarentini fcriptura magna moles fieret, videtur
mihi quartam omnium portionem pofuiffe. Nam in myrrha,
ut dixi, et galla paululum mutare videtur. Ac quum alii quo-
que hoc Hicefii emplaftrum tradiderint, qui exactius in eo,
cujus praeparationem ex coctione conjecimus, Tarentino
concordes facti funt, qui autem negligentius, vel in uno fo-
lum vel in pluribus fimplicibus diffonaffe ab Heraclide
videntur. Proinde fuperfluum fuerit, de iis mentionem fa-
cere. Praeparandum enim medicamentum eft ut Heraclides
juffit vel ut Heras, qui parum adeo inter fe differunt. *He-
raclides liten Hicefion hanc effe dicit.* ♃ Bituminis Ʒ l,
argenti fpumae Ʒ l, olei heminas x, coquito, ubi coierint,
cerae Ʒ v, injicito, galbani Ʒ v, myrrhae Ʒ v.

    Cap. VII. [*Cyzicenum Herae.*] Hoc quoque inter
celebria emplaftra refertur, ab omnibus probe confcriptum,
magno in fimplicium medicamentorum fymmetria confenfu.
Nonnulli tamen difcordant, ut innotefcet, quum fubjunge-

των, ὡς ἔσται φανερὸν ὑπογραψάντων ἡμῶν ὡς ἔκαστος
αὐτῶν ἀξιοῖ συντίθεσθαι. Ἥρας μὲν οὖν οὕτως γράφει περὶ
τῆς προκειμένης ἐμπλάστρου κατὰ λέξιν. Κυζικηνὴ, ποιοῦσα
πρὸς τὰ πρόσφατα τραύματα καὶ παλαιὰ τὰ ὑπόνομα. δια-
χεῖ μάλιστα τὰς ἐν μαστοῖς σκληρίας, ἐπισπᾶται, ἀνακαθαί-
ρει, πληροῖ, κολλᾷ, ἐπουλοῖ. ποιεῖ καὶ πρὸς καρκινώδεις
σκληρίας, λιπούργα καὶ ἐφ᾽ ὧν οὐκ ἔστι σμιλίῳ χρήσασθαι,
ὡς ἐπὶ τραχήλου, κολλυρίῳ χρῶ. καὶ τὰ ἐν ἀπειλῇ πραΰνει
ἀποστήματα, φύματα διαχεῖ καὶ τὰ γαγγλία, τάς τε συνα-
γωγὰς ἀποκορυφοῖ καὶ ῥήσσει. ἀνάγει καὶ βέλη καὶ ὀστᾶ
καὶ σκινδαλμούς. ἐκτινάσσει δ᾽ ἀλύπως καὶ ἐσχάρας. ἐπὶ
τῶν ὑπονόμων μεγάλοις δεῖ χρῆσθαι τοῖς σπληνίοις. διαχεῖ
καὶ χοιράδας καὶ αἱμοῤῥοΐδας ἐπέχει καὶ ἐπὶ τῶν περὶ κύ-
στιν ἄκρως ποιεῖ. ἔχει δὲ λιβανωτοῦ ≺ δ'. σμύρνης ≺ δ'.
κρόκου ≺ δ'. ἴρεως Ἰλλυρικῆς ≺ δ'. βδελλίου ≺ δ'. λεπί-
δος δραχμὰς ιβ. χαλκάνθου ≺ δ'. στυπτηρίας σχιστῆς ≺ δ'.
στρογγύλης ≺ δ'. ἀμμωνιακοῦ θυμιάματος ≺ δ'. μίσυος ≺ δ'.
σιδίων ῥοᾶς γλυκείας ≺ δ'. ἀριστολοχίας, κηκίδος ὀμφακί-

mus, quomodo quisque componendum cenfeat. Heras igitur
de praefenti emplaftro ita ad verbum fcribit. *Cyzicenum.*
Facit ad recentia vulnera et vetera depafcentia, duritias
praefertim in mammis difcutit, extrahit, repurgat, im-
plet, glutinat, cicatricem ducit, tollit cancrofas durities,
male curata reficit, et in quibus fcalpello uti non licet,
ut in cervice, collyrii loco utitor. Abfceffus furentes miti-
gat, chymata difcutit, ganglia et contractiones, five coi-
tus diffolvit abrumpitque. Tela, offa, lignorum frag-
menta educit, cruftas citra dolorem dejicit. In depafcen-
tibus, magnis fpleniis uti oportet. Infuper ftrumas diffipat,
haemorrhoidas cohibet et veficae morbis fumme prodeft.
Haec autem recipit thuris drach. iv, myrrhae drach. iv,
croci drach. iv, iridis Illyricae drach. iv, bdellii, drach. iv,
fquamae drach. xij, chalcanthi drach. iv, aluminis fciffi
drach. iv, rotundi drach. iv, guttae ammoniaci drach. iv,
mifyos drach. iv, putaminum mali granati dulcis drach. iv,

816 ΓΑΛΗΝΟΥ ΠΕΡΙ ΣΥΝΘΕΣΕΩΣ ΦΑΡΜΑΚΩΝ

Ed. Chart. XIII. [787.]   Ed. Baf. II. (384. 385.)
τιδος ἀνὰ < η'. ἄλλως ιστ'. χαλκίτιδος < δ'. ἀμμωνιακοῦ
θυμιάματος < δ'. ἰξοῦ δρυΐνου (385) < η'. ὀποπάνακος
< η'. ἰοῦ ξυστοῦ < η'. ἀκακίας < η'. ῥόδων ἄνθους < η'.
τερμινθίνης μνᾶν α'. οἱ δὲ < ν'. ὀποῦ μήκωνος < στ'. κη-
ροῦ μνᾶς β'. οἱ δὲ < δ'. στέατος μοσχείου θεραπευομένου
μνᾶν α'. οἱ δὲ ρν'. ὄξους κοινοῦ κοτύλας β'. οἴνου εἰς τὰ
ξηρά. ταῦτα γραψάντων περὶ τῆς Κυζικηνῆς τοῦ τε Ἥρα
καὶ τοῦ Ἀνδρομάχου δόξει μέν τισιν εἶναι διαφωνία μεγίστη,
τοῦ μὲν Ἥρα λιβάνου καὶ κρόκου καὶ σμύρνης καὶ τοῦ
ἐφεξῆς ὑπ' αὐτοῦ γεγραμμένου βάλλοντος < δ'. τοῦ δὲ Ἀν-
δρομάχου η'. ἀλλ' ὅπερ ἤδη καὶ πρόσθεν ἔλεγον ἀναγκαῖον
ἡμῖν παραφυλάττειν, τοῦτο καὶ νῦν ἐρῶ· ἐὰν ἅπαντα τὰ
ἁπλᾶ φάρμακα, εἰ καὶ διπλάσιά τις ἐμβάλλοι τῶν παρ' ἑτέ-
ροις γεγραμμένων, ἡ αὐτὴ συμμετρία γίνεται, καθάπερ εἰ
καὶ τριπλάσια πάντα. καὶ νῦν οὖν σχεδὸν ἅπαντα διπλάσια
βέβληκεν ὁ Ἀνδρόμαχος, ἁπλᾶ βεβληκότος αὐτὰ τοῦ Ἥρα.
διαφωνεῖ δ' ἔν τε τῷ ἀλόην ἐμβάλλειν, οὐκ ἐμβεβληκότος

aristolochiae, gallae omphacitidis, utriusque drach. viij, ali-
ter xvj, chalcitidis drach. iv, ammoniaci guttae drach. iv,
visci quercini drach. viij, opopanacis drach. viij, aeruginis
rasae drach. viij, acaciae drach. viij, floris rosarum, drach.
viij, terebinthinae minam j, alii ʒ l, liquoris papaveris
drach. vj, cerae minas ij, secundum alios drach. iv, sevi
vitulini curati minam j, alii drach. cl, aceti communis he-
minas ij, vini, quod sufficit, in sicca immittitur. Haec de
Cyziceno quum Heras scripserit atque Andromachus, vi-
debitur quibusdam maxima esse dissensio, quum Heras thu-
ris, croci, myrrhae et ejus quod deinceps ab eo positum est,
drach. iv. immiserit, Andromachus viij. Verum, quod jam
prius observandum nobis esse dicebam, id etiam nunc di-
cturus sum. Si omnia simplicia medicamenta licet duplicata
horum, quae alii scripserunt, misceas, eadem fiet symme-
tria, quemadmodum si et triplicata omnia injicias, ac nunc
Andromachus omnia fere duplicata miscuit, quum Heras
simplicia ipsa indiderit. Ac etiam hic discrepant, quod ille

αὐτὴν τοῦ Ἥρα, καὶ μέντοι καὶ πάνακος τῆς ῥίζης. ὁ γὰρ
Ἥρας ὀποπάνακος μόνον ἔγραψεν, ὁ Ἀνδρόμαχος δὲ οὐ
τοῦτο μόνον, ἀλλὰ καὶ πάνακα. καλοῦσι δὲ οὕτως συνήθως
τὴν ῥίζαν τῆς βοτάνης, ἣν ὀνομάζουσι πάνακα. προσεμβέ-
βληκε δὲ καὶ τὸν τοῦ μήκωνος ὀπὸν ὁ Ἀνδρόμαχος ἀνω-
δυνίας ἕνεκεν, ἀκακίαν δὲ καὶ ῥόδων ἄνθος ὡς στύφοντα.
τὴν δὲ ἕψησιν ὁ μὲν Ἥρας ἔγραψεν ὡς ἔθος αὐτῷ, παρα-
λείπει δὲ ὁ Ἀνδρόμαχος, ὡς καὶ τούτῳ πάλιν ἔθος ἐστὶ
σπανιάκις γράφοντι τὴν ἕψησιν. ἐκ μέντοι τοῦ προσθεῖναι
κατὰ τὸ τέλος ὄξους κοινοῦ κοτύλας β΄ · οἶνος εἰς τὰ ξηρὰ,
δῆλός ἐστι βουλόμενος λειοῦσθαι τὰ ξηρὰ μετὰ τοῦ οἴνου
ἢ τοῦ ὄξους, εἶτα τὰ τηκτὰ τακέντα καταχεῖσθαι τούτων.
ὁ δὲ Ἥρας οὔτε ἐμνημόνευσεν ὅλως ὄξους ἢ οἴνου καὶ κατὰ
τὸ τέλος τῆς ἑψήσεως οὕτως προσέγραψε. λοιπὸν τὰ ξηρὰ
καὶ τὸν ὀποπάνακα ἔμβαλε εἰς τὸν κάκαβον καὶ ἑνώσας
κατάχει καὶ μάλασσε, ἰρίνῳ τὰς χεῖρας μολύνων. ἐγὼ δ᾽ αὐ-
τὴν σκευάζω [788] κατὰ τὸν Ἀνδρομάχου τρόπον, ἐν τῇ
θυείᾳ λειῶν τὸν ὀποπάνακα μετὰ τῶν ξηρῶν · εἰ μὲν ἰσχυ-

aloën addat, Heras fecus faciente. Quin etiam in panacis
radice differentia eſt, quum Heras opopanacem tantum ſcri-
pſerit, Andromachus non hoc ſolum, ſed etiam panacem,
ſolent autem ſic vocare radicem herbae, quam panacem ap-
pellant. Adjecit autem Andromachus papaveris liquorem
doloris evitandi gratia, acaciam vero et roſarum florem
tanquam aſtringentia. Porro coctionem pro more ſuo Heras
adjunxit, Andromachus omittit, quippe qui ipſe etiam raro
illam ſoleat apponere. Caeterum ex eo, quod in calce aceti
communis heminas duas et vinum ſiccis infundit, plane
innuit ſe arida ex vino vel aceto laevigari velle, deinde
liquefacta his ſuperfundi, Heras autem neque omnino aceti
aut vini meminit et ad calcem coctionis ita aſcripſit, cae-
terum arida et opopanacem in cacabum conjicito, et ubi
unita fuerint, defundito mollitoque irino unguento manus
inquinans. Ego ipſum Andromachi more conficio, opopana-
cem cum ſiccis in mortario terens; ſi valentius et quod

Ed. Chart. XIII. [788.]   Ed. Baf. II. (385.)

ρότερόν τε καὶ διαφορητικώτερον τὸ φάρμακον ἐθελήσαιμι
ποιῆσαι, μιγνὺς ἐν τῇ λειώσει τὸ ὄξος, εἰ δὲ στυπτικώτε-
ρον καὶ ἀποκρουστικώτερον, τὸν οἶνον. ὥσπέρ γε πάλιν καὶ
τοῦ αὐτοῦ τοῦ οἴνου ποτὲ μὲν τὸν αὐστηρὸν αἱρούμενος,
ποτὲ δὲ τὸν κιρρὸν, καὶ ποτὲ μὲν τὸν παλαιὸν, ποτὲ δὲ τὸν
μέσον κατὰ τὴν ἡλικίαν. ὁ μὲν γὰρ αὐστηρὸς καὶ μὴ πα-
λαιὸς στυπτικώτερος, ὁ δὲ παλαιὸς καὶ μὴ αὐστηρὸς δια-
φορητικώτερος.

Κεφ. η'. [Κυζικηνὴ ὡς Ἀσκληπιάδης.] Γέγραπται μὲν
ἤδη καὶ κατὰ τὸ τέταρτον ἡ ἔμπλαστρος αὕτη, πάνθ' ἑξῆς
ὅσα πρὸς κακοήθειαν φάρμακα συμβεβούλευκεν ἔχειν ἐν
ἐκείνῳ τῷ βιβλίῳ γράψαντός μου. καὶ νῦν δὲ ἐπειδὴ καὶ αὐ-
τὸς διαφωνεῖ τῷ τε Ἥρᾳ καὶ τῷ Ἀνδρομάχῳ, βέλτιον εἶ-
ναί μοι δοκεῖ γράψαι πρὸς λέξιν ἃ κατὰ τὸ τρίτον τῶν
ἐκτὸς φαρμάκων ἔγραψεν αὐτῇ λέξει τῇδε. Κυζικηνή. ποιεῖ
πρὸς κεχρονισμένας διαθέσεις καὶ τὰς τῶν νεύρων διακοπάς.
♃ λιβανωτοῦ ὡς καλλίστου, κηροῦ, σμύρνης, ἀριστολοχίας,
χαλκίτιδος, Ἰλλυρικῆς, χαλβάνης ἀνὰ ◁ δ'. τερμινθίνης, λι-
θαργύρου ἀνὰ ◁ η'. ἐλαίου κοτύλην α'. πάντα βαλὼν εἰς

magis difcutiat, medicamentum facere defiderem acetum in-
ter laevigandum admifcens, fi magis aftringens repellens-
que, vinum, quemadmodum rurfus et id nunc aufterum,
nunc gilvum, nunc vetus, nunc aetate medium affumens;
nam quod aufterum eft nec vetus, magis aftringit, quod ve-
tus nec aufterum, valentius digerit.

Cap. VIII. [*Cyzicenum ut Afclepiades.*] Scriptum eft
hoc emplaftrum jam et in quarto, ubi omnia ordine, quae
ad malignitatem medicamenta habere confuluit, commemo-
ravimus. Et vero nunc, quia ipfe pariter ab Hera et An-
dromacho evariat, fatius mihi effe videtur ipfius verbis in
tertio libro de exteriorum medicamentis tradita fubjungere.
Cyzicenum, facit ad diutinos affectus et nervos praecifos.
♃ Thuris quam optimi, cerae, myrrhae, ariftolochiae, chal-
citidis, Illyricae, galbani, fingulorum ℥ iv, terebinthinae,
argenti fpumae, fingulorum ℥ viij, olei heminam j. Omnia

Ed. Chart. XIII. [788.]   Ed. Baſ. II. (385.)

ἄγγος χαλκοῦν ἕψε ἐπὶ τέφρας μαλακῆς, κινῶν ἕως ἂν ἀπο-
σταζόμενον εἰς ὕδωρ ψυχρὸν πάχος ἔχῃ μέλιτος. μετὰ δὲ
ταῦτα αἶρε κινῶν, τοῦτο ἐγχρίσας εἰς δερμάτιον, ἐπιτίθει καὶ
λῦε χειμῶνος μὲν μετὰ τὴν ἑβδόμην ἡμέραν, θέρους δὲ μετὰ
τὴν πέμπτην.

[Ἄλλη, ἐκ τῶν Φιλοξένου.] ♃ Λιβάνου, σμύρνης,
κρόκου, Ἰλλυρικῆς, βδελλίου, λεπίδος χαλκοῦ, χαλκάνθου,
χαλκίτεως, στυπτηρίας στρογγύλης καὶ σχιστῆς, μίσυος ξενι-
κοῦ, ἀμμωνιακοῦ θυμιάματος, προπόλεως, ἰξοῦ δρυΐνου,
ὀποπάνακος, σιδίων μεμυκότων ἀνὰ ◁ δ΄. ἀριστολοχίας δρα-
χμὰς η΄. κηροῦ, στέατος ταυρείου ἀνὰ δραχμὰς ρ΄. ὃ μνᾶν
ἐπιγράφει. ῥητίνης τερμινθίνης ◁ ιε΄. ὃ τρία τέταρτα ἐπι-
γράφει, τὴν ῥητίνην βαλὼν εἰς λοπάδα ὀστρακίνην, ἕψε ἕως
ἄνοσμα γένηται, εἶτα τὸ στέαρ καὶ τὸν κηρὸν κατακνήσας,
ἐπέμβαλε καὶ τῆκε. τὰ δὲ ξηρὰ κόπτε καὶ σῆθε λεπτοτάτῳ
κοσκίνῳ, ἔπειτα καθελὼν ἀπὸ τοῦ πυρὸς τὰ τηκτὰ καὶ πο-
σῶς ἐάσας ψυγῆναι τούτων κατάπασσε τὰ ξηρὰ καὶ κίνει
ἐπιμελῶς. ἔχειν δὲ δεῖ μετ᾽ ὄξους τετριμμένα σμύρναν, λίβα-

in vas aereum conjecta ſupra cinerem mollem coquuntur,
moventurque donec in aqua frigida demerſum mellis ſpis-
ſitudinem habeat, poſtea movendo tollitur. Hoc illitum pel-
liculae imponitur, hieme poſt ſeptimum diem, aeſtate poſt
quintum ſolvitur.

[*Aliud ex iis, quae ad Philoxenum referuntur.*] ♃
Thuris, myrrhae, croci, Illyricae, bdellii, ſquamae aeris,
chalcanthi, chalcitidis, aluminis rotundi et ſciſſilis, miſyos
peregrini, guttae ammoniaci, propolis, viſci quercini, opo-
panacis, malicorii praecluſi, ſingulorum ʒ iiij, ariſtolochiae
ʒ viij, cerae, ſevi taurini, ſingulorum ʒ c, quod minam in-
ſcribit, reſinae terebinthinae ʒ xv, quod tres quartas appel-
lat. Reſina in ollam fictilem conjecta, donec odorem amit-
tat, concoquitur, deinde ſevum et cera deraſa injiciuntur
et liquefiunt, arida contunduntur et cribro tenuiſſimo in-
cernuntur. Poſtea liquida ab igne tolluntur, quibus aliqua-
tenus refrigeratis arida inſperguntur et curioſe moventur.
Habere autem oportet ex aceto trita, myrrham, thus, bdel-

νον, βδέλλιον, ὀποπάνακα. τούτοις ἐπίβαλλε τὰ ἐν τῇ λο-
πάδι καὶ τρῖβε ὥστε ἐγκηρίδας μὴ γενέσθαι. ὅταν δὲ καλῶς
ἔχῃ, ἀνελοῦ εἰς πυξίδα ξυλίνην, προσεγχρίσας ἰρίνῳ μύρῳ.

Κεφ. θ'. [Ἡ διὰ δυοῖν ἀριστολοχιῶν, ὡς Ἀνδρόμα-
χος.] Περὶ ταύτης ὁ Ἀνδρόμαχος κατὰ λέξιν οὕτως γρά-
φει. ἡ διὰ δυοῖν ἀριστολοχιῶν. 4 ῥητίνης φρυκτῆς λίτραν α'.
κηροῦ λίτραν α'. πίσσης λίτραν α'. κίκεως ἢ ἐλαίου παλαιοῦ
κοτύλην μίαν, κυάθους δύο, ψιμυθίου οὐγγίας στ'. ἰοῦ οὐγ-
γίας στ'. χαλκάνθου οὐγγίας δ'. μάννης οὐγγίας στ'. ἀρι-
στολοχίας μακρᾶς οὐγγίας δ'. καὶ στρογγύλης οὐγγίας δ'.
ἐρετριάδος οὐγγίας στ'. Ἰλλυρικῆς οὐγγίας δ'. κηκίδος οὐγ-
γίας β'. ὄξους κοτύλην α'. ἐγὼ πλέον, σιδίων οὐγγίας β'.
λείου σὺν ὄξει τὰ ξηρὰ, εἶτα τὰ τηκτά.

[789] Κεφ. ι'. [Ἡ διὰ δικτάμνου ὡς Δαμοκράτης.]
Εἴρηταί μοι πολλάκις ὡς οὐ μόνον εἰς μνήμην αἱ ἔμμετροι
γραφαὶ χρησιμώτεροι τῶν πεζῇ γεγραμμένων εἰσὶν, ἀλλὰ καὶ
εἰς τὴν τῆς συμμετρίας τῶν μιγνυμένων ἀκρίβειαν. διὰ τοῦτ'

lium, opopanacem, quibus quae in olla funt, adjiciuntur
terunturque, ne grumi cerae modo fiant. Ubi autem recte
habuerint, in lignea pyxide irino unguento prius illita re-
ponuntur.

Cap. IX. [*Emplaftrum ex duabus ariftolochiis, ut
Andromachus.*] De hoc in eam fententiam fcribit Andro-
machus ad verbum. *Emplaftrum ex duabus ariftolochiis.*
4 Refinae frictae ℔ j, cerae ℔ j, picis ℔ j, ciceos vel olei
veteris heminam unam et cyathos duos, ceruffae ℥ vj. ae-
ruginis ℥ vj, chalcanthi ℥ iiij, mannae ℥ vj, ariftolochiae
longae ℥ iiij, rotundae ℥ iiij, eretriae ℥ vj, Illyricae ℥ iiij,
gallae ℥ ij, aceti heminam j, ego amplius malicorii ℥ ij.
Sicca ex aceto teruntur, deinde liquabilia.

Cap. X. [*Emplaftrum ex dictamno ut Damocrates.*]
Diximus frequenter metricas fcriptiones non folum ad me-
moriam, fed etiam ad mixturas exacte commenfurandas
profa oratione confcriptis effe commodiores. Cujus gratia

νῦν καὶ νῦν τὴν διὰ δικτάμνου προσέγραψε συμμετρίαν
ἀκριβῆ διασώζουσαν ἐν τῇ Δαμοκράτου γραφῇ.

Τῶν περιβοήτων δ᾽ ἐστὶν ἐμπλάστρων μία,
Μόνη τ᾽ ἔχουσα Κρητικὸν τὸ καλούμενον
Δίκταμνον, ἰᾶται δὲ τὰς τῶν ἑρπετῶν,
Ἰοβόλων πληγάς τε καὶ τὰ δήγματα
Πάντων τετραπόδων, κἂν λελυσσήκῃ τινὰ,
Τετυλωμένα θ᾽ ἕλκη, τάς τε τῶν νεύρων φθοράς.
Μυῶν τε καὶ τῶν ὀστέοις ἐπικειμένων
Χόνδρων, ἐχόντων διὰ βάθους ἤδη φθοράν.
Τά τε περὶ μαστοὺς καὶ τράχηλον καὶ ῥάχιν
Ἕλκη θεραπεύει, κἂν χρόνους πολλοὺς ἔχῃ·
Καὶ πάνθ᾽ ὅσ᾽ εἶπον τὴν καλουμένην ποιεῖν
Αἰγυπτίαν ἔμπλαστρον ἔμπροσθεν βραχύ.
Ταύτην ἀγαθὴν σφόδρ᾽ οὖσαν ἔνιοι καὶ μόνην
Δοκοῦσι πασῶν τῶν καλῶν βελτίονα,
Πολλῶν διὰ πείρας οὐκ ἔχοντες φαρμάκων.
Ἔχει δὲ λιθάργυρον δὶς ἑκατὸν δραχμὰς,

etiam nunc medicamentum ex dictamno perfectam in Da-
mocratis fcriptis fymmetriam perfervans appofui.

Emplaflrorum unum infignium numero afcribitur.
Solumque, quod recipit dictamnum Creticum
Dictum. Medetur profpere ferpentium
Percuffibus venenatis ac morfibus
Quadrupedum cunctorum, etfi rabies quaedam agat,
Juvat ulcerum callos et nervos perditos,
Et mufculos et alto cartilagines
Corpore putrefcentes, quae incumbunt offibus.
Colli, mamillarum, dorfi quoque ulcera,
Perfanat et diu fi jam duraverint,
Ac omnia fimul quae facere paulo antea
Dixi emplaftrum nomine fcilicet Aegyptium.
Hoc admodum quum fit bonum, quidam omnibus
Unum bonis reputant ufu praeftantius,
Haudquaquam nempe experti multa pharmaca.
Concinnantur mixturis his. Lithargyri

Λίτρας δ' ἐλαίου τοῦ παλαιοῦ τέταρτον.
Τινὲς δὲ κοτύλης φασὶ μᾶλλον τέταρτον.
Δὶς δ' εἴκοσι πέντε Ποντικοῦ κηροῦ δραχμὰς,
Κολοφωνίας δὲ τῆς καλῆς, κηροῦ διπλοῦν,
(386) Τινὲς δὲ μᾶλλον, ταὐτὸ τῆς τερμινθίνης.
Ἰοῦ δὲ χαλκοῦ καὶ ἀλόης Ἰνδικῆς,
Χαλκοῦ τε κεκαυμένου καὶ διφρυγοῦς καλοῦ
Ἑκκαίδεχ' ἥμισυ ἐξ ἑκάστου μίγματος,
Εἴκοσι δραχμὰς δὲ χαλβάνης καὶ δ'.
Μάννης, λιβάνου τε τὰς ἴσας δὶς·ιβ'.
Ἀμμωνιακοῦ δὶς ε'. καὶ δὶς κ'.
Ἑκκαίδεκα δραχμὰς προπόλεως τῆς Ἀττικῆς,
Ἀριστολοχίας τῆς μακρᾶς δὶς ι'. δραχμὰς
Δὶς στ'. λεπίδος, τοῦ Κυπρίου χαλκοῦ δραχμὰς
Καὶ γεντιανῆς ξηροτάτης ῥίζης ἴσον.
Τούτοις προσαπόδος πᾶσι δικτάμνου πόας
Ξηρᾶς ἐχούσης ἄνθος ὁλκὰς κ'.
Λείας. λιθάργυρον δὲ μετ' ἐλαίου βαλὼν,

Drachmas habet ducentas, istis additur
Olei vetusti librae quarta portio,
Alii magis quartam volunt partem heminae.
Et quinquaginta cerae drachmas Ponticae,
Colophoniae probaeque plus cera duplo,
Alii malunt terebinthinae parem modum.
Aeruginis quoque, aloës nec non Indicae,
Item combusti aeris et diphrygis boni,
Cujusque sedecim, semissemque ponito.
Quaternas et vigenas drachmas galbani,
Mannae pares, thurisque bis duodecim,
Ammoniaci viginti bisque et quinque bis,
Et sedecim jungantur propolis Atticae,
Aristolochiae longae bis drachmae decem,
Aeris Cyprii squamae drachmae duodecim,
Et gentianae radicis siccissimae
Aequale, cunctis herbae his dictamni quoque
Siccae, sed habentis florem, drachmas bis decem,
Laevis. Lithargyrum at cum oleo demittito

Ed. Chart. XIII. [789.]   Ed. Baf. II. (386.)

Εἰς λοπάδα καινὴν κεραμίαν πλατύστομον,
Ἕψε πυρὶ κούφῳ καὶ μαλακῷ, κινῶν σπάθῃ
Ἕως γένηται μέλιτος ᾿Αττικοῦ πάχος.
Ἴσον δὲ καὶ τῆς λεπίδος προσβαλὼν πάλιν
Ἕψε λαβρότερον, εἶτα κιῤῥοῦ γενομένου
Τοῦ φαρμάκου, πρόσβαλε χαλκὸν καὶ διφρυγὲς,
Ποιῶν τ᾿ ἀμόλυντον καὶ πεπηγὸς φάρμακον
Πρόσβαλλε κηρὸν τήν τε ῥητίνην ἅμα.
Ὧν συντακέντων, ὅταν ἴδῃς κεκραμένην
Ἔμπλαστρον, αἴρεις τὴν χύτραν ἀπὸ τοῦ πυρὸς
Καὶ προσβαλὼν προπόλεώς τε καὶ χαλβάνην,
᾿Αμμωνιακὸν, μάνναν τε καὶ ἀλόην, τότε
Ψύξας τὸ πυρῶδες καὶ ζέον τοῦ φαρμάκου,
᾿Αριστολοχίαν λειοτάτην προσεμπάσεις
Καὶ γεντιανὴν, τήν τε δίκταμνον πόαν
Καὶ προσανακόψας τῇ σπάθῃ τὸ φάρμακον
Χερσὶ καὶ μαγδαλιὰς ποιῶν, ἔχε,
Εἰς ἃς προεῖπον χρώμενος περιστάσεις.

Ollae recenti, cui patulum os figulus dedit.
Pruna leni coques, movens rudicula
Quousque fpiffitudo mellis Attici
Fiat, paribus at fquamae immiffis partibus,
Rurfus magis coquas: ac poftquam pharmacum
Gilvum fuerit, aes mifceas et diphryges,
Craffumque reddens pharmacum, ut non polluat,
Ceram, refinamque una dictis addito.
Quibus liquatis, ubi probe coierit
Emplaftrum ab igne tolles, quumque adjeceris
Propolimque mannamque, aloën, atque galbanum,
Ammoniacumque, tunc ubi refrixerit,
Fervorque ignitus pharmaci fubfederit,
Ariftolochiam perquam laeviffimam,
Et gentianam dictamnumque infpergito,
Spatha atque medicamentum agitando fedulo,
Manibus tibi magdalias ipfe effingens habe,
Eaque mala ad quaecunque eft praedictum utitor.

[790] *Κεφ. ια'.* [*Περὶ τροχίσκων Ἀσκληπιάδου.*]

Ὥσπερ δ' ἐμπλάστρους ἀπὸ τῆς χρόας, ἀλλ' οὐκ ἀπὸ τῆς κατὰ δύναμιν ἐπαγγελίας, ὠνόμασαν ἔνιοι τῶν ἰατρῶν μηλίνας καὶ λευκὰς καὶ φαιὰς καὶ κιῤῥὰς, οὕτως ἀπὸ τοῦ κατὰ τὴν ἀνάπλασιν σχήματος ὀνομάζουσι τροχίσκους οὐ πρὸς ἕν πάθος, ἀλλὰ πρὸς πάνυ πολλὰ διαφέροντας. ἀκολουθήσαντες οὖν αὐτοῖς καὶ ἡμεῖς ἐφεξῆς γράψωμεν πάντας τούς γε δοκίμους, εἴτε κυκλίσκους, εἴτε τροχίσκους, ἑκατέρως γὰρ αὐτοὺς ὀνομάζουσι. καλῶς δὲ ποιοῦντες ἐφ' ἑκάστου τὴν ἐπαγγελίαν προέγραψαν, καὶ μάλιστα ὁ Ἀσκληπιάδης, οὗ καὶ πρώτου τὰ κατὰ τὸ τρίτον πρὸς τὰ ἐκτὸς γεγραμμένα φάρμακα παραθήσομαι. Τροχίσκοι Ἀσκληπιάδου. τροχίσκοι πολύχρηστοι Ἀριστάρχου Ταρσέως. ποιεῖ πρὸς ἕλκη πρόσφατα καὶ παλαιὰ, ποιεῖ καὶ πρὸς τερηδόνας, κηρία, ποιεῖ πρὸς σύριγγας, ὦτα πυοῤῥοοῦντα, ὀστᾶ ἐφθορότα, ποιεῖ πρὸς νομὰς, καταστέλλει πᾶσαν ὑπεροχὴν, αἴρει πτερύγια, ποιεῖ πρὸς τὰς περὶ μήτραν διαθέσεις, πρὸς ὀζαίνας, φαγεδαίνας, κονδυλώματα, ποιεῖ πρὸς τὰ κεχρονισμένα καὶ δυσαλθῆ, ποιεῖ

Cap. XI. [*De paſtillis Aſclepiadis.*] Quemadmodum emplaſtra a colore, non a facultatis profeſſione, nominant quidam medici, melina, candida, fuſca et gilva, ita paſtillos, Graece trochiſcos ab efformationis figura vocant, non ad unum affectum, ſed ad admodum multos conferentes. Nos quoque igitur ipſos imitati, deinceps omnes praeclaros ſive paſtillos ſive orbiculos, utroque enim nomine appellantur, deſcribemus. Recte autem ille ſingulis, quid poſſent efficere, praepoſuerunt, praeſertim Aſclepiades, cujus etiam primi pharmaca, quae in tertio de exterioribus libro prodidit, apponam. *Paſtillus Aſclepiadis. Ariſtarchi Tharſei paſtillus ad plura utilis. Facit ad recentia vulnera et vetera, prodeſt teredinibus et favis, curat fiſtulas, aures ſuppurantes, oſſa corrupta, nomas, reprimit omnem carnis excreſcentiam, tollit pterygia, valet ad uteri affectus, ſanat ozaenas, phagedaenas, condylomata, juvat inveterata et quae difficilem curationem habent, utilis eſt principio*

ἀρχυμένοις φθισικοῖς, σπληνικοῖς, κοιλιακοῖς, δυσεντερικοῖς, ὁλκῆς τριώβολον διδόμενος μετὰ τοῦ οἰκείου πόματος. ὠφελεῖ καὶ συναγχικοὺς καὶ τὰς τῶν οὔλων νομὰς, καὶ καθόλου ἐστὶν εὔθετος πρὸς τὰς τῶν ἐκτὸς καὶ τῶν ἐντὸς διαθέσεις. ♃ σμύρνης δραχμὰς στ'. κρόκου δραχμὰς γ'. κροκομάγματος ◁ γ'. κυτίνων ◁ στ'. χαλκάνθου ◁ στ'. στυπτηρίας σχιστῆς ◁ στ'. ἀλόης ◁ στ'. οἴνῳ Φαλερίνῳ ἀναλάμβανε καὶ ποίει τροχίσκους καὶ ξήραινε ἐν σκιᾷ. ἐπὶ δὲ τῆς χρήσεως ἄνιε καταλλήλως ὑγρῷ πρὸς τὰς ὑποκειμένας διαθέσεις. ὁ τοῦ Νεαπολίτου. ♃ σμύρνης ◁στ'. λιβάνου ◁στ'. κηκίδων ◁ η'. λυκίου ◁ η'. στυπτηρίας ◁η'. κροκομάγματος ◁ η'. ἀλόης ◁η'. κυτίνων ◁ ιβ'. χαλκοῦ ◁ η'. οἴνῳ Φαλερίνῳ. Ἀνδρώνιος ἐπιγεγραμμένος. ♃ κυτίνων ◁ ι'. σχιστῆς ◁δ'. χαλκάνθου ◁ιβ. σμύρνης ◁ δ'. λιβάνου ◁η'. ἀριστολοχίας ◁ η'. κυκίδων ◁ η'. γλυκέος κοτύλας β'. παρὰ δὲ τῷ Ἡρακλείδῃ οὕτως ἔχει. ♃ σιδίων ◁ ι'. ἀριστολοχίας ◁ η'. κηκίδων ◁ η'. ἁλὸς ἀμμωνιακοῦ ◁δ'. (387) λιβάνου ◁ δ'. σχιστῆς ◁δ'. χαλκάνθους ◁ β'. σμύρνης ◁δ'.

phthiſicis, lienoſis, coeliacis, dyſentericis, tribus obolis in potu familiari datus, ſuccurrit ſynanchicis, gingivarum nomis, in ſumma exterioribus et interioribus vitiis auxiliatur. ♃ Myrrhae ℥ vj, croci ℥ iij, crocomagmatis drach. iij, ᵉcytinorum ℥ vj, chalcanthi drach. vj, aluminis ſciſſilis drach. vj, aloës ℥ vj, vino Falerno excipiuntur, fiuntque paſtilli et in umbra deſiccantur. Ubi uſus neceſſitas eſt, humido congruenti diluuntur ad commemoratos affectus. Paſtillus Neapolitani. ♃ Myrrhae ℥ vj, thuris drach. vj, gallae ℥ viij, lycii drach. viij, aluminis drach. viij, crocomagmatis ℥ viij, aloës ℥ viij, cytinorum drach. xij, aeris ℥ viij, vino Falerno excipiuntur. Andronius inſcriptus. ♃ Cytinorum ℥ x, ſciſſilis℥ iv, chalcanthi drach. xij, myrrhae drach. quatuor, thuris ℥ viij, ariſtolochiae drach. viij, gallae immaturae drach. viij, paſſi heminas ij. Apud Heraclidem vero ita habet. ♃ Malicorii drach. x, ariſtolochiae drach. viij, gallarum ℥ viij, ſalis ammoniaci drach. iv, thuris drach. iv, fiſſilis drach. quatuor, chalcanthi drach. ij,

γλυκεῖ ἀναλάμβανε. Πολυείδου σφραγίς. 2ι σιδίων ⊲ στ'.
σμύρνης ⊲ ή'. στυπτηρίας σχιστῆς ⊲ ε'. λιβάνου ⊲ δ'.
ἀλόης ⊲ η'. χαλκάνθου ⊲ γ'. χολῆς ταυρείας ⊲ στ'. οἴνῳ
γλυκεῖ ἀναλάμβανε. ἡ κορακίνη σφραγίς. ποιεῖ πρὸς παρισθ-
μίων φλεγμονὰς καὶ κεχαλασμένας κιονίδας, οὖλα μυδῶντα,
ποιεῖ πρὸς νομάς. ποιεῖ πρὸς τὰς περὶ τὴν ἕδραν διαθέσεις
καὶ σύριγγας ἐκτυλοῖ. 2ι ἀριστολοχίας Κρητικῆς στρογγύλης,
κυτίνων, χαλκίτεως ὀπτῆς, λιβάνου, σμύρνης, χαλκάνθου, κρο-
κομάγματος, ἀλόης Ἰνδικῆς, χολῆς ταυρείας ἀνὰ ⊲ η'. γλυ-
κέος τὸ αὔταρκες. τροχίσκος πρὸς νομάς. 2ι βράθυος ⊲ ν'.
σμύρνης ⊲ γ'. σώρεως ⊲ β'. κυπέρου ⊲ β'. χαλκάνθου ⊲ β'.
λιβάνου ⊲ β'. οἴνῳ ἀναλάμβανε. ἐν ἄλλαις γραφαῖς ἐλαίας
φύλλων ⊲ β'. μυρσίνης ξηρᾶς ⊲ δ'. ὄρχεως βοτάνης ⊲ δ'.
ἀρσενικοῦ ⊲ α'. σμύρνης ⊲ δ'. ἐκ τῶν Ἡρακλείδου. 2ι ὄρ-
χεως ⊲ β'. ἀρσενικοῦ ⊲ δ'. κηκίδων ⊲ η'. λεπίδος ⊲ η'.
λεπίδος ⊲ στ'. σώρεως ⊲ η'. σμύρνης ⊲ β'. λιβάνου [791]
⊲ β'. ἀκακίας χυλίσματος ⊲ β'. οἴνῳ ἀναλάμβανε. ὁ διὰ

myrrhae drach. iv, haec paſſo excipiuntur. *Polyide ſphra-
gis.* 2ι Malicorii drach. ſex, myrrhae drach. octo, aluminis
ſciſſilis drach. quinque, thuris drach. quatuor, aloës drach.
octo, chalcanthi drach. iij, fellis taurini drach. ſex, vino
dulci excipiuntur. *Coracine ſphragis. Facit ad tonſillarum
phlegmonas et uvas laxatas, gingivas madentes reſiccat,
nomas curat et ſedis affectus, fiſtulis callum exterit.* 2ι
Ariſtolochiae Creticae rotundae, cytinorum, chalcitidis toſtae,
thuris, myrrhae, chalcanthi, crocomagmatis, aloës Indicae,
fellis taurini ſingulorum drach. octo, paſſi quantum ſatis eſt.
Paſtillus ad nomas. 2ι Brathyos drach. quinquaginta, myr-
rhae drach. iii, ſoreos drach. duas, cyperi drach. duas,
chalcanthi drach. duas, thuris drach. duas, vino excipiun-
tur. Aliae ſcripturae habent, oleae foliorum drach. duas,
myrti ſiccae, orcheos herbae, utriusque drach. quatuor, ar-
ſenici drach. unam, myrrhae drach. iv. *Ex ſcriptis Hera-
clidis.* 2ι Orcheos ʒ ij, arſenici ʒ iv, gallae ʒ viij, ſquamae
ʒ vj, ſoreos ʒ viij, myrrhae drach. ij, thuris ʒ ij, acaciae
ſucci ʒ ij, vino excipiuntur. *Paſtillus ex ſtirpibus inſcri-*

τῶν φυτῶν ἐπιγραφόμενος ♃ σιδίων ◁ η΄. μυρσίνης φύλ-
λων ◁ η΄. καρύων λεπύρων ξηρῶν ◁ η΄. ἀκάνθης καρποῦ
◁ η΄. κηκίδων ◁ δ΄. ἁλῶν ὀρυκτῶν ◁ η΄. ἅπαντα θραύε-
ται, εἶτα ὄξει φυρᾶται καὶ βάλλεται εἰς ἀγγεῖον κεραμοῦν,
εἶτα ὀπτᾶται καὶ λεαίνεται μετὰ ὄξους. καὶ ὅταν εὖ ἔχῃ,
ἐπίβαλλε σμύρνης ◁ δ΄. λιβάνου ◁ β΄. καὶ ἀνάπλαττε τρο-
χίσκους, ἡ χρῆσις μετὰ ὄξους. παρὰ Τερεντίου ἐπιγράφεται
στυπτική. ποιεῖ πρὸς πᾶσαν νομὴν καὶ τὰς περὶ δακτύλιον
διαθέσεις. ♃ σανδαράχης, μίσυος, χαλκάνθου, στυπτηρίας
σχιστῆς ἀνὰ ◁ δύο, σμύρνης, λεπίδος χαλκοῦ, ἀλόης, χαλ-
κίτεως ἀνὰ ◁ γ΄. κυτίνων ῥοᾶς, ῥόδων ἄνθους, κηκίδων ἀνὰ
◁ δ΄. ἀκακίας χυλοῦ ◁ η΄. σιδίων ῥοᾶς ◁ η΄. ἀναλάμβανε
μύρτων ἀφεψήματι, εἰς τὸ ἥμισυ ἀφεψημένων. τροχίσκος
πρὸς ἑρπηστικά. Ἀρείου πρὸς ἕρπητας. ♃ γῆς κιμωλίας ◁ η΄.
μίσυος ὀπτοῦ ◁ ιστ΄. μίλτου Σινωπίδος ◁ γ΄. τρῖβε ἕκα-
στον κατ᾽ ἰδίαν μετὰ ὕδατος, εἶθ᾽ ὁμοῦ μίξας, ἀνάπλαττε
τροχίσκους. ἡ χρῆσις δι᾽ ὄξους. ἄλλος ὁ δι᾽ ὀριγάνου. ♃
ὀριγάνου ◁ β΄. ἐλαίας φύλλων ◁ β΄. ἀκακίας ◁ β΄. χαλκάν-

ptus. ♃ Malicorii ʒ viij, myrti foliorum drach. viij, nucis
putaminum ficcorum drach. viij, fpinae fructus ʒ viij, gal-
lae ʒ iv, falis foffilis ʒ viij, omnia comminuuntur, poftea in
aceto macerantur ac in vas fictile conjiciuntur, deinde tor-
rentur et cum aceto laevigantur. Ubi bene habuerint, myr-
rhae ʒ iv, thuris ʒ ij, injicito et paftillos fingito, ufus ejus
eft cum aceto. *Paftillus qui a Terentio infcribitus ftypti-
cus, facit ad quamlibet nomen et ani affectus.* ♃ San-
darachae, mifyos, chalcanthi, aluminis fciffilis, fingulorum
ʒ ij, myrrhae, fquamae aeris, aloës, chalcitidis, fingulorum
drach. iij, cytinorum mali punicae, rofarum floris, gallae,
fingulorum ʒ iv, acaciae fucci ʒ viij, mali granati putami-
num drach. viij, excipiuntur myrtorum decocto ad dimi-
dias coctorum. *Paftillus ad ferpentia, Arei ad herpetas.*
♃ Terrae cimoliae ʒ viij, mifyos torridi ʒ xvj, minii fino-
pici ʒ iij. Singula cum aqua feorfum terito, deinde fimul
mifcens in paftillos digerito, ufus eft ex aceto. *Alius ex
origano.* ♃ Origani ʒ ij, oleae foliorum ʒ ij, acaciae ʒ ij

θου ◁ β'. ἁλὸς Σπανοῦ ◁ β'. ὄξει ἀναλάμβανε. ἐκ τῶν
Λάργου φάρμακον ἐπιτετευγμένον. ♃ λιθαργύρου ἢ ψιμυ-
θίου ◁ λη'. στυπτηρίας σχιστῆς ◁ ιβ'. ἀκακίας ◁ η'. κρό-
κον, λιβάνου, διφρυγοῦς, ὀπίου ἀνὰ ◁ β'. τρῖβε μεθ' ὕδα-
τος καὶ ἀνάπλαττε τροχίσκους. ἡ χρῆσις μεθ' ὕδατος. ἄλλο
σφόδρα γενναῖον. ♃ στυπτηρίας στρογγύλης, χαλκίτεως, με-
λαντηρίας ἢ σώρεως ἀνὰ ◁ β'. μίσυος, σιδίων ἀνὰ ◁ δ'.
ἀσβέστου ◁ ιστ'. ὄξους ξέστην α'. ἕψε τὰ σίδια μετ' ὄξους.
καὶ ὅταν διαλυθῇ, τρῖβε μετὰ τῆς ἀκακίας καὶ τοῖς λοιποῖς
ἐπίβαλλε, καὶ ὅταν εὖ ἔχῃ, ἀνάπλαττε τροχίσκους. ἡ χρῆσις
δι' ὕδατος. ὡς Θρεπτὸς πρὸς ἑρπυστικὰ καὶ ὅπου νομὴν
δεῖ στῆσαι. ποιεῖ καὶ πρὸς τὰς ἐν στόματι διαθέσεις, πρὸς
ὦτα πυορροοῦντα, πρὸς ἐξανθήματα, σαρκῶν ἐπαναστάσεις
καὶ τὰ ἐν μυκτῆρσιν ἕλκη, πρὸς τὰς περὶ τὴν ἕδραν δια-
θέσεις. ♃ σιδίων ◁ ι'. κηκίδος ὀμφακίτιδος ◁ η'. ἀριστολο-
χίας ◁ η'. ἀλόης ◁ δ'. σμύρνης δραχμὰς η'. σχιστῆς δραχμὰς
β'. λιβάνου δραχμὰς δ'. χαλκάνθου ◁ δ'. ἀναλάμβανε γλυκεῖ.

chalcanthi drach. ij, falis Hifpani ℥ ij, aceto excipiuntur.
Ex collectaneis Largi medicamentum confectum. ♃ Ar-
genti fpumae vel ceruffae drach. xxxviij, aluminis fiffi
℥ xij, acaciae ℥ viij, croci, thuris, diphrygis, opii, fingu-
lorum ℥ ij, ex aqua terito ac formato paftillos, ufus eft ex
aqua. *Aliud valde generofum.* ♃ Aluminis rotundi, chal-
citidis, melanteriae vel foreos, fingulorum ℥ ij, mifyos, ma-
licorii, utriusque ℥ iv, calcis vivae ℥ xvj, aceti fextarium j.
Mali cortex in aceto decoquitur, ac quum diffolutus fuerit
teritur cum acacia, poftea caeteris adjiciuntur, et ubi bene
habent, fiunt paftilli, quum opus eft, diluuntur aqua. *Pa-*
ftillus Threpti ad ferpentia ulcera et ubi paftionem opor-
tet fiftere, facit etiam ad oris vitia, ad aures fuppura-
tas, item cutis vitia, quae exanthemata vocant, tollit,
carnis excrefcentiam reprimit, narium ulcera et fedis af-
fectus fanat. ♃ Corticis malorum punicorum ℥ x, gallae
omphacitidis ℥ viij, ariftolochiae ℥ viij, aloës ℥ iv, myrrhae
drach. viij, fiffi drach. ij, thuris ℥ iv, chalcanthi ℥ iv, paffo
excipiuntur.

Ed. Chart. XIII. [791.]   Ed. Baf. II. (387.)

[Τροχίσκοι κιῤῥοὶ ῾Ιέρακος Θηβαίου, ἡ διὰ τῶν ἁλι-
κακάβων.] Ποιεῖ πρὸς ψύδρακας, ἐπινυκτίδας, τὰ ἐν μυκ-
τῆρσιν ἕλκη. ποιεῖ πρὸς ῥαγάδας καὶ ὅσα βούλει χωρὶς ὀδύ-
νης ἐπουλῶσαι. ꝶ ψιμυθίου λίτραν μίαν, λιθαργύρου λί-
τρας ι΄. στυπτηρίας σχιστῆς, ἁλικακάβου φλοιοῦ, χαλκάνθου,
Σινωπίδος ἀνὰ λίτρας ἥμισυ, ὄξει ἀναλάμβανε. Λευκίου Κα-
θηγητοῦ, φάρμακον ἐπετετευγμένον. ꝶ στυπτηρίας, ἰοῦ Κο-
ρινθίου, μίλτου Σινωπίδος, κοτύλης μέτρῳ τὸ ἴσον ἀνα-
λάμβανε ὄξει. ἐκ τῶν ᾽Αρείου. πρὸς ψώρας νεμομένας ἑρπη-
στικὰ, σαρκῶν ὑπεροχὰς, πτερύγια, ὦτα πυοῤῥοοῦντα, ἕλκη
δυσαλθῆ. ποιεῖ πρὸς ῥαγάδας, κονδυλώματα. ꝶ σχιστῆς, μίλ-
του Σινωπίδος, ἰοῦ ξυστοῦ, κόμμεως, κηκίδων, κυτίνων, ἑκά-
στου τὸ ἴσον ὄξει ἀναλάμβανε. ὡς δὲ Μάγνος ὁ Φιλαδελ-
φεὺς πρὸς τὰς εἰρημένας διαθέσεις ἐχρήσατο. ꝶ σχιστῆς
στυπτηρίας, ἰοῦ Κορινθίου, χαλκίτεως, μίλτου Σινωπίδος,
κόμμεως, μέτρῳ τὸ ἴσον ὄξει ἀναλάμβανε. πρὸς ἐρυσιπέλατα
τροχίσκος. ꝶ κρόκου δραχμὴν α΄. ὀπίου ◁ α΄. ψιμυθίου

[*Paſtilli gilvi Hieracis Thebani ex halicacabis j,
veſicariis.*] *Facit ad capitis ulcera, epinyctidas et narium
ulcera, quae Graeci pſydracas nominant, juvat rhagadas
et quaecunque citra dolorem ad cicatricem voles ducere.*
ꝶ Ceruſſae libram unam, ſpumae argenti libras x, alumi-
nis fiſſi, halicacabi corticis, chalcanthi, Sinopidis, ſingulo-
rum felibram, aceto excipiuntur. *Lucii praeceptoris phar-
macum confectum.* ꝶ Aluminis, aeruginis Corinthiae, mi-
nii Sinopici, ſingulorum menſuram heminae aequalem, aceto
diluuntur. *Ex libris Arei ad pſoras depaſcentes, ſerpen-
tia, carnem excreſcentem, pterygia, aures ſuppurantes,
ulcera curatu difficilia, ſanat rhagadas et condylomata.*
ꝶ Sciſſilis, minii Sinopici, aeruginis raſae, gummi, gallae,
cytinorum, ſingulorum pares portiones, aceto diluuntur.
Magni Philadelphi ad praedictas affectiones. ꝶ Aluminis
fiſſi, aeruginis Corinthiae, chalcitidis, minii Sinopici, gummi,
ſingulorum pares menſurae partes, aceto ſubiguntur. *Pa-
ſtillus ad eryſipelata.* ꝶ Croci ʒ j, opii ʒ j, ceruſſae ʒ ij,

830 *ΓΑΛΗΝΟΥ ΠΕΡΙ ΣΥΝΘΕΣΕΩΣ ΦΑΡΜΑΚΩΝ*

Ed. Chart. XIII. [791. 792.]   Ed. Baf. II. (387)

◁ β'. γλυκεῖ ἀναλάμβανε. [792] ἐν ἄλλαις ἔχει γλαυκίου
δραχμὰς ἡ'. Ἀνδρομάχου κροκώδης, φάρμακον ἐπιτετευγμέ-
νον. ♃ λιθαργύρου δραχμὰς δ'· τουτέστιν οὐγγίας S''. ψι-
μυθίου οὐγγίας δ'. θείου ἀπύρου οὐγγίαν α'. κρόκου, ὀπίου
ἀνὰ οὐγγίαν α'. χυλῷ στρύχνου ἀναλάμβανε. ἐπὶ τῆς χρή-
σεως ἄνιε γλυκεῖ. Γαΐου Νεαπολίτου. ♃ ψιμυθίου, ἀκακίας,
γλαυκίου, ὀπίου, ἑκάστου τὸ ἴσον. γλυκεῖ ἀναλάμβανε, κα-
τάχριε συνεχῶς. ἄλλο. ♃ ψιμυθίου ◁ ή'. ἀκακίας δραχμὰς ή'.
ἀμμωνιακοῦ θυμιάματος ◁ δ'. κρόκου δραχμὰς β'. ὀπίου
◁ β'. χυλοῦ πολυγόνου ἢ σέρεως ἢ στρύχνου ἢ κυνογλώσ-
σου. ἐκ τῶν Ἀγαθίνου. ♃ ψιμυθίου δραχμὰς στ'. μάννης,
λιβάνου ἀνὰ δραχμὴν α'. κροκομάγματος ◁ β'. θείου ἀπύρου
δραχμὰς β'. ᾠῶν ἑφθῶν λεκίθων ◁ στ'. γλυκεῖ ἀναλάμβανε.
πρὸς ῥαγάδας καὶ κονδυλώματα. Μενεσθέως πρὸς τὰς ἐν δακ-
τυλίῳ ῥαγάδας, ποιεῖ πρὸς νομάς. ♃ ἀλόης οὐγγίας στ'.
κρόκου οὐγγίας γ'. στυπτηρίας σχιστῆς οὐγγίας γ'. οἴνῳ ἀνα-
λάμβανε καὶ ποίει τροχίσκους. ἐπὶ δὲ τῆς χρήσεως ἔστω τὸ

paffo diluuntur. Alia lectio habet, glaucii drach. octo. *An-
dromachi croceum emplaſtrum, medicamentum conveniens.*
♃ Argenti fpumae drach. quatuor, hoc eſt unciae dimi-
dium, ceruſſae uncias quatuor, fulfuris ignem non experti
unciam unam, croci, opii, fingulorum unciam j, fucco fo-
lani excipiuntur. Quum opus eſt, paffo diluuntur. *Caii
Neapolitani.* ♃ Ceruſſae, acaciae, glaucii, opii, cujusque
parem menfuram, paffo fubigito et continue perungito.
Aliud. ♃ Ceruſſae drach. octo, acaciae drach. octo, guttae
ammoniaci drach. quatuor, croci drach. duas, opii drach.
duas, fucci polygoni vel foreos vel folani vel cynogloffi.
Ex libris Agathini. ♃ Ceruſſae drach. fex, mannae, thu-
ris, fingulorum drach. j, crocomagmatis drach. duas, ful-
furis ignem non experti drach. duas, ex ovis affatis vitel-
lorum drach. fex, paffo excipito. *Ad rhagadas et condy-
lomata, curat etiam ani rhagadas et nomas, Meneſthei
medicamentum.* ♃ Aloës uncias fex, croci uncias tres, alu-
minis fiffilis uncias tres, vino diluuntur et fiunt paftilli, in

Ed. Chart. XIII. [792.]   Ed. Baf. II. (387.)

ὑγρὸν κατάλληλον τῇ διαθέσει. Ἀπολλοφάνους πρὸς ῥαγά-
δας καὶ κονδυλώματα. ♃ στίμμεως ⦗ η΄. ἀκακίας ⦗ στ΄.
ἰοῦ δραχμὴν α΄. ὀπίου ⦗ β΄. λιβάνου δραχμὴν α S΄΄. σμύρ-
νης ⦗ β΄. κόμμεως ⦗ δ΄. οἴνῳ ἀθαλάσσῳ ἀνάπλαττε τρο-
χίσκους. ὡς δὲ Νικόλαος. ♃ στίμμεως ⦗ η΄. ἀκακίας ⦗ η΄.
ἰοῦ δραχμὴν μίαν, ὀπίου ⦗ γ΄. σμύρνης ⦗ δ΄. κόμμεως ⦗ δ΄.
οἴνῳ ἀνάπλασσε. ἐκ τῶν Μάγνου πρὸς ῥαγάδας καὶ κονδυ-
λώματα ἵστησι νομάς. ♃ ἀλόης ⦗ η΄. ἀκακίας ⦗ δ΄. κηκί-
δος ⦗ β΄. κρόκου ⦗ β΄. λιβάνου δραχμὴν α΄. σμύρνης δρα-
χμὴν α΄. οἴνῳ ἀναλάμβανε. ὁ διὰ τῶν χυλῶν ἐπιγραφόμενος
πρὸς νομὰς καὶ ψωρώδεις διαθέσεις. ♃ λυκίου Ἰνδικοῦ,
ἀλόης Ἰνδικῆς, σμύρνης, χαλκοῦ, στυπτηρίας σχιστῆς, χαλ-
κάνθου, κυτίνων, λιβάνων ἀνὰ ⦗ δ΄. χυλοῦ μύρτων κοτύλης
ἥμισυ, συντίθει καὶ ἀνάπλαττε τροχίσκους. Πετρωνίου ἡ
ἀρετὴ, φάρμακον ἐπιτετευγμένον πρὸς ῥαγάδας καὶ κονδυ-
λώματα, ἐν ταῖς μεγίσταις περιωδυνίαις καὶ ταχέως ἀπαλ-
λάττει. ♃ στίμμεως, ἀκακίας, μολύβδου κεκαυμένου καὶ πε-

ufu liquor affectioni refpondeat. *Apollophanis ad rhaga-
das et condylomata.* ♃ Stibii drach. octo, acaciae drach.
fex, aeruginis drach. unam, opii drach. duas, thuris drach.
unam et dimidiam, myrrhae drach. duas, gummi drach.
quatuor, vino maris experte paftillos fingito. *Ut Nicolaus.*
♃ Stibii drach. octo, acaciae drach. octo, aeruginis drach.
unam, opii drach. tres, myrrhae drach. quatuor, gummi
drach. quatuor, vino excipito. *Magni ad rhagadas et con-
dylomata, fiftit nomas.* ♃ Aloës drach. viij, acaciae drach.
iv, gallae drach. duas, croci drach. duas, thuris drach
unam, myrrhae drach. j, vino fubiguntur. *Paftillus dia-
chylon, id eft ex fuccis, infcriptus ad nomas et fcabiofos
affectus.* ♃ Lycii Indici, aloës Indicae, myrrhae, aeris, alu-
minis fciffilis, chalcanthi, cytinorum, thuris, fingulorum ℥ iv,
fucci myrtorum heminae dimidium, componito et in paftil-
los digerito. *Petronii paftillus, qui virtus appellatur, me-
dicamentum ad rhagadas et condylomata, in magnis do-
loribus accommodatum et cito liberat.* ♃ Stibii, acaciae,

Ed. Chart. XIII. [792.]   Ed. Baf. II. (387. 388.)

πλυμένου ἀνὰ ◁ ιστ'. σποδοῦ κυπρίας, ἐρείκης καρποῦ, στυ-
πτηρίας σχιστῆς, λιβάνου, χαλκάνθου, σμύρνης, ὀπίου ἀνὰ
◁ η'. οἴνῳ ἀναλάμβανε καὶ ποίει τροχίσκους. ἐπὶ δὲ τῆς
χρήσεως ἄνιε γλυκεῖ.

     Κεφ. ιβ'. [Οἱ ὑπ' Ἀνδρομάχου γεγραμμένοι τροχίσκοι
ἐν τῷ τῶν ἐκτός.] Τροχίσκος Δαρείου ἑδρικός. ♃ στίμμεως
◁ ιστ'. ἀκακίας ◁ ιστ'. οἱ δὲ η'. ἰοῦ ◁ μ'. ὁποῦ μήκωνος
◁ γ'. οἱ δὲ ◁ β'. κόμμεως ◁ δ'. σμύρνης δραχ(388)μὴν α'.
λιβάνου ◁ γ'. οἱ δὲ ◁ β'. οἶνον, οἱ δὲ ὕδωρ. πολύχρηστος
καὶ πυοποιὸς καὶ χαλαστικός. ♃ φλοιοῦ λιβάνου ◁ β'. λε-
πίδος χαλκοῦ ◁ δ'. σὺν οἴνῳ ἀνάπλασσε, ἄνιε σὺν μέλιτι.
τὸ Μοῦσα ἰατρεῖον. ♃ σχιστῆς, ἀλόης, σμύρνης, χαλκάνθου,
ἀνὰ ◁ στ'. κρόκου ◁ γ'. κροκομάγματος ◁ γ'. κυτίνων ◁ δ'.
σὺν οἰνομέλιτι ἀναλάμβανε ἐκ Φαλερίνου οἴνου. πρὸς ἐρυ-
σιπέλατα ἐκ τοῦ Ἀγαθοκλέους. ♃ ψιμυθίου ◁ η'. στυπτη-
ρίας στρογγύλης ◁ β'. κροκομάγματος ◁ β'. θείου ἀπύρου
◁ β'. λείοις παραχεῖται στρύχνου χυλὸς καὶ ἀνάπλασσε

plumbi ufti et eloti, fingulorum ℨ xvj, cineris cyprii, ericae
fructus, aluminis fiffilis, thuris, chalcanthi, myrrhae, opii,
fingulorum ℨ viij, vino excipiuntur et fiunt paftilli. Quum
utendum erit, paffo diluuntur.

     Cap. XII. [*Paftilli ab Andromacho confcripti libro
de exterioribus.*] *Paftillus Darii*, qui per anum immitti-
tur. ♃ Stibii drach. fedecim, acaciae drach. xvj, alii octo,
aeruginis drach. xl, fucci papaveris drach. tres, quidam
drach. ij, gummi drach. iv, myrrhae ℨ j, thuris ℨ tres, alii
ℨ ij, vino vel ut alii aqua diluuntur. *Paftillus multipli-
cis ufus et pus educens et laxans.* ♃ Corticis thuris ℨ ij,
aeris fquamae ℨ iv, cum vino factos ex melle diluito. *Mu-
fae remedium.* ♃ Aluminis fciffilis, aloës, myrrhae, chal-
canthi, fingulorum ℨ vj, croci ℨ iij, crocomagmatis drach. iij,
cytinorum ℨ iv, mulfo ex Falerno facto excipiuntur. *Ad
erylipelata ex Agathocle.* ♃ Cerulfae ℨ octo, aluminis ro-
tundi ℨ ij, crocomagmatis ℨ ij, fulfuris ignem non experti
ℨ ij, tritis folani fuccus fuperfunditur, et paftilli. dum ufus

Ed. Chart. XIII. [793.]   Ed. Baf. II. (588.)

[793] τροχίσκους ἐπὶ τῆς χρείας οἴνῳ αὐστηρῷ. Ἰσιδώρου προς νομάς. ⅌ οἰσυπηρῶν ἐρίων δραχμὰς μ´. μολύβδου ῥινίσματος δραχμὰς ι´. λεπίδος ◁ ι´. ἀσφάλτου δραχμὰς ι´ στυπτηρίας σχιστῆς ◁ ε´. καὶ στρογγύλης ε´. σιδίων δρα·μὰ; ε´. κηκίδων ◁ε´. μίσυος δραχμὰς ε´. χαλκίτεως ◁ε´. λιβίνου ◁ ε´. σμύρνης ◁ β´. ἀμόργης κοτύλας η´. ἢ ξηρᾶς ε´. τροχίσκος μέλας ᾧ χρῶμαι. ⅌ σιδίων ◁ ι´. ἀριστολοχίας ◁η´. κηκίδος ◁ η´. σχιστῆς ◁ δ´. ἀλόης ◁δ´. σμύρνης ◁β´. χαλκάνθου ◁ β´. λιβάνου ◁δ´. οἴνῳ ἀναλάμβανε. ἡ χρῆσις οἴνῳ γλυκεῖ. τροχίσκος δι´ ἁλικακάβων. ⅌ λιθαργύρου ◁ κδ´. ψιμυθίου ◁ιβ´. ἢ κδ´. ἁλικακάβου ῥίζης ◁η´. χαλκάνθου ◁δ´. σχιστῆς ◁δ´. μίλτου ὥστε χρῶσαι, σὺν ὕδατι ἀναλάμβανε. τροχίσκος δι´ ὀριγάνου. ⅌ ἐλαίας φύλλων χλωρῶν ◁ η´. σιδίων ◁ στ´. ὀριγάνου ◁ δ´. ἀκακίας ◁ ιβ´. χαλκίτεως ◁ δ´. σχιστῆς ◁ δ´. μίσυος ◁ δ´. οἴνου αὐστηροῦ. τροχίσκος ὁ διὰ τοῦ ῥοῦ. ⅌ κηκίδος ◁ γ´. ἀκακίας ◁ δ´. χαλκάνθου ◁ ε´. χαλκίτεως δραχμῆς ἥμισυ, σχιστῆς

postulat, vino auftero formantur. *Ifidori ad nomas.* ⅌ Lanae fuccidae Ʒ xl, fcobis plumbi Ʒ x, fquamae drach. x, bituminis drach. x, aluminis fiffilis drach v, rotundi drach. v, mali punici corticis drach. v, gallae drach. v, mifyos drach. quinque, chalcitidis drach. v, thuris Ʒ v, myrrhae Ʒ ij, amurcae heminas viij vel ficcae quinque. *Paftillus niger, quo utor.* ⅌ Malicorii drach. x, ariftolochiae Ʒ octo, gallae Ʒ octo, aluminis fiffilis drach. iv, aloës drach. iv, myrrhae Ʒ ij, chalcanthi Ʒ ij, thuris drach. iv, vino excipiuntur, et quum res exigit, vino dulci diluuntur. *Paftillus ex veficariis.* ⅌ Argenti fpumae Ʒ xxiv, ceruffae drach. xij, vel xxiv, halicacabi radicis drach. octo, chalcanthi Ʒ iv, aluminis fciffilis drach. iv, minii quantum ad colorem accipiendum fatis eft, ex aqua fubiguntur. *Paftillus ex origano.* ⅌ Oleae foliorum viridium Ʒ viij, mali punici corticis drach. vj, origani Ʒ iv, acaciae drach. duodecim, chalcitidis Ʒ iv, aluminis fciffilis drach. iv, mifyos drach. quatuor, vino auftero diluuntur. *Paftillus ex rhu.* ⅌ Gallae drach. tres, acaciae Ʒ iv, chalcanthi drach. v, chalcitidis

834 *ΓΑΛΗΝΟΥ ΠΕΡΙ ΣΥΝΘΕΣΕΩΣ ΦΑΡΜΑΚΩΝ*

Ed. Chart. XIII. [793.]   Ed. Baf. II. (388)

◁ ή. στρογγύλης ◁ δ'. μίσυος ◁ γ'. σιδίων ◁ έ. λε-
πίδος ◁ δ'. σμύρνης ◁ β'. ἀλόης ◁ β'. ἀριστολοχίας ◁ β'.
λιβάνου φλοιοῦ ◁ δ'. ταυροκόλλης ◁ γ'. ῥοῦ βυρσοδεψικοῦ
χοίνικος τὸ τέταρτον. οἱ δὲ χοίνικος ἥμισυ, ὄξους κοτύλην
ά S''. εἰς τὸ ἀποβρέξαι καὶ λεᾶναι τὸν ῥοῦν. Πολυείδου
σφραγίς. στυπτηρίας σχιστῆς ◁ γ'. λιβάνου ◁ δ'. σμύρνης
◁ δ'. ἢ σμύρνης ◁ ή. χαλκάνθου ◁ β'. κυτίνων ◁ ιβ'
χολῆς ταυρείας ◁ στ'. ἀλόης ◁ ή. οἴνῳ αὐστηρῷ ἀναλάμ-
βανε. τροχίσκος Ἀνδρώνιος. ⁴ κυτίνων ◁ ι'. κηκίδος ◁ ή.
σμύρνης ◁ δ'. οἱ δὲ ◁ ιή. ἄλλ. κή. ἀριστολοχίας ◁ δ'.
χαλκάνθου ◁ β'. σχιστῆς ◁ β'. οἱ δὲ ◁ δ'. μίσυος Κυπρίου
◁ β'. γλυκεῖ ἀναλάμβανε. χρῶ πρὸς πολλὰ πολυχρήστῳ
φαρμάκῳ. τροχίσκος Ἀχιλλᾶ. ⁴ λεπίδος, μίσυος, ἀλόης ἀνὰ
◁ β'. ἀριστολοχίας ◁ ή. σχιστῆς ◁ δ'. σμύρνης ◁ β'. λι-
βάνου ◁ δ'. κηκίδος ◁ ή. χαλκάνθου ◁ β'. σιδίων ◁ ή.
χολῆς ταυρείας ◁ β'. ὄξει ἀναλάμβανε. τροχίσκος πρὸς νο-
μὰς Ἰσιδώρου γνωρίμου. ⁴ μάννης, λιβάνου ἀνὰ ◁ λ'. κυ-

drach. dimidium, aluminis fiffilis drach. octo, rotundi drach.
iv, mifyos drach. tres, malicorii drach. quinque, fquamae ℥ iv,
myrrhae drach. duas, aloës ℥ ij, ariftolochiae ℥ ij, thuris
corticis drach. iv, taurocollae drach. iij, rhu coriarii choe-
nicis quartam partem, alii choenicis dimidium, aceti hemi-
nam j ß, in quo rhus madefiet ac teretur. *Polyidae fphra-*
gis. ⁴ Aluminis fciffilis drach. tres, thuris drach. iv, myr-
rhae drach. iv, vel myrrhae ℥ viij, chalcanthi drach. ij, cy-
tinorum ℥ xij, fellis taurini ℥ vj, aloës ℥ octo, vino auftero
excipe. *Paftillus Andronius.* ⁴ Cytinorum ℥ x, gallae ℥ viij,
myrrhae ℥ iv, fecundum alios ℥ xviij, aliter xxviij, arifto-
lochiae ℥ iv, chalcanthi ℥ ij, aluminis fiffilis drach. duas,
alii ℥ iv, mifyos Cyprii drach. duas, paffo diluuntur. Utere
ad multa polychrefto medicamento. *Paftillus Achillae.* ⁴
Spumae, mifyos, aloës, fingulorum ℥ ij, ariftolochiae drach.
octo, aluminis fiffilis ℥ iv, myrrhae drach. ij, thuris drac.i.
iv, gallae drach. viij, chalcanthi drach. duas, corticis mali
punici drach. viij, fellis taurini ℥ ij, aceto fubige. *Paftil-*
lus ad nomas Ifidori celebris. ⁴ Mannae, thuris, fingu-

τίνων ◁ ή. σχιστῆς ◁ ή. κηκίδων ◁ ή. χαλκάνθου, ἀρι-
στολοχίας, σμύρνης, μίσυος Κυπρίου, ἀσβέστου ἀνὰ ◁ ι'
ἀκακίας ◁ ή. ἀναλάμβανε οἴνῳ ἢ ὄξει καὶ λεάνας χρῶ. τρο-
χίσκος ἄλλος πολύχρηστος. ♃ κηκίδος ◁ ή. κυτίνων ◁ ιβ'.
χαλκοῦ κεκαυμένου ◁ ή. ἰοῦ ◁ στ'. σχιστῆς ◁ ή. χαλκάνθου,
ἀκακίας, χολῆς ταυρείας, λιβάνου, ἀλόης, λυκίου, σμύρνης,
ἐν ἄλλῳ καὶ μίσυος ἀνὰ ◁ ή. λείου, τοῖς ὑπὸ κύνα καύ-
μασι πολλῷ ὄξει. τροχίσκος Ἀπολλωνίου Ἀρχιστράτορος
σμίλινος, ὡς Ἀλκιμίων πολύχρηστος. ♃ ψιμυθίου ◁ ι'. λι-
θαργύρου ◁ έ. ἀλόης ◁ ν'. σχιστῆς ◁ δ'. λιβάνου ◁ δ'.
σμύρνης δραχμὴν ά. οἱ δὲ ◁ β'. κιμωλίας ◁ κέ. ἀναλάμ-
βανε οἴνῳ, χρῶ ἐνίοτε σὺν οἴνῳ καὶ ῥοδίνῳ. πρὸς ἐρυσιπέ-
λατα ᾧ χρῶμαι. ♃ λιθαργύρου λίτρας ζ'. ψιμυθίου δραχμὴν
ά. ὀπίου γο γ'. θείου ἀπύρου οὐγγίας γ'. κρόκου οὐγγίας γ'.
σὺν γλυκεῖ ἀναλάμβανε, χρῶ σὺν γλυκεῖ. Γλαυκίου πολύχρη-
στος. ♃ στυπτηρίας ὑγρᾶς ◁ ρ'. σμύρνης ◁ ή. κρόκου ◁ ή.
σὺν γλυκεῖ ἀναλάμβανε πρὸς ἐρυσιπέλατα καλός. ♃ ἀκακίας

lorum ℥ xxx, cytinorum ℥ viij, aluminis fiffilis ℥ viij, gal-
lae ℥ viij, chalcanthi, ariftolochiae, myrrhae, mifyos Cy-
prii, calcis vivae, fingulorum ℥ x, acaciae ℥ viij, excipiun-
tur vino vel aceto, et laevigata ufui funt. *Paftillus alius
ad multa.* ♃ Gallae ℥ viij, cytinorum ℥ xij, aeris ufti ℥ viij,
aeruginis ℥ vj, aluminis fiffilis ℥ viij, chalcanthi, acaciae, fel-
lis taurini, thuris, aloës, lycii, myrrhae, alias et mifyos,
fingulorum ℥ viij, fub canis aeftu multo aceto teruntur.
*Paftillus Apollonii Archiftratoris Smilinus, ut Alcimion,
in ufum multiplicem.* ♃ Ceruffae ℥ x, argenti fpumae ℥ v,
aloës ℥ l, aluminis fiffilis ℥ iv, thuris ℥ iv, myrrhae ℥ j, alii
℥ ij, cimoliae ℥ xxv, vino excipiuntur, interdum cum vino
et rofaceo utitor. *Ad eryfipelata, quo utor.* ♃ Argenti
fpumae lib. vij, ceruffae ℥ j, opii ℥ iij, fulfuris ignem non
experti ℥ iij, croci ℥ iij, paffo excipiuntur. Quum ufus eft,
paffo diluuntur. *Glaucii ad multa faciens.* ♃ Aluminis
liquidi drach. c, myrrhae ℥ octo, croci ℥ octo, paffo diluun-
tur. *Ad eryfipelata bonus.* ♃ Acaciae drach. octo, mifyos

Ed. Chart. XIII. [793. 794.]　　　　　Ed. Baf. II. (388.)

◁ η′. μίσυος ◁ δ′. ὀπίου ◁ β′. λιβάνου ◁ δ′. σὺν ὄξει
ἀναλάμβανε. ποιεῖ καὶ πρὸς ἕρπητας. ἄλλος πρὸς τὰ αὐτὰ
ποιῶν. ♃ ὀπίου ◁ δ′. ἀκακίας ◁ δ′. διφρυγοῦς ◁ δ′. [794]
σχιστῆς ◁ δ′. ἀναλάμβανε σὺν ὕδατι, χρῶ σὺν ὄξει. ἄλλος
πρὸς ἐρυσιπέλατα. ♃ ψιμυθίου ◁ η′. θείου ἀπύρου ◁ δ′.
μηκωνείου ◁ β′. πηγάνου φύλλων ◁ β′. σχιστῆς ◁ δ′. κι-
μωλίας ◁ β′. ἀμύλου ◁ β′. μέλι καὶ ὄξος. πρὸς ἕρπητας ὁ
Τιβερίου Καίσαρος. ♃ διφρυγοῦς, μηκωνείου, σχιστῆς, ἀκα-
κίας ἀνὰ οὐγγίας γ′. ὄξει ἢ ὕδατι ἀναλαμβάνων χρῶ. ἡ κε-
ρανῖτος πολύχρηστος. ♃ ἀρρενικοῦ ◁ λβ′. ἀριστολοχίας ◁ λβ′.
οἱ δὲ η′. ἴρεως ◁ λβ′. κηκίδος ◁ ιστ′. οἱ δὲ ◁ η′. στυπτη-
ρίας στρογγύλης ◁ στ′. χαλκίτεως ◁ στ′. λεπίδος χαλκοῦ
◁ ιστ′. χαλκάνθου ◁ η′. ῥητίνης ξηρᾶς ◁ η′. ὄξους χοᾶς
δ′. λείου, τοῖς ὑπὸ κύνα καύμασι, χαλκῇ θυείᾳ καὶ δοίδυκι.
ἐὰν δὲ μὴ ἔχῃς θυείαν χαλκῆν, λεπίδος βάλλε μνᾶν α′. ὃ
ἐστι ◁ ρ′. τροχίσκος Βιθυνὸς καλούμενος κατεσκευασμένος
ἐν Σικελίᾳ. πρὸς νομὰς, σύριγγας, πτερύγια, σὺν κηρωτῇ δι-

℥ iv, opii drach. duas, thuris drach. quatuor cum aceto
excipiuntur, facit etiam ad herpetas. *Alius ad eadem.* ♃
Opii drach. iv, acaciae drach. iv, diphrygis drach. quatuor,
aluminis fiffi ℥ iv, ex aqua diluuntur, cum aceto utitor.
Alius ad eryfipelata. ♃ Ceruffae ℥ viij, fulfuris ignem non
experti ℥ iv, papaveris ℥ ij, rutae foliorum ℥ ij, aluminis
fiffi ℥ iv, cimoliae ℥ ij, amyli ℥ ij, melle et aceto diluun-
tur. *Ad Herpetas Tiberii Caeferis.* ♃ Diphrygis, meconii,
aluminis fiffi, acaciae, fingulorum ℥ iij, aceto vel aqua di-
luens utitor. *Ceranitis ufus multiplicis.* ♃ Arfenici ℥ xxxij,
ariftolochiae ℥ xxxij, alii viij, iridis ℥ xxxij, gallae ℥ xvj,
alii viij, aluminis rotundi ℥ vj, chalcitidis ℥ vj, fquamae
aeris drach. xvj, chalcanthi drach. viij, refinae ficcae drach.
viij, aceti congios iv, caniculae fub aeftu aereo mortario
et cochleario laevigantur. Quod fi aereum mortarium non
habeas, fquamae minam unam injicito, quae valet drach.
centum. *Paftillus cognomento Bithynus in Sicilia confe-
ctus ad nomas, fiftulas, pterygia cum duplici cerato ad*

Ed. Chart. XIII. [794.]   Ed. Baf. II. (388.)

πλῇ πρὸς ἕρπητας, ἐρυσιπέλατα καὶ ἄλλα. ♃ σιδίων ◁ στ΄.
κηκίδος ◁ στ΄. ἴρεως Ἰλλυρικῆς ◁ δ΄. ἀριστολοχίας ◁ στ΄.
χαλκάνθου ◁ γ΄. στυπτηρίας σχιστῆς ◁ στ΄. χαλκίτεως ◁ στ΄.
μίσυος ◁ γ΄. νίτρου ◁ β΄. λιβάνου ◁ β΄. καδμείας ◁ στ΄.
λεπίδος χαλκοῦ δραχμὰς δ΄. χρυσοκόλλης ◁ β΄. ὄξους, τοῖς
ὑπὸ κύνα σκεύαζε. τροχίσκος πρὸς κονδυλώματα καὶ τὰς ἐν
δακτύλῳ φλεγμονὰς καὶ πτερύγια. ♃ λιβάνου, ἀκακίας, στιμ-
μεως ἑκάστου ἀνὰ ◁ β΄. ἰοῦ, σμύρνης, ὀπίου, μήκωνος,
κόμμεως, νάρδου Κελτικῆς ἑκάστου ἀνὰ ◁ β΄. μετὰ οἴνου
αὐστηροῦ λεαίνων περίχριε.

Κεφ. ιγ΄. [Ξηρὰ πολυειδὴς διὰ τῶν προγραφέντων
δηλουμένη πρὸς τί ἕκαστον ἁρμόττει. τὰ ὑπ᾽ Ἀνδρομάχου
γεγραμμένα κατὰ τὸ τέλος τῶν ἐκτός.] Ξηρὸν σηπτὸν, ἄδη-
κτον. ♃ σανδαράχης ◁ β΄. ἀῤῥενικοῦ ◁ β΄. ἀσβέστου ◁ δ΄.
μάννης ◁ δ΄. λείοις χρῶ. ἴσχαιμος ᾗ χρῶμαι. ♃ χαλκίτεως,
μίσυος, μάννης ἀνὰ ◁ δ΄. οἱ δὲ δύο, λείοις χρῶ. ξανθὴ ᾗ
χρῶμαι. ♃ χαλκίτεως ◁ ρ΄. χαλκάνθου ◁ ν΄. μίσυος ὀπτοῦ

---

hcrpetas, eryſipelata et alia. ♃ Mali punici corticis ℥ vj,
gallae ℥ vj, iridis Illyricae ℥ iv, ariſtolochiae ℥ vj, chalcan-
thi ℥ iij, aluminis ſiſſi ℥ vj, chalcitidis drach. vj, miſyos
drach. tres, nitri drach. duas, thuris ℥ ij, cadmiae drach.
ſex, aeris ſquamae drach. quatuor, chryſocollae drach. duas.
Ex aceto ſub caniculae aeſtu praeparato. *Paſtillus ad con-
dylomata et ani inflammationem et pterygia.* ♃ Thuris,
acaciae, ſtibii, ſingulorum drach. duas, aeruginis, myrrhae
opii, papaveris, gummi, nardi Celticae, ſingulorum ℥ ij cum
vino auſtero trita inunguntur.

Cap. XIII. [*Arida variae ſpeciei, ſeu generis a
praenominatis auctoribus indicata, quibus ſingula conve-
niunt. Quae ſcripſit Andromachus in calce operis de ex-
terioribus.*] *Aridum exedens ſine morſu.* ♃ Sandarachae
drach. duas, arſenici ℥ ij, calcis vivae ℥ iv, mannae ℥ iv,
tritis utitor. *Facultas ſanguinem comprimens, qua utor.*
♃ Chalcitidis, miſyos, mannae, ſingulorum ℥ iv, alii ij,
tritis utitor. *Flava, qua utor.* ♃ Chalcitidis ℥ centum,
chalcanthi ℥ quinquaginta, miſyos torrefacti ℥ xxv, aeris

Ed. Chart. XIII. [794.]　　　　　Ed. Baſ. II. (388. 389.)

◁ κε΄. χαλκοῦ κεκαυμένου ◁ ιβ΄ S''. λείοις χρῶ. ἴσχαιμος
μεγάλη. ⁊ μίσυος Κυπρίου ◁ ζ΄. χαλκάνθου ◁ ζ΄. φλοιοῦ
πίτυος ◁ δ΄. μάννης, λιβάνου ◁ δ΄. λεπίδος χαλκοῦ ◁ δ΄.
χαλκοῦ κεκαυμένου ◁ ιε΄. χαλκίτεως ◁ ιε΄. ἀσβέστου ◁ η΄.
οἱ δὲ ◁ μ΄. γύψου πεφωγμένου ◁ δ΄. οἱ δὲ ε΄. λείοις χρῶ.
ἴσχαιμος Ἀφροδᾶ. ⁊ χαλκίτεως ◁ στ΄. μάννης λιβάνου ◁ β΄.
ῥητίνης τερμινθίνης φρυκτῆς ἀνὰ ◁ δ΄. χρῶ λείοις πρὸς
αἱμοῤῥοΐδας. ἄλλο, ὡς Ἁρπόκρας. ⁊ σανδαράχης ◁ β΄. ἀρ-
σενικοῦ ◁ δ΄. ἀσβέστου ◁ η΄. τροχίσκους ποίει λεαίνων σὺν
ὕδατι ἡμέρας μ΄. καὶ οὕτως περίχριε. πρὸς αἱμοῤῥοΐδας ᾗ
χρῶμαι. ⁊ ἀρσενικοῦ ◁ η΄. σανδαράχης ◁ η΄ ἐλατηρίου
◁ δ΄. θαψίας ◁ β΄. χρυσοκόλλης ◁ δ΄. ἀσβέστου ◁ δ΄.
λείοις χρῶ. ξηρὸν ἐκ τῶν Γάλλου, πολύχρηστον πρὸς πτε-
ρύγια. ⁊ λιθαργύρου ◁ η΄. ἰοῦ ◁ ι΄. λείοις χρῶ, ἐπαινεῖ-
ται. πρὸς πτερύγια καλή. ⁊ χαλκίτεως, ἰσχάδων κεκαυμένων,
σιδίων ῥοᾶς, λεπίδος χαλκοῦ, ἴσον ἑκάστου. ἐπὶ τῆς χρήσεως
μίσ(389)γε μέλι ἑφθὸν, ἐμπλαστρῶδες ποιῶν ἐπίθες. παρ'
ἡμέραν λῦε περιμάσσων καὶ μὴ καταντλῶν, μηδὲ καταπάσ-

uſti ℥ xij ß, laevigatis utitor. *Sanguinem ſupprimens magna.*
⁊ Miſyos cyprii ℥ vij, atramenti ſutorii ℥ vij, corticis picei
℥ iv, mannae, thuris ℥ iv, ſquamae aeris ℥ iv, aeris uſti
℥ xv, chalcitidis ℥ xv, calcis vivae ℥ viij, alii ℥ quadraginta,
gypſi torrefacti ℥ iv, alii v, tritis utitor. *Sanguinem cohi-
bens Aphrodae.* ⁊ Chalcitidis ℥ vj, mannae thuris ℥ ij, re-
ſinae terebinthinae, frictae, ſingulorum ℥ iv, utere tritis ad
haemorrhoidas. *Aliud, ut Harpocras.* ⁊ Sandarachae ℥ ij,
arſenici ℥ iv, calcis vivae ℥ viij. Paſtillos fingito ex aqua
diebus xl, terens et ſic inungito. *Aliud ad haemorrhoidas,
quo utor.* ⁊ Arſenici ℥ viij, ſandarachae ℥ viij, elaterii ℥ iv,
thapſiae ℥ ij, chryſocollae ℥ iv, calcis vivae ℥ iv, tritis uti-
tor. *Ariaum Galli, varii uſus ad pterygia.* ⁊ Argenti
ſpumae ℥ viij, aeruginis ℥ x, laevigatis utitor, commendatur.
Ad pterygia bonum. ⁊ Chalcitidis, caricarum uſtarum,
malicorii, ſquamae aeris, ſingulorum pares portiones. Quum
opus eſt, mel coctum miſceto, emplaſtri modo imponito,
alternis diebus ſolvito, expurgans, non madefaciens nec

ΤΩΝ ΚΑΤΑ ΓΕΝΗ ΒΙΒΛΙΟΝ Ε, 839

Ed. Chart. XIII. [794. 795.]   Ed. Baf. II. (389.)

σων. ἀνθηρὰ ἢ χρῶμαι. ♃ σανδαράχης < λβ΄. οἱ δὲ ιστ΄.
σχιστῆς, σμύρνης, [795] μάγματος κρόκου ἀνὰ < ιστ΄. ἴρεως
δραχμὰς ιστ΄. κυπέρου < ξστ΄. ἀνθηρὰ παρὰ Μάγνου. ♃
κασσίας < κδ΄. σχιστῆς < δ΄. κηκίδος < δ΄. σώρεως < δ΄.
μίσνος < δ΄. σανδαράχης δραχμὰς η΄. σιδίων δραχμὴν α΄.
σμύρνης ὀβολοὺς δ΄. κινναμώμου ὀβολοὺς δ΄. κρόκου < β΄.
μυρίκης καρποῦ < β΄. λείοις χρῶ. ξηρὸν κεφαλικόν. ♃ ἴρεως
< δ΄. λιβάνου < β΄. πάνακος < β΄. ἀριστολοχίας < β΄.
λείοις χρῶ καὶ πρὸς νομάς. ἐπουλοῦν ξηρόν. ♃ ὀστρέων κε-
καυμένων < β΄. μάννης δραχμὴν α΄. καδμείας ὀβολοὺς γ΄.
λείοις χρῶ καὶ πρὸς νομάς. ἄλλο ἐπουλοῦν ξηρόν. ♃ πίτυος
φλοιοῦ < στ΄. μάννης < στ΄. ἀριστολοχίας < στ΄. κισσή-
ρεως < δ΄. ῥητίνης < δ΄. ἴρεως Ἰλλυρικῆς < ιβ΄. λείοις χρῶ.
ἄλλο ἐπουλοῦν καὶ πρὸς κακοήθη. ♃ πίτυος φλοιοῦ < στ΄.
κέρατος ἐλαφείου κεκαυμένου < δ΄. καδμείας < κβ΄. ψιμυ-
θίου < δ΄. μάννης < δ΄. ἰοῦ ξυστοῦ < β΄. λείοις χρῶ.

refpergens. *Anthera i. e. florida, qua utor.* ♃ Sandara-
chae Ʒ xxxij, alii xvj, aluminis fiſſi, myrrhae, faecis croci
ſingulorum drach. xvj, iridis drach. xvj, cyperi drach. lxvj.
Florida Magni. ♃ Caſſiae Ʒ xxiv, aluminis fiſſilis Ʒ iv,
gallae Ʒ iv, foreos drach. iv, mifyos drach. quatuor, ſanda-
rachae drach. viij, malicorii drach. unam, myrrae obolos
quatuor, cinnamomi obolos iv, croci drach. ij, myricae fru-
ctus drach. ij, tritis utitor. *Aridum cephalicum.* ♃ Iridis
Ʒiv, thuris drach. ij, panacis drach. ij, ariſtolochiae Ʒ ij,
tritis utitor, etiam ad nomas. *Aridum cicatricem inducens.*
♃ Oſtreorum uſtorum drach. duas, mannae drach. j, cadmiae
oboos tres, contritis utitor et ad nomas. *Aliud aridum
cicaricem inducens.* ♃ Piceae corticis Ʒ vj, mannae drach.
vj, aiſtolochiae drach. fex, pumicis drach. iv, refinae drach.
quatuor, iridis Illyricae drach. duodecim, laevigatis utitor.
Aliud cicatricem ducens et ad cacoëthe. ♃ Piceae corti-
cis Ʒ v, cornu cervini uſti drach. iv, cadmiae drach. xxij,
ceruſſaedrach. iv, mannae drach. quatuor, aeruginis rafae
drach. ij, contritis utitor. *Aliud.* ♃ Gallae drach. quatuor,

840 ΓΑΛΗΝΟΥ ΠΕΡΙ ΣΥΝΘΕΣΕΩΣ ΦΑΡΜΑΚΩΝ

Ed. Chart. XIII. [795.]   Ed. Baf. II. (389.)

ἄλλο. Ⴤ κηκίδων < δ'. ψιμυθίου < η'. σμύρνης < δ'. λι-
θαργύρου < η'. σκωρίας μολύβδου < δ'. λείοις χρῶ. τὸ τῆς
Μαίας καλὸν πρὸς κονδυλώματα καὶ ῥαγάδας. Ⴤ κηκίδος
< η'. μολυβδαίνης < η'. σμύρνης < δ'. ψιμυθίου < δ'.
λείοις χρῶ. ὀνήτωρ εἰς ἅπαντα. Ⴤ ἴρεως δὲ ἀντὶ τῆς μο-
λυβδαίνης, λιθαργύρου δύο μέρη ἔμβαλλε, τῶν λοιπῶν δὲ
ἀνὰ μέρος ἕν. ξηρὸν σηπτὸν Λεκανίου Ἀρείου. Ⴤ ἀρσε-
νικοῦ λίτραν α'. ἀσβέστου < β'. ἐν ὕδατι τρῖβε ἐπὶ ἡμέ-
ρας λ'. ἀλλάσσων δὶς τῆς ἡμέρας τὸ ὕδωρ ἐν ἡλίῳ, εἶτα
ἀναξηράνας χρῶ. ἐγκάθισμα πρὸς αἱμορροΐδας τὸ Φανίου.
χαλκάνθου, στυπτηρίας σχιστῆς, χαλκίτεως, μίσυος ὠμοῦ,
σανδαράχης ἀνὰ δραχμὰς δ'. λεῖα πάντα ἔχε. ἐπὶ τῆς χρή-
σεως οὖρον παλαιὸν ταριχηρὸν ἀνδρὸς ἑνός, μέτρῳ ξε. β'.
βάλε εἰς ὀστρακίνην λεκάνην, τοῦ δὲ φαρμάκου < ιβ'. προσ-
έγχεον τοῦ οὔρου, ὥστε ἀεὶ τοὺς δύο ξέστας τηρεῖσθαι.
τούτῳ χρῶ ἐγκαθίζων ἐπὶ ἡμέρας ζ'. ἐν ταύταις γὰρ ἐνερ-
γεῖ. ὅταν δὲ γλοιῶδες γένηται τῇ ὑποστάθμῃ, περίχριε τὸ
δακτύλιον. ξηρὸν σάρκας ἐπουλοῦν, ἄδηκτον, ὡς Ἁρπόκρας.

ceruffae drach. octo, myrrhae ℥ iv, argenti fpumae drach.
octo, retrimenti plumbi drach. iv, trita ufurpantur. *Majae
five obftetricis generofum ad condylomata et rhagadas.*
Ⴤ Gallae ℥ viij, molybdaenae ℥ viij, myrrhae ℥ iv, ceruffae
drach. iv, tritis utitor. *Auxilium ad omnia.* Ⴤ Iridis loco
molybdaenae argenti fpumae duas partes injicito, reliquo-
rum cujusque unam. *Aridum exedens, Lecanii Arei.* Ⴤ
Arfenici libram unam, calcis vivae drach. ij, in aqua terito
diebus triginta, mutans quotidie bis aquam in fole, deinde
reficcatis utitor. *Infeffus ad haemorrhoidas Phanii.* Ⴤ
Atramenti futorii, aluminis fiffilis, chalcitidis, mifyos crudi,
fandarachae, fingulorum drach. quatuor, trita omnia habeto,
ubi ufus venerit, veterem urinam falitam viri unius, ex-
tariorum duorum menfura in fictilem pelvim injicito, me-
dicamenti drach. duodecim fuperfundito urinae, ut femper
duo fextarii ferventur. Hoc utitor infidens diebus vi, nam
in his actionem promovet, ubi fordidum in fundo fubftite-
rit, anum circumlinito. *Aridum carnes cicatrice educens*

Ed. Chart. XIII. [795.]   Ed. Baf. II. (389.)

♃ σανδαράχης, χρυσοκόλλης, ἀρσενικοῦ τὸ ἴσον ἑκάστου καὶ πρὸς κακοήθη ποιεῖ. πρὸς νομὰς ὁ ᾿Ασκληπιὸς λεγόμενος. ♃ χαλκίτεως, ἀρσενικοῦ τὸ ἴσον, ἀσβέστου τὸ διπλοῦν. ἔχει δὲ καὶ σανδαράχης ἴσην πρὸς τὰ ἄλλα. πρὸς τὰ ἐν δακτυλίῳ, στυπτηρίας ὑγρᾶς ἡλίκον κάρυον, σὺν μέλιτος κυάθοις δυσὶν ἑψήσας χρῶ. ξηρὸν πρὸς νομὰς ᾧ χρῶμαι. ♃ λεπίδος, ἀῤῥενικοῦ, χάρτου κεκαυμένου, μολύβδου κεκαυμένου ἀνὰ ◁ δ'. θείου ἀπύρου ◁ ε'. λεάνας χρῶ. ἄλλως. ♃ λεπίδος, ἀρσενικοῦ, θείου, μολύβδου κεκαυμένου, χαλκοῦ ἀνὰ ◁ δ'. σανδαράχης ◁ δ'. ἰοῦ δραχμὴν α'. χάρτου κεκαυμένου ◁ δ'. χρῶ σὺν ῥοδίνῳ ἢ μέλιτι. Κρίσπου τὸ εὐῶδες πρὸς νομάς. ♃ λεπίδος ◁ β'. ἀῤῥενικοῦ ◁ β'. σανδαράχης ◁ β'. κηκίδος ◁ δ'. σμύρνης δραχμὴν α'. λιβάνου δραχμὴν α'. χαλκάνθου ◁ β'. χάρτου κεκαυμένου ◁ δ'. λείοις χρῶ. πρὸς νομὰς ᾿Αντιπάτρου. ♃ χρυσοκόλλης οὐγγίας στ'. ἀῤῥενικοῦ οὐγγίας στ'. ξηρῷ καὶ σὺν ῥοδίνῳ. ἄλλο, ὡς ᾿Αλκιμίων. ♃ ἀρσενικοῦ ◁ β'. λεπίδος ◁ γ'. χρυσοκόλλης δραχμὴν α'. ξηρῷ

cilra eroſionem, Harpocralis. ♃ Sandarachae, chryſocollae, arſenici, pares ſingulorum portiones. Item ad cacoëthe facit. *Paſtillus ad nomas, dictus Aſclepius.* ♃ Chalcitidis, arſenici, pares portiones, calcis vivae duplum. Habet etiam ſandarachae aequalem reliquis portionem. *Ad ani vitia.* Alumine liquido nucis magnitudine cum mellis cyathis duobus cocto utitor. *Siccum ad nomas, quo utor.* ♃ Squamae, arſenici, chartae uſtae, plumbi uſti, ſingulorum drach. quatuor, ſulfuris ignem non experti drach. quinque, laevigatis utitor. *Aliter.* ♃ Squamae, arſenici, ſulfuris, plumbi uſti, aeris, ſingulorum drach. quatuor, ſandarachae drach. iv, aeruginis ʒ j, chartae uſtae drach. iv, utitor cum rhodino vel melle. *Criſpi odoriferum ad nomas.* ♃ Squamae drach. ij, arſenici ʒ ij, ſandarachae ʒ ij, gallae drach. iv, myrrhae ʒ j, thuris ʒ j, atramenti ſutorii drach. ij, chartae uſtae drach. quatuor, laevigatis utitor. *Antipatri ad nomas.* ♃ Chryſocollae uncias ſex, arſenici uncias ſex, arido utitor et cum rhodino. *Aliud ut Alcimion.* ♃ Arſenici drach. duas, ſquamae drach. tres, chryſocollae drach. unam, ſicco

Ed. Chart. XIII. [795. 796.]   **Ed. Baf. II. (38y.)**

καὶ σὺν ῥοδίνῳ. ὑδαρὲς, ἐπουλοῖ σὺν κηρωτῇ ῥοδίνῃ. ἄλλο
Πουπλίου πρὸς νομάς. ♃ ἀσβέστου ⟨ δ΄. ἀρσενικοῦ, λεπί-
δος, χαλκίτεως, σανδαράχης ἀνὰ δραχμὴν α΄. λείοις χρῶ. ἔνιοι -
σανδαράχης δραχμὴν α΄. [796] τὸ διὰ τῶν φυτῶν πρὸς νο-
μὰς καλόν. ♃ σιδίων, χρυσοκόλλης, ἀλόης ἀνὰ ⟨ δ΄. ἀῤῥε-
νικοῦ, σανδαράχης ἀνὰ ⟨ β΄. σχιστῆς ⟨ δ΄. χαλκίτεως δρα-
χμὰς δ΄. σμύρνης ξηρᾶς ⟨ η΄. ἐλαίας ξηρᾶς φύλλων ⟨ η΄.
λεπίδος ⟨ η΄. λείοις χρῶ. ἄλλο Ἀλκιμίωνος. ♃ ὀξυμυρσίνης
⟨ η΄. σιδίων ⟨ ιβ΄. ἐλαίας φύλλων ⟨ ιβ΄. μύρτων μελάνων
⟨ ιβ΄. καὶ τῶν λεπύρων ⟨ ιβ΄. ἀκανθίνης σποδοῦ ⟨ η΄.
σικυΐνης σποδοῦ ⟨ ιστ΄. ὄρχεως βοτάνης ⟨ η΄. ξηρῷ σὺν μέ-
λιτι. τὸ χρυσοῦν ᾧ χρῶμαι. ♃ σιδίων ⟨ κε΄. στυπτηρίας
σχιστῆς ⟨ ι΄. χαλκάνθου ⟨ η΄. μίσυος ⟨ η΄. λεπίδος ⟨ ιστ΄.
κηκίδος ⟨ ιε΄. μελαντηρίας τῆς ἀπὸ ἥλων ἐσκευασμένης ⟨ ε΄.
χαλκίτεως ⟨ η΄. χαλκοῦ κεκαυμένου ⟨ η΄. λείοις χρῶ, ἐπὶ
πολὺ λεάνας σὺν ὄξει. πρόσφατον πρακτικώτερόν ἐστι πρὸς
νομάς, ὡς Φιλῖνος, μεταβλητικὸν, πυοποιόν. ♃ ἀφρονίτρου

et cum rofaceo utitor, aqua dilutum cicatricem ducit cum
cerato. *Aliud Publii ad nomas.* ♃ Calcis vivae ℨ iv, arfe-
nici, fquamae, chalcitidis, fandarachae, fingulorum ℨ j. tri-
tis utitor, nonnulli fandarachae ℨ j. *Medicamentum ex
plantis ad nomas probum.* ♃ Mali punici corticis, chry-
focollae, aloës, fingulorum drach. iv, arfenici, fandarachae,
fingulorum drach. duas, aluminis fiffilis drach. iv, chalciti-
dis drach. iv, myrrhae ficcae drach. octo, oleae ficcae fo-
liorum ℨ viij, fquamae drach. viij, tritis utitor. *Aliud Al-
cimionis.* ♃ Myrti filveftris ℨ viij, malicorii drach. xij,
oleae foliorum ℨ xij, myrti nigrae drach. xij et corticum
drach. xij, fpinarum cineris drach. viij, ficcum cineris ℨ xvj,
orcheos herbae ℨ viij, arido cum melle utitor. *Aureum,
quo utor.* ♃ Malicorii drach. xxv, aluminis fiffilis drach. x,
atramenti futorii ℨ viij, mifyos drach. viij, fquamae drach.
xvj, gallae ℨ xv, melanteriae ex clavis confectae drach. v,
chalcitidis ℨ viij, aeris ufti ℨ viij, laevigatis plurimum ex
aceto utitor. *Aliud recens efficacius ad nomas, Philini,
alterat et pus educit.* ♃ Aphronitri libras ij, mellis li

Ed. Chart. XIII. [796.]   Ed. Baſ. II. (389.)

λίτρας β΄. μέλιτος λίτρας β΄. φυράσας τὸ ἀφρόνιτρον, τῷ
μέλιτι καῦσον, εἶτα λεάνας πρόσμισγε. ἴρεως Ἰλλυρικῆς οὐγγίας
στ΄. λεάνας χρῶ καὶ σὺν μέλιτι. ξηρὸν σηπτόν. ⟲ ἀρσενικοῦ,
σανδαράχης ἀνὰ < β΄. ἀσβέστου < δ΄. οἱ δὲ γ΄. λείοις χρῶ.
ἄλλο. ⟲ ἀσβέστου, ἀρσενικοῦ, χαλκάνθου ἀνὰ < δ΄. λέαινε
σὺν ὕδατι θερμῷ ἐπὶ πλεῖστον καὶ ἀναξηράνας καὶ λεάνας
χρῶ. ξηρὸν σηπτὸν τὸ Μελίτωνος. ⟲ ἀρσενικοῦ, σανδαρά-
χης, ἀσβέστου, κισσήρεως ἀνὰ < δ΄. τρῖβε ἐν ὕδατι ἐπὶ ἡμέ-
ρας λ΄. ἀλλασσομένου τοῦ ὕδατος, πάσῃ ἡμέρᾳ ξηράνας,
λείοις χρῶ. ξηρὸν πρὸς αἱμορροΐδας, ὡς Ἀπολλώνιος Ταρ-
σεὺς γνώριμος, καλόν. ⟲ χαλκίτεως κεκαυμένης, λεπίδος, ἀρ-
σενικοῦ κεκαυμένου, χαλκάνθου ἀνὰ < δ΄. διφρυγοῦς < β΄.
σώρεως κεκαυμένης ὀβολοὺς τέσσαρας, λιθαργύρου κεκαυμέ-
νης ὀβολοὺς δ΄. σχιστῆς < δ΄. χαλκοῦ κεκαυμένου < δ΄.
λείοις χρῶ.

    Κεφ. ιδ΄. [Τὰ ὑπ᾽ Ἀσκληπιάδου γεγραμμένα ξηρὰ
κατὰ τὸ ε΄. τῶν ἐκτός, ἃ Μαρκέλλας ἐπιγράφει.] Ὁ μὲν Ἀν-

bras duas. Aphronitrum melle ſubactum urito, deinde lae-
vigato, admiſceto iridis Illyricae ℥ vj, trito utitor et cum
melle. *Aridum erodens.* ⟲ Arſenici, ſandarachae, ſingulo-
rum drach. duas, calcis vivae drach. quatuor, alii iij, lae-
vigatis utitor. *Aliud.* ⟲ Calcis vivae, arſenici, atramenti
ſutorii, ſingulorum drach. quatuor, ex aqua calida plurimum
terito. Reſiccatis ac tritis utitor. *Aridum erodens Melito-
nis.* ⟲ Auripigmenti, ſandarachae, calcis vivae, pumicis,
ſingulorum drach. quatuor, in aqua triginta diebus conterito,
ſed quotidie illa mutata, ubi inaruerint tritis utitor. *Ari-
dum inſigne ad haemorrhoidas praeclari Apollonii Tharſei.*
⟲ Chalcitidis uſtae, ſquamae, arſenici uſti, atramenti ſu-
torii, ſingulorum drach. quatuor, diphrygis drach. duas,
ſoreos uſti obolos quatuor, argenti ſpumae uſtae obolos qua-
tuor, aluminis fiſſilis drach. quatuor, aeris uſti drach. qua-
tuor, laevibus factis utitor.

    Cap. XIV. [*Quae Aſclepiades in librorum quinto
de exterioribus, quos Marcellus inſcribit, arida conſcri-*

δρόμαχος ἀνέμιξε τὰ κατὰ πάθος ἁρμόττοντα ξηρὰ τοῖς
κατὰ τὰ πεπονθότα. διωρισμένως δ᾽ ὑπ᾽ Ἀσκληπιάδου γέ-
γραπται κατὰ τὸ ε΄. ἰδίαις μὲν προγραφαῖς δηλούμενα τὰ
κατὰ πάθος, ἰδίαις δὲ καὶ τὰ μετὰ τόπου πεπονθότος. ἄνευ
μὲν γὰρ τόπου γέγραπται πρὸς αὐτοῦ τὰ ἐπουλωτικὰ καὶ
τὰ ἐσχαρωτικὰ καὶ τὰ πρὸς νομὰς ἁρμόττοντα καὶ ἄνθρα-
κας καὶ τὰ καλούμενα ἴσχαιμα. μετὰ τόπου δὲ πεπονθότος,
ὅσα πρὸς πολύποδα καὶ ὀζαίνας καὶ τὰς ἐκ μυκτήρων αἱ-
μοῤῥαγίας καὶ τὰς ἐν στόματι νομὰς καὶ οὖλα πλαδῶντα
καὶ τὰς ἐπὶ τῶν γενείων ὀχθώδεις ἐπαναστάσεις καὶ πρὸς
παρωνυχίας καὶ πτερύγια καὶ πρὸς τὰς ἐν δακτυλίῳ ῥαγά-
δας καὶ πρὸς τὰς αἱμοῤῥοΐδας. ἔνια δὲ καὶ τὴν ὁμωνυμίαν
ἔσχηκεν ἀπὸ τοῦ πεπονθότος. ἁρμόττει δὲ καὶ τοῖς ἄλλοις
μέρεσιν, ὁποῖα καὶ τὰ κεφαλικὰ καλούμενα πρὸς τῶν ἰα-
τρῶν ἐστιν, ἁρμόττοντα μὲν ἐξαιρέτως ἐν τοῖς ὀστοῖς, δυ-
νάμενα δὲ καὶ τὰς ἐν ὅλῳ τῷ σώματι γιγνομένας ἑλκώσεις
σαρκοῦν. ἐπὶ γὰρ τῆς κεφαλῆς οὐχ ὡς κεφαλῆς ἁρμόττειν
μάλιστα (390) πέφυκεν. ἀμέλει καὶ χωρὶς τοῦ γεγυμνῶσθαι
τὸ ὀστοῦν, οὐδὲν αὐτῶν χρῄζομεν, ἀλλ᾽ ἐπὶ τῶν γεγυμνω-

pferit.] Andromachus arida, quae affectui conveniunt, iis
quae affectis profunt, admifcuit, verum Afclepiades in quinto
feorfum quae ad affectum conducunt, feorfum item quae
parti affectae utilia funt, expofuit; nam parte omiſſa, tra-
didit cicatricem ducentia, cruftas inferentia, ad nomas con-
venientia et carbunculos, tum quae vocant a fanguine con-
tinendo ifchaema, cum loco autem affecto, quae ad poly-
podem, ozoenas et fanguinis profluvia ex naribus ad oris
nomas, gingivas humidas, in genis duras excrefcentias ad
paronychia, pterygia, ani rhagadas et haemorrhoidas. Quae-
dam etiam a parte affecta denominationem fortiuntur, con-
veniunt tamen et aliis partibus, cujusmodi quoque cepha-
lica, id eft *capiti fuccurrentia*, a medicis dicta, quae exi-
mie offibus conducunt, quamquam et totius corporis exul-
cerationes carne replere poſſunt, non enim capiti, quatenus
caput eft, prodeſſe funt nata. Nimirum etiam, nifi os de-
nudatum fit, ufum ipforum non requirimus, fed in nudatis,

μένων, ἐπειδὴ τὴν τῶν λιπαινόντων φαρμάκων χρῆσιν εὐλα·
βούμεθα, τοῖς ξηροῖς μόνοις χρώμεθα, φεύγοντες τὰ καλού-
μενα πρὸς τῶν ἰατρῶν ἔμμοτα, διὰ [797] μοτῶν ἐγχριομέ-
νων προσφερόμενα. καθάπερ δὲ ἐπὶ τῆς κεφαλῆς γεγυμνωμέ-
νων τῶν ὀστῶν ἡ χρῆσις αὐτῶν ἐπιτήδειός·ἐστι μάλιστα,
κατὰ τοῦτο κἀπὶ τῶν ἄλλων ἁπάντων ὀστῶν τῶν γεγυμνω-
μένων εἴτε βραχίων εἴτε πῆχυς εἴτε κερκὶς εἴτε μηρὸς εἴτε
κνήμη τύχοι. διὸ κἀγὼ τὰ ὑπ᾽ Ἀσκληπιάδου γεγραμμένα
ξηρὰ μέλλων ἐφεξῆς γράφειν, εὑρὼν αὐτὸν ἁπάντων πρῶτα
γεγραφότα τὰ κεφαλικὰ καὶ αὐτὸς γράψω πρῶτα διὰ τὸ
μὴ μόνον ἐπὶ τῶν ἐν τῇ κεφαλῇ γεγυμνωμένων ὀστῶν, ἀλλὰ
καὶ τῶν ἄλλων ἁπάντων ὁμοίως πεπονθότων, ὑπάρχειν αὐτὰ
χρήσιμα. δεύτερα δ᾽ ἐπ᾽ αὐτοῖς γράψω τὰ ἐπουλωτικὰ, τὰ
μεταξὺ πάνθ᾽ ὑπερβὰς, ὅσα τόπου πεπονθότος ἐφάπτεται.
μετὰ δὲ τὰ ἐπουλωτικὰ τὰ ἐφεξῆς ἅπαντα κατὰ τὴν προ-
ειρημένην ἄρτι μοι τάξιν. ἔνια μέντοι τῶν ξηρῶν τούτων
φαρμάκων διττὴν ἔχει χρῆσιν, ὡς καὶ ξηροῖς αὐτοῖς δύνα-
σθαι χρῆσθαι καὶ μιγνυμένοις ἑτέροις τισὶν, ὡς καὶ αὐτὸς
Ἀσκληπιάδης ἐπισημαίνεται.

quoniam pinguia medicamenta vitamus, ficcis folis utimur
fugientes emmota a medicis appellata, quod linamentis in-
unctis offerantur. Quemadmodum autem offibus in capite
denudatis ufus ipforum aptiffimus eſt, ita etiam in aliis
omnibus denudatis offibus five brachii five cubiti five ra-
dii five femoris five tibiae. Quare nos etiam arida ab Afcle-
piade fcripta deinceps prodituri, quum ipfum prima omnium
cephalica fcripfiffe inveniamus, prima ponemus, quod non
folum offibus in capite denudatis, verum et aliis omnibus
fimili modo affectis ipfa fint accommoda. Deinde quae ci-
catricem ducunt, percenfebimus, omnia his interjecta prae-
tergreffi quae affectum locum attingunt. Poftea quae prae-
dicto jam mihi ordine fequuntur, omnia aggrediar. Non-
nulla fane ex ficcis medicamentis duplicem ufum obtinent,
ut et ficcis ipfis uti poffimus et cum aliis quibusdam mix-
tis, ficut item Afclepiades quoque indicat.

Ed. Chart. XIII. [797.]   Ed. Baf. II. (390.)

[Ξηρὰ κεφαλικά.] Ξηρὸν κεφαλικὸν ᾧ ἐχρήσατο Λεύ-
κιος ὁ καθηγητής. ἀφίστησι λεπίδας, ἀνάγει ὀστᾶ ἐφθορότα
καὶ τὰ κοῖλα σαρκοῖ. τὸ φάρμακόν ἐστιν ἀλιπές. ⟂ ἴρεως,
Ἰλλυρικῆς ⟨ δ'. πάνακος ⟨ δ'. ἀριστολοχίας ⟨ β'. μάννης
⟨ β'. ἄλλοι χωρὶς ἀριστολοχίας. ἅπαντα κόπτε καὶ σῆθε,
χρῶ κατ᾽ ἰδίαν καὶ μετὰ μέλιτος. τὸ διὰ τοῦ σιλφίου. τὰ
τετυλωμένα ὑπεκτήκει καὶ τὰ ῥυπαρὰ ἀνακαθαίρει καὶ τὰ
κοῖλα πληροῖ τῶν ἑλκῶν, τοὺς ὑπολειπομένους χιτωρίσκους
ὑπεκτήκει. ⟂ ῥητίνης πιτυΐνης ξηρᾶς ⟨ ιβ'. κισσήρεως ἢ
σώρεως ὀπτῆς κατεσβεσμένης οἴνῳ ⟨ η'. ἴρεως Ἰλλυρικῆς
⟨ η'. ἀριστολοχίας ⟨ η'. σιλφίου ⟨ ν'. χαλκοῦ λεπίδος ⟨ β'.
λιβάνου ⟨ δ'. ξηρῷ καὶ μετὰ μέλιτος. ἐν ἄλλαις γραφαῖς
σίλφιον οὐκ ἔχει. τὸ διὰ τῶν ὀρόβων Ξενοκράτους. ⟂ ὀρό-
βων κιῤῥῶν ἀλεύρου ⟨ η'. Ἰλλυρικῆς ⟨ ι'. μάννης ⟨ ε'.
ἀριστολοχίας ⟨ ε'. λεπίδος ⟨ ε'. λείοις χρῶ καὶ μετὰ μέ-
λιτος. ἐν ἄλλαις γραφαῖς βρυωνίας ῥίζης ⟨ η'. μάννης ⟨ιβ'.
λεπίδος ⟨ ιβ'. ἴρεως ⟨ιβ'. ὀρόβου ⟨ ι'. ἀριστολοχίας μα-

[*Arida cephalica.*] *Aridum cephalicum, quo ufus eft
Lucius praeceptor, tollit fquamas, offa corrupta educit,
cava implet. Medicamentum pingui caret.* ⟂ Iridis Illyri-
cae drach. quatuor, panacis drach. quatuor, ariftolochiae
drach. duas, mannae drach. duas, alii fine ariftolochia.
Omnia contunduntur et cribrantur. Uti licet per fe et cum
melle. *Medicamentum ex filphio callofa confumit et for-
dida purgat et cava replet, ulcerum relictas tuniculas
exedit.* ⟂ Refinae pityinae ficcae drach. duodecim, pumi-
cis vel foreos torrefacti vino reftincti drach. octo, iridis
Illyricae drach. octo, ariftolochiae drach. octo, filphii drach.
quinquaginta, aeris fquamae drach. duas, thuris drach. qua-
tuor, arido et cum melle utitor, in aliis defcriptionibus fil-
phium non eft. *Medicamentum ex ervis, Xenocratis.* ⟂
Ervorum ruforum farinae drach. viij, Illyricae drach. x,
mannae drach. quinque, ariftolochiae ℥ v, fquamae drach. v,
tritis et cum melle utitor. Aliae lectiones habent, bryoniae
radicis drach. viij, mannae drach. xij, fquamae drach. xij,
iridis ℥ xij, ervi drach. x, ariftolochiae longae drach. xv.

Ed. Chart. XIII. [797.]   Ed. Baſ. II. (390.)

κρᾶς ⪡ ιε΄. τὸ διὰ τῆς Σεραπιάδος ἐπιγραφόμενον, ἀφίστησι
λεπίδας καὶ σαρκοποιεῖ, τῶν ἄγαν ἐστὶν ἀναξηραντικῶν.
Σεραπιάδος τῆς ὄρχεως ⪡ η΄. ἴρεως Ἰλλυρικῆς ⪡ η΄. πρασίου
ξηροῦ ⪡ η΄. ὀρόβου ἀλεύρου ⪡ ι΄. ἀριστολοχίας ⪡ ν΄. ξηρῷ
καὶ μετὰ μέλιτος. Τρύφωνος κεφαλικόν. ἀφίστησι λεπίδας.
4 πίτυος φλοιοῦ ⪡ στ΄. λεπίδος χαλκοῦ ⪡ στ΄. κισσήρεως
κεκαυμένης ⪡ στ΄. μάννης λιβάνου, ἀριστολοχίας, ἴρεως Ἰλ-
λυρικῆς, ῥητίνης πιτυΐνης ἀνὰ ⪡ δ΄. σμύρνης, ἀλόης ἀνὰ ⪡ β΄.
ξηρῷ καὶ μετὰ μέλιτος. ἐν δὲ ταῖς Ἀθηναίου γραφαῖς χω-
ρὶς πίτυος φλοιοῦ ἔστι τὸ φάρμακον. ἔχει δὲ καὶ κηκίδος
τὸ ἴσον ἐν τῷ μαννίνῳ.

[Ξηρὰ ἐπουλωτική.] Περὶ πάντων ἑλκῶν προσφάτων,
παλαιῶν, εὐθεραπεύτων, δυσθεραπεύτων ἔν τε τοῖς τῆς θε-
ραπευτικῆς μεθόδου βιβλίοις εἴρηται κατὰ τὸ γ΄ καὶ δ΄ καὶ ε΄.
ὑπόμνημα καὶ κατὰ ταύτην τὴν πραγματείαν ἐν τοῖς ἔμ-
προσθεν, ἐπιδεικνύντος μου τῶν μὲν ἄνευ περιστάσεως ἁπά-
σης ἑλκῶν κοίλων τὰ σαρκωτικὰ φάρμακα δυνάμεως εἶναι

---

*Medicamentum quod ex Serapiade inſcribitur, ſquamas
tollit, carnem facit, ex iis, quae valde reſiccant.* 4 Se-
rapiadis orcheos drach. octo, iridis Illyricae drach viij,
marrubii ſicci drach. octo, ervi farinae drach. decem, ari-
ſtolochiae drach. quinquaginta, ſicco et cum melle utimur.
Tryphonis cephalicon, aufert ſquamas. 4 Piceae corticis
drach. vj, ſquamae aeris drach. ſex, pumicis uſti 3 ſex,
mannae thuris, ariſtolochiae, iridis Illyricae, reſinae pityi-
nae, ſingulorum 3 iv, myrrhae, aloës, ſingulorum 3 ij, ſicci
et cum melle uſus eſt. In Athenaei ſcripturis ſine piceae
cortice medicamentum eſt. Habet autem et gallae pares
mannae portiones.

[*Arida cicatricem inducentia.*] De omnibus ulceribus
recentibus et vetuſtis curatu facilibus et difficilibus, in me-
dendi methodi libris tertio, quarto et quinto diſſeruimus.
Quin etiam in hujus operis prioribus cavorum ulcerum
ſine omni caſu medicamenta carne replentia facultatem de-
tergentem ſine ullo morſu obtinere docui, quae autem ci-

Ed. Chart. XIII. [797. 798.]　　　　Ed. Baf. II. (390)

ῥυπτικῆς ἀδήκτου. τὰ δ᾽ ἐπουλωτικὰ ξηραντικώτερα μετὰ
τοῦ στύφειν ἀδήκτως, [798] τὰ καθαιρετικὰ τῶν ὑπερσαρ-
κούντων θερμὰ καὶ δριμέα. καὶ μέντοι καὶ τίνα κάλλιστα
νομίζω τῶν ἐπουλωτικῶν εἶναι, προείρηταί μοι διὰ τῆς θε-
ραπευτικῆς μεθόδου, καθ᾽ ἣν ἁπάντων παθῶν τῆς ἰάσεως
αἱ μέθοδοι δελήλωνται καὶ τῶν εἰς ἕλκη διαφερουσῶν ἔμπρο-
σθεν ἐν τῇδε τῇ νῦν προκειμένῃ. ὁ δ᾽ Ἀσκληπιάδης ἔγραψε
φάρμακα, καθάπερ καὶ ὁ Ἀνδρόμαχος ἐπουλωτικά, μὴ προσ-
διορισάμενος πότερον ἀπεριστάτων ἑλκῶν ἢ τῶν ἰδίως δυσ-
επουλώτων λεγομένων, ἃ διαφέρειν ἀλλήλων ἐδείχθη πλείοσι
διαφοραῖς, ἴδιον ἑκάστης. ἐχούσης σκοπὸν τῆς θεραπείας. ἔν
τισι μέντοι προσγεγράφασιν ὅτι καὶ πρὸς κακοήθη, ἢ πάλιν,
ὅτι πρὸς κονδυλώματα καὶ ῥαγάδας. ὁ δ᾽ Ἀσκληπιάδης
καίτοι μᾶλλον τοῦ Ἀνδρομάχου τοὺς ὁρισμοὺς εἰωθὼς προσ-
τιθέναι, παρέλιπεν ἐπὶ τῶν ἐπουλωτικῶν. ἀλλ᾽ ἐξ ὧν ἐγὼ
διῆλθον, ἔν τε τῇ θεραπευτικῇ πραγματείᾳ καὶ τῇ νῦν ἐνε-
στώσῃ δῆλον ἔσται τοῖς προσέχουσι τὸν νοῦν, ὅπως ἑκά-
στῳ τῶν γεγραμμένων χρηστέον. ξηρὰ ἐπουλωτική.

catricem inducunt, cum eo, quod citra mordacitatem aftrin-
gunt magis exiccare, quae vero fupercrefcentem carnem tol-
lunt, calida effe et acria. Quin etiam quae optima effe in-
ter ea, quae cicatricem ducunt, exiftimem tum in com-
mentario de morbis curandis praedixi, ubi omnium affe-
ctuum curationis methodi oftenfae funt, tum prius in hoc
praefenti opere cum de iis, quae ulceribus conveniunt, age-
tur. Afclepiades autem medicamenta, ficut et Andromachus,
cicatricem inducentia confcripfit, non diftinguens, utrum
nullo alioqui malo conflictantia ulcera, an quae proprie ae-
gre ad cicatricem venientia dicuntur, quae permultum in-
vicem differre oftendimus, quum fingula proprium cura-
tionis fcopum habeant. In quibusdam tamen adfcripferunt,
quod et ad cacoëthe faciant vel rurfus ad condylomata ad
rhagadas. At quamquam Afclepiades magis Andromacho di-
ftinguere foleat, tamen in iis, quae cicatricem ducunt, di-
ftinctionem nullam pofuit. Verum quae ego recenfui tum
in medendi methodo, tum in hoc opere, indicabunt, fi
mentem adhibeas, quo modo fingulis defcriptis utendum fit.

Ed. Chart. XIII. [798.]   Ed. Baf. II. (390.)

[*Ασκληπιάδου σποδοειδής ἐκ τῶν Μάγνου.*] ♃ *Ασβέ-*
στου ◁ στ΄. μάννης λιβάνου ◁ δ΄. λεπίδος ◁ δ΄. ἄλλως.
ἀσβέστου ◁ ιβ΄. λεπίδος ◁ δ΄. μάννης ◁ δ΄. ὡς δὲ *Αρχί-*
βιος. ♃ λεπίδος ◁ η΄. καὶ μάννης ◁ η΄. ἢ ◁ δ΄. ἐν ἄλλαις
γραφαῖς ◁ η΄. ἀσβέστου. ὡς δὲ Ἡλιόδωρος, ἀσβέστου ◁ η΄.
μάννης λιβάνου ◁ η΄. λεπίδος ◁ δ΄. κιῤῥὸν ἐπουλωτικόν.
♃ μίσυος ὀπτοῦ ◁ η΄. λεπίδος χαλκοῦ ◁ ι΄. μάννης ◁ στ΄.
λείοις χρῶ.

[*Μάγνου ἐπουλωτικόν.*] ♃ Διφρυγοῦς ◁ δ΄. λεπίδος
◁ δ΄. Ἰλλυρίδος ◁ β΄. μάννης δραχμὰς β΄. λείοις χρῶ. τὸ
διὰ τῆς κισσήρεως. ♃ κισσήρεως ὀπτῆς οἴνῳ κατεσβεσμένης
δραχμὰς η΄. λεπίδος ◁ δ΄. μάννης ◁ δ΄. ἴρεως δραχμὰς δ΄.
ῥητίνης πιτυΐνης ξηρᾶς ◁ δ΄. λείοις χρῶ. ἄλλη Πτολεμαίου
γνωρίμου, ποιεῖ καὶ πρὸς τὰ δυσαλθῆ. ♃ πίτυος φλοιοῦ
◁ στ΄. καδμείας ὀπτῆς δραχμὰς η΄. λεπίδος δραχμὰς δ΄. κέ-
ρατος ἐλαφείου κεκαυμένου ◁ δ΄. μάννης δραχμὰς δ΄. λείοις
χρῶ. ἐν ἄλλαις γραφαῖς ἔχει, μολύβδου κεκαυμένου καὶ πε-

[*Aridum cicatricem inducens Afclepiadis, cineritium,*
ex Magni medicamentis.] ♃ Calcis vivae ℥ vj, mannae thu-
ris ℥ iv, fquamae drach. iv. *Aliter.* ♃ Calcis vivae ℥ xij,
fquamae ℥ iv, mannae ℥ iv, fed ut Archibius vult, fquamae
drach. viij, mannae ℥ viij vel iv, in aliis fcripturis calcis
vivae drach. octo. *Ut Heliodorus.* ♃ Calcis vivae ℥ viij,
mannae thuris ℥ viij, fquamae ℥ iv. *Rufum cicatricem du-*
cens. ♃ Mifyos torrefacti drach. viij, fquamae aeris drach.
x, mannae drach. fex, tritis utitor.

[*Magni cicatricem ducens.*] ♃ Diphrygis ℥ iv, fqua-
mae ℥ iv, Illyridis ℥ ij, mannae drach. duas, contritis uti-
tor. *Medicamentum ex pumice.* ♃ Pumicis torrefacti vino
reftincti drach. viij, fquamae ℥ iv, mannae drach. iv, iridis,
refinae pityinae ficcae, fingulorum drach. iv, tritis utitor.
Aliud. Ptolemaei celebris, facit et ad curatu difficilia.
♃ Piceae corticis drach. fex, cadmiae toftae drach. octo,
fquamae drach. quatuor, cornu cervini ufti ℥ iv, mannae
drach. quatuor, tritis utitor. In aliis exemplaribus habet,

850 ΓΑΛΗΝΟΥ ΠΕΡΙ ΣΥΝΘΕΣΕΩΣ ΦΑΡΜΑΚΩΝ

Ed. Chart. XIII. [798]   Ed. Baf. II. (390. 391.)
πλυμένου δραχμὰς δ'. μολυβδαίνης ⟨ η'. ξηρὰ ἐσχαρωτική.
λέλεκται καὶ περὶ τούτων ὅτι δριμείας εἰσὶ καὶ καυστικῆς
δυνάμεως, ὥστε καὶ ἡ χρῆσις αὐτῶν ἐπί τε τῶν δι' ὑπερ-
βάλλουσαν ὑγρότητα καὶ δυσκρασίαν τοῦ πεπονθότος μορίου
γίνεται καὶ διὰ τὰς ἐγγιγνομένας ἐνίοις μέρεσι σηπεδόνας.
ἐσχαρωτικὰ Ἀσκληπιάδου. μήλινον Λευκίου καθηγητοῦ, ἐσχα-
ρωτικὸν καὶ τύλων ἔκκοπτικόν, καταπασσόμενον καὶ προσ-
θλιβόμενον ἐν πυρῆνι μύλης. ἔστι δὲ κατασταλτικὸν καὶ
τῶν δυσαλθῶν ἐπουλωτικόν, εἴ τις ἐπὶ λεπτῶν χρήσαιτο τῷ
φαρμάκῳ, τῷ δὴ λεγομένῳ χνοῖ χρώμενος. ⟨ χαλκίτεως ὠῆς
⟨ η'. καδμείας ⟨ δ'. νῆστις σιέλῳ ἀναλάμβανε ἐπὶ τοσοῦ-
τον, ὥστε αὐτὸ μόνον νοτίσαι τὸ φάρμακον, εἶτα συνάγαγε
καὶ πωμόσας ἕα μήλινον γενέσθαι, καὶ ξηράνας ἐν σκιᾷ κού-
φως περιφέρων τὸν τριβέα ἀναλάμβανε καθὼς προείρηται.
παρ' ἄλλοις καλεῖται τὸ φάρμακον φαιόν. ἀναλαμβάνεται δὲ
ὄξει δριμυτάτῳ καὶ ξηραίνεται καὶ λειαίνεται. (391) ἐν ἄλ-
λαις γραφαῖς, ὥσπερ Εὔνομος ὁ Ἀσκληπιάδης ἐχρήσατο,

plumbi ufti et eloti drach. quatuor, molybdaenae drach.
octo. *Arida cruftas inducens.* Diximus quoque haec acris
et adurentis effe facultatis. Quare etiam ufus ipforum eft
tum in his quae propter nimiam humiditatem ac intem-
periem partis affectae, tum propter putredines partibus qui-
busdam innatas, proveniunt. *Cruftas obducentia, Afclepia-
dis. Melinon Lucii praeceptoris, quod cruftas inducit,
callos excindit infperfum et compreffum fummo fpecillo,
compefcit autem et difficilibus curatu cicatricem inducit,
fi quis in tenui medicamento utatur.* Qui ergo dictum pul-
verem ufurpat, chalcitidis crudae drach. octo, cadmiae
drach. quatuor, jejunus cum faliva excipito tantum, ut fo-
lum ipfum medicamentum humectet, deinde collige et oper-
culo claudens fine melinum fieri, ubi in umbra deficcave-
ris, leviter circumferens piftillum, trita excipito ficut prae-
dictum eft. Apud alios vocatur medicamentum fufcum. Ex-
cipitur aceto accerrimo et ficcatur laevigaturque. In aliis
fcripturis ficut Eunomus Afclepiades ufus eft. Habet au-

Ed. Chart. XIII. [798. 799.]   Ed. Baf. II. (391.)

ἔχει δὲ οὕτως. ♃ χαλκίτεως < ιβ'. καδμείας < στ'. σανδα-
ράχης < στ'. [799] ὄξει ἀναλαμβάνεται. ἄλλο. ♃ χαλκίτιδος
ὀπτῆς, χαλκάνθης ὀπτῆς, καδμείας ὀπτῆς, ἑκάστου τὸ ἴσον
καὶ νῆστις ἀναλάμβανε σιέλῳ. εὔτονον ἐπιγραφόμενον. ♃
χαλκίτεως ὀπτῆς < η'. χαλκάνθου < η'. σανδαράχης < η'.
καδμείας < η'. ξηρῷ κατάπασσε. τὸ διὰ τῶν δ'. ♃ χαλκι-
τεως ὀπτῆς < δ'. μίσυος ὀπτῆς < δ'. διφρυγοῦς < δ'. χαλ-
κάνθης ὀπτῆς < δ' χρῶ. ἐσχαρωτικὸν σφόδρα γενναῖον. ♃
στυπτηρίας σχιστῆς < ιστ'. χαλκάνθου < ιστ'. κηκίδων < ιστ'.
μίσυος Κυπρίου < ιστ'. σώρεως < δ'. λείοις χρῶ.

[Ἐπιτετευγμένον, ὡς Εὔνομος.] ♃ Μίσυος ξενικοῦ
< ιστ'. σώρεως < ιβ'. χαλκοῦ κεκαυμένου < β'. λίθου σχι-
στοῦ κεκαυμένου < η'. χαλκάνθου < δ'. σανδαράχης < δ'.
στυπτηρίας σχιστῆς < δ'. λείοις χρῶ καταπάσσων καὶ προσ-
θλίβων τῷ πυρῆνι. πρὸς νομάς. τὰ σηπεδονώδη τῶν ἑλκῶν,
ὅταν ἐπινέμηται τοὺς πέριξ τόπους, ὀνομάζουσιν ἰδίως νο-
μὰς, καὶ δῆλον ὅτι τῶν σφοδροτάτων φαρμάκων αἱ τοιαῦ-

tem fic. ♃ Chalcitidis drach. duodecim, cadmiae drach. vj,
fandarachae ℥ vj, aceto excipiuntur. *Aliud.* ♃ Chalcitidis
toftae, chalcanthes toftae, cadmiae toftae, fingulorum paria
pondera jejunus excipito faliva. *Quod infcribitur robu-
ftum.* ♃ Chalcitidis toftae drach. viij, chalcanthi ℥ viij, fan-
darachae ℥ viij, cadmiae ℥ viij, ficca infpergito. *Dia teffa-
ron,* id eft quod ex quatuor conftat. ♃ Chalcitidis toftae
℥ iv, mifyos toftae drach. iv, diphrygis drach. iv, chalcan-
thi uftae ℥ iv, utitor. *Cruftam inducens valde generofum.*
♃ aluminis fiffilis ℥ xvj, atramenti futorii ℥ xvj, gallarum
℥ xvj, mifyos Cyprii ℥ xvj, foreos ℥ iv, contritis utitor.

[*Confectum, ut Eunomus.*] ♃ Mifyos peregrini drach.
fedecim, foreos drach. duodecim, aeris ufti drach. duas, la-
pidis fiffilis ufti drach. viij, atramenti futorii ℥ iv, fandara-
chae ℥ iv, aluminis fiffilis ℥ iv, tritis utitor infpergens et
fpecillo comprimens. *Ad nomas.* Putrida ulcera quum am-
bientes partes depafcunt, nomas proprie appellant, ac con-
ftat tales affectus vehementiffimis medicamentis indigere,

Ed. Chart. XIII. [799.]   **Ed. Baf. II. (391.)**

ται δέονται διαθέσεις, ἀμέλει καὶ καυστηρίοις ἐπ᾽ αὐτῶν χρώμεθα πολλάκις. πρὸς νομὰς Ἀσκληπιάδου. Λευκίου καθηγητοῦ πρὸς νομάς. ♃ θείου ἀπύρου ⪤ β᾽. ἀρσενικοῦ ⪤ β᾽. λεπίδος ⪤ β᾽. χαλκοῦ κεκαυμένου, ὥστε χρῶσαι, ξηρῷ καὶ μετὰ μέλιτος.

[Πουπλίου τοῦ καθηγητοῦ.] ♃ Ἀρσενικοῦ ⪤ δ᾽. λεπίδος ⪤ β᾽. ἐλατηρίου ⪤ α᾽. χάρτου ὥστε χρῶσαι. ὡς δὲ Εὔνομος ἐχρήσατο. ♃ ἀρσενικοῦ ⪤ δ᾽. λεπίδος ⪤ δ᾽. θείου ἀπύρου ⪤ β᾽. ἐλατηρίου ⪤ β᾽. χάρτου κεκαυμένου ὥστε χρῶσαι. ἐν ἄλλαις γραφαῖς, σανδαράχης ⪤ δ᾽. λεπίδος ⪤ στ᾽. ἀρρενικῆς ⪤ δ᾽. ἐλατηρίου ⪤ β᾽. χάρτου κεκαυμένου ⪤ δ᾽. ἐκ τῶν Ἀρείου πρὸς νομάς, ἥτις καὶ τὰ ῥυπαρὰ ἀνακαθαίρει χωρὶς δήξεως ἀνιεμένη ῥοδίνῳ. ποιεῖ καὶ πρὸς τὰς ἐν μήτρᾳ ἀναβρώσεις. ἔδωκε Θεότροπος. ♃ ἀρσενικοῦ ⪤ δ᾽. χάρτου κεκαυμένου ⪤ δ᾽. μολύβδου κεκαυμένου καὶ πεπλυμένου ⪤ δ᾽. λεπίδος χαλκοῦ ⪤ δ᾽. ἕκαστον τρῖβε κατ᾽ ἰδίαν, εἶθ᾽ ὁμοῦ μίξας χρῶ πρὸς τὰς προειρημένας διαθέσεις. ὡς

nam in ipfis faepe etiam cauteriis utimur. *Ad nomas, Afclepiadis, medicamentum Lucii praeceptoris ad nomas.* ♃ Sulfuris vivi drach. duas, auripigmenti drach. duas, fquamae drach. duas, aeris ufti quantum color exigit, arido et cum melle utitor.

[*Publii praeceptoris.*] ♃ Auripigmenti drach. iv, fquamae drach. duas, elaterii drach. unam, chartae quantum ad colorem fatis eft. *Ut autem Eunomus ufus eft.* ♃ Arfenici drach. quatuor, fquamae drach. quatuor, fulfuris vivi drach. duas, elaterii drach. duas, chartae uftae quantum ad colorem fufficit. In aliis fcripturis eft, fandarachae drach. quatuor, fquamae drach. fex, arfenici ℥ iv, elaterii drach. duas, chartae uftae drach. iv. *Medicamentum Arei ad nomas, quod etiam fordida purgat citra mordicationem rofaceo dilutum. Facit etiam ad vulvae exulcerationem. Dedit Theotropus.* ♃ Arfenici drach. quatuor, chartae uftae drach. quatuor, plumbi ufti et eloti drach. quatuor, fquamae aeris drach. quatuor, fingula per fe teruntur, poftea fimul mifcentur. Utitor ad praedictos affectus.

Ed. Chart. XIII. [799. 800.]   Ed. Baf. II. (391.)

δὲ Πτολεμαῖος ἐχρήσατο. ♃ μολύβδου κεκαυμένου, ἀρσενι-
κοῦ, λεπίδος, χάρτου κεκαυμένου ἀνὰ ⊲ δ′. θείου ἀπύρου
⊲ β′. λείοις χρῶ. ὡς δὲ ᾽Απελλῆς. φάρμακον ἐπιτετευγμένον
διὰ χάρτου ἐπιγραφόμενον πρὸς νομάς. οὐ μόνον δὲ ἵστη-
σιν, ἀλλὰ καὶ κωλύει ἀρχομένην. ποιεῖ δὲ καὶ δυσεντερικοῖς
ἐγχυματιζόμενον διὰ ῥοδίνου· ἐπειδὰν δὲ, φησὶν, ἐγχυματιζό-
μενον δυσεντερικοῖς ἀναδάκνηται, ὕποπτον εἶναι τὴν νομήν.
τὰ δὲ τῆς συνθέσεως ἔχει οὕτως. ♃ χάρτου κεκαυμένου, μο-
λύβδου κεκαυμένου καὶ χαλκοῦ κεκαυμένου καὶ πεπλυμένου,
ἀρσενικοῦ, λεπίδος στομώματος ἑκάστου ἴσον, θείου ἀπύρου
τὸ ἥμισυ, λείοις χρῶ ἢ μετὰ μέλιτος ἢ ῥοδίνου Μοσχίωνος
πρὸς νομάς. ♃ ἐλατηρίου δραχμὰς β′. χάρτου κεκαυμένου
δραχμὰς β′. λεπίδος χαλκοῦ δραχμὰς δύο, ἀρσενικοῦ δραχμὰς
δ′. ἰοῦ σκώληκος δραχμὴν α′. ἁλὸς ἀμμωνιακοῦ δραχμὴν
μίαν, λείοις χρῶ μετὰ ῥοδίνου.

[Εὐῶδες Λευκίου καθηγητοῦ.] ♃ Λεπίδος ⊲ δ′. κηκί-
δος δραχμὰς δ′. σανδαράχης ⊲ β′. ἀρσενικοῦ δραχμὰς β′.
σμύρνης δραχμὴν α′. [800] χαλκάνθου δραχμὴν α′. λιβάνου

Ptolemaeus autem ita ufus eft. ♃ Plumbi ufti, arfenici,
fquamae, chartae uftae fingulorum drach. quatuor, fulfu-
ris vivi drach. duas, tritis utitor. *Ut autem Apelles. Me-
dicamentum confectum, quod ex charta infcribitur, no-
mas non folum fiftit, fed etiam incipientes prohibet. Facit
et ad dyfentericos infufum rofaceo.* Quum autem ait in-
ftillatum dyfentericis, fufpicionem fubeffe de nome indica-
tur, compofitio ita habet. ♃ Chartae uftae, plumbi ufti,
aeris ufti et eloti, arfenici, fquamae ftomomatis, fingulorum
aequas portiones, fulfuris vivi dimidium, tritis utitor vel
cum melle vel rofaceo. *Mofchionis ad nomas.* ♃ Elaterii
drach. duas, chartae uftae drach. duas, fquamae aeris drach.
duas, auripigmenti drach. quatuor, aeruginis fcoleciae drach.
unam, falis ammoniaci drach. unam, tritis utitor et cum
rofaceo.

[*Odoriferum Lucii praeceptoris.*] ♃ Squamae drach.
quatuor, gallae drach. iv, fandarachae drach. ij, arfenici
ℨ ij, myrrhae ℨ j, atramenti futorii drach. j, thuris drach. ij

◁ β'. ἐλατηρίου ◁ α'. χάρτου κεκαυμένου ὥστε χρῶσαι.
ὡς δὲ ἡμεῖς. ♃ λεπίδος ◁ η'. κηκίδος ◁ η'. σμύρνης ◁ η'.
σανδαράχης ◁ δ'. ἀρσενικοῦ ◁ δ'. ἐλατηρίου ◁ δ'. λιβά-
νου ◁ γ'. χαλκάνθου ◁ γ'. χάρτου ὥστε χρῶσαι. ὡς δὲ
Πρασίων. ♃ ἀρσενικοῦ ◁ β'. λεπίδος ◁ β'. χαλκάνθου δρα-
χμὴν α'. σανδαράχης ◁ β'. σμύρνης δραχμὴν α'. λιβάνου
◁ α'. κηκίδων δραχμὴν α'. χάρτου ◁ δ'. λείοις καὶ μετὰ
ῥοδίνου. Ἡρακλείδης δὲ ταύτην εἶχε τὴν γραφήν. ♃ κηκίδων
◁ στ'. ἀρσενικοῦ ◁ δ'. σανδαράχης ◁ δ'. λεπίδος ◁ δ'.
λιβάνου ◁ γ'. χαλκάνθου ◁ γ'. σμύρνης μιναίας ◁ β'. χάρ-
του ◁ η'. ὡς δὲ Κλεόβουλος. ♃ λεπίδος ◁ β'. σαρδαράχης
◁ β'. ἀρσενικοῦ ◁ β'. σμύρνης δραχμὴν α'. λιβάνου δρα-
χμὴν α'. χαλκάνθου δραχμὴν α'. κηκίδος ◁ α'. χάρτου ὥστε
χρῶσαι.

Κεφ. ιε'. [Πρὸς ἄνθρακας.] Ὁ ἄνθραξ ἕλκος ἐστὶν,
ἐσχάραν ταχὺ ποιοῦν, μετὰ φλεγμονῆς ἰσχυρᾶς τοῦ πέριξ
μορίου παντὸς, ὥστε καὶ πυρετοὺς ἐπιφέρεσθαι σφοδροὺς

elaterii drach. unam, chartae uſtae, quantum colorem effi-
cit. Nos autem ſic. ♃ Squamae drach. viij, gallae ʒ viij,
myrrhae drach. viij, ſandarachae drach. quatuor, arſenici
drach. iv, elaterii drach. quatuor, thuris drach. tres, atra-
menti ſutorii drach. tres, chartae quo colorem acquirat.
Ut Praſion. ♃ Arſenici drach. ij, ſquamae drach. ij, chal-
canthi drach. unam, ſandarachae drach. ij, myrrhae ʒ j,
thuris drach. j, gallae drach. j, chartae drach. quatuor, tri-
tis et cum roſaceo utitor. Heraclides hanc deſcriptionem
habebat. ♃ Gallae ʒ vj, arſenici ʒ iv, ſandarachae ʒ iv,
ſquamae ʒ iv, thuris ʒ iij, chalcanthi ʒ iij, myrrhae mineae
ʒ ij, charta ʒ viij. Ut Cleobulus. ♃ Squamae drach. ij,
ſandarachae drach. duas, arſenici drach. duas, myrrhae
drach. unam, thuris ʒ j, atramenti ſutorii ʒ j, gallae ʒ j,
chartae, ut colorem accipiat.

Cap. XV. [Ad carbunculos.] Carbunculus ulcus eſt
cruſtam cito cum inflammatione totius partis circumdatae
valida faciens, ut et febres vehementes et extrema peri-

Ed. Chart. XIII. [800.]   Ed. Baf. II. (391.)

καὶ κινδύνους ἐσχάτους, ὥστε χρὴ κατ᾽ αὐτῆς μὲν τῆς ἐσχά-
ρας ἰσχυρὸν τιθέναι φάρμακον, καὶ τούτων γε ὁποῖα πρὸς
νομὰς ἁρμόζειν εἴρηται, τὰ δὲ πέριξ καταπλάσσειν κατα-
πλάσμασιν ὁμαλὴν ἔχουσι δύναμιν, ὡς ἀποκρούεσθαί τε καὶ
μετρίως ἐμψύχειν καὶ διαφορεῖν. ἀλλὰ περὶ μὲν τῶν κατα-
πλασμάτων ἐν τῇ περὶ τούτων πραγματείᾳ λέλεκται· νυνὶ
δὲ τῶν ὑπ᾽ Ἀσκληπιάδου γεγραμμένων μνημονεύσομεν. πρὸς
ἄνθρακας τὰ ὑπ᾽ Ἀσκληπιάδου. ἡ τοῦ Μασσαλιώτου. ταύ-
την ἐξέθηκε τῇ πόλει πρὸς τὴν δύναμιν, διὰ τὸ τοὺς ἄν-
θρακας ἐπιπολάζειν καὶ πολλοὺς ἀφαιρεῖσθαι. ♃ χρυσοκόλ-
λης ≺ δ΄. νίτρου ὀπτῆς ≺ δ΄. λίθου Ἀσίου ≺ δ΄. ἀρσε-
νικοῦ ≺ δ΄. σανδαράχης ≺ δ΄. μίσυος ὀπτοῦ ≺ δ΄. χαλκί-
τεως ≺ δ΄. στυπτηρίας σχιστῆς ≺ δ΄. διφρυγοῦς ≺ δ΄. τρί-
ψαντες καθ᾽ ἓν καὶ ὁμοῦ ἀποτιθέμεθα εἰς ἀγγεῖον χαλ-
κοῦν Κύπριον. ἐπὶ δὲ τῆς χρήσεως ἐπιτίθεμεν προσθλίβον-
τες τῷ πλάτει τῆς μήλης, ἕως μελανθῇ ὁ ἄνθραξ, εἶτ᾽ ἐπιτί-
θεμεν ἐπάνω τὴν ὑπογεγραμμένην χλωράν. ἔστι δὲ αὕτη. ♃
λιβάνου ≺ α΄. ἰοῦ ξυστοῦ δραχμὴν α΄. λεπίδος χαλκοῦ δρα-

cula inferat. Quare ipfi cruftae valens medicamentum im-
ponere oportet et ex iis, quae ad nomas conducere dictum
eft, circumpofitas autem partes cataplasmatis fovere, quae
aequalem vim habeant, ut repellant et mediocriter refrige-
rent et difcutiant. Verum de cataplasmatis in proprio li-
bro dictum eft. Nunc ab Afclepiade fcripta percenfebimus.
*Ad carbunculos medicamenta ab Afclepiade prodita. Me-
dicamentum Maffaliotae.* Hoc propter vires civitati dedit,
quod carbunculi abundarent ac multos perderent. ♃ chry-
focollae drach. quatuor, nitri tofti drach. quatuor, lapidis
Afii drach. quatuor, arfenici drach. quatuor, fandarachae
drach. quatuor, mifyos tofti drach. iv, chalcitidis drach. iv,
aluminis fiffilis drach. quatuor, diphrygis drach. quatuor,
trita omnia figillatim fimulque in vas aereum Cyprium re-
ponimus. Dum ufus pofcit, imponimus, apprimentes fpecilli
latitudine, donec carbunculus nigrefcat. Deinde fupraponi-
mus infrafcriptum viride, quod ita habet. ♃ Thuris drach.
unam, aeruginis rafae drach. unam, fquamae aeris drach.

χμὴν μίαν, στυπτηρίας σχιστῆς ὀβολοὺς τέσσαρας, ἁλὸς ἀμ-
μωνιακοῦ ὀβολοὺς τέσσαρας, κηροῦ δραχμὰς ζ'. ὀβολοὺς τρεῖς,
ῥητίνης πιτυΐνης ξηρᾶς δραχμὰς ιε'. ἐλαίου παλαιοῦ κοτύ-
λην α'. τὰ ξηρὰ τρῖβε ἐν ἡλίῳ μετὰ ὄξους. τὰ δὲ τηκτὰ
τῆκε καὶ κατέρα καὶ ἀνακόψας ἀνελόμενος χρῶ. παρὰ Δη-
μοσθένει τῷ Μασσαλιώτῃ τῷ τε φάρμακον συντιθέντι
ἐλαίου ἔχει κοτύλας δύο.

[Ἀπίωνος πρὸς ἄνθρακας.] ♃ Νίτρου ἐρυθροῦ, ἀρ-
σενικοῦ, σανδαράχης, χαλκίτεως, χαλκάνθου, διφρυγοῦς, ἑκά-
στου· τὸ ἴσον, ὄξει λειοτριβῶν καὶ ξηράνας καὶ πάλιν τρί-
ψας χρῶ. Ἀπολλωνίου ὀργανικοῦ. ♃ χρυσοκόλλης δραχμὴν
μίαν, στυπτηρίας σχιστῆς δραχμὴν α'. καὶ στρογγύλης δρα-
χμὴν μίαν, σανδαράχης δραχμὴν μίαν, ὤχρας δραχμὴν α'. μί-
συος ὠμοῦ δραχμὴν α'. χαλκάνθου δραχμὴν α'. λείοις χρῶ.
[801] ἡ ἀνθίζουσα Μάγνου πρὸς σηπεδόνας, νομὰς, ἄνθρα-
κας, πτερύγια, ὦτα πυορροοῦντα, ποιεῖ καὶ πρὸς τὰς ἐν τῷ
στόματι νομάς. ♃ στυπτηρίας σχιστῆς ⊰ η'. χαλκίτεως ⊰ στ'.
σανδαράχης ⊰ γ'. σιδίων ῥοᾶς ξηρῶν ⊰ β'. χαλκάνθου ⊰ α'.

unam, aluminis fiſſilis obolos quatuor, ſalis ammoniaci obo-
los iv, cerae drach. ſeptem, obolos tres, reſinae pityinae
aridae drach. quindecim, olei veteris heminam unam, arida
in ſole cum aceto teruntur, quae liquefieri poſſunt, liquan-
tur et immittuntur, ubi rurſus contuderis aſſumens utitor.
Apud Demoſthenem Maſſaliotam, qui medicamentum compo-
ſuit, olei habet duas heminas.

[Apionis ad carbunculos.] ♃ Nitri rubri, arſenici,
ſandarachae, chalcitidis, atramenti ſutorii, diphrygis, ſingu-
lorum parem menſuram, aceto laevigentur et exiccatis
rurſusque tritis utitor. Apollonii organici. ♃ Chryſocol-
lae drach. unam, aluminis ſciſſilis drach. unam et rotundi
drach. unam, ſandarachae drach. unam, ochrae drach. unam,
miſyos crudi drach. unam, atramenti ſutorii ℥ j, tritis uti-
tor. Florida Magni ad putredines, nomas, carbunculos,
pterygia, aures ſuppurantes. Valet etiam ad oris nomas.
♃ Aluminis fiſſilis drach. viij, chalcitidis drach. ſex, ſan-
darachae ℥ iij, mali punici corticis ſiccae drach. ij, atra-

μίσυος ◁ β΄. νίτρου ◁ β΄. ὀμφακίνου ξηροῦ ◁ β΄. χρῶ ξηρῷ
καὶ μετὰ μέλιτος. (392) ἄλλο Διοδώρου. ♃ κηκίδος ὀμφα-
κίνης ◁ δ΄. μίσυος ◁ β΄. χαλκίτεως ◁ β΄. ἀρσενικοῦ ◁ β΄.
σανδαράχης ◁ β΄. στυπτηρίας σχιστῆς, χαλκάνθου, λίθου
Ἀσίου, διφρυγοῦς, νίτρου ἐρυθροῦ ἀνὰ ◁ α΄. λείοις κατά-
πασσε παραπτόμενος πυρῆνι μήλῃ. ἴσχαιμος Ἀσκληπιάδου.
Λευκίου καθηγητοῦ φάρμακον ἐπιτετευγμένον. ♃ χαλκίτεως
◁ ιστ΄. μάννης ◁ ιβ΄. τερμινθίνης ὄξει πεφυρμένης, ξηροῖς
κατάπασσε τοὺς αἱμορραγοῦντας τόπους. ἐν ἄλλαις δύο εὑ-
ρήκαμεν γραφαῖς μᾶλλον. ♃ χαλκίτεως ◁ η΄. μάννης ◁ ιστ΄.
τερμινθίνης πεφρυγμένης ◁ ιστ΄· ὡς δὲ Διοσκορίδης ὁ Ταρ-
σεὺς ἔδωκεν Ἀρείῳ τῷ Ἀσκληπιαδείῳ θαυμαστῶς κατέχον
τὰς αἱμορραγίας. ♃ χαλκίτεως ◁ η΄· μάννης ◁ ιστ΄. ῥητί-
νης ξηρᾶς ◁ η΄· γύψου ◁ η΄. τὰ μὲν ἄλλα κόπτεται καὶ
σήθεται καὶ μίγνυται καὶ ἀποτίθεται εἰς χαλκῆν πυξίδα. ἐπὶ
δὲ τῆς χρήσεως ἴσον τοῦ φαρμάκου τῇ γύψῳ μίγνυται. ἐκ
τῶν Ἡρακλείδου πρὸς αἱμορροΐδας. τούτῳ ἐχρήσατο πρὸς

menti futorii ℈ j, mifyos ℈ ij, nitri drach. ij, omphacini ficci
drach. ij. Sicco et cum melle utitor. *Aliud Diodori.* ♃
Gallae omphacinae drach. iv, mifyos drach. ij, chalcitidis
℈ ij, auripigmenti ℈ ij, fandarachae drach ij, aluminis fiffi-
lis, atramenti futorii, lapidis Afii, diphrygis, nitri rubri,
fingulorum drach. j, tritis infpergito, comprimens fcalpelli
fummo *Sanguinem fiftens Afclepiadis, Lucii praecepto-
ris medicamentum confectum.* ♃ Chalcitidis drach. xvj,
mannae drach. xij, terebinthinae aceto fubactae. Siccis con-
fperge locos, unde fanguis profluit. *In aliis duabus fcri-
pturis magis invenimus,* chalcitidis drach. octo, mannae
℈ xvj, terebinthinae frictae drach. xvj. *Diofcorides Tarfeus
tradidit Areo Afclepiadeo medicamentum mirifice fangui-
nis profluvia comprimens.* ♃ Chalcitidis drach. viij, man-
nae drach. fedecim, refinae ficcae ℈ octo, gypfi ℈ octo Alia
contunduntur, cribrantur, mifcentur, in aerea pyxide re-
ponuntur. Ubi ufus poftulat, pares portiones medicamenti
cum gypfo mifcentur. *Ex libris Heraclidis, medicamentum*

858 ΓΑΛ. Π. ΣΥΝΘΕΣ. ΦΑΡΜ. Τ. Κ. ΓΕΝΗ ΒΙΒ. Ε.

Ed. Chart. XIII. [801.]   Ed. Baf. II. (392.)

τὰς τῶν μυκτήρων αἱμοῤῥαγίας, ἔριον καταβάπτων καὶ συ-
στρέφων ὥσπερ ἐλλύχνιον. ♃ σιδίων ὀξείας ῥοιᾶς οὐγγίας
γ΄· στυπτηρίας Αἰγυπτίας οὐγγίας δ΄. χαλκίτεως γο α΄. λεί-
οις χρῶ. ἐπὶ δὲ τῶν μυκτήρων ἔριον πληρώσας τοῦ φαρμά-
κου ἐντίθει. ὁ λεγόμενος Ἡρακλῆς πρὸς αἱμοῤῥαγίας. τούτῳ
ἀντὶ καυτηρίου ἐχρήσατο, ἔστι δὲ ἐσχαρωτικόν. ποιεῖ καὶ
πρὸς πτερύγια, καταστέλλει πᾶσαν ἐξοχὴν, ὀστᾶ ἀνάγει, ἀφί-
στησι λεπίδας. ♃ σώρεως ⦤ δ΄. χαλκάνθου ⦤ δ΄. χαλκίτεως
κεκαυμένης ⦤δ΄. ῥοὸς βυρσοδεψικοῦ ⦤δ΄. λείοις χρῶ. ἴσχαι-
μον ἐπιτετευγμένον. ♃ μίσυος ξενικοῦ ⦤στ΄ χαλκάνθου ⦤στ΄.
πίτυος φλοιοῦ ⦤δ΄. χαλκίτεως ⦤δ΄. μάννης ⦤δ΄. ἄλλοι κ΄.
γυψοῦ ⦤δ΄. λείοις χρῶ. ἄλλο. ♃ λιβάνου γο α΄. μίσυος ξενι-
κοῦ ⦤ δ΄. κηκίδων ὀμφακίνων ⦤δ΄. χαλκίτεως ⦤δ΄. φελλῶν
κεκαυμένων ⦤η΄. ῥοῦς βυρσοδεψικῆς ⦤ δ΄. λείοις χρῶ.

ad haemorrhoidas. Hoc ufus eft ad fanguinis ex naribus
profluvia, lanam intingens et convolvens tanquam ellych-
nium. ♃ Acidi mali punici corticis ℥ iij, aluminis Aegyptii
℥ iv, chalcitidis ℥ j, tritis utitor, naribus vero lanam me-
dicamento repletam imponito. Hercules cognomento, ad
fanguinis eruptiones hoc loco cauterii ufus eft. Cruftam
autem inducit. Facit etiam ad pterygia, reprimit omnem
excrefcentiam, offa reducit, removet fquamas. ♃ Soreos
З iv, atramenti futorii З iv, chalcitidis uftae drach. quatuor,
rhu coriarii drach. iv, tritis utitor. Sanguinem fiftens com-
pofitum. ♃ Mifyos peregrini drach. vj, atramenti futorii
drach. vj, piceae corticis З iv, chalcitidis drach. iv, mannae
drach. iv, alii xx, gypfi drach. iv, tritis utitor. Aliud. ♃
Thuris unciam j, mifyos peregrini drach. iv, gallae ompha-
cinae З iv, chalcitidis drach. iv, fuberis ufti З viij, rhu
coriariae drach. iv, tritis utitor.

ΓΑΛΗΝΟΥ ΠΕΡΙ ΣΥΝΘΕΣΕΩΣ ΦΑΡΜΑΚΩΝ ΤΩΝ ΚΑΤΑ ΓΕΝΗ ΒΙΒΛΙΟΝ Ζ.

Ed. Chart. XIII. [802.]   Ed. Baf. II. (392.)

Κεφ. α΄. Τὰς πολυχρήστους ὀνομαζομένας ἐμπλά-
στρους, ἐπειδὴ πολλαῖς διαθέσεσιν ἁρμόττουσι, διελόμενος, ἐν
μὲν τῷ πρὸ τούτου γράμματι τὰς δυναμένας ἅμα ‘ τοῖς ἄλ-
λοις οἷς ἐπαγγέλλονται καὶ τὰ δυσθεράπευτα τῶν ἑλκῶν ἰᾶ-
σθαι, συνήθροισα. νυνὶ δ᾽ ἐφ᾽ ἕτερον γένος τῶν πολυχρή-
στων ἐμπλάστρων μεταβήσομαι πρὸς ἄλλα τε πολλὰ ποιού-
σης ἑκάστης καὶ μέντοι καὶ πρὸς τὰ σηπόμενα τῶν μορίων,

GALENI DE COMPOSITIONE MEDI-
CAMENTORVM PER GENERA
LIBER VI.

Cap. I. Superiore commentario emplaftra dicta po-
lychrefta, quod multis conveniant affectibus, diftinguentes
ea collegimus, quae praeterquam aliis, etiam ulceribus aegre
ad fanitatem pervenientibus mederi pollicentur. In praes-
entia vero ad aliud emplaftrorum genus multiplici ufui
accommodatum digrediar, quae fingula tum ad alia multa
faciunt tum ad partes putrefcentes aliter affectas quam

860 ΓΑΛΗΝΟΥ ΠΕΡΙ ΣΥΝΘΕΣΕΩΣ ΦΑΡΜΑΚΩΝ

Ed. Chart. XIII. [802.803.]　　　　　　　Ed. Baf. II. (3y2.)

ἑτέρας ὄντα διαθέσεως, ταῦτα τῶν ἰδίως δυσθεραπεύτων
ὀνομαζομένων ἑλκῶν. ἐπὶ μὲν γὰρ τούτων ἡ σηπεδὼν ἐπινέ-
μεται καὶ διὰ τοῦτο καλοῦσι τὰς διαθέσεις ταύτας οἱ πολ-
λοὶ τῶν ἰατρῶν νομάς, ἐπ᾽ ἐκείνων δὲ περιγέγραπται καθ᾽
ἐν χωρίον ἄνευ σηπεδόνος, ὥστε καὶ τὰς φαγεδαίνας ὀνο-
μαζομένας ἀνεσθίειν μὲν τὰ συνεχῆ, χωρὶς μέντοι τοῦ σή-
πειν αὐτὰ καὶ πυρετοὺς ἐπιφέρειν, ὅπερ εἴωθεν ἀκολουθεῖν
τοῖς μετὰ σηπεδόνος νομώδεσι. κεφάλαιον δὲ τῆς ἰάσεως ἦν,
ἐπὶ μὲν τοῦ προειρημένου γένους τῶν δυσθεραπεύτων ἑλκῶν,
ἃ καὶ χειρώνεια καλοῦσιν, εὑρεῖν φάρμακα, καθόσον οἷόν τε
μὴ δάκνοντα μὲν, ἰσχυρῶς δὲ ξηραίνοντα. ταυτὶ δὲ τὰ νῦν
γραφησόμενα δακνώδη πάντ᾽ ἐστὶν, εἴ τις αὐτοῖς ἀκράτοις
ἄνευ τοῦ μιχθῆναι κηρωτῇ χρῷτο. μιγνύμενα δὲ κηρωτῇ
καθῆραι μὲν ἕλκος ῥυπαρὸν καὶ σαρκῶσαι δύναται καί τινα
καὶ διαφορῆσαι σκληρότητα καὶ τάσιν, οὐ μὴν τὰ [803]
δυσθεράπευτά γε ἰᾶσθαι. δηλοῖ δ᾽ αὐτῶν τὴν δύναμιν τὰ
πάθη πρὸς ἃ πεπίστευται παραλαμβάνεσθαι καλῶς· ὃ καὶ
κατὰ τὸν ἔμπροσθεν εἴρηται λόγον καὶ νῦν ἐρῶ, μεμνῆσθαι

ulcera, quae proprie curatu difficilia nuncupantur. Etenim
has putrilago depafcitur, eoque turba medicorum hos affe-
ctus nomas, id eft *depaftiones*, appellat, illa vero uno loco
fine putrilagine circumfcripta funt, ut et phagedaenae dictae
vicina quidem depafcunt, non tamen ea putrefaciunt febres-
que inferunt, quod iis, quae depaftionem cum putrilagine
fuftinent, accidere confuevit. Summa curationis erat in prae-
dicto ulcerum aegre curabilium genere, chironia quoque
vocant, medicamenta invenire, quatenus licet mordacitatis
expertia, valide autem exiccantia. Ad haec quae nunc fcri-
bentur, omnia mordacia funt, fi quis ipfis folis non cerato
temperatis utatur. Quae autem cerato mifcentur, purgare
quidem ulcus fordidum et carne replere poffunt, atque
etiam duritiem quandam et tenfionem difcutere, non au-
tem difficilia curatu fanare. Indicant ipforum facultatem af-
fectus quibus bene adhiberi credita funt. Quod jam fupe-
rius admonui et nunc dicturus fun, meminiffe videlicet

Ed. Chart. XIII. [803.]   Ed. Baf. II. (392.)

χρὴ τῶν γεγραμμένων ἐν τῇ περὶ τῶν ἁπλῶν φαρμάκων
πραγματείᾳ, κατὰ μὲν τὰ πρῶτα βιβλία τὴν μέθοδον εἰπόν-
τος μου, καθ᾽ ἣν εὑρίσκονται τῶν φαρμάκων αἱ δυνάμεις,
μετὰ τοῦ καὶ γυμνάσασθαι κατ᾽ αὐτὴν ἐπὶ παραδειγμάτων
πλειόνων, ἐν δὲ τοῖς ἑξῆς ἑκάστου κατ᾽ ὄνομα μνημονεύ-
σαντος. ὁ γὰρ ἐκείνων μεμνημένος εὐκόλως παρακολουθήσει
τῷ λογισμῷ τῶν συνθέντων ταυτὶ τὰ φάρμακα τὰ νῦν ἡμῖν
προκείμενα καὶ δηλονότι καὶ αὐτὸς ἕτερα συνθήσει, καθ᾽
ὃν ἂν χρόνον ἀπορῇ τῶν ἤδη προπεπειραμένων. πολλὰ γὰρ
τοιαῦτα συμβαίνει πολλοῖς ἐν ἀποδημίαις, ταῖς τε ἄλλαις
καὶ μάλιστα ταῖς κατὰ πλοῦν, ὅπου γε καὶ κατὰ χώραν μέ-
νόντων ἀπώλετό τινων ἡ παρασκευὴ τῶν φαρμάκων, ἐξ ὧν
ἐθεράπευον τοὺς δεομένους, ὥσθ᾽ ὑπὸ λύπης αὐτοὺς συν-
τακέντας ἀποθανεῖν. ἄριστον μὲν οὖν ἤδη τοῖς πεῖραν δε-
δωκόσι φαρμάκοις χρῆσθαι κατὰ τὴν εἰρημένην μέθοδον. εἰ
δ᾽, ὡς ἔφην, ἀπορήσαιμέν ποτε τούτων, ἕξιν ἔχειν αὐτοὺς
τοιαύτην, ὡς δύνασθαι συντιθέναι παραπλήσια τοῖς ἤδη δε-
δωκόσιν ἱκανὴν πεῖραν, ὥσπερ πολλάκις κἀμὲ ὁρᾶτε πράτ-

oportet illorum, quae in opere de fimplicibus medicamen-
tis prodita funt. In cujus primis quinque libris methodum
feu rationem expofui, qua medicamentorum facultates in-
veniantur, fimul quoque in pluribus exemplis ejus exerci-
tatione propofita, in fequentibus vero fingulorum nomina-
tim mentionem feci. Nam illorum memor ex facili ratio-
nem eorum, qui haec medicamenta a nobis modo propo-
fita compofuerunt, affequeris, et videlicet ipfe quoque alia
conficies, quocunque tempore prius expertorum inopia la-
boraveris, multa fiquidem hujusmodi non paucis contingunt
in itinere, cum alio tum maxime navali. Quandoquidem
etiam in patria quidam manentes, medicamentorum appa-
ratum, unde aegros curabant, amiferunt, ut prae triflitia
ipfi tabefacti perierint. Optimum igitur medicamenta jam
explorata fecundum dictam methodum ufurpare, fin autem,
ut dixi, nonnunquam haec defideremus, habitum talem nos
habere, quo fimilia jam abunde expertis poffimus compo-
nere, quemadmodum et me faepe agentem in itinere et alibi

τοντα κατά γε τὰς ἀποδημίας καὶ ἄλλως. ἔνια γοῦν τῶν
αὐτοσχεδιασθέντων ἐν τοιαύταις περιστάσεσι βασανισθέντα
τῇ πείρᾳ τῶν ἐνδοξοτάτων οὐδὲν ἐφάνη χείρω. τὴν μὲν γὰρ
πρώτην αὐτῶν σύνθεσιν ἐκ στοχασμοῦ τεχνικοῦ ποιούμεθα,
μετὰ ταῦτα δὲ ἀπὸ τῆς πείρας, ἐνίων μὲν φανέντων δοκι-
μωτάτων, ἐνίων δ᾽ ἀπολειπομένων τοῦ σκοποῦ, δευτέρα πά-
λιν ἐπανόρθωσις γίνεται. καὶ τρίτη δ᾽ ἐνίοτε πρὸς τὸ τέ-
λειον ἄγουσα τῆς ἐπαγγελίας αὐτά. χωρὶς δὲ τῆς εἰρημένης
μεθόδου κατά τε τὰ πρόσθεν ὑπομνήματα καὶ κατὰ τῆς θε-
ραπευτικῆς πραγματείας, χρήσασθαί τε τοῖς ἔμπροσθεν εἰρη-
μένοις ὀρθῶς ἀδύνατον, αὐτόν τε συνθεῖναι παραπλησίως
ἐκείνοις ἔτι γε ἀδυνατώτερον. ἤδη τοίνυν ἄρξομαι τῶν τοι-
ούτων ἐμπλάστρων. τὴν διὰ βοτανῶν γεγράφασιν ἅπαντες
σχεδὸν οἱ τὰς ἐνδόξους ἐμπλάστρους ἀθροίσαντες ἐν γρα-
φαῖς βίβλου μιᾶς ἢ πλειόνων, οὐ πολὺ διαφερόμενοι τῇ συμ-
μετρίᾳ τῶν μιγνυμένων φαρμάκων ἁπλῶν. ἄρξομαι δὴ κἀν-
ταῦθα τῶν τῷ Κρίτωνι γεγραμμένων, πρῶτον μνημονεύων
ἃς Κρίτων ἔγραψεν ἐμπλάστρους ἐν τῷ δ᾽. περὶ τῶν ἁπλῶν
φαρμάκων αὐτῇ λέξει.

vidiftis. Nonnulla igitur, quae proprio marte in hujusmodi
temporum occafionibus condidi, poftquam expcrientia pro-
baffem, nihil pejora vel celebratiffimis apparuerunt. Nam
primam ipforum compofitionem ex conjectura artificiali
molimur, poftea vero quum nonnulla per experimentum
probatiffima vifa fuerint, nonnulla a fcopo abfint, fecunda
rurfus correctio fit et tertia nonnunquam qua ad perfe-
ctionem ejus, quod praeftare volumus, ipfa redigimus. At
fine methodo et in prioribus et iu therapeutices libris ex-
pofita, uti praedictis recte nemo poteft, tantum abeft ut
fimilia ipfis conficiat. Jam igitur hujusmodi emplaftra exor-
diar. Emplaftrum dia botanon appellatum prope omnes, qui
infignia emplaftra in uno libro vel pluribus collegerunt,
tradidere, non multum in mixturae fimplicium medicamen-
torum fymmetria difcrepantes. Incipiam ergo et hic a Cri-
tone, emplaftra illa commemorans, quae in quarto de fim-
plicibus medicamentis ita ad verbum literis mandavit.

Κεφ. β΄. (393) ['Η διὰ βοτανῶν Κρίτωνος.] 'Η διὰ
βοτανῶν, ᾗ χρῶμαι, ποιεῖ πρὸς καρκινώματα, σηπεδόνας· χοι-
ράδας εἰς διαπύησιν ἄγουσα καὶ ἔξιποῦσα λέπρας ἀφίστησι
καὶ δοθιῆνας διαλύει, ποδαγρικοῖς ἁρμόζει, πώρους διαλύει,
ἡ αὐτὴ κεφαλικὴ ἄνευ ἀνατρήσεως λεπίδας ἀφίστησιν, ἀνά-
γει ὀστᾶ, ἐπιξύει δὲ τὰ ὀστᾶ ἐπὶ ποσόν, ἡ αὐτὴ πρὸς τὰ
νεότρωτα πρὸς νομὰς ἔμμοτος ἀνακαθαίρει, πληροῖ σὺν
ῥοδίνῃ κηρωτῇ ἑνὸς μέρους πρὸς δύο κηρωτῆς μέρη, ἐνίοτε
δὲ γ΄ ἢ δ΄. μιγνυμένου. σὺν δὲ μυρσίνῃ κηρωτῇ δυσὶ μέρε-
σιν ἢ τρισὶν ἐπουλοῖ. ⚕ βοτανῶν ἐξ ἀνύδρων τόπων παρα-
θαλασσίων, ἀναγαλλίδος τῆς τὸ κυανοῦν ἄνθος ἐχούσης ◁
νστ΄. μήκωνος κερατίτιδος ◁ νστ΄. πρασίου ◁ νστ΄. ὑοσκυ-
άμου φύλλων ἁπαλῶν ◁ νστ΄. ταύτας εἰς ὅλμον βαλὼν, κό-
πτε ἕως θλασθῇ καὶ διαλυθῇ, μόνον μὴ τὸν [804] χυλὸν
αὐτῶν δαπανήσῃς, ἔπειτα βαλὼν εἰς θυείαν τρῖβε. ἐν ἄλλῃ
δὲ θυείᾳ ἔχε λεπίδος ἐρυθροῦ χαλκοῦ ◁ κέ. μάννης ◁ ή.
ῥητίνης πιτυΐνης ξηρᾶς ◁ ιστ΄. ἀλόης ◁ ιστ΄. σχιστῆς ◁ δ΄.

Cap. II. [*Emplaſtrum ex herbis Critonis.*] *Empla-
ſtrum ex herbis quo utor. Facit ad carcinomata, putre-
dines, ſtrumas ad ſuppurationem perducit et exprimit, le-
pras amovet, furunculos ſolvit, podagricis prodeſt, callo-
ſas durities emollit. Idem cephalicum ſine foratione ſqua-
mas tollit, oſſa educit, aliquatenus tamen oſſa abradit.
Idem ad nervorum vulnera et ad nomas linamento exce-
ptum valet, repurgat, implet cum roſaceo cerato, una
ipſius parte ad duas cerati, interdum tres vel quatuor
adjecta. Cum myrteo cerato duabus partibus vel tribus
cicatricem ducit.* ⚕ Herbarum ex ſiccis locis maritimis,
anagallidis, quae caeruleum florem habet ℥ lvj, papaveris
ceratidis drach. lvj, marrubii drach. lvj, alterci foliorum
tenerorum drach. lvj. Haec in pilam ſeu mortarium con-
jecta teruntur, quousque contuſa ſint ac diſſoluta, duntaxat
ne eorum ſuccus abſumatur, poſtea injecta in mortarium
terantur. In alio autem mortario habentur ſquamae aeris
rubri ℥ xxvj, mannae drach. octo, reſinae pityinae ſiccae
℥ xvj, aloës drach. xvj, fiſſilis aluminis ℥ iv, rotundi ℥ iv.

Ed. Chart. XIII. [804.]   Ed. Baf. II. (393.)

στρογγύλης ◁ δ'. ταῦτα λέαινε ἐν ἡλίῳ ὥστε γλοιοῦ πά-
χος ἔχειν σὺν ὄξει, ἔπειτα μίξας τὰς βοτάνας τρῖβε μέχρις
ὅταν καλῶς ἑνωθῇ, εἶτα κηρωτὴν ποίησον ἐκ Χίου κηροῦ
◁ ρ'. οἱ δὲ μνᾶν α'. ἐλαίου παλαιοῦ κοτύλας β'. ζέσας
μίσγε. Ἥρας οὕτως. τινὲς δὲ τὰς δύο ἀναγαλλίδας βάλλουσι,
τινὲς δὲ καὶ χρυσοκόλλης καὶ γῆς Ἐρετριάδος καὶ ἁλὸς ἀμ-
μωνιακοῦ καὶ ἀρσενικοῦ, σχιστοῦ ἀνὰ ◁ δ'. ἃ δὲ περὶ τῆς
ἐμπλάστρου ταύτης Ἀσκληπιάδης γέγραφε καὶ ἐν τῷ πρὸ
τούτου βιβλίῳ δεδήλωται, παραπλήσιά πως ὄντα τούτοις,
διὸ καὶ περιττὸν ἔδοξέ μοι γράφειν αὖθις αὐτά, μέλλοντί
γε τὸν κοινὸν λόγον ὑπὲρ αὐτῶν διέρχεσθαι νῦν. ὁ γάρ τοι
πρῶτος συνθεὶς τὸ φάρμακον τοῦτο, βοτάναις ἐχρήσατο δρι-
μείαις εἰς τὸ διαφορῆσαι σφοδρῶς τοὺς ἐν τοῖς πεπονθόσι
μέρεσι μοχθηροὺς χυμούς, διὰ τοῦτο γοῦν καὶ ἐξ ἀνύδρων
καὶ παραθαλασσίων τόπων εἶναι κελεύει, ἐναντίας δ' αὐταῖς
ἄλλας ψυχρᾶς δυνάμεως, ἕνεκα τοῦ παρηγορῆσαι τὸ σφοδρὸν
τῶν δριμέων, οἷαί πέρ εἰσιν ὅ τε ὑοσκύαμος καὶ ἡ μήκων.
ἔχουσι γάρ τι καὶ πραϋντικὸν ὀδυνῶν, ναρκώδη ψύξιν ἐντι-

Haec in fole laevigantur, ut fordium craffitudinem cum aceto
habeant. Deinde herbae mixtae, donec probe coëant, terun-
tur. Poftea ceratum facito ex Chiae cerae ℥ c, fecundum
alios mina j, olei veteris heminis duabus, radito et mifceto.
Heras ita. Quidam vero duas anagallidas immittunt, aliqui
et chryfocollae et terrae Eretriadis et falis ammoniaci et
auripigmenti et fciffilis, fingulorum drach. quatuor. Porro
quae Afclepiades de hoc emplaftro praeceperit tum quia
in praecedenti libro indicata, tum quia his fere fimilia funt,
fupervacuum mihi videtur denuo de ipfis fcribere, commu-
nem omnibus fermonem nunc aggreffuro. Primum fane qui
medicamentum hoc compofuit, herbis acribus ufus eft, ut
humores pravos afflictis partibus infixos vehementer difcu-
teret. Atque adeo ex ficcis et maritimis locis effe jubet.
Contrarias autem ipfis alias frigidae facultatis ufurpavit ad
acrium vehementiam leniendam mitigandamque, quales funt
altercum et papaver, habent enim quippiam etiam doloris
mitigatorium, puta ftupidam refrigerationem propinquis par-

Ed. Chart. XIII. [804.]   Ed. Baf. II. (393.)

θεῖσαι τοῖς πλησιάζουσι. νάρκη δὲ μετρίη ὀδύνης λυτικὴ, φη-
σὶν Ἱπποκράτης. προσέθηκε δὲ καὶ τῶν μεταλλικῶν τήν τε
λεπίδα τοῦ χαλκοῦ καὶ τὴν σχιστὴν στυπτηρίαν, ὑπὲρ ὧν
ἔμπροσθεν εἶπον, ὅπερ ἑκάτερον τῶν φαρμάκων ἁρμόττει
κακοήθεσιν ἕλκεσιν. ἀλόην δ᾽ ἐκ τῶν στυφόντων καὶ ξηραι-
νόντων ἀδήκτως φαρμάκων ἔμιξε καὶ τὴν μάνναν τῶν πεσ-
σόντων τε καὶ παρηγορούντων καὶ διαπυϊσκόντων. τὴν δὲ
πιτυΐνην ὡς ὕλην εἰς ἐμπλάστρου γένεσιν, ὥσπερ γε καὶ τὸν
κηρὸν καὶ τὸ ἔλαιον, ἅμα δὲ καὶ τούτῳ συμβαίνει πραΰνε-
σθαι δι᾽ αὐτῶν τὸ σφοδρὸν τῶν δριμέων φαρμάκων. ἥ γε
μὴν πιτυΐνη ῥητίνη καὶ τὸ ξηραίνειν ἔχει καὶ ὅσῳ περ ἂν
ξηροτέρα τοσούτῳ μᾶλλον οἵαν περ ἀξιοῖ βάλλειν. ἐνίους
δέ φησι μεμιχέναι τῷ φαρμάκῳ καὶ χρυσοκόλλης καὶ γῆς
Ἐρετριάδος, ἀμφοτέρων τὰ δυσθεράπευτα τῶν ἑλκῶν ἰωμέ-
νων. ἔμπαλιν δὲ τούτοις ἅλες ἀμμωνιακοὶ καὶ τὸ καλούμε-
νον ἀρσενικὸν ἐρεθίζειν ἕλκη πέφυκεν ὑπὸ δριμύτητος, ἀλλὰ
καὶ τοῖς σηπεδονώδεσιν ἁρμόττει. καὶ διὰ τοῦτο πρὸς μὲν
τὰ χειρώνεια τῶν ἑλκῶν οὐ πάνυ τι χρήσιμόν ἐστι τὸ προ-

tibus inferentes. *Stupor enim mediocris dolorem folvit,*
ait Hippocrates. Appofuit autem ex metallis quoque aeris
fquamam et alumen fciffile, quibus prius diximus, quod fane
utrumque medicamentum ulceribus malignis convenit. Aloën
vero mifcuit ex iis, quae aftringunt et fine morfu exiccant,
medicamentis, item mannam ex iis, quae concoquunt, le-
niunt et ad fuppurationem perducunt, pityinam ceu mate-
riam emplaftro conficiendo idoneam, ficut et ceram et oleum.
At fimul cum hoc acrium medicamentorum vehementiam
ipfa mitigant, pityina tamen etiam ficcare poteft et quo
ficcior, hoc magis, qualem injicere praecipit. Nonnullos ait
mifcuiffe medicamento chryfocollam et terram Eretriadem,
ambo curatu difficilium ulcerum remedia. E contrario fal
ammoniacus et quod auripigmentum vocatur, propter acri-
moniam ulcera natura apta funt irritare, atqui etiam putri-
dis conveniunt. Proinde non admodum utile eft propofitum
nobis in fermone medicamentum ad ulcera chironia. In
quibus vero putredo aliqua fubeft, hanc comprimere ido-

κείμενον ἐν τῷ λόγῳ φάρμακον. ἐφ᾽ ὧν δὲ σηπεδών τις
ὑπάρχει, παῦσαι ταύτην ἐπιτήδειόν ἐστι, διαφοροῦν τοὺς ἐρ-
γαζομένους αὐτὴν ἰσχυρᾶς. ἡ δ᾽ αὐτὴ δύναμις τοῦ φαρμά-
κου καὶ τὰς χοιράδας ἰᾶται. ἐπεὶ δὲ ῥυπτικά τινα τῶν ἐμ-
βεβλημένων ἐστὶν ἐν αὐτῷ, διὰ τοῦτο καὶ λέπρας καθαίρει.
σκοπὸς μὲν γὰρ ἐπὶ τοῦ παθήματος τούτου τὸ οἷον ἀπολε-
πίσαι τὸ κατεσκληρυσμένον τοῦ δέρματος. ἐργάζεται δὲ τοῦτο
τὰ ὑπερξηραίνοντα μετὰ τοῦ ῥύπτειν. εἰ μὲν γὰρ εἰς τὸ
κατὰ φύσιν ἐπανελθεῖν ἠδύνατο τοῦ δέρματος ἡ διάθεσις,
οὐκ ἄν τις τὸ κατεξηρασμένον ὑπερεξήραινεν. ἐπεὶ δὲ οὐχ
οἷόν τέ ἐστι τὸ ἤδη λεπρῶδες ἰαθῆναι, δεύτερος ἂν εἴη σκο-
πός, ὅσπερ ἐπὶ πάντων τῶν ἀνιάτων ἐστὶ κοινός, ἐκκόψαι
τοῦ σώματος τὸ ἀνίατον. ἐκκόπτεται δὲ ποτὲ μὲν σιδήρῳ,
ποτὲ δὲ πυρί, ποτὲ δὲ φαρμάκῳ ἤτοι καυστικοῖς ἢ διαφο-
ρητικοῖς τε ἅμα καὶ ῥυπτικοῖς, ὁποῖόν ἐστι τὸ προκείμενον
νῦν. ὥσπερ οὖν οὗτος ὁ λόγος κοινός ἐστιν ἐπὶ πάσης λέ-
πρας, οὕτως καὶ ὁ περὶ τῆς σαρκώσεως. ἐπεὶ γὰρ, ὡς ἐν
τῷ τρίτῳ τῆς θεραπευτικῆς μεθόδου δέδεικται, τὰ σαρκω-
τικὰ καλούμενα φάρμακα δυνάμεώς ἐστιν [805] ἀδήκτου

neum eft, faniem, quae illam facit, difcutiens. Eadem me-
dicamenti facultas et ftrumis medetur. Verum quia deter-
foria quaedam continet, ideo quoque lepras purgat, etenim
confilium in hoc affectu eft, cutis induratam fummam par-
tem veluti deglubere, id quod ea efficiunt, quae praeter-
quam quod fupra modum ficcant etiam detergent. Nam fi
cutis vitium in naturalem habitum redire poffit, nemo exic-
catum fupra modum ficcaret, quoniam vero quod leprofum
jam eft, curationem nullam habet, proximum fuerit, qui in
omnibus infanabilibus fcopus communis eft, incurabilem
partem ex corpore excindere. Excinduntur autem nonnun-
quam ferro, interdum igne, nonnunquam medicamentis vel
adurentibus vel difcutientibus fimul et detergentibus, quale
eft modo commemoratum. Quemadmodum igitur hic fermo
omnis leprae communis eft, fic et ille qui de carnis reple-
tione tractat. Nam quia carne explentia dicta medicamenta,
ficut in tertio libro de morbis curandis oftenfum eft, fa-

ΤΩΝ ΚΑΤΑ ΓΕΝΗ ΒΙΒΛΙΟΝ Ζ. 867

Ed. Chart. XIII. [806.]   Ed. Baf. II. (393.)

ῥυπτικῆς. ὅσα δὲ τῆς ὕλης ταύτης ἐστὶν, εἰς τουτὶ τὸ νῦν
ἡμῖν προκείμενον ἐν τῷ λόγῳ φάρμακον, ἔχει μὲν τὸ ῥυπτι-
κὸν, οὐκ ἔχει δὲ τὸ ἄδηκτον· διὰ τοῦτο μίγνυμεν αὐτοῖς
ὑγρὰν κηρωτὴν ἐκ κηροῦ καὶ ῥητίνης συγκειμένην τετηκό-
των ἐν ἐλαίῳ. ὁ μὲν γὰρ κηρὸς καὶ τὸ ἔλαιον ὥσπερ ἀμ-
βλυτικὰ δριμυτήτων ἐστὶν, οὕτως ἐμπλαστικὰ καὶ διὰ τοῦτο
ῥύπου γεννητικά· ἡ ῥητίνη δὲ τὸ ἄδηκτον ἔχουσα τὸ ἐμπλα-
στικὸν οὐκ ἔχει, ῥυπτικῆς οὖσα δυνάμεως ἕλκεσι μὲν ἤδη
δακνώδους, τοῖς δὲ ἀνελκώτοις ἀδήκτου· τὴν δ᾽ ἐν τῇ μίξει
συμμετρίαν στοχαστικῶς μὲν πρὸ τῆς πείρας, ἐπιστημονι-
κῶς δὲ μετὰ τὴν πεῖραν εὑρήσομεν ἅμα τῷ γινώσκειν, ὅτι
τὸ μὲν καθαρὸν ἕλκος ἀκριβῶς ἀδήκτου δεῖται δυνάμεως
τοῦ ῥυπτικοῦ, τὸ δὲ ῥυπαρὸν ἰσχυροτέρου. τούτου γὰρ ὁ
ῥύπος ἐστὶ πρόβλημα, τὸ καθαρὸν δὲ γυμνὸν ὁμιλεῖ τῷ
ψαύοντι. καὶ μέντοι καὶ τῶν σωμάτων αὐτῶν τὰ μὲν αἰ-
σθητικωτέραν ἔχει τὴν οὐσίαν τὰ δὲ δυσαισθητικωτέραν, καὶ
τὰ μὲν μαλακωτέραν, τὰ δὲ σκληροτέραν. διὰ τοῦτο οὖν καὶ
ὁ Κρίτων ἐπὶ τοῦ προκειμένου φαρμάκου πρὸς ἓν μέρος

cultatem habent deterforiam citra mordacitatem, quae vero
hujus funt materiae, in hoc praefens medicamentum nobis
propofitum, abfterforium quidem habent, mordicationis au-
tem non funt expertia, ideo humidum ceratum ex cera
refinaque in oleo liquefactis confectum ipfis mifcemus. Si-
quidem cera et oleum, ut acrimoniam obtundunt, ita funt
emplaftica, eoque fordes producunt. Refina vero morfus
expers emplafticam virtutem non habet, fed deterforiam,
ulceribus quidem jam mordacem, non ulceratis blandam et
fine morfu. Caeterum mixturae fymmetriam conjectura
quidem ante experientiam, verum fcientifice poft experien-
tiam, deprehendemus, nofcemusque fimul purum ulcus de-
terforiam vim fine morfu requirere, fordidum validius,
quippe cujus propugnaculum eft fordities, purum autem
nudum contingenti occurrit. Quin etiam ex corporibus ipfis
nonnulla fenfibilem magis fubftantiam habent, quaedam mi-
nus, alia molliorem, alia duriorem, quae ratio eft cur Crito
in propofito medicamento ad unam partem ipfius nonnun-

αὐτοῦ ποτὲ μὲν δύο μέρη τῆς κηρωτῆς, ἐνίοτε δὲ τρία ἢ
τέτταρα κελεύει μιγνύειν, οὐ μὴν διωρίσατο πότε μὲν τὰ
δύο μέρη, πότε δὲ τὰ πλείω χρὴ μιγνύειν, ὡς τοῦ χρησομέ-
νου τῷ φαρμάκῳ τριβήν τινα ἔχοντος ἤδη κατὰ τὴν τέχνην
καὶ λογίσασθαι δυναμένου τὰ λεγόμενα νῦν ὑπ᾽ ἐμοῦ. διὰ
ῥοδίνου μέντοι ἐσκευάσθαι τὴν κηρωτὴν βέλτιον, οὐ μὴν
πολλή γε ἡ ὑπεροχὴ κατὰ τὰ τοιαῦτα τῶν ἑλκῶν ἐστιν, εἰ
καὶ δι᾽ ἐλαίου τακείη. τὸ γάρ τοι ῥόδινον ἐπὶ τῶν ἐχόντων
τι φλεγμονῶδες, ἄμεινον ἐλαίου. τὰ σαρκωθησόμενα δὲ πάν-
τως ἐστὶν ἀφλέγμαντα. καλῶς δὲ προσεγράψατο ὁ Κρίτων
ἐπὶ τῶν ἐπουλώσεως δεομένων ἑλκῶν διὰ μυρσίνου χρῆναι
τὴν κηρωτὴν ἐσκευάσθαι, στύψεως· γάρ ἐστιν ἐκείνοις χρεία.
ταῦτ᾽ ἀρκεῖ κατά γε τὸ παρὸν εἰρῆσθαι περί τε τῶν σαρ-
κωτικῶν καὶ τῶν ἐπουλωτικῶν φαρμάκων. ἡ μὲν γὰρ τῆς
χρήσεώς τε καὶ συνθέσεως αὐτῶν μέθοδος ἐν τοῖς τῆς θε-
ραπευτικῆς μεθόδου γράμμασιν εἴρηται· ἡ δὲ ἐπὶ τῶν κατὰ
μέρος ὑλῶν γυμνασία τῆς νῦν οὖσα πραγματείας κατὰ τὸ
μετὰ τοῦτο βιβλίον εἰρήσεται.

quam duas cerati, aliquando tres vel quatuor mifceri ju-
beat, non tamen diſtincte pronunciavit, quando duas, quando
plures adjicere oporteat, tanquam qui medicamento utetur
verſatus jam in arte ſit et quae a me nunc dicuntur ſecum
aeſtimare queat. Roſaceo quidem praeparari ceratum prae-
ſtat, non tamen inſignis exceſſus in hujusmodi ulceribus eſt,
etiam ſi oleo liquefiat, attamen in iis, quae phlegmones
quippiam habent, roſaceum oleo potius eſt.   Porro carne
implenda omnino a phlegmone tuta ſunt.   Pulchre autem
Crito adſcripſit in ulceribus, quae ad cicatricem duci po-
ſtulant, myrteo oportere ceratum praeparari, aſtrictione
enim illis opus eſt. Haec in praeſentiarum dixiſſe ſatis ſit
tum de medicamentis carnem gignentibus, tum de iis, quae
cicatricem inducunt. Etenim uſus et compoſitionis ipſorum
methodus in medendi methodi libris expoſita eſt, in par-
ticularibus autem materiis exercitatio cum hujus ſit operis,
hoc ipſo libro exponetur.

[*Ἔμπλαστρος διὰ σκίλλης.*] "Ἄλλην ἐφεξῆς τῇδε τῆς
αὐτῆς κατὰ γένος δυνάμεως ἔγραψεν ὁ Κρίτων ἔμπλαστρον
αὐτοῖς ὀνόμασιν ὧδε. ♃ χαλκίτεως, ἀριστολοχίας στρογγύλης
ἀνὰ ⪤ λ΄. οἱ δὲ ⪤ ιε΄. ἴρεως ⪤ λ΄. οἱ δὲ ⪤ ιε΄. πιτυΐνης
ξηρᾶς ⪤ λ΄. οἱ δὲ ⪤ ιε΄. ἀμμωνιακοῦ ⪤ ιε΄. σμύρνης ⪤ ιε΄.
στύρακος ⪤ ιε΄. λεπίδος ἐρυθροῦ χαλκοῦ ⪤ ιε΄. σκίλλης ὀπτῆς
⪤ ρη΄. ὄξος δριμύτατον τρῖβε ἐπὶ ἡμέρας μ΄. τοῖς ὑπὸ κύνα
καύμασι. τὴν δὲ λεπίδα πρῶτον (394) καὶ τὸν στύρακα κατ᾽
ὀλίγον ἐξ ἑκατέρου αὐτῶν, εἶτα ἀμμωνιακὸν καὶ χαλκὸν καὶ
τὴν σκίλλαν ἐπιβαλὼν, ἵνα κατεργασθῇ, εἶτα τὴν ῥητίνην
κατ᾽ ὀλίγον, μετὰ ταῦτα τὴν σμύρναν, εἶθ᾽ ὅταν ταῦτα λεῖα
ᾖ, τὰ λοιπὰ ξηρά. ἐκπληρωθεισῶν δὲ τῶν ἡμερῶν, κηρωτὴν
ποίει τοιαύτην. κηροῦ λίτρας ε΄. οἱ δὲ ⪤ σμ΄. τερμινθίνης
λίτραν α΄. οἱ δὲ ⪤ λ΄. ἐλαίου ξέστας β΄ S". οἱ δὲ κοτύλας
στ΄ χαλβάνης ⪤ λ΄. πίσσης ὑγρᾶς ⪤ λ΄. ἐσχάτην ἀποδίδου
τὴν χαλβάνην, εἶτα ψύξας ἀναλάμβανε ἐπιμελῶς. αὕτη μὲν
ἡ σύνθεσις τοῦ φαρμάκου. περὶ δὲ τῆς χρήσεως αὐτοῦ τάδε

[*Emplaftrum ex fcilla.*] Aliud deinde ejusdem gene-
ralis potentiae emplaftrum his verbis Crito confcripfit. ♃
Chalcitidis, ariftolochiae rotundae, fingulorum ℨ xxx, alii
quirdecim, iridis drach. triginta, alii quindecim, pityinae
ficcae drach. triginta, alii quindecim, ammoniaci drach. xv,
myrhae drach. xv, ftyracis drach. xv, fquamae aeris rubri
draci. xv, fcillae toftae drach. cviij, aceto acerrimo diebus
quadaginta terito, quando caniculae fidus oritur, fquama
primim et ftyrax, paulatim ex utroque, deinde gutta am-
monici et aes et fcilla injiciuntur, ut elaborentur paulo
poft efina, inde myrrha, quum laevia facta fuerint, reli-
qua cca mifcentur. Expletis autem diebus ejusmodi ce-
ratumfacito. ♃ Cerae lib. quinque, alii ℨ ducentas quadra-
ginta, erebinthinae libram unam, alii drach. triginta, olei
fextaris duos et dimidium, alii heminas fex, galbani drach.
triginti picis liquidae drach. xxx, poftremo galbanum in-
dito, dinde ubi refrigeravis, curiofe excipito. Haec quidem
medicamenti compofitio. De ufu autem ejus haec ad ver-

γράφει κατὰ λέξιν ὁ Κρίτων. ἐν τῇ χρήσει ἀκράτῳ μὲν χρῶ
τῷ φαρμάκῳ, ἐπὶ καταγμάτων ἐν κεφαλῇ καὶ συρίγγων καὶ
νομῶν καὶ ὑπερσαρκωμάτων καὶ πρὸς ἀνευρυσμὸν στομίων
καὶ πρὸς ὑποφοράν. [806] ἀνιεμένην δὲ θέλων αὐτὴν ποι-
ῆσαι, ἵνα γένηται σαρκωτική τε καὶ ἐπουλωτικὴ, μέρει ἑνὶ
τοῦ φαρμάκου ιβ΄. μέρη πρόσβαλε κηρωτῆς ῥοδίνης. ἐπὶ δὲ
τῶν πυρικαύτων ἑνὶ μέρει η΄. πρόσβαλε. ταῦτα δὲ περὶ τῆς
χρήσεως τοῦ φαρμάκου καλῶς ἔγραψεν ὁ Κρίτων, ὡς δρι-
μεῖ μὲν αὐτῷ καὶ ἀναστομωτικῷ καὶ διαφορητικῷ καὶ διὰ
τοῦτο καὶ ξηραντικῷ χρησάμενος ἐπὶ συρίγγων καὶ ὑπερσαρ-
κωμάτων καὶ ἐπὶ σηπεδόνων, τουτέστι νομῶν, καὶ πρὸς ἀν-
ευρυσμὸν στομίων, ὥσπερ ἐστὶν ἐπὶ κόλπων τῶν στενοστό-
μων. ἐπὶ δὲ τῶν ἐν κεφαλῇ καταγμάτων, ὅταν χωρὶς ἀνα-
τρήσεως ἐπιχειρῶμεν αὐτὰ θεραπεύειν, ἔστι δὲ τὰ τοιαῦτα
μὴ διασχόντα μέχρι μηνίγγων. ἕνεκα δὲ τοῦ σαρκῶσαι μί-
γνὺς τῆς ῥοδίνης κηρωτῆς μέρη ιδ΄. μέχρι συνουλώσεως. ἄμει-
νον δὲ εἰπεῖν μέχρι πληρώσεως τῆς ἐν τοῖς ἕλκεσι κοιλότη
τος. ἐξ ἀνάγκης γὰρ τὰ νομώδη τῶν ἑλκῶν, ὅπερ ἔφην εἶναι
ταὐτὸν ἐν τῷ σηπεδονώδει, θεραπευόμενα πρὸς τῶν ἰσχυ-

bum Crito ſcribit. Sincero medicamento utitor in capitis
fracturis, fiſtulis, nomis et excreſcentiis, item ad ora vena-
rum adaperta et hypophoram, id eſt ulcus dehiſcens. Sin
voles diluere, quo carni generandae idoneum fiat et cica-
tricem inducat, parti uni medicamenti duodecim ceraí ro-
ſacei adjicito, in ambuſtis uni parti octo immittito, Haec
ſane de uſu medicamenti Crito recte tradidit, tanquan acri
ipſo et aperienti et diſcutienti, ideoque et exiccanti uſus
in fiſtulis, ſupercreſcentia carnis, putredine, hoc eſt nome,
et oſculorum adapertionibus, quemadmodum ſunt in inibus
et anguſtis orificiis. In capitis autem fracturis, cua ſine
foratione curationem molimur, ſunt autem tales, qua adus-
que membranas cerebri non perveniunt, verum caris pro-
ducendae gratia cerati partes quatuordecim miſcas, do-
nec ad cicatricem pervenerint, melius autem eſ dicere,
donec ulcerum cavitas repleta fuerit, neceſſario nim de-
paſcentia ulcera, quod dixi idem eſſe in putriginoſa, a

ρῶν φαρμάκων ἐστὶν, ὁποῖον καὶ τὸ προκείμενον, πρῶτον
μὲν ἀποῤῥύπτει τὰ σηπόμενα μόρια καὶ κατὰ τοῦτο γίνεται
κοῖλα. μετὰ δὲ τὸ παύσασθαι τὴν σηπεδόνα καθάρσεώς τε
καὶ πληρώσεως δεῖται, κἀπειδὰν πληρωθῇ, τηνικαῦτα καὶ
τῶν ἐπουλούντων. αὐτὸ δὲ τὸ φάρμακον, ὅταν μήπω κη-
ρωτῇ μιχθῇ, δριμὺ τυγχάνον, οὐ μόνον ἀδύνατόν ἐστι σαρ-
κοῦν, ἀλλὰ καὶ καθαίρει τὰ ὑπερσαρκοῦντα, καθάπερ αὐ-
τὸς ὁ Κρίτων ἔφη. καὶ τούτου γε μάλιστα μεμνῆσθαι προσ-
ήκει λελεγμένον καὶ κατὰ τὴν πρὸ ταύτης ἔμπλαστρον, ἣν
διὰ τῶν βοτανῶν ὠνόμασεν, ὅτι πάντα τὰ ἐκ τῶν θερμαι-
νόντων καὶ τῶν ῥυπτικῶν συγκείμενα, κἂν ἰσχυρῶς ᾖ δρι-
μέα, κηρωτῇ μιγνύμενα σαρκωτικὰ γίνεται. τινὲς δὲ ἀπογι-
νώσκουσιν αὐτῶν, ὅταν ἤτοι διπλασία τὴν κηρωτὴν μίξαν-
τες ὁρῶσιν ἔτι δάκνουσαν οὕτως, ὡς μὴ δύνασθαι σαρκοῦν,
ὥσπερ ἐπὶ ταύτης ἔχει τῆς ἐμπλάστρου. πολὺ γὰρ οὖσα δρι-
μυτέρα τε καὶ δακνωδεστέρα τῆς διὰ βοτανῶν ἄχρηστος εἰς
τὰς σαρκώσεις ἐστὶ, κἂν τετραπλάσιον μιχθῇ τῇ κηρωτῇ.
συνετοῦ μὲν τοίνυν ἐστὶ χρεία καὶ τετριμμένου περὶ τὴν τῶν

validis medicamentis curantur, quale eſt et modo propoſi-
tum. Primum quidem putreſcentes partes avelluntur, atque
hinc cavae redduntur. Ubi vero putredo ceſſaverit, pur-
gationem repletionemque requirunt, ac poſteaquam repleta
fuerint, tunc etiam cicatricem inducentia deſiderant. Ipſum
autem medicamentum cum cerato nondum mixtum fuerit,
quia acre eſt, non ſolum carnem generare non poteſt, ſed
etiam ſupercreſcentia aufert, quemadmodum ipſe Crito dixit.
Atque hujus meminiſſe maxime oportet, quod dictum eſt
et in ſuperiori emplaſtro, quod ex herbis appellavit, multa
videlicet ex calefacientibus et abſtergentibus compoſita, licet
admodum acria, ſi cum cerato temperentur, carnem pro-
gignere. Nonnulli deſperant de ipſis, cum vel duplo copio-
ſiore cerato mixto mordere adhuc conſpiciant, adeo ut car-
nem producere non poſſint, quemadmodum in hoc emplaſ-
tro habet. Nam quum multo acrius magisque mordax ſit,
eo quod ex herbis inſcribitur ad carnem creandam inutile
eſt, quamvis quadruplo mixtum cerato fuerit. Prudentis igi-

τοιούτων φαρμάκων χρῆσιν, ἐν ἀρχῇ μὲν εὐθέως ἐπινοοῦντος ποσαπλὰ δεῖται μίγνυσθαι τῇ κηρωτῇ, μετὰ δὲ τὴν πρώτην χρῆσιν ἔτι δριμυτέρου τοῦ φαρμάκου φανέντος ἢ ὥστε σαρκοῦν δύνασθαι, στοχάσασθαι πόσον ἔτι προσθεῖναι δεῖ τῆς κηρωτῆς, ὥσπερ ἐπὶ τῆς προκειμένης ὁ Κρίτων ἐποίησε. μὴ γάρ τοι δόκει κατὰ πρῶτον εὐθέως στοχασμὸν εὑρεῖν αὐτὸν ὡς χρὴ δωδεκαπλάσιον μίγνυσθαι τὴν κηρωτήν, ἀλλ' ὅτι πλέονα μὲν τῆς μιγνυμένης τῇ διὰ τῶν βοτανῶν ἔγνω, τὸ δ' ὅσον πλέονα μετὰ τὸν πρῶτον στοχασμὸν εὗρεν. εἰ γὰρ ὀκταπλασίου μιχθείσης ἔτι δακνῶδες ἐφαίνετο, δεκαπλασίως ἐνέμιξεν, ὥσπερ γε εἰ καὶ δεκαπλάσιον, ἐπὶ τὴν δωδεκαπλάσιον ἧκεν. ἐπεὶ δ', ὡς ἔφην, παρά τε τὸ πλῆθος τοῦ ῥύπου καὶ τὴν ὑγρότητα τοῦ ἕλκους τό τε εὐαίσθητον καὶ δυσαίσθητον τῶν συμπασχόντων, ἔτι τε τὴν μαλακότητα καὶ τὴν σκληρότητα τῆς τοῦ σώματος ἕξεως, ὑπαλλάττεσθαι χρὴ τὴν ποσότητα τῆς μιγνυμένης κηρωτῆς, ὅπερ εἴρηται πολλάκις, ἐννοεῖν ἡμᾶς δεῖ μεμνημένους τὴν ποσότητα τῆς χρήσεως ἐν τοῖς τοιούτοις γράφεσθαι, πᾶσιν εὐπετοῦς ἐφ' ἑκά-

tur eſt et in hujusmodi medicamentis nſurpandis verſati, initio quidem ſtatim intelligere, quot partes cerato miſceri oporteat, ſi autem poſt uſum primum medicamentum aerius adhuc apparuerit, quam ut carnem generare queat, conjicere quantum adhuc ex cerato adjiciendum veniat, ſicut Crito in propoſito factitavit. Neque enim exiſtimes eum prima ſtatim conjectura inveniſſe duodecim cerati partes miſceri oportere, ſed ſcivit copioſius quam quod emplaſtro ex herbis immittitur miſceri, quanto vero copioſius, poſt primam conjecturam reperit. Si namque octo partibus mixtis mordax etiamnum apparebat, decem admiſcuit, quemadmodum ſi etiam decem, ad duodecim pervenit. Quoniam vero, ut dixi, pro ſordium copia et ulceris humiditate tum eorum, quae ſimul afficiuntur ſentiendi acumine et hebetudine, item mollicie et duritie corporis habitus, cerati quantitatem immutare convenit, quod ſaepe dictum eſt, conſiderare nos expedit, recordantes quantitatem uſus in

Ed. Chart. XIII. [806. 807.] Ed. Baf. II. (394.)

τερα τῆς ἐντεῦθεν ὁδοῦ πρὸς τὰ ἄλλα γιγνομένης ἄχρι τῶν
ἄκρων. ἄκρα δὲ λέγω τὰ πρὸς ἁπάντων τῶν ὁμογενῶν σκο-
πῶν συμπληρώματα, περὶ ὦν ἓν εἰπόντος μου παράδειγμα
νῦν ὑμᾶς χρὴ διὰ παντὸς αὐτοῦ μεμνημένους, μηκέτι ἀξιοῦν
πολλάκις ἀκούειν ὑπὲρ αὐτοῦ. φημὶ δὴ σκοποὺς ὁμογενεῖς
εἶναι τοῦ μὲν πλείστην μίγνυσθαι τὴν κηρωτὴν τό τε κα-
θαρὸν εἶναι καὶ ξηρὸν τὸ ἕλκος, εὐαίσθητόν τε τὸ τοῦ θε-
ραπευομένου σῶμα καὶ μαλακόν. [807] τοῦ δὲ ἐλαχίστην
ὑγρότητά τε πολλὴν κατὰ τὸ ἕλκος καὶ ῥύπον καὶ σκληρὸν
καὶ δυσαίσθητον τὸ τοῦ κάμνοντος σῶμα. καλῶς μέντοι
πᾶσι τοῖς συντεθεῖσιν αὐτὸ διαφορητικοῖς οὖσιν ἢ τοῦ χαλ-
κοῦ λεπὶς ἐμίχθη ξηραντικὸν οὖσα φάρμακον, ἔχουσα δ᾽ οὐκ
ὀλίγον ἐν αὐτῇ στύψεως. οὐ μόνον δὲ ἐπὶ ταύτης τῆς ἐμ-
πλάστρου γινώσκειν ὑμᾶς χρὴ διὰ μίξεως πολλῆς κηρωτῆς
σαρκωτικήν τε τὴν ἔμπλαστρον καὶ ἐπουλωτικὴν τῶν μὴ κα-
κοήθων ἑλκῶν γινομένην, ἀλλὰ κἀπὶ τῶν ἄλλων ἁπασῶν,
ὅσαι τῆς αὐτῆς εἰσι δυνάμεως, ἐφεξῆς δ᾽ αὐταῖς ἔγραψεν ὁ
Κρίτων, τήν γε δι᾽ ἀκόνης ᾗ χρῆσθαί φησιν αὐτὸς καὶ οὕ-
τως ἐκέλευσε συντιθέναι.

hujusmodi omnibus defcribi, quum utroque facilis illinc via
ad alia usque ad fumma fiat, fumma dico omnium ejusdem
generis fcoporum completiones. De quibus fi unum exem-
plum nunc propofuero, vos femper ipfius meminiffe opor-
tet, neque faepius de eo velle audire. Dico igitur fcopos
congeneres effe plurimi quidem cerati mifcendi ulcus purum
et ficcum effe, corpus ejus qui curatur facili fenfu et molle,
pauciffimi vero adjiciendi humiditatem multam in ulcere
ac fordiciem, corpus aegri durum parumque fentiens. Bene
tamen omnibus, quae id componunt, difcutientibus galbani
fquama admixta eft, medicamentum exiccans, fed quod non
parum aftringat. Non folum autem in hoc emplaftro cogno-
fcendum vobis eft propter cerati copiofam mixturam carne
explens et ulceribus malignis cicatrici obducendae idoneum
evadere, fed etiam in aliis omnibus, quae ejusdem facultatis
funt. His fubjungit Crito medicamentum dia acones, id eft
ex cote, quo fe uti affirmat, ita componendum praecipiens.

Ed. Chart. XIII. [807.]　　　　　　　Ed. Baf. II. (394.)

[Ἡ δι᾽ ἀκόνης.] Ἡ δι᾽ ἀκόνης ἐν χρήσει ἡμῖν οὖσα ποιεῖ πρὸς τὰ χρόνια πάντα καὶ ἰδίως πρὸς κεφαλαλγίαν ἐπὶ τὸ μέτωπον ἐπιτιθεμένη καὶ πρὸς πλευροῦ ἀλγήματα χρόνια, πρὸς ποδαγρικοὺς, ἰσχιαδικοὺς, ὤμων πόνους, ὀδον- ταλγίας, τοῖς τετριμμένοις μέρεσιν ἐντιθεμένη. καταυπᾷ καὶ ἔμμηνα ἐπάνω τοῦ κτενὸς ἐπιτιθεμένη. βοηθεῖ δὲ καὶ τοῖς τὸν στόμαχον ἀλγοῦσι καὶ ῥευματιζομένοις καὶ τροφὴν μὴ κρατοῦσιν, ἔστι δὲ καὶ πάγχρηστος χωρὶς κατακαύματος καὶ τῶν μὴ ἀνεχομένων δριμέος φαρμάκου· ἁρμόζει καὶ πρὸς σκληρίαν ἥπατος καὶ σπληνὸς καὶ πρὸς χοιράδας καὶ πρὸς ἰσχιαδικούς. ἰδίως δὴ χρῆσις ἐπ᾽ αὐτῶν γιγνέσθω ἡμέραις ἑπτά. ἐὰν δὲ τρυφεροὶ ὦσι, πέντε, ὕδατος τὸ μέρος ἢ ἐλαίου μὴ ἁπτέσθω, ἕως οὗ ψυδρακώσῃ καὶ ἰχῶρας ἐπισπάσηται παχεῖς, εἶτα λύσας τῇ λευκῇ κηρωτῇ δι᾽ ὕδατος χρῶ, ἐὰν δὲ πρακτικώτερον ἐθέλῃς, τῇ διὰ πεπέρεως ἀκόνη. ℟ κηροῦ, χαλβάνης, τερμινθίνης, πιτυΐνης φρυκτῆς, ἐλαίου δαφνίνου, ἐλαίου παλαιοῦ ἀνὰ λίτραν α΄. λεπίδος χαλκοῦ λίτραν α΄ S΄΄.

[*Emplaſtrum ex cote.*] *Ex cote medicamentum quod nobis in uſu eſt. Facit ad omnia diuturna et peculiari- ter ad capitis dolorem, fronti impoſitum, valet ad laterum dolores longos, juvat podagricos, iſchiadicos, ſcapularum dolores, dentium cruciatus, attritis partibus impoſitum. Educit etiam et extrahit menſes pectini ſuprapoſitum. Au- xiliatur ſtomacho laborantibus tum iis, qui fluxu vexan- tur et cibum vel alimenta non retinent. Eſt etiam pror- ſus utile ſine aduſtione et iis, quae acre medicamentum non ſuſtinent, convenit etiam ad duritiem jecinoris et lie- nis, nec non ad ſtrumas et iſchiadicos. Proprie jam uſus in ipſis fiat diebus ſeptem, ſi molles ſunt, quinque. Aquam pars vel oleum non attingat, donec ulcuſcula, quae pſy- dracia dicuntur, fecerit et ſaniem craſſam attraxerit. Deinde albo cerato ſolvens ex aqua utitor, ſin efficacius voles medicamento acone, quod ex pipere conſtat. ℟ Cerae, galbani, terebinthinae, pityinae frictae, olei laurini, olei ve- teris, ſingulorum lib. j, ſquamae aeris libram unam et di-*

ἰοῦ γο στ΄. ἀμμωνιακοῦ θυμιάματος γο α΄. νάπυος, ἀδάρκης,
θείου ἀνὰ γο α΄. ἀβροτόνου, κενταυρίου, χαλκάνθου, ἁλὸς
ἀμμωνιακοῦ, λιβάνου, ἁλὸς κοινοῦ, στυπτηρίας στρογγύλης,
λιθαργύρου, προπόλεως, κόκκου Κνιδίου ἀνὰ γο γ΄. πάντα
ὁμοῦ κόψας καὶ σήσας ἀναλάμβανε τοῖς στυπτικοῖς μετὰ
τῶν ἐλαιῶν. αὕτη μὲν ἡ τῆς προκειμένης ἐμπλάστρου σύν-
θεσις οὐ μικρῶς διαφέρουσα τῆς προγεγραμμένης θερμότητι.
νᾶπυ γοῦν ἔχει καὶ ἀδάρκην, θεῖόν τε καὶ κόκκον Κνίδιον
εἰς (395) τοσοῦτον ἥκοντα θερμότητος, ὡς ἑλκοῦν οἷς ἂν
ἐπὶ πλέον ὁμιλήσῃ. καὶ δάφνινον δὲ τῶν ἱκανῶς θερμαινόν-
των ἐστὶ καὶ μετὰ ταῦτα χάλκανθός τε καὶ οἱ ἅλες. ἐμά-
θετε δὲ ὅτι καὶ στύψεως ταῦτα μετέχει, βραχείας μὲν οἱ
ἅλες, πολλῆς δὲ ὁ χάλκανθος. ἀλλὰ καὶ περὶ τῆς μίξεως τῶν
στυφόντων φαρμάκων τοῖς διαφορητικοῖς εἴρηται πρόσθεν
ἐπὶ τῶν πολυχρήστων ἐμπλάστρων. ὅλως γὰρ οὐδὲν δύναται
γενέσθαι πολύχρηστον, εἰ μὴ καὶ τῆς ἐναντίας δυνάμεως με-
τέχει. ἄν τε γὰρ ἁπλῶς διαφορητικὴ δύναμις ᾖ μόνη, πρὸς
ἓν εἶδος ἁρμόσει παθῶν, ὃ διαφορεῖσθαι προσῆκεν, ἄν τε

midiam, ӕruginis uncias fex, guttae ammoniaci unciam j,
finapis, adarcae, fulfuris, fingulorum unciam j, abrotoni,
centaurii, atramenti futorii, falis ammoniaci, thuris, falis
communis, aluminis rotundi, argenti fpumae, propolis,
cocci Cnidii, fingulorum ℥ iij. Omnia fimul contunduntur
et cribrata aftringentibus cum oleis excipiuntur. Haec fane
propofiti emplaftri compofitio eft, non parum fuperiori
praeftans caliditate, finapi enim habet et adarcen, fulfur
et crocum Cnidium, tanto calore praedita, ut ulcus faciant,
quibus diutius adhaeferint. Jam et laurinum ex iis eft,
quae abunde calefaciunt, deinde atramentum futorium et
fal; didiciftis autem haec aftrictionis quoque non effe ex-
pertia, falem paucae, fed atramentum futorium multae.
Verum de aftringentium medicamentorum mixtura cum di-
gerentibus antea in emplaftr ; ufus multiplicis expofitum
eft. Omnino enim quippiam variis utile effe non poteft,
nifi contrariae quoque virtutis participet; fi enim digerens

στυπτικῆς, πρὸς ἓν ἕτερον, ἐφ᾽ οὗ τὸ ἐπιῤῥέον ἀναστέλλειν
προσήκει. διὸ τὰ μὲν στύφοντα τοῖς ἀρχομένοις ἐξ ἐπιῤῥοῆς
ὑγρῶν γεννᾶσθαι πάθεσιν ἁρμόττει. τὰ δὲ διαφοροῦντα χω-
ρὶς τῆς τῶν στυφόντων μίξεως, ἐφ᾽ ὧν σωμάτων οὐδὲν
ἐπιῤῥυῆναι δύναται διὰ τὸ προκεκενῶσθαι, ὡς ἐάν γε περι-
ουσία τις ᾖ χυμῶν, οὐ μόνον διαφορεῖται τὸ περιεχόμενον
ὑγρὸν ἐν τοῖς πεπονθόσιν, ἀλλὰ καὶ παραγίνεται πρὸς αὐτὰ
τῶν διαφορούντων | ἕλκειν πεφυκότων ὑφ᾽ ἑαυτὰ, καθάπερ τὰ
περιεχόμενα ψαύοντα τῶν ὑγρῶν, οὕτως καὶ τὰ κατὰ βάθος
ὄντα τοῦ σώματος. εὐλόγως δὴ μίγνυται τοῖς διαφορητικοῖς,
[808] τά τε σταλτικὰ καὶ ἀποκρουστικὰ προσαγορευόμενα,
τοῦ μὲν ἐπὶ τὴν σύνθεσιν αὐτῶν ἀφικομένου τῷ λογισμῷ
τούτῳ χρησαμένου, τῆς πείρας δὲ μαρτυρούσης τῷ λογισμῷ.
εἰκότως οὖν κατὰ τὸ προκείμενον φάρμακον, καίτοι σκοπὸν
ἔχοντος θερμῆναί τε καὶ ξηρᾶναι καὶ διὰ τοῦτο καὶ ψύδρα-
κας ποιεῖν, ἐμίχθη τι καὶ τῶν στυφόντων, ἀλλ᾽ οὐχ ἱκανά
γε πρὸς πολλὰ θερμαίνοντα σφοδρῶς φάρμακα, δύο ταῦτα
χάλκανθος καὶ ἅλες, ἀλλὰ καὶ λεπὶς χαλκοῦ κατὰ τὸν αὐ-

virtus fimpliciter fola effet, ad unam fpeciem affectuum
conduceret, quam difcutere conveniret, fi vero aftringens
ad aliam unam, ubi quod influit, reprimendum eft. Quare
incipientibus ex humorum influxu generari affectibus aftrin-
gentia conveniunt, difcutientia vero fine aftringentium mix-
tura, ubi nihil propter evacuationem prius factam influere
poteft; nam fi fuperfluitas quaedam humorum exiftat, non
folum difcutitur humor in affectis partibus contentus, fed
etiam ad ipfas accedit, quum difcutientia ad fe trahere
nata fint, ficut contentos et contiguos humores, ita etiam
in corporis profundo repofitos. Mifcentur ergo difcutien-
tibus fiftentia et reprimentia merito, quum qui ad ipforum
compofitionem defcendit, ratione hac ufus fit, experientia
vero atteftante rationi. Quare non injuria, licet confilium
fcopumque habeat in propofito calefacere et exiccare, eoque
etiam ulcera concitare, mixtum eft et aftringentium quid-
piam. Sed non fufficiunt ad multa vehementer calefacientia
medicamenta duo haec, atramentum futorium et fal. Quin

τὸν ἐμίχθη λογισμὸν ἥ τε στυπτηρία, διὰ τὸ σφοδρῶς στύ-
φειν καὶ τοὔνομα λαβοῦσα τοῦτο. ἄλλη. ἄλλην ἔμπλαστρον
ἔγραψεν ὁ Κρίτων ἐνδοξοτάτην, ἣν ὀνομάζει Μεσιανὴν, ἕτε-
ρον ὕλης ἔχουσα γένος τῆς προγεγραμμένης καὶ τῆς μελλού-
σης ὑπ' ἐμοῦ γραφήσεσθαι νῦν ἐφεξῆς, ἣν αὐτὸς ὁ Κρίτων
ἀνίκητον ὀνομάζει, συγκειμένην ἐκ δριμέων τῶν πλείστων
φαρμάκων, οὐκ οὔσης τῆς Μεσιανῆς τοιαύτης, ὡς μετὰ ταῦτα
δειχθήσεται κατὰ τὸν οἰκεῖον αὐτῆς καιρόν. καὶ μέντοι καὶ
κεφαλικὰς ἄλλας ὀνομάζων, ὧν ἡ καθόλου δύναμις ὀλίγον
ὕστερον εἰρήσεται, γράψας ἐφεξῆς τῇ Μεσιανῇ τὴν καλου-
μένην, μετὰ ταῦτα ἀνίκητον ὑφ' ἑαυτοῦ γράφει, παραπλη-
σίας δυνάμεως οὖσαν τῇ προγεγραμμένῃ, ἣν δι' ἀκόνης ἐκά-
λει. ἔχει δὲ ἡ περὶ αὐτῆς λέξις τοῦ Κρίτωνος ὧδέ πως αὐ-
τοῖς ὀνόμασιν· ἡ ἀνίκητος ἐν χρήσει ἡμῖν οὖσα. ἔστι δὲ πάγ-
χρηστος, ἐπισπᾶται, ῥήσσει, ἀνακαθαίρει, κολλᾷ, ἔξιποῖ,
διὰ σπληνίου καὶ παραθέσεως σωλήνων καὶ ἀνιεμένη ἔχουσα
πάντοτε πηλὸν δι' ὀξελαίου. διαχεῖ δὲ καὶ τὰς σκληρίας
καὶ ταῖς συνολκαῖς τῶν νεύρων βοηθεῖ, ἐπιτιθεμένη χωρὶς

etiam aeris fquama pari ratione mixta eſt et alumen, quod
a vehementer aſtringendo ſtypteria appellatum eſt. Aliud
emplaſtrum celeberrimum ſcripſit Crito, quod Meſianum ap-
pellat, diverſum materiae genus habens a ſuperiore et illo,
quod mox a me ordine ſuo deſcribetur. Vocat hoc Crito
ipſe anicetum, id eſt invictum, ex acribus pluribus medi-
camentis compoſitum, quum Meſianum tale non ſit, ut poſtea
ſuo tempore demonſtrabitur. Quin etiam cephalica alia no-
minans, quorum generalis facultas paulo poſt explicabitur,
poſt Meſianum tradita, invictum ab ipſo appellatum ſub-
jungit, ejusdem facultatis cum praeſcripto, quod dia acones,
id eſt ex cote, vocitabat. Verba Critonis in hunc modum
ſonant. *Aniceton in uſu nobis eſt, utile ad omnia, ex-
trahit, rumpit, purgat, glutinat, excolat ſplenii modo et
cum canalibus impoſitum ac dilutum ex oleo et aceto,
conſtringit undique. Diſcutit autem duritias. Et nervorum
contractiones juvat ſine perfuſione impoſitum ne refrige-*

Ed. Chart. XIII. [808]   Ed. Baſ. II. (395.)

ἐμβροχῆς, ἵνα μὴ περιψύχωνται. καὶ ἐν μέρει ἀλείμματος
ποιεῖ ἀνιεμένη ὡς ἄκοπος. παύει γὰρ καὶ τοὺς ἐν ἀρχαῖς
τῶν νόσων κόπους καὶ τοὺς ἐξ ἀδήλης αἰτίας. ἔστι δὲ καὶ
μάλαγμα ἐπὶ τῶν ἀκρωτηρίων ἐν μεγάλοις σπληνίοις ἐπιτι-
θεμένη. ἔστι δὲ καὶ ἔναιμων κολλητικὴ, ἐπειδὰν ῥαφῇ ἢ ἀγ-
κτηριασθῇ, πτύγματος ἐκ μόνου ὄξους προσεπιτιθεμένου τῷ
σπληνίῳ, θέρους μὲν ψυχροῦ, χειμῶνος δὲ θερμοῦ. ποιεῖ καὶ
πρὸς τὰ ἐν τοῖς πέλμασι καὶ πρὸς κόμματα, σηπεδόνας τε
καὶ περὶ δακτύλους διαθέσεις καὶ τὰ σὺν τραύμασι κατά-
γματα. ἔνεστι μήτε σαρκωτικῷ μήτε ἐπουλωτικῷ ἑτέρῳ χρῆ-
σθαι, ἀλλὰ μόνῃ πιστεύειν. ποιεῖ καὶ πρὸς ἀνθρωπόδηκτα
καὶ κυνόδηκτα καὶ θηριόδηκτα. μέγιστον δ᾽ ἐστὶν αὐτῆς
ἐπάγγελμα τὸ τὰ ἐν κατακαλύψει ἀποστήματα ἐν κώλῳ καὶ
περιτοναίῳ μὴ ἐᾷν γίνεσθαι, ὅταν γε μὴ φθάσῃ πυωθῆναι
ἢ γενόμενα λεπτοποιῆσαι καὶ εἰς ἔντερα συῤῥῆξαι. ἐπιτίθε-
σθαι δὲ δεῖ τῷ τόπῳ σπλήνιον καὶ ἐπάνω πίλημα ἐξ ὀξε-
λαίου θερμοῦ καὶ ἐμβρέχειν δὶς τῆς ἡμέρας. μὴ λῦε δὲ εἰ
μὴ διὰ τριῶν ἢ τεσσάρων ἡμερῶν, εἶτα μετὰ τὸ πυριᾶσαι,

rentur. Et unguenti vice dilutum facit ut acopon, ſiſtit
enim morborum principiis laſſitudines et eas quae ſine
cauſa manifeſta proveniunt. Eſt etiam malagma extrema-
rum corporis partium in magnis Spleniis impoſitum, item
cruenta glutinat, ſuturis vel fibulis juncta, ſi plicatum
linteum ex ſolo aceto ſplenio imponas, aeſtate quidem fri-
gidum, hieme autem calidum. Facit ad plantae pedis vi-
tia, ad contuſiones, putredines et digitorum affectus, item
fracturas cum vulneribus. Licet neque carnem generante,
neque quod cicatricem inducat, alio uti, ſed ſoli credere.
Valet ad hominum, canum et ferarum morſus. Maximum
hoc eſt quod pollicetur, nempe abſceſſus latentes in colo
et peritonaeo prohibere ne ſiant, antequam in vomicam
exierint aut factos extenuare et inteſtina conjicere. Im-
ponendum autem eſt ſplenium loco et deſuper centuncu-
lum ex aceto et oleo calente, fovendumque bis quotidie.
Non ſolvetur autem niſi triduo vel quatriduo. Deinde poſt

ἀτμίδα πάλιν ἐπιτίθει. ἐπεκλήθη δὲ ἀνίκητος διὰ τὰ θαυ-
μαστὰ καὶ πολλὰ αὐτῆς ἔργα. ⚕ λεπίδος χαλκοῦ ⦏νή.ʹ πυ-
ρέθρου, σταφίδος ἀγρίας, κόκκου κνιδείου, νάπυος σπέρματος,
κάγχρυος, περιστερᾶς κόπρου, ἀριστολοχίας λεπτῆς, ἰοῦ, κυ-
πέρου, εὐζώμου σπέρματος, κυμίνου ἀνὰ ⦏ιστʹ. νίτρου ⦏λβʹ.
ἁλὸς ἀμμωνιακοῦ ⦏ λβʹ. δαφνίδων ⦏ ρκʹ. μάννης ⦏ ρκʹ.
ἴρεως ⦏ ρκʹ. ὄξους δριμέος ξε. ιστʹ. ἑψήματος ἰσχάδων κυά-
θους δʹ Sʹʹ. κόψας καὶ σήσας ἅπαντα ὁμοῦ λειοτρίβει σὺν
τῷ ὄξει ἐν τοῖς ὑπὸ κύνα καύμασιν. ξηροῦ δὲ καὶ χλωροῦ
γενομένου πρόσβαλε τὸ τῶν σύκων ἀφέψημα, καὶ συμμαλά-
ξας ἀναιροῦ καὶ ἀποτίθει εἰς χύτραν χαλκῆν ἐρυθροῦ χαλ-
κοῦ. τὸ δʹ ἔψημα τῶν ἰσχάδων ἔχει οὕτως. ⚕ ἰσχάδων λι-
παρῶν λι. εʹ. ὕδατος ξε. στʹ. ἕψε ἕως ἂν περιλειφθῶσι ξε. βʹ.
ἡ δὲ χρῆσίς ἐστιν ἓν μέρος τοῦ φαρμάκου ὄξει ἀνιεμένου,
ὡς γλοιῶδες γενέσθαι πρὸς ἓξ τοῦ ῥητινοκήρου. [809] ἔστι
δὲ τὸ μὲν ἄκρατον ῥητινόκηρον κηροῦ μέρος ἕν, ῥητίνης
φρυκτῆς μέρη τρία σὺν ἐλαίῳ ὀλίγῳ τετηκότα· τὸ δὲ μέσον

fomenta madorem rurſus imponito. Vocatum autem eſt
inſuperabile propter miranda et multa ipſius opera. ⚕
Squamae aeris drach. quinquaginta octo, pyrethri, ſtaphidis
agriae, cocci cnidii, ſinapis feminis, canchryos, columbini
ſtercoris, ariſtolochiae tenuis, aeruginis, cyperi, erucae ſe-
minis, cumini, ſingulorum drach. ſedecim, nitri drach. tri-
ginta duas, ſalis ammoniaci drach. xxxij, lauri baccarum
drach. cxx, mannae drach. cxx, iridis drach. cxx, aceti
acris ſextarios ſedecim, decocti caricarum cyathos quatuor
et dimidium. Tuſa cribrataque omnia ſimul cum aceto ad
laevorem teruntur ſub aeſtu caniculae. Ubi ſiccum et viride
evaſerit, ficuum decoctum adjicitur et ſimul emollita tol-
luntur et in olla aeris rubri reponuntur. Decoctum autem
caricarum ita habet. ⚕ Caricarum pinguium lib. v, aquae
ſextarios vj, coque donec ſextarii duo relicti fuerint. Uſus
eſt una pars medicamenti aceto diluti, ut ſordes repraeſen-
tet, ad ſex partes reſinoceri, id eſt reſinae cum cera junctae.
Eſt autem ſincerum reſinocerum cerae pars una, reſinae
frictae tres cum oleo pauco liquefacto, medium cerae pars

880 ΓΑΛΗΝΟΥ ΠΕΡΙ ΣΥΝΘΕΣΕΩΣ ΦΑΡΜΑΚΩΝ

Ed. Chart. XIII. [809.]　　　　　　　Ed. Baſ. II. (395.)

κηροῦ μέρος ἕν, ῥητίνης μέρη δύο· τὸ δ᾽ ἀνειμένον καὶ εὔ-
κρατον κηροῦ μέρος ἕν, ῥητίνης μέρος ἕν· τὸ δ᾽ ἐκλελυμέ-
νον κηροῦ μέρη δύο, ῥητίνης μέρος ἕν· τὸ δ᾽ ὑπερανειμένον
κηροῦ μέρη τρία, ῥητίνης μέρος ἕν. ἱστορεῖται καὶ ἐπ᾽ ἀγρίου
λειχῆνος ἡρμοκέναι ἄκρατον ἐπιῤῥιφέν. ταῦτα μὲν ὁ Κρί-
των ἔγραψεν αὐτοῖς ὀνόμασιν. ἐγὼ δὲ ἀπὸ τοῦ τελευταίου
τῶν εἰρημένων αὐτῷ τὴν ἀρχὴν ποιήσομαι τοῦ λόγου. τοὺς
ἀγρίους λειχῆνας ὀνομάζουσιν, ὅταν ὑπὸ μὲν τῶν ἀσθενῶς
ξηραινόντων φαρμάκων ὁρῶσιν αὐτοὺς μηδὲν ὠφελουμένους,
ὑπὸ δὲ τῶν ἰσχυρῶς ἐρεθιζομένους. χρεία τοίνυν ἐπ᾽ αὐτῶν
ἐστι φαρμάκου δραστηρίου μὲν ἱκανῶς, οὐ μὴν δακνώδους
σφοδρῶς, ὅπερ, ὡς ἔφην, ἐκ στοχασμοῦ τεχνικοῦ συντεθὲν
ὑπὸ τῆς πείρας βασανίζεται. σύγκειται δὲ τὸ προκείμενον
φάρμακον ἐκ πολλῶν δριμέων λεπτομερῶν τε καὶ διαφορητι-
κῶν. ἔχει δέ τινα καὶ τῶν ἀδήκτως ῥυπτικῶν καί τινα τῶν
ἐπ᾽ ὀλίγον στυφόντων. τὰ μὲν οὖν δριμέα τῶν ἐν αὐτῷ
πύρεθρόν τε καὶ νᾶπυ καὶ κόκκος κνίδειος καὶ ἡ τῆς περι-
στερᾶς κόπρος, ἰός τε καὶ δαφνὶς καὶ νίτρον, εἶθ᾽ ἅλες ἀμμω-

una, reſinae duae, dilutum vero et abunde temperatum
cerae pars una, reſinae tantundem, diſſolutum cerae par-
tes duae, reſinae una, quod ſupra quam dilutum cerae par-
tes tres, reſinae una. Scribitur etiam agreſti licheni, id eſt
impetigini, conveniſſe, purum injectum. Haec Crito ad ver-
bum prodidit. Ego a fine eorum quae dixit ſermonis prin-
cipium ſtatuam. Agreſtes impetigines nominant, quum a
medicamentis imbecilliter ſiccantibus nihil juvari vident, a
validis autem irritari. Opus igitur in ipſis eſt medicamento
efficaci abunde, non tamen vehementer mordaci, quod, ut
dixi, ex artificiali conjectura compoſitum experientia pro-
batur. Conſtat propoſitum medicamentum ex multis acribus
tenuiorum partium et diſcutientibus, habet autem et quae-
dam citra mordicationem detergentia et nonnulla parum
aſtringentia. Itaque acria ex iis quae continet ſunt pyre-
thrum, ſinapi, coccus cnidins, columbinum ſtercus, aerugo,
baccae lauri, nitrum, ſal ammoniacus, item acetum acre,

ΤΩΝ ΚΑΤΑ ΓΕΝΗ ΒΙΒΛΙΟΝ Ζ. 881

Ed. Chart. XIII. [809.]   Ed. Baf. II. (395. 396.)
νιακοὶ καλούμενοι καὶ πρὸς αὐτοῖς ὄξος τὸ δριμύ. τοιουτον
γὰρ ἀξιοῖ βάλλειν. τὰ δὲ ῥυπτικὰ τελέως μὲν ἄδηκτά ἐστιν
ἴρις τε καὶ ἀριστολοχία καὶ τούτων ἔτι μᾶλλον, ὡς ἐκ τοῦ
γένους τῶν ἤδη πεπτικῶν εἶναι, μάννα, γενναιότερον δὲ κάγ-
χρυ καὶ σταφὶς ἀγρία. τούτων δ᾽ ἔτι γενναιότερον κύμι-
νόν τε καὶ τὸ τοῦ εὐζώμου σπέρμα. τὸ δὲ κύπερον ἔστι
μὲν ἀδήκτως ξηραντικὸν, ἔχει δέ τι καὶ στυπτικὸν, ὥσπερ
καὶ ἡ τοῦ χαλκοῦ λεπὶς, ἰσχυρὸν οὖσα φάρμακον· ἔδει γὰρ,
ὡς πρόσθεν ἐδείχθη, μετέχειν τι καὶ τῆς στυπτικῆς δυνά-
μεως τὸ φάρμακον τοῦτο, καὶ διὰ τοῦτό γε λεπὶς ἐμίχθη δα-
ψιλής. εἰ δὲ καὶ ἡ μάννα ὄντως εἴη μάννα καὶ μὴ λιβανωτὸς,
εἴη ἂν καὶ αὕτη στυπτικὸν ἔχουσά τι. βέβληται δὲ καὶ αὕτη
δαψιλεστέρα πολὺ τῆς λεπίδος, εἰκότως, ἵνα πραΰνῃ τὸ σφο -
δρὸν τῶν δριμέων (396) φαρμάκων, μετὰ τοῦ πέττειν τὰ
κατὰ τὸν πεπονθότα τόπον ὑγρά. πραϋντικώτατον δὲ καὶ
πεπτικώτατον ἅμα τῷ διαφορεῖν πώς ἐστι τὸ τῶν ἰσχάδων
ἀφέψημα. ταῦτ᾽ οὖν ἅπαντα μιχθέντα πολύχρηστον εἰκότως
εἰργάσατο τὸ φάρμακον. εἰς δὲ τὸ δραστήριον αὐτῶν μέ-

tale namque injiciendum cenſet. Detergentium ſumme qui-
dem lenia immordaciaque ſunt iris et ariſtolochia, atque
his adhuc magis, ut ex genere concoquentium jam ſit,
manna, generoſius autem canchrys et ſtaphis agria, his ad-
huc praecellit cuminum et erucae ſemen. Cyperum ſine
morſu quidem exiccat, ſed nonnihil etiam aſtringit, quem-
admodum et aeris ſquama, validum et ipſum medicamen-
tum. Oportebat enim, ut prius demonſtratum eſt, medica-
mentum hoc aſtringentis facultatis utcunque eſſe particeps,
eoque ſquama copioſe admixta eſt. Si vero et manna re-
vera manna ſit et non thus, ipſa quoque aliquantulum aſtrin-
git. Injecta eſt autem et haec multo copioſior quam ſquama,
merito, ut acrium medicamentorum vehementiam leniat,
ſimulque humores in afflicta parte contentos coquat. Porro
caricarum decoctio mitigantiſſima eſt et maxime coquit, ſi-
mulque quodammodo digerit. Haec igitur omnia mixta
multi uſus medicamentum jure effecerunt. Acetum vero

γιστα συντελεῖ τὸ ὄξος, ἐν ᾧ κελεύει λειοῦσθαι τὰ φάρμακα
κατὰ τὸν θερινὸν ἥλιον. πάντα γὰρ τὰ οὕτω σκευασθέντα
λεπτομερῆ γίγνεται καὶ διὰ τοῦτο μέχρι τοῦ βάθους τῶν
σωμάτων ἡ δύναμις αὐτῶν καταδύεται.

Κεφ. γ'. [Περὶ τῶν ὑπὸ τοῦ Ἥρα γεγραμμένων του
αὐτοῦ γένους ἐμπλάστρων.] Τὴν μὲν διὰ τῶν βοτανῶν, ἣν
ὅπως ὁ Κρίτων σκευάζει προὔγραψα, καὶ αὐτὸς ὁ Ἥρας
ὁμοίως σκευάζει, καθότι καὶ ὁ Κρίτων ἐμνημόνευσεν αὐτοῦ.
διαφέρεται δὲ ἐν τῇ διὰ σκίλλης σκευασίᾳ. τοῦ μὲν γὰρ
ἀμμωνιακοῦ καὶ τῆς σμύρνης καὶ τῆς πιτυΐνης ῥητίνης καὶ
τοῦ στύρακος καὶ τῆς λεπίδος καὶ τῆς σκίλλης τοσοῦτον μι-
γνύει τοῖς ἄλλοις ὁ Κρίτων ὅσον ὁ Ἥρας. ἐπὶ δὲ τῆς ἀρι-
στολοχίας καὶ τῆς ἴρεως διαφέρεται. γράψαντος γὰρ τοῦ
Ἥρα ἀριστολοχίας στρογγύλης < λ'. ἴρεως ξηρᾶς < λ'. οἱ
δὲ ιέ. [810] καὶ μετὰ ταῦτα πάλιν ὁ Κρίτων οὕτως ἔγρα-
ψεν. ♃ ἀριστολοχίας < λ'. ἴρεως < λ'. ἄλλοι μ'. ἐπὶ τῷ
τέλει τῆς σκευασίας τοῦ Ἥρα γράψαντος. ἐκπληρωθεισῶν δὲ
τῶν ἡμερῶν, κηρωτὴν ποίει τοιαύτην. ♃ κηροῦ λίτρας έ.
οἱ δὲ < μ'. τερμινθίνης λίτραν α'. οἱ δὲ < λ'. ἐλαίου πα-

efficaciam eorum plurimum juvat, in quo medicamenta ae-
ſtivo ſole conteri praecipit, omnia enim ſic praeparata te-
nuem ſubſtantiam acquirunt, eoque in corporis altum fa-
cultas ipſorum penetrat.

Cap. III. [De ſcriptis ab Hera ejusdem generis em-
plaſtris.] Emplaſtrum ex herbis quo modo Crito praeparet
prius poſui, et ipſe Heras ſimiliter conficit, ſicut Crito ejus
meminit. Differt tamen in confectione emplaſtri ex ſcilla
confecti, nam ammoniaci, myrrhae, reſinae pityinae, ſtyra-
cis, ſquamae et ſcillae tantum cum aliis Crito miſcet, quan-
tum Heras, ſed in ariſtolochia et iride diſcordat, quippe
Heras ſcripſit ariſtolochiae rotundae drach. triginta, iridis
ſiccae drach. triginta, alii quindecim. Crito autem ſic pro-
tulit. ♃ Ariſtolochiae ʒ xxx, iridis drach. xxx, alii xl.
Rurſus quoque poſt haec Heras juxta confectionis finem
tradit, expletis diebus ceratum hujusmodi facito. ♃ Cerae
libras quinque, alii drach. xl, terebinthinae libram unam, alii

Ed. Chart. XIII. [810.]   Ed. Baf. II. (596)

λαιοῦ ξέστας β̅ S″. οἱ δὲ κοτύλας στ̅′. ἐμοὶ δ᾽ οὐκ ἀρέσκει
ἀντὶ τῶν ε̅′. λιτρῶν τοῦ κηροῦ μιγνύναι τῷ φαρμάκῳ ⟨ σμ̅′.
ποτὲ μὲν γὰρ ἀντὶ τῆς λίτρας ⟨ ρ̅′. γράφουσιν αὐτοὶ, ποτὲ
δὲ ἀντὶ τῆς μνᾶς, οὐδέποτε δὲ λίτραν οὕτως μικρὰν οὐδεὶς
ἔγραψεν, ὡς ⟨ μη̅′. εἶναι. τοῦτο γὰρ συμβαίνει βαλλομένων
⟨ σμ̅′. ἀντὶ τῶν ε̅′. λιτρῶν. ὡσαύτως δὲ οὐδὲ ἀντὶ τῆς
λίτρας τῆς τερμινθίνης ⟨ λ̅′.

    Κεφ. δ̅′. [Ἡ Σεραπίωνός.] Καὶ ταύτην ἔγραψεν ὁ
Κρίτων ἐν τῇ φαρμακίτιδι βίβλῳ κατὰ τήνδε τὴν λέξιν. ἡ
Σεραπίωνος, ἥν τινες Αἰγυπτίαν, οἱ δὲ Ἀφροδίτην καλοῦσι.
ποιεῖ δὲ πρὸς πᾶν τραῦμα καὶ δεῖ αὐτῇ ἐπιμένειν μὴ ἀπελ-
πίζοντας. ποιεῖ πρὸς νύγματα καὶ σκόλοπας καὶ παρωτίδας,
κατατίτρησίν τε καὶ φύματα καὶ ἐξιποῦσα παρακολλᾷ, ποιεῖ
καὶ πρὸς πᾶσαν σκληρίαν καὶ πρὸς ἐπινυκτίδας καὶ πρὸς
ἐπιφορὰν τῶν ἄρθρων καὶ πρὸς τὰ θλάσματα τῶν ὤτων,
ποιεῖ καὶ πρὸς τὰ πρεσβυτικὰ καὶ χειρώνεια καὶ παχύχειλα
ἕλκη. ♃ ἐλαίου παλαιοῦ κο. γ̅′. λιθαργύρου ⟨ σ̅′. ἀμμωνια-

drach. triginta, olei veteris fextarios duos et dimidium, alii
heminas fex. Mihi vero non placet pro quinque libris cerae
drach. ccxl. medicamento mifcere. Interdum namque loco
librae centum drach. fcribunt, interdum loco minae, atqui
nnllne unquam libram tam exiguam pofuit, ut drach. xlviij,
penderet; hoc enim accidit, dum pro quinque libris drach-
mae ducentae quadraginta immittuntur, fic neque pro libra
terebinthinae drach. triginta.

    Cap. IV. [*Emplaſtrum Serapionis*] Et hoc Crito in
opere medicamentario in haec verba confcripfit. *Empla-*
ſtrum Serapionis, quod nonnulli Aegyptium, alii Venerem
vocant. Facit ad omne vulnus, cui innitendum eſt, omni
defperatiane abjecta. Valet ad punctus, aculeos, paroti-
das, perforationem, phymata, excolando conglutinat. Tol-
lit omnem duritiem, juvat epinyctidas, articulorum epi-
phoram, aurium contufiones. Sanat et ulcera ſenilia, chi-
ronia et quae craſſas oras obtinent. ♃ Olei veteris hemi-
nas tres, argenti fpumae drach. ducentas, guttae ammo-

κοῦ θυμιάματος ⟨ ρξη'· ῥητίνης κολοφωνίας, πιτυΐνης ⟨ ξη'·
κηροῦ ⟨ ρξη'. χαλβάνης ⟨ κ'. ἰοῦ ⟨ ν'. οἱ δὲ ⟨ κ'. σμύρ-
νης ⟨ δ'· οἱ δὲ ⟨ η'. ἕψε λιθάργυρον, ἔλαιον ἕως; μετρίως
δοκῇ συνεστράφθαι, εἶτ' ἄρας τὴν λοπάδα προσέμβαλλε ἀμ-
μωνιακὸν, εἶτα ῥητίνην, εἶτα κηρόν. τήξας δὲ ἓν ἕκαστον αὐ-
τῶν προσεχόντως, ἵνα μὴ προσκαῇ, ἄρας πάλιν χαλβάνην
ἀποδίδοθι καὶ ἰὸν, εἶτα ἐπιθεὶς ἐπὶ τὸ πῦρ, ἕως μηλίνη γέ-
νηται καὶ εὐσύστατος, ἔψε. ἔσχατον δὲ ἄρας τὴν σμύρναν
ἀποδίδου καὶ κινήσας κατάχεε, ἀναλαμβάνων ἐν δέρματι
ἀποτίθεσο.

Κεφ. έ. [Ὡς Ἀνδρόμαχος ἔγραψε τὰς προειρημένας
ἐμπλάστρους.] Τρεῖς συνθέσεις ἔγραψεν ὁ Ἀνδρόμαχος ταύ-
της; τῆς ἐμπλάστρου, τὴν πρώτην μὲν βραχὺ διαφωνοῦσαν
τῇ προγεγραμμένῃ Κρίτωνος, ἐφεξῆς δ' ἄλλας β'. πλέονα διὰ-
φωνίαν ἐχούσας. ἡ δὲ ἐπαγγελία τοῦ φαρμάκου καὶ ἡ σκευ-
ασία γέγραπται καλῶς ἔμπροσθεν ὑπὸ τοῦ Κρίτωνος· ὁ δ'
οὖν Ἀνδρόμαχος οὕτως ἔγραψε περὶ αὐτῆς. ἡ διὰ τῶν βο-

niaci drach. centum fexaginta octo, refinae colophoniae,
pityinae drach. fexaginta octo, cerae drach. centum fex-
aginta octo, galbani ℥ xx, aeruginis drach. quinquaginta,
alii viginti, myrrhae drach. quatuor, alii octo.　Argenti
fpuma coquitur ex oleo, donec mediocriter coiviſſe viſa
fuerint. Deinde olla ab igne depoſita gutta ammoniaci im-
mittitur, poſtea refina, poſtremo cera. Ubi ſingula curioſe
liquata fuerint, ne adurantur, olla ab igne rurſus ſublata,
galbanum aſpergitur et aerugo, iterum ſuper ignem poni-
tur, coquiturque donec melinum fiat et juſtam craſſitiem
nanciſcatur, poſtremo ſublato myrrha adjicitur, ac ubi mo-
veris, defundito, pelleque excipiens reponito.

　　　Cap. V. [Ut Andromachus praedicta emplaſtra
conſcripſerit.] Tres hujus emplaſtri confectiones tradidit
Andromachus, primam a praeſcripta Critonis nonnihil dis-
ſentientem, deinde alias duas magis evariantes.　Titulum
autem medicamenti et praeparationem recte prius Crito
conſcripſit. Andromachus in hanc ſententiam de ea prae-

ΤΩΝ ΚΑΤΑ ΓΕΝΗ ΒΙΒΛΙΟΝ Ζ. 885

Ed. Chart. XIII. [810. 811.]   Ed. Baf. II. (396.)

τανῶν. 4 ἀναγαλλίδος τῆς τὸ κυάνεον ἄνθος ἐχούσης ◁ νστ΄.
πρασίου ◁ νστ΄. μήκωνος ἀγρίου ◁ νστ΄. ὑοσκυάμου χλω-
ροῦ ◁ νστ΄. λεπίδος ◁ κέ. λιβάνου ◁ η΄. ῥητίνης ξηρᾶς
◁ ιστ΄. ἀλόης ◁ ιστ΄. σχιστῆς ◁ δ΄. κηροῦ μνᾶν α΄. ἐλαίου
παλαιοῦ κοτύλας β΄. ὄξους. πολλοὶ μὲν τῶν δύο ἀναγαλλί-
δων ἔβαλλον εἰς τὴν διὰ τῶν βοτανῶν, Θεόκριτος δὲ καὶ
νῆς Ἐοετριάδος καὶ χρυσοκόλλης καὶ ἁλὸς ἀμμωνιακοῦ καὶ
ἀοσενικοῦ ἀνὰ ◁ δ΄.

[811] Κεφ. σ΄. [Ἄλλαι ἔμπλαστροι τοῦ αὐτοῦ γέ-
νους, περὶ ὧν ὁ Ἀνδρόμαχος ἔγραψεν.] Πρὸς γαγγραίνας
καὶ σηπεδόνας καὶ νομὰς παλαιὰς καὶ κακοήθεις, Ἰσιδώρου
Ἀντιοχέως. 4 λιθαργύρου ◁ δ΄. ἰοῦ ξυστοῦ ◁ η΄. ἐλαίου
κυάθους στ΄. Τάλιος Αἴλιος κυάθους ιβ΄. καὶ ἰοῦ σκώλη-
κος. τὴν δὲ λιθάργυρον καὶ τὸν ἰὸν λεῖα ἐμβαλὼν εἰς χύτραν
καὶ ἐπιχέας ἐλαίου κυάθους τρεῖς, ἕψε ἐπὶ πυρὸς μαλακοῦ,
κινῶν σπάθῃ ξυλίνῃ, ἕως ἂν γένηται χλωρά, εἶτα ἄρας ἀπὸ
τοῦ πυρὸς καὶ εἰς θυείαν κατεράσας τρῖβε ἕως ἐστὶ θερμὸν

cepit. *Emplaſtrum ex herbis.* 4 Anagallidis coeruleum flo-
rem habentis ℥ lvj, marrubii ℥ lvj, papaveris agreſtis ℥ lvj,
alterci viridis ℥ lvj, ſquamae ℥ xxv, thuris drach. viij, re-
finae ſiccae drach. xvj, aloës drach. xvj, aluminis fiſſilis
drach. quatuor, cerae minam unam, olei veteris heminas
duas, aceti. Multi quidem utriusque anagallidis. Theocritus
autem et terrae Eretriae et chryſocollae et ſalis ammoniaci
et auripigmenti, ſingulorum ℥ iv, in emplaſtrum ex her-
bis conjecit.

Cap. VI. [*Alia emplaſtra ex eodem genere de qui-
bus ſcripſit Andromachus.*] *Ad gangraenas, putredines,
nomas veteres et cacoëthes, Iſidori Antiochei.* 4 Argenti
ſpumae drach. quatuor, aeruginis raſae drach. viij, olei
cyathos ſex. Talius Aelius cyathos xij et aeruginis ſcole-
ciae. Argenti ſpuma et aerugo in cacabum laevigata mit-
titur, olei tres cyathi ſuperſunduntur, coquitur pruna non
acri, moveturque ſpatha lignea donec viride fiat. Poſtea
ab igne ſublata, ac mortario ſuperfuſa contunditur, dum

ἐπὶ πλέον. εἶτα πάλιν εἰς τὴν χύτραν ἐπιχέας τοῦ ἐλαίου
κυάθους γ'. κινῶν μὴ προσκαῇ, ἕως ἂν γένηται μηλίνη, ἔψε
καὶ πάλιν κατακενώσας τρῖβε ὡς κολλύρια. καὶ πάλιν ἀνε-
λόμενος εἰς τὴν χύτραν ἕψε κινῶν, ἕως ἂν γένηται ἐρυθρὰ,
καὶ κατακενώσας εἰς θυείαν πάλιν τὸ τρίτον τρῖβε ἐπὶ πλέον
καὶ πάλιν τὸ τέταρτον ἕψε εἰς τὴν χύτρcν, ἵνα συστραφῇ,
καὶ πάλιν ἕως ἐστὶ θερμὴ κατεράσας καὶ τρίψας ἀνελοῦ καὶ
ἀπόθου εἰς πυξίδα ἐρυθρὰν καὶ χρῶ πρὸς τὰ εἰρημένα. ἐφε-
ξῆς δὲ τῇ προγεγραμμένῃ περὶ ἑτέρας ἐμπλάστρου κατὰ λέ-
ξιν οὕτως ἔγραψεν ὁ Ἀνδρόμαχος. ὑγρὰ ἔμπλαστρος πρὸς
νομὰς ᾗ χρῶμαι καὶ ἄλλα πολλά. ♃ κηροῦ ◁ η'. ῥητίνης
τερμινθίνης ◁ η'. στέατος ταυρείου τεθεραπευμένου ◁ δ'.
χαλκίτεως ◁ β'. λεπίδος χαλκοῦ ◁ γ'. μάννης λιβάνου ◁β'.
κηκίδος ὀμφακίνης ◁ δ'. ἐλαίου μυρσίνου κοτύλας ε'. τὰ
ξηρὰ σὺν ὄξει καὶ μέλιτι, εἶθ' οὕτως τὰ τηκτὰ καταχεῖται.
    Κεφ. ζ'. [Πολύχρηστοι φαιαί. πρὸς τὰ τῆς τέχνης
ἔργα χρείαν εἶναι μεθόδου τε καὶ ἀσκήσεως] Ὅτι τῶν βοη-

calidum eſt diutius, deinde rurſus tres olei cyathos in
ollam fundito, movetoque ne aduratur, quousque melinum
fiat incoquito. Ac rurſus eximens terito, ut collyria, ite-
rumque excipiens in ollam coquito movendo, quousque ru-
brum colorem accipiat. Quin etiam tertio ex cacabo in
mortarium deſuſa diutius terito, atque iterum quarto in
olla coquito, ut in unum coeant. Rurſusque dum calet, de-
fuſa tritaque excipito et in rubra pyxide deponito ad prae-
dictaque utitor. Poſt commemoratum emplaſtrum, alterius
deinceps his verbis Andromachus meminit. *Humidum em-
plaſtrum ad nomas, quo utor et ad alia multa.* ♃ Cerae
drach. octo, reſinae terebinthinae drach. octo, adipis tau-
rini curati drach. quatuor, chalcitidis drach. duas, ſqua-
mae aeris drach. tres, mannae thuris drach. duas, gallae
immaturae drach. quatuor, olei myrtei heminas quinque.
Arida cum aceto et melle ſumuntur, deinde ſic liquabilia
ſuperfunduntur.
    Cap. VII. [*Fuſcae multiplicis uſus. Ad artis opera
methodo et exercitatione opus eſſe.*] Quod auxiliorum quae-

Ed. Chart. XIII. [811.]   Ed. Baf. II. (3o6. 397.)

θημάτων ἔνια μὲν ὁ λόγος εὑρίσκει μόνος, ενια σε η πεῖρα, καὶ αὕτη τοῦ λόγου μὴ χρῄζουσα, τινὰ δ᾽ ἀμφοῖν ἀλλήλοις συνεργούντων δεῖται, πολλάκις ὑμῖν ἐπιδέδεικται, καὶ πρός γε τούτοις ὅτι τὰ διὰ λόγου καὶ πείρας εὑρισκόμενα στο- χαστικῇ μὲν ὁδῷ χρῆται πρὸς τὴν τῶν ζητουμένων εὕρεσιν, ἐλπισθέντα δὲ τῷ λόγῳ βεβαιοῦται τῇ πείρᾳ· καὶ μέντοι καὶ ὡς τῆς στοχαστικῆς ἐλπίδος οὐκ ὀλίγη ἐστὶν ἐν τῷ μᾶλλόν τε καὶ ἧττον ἡ διαφορά, καθάπερ καὶ καθ᾽ ὅλον τὸν βίον. οὐ γὰρ ὁμοίως ἐλπίζομεν ὑετὸν ἔσεσθαι κατά γε τὰς χειμε- ρινὰς τροπὰς καὶ τὴν τοῦ κυνὸς ἐπιτολήν. ἐν μὲν γὰρ ταῖς χειμεριναῖς τροπαῖς σπανιάκις οὐ γίνεται, κατὰ δὲ τὴν τοῦ κυνὸς ἐπιτολὴν σπανιάκις γίνεται. πάντων δὲ τῶν κατὰ τὰς τέχνας ἔργων ὑπὸ συνεχοῦς ἀσκήσεως ἀκριβουμένων οὐκ ἀρκεῖ τὸ καθόλου μόνον ἐν αὐταῖς καταμαθεῖν, ἀλλὰ κἀν τοῖς κατὰ μέρος ἐνεργῆσαι χρὴ πολλάκις. ἡ γὰρ διὰ τῶν ἀτελῶν ἐνεργειῶν ἄσκησις ὁδός ἐστιν ἐπὶ τὴν τῶν τελείων κτῆσιν. διὰ τοῦτ᾽ οὖν κἀγὼ κατὰ πάσας τὰς πραγματείας, ἃς ὑμῖν τοῖς ἑταίροις ἀξιώσασιν (397) ἐποιησάμην, οὐκ ἠρκέ- σθην μόνον τοῖς καθόλου θεωρήμασιν, ἀλλὰ καὶ γυμνά-

dam ratio fola invenit, quaedam experientia, quae et ipfa rationem non requirit, nonnulla utriusque opem poftulant, fubinde vobis demonftratum eft. Ad haec etiam quod quae ratione et experientia comperta funt, conjecturali via ad eorum, quae inquiruntur, inventionem, utuntur, quae vero per rationem feparata funt, experientia confirmantur. Quin etiam fpei conjecturalis non mediocrem, quemadmodum et in univerfa vita, majoris minorisque effe differentiam, non enim pluviam hiemali folftitio et caniculae ortu futuram fimiliter fperamus, quae hiemali frequenter, fub caniculae aeftu raro accidit. Porro quum omnia artium opera fre- quenti firmentur exercitio, non fatis eft generalia ipfarum addifcere duntaxat, fed etiam in particularibus exerceri fubinde oportet, nam quae per imperfectas actiones fit ex- ercitatio, ad perfectarum poffeffionem via eft. Quare ego quoque in omnibus commentariis, quos vobis amici peten- tibus compofui, non folis communibus theorematicis con-

σματα πολλὰ προσέγραψα, δι᾽ ὧν ἤλπιζον ὑμῖν ἐναργιστέ-
ραν τε καὶ βεβαιοτέραν ἔσεσθαι τὴν γνῶσιν αὐτῶν. ὥσπερ
οὖν ἐπὶ τῶν ἄλλων ἁπάντων μερῶν τῆς ἰατρικῆς, οὕτω κἀπὶ
τῆς τῶν νευροτρώτων θεραπείας ἔγραψα, πρώτην μὲν ὑμῖν
ἐπιδείξας τὴν λογικὴν ὁδὸν εἰς τὴν τῶν βοηθημάτων εὕρε-
σιν. ἐφεξῆς δὲ ταύτῃ τὰς ὕλας, ἐν αἷς τὰς εὑρεθείσας ὑπὸ
τοῦ λόγου δυνάμεις ἐμά[812]θετε περιεχομένας. ἐν γὰρ τοῖς
περὶ τῆς τῶν ἁπλῶν φαρμάκων δυνάμεως ὑπομνήμασιν ια΄.
τὸν ἀριθμὸν οὖσι τὰς ἐν ταῖς κατὰ μέρος ὕλαις δυνάμεις
ἁπάσας γε ἢ τὰς πλείστας χρησιμωτάτας ἔγραψα. πρὸς γάρ
τοι τὴν εὐπορίαν τῶν βοηθημάτων ἐδείχθη τοῦτ᾽ ἀναγκαῖον
ὑπάρχειν, οὐ μόνον δὲ εἰς τὸ δύνασθαι καὶ ὑμᾶς αὐτοὺς
ἄνευ τῶν ἐσκευασμένων φαρμάκων ἐν ἀπορίαις εὐπορεῖν τῶν
βοηθημάτων, ὡς Ἐρασίστρατός ποτε τοῦ τῶν βοτανῶν εὐ-
πόρησε χυλοῦ μὴ παρόντος αὐτοῦ στοματικοῦ φαρμάκου
κατὰ τὸ χωρίον ἐκεῖνο τῆς ὁδοιπορίας, ἀλλὰ κἂν αὐτῶν συν-
θέντων ἀπολέσητε τὰς γραφὰς, ὅμως ὑμᾶς αὐτοὺς δύνασθαι

tentus fui, fed exempla multa etiam exercendi gratia ad-
jeci, quibus ipforum cognitionem vobis evidentiorem ma-
gisque firmam fore fperabam. Quemadmodum igitur in aliis
omnibus medicinae partibus, ita et in nervorum vulnerum
curatione fcripfi, primum vobis rationalem viam oftendens,
qua ad praefidiorum inventionem perveniatis, deinde ma-
terias, quibus vires a ratione inventas contineri didiciftis,
fiquidem in commentariis, qui undecim numero funt de
fimplicium medicamentorum facultate, particularium mate-
riarum vires univerfas vel plurimas easque utiliffimas ex-
pofui. Nam ut praefidiis nunquam deftitueremini, hoc effe
neceffarium demonftravimus, non folum ut vos ipfi quo-
que in praeparatorum ab aliis medicamentorum inopia,
auxiliorum copiam haberetis, ficut olim Erafiftratus, quum
ftomaticum medicamentum in illo profectionis loco ad ma-
num non effet, interdum herbarum fuccos, quibus abun-
dabat, ufurpavit, fed etiam, ut fi illorum auctorum fcrip-
tiones pericrint, ipfi queamus fimilia perditis conficere.

συντιθέναι παραπλήσια τοῖς ἀπολομένοις. καὶ μέντοι καὶ
πρὸς τὸ καλῶς χρῆσθαι τοῖς ὑφ᾽ ἑτέρων ἡυρημένοις ἡ διὰ
τῆς προκειμένης πραγματείας ἄσκησις ὠφέλιμός ἐστι. τί δεῖ
λέγειν ὅτι καὶ πρὸς τὸ διακρίνειν δύνασθαι τά τε περιττῶς
ἐμβεβλημένα τοῖς συνθέτοις φαρμάκοις καὶ κατὰ τοὐναντίον,
ὅσα παραλέλειπται τοῖς πρώτοις συντιθεῖσιν; ὡς ἐπὶ τῶν
κατὰ τὸ γ'. βιβλίον ἔδειξα τὸν λόγον ποιούμενος, ἐπὶ τῶν
τοῖς νευροτρώτοις ἁρμόττοντων, ὡσαύτως δὲ καὶ νῦν ἐπι-
δείξω, γυμνάζων ὑμᾶς ἐπὶ τοῖς ὑπὸ τῶν ἐμοῦ πρεσβυτέρων
ἰατρῶν ἡυρημένοις. ἡ μὲν γὰρ καθόλου μέθοδος οὔτε μετὰ
διορισμῶν ἀκριβῶς οὔτ᾽ ἄνευ διορισμῶν ἐλλιπῶς ἐγράφη τινὶ
τῶν πρόσθεν, ἀλλ᾽ οὐδὲ φάρμακον ἐπαγγελλόμενον ἰᾶσθαι
τοὺς νυγέντας νεῦρον ὑπό τινος ὀξέος, οἷαί πέρ εἰσιν αἱ
βελόναι καὶ τὰ γραφεῖα τῶν παιδίων, ἔγραψέ τις αὐτὸ τοῦτο
μόνον ἄριστα ποιεῖν δυνάμενον, ἐμοῦ πλῆθος οὐκ εὐαρίθμη-
τον ἐν τῷ προειρημένῳ γράμματι διελθόντος αὐτῶν. πολύ-
χρηστα μέντοι φάρμακα γράψαντες ἀξιόλογά τινες αὐτῶν,
ὅσοι γε ἐπιμελέστεροι πρὸς τοῖς ἄλλοις οἷς ἐπαγγέλλονται

Infuper, ut ab aliis inventis recte utamur, exercitatio ex
propofito opere accedens profuerit. Quid opus eft ut di-
cam illam quoque adjumento effe, ut quae compofitis me-
dicamentis fuperfluo injecta fint et contra quae primi illo-
rum auctores omiferint, difcernere poffimus? ficut in tertio
libro oftendimus, fermonem de medicamentis ad nervorum
vulnera idoneis facientes. Ita vero et nunc indicabimus,
exercentes vos in iis, quae me feniores medici invenerunt.
Univerfalis etenim methodus neque cum diftinctionibus
exacte, neque fine iis imperfecte a quoquam priorum tra-
dita eft, imo nec medicamentum, quod curare promittat
nervos ab acuto aliquo punctos, cujusmodi funt acus et
puerorum ftili, quisquam memoriae prodidit, quod ipfum
hoc folum facere optime poffit, at ego certe eorum innu-
merabilem copiam praedicto libro percenfui. Quidam tamen
ipforum nimirum diligentiores cum multi ufus medicamenta
notatu digna fcripfiffent, praeter alia quae facere ipfa pol-

890 *ΓΑΛΗΝΟΥ ΠΕΡΙ ΣΥΝΘΕΣΕΩΣ ΦΑΡΜΑΚΩΝ*

Ed. Chart. XIII. [812.]   Ed. Baf. II. (397.)

ποιεῖν αὐτὰ προσέθηκαν, ἐνίοτε μὲν ὡς καὶ τοῖς νευροτρώ-
τοις ἐστὶν ὠφέλιμα, ποτὲ δὲ ὡς ταῖς τῶν νεύρων τε καὶ μυῶν
διακοπαῖς, ἔστι δὲ ὅτε καὶ νύξεσιν αὐτῶν ἢ θλάσεσιν ἀρήγειν
ἔφασαν αὐτά. ὑμῖν δὲ ἐξ ὧν ἐμάθετε πάρεστι γνωρίζειν πρὸ
τῆς πείρας εἴτε δυνατά τις ἐπαγγέλλεται περὶ ὧν ἔγραψεν
εἴτ᾽ ἀδύνατα. πάρεστι δὲ καὶ τὰ χωρὶς ὧν πέφυκε ποιεῖν
γεγραμμένα φάρμακα γνωρίζειν ὑμῖν, ἐφ᾽ ὧν ἐστι χρηστέον
αὐτοῖς. ἵνα γοῦν ὡς ἐπὶ παραδείγματος ἄρξωμαί τινος ἐμ-
πλάστρου φαρμάκου πολυχρήστου, ἐπὶ δευτέρου τῇ τάξει γε-
γραμμένου κατὰ τὴν φαρμακωνῖτιν ᾽Ανδρομάχου βίβλον, ἣν
ἐποιήσατο τῶν ἔξωθεν τῷ σώματι προσφερομένων, ἄνευ τοῦ
δηλῶσαι πρὸς τίνα μάλιστα χρηστέον αὐτῇ, γυμνάσασθαι
πάλιν ὑμῖν πάρεστιν, ὅπως χρὴ γνωρίζειν ἐκ τῶν γεγραμμέ-
νων φαρμάκων ἁπλῶν, τὴν δύναμιν τοῦ συνθέτου.

     Κεφ. η΄. [Φαιὰ Αἰγυπτία ᾽Ανδρομάχου.] Ὁ μὲν γὰρ
᾽Ανδρόμαχος οὕτως ἔγραψε κατὰ λέξιν. ἡ φαιὰ Αἰγυπτία. ♃
λιθαργύρου ⊰ μδ΄. κίκεως κο. στ΄. κηροῦ ⊰ ρμδ΄. ἀμμωνια-
κοῦ θυμιάματος ⊰ οβ΄. τερμινθίνης ⊰ λστ΄. ἐρίων κεκαυ-

licentur, adjunxere interdum quidem et nervorum vulneri-
bus eſſe accommoda, interdum nervorum et muſculorum
praeciſionibus, aliquando etiam puncturis ipſorum vel con-
tuſionibus auxiliari. Vobis autem ex iis, quae didiciſtis licet
cognoſcere ante experientiam, poſſibiliane quis, an impos-
ſibilia, de quibus ſcripſit, polliceatur. Praeterea et ea, ſine
quibus deſcripta medicamenta agere nata ſunt, vobis intel-
ligere integrum eſt, in quibus ipſis eſt utendum. Ut igitur
ceu exempli gratia exordiar emplaſtrum quoddam, medica-
mentum multiplicis uſus, quod Andromachus in libro de
medicamentis extrinſecus corpori adhibitis, ordine ſecundum
poſuit, haud indicans ad quae maxime ipſo utendum ſit.
Exerceri rurſus vobis licet, quomodo ex commemoratis ſim-
plicibus medicamentis compoſiti vires ſint cognoſcendae.

    Cap. VIII. [*Fuſca Aegyptia Andromachi.*] Andro-
machus enim ita ad verbum prodidit. *Fuſca Aegyptia.* ♃
Argenti ſpumae ℥ xliv, ricini heminas vj, cerae ℥ cxliv,
guttae ammoniaci ℥ lxxij, terebinthinae ℥ xxxvj, lanarum

ΤΩΝ ΚΑΤΑ ΓΕΝΗ ΒΙΒΛΙΟΝ Ζ.

891

Ed. Chart. XIII. [812. 813.]   Ed. Baf. II. (397.)

μένων ◁ ιη'. λεπίδος στομώματος ◁ η'. λεπίδος χαλκοῦ
◁ η'. ἀριστολοχίας ◁ η'. λιβάνου ◁ η'. ἔνιοι δὲ σμύρνης
◁ δ'. ὀποπάνακος ◁ β'. θαλάσσης ◁ ν'. εἰς ἐμβροχὴν κη-
ροῦ. αὕτη μὲν ἡ γραφὴ τοῦ φαρμάκου καλοῦ καὶ πολυχρή-
στου κατὰ ἀλήθειαν ὄντος, ἀλλὰ αὐτός γε παρέλιπεν εἰπεῖν
ἐπὶ τίνων αὐτῷ χρηστέον. εἰ μὲν οὖν προειρηκὼς ἑκάστου
γε τῶν ἁπλῶν φαρμάκων τὴν δύναμιν, ὥσπερ ἡμεῖς ἐποιήσα-
μεν ἐν ὑπομνήμασιν ἕνδεκα, μέθοδόν τέ τινα γεγραφὼς κα-
θόλου [813] συνθέσεως φαρμάκων, ὡς ἐγὼ κατὰ τὸ πρὸ
τοῦδε τοῦ βιβλίου πεποίημαι, προὔβαλλε ζῶσι τοῖς ἑτέροις
τοιαύτας γραφὰς ἕνεκα γυμνασίας, ὅπως ἀποκρίνοιντο πρὸς
τίνα παθήματα δύναται χρήσιμον ὑπάρχειν, ἐπηνέσαμεν
ὄντως αὐτοῦ τὴν διδασκαλίαν. ἐπεὶ δ' οὐδὲν τούτων ἐποίησε,
παντοίως ἄν τις αὐτῷ μέμψαιτο. διὰ τοῦτο οὖν εἰκότως αἱ
φαρμακίτιδες αὐτοῦ βίβλοι παμπόλλων φαρμάκων ἀρίστων
ἔχουσαι συνθέσεις ἠμέληνται τοῖς ἰατροῖς. ἐν γὰρ τοῖς χι-
λίοις εἷς τις δοκεῖ τὸ τέλος ἔχειν τῆς τέχνης, οἱ δ' ἄλλοι

uſtarum ℥ xviij, ſquamae ſtomomatis ℥ viij, ſquamae aeris
℥ viij, ariſtolochiae ℥ viij, thuris ℥ viij. Nonnulli myrrhae
℥ iv, opopanacis ℥ duas, marinae aquae drach. quinquaginta
ad ceram conſpergendam. Haec quidem ſcriptura medica-
menti boni et re vera uſus multiplicis eſt, verum ipſe di-
cendum omiſit, in quibus eo utendum erit. Si igitur cujus ·
que ſimplicis medicamenti facultate ante expoſita, quem-
admodum nos in undecim libris factitavimus et methodo
quapiam univerſali compoſitionis medicamentorum ſcripta,
ſicut a nobis quoque praecedente libro factum eſt, viventi-
bus amicis hujusmodi ſcriptiones exercitii gratia protulis-
ſet, ut ad quos affectus utile eſſe compoſitum medioamen-
tum poſſet, decernerent, nimirum hominis inſtitutum lau-
daſſemus, quoniam vero nihil horum egit, quis non ipſum
omnino accuſatione dignum cenſeat? Unde medicamentarii
ipſius libri, qui complurium optimorum medicamentorum
compoſitiones habent, merito a medicis neglecti ſunt, nam
inter ſexcentos vix unus artis abſolutionem habere videtur,

892 ΓΑΛΗΝΟΥ ΠΕΡΙ ΣΥΝΘΕΣΕΩΣ ΦΑΡΜΑΚΩΝ

Ed. Chart. XIII. [813.]   Ed. Baf. II. (397.)

τοῖς ἰδιώταις ὡσαύτως ἀγαπῶσιν, ἐὰν τοῖς σαφῶς γεγραμ-
μένοις φαρμάκοις ὀρθῶς χρῆσθαι δύνωνται. καὶ τί δεῖ λέ-
γειν περὶ τῶν τοιούτων ἰατρῶν; ὅπου δὲ καὶ τῶν ἐμπειρι-
κῶν ὀνομαζομένων ἔνιοι καίτοι ἀξιόλογοι διὰ τῶν τῆς τέ-
χνης ἔργων ὀφθέντες, ὅμως ἀγνοεῖν φασιν ᾧτινι λογισμῷ
τῶν συνθέτων φαρμάκων ἕκαστον εὕρηται, καὶ τί λέγω λο-
γισμῷ; τὴν ἀρχὴν γὰρ οὐ λογισμῷ φασιν εὑρῆσθαι τῶν τοι-
ούτων οὐδέν. ἄχρηστος οὖν αὐτοῖς ἐστιν ἡ τῆς φαιᾶς ταύ-
της ἐμπλάστρου γραφὴ, τὸ χρῶμα μόνον ἐν τῷ προγράμματι
διδασκούσης χωρὶς τῆς κατὰ δύναμιν ἐπαγγελίας, ἣν ἄμει-
νον ἦν γεγράφθαι πρὸ τοῦ χρώματος. ἐπεὶ τοίνυν ὁ Ἀν-
δρόμαχος εἰπεῖν παρέλιπε τὴν δύναμιν αὐτῆς, ἡμεῖς εὑρεῖν
πειραθῶμεν ἐκ τῆς τῶν μιγνυμένων φαρμάκων ἰδέας τε καὶ
δυνάμεως. ἡ μὲν δὴ λιθάργυρος ὅτι τῆς μέσης οὖσα κρά-
σεως ἐν τῷ θερμαίνειν καὶ ψύχειν ἀποκεχώρηκε βραχὺ πρὸς
τὸ ξηραίνειν ἐμάθετε. καὶ μέντοι καὶ τὴν χρείαν αὐτῆς εἰς
τὰς ἐμπλάστρους ἔγνωτε διττὴν ὑπάρχουσαν, εἰ μὲν ἄτηκτος
μείνειεν, ὡς ὕλης μόνον, εἰ δὲ τακείη καὶ ὡς ξηραίνειν δυνα-

alii idiotarum modo fatis habent, fi medicamentis manifefto
fcriptis recte uti queant. At quid oportet dicere de hujus-
modi medicis? Quum etiam empiricorum nonnulli, ut vo-
cant, quamvis celebres ex artis operibus confpiciantur, ta-
men ignorare fe fateantur, quanam ratione unumquodque
compofitorum medicamentorum inventum fuerit. Atqui quid
ego dico ratione? protinus enim ne ullum ex ejusmodi
medicamentis inventum effe ratione pronunciant. Inutilis
igitur ipfis eft fufci hujus emplaftri fcriptura, quae colo-
rem tantum in titulo docet, vires non item, quas ante co-
lorem fcriptas effe praeftiterat. Quoniam itaque Androma-
chus facultatem ipfius dicere neglexit, nos ex mixtorum
fpecie et facultate invenire conemur. Argenti fpumam me-
dii temperamenti calefaciendo et refrigerando, paulum ad
ficcitatem inclinare didiciftis, praeterea ufum eft in empla-
ftris effe duplicem, nempe fi non liquefiat, ceu materiae
duntaxat momentum adferre, fi liquata fuerit, etiam ficcare

μένης καὶ μᾶλλον εἰ ἐπὶ πλέον ἑψηθείη. νυνὶ μέντοι ζήτημά
ἔστι ἐπὶ πόσον ἑψηθήσεται, κο. στ'. γράψαντος τοῦ ᾿Ανδρο-
μάχου μίγνυσθαι χρῆναι τοῦ κίκεως, ὅπερ ἐστὶν ἐλαίου κί-
κίνου. πόσων γὰρ οὐγγιῶν τὴν ἐκ τῆς ᾿Ρωμαϊκῆς λίτρας εἶ-
ναι βούλεται κοτύλην, οὐκ ἐδήλωσε· καίτοι βέλτιον ἦν ἐν
᾿Ρώμῃ βεβιωκότα λιτρῶν μὲν καὶ ξεστῶν καὶ οὐγγιῶν με-
μνῆσθαι, παραλιπεῖν δὲ τὸ τῆς κοτύλης ὄνομα ταῖς ἔξω τῆς
᾿Ιταλίας πόλεσιν ῾Ελληνικαῖς ὑπάρχον ἐν χρήσει. εἰ μὲν οὖν
ἐν ἁπάσαις αὐταῖς ταὐτὸ ἦν ὄνομα τῆς κοτύλης, οὐδὲν ἂν
ἦν ζήτημα. νυνὶ δὲ ἐπειδὴ παμπόλλη διαφορὰ κατὰ τὸ πο-
σὸν ἐν αὐταῖς ἐστιν, ἐχρῆν αὐτὸν εἰπεῖν ἤτοι γε ὅτι τὴν
᾿Αττικὴν λέγω κοτύλην ἢ τὴν ᾿Αλεξανδρεωτικὴν ἢ τὴν ᾿Εφε-
σίαν ἤ τινα ἄλλην. οἱ μὲν οὖν πλεῖστοι τῶν γραψάντων
περὶ μέτρων καὶ σταθμῶν θ'. φασὶν οὐγγιῶν τῶν ἐκ τῆς
῾Ρωμαϊκῆς λίτρας τὴν ὑπὸ τῶν ἰατρῶν ἐν τοῖς φαρμακίτισι
βιβλίοις γεγραμμένην κοτύλην. ἄλλοι δὲ τὴν τῶν ιβ'. φασὶν
οὐγγιῶν ὑπ' αὐτῶν λέγεσθαι, καθάπερ ἐν ῾Ρώμῃ τὴν λίτραν
τοῦ ἐλαίου συνήθως ὀνομάζουσιν. ἤδη δέ τινος ἤκουσα λέ-

poſſe, idque magis ſi diutius cocta fuerit. Nunc tamen
quaeſtio eſt, quatenus incoqui debeat, quum Andromachus
ſex heminas ricini, quod eſt olei ricinini, miſcendas eſſe
tradiderit. Quot enim unciarum Romanae librae heminam
eſſe velit non explicuit, etſi melius erat hominem qui
Romae degerat librarum, ſextariorum et unciarum memi-
niſſe, relinquere autem cotyles, id eſt heminae, vocabu-
lum Graecis civitatibus extra Italiam uſitatum. Si ergo in
omnibus ipſis idem nomen heminae eſſet, nulla utique fo-
ret quaeſtio, nunc vero quum permagna quantitatis inter
eas ſit differentia, conveniebat ipſum monere, ſe vel Atti-
cam vel Alexandreoticam vel Epheſiam vel aliam quam-
piam heminam dicere. Nam permulti, qui de menſuris et
ponderibus ſcripſerunt, novem unciis Romanae librae he-
minam medicos in medicorum libris aeſtimaſſe produnt,
alii duodecim unciis ab eis reputari affirmant, ſicut Ro-
mae olei libram ex more appellant. Jam vero quendam

Ed. Chart. XIII. [813. 814.]   Ed. Baf. II. (397. 398.)

γοντος γο ιστ'. Ῥωμαϊκὰς ἔχειν τὴν ἐν ταῖς φαρμακίτισι βί-
βλοις γεγραμμένην ὑπὸ τῶν ἰατρῶν κοτύλην, οὐ μικρὰ δέ
ἐστι διαφορὰ πρὸς τὴν τοῦ φαρμάκου δύναμιν ἢ μεγάλας
ἐμβάλλειν ἢ μικρὰς τὰς κοτύλας. ἐγὼ γοῦν ἐν τῇ Ῥώμῃ (398)
τὴν τοῦ ἐλαίου καλουμένην λίτραν, ἣν διὰ τῶν κατατετμη-
μένων κεράτων μετροῦσιν, ἔστησά ποτε βουλόμενος μαθεῖν
ὁπόσον ἔχει σταθμὸν τοῦ βάρους. εὗρον δὲ καὶ ταῖς στα-
θμικαῖς δέκα οὐγγίαις ἴσας τὰς μετρικὰς τοῦ ἐλαίου ιβ'. διὸ
γράφειν ἐχρῆν ἐπιμελέστερον ἐν ταῖς φαρμακίτισι βίβλοις
τοὺς ἰατροὺς, ὁποίας τινὰς κελεύουσι βάλλεσθαι τὰς οὐγγίας
ἢ τὰς λίτρας τῶν ὑγρῶν φαρμάκων, πότερα τὰς μετρικὰς
ἢ τὰς σταθμικάς. πρόδηλον γὰρ, ὅτι τῶν ὑγρῶν τούτων
σωμάτων, ὥσπερ καὶ τῶν στερεῶν, τὰ μέν ἐστι βαρύτερα, τὰ
δὲ κουφότερα. καὶ λέλεκταί μοι κατὰ λόγον ἕτερον ἑκάστου
τῶν εἰς τὰ φάρμακα βαλλομένων ὑγρῶν ὁ σταθμὸς, [814]
ἀλλὰ νῦν γε τὸ προκείμενον ἀναλάβωμεν. τὰς γάρ τοι τρεῖς
κοτύλας, εἰ μὲν ἐξ ἐννέα τις οὐγγιῶν μετρικῶν ἑκάστην θείη,
τὰς μὲν τρεῖς οὐγγιῶν ἑπτὰ καὶ κ'. ἐργάσεται. τεμνομένης

audivi, qui heminam a medicis in medicamentorum com-
mentariis traditam fedecim uncias Romanas pendere diceret.
At non parum refert ad medicamenti facultatem vel magnas
vel parvas heminas injicere. Ego fane olei libram Romae
vocatam, quam per incifuris diftincta cornua metiuntur,
ponderavi quandoque difcere cupiens quantum gravitatis
pondus contineret, inveni duodecim olei menfurales, decem
unciis ponderum aequales. Quare medicos in libris de me-
dicamentis accuratius fcribere oportebat, quales videlicet
uncias vel libras medicamentorum liquidorum immitti vel-
lent, menfuralesne an ponderum; perfpicuum enim eft, li-
quidorum horum corporum, ficut etiam folidorum alia
graviora, alia leviora effe. Ac fingulorum liquidorum, quae
in medicamenta mittuntur, pondus alio libro declaravimus,
fed in praefentia id quod propofitum eft repetamus. Etenim
fi novem unciarum menfuralium fingulas heminas effe fta-
tueris, ex tribus feptem et viginti uncias produces, fi in

δὲ ἑκάστης αὐτῆς εἰς ή. δραχμὰς, τὰς δραχμὰς ἕξουσι δια-
κοσίας ιστ'. εἰ δὲ ἐκ τῶν ιβ'. οὐγγιῶν ἑκάστην κοτύλην ὑπάρ-
χειν ὑπόθοιτο, γενήσονται μὲν στ'. καὶ λ'. οὐγγίαι, δραχμαὶ
δὲ σπη'. τεμνομένης εἰς ή. δραχμὰς ἑκάστης οὐγγίας. πεπεί-
ραμαι δ' ἐγὼ πολλάκις ἐν ἐλαίῳ λιθάργυρον ἑψηκὼς τὴν
μὲν σύμμετρον αὐτῆς μίξιν ἴσην τῇ σταθμικῇ λίτρᾳ τῆς λι-
θαργύρου, τῇ μετρικῇ δὲ τοῦ ἐλαίου γίγνεσθαι. εἰ δὲ ἐμβάλ-
λοι τις ἔλαιον πλέον, ἑψομένην τε δηλονότι πλείονι χρόνῳ,
ξηραντικωτέραν γίγνεσθαι. ἐπὶ δὲ τῶν λευκῶν ἐμπλάστρων
διὰ τὸ χρῶμα μίγνυμεν καὶ τὸ ψιμύθιον τῇ λιθαργύρῳ, τού-
πίπαν ἴσον ἴσῃ κατὰ τὸν σταθμόν. ἐμβάλλεται δὲ ἡ κοτύλη
τῶν θ'. οὐγγιῶν, ὡς πρὸς τὴν σταθμικὴν λίτραν τῆς λιθαρ-
γύρου, βουλομένοις φυλάττειν τὸ χρῶμα, διὰ τὸ τὴν πλείονα
ἕψησιν ἐργάσασθαι μελαντέραν τὴν λιθάργυρον, ἀλλ' ἧττον
ἐχέκολλον γίνεται τὸ φάρμακον, ἐλαίου βληθέντος ὀλίγου.
διό τινες ἔμιξαν ἤτοι τὴν τερμινθίνην ῥητίνην ἢ τὴν κολο-
φωνίαν καλουμένην τὴν διαυγῆ, καθ' ὅσον οἷόν τε πειρώμενοι
μήτε τὴν χρόαν βλάψαι μήτε τὴν δύναμιν τοῦ φαρμάκου,

octo drachmas quamque unciam dividas, drachmas ducentas
et fedecim habebis, fi duodecim unciis fingulas heminas
aeſtimes, fient nimirum fex et triginta unciae, drach. vero
cclxxxviij, fingulis unciis in octo drachmas divifis. Exper-
tus fum ego plerumque, quum argenti fpumam ex oleo
coxiſſem, commoderatam ipfius mixturam librae quidem ar-
genti fpumae ponderali, menfurali vero olei parem fieri,
quod fi copiofius oleum injicias et coctam videlicet diutius
majorem vim ficcandi aſſumere. In candidis emplaftris co-
loris gratia ceruſſam quoque argenti fpumae mifcemus,
omnino aequalem pondere. Immittitur autem homina no-
vem unciarum juxta ponderalem argenti fpumae libram,
colorem fervare volentibus, eo quod diuturnior coctio ni-
griorem argenti fpumam efficiat, fed oleo pauco indito me-
dicamentum glutinans evadit. Proinde quidam vel terebin-
thinam refinam vel quam vocant colophoniam quantum
licet pellucentem mifcuerunt, conantes neque colorem of-

896 ΓΑΛΗΝΟΥ ΠΕΡΙ ΣΥΝΘΕΣΕΩΣ ΦΑΡΜΑΚΩΝ

Ed. Chart. XIII. [814.]   Ed. Baf. II. (398.)

προσθεῖναί τε τῆς ῥητίνης μίξει τὸ δυσαπόπτωτον αὐτῇ,
διὰ τὸ ψαθυρὸν γίνεσθαι τὸ φάρμακον, ἂν ἐν ἐλαίῳ το-
σούτῳ τοσοῦτον ἕψηται τῆς λιθαργύρου τε καὶ τοῦ ψιμυ-
θίου. τινὲς δὲ κατὰ τὸν αὐτὸν λόγον ἐνέβαλον ἑψημένῳ τῷ
φαρμάκῳ τὸν λευκὸν κηρόν. τῇ μέντοι διπλάσιον ἐχούσῃ τὸ
ἔλαιον λιθαργύρῳ, κἂν μηδὲν ἐπεμβάλλῃς ῥητινῶδες ἢ κηρῶ-
δες, ὑπάρξει τὸ ἐχέκολλον ἐκ τῆς ἑψήσεως, καὶ πολύ γε μᾶλ-
λον, ἐὰν τριπλάσιον μίξῃς τὸ ἔλαιον τῇ λιθαργύρῳ, τουτέ-
στιν ἐὰν τρεῖς μετρικὰς ἐλαίου μίξεις τρισὶ σταθμικαῖς τῆς
λιθαργύρου. εἰκὸς οὖν ἐστι τὸν Ἀνδρόμαχον θ'. τῶν μετρι-
κῶν οὐγγιῶν ἀξιοῦν ἐμβάλλεσθαι τὸ κίκινον ἔλαιον, ὡς γί-
γνεσθαι τῶν ἐξ κοτυλῶν οὐγγίας νδ'. μετρικὰς, ὅπερ ἐστὶ
ταὐτὸν λίτρας μετρικαῖς Ῥωμαϊκαῖς δ'. καὶ S''. εὔδηλον δ'
ὅτι μὴ παρόντος ποτὲ ἡμῖν τοῦ κικίνου τὸ παλαιὸν ἔλαιον
ἀντ' αὐτοῦ παραληψόμεθα. καὶ τὸ σικυώνιον δ' ἐγὼ πολλά-
κις ἐνέβαλον εἰς τὰς διαφορητικὰς ἐμπλάστρους, κἀκείνου μὴ
παρόντος, ἕτερον ἔλαιον αὐτοσχεδιάσας, ὅμοιον ἐκείνοις εἰρ-
γασάμην, ἐναφεψήσας αὐτῷ ῥίζας σικύου ἀγρίου καὶ βρυω-

fendere, neque medicamenti facultatem, adjicereque refinae
mixturae tenacitatem, quo non facile decidat, quippe medi-
camentum, fi tanto oleo tantum argenti fpumae et ceruffae
coquatur, arenidum ac friabile redditur. Nonnulli eadem
ratione cocto medicamento albam ceram indiderunt. Spu-
mae tamen argenti duplum olei habenti, fi nihil etiam re-
finofum vel cerofum immittas, ex coctione glutinans erit,
et multo magis, fi cum argenti fpuma olei triplum mifceas,
hoc eſt fi tres olei menfurales uncias cum tribus argenti
fpumae ponderalibus committas. Confentaneum igitur eſt
Andromachum novem unciis menfuralibus oleum ricini im-
mitti jubere, ut fex heminae uncias quinquaginta quatuor
expediant menfurales, quod idem eſt ac fi dicas, menfurae
Romanae lib. iv ß. At clarum eſt ricini inopia interdum
vetus oleum ejus loco affumendum effe. Ego fubinde et
ficyonium injeci emplaſtris difcutientibus, et quum illud non
adeffet, aliud mea ipfius induftria fimile illis effeci radici-

ΤΩΝ ΚΑΤΑ ΓΕΝΗ ΒΙΒΛΙΩΝ Ζ. 897

Ed. Chart. XIII. [814.]   Ed. Baf. II. (598.)

ρίου καὶ ἀλθαίας. ὅτι δὲ διαφορητικόν τε καὶ μαλακτικὸν
εἶναι βούλεται τὸ προκείμενον φάρμακον ὁ Ἀνδρόμαχος εὔ-
δηλον ἐκ τοῦ κίκινον ἔλαιον ἐμβάλλειν αὐτῷ καὶ πλεῖστον
ἀμμωνιακὸν θυμίαμα. τῇ γὰρ λιθαργύρῳ τὸν μὲν κηρὸν ἴσον
εἶναι βούλεται τῷ σταθμῷ, τὸ δ' ἀμμωνιακὸν S''. καίτοι
κατὰ πολλὰς τῶν ἐνδόξων ἐμπλάστρων οὐχ ἡμίσεος, ἀλλὰ
δ'. μέρους ἢ έ'. καὶ πολλάκις ἑβδόμου τε καὶ ὀγδόου καὶ
ποτε δεκάτου βαλλομένου τοῦ φαρμάκου τούτου κατὰ τὸν
σταθμὸν, ὡς πρὸς τὴν λιθάργυρον. περὶ δὲ τοῦ κηροῦ με-
μαθήκαμεν ὡς ὕλης ἔχει τάξιν ἐν ταῖς τῶν τοιούτων φαρ-
μάκων συνθέσεσιν, οὐ δυνάμεως δραστηρίου συντέλειαν.
ὑπάρχει δὲ καὶ αὐτῷ βραχεῖά τις δύναμις μαλακτική, ἀλλ'
οὐ διὰ ταύτην ἐν τῷ προκειμένῳ φαρμάκῳ παρείληπται, κα-
θάπερ οὐδ' ἡ τερμινθίνη ῥητίνη, καίτοι πολὺ πλαστικωτέρα
κατὰ δύναμιν οὖσα τοῦ κηροῦ. καὶ γὰρ μαλάττει μᾶλλον
αὐτοῦ καὶ προσέτι θερμαίνει καὶ διαφορεῖ, τοῦ κηροῦ μηδ'
ἕτερον ἔχοντος τούτων. ἀλλὰ τὸ ἀμμωνιακὸν θυμίαμα μό-
νον ἐμβληθὲν αὐχμηρὸν ἐργάσεται τὸ φάρμακον. ὡς δ' εἰς

bus cucumeris agreſtis, bryoniae et aithaeae in eo deco-
ctis. Quod vero propoſitum medicamentum diſcutiens emol-
liensque Andromachus eſſe cupiat, ricinini olei et copioſa
guttae ammoniaci mixtura, palam indicat, nam argenti ſpu-
mae ceram pondere parem, ammoniacum dimidium eſſe
praecipit, et ſi in multis nobilibus emplaſtris non dimidium,
ſed quarta pars vel quinta, crebro ſeptima et octava, non-
nunquam decima, pondere ad argenti ſpumae proportionem
medicamenti hujus immittatur. De cera didicimus, quod in
hujusmodi medicamentorum compoſitionibus materiae locum
obtinet, non facultatis efficaciam adjuvat. Adeſt vero et ei
vis quaedam emolliendi exigua, ſed non illius ergo medi-
camento praeſenti admixta eſt, quemadmodum nec terebin-
thina reſina, quamquam multo viribus quam cera prae-
ſtantior, etenim magis mollit quam illa, item calefacit et
diſcutit, ex quibus cera ne alterum quidem efficit. Verum
gutta ammoniaci ſola impoſita ſqualidum aridumque red-
det medicamentum. Quantum vero ad emplaſtri confectio-

Ed. Chart. XIII. [814. 815.]　　　　**Ed. Baf. II. (398)**

ἐμπλαστροποιΐαν, οὐδὲ γὰρ χεῖρον οὕτως ὀνομάσαι, χρήσι-
μός ἐστιν ὅ τε κηρὸς καὶ ἡ ῥητίνη. τὸ γάρ τοι μαλάττειν
τε καὶ διαφορεῖν ὑπάρχει τῷ φαρ[815]μάκῳ κᾀκ μόνου τοῦ
ἀμμωνιακοῦ πρωτεύοντος μὲν ἐν τοῖς μαλακτικοῖς, ἐναμίλ-
λου δὲ καὶ τοῖς διαφορητικοῖς ὄντος. ἀναμνησθέντες δὲ τῶν ἐν
τῷ ε'. τῆς τῶν ἁπλῶν φαρμάκων δυνάμεως εἰρημένων, ὁποίαν
τινὰ τὴν κρᾶσιν εἶναι χρὴ τοῖς τοιούτοις φαρμάκοις, οὐδὲν
ἔτι δεηθήσεσθε νεωτέρας διδασκαλίας. αἱ μὲν γὰρ πρῶται
δυνάμεις δραστικαὶ τοῖς φαρμάκοις εἰσὶν ἐν θερμότητι καὶ
ψυχρότητι καὶ ὑγρότητι καὶ ξηρότητι· δεύτεραι δὲ αἵ τε μα-
λακτικαὶ καὶ διαφορητικαὶ καὶ ἀποκρουστικαὶ καὶ ἑλκτικαὶ
καὶ πεπτικαί τε καὶ ῥυπτικαὶ καὶ σηπτικαί, καθάπερ γε καὶ
τρίται κολλητικαὶ τραυμάτων, ἐπουλωτικαί τε καὶ σαρκωτι-
καί. καὶ τὸ συγκείμενον οὖν ἐξ ἐλαίου κικίνου καὶ ἀμμωνια-
κοῦ θυμιάματος φάρμακον ἱκανόν ἐστι διαφορεῖν τε καὶ
μαλάττειν καὶ δηλονότι καὶ ξηραίνειν, ὕλην ἐπιτηδείαν προσ-
ειληφὸς τὸν κηρόν τε καὶ τὴν ῥητίνην καὶ τὴν ἐπὶ τὸ
πλέον ἐψημένην λιθάργυρον. ἐπεμβάλλειν δ' αὐτῷ κελεύει

nem, hoc eſt emplaſtropoeiam, neque enim ita appellaſſe
nocet, attinet, utilis eſt tum cera tum reſina, quippe mol-
lit diſcutitque medicamentum vel ſolius ammoniaci beneꞟ-
cio, quod quidem inter emollientia principatum occupat, in
diſcutientibus vero concertat. Porro ſi quae in libro quinto
de ſimplicium medicamentorum facultate dicta ſunt, in me-
moriam revocaveritis ad intelligendum qualenam hujusmodi
medicamentis temperamentum eſſe oporteat, nihil adhuc re-
centiori diſciplina indigebitis. Nam primae facultates eſſe-
ctivae medicamentis ſunt, in calore, frigiditate, humiditate
et ſiccitate, ſecundae emollientes, diſcutientes, repercuſſo-
riae, attractrices, coctrices, deterſoriae et exedentes, quem-
admodum et tertiae dicuntur, quae glutinant vulnera cica-
tricem inducunt et carnem generant. Compoſitum igitur
ex oleo ricinino et gutta ammoniaci medicamentum abunde
poteſt diſcutere, emollire et nimirum etiam ſiccare, ubi
materiam idoneam aſſumpſerit, ceram, reſinam et diutius
coctam argenti ſpumam. Ad haec vero jubet injicere lanas

Ed. Chart. XIII. [815.]   Ed. Baſ. II. (398.)

καὶ τῶν κεκαυμένων ἐρίων καὶ ἀριστολοχίας, διαφορητικω-
τάτων τε καὶ ξηραντικωτάτων φαρμάκων, ἐφ᾽ οἷς πεπτικοῦ
καὶ παρηγορικοῦ φαρμάκου μνημονεύει τοῦ λιβανωτοῦ. εἰ δὲ
καὶ τῆς σμύρνης ἐμβάλλοιμέν τι καὶ ὀποπάνακος, ἐνίους γάρ
ᾳησι καὶ τούτων τι μιγνύναι τῷ φαρμάκῳ, τὴν μὲν σμύρ-
ραν ἴσμεν οὐκ ἀγεννῶς θερμαίνουσάν τε καὶ ξηραίνουσαν,
τὸν δὲ ὀποπάνακα καὶ γενναιότερον ἔτι ταῦτ᾽ ἄμφω δρῶντα
καὶ προσέτι λεπτυντικῆς τε καὶ διαφορητικῆς ὄντα δυνάμεως.
ἀλλὰ τούτου μὲν ὀλίγιστον ἐμβάλλεται, δεδιότος οἶμαι τοῦ
προσθέντος αὐτὸ τὴν δριμύτητα τοῦ φαρμάκου καὶ βουλο-
μένου μὴ μόνον διαφορητικήν τε καὶ μαλακτικὴν ἐργάσα-
σθαι τὴν ἔμπλαστρον, ἀλλὰ καὶ τραύμασιν ἐπιτηδείαν. διὰ
τοῦτο οὖν αὐτῷ καὶ τὴν λεπίδα τοῦ χαλκοῦ τε καὶ τοῦ
στομώματος ἔμιξε, φάρμακα στυπτικὴν ἔχοντα δύναμιν ἅμα
τῷ ξηραίνειν ἰσχυρῶς. διὰ γοῦν τὴν τούτων μίξιν ἐπί τε
τῶν ἐναίμων τραυμάτων ἄλλων θ᾽ ἑλκῶν οὐκ ὀλίγων ἀγα-
θὸν γίγνεται φάρμακον ἡ προκειμένη κατὰ λόγον ἔμπλα-
στρος Αἰγυπτία. καὶ μέντοι καὶ πρὸς ἀποστήματα καὶ πάνθ᾽.

uſtas, ariſtolochiam, medicamenta plurimum diſcutientia et
exiccantia. Praeterea meminit medicamenti concoquentis et
diſcutientis nempe thuris.   Quod ſi myrrhae nonnihil et
opopanacis adjicit, quosdam enim ait et ex iis aliquid mi-
ſcere medicamento, illam ſane ſcimus non ignavitur cale-
facere et exiccare, opopanacem vero et generoſius adhuc
haec utraque efficere, inſuper attenuandi, diſcutiendique fa-
cultate praeſtare, ſed hujus quidem pauxillum inditur, ti-
mente, opinor, eo qui ipſum apponit medicamenti acrimo-
niam et volente non ſolum diſcutiens emolliensque empla-
ſtrum, ſed vulneribus quoque idoneum efficere. Propterea
igitur et ſquamam aeris et ſtomomatis cum ea miſcuit,
quae praeterquam quod valide ſiccant, aſtringendi etiam vim
ſortita ſunt.   Ego propter horum mixturam propoſitum
nobis in ſermone emplaſtrum Aegyptium cruentis vulneri-
bus ulceribusque aliis non paucis bonum medicamentum
redditur.   Quin etiam ad abſceſſus et omnia quae diſcuti

ὅσα διαφορεῖσθαι δεῖται, πολλάκις ἀκηκόατε τὰ μὲν ἅμα
τοῖς διαφορητικοῖς φαρμάκοις ἔχοντά τι καὶ τῶν στυπτι-
κῶν ἀσφαλέστερα γίγνεσθαι, τὰ δὲ χωρὶς τῶν στυφόντων
δραστικώτερα μὲν, οὐκ ἀσφαλῆ δέ. πολλάκις γὰρ ἐπισπᾶται
ῥεύματα πληθωρικοῦ τοῦ θεραπευμένου σώματος ὄντος· ἢ
κακοχύμου· κενὸν δ' εἴπερ εἴη τὸ σῶμα καὶ ἀπέριττον, ἑτοι-
μότερον ἀφικνεῖται τοῦ τέλους τὰ διαφορητικώτερα φάρ-
μακα μόνα παραλαμβανόμενα χωρὶς τῶν στυπτικῶν. ὀλίγοις
δὲ προσφερόμενα ἐπὶ τοιούτοις σώμασι (399) τὰ φάρμακα
διὰ τοῦτο ἀσφαλέστερον ἔδοξεν εἶναι μιγνύναι τι καὶ τῶν
ἀποκρουστικῶν. οὕτω τοι καὶ τῇ διὰ τῶν ἁλῶν ἐμπλάστρῳ
διαφορητικῇ προσέθεσάν τινες χαλκάνθου βραχὺ, καίτοι καὶ
τῶν ἁλῶν αὐτῶν ἐχόντων τι στυπτικόν. τὸ τοίνυν προκεί-
κενον φάρμακον εὕρηται μὲν διαφορητικὸν ἰσχυρῶς, ὡς καὶ
πῦον ἤδη τό γε μὴ πάνυ πολὺ, χωρὶς τοῦ διατρῆσαι τὸ
δέρμα, διαφορεῖν δύνασθαι, μαλακτικὸν δὲ τῶν σκιρρουμένων
τε καὶ ὁπωσοῦν σκληρυνομένων, κολλητικὸν δὲ μεγάλων τραυ-
μάτων, ὥσπερ γε καὶ τῶν ἤδη κακοηθευομένων ἑλκῶν ἐπου-

postulant, fubinde audiviftis medicamenta, quae fimul cum
difcutientibus etiam aftringentium aliquod capiunt, tutiora
fieri, quae vero fine aftringentibus difcutiunt, efficaciora
quidem, fed non perinde tuta. Saepe enim fluxiones attra-
hunt dum corpus quod curatur plethoricum eft vel pravo
fucco obnoxium, fin autem vacuum corpus eft ac fuper-
fluitatibus liberum, promptius medicamenta, quae magis dis-
cutiunt, fola fine aftringentibus affumpta ad finem perve-
niunt, at quum pauca id genus corpora, quibus medica-
menta afferuntur, reperias, iccirco fecurius effe vifum eft
mifcere etiam nonnulla repellentia. Ita fane et emplaftro
difcutienti, quod ex fale conficitur, quidam adjecerunt chal-
canthi paululum, quamvis et fal ipfe aftringens quippiam
poffideat. Igitur propofitum medicamentum vehementer dif-
cutere compertum eft, ut etiam pus jam non admodum
copiofum fine cutis perforatione difcutere queat, emollire
fcirrhofa et quomodocunque indurata, item magna vulnera
conglutinare, quemadmodum et ulceribus jam ad malignita-

κωτικὸν ἁπάντων τε τῶν ἄλλων παθημάτων, ὅσα διαφο-
ρητικῆς τε ἅμα καὶ ἀποκρουστικῆς μετρεῖται δυνάμεως, ἐν
οἷς ἐστι καὶ τὰ κατὰ τοῦ μετώπου ῥευματιζομένων ὀφθαλ-
μῶν ἐπιτιθέμενα, καλούμενα δὲ ὑπὸ τῶν ἰατρῶν ἀνακολλή-
ματα. ταὐτὸν δὲ τοῦτο τὸ φάρμακον ἐπιτήδειον ἔσται καὶ
τοῖς γεγυμνωμένοις νεύροις, εἰ καὶ τετμημένα κατά τι μέρος
αὐτῶν τύχοι. τὰ γάρ τοι διακεκομμένα τὸν ἐκ τῆς συμπα-
θείας οὐκ ἔχοντα κίν[816]δυνον ἔτι καὶ τὴν αἴσθησιν ἀφαι-
ρεῖται τῶν ὑποκειμένων ἑαυτῷ σωμάτων, εἰς ἃ κατίσχεται.
δεῖταί γε μὴν καὶ ταῦτα τοιούτου φαρμάκου. τὰ γὰρ ὑγραί-
νοντα σήπει ῥᾳδίως αὐτὰ, διὰ τοῦτο καὶ οἱ ξηραντικοὶ κυ-
κλίσκοι, καίτοι στύφοντες ἱκανῶς, ὅμως ἁρμόττουσι τοῖς γε-
γυμνωμένοις νεύροις, ἅ γε μήπω φθάσαντα πρὸς τὴν ἀκμὴν
τῆς φλεγμονῆς ἀφίκετο. ταῦτα γὰρ ἀγανακτεῖ καὶ παροξύ-
νεται πρὸς τῶν τοιούτων φαρμάκων. ἀλλὰ περὶ μὲν τού-
των ἐπὶ προήκοντι τῷ λόγῳ ῥηθήσεται· περὶ δὲ τῆς προ-
κειμένης ἐμπλάστρου τὰ λείποντα τῷ λόγῳ προσθῶμεν. ἐπεὶ
δὲ οἱ πολλοὶ τῶν ἰατρῶν ἀγνοοῦντες ἐπιτιθέασι τὰς τοιαύ-
τας ἐμπλάστρους σκληρὰς, ἄμεινον ἐμμότους ποιῆσαι τήξαν-

tem declinantibus cicatricem obducere, aliisque omni-
bus affectibus, qui difcutiendi fimul et repellendi facul-
tatem defiderant, in quibus funt et quae fronti, dum oculi
fluxione laborant, imponuntur, vocata a medicis anacol-
lemata. Idem hoc medicamentum conveniet et nervis
denudatis, etfi in parte fua ipforum quapiam abfecti fue-
rint; etenim praecifi periculo, quod ex confenfu oritur
carentes, adhuc etiam fubjectis fibi partibus, in quae in-
feruntur, fenfum adimunt, indigent fane et hi quoque tali
medicamento, nam quae humectant, facile eos putrefaciunt.
Ob quod et paftilli ficcantes, etfi abunde aftringant, tamen
denudatis nervis conveniunt, qui nondum ad phlegmones
vigorem pervenerunt, hi namque indignantur irritanturque
ab hujusmodi medicamentis. Sed de his poftea. Quae de
propofito emplaftro dicenda reftant, apponamus. Quoniam
plerumque medici ex infcitia, id genus emplaftra dura im-
ponunt, quum liquata linamentis excipere praeftaret, vel

τας ἢ κατὰ τὴν σκευασίαν εὐθὺς ἐργάσασθαι μαλθακάς.
ἔπειτα δὲ ὅταν ἐπὶ μεγάλων διαιρέσεων, ἐν αἷς γεγύμνωται
νεῦρα, πειραθῶσιν αὐτῶν, ἐλπίζουσιν ἐπὶ τῶν νυγμάτων ἔσε-
σθαι πολὺ μᾶλλον ὠφελίμους, ἀγνοοῦντες κἀνταῦθα μέγι-
στόν τι θεώρημα, περὶ οὗ διελέχθην ἤδη διδάσκων ὑμᾶς ἐν
τῷ λόγῳ μὲν πρῶτον ἐξεῦρον, εἶθ' ὑπὸ τῆς πείρας ἔγνων
βεβαιούμενα, διὰ τοῦτο καὶ νῦν ἀναμιμνήσκω. πολὺ γὰρ θερ-
μοτέρων τε καὶ διαφορητικωτέρων δέονται φαρμάκων αἱ νύ-
ξεις τῶν νεύρων ἤπερ ὅταν ὅλον γυμνωθῇ, τραύματος ἀξιο-
λόγου γενομένου. τὰ γάρ τοι γυμνωθέντα τὰς τῶν δριμέων
τε καὶ θερμῶν πάνυ φαρμάκων ἐπιθέσεις οὐ φέρει διὰ τὴν
δῆξιν, ἀλλὰ τῶν χαλαστικῶν καὶ διαφορητικῶν δεῖται μεμι-
γμένων συμμέτρως τοῖς στύφουσι φαρμάκοις. ἀλλὰ καὶ ὅτι
βέλτιόν ἐστι τὰ πέριξ τοῦ τραύματος καταλαμβάνειν τοῖς
δριμέσι τε καὶ λεπτομερέσι καὶ διαφορητικοῖς ἱκανῶς, ὁποῖόν
ἐστι τὸ διὰ τοῦ εὐφορβίου. ἐγὼ μὲν οὖν ἐτεκμηράμην τὴν
προκειμένην ἔμπλαστρον ἱκανὴν εἶναι ποιεῖν ἃ προείρηκα,
καὶ σκευάσας ταύτην εὗρον τὴν πεῖραν μαρτυροῦσαν. ὕστε-

etiam in confectione ſtatim molliuſcula reddere, poſtea qunm
in magnis diviſionibus, ubi nervi denudati ſunt, experi-
mentum de ipſis ſecere, ſperant in puncturis multo uti-
liora fore, ignorantes et hic maximam quandam ſpecula-
tionem, de qua differui modo vos docens quae ratione in-
veni, inde per experientiam confirmari cognovi, propterea
etiam tunc admoneo. Multo namque calidiora et quae diſcu-
tiant magis medicamenta punctus nervorum requirunt
quam quum omnino denudati ſuerint vulnere inſigni ſacto,
quippe nudi acria calidaque admodum medicamenta propter
eroſionem morſumque non ferunt, verum laxantia diſcu-
tientiaque aſtringentibus mediocriter mixta poſtulant. At
quoniam etiam melius eſt ambientes vulneris particulas acri-
bus et tenuibus multumque diſcutientibus, quale eſt ex eu-
phorbio confectum, contegere, nos ſane propoſitum empla-
ſtrum ſatis poſſe quae praedixi efficere conjectavimus, ei-
que praeparato experientia teſtimonium acceſſit. Poſtea in-

ϱον δέ ποτε καὶ ταῖς Ἀσκληπιάδου τε καὶ Κρίτωνος ἐν-
τυγχάνων φαρμακίτισι βίβλοις ἔγνων αὐτοὺς γεγραφότας,
οὐχ ὥσπερ καὶ Ἀνδρόμαχος ἀδιορίστως, ἀλλὰ μετὰ διορισ-
μῶν σαφῶς ἥν τινα δύναμιν ἔχει. διά τε οὖν τοῦτο καὶ
διότι διαφωνοῦσιν ἐν τῇ σκευασίᾳ, κατά τινα τῷ Ἀνδρο-
μάχῳ, κάλλιον ἔδοξέ μοι προσγράψαι καὶ τὰς ἐκείνων αὐ-
τῶν λέξεις, ἔπειθ᾽ οὕτως εἰπεῖν τι καὶ περὶ τῆς ἐν τῇ συν-
θέσει τοῦ φαρμάκου διαφωνίας αὐτῶν.

Κεφ. θ'. [Περὶ τῶν γεγραμμένων ὑπ᾽ Ἀσκληπιάδου
καὶ Κρίτωνος περὶ τῆς προκειμένης ἐμπλάστρου.] Περὶ τῆς
ὑπ᾽ Ἀνδρομάχου γεγραμμένης Αἰγυπτίας ἐμπλάστρου ὁ
Ἀσκληπιάδης οὕτως ἔγραψεν. Ἀνδρομάχου Αἰγυπτία ἄναι-
μος, τραυματική. ποιεῖ πρὸς νεύρων καὶ μυῶν διακοπὰς,
ποιεῖ πρὸς νύγματα, περιθλάσεις, παρατρίματα, λυγίσματα.
ἔστι δὲ καὶ ὀφθαλμιώντων παρακόλλημα. ποιεῖ κεφαλαλγι-
κοῖς καὶ πρὸς πολλὰς διαθέσεις χρήσιμόν ἐστι τὸ φάρμακον.
♃ λιθαργύρου, κηροῦ ἀνὰ ⟨ ϱμδ'. ἀμμωνιακοῦ θυμιάματος
⟨ οβ'. τερμινθίνης ⟨ λστ'. ἐρίων οἰσυπηρῶν κεκαυμένων

terdum in Afclepiadis et Critonis libros medicatorios inci-
dens deprehendi ipfos non ut Andromachus quoque indi-
ftincte, fed cum manifefta diftinctione facultatem ipfius
fcriptitaffe. Igitur tum hujus gratia, tum quod in confe-
ctione in quibusdam ab Andromacho diffentiant, fatius vi-
fum eft mihi etiam eorundem verba fubjungere, deinde ita
et de ipforum difcordia in medicamenti compofitione non-
nihil dicere.

Cap. IX. [*Quae Afclepiades et Crito de propofito
Aegyptio emplaftro confcripferint.*] De emplaftro Aegyptio
ab Andromacho tradito Afclepiades in hunc modum dis-
ferit. *Andromachi Aegyptium, cruentis vulneribus accom-
modatum. Facit ad nervorum mufculorumque praecifio-
nes, punctus, contufiones, juvat attritus, artuum fractu-
ras, eft et lippientibus collyrium, confert capite dolenti-
bus, fummatim ad multos affectus utile eft medicamentum.*
♃ Argenti fpumae, cerae, fingulorum drach. cxliv, guttae
ammoniaci drach. lxxij, terebinthinae drach. triginta fex,

< ιη΄. λεπίδος χαλκοῦ < η΄. λεπίδος στομώματος < η΄. λι-
βάνου < η΄. ἀριστολοχίας στρογγύλης < η΄. κίκεως κο. γ΄.
ταῦτα προειπὼν ὁ Ἀσκληπιάδης ἐφεξῆς γράφει τὸν τρόπον
τῆς ἑψήσεως, οὐδὲ τοῦτο τὸ μέρος τῆς συνθέσεως ἐπὶ τῶν
ἐμπλάστρων φυλάξαντος τοῦ Ἀνδρομάχου, παραλέλειπται
γὰρ ἐν ἁπάσαις σχεδόν. ἀλλὰ περὶ μὲν τῶν ἑψήσεων εἴρη-
ται μὲν οὐκ ὀλίγα κατὰ τὸ δ΄. γράμμα καὶ νῦν [817] εἰ-
ρήσεται μετ᾽ ὀλίγον. ἄξιον δὲ ἐπισκέψασθαι τὸ τῆς διαφω-
νίας, ἣν ἐν τῇ ποσότητι τῶν ἁπλῶν φαρμάκων ἐποιήσατο
πρὸς τὸν Ἀνδρόμαχον ὁ Ἀσκληπιάδης. οὐ γὰρ ἓξ κοτύλας
τοῦ κίκεως, ὥσπερ ὁ Ἀνδρόμαχος, ἀλλὰ τρεῖς ἐμβάλλειν
ἀξιοῖ, κατὰ δὲ τὴν ἀριστολοχίαν οὐδὲν προδιορισαμένου τοῦ
Ἀνδρομάχου, προσέθηκεν αὐτὸς τὸ στρογγύλην, ὥσπερ γε
καὶ κατὰ τὸ κεκαυμένον ἔριον τὸ οἰσυπηρόν. τὸν μέντοι
σταθμὸν ἴσον ἐμβάλλει τῷ Ἀνδρομάχῳ. γράφει γοῦν οὕ-
τως. ⑴ ἐρίων οἰσυπηρῶν κεκαυμένων < ιη΄. ἀριστολοχίας
στρογγύλης < η΄. ἃ δ᾽ ἐπὶ τέλει προσέθηκεν ὁ Ἀνδρόμα-
χος οὐδὲ ὅλως ἔγραψεν ὁ Ἀσκληπιάδης, οὔτε περὶ τῆς

lanae fuccidae uftae drach. xviij, fquamae aeris drach. octo,
fquamae ftomomatis drach. octo, thuris drach. octo, arifto-
lochiae rotundae ʒ viij, ricini heminas tres. Haec praefatus
Afclepiades deinceps coquendi modum tradit, Andromacho
neque hanc partem compofitionis in emplaftris obfervante,
fiquidem in omnibus fere omifit. Verum de coctione dicta
funt non pauca in libro quarto et nunc paulo poft dicetur.
Aequum autem eft infpicere controverfiam, quam Afclepia-
des in fimplicium medicamentorum quantitate cum Andro-
macho fufcepit, non enim fex heminas ricini, ut Andro-
machus, fed tres injicere praecepit. Caeterum in ariftolo-
chia nullam Andromachus diftinctionem fecit, ipfe rotun-
dam adjecit, ficut et in lana ufta, fuccidam addidit, quam-
quam idem pondus, quod Andromachus immittat. Haec igi-
tur ipfius verba funt. ⑴ Lanae fuccidae uftae drach. duo-
deviginti, ariftolochiae rotundae drach. viij. Quae vero ad
calcem pofuit Andromachus, neque omnino Afclepiades

ΤΩΝ ΚΑΤΑ ΓΕΝΗ ΒΙΒΛΙΟΝ Ζ. 905

Ed. Chart. XIII. [817.]   Ed. Baf. II. (399.)

σμύρνης οὔτε περὶ τοῦ ὀποπάνακος εἰπών τι, πολὺ δὲ μᾶλ-
λον οὐδὲ περὶ τῆς θαλάσσης, ἃ σαφῶς προγράψαντος τοῦ
Ἀνδρομάχου, θαλάσσης εἰς ἐμβροχὴν κηροῦ ◁ νʹ. τοῦτο γὰρ
οὔτε ὁ Ἀσκληπιάδης οὔτε ὁ Κρίτων προσέγραψε. τὴν μέν-
τοι ἀριστολοχίαν τὴν στρογγύλην ὁ Κρίτων ὁμοίως τῷ
Ἀσκληπιάδῃ βάλλει, καθάπερ καὶ τῶν οἰσυπηρῶν ἐρίων
τάς τε ◁ ιηʹ. ἐλαίου τε κικίνου, κατὰ λέξιν γὰρ οὕτως
ἔγραψε κοτύλας στʹ. ἡ δὲ ἕψησις τῆς ἐμπλάστρου παρὰ
μὲν Ἀσκληπιάδου γέγραπται τόνδε τὸν τρόπον. ἕψε λιθάρ-
γυρον καὶ κίκινον ἕως συστραφῇ, εἶτα τὰς λεπίδας, καὶ ὅταν
εὔχρους γένηται, τὰ λοιπὰ ἐπίβαλλε. παρὰ δὲ τῷ Κρίτωνι
τόνδε τὸν τρόπον. ἕψε λιθάργυρον μετὰ κικίνου, ἕως μέλι-
τος σχῇ τὸ πάχος. τούτου δὲ γενομένου ἐπίπασσε τὰς λε-
πίδας καὶ συνέψε ἐφʹ ἱκανὸν, ἕως ἀμόλυντος γένηται, ἔπειτα
τερμινθίνην καὶ κηρὸν, ἡνωμένοις δὲ ἀμμωνιακὸν προμα-
λαχθὲν παρὰ πυρὶ τοῖς δακτύλοις. βαστάζων δὲ ἤδη ἀπὸ
τοῦ πυρὸς ἔμπασσε τῶν οἰσυπηρῶν ἐρίων τὴν κόνιν, μετέ-
πειτα ἐπὶ τέλει τὸν λίβανον, εἶθʹ οὕτως ἀναιροῦ. καὶ περὶ

meminit, neque de myrrha neque de opopanace quicquam
loquutus, multo magis de marina, quae manifeſto Andro-
machus praepoſuit, marinae, inquiens, ad ceram irrigandam
drach. quinquaginta. Hoc enim nec Aſclepiades nec Crito
adjunxit, attamen ariſtolochiam rotundam Crito aeque ac
Aſclepiades indidit, quemadmodum et lanae ſuccidae drach.
octodecim et olei ricinini, ita enim ad verbum ſcripſit, he-
minas ſex. Coctionem emplaſtri Aſclepiades his verbis do-
cet, argenti ſpumam et ricininum incoquito, donec in unum
coëant deinde ſquamas; ubi color bonus apparet, reliqua
immittito. Apud Critonem hoc modo traditur, argenti ſpuma
cum ricino coquitur dum mellis ſpiſſitudinem habeat, hoc
facto ſquamae inſperguntur abundeque incoquuntur, quous-
que digitos non inquinent, poſtea terebinthina et cera, ubi
in unum coierint, ammoniacum prius apud ignem digitis
emollitum, quum jam ab igne deponitur, lanae ſuccidae
pulvis inſpergitur, poſtremo thus, deinde ita tolluntur. Porro

906 *ΓΑΛΗΝΟΥ ΠΕΡΙ ΣΥΝΘΕΣΕΩΣ ΦΑΡΜΑΚΩΝ*

Ed. Chart. XIII. [817.]   Ed. Baf. II. (399. 400.)

τῆς ἐπαγγελίας δὲ τοῦ φαρμάκου ἐπιμελέστερον ὁ Κρίτων
ἔγραψε κατὰ λέξιν οὕτως. Αἰγυπτία τηροῦσα χωρὶς φλεγμο-
νῆς πᾶσαν διαίρεσιν καὶ πᾶν θλάσμα. εὐθετεῖ δὲ καὶ πρὸς
πᾶν δῆγμα τῶν θηρίων, ὠφελεῖ δὲ καὶ τὰς γιγνομένας φλε-
γμονὰς χωρὶς ἑλκῶν. ἀγαθὴ δὲ καὶ πρὸς πόνους νεύρων καὶ
μυῶν τοὺς δίχα φανερᾶς αἰτίας γινομένους.

Κεφ. ι'. [*Ἄλλη Ἀνδρομάχου φαιά.*] Ἔγραψε καὶ
ἄλλας φαιὰς ὁ Ἀνδρόμαχος ὁμογενεῖς πως τῇ προγεγραμ-
μένῃ. καλεῖ δὲ τὴν μὲν ἑτέραν Ἀθηνᾶν, τὴν δὲ ἑτέραν νυ-
γματικήν. ἔστι δὲ ἡ μὲν Ἀθηνᾶ τῆς νυγματικῆς πρὸς πλέ-
ονας διαθέσεις ἁρμόττουσα καὶ μάλι(400)στα τὰς μεθ' ἑλ-
κῶν, ἐπεὶ ποικιλωτέρα τέ ἐστι καὶ στυφόντων φαρμάκων
ἔτι μᾶλλον μετέχει. ἡ δὲ νυγματικὴ χαλαστικωτέρα τε καὶ
ἀνωδυνωτέρα ταύτης ἐστί. περὶ μὲν οὖν τῆς προτέρας τῶν
εἰρημένων φαρμάκων οὕτως ἔγραψε κατὰ λέξιν. φαιὰ Ἀθηνᾶ.
2μ λιθαργύρου ⪡ ρ'. τερμινθίνης ⪡ λστ'. κηροῦ ⪡ κέ. μίλ-
του Σινωπικῆς ⪡ κδ'. ἀμμωνιακοῦ θυμιάματος ⪡ λστ'. χαλ-
βάνης ⪡ ιβ'. ἀλόης ⪡ η'. διφρυγοῦς ⪡ η'. κεκαυμένου χαλ-

et ad quae medicamentum valeat, accuratius Crito his ver-
bis expofuit. Aegyptia omnem divifionem contufionemque
a phlegmone praefervat, valet ad quoslibet ferarum morfus
juvat phlegmonas fine ulceribus factas, benefacit etiam ner-
vorum et mufculorum doloribus fine caufa obortis.

Cap. X. [*Alia Andromachi fufca*] Scripfit alia quo-
que fufca Andromachus fuperiori quodammodo genere fimi-
lia, vocat alterum Minervam, alterum nygmaticum, id eft,
puncturis accommodatum. Minerva quidem ad plures affec-
tus quam nygmaticum convenit, praefertim cum ulceribus
confiftentes, quoniam magis varia eft, magisque aftringenti-
bus infuper medicamentis participat, nygmaticum vero ma-
gis hac laxat et doloris mitigantius eft. Itaque de priore
medicamento ita ad verbum fcriptum reliquit. *Fufcum
Minerva.* 2μ Argenti fpumae drach. centum, terebinthinae
drach. triginta fex, cerae drach. viginti quinque, minii Si-
nopici drach. viginti quatuor, guttae ammoniaci drach. tri-
ginta fex, galbani ʒ xij, aloës ʒ viij, diphrygis ʒ viij, aeris

κοῦ ⊲ στ΄. μαστίχης ⊲ στ΄. ἀριστολοχίας ⊲ ε΄. προπόλεως
⊲ ε΄. μάννης ⊲ στ΄. λεπίδος χαλκοῦ ⊲ στ΄. λίθου Ἀσίου
⊲ γ΄. τριφύλλου σπέρματος ⊲ β΄. συμφύτου ῥίζης ⊲ α΄.
καὶ τετρώβολον, ἐλαίου κοτύλας δ΄. περὶ τῆς ἑτέρας φαιᾶς
αὐτοῖς ὀνόμασιν οὕτως ἔγραψεν ὁ Ἀνδρόμαχος. φαιὰ νυ-
γματική. ♃ ἀμμωνιακοῦ ⊲ η΄. κηροῦ νεοῦ ⊲ η΄. τερμινθί-
νης ⊲ γ΄. χαλκοῦ κεκαυ[818]μένου ⊲ η΄. πίσσης ξηρᾶς ⊲ μ΄.
ὡς δὲ Ζήνων μνᾶς S΄΄. τέταρτον, λιθαργύρου ⊲ δ΄. ἀλόης
Ἰνδικῆς ⊲ β΄. ἀριστολοχίας ⊲ β΄. χαλβάνης ⊲ β΄. ἰοῦ ⊲ α΄.
οἱ δὲ ⊲ β΄. λιβάνου ⊲ β΄. ἐλαίου χειμῶνος κοτύλας δ΄. θε-
ρείας ὄγδοον, ὄξους κοτύλης ἥμισυ, εἰς ἄνεσιν τοῦ ἀμμωνια-
κοῦ. καὶ ἄλλας δὲ πολλὰς ἔγραψεν ἅμα ταύταις ὁ Ἀνδρό-
μαχος ἐμπλάστρους, οὐδὲν ἄλλο προσθεὶς αὐταῖς ἢ τὸ τοῦ
χρώματος ὄνομα, συγκειμένας ἐκ τῶν ἐναντίων ταῖς δυνά-
μεσι φαρμάκων, ἀλλὰ τινὲς μὲν αὐτῶν ἐπικρατοῦν ἔχουσι τὸ
χαλαστικόν τε καὶ ἀνώδυνον, τινὲς δὲ διαφορητικόν τε καὶ
ῥυπτικὸν, τινὲς δὲ τὴν στύψιν· ὥστε καὶ ἡμᾶς χρὴ πάσαις

uſli Ʒ vj, maſtiches Ʒ vj, ariſtolochiae drach. v, propolis Ʒ v,
mannae Ʒ vj, ſquamae aeris Ʒ vj, lapidis Aſii Ʒ iij, trifolii
ſeminis Ʒ ij, ſymphyti radicis Ʒ j, obolos iv, olei heminas iv.
De altero fuſco ſic ad verbum Andromachus ſcripſit. *Fu-
ſcum nygmaticum.* ♃ Guttae ammoniaci Ʒ viij, cerae re-
centis Ʒ viij, terebinthinae drach. iij, aeris uſti drach. octo,
picis aridae drach. quadraginta. Ut Zeno vult, minae dimi-
dium et quartam portionem, argenti ſpumae drach. quatuor,
aloës Indicae drach. duas, ariſtolochiae drach. ij, galbani
drach. duas, aeruginis drach. j, alii duas, thuris drach.
duas, olei per hiemem heminas quatuor, per aeſtatem octa-
vam partem, ammoniacum ex tribus aceti cyathis diluitur.
Jam vero et alia multa cum his emplaſtra prodidit An-
dromachus, nihil aliud ipſis apponens quam coloris nomen,
quae conſtant quidem ex contrariis facultate medicamentis,
ſed alia ipſorum laxandi et doloris tollendi vim majorem
obtinent, quaedam diſcutiendi et detergendi, nonnulla aſtrin-
gendi.   Quare nos etiam ipſos omnibus fidentes commode

αὐταῖς θαῤῥοῦντας ἐπιτηδείως ἑκάστῃ χρῆσθαι, πρὸς μὲν
τὰ δυσεπούλωτα καὶ κακοήθη τῶν ἑλκῶν ταῖς στυπτικὸν
ἐχούσαις πλέον· ἔνθα δὲ παρηγορῆσαί τε καὶ χαλάσαι πρό-
κειται· ταῖς τὸ χαλαστικόν· ἔνθα δὲ ἑλκύσαι τε καὶ διαφο-
ρῆσαι, ταῖς τὰ θερμαίνοντα καὶ πρὸς ἑαυτὰς τὰς ἐν βάθει
διαθέσεων ἐπισπώμενα μοχθηρὰς ὑγρότητας. ἐνίαις δὲ καὶ
κοῦτο προσγέγραπται. φαιὰ λιτὴ ᾗ χρῶμαι. τρεῖς γὰρ ἐφε-
ξῆς οὐ πολυμιγμάτους ἔγραψε τοιαύτας, ὧν καὶ αὐτῶν τὴν
σύνθεσιν ἔδοξέ μοι βέλτιον εἶναι προσγράψαι κατὰ τὴν ἐκεί-
νου λέξιν αὐτοῦ. φαιὰ λιτὴ ᾗ χρῶμαι. ♃ λιθαργύρου ⪦ κδ'.
κίκεως κοτύλην α'. χαλκοῦ κεκαυμένου ⪦ δ'. μάννης ⪦ δ'.
ῥητίνης ⪦ δ'. κολοφωνίας ⪦ η'. ἄλλη ἀνώδυνος Ἰσιδώρου.
♃ λιθαργύρου ⪦ λστ'. κηροῦ ⪦ λστ'. ἐλαίου κοτύλην α' S''.
ῥητίνης κολοφωνίας ⪦ ιε'. λεπίδος χαλκοῦ ⪦ θ'. μάννης ⪦ ν'.
ἕψε. ἄλλη ᾗ χρῶμαι. ♃ λιθαργύρου ⪦ ρμδ'. ῥητίνης ξηρᾶς
⪦ ρμδ'. λεπίδος ⪦ κδ'. ἐλαίου κοτύλας γ'. ὥσπερ δὲ ταύ-
ταις ταῖς προγεγραμμέναις τρισὶ προσέγραψε, ταῖς μὲν ὅτι

uti convenit ad ulcera, quae vix cicatricem recipiunt et
cacoëthe, fortius aftringentibus; ubi lenire et laxare pro-
pofueris, magis laxantibus; ubi trahere et difcutere conaris,
iis quae calefaciendi facultatem praepollentem habent, quae-
que pravos humores in profundo ad fefe trahunt. Quibus-
dam et hoc adjectum eft, fufcum lite, quo utor. Tria enim
deinceps talia non variae mixturae defcripfit, quorum ipfo-
rum etiam confectionem ipfiusmet verbis allegare melius
effe videtur. *Fufcum lite, quo utor.* ♃ Argenti fpumae
drach. xxiv, ricini heminam unam, aeris ufti drach. qua-
tuor, mannae drach. quatuor, refinae drach. quatuor, colo-
phoniae drach. octo. *Aliud Ifidori ad dolorem fedandum.*
♃ Argenti fpumae drach. xxxvj, cerae drach. triginta fex,
olei heminam j ß, refinae colophoniae drach. quindecim,
fquamae aeris drach. ix, mannae drach. quinquaginta, in-
coquito. *Aliud, quo utor.* ♃ Argenti fpumae drach. cxliv,
refinae ficcae drach. cxliv, fquamae drach. viginti quatuor,
olei heminas tres. Quemadmodum autem his commemoratis
tribus adjunxit aliis quod ipfe utatur, aliis quod dolori

χρῆται αὐτὸς, ταῖς δὲ ὅτι ἀνώδυνός ἐστιν, οὕτως ἑτέραις
μαρτυρεῖ, Θηριακὰς αὐτὰς ὀνομάζων. ἡ γοῦν ἀπὸ τῆς ἀρχῆς
τρίτη κατὰ λέξιν οὕτως γέγραπται. Θηριακὴ ᾗ χρῶμαι. καὶ
μετὰ ταύτην ἄλλη πάλιν, ἧς πρόγραμμά ἐστι τοιοῦτον, Εὐ-
πατόριος Θηριακή. ἀλλὰ περὶ μὲν τῶν θηριακῶν ἐν τοῖς
ἑξῆς εἰρήσεται. νυνὶ δὲ περὶ τῶν φαιῶν ἔτι τῶν ὑπ' Ἀν-
δρομάχου γεγραμμένων εἰπεῖν βούλομαι, μεμφόμενος αὐτῷ
διότι τάς τε ἐπαγγελίας αὐτῶν παρέλιπεν εἰπεῖν καὶ τὰς
σκευασίας. εὐθέως γοῦν τῇ πρώτῃ πασῶν γεγραμμένῃ τῶν
φίλων τις ἰατρῶν ἐχρήσατο πάμπολλα ποιούσῃ. καὶ γὰρ
ἐπουλωτικὴ τῶν δυσεπουλώτων ἐστὶ καὶ μάλισθ' ὅταν τετυ-
λωμένα καὶ σκληρὰ χείλη περιέχῃ τὸ ἕλκος. ἁρμόττει δὲ καὶ
πρὸς σηπεδόνας καὶ πρὸς σύριγγάς τε καὶ κόλπους καὶ τὰ
μεγάλα τραύματα καὶ ὅλως ἐστὶ πολύχρηστος. ἡ δὲ τῶν
συντιθέντων αὐτὴν φαρμάκων συμμετρία κατὰ τόδε γέγρα-
πται. ♃ λιθαργύρου ⦑ ρμδ'. ἐλαίου κοτύλας ε'. ἀσβέστου
⦑ μη'. λιβάνου ⦑ μη'. χαλκοῦ κεκαυμένου ⦑ μη'. τερμιν-
θίνης ⦑ μη'. ἀριστολοχίας ⦑ μη'. πίσσης δραχμὰς ἐνενή-
κοντα ἕξ, κηροῦ δραχμὰς ἐνενήκοντα ἕξ, ἀμμωνιακοῦ δρα-

leniendo fit, ita de aliis teſtimonium perhibuit, theriacas
ipſa nominans. Tertium igitur ab initio his verbis tradi-
tum eſt. *Theriaca, qua utor.* Hanc fequitur alia rurſus,
c ui praeſcriptum ſic eſt: *Eupatorios theriaca.* Verum de
theriacis poſtea dicemus, nunc autem de fuſcis adhuc quae
prodidit Andromachus dicere cogito, quorum quod vires
ille et confecturas neglexit, accuſandus eſt. Statim igitur
primo omnium ſcripto amicus quidam medicus uſus eſt,
permulta facienti. Etenim ulcera, quae cicatricem aegre du-
cunt, praeſertim ubi calloſa et dura labra ulcus ample-
ctantur, claudit. Prodeſt etiam putredini, fiſtulis, finus jun-
git et magna vulnera. Summatim multiplicis uſus eſt. Com-
ponentium ipſam medicamentorum ſymmetria hunc in mo-
dum ſcripta eſt. ♃ Argenti ſpumae ℥ cxliv, olei heminas
v, calcis vivae ℥ xlviij, thuris ℥ xlviij, aeris uſti ℥ xlviij,
terebinthinae ℥ xlviij, ariſtolochiae ℥ xlviij, picis drach. xcvj,

910 *ΓΑΛΗΝΟΥ ΠΕΡΙ ΣΥΝΘΕΣΕΩΣ ΦΑΡΜΑΚΩΝ*

Ed. Chart. XIII. [818. 819]   Ed. Baf. II. (400.)

χμᾶς ἐνενήκοντα ἕξ. οὕτως μὲν ὁ Ἀνδρόμαχος ἔγραψεν.
ἔξεστί σοι καὶ δι᾽ ἐλάττονος συμμετρίας αὐτὴν σκευάζειν,
ἑκάστου τῶν εἰρημένων τέταρτον μόριον μιγνύντα. γενήσε-
ται γὰρ ἡ σύνθεσις τοιάδε. ♃ λιθαργύρου ⟨ λστ΄. ἀσβέστου
δὲ καὶ χαλκοῦ κεκαυμένου καὶ λιβανωτοῦ καὶ τερμινθίνης
καὶ ἀριστολοχίας τὸ τρίτον ἑκάστου σταθμῷ τῆς λιθαργύ-
ρου, τουτέστι ⟨ ιβ. εἶτα πίσσης καὶ κηροῦ καὶ ἀμμωνια-
κοῦ θυμιάματος, ἑκάστου τὸ διπλάσιον τῶν εἰρημένων πέμ-
πτων φαρμάκων, τῆς ἀριστολοχίας λέγω καὶ τερμινθίνης
καὶ λιβάνου καὶ [819] χαλκοῦ κεκαυμένου καὶ ἀσβέστου.
χρὴ δὲ τὴν ἄσβεστον ἀκατάσβεστον δηλονότι καὶ πρόσφα-
τον εἶναι, οὕτω τὸ φάρμακον καὶ πρὸς τὰ σηπεδονώδη χρή-
σιμον γίνεται. ἅπαντα δὲ διὰ δραχμῶν γράψας ὁ Ἀνδρό-
μαχος τὰ φάρμακα κάλλιον ἂν ἐπεποιήκει κατὰ τὴν αὐτὴν
συμμετρίαν καὶ τοῦ ἐλαίου μνημονεῦσαι, ὡς ἕλκειν τὸ βαλ-
λόμενον δραχμὰς τοσάσδε ἢ εἰ μὴ τοῦτο. πάντως γοῦν ἐχρῆν
αὐτὸν τῆς Ῥωμαϊκῆς λίτρας μνημονεῦσαι. νυνὶ δὲ κοτύλην
γράφει, τὴν συνήθη περὶ τοῦ μέτρου τούτου καταλιπὼν ἡμῖν

cerae drach. xcvj, ammoniaci drach. xcvj. Ita quidem An-
dromachus fcripfit. Licet tibi etiam minori mixtura ipfum
praeparare, fingulorum quae numeravimus quartam partem
mifcendo, fiet enim compofitio talis. ♃ Argenti fpumae
drach. triginta fex, calcis vivae, aeris ufti, thuris, tere-
binthinae, ariftolochiae, fingulorum tertiam argenti fpumae
partem, hoc eft drach. duodecim, deinde picis, cerae, gut-
tae ammoniaci, fingulorum duplo majus pondus, quam in
dictis quinque medicamentis erit, ariftolochia dico, tere-
binthina, thure, aere ufto et calce, quam vivam et recen-
tem effe oportet. Ita medicamentum etiam ad putrida utile
fiet. Quum autem Andromachus omnia medicamenta per
drachmas fcripferit, melius egiffet, fi et olei fecundum ean-
dem fymmetriam meminiffet, ut quod injiceretur, totidem
drachmas penderet, aut fi non hoc, certe conveniebat ipfum
Romanorum librae mentionem facere, nunc autem hemi-
nam fcribit, confuetam de hac menfura ambiguitatem no-

Ed. Chart. XIII. [819.]   Ed. Baf. II. (400.)

ἀμφιβολίαν, εἴτ᾽ ἐννέα μετρικῶν οὐγγιῶν, εἴτε δώδεκα βού-
λεται τὴν κοτύλην εἶναι. κατὰ δὲ τὴν ἐμὴν γνώμην ἡ μὲν
τελεία συμμετρία τὰς γο στ᾽. τοῦ σταθμοῦ λαμβανέτω, διὰ
τὸ τὴν Ῥωμαϊκὴν λίτραν ἕλκειν γο ιβ᾽. κατὰ δὲ τὸ δ᾽. ἂν
σκευάσῃς, εὔδηλος ἡ ἀναλογία. εὔδηλον δὲ καὶ ἐὰν δραχμὰς
εἴπῃ τις εἰς τὴν τελείαν συμμετρίαν λαμβάνεσθαι ὑπ᾽ διὰ
τὸ τὴν σταθμικὴν οὐγγίαν η᾽. δραχμὰς ἕλκειν. καὶ ἄλλη δέ
τίς ἐστιν ἐν ταῖς φαιαῖς ὑπ᾽ Ἀνδρομάχου γεγραμμένη, λαμ-
βάνουσα καὶ αὐτὴ τὴν ἀκατάσβεστον τίτανον, ὁμογενὴς τῇ
προγεγραμμένῃ. προγράφει δ᾽ αὐτῆς, φαιὰ Εὐβούλου καὶ
σκευάζει κατὰ τὴν ὑπογεγραμμένην συμμετρίαν. ♃ λιθαργύ-
ρου λίτραν α᾽. κηροῦ μνᾶν α᾽. χαλκοῦ κεκαυμένου ⊰ ιβ᾽. ἰοῦ
⊰ ιβ᾽. τερμινθίνης ⊰ ιβ᾽. ῥητίνης ξηρᾶς ⊰ ιστ᾽. ἀμμωνια-
κοῦ θυμιάματος ⊰ η᾽. λιβάνου ⊰ ιβ᾽. ὀποπάνακος ⊰ η᾽.
ἐλαίου κοτύλας δ᾽. ὄξους κοτύλας δ᾽. ἔν τισι τῶν ἀντιγρά-
φων κοτύλης Ϛ᾽᾽. γέγραπται καὶ δηλονότι διττῶς ἔξεστιν
αὐτὴν σκευάζειν, εἰδότα τὸ πλέον ὄξος ἰσχυρότατον ἐργάζε-

bis relinquens, novemne videlicet menfurales unciae, an
duodecim effe heminam velit. Mea quidem fententia per-
fecta fymmetria fex uncias ponderis capiet, quia Romano-
rum libra xij, uncias pendit. Si ex quarta parte componis,
nota eft proportio, nec latere arbitror vel fi drachmas quis
dicat ad abfolutam fymmetriam quadringentas octoginta
affumi, eo quod ponderalis uncia octo drachmas valeat.
Infuper aliud quoddam inter fufca ab Andromacho pofitum
eft, quod et ipfum calcem vivam recipit, ejusdem cum fu-
periore generis. Praeponit autem ei, Fufcum Eubuli. Et
fecundum hanc fymmetriam praeparat. ♃ Argenti fpumae
libram unam, cerae minam unam, aeris ufti drach. duo-
decim, aeruginis drach. duodecim, terebinthinae drach. duo-
decim, refinae ficcae drach. fedecim, guttae ammoniaci drach.
octo, thuris drach. duodecim, opopanacis drach. octo, olei
heminas quatuor, aceti heminas quatuor, in quibusdam ex-
emplaribus fcriptum eft heminae dimidium. Et nimirum
dupliciter conficere ipfum licet fcienti copiofius acetum

σθαι τὸ φάρμακον. καὶ μὴν καὶ ἄλλην φαιὰν, ἧς αὐτὸ
τοῦτο προέγραψεν. ἄλλη φαιά. ἔγραψεν ὁ Ἀνδρόμαχος ἀξιό-
λογον ἑκάστου, τοῦτ᾽ ἔστι τὸ φάρμακον διὰ θαλάσσης σκευ-
αζόμενον, ἐπὶ τῶν παραπλησίων ταῖς προγεγραμμέναις ἁρ-
μόττειν δυνάμενον. ἔστι δὲ ἡ σύνθεσις αὐτοῦ τοιάδε. ⨊ λι-
θαργύρου μνᾶς S''. κηροῦ μνᾶς S''. χαλκίτεως τέταρτον, λε-
πίδος χαλκοῦ ◁ ιστ᾽. λιβάνου ◁ η᾽. τερμινθίνης τέταρτον
ὄγδοον. λέγει δὲ δηλονότι τῆς μνᾶς, ἀμμωνιακοῦ θυμιάματος
τέταρτον, θαλάσσης κοτύλην μίαν, οἱ δὲ κοτύλης ἥμισυ, κί-
κεως κοτύλας γ᾽. τὸ ἀμμωνιακὸν σὺν τῇ θαλάσσῃ. ταῦτα
μὲν ὁ Ἀνδρόμαχος ἔγραψεν, ἄχρι τοσούτου τὴν σκευασίαν
μνημονεύσας, ὥστ᾽ εἰπεῖν ὅτι τὸ ἀμμωνιακὸν σὺν τῇ θα-
λάσσῃ προδιαβρέχεται δηλονότι. περὶ δὲ τῆς χαλκίτεως καὶ
τῆς λεπίδος οὐδὲν ἔγραψε, καίτοι καὶ τούτων δυναμένων
μετὰ τῆς θαλάττης λειοῦσθαι, καθάπερ γε καὶ συνέψεσθαι
τῇ λιθαργύρῳ καὶ τῷ κηρῷ καὶ τῇ τερμινθίνῃ. ἵνα τοίνυν
μήτ᾽ ἄλλην φαιὰν ζητῆτε παρὰ μηδενὶ τῶν ἄλλων, προσ-
θήσω ἄλλας δύο γεγραμμένας ὑπὸ τοῦ Ἀνδρομάχου. κα-

valentiſſimum medicamentum efficere. Quin etiam aliud
fuſcum, cui hoc ipſum praeponitur. *Aliud fuſcum.* Refert
Andromachus ſingulorum connexum, hoc eſt medicamentum
ex marina praeparatum, ſimilibus vitiis, quibus praeſcripta,
accommodum. Compoſitio ejus talis eſt. ⨊ Argenti ſpumae
minae dimidium, cerae minae dimidium, chalcitidis quar-
tam minae portionem, ſquamae aeris drach. ſedecim, thu-
ris drach. octo, terebinthinae quartam partem et octavam,
minae videlicet, guttae ammoniaci quartam partem, marinae
aquae heminam unam, alii heminae dimidium, ricini hemi-
nas tres, ammoniacum marina diluitur. Haec ſane Andro-
machus retulit, eatenus confectionis mentionem faciens, ut
diceret ammoniacum cum marina prius videlicet diluen-
dum. De chalcitide vero et ſquama nihil poſuit, quamquam
et haec ex marina laevigari queant, ſicut etiam coqui cum
argenti ſpuma, cera et terebinthina. Ut igitur nullum aliud
fuſcum a quovis alio quaeratis, adjiciam alia duo ejusdem

Ed. Chart. XIII. [819. 820.]　　　　Ed. Baf. II. (400. 401)

λεῖ δ' αὐτῶν τὴν μὲν ἑτέραν (401) τοῦ Φθειρογράφου, ἣν
διὰ τούτων συγκεῖσθαί φησι. ♃ λιθαργύρου ⊰ ρ'. ῥητίνης
δραχμὰς ν'. ἀμμωνιακοῦ θυμιάματος ⊰ λ'. κηροῦ ⊰ν'. ἰοῦ
ξυστοῦ δραχμὰς ιβ'. λεπίδος χαλκοῦ ⊰β'. ἀριστολοχίας ⊰η'.
κενταυρίου ῥίζης δραχμὰς η'. ἐλαίου κοτύλα; β'. τὴν δὲ τοῦ
Ἰρίωνος οὕτως συγκεῖσθαί φησι. ♃ λιθαργύρου ⊰ ρμδ'.
πίσσης ξηρᾶς ⊰ρμδ'. τερμινθίνης δραχμὰς οβ'. ἀμμωνιακοῦ
θυμιάματος ⊰ οβ'. μάννης, λιβάνου ἀνὰ ⊰ρβ'. στέατος μο-
σχείου ⊰ ρμδ . κηροῦ δραχμὰς λστ'. ἀριστολοχίας ⊰ θ'. χαλ-
κοῦ κεκαυμένου δραχμὰς θ'. ἰοῦ ξυστοῦ ⊰ θ'. χαλβάνης ⊰ θ'.
ὀποπάνακος δραχμὰς θ'. ὄξους κοτύλης S''. ἐλαίου κοτύλην
α' S''. κίκεως [820] ἴσον, εὔδηλον ὅτι τὴν λιθάργυρον καὶ
τὴν πίσσαν καὶ τὸ μόσχειον στέαρ διπλάσιον βούλεται τῷ
σταθμῷ τῆς τερμινθίνης εἶναι καὶ τοῦ θυμιάματος καὶ τοῦ
λιβάνου, τετραπλάσιον δὲ τοῦ κηροῦ. τῆς δ' ἀριστολοχίας
καὶ τοῦ κεκαυμένου χαλκοῦ καὶ τοῦ ἰοῦ καὶ τῆς χαλβάνης
καὶ τοῦ ὀποπάνακος ἐκκαιδεκαπλάσιον. καὶ τοῦτο τὸ φάρ-
μακον ἱκανῶς ἐστι πολύχρηστον, ὥσπερ καὶ τὰ ἄλλα τὰ

Andromachi. Vocat alterum ipforum, Phtheirographi, quod
haec recipere dicit. ♃ Argenti fpumae drach. centum, re-
finae drach. quinquaginta, guttae ammoniaci drach. triginta,
cerae ʒ 1, aeruginis rafae drach. duodecim, fquamae aeris
drach. ij, ariftolochiae drach. octo, centanrii radicis drach.
octo, olei heminas duas. Irionis autem medicamentum ex
his conftare ait. ♃ Argenti fpumae drach. cxliv, picis ficcae
drach. cxliv, terebinthinae drach. lxxij, guttae ammoniaci
drach. lxxij, mannae, thuris fingulorum drach. cij, fevi vi-
tulini drach. cxliv, cerae drach. triginta fex, ariftolochiae
drach. novem, aeris ufti drach. novem, aeruginis rafae
drach. novem, galbani drach. novem, opopanacis drach.
novem, aceti heminae dimidium, olei heminam j ſ, cicini,
tantundem. Perfpicuum eft terebinthinae, guttae et thuris
partes duplo pondere ab argenti fpuma, pice, fevo vitu-
lino fuperari velle, cerae quadruplo, aeris ufti, aeruginis,
galbani, opopanacis fexcuplodecuplo. Atque hoc medica-
mentum abunde in ufum venit multiplicem, quemadmodum

προγεγραμμένα, καὶ χρῆσθαι δεῖ πᾶσιν αὐτοῖς θαῤῥοῦντα.
Ἑλλησποντία, ὡς Ἀνδρόμαχος. ἔνδοξον οὖσαν καὶ ταύτην
τὴν ἔμπλαστρον ἔγραψεν ὁ Ἀνδρόμαχος ἐν ταῖς φαιαῖς
ἐν τῇδε τῇ συμμετρίᾳ. ♃ λιθαργύρου ⪤ ρʹ. πίσσης ⪤ νʹ.
λαδάνου ⪤ κεʹ. ἰοῦ ξυστοῦ ⪤ ηʹ. χαλκοῦ κεκαυμένου ⪤ ηʹ.
λεπίδος ⪤ βʹ. ἐλαίου παλαιοῦ ⪤ σʹ.

Κεφ. ιαʹ. [Ἑλλησποντία Ἥρα.] Ἐπεὶ δὲ διαφέρεται
πρὸς τὸν Ἥραν ἐν τῇ τοῦ φαρμάκου συνθέσει ὁ Ἀνδρό-
μαχος, ἔδοξέ μοι καὶ τὰ ὑπὸ τοῦ Ἥρα γεγραμμένα προσ-
θεῖναι, κατὰ λέξιν οὕτως ἔχοντα. Ἑλλησποντία διαπνευ-
στικὴ, ἀφλέγμαντος. πρὸς χοιράδας, φύγεθλα, παρωτίδας
ἐπιτεθὲν τὸ σπληνίον ἐπισπᾶται, πυοποιεῖ, ῥήσσει, κολλᾷ
καὶ καθόλου ποιεῖ ἐπὶ πάντων τῶν πυρικαύτων, παρηγορεῖ
δὲ καὶ ποδαγρικούς. ♃ ἐλαίου παλαιοῦ ⪤ ρʹ. πίσσης ξηρᾶς
δραχμὰς νʹ. λαδάνου ⪤ κεʹ. λιθαργύρου ⪤ ρʹ. ἰοῦ ξυστοῦ
δραχμὰς ηʹ. χαλβάνης ⪤ δʹ. τὴν λιθάργυρον μετὰ τοῦ ἐλαίου
λειοτριβήσας ἕψε. ἡνίκα δὲ συστρέφεται, πρόσβαλλε τὴν πίσ-

et alia praecedentia, quibus omnibus audacter utendum eſt.
Helleſpontia ut Andromachus. Celebre et hoc emplaſtrum
inter fuſca retulit Andromachus hac ſymmetria. ♃ Argenti
ſpumae drach. centum, picis drach. quinquaginta, ladani
drach. viginti quinque, aeruginis raſae drach. octo, aeris
uſti drach. octo, ſquamae drach. duas, olei veteris drach.
ducentas.

Cap. XI. [*Helleſpontia Herae.*] Quoniam vero An-
dromachus ab Hera in medicamenti compoſitione differt,
viſum mihi eſt et Herae prodita adjungere, quae ad ver-
bum ita ſonant. *Helleſpontia perſpiratu diſcutiens, phle-
gmonem propulſans, valet ad ſtrumas, panos, parotidas,
impoſitum ſplenium attrahit, pus maturat, rumpit, con-
glutinat, in ſumma omnibus igne combuſtis benefacit,
mitigat etiam podagricos.* ♃ Olei veteris drach. centum,
picis ſiccae drach. quinquaginta, ladani drach. viginti quin-
que, argenti ſpumae drach. centum, aeruginis raſae drach.
octo, galbani drach. quatuor, argenti ſpuma ex oleo trita
coquitur, quum autem coëunt, pix et aerugo immittuntur,

σαν καὶ τὸν ἰὸν, εἶτα λάδανον καὶ τὴν χαλβάνην καὶ οὕτως
κατεράσας εἰς θυείαν, μάλασσε καὶ χρῶ. τινὲς δὲ ὑπὲρ τοῦ
εὔχρουν αὐτὴν γενέσθαι καὶ φαιὰν, μίσγουσι καὶ λεπίδος
◁ ή. ἄλλως γὰρ γίνεται μελαντάτη. ταύτῃ καὶ ἐπὶ ποδα-
γρῶν ἐχρησάμην πολλάκις καὶ ἐποίησεν ἄκρως. δεῖ δὲ δᾳ-
δίοις ἀντὶ ξύλων χρῆσθαι. πρόδηλον δ᾽ ὅτι διαφωνοῦσιν οἱ
ἄνδρες ἐν μὲν τοῖς ἄλλοις βραχύ τι, κατὰ δὲ τὴν τοῦ ἐλαίου
συμμετρίαν πάμπολυ. διπλάσιον γὰρ ἢ κατὰ τὸν Ἥραν ὁ
Ἀνδρόμαχος ἐμβάλλει. δύναται δὲ καὶ ἑτέρως σκευάζεσθαι,
γινωσκόντων ἡμῶν ἐὰν μὲν πλεῖον ἔλαιον ἐμβληθῇ, χρονιω-
τέραν γενέσθαι τὴν ἕψησιν δηλοῖ, αὐτό τε τὸ φάρμακον γε-
νήσεσθαι ξηραντικώτερον. ἐὰν δὲ ἔλαττον, ἀντέχειν τε τὴν
ἕψησιν ἐσομένην καὶ τὸ φάρμακον ἧττον ἔσεσθαι ξηραντικόν

Κεφ. ιβ'. [Αἱ ὑπὸ Δαμοκράτους γεγραμμέναι πολύ-
χρηστοι. Τυρία ἀνεπίδετος.]

Τούτοις ἀκολούθως βούλομ᾽ ἐμπλάστρων φρασαι,
Ἀνεπιδέτων χρήσεις τε καὶ τὰς συνθέσεις.
Ποιοῦσι πρὸς τὰς μὴ μεγάλας διαιρέσεις,

deinde ladanum galbanumque, atque fic in mortarium
transfufa molliuntur et ufui funt. Quidam, ut boni coloris
fit et fufcum, mifcent etiam fquamae drach. octo, nam
alioqui fit nigerrimum. Hoc in podagris etiam non femel
ufus fum et ceffit feliciffime. Oportet autem taedas ligno-
rum loco ufurpare. Manifeftum eft autem viros inter fe
diffentire in aliis paululum, in olei vero fymmetria plluri-
mum, nam duplo copiofius, quam Heras, Andromachus im-
mittit. Poteft item praeparari aliter, quum fciamus, fi plus
olei injectum fuerit, diuturniorem fore coctionem innuere,
ipfumque medicamentum magis exiccans futurum, fin mi-
nus, remorari coctionem futuram et medicamentum inva-
lidius exiccaturum.

Cap. XII. [Quae fcripfit Damocrates ufus multi-
plicis medicamenta. Tyrium emplaftrum.]

Poft haec referam emplaftrorum adhaerefcentium
Sine fafciis, quis ufus et confectio.
Ad divifiones faciunt non magnas bene,

916 ΓΑΛΗΝΟΥ ΠΕΡΙ ΣΥΝΘΕΣΕΩΣ ΦΑΡΜΑΚΩΝ

Ed. Chart. XIII. [820. 821.]   Ed. Baf. II. (401.)

Καὶ πρὸς τὰ μείζω σαρκὸς αὐτῆς τραύματα,
Τά τ᾽ ἐξ ἐπιπολῆς τῶν τετραπόδων δήγματα,
Ἅῖ καὶ δοϑῆνας διαφοροῦσι προσφάτους.
Στομοῦσι δὲ τοὺς ἔχοντας ἤδη καὶ πύον,
Κομιζόμεναί τε τὰς ἐπ᾽ αὐτοῖς ἐσχάρας
Τάχιστ᾽ ἐπουλώσουσι δίχα χειρουργίας.
Καὶ τῷ μετώπῳ ἐπιτεϑεῖσαι ῥεύματα
Ὀφϑαλμιώντων ῥᾶστ᾽ ἐπίσχουσιν μόναι.
Τούτου δ᾽ ἀμείνω τοῦ γένους πρώτην φράσω
[821] Ἔμπλαστρον, εὐπόριστον, εὔχρουν, δραστικήν,
Καλῶ δὲ Τυρίαν. λαμβάνει γὰρ πορφύρας
Τὸ χρῶμα Τυρίας, ἂν γένηϑ᾽ ὃν δεῖ τρόπον.
Σκεύαζε δ᾽ οὕτως. τῆς καλῶς λιθαργύρου
Ἔμβαλλε λίτρας έ. καὶ κηροῦ ά.
Καὶ πιτυΐνης γ΄. τῆς λιπαρᾶς καὶ ἀξύλου.
Ἰοῦ δὲ χαλκοῦ τοῦ καλοῦ καὶ χαλβάνης,
Χαλκοῦ τε κεκαυμένου καὶ λεπίδος καλῆς

Et carnis ipfius ampliora vulnera.
Medicantur a quadrupede et morfos corpore
Summo, recentes difcutiunt furunculos,
Quibusque jam pus eft, vapore digerunt.
Item auferendo cruftas, iis celerrime
Cicatricem inducunt opera nulla manus.
In fronte pofita fluxus quam promptiffime
Lippientium cohibent, fola quamvis ceperis.
Hujus generis praeftantius primum efferam
Emplaftrum facile inventu, cui color bonus
Atque efficacia, Tyriam nos dicimus,
Tyriam colore referat id quod purpuram,
Si quo decet modo fiat. Sic praepara.
Sit libra injecta quinquies lithargyri
Boni, femel cerae capiatur, infuper
Ter pityinae pinguis lignofae ac neutique.
Aeruginis praeftantis aeris, galbani,
Aerisque combufti, pariter fquamae bonae,

Ed. Chart. XIII. [811.]   Ed. Baf. II. (401.)

Τέσσαρας ἑκάστου μίγματος βάλλ᾽ οὐγγίας.
Λιπαροῦ δ᾽ ἐλαίου ιέ. λίτρας καὶ μίαν.

Εψει δὲ τὴν ἔμπλαστρον οὕτως ἐπιμελῶς,
Βαλὼν μετ᾽ ἐλαίου λειοτάτην λιθάργυρον,
Εἰς κεραμίαν τε μείζω καὶ καινὴν χύτραν,
Ἀνάτριβε χερσὶν, εἶτα κίνει καὶ σπάθῃ,
Ἕψε τ᾽ ἐπὶ λάβρας καὶ διηνεκοῦς φλογός.
Ὅταν δὲ μέλιτος λαμβάνῃ τὴν σύστασιν,
Ἰόν τε καὶ τὴν λεπίδα προσβαλὼν, ἄφες
Ἕψεσθ᾽ ἐφ᾽ ἱκανόν. εἶτα χαλκὸν πρόσβαλε.
Πάλιν τ᾽ ἀφεὶς ἐπὶ ταχὺν ἕψεσθαι χρόνον,
Ἀπόχεον ὀλίγον χύτρας τοῦ φαρμάκου.
Ψύξας τ᾽ ἀνάτριψον χερσὶ καὶ τοῖς δακτύλοις,
Εὔχρουν τ᾽ ἰδὼν καὶ σκληρὸν, οὕτως πρόσβαλε
Τὴν πιτυΐνην καὶ κηρόν. εἶθ᾽ ἡνωμένων
Πάντων ἐπιμελῶς, πάλιν ἀπόσταξον βραχύ.
Κἂν μὲν βλέπῃς εὔχρουν τε καὶ κεκραμένην,
Ἆρον παραχρῆμα τὴν χύτραν ἀπὸ τοῦ πυρός,

Cujusque misceto quaternas uncias.
Pinguis olei sex et decem pondo addito.
At curiose emplastrum coquito in hunc modum.
Lithargyrum mitte ex oleo laevissimam,
Fictilem in ollam novam, sed hanc majusculam.
Ubi conteres manibus, movebis ac spatha,
Deinde flamma acri, atque continua coquens.
Quum mellis accipit jam spissitudinem,
Aerugo et squama misceantur, incoqui
Permittito satis, dehinc aes adjungito.
Rursus coqui parvo relinquens tempore,
Paululum defundens ex olla medicaminis,
Refrigeratum manibus et digitis teras.
Boni coloris atque durum ubi conspicis,
Sic pityïnam ceramque reliquis indito.
Deinde cunctis rite unitis paululum,
Stillato rursus, et colorem si bonum
Et temperamentum vides, mox tollito

918 ΓΑΛΗΝΟΥ ΠΕΡΙ ΣΥΝΘΕΣΕΩΣ ΦΑΡΜΑΚΩΝ

Ed. Chart. XIII. [821.]   Ed. Baf. II. (401.)
Καὶ χαλβάνην πρόσβαλλε προμεμαλαγμένην.
"Αν δ' ᾖ παρὰ πολὺ σκληρότερον τὸ φάρμακον,
"Ελαιον αὐτῷ πρόσβαλ' εἰς εὐκρασίαν
Οὕτω κατηθῶν, εἶτ' εἰς ἕτερον ἀγγεῖον
Ψυχρὸν, μάλασσε χερσὶ καὶ οὕτως τ' ἀποτίθου.
"Αλλην ὑπογράψω τῇ πρὸ ταύτης ὁμογενῆ.
Ποιεῖ δὲ πρὸς ἃ εἶπον ἔμπροσθεν πάθη,
Πάντων ἐπουλοῖ κρεῖττον αὕτη φαρμάκων,
"Ελκη δυσαλθῆ καὶ τυλώδη καὶ χρόνια.
Τὰν τῷ προσώπῳ γινόμεν' ἐξανθήματα
Αὕτη θεραπεύει δίχα τινὸς δηγμοῦ κακοῦ,
"Εδρας τ' ἐχούσας ῥαγάδας καὶ σκληρίας
Τὰς κονδυλώδεις καὶ τύλους ἀποβάλλεται.
Σκεύαζε δ' οὕτως. μνᾶν λιθαργύρου καλῆς.
Μνᾶ δέ ἐστι λίτρα καὶ τρίτον λίτρας μέρος.
Κηροῦ δὲ καλοῦ Ποντικοῦ μνᾶς ἥμισυ,
'Ιοῦ τέταρτον μνᾶς, μέρος ξυστοῦ καλοῦ,
Χαμαιλέοντος μέλανος ὄγδοον μέρος.

Ab igne fictilem et fubactum galbanum
Apponito. Si pharmacum fit durius
Multo, refolves oleo, faciens fic bonam
Temperiem. In aliud inde vas transfundito,
Frigidum et fubactum manibus; ita reponito.
Aliud ejusdem cum fuperiore generis fubjiciam.
Medetur ante quos citavi affectibus,
Nec eft quod ulceribus malis diutinis
Colloque preffis applicet felicius
Cicatricem, etiamque ore natas puftulas
Perfanat absque rofione, rhagadas
Ani, nodofas durities callos demit.
Sic praepara. Lithargyri minam boni,
Sed mina libra eft, ejus et pars tertia,
Minae femis probatae cerae Ponticae et
Aeruginis minae quadrantem rafilis,
Atri chamaeleontis octavam probi

῾Ρίζα δέ ἐστιν ἡ καλὴ ἡ Κρητικὴ,
Τὸ α΄. εἶτα Κιλίκιος. παλαιοῦ
Τε ἐλαίου μνᾶς ἐπιρρεπέστερον βραχὺ
᾿Εὰν δὲ μὴ παρῇ, κέχρησο προσφάτῳ.
῎Εψει δὲ λείαν, τὴν λιθάργυρον βαλὼν
Καὶ πᾶν ἔλαιον εἰς χύτραν, κινῶν σπάθῃ.
῞Οταν δὲ συστῇ καὶ γένηται μηλίνη,
᾿Ιὸν παράπασον, εἶτα κηρὸν πρόσβαλε,
Τήξας τε τοῦτον, βαστάσας τ᾿ ἀπὸ τοῦ πυρὸς
Χαμαιλέοντος ὀλίγον παράπασον.
῞Οταν δ᾿ ἑνωθῇ πάντα καὶ ψυγῇ ποσῶς,
(402) Κατέρασον εἰς θυείαν, οὕτως τε ἀποτίθου.
Αἰγυπτία.

Αἰγυπτία τηροῦσα χωρὶς φλεγμονῆς
Πᾶσαν διαίρεσιν καὶ πάντα θλάσματα,
Καὶ δήγματα πάντων τετραπόδων, τῶν θ᾿ ἑρπετῶν,
῞Οσαι τ᾿ ἐγένοντο χωρὶς ἑλκῶν φλεγμοναὶ,
Πόνους τε νεύρων καὶ μυῶν δίχ᾿ αἰτίας.

Partem, radix bona eſt regione Cretica,
Naſcens primum, Cilicia deinde: praeter haɛc
Olei vetuſti plusquam mina paululo.
Quod ſi non fuerit, uſurpato vel recens.
Lithargyron laevem ſimulque oleum nova
Totum ſiglina conditum, rudicula
Movens coquito. Ubi conſtiterit et melinon
Fuerit, adjicito aeruginem, ceram dein,
Qua jam liquente ab igne tollens ollulam,
Chamaeleontis paululum conſpergito.
Unita quum refrigerataque quod ſatis
Transfundito in pilam, poſt ſic reponito.
Aegyptium.

Aegyptium perſeverans absque phlegmone
Diviſa quaelibet contuſaque omnia,
Quadruplum morſus cunctorum et ſerpentium,
Item ſubortas absque ulceribus phlegmonas,
Nervos dolentes citra cauſam et muſculos

Ταύτην ἐπαινῶν Ἀνδρόμαχος ἐν φαρμάκοις
Ἔχων μεγίστην ἕξιν ἐδίδου φίλοις.
Εἶναι δὲ δραχμὰς ἔλεγε μὲν λιθαργύρου
Τρὶς μ'. καὶ ἑτέρας δὶς ιβ'.
Κηροῦ δὲ λευκοῦ Ποντικοῦ ταύταις ἴσας,
[822] Ἀμμωνιακοῦ δὲ τοῦ καθαροῦ τρὶς κ'.
Καὶ δώδεκ' ἄλλας, λιβάνου δὲ δὶς δ'.
Λεπίδος δὲ χαλκοῦ καὶ λεπίδος στομώματος,
Πάλιν δ' ἑκάστου μίγματος δὶς δ'.
Τερμινθίνης τε τῆς καθαρᾶς τρὶς ιβ'.
Δέκ' ὀκτὼ δ'. ἐλαίου κικίνου κοτύλας μέτρῳ,
Ἐρίων ιη'. τῶν ῥυπαρῶν κεκαυμένων.
Καίειν δ' ἔφασκεν αὐτὰ τοῦτον τὸν τρόπον,
Εἰς λοπάδα καινὴν ἢ χύτραν πλατύστομον
Ἐνθέντα ἔριον οἰσυπηρὸν δαψιλὲς,
Τὸ σῶμα προχρίσαντ' ἢ γύψῳ ἢ κόνει,
Ἡ γῇ κεραμικῇ, μεθ' ὕδατος μεμιγμένη
Ἐν πυρὶ λάβρῳ καίοντα, ὅταν ᾖ ῥάδιον,

Laudans hoc Andromachus dabat ſodalibus
Suis in pharmacis peritus maxime.
Ajebat eſſe ter quadraginta quidem
Denarios lithargyri et duodecim
Bis alteros, cerae quoque albae Ponticae
Totidem, ammoniaci ter viginti lucidi
Et duodecim alios, thuris et bis quatuor.
Squamae vero aeris et ſquamae ſtomomatis,
Cujusque rurſus mixturae bis quatuor.
Purae terebinthinae ter addas duodecim,
Octodecim heminas oleique ciceos,
Combuſtae totidem ſordidae lanae heminas.
Docebat ipſam iſto modo comburere,
Ollae recenti, quae ſit ore latior,
Impone lanam copioſe ſuccidam,
Operculum gypſo prius vel glutino
Vel terra figulari, cui ſit commixta aqua,
Illinito, ſed largo igne mox comburito,

Κόψαντα σῆσαι. τό γε δοκεῖν καλῶς ἔχειν,
Καίειν δ' ὁμοίως αὐτὰ κἂν τοῖς κριβάνοις,
Κἂν τοῖς ἴπνοις τοῖς ἄγαν πεπυρωμένοις,
Οὕτως τε λειῶν, λάμβανε ὃν δεῖ σταθμόν.
Ἑψεῖν δὲ κελεύει λειοτάτην λιθάργυρον,
Καὶ πᾶν κίκινον καὶ μίξαντ' ἐν καινῇ χύτρᾳ,
Μέλιτός γε πάχος γενομένου τοῦ φαρμάκου,
Λεπίδα παραπάσσειν καὶ συνεψεῖν ἐφ' ἱκανὸν,
Ἕως ἂν γένηται ἀμόλυντον, βάλλειν τότε
Τερμινθίνην καὶ κηρὸν, εἶθ' ἡνωμένοις
Ἀμμωνιακὸν μαλαχθὲν ὑπὸ τῶν δακτύλων.
Μέλλοντα δ' αἴρειν τὴν χύτραν ἀπὸ τοῦ πυρὸς,
Λεῖον προσεμπάττειν λίβανον, ἐμβάλλειν τε
Καὶ τῶν οἰσυπηρῶν τὴν κόνιν παρ' ἐσχάτην,
Πρὸ τοῦ λιβανωτοῦ δὲ μικρὸν ὕστερον.
Τινὲς δὲ βουλόμενοι τοῦτο τὸ φάρμακον
Ἴδιον λέγεσθαι, βαστάσαντες τὴν μίαν

Contuſa, facile quando cribro incernere
Fuerit, habere recte tunc videtur.
In clibanis quoque ipſa et in fornacibus
Ignitis, nimium ſimiliter exurere.
Ita capiebat tritorum, quem eſt par, modum.
Coquere lithargyron jubet laeviſſimam,
Totumque ricinum, temperatis invicem,
Mellisque facta tandem ſpiſſitudine,
Squamam aſpergere, concoquere et quantum ſuſſicit,
Usque adeo, dum non inquinet, et tunc addere
Terebinthinam et ceram, dein quum coiverint,
Ammoniacum cenfectum digitis mollius.
Poſturus ab igne ollam, thus tritum inſpergito.
Penultimum, ac lanae immundae pulviſculum,
Sed ante thus pauxillulo aut poſt tempore.
Quidam volentes iſtud proprio pharmacum
Dici titulo, quum depoſitus eſt cacabus,

Λεπίδος μιᾶς βάλλουσι τὰς ἑκκαίδεκα,
Χρῶνται δὲ χαλκοῦ λεπίδος, οὐ στομώματος.

Ἄλλη.

Οὐδέν τι χεῖρον τῆς προτέρας Αἰγυπτίας,
Ποιοῦσα ταὐτά, ποτὲ δὲ καὶ κρεῖττον, παχὺ
Ἂν σκευάσῃ τις ἐπιμελῶς τὸ φάρμακον,
Χρήσηται αὐτῷ μὴ παρέργως πρὸς ταῦτά.
Ἔχει δ᾽ ἐλαίου ε΄. λίτρας, κικίνου ἴσας,
Λιθαργύρου δὲ τέσσαρας χρυσίτιδος,
Λεπίδος δὲ χαλκοῦ μή. δραχμὰς,
Τερμινθίνης τε τῆς καλῆς τρὶς ιβ΄.
Μάννης, λιβάνου τε ταὐτὸ τῇ τερμινθίνῃ,
Ἀμμωνιακοῦ δὲ τοῦ καθαροῦ λίτρας β΄.
Κηροῦ δὲ λευκοῦ Ποντικοῦ λίτρας β΄ S΄΄
Ἕψε δ᾽ ἔλαιον, λεπίδα, τὴν λιθάργυρον,
Ἕως συνέλθῃ καὶ γένητ᾽ εὔχρουν ἄγαν,
Σκληρά θ᾽ ἱκανῶς ἔμπλαστρος, εἶθ᾽ οὕτως βαλεῖν
Τερμινθίνην καὶ κηρὸν, εἶτα δακτύλοις

Squamae unius bis octo indunt denarios.
Squama autem utuntur aeris non ſtomomatis.

Aliud.

Nihil priore pejus agit Aegyptio,
Eadem at melius et quandoque, ſi confecerit
Craſſum accurate medicamentum quiſpiam,
Utetur ad eadem ipſo non improſpere.
Olei libras et ricini quinque continet,
Chryſitidisque argenti ſpumae quatuor,
Squamae aeris terque ſexdecim denarios,
Terebinthinae praeſtantis ter duodecim,
Mannaeque thuris tantundem, pondo duo
Ammoniaci ſinceri, cerae Ponticae
Albae duas libras ſemiſſem et inſuper.
Coquito oleum, ſquamam, nec non lithargyron,
Donec coierint et color ſit optimus,
Fiatque ſatis emplaſtrum durum, deinde ſic
Terebinthinam pones ceramque, hinc mollius

Ἀμμωνιακὸν μαλαχθὲν, εἶτα τὴν χύτραν
Ἀπὸ τοῦ πυρὸς ζέουσαν ἄρας, τότε βαλεῖς
Τὴν μάνναν, ἤδη ψυχομένου φαρμάκου.
Ἐποίησα ταύτην πολλάκις λιθαργύρου
Χωρὶς, μολυβδαίνης ἐμβαλὼν καλῆς ἴσον,
Ἥδιστά τ᾽ ἐχρησάμην πρὸς ἃ προείπομεν.
Πεποιημένην τε χρώματος βελτίονος.

Κεφ. ιγ´. [Περὶ τῶν διαφορητικῶν καὶ ἐπισπαστικῶν
ἐμπλάστρων.] Οἱ τὰς τῶν συνθέτων φαρμάκων δυνάμεις
γράψαντες ἐκάλεσάν τινας τῶν ἐμπλάστρων ἐπισπαστικὰς,
ὥσπερ ἑτέρας διαφορητικάς. ἐνίαις δ᾽ αὐτῶν ἑκάτερον ἐμαρ-
τύρησαν ἐπισπᾶσθαί τε καὶ διαφορεῖν. καὶ γὰρ πλησίον
ἀλλήλων εἰσὶν αἱ δυνάμεις, ἥ θ᾽ ἑλκτικὴ τῶν ἐκ τοῦ βά-
θους, ἥ τε διαφορητικὴ τῶν ἐλχθέντων. αἵ τε γὰρ ἕλκουσαι
καὶ διαφοροῦσί τι πάντως, αἵ τε διαφοροῦσαι καὶ ἕλκουσιν.
ἀλλ᾽ ἐπι[823]κρατεῖ κατὰ μὲν τὰ διαφορητικὰ τῶν φαρμά-
κων ἡ διαφορητικὴ δύναμις, κατὰ δὲ τὰ ἑλκτικὰ ἡ ἑλκτικὴ.
σύγκεινται μὲν οὖν ἑλκτικαὶ διὰ τῶν ἁπλῶν φαρμάκων, ὅσαι

Ammoniacum digitis confectum, poftea
Fervente ab igne cacabo depofito
Mannam injicies jam frigerato pharmaco.
Frequenter hoc feci citra lithargyron,
Molybdaenae bonae pari fumpto modo,
Ufusque fum ad quae dixi, jam fuaviffime
Probatiorisque id coloris condidi.

Cap. XIII. [*De emplaftris difcutientibus et extra-*
hentibus.] Qui compofitorum medicamentorum facultates
defcripferunt, emplaftra quaedam extrahentia, ficut alia
difcutientia nominarunt, alii utraque extrahere et difcutere
teftati funt, etenim vicinae fibi facultates funt eorum, quae
in alto latent, attractrix et attractorum difcutrix. Nam
quae trahunt, etiam nonnihil omnino difcutiunt, et quae
difcutiunt, pariter trahunt, verum in difcutientibus medi-
camentis difcufforia facultas, in trahentibus attractix prae-
pollet. Conftant itaque attractrices fimplicibus medicamen-

924 ΓΑΛΗΝΟΥ ΠΕΡΙ ΣΥΝΘΕΣΕΩΣ ΦΑΡΜΑΚΩΝ

Ed. Chart. XIII. [823.]   Ed. Baf. II. (402.)
δύναμιν ἔχουσιν, ἐκ τοῦ βάθους ἐπὶ τὸ δέρμα τὰς περιου-
σίας τῶν ὑγρῶν ἐπισπᾶσθαι, αἱ διαφορητικαὶ δὲ ἐκ τῶν
διαφορεῖν τὸ ἐλχθὲν πεφυκυιῶν. ἵνα δὲ ἔμπλαστρος γένηται,
καθάπερ ἐν τοῖς ἔμπροσθεν ἐῤῥέθη, τῷ μὲν γὰρ λιθαργύ-
ρου μίγνυται, τῷ δὲ ῥητίνης, τῷ δὲ κηροῦ, τῷ δὲ ἐλαίου,
τῷ δὲ πίττης, οὔτε διαφορητικὴν δύναμιν ἀξιόλογον οὔθ᾽
ἑλκτικὴν ἐχόντων τῶν τοιούτων, ὥσπερ ἡ πρόπολις ἢ τίτα-
νος ἢ μυελὸς ἢ χαλβάνη ἢ τὸ τῆς Ἀσίας πέτρας ἄνθος ἢ
ἀφρὸς νίτρου ἢ ἀφρόνιτρον ἢ ὄξος ἢ κονία στακτὴ, πέπερί
τε καὶ νᾶπυ καὶ στρουθίον, οἵ τ᾽ ἐδώδιμοι τῶν ἁλῶν, οἵ
τε ἀμμωνιακοὶ καὶ πρὸς τούτοις ἄλλα πολλὰ, περὶ ὧν τῆς
δυνάμεως ἐν τῇ τῶν ἁπλῶν φαρμάκων πραγματείᾳ λέλεκται.
νυνὶ δὲ τὰς πεῖραν ἱκανὴν ἤδη δεδωκυίας ἐμπλάστρους ἐρῶ,
τοσοῦτον ἔτι περὶ αὐτῶν εἰπὼν, ὡς ἔνιοι καὶ τῶν στυφόν-
των φαρμάκων τοῖς ἐπισπαστικοῖς προσέμιξαν εὐλαβούμενοι
τὸ γιγνόμενον, ἐφ᾽ ὧν ἔσται περιουσία χυμῶν. ἕλκουσι γὰρ
ἐνίοτε πλέον ἢ προσῆκεν, ὡς μὴ μόνον ἐκ τῶν κατὰ τὸ
θεραπευόμενον μέρος ἐν βάθει τὴν ὁλκὴν, ἀλλὰ κἀκ τῶν

tis, quae humorum fuperfluitates ex profundo in cutem
extimam poffunt extrahere. Difcufforiae ex iis conflantur,
quae attractum poffunt fuapte natura difcutere. Ut autem
emplaftrum fiat, quemadmodum fupra dictum eft, huic ar-
genti fpuma, illi refina, alii oleum, reliquo pix admifce-
tur, quae nec infignem difcutiendi facultatem, nec extra-
hendi continent, ficut vel propolis vel calx vel medulla
vel galbanum vel Afiae petrae flos vel fpuma nitri vel
aphronitrum vel acetum vel lixivia ftacte, piper, finapi et
ftruthium, falesque tum qui edi poffunt tum ammoniaci,
ad haec pleraque alia, de quorum facultate in commen-
tario fimplicium medicamentorum dictum eft. Nunc autem
emplaftra, quae jam experimento fatis probata funt, exe-
quar, tantum adhuc ipfis adjiciens, quod nonnulli etiam
aftringentia medicamenta extrahentibus mifcuerunt, veriti,
quod accidit, ubi humorum fuperfluitas fuerit, trahunt fi-
quidem plus interim quam convenit, ut non folum ex
parte, quae curatur, attractionem in alto, fed etiam ex

Ed. Chart. XIII. [823.]   Ed. Baf. II. (402.)

πέριξ ἁπάντων ποιεῖσθαι. λέλεκται δέ μοι καὶ πρόσθεν ἐν τῷ τῶν σαρκωτικῶν δυνάμεων λόγῳ τὰς ἐπισπαστικάς τε καὶ διαφορητικὰς, ὥσπερ γε καὶ τὰς ἐπὶ μᾶλλον ἢ χρὴ ῥυπτούσας ἁπάσας, γίγνεσθαι σαρκωτικὰς μίξει κηρωτῆς, ἐφ᾽ ὧν μὲν ἡ δύναμις ἰσχυρὰ πλέονος, ἐφ᾽ ὧν δὲ ἀσθενὴς ἐλάττονος. ἐὰν δὲ φθάσῃ τὸ σύνθετον ἐπισπαστικὸν ἢ διαφορητικὸν φάρμακον ἔχειν τι καὶ στυπτικὸν, οὐ χρὴ τῷ τοιούτῳ φαρμάκῳ χρῆσθαι σαρκωτικῷ, διὰ τὸ τὰς στυπτικὰς δυνάμεις εἰς μὲν τὰς κολλήσεις τῶν τραυμάτων τε καὶ κόλπων καὶ τὰς ἐπουλώσεις τῶν ἑλκῶν εἶναι χρησίμους, εἰς δὲ τὰς σαρκώσεις ἀχρήστους. εἴρηται γὰρ ἱκανῶς ἡμῖν ἤδη περὶ τούτου.

Κεφ. ιδ'. [Αἱ ὑπ᾽ Ἀνδρομάχου γεγραμμέναι διαφορητικαί τε καὶ ἐπισπαστικαί. ἁλυκὴ πρὸς πολλά.] 4 Ἁλῶν κοινῶν λίτρας δ'. λεπίδος χαλκοῦ γο δ'. μάγματος λίτρας S''. μάννης λίτραν α'. κηροῦ λίτρας ιδ'. κυπρίνου ἐλαίου λίτρας ιστ'. ὄξος. ἄλλη Θευδᾶ σαρκοφάγου πρὸς κακοήθη, σύριγγας, τερηδόνας, χοιράδας. 4 ῥητίνης τερμινθίνης γο δ'.

omnibus vicinis moliantur. Comprehenſum eſt et antea, quum de carnem generantibus facultatibus ageremus, extrahentia et diſcutientia, velut omnia, quae magis quam oportet detergunt, carnis explentia fieri cerati mixtura, in quibus facultas quidem valida eſt copioſioris, in quibus imbecilla, paucioris. Quod ſi compoſitum extrahendi vel diſcutiendi praeditum facultate medicamentum, aſtringens quoque aliquid habeat, tali medicamento ad carnem generandam, propter vim aſtrictoriam utendum non eſt, quae ad vulnera glutinanda et ſinus, tum ad ulcerum cicatricem ducendam utilis eſt, ad carnis productionem non ita. Dictum mihi eſt abunde jam de hoc.

Cap. XIV. [*Andromachi emplaſtra ad aiſcutiendum et extrahendum. Halicon*, id eſt *falſum*, *ad multa*.] 4 Salis communis lib. iv, ſquamae aeris uncias quatuor, magmatis ſelibram, mannae lib. j, cerae lib. xiv, olei Cyprini lib. xvj, acetum adjicitur. *Aliud Theudae Sarcophagi ad maligna*, *fiſtulas*, *teredines et ſtrumas*. 4 Reſinae terebin-

Ed. Chart. XIII. [823. 824.]   Ed. Baf. II. (402. 403.)

λιβάνου γο δ΄. κηροῦ γο δ΄. λιθαργύρου γο α΄. οἱ δὲ ἀρ-
σενικοῦ ἴσον (403) ἀντὶ τῆς λιθαργύρου, λεπίδος ἐρυθρᾶς
γο δ΄. ἰοῦ ξυστοῦ γο η΄. ἁλὸς ἀμμωνιακοῦ γο στ΄. ὄξους
κοτύλην α΄. ἐγὼ πλέον ἐλαίου κοτύλην α΄. οἴνου κοτύλην α΄.
ὄξους σκιλλητικοῦ κοτύλην. ἄλλη διαφορητικὴ Κανδίδου ᾗ
χρῶμαι. ♃ τερμινθίνης λίτρας γ΄. κηροῦ λίτραν ν΄. χαλβά-
νης οὐγγίας β΄. νίτρου οὐγγίας β΄. Ἀσίου οὐγγίας β΄. λιβά-
νου λίτρας δ΄. μυελοῦ ἐλαφείου γο δ΄. ἀμμωνιακοῦ θυμιά-
ματος λίτρας S΄. προπόλεως οὐγγίας γ΄. ἐλαίου δαφνείου
οὐγγίας στ΄. στέατος ταυρείου λίτρας ἥμισυ, τὰ ξηρὰ κατὰ
τῶν τηκτῶν. ἄλλη πρὸς χοιράδας παρὰ Νυμφοδότου. ♃
Ἀσίου λίθου < η΄. ἀφρονίτρου < η΄. ἀσβέστου < ιστ΄.
στέατος μοσχείου < ιστ΄. κηροῦ < κδ΄. τερμινθίνης < λβ΄.
ἄλλη διαφορητικὴ βρογχοκήλων, ᾗ Κλήμης Σερτώριος ἐθε-
ραπεύθη καὶ πρὸς σκληρίας. ♃ λιθαργύρου < ν΄. πιτυΐνης
ῥητίνης < μ΄. ἐλαίου παλαιοῦ κο[824]τύλας ι΄. χαλβάνης
< δ΄. ἐν ἄλλῳ γο α΄. χαλκοῦ κεκαυμένου < κ΄. ἀμμω-

thinae ℥ iv, thuris ℥ iv, cerae uncias quatuor, argenti fpu-
mae unciam j, quidam auripigmenti aequale pondus pro
argenti fpuma ponunt, fquamae rubrae ℥ iv, aeruginis ra-
fae ℥ viij, falis ammoniaci ℥ fex, aceti heminam unam. Ego
amplius capio, nempe olei heminam, vini heminam, aceti
fcillitici tantundem. *Aliud ad difcutiendum candidi, quo
utor.* ♃ Terebinthinae lib. iij, cerae lib. l, galbani unc. ij,
nitri ℥ ij. Afii uncias ij, thuris lib. iv, medullae cervinae
℥ iv, guttae ammoniaci felibram, propolis uncias tres, olei
laurini ℥ vj, fevi taurini felibram. Quae ficca funt liquidis
admifcentur. *Aliud ad ftrumas auctore Nymphodoto.* ♃
Afii lapidis drach. octo, aphronitri drach. octo, fevi vitu-
lini drach. fedecim, calcis vivae drach. fedecim, cerae drach.
viginti quatuor, terebinthinae drach. triginta duas. *Aliud
difcutiens bronchocelen,* id eft *gutturis tumorem, quo Cle-
mens Sertorius curatus eft et ad duritias.* ♃ Argenti fpu-
mae drach. l, refinae pityinae drach. xl, olei veteris hemi-
nas x, galbani drach. iv, in alio ℥ j, aeris ufti ℨ xx, guttae

Ed. Chart. XIII. [824.]   Ed. Baf. II. (405.)

νιακοῦ θυμιάματος ⋖ μ΄. σχιστῆς ⋖ δ΄. μάννης λιβάνου ⋖ δ΄.
κηροῦ ⋖ ν΄. ἐσχάτην τὴν χαλβάνην καὶ τὴν μάνναν. ἄλλη
ἡ διὰ τῶν ἀσπίδων διαφορητικὴ χοιράδων καὶ πρὸς ποδά-
γρας. ♃ τερμινθίνης, λίθου Ἀσίου, ἀσφάλτου ἀνὰ ⋖ τξ΄.
ἀφρονίτρου, μοσχείου, κηροῦ, δαφνίδων, ἀμμωνιακοῦ θυμιά-
ματος ἀνὰ ⋖ τμ΄. λίθου πυρίτου ⋖ π΄. ἀσβέστου ⋖ ρη΄.
ἄλλως μνᾶν α΄. ἀσπίδων σποδοῦ ⋖ ρμ΄. ἐλαίου παλαιοῦ
κοτύλας β΄. ἐσχάτην τὴν σποδὸν, ψυγέντος τοῦ φαρμάκου,
εἰ δὲ μὴ, ἀπόλλυται. ἄλλη ἐπισπαστικὴ ἡ τοῦ Σαρκευθίτου.
♃ τερμινθίνης μνᾶν α΄. κηροῦ μνᾶν α΄. νίτρου μνᾶς β΄.
βδελλίου ⋖ λβ΄. ἀμμωνιακοῦ θυμιάματος ⋖ λβ΄. ἐλαίου κο-
τύλας β΄. θαλάσσης ἢ ἄλμης κοτύλας β΄. μίλτου ⋖ λβ΄.
ἄλλη ἡ Κτησιφῶντος, ἃ μὲν διαλύων, τὰ δὲ συνάγων καὶ
ῥύπτων. ♃ ἀφρονίτρου λίτραν α΄. μάννης λιβάνου λίτραν
α΄. κονίας στακτῆς λίτραν α΄. τινὲς καὶ ὄξους λίτραν α΄.
ἄλλη δι᾽ ἁλῶν ἐπισπαστική. ♃ ἁλῶν κοινῶν ⋖ π΄. ψιμυ-
θίου ⋖ π΄. ἐλαίου παλαιοῦ κοτύλας μ΄. ἄλλως γ΄. χαλκάν-

ammoniaci drach. quadraginta, aluminis fiffilis drach. iv,
mannae thuris drach. iv, cerae drach. l, poftremo galbanum
et mannam injicito. *Aliud ex afpidibus ad difcutiendum
ftrumas, item ad podagras.* ♃ Terebinthinae, lapidis Afii,
bituminis, fingulorum drach. trecentas fexaginta, aphroni-
tri, vitulini, cerae, baccaıum lauri, guttae ammoniaci, fin-
gulorum drach. cccxl, lapidis pyrites drach. lxxx, calcis
vivae drach. cviij, alias minam unam, afpidum cineris drach.
cxl, olei veteris heminas duas, poftremo cinis medicamento
refrigerato infpergitur, fin minus, perit. *Aliud ad extra-
hendum Sarceuthitae.* ♃ Terebinthinae minam j, cerae
minam j, nitri minas duas, bdellii drach. xxxij, guttae am-
moniaci ℨ xxxij, olei heminas ij, marinae vel muriae he-
minas duas, mini ℨ xxxij. *Aliud Ctefiphontis, quaedam
diffolvens, quaedam cogens et detergens.* ♃ Aphronitri
lib. j, mannae thuris lib. j, lixiviae ftactae libram unam,
quidam etiam aceti lib. j, addunt. *Aliud ex fale ad ex-
trahendum.* ♃ Salis communis drach. lxxx, ceruffae ℨ lxxx,
olei veteris heminas xl, alias iij, atramenti futorii ℨ xxiv,

θου ⦓ κδ΄. ὄξους κοτύλης ἥμισυ. ἄλλο ἡ δι᾿ ἁλῶν ἄλλως.
♃ ψιμυθίου ⦓ η΄. ἁλῶν κοινῶν ⦓ ν΄. ἐλαίου παλαιοῦ κο-
τύλας η΄. ἄλλως β΄. ἀριστολοχίας ⦓ η΄. προπόλεως ⦓ ι΄.
ταύτην Σίλων ἐπήνει. ἄλλη ἡ διὰ πελαγίας γῆς διαφορη-
τική. ♃ λιθαργύρου μνᾶς δ΄. γῆς πελαγίας τέταρτον, ἁλὸς
ἀμμωνιακοῦ τέταρτον, ψιμυθίου τέταρτον, κηροῦ τέταρτον,
ὄξους κοτύλην α΄. ἐλαίου κοτύλας δ΄. ἄλλη ἡ τοῦ Κυρτοῦ
ἐπισπαστική. ♃ ἴρεως Ἰλλυρικῆς ⦓ ν΄. μάννης ⦓ ν΄. τερμιν-
θίνης ⦓ ν΄. ἀφρονίτρου ⦓ ν΄. κισσήρεως ⦓ ν΄. ἀμμωνιακοῦ
θυμιάματος ⦓ κέ. χαλβάνης ⦓ ιστ΄. ἄλλως στ΄. κάγχρυος
⦓ ιβ΄. ἥμισυ, κηροῦ ⦓ ρ΄. οἱ δέ η΄. ἐλαίου κοτύλην α΄.
ἄλλη ἡ διὰ δαφνίδων. ♃ ῥητίνης, νίτρου πυῤῥοῦ, κηροῦ
νέου, δαφνίδων, κολοφωνίας, στέατος μοσχείου, ἀμμωνιακοῦ
θυμιάματος ἀνὰ ⦓ ό κυπρίνου κοτύλης ἐκκαιδέκατον, τι-
νὲς δὲ ἰξοῦ ⦓ ν΄. ἄλλη ἐπισπαστικὴ Ἁρπάλου. ♃ ἀμμω-
νιακοῦ θυμιάματος ⦓ η΄. κηροῦ ⦓ δ΄. ἴρεως ⦓ δ΄. μάννης
⦓ δ΄. πεπέρεως ⦓ δ΄. θείου ἀπύρου ⦓ δ΄. κισσήρεως ⦓ δ΄.

aceti heminae ß. *Aliud ex fale aliter.* ♃ Ceruffae ℨ viij,
falis communis drach. l, olei veteris heminas viij, aliter
duas, ariftolochiae drach. viij, propolis drach. x. Hoc Silo
commendabat. *Aliud ex terra pelagia difcutiens.* ♃ Ar-
genti fpumae minas iv, terrae pelagiae quartam portionem
falis ammoniaci quartam portionem, ceruffae, quartam por-
tionem, cerae quartam portionem, aceti heminam, olei he-
minas iv. *Aliud Cyrti ad attrahendum.* ♃ Iridis Illyricae
drach. l, mannae drach. l, terebinthinae drach. l, aphroniti
drach. l, pumicis drach. l, guttae ammoniaci drach. xxv,
galbani ℨ xvj, alias vj, canchryos ℨ xij ß, cerae-drach. cen-
tum, alii octo, olei heminam unam. *Aliud diadaphnidon,*
id eſt *ex baccis lauri.* ♃ Refinae, nitri rufi, cerae recen-
centis, baccarum lauri, colophoniae, fevi vitulini, guttae
ammoniaci, ſingulorum ℨ lxx. Cyprii decimam fextam he-
minae partem, nonnulli autem viſci ℨ l. *Aliud attrahens,*
Harpali. ♃ Guttae ammoniaci drach. viij. cerae ℨ iv, iri-
dis ℨ iv, mannae ℨ iv, piperis ℨ iv. ſulfuris vivi drach. iv,

Ed. Chart. XIII. [824.]   Ed. Baf. II. (403.)

τερμινθίνης ⊰ η'. ἐλαίου ὀλίγον. ἄλλη ἐπισπαστικὴ Ἁρπά-
λου. ♃ τερμινθίνης μνᾶς η'. κισσήρεως ⊰ ιε'. νίτρου ⊰ ιστ'.
ἀμμωνιακοῦ θυμιάματος ⊰ ιστ'. κηροῦ ⊰ δ'. ἐλαίου βραχὺ,
μίλτον, ὥστε χρῶσαι τὰ ξηρὰ σὺν ὄξει. ἄλλη. ♃ σινάπεως
⊰ δ'. νίτρου ⊰ δ'. κηροῦ ⊰ η'. τερμινθίνης ⊰ λ'. δαφνί-
δων ⊰ δ'. ἀσβέστου ⊰ δ'. ἐλαίου κοτύλας ἑκκαιδέκατον,
κυπρίνου ⊰ η'. ἄλλη πῦον διαφοροῦσα. ♃ κηροῦ, τερμιν
θίνης ῥητίνης, πίσσης ξηρᾶς, στέατος μοσχείου, νίτρου πυῤ-
ῥοῦ, δαφνίδων, ἀσβέστου, κισσήρεως, ἀμμωνιακοῦ θυμιάμα-
τος, ἑκάστου ἴσον. ἄλλη Κοδάμου ἢ Νικοδήμου βασιλέως.
♃ κηροῦ ⊰ ρ'. νίτρου πυῤῥοῦ ⊰ ρ'. ῥητίνης φρυκτῆς ⊰ ρ'.
ἀμμωνιακοῦ θυμιάματος ⊰ κε'. προπόλεως ⊰ κε'. ἰξοῦ δρυΐ-
νου ⊰ ιβ'. ἥμισυ, ἐλαίου ξέστην α'. κονίας στακτῆς ξέστην
α'. ἄλλη διαφορητικὴ μελικηρίδων. ♃ ἐλαίου παλαιοῦ ⊰ ρ'.
λιθαργύρου ⊰ Ϟα'. ἀμμωνιακοῦ θυμιάματος, χαλβάνης ἀνὰ
⊰ ιθ'. ἄλλη. ♃ λιθαργύρου ⊰ ρ'. ἀλῶν κοινῶν ⊰ ξ'.
ἐλαίου παλαιοῦ κοτύλας στ'. ἄλλως α'. ἄλλη ἐπισπαστικὴ

pumicis drach. iv, terebinthinae ℥ viij, olei parum. *Aliud
attrahens Harpali.* ♃ Terebinthinae minas viij, pumicis
℥ xv, nitri ℥ xvj, guttae ammoniaci ℥ xvj, cerae ℥ iv, olei
parum, minii quod poſſit ea colorare, arida cum aceto ſub-
iguntur. *Aliud.* ♃ Sinapeos ℥ iv, nitri ℥ iv, cerae drach.
viij, terebinthinae ℥ xxx, baccarum lauri ℥ iv, calcis vivae
drach. iv, olei decimam ſextam heminae portionem, Cyprii
drach. octo. *Aliud ad pus diſcutiendum.* ♃ Cerae, tere-
binthinae reſinae. picis ſiccae, ſevi vitulini, nitri rufi, bac-
carum lauri, calcis vivae, pumicis, guttae ammoniaci, ſin-
gulorum aequale pondus. *Aliud Codami vel Nicomedis
regis.* ♃ Cerae ℥ c, nitri rufi ℥ c, reſinae frictae drach.
centum, guttae ammoniaci ℥ xxv, propolis drach. xxv, viſci
quercini drach. xij ſs, olei ſextarium j, lixiviae ſtactae ſex-
tarium j. *Aliud diſcutiens Meliceridas.* ♃ Olei veteris
℥ c, argenti ſpumae ℥ xcj, guttae ammoniaci, galbani utrius-
que ℥ xix. *Aliud.* ♃ Argenti ſpumae ℥ c, ſalis communis
℥ lx, olei veteris heminas ſex, aliter unam. *Aliud attra-*

930 ΓΑΛΗΝΟΥ ΠΕΡΙ ΣΥΝΘΕΣΕΩΣ ΦΑΡΜΑΚΩΝ

Ed. Chart. XIII. [824. 825.]   Ed. Baf. II. (403.)
καὶ διαφορητικὴ πολύχρηστος. ♃ λιθαργύρου λίτραν α'. ψι-
μυθίου λίτραν α'. χαλβάνης λίτραν α'. ἁλὸς ὀρυκτοῦ λίτρας
S''. ἰοῦ ξυστοῦ λίτρας ἥμισυ, ἐλαίου ξέστας γ'. χαλκάνθου
γο β'. [825] ἄλλη διαφορητικὴ ἡ διὰ τοῦ στρουθίου. ♃
λιθαργύρου λίτρας β'. ἐλαίου λίτρας γ'. ψιμυθίου γο δ'.
πίσσης γο δ'. τερμινθίνης γο δ'. κηροῦ γο β'. μάννης γο γ'.
ἀριστολοχίας γο β'. στρουθίου γο β'. κηκίδων γο γ'. οἴνου
καλοῦ κοτύλας γ'. οἶνον ἔσχατον κατάῤῥαινε. ἄλλη διαφο-
ρητικὴ, ὡς Σκριβώνιος. ♃ λιθαργύρου λίτρας ε'. ἐλαίου λί-
τρας ε'. πιτυΐνης ξηρᾶς λίτρας ε'. προπόλεως λίτρας η'. τῆς
δρυΐνης γο γ'. ἄλλη ἐπισπαστικὴ καὶ διαφορητική. ♃ κηροῦ
νέου ◁ ρ'. ῥητίνης πιτυΐνης ξηρᾶς ◁ρ'. νίτρου ◁ ρ'. ἐλαίου
κοτύλας γ'. τινὲς λιβάνου ◁ ρ'. κονίας στακτῆς κοτύλας γ'.
πρὸς σκληρίας δὲ μίσγεται ἀμμωνιακοῦ θυμιάματος ◁ ιβ'.
χαλβάνης ἴσον, ἰοῦ ξυστοῦ, προπόλεως, δρυΐνης ἴσον. ἄλλη
πρὸς χοιράδας Μινουκιανοῦ, ᾗ χρῶμαι κατὰ κόρας. ♃ τερ-
μινθίνης λίτραν α'. κηροῦ λίτρας η'. προπόλεως λίτραν α'.
χαλβάνης λίτρας η'. ἰξοῦ δρυΐνου λίτρας η'. τήξας ταῦτα,

hens et difcutiens ad multa utile. ♃ Argenti fpumae lib. j,
ceruffae lib. j, galbani lib. j, falis foffilis felibram, aerugi-
nis rafae libram dimidiam, olei fextarios tres, atramenti
futorii ℥ ij. *Aliud ad difcutiendum e ftruthio.* ♃ Argenti
fpumae lib. ij, olei lib. iij, ceruffae ℥ iv, picis ℥ iv, terebin-
thinae ℥ iv, cerae ℥ ij, mannae ℥ iij, ariftolochiae ℥ ij, ftru-
thii ℥ ij, gallae ℥ iij, vini boni heminas iij, vinum ultimum
infundito. *Aliud ad difcutiendum ut Scribonius.* ♃ Ar-
genti fpumae lib. v, olei lib. v, pityinae ficcae lib. v, pro-
polis lib. viij, vifci de quercu lecti ℥ iij. *Aliud trahens
et difcutiens* ♃ Cerae novae ʒ c, refinae pityinae ficcae
ʒ c, nitri ʒ c, olei heminas iij, nonnulli thuris ʒ c, lixi-
viae ftactae heminas iij. *Ad duritias*, guttae ammoniaci
ʒ xij, mifceto, galbani tantundem, aeruginis rafae, propo-
leos, vifci de quercu lecti, paria pondera. *Aliud ad ftru-
mas Minutiani, quo utor frequenter.* ♃ Terebinthinae
lib. j, cerae lib. viij, propolis lib. j, galbani lib. viij, vifci
de quercu lecti lib. viij. His liquefactis, faecis ufiae ℥ ij,

Ed. Chart. XIII. [825.]   Ed. Baſ. II. (403.)

ἔμπασσε τρυγὸς κεκαυμένης γο β'. ἀφρονίτρου λίτρας ή'. εἶτα
θεὶς ἀπ' ἀνθρακιᾶς, πρόσβαλε ἐλαίου κοτύλας γ'. εἶτα καθε-
λὼν ἔμπασσε σικύου ἀγρίου ῥίζης γο α'. ξιφίου ῥίζης γο δ'.
'Ασίου ἄνθους γο δ'. ἄλλη 'Αντιπάτρου. 4 νίτρου λίτραν
α'. τερμινθίνης λίτραν α'. ἐλαίου παλαιοῦ λίτραν α'. ὕδα-
τος ξέστην α'. καὶ πλεῖον, ὅταν ἑψόμενον μὴ πομφολύξῃ,
πρόσβαλε ἀμμωνιακοῦ θυμιάματος γο β'. χαλβάνης γο α'.
βδελλίου γο α'. λιβάνου γο β'. σανδαράχης γο β'. λίθου
'Ασίου γο β'. ὁ "Ασιος καὶ ἡ σανδαράχη σὺν ἐλαίῳ ὀλίγῳ
λεαίνεται, τὰ τηκτὰ ἀναξύεται καὶ μίσγεται τοῖς ξηροῖς. ἄλλη
διαφορητικὴ 'Αντιπάτρου. 4 μολυβδαίνης ⟨ τ'. κηροῦ ⟨ ρν'.
τερμινθίνης ⟨ λ'. χαλκίτεως ⟨ στ'. χαλβάνης ⟨ ή'. σμύρνης
⟨ ή'. μάννης ⟨ ή'. ἐλαίου χειμῶνος κοτύλας δ'. θερείας
κοτύλας γ'. ἄλλη Ξενοκράτους ἀνώδυνος, διαφορητικὴ, ὡς
Κάστος, ἡ Πολυστόμου πρὸς ποδάγρας. 4 ψιμυθίου ⟨ ρν'.
κηροῦ λίτρας γ'. τερμινθίνης ⟨ λ'. ἀφρονίτρου ⟨ λ'. ἐλαίου
παλαιοῦ κοτύλας γ'. ἄλλη διαφορητικὴ μελικηρίδων, 'Αλε-
ξάνδρου. 4 ἁλὸς Σπανοῦ λίτραν α'. λιθαργύρου λίτραν α'.

inſpergito, aphronitri lib. viij. Deinde ubi carbonibus im-
poſueris, olei heminas iij, injicito, poſtea ſublatis cucume-
ris agreſtis radicis unciam inſpergito, gladioli radicis ℥ iv,
Aſii floris tantundem. *Aliud Antipatri.* 4 Nitri, terebin-
thinae, olei veteris, ſingul. lib. j, aquae ſextarium et am-
plius, ubi cocta non ebullierit, immittito guttae ammoniaci
℥ ij, galbani ℥ j, bdellii ℥ j, thuris ℥ ij, ſandarachae ℥ ij,
lapidis Aſii ℥ ij. Aſius et ſandaracha ex oleo pauco laevi-
gantur, liquabilia raduntur et aridis miſcentur. *Aliud ad
digerendum Antipatri.* 4 Molybdaenae ℥ ccc, cerae ℥ cl,
terebinthinae ℥ xxx, chalcitidis ℥ vj, galbani ℥ viij, myr-
rhae ℥ viij, mannae ℥ viij, olei per hiemem heminas iv,
per aeſtatem tres. *Aliud Xenocratis, dolorem ſedans ad
diſcutiendum, ut Caſtus. Medicamentum Polyſtomi ad
podagram.* 4 Ceruſſae ℥ cl, cerae libras tres, terebinthi-
nae drach. triginta, aphronitri drach. triginta, olei veteris
heminas tres. *Aliud ad digerendum meliceridas. Ale-
xandri.* 4 Salis Hiſpani libram unam, argenti ſpumae li-

Ed· Chart. XIII.[825.]   Ed. Baſ. II. (4o3. 4o4.)

ψιμυθίου λίτραν α'. κηροῦ γο α'. τερμινθίνης γο α'. χαλ-
βάνης ἢ καὶ ὀποπάνακος γο β'. σινάπεως γο στ'. ἐλαίου πα-
λαιοῦ λίτρας γ'. ὄξους ξέστας η'. ἄλλη, Ὑγεία διαφορητικὴ
καὶ ἐπισπαστικὴ πρὸς μαστοὺς διὰ ἰξοῦ. 4 λιθαργύρου λί-
τρας β'. ἐλαίου λίτρας β'. ἰξοῦ δρυΐνου γο δ'. κηκίδων γο δ'.
ἄλλη κενωτικὴ πύων, ὡς Ἀσκληπιάδης χωρὶς συῤῥήξεως. 4
ῥητίνης λίτρας β'. κηροῦ λίτρας β'. νίτρου λίτρας η'. βου-
τύρου λίτραν α'. στέατος λεοντείου λίτρας στ'. ἐλαίου πα-
λαιοῦ λίτραν α'. τῆκε ὁμοῦ, καθ' ἡμέραν χρῶ ἐμπλάσσων
τοῦ φαρμάκου. (4o4) ἄλλη ἐξιπωτικὴ ὑγρῶν καὶ ἀποστη-
μάτων, μάλιστα ἐν γόνασι καὶ ἄρθροις, ἄτερ τομῆς ἕλκουσα,
ἀφλέγμαντος καὶ τραυματική. 4 μολύβδου σκωρίας ◁ ρ'.
τερμινθίνης ◁ ρ'. ἐλαίου παλαιοῦ κοτύλας β'. ἐσχάτην ῥη-
τίνην. ἄλλη διαφορητικὴ καὶ συῤῥήσσουσα καὶ ἐπουλωτικὴ,
προκλητικὴ, ᾗ χρῶμαι. 4 ἰξοῦ δρυΐνου ◁ ξ'. πίσσης ◁ ν'.
ἀμμωνιακοῦ θυμιάματος ◁ ρ'. κηροῦ ◁ ν'. ῥητίνης φρυ-

bram unam, ceruſſae libram unam, cerae unciam unam,
terebinthinae unciam unam, galbani vel etiam opopanacis
uncias duas, ſinapeos uncias ſex, olei veteris libras tres,
aceti ſextarios octo. *Aliud, ſanitas, digerens et extrahens
ad mammillas ex viſco.* 4 Argenti ſpumae libras duas,
olei libras duas, viſci quercini trientem, gallae trientem.
Aliud pus vacuans ſine ruptura, ut Aſclepiades. 4 Re-
ſinae libras duas, cerae libras duas, nitri libras octo, bu-
tyri libram unam, adipis leonini libras ſex, olei veteris
libram unam, ſimul liquefacito. Quotidie emplaſtri modo
imponens medicamentum, utitor. *Aliud expreſſorium hu-
mores et abſceſſus, maxime in genu et articulamentis ſine
inciſione extrahens a phlegmone praeſervat, vulneribus
utiliter admovetur.* 4 Plumbi ſtercoris drach. centum, te-
rebinthinae drach. centum, olei veteris heminas duas, po-
ſtremo reſinam. *Aliud digerens, cutem rumpens, cicatri-
cem ducit, humores evocat, quo utor.* 4 Viſci quercini
drach. ſexaginta, picis drach. quinquaginta, guttae ammo-
niaci drach. centum, cerae drach. quinquaginta, reſinae
frictae drach. quindecim, lapidis pyritis drach. decem, gal-

Ed. Chart. XIII. [825. 826.]　　　　Ed. Baf. II. (404.)

κτῆς ◁ ιε΄. λίθου πυρίτου ◁ ι΄. χαλβάνης ◁ η΄. μάννης
◁ δ΄. ἴρεως Ἰλλυρικῆς ◁ δ΄. κάγχρυος ◁δ΄. κόπρου περι-
στερῶν ◁δ΄. ἔν τισι καὶ μέλιτος κοτύλας δ΄. ἔν τισι καὶ
προπόλεως ◁ κ΄. τὰ τηκτὰ τήξας, ἔμπασσε τοῖς ξηροῖς.

[826] Κεφ. ιε΄. [Αἱ ὑπ' Ἀσκληπιάδου γεγραμμέναι
ἐπισπαστικαί.] Λευκὴ ἐπισπαστική. ποιεῖ πρὸς χοιράδας καὶ
παρωτίδας καὶ τὰ κατὰ μέρος ἀποστήματα, ποιεῖ πρὸς σύ-
ριγγας καὶ αἰγίλωπας, ὥστε χωρὶς τομῆς ἀπαλλάττειν, ποιεῖ
πρὸς τὰ ῥευματικὰ καὶ δυσαλθῆ, ποιεῖ ὑδρωπικοῖς. ♃ λιθαρ-
γύρου ◁ π΄. ψιμυθίου ◁ π΄. ἁλῶν ◁ π΄. ἐλαίου παλαιοῦ
ξέστην α΄. τρῖβε ἅλας, ψιμύθιον, λιθάργυρον, ἐπιβάλλων
τούτοις τὸ ἔλαιον, ἔπειτα μίξας ἐπιμελῶς καὶ βαλὼν εἰς
ἄγγος κεραμοῦν, ἕψε κινῶν συνεχῶς μέχρις ἀμολύντου, καὶ
εἰς θυείαν ἐξεράσας καὶ ἀνακόψας ἀνελόμενος χρῶ. ἄλλη.
♃ λιθαργύρου ◁ ρ΄. ψιμυθίου ◁ ι΄. ἁλῶν ◁ ν΄. ἐλαίου
κοτύλας γ΄. κηροῦ ◁ ν΄. τερμινθίνης ◁ ιβ΄. σκεύαζε κατὰ

bani drach. octo, mannae drach. quatuor, iridis Illyricae
drach. quatuor, canchryos drach. quatuor, ſtercoris colum-
bini drach. quatuor, alibi et mellis heminas quatuor. In
aliis quibusdam et propoleos drach. viginti, liquefactis,
quae liquabilia ſunt, ſicca inſperge.

Cap. XV. [Quae ſcripſerit Aſclepiades attrahentia.]
Album attrahens, facit ad ſtrumas et parotidas et par-
ticulares abſceſſus, curat fiſtulas et aegilopas, ut ſine
inciſione liberet, valet ad rheumatica et curatu diffici-
lia, benefacit hydropicis. ♃ Argenti ſpumae drach. lxxx,
ceruſſae drach. lxxx, ſalis drach. octoginta, olei veteris
ſextarium unum. Sal, ceruſſa, argenti ſpuma ex oleo ipſis
adjecto teruntur, deinde curioſe mixta et in vas fictile
conjecta coquuntur moventurque aſſidue, donec non in-
quinent, dehinc in mortarium transfuſa rurſusque tunſa
excipiuntur et uſui ſunt. Aliud. ♃ Argenti ſpumae drach.
centum, ceruſſae drach. decem, ſalis drach. quinquaginta,
olei heminas tres, cerae drach. quinquaginta, terebinthinae
drach. duodecim praeparato ad modum praedictum. Aliud

934 ΓΑΛΗΝΟΥ ΠΕΡΙ ΣΥΝΘΕΣΕΩΣ ΦΑΡΜΑΚΩΝ

Ed. Chart. XIII. [826.]   Ed. Baf. II. (404.)
τρόπον. ἄλλη. ♃ μάννης ◁ ιστ΄, στυπτηρίας σχιστῆς ◁ η΄.
ἐλαίου παλαιοῦ κοτύλας β΄. ἄλλη. ♃ λιθαργύρου λίτραν α΄.
ψιμυθίου λίτραν α΄. ἁλῶν ὀρυκτῶν λίτραν α΄. κηροῦ ◁ ν΄.
τερμινθίνης ◁ κε΄. μάννης ◁ ιστ΄. στυπτηρίας σχιστῆς ◁ η΄.
ἐλαίου παλαιοῦ κοτύλην α΄ S΄΄. ἄλλη Λευκίου πρὸς τὰς
προειρημένας διαθέσεις, φάρμακον ἐπιτετευγμένον. ποιεῖ πρὸς
τὰ ῥευματικὰ τῶν ἑλκῶν καὶ τὰ χρόνια καὶ δυσαλθῆ. ♃
λιθαργύρου ◁ ρ΄. ψιμυθίου δραχμὰς ρ΄. ἁλὸς ἀμμωνιακοῦ
◁ ρ΄. χαλκάνθου ◁ ρ΄. πιτυΐνης ◁ ρ΄. ἐλαίου παλαιοῦ
ξέστας γ΄. ὄξους ξέστην α΄. κηροῦ ◁ ν΄. σκεύαζε κατὰ τρό-
πον. ἄλλη Ὑγιεινὴ, φάρμακον ἐπιτετευγμένον πρὸς τὰς προ-
ειρημένας διαθέσεις. ♃ λιθαργύρου ◁ ρ΄. ψιμυθίου ◁ ρ΄.
ἁλῶν ◁ ρ΄. στυπτηρίας ὑγρᾶς ◁ ρ΄. ἐλαίου παλαιοῦ ξέ-
στας ι΄. ὄξους ξέστην α΄. κηροῦ λίτρας S΄΄. ῥητίνης τερμιν-
θίνης λίτρας S΄΄. σκεύαζε κατὰ τρόπον. ἄλλη μέλαινα ἐπί-
σπαστικὴ, πρὸς χοιράδας ποιεῖ, παρωτίδας καὶ τὰ κατὰ μέ-
ρος ἀποστήματα, διαλύει πᾶσαν σκληρίαν. ἔστι δὲ καὶ μα-

♃ Mannae drach. fedecim, aluminis fciſſilis drach. octo,
olei veteris heminas duas. *Aliud.* ♃ Argenti ſpumae li-
bram unam, ceruſſae libram j, ſalis foſſilis libram unam,
cerae drach. quinquaginta, terebinthinae drach. viginti quin-
que, mannae drach. fedecim, aluminis fiſſilis drach. octo,
olei veteris heminas duas et dimidiam. *Aliud Lucii ad
praedictas diſpoſitiones medicamentum compoſitum, facit
ad ulcera rheumatica, diuturna et vix ſanabilia.* ♃ Ar-
genti ſpumae ℥ c, ceruſſae ℥ c, ſalis ammoniaci ℥ c, atra-
menti ſutorii ℥ c, pityinae ℥ c, olei veteris ſextarios iij,
aceti ſextarium j, cerae ℥ l, praeparato ad modum praedi-
ctum. *Aliud ſalubre medicamentum ad praedictos affe-
ctus compoſitum.* ♃ Argenti ſpumae ℥ c, ceruſſae ℥ c, ſa-
lis ℥ c, aluminis liquidi ℥ c, olei veteris ſextarios decem,
aceti ſextarium unum, cerae ſelibram, reſinae terebinthinae
ſelibram, conficito ad modum praedictum. *Aliud nigrum
attrahens. Valet ad ſtrumas, parotidas et particulares
abſceſſus, diſſolvit omnem duritiem. Praeſtat item ma-*

λαγμα ἀγαθὸν, ὡς ἐχρήσατο ᾿Αντώνιος ὁ ῥιζοτόμος. ποιεῖ
πρὸς τὰς περὶ ἄρθρων διαθέσεις. ♃ ἁλῶν ὀρυκτῶν λίτραν
ά. λιθαργύρου λίτραν ά. γλοιοῦ καθαρωτάτου λίτρας τέσ-
σαρας καὶ χαλβάνης < ν΄. τρῖβε ἅλας, λιθάργυρον, εἶτα
ἐπιβαλὼν τὸν γλοιὸν ἀνάκοπτε φιλοπόνως, καὶ βαλὼν εἰς
ἄγγος κεραμοῦν καὶ θεὶς ἐπὶ τὸ πῦρ ἕψε κινῶν συνεχῶς,
καὶ ὅταν ἀμόλυντον γένηται, ἄρας ἀπὸ τοῦ πυρός, ἐπίβαλλε
τὴν χαλβάνην, κοπεῖσαν ὑπέρῳ ξυλίνῳ καὶ ὅταν διαλυθῇ,
κατεράσας εἰς θυείαν καὶ ἀνακόψας χρῶ. ἄλλη, ᾗ ἐχρήσατο
᾿Ανδρόμαχος, ποιεῖ πρὸς χοιράδας, παρωτίδας καὶ τὰς ἐπὶ
τῶν μασθῶν σκληρίας καὶ τὰ κατὰ μέρος ἀποστήματα, τὸ
περικείμενον ὑγρὸν ἐπισπᾶται καὶ κόλπους παρακολλᾷ. ποιεῖ
πρὸς σύριγγας, αἰγίλωπας, ποιεῖ πρὸς ῥευματικὰ τῶν ἑλκῶν
χρόνια καὶ δυσαλθῆ. ♃ ψιμυθίου < π΄ ἁλῶν ὀρυκτῶν
< π΄. χαλκάνθου < ιβ΄. ἐλαίου παλαιοῦ κοτύλας γ΄. ὄξους
κοτύλας δ΄. ἕψε λειοτάτως ἅλας, ψιμύθιον μετὰ τοῦ ἐλαίου
καὶ κίνει μέχρις ἀμολύντου καὶ ὅταν εὖ ἔχῃ, ἄρας ἀπὸ τοῦ

lagmatis boni vicem, ficut ufus eſt Antonius herbarius.
Item facit ad articulorum vitia. ♃ Salis foffilis lib. j,
argenti fpumae libram unam, ftrigmenti puriffimi libras
quatuor, galbani drach. quinquaginta. Salem et argenti fpu-
main conterito, deinde ftrigmento adjecto ftudiofe rurfus
tundito, in vas fictile conjecta, ignique fuprapofita coquito,
movens fine requie, et quum non amplius inquinat, ab
igne depofito galbanum ligneo piftillo tunfum addito, ubi
foluta fuerint, in pilam transfundito, ibique contufis uti-
tor. Aliud, quo ufus eſt Andromachus. Facit ad ſtrumas,
parotidas, mammarum duritias, particulares abfceffus.
Contentum humorem extrahit, finuʱ jungit, juvat fiſtulas,
aegilopas. Facit ad fluentia ulcera vetera et vix fana-
bilia. ♃ Ceruffae drach. octoginta, falis foffilis drach. octo-
ginta, atramenti futorii drach. duodecim, olei veteris he-
minas tres, aceti heminas quatuor. Salem in tenuiffimum
pulverem redactum ceruffamque ex oleo coquito, ac dum
non inquinet, moveto. Ubi bene habuerint, depofitis ab

Ed. Chart. XIII. [826. 827.]   **Ed. Baf. II. (404.)**

πυρὸς, ἐπίβαλλε τὴν χάλκανθον λειανθεῖσαν μετὰ ὄξους καὶ
μικρὸν ἐπιῤῥαίνων συνεχῶς καὶ προσέχων μὴ ἀναζέσῃ, ἔπειτα
εἰς θυείαν ἐξεράσας καὶ ἀνακόψας, ἀνελόμενος χρῶ.

[827] Κεφ. ιστ'. [Αἱ ὑπ' Ἀσκληπιάδου γεγραμμέναι
διαφορητικαὶ κατὰ τὴν ἐκείνου λέξιν.] Τῶν δὲ ὄγκων δια-
λυθέντων καὶ εἰς ὑγρὸν ἀναδοθέντων χρηστέον ταῖς ὑπο-
γεγραμμέναις σκευασίαις. κηρίνη Κτησιφῶντος πρὸς χοιρά-
δας, γαγγλία, παρωτίδας καὶ τὰς ἐπὶ τῶν μασθῶν ἀποστά-
σεις ὡς οὐδὲν ἄλλο τῶν φαρμάκων τούς τε ὄγκους δια-
λύει, τό τε παρακείμενον πᾶν ὑγρὸν κομίζεται διὰ τῶν
ἀραιωμάτων καὶ τοὺς κόλπους παρακολλᾷ. ποιεῖ πρὸς σύ-
ριγγας, αἰγίλωπας, ὥστε χωρὶς τομῆς ἀπαλλάττειν. ἔστι δὲ
καὶ μάλαγμα ἀγαθὸν, ἰσχιαδικοῖς, ποδαγρικοῖς, ἀρθριτικοῖς
μετὰ τοὺς παροξυσμοὺς ἐπιτιθέμενον, τῆς ὅλης διαθέσεως
ἀπαλλάττειν, τὰ δὲ τῆς σκευασίας ἔχει οὕτως. ♃ κηροῦ λί-
τραν α'. τερμινθίνης λι. α'. νίτρου λίτραν α' ἐλαίου παλαιοῦ
λίτραν α'. ὕδατος κο. α'. τρῖβε νίτρον καὶ ὕδωρ, ὥστε παν-
τελῶς διαλυθῆναι καὶ βαλὼν εἰς ἄγγος κεραμοῦν καὶ θεὶς

igne atramentum futorium aceto tritum immittito, et exi-
guum continue infpergens, cave, ne effervefcat, deinde in
mortarium transfufa, rurfusque tunfa excipito et utitor.

Cap. XVI. [*Quae fcripfit Afclepiades difcutientia,
ex illius verbis.*] *Tumoribus diffolutis et in humorum di-
geftis, infra fcriptae compofitiones conveniunt.   Cerine
Ctefiphontis. Valet ad ftrumas, ganglia, parotidas, mam-
marum abfceffus, ut nullum aliud medicamentum, tumo-
res refolvit et quicquid humidi continetur, rarefaciendo
elicit. Sinus glutinat, juvat fiftulas et aegilopas, ut citra
incifionem liberet, eft etiam malagma utile ifchiadicis feu
coxariis, id eft coxae morbo laborantibus, podagricis, ar-
thriticis, poft acceffiones impofitum toto affectu levat.* Haec
recipit cerae libram unam, terebinthinae libram unam,
nitri libram unam, olei veteris libram unam, aquae hemi-
nam unam. Nitrum et aquam terito, ut ex toto folvantur,
et in vas fictile conjecta igni imponito, vafe cooperto co-

ἐπὶ τὸ πῦρ ἕψε πωμάσας τὸ ἄγγος καὶ ἐκ διαλειμμάτων
κινῶν. ὅταν δὲ ὁ πολὺς ψόφος ἀπολήξῃ, ἐπίβαλλε τὰ τηκτὰ,
κινῶν συνεχῶς μέχρις ἀμολύντου, εἰς θυείαν ἐξεράσας καὶ
ἀνακόψας ἀνελόμενος χρῶ ἢ σκεύαζε κατὰ τρόπον τοῦτον.
τὰ τηκτὰ τήκεται καὶ ὅταν διαλυθῇ, ἐπιβάλλομεν τούτοις
τὸ νίτρον λιανθὲν μετὰ τοῦ ὕδατος καὶ κατὰ μικρὸν ἐπι-
βάλλοντες καὶ κινοῦντες συνεχῶς καὶ προσέχοντες μὴ ἀνα-
ζέσῃ. ἄλλη, ᾗ ἐχρήσατο Μενεκράτης, ἰδίως ἐπὶ τῶν χοιρά-
δων καὶ ταῖς ἐπὶ τῶν μασθῶν σκληρίαις, κατατίτρησι γὰρ
αὐτὰς καὶ τὸ περικείμενον ὑγρὸν ἐκκρίνει καὶ τοὺς κόλπους
παρακολλᾷ καὶ εἰς οὐλὴν ἄγει. ♃ κηροῦ λίτραν α΄. ῥητίνης
τερμινθίνης λίτραν α΄. ῥητίνης ξυλώδους λίτραν α΄. χαλβάνης
λίτραν α΄. ἐλαίου παλαιοῦ λίτραν α΄. ἀφρονίτρου λίτραν α΄.
σμύρνης τέφρας ξε. α΄. ὃς ἄγγει γο γ΄. τὰς ῥητίνας βαλὼν
εἰς ἄγγος χαλκοῦν ἢ κεραμοῦν καὶ θεὶς ἐπὶ τὸ πῦρ τῆκε
καὶ διαλύσας ἐκ τούτων, ὅσον ἐξαρκεῖ διαλῦσαι τὴν χαλβά-
νην, ἔπειτα ὁμοῦ τὰ τηκτὰ μίξας ἕψε μέχρις ἀμολύντου,
εἶτα ἄρας ἀπὸ τοῦ πυρὸς, ἔα ψυγῆναι καὶ τούτοις ἐπίβαλλε

quito, ex intervallis moveto.   Quum autem ſtrepere adeo
deſierit, liquabilia injicito, movens aſſidue, donec non in-
quinent, in mortarium transfuſa rurſus tundito, inde ex-
cipiens utitor.   Vel hac ratione praeparatur, quae liquari
poſſunt, prius liquefacimus, et quum diſſoluta fuerint, ni-
trum ex aqua laevigatum adjiciemus, idque paulatim mo-
ventes aſſidue, caventesque ne efferveſcat. *Alia, qua uſus
eſt Menecrates, praecipue in ſtrumis et mammarum du-
ritie, quippe perforat eas et contentum humorem excer-
nit, ſinus jungit et ad cicatricem perducit.* ♃ Cerae li-
bram unam, reſinae terebinthinae libram unam, reſinae
lignoſae libram unam, galbani libram unam, olei veteris
libram unam, aphronitri libram unam, myrrhae cineris
ſextarium, qui pendit uncias tres. Reſinas in vas aereum
aut fictile injectas ignique impoſitas liquefacito. Ubi per-
colaveris quantum ſatis eſt galbano emolliendo, poſtea li-
quabilia ſimul mixta, quousque non inquinent, coquito,
deinde ab igne repoſita reſrigerari ſinito, et his aphroni-

αφρόνιτρον καὶ κινῶν συνεχῶς καὶ ἀνακόψας ἐπίβαλλε ταῖς
τέφραῖς λειοτάταις, καὶ ἀναμίξας ἀνελόμενος χρῶ, λύων διὰ
ε΄. εἶτα διὰ τρίτης, ἕως κατατρηθῇ τὰ περὶ τοὺς ὄγκους,
εἶτα καθ᾽ ἡμέραν λύων θεράπευε. ἄλλη, ἡ διὰ τοῦ ἀφρονί-
τρου, ὑπὸ τινῶν δὲ Διονυσία λεγομένη, φάρμακον ἐπιτετευ-
γμένον πρὸς τὰς προειρημένας διαθέσεις, ᾗ ἐχρήσατο Λάρ-
γος. 4 κηροῦ λίτραν α΄. τερμινθίνης λίτραν α΄. μάννης λί-
τραν α΄. ἀφρονίτρου λίτραν α΄. ἐλαίου ξε. α΄. ὕδατος πηλο-
ποιϊκοῦ ξε. α΄. μίσυος ὠμοῦ γο β΄. συντίθει κατὶ τρόπον.
ἄλλη ἡ διὰ τοῦ Ἀσίου, φάρμακον ἐπιτετευγμένον πρὸς τὰς
προειρημένας διαθέσεις. 4 κηροῦ λίτραν α΄. τερμινθίνης λί-
τραν α΄. νίτρου λίτραν α΄. λιβάνου ἡμίλιτρον, λίθου Ἀσίου
ἄνθους ἡμίλιτρον, ἐλαίου κυπρίνου ἡμίλιτρον, ὕδατος πη-
λοποιϊκοῦ τὸ αὔταρκες, τὰ ξηρὰ διαλύεται πηλοποιϊκῷ, ὥστε
γλοιοῦ ἔχειν τὸ πάχος καὶ λεαίνεται φιλοπόνως. τὰ δὲ τηκτὰ
τήκεται καὶ ψύχεται καὶ τοῖς λεανθεῖσιν ἐπιβάλλεται, ἀνα-
κόψαντες καὶ ἀνελόμενοι χρώμεθα. ἄλλη Ἀσιανὴ τοῦ Νεα-
πολίτου, ποιεῖ πρὸς τὰς προειρημένας διαθέσεις. 4 κηροῦ

trum adjungito, movens continue, et contufa cineribus lae-
viffimis injicito, poftquam permifcueris, excipito et utitor,
quinto quoque die folvito, deinde terito donec tumores
forati fuerint, poftea quotidie inter curandum folvito. *Alia
ex Aphronitro, a quibusdam Dionyfia dicta, medicamen-
tum ad praediotos affectus compofitum, quo ufus eft
Largus.* 4 Cerae libram unam, terebinthinae libram unam,
mannae libram unam, aphronitri libram unum, olei fex-
tarium unum, aquae lutulentae fextarium unum, mifyos
crudi uncias duas, componito, ficut dixi. *Aliud ex Afio,
medicamentum ad praedicta vitia compofitum.* 4 Cerae
lib. j, terebinthinae lib. j, nitri lib. j, thuris felibram, lapi-
pis Afii floris felibram, olei Cyprini felibram, aquae lu-
tificae quod fatis eft. Arida cum aqua lutifica diffolvun-
tur, ut fordium craffitudinem habeant, et ftudiofe laevigan-
tur, quae liquari poffunt, liquefiunt, et refrigerantur, tritis
immittuntur, ubi contuderimus, excipientes utimur. *Aliud
Afianum Neapolitae, facit ad eadem.* 4 Cerae lib. j ß,

Ed. Chart. XIII. [827. 828.]   Ed. Baf. II. (404. 405.)

λι. α΄ S΄΄. νίτρου ἐρυθροῦ λίτραν (405) α΄. λίθου Ἀσίου ἄνθους λίτραν α΄ S΄΄. μάννης ἡμίλιτρον, σμύρνης γο γ΄. ἐλαίου παλαιοῦ λίτραν α΄. ὕδατος πηλοποιϊκοῦ κο. α΄. σκεύαζε κατὰ τρόπον. ἄλλη, ποιεῖ πρὸς τὰς προειρημένας διαθέσεις. ♃ κηροῦ ◁ ρ΄. τερμινθίνης ◁ ρ΄. νίτρου ἀφροῦ λίτραν α΄. ἐλαίου παλαιοῦ λίτραν α΄. μάννης λιβάνου λίτραν α΄. [828] λίθου Ἀσίου ἄνθους ἡμίλιτρον, χαλβάνης ◁ ιβ΄. προπόλεως ◁ ιβ΄. ἀμμωνιακοῦ θυμιάματος ◁ ιβ΄. ὕδατος πηλοποιϊκοῦ τὸ αὔ-ταρκες. ἄλλη κιῤῥὰ ἐκ τῶν Δαμοκράτους, ποιεῖ πρὸς τὰς προειρημένας διαθέσεις. ♃ λιθαργύρου λίτραν α΄. ψιμυθίου λίτραν α΄. ἁλὸς ὀρυκτοῦ λίτραν α΄. μίλτου σινωπίδος ἡμί-λιτρον, κηροῦ γο β΄. χαλβάνης γο β΄. τερμινθίνης γο β΄. ἐλαίου παλαιοῦ κο. γ΄. ὄξους, ὥστε τὴν Σινωπίδα λῦσαι, σκεύαζε κατὰ τρόπον. ἄλλη, ποιεῖ πρὸς τὰς προειρημένας διαθέσεις. ♃ λιθαργύρου λίτραν α΄. ψιμυθίου λίτραν α΄. ἁλὸς ὀρυκ-τοῦ λίτραν α΄. μίλτου Σινωπίδος ἡμίλιτρον, κηροῦ γο δ΄. χαλβάνης γο β΄. ῥητίνης τερμινθίνης γο β΄. ἐλαίου παλαιοῦ κο. γ΄. ὄξους, ὥστε τὴν Σινωπίδα διαλῦσαι, σκεύαζε κατὰ

nitri rubri libram unam, lapidis Afii floris lib. j ß, man-nae felibram, myrrhae ℥ iij, olei veteris lib. j, aquae lu-tificae heminam j, praeparatur fuperiore modo. *Aliud ad easdem affectiones.* ♃ Cerae ℥ c, terebinthinae ℥ c, nitri fpumae lib. j, olei veteris libram unam, mannae thuris li-bram unam, lapidis Afii floris felibram, galbani drach. duo-decim, propolis drach. duodecim, guttae ammoniaci drach. duodecim, aquae lutificae, quod fufficit. *Aliud gilvum ex libris Damocratis, eadem efficiens,* ♃ Argenti fpumae li-bram unam, ceruffae libram unam, falis foffilis libram unam, minii Sinopici felibram, cerae uncias duas, galbani uncias duas, terebinthinae uncias duas, olei veteris hemi-nas tres, aceti quantum Sinopico folvendo fufficit, confi-cito ut fuperiora. *Aliud ad eadem.* ♃ Argenti fpumae lib. j, ceruffae libram unam, falis foffilis libram unam, minii Sinopici felibram, cerae uncias quatuor, galbani un-cias duas. refinae terebinthinae uncias duas, olei veteris heminas tres, aceti quo rubrica diffolvatur, conficito, ut

940 ΓΑΛΗΝΟΥ ΠΕΡΙ ΣΥΝΘΕΣΕΩΣ ΦΑΡΜΑΚΩΝ

Ed. Chart. XIII. [828.]   Ed. Baf. II. (405.)

τρόπον. ἄλλη ἡ διὰ τῆς μαστίχης, ποιεῖ πρὸς τὰς προειρη-
μένας διαθέσεις. ♃ κηροῦ λίτραν α΄. μαστίχης, μάννης λιβά-
νου, Σινωπίδος, ἀφρονίτρου ἀνὰ ἡμίλιτρον, ἐλαίου μυρσί-
νου γο γ΄. θαλάσσης κο. γ΄. ἄλλη ἡ τοῦ Νεαπολίτου, ποιεῖ
πρὸς τὰς προειρημένας διαθέσεις. ♃ λιθαργύρου λίτραν α΄.
ψιμυθίου λίτραν α΄. ἁλῶν ὀρυκτῶν λίτραν α΄. μίλτου Σι-
νωπίδος ἡμίλιτρον, κηροῦ ἡμίλιτρον, πιτυΐνης ἡμίλιτρον,
χαλβάνης γο β΄. ἐλαίου κο. γ΄. ὄξους τὸ ἱκανόν.

Κεφ. ιζ΄. [Αἱ ὑπὸ Δαμοκράτους γεγραμμέναι δια-
φορητικαί.]

’Έμπλαστρος ἀγαθὴ διαφοροῦσα, μηλίνη,
Τὰς μὴ παλαιὰς χοιράδας τῶν παιδίων,
Τὰς περὶ μύας τε καὶ τὸ δέρμα σκληρίας
Καὶ τὰς μενούσας φλεγμονὰς πλέω χρόνον,
Πληροῖ τε σάρκα καὶ εἰς ἐπούλωσιν ἄγει.
Σκευάζεται δ’ οὕτως· καλῆς λιθαργύρου
Τὸ πολὺ λίτραν, ψιμνθίου ἡμίλιτρον,
Τούτοις παραδίδωσι λίτραν νέου

dixi. *Aliud ex maſtiche ad eadem.* ♃ Cerae libram unam,
maſtiches, mannae thuris, Sinopidis, aphronitri, ſingulorum
ſelibram, olei myrtei uncias iij, marinae aquae heminas
tres. *Aliud Neapolitae ad eadem.* ♃ Argenti ſpumae li-
bram unam, ceruſſae libram unam, ſalis foſſilis libram
unam, minii Sinopici ſelibram, cerae ſelibram, pityinae
ſelibram, galbani uncias duas, olei heminas tres, aceti
quantum ſatis eſt.

Cap. XVII. [*Diſcuſſoria ſcripta a Damocrate.*]
Ad digerendum melinum emplaſtrum efficax
Infantium ſtrumas non veteris, inſuper
Et duritias muſculorum, item et cutis
Et phlegmonas, quae durant multo tempore,
Carnem replet, ducit cicatricem probe,
Sic conficitur. Excellentis lithargyri
Plerumque libram, item ceruſſae ſelibram,
Ad haec recepta pondo libram quoque novi

ΤΩΝ ΚΑΤΑ ΓΕΝΗ ΒΙΒΛΙΟΝ Ζ. 941

Ed. Chart. XIII. [828.]   Ed. Baf. II. (405.)

Ἐλαίου λιπαροῦ, τὴν λιθάργυρον βαλὼν,
Ἕψε μετ᾽ ἐλαίου καὶ ῥυπῶδες τῷ πάχει
Ποιῶν, προσαπόδος ψιμυθίου λεῖον τότε.
Ὅταν δ᾽ ἴδῃς ἀμόλυντον, εὔκρατόν τ᾽ ἄγαν,
Μικρῷ γε μᾶλλον σκληροτέραν, προσέμβαλε
Κηροῦ, πιτυΐνης, ὧν τακέντων, τὴν χύτραν
Ἀπὸ τοῦ πυρὸς ζέουσαν ἄρας, τότε
Βάλλ᾽ ἀμμωνιακὸν, χερσὶ καὶ τοῖς δακτύλοις
Πλατυνθεὶς, ὡς εἴωθε. κηρὸς παρὰ πυρὶ,
Ἔπειτα κινῶν τῇ σπάθῃ τὸ φάρμακον,
Καὶ πάλιν μαλάσσων χερσίν· οὕτως ἀποτίθου.

Ἄλλη.

Ἄλλη πρὸς πάντα ταῦτα. τὰς δὲ χοιράδας
Μᾶλλον διαφορεῖ, τοὺς πονοῦντας δ᾽ ὠφελεῖ,
Ἔχοντας εὐλάβειαν εἰς ἀπόστασιν
Ὑποχονδρίου μετά τινος ὄγκου καὶ φόβου.
Μέλαινα δ᾽ οὖσα, σκευασίαν ταύτην ἔχει,
Πίσσης διΰγρου καὶ ξηρᾶς λίτρας β᾽.

Pinguis olei. Immiſſa eſt ollae lithargyrus
Ex oleo coquitur, ubi jam ſpiſſitudinem
Habet ſordis, laevem ceruſſam tum capit.
Quum non inficiens, temperie et bona admodum,
Pauloque durius videris, immittitur
Cera et pityina, quibus liquatis ollula
Ab igne fervens tollitur; tunc protinus
Ammoniacum, tum cera manibus, ut ſolet,
Atque digitis ſubacta juxta ignem inditur.
Poſtea movetur pharmacum rudicula.
Rurſusque mollitur manibus, ſic conditur.

Aliud.

Aliud ad omnia haec. Strumas ipſas vero
Magis reſolvit et laborantes juvat,
Praecordia ne abſceſſus, quibus eſt cautio,
Tumore quopiam, atque metu exerceat.
Hanc obtinet confecturam, nigrum quia eſt,
Picis humidae, ſiccae, pondo libras duas.

Πυκνῆς τε ὑελώδους πρόσβαλ᾽ ἀσφάλτου β΄.
Φρυκτῆς πιτυΐνης δ΄. κηροῦ δὲ γ΄.
Διβάνου δὲ λίτραν α΄. καὶ μέρος τρίτον,
Χαλκοῦ δὲ λεπίδος οὐγγίας δὶς δ΄.
Κοινοῦ ἐλαίου προσφάτου ε΄. οὐγγίας,
Λεῖε λίβανόν τε καὶ λεπίδα, παρεγχέων
Ὄξους τὸ μέτριον καὶ λεάνας ἐπιμελῶς
Πάχος ποιήσας μέλιτος, ἕψησον τότε
Κηρόν τε καὶ τὰ λοιπὰ μετ᾽ ἐλαίου νέου,
Οὕτως τε κατάχει θερμὰ τῶν λελεασμένων,
Μίξας τ᾽ ἐπιμελῶς πάντα χερσὶν εὐτόνως,
Ἀποτίθου, φυλάττων δέρματι σκεπασμένην,
Ποιεῖ γὰρ ἐπίπαγόν τε καὶ τραχύνεται.
[829] Αἱ δι᾽ ἁλῶν διαφορητικαὶ Δαμοκράτους.
Σκεύαζε καὶ τοῦτ᾽, ὡς κράτιστον φάρμακον.
Καλοῦ ψιμυθίου καὶ καλῆς λιθαργύρου,
Λίτρας ἑκάστης καὶ ἁλῶν δέκ᾽ οὐγγίας.
Ἅλας δέ ἐστι πᾶν τὸ λευκὸν εἰς φάρμακον

Denſique vitrei duas bituminis,
Frictae pityinae quatuor, cerae capit
Tres, thuris unam libram et partem tertiam,
Squamae acris uncias pariter bis quatuor.
Recentis olei communis quinque uncias.
Thus, ſquama teritur, quibus aceti apponitur
Menſura juxta. Ut curioſe trita ſunt
Et craſſitudinem mellis tenent, coques,
Ceram, reliquaque tum ſimul oleo novo
Et ſic laevigatis calida ſuprafundito.
Ubi diligenter manibus omnia robore
Commiſcueris, contectum pelle condito.
Nam exaſperantur cruſtula atque obducitur.
Damocratis compoſitiones ex ſale diſcuſſoriae.
Hoc praeparato ſimul, ut praeſtans pharmacum.
Bonae ceruſſae et argenti ſpumae bonae,
Cujusque pondo, denasque ſalis uncias.
Omnis vero eſt ſal albus multum pharmaco

Ed. Chart. XIII. [829.]   Ed. Baf. II. (405.)

Ἱκανῶς εὔχρηστον, ἀλλὰ βέλτιον πολὺ
Ἀμμωνιακόν τε καὶ καθαρὸν θαλάσσιον,
Καὶ τρὶς ἐλαίου πολυετοῦς λίτρας σταθμόν
Ἔψε δὲ ἔλαιον καὶ τὰ λοιπὰ ὁμοίως λεῖα,
Ἕως γένηται σκληρότερα μαλάγματος,
Ἀποκείμενα γὰρ γίγνεται μαλακώτερα.

"Ἄλλη.

Ἄλλη ἀμείνων, διαφορεῖ γὰρ σκληρίας.
Πασῶν ἄμεινον τὰς ἄγαν κεχρονισμένας,
Καὶ βρογχοκήλας καὶ μεγάλας μελικηρίδας,
Τὰς δυσμεταβόλους χοιράδας, τάς τ' ἀγκύλας.
Σκεύαζε δ' οὕτως, ἁλὸς λειοτάτου λίτραν,
Δύο τε λιτοῦ ψιμυθίου καὶ χαλβάνης
Οὐγγίας β'. τὸ δ' αὐτὸ καθαρᾶς προπόλεως,
Ἀριστολοχίας, χαλβάνης ἴσον μέρος,
Καλοῦ τ' ἐλαίου πολυετοῦς λίτρας β'.
Ἂν δ' ᾖ παχύτατον πρόσβαλε ἄλλην μίαν,
Ἕψει δ' ὁμοίως καὶ καλῶς κεκραμένην.

Futuro utilis, atqui longe praeſtantior
Ammoniacus, confectus et purus mari,
Et tres vetuſti libras olei pondere.
Oleum coquito, reliqua et trita ſimili modo
Quo duriora adusque ſint malagmate,
Nam ſepoſitu multo remolleſcunt magis.

Aliud.

Aliud melius, nam duritias diſcutit
Cunctis valentius inveteratas nimis.
Et bronchocelas et magnas meliceridas,
Et coutumaces ſtrumas, nec non ancylas.
Sic conficitur. Libram ſalis laeviſſimi
Tenuis, duas ceruſſae, tot at galbani,
Fac uncias, totidem purae propoleos,
Ariſtolochiae binas pariter uncias,
Praeſtantis olei libras annoſi duas,
Craſſiſſimum ſi fuerit, addes alteram.
Coquito ſimiliter, temperatumque probe

944 ΓΑΛΗΝΟΥ ΠΕΡΙ ΣΥΝΘΕΣΕΩΣ ΦΑΡΜΑΚΩΝ

Ed. Chart. XIII. [829.]   Ed. Baf. II, (405.)

Ἀπὸ τοῦ πυρὸς βάσταζε καὶ λείαν τότε
Ἀριστολοχίαν παραπάσεις, προσεμβαλὼν
Μεμαλαγμένην πρόπολίν τε καὶ τὴν χαλβάνην.
Ἄλλη διαφορητικὴ Δαμοκράτους δι᾽ ἀσβέστου.
Λίαν ἀγαθὴ, διαφοροῦσα χοιράδας,
Στέλλουσα πᾶν οἴδημα καὶ τὰς ἥπατος,
Ἡ σπληνός γ᾽ ὑδαρεῖς διαθέσεις ἰωμένη,
Οὔρων ἄγουσα δαψιλεῖς τὰς ἐκκρίσεις,
Τὰς ἰσχιάδας λύει τε τὰς κεχρονισμένας.
Ταύτῃ Οὐλβιανὸς εὐφυὴς νεανίας
Χρώμενος, ὠφέλει πολλοὺς πάνυ.
Ἔχει δὲ λίτραν Ποντικοῦ κηροῦ μίαν,
Μίαν τε φρυκτῆς καὶ μίαν τῆς πιτυίνης,
Ἀσβέστου τε προσφάτου οὐγγίαν α΄.
Στυπτηρίας τε σχιστῆς οὐγγίαν α΄.
Ἴσον δ᾽ ἑνὶ τούτων ἀῤῥενικοῦ τοῦ Ποντικοῦ.
Τούτοις παραχέας ὄξος εὐῶδες, βραχὺ
Λέαινε ἐφ᾽ ἱκανὸν ἐν θυείᾳ μείζονι,

Ab igne tollito, laevigatam tunc quoque
Ariſtolochiam inſperges, injeceris ubi
Mollita, propolim ſcilicet atque galbanum.
Aliud ad diſcutiendum Damocratis ex calce viva
Valde bonum , ſtrumas ſolvit per halitum,
Omnem tumorem reprimit, nec non hepatis
Vel ſplenis affectus aquoſos curat et
Excretionem urinae valde promovet,
Et inveteratas diſſolvit coxendices.
Nempe Ulpianus hoc juvenis induſtrius
Utens auxiliabatur aegris plurimis.
Sed continet libram cerae unam Ponticae,
Unamque frictae, praeterea unam pityinae.
Calcis recentis vivae quoque pondo unciam,
Aluminis ſiſſi ſimiliter unciam,
Aequale pondo arſenicique Pontici.
His ſuaveolentis paulum aceti affundito.
Majore tere in mortario, quoad ſit ſatis

Κηρῷ δὲ ῥητίνη τε προσβαλὼν βραχὺ·
Ἔλαιον, τήξας ἐπὶ πυρὸς λάβρου φλογός,
Μιγνύς τ᾽ ἐπιμελῶς πάντα καὶ μαλάγματα
Ποιῶν τ᾽ ἀμολύντου τὸ πάχος, ἔχ᾽ ἀποκείμενον.
Χρώμενος ἐφ᾽ ὧν δεῖ προσφάτῳ τῷ σπληνίῳ.
Ἔλεγε δ᾽ ὁ Κράτιστος καὶ πατὴρ τοῦ φαρμάκου,
Καὶ πρὸς νόσων τε τῶν μακρῶν ἀπαλλαγὰς,
Εὔχρηστον εἶναι καὶ καλὸν τὸ φάρμακον,
(406) Ἐφ᾽ ὧν τε χρόνιος φλεγμονὴ σπλάγχνων τινὸς
Ὑποχόνδριον πεποίηκε σκληρὸν ἢ μέγα
Σφόδρ᾽ ὠφελεῖν, ἱδρῶτας γὰρ ἐπιφέρει
Καὶ τὰς σκληρίας λύει τῶν ὑποχονδρίων,
Ἀπαλλαγάς τε τῶν νόσων ποιεῖ ταχὺ,
Καὶ τὰς ἐποχὰς δὲ τῶν φυσικῶν καταμηνίων
Ἄγει βραχείαις ἡμέραις ἐπικείμενον.
Ἐγὼ δ᾽ ἀφαιρῶν τὴν τίτανον, στυπτηρίαν
Διπλῆν ἔβαλλον καὶ τὸ φάρμακον ποιοῦν
Ἄμεινον ἔγνων, οὐ ποιοῦν τὰ ψυδράκια.

Ceraeque refinae mifcens paululum
Olei, liquato flamma ignis quam acerrimi.
Ac temperans omnia, faciens malagmata.
Nec pharmaci inquinantis craffitudinem
Reponito. Utens excipe novo fplenio.
Ajebat optimus medicamenti pater
Morbis diuturnis praefidium fufcipi
Iftud bonum, quibus item longa vifceris
Cujuslibet inflammatio praecordia
Induraverit, auxiliari vel maxime.
Quippe id fudores excitat, praecordiis
Duritiem tollit, morbos folvit protinus.
Retenta naturalia diu menftrua
Paucis diebus adeo impofitum provocat.
Nos calce dempta, duplum alumen indimus,
Et melius pharmacum erat, haud faciens puftulas.

ΓΑΛΗΝΟΥ ΠΕΡΙ ΣΥΝΘΕΣΕΩΣ ΦΑΡΜΑΚΩΝ ΤΩΝ ΚΑΤΑ ΓΕΝΗ ΒΙΒΛΙΟΝ Η.

Ed. Chart. XIII. [830.]   **Ed. Baf. II. (406.)**

Κεφ. α'. Μαλάγματα καλοῦσιν οἱ ἰατροὶ τὰ τῶν ἐσκληρυσμένων σωμάτων παρὰ φύσιν μαλακτικὰ, θερμῆς μὲν ἅπαντα κράσεως ὄντα μετρίας, οὐ μὴν ξηραίνοντά γε, κα-θάπερ οὐδὲ ὑγραίνοντα σαφῶς. μέσα γάρ πως ὄντα τά γε ἀκριβῶς μαλακτικὰ τῶν ὑγραινόντων τε καὶ ξηραινόντων, οἷον χύσιν τινὰ τῆς οὐσίας τῶν σκληρυνομένων ἐργάζεται. καλεῖται δὲ μαλακτικὰ, κἂν ἐφ' ἑτέρων βραχὺ παραλλάττῃ

GALENI DE COMPOSITIONE MEDI-CAMENTORVM PER GENERA LIBER VII.

Cap. I. Malagmata vocant medici quae partes praeter naturam induratas emolliunt, calida omnia tempe-ramento mediocri praedita, non tamen exiccantia, quem-admodum nec humectantia manifesto. Nam quum exacte mollientia medium quodammodo ordinem inter humectan-tia ficcantiaque fortiantur, indurescentium substantiae veluti fusionem quandam moliuntur. Nominantur autem malactica,

πρός τε τὸ ξηραίνειν καὶ ὑγραίνειν, ἐὰν μόνον αὐτοῖς
ὑπάρχῃ τὸ χεῖν τὴν ὑποκειμένην οὐσίαν, ὧν ψαύει μορίων,
ὃ γίνεται δηλονότι διὰ τὸ μετρίαν αὐτοῖς εἶναι θερμότητα,
καὶ ὅτι γε μετὰ τὸ χυθῆναι τὴν σκληρότητα τῶν διαφορη-
τικῶν ἐστι χρεία φαρμάκων εἴρηται κατά τε τὸ έ. τῆς περὶ
τῶν ἁπλῶν φαρμάκων δυνάμεως καὶ τὸ ιδ'. τῆς θεραπευ-
τικῆς μεθόδου· ἡ μὲν οὖν ἀρίστη θεραπεία τῶν σκληρυνο-
μένων, ἃ δὴ καὶ σκιῤῥοῦται μὴ θεραπευθέντα διὰ τῆς κατὰ
μέθοδον ἰατρικῆς, γίνεται τοῦ θεραπεύοντος θεωροῦντος
ἐπὶ πόσον ἡ τοῦ θεραπευομένου σώματος οὐσία προήκει
φύσεως παρὰ τὴν σύμμετρον ὑγρότητα καὶ ξηρότητα, κα-
θάπερ γε καὶ τὴν τοῦ πάθους αὐτοῦ σύστασιν, εἰς ὅσον
ηὔξηται, καὶ πρὸς τούτοις ἐν αὐτοῖς τοῖς μαλάττουσι φαρ-
μάκοις τὸ μᾶλλόν τε καὶ ἧττον. εἰς ταῦτα γὰρ ἀποβλέποντί
σοι στοχαστικὴ μὲν, ἀλλὰ μετὰ τέχνης ἡ πρώτη χρῆσις τοῦ
μαλακτικοῦ ἔσται φαρμάκου. μετὰ δὲ μίαν ἢ β'. [831] ἡμέ-
ρας εἴτ' ἐπιτεῖναι προσήκεν, εἴτ' ἐκλῦσαι τὴν δύναμιν τοῦ
φαρμάκου νοήσεις, ὡς ἐπί τε τῶν ἔμπροσθεν εἴρηται καὶ

id eft *mollientia*, licet in aliis paululum ad ficcandi humec-
tandique virtutem inclinent, fi modo fubjectam partium,
quas contingunt, fubftantiam queant diffundere, quod nimi-
rum propter moderatum in eis calorem accidit. Ac quod
ubi durities diffufa fuerit, difcutientium medicamentorum
ufus veniat, in quinto de fimplicium facultate medicamen-
torum et in decimo quarto therapeutices methodi libro
comprehenfum eft. Indurefcentia igitur, quae ex recta me-
dendi methodo non curata fcirrhum contrahunt, optime
curabuntur, fi medicus fpectet, quantum aegri corporis fub-
ftantia a mediocri humiditate ac ficcitate recefferit, quem-
admodum etiam fi affectus conftitutionem, quatenus fit au-
cta, infpiciat, praeterea confideret inter ipfa medicamenta,
quae magis, quae minus emolliant. Hunc namque fpectanti
primus ufus emollientis medicamenti conjecturalis quidem
erit, fed cum artificio. At poft unum aut alterum diem num
intendere medicamenti virtutem an remiffere conveniat,

Ed. Chart. XIII. [851.]   Ed. Baf. II. (406.)

κατὰ τὴν θεραπευτικὴν μέθοδον. οἱ μὲν οὖν ἰατροὶ συνέθε-
σαν φάρμακα μαλακτικὰ καὶ διαφορητικὰ ὡς πρὸς ἀμφοτέ-
ρους ἀποβλέποντει τοὺς σκοποὺς, τόν τε τῆς χύσεως τοῦ
ἐσκληρυσμένου καὶ σκιῤῥουμένου μορίου, τόν τε τῆς διαφο-
ρήσεως, οὐκ ἐναλλὰξ ἑκατέρῳ χρώμενοι, καθάπερ ἐμὲ πράτ-
τοντα βλέπετε πολλάκις, ἀλλ' ἀεὶ τὰ δύο διὰ τοῦ συνθέτου
φαρμάκου ποιοῦντα. εὔδηλον δ' ὅτι κατὰ τὴν μίξιν ἤτοι
τὰ μαλάττοντα πλέονά ἐστιν ἢ τὰ διαφοροῦντα, καὶ τό γε
μᾶλλόν τε καὶ ἧττον ἐν αὐτοῖς οὐκ ὀλίγον. εὔδηλον δὲ ὅτι
πολλάκις ἴσα ταῖς δυνάμεσι μίγνυνται, καὶ χρὴ καθάπερ ἐπὶ
τῶν ἄλλων φαρμάκων, οὕτως κἀπὶ τούτων παρασκευάσα-
σθαι τῷ βουλομένῳ καλῶς ἰατρεύειν πλείω φάρμακα τῶν
ὁμογενῶν, ἢ πάντως γε δύο μίγνυσθαι, τό τε ἰσχυρότατον
ἐν τῷ γένει καὶ τὸ μετριώτατον, ἵνα ἐκ τῆς διαφόρου μί-
ξεως αὐτῶν ἐπικαίρου γενομένης ἐργάζηται τὰ μεταξὺ τῶν
ἄκρων πάμπολλα φάρμακα. οὐ γὰρ τὴν αὐτὴν ἔχει δύναμιν
τὸ στέαρ βδελλίῳ τε καὶ στύρακι καὶ ἀμμωνιακῷ θυμιά-
ματι, καθάπερ οὐδὲ αὐτῶν τῶν στεάτων τὸ χήνειόν τε

intelliges, ut in prioribus et medendi methodo dictum eſt.
Quapropter medici emollientia et diſcutieutia medicamenta
composueruut, ceu ſcopos ambos ſibi proponentes, tum ut
partis duritiem, quae jam in ſcirrhum degenerat, diffunde-
rent, tum ut per halitum diſcuterent, non viciſſim utroque
utentes, quemadmodum me frequenter facere conſpicitis,
verum ſemper duo ipſa compoſito medicamento mollientes.
Notum porro eſt omnibus in mixtura vel emollientia vel
diſcutientia eſſe copioſiora tum majoris minorisque ratio-
nem in ipſis eſſe non exiguam. Conſtat quoque ſubinde paria
facultatibus miſceri, ac neceſſe eſt ſicut in aliis medicamen-
tis, ita in his etiam, ſi probe mederi cupias, plura ejusdein
generis medicamenta vel certe duo parata habeas, validiſſi-
mum puta totius generis et moderatiſſimum, ut ex varia
ipſorum mixtura convenienti facta, multa quae intra ſumma
contineantur medicamenta efficias. Non enim adeps eandem
facultatem obtinet quam bdellium, ſtyrax et gutta ammo-
niaci, quemadmodum nec inter ipſos adipes anſerinus et

καὶ ὀρνίθειον ἢ παρδάλειον ἢ λεόντειον ἢ ὑαίνης ἤ τινος
ἄλλου ζώου. κατὰ γὰρ τὴν κρᾶσιν τοῦ ζώου καὶ τὸ στέαρ
ἔστι, τῶν μὲν θερμοτέρων θερμαντικώτερον, τῶν δὲ ξηρο-
τέρων ξηραντικώτερον, καὶ γινώσκουσί γε οἱ πολλοὶ τῶν ἰα-
τρῶν ἰσχυρότατον μὲν εἶναι κατ᾽ ἄμφω, λέγω δὴ τὸ θερ-
μαίνειν τε καὶ διαφορεῖν, τὸ τοῦ λέοντος στέαρ. ἐγγὺς δὲ
αὐτῷ τὸ τῶν παρδάλεων, ὡς ὀλίγον ἔχειν τὸ μαλακτικόν.
ἥττονα δὲ ἐν τῷ θερμαίνειν τε καὶ διαφορεῖν ἔχει τὸ χή-
νειον τὴν δύναμιν, ἔχει δέ τι πλέον ἐν τῷ μαλάττειν. ἀνά-
λογον δὲ ἀφέστηκε τοῦδε καὶ τὸ τῶν ἀλεκτορίδων. τούτοις
μὲν οὖν ἅπασι καὶ τὸ λεπτομερέστερον εἶναι τῶν ἐν τοῖς
τετράποσι ζώοις ὑπάρχει. διαφορὰ δὲ πάλιν ἐν ἐκείνοις ἐστὶ
παμπόλλη, τοῦ μὲν ὑείου μαλακωτάτου τε καὶ ὑγροτάτου
καὶ διὰ τοῦτο ἀσθενεστάτου τῶν ἄλλων ὄντος, ὡς ἁρμότ-
τειν ἐπὶ σωμάτων μὲν ἁπαλῶν, οἷα τὰ τῶν γυναικῶν ἐστι
καὶ παίδων καὶ εὐνούχων καὶ τῶν ἁβροδιαίτων ἀνδρῶν ἐν
σκιατροφίᾳ καὶ ἀγυμνασίᾳ καὶ λουτροῖς πλείοσι ποτίμων
ὑδάτων ἐκτεθηλυσμένα. τὸ δὲ τῶν αἰγῶν τε καὶ βοῶν, εἰς
ὅσον ἰσχυρότερον τοῦ τῶν ὑῶν ἐστιν, εἰς τοσοῦτον σώμασι

gallinaceus vel pardi vel leonis vel hyaenae vel alterius
cujuspiam animalis, nam fecundum animalis temperamen-
tum etiam adeps eſt, nempe calidiorum magis calefacit, ſic-
ciorum vero evidentius ſiccat. At vulgus medicorum novit
leoninum adipem in utroque, calefaciendo dico et digerendo,
longe eſſe valentiſſimum. Proximum locum habet pardi
adeps, adeo ut parum emolliat. Minore autem in calefa-
ciendo ac diſcutiendo praeditus virtute eſt anferinus, habet-
que plus quiddam in molliendo, pari ſpatio ab hoc recedit
adeps gallinaceus. Hi igitur omnes tenuiorum partium ſub-
ſtantiam inter quadrupeda animantia obtinent. At differen-
tia rurſus permagna in illis eſt, quum ſuillus quidem mol-
liſſimus ac humidiſſimus eoque aliorum imbecillimus ſit, ut
teneris corporibus conveniat, cujusmodi habent mulieres,
pueri, eunuchi et viri delicatiores in umbra, otio et frequen-
tibus potabilis aquae balneis effoeminati. Caprarum vero et
boum pingue quanto ſuillo eſt validius, tanto magis corpo-

τε καὶ φύσει σκληροτέροις καὶ τοῖς σκιῤῥωδεστέροις τῶν
σκληροτέρων ἁρμόττει. τὸ δὲ τῶν ταύρων καὶ τράγων ἐπὶ
τῶν ἰσχυροτέρων σωμάτων τε καὶ παθῶν. ἡ δὲ αὐτὴ καὶ
τοῖς ἄλλοις ὑπάρχει πρὸς ἄλληλα διαφορὰ κατὰ τὸ μᾶλ-
λόν τε καὶ ἧττον. ἄρξομαι δὲ ἀπὸ τῶν ἀσθενεστέρων, πρό-
τερον ὑπὲρ τοῦ κατὰ τὴν σκληρότητα καὶ σκίῤῥωσιν πάθους
προειπών. κοινοῦ γὰρ συμβεβηκότος τοῖς φλεγμαίνουσι καὶ
τοῖς σκληρυνομένοις τοῦ κατὰ τὴν ἐπέρεισιν τῶν δακτύλων
ἀντιβατικοῦ, διορίζεται τὰ πάθη τῷ τ᾽ ἐπωδύνῳ καὶ τῷ
ἀνωδύνῳ, τοῦτο γὰρ οὐκέτι κοινὸν ἀμφοῖν. ὥσπερ δὲ ἐν
τοῖς ἄλλοις ἅπασιν ὅσα μεταπίπτειν εἰς ἄλληλα πέφυκεν,
ἔνεστι μεθόριον ἀμφοτέρων ἠρέμα μέτοχον, οὕτως καὶ τῶν
φλεγμονωδῶν ὄγκων πρὸς τοὺς ἄνευ φλεγμονῆς σκίῤῥους,
οἷοί περ οἱ τῶν ἐσκληρυσμένων εἰσὶν, ὑπάρχει τις ἐν τῷ
μεταξὺ διάθεσις, ἀνώδυνος μὲν, εἰ μὴ τοὺς δακτύλους ἐπε-
ρείδοις, ὀδυνωμένη δὲ τοῦτο πραττόντων, ἣν σαφοῦς τε καὶ
συντόμου διδασκαλίας ἕνεκα ἤτοι φλεγμονὴν σκιῤῥώδη λε-
κτέον ἢ σκίῤῥον φλεγμονώδη, μὴ προσέχοντας ἐνταῦθα τῷ

ribus natura durioribus, et inter duriora fcirrhofioribus
convenit, taurorum hircorumque in validioribus tum cor-
poribus, tum affectibus proficit. Eadem vero et aliis in mi-
noris majorisque ratione inter fe eft differentia. Porro ab
imbecillioribus aufpicabor, fi prius de duritiei ac fcirrhi
affectu quaedam praelibavero. Nam quum phlegmone labo-
rantibus et indurefcentibus commune fit accidens, digitis
prementibus reniti, diftinguuntur affectus doloris fenfu et
indolentia, hoc enim non amplius utrisque commune eft.
Quemadmodum vero in aliis omnibus, quae fuapte natura
recidere in fe mutuo poffunt, ineft confinium utriusque
aliquatenus particeps, ita quoque ulcerum phlegmonoforum
cum fcirrhis absque phlegmone, quales induratis accidunt,
media quaedam eft difpofitio doloris quidem expers, fi non
digitos imprimas, dolens autem fi id facias, quam clarioris
brevriorisque difciplinae gratia vel phlegmonem fcirrhofam
vel fcirrhum phlegmonofum dicemus, non hic tumoris ma-
gnitudini animum attendentes. Nam phlegmone et fcirrhus

κατὰ τὸν ὄγκον μεγέθει. τῆς γὰρ ἰδέας τῶν παθῶν ἐστιν,
οὐ τοῦ καθ' ἕτερον αὐτῶν ποσοῦ φλεγ[832]μονὴ καὶ σκιῤ-
ῥος ὀνόματα, μεγάλης μὲν φλεγμονῆς γενομένης ἢ διὰ τὸ
τοῦ φλεγμαίνοντος μορίου μέγεθος ἢ διὰ τὴν τοῦ παρὰ
φύσιν ὄγκου, μικρᾶς δὲ τῆς ἤτοι μικρὸν τόπον κατειληφυίας
ἢ βραχὺν ὄγκον ἐχούσης. εἰρήσεται δὲ νῦν ἐμοὶ μικρᾶς φλε-
γμονῆς καὶ μικροῦ σκίῤῥου θεραπεία, καθάπερ καὶ μεγάλης
τε καὶ μεγάλου, κατὰ τὰς τῶν παθῶν ἰδέας. νοηθήσεται
γὰρ ἐκ τούτων καὶ τῶν ἑτέρων λεγομένων μεγάλων τε καὶ
μικρῶν ἡ θεραπεία. φλεγμονῆς μὲν οὖν μεγάλης διὰ κατα-
πλασμάτων ἴασις γίνεται καί τινων ὑγρῶν φαρμάκων. τῆς
δὲ μικρᾶς, ὅταν σκιῤῥώδει σκληρότητι μιχθῇ, καὶ διὰ κατα-
πλασμάτων μὲν ἔστιν ὅτε, καὶ διὰ φαρμάκων δὲ κηρωτοει-
δῶν τε καὶ ὑγρῶν, ἔτι τε τῶν μαλακτικῶν ἐμπλάστρων. διὰ
τοιούτων δὲ καὶ τῆς μικρᾶς σκληρότητος ἡ ἴασις γίνεται,
ἀλλ' ἐπὶ ταύτης μὲν ἁπλοῦς ὁ σκοπός, ὥσπερ καὶ τῆς φλε-
γμονῆς συνισταμένης. ἐπὶ δὲ τῆς ἐχούσης φλεγμονώδους τι
σκληρότητος σύνθετος καὶ ὁ σκοπὸς γίγνεται.

(407) Κεφ. β'. [Περὶ τῆς παρύγρου.] Καὶ διὰ τοῦτο

nomina funt formae affectuum, non quantitatis in altero
ipforum, quum phlegmone vel propter partis inflammatae
magnitudinem vel ob tumorem praeter naturam magna
evadat, parva autem quum aut parvum locum poffederit
aut exiguum tumorem habuerit. Dicetur nunc mihi parvae
phlegmones fcirrhique parvi curatio, ficut et magnae ma-
gnique pro affectuum fpecie, hinc enim et aliorum, quae
magna et parva dicuntur, curationis notio intelligetur. Ita-
que magna phlegmone cataplasmatis ac humidis quibusdam
medicamentis fanatur, parva, quum fcirrhofa durities mixta
fuerit, itidem cataplasmatis, interdum vero medicamentis
cerati modo confectis et liquidis infuper et emollientibus
emplaftris. Talibus autem et parva durities tollitur, fed
in hac quidem fimplex fcopus, quemadmodum phlegmone
confiftente eft, quum vero durities phlegmonofum quippiam
habuerit, compofitus quoque fcopus efficitur.

Cap. II. [De medicamento liquido.] Ac ideo quo-

952 ΓΑΛΗΝΟΤ ΠΕΡΙ ΣΥΝΘΕΣΕΩΣ ΦΑΡΜΑΚΩΝ

Ed. Chart. XIII. [832.]   Ed. Baf. II. (407.)
καὶ φάρμακον σύνθετόν πώς ἐστιν, οἷον καὶ τοῦτο τὸ πᾶσι
γινωσκόμενον, ἐπηνημένον δὲ μεγάλως ὑπ᾽ ἄλλων τέ τινων
καὶ μάλιστα τοῦ Ἥρα, τὸ καλούμενον πάρυγρον. ἰᾶται γὰρ
τοῦτο βραχεῖαν ἔτι φλεγμονὴν ἔχον τὸ μόριον, οὐ μετὰ πο-
λὺν χρόνον τῆς σκευασίας, ἀλλ᾽ εὐθέως ἐπιτιθέμενον. σκλη-
ρότητα δὲ ἀνώδυνον ἐπικτωμένου τοῦ πεπονθότος μορίου,
κἂν ἔτι βραχεῖ χρονιώτερον ᾖ τοῦ προσφάτου, χρήσιμον
ὑπάρχει. καθάπερ γε καὶ ἂν ἀπηλλαγμένον παντάπασι τὸ
πεπονθὸς μόριον τῆς φλεγμονώδους διαθέσεως, ἄμεινον ἐπ᾽
αὐτῷ τὸ χρονιώτερον φάρμακον. ἀνάλογον δὲ δηλονότι τῇ
τῆς σκληρότητος ἐπιτάσει συναύξεσθαι τὸν χρόνον προσήκει
τοῦ φαρμάκου, τὸ μέντοι λίαν ἐσκληρυσμένον μόριον οὐδὲ
τὸ χρόνιον μαλάξει φάρμακον. μικτὴν γὰρ ἐπαγγελίαν τε καὶ
δύναμιν ἔχει τοῦτο δὴ τὸ πάρυγρον ὀνομαζόμενον, ὅτι καὶ
τὴν ὕλην μικτήν. εἴ γε τὸ μὲν ὕειον στέαρ καὶ ὁ κηρὸς
ἀσθενέστατα τῶν μαλακτικῶν ἐστι, λιθάργυρος δὲ καὶ ψι-
μύθιον οὐδὲν ἔχει μαλακτικόν, ὡς ἐμάθομεν. ὁ δὲ ἐπαινέσας
τὸ φάρμακον τοῦτο μάλιστα πάντων Ἥρας ἐκ τῶνδε συν-

que medicamentum quodammodo compofitum eſt, veluti
et hoc quod parygron nominant, omnibus cognitum, ma-
gnifice vero cum ab aliis quibusdam tum Hera commenda-
tum. Medetur enim id parti parva adhuc phlegmone con-
flictanti, non multo poſt confectionem tempore, ſed pro-
tinus impoſitum, ubi vero duritiem a dolore alienam pars
affecta acquifierit, vel paulo recenti vetuſtius utile eſt, quem-
admodum etiam ſi phlegmonoſo affectu omnino ſit libera,
melius in ea vetuſtius medicamentum proficit. Enimvero
medicamenti tempus pro duritiei intentione videlicet ae-
qualiter augere convenit, etſi partem valde induratam ne
vetus quidem medicamentum emollierit. Quippe varia hoc
parygrum dictum medicamentum et promittit et poteſt,
quoniam materiam mixtam quoque ſeu variam obtinet. Si-
quidem adeps ſuillus et cera mollientium ſunt imbecillima,
argenti ſpuma vero et ceruſſa nihil habent quod emollire
poſſint, quemadmodum antea didicimus. Porro Heras qui
medicamentum hoc omnium maxime laudavit, ex hiſce

τίθησιν αὐτὸ κατὰ τήνδε τὴν λέξιν. 4 στέατος προσφάτου
ὑείου ἐξινισμένου οὐγγίας μδ΄. κηροῦ οὐγγίας κδ΄. ψιμυθίου
οὐγγίας στ΄. λιθαργύρου οὐγγίας στ΄. τὰ τηκτὰ κατὰ τῶν
ξηρῶν, χρόνῳ δὲ συνίσταται. καθάπερ γε καὶ κηρὸν καὶ
στέαρ ὕειον ἔφην ἀσθενοῦς εἶναι δυνάμεως μαλακτικῆς, οὕτω
κἂν ἐλαίῳ μίξῃς βραχύ τι κηροῦ, τὸ καλούμενον ὑπὸ τῶν
ἰατρῶν κηρέλαιον ποιήσεις. εἶναι δὲ χρὴ δηλονότι τὸ ἔλαιον
οὔτε τὸ καλούμενον ὀμφάκινόν τε καὶ ὠμοτριβὲς οὔτε τὸ
θαλλοὺς ἐλαιῶν ἐν τῇ ἐργασίᾳ προσειληφός.

Κεφ. γ΄. [Αἱ τῶν μαλακτικῶν φαρμάκων κατὰ γένος
διαφοραὶ καὶ δυνάμεις.] Τὰ μὲν οὖν οὕτως ἀσθενῆ μαλα-
κτικὰ καὶ τὰς μικρὰς θεραπεύει φλεγμονάς· τὰ δὲ τούτων
ἀτονώτερα, τὰς ἄνευ φλεγμονῆς βραχείας σκληρότητας. τὰ
δ᾽ ἔτι τούτων ἰσχυρότερα τὰς μείζους, ὥσπερ καὶ τὰ τῆς
ἐγγὺς ἡκούσης σκίῤῥου σκληρότητος ἰατικά, δραστικώτατά
ἐστιν, ὁποῖον ὑπάρχει τό τε τῶν [833] μυελῶν γένος ἐν τῷ
μᾶλλόν τε καὶ ἧττον ἀλλήλων διαφερόντων, ὡς ἐφεξῆς διαι-

ipfum conficit his verbis. 4 Adipis fuilli recentis curati
pondo ℥ xliv, cerae pondo ℥ xxiv, ceruſſae pondo ℥ vj,
argenti ſpumae tantundem. Quae liquari poſſunt ſiccis ſu-
perfunduntur, temporis autem ſpatio medicamentum con-
fiſtit ſpiſſaturque. Sicut ceram et adipem ſuillum imbecillae
molliendi virtutis eſſe dixi, ita quoque fi oleo pauxillum
cerae miſceas, id quod a medicis Cerelaeon dicitur efficies.
Oleum autem videlicet eſſe convenit, nec quod vocant om-
phacinum et omotribes, quaſi dicas immaturum et crudum,
nec quod oleae furculos in confectione aſſumpfit.

　　Cap. III. [*Generalis mollientium medicamentorum
differentia ac facultas.*] Itaque tam imbecillia mollientia
etiam parvis medicantur inflammationibus, his autem ve-
hementiora brevem duritiem fine phlegmone perfanant, his
adhuc validiora majores, quemadmodum et quae duritiem
in fcirrhum prope degenerantem curant, efficaciſſima funt;
cujusmodi eſt medullarum genus in majoris minorisque
ratione inter fe differentium, ut deinceps explicabo, item

Ed. Chart. XIII. [833.] Ed. Baf. II. (407.)

ῥήσω, τό τε τῶν βδελλίων ἀμφοῖν, Ἀραβικοῦ τε καὶ Σκυ-
θικοῦ, τό τε τῶν στυράκων. καὶ γὰρ καὶ τούτων δραστικώ-
τατος ὁ κατὰ τὴν χρόαν ὠχρός, ὅσπερ καὶ κάλλιστος ἐν Παμ-
φυλίᾳ γεννᾶται. ὁ δὲ ἐπὶ τὸ φαιότερον ἀποκεχωρηκὼς τοῦδε
πολλαχόθι τε γίνεται καὶ τῇ δυνάμει πολὺ τοῦ κατὰ τὸν
ὠχρὸν ἀπολείπεται. ῥέπει δ᾽ οὖν καὶ οὗτος αὐτὸς ἐν τῷ
χρονίζειν ἐπὶ τὸ χρυσίζον χρῶμα. τούτῳ μὲν οὖν εἰς τὰς
ἀντιδότους χρώμεθα διὰ τὸ σπανίζειν, ὥστε αὐτοκράτορί γε
σκευάζων ὁτιοῦν διὰ στύρακος ἀεὶ τούτῳ χρήσῃ. κἄν τῶν
πλησίον τις ἢ μεγαλόφρων εἰς δαπάνην φαρμάκων, κἀκείνῳ
συνθήσεις ἐκ τοιούτου στύρακος τὸ φάρμακον. ἐπὶ τῶν ἄλ-
λων δὲ τοῦ φαιοτέρου τὸν ἄριστον ἐκλέξῃ, τῇ τε ὀσμῇ κρί-
νων μάλιστα καὶ τῇ χρόᾳ, φαυλότερος γὰρ ὁ μελάντερος.
ἔστι δὲ τῶν ἰσχυρῶς μαλαττόντων τὰ σκιρρούμενα, τὸ κα-
λούμενον ἀμμωνιακὸν θυμίαμα καὶ μᾶλλον αὐτοῦ τὸ λιπα-
ρόν τε καὶ νέον. τούτων δὲ ἧττον μὲν, ἀλλὰ καὶ αὐτὰ δρα-
στήρια αἴγειόν τε καὶ βόειον. ἐν αὐτοῖς δὲ τούτοις τὸ μὲν
τῶν τράγων καὶ ταύρων ἰσχυρότερα, τὸ δὲ τῶν βοῶν καὶ
τῶν αἰγῶν ἀσθενέστερα μὲν τούτων, οὐκ ἄπρακτα δὲ οὐδὲ

bdellium utrumque, Arabicum et Scythicum, infuper ftyraces,
fiquidem et horum efficaciffimus eft colore pallidus, qui
etiam optimus in Pamphylia nafcitur; qui vero hoc magis
fufcus eft, ubique provenit facultate multo pallidiore infe-
rior, at temporis proceffu et ipfe aureum colorem acquirit.
Hoc itaque *priore inquam* in antidotis propter penuriam
utimur, ac tu propterea principi quodcunque ex ftyrace
praeparans femper hoc uteris. Item fi familiarium quis in
medicamentorum fumptibus magnificus exiftat, illi quoque
ex hujusmodi ftyrace medicamentum compones, in aliis
optimum ex fufco genere diliges et odore potiffimum et
colore judicium ejus fumens, nam niger deterior eft. Cae-
terum his quae indurefcentia valide emolliunt, gutta am-
moniaci adfcribitur, eaque magis pinguis et nova. His mi-
nus, fed tamen et ipfa efficacia funt caprarum boumque
pinguia, inter ea ipfa hircorum ac taurorum validiora funt,
boum vero et caprarum his quidem imbecilliora funt, non

ΤΩΝ ΚΑΤΑ ΓΕΝΗ ΒΙΒΛΙΟΝ Η. 955

Ed. Chart. XIII. [833.]   Ed. Baf. II. (407.)

αὐτά. τὸ δὲ τῶν ἐρίφων τε καὶ μόσχων ἔτι καὶ τούτων
αὐτῶν ἀσθενέστερα, δραστικώτερα δὲ ὅμως ἐστὶ τοῦ χοιρείου.
διαφορητικωτέραν δὲ τούτων δύναμιν, οὐ μαλακτικωτέραν
ἔχει τὸ λεόντειον καὶ παρδάλειον, ὑαίνης τε καὶ χηνὸς, ὅσῳ καὶ
λεπτομερεστέραν ἔχει τὴν οὐσίαν αἰγείου τε καὶ βοείου στέ-
ατος. τὸ δὲ τῶν ἀλεκτορίδων ἐν τῷ μεταξὺ τοῦ τε χηνείου
καὶ τοῦ ὑείου τέτακται. καθάπερ γε καὶ τῶν μυελῶν ἄρι-
στος μὲν ὁ τῶν μόσχων. καὶ ῥητίναι μὲν ὅσαι μὴ δριμεῖαν
ἔχουσι τὴν ὀσμὴν, μιγνύμεναι τῶν εἰρημένων τινὶ τὸ μὲν
ἐχέκολλον τοῖς συντιθεμένοις φαρμάκοις παρέχονται, τὸ δὲ
μαλακτικὸν αὐτῶν οὐκ ἀναιροῦσιν, ἐπιτηδειοτάτη δὲ ἥ τε
Χία καλουμένη καὶ ἡ λάριξ ἐστί. μετὰ ταύτας δὲ ἡ πευ-
κίνη καὶ μετ᾽ ἐκείνην ἡ ἐλατίνη. δριμεῖα δὲ ἡ στροβιλίνη
σφοδρῶς ἐστιν, ἀλιπὴς δὲ καὶ ξηραίνουσα μεγάλως ἡ πιτυΐνη,
καλοῦσι δ᾽ αὐτὴν ἰδίως φύσημα. ταύτας μὲν οὖν φευκτέον
ἐστί. τῇ Χίᾳ δὲ καὶ τῇ ἐλατίνῃ χρηστέον οὐκ αὐταῖς καθ᾽
ἑαυτὰς, ἀλλὰ μετὰ κηροῦ καί τινος τῶν ἄλλων, ὅ τι ἂν ἁρ-
μόττειν δοκῇ τῇ διαθέσει. καὶ πίττα δὲ Βρυτία τὴν αὐτὴν
ἔχει δύναμιν, ὡς ἂν ἐχέκολλόν τι καὶ λιπαρὸν ἔχουσα. τὴν

tamen et ipfa actionis experta, hoedorum autem et vitu-
lorum his ipfis adhuc imbecilliora funt, porcillo tamen effi-
caciora. At leonis, pardi, hyaenae et anferis evidentius his
difcutiunt, non magis emolliunt, quanto etiam tenuiorem
fubftantiam caprino et bubulo fevo habent. Caeterum gal-
linaceum mediam inter anferinum et fuillum fedem occu-
pat, quemadmodum et medullarum optima eft vitulina. Ac
refinae, quae non acrem odorem habent, fi dictorum cui-
piam mifcentur, tenacitatem in medicamentis compofitis
praebent, emolliendi facultatem non auferunt. Aptiffima eft,
quae Chia vocatur, et larix, poft has pinea, inde abietina,
ftrobilina vero vehementer acris eft, pityina feu picea,
quam proprie phyfema nominant, pinguitudinis expers ad-
modum exiccat. Has igitur fugere, Chia vero et abietina uti
oportet, non ipfis per fe, verum cum cera et quopiam alio,
quod affectui conducere videatur. Et vero pix Brutia fa-
cultatem eandem obtinet, ut quae glutinans quiddam ac

δὲ ἄλλην πίτταν οὐ μικτέον, ὥσπερ οὐδὲ τὴν ἄσφαλτον,
ἐπὶ πλέον γὰρ ἥκουσι ξηρότητος. ἐμάθομεν δὲ ὅτι καὶ τὰ
ξηραίνοντα τοῖς μαλάττουσίν εἰσιν ἐναντία. ἐπεὶ δὲ τὴν πευ-
κίνην καὶ φρυκτὴν ῥητίνην εἰώθασι καὶ Κολοφωνίαν ὀνομά-
ζειν, ἰστέον ὅτι καὶ ἄλλη τίς ἐστι Κολοφωνία παραπλήσιος
τῇ Χίᾳ μαστίχῃ, μαλακτικὸν ἔχουσά τι, καθάπερ ἐκείνη τε
καὶ ὁ λιβανωτός. ὑπάρχει δέ τι καὶ τῇ Αἰγυπτίᾳ μαστίχῃ
μαλακτικὸν, ἀλλὰ τὸ πλέον αὐτῆς τῆς δυνάμεως πεπτικόν
τε καὶ διαφορητικὸν ὑπάρχει. καὶ τῷ λιβάνῳ τόδε τι μαλα-
κτικὸν ὑπάρχει, ἀλλὰ τοῦτο μὲν ἑψόμενον ἔστι χρήσιμον,
ὥσπερ καὶ τὸ τῆς τήλεως σπέρμα, καὶ γὰρ καὶ τοῦτο μα-
λάττει καλῶς ἑψηθὲν, ἔτι δὲ καὶ μᾶλλον εἰ στέατι μιχθείη.
τὰ δὲ χωρὶς ἑψήσεως διὰ τὸ ξηρὸν τῆς συστάσεως ἀνίε-
σθαι δεόμενα καὶ τήκεσθαι καὶ δύεσθαι καὶ λύεσθαι τῶν
ἐλαιωδῶν τινος δεῖται. τοιαῦτα δ' ἐστὶν αὐτὸ τὸ ἔλαιον,
ὅταν μηδὲν ἔχῃ στύψεως, ὅ τε ἐκ τῶν βαλανείων γλοιὸς, ἔτι
τε τὸ καλούμενον σούσινον, καὶ πρὸς αὐτῷ πολλῷ μᾶλλον
ἔτι τὸ Κομμαγηνόν. ἔτι δὲ καὶ τὸ βούτυρον ἐξ αὐτῆς τά-

pingue habeat. Caeterum pix alia non miſcenda eſt, ſicut
nec bitumen, utpote juſto ſicciora, enimvero ea quae exic-
cant mollientibus eſſe contraria didicimus. Quoniam vero
pineam et ſrictam reſinam et Colophoniam appellare con-
ſueverunt, ſciendum venit et aliam quandam eſſe Colopho-
niam Chiae maſtichae perſimilem, molliens aliquid habentem,
quemadmodum illa et thus. Inſuper Aegyptia maſtiche
nonnihil emollit, ſed major virtutis ipſius portio concoquit
diſcutitque. Item et thus quandam molliendi vim obtinet,
verum hoc quidem coctum ex uſu eſt, veluti et ſoenigraeci
ſemen, etenim et hoc probe coctum emollit, ac magis adhuc
pingui permixtum. At quae citra coctionem ob conſiſtentiae
ſiccitatem dilui, liquari mergique deſiderant, oleoſo quopiam
indigent, cujusmodi ſunt oleum ipſum, quum nihil aſtri-
ctionis habet, item balneorum ſtrigmenta, praeterea quod
vocant ſuſinum, ad haec multo etiam magis commagenum.
Hujus quoque ordinis eſt butyrum, tum althaeae et ſoeni-

ΤΩΝ ΚΑΤΑ ΓΕΝΗ ΒΙΒΛΙΟΝ Η. 957

Ed. Chart. XIII. [833.834.]   Ed. Baf. II. (407.)

ξεως τό τε τῆς ἀλθαίας ἀφέψημα καὶ τὸ τῆς τήλεως. με-
ταξὺ δὲ τῶν οὕτω μαλακῶν καὶ τῶν ἰσχυροτάτων, ὁποῖα
τό τε βδέλλιόν ἐστι καὶ ὁ στύραξ, [834] τό γε ἀμμωνιακὸν
θυμίαμα τὴν αὐτὴν δύναμιν, ἥνπερ καὶ πρόπολις ἔχει. τοῦ
γε μὴν βδελλίου καὶ τοῦτο διοριστέον, ὅτι τὸ Σκυθικὸν ἄμει-
νον εἰς ταῦτα μακρῷ θατέρου τοῦ Ἀραβικοῦ, καὶ μάλιστα
ὅταν ᾖ νέον τε καὶ μαλακόν, ὃ καὶ λιπαρὸν ὀνομάζουσιν.
ἔθος γὰρ καὶ τοῦτό ἐστιν ἐν τοῖς νεωτέροις ἰατροῖς ἐπὶ
τῶν τοιούτων φαρμάκων τὸ μαλακτικώτερον λέγειν καὶ ὑγρό-
τερον· ἔστι δὲ δηλονότι καὶ ὑγρότερον τοῦτο. καὶ ἡ χαλ-
βάνη δὲ καὶ ὁ καλούμενος ὀποπάναξ πρὸς τῷ διαφορεῖν
ἔχει τι καὶ μαλακτικόν. ὑπερέχει δὲ τῷ μὲν διαφορεῖν ὀπο-
πάναξ, τῷ δὲ μαλάττειν τε καὶ πέττειν ἡ χαλβάνη. τοιαύτη
μέν τίς ἐστι μαλακτικῶν φαρμάκων ἡ δύναμις· σὺ δ' ὅταν
ἤτοι τι τῶν γεγραμμένων ἐν ταῖς φαρμακίτισι βίβλοις ἐξε-
τάσῃς τε καὶ κρίνῃς ἢ συντιθῇς αὐτός, ἀκηκοὼς ἄρτι τὰς
κατὰ τὸ μᾶλλόν τε καὶ ἧττον ἐν τοῖς φαρμάκοις διαφορὰς,
ἀκηκοὼς δὲ καὶ τὰς τῶν σωμάτων τε καὶ παθῶν, τὰ μὲν
ἰσχυρὰ τοῖς ἰσχυροῖς, τὰ δὲ ἀσθενῆ τοῖς ἀσθενέσι προσά-

graeci decoctum. Porro inter tam mollia et validiſſima,
quod genus ſunt bdellium et ſtyrax, gutta ammoniaci idem
poteſt, quod et propolis; atqui hoc in bdellio diſtinguen-
drum eſt, quod Scythicum altero Arabico multo ad haec ſit
braeſtantius, praecipue novum et molle, quod etiam pingue
nominant. Conſuetudo ſiquidem haec eſt inter recentiores
medicos in hujusmodi medicamentis, quod emollientius eſt
pinguis appellaſſe, hoc autem videlicet humidius quoque
eſt. Caeterum galbanum et qui opopanax dicitur, praeter-
quam quod diſcutiunt, etiam quid emolliens habent, opo-
panax autem diſcutiendo, galbanum emolliendo coquendo-
que praecellit. Talis ſane emollientium medicamentorum
facultas eſt. Tum vero quum vel ſcriptum aliquod in libris
medicamentariis diſcuſſeris et examinaveris, vel ipſe com-
poſueris, auditis nuper medicamentorum ſecundum majoris
minorisque rationem diſſerentiis, intellectis item corporum
a ſſectuumque diverſitatibus, valida validis, imbecillia imbe-

Ed. Chart. XIII. [834.]   Ed. Baf. II. (407. 408)

ξεις. ἐν δὲ τῷ μετὰ τὸ πρόσϑεν ἐπιτιϑὲν ἕτερον ἐπιτιϑέ-
ναι, καταντλεῖν (408) ἔλαιον ἁπλοῦν, λιπαρὸν ἁρμόττει τῷ
πεπονϑότι μορίῳ. τῶν δὲ ἐχεκόλλων ὀνομαζομένων φαρμά-
κων οὐδὲν ἀφελεῖν χρὴ, πρὶν αὐτόματον ἀποστῆναι, ἀλλὰ
κἂν λούηταί τις, ἐᾶν ἐπικεῖσϑαι. φυλάττεσϑαι δὲ καὶ τὰ
τῶν φαρμάκων ὑδάτων λουτρὰ καὶ μάλιστα ὅσα χαλκανϑώδη
τε καὶ στυπτηριώδη καὶ ϑειώδη· ταῦτα μὲν ἱκανὰ συνετοῖς
ἀνδράσι καί τινα τριβὴν κατὰ τῆς τέχνης ἔργα κεκτημένοις.

Κεφ. δ'. [*Αἱ τῶν μαλακτικῶν φαρμάκων κατ' εἴδη
διαφοραὶ καὶ δυνάμεις.*] Ἐπεὶ δὲ οὐ πάντες εἰσὶ τοιοῦτοι
καὶ πρόκειται κατὰ τήνδε τὴν πραγματείαν, οὐχ ὥσπερ ἐν
τῇ τῆς ϑεραπευτικῆς μεϑόδου, μόνην εἰπεῖν τὴν μέϑοδον,
ἀλλ' ἅμα παραδείγματι τῶν κατὰ μέρος ἑνί τε καὶ δευτέρῳ,
προστεϑῆναι δεῖ καὶ τὰ πείρᾳ προκείμενα φάρμακα, ἃ πρόσ-
κειται τοῖς πρὸ ἡμῶν ἐν τῷ φαρμακευτικῷ μέρει τῆς τέχνης
ἐνδόξοις, ἐπὶ τὰς κατ' εἴδη διαφορὰς ἐπὶ τῶν μαλακτικῶν
φαρμάκων ἀφίξομαι τὴν ἀρχὴν ἀπὸ τῶν μαλακωτάτων ποι-

cillibus adhibebis. At ubi poſt primam medicamenti impo-
litionem aliud applicas, oleo ſimplici pingui partem affectam
fovere convenit. Porro ex iis quae tenacia nominantur,
nullum auferendum eſt prius quam ſua ſponte abſcedat,
imo etiam ſi laveris, permittenda ſunt. Vitanda autem men-
dicamentoſarum aquarum lavacra, praeſertim quae chal-
canthoſa, aluminoſa et ſulfuroſa ſunt. Haec quidem ſuffi-
ciunt viris cordatis ac prudentibus, quique in medicinae
operibus exercitati peritiam aliquam ſunt adepti.

Cap. IV. [*Specialis emollientium medicamentorum
differentia ac facultas.*] Quoniam vero omnes ejusmodi
non ſunt et propoſuimus hoc commentario, non ut in opere
de morbis curandis methodum ſolam exponere, verum
ſimul cum particularium uno atque altero exemplo, me-
dicamenta uſu comperta ſubjungere oportet, quae majores
noſtri in pharmaceutica artis parte celebres literis manda-
verunt, ad ſpeciales emollientium medicamentorum diffe-
rentias perveniemus a molliſſimis, quae et parvis iuſlam-

Ed. Chart. XIII. [854.]   Ed. Baſ. II. (408.)

ησάμενος αὐτοῖς, ἃ καὶ τὰς μικρὰς ἶαται φλεγμονάς. τῶν
συνθέτων μαλακτικῶν τὰ μέν ἐστιν, ὡς ἂν εἴποι τις, ἀσθε-
νέστερα κατὰ τὴν πρώτην τάξιν. ἔνια δὲ οὐ πολλῷ τούτων
ἰσχυρότερα κατὰ δευτέραν, καί τινα κατὰ γ΄. ἕτερα. καὶ πρὸς
αὐτοῖς κατὰ δ΄. ἄλλα. χρῆσθαι δὲ προσῆκεν, ὡς προείρηται,
πρὸς μὲν τὰς βραχείας σκληρότητας καὶ τὰ μαλακὰ σώματα
τοῖς τῆς πρώτης τάξεως. πρὸς δὲ τὰ τούτων ἰσχυρότερα
σώματά τε καὶ πάθη τοῖς τῆς δευτέρας, ὥσπερ γε καὶ τοῖς
τῆς τρίτης καὶ τῆς τετάρτης ἀνάλογον. ὑπογράφουσι δὲ καὶ
τὰ καθ᾽ ἑκάστην αὐτῶν ἰδίᾳ.

[Μαλακτικὰ φάρμακα πρώτης τάξεως.] Βούτυρον ἢ
ῥητίνη ἢ Κολοφωνία καὶ κηρὸς λευκός, μὴ παλαιός, ἴσα τῷ
σταθμῷ τὰ γ΄. τηκόμενα μετ᾽ ἀλλήλων, μαλακτικὰ πρώτης
τάξεώς ἐστι. καὶ ἡ πάρυγρος, ὅταν ᾖ πρόσφατος, ἡ χρονι-
σθεῖσα δὲ διαφορητικωτέρα γίνεται, ἀσθενεστάτη δὲ τῶν μα-
λακτικῶν, κηρὸς μετὰ βουτύρου τακεὶς ἢ διὰ σουσίνου ἢ
Κομμαγηνοῦ. καὶ τούτων ἀσθενέστερόν ἐστι τὸ καλούμενον
κηρέλαιον, ὅταν εἰς λίτραν ἐλαίου χαλαστικοῦ μηδεμίαν

mationibus medentur, exorſi. Ex compoſitis emollentibus
alia quidem, ut ita dicam, imbecilliora primo ordine ſta-
tuuntur, quaedam non multo his validiora ſecundo, et
quaedam alia tertio, ad haec nonnulla quarto. Caeterum
primi ordinis mollientibus ad exiguas durities et in mol-
libus ſeu teneris corporibus uti, ſicut praedictum eſt, ex-
pedit, ad fortiora his corpora et affectus ſecundi, quem-
admodum et tertii et quarti pro illorum ratione. Subſcri-
bam autem et eorum cujuslibet propria.

    [*Emollientia medicamenta primi ordinis.*] Butyrum,
reſina, colophonia et cera candida non vetuſta, ſingula tria
pondere aequalia invicem liquata, primi ordinis emollientia
ſunt. Et liquidum medicamentum, quod parygrum appel-
latur, eorum numero adſcribitur quum recens fuerit, ve-
teraſcens autem majorem diſcutiendi vim acquirit. At emol-
lientium imbecillimum eſt cera cum butyro liquefacta aut
ex ſuſino aut commageno, atque his imbecillius eſt, quod
dicitur cerelaeum, quaſi ex cera oleoque confectum, quum

ἔχοντος στύψιν ἐμβληθῶσι κηροῦ οὐγγίαι ιβ΄. ἢ ἑκκαίδεκα.
καὶ αἱ διὰ τῶν ὠῶν δὲ κηρωταὶ βραχύ τι χαλαστικὸν ἔχουσι.
[835] ἰσχυρότεραι δὲ τούτων, ἀλλὰ ἀσθενεῖς ἔτι καὶ αὗται
κηρωταὶ, αἱ δι᾽ οἰσύπου καὶ ῥητίνης καὶ κηροῦ, τηκομένων
ἴσῳ τῷ σταθμῷ. ἐὰν δὲ ᾖ παλαιότερά πως αὐτὰ, δεήσεται
μίξεως ἐλαίου τινὸς τῶν χαλαστικῶν ἢ σουσίνου ἢ Κομμα-
γηνοῦ ἢ στέατος ὑείου ἢ ὀρνιθείου ἢ χηνείου. μαλακτικὰ
φάρμακα δευτέρας τάξεως. ὡς ἐν τοῖς ἁπλοῖς φαρμάκοις,
ἐποιήσαμεν τέσσαρας τάξεις τῶν ὁμογενῶν, τὸ μᾶλλόν τε
καὶ ἧττον ἐν αὐτοῖς ὁριζούσας, ἐνίων δ᾽ ἔφην ἀμφίβολον
εἶναι τὴν δύναμιν, εἴτ᾽ ἐπὶ τελευτῇ τῆς πρώτης τάξεως εἴτ᾽
ἐν ἀρχῇ τῆς δευτέρας, θετέον ἐστὶ τὴν δύναμιν αὐτῶν, ὡσαύ-
τως καὶ περὶ τῆς δευτέρας τε καὶ τρίτης τῶν τε ταύταις
ἐφεξῆς. ἐπ᾽ ἐνίων δὲ θαῤῥήσας ἀποφαίνεσθαι τινὰ μὲν ἐν
ἀρχῇ τῆσδε, τινὰ δὲ ἐπὶ τῇ τελευτῇ τῆσδε τῆς τάξεως ἔφην
ὑπάρχειν, ὥσπερ ἔνια χωρὶς προσθήκης ἤτοι τῆς πρώτης
ἢ τῆς δευτέρας ἢ τῆς γ΄. ἢ τῆς δ΄. τάξεως ἔφην εἶναι. πολ-
λῆς δὲ πείρας τῆς κατὰ μέρος ἐπὶ πολλῶν τε σωμάτων καὶ

in libram olei laxantis nulla aftringenti facultate praediti,
cerae ℥ xij, vel xvj, injectae fuerint. Jam ex ovis cerata
facta exiguam quandam laxandi facultatem poffident. Va-
lentiora his, verum imbecilla adhuc et ipfa cerata ex oefy-
po, refina et cera pari pondere liquefactis, fin autem ϰe-
tuftiora quodammodo ipfa fuerint, olei cujusdam laxantis
vel fufini vel commageni vel adipis fuilli vel gallinacei vel
anferini mixturam requirunt. *Emollientia medicamenta
fecundi ordinis.* Quemadmodum in fimplicibus medicamen-
tis quatuor congenerum ordines fecimus, qui majoris in
fe minorisque rationem diftinguunt, aliquorum autem am-
biguam effe facultatem diximus, utrum ad primi ordinis
finem, an in fecundi initio locanda fint, ita de fecundo
tertio reliquis deinceps. In quibusdam vero audacter pro-
nuncians, alia in principio hujus, alia in tertio hujus ordi-
nis confiftere dixi, ficut nonnulla citra appofitionem vel
primi vel fecundi vel tertii vel quarti ordinis effe retuli.
Multum vero experientiae part cularis in variis et corpo-

ΤΩΝ ΚΑΤΑ ΓΕΝΗ ΒΙΒΛΙΟΝ Η. 961

Ed. Chart. XIII. [835.]   Ed. Baf. II. (408)

παθῶν αἱ τοιαῦται τῶν ἀποφάσεων δέονται, διὸ κἄν μετ'
ἐμέ τις ὁμοίως ἐμοὶ φιλόπονός τε καὶ ζηλωτικὸς ἀληθείας
γένηται, μὴ προπετῶς ἐκ δυοῖν ἢ τριῶν χρήσεων ἀποφαι-
νέσθω. πολλάκις γὰρ αὐτῷ φανεῖται διὰ τῆς μακρᾶς πείρας,
ὥσπερ ἐφάνη κἀμοὶ, ὅτι τὰ κατὰ τὴν δευτέραν τάξιν εἰρη-
μένα εἰς τὴν γ'. ἀρχομένην μετατεθῆναι δεῖ ἢ κατὰ τὴν ἀρ-
χὴν ἁπλῶς τῆς γ'. ἅτε γὰρ καὶ τῶν σωμάτων τῆς διαφορᾶς,
οἷς προσάγεται τὰ φάρμακα καὶ τῶν παθῶν αὐτῶν οὐκ
ὀλίγην ἐχόντων ἐν τῷ μᾶλλόν τε καὶ ἧττον τὴν ὑπεροχὴν,
χαλεπώτατόν ἐστιν ἐπὶ πᾶσιν ἀπόφασιν ποιήσασθαι μίαν,
ἐξ ἐπιμέτρου δὲ καὶ αὐτῶν τῶν φαρμάκων τῶν ἁπλῶν οὐ
μικρὰν ἐχόντων διαφοράν. ἐμοῦ δὲ ἐπὶ τῶν ἀρίστων καθ'
ἕκαστον εἶδός τε καὶ γένος ἀποφηναμένου τὴν δύναμιν, ἐὰν
ἐπὶ τοῦ χειρίστου ποιήσηταί τις τήνδε διὰ τῆς πείρας ἐξέ-
τασιν, ποιήσεται μὲν ψευδῶς, οὐ διώρικε δὲ τὰς τῆς δυνά-
μεως αὐτῶν τάξεις. ἀσφαλέστατον οὖν ἐστι, τὴν αὐτῶν τῶν
φαρμάκων πρὸς ἄλληλα διαφορὰν ἐν τῷ μᾶλλόν τε καὶ ἧτ-

ribus et vitiis feu affectibus hujusmodi pronunciata defi-
derant. Quare fi quis poft me aeque ftudiofus et veritatis
vehemens amator extiterit, ne temere ac fubito, ubi bis
terve ufus expertusque fit, ferat fententiam, frequenter
enim ei ex longa experientia, quemadmodum et mihi ufu
venit, in fecundo ordine dicta in tertium incipientem trans-
poni oportere videbuntur vel in principium tertii abfolute.
Quum enim corpora quibus medicamenta adhibentur, ipfi-
que affectus non exiguum differentiae exceffum in majoris
minorisque ratione obtineant, difficillimum eft de omnibus
eadem pronunciare. Accedit huc quod ipfa fimplicia me-
dicamenta non parvo divariant difcrimine. At ego quum
in praeftantiffimis facultatem pro unaquaque fpecie ac ge-
nere oftenderim, fi quis in deterrimo per experientiam
examinationem moliatur, examinabit quidem falfo, non au-
tem facultatis ipforum ordines diftinxerit. Itaque tutiffi-
mum eft medicamentorum ipforum inter fe differentiam

Ed. Chart. XIII. [835.]   Ed. Baf. II. (408.)
τον ἀκριβῶς γράφειν, ὥσπερ ἐπί τε τῶν ἄλλων ἐποίησα καὶ
νῦν ποιήσω.

Κεφ. ε'. [Διαφόρους γίγνεσθαι διαφορὰς ἐν τῷ μᾶλ-
λόν τε καὶ ἧττον κατὰ τὴν μαλακτικὴν τοῦ Μνασαίου ἔμ-
πλαστρον κατὰ διάφορον τῶν ἁπλῶν ποσότητά τε καὶ ἡλι-
κίαν καὶ ἕψησιν.] Κατὰ γάρ τοι τὴν δευτέραν τάξιν τῶν
μαλακτικῶν οὐχ ἥκιστα ἄν τις θείη τὴν ὑπὸ τοῦ Μνασαίου
συντεθεῖσαν ἔμπλαστρον, ὁμολογούντων μὲν ἁπάντων ἀλλή-
λοις τῶν μνημονευσάντων αὐτῆς, ἐξ ἐλαίου τοῦ παλαιοῦ καὶ
λιθαργύρου καὶ στέατος ὑείου. διαφερομένων δὲ ἔν τε τῇ
ποσότητι τούτων ἑκάστου καὶ τῷ τινὰς μὲν ἐκ προσφάτου
στέατος, ἐνίους δὲ ἐκ παλαιοῦ συντιθέναι τοῦ καλουμένου
πρὸς ἁπάντων ἤδη συνήθως ἀξουγγίου. ἐπὶ γάρ τοι τούτοις
ἡ ἀσθενεστάτη γένοιτ᾽ ἂν ἐκ λιθαργύρου καὶ στέατος ὑείου
καὶ ἐλαίου, μηδετέρου παλαιοῦ. ἡ δ᾽ ἰσχυροτέρα ἐλαίου μὲν
αὐτῶν παλαιοῦ, θατέρου δὲ νέου βληθέντος. ἡ δὲ ταύτης
ἰσχυροτέρα παλαιῶν ἀμφοτέρων. κατὰ μὲν οὖν τὸ νέον ἢ
παλαιὸν βάλλεσθαι τὸ ἔλαιον καὶ τὸ στέαρ αἱ διαφοραὶ δ'.

secundum majoris minorisque rationem accurate scribere,
quemadmodum et in aliis feci et nunc facturus fum.

Cap. V. [Varias enasci differentias secundum ma-
joris minorisque rationem in emollienti emplastro Mna-
faei pro varia simplicium tum quantitate tum aetate
tum coctione.] Sane quidem emplastrum Mnafaeo auctore
compofitum rectiffime fecundo emollientium ordini adscri-
pferis, omnibus certe qui ejus meminerunt convenientibus
ex oleo veteri, argenti fpuma et adipe fuillo componi, in
quantitate vero horum fingulorum difcrepantibus, atque
eo, quod nonnulli ex recenti adipe, quidam ex veteri, quem
jam omnes vocare folent axungiam, componant. In his
quidem imbecillimum fiet ex argenti fpuma, fuillo adipe
et oleo, neutro veteri, validius oleo quidem ex iis veteri,
altero autem recenti addito, his validius ex ambobus ve-
tuftis. Ex eo igitur, quod recens aut vetus oleum adepfque
immittitur, quatuor differentiae prodibunt, alias quidem am-

Ed. Chart. XIII. [835. 836.]   Ed. Baf. II. (408.)

ἔσονται ποτὲ μὲν ἀμφοῖν νέων, ποτὲ δὲ ἀμφοῖν παλαιῶν, ποτὲ δὲ τοῦ μὲν ἐλαίου παλαιοῦ, τοῦ στέατος δὲ προσφάτου ἢ τοὐναντίον, ἐλαίου μὲν προσφάτου, παλαιοῦ δὲ στέατος ἐμβαλλομένου. κατὰ δὲ τὴν πρὸς ἄλληλα συμμετρίαν αὐτῶν τῶν τριῶν ἁπλῶν φαρμάκων ἕτεραι πλείους. [836] ἤτοι γὰρ ἴσα τῷ σταθμῷ καὶ μέτρῳ μίγνυται τὰ τρία καὶ πολλοί φασι τὴν ὑπ᾽ αὐτοῦ τοῦ Μνασαίου συντεθεῖσαν ἐκ τριῶν ἴσων συγκεῖσθαι ἢ τὰ δύο μὲν ἴσα, τὸ τρίτον δὲ οὐκ ἴσον ἀλλ᾽ ἔλαττον ἢ πλέον ἢ τῶν τριῶν ἀνίσων μιγνυμένων. εὔδηλον οὖν ὅτι πολλαὶ γενήσονται διαφοραί. πλέονος μὲν γὰρ τῆς λιθαργύρου βληθείσης μαλακώτερον τῇ δυνάμει γενήσεται τὸ φάρμακον, ἐλάττονος δὲ ἰσχυρότερον. καὶ μαλακτικώτερον μὲν, εἰ τοῦ στέατος ἐμβάλλοιμεν πλέον, διαφορητικώτερον δ᾽ εἰ τοῦ ἐλαίου. καὶ γὰρ αὖ καὶ ἄλλο τι προσέρχεται πλέονος ἐμβληθέντος ἐλαίου, μεγάλην ἔχοντος δύναμιν εἰς τὸ διαφορητικώτερον ἐργάσασθαι τὸ φάρμακον. ἔστι δὲ τοῦτο, καθάπερ εἴρηταί μοι κατὰ τὸν α'. λόγον, εἰ ἐπὶ πλέον ἑψήσεις. ἐὰν γοῦν μόνην τὴν λιθάργυρον ἑψήσεις ἐν ἐλαίῳ πλέονι, ξηραντικώτερον ἔσται τὸ φάρμακον. ἐν

bobus recentibus alias vetuſtis, nonnunquam oleo quidem veteri, adipe vero recenti, vel contra oleo quidem recenti, vetuſto autem adipe indito. At ex trium ipſorum ſimplicium medicamentorum mutua ſymmetria aliae plures differentiae emanabunt; vel enim pari pondere et menſura haec tria miſcentur, ac multi aſſirmant ab ipſo Mnaſaeo confectum tribus paribus conſtare, vel duobus quidem paribus, tertio non pari, ſed minori aut copioſiori, vel tribus mixtis imparibus, unde clarum evadit, multas iore differentias. Copioſa ſiquidem argenti ſpuma injecta medicamentum facultate mollius ſiet, pauciore validius. Ac magis emolliet, ſi plus adipis immittamus, diſcutiet fortius, ſi oleum augeamus. Praeterea aliud quiddam accedit copioſiore oleo impoſito, quod magnam vim ad medicamentum ut magis diſcutiat efficiendum obtinet, eſt autem hoc ſicut primo libro diximus, ſi magis incoquas. Si igitur ſolam argenti ſpumam in oleo copioſiore coquas, medica-

πλέονι δὲ ἑψήσεις πλέον ἐλαίου βαλὼν, εἴ γε μέλλοι σύστα-
σιν ἕξειν ἐμπλάστρου. ὡς εἴ γε τούτου μὴ φροντίζοι τις,
ἀλλὰ ἴσῳ χρόνῳ τό θ' ἧσσον ἔχον ἐλαίου κατὰ τὸ πλέον
ἑψήσει, πρόδηλον ὅτι μαλακτικώτερον ἔσται κατὰ τὴν δύνα-
μιν, ᾧ πλέον ἔλαιον μέμικται, καθάπερ εἰ καὶ ὠμήν τις
ἄκοπον τὴν λιθάργυρον ἐλαίῳ μίξας βούλοιτο χρῆσθαι. διό-
περ ὃ πολλάκις ἤδη μοι λέλεκται, (409) μεμνῆσθαι διὰ παν-
τὸς αὐτοῦ κελεύω, μὴ καθάπερ ἔνιοι τὰς ἀποφάσεις ἁπλῶς
ὑπὲρ τῶν φαρμάκων ποιοῦνται καὶ ἡμᾶς οὕτω πράττειν,
βελτίονα λέγοντας ἁπλῶς εἶναι τήνδε τὴν σύνθεσιν τοῦ φαρ-
μάκου τῆσδε· δύναται γὰρ ἑκάτερα πρὸς διαφέροντα κατ'
εἴδη πάθη καλῶς συγκεῖσθαι, καί ποτε πρὸς ταὐτὸ κατὰ
διαφέροντας τοὺς καιρούς. ταῦτα τοίνυν ἅπαντα τὰ νῦν
εἰρημένα μοι προακούσας τις, οὐ φιλόπονος μόνον ἢ μνή-
μων, ἀλλὰ καὶ φύσει συνετὸς ὤν, ὠφελίμως ἀναγνώσεται
τὰ μετὰ διορισμῶν γεγραμμένα τε καὶ γραφησόμενά μοι. καὶ
λέξω δέ σοι τοὺς διορισμοὺς ἐπὶ τῶν προκειμένων φαρμά-
κων ἐν προσθήκῃ τριῶν ἢ τεττάρων συλλαβῶν γινομένους,

mentum evidentius exiccabit, in uberiore vero coques, ubi
plus olei indideris, fi emplaftri fpiffitudinem habiturum fit,
quod fi id non cures, fed aequali tempore tum id, quod
minus olei continet, tum quod plus habet, incoquas, liquet
facultate emollientius futurum, cui oleum uberius mixtum
fuerit, quemadmodum fi et cruda argenti fpuma oleo com-
mixta acopo uti velis. Quare, quod jam faepe dixi, fem-
per ipfius meminiffe volo, non ficut quidam fententias
abfolute de medicamentis ferunt, fic et nos facere abfolute
dicentes, hanc medicamenti compofitionem illa effe potio-
rem, nam utraque ad diverfos fpecie affectus recte com-
pofita effe poteft, interdum ad eundem diverfis tempori-
bus. Haec igitur omnia modo a me relata qui prius audivit,
non diligens modo vel memor, fed natura etiam prudens
utiliter et cum fructu leget ea, quae diftincte et fcripfi et
fcripturus fum. Ac in propofitis medicamentis diftinctiones
ibi exponam trium quatuorve fyllabarum appofitione com-

ΤΩΝ ΚΑΤΑ ΓΕΝΗ ΒΙΒΛΙΟΝ Η. 965

Ed. Chart. XIII. [836.]   Ed. Baf. II. (409.)
ὁποίαν προσθήκην ἐπὶ τοῦ προκειμένου κατὰ τὸν ἐνεστῶτα
λόγον φαρμάκου τοῦ Μνασαίου φαίνεται πεποιημένος ὁ Ἀν-
δρόμαχος. ἐν γὰρ τῷ καταλόγῳ τῶν μηλίνων ἐμπλάστρων
ἐνδεκάτην τῇ τάξει γράψας αὐτὴν οὐχ ἁπλῶς εἰπεῖν ἠρκέ-
σθη, καθάπερ ἐπὶ τῶν ἔμπροσθεν εἰρημένων, ἄλλη καὶ ἄλλη
προγράφων αὐτῶν, ἀλλὰ προσέθηκε τὸ ἁπαλή. τοῦτ᾽ οὖν
ἠξίουν αὐτὸν ἐπὶ πασῶν πεποιηκέναι καὶ κατ᾽ αὐτάς γε
τὰς μηλίνας ἦρχθαι μὲν ἀπὸ τῆς ἁπαλωτάτης, μεταβάντα
δὲ ἀπ᾽ αὐτῆς ἐπὶ τὴν ἰσχυροτέραν ὀλίγῳ δεδηλωκέναι, προσ-
γράψαντα βραχεῖ μέν τινι ταύτης ἰσχυροτέραν εἶναι τὴν
δευτέραν, ἐκείνης δ᾽ αὖ πάλιν ἰσχυροτέραν εἶναι τὴν τρίτην.
εἶτ᾽ ἐκείνης τὴν δ΄. ὥσπερ αὖ πάλιν, εἴ τινα ἴσην ᾤετο δύ-
ναμιν ἔχειν, αὐτὸ τοῦτο προσγράψαι, ἢ εἴπερ εὐλαβοῖτο κιν-
δυνεύειν ἔν γε ταῖς τοιαύταις ἀποφάσεσιν, ἀλλὰ τά γε ἁπλᾶ
μαλακτικὰ φάρμακα προδιδάξαι, τὸ μᾶλλόν τε καὶ ἧττον ἐν
αὐτοῖς διορισάμενον, ὅπως ὁ ἀναγινώσκων ἐφεξῆς τὰς ὑπ᾽
αὐτοῦ γεγραμμένας μαλακτικὰς ἐμπλάστρους πολλάς, ἰσχυ-
ροτέραν μὲν εἶναι γνωρίζῃ τὴν διὰ στύρακος, ἀμμωνιακοῦ
τε καὶ βδελλίου καὶ προπόλεως καὶ χαλβάνης, στέατός τε

prehenfas, qualem inquam appofitionem in medicamento
praefenti libro propofito Mnafaei Andromachus appendiffe
videtur. Nam in melinorum emplaftrorum catalogo unde-
cimum ordine, quum id fcripfiffet, non fimpliciter dicere
contentus fuit, ut in prioribus commemoratis aliud atque
aliud ipfis praeponens, fed tenerum adjecit. Itaque hoc
volebam ipfum in omnibus feciffe et in ipfis melinis a te-
nerrimo incepiffe, inde vero digreffum ad paulo fortius
innuiffe adfcribendo, pauxillo quodam fecundum hoc quam
illud effe valentius, hoc rurfus tertium effe fortius, deinde
hoc quartum, veluti rurfus fi aliqua aequalem putarit ha-
bere facultatem, id ipfum admonuiffe, vel fi periculum ti-
meret in ejusmodi pronunciatis, certe fimplicia emollientia
medicamenta praedoceret, majoris ac minoris ratione in
ipfis definita, ut qui emollientia emplaftra multa deinceps
ab ipfo fcripta legit, validius quidem effe intelligat, quod
ex ftyrace, ammoniaco, bdellio, propoli, galbano, fevo tau-

966 ΓΑΛΗΝΟΤ ΠΕΡΙ ΣΤΝΘΕΣΕΩΣ ΦΑΡΜΑΚΩΝ

Ed. Chart. XIII. [836. 837.]   Ed. Baf. II. (409.)

ταυρείου καὶ τραγείου καὶ τῶν μυελῶν συγκειμένην, ἀσθενῆ
δὲ τὴν μηδὲν τούτων ἔχουσαν, ἀλλ᾿ ἤτοι πάντα ἀσθενῆ
κατὰ τὴν δύναμιν, ἢ τούτων μὲν αὐτῶν ἰσχυρότερα, μέσα
δὲ ταῖς κράσεσί τε καὶ δυνάμεσιν ἢ μετὰ τοῦ μεμίχθαι τοῖς
ἀσθενέσιν ἕν τι τῶν ἰσχυρῶν ἢ δύο. δῆλον γὰρ ὅτι τὸ με-
ταξὺ πλάτος ἐν ἅπασι τοῖς φαρμάκοις οὐκ ὀλίγον ἐστὶ κατὰ
τὸ μᾶλλόν τε καὶ ἧττον, ἐπὶ κοινῇ δυνάμει πάντων αὐτῶν
γενικῶς νοουμένη, καθ᾿ ἣν ὁμογενῆ τε καὶ ὁμοειδῆ τὰ φάρ-
μακα λέγεται, [837] καθάπερ γε ἕτερα διαφέροντα γενικαῖς
ἢ εἰδικαῖς διαφοραῖς. ὁπότε οὖν ταῦτά μοι διωρίσθη καί
τις ἐξ αὐτῶν ὁρμώμενος οὐ χαλεπῶς δυνήσεται διαγινώσ-
κειν τά τε δύναμιν ἰσχυροτέραν ἔχοντα καὶ τὰ μαλακωτέ-
ραν, τὴν ἱστορίαν αὐτῶν ἤδη ποιήσομαι, τὰς γεγραμμένας
τοῖς ἐμπειροτάτοις τῶν φαρμάκων ἀνδράσιν, εἴτ᾿ ἐμπλά-
στρους ὀνομάζειν ἐθέλοις εἴτε μαλάγματα, γράψας ἐφεξῆς.
ἄρξομαι δ᾿ ἀπὸ τῶν ὑπ᾿ Ἀσκληπιάδου γεγραμμένων ἐν τῷ
δ΄. τῶν ἐκτὸς, ἃ Μαρκέλλας ἐπιγράφει.

rino hircinoque et medullis confectum eſt, imbecillum,
quod nullum ex his continet, ſed vel omnia invalida fa-
cultate vel hiſce quidem ipſis valentiora, media vero tem-
peraturis viribusque, quod vel unum aliquod validum vel
duo imbecillibus mixta ſint. Conſtat enim interpoſitam ma-
joris minorisque latitudinem omnibus medicamentis non
exiguam ineſſe, in communi univerſis ipſis facultate gene-
ratim aeſtimatis, juxta quam medicamenta congenera et
conformia, id eſt ejusdem generis ac ejusdem ſpeciei di-
cuntur, quemadmodum et alia generis vel ſpeciei differen-
tiis variantia. Quum igitur haec mihi praedicta ſint, quibus
inſtructus non magno negocio et valentiore facultate et
imbecilliore praedita queas dignoſcere, narrationem ipſo-
rum aggrediar, deinde conſcripta ab expertiſſimis medi-
camentorum viris, ſive emplaſtra ſive malagmata voles ap-
pellare, percenſebo. Auſpicabor autem a medicamentis ab
Aſclepiade in quarto libro exteriorum, quibus titulum in-
didit Marcellas, editis.

Ed. Chart. XIII. [837.] Ed. Baf. II. (409.)

Κεφ. στ΄. [Τὰ ὑπ᾽ Ἀσκληπιάδου μαλάγματα.] Ἀμυ-
θάωνος μάλαγμα πρὸς τὰς τῶν ὑποχονδρίων διατάσεις λύει
πᾶσαν σκληρίαν, ποιεῖ καὶ πρὸς τὰ δυσκίνητα τῶν ἄρθρων.
Ꝝ ἀμμωνιακοῦ θυμιάματος γο λστ΄. κηροῦ γο λστ΄. τερμιν-
θίνης γο η΄. βδελλίου γο η΄. λιβανωτοῦ οὐγγίας δ΄. σμύρνης
γο δ΄. χαλβάνης γο η΄. κυπρίνου κο. δ΄. βρέχεται σμύρνα,
λίβανος, βδέλλιον οἴνῳ, τὸ δὲ ἀμμωνιακὸν ὄξει λύεται. πάντα
δὲ κόπτεται, τοῦ ὑπέρου χριομένου τῷ κυπρίνῳ μέχρι παν-
τελοῦς διαλύσεως. τοῦτο τὸ φάρμακον τῶν παλαιῶν ἐστι
καὶ ἐνδόξων, ὥσπερ καὶ τὸ μετὰ τοῦτο γεγραμμένον ὑπὸ
τοῦ Ἀσκληπιάδου, κατὰ τόνδε τὸν τρόπον. διάσμυρνον ἀπο-
λοφόνιον, φάρμακον ἐπιτετευγμένον. πρὸς τὰς τῶν ὑποχον-
δρίων διατάσεις διαλύει πᾶσαν σκληρίαν, ποιεῖ ἡπατικοῖς,
σπληνικοῖς, νεφριτικοῖς, ποιεῖ πρὸς πᾶσαν νευρικὴν συμπά-
θειαν πρὸς τὰς τῶν ἄρθρων ὀδύνας καὶ κατοχὰς ποιεῖ. Ꝝ
κηροῦ γο ιστ΄. τερμινθίνης γο ιστ΄. ἀμμωνιακοῦ θυμιάματος
γο ιστ΄. βδελλίου γο ιστ΄. σμύρνης γο ιστ΄. προπόλεως γο ιστ΄.

Cap. VI. [Afclepiadis malagmata.] Amythaonis
malagma ad praecordiorum tenfiones. Solvit omnem duri-
tiem. Facit etiam ad difficiles articulorum motus. Ꝝ Gut-
tae ammoniaci uncias triginta fex, cerae ℥ triginta fex te-
rebinthinae uncias octo, bdellii uncias octo thuris uncias
quatuor, myrrhae uncias quatuor, galbani uncias octo, Cy-
prini heminas quatuor. Myrrha, thus, bdellium vino made-
fiunt, ammoniacum aceto diluitur, omnia contunduntur
piftillo Cyprino inuncto, quousque perfecte diffolvantur.
Hoc medicamentum vetus celebreque eft, ficut et quod
Afclepiades poft hoc in iftum modum tradidit. Diafmyrnon
Apolophonion, id eft medicamentum ex myrrha mortem
differens, confectum ad praecordiorum tenfiones, folvit
omnem duritiem, benefacit hepaticis fplenicis, nephriticis,
valet ad omnem nervorum fympathiam, articulorum do-
lores detenfionesque levat. Ꝝ Cerae uncias fedecim tere-
binthinae uncias fedecim, guttae ammoniaci uncias fedecim,
bdellii uncias fedecim, myrrhae uncias fedecim, propolis

ἴριδος γο ιστ'. στύρακος γο ιστ'. ἰρίνου μύρου ὑποστάθμης
ὅσον ἔξαρκεῖ, οἴνου εὐώδους τὸ ἱκανὸν, σκεύαζε καθὰ προ-
είρηται. καὶ τὸ μετὰ τοῦτο δὲ γεγραμμένον ὑπὸ τοῦ Ἀσκλη-
πιάδου φάρμακον ἀξιολογώτερον μὲν ὑπάρχει τῶν ὑπογε-
γραμμένων, ἧττον δὲ ἐκείνων εἰς τὴν τῶν ἐσκληρυσμένων
λύσιν. ἄλλο Διοσκορίδου φάρμακον ἐπιτετευγμένον πρὸς τὰ
δυσκίνητα κῶλα καὶ πρὸς ἀγκύλας διαλύει πᾶσαν σκληρίαν,
ποιεῖ καὶ πρὸς τὰς τῶν ἐντὸς διαθέσεις καὶ πρὸς τὰς ἐν
βάθει ἀποστάσεις. 4 κηροῦ μνᾶν α'. ῥητίνης φρυκτῆς μνᾶς
ἥμισυ, χαλβάνης μνᾶς ἥμισυ, ἴριδος Ἰλλυρικῆς μνᾶς ἥμισυ,
ἰρίνου ὑποστάθμης τὸ ἱκανὸν, οἴνου ὅσον ἔξαρκεῖ, κοπτόν
ἐστι τὸ φάρμακον, σκεύαζε καθὰ προείρηται. τὸ μετὰ τὸ
προειρημένον φάρμακον ἐφεξῆς γεγραμμένον ὑπὸ Ἀσκληπιά-
δου ταὐτὸν ὑπάρχει τῷ ὑπὸ τοῦ Ἥρα γεγραμμένῳ κατὰ
τὸ τέλος τῆς φαρμακίτιδος αὐτοῦ βίβλου, βραχεῖαν δέ τινα
διαφορὰν ἐν τῇ συμμετρίᾳ τῶν τεττάρων ἔχει φαρμάκων
ἁπλῶν, ὡς ἔσται φανερὸν, ὅταν ἀμφότερα γραφῇ. πρότερον
δὲ μνημονεύσω τοῦ ὑπὸ τοῦ Ἀσκληπιάδου γεγραμμένου,

uncias fedecim, iridis uncias fedecim, flyracis uncias fede-
cim, irini unguenti faeculae quantum fufficit, vini odorati
quod fatis eft, praeparato ficut praediximus. Quod fucce-
dit huic ab Afclepiade fcriptum dignius quidem ac cele-
brius fupra fcriptis exiftit, verum ad induratorum folutio-
nem illis inferius. *Aliud Diofcoridis medicamentum con-
fectum, ad difficiles artuum motus et ad ancylas. Tollit
omnem duritiam Facit ad interaneorum affectus abfces-
fusque profundos.* 4 Cerae minam unam, refinae frictae
minae dimidium, galbani minae dimidium, iridis Illyricae
minae dimidium, irini faeculae quod fatis eft, vini quan-
tum fufficiat. Medicamentum tufile eft, conficitur ficut priora.
Medicamentum antedicto fuccedens ab Afclepiade fcriptum
idem eft ei, quod Heras ad calcem medicamentarii fui
libri confcripfit, paululum vero quiddam in fymmetria
quatuor fimplicium medicamentorum evariat, uti innotefcet
quum ambo fcribemus. Prius autem ab Afclepiade proditi

κατὰ λέξιν οὕτως ἔχοντος. Λευκίου καθηγητοῦ πρὸς ἀγκύ-
λας ἐπιγραφόμενον. ποιεῖ πρὸς τὰς ἐν βάθει ἀποστάσεις,
ποιεῖ καὶ πρὸς τὰς τῶν νεύρων συνολκὰς καὶ τὰς τῶν ἄρ-
θρων κατοχὰς, ἃς ἀγκύλας καλοῦμεν. ποιεῖ ὀπισθοτονικοῖς
καὶ πρὸς πᾶσαν νευρικὴν συμπάθειαν. ἔστι δὲ καὶ ἄκοπον
ἀγαθὸν, διαλυόμενον ἰρίνῳ ἢ κυπρίνῳ ἢ δαφνίνῳ. ποιεῖ πρὸς
τὰ χρόνια καὶ δυσαλθῆ σκληρώματα. ♃ βδέλλου ⊲ ιστ΄ στέ-
ατος μοσχείου ⊲ ιστ΄. ἀμμωνιακοῦ θυμιάματος ⊲ ιστ΄. ἴρεως
Ἰλλυρικῆς ⊲ ιστ΄. ὀποπάνακος ⊲ ή. χαλβάνης ⊲ ή. [838]
κάγχρυος ⊲ ή. στύρακος ⊲ ή. λιβάνου ⊲ ή. πεπέρεως κόκ-
κους ρξ΄. ἰρίνου μύρου ὑποστάθμης ὅσον ἔξαρκεῖ, κηροῦ,
τεμινθίνης ἀνὰ ἡμίλιτρον, οἴνου τὸ ἱκανὸν, κοπτόν ἐστι τὸ
φάρμακον, σκεύαζε καθὰ προείρηται. ὅπη τοίνυν ὁ Ἥρας
διεφώνησεν ἐν τῇ τῶν ἁπλῶν συμμετρίᾳ πρὸς τὸν Ἀσκλη-
πιάδην, ὡς ὑπεσχόμην, ἤδη δηλώσω. πρῶτον ἁπάντων ἔγρα-
ψεν ὁ Ἀσκληπιάδης φάρμακον βδέλλου ὁλκὰς ιστ΄. ὁ δὲ
Ἥρας οὐ βδέλλου, ἀλλὰ βδελλίου ὁλκὰς π΄. πενταπλάσιαι

mentionem faciemus, quod ad verbum ita habet. *Lucii
praeceptoris ad ancylas inscriptum. Facit ad abscessus in
alto corporis obortos, facit ad nervorum contractiones et
articulorum ligationes, quas ancylas vocamus, succurrit
opisthotonicis, valet ad omnem nervorum dolorem ex con-
senfu, est etiam acopon bonum irino vel Cyprino vel lau-
rino solutum, facit et ad veteres contumacesque duritias.*
♃ Bdellii drachmas fedecim, fevi vitulini drachmas fedecim,
guttae ammoniaci drachmas fedecim, iridis Illyricae drach.
fedecim, opopanacis ʒ viij, galbani ʒ viij, canchryos drach.
viij, ftyracis drachmas octo, thuris drach. viij, piperis grana
centum fexaginta, irini unguenti faeculae quod fatis fit,
cerae, terebinthinae, fingulorum felibram, vini quod fatis
eft. Tufile eft medicamentum, fuperiorum modo conficitur.
Ubi igitur Heras ab Afclepiade in fimplicium fymmetria
diffenferit, quod pollicitus fum, jam indicabo. Primum
omnium fcripfit Afclepiades medicamentum, bdelli drach.
xvj. Heras autem non bdelli, fed bdellii drach. lxxx,

δέ εἰσιν αὗται τῶν ιστ'. δηλονότι, ἐφεξῆς δὲ στέατος μο-
σχείου ὁλκὰς ιστ'. γράψαντος τοῦ Ἀσκληπιάδου, πενταπλα-
σίας ὁ Ἥρας ἔγραψεν, ὡς καὶ τοῦ βδελλίου. πενταπλάσιαι
γὰρ δηλονότι αἱ π'. δραχμαὶ τῶν ι'. καὶ στ'. εἰσί. τρίτον
ἐπὶ τοῖς γεγραμμένοις ὁ Ἀσκληπιάδης ἔγραψε φάρμακον,
ἀμμωνιακὸν θυμίαμα καὶ τούτου τὰς < ιστ'. ἀξιῶν βάλλε-
σθαι. κατὰ τὴν ἀναλογίαν οὖν τῶν ἔμπροσθεν ἐχρῆν καὶ
τὸν Ἥραν π'. γεγραφέναι <. ἔγραψε δ' οὐ τοσαύτας, ἀλλὰ
ρ'. ὥστε πλέονας ἐνέβαλεν κ'. ἄλλο δ' ἐπὶ τοῖς προγεγραμ-
μένοις φαρμάκοις ἔγραψεν ὁ Ἀσκληπιάδης, οὕτως εἰπὼν,
ἴρεως Ἰλλυρικῆς < ιστ'. ἐφύλαξε δὲ τούτου τὴν ἀναλογίαν ὁ
(410) Ἥρας π'. γράψας. ἐπὶ τοῖς προγεγραμμένοις φαρμάκοις
ἔγραψεν ὁ Ἀσκληπιάδης ὀποπάνακος < η'. ἐφύλαξε δὲ καὶ τὴν
πρὸς τοῦτο ἀναλογίαν ὁ Ἥρας μ'. γράψας ἕκτου φαρμάκου,
χαλβάνης ἐμνημόνευσεν ὁ Ἀσκληπιάδης < η'. ἐμβαλών. ἐφύ-
λαξε καὶ τὴν πρὸς αὐτὴν ἀναλογίαν ὁ Ἥρας, πενταπλασίαν
ἀξιῶν ἐμβάλλεσθαι. πενταπλάσιαι γάρ εἰσιν αἱ μ'. τῶν η'.
ἑβδομον φάρμακον ὁ Ἀσκληπιάδης ἔγραψεν οὕτως. κάγχρυος

qui quinquies fexdecim adaequant. Deinceps fevi vitulini
drachmas fexdecim fcribente Afclepiade, Heras quinquies
totidem pofuit, ficut et bdellii, nam lxxx, drachmae quin-
quies fedecim comprehendunt. Tertium ab his medicamen-
tum Afclepiades fubjunxit, guttam ammoniaci et hujus fe-
decim drachmas injiciendas cenfuit. Itaque juxta priorum
proportionem Heram quoque drach. lxxx, fcripfiffe con-
veniebat, tot autem non fcripfit, fed centum, quare vi-
ginti plures illo indidit. Aliud poft commemorata medi-
camenta protulit Afclepiades hifce verbis, iridis Illyricae
drach. xvj. Heras hujus proportionem fervavit ʒ lxxx,
fcribens. Quintum poft praedicta medicamenta opopanacis
ʒ viij, Afclepiades fcripfit. Heras autem hic quoque pro-
portionem fervavit quadraginta ponens. Sexto medicamenti
meminit galbani Afclepiades, qui ʒ viij, injecit. Heras
etiam in eo proportionem repraefentat, quintuplam cen-
fens immittendam, quippe quadraginta drachmae quinquies
octonas abfolvunt. Septimum medicamentum Afclepiades

Ed. Chart. XIII. [838.]   Ed. Baf. II. (410.)

◁ η'. ἐχρῆν οὖν καὶ τὸν Ἡραν, εἴπερ ἐφύλαττε τὴν ἀνα-
λογίαν, μ'. βάλλειν, νυνὶ δὲ οὐχ οὕτως, ἀλλὰ διπλασίας ιστ'.
γὰρ αὐτὸς γέγραφεν. ὀγδόου στύρακος ὁ Ἀσκληπιάδης μέ-
μνηται ◁ η'. ἐμβαλὼν. ἐφύλαξε τὴν ἀναλογίαν τούτου ὁ
Ἡρας, πενταπλάσιον ἐμβαλών. ἔνατον φάρμακον ἔγραψεν
ὁ Ἀσκληπιάδης, λιβανωτοῦ ◁ η'. ἐμβαλὼν αὐτοῦ, ὁ δὲ Ἡρας
οὐ πενταπλάσιον, ἀλλὰ διπλάσιον ἀξιοῖ. δεκάτου δὲ πεπέ-
ρεως ἐμνημόνευσεν ὁ Ἀσκληπιάδης ρξ'. κόκκους ἐμβαλὼν, ᾧ
πάλιν συμφώνως ὁ Ἡρας φ'. ἔβαλεν. ἔν τισι τῶν ἀντιγρά-
φων οὐκ οἶδ᾽ ὅπως κ'. εἰσὶ γεγραμμένοι, καθάπερ ἐν ἑτέ-
ροις ρη'. ἑνδέκατον ἔγραψεν ὁ Ἀσκληπιάδης κηρὸν, ὥσπερ
καὶ ιβ'. τὴν τερμινθίνην ῥητίνην ἑκατέρου βάλλειν ἀξιῶν
ἡμίλιτρον. ἐχρῆν οὖν καὶ τὸν Ἡραν εἴπερ ἐφύλαττε τὴν ἀνα-
λογίαν, πενταπλάσιον ἐμβάλλειν ἑκατέρων, ὅπερ ἦν ἀνὰ λί-
τρας β'. ἔτι καὶ ἥμισυ προσκείμενον τῆς λίτρας. ὁ δὲ οὐχ
οὕτως, ἀλλ᾽ ἑκατέρου τρεῖς λίτρας ἀξιοῖ βάλλειν καὶ οὐγ-
γίας δ'. εὔδηλον οὖν ὅτι τοῦ μὲν κάγχρυος ὁ Ἡρας ἐμβάλ-

ita expofuit canchryos ℥ viij. Oportuit igitur et Heram, fi
proportionem obfervabat quadraginta indere, nunc autem
non fic, verum duplices, puta fexdecim, ipfe confcripfit.
Octavo ftyracis Afclepiades meminit ℥ viij, injiciens. Heras
proportionem hujus quintuplo immiffo obfervavit. Nouum
medicamentum pofuit Afclepiades, thuris ℥ viij, mifcens.
Heras non quintuplum, fed duplum fumere praecipit. De-
cimo piperis meminit Afclepiades centum fexaginta granis
immiffis, cui Heras rurfus confentiens octingentas injecit.
In quibusdam exemplaribus haud novi quomodo viginti
fcripta fint, quemadmodum in aliis centum et octo. Unde-
cimum tradidit ceram Afclepiades, ficut et duodecimum re-
finam terebinthinam utriusque felibram immittendum exi-
ftimans. Ratio igitur exigebat et Heram, fi proportionem
volebat referre quintuplum utriusque indere, quod erat
fingulorum libras duas, infuper librae dimidium, ille vero
non ita, fed libras tres et uncias quatuor mifcere jubet.
Unde clarum evadit Heram canchryos duplum ad propor-

λει διπλάσιον τῆς ἀναλογίας, ὥσπερ καὶ τοῦ λιβανωτοῦ. τοῦ
δὲ ἀμμωνιακοῦ θυμιάματος ἐπλεόνασεν ἐν τῷ τετάρτῳ μέ-
ρει, καθάπερ γε καὶ τῆς τερμινθίνης ῥητίνης μετὰ τοῦ κη-
ροῦ γ'. καὶ γὰρ ἐπὶ τούτων ἐπλεόνασε τῷ τρίτῳ μέρει καὶ
κατὰ τοῦτο παραπλησίαν ἐποίησε τὴν ὅλην σύνθεσιν τοῦ
φαρμάκου τῇ τοῦ Ἀσκληπιάδου. πλεονάσας γὰρ ἐν τῇ τοῦ
κάγχρυος συμμετρίᾳ μηδὲν ἔχοντος μαλακὸν, ἀλλὰ μόνον
διαφορητικὸν, συνηύξησεν αὐτῷ καὶ τὰ μαλακτικὰ, τόν τε
λιβανωτὸν καὶ τὸν κηρὸν καὶ τὴν τερμινθίνην. τοῦτο μὲν
οὖν τὸ φάρμακον Λευκίου μὲν ὀνομάζει τοῦ καθηγητοῦ
Ἀσκληπιάδης, ὅπη δὲ διαφέρεται τῷ Ἥρᾳ διῆλθον. ἐσχάτης
δὲ τάξεώς ἐστι τῶν μαλακτικῶν, οὐ γὰρ ἂν εὕροις αὐτοῦ
μαλακτικώτερον τῶν σκιῤῥουμένων. ἐστόχασται δὲ ὁ συνθεὶς
αὐτὸ καὶ τοῦ διαφορεῖν τὸ περιεχόμενον ἐν τοῖς σκιῤῥου-
μένοις. [839] τὰ δὲ ἄλλα φάρμακα τὰ πρὸ αὐτοῦ βραχὺ
πλεονεκτεῖ τῶν προγεγραμμένων. ἐν αὐτοῖς δὲ περιέχεται καὶ
τὰ τμητικὰ τῶν πεπαχυμμένων καὶ γλίσχρων χυμῶν, ἃ πολ-
λάκις γίγνεται χρήσιμα τοῖς σκιῤῥουμένοις ὄγκοις, ὅταν ὑπὸ
γλίσχρων χυμῶν ἡ σκίῤῥωσις αὐτῶν κατασκευάζηται. μετρίως

tionem imponere ficut et thuris. Ammoniaci vero guttam
quadruplo copiofiorem adjecit, quemadmodum et terebin-
thinae ceraeque triplo, etenim in his tertia parte exupe-
ravit, atque hac re totam medicamenti compofitionem,
Afclepiadis confecturae fimilem effecit. Exuperans enim in
fymmetria canchryos emolliens nihil habentis, fed difcu-
tiens, adauxit ei et emollientia, thus puta, ceram et tere-
binthinam. Hoc igitur medicamentum Lucii quidem prae-
ceptoris nominat Afclepiades, ubi vero differat ab Hera,
percenfui. Caeterum extremi emollientium ordinis eft, ut
quo nullum indurefcentia magis emollire comperias. Porro
medicamenti auctor huc etiam animi intentionem direxit,
ut quod in fcirrho induratis continetur difcutiat. Reliqua
medicamenta praecedentia parum jam dicta fuperant. Ha-
bent enim in fe ipfis amplius incraffatorum vifcoforum-
que humorum inciforia, quae faepe tumoribus fcirrhofis
ex ufu funt, quum vifcofi humores illos produxeriut Ita-

Ed. Chart. XIII. [839.]   Ed. Baf. II. (410)

μὲν οὖν ὁ ὀποπάναξ λεπτύνει. καλοῦσι δὲ οὕτως τὴν ῥίζαν
τοῦ πάνακος, οὗ τὸν καυλὸν ὀπίζοντες τὸν ὀποπάνακα ποι-
οῦσιν, ἔστι γὰρ ῥυπτικῆς, οὐ τμητικῆς δυνάμεως. τέμνει δὲ
καὶ ῥύπτει καὶ διαφορεῖ σφοδρῶς οὐ μόνον χυμοὺς πεπα-
χυμμένους τε καὶ γλίσχρους, ἀλλὰ καὶ αὐτὰ τὰ στερεὰ σώ-
ματα, μετ᾽ αἰγείας κόπρου τὸ ὄξος, ἅτινα πρόσκειται τῷ
μετὰ τὸ προκείμενον φάρμακον ἐφιξῆς γεγραμμένῳ, ὅ φησιν
Ἀλκιμίωνος ἐπιγεγράφθαι. γράφει μὲν οὖν περὶ τοῦ προτέ-
ρου τόνδε τὸν τρόπον. ἄλλο μάλαγμα Μάρκου Τελεντίου
Ἀσκληπιάδου, σφόδρα γενναῖον πρὸς τὰς προειρημένας δια-
θέσεις. μάλιστα δὲ ποιεῖ πρὸς τὰς τῶν μητρῶν ἐμπνευμα-
τώσεις, ἐπιγραφόμενον τὸ φάρμακον Ἀσκληπιάδειον διὰ τὸ
ἀναφέρεσθαι εἰς τὸν Βιθυνὸν Ἀσκληπιάδην. ♃ σμύρνης
◁ γ'. ἄλλως γο γ'. ὀποπάνακος ἡμίλιτρον, κηροῦ λίτραν α'
S''. χαλβάνης γο γ'. μάννης ἡμίλιτρον, ἀμμωνιακοῦ θυμιά-
ματος ἡμίλιτρον, ῥητίνης φρυκτῆς λίτραν α' S''. ὄξους κοτύ-
λην α'. χρηστέον δ' αὐτῷ καὶ πρὸς πᾶσαν νευρικὴν συμπά-
θειαν. ἄλλο Ἀλκιμίωνος ἐπιγραφόμενον. ♃ κηροῦ λίτραν α'.

que opopanax modice attenuat, vocant autem fic radicem
panacis, cujus caulis liquore expreffo opopanacem faciunt,
eft enim deterforiae non inciforiae facultatis. Acetum autem
cum ftercore caprino incidit, deterget difcutitque vehe-
menter non modo humores incraffatos ac lentos, verum
folidas etiam partes ipfas. Quaedam appofita funt medi-
camenti ordine propofitum fequenti, quod Alcimionis ti-
tulum habere dixit. Scribit ergo de priore hunc in modum.
*Aliud malagma Marci Telentii Afclepiadis, valde gene-
rofum ad idem, praecipue vero valet ad uteri inflationes,
infcribitur Afclepiadeum medicamentum eo, quod ad
Afclepiadem Bithynum auctorem refertur.* ♃ Myrrhae
drachmas tres, alias uncias tres, opopanacis felibram, cerae
libram, unam et dimidiam, galbani uncias tres, mannae fe-
libram, guttae ammoniaci felibram, refinae frictae libram
unam et dimidiam, aceti heminam unam. Utendum eft eo
etiam ad omnem nervorum ex confenfu dolorem. *Aliud
Alcimionis titulo infcriptum.* ♃ Cerae libram unam et

Ed. Chart. XIII. [839.] Ed. Baf. II. (410.)

ἥμισυ, ῥητίνης κολοφωνίας λίτραν α' S''. ἀμμωνιακοῦ θυ-
μιάματος λίτραν α' S''. χαλβάνης οὐγγίας γ'· σμύρνης γο γ'·
λιβάνου γο γ'. ὀποπάνακος λίτραν α' S''. προπόλεως οὐγ-
γίας γ'. ὄξους ξέστας β'. αἰγείας κόπρου γο γ'. τρῖβε ἀμμω-
νιακὸν, ὄξους ἐπιβαλὼν ξε. α'. εἶτα ἐπίβαλλε τούτοις σμύρ-
ναν, λίβανον, ὀποπάνακα καὶ πάλιν λέαινε. τὴν δὲ πρόπο-
λιν κόπτε μετὰ τὴν χαλβάνην· τὸν δὲ κηρὸν καὶ τὴν ῥητί-
νην ἕψε, ἐπιβαλὼν ἐλαίου κοτύλας β'. καὶ ὅταν συστραφῇ,
ἐπίβαλλε πρόπολιν καὶ χαλβάνην, κινῶν συνεχῶς. καὶ ὅταν
διαλυθῇ, ἄρας ἀπὸ τοῦ πυρὸς ἔα ψυγῆναι, καὶ ἀποξύσας
ἐπίβαλλε τοῖς λεανθεῖσι καὶ μίξας, ἀνελόμενος χρῶ. ἐπὶ τῷ
προγεγραμμένῳ μαλάγματι γέγραπται κατὰ τὸ Ἀσκληπιά-
δου βιβλίον ἕτερον, ὀλίγον μὲν ἔχον μαλακτικῆς δυνάμεως,
τὸ πλέον δὲ θερμαντικῆς. ἔχει δὲ οὐ μόνον γεντιανῆς χυλὸν,
ἀλλὰ καὶ τοὺς ὀποὺς, τόν τε τοῦ πευκεδάνου καὶ τὸν τοῦ
σαγαπηνοῦ, θερμαίνοντα σφοδρῶς φάρμακα. μέμικται δ'
αὐτῷ καὶ ἀφρόνιτρον καὶ λίθου Ἀσίου ἄνθος, λεπτυντικῆς

dimidiam, refinae colophoniae libram unam et dimidiam,
guttae ammoniaci libram unam et dimidiam, galbani uncias
tres, myrrhae uncias tres, thuris uncias tres, opopanacis
libram unam et dimidiam, propolis uncias tres, aceti fex-
tarios duos, ftercoris caprini uncias tres. Ammoniacum
teritur, aceti fextario injecto, deinde his myrrha, thus,
opopanax adduntur rurfusque laevigantur, propolis poft
galbanum contunditur, cera refinaque coquitur, olei he-
minis duabus affufis, ubi confluxerint, propolim et galba-
num adjicito movens continue, poftquam diffolveris ab
igne fublata refrigerari finito et derafa laevigatis indito,
quum una mifcueris excipito ac utitor. Poft nominatum
malagma aliud in Afclepiadis libro fcriptum eft, quod qui-
dem emolliendi facultatis parum, calefactoriae vero plus
obtinet, habet autem non gentianae fuccum modo, fed peu-
cedani et fagapeni etiam liquores, calida admodum medi-
camenta. Caeterum mixtum ei eft et aphronitrum et la-
pidis Afii flos attenuantis iucidentisque poteftatis medi-

ΤΩΝ ΚΑΤΑ ΓΕΝΗ ΒΙΒΛΙΟΝ Η. 975

Ed. Chart. XIII. [839 840.]   Ed. Baf. II. (410)

τε καὶ τμητικῆς δυνάμεως φάρμακα. τὸ δὲ θεῖον τὸ ἄπυρον
ὅτι θερμαίνει, πάντες ἴσασι, καθάπερ γε καὶ τὸν πισσίτην
οἶνον. ὑπογράψω δὲ καὶ τοῦτο τὸ φάρμακον αὐτῇ τοῦ
Ἀσκληπιάδου λέξει. μάλαγμα φαρμιανὸν ἐπιγραφόμενον πρὸς
τὰς προειρημένας διαθέσεις. μάλιστα δὲ ποιεῖ πλευριτικοῖς,
καὶ γὰρ παραχρῆμα λύει τοὺς πόνους ἐπιτιθέμενον ἐν αὐ-
τοῖς τοῖς παροξυσμοῖς. δεῖ δὲ μετὰ τὴν ἐπίθεσιν τοῦ φαρ-
μάκου ἐρεύθου περὶ τοὺς τόπους γενομένου βαστάζειν τὸ
σπλήνιον καὶ πάλιν διαστήσαντας ἐπιθεῖναι, λύει καὶ τὰς
κεχρονισμένας διαθέσεις. ♃ κηροῦ λίτρας ε΄. ἢ λίτραν α΄.
ἀμμωνιακοῦ θυμιάματος λίτρας γ΄. φρυκτῆς γο γ΄. ἢ λίτραν
α΄. τερμινθίνης λίτραν α΄. λιβάνου λι. α΄ S''. σμύρνης γο στ΄.
ἀλόης γο στ΄. οἰσύπου γο γ΄. γεντιανῆς χυλοῦ γο γ΄. ὀποῦ
πευκεδάνου γο γ΄. ἢ ὀποπάνακος γο στ΄. σαγαπηνοῦ γο δ΄.
ἀφρονίτρου οὐγγίας στ΄. λίθου Ἀσίου ἄνθους γο στ΄. προ-
πόλεως γο γ΄. θείου ἀπύρου γο δ΄. οἴνου πισσίτου ξέστας ε΄.
ἕψε δὲ πισσίτην καὶ τὸν χυλὸν τῆς γεντιανῆς, τὰ δὲ τηκτὰ
τήξας ἔα ψυγῆναι. [840] τὸ δὲ ἀμμωνιακὸν καὶ τὸν λιβα-

camenta. Jam fulphur vivum calefacere omnes norunt,
quemadmodum et vinum picatum. Subjungam et hoc me-
dicamentum ipſius Aſclepiadis verbis. *Malagma Pharmia-
num ad praedictos affectus inſcriptum. Summe facit
pleuriticis, quippe dolores ſubito in ipſis acceſſionibus
ſolvit impoſitum. Oportet autem ubi ipſum impoſueris,
rubore in parte affecta excitato ſplenium auferre, ac
rurſus intervallo temporis imponere, item diuturna vitia
diſſolvit.* ♃ Cerae libras quinque, alias libram unam, am-
moniaci thymiamatis lib. iij, frictae uncias tres vel libram
unam, terebinthinae libram unam, thuris libram unam et
dimidiam, myrrhae uncias ſex, aloës uncias ſex, oeſypi
℥ iij, gentianae ſucci uncias tres, peucedani liquoris uncias
tres vel opopanacis uncias ſex, ſagapeni ℥ iv, aphronitri
℥ vj, lapidis Aſii floris ℥ vj, propolis ℥ iij, ſulfuris vivi
℥ iv, vini picati ſextarios v, picatum et gentianae ſuccum
incoquito, quae liquari poſſunt ubi liquefeceris, refrigerari
ſinito, guttam ammoniaci, thus, myrrham et aloën conte-

976 ΓΑΛΗΝΟΥ ΠΕΡΙ ΣΥΝΘΕΣΕΩΣ ΦΑΡΜΑΚΩΝ

Ed. Chart. XIII. [840.]　　　　　Ed. Baf. II. (410. 411.)
γον καὶ τὴν σμύρναν καὶ τὴν ἀλόην συντρίψας καὶ βαλὼν
εἰς θυείαν, ἐπίβαλλε τούτοις τὸ ὑγρόν. καὶ ὅταν διαλυθῇ,
τρῖβε φιλοπόνως. τὰ δὲ ξηρὰ κόψας καὶ σήσας ἐπίβαλλε
τοῖς λεανθεῖσι, καὶ ἀνακόψας ἐπιμελῶς ἐπίβαλλε τούτοις τὰ
τηκτὰ ἀναζεθέντα χωρὶς ἐγκηρίδων. καὶ μίξας, ἀνελόμενος
χρῶ. μετὰ τὸ προειρημένον ἐφεξῆς ἔγραψεν ὁ Ἀσκληπιάδης
ἕτερον μάλαγμα παραπλησίως αὐτῷ κατὰ τήνδε τὴν λέξιν.
ἄλλο τὸ τοῦ Νεαπολίτου, ἐσκευάσθη Ἀκυλίᾳ Σεκουνδίλλῃ.
4 οἴνου πισσίτου ξέστας στ'. κηροῦ λίτρας στ'. ἀμμωνιακοῦ
θυμιάματος λίτρας γ'. φρυκτῆς λίτρας γ'. τερμινθίνης λί-
τραν α' S''. λιβάνου λίτραν α' S''. σμύρνης γο στ'. ἀλόης
γο στ'. ἀφρονίτρου γο στ'. λίθου Ἀσίου ἄνθους οὐγγίας
στ'. γεντιανῆς χυλοῦ τῆς ῥίζης γο στ'. σαγαπηνοῦ γο δ'.
θείου ἀπύρου γο δ'. (411) προπόλεως γο δ'. πάνακος ῥί-
ζης γο γ'. σαμψύχου γο γ'. πεπέρεως λευκοῦ γο γ'. σκεύαζε
καὶ χρῶ καθὰ προείρηται.

　　　Κεφ. ζ'. [Τὰ ὑπ' Ἀνδρομάχου γεγραμμένα μάλαγματα.]
Μάλαγμα σκληρὸν καὶ ξηρόν. 4 πίσσης λίτρας γ'. κηροῦ

rito, in pilam conjectis liquidnm affundito, foluta ſtudioſe
conterito, arida vero tunſa cribrataque laevigatis indito
ac rurſus diligenter tunſis liquida ſervefacta adjungito,
absque grumis, qui encerides dicuntur, quum miſcueris ex-
cipito ac utitor. Poſt praedictum aliud deinceps malagma
perſimile Aſclepiades biſce verbis conſcripſit. *Aliud Nea-*
politani praeparatum eſt Aquiliae Secundillae. 4 Vini
picati ſextarios ſex, cerae libras ſex, guttae ammoniaci
libras tres, frictae libras tres, terebinthinae libram unam et
dimidiam, thuris libram unam et dimidiam, myrrhae ℥ vj,
aloës uncias ſex, aphronitri ℥ vj, lapidis Aſii floris ℥ vj,
gentianae radicis ſucci uncias ſex, ſagapeni uncias quatuor,
fulſuris vivi uncias quatuor, propolis uncias quatuor, pa-
nacis radicis uncias tres, ſampſuchi uncias tres, piperis
albi uncias tres. Praeparato ac utitor, ut praedictum eſt.

　　Cap. VII. [*Andromachi malagmata.*] *Malagma du-*
rum et aridum. 4 Picis lib. iij, cerae libras dnas, reſinae

Ed. Chart. XIII. [840.]   Ed. Baſ. II. (411.)

λίτρας β΄. ῥητίνης λίτραν α΄. χαλβάνης γο β΄. ἀμμωνιακοῦ
θυμιάματος γο β΄. μάννης γο δ΄. ὄξους ξε. γ΄. πευκεδάνου
χυλοῦ τῆς ῥίζης γο στ΄. οἰσύπου γο δ΄. ἄλλως. ♃ πίσσης
λίτρας δ΄. κηροῦ λίτρας β΄. ῥητίνης λίτραν α΄. ἀμμωνιακοῦ
θυμιάματος λίτραν α΄. μάννης λίτραν α΄. χαλβάνης γο στ΄.
ἕτεροι λίτραν α΄. ὄξους ξέστας γ΄. ἄλλη Ἀριστοκλέους. ♃
πίσσης λίτρας δ΄. κηροῦ λίτρας η΄. ῥητίνης φρυκτῆς λίτρας
δ΄ τερμινθίνης λίτρας δ΄. ἀμμωνιακοῦ θυμιάματος λίτρας β΄.
γο η΄. χαλβάνης λίτραν α΄. οὐγγίας δ΄. ἄλλο τὸ πρὸς ἀγκύ-
λας. ♃ βδελλίου ◁ ιστ΄. λιβάνου ◁ ιστ΄. ἀμμωνιακοῦ θυμιά-
ματος ◁ η΄. ὀποπάνακος ◁ η΄. χαλβάνης ◁ η΄. στέατος μο-
σχείου ◁ ιστ΄. πεπέρεως κόκκους ρξ΄. στύρακος ◁ η΄. κάγχρυος
◁ ιστ΄. ἴρεως Ἰλλυρικῆς ◁ ιστ΄. τερμινθίνης μνᾶς ἥμισυ,
κηροῦ μνᾶς ἥμισυ, κυπρίνου κοτύλας δ΄. οἴνου τὸ ἱκανόν.
τὸ διὰ μελιλώτου. ♃ νάρδου Κελτικῆς ◁ ι΄ κυπέρεως ◁ η΄.
καρδαμώμου ◁ η΄. ἴρεως Ἰλλυρικῆς ◁ η΄. σμύρνης ◁ η΄
κρόκου ◁ δ΄. μελιλώτου ◁ κε΄. ἀμμωνιακοῦ θυμιάματος

---

libram unam, galbani uncias duas, guttae ammoniaci uncias
duas, mannae uncias iv, aceti ſextarios tres, peucedani ſucci
radicis uncias ſex, oeſypi uncias quatuor. *Aliter.* ♃ Picis
libras quatuor, cerae libras duas, reſinae libram unam, gut-
tae ammoniaci libram j, mannae libram unam, galbani un-
cias ſex, alii libram j, aceti ſextarios tres. *Aliud Ariſlo-
clis.* ♃ Picis lib. iv, cerae lib. viij, reſinae frictae lib. iv,
terebinthinae lib. iv, guttae ammoniaci lib. ij, ℥ viij, gal-
bani libram unam uncias iv. *Aliud ad ancylas.* ♃ Bdellii
drach. ſedecim, thuris drach. ſedecim, guttae ammoniaci
drach. octo, opopanacis drach. octo, galbani ℥ viij, ſevi
vitulini ℥ xvj, piperis grana centum ſexaginta, ſtyracis ℥
octo, canchryos drach. ſedecim, iridis Illyricae drach. ſe-
decim, terebinthinae minae dimidium, cerae minae dimi-
dium, Cyprini heminas iv, vini quod ſatis eſt. *Malagma
ex meliloto.* ♃ Nardi Celticae ℥ x, cyperi drach. viij, car-
damomi ℥ viij, iridis Illyricae ℥ viij, myrrhae drach. viij,
croci drach. iv, meliloti ℥ xxv, guttae ammoniaci drach.

978 *ΓΑΛΗΝΟΥ ΠΕΡΙ ΣΥΝΘΕΣΕΩΣ ΦΑΡΜΑΚΩΝ*

Ed. Chart. XIII. [840.]   Ed. Baf. II. (411.)

◁ η'. τερμινθίνης ◁ ν'. κηροῦ νέου ◁ ρ'. κυπρίνου κοτύ-
λης ἥμισυ, ὄξους τὸ ἱκανόν. τινὲς ἀμμωνιακοῦ θυμιάματος
◁ ρ'. πρὸς τὰ ἐντὸς πάντα. ἡ διὰ σπερμάτων. ⅛ ἀμμωνιακοῦ
θυμιάματος ◁ ν'. κηροῦ ◁ ν'. τερμινθίνης ◁ ν'. τήλεως
◁ κε'. στέατος ταυρείου τεθεραπευμένου ◁ κέ. ἴρεως Ἰλ-
λυρικῆς ◁ κε'. νίτρου ◁ κέ. μέλιτος κοτύλας στ'. ὄξους κο-
τύλην α'. πάνακος ◁ κέ. κυπρίνου ὀλίγον. ὡς δὲ Φιλωνί-
δης. ⅛ τήλεως σπέρματος, ἀνίσου σπέρματος, στύρακος, ῥυ-
παροῦ βδελλίου, μάννης, λιβάνου, καρδαμώμου, κυπέρου
νέου. πάνακος ῥίζης, ἴρεως Ἰλλυρικῆς, ἀφρονίτρου, ἑκάστου
ἀνὰ ◁ κέ. ἀμμωνιακοῦ θυμιάματος, τερμινθίνης ἀνὰ ◁ ν'.
στέατος ταυρείου ◁ ξ'. μελιλώτου ◁ ξ'. κηροῦ ◁ β'. ἄλ-
λως ρ'. μέλιτος κοτύλης ἥμισυ. οἴνου κοτύλην α'. ἄλλο, ὡς
Ἁρπόκρας. ⅛ τήλεως, νίτρου, πάνακος, ἴρεως ἀνὰ δραχμὰς
ἠ ͵ τερμινθίνης, ἀμμωνιακοῦ θυμιάματος, κηροῦ ἀνὰ ◁ ρ'.
στέατος ταυρείου ◁ ρ'. ἄλλως ν'. μέλιτος λι. α'. ὄξους ξέ-
στας β'. σελίνου σπέρματος, κυμίνου, μαράθρου ἢ ἀνίσου

viij, terebinthinae ʒ 1, cerae novae ʒ c, cyprini heminae
dimidium, aceti quod fatis eſt, quidam guttae ammoniaci
ʒ c. Ad interiora omnia. *Diaſpermaton*, id eſt *ex femini-
bus.* ⅛ Guttae ammoniaci ʒ 1, cerae ʒ 1, terebinthinae ʒ 1,
foenigraeci drach. xxv, fevi taurini curati drach. xxv, iri-
dis lllyricae drachm. viginti quinque, nitri ʒ xxv, mellis
heminas fex, aceti heminam j, panacis ʒ xxv, cyprini pa-
rum. *Ut autem Philonides.* ⅛ Foenigraeci feminis, anifi
feminis, ſtyracis, bdellii fordidi, mannae thuris, cardamomi,
cyperi novi, panacis radicis, iridis lllyricae, aphronitri, fin-
gulorum drach. xxv, guttae ammoniaci, terebinthinae, fin-
gulorum drach. quinquaginta, fevi taurini drach. fexaginta,
meliloti drach. fexaginta, cerae drach. duas, alias c, mellis
heminae dimidium, vini heminam unam. *Aliud ut Har-
pocras.* ⅛ Foenigraeci, nitri, panacis, iridis, fingulorum
drach. octo, terebinthinae, guttae ammoniaci, cerae, fingulo-
rum drach. c, fevi taurini ʒ c, alias l, mellis lib. j, aceti
fextarios ij, apii feminis, cumini, foeniculi vel anifi, fingu-

ΤΩΝ ΚΑΤΑ ΓΕΝΗ ΒΙΒΛΙΟΝ Η. 979

Ed. Chart. XIII. [840. 841.]   Ed. Baf. II. (411.)

ἀνὰ ◁ ν΄. [841] μελιλώτου ◁ ν΄. οἱ δὲ κέ. σαμψύχου ◁ ν΄.
καρδαμώμου, ἄμμεως ἀνὰ ◁ ν΄. κυπρίνῳ ἀναλάμβανε. τὸ διὰ
σαμψύχου πρὸς πολλά. ⟐ κηροῦ νέου, δαφνίδων, τήλεως
λείας, σαμψύχου, ἑκάστου ἀνὰ ◁ ρ΄. τερμινθίνης ◁ ρν΄. νί-
τρου ◁ λβ΄. πεπέρεως ◁ λβ΄. οἱ δὲ δεκαὲξ, κυπέρου ◁ ιστ΄.
κυπρίνου κοτύλας β΄. ἢ στυρακίνου. τὸ διὰ δαφνίδων. ⟐
κηροῦ ◁ οέ. πίσσης Βρυτίας ◁ οέ. δαφνίδων ◁ οέ. νίτρου
◁ οέ. ῥητίνης φρυκτῆς ◁ οέ. χαλβάνης ◁ ιβ΄. ἀμμωνιακοῦ
θυμιάματος ◁ ιβ΄. κάγχρυος ◁ ιβ΄. ἄμμεως ◁ ιβ΄. πεπέρεως
λευκοῦ ◁ ιστ΄. κυπρίνου ◁ στ΄. ἢ κο. στ΄. ἄλλο μάλαγμα
εὔχρουν, πολύχρηστον. ⟐ κηροῦ λίτραν α΄. ῥητίνης φρυκτῆς
λίτραν α΄. ἀμμωνιακοῦ θυμιάματος γο στ΄. στυπτηρίας ὑγρᾶς
γο στ΄. ἁλὸς ἄνθους γο στ΄. τινὲς ἰξοῦ γο στ΄. τὸ Ἀπολλο-
φάνους. ⟐ κηροῦ ◁ π΄. ἀμμωνιακοῦ θυμιάματος ◁ π΄. βδελ-
λίου ◁ π΄. ἴρεως Ἰλλυρικῆς ◁ π΄. ῥητίνης τερμινθίνης ◁ μ΄.
μάννης λιβάνου ◁ μ΄. ἰρίνῳ συγκόπτεται. τὸ διὰ στυπτηρίας

lorum ʒ l, meliloti drach. 1, alii viginti quinque, fampfuchi
drach. quinquaginta, cardamomi, ammeos fingulorum drach.
l. Cyprino excipitur. *Malagma ex fampfucho ad multa.*
⟐ Cerae novae, baccarum lauri, foenigraeci laevis, fampfu-
chi, fingulorum drach. centum, terebinthinae drach. cl,
nitri drach. xxxij, piperis drach. xxxij, alii fedecim, cy-
peri drach. fedecim, cyprini heminas duas vel ftyracini.
Malagma ex baccis lauri. ⟐ Cerae drach. lxxv, picis
brutiae drach. lxxv, baccarum lauri ʒ lxxv, nitri ʒ lxxv,
refinae frictae ʒ lxxv, galbani ʒ xij, ammoniaci guttae
drach. xij, cachryos ʒ xij, ammeos drach. duodecim, pipe-
ris albi drach. xvj, cyprini drach. fex, alias heminas fex.
Aliud malagma boni coloris ad multa accommodatum. ⟐
Cerae lib. j, refinae frictae lib. j, guttae ammoniaci uncias
fex, aluminis liquidi uncias fex, falis floris uncias fex,
quidam vifci uncias fex. *Malagma Apollophanis.* ⟐ Cerae
drach. lxxx, guttae ammoniaci drach. lxxx, bdellii drach.
lxxx, iridis Illyricae ʒ lxxx, refinae terebinthinae ʒ xl,
mannae thuris ʒ xl. irino contunduntur. *Malagma ex alu-*

ἄλλως. ♃ κηροῦ ⊲ ϛ'. πίσσης ⊲ ν'. στυπτηρίας ὑγρᾶς ⊲ κέ.
ἐγὼ δὲ ⊲ ν'. ἰξοῦ ⊲ ν'. πρὸς ἰσχιαδικοὺς καλόν. ♃ πηγά-
νου ἀγρίου σπέρματος, σιλφίου, δαφνίδων, ἀφρονίτρου, ἀβρο-
τόνου, κολοκυνθίδος, καρδαμώμου, ἄμμεως ἀνὰ ⊲ δ'. πη-
γάνου χλωροῦ, πίσσης, τερμινθίνης, ἀμμωνιακοῦ θυμιάματος,
κηροῦ, στέατος ἀνὰ ⊲ ή'. χαλβάνης ⊲ στ'. ὀποπάνακος ⊲ δ.
θείου ἀπύρου ⊲ δ'. πρὸς σπληνικούς. ♃ κηροῦ μνᾶν α'.
ῥητίνης μνᾶν α'. ἀμμωνιακοῦ θυμιάματος μνᾶς ἥμισυ, στυ-
πτηρίας ὑγρᾶς ⊲ ν'. γλοιοῦ κοτύλην α'. καππάρεως ῥίζης
⊲ ν'. καλαμίνθης ῥίζης ⊲ ν'. μυροβαλάνου μάγματος ⊲ ν'.
ὄξος εἰς τὰ ξηρὰ, ἔλαιον εἰς τὰ τηκτὰ χρῶ. μάλαγμα πολύ-
χρηστον. ♃ νάπυος ⊲ δ'. μάννης ⊲ β'. πηγάνου ⊲ δ'. ἀφρο-
νίτρου ⊲ δ'. καππάρεως ῥίζης ⊲ στ'. ἀμμωνιακοῦ θυμιά-
ματος ⊲ δ'. μυροβαλάνου ⊲ κέ. κενταυρίου τοῦ λεπτοῦ
⊲ δ'. ἢ ζ'. λίθου Ἀσίου ἄνθους ⊲ δ'. τήλεως ⊲ δ'. καρ-
δαμώμου ⊲ δ'. κηροῦ ⊲ οέ. ῥητίνης ⊲ ϛ'. μέλιτος κοτύλας
στ'. ἰρίνου ὑποστάθμης κοτύλην α'. ὄξους εἰς τὸ ἀμμωνια-

mine aliter. ♃ Cerae ℥ c, picis ℥ l, aluminis liquidi ℥ xxv,
ego autem ℥ l, viſci ℥ l. Ad iſchiadicos bonum. ♃ Rutae
agreſtris feminis, ſilphii, baccarum lauri, aphronitri, abro-
toni, colocynthidis, cardamomi, ammeos, ſingulorum drach.
iv, rutae viridis, picis, terebinthinae, guttae ammoniaci,
cerae, ſevi, ſingulorum ℥ octo, galbani drach. ſex; opopa-
nacis ℥ iv, ſulſuris ignem non experti ℥ iv. Ad lienoſos.
♃ Cerae minam j, reſinae minam j, guttae ammoniaci mi-
nac dimidium, aluminis liquidi ℥ l, ſtrigmenti heminam j,
capparis radicis drach. l, calaminthae radicis drach. l, my-
robolani faecis ℥ l, aceto aridis, oleo liquabilibus adjecto
utitor. Malagma uſus multiciplicis. ♃ Sinapios drach. iv,
mannae drach. ij, rutae ℥ iv, aphronitri ℥ iv, capparis ra-
dicis ℥ vj, guttae ammoniaci ℥ iv, myrobalani ℥ xxv, cen-
taurii tenuis ℥ iv, vel vij, lapidis Aſii floris ℥ iv, foeni-
graeci drach. iv, cardamomi ℥ iv, cerae drach. lxxv, re-
ſinae ℥ c, mellis heminas ſex, irini ſedimenti heminam j,
acetum ammoniaco duabus heminis ſuperſunditur. Poly-

ΤΩΝ ΚΑΤΑ ΓΕΝΗ ΒΙΒΛΙΟΝ Η. 981

Ed. Chart. XIII. [841.]   Ed. Baf. II. (411.)

κόν κοτύλας β'. τὸ Πολυάρχιον ἐκ τῆς ἐπιστολῆς. ♃ κυπέ-
ρου μνᾶν α'. καρδαμώμου ἴσον, μάννης ἴσον, κηροῦ ἴσον,
τερμινθίνης φρυκτῆς μνᾶν α' S''. ὑγρᾶς μνᾶς γ'. κυπρίνου
τὸ ἱκανόν. ἐγὼ βδελλίου μνᾶν α'. ἡ δευτέρα γραφή. ♃ κυ-
πέρεως μνᾶν α'. καρδαμώμου τὸ ἴσον, βδελλίου ἴσον, λιβά-
νου ἴσον, βαλσάμου ἴσον, κηροῦ μνᾶν α' S''. ῥητίνης φρυ-
κτῆς μνᾶς δ'. κυπρίνου κο. στ'. οἴνου εὐώδους κοτύλην α'
S''. ὡς δὲ ἐγὼ χρῶμαι. ♃ κυπέρεως μνᾶν α'. καρδαμώμου
ἴσον. ἀμώμου ἴσον, βδελλίου ἴσον, κηροῦ μνᾶν α' S''. ῥητί-
νης φρυκτῆς, τερμινθίνης μνᾶς δ'. κυπρίνου κοτύλην ιε'. κασ-
σίας, κινναμώμου, ἀμμωνιακοῦ θυμιάματος, νάρδου Ἰνδικῆς,
κρόκου, σμύρνης ἀνὰ μνᾶς δ'. οἴνου εὐώδους ὅσον ἔξαρκεῖ.
μάλαγμα πρὸς πολλὰ ποιοῦν Ἀπολλωνίου. ♃ κηροῦ, πίσ-
σης, ῥητίνης φρυκτῆς ἀνὰ < ρκε'. νίτρου, λιβάνου ἀνὰ < ν'
στέατος μοσχείου καὶ ταυρείου, βουτύρου ἀνὰ < οε'. οἰσύ-
που < ιε'. ὕδατος κυάθους στ'. μάλαγμα πρὸς ἡπατικοὺς
καλόν. ♃ ἀμμωνιακοῦ θυμιάματος < ρμδ'. οἱ δὲ < ρβ'.
βδελλίου < ρμδ'. κρόκου < ιβ'. σμύρνης < ιβ'. κηροῦ < ρμδ'.

archion ex epiſtola. ♃ Cyperi minam j, cardamomi par,
mannae tantundem, cerae tantundem, terebinthinae frictae
minam j ß, liquidae minas tres, cyprini quod ſatis eſt,
ego bdellii minam unam. Altera ſcriptura. ♃ Cyperi
minam j, cardamomi par pondus, bdellii par pondus, thuris
par pondus, balſami tantundem, cerae minam j ß, reſinae
frictae minas quatuor, cyprini heminas ſex, vini odorati
heminam j ß. Ut ego utor. ♃ Cyperi minam j, cardamo-
mi par, amomi par, bdellii par pondus, cerae minam j ß,
reſinae frictae, terebinthinae minas iv, cyprini heminam
unam, caſſiae, cinnamomi, guttae ammoniaci, nardi Indicae,
croci, myrrhae, ſingulorum quartam minae portionem, vini
odorati quantum ſufficit. Malagma ad multa utile Apol-
lonii. Cerae, picis, reſinae frictae, ſingulorum ℥ cxxv, nitri,
thuris, ſingulorum ℥ l, ſevi vitulini et taurini, butyri, ſin-
gulorum ℥ lxxv, oeſypi ℥ xv, aquae cyathos vj. Malagma
ad hepaticos bonum. ♃ Guttae ammoniaci ℥ cxliv, alii
cij, bdellii ℥ cxliv, croci ℥ xij, myrrhae ℥ xij, cerae cxliv,

Ed. Chart. XIII. [841. 842.]   **Ed. Baſ. II. (411.)**

οἱ δὲ ϱ΄. ὄξους κοτύλης δ΄. κυπρίνου κοτύλην α΄. ἐγὼ δὲ
κοτύλας ι΄· μάλαγμα πρὸς ῥευματισμὸν στομάχου καὶ ἐντέ-
ρων. ♃ οἰνάνθης οὐγγίαν α΄. φοινικοβαλάνου σαρκὸς οὐγ-
γίας β΄. ἀκακίας οὐγγίαν α΄. ῥόδων οὐγγίαν μίαν, ὀμφακίου
γο δ΄. ἀλόης γο δ΄. κηκίδος οὐγγίας δ΄. [842] στυπτηρίας
στρογγύλης γο δ΄. πίσσης γο δ΄. κηροῦ γο γ΄. οἱ δὲ λιβάνου,
μυρσίνου γο γ΄. οἶνον εἰς τὰ ξηρά. πρὸς ὑδρωπικοὺς καὶ
ἐμπνευματώδεις. ♃ πίσσης ὑγρᾶς λίτραν α΄. κηροῦ λίτραν α΄.
νίτρου γο στ΄. θείου ἀπύρου γο στ΄. στυπτηρίας σχιστῆς γο
στ΄. ἄλλο μάλαγμα πρὸς ἰσχιαδικοὺς καὶ ἄλλα πολλά. ♃
κηροῦ ⪤ οβ΄. τερμινθίνης ⪤ μη΄. ἀμμωνιακοῦ θυμιάματος
⪤ λβ΄. προπόλεως ⪤ μγ΄. χαλβάνης ⪤ λστ΄. βδελλίου ⪤ κε΄.
κρόκου ⪤ ε΄. ὀποπάνακος ⪤ ιβ΄. νίτρου ἀφροῦ ⪤ λ΄. μύρῳ
ἰρίνῳ κόπτων χρῶ. ἄλλο μάλαγμα Ἀνδρείου πολύχρηστον.
♃ πυρέθρου ⪤ η΄. κόκκου κνιδείου ⪤ η΄. ἁλὸς ἀμμωνιακοῦ
⪤ η΄. σικύου ἀγρίου ῥίζης ⪤ η΄. ῥητίνης πευκίνης ⪤ η΄.
τερμινθίνης ⪤ η΄. κηροῦ λ΄. ὀποῦ συκαμίνου ⪤ ιβ΄. οἱ δὲ ⪤ ι΄.

alii c, aceti quartam partem heminae, cyprini heminam j,
ego autem pono heminas x. *Malagma ad rheumatismum
ſtomachi et inteſtinorum.* ♃ Oenanthes ℥ j, phoenicobalani
carnis uncias duas, acaciae ℥ j, roſarum ℥ j, omphacii ℥ iv,
aloës uncias quatuor, gallae uncias iv, aluminis rotundi un-
cias iv, picis uncias quatuor, cerae uncias tres, alii thuris,
myrtei uncias tres, vinum aridis affunditur. *Ad hydropi-
cos et flatuoſos.* ♃ Picis liquidae libram j, cerae libram j,
nitri uncias ſex, ſulfuris vivi uncias ſex, aluminis ſiſſilis
uncias ſex. *Aliud malagma ad iſchiadicos aliaque multa.*
♃ Cerae drach. lxxij, terebinthinae ♃ xlviij, guttae ammo-
niaci drach. xxxij, propolis ♃ xliij, galbani drach. xxxvj,
bdellii drach. viginti quinque, croci drach. quinque, opopa-
nacis drach. xij, nitri ſpumae drach. xxx. Irino unguento
tundens utitor. *Aliud malagma Andreae multis utile.* ♃
Pyrethri drach. octo, croci cnidii drach. octo, ſalis a̅m-
moniaci drach. octo, cucumeris agreſtis radicis drach. octo,
reſiuae pincae drach. octo, terebinthinae drach. octo, cerae
drach. xxx, liquoris ſycamini drach. xij, alii x, aphronitri

Ed. Chart. XIII. [842.]   Ed. Baf. II. (411. 412.)

ἀφρονίτρου ⦗ κ΄. λιβάνου ⦗ ξε΄. βδελλίου ⦗ ι΄. ἀμμωνια-
κοῦ (412) θυμιάματος ⦗ ι΄. οἱ δὲ κ΄. σμύρνης ⦗ ι΄. ἀρι-
στολοχίας ⦗ ι΄. οἱ δὲ κ΄. πεπέρεως λευκοῦ ⦗ ι΄. καὶ μακροῦ
⦗ ι΄. ξυλοβαλσάμου ⦗ ι΄. καρδαμώμου ⦗ ι΄. οἰσύπου ⦗ ιε΄.
ἐβίσκου ῥίζης ⦗ ι΄. ξιφίου ῥίζης ⦗ ι΄. στύρακος ⦗ ι΄. καπ-
πάρεως ῥίζης ⦗ ι΄. ἴρεως Ἰλλυρικῆς ⦗ ι΄. ἀλόης Ἰνδικῆς
⦗ ι΄. χαλβάνης ⦗ ι΄. ἰξοῦ δρυΐνου ⦗ ι΄. οἱ δὲ ιβ. στέα-
τος χηνείου ⦗ η΄. ῥητίνης ξηρᾶς ⦗ ιβ΄. ὑποστάθμης ἴρεως
τὸ ἱκανόν. ἄλλο Ἀμυθάωνος πρὸς θώρακος καὶ ὑποχον-
δρίων καὶ στομάχου ἀλγηδόνας καὶ πρὸς ἀγκύλας καὶ ἀπο-
στήματα, καὶ σκληρίας μαλάσσει. ⑭ ἀμμωνιακοῦ θυμιάματος
⦗ ν΄. κηροῦ ⦗ κ΄. βδελλίου ⦗ ν΄. ῥητίνης τερμινθίνης ⦗ κ΄.
ἴρεως Ἰλλυρικῆς ⦗ ι΄. χαλβάνης ⦗ ε΄. τὸ βδέλλιον οἴνῳ δια-
χεῖται καὶ ἀμμωνιακὸν, εἶτα καὶ τὰ τηκτὰ καταχεῖται καὶ
συλλεαίνεται, ἰρίνου προσμεμιγμένου. μάλαγμα Ἀντιπάτρου
πρὸς κωλικοὺς καὶ πάντα τὰ ἐντός. ⑭ σιλφίου ⦗ β΄ ἑλε-
λισφάκου ⦗ δ΄. κασσίας ⦗ δ΄. μελανθίου ⦗ δ΄. στασίδος
ἀγρίας ⦗ δ΄. χαλβάνης ⦗ δ΄. στρουθίου ⦗ δ΄. θείου ἀπύ-

℥ xx, thuris ℥ lxv, bdellii ℥ x, guttae ammoniaci ℥ x, alii
xx, myrrhae ℥ x, ariſtolochiae ℥ x, alii xx, piperis albi
drach. decem et longi drach. x, xylobalſami ℥ x, carda-
momi drach. decem, oeſypi drach. xv, hebiſci radicis drach.
x, gladioli radicis drach. x, ſtyracis drach. x, capparis
radici: drach. x, iridis Illyricae drach. x. aloës Indicae
drach. x, galbani drach. x, viſci quercini drach. x, alii xij,
adipis anſerini drach. octo, reſinae ſiccae drach. xij, ſedi-
menti ridis quod ſatis eſt. *Aliud Amythaonis ad thora-
cis hypchandriorum et ſtomachi dolores, item ad ancylas
valet et ad abſceſſus et duritias emollit.* ⑭ Guttae am-
moniaci ℥ 1, cerae ℥ xx, bdellii ℥ 1, reſinae terebinthinae
℥ xx, iridis Illyricae drach. x, galbani ℥ v. Bdellium et
ammoniacum vino perfunduntur, deinde etiam liquata
miſcentur et irino adjecto ſimul laevigantur. *Malagma
Antipatri ad colicos omniaque interiora.* ⑭ Silphii drach.
ij, eleliſphci drach. iv, caſſiae drach. iv, melanthii drach.
iv, ſtaphids agriae drach. iv, galbani ℥ iv, ſtruthii drach.

ρου ◁ δ'. πάνακος ◁ ζ'. προπόλεως ◁ ζ'. πυρέθρου ◁ ζ'.
ἀμμωνιακοῦ θυμιάματος ◁ ζ'. νίτρου ◁ ζ'. Ἀσίου ἄνθους
◁ κε'. κηροῦ ◁ ρν'. ῥητίνης ◁ ρν'. ἐλαίου κοτύλην α'. ἄλλο
μάλαγμα Καλλινίκου ἐκ τῶν Πακκίου πρὸς πάντα. 4 κηροῦ
νέου ◁ ρ'. ἀμμωνιακοῦ θυμιάματος, τερμινθίνης, βδελλίου
διαυγοῦς ἀνὰ ◁ ν'. ὑοσκυάμου σπέρματος ◁ λ'. ὀποῦ μή-
κωνος ◁ κ'. μελιλώτου, σμύρνης, ἀριστολοχίας, πεπέρεως,
γεντιανῆς, στύρακος, ἑκάστου ἀνὰ ◁ ιε'. λιβάνου ◁ η'. κρό-
κου ◁ η'. ἐλαίου κοτύλην α'. μήκωνος λευκῆς σπέρματος
◁ μη'. στροβίλων ◁ κ'. ἄλλο μάλαγμα λευκόπυρον. 4 τερ-
μινθίνης λίτρας δ'. κηροῦ λίτρας γ'. ἀμμωνιακοῦ θυμιάμα-
τος γο στ'. χαλβάνης γο β'. ὀποπάνακος γο β'. μάννης οὐγ-
γίας β'. στέατος ταυρείου γο β'. κυπρίνου ὀλίγον.

[Ἄλλο ἔμπλαστρον μάλαγμα καλὸν Κρίσπου.] 4 σμύρ-
νης, ὀποπάνακος, χαλβάνης ἀνὰ γο στ'. πάνακος ῥίζης, μάν-
νης λιβάνου, ἀμμωνιακοῦ θυμιάματος ἀνὰ λίτρας β'. ἄλλως
α'. κηροῦ, ῥητίνης φρυκτῆς ἀνὰ λίτρας γ'. ὄξους κοτύλας β'

iv, fulfuris vivi ℥ iv, panacis ℨ vij, propolis drach. vij,
pyrethri drach. vij, guttae ammoniaci ℨ vij, nitri ℨ vij,
Afii floris drach. xxv, cerae drach. cl, refinae drach. cen-
tum quinquaginta, olei heminam unam. *Aliud malagma
Callinici ex collectaneis Paccii ad omnia.* 4 Cerae novae
drach. centum, guttae ammoniaci, terebinthinae, bdellï pel-
lucentis fingulorum ℨ l, alterci feminis drach. xxx, liquo-
ris papaveris drach. xx, meliloti, myrrhae, ariftobchiae,
piperis, gentianae, ftyracis, fingulorum ℨ xv, thuris drach.
viij, croci ℨ viij, olei heminam unam, papaveris albi fe-
minis ℨ xlviij, nucleorum pineorum ℨ xx. *Aliud malagma
leucopyron.* 4 Terebinthinae libras iv, cerae lib. ii, guttae
ammoniaci ℥ vj, galbani ℥ ij, opopanacis ℥ ij, mamae ℥ ij,
fevi taurini uncias duas, cyprini parum.

[*Aliud emplaſtrum malagma generoſum (riſpi.* 4
Myrrhae, opopanacis, galbani, fingulorum ℥ v, panacis
radicis, mannae, thuris, guttae ammoniaci, fing.lorum li-
bras duas, alias j, cerae, refinae frictae, fingularum libras
tres, aceti heminas duas vel fextarios duos. *Aliud ad*

ἢ ξε. β'. ἄλλο πρὸς ἰσχιαδικοὺς καὶ κεφαλαλγικοὺς καὶ πρὸς
πάντα τὰ χρόνια ἀλγήματα. ♃ κηροῦ ⊰ κδ'. ἀμμωνιακοῦ
θυμιάματος ⊰ ζ. τερμινθίνης ⊰ ζ. θαψίας χυλοῦ ⊰ η'.
ἐλαίου κοτύλην α'. ἄλλο πρὸς ὑδρωπικοὺς, Κλεοφάντου. ♃
κηροῦ, ῥητίνης πευκίνης, ἀφρονίτρου ἀνὰ ⊰ ρ'. χαλβάνης
⊰ ιβ'. προπόλεως ⊰ ιβ'. ἀμμωνιακοῦ θυμιάματος ⊰ ιβ S".
κυπρίνου κο. β'. ὄξους κο. β'. [843] ἄλλο ἀνώδυνον Νικο-
στράτου πρὸς ποδάγραν. ♃ κηροῦ λίτραν α'. ἀμμωνιακοῦ
θυμιάματος γο στ'. ὀποπάνακος γο δ' S". μηκωνείου γο γ'.
κύπρινον εἰς τὸ συγκόψαι. ἄλλο πρὸς λειποδέρμους Ἐπιδαύ-
ρου. ♃ θαψίας ῥίζης ⊰ γ'. πεπέρεως μέλανος ἢ μακροῦ ⊰ α'.
στέατος μοσχείου ⊰ ιβ'. λιβάνου ⊰ δ'. ξυλοβαλσάμου ⊰ β'.
ῥητίνης ⊰ ιστ'. κηροῦ ⊰ η'. τὰ τηκτὰ κατάχει κατὰ τῶν
ξηρῶν. ἄλλο μάλαγμα παρὰ Ἀσκληπιάδου, ἀνώδυνον, ποι-
οῦν παραχρῆμα ἄπονον. ♃ κηροῦ Τυῤῥηνικοῦ μνᾶν α'. στέ-
ατος ταυρείου, στέατος χηνείου, μυελοῦ ἐλαφείου, τερμινθί-
νης ἀνὰ μνᾶν α'. χαλβάνης μνᾶς ἥμισυ, οἰσύπου γο δ'. ῥο-

---

coxendicum, capitis omnesque diuturnos dolores. ♃ Cerae
ℨ xxiv, guttae ammoniaci drach. feptem, terebinthinae
drach. vij, thapfiae fucci drach. octo, olei heminam unam.
Aliud ad hydropicos, Cleophantis. ♃ Cerae, refinae pi-
neae, aphronitri, fingulorum ℨ c, galbani ℨ xij, propolis
ℨ xij, guttae ammoniaci ℨ xij ß, cyprini heminas duas,
aceti heminas duas. *Aliud dolorem fedans Nicoftrati
ad podagram.* ♃ Cerae lib. j, guttae ammoniaci ℥ fex,
opopanacis uncias iv ß, meconiae uncias tres, cyprinum
ad contufionem illorum adhibetur. *Aliud ad Lipodermos
auctore Epidauro.* ♃ Thapfiae radicis ℨ iij, piperis nigri
vel longi drach. unam, fevi vitulini drach. duodecim, thu-
ris drach. quatuor, xylobalfami drach. duas, refinae ℨ xvj,
cerae drach. octo, liquata ficcis fuperfundito. *Aliud ma-
lagma apud Afclepiadem dolorem fummovendo fubito tol-
lens.* ♃ Cerae Tyrrhenicae minam unam, fevi taurini, adi-
pis anferini, medullae cervinae, terebinthinae, fingulorum
minam unam, galbani minae dimidium, oefypi uncias qua-

Ed. Chart. XIII. [843.]   Ed. Baf. II. (412.)

δίνου κοτύλας δ'. μύρου τηλίνου κοτύλην α'. ἐλαίου καλοῦ
κοτύλην α'. ταῦτα πυρὶ μαλακῷ τῆξον, ἐλαφρῶς κινῶν.
ἔστω δὲ ἐν ἑτοίμῳ κεκομμένα λεῖα, ἴρεως Ἰλλυρικῆς χοίνι-
κες β'. ἀριστολοχίας χοῖνιξ α'. ὑποκυστίδος λείας χοίνικος
ἥμισυ, κηκίδος λείας χοίνικες β'. μάννης χοῖνιξ α'. βδελλίου
χοῖνιξ α'. κινναμώμου, κρόκου Κιλικίου, σμύρνης, κασσίας,
νάρδου Ἰνδικῆς, σχοίνου ἄνθους, καλάμου ἀρωματικοῦ, ἀμώ-
μου, πεπέρεως, ῥοὸς χυλοῦ, χελώνης θαλασσίας αἵματος, ἀν-
δροσαίμου βοτάνης, πυρέθρου, ἑκάστου ἀνὰ < λε'. ὄξους
παλαιοῦ κοτύλην α'. εἰς τὸ αὐτὸ ἀναμίξας πάσας τὰς δυ-
νάμεις μάλασσε καὶ σύγκοπτε, ἕως ἂν ὅλκιμον καὶ καταπε-
πονημένον γένηται, καὶ ἀπόθου. ποιεῖ καὶ πρὸς τοὺς θώρα-
κος καὶ πνεύμονος ῥευματισμοὺς καὶ τοὺς τὸ βρέγμα τῆς
κεφαλῆς ἀλγοῦντας, ἀπόνους παραχρῆμα ποιεῖ. καλεῖται δὲ
Ἀσκληπιὸς ἡ δύναμις. ἰσχιαδικὸν καλὸν πάνυ πρὸς ἰσχια-
δικοὺς παρὰ Ἥρα Καππάδοκος. 4 πίσσης ὑγρᾶς κοτύλας γ'
ἢ β'. κηροῦ λίτραν α'. πιτυΐνης λίτραν α'. θείου ἀπύρου

tuor, rofacei heminas quatuor, unguenti telini ex foeno-
graeco confecti heminam unam, olei boni heminam unam.
Haec igne non acri liquefacito, movens fedulo. Sint autem
laevia in pila contufa, iridis Illyricae fefquifextarii ij, ari-
ftolochiae fefquifextarius j, hypocyftidis laevigatae fefqui-
fextarii dimidium, gallae laevigatae fefquifextarii ij, man-
nae fefquifextarius unus, bdellii fefquifextarius unus, cin-
namomi, croci Cilicii, myrrhae, caffiae, nardi Indicae,
junci floris, calami aromatici, amomi, piperis, rhu fucci,
teftudinis marinae fanguinis, androfaemi herbae, pyrethri,
fingulorum ℨ xxxv, aceti veteris heminam j, in quo omnia
medicamenta injecta emolliuntur tundunturque, quousque
lentum ac elaboratum fit medicamentum, deinde reponi-
tur. Valet etiam ad thoracis ac pulmonis rheumatismos.
Item fincipite dolentes confeftim liberat. Vocatur autem
medicamentum Aefculapius. *Aliud ad coxendicum dolores
optimum ab Hera Cappadoce acceptum.* 4 Picis liquidae
heminas iij, vel ij, cerae lib. j, pityinae lib. j, fulfaris vivi

λίτραν α΄. νίτρου λίτραν α ß". σταφίδος ἀγρίας ξε. α΄. πυ-
ρέθρου λίτραν α΄. τρυγὸς κεκαυμένου λίτρας β΄. καρδαμώ-
μου ξε. α΄. χαλβάνης ἡμίλιτρον. τὰ τηκτὰ κατὰ τῶν ξηρῶν.
ἄλλο μάλαγμα Βακχείου, ᾧ Καῖσαρ ἐχρήσατο. ⅜ στέατος
ὑείου μνᾶς β΄. κηροῦ μνᾶς β΄. ἑλενίου, καλάμου ἀρωματικοῦ,
πάνακος ῥίζης, ἁλὸς ὀρυκτοῦ ἢ ἀμμωνιακοῦ ἀνὰ ◁ ι΄. βδελ-
λίου διαυγοῦς, ἀμμωνιακοῦ θυμιάματος ἀνὰ μνᾶς β΄. σχοί-
νου ἄνθους, ἴρεως ἀνὰ μνᾶν α΄. λιβανωτοῦ, πεπέρεως, χαλ-
βάνης ἀνὰ ◁ κε΄. ἡ ἕψησις, ὡς ἡ καρδαμήλειος. ἄλλο μάλα-
γμα τὸ χρυσοῦν πρὸς ἀρθριτικούς. ⅜ ῥητίνης στροβιλίνης
λίτρας β΄. ἀξουγγίου, χαλβάνης ἀνὰ ◁ ιβ΄. κηροῦ ◁ κδ΄.
δαφνείου ◁ ιβ΄. ἕψε ὡς οἶδας. ἄλλο μάλαγμα πρὸς πλευ-
ρῶν ἄλγημα. ⅜ κυπέρου, καρδαμώμου, μάννης, ἀμμωνιακοῦ
θυμιάματος, τερμινθίνης, κηροῦ, ἰρίνου ἀνὰ λίτραν α΄. ἕψε
τὸ ἀμμωνιακὸν ἰδίᾳ, λέαινε τὰ τηκτά, τήξας σὺν κυάθῳ
ἰρίνου, ἐπίπασσε τὸ ἀμμωνιακόν, εἶτα τὰ ξηρὰ μῖξον, ἰρίνῳ
βάπτων τὰς χεῖρας. ἄλλο μάλαγμα Κλωνιακοῦ εὔχρουν. ⅜

lib. j, nitri lib. j ß, ſtaphidis agriae ſextarium j, pyrethri
lib. j, faecis uſtae libras ij, cardamomi ſextarium j, galbani
ſelibram j, liquida ſiccis commiſcentur. *Aliud malagma
Bacchii, quo Caeſar uſus eſt.* ⅜ Adipis ſuillae minas ij,
cerae minas ij, helenii, calami aromatici, panacis radicis,
ſalis foſſilis vel ammoniaci, ſingulorum Ʒ 1, bdellii pellu-
centis, guttae ammoniaci, ſingulorum minas ij, junci floris,
iridis, ſingulorum minam unam, thuris, piperis, galbani
ſingulorum Ʒ vxv, coquito ut Cardamelaeum. *Aliud ma-
lagma aureum ad arthriticos.* ⅜ Reſinae ſtrobilinae li-
bras ij, axungiae, galbani, ſingulorum Ʒ xij, cerae drach.
xxiv, baccarum lauri Ʒ xij, incoquito, ut noviſti. *Aliud
malagma ad laterum dolorem.* ⅜ Cyperi, cardamomi,
mannae, guttae ammoniaci, terebinthinae, cerae, irini, ſin-
gulorum libram unam. Ammoniacum feorſum coquito, li-
quabilia laevigato, ac cum irini cyatho liquefactis ammo-
niacum aſpergito, deinde arida miſceto, irino manus in-
quinans. *Aliud malagma Cleoniaci boni coloris.* ⅜ Au-

ἀῤῥενικοῦ γο γ'. στυπτηρίας σχιστῆς ἴσον, ἀσβέστου τὸ ἴσον,
ῥητίνης φρυκτῆς λίτρας γ'. κηροῦ ἴσον, ὄξους εἰς τὰ ξηρὰ,
ἐλαίου εἰς τὰ τηκτὰ γο η'. χρῶ καὶ ἐπὶ σπληνικῶν.

Κεφ. η'. [Δαμοκράτους μάλαγμα.] Ἐπεὶ καὶ πρὸς
μνήμην ἐστὶ χρήσιμα τὰ διὰ μέτρων γεγραμμένα καὶ τὰς συμ-
μετρίας τῶν φαρμάκων ἀκριβῶς φυλάττει, διὰ τοῦτο καὶ τὰ
Δαμοκράτους εἴωθα προσγράφειν, ἐν οἷς ἐστι καὶ τοῦτο
προσγεγραμμένον.

[844] Χρεία δὲ πάντως καὶ μαλάγματος καλοῦ
 Τοῖς σφόδρα φιλιάτροισιν ἔσται πολλάκις
 Πρὸς σπάσματα μυῶν μεγάλα καὶ πρὸς ῥήγματα
 Ἄρθρων. ἔτι δὲ καὶ λυγίσματα,
 Νεύρων παχυσμοὺς καὶ μυῶν τὰς σκληρίας
 Μετὰ φλεγμονῆς, πρὸς μέντοι καὶ τὰ δήγματα,
 Πρὸς ταῦτα τοῦτό ἐστι δραστικώτατον.
 Αἴρει δὲ καὶ λειχῆνας αὐτὸ καὶ λέπρας,
 Ἐπικείμενον τὸ πλεῖστον ἡμέρας ι'.
 Ἀλλαττόμενον παρὰ μίαν ἢ β'. ἡμέρας.

ripigmenti uncias iij, aluminis fiſſilis par, calcis vivae par,
reſinae frictae libras tres, cerae par pondus, aceti aridis,
olei liquidis ℥ viij, adde, utitor itidem in lienoſis.

Cap. VIII. [Damocratis malagma.] Quoniam metris
conſcripta et memoriae facile commendantur et medica-
mentorum ſymmetrias exacte conſervant, ideo Damocratis
quoque medicamenta apponere conſuevi, inter quae hoc
infra adſcriptum numeratur,

 At uſus omnino et malagmatis boni
 Subinde veniet medicinae cultoribus,
 Ad muſculos convulſos, articulos quoque
 Ruptos et artuum fracturas, inſuper
 Ad craſſitiem nervorum, nec non muſculos
 Cum phlegmone induratos. Ad morſus ad haec
 Eſt efficax, lichenas et lepras demit
 Ut plurimum decem diebus additum.
 Mutatur altero die vel tertia.

Πίσσης διαυγοῦς ξηροτάτης λίτρας β΄.
Μίαν πιτυΐνης καὶ μίαν κηροῦ καλοῦ,
Ἀμμωνιακοῦ καὶ στυπτηρίας ὑγρᾶς πάλιν
Μίαν ποίει, δριμυτάτου ὄξους β΄.
Ξέστας μετρήσας, ἔχε παρεσκευασμένον.
(413) Κατὰ τὸ σπάνιον δὲ χαλβάνης β΄. οὐγγίας
Τινὲς προσέβαλλον, βουλόμενοι τὰς σκληρίας
Θᾶσσον μαλάξαι τὰς ἐχούσας καὶ χρόνον.
Σκεύαζε δ᾽ οὕτως, ἀπολαβὼν ὄξους τρίτον,
Ἀμμωνιακοῦ κατάχει τε καὶ στυπτηρίας,
Καὶ λεῖα ποιῶν ἐν θυείᾳ μείζονι,
Πάχος ποίησον μέλιτος ὑγροῦ προσφάτου.
Πίσσαν δὲ καὶ τὸ λοιπὸν ἐν καινῇ χύτρᾳ
Ἕψησον, ὡς πᾶν παρ᾽ ἐλάχιστον ἐκφρυγῇ,
Οὕτως κατάχει τε τῶν καλῶς λελεασμένων
Ἐν τῇ θυείᾳ κἀνάκοφθ᾽ ἕως λάβῃ
Ξανθὸν τὸ χρῶμα μηλίνῃ προσεμφερές.
Μῖξαι δὲ πάντως βουλόμενος καὶ χαλβάνην.

Picis nitidae ficciffimae libras duas,
Unam pityinae pone, unam et cerae bonae,
Ammoniaci rurfus liquidi atque aluminis,
Fac fingulorum unam, duos acerrimi
Sextarios aceti. Raro galbani
Quidam uncias duas mifcent, diutinas
Citius durities emollire qui expetunt.
Sic praeparato. Partem aceti tertiam
Ammoniaco atque alumini fuperaddito,
Ac laevia reddens in magno mortario,
Mellis recentis liquidi craffitudinem
Fingito, picem cum caeteris in fictili
Novo incoque, ut perfrictu quin ficcaveris
Totum, plane abfit minimum, atque fuperfundito
Sic laevibus in mortario factis probe,
Et rurfus ipfa tundito, donec receperint
Flavum colorem, perquam fimilem melino,
At fi ftatuis prorfus mifcere galbanum,

Μετὰ κηροῦ ταύτην πιτυΐνην τε προσβαλεῖς,
Ἄρας μετ᾽ ὀλίγον τὴν χύτραν ἀπὸ τοῦ πυρός.
Τινὲς δὲ προσβάλλουσι μάννης σταθμὸν ἴσον,
Τὴν στυπτηρίαν αἴροντες ἐκ τοῦ φαρμάκου.
Καὶ χρώμενοι πρὸς τὰ τοιαῦτα, προσφάτους
Κολλῶσι ταύτῃ τῇ δυνάμει διαιρέσεις.
Τούτῳ δὲ κέχρησο κἀπὸ πρώτης ἡμέρας,
Ἐφ᾽ ὧν προεῖπον, ὅταν ἔχωσιν εὐλαβῶς,
Πρὸς τὰς ἀμυχάς τε καὶ τὰ ταύταις ἑπόμενα.
Τῷ σπληνίῳ δ᾽ ἄνωθεν ὄξει διάβροχον
Σπόγγον ἐπίβαλλε κἀπίδει πεπιεσμένως,
Οὕτως ἐπιῤῥίψεις αὐτὸ καὶ τοῖς σπληνικοῖς.
Ἐφ᾽ ὧν δ᾽ ὑπονοεῖς τὸν σκίῤῥον σπλάγχνῳ τινὶ
Ἐσόμενον, ἀδεῶς κέχρησο τῷ μαλάγματι.

Μετὰ τοῦτο τὸ φάρμακον ὁ Δαμοκράτης ἔγραψε τὴν
διὰ τῶν ἁλῶν, ἀρξάμενος αὐτῆς οὕτως.

Ἄν ἐπιμένῃ τούτων τινὶ πλείοσι χρόνοις,
Σκεύαζε καὶ τοῦθ᾽, ὡς κάλλιστον φάρμακον.

Poſt ceram immittes et reſinam pityinam,
Ab igne poſtquam caccabum poſueris.
Quidam injiciunt contra mannae parem modum,
Alumen auferentes ex medicamine.
Utuntur ad id vitii genus et glutinant
Diviſiones his recentes viribus.
Tu hoc utitor vel a primo ſtatim die,
Ad quos affectus retuli, quum prenderint,
Ad puſtulas nec non has conſequentia,
Sed ſplenio madentem aceto ſpongiam
Deſuper injicito, vinculo coarctans molliter.
Sic et lienoſis ipſum perutile eſt.
Ubi ſuſpicaris ſcirrhum cuiquam viſceri
Futurum, intrepidus utitor malagmate.

Poſt hoc medicamentum Damocrates ſcripſit, quod ex
ſale confectum dicitur, hunc in modum exorſus.

Si in horum aliquo maneas diebus pluſculis,
Et hoc parato medicamentum quam optimum.

Εἶτα μετὰ τοῦτο καὶ ἄλλο δι᾽ ἁλῶν γράφει καὶ μετ᾽ ἀμφότερα πάλιν ἄλλο, χοιράδας δὲ διαφορεῖν ἐπαγγελλόμενον καὶ ἥπατος καὶ σπληνὸς ὑδερώδεις διαθέσεις. ἐμοὶ δὲ ἄμεινον ἔδοξεν, ἐν ταῖς διαφορητικαῖς ἐμπλάστροις ταῦτα γράψαι τὰ φάρμακα.

Κεφ. θ΄. [Περὶ τῶν χαλαστικῶν φαρμάκων.] Καλεῖ-ταί τινα χαλαστικὰ φάρμακα συνήθως ἅπασι σχεδόν τι τοῖς νεωτέροις ἰατροῖς, ἐφ᾽ ὧν, ὡς καὶ τοὔνομα μὲν δείκνυσι, χαλᾷ τὰ τεταινυμένα μόρια. τὸ γὰρ κεχαλάσθαι τῷ συντε-τάσθαι κατὰ τοὐναντίον λέγεται. γέγραπται γοῦν που καὶ ὑφ᾽ Ἱπποκράτους ὧδε. δέρματος σκληροῦ μάλθαξις, συντε-ταμένου χάλασις. εἰ μὲν οὖν κυρίως τις χρῷτο τοῖς ὀνόμασι, μαλακτικὰ τῶν ἐσκληρυσμένων σωμάτων ἰεῖναί τινα φήσει φάρμακα, τὰ λυτικὰ δηλονότι τῆς σκληρότητος αὐτῶν, ὥσπερ γε καὶ χαλαστικὰ τὰς τῆς τάσεως ἰατικά. συμβαίνει δὲ ἐπὶ ταῖς φλεγμοναῖς τετάσθαι [845] τὸ δέρμα, ποτὲ μὲν ὑπὸ τοῦ ὑποκειμένου ὄγκου τὸ σύμπτωμα τοῦτο λαμβάνον, ἐνίοτε δὲ καὶ αὐτὸ συμφλεγμαῖνον, οὐ μὴν ἡ οὐσία τῆς φλεγμονῆς

Deinde aliud quoque ex fale poſt hoc commemorat, rurſusque poſt ambo aliud ſtrumas diſcutere promittens et jecinoris lienisque aquoſos affectus. Mihi vero ſatius viſum eſt haec medicamenta inter emplaſtra diſcutientia referre.

Cap. IX. [De laxantibus medicamentis.] Vocantur medicamenta quaedam laxantia, familiari omnibus prope recentioribus medicis vocabulo, quod ut et nomen ipſum in-dicat, tenſas laxent partes, quippe laxari ac intendi con-traria inter ſe dicuntur. Hippocrates itaque hunc in mo-dum quodam in loco ſcriptum reliquit, cuti durae emol-litio, intenſae laxatio convenit. Si igitur proprie quis vo-cabulis utatur, nonnulla medicamenta induratorum corpo-rum malactica, id eſt emollientia, eſſe dicet, ea nimirum, quae ipſorum ſolvunt duritiem, quemadmodum et laxantia, quae tenſioni medentur. At in phlegmonis cutem tendi contingit, interdum a ſubjecto tumore ſymptoma hoc ca-pientem, interdum et ipſammet ſimul inflammatione labo-rantem, non tamen phlegmones ſubſtantia partis inflamma-

ἡ σκληρότης ἐστὶ τοῦ φλεγμαίνοντος μέρους, ἀλλὰ τοὐναντίον
ἅπαν, ὡς ἐν τοῖς περὶ αὐτῆς λόγοις δείκνυμεν, ὑγρότης. ἐν
δὲ τοῖς σκιῤῥουμένοις οὐχ ὑγρότης ἐστὶν ἡ ἐπικρατοῦσα
κατὰ τὸ πεπονθὸς μόριον, ἀλλ᾽ ἡ σκληρότης. ἀμφοτέρων δὲ
τῶν παθῶν ὁμογενής πώς ἐστιν ἡ γένεσις καὶ ἡ ἴασις. γεν-
νᾶται γὰρ ἐξ ἐπιῤῥοῆς, ἰᾶται δὲ κενωθέντων αὐτῶν. οὐ μὴν
ὅ γε τρόπος τῆς κενώσεως ἐπ᾽ ἀμφοῖν ὁ αὐτός, ἀλλὰ ὡς
ἐν τῇ τῆς θεραπευτικῆς μεθόδου πραγματείᾳ δέδεικται, καθ᾽
ἣν καὶ τῶν ἄλλων ἁπάντων παθῶν ἡ τῆς ἰάσεως εἴρηται
μέθοδος, ἐπὶ μὲν τῶν φλεγμαινόντων μορίων ἥ τε ἀποκρου-
στικὴ ποιότης τῶν φαρμάκων ὠφέλιμός ἐστι κατὰ τοὺς πρώ-
τους χρόνους, ἥ τε διαφορητικὴ μέχρι παντός. κατὰ δὲ τοὺς
σκίῤῥους ἡ διαφορητικὴ μόνη χωρὶς τῆς ἀποκρουστικῆς. τὰ
μὲν οὖν τελέως σκιῤῥωθέντα τελέως ἐστὶν ἀνίατα. διαγι-
νώσκειν δ᾽ αὐτὰ χρὴ τῷ μηδεμίαν αἴσθησιν ὑπολείπεσθαι τοῖς
πεπονθόσι μέρεσιν. ἐφ᾽ ὧν δ᾽ ἐστὶ μὲν αἴσθησις, ἀλλ᾽ ἀμυ-
δρὰ, θεραπεύεται ταῦτα διὰ φαρμάκων διαφορούντων μὲν
δηλονότι τὸ παχυνθὲν ὑγρὸν, οὐ μὴν ἰσχυρῶς γε καὶ ἀθρόως

tae durities eſt, ſed e contrario plane, ſicut in libris de ipſa
oſtendimus, humiditas. In iis vero quae ſcirrho conflictan-
tur, non praepollens in affecta parte humiditas eſt, verum
durities. Sed utriusque affectus ſimilis genere quodammodo
generatio eſt et curatio, naſcitur enim ex confluxu humo-
rum, curatur iisdem evacuatis, non tamen evacuationis mo-
dus in utrisque idem eſt, ſed uti in therapeutices methodi
commentario declaratum eſt, in quo etiam aliorum omnium
affectuum ſanandi rationem explicuimus. Inflammatis qui-
dem partibus tum repellens medicamentorum qualitas pri-
mis temporibus tum difcufforia femper ex ufu eſt, ſcir-
rʹhis autem ſola difcufforia ſine repellente. Itaque ſumme
indurata ſcirrho abſolute inſanabilia ſunt. Porro dignoſcere
ea oportet, eo quod nullus affectis partibus ſenſus ſuperſit.
At in quibus ſenſus quidem eſt, ſed obſcurus haec curan-
tur medicamentis humorem incraſſatum videlicet diſcutien-
tibus, non tamen valide ac univerſim hoc agentibus ſicut

Ed. Chart. XIII. [845.] Ed. Baf. II. (413.)

τοῦτο ποιούντων, ὡς τὰ διαφορητικὰ ποιοῦσι φάρμακα. κα-
λοῦσι δὲ ἐπισπαστικά τε καὶ ἐξιπωτικὰ τὰ τοιαῦτα. θαυ-
μάζειν δ᾽ οὐ χρὴ τὴν μετάπτωσιν εἰς σκληρότητα γιγνομένην
ἐκ τῶν φλεγμαινόντων, ὅταν ἅμα τό τε ἐπιῤῥυὲν ὑγρὸν ᾖ
παχύτερόν τε καὶ γλίσχρον, ἥ τε ἴασις διὰ φαρμάκων γένη-
ται ξηραινόντων σφοδρῶς. ὡς γὰρ κἀπὶ τῶν ἐκτὸς αὐτῷ
μὲν ὁμιλοῦντα τῷ πυρὶ πολλὰ τῶν σωμάτων φρύγεται, δι᾽
ὕδατος δὲ ἀναμαλάττεται, κατὰ τὸν αὐτὸν τρόπον ἐπὶ τῶν
φλεγμαινόντων ἡ κατὰ τὸν πεπονθότα τόπον ὑγρότης ὑπὸ
μὲν τῶν θερμαινόντων τε καὶ ξηραινόντων ἰσχυρότερον φαρ-
μάκων ὑπολειπόμενον ἴσχει τι γλίσχρον καὶ παχὺ, διαφορη-
θέντος τοῦ λεπτοῦ. καὶ τούτῳ τῷ τρόπῳ κατά τε τὰς ἀρ-
θρίτιδας οἱ πῶροι γίγνονται καὶ κατὰ τὰς νεφρίτιδας οἱ
λίθοι. ἐὰν δέ ποτε τὸ φλεγμονὴν ἐργασόμενον ῥεῦμα λεπτὸν
ᾖ κατὰ τὴν σύστασιν, ἥ τε ἴασις αὐτοῦ διὰ τῶν ξηραινόν-
των καὶ θερμαινόντων γένηται φαρμάκων, οὐδὲν ὑπολείπε-
ται σκιῤῥῶδες. οὐχ ἥκιστα δὲ καὶ τὰ σφοδρῶς ψύχοντά τε
καὶ στύφοντα τοὺς σκίῤῥους εἴωθεν ἐργάσασθαι. καὶ πολ-
λοὺς ἐξ ἐρυσιπελάτων ἀμέτρως παθόντων ταῦτα σκιῤῥώδεις

difcutientia medicamenta faciunt, cujusmodi vocant epispa-
ftica et exipotica, id eft *attrahentia et excolantia*. Mirari
vero non oportet mutationem in duritiem ex inflammatis
accidere, quum fimul et confluens humor craffior eft et
vifcidus et curatio medicamentis valde exiccantibus admi-
niftratur. Quemadmodum enim et in exterioribus permulta
corpora, quae ipfum ignem contingunt, torrentur, ex aqua
vero rurfus emolliuntur, ita etiam in inflammatis affecti
loci humor a calefacientibus et exiccantibus validius me-
dicamentis relictum aliquod vifcofum craffumque retinet,
tenui difcuffo. Et hac ratione in arthritide calli nafcuntur
et in nephritide calculi. Quod fi vero fluxio, quae phle-
gmonem commifit, confiftentia fit tenuis et curatio ejus fic-
cantibus et calefacientibus medicamentis adhibeatur, nihil
fcirrhofum relinquitur, imo refrigerantia vehementer aftrin-
gentiaque fcirrhos procreare folent, ac multos ex eryfipe-
latis immodice refrigeratis fcirrhofos tumores habere con-

Ed. Chart. XIII. [845.]   Ed. Baf. II. (413.)

ὄγκους ἔχοντας θεώμεθα διὰ τὴν ἀμαθίαν τῶν θεραπευ-
τάντων αὐτοὺς ἰατρῶν. πρώτη μὲν οὖν διαφορὰ τῶν τε τὰς
φλεγμονὰς θεραπευσάντων φαρμάκων ἐστὶ καὶ τῶν τοὺς
σκίῤῥους ἡ εἰρημένη. ἑτέρα δὲ ἡ διὰ τὴν συνεζευγμένην ὀδύ-
νην τοῖς φλεγμαίνουσιν οὐκ ἀνεχομένην ἰσχυρὸν φάρμακον
προσφέρεσθαι τῷ πεπονθότι μορίῳ. σὺν ὀδύνῃ γὰρ ἐνεργεῖ
ταῦτα, φθανόντων ὀδυνᾶσθαι τῶν φλεγμαινόντων διὰ τὸ
πάθος καὶ διὰ τοῦτο μαλακωτάτων φαρμάκων δεομένων.
τὰ σφοδρότερα δὲ πρὸς τῷ μὴ λύειν ἢ παρηγορεῖν τὰς ὀδύ-
νας, ἔτι καὶ παροξύνοντα, μείζονας ἐργάζεται τὰς φλεγμο-
νάς. πρώτη μὲν οὖν χρῆσις ἐπὶ τῶν ὀδυνωμένων φλεγμονῶν
ἐστιν ἡ διὰ τῶν ὑγρῶν ἱκανῶς φαρμάκων, ἅμα τῷ μετρίως
θερμαίνειν. ἐφεξῆς δὲ ἡ διὰ τῶν ἠρέμα παχυτέρων τε καὶ
ξηραντικωτέρων. ἡ τρίτη δὲ διὰ τῶν χαλαστικῶν ὀνομαζο-
μένων, ἅ τινες ἐν τοῖς μαλάγμασι γράφουσιν. ἔστι δὲ αὐτῶν
μαλακτικώτατα μὲν ὅσα κηρωτοειδῆ ταῖς συστάσεσιν, ὅταν
διὰ βουτύρου καὶ κηροῦ καὶ στέατος, ἐλαίου τε χαλαστικοῦ
συντίθεται. μίγνυται δὲ τούτοις οἰσύπου τε καὶ ῥητίνης καὶ

fpicimus, medicorum qui eos fanandos fufceperunt, infcitia.
Prima ergo medicamentorum, quae phlegmonis et quae fcir-
rhis medentur, differentia eſt ea quam diximus.   Altera
quae propter dolorem inflammatis conjunctum non fuſti-
net vehemens medicamentum affectae particulae offerri.
Haec enim cum dolore actionem edunt inflammatis ob affe-
ctum ſtatim dolentibus, eoque maxime emollientia remedia
deſiderantibus, at vehementiora pɩaeterquam quod dolores
non folvunt vel mitigant, adhuc etiam exacerbantia majo-
res phlegmonas concitant. Itaque primus ufus in dolenti-
bus phlegmonis eſt, qui medicamentis abunde humidis ſimul
et modice calidis adminiſtratur, alter paulo craſſioribus,
ſiccantioribusque conſtat, tertius laxantibus nominatis, quae
nonnulli in malagmatis ſcribunt. Sunt autem inter ea ma-
xime emollientia fane, quae cerati formam conſiſtentia re-
ferunt, quum ex butyro, cera, adipibus, oleoque laxante
componuntur. Miſcetur ipſis oeſypi et reſinae et picis parum

πίσσης ὀλίγον, ὥσπερ γε καὶ λιβανωτὸς καὶ χαλβάνη καί τι
καὶ τῆς Ἰλλυρικῆς ἴρεως. ἡυρέθη δὲ ὑπὸ Μενεκράτους, ὡς
αὐτός τε λέγει καὶ ἄλλοι τινὲς [846] αὐτῷ μαρτυροῦσιν, ἡ
διὰ χυλῶν ὀνομαζομένη τῶν μηκέτι ὀδυνωμένων ἰσχυρῶς
φλεγμονῶν, ἰατικὸν φάρμακον. ἐπιγέγραπται δὲ τὸ βιβλίον,
ἐν ᾧ γέγραπται τὸ φάρμακον, αὐτοκράτωρ ὁλογράμματος·
αὐτοκράτωρ μὲν, ἐπειδὴ τούτῳ προσπεφώνηται, ὁλογράμμα-
τος δὲ διότι (414) χωρὶς χαρακτήρων ὅλαις ταῖς συλλαβαῖς
γέγραπται β΄ καὶ γ΄. καὶ δ΄. καὶ ε΄. καὶ τῶν ἄλλων ἀρι-
θμῶν ἕκαστος, ἤτοι ῥητίνης ἢ πίσσης ἤ τινος ἄλλου φαρ-
μάκου· τοῦτο δ᾽ ἔπραξεν ὁ Μενεκράτης, ἐπειδὴ πολλάκις
οὐ μόνον ἀκόντων ἁμαρτάνεσθαι συμβαίνει κατὰ τὰς γρα-
φὰς, ἀλλὰ καὶ διὰ φθόνον ἑκόντων ἐνίων, τὸ μὲν ο γράμμα
θ ποιούντων διὰ μέσης τῆς στρογγύλης γραμμῆς ἑλκυσθεί-
σης ἑτέρας ἐγκαρσίας, τὸ δὲ ἰῶτα γράμμα προστεθείσης ἑτέ-
ρας ὁμοίως ἐγκαρσίας, ὥσπερ καὶ ἀποξυσθείσης μιᾶς γραμ-
μῆς ἐκ τοῦ γράμμα καὶ ῥῶ τὸν χαρακτῆρα τοῦ ἰῶτα κατα-
λείπεσθαι συμβαίνει. κατὰ τὸν αὐτὸν δὲ τρόπον ἐκ πολλῶν
γραμμάτων τῶν μὲν προσθέσει, τῶν δὲ συνθέσει, τῶν δ᾽ ἀφαι-

ficut et thus et galbanum, praeterea nonnihil iridis Illyri-
cae. Porro invenit Menecrates, ut ipfe ait et alii quidam
ei atteftantur, medicamentorum dia chylon, id eft *ex fuccis*,
appellatum phlegmonis nondum vehementer dolentibus effe
remedio. Infcriptus eft liber, quo medicamentum tradidit,
autocrator hologrammatos. Certe autocrator, id eft *impe-
rator*, quoniam huic dicatus eft, hologrammatos, quia fine
notis, integris fyllabis expreffus eft, duo, tria, quatuor,
quinque, aliusque quilibet numerus vel refinae vel picis
vel alterius cujuspiam medicamenti. Hoc autem fecit Me-
necrates, quod faepe non modo nolentibus errorem com-
mittere in fcripturis contingit, fed etiam per invidiam qui-
busdam volentibus, dum o literam θ faciunt per mediam
rotundam lineam, alia per transverfum ducta, ι vero literae
alia fimiliter transverfim appofita, ficut etiam una linea
ex γ et ρ derafa, literae ι characterem relinqui contingit.
Pari modo ex multis literis, aliis appofitione, aliis compo-

ρέσει, συμβαίνει τὴν ἀλλοίωσιν γενέσθαι τῶν δηλούντων αὐτὰ
χαρακτήρων. ἀλλ᾽ οὐδέν γε πλέον εἰργάσατο πρὸς τὸν ἑξῆς
χρόνον ὁ Μενεκράτης, τῶν ἐγγραφομένων αὐτοῦ τὴν βίβλον,
οὐχ ὁλογραμμάτους τὰς προσηγορίας τῶν ἀριθμῶν γραφόν-
των, ἀλλὰ διὰ τῶν δηλούντων αὐτὰ χαρακτήρων. εἰκότως
οὖν ηὐδοκίμησε τὰ Δαμοκράτους βιβλία τῶν φαρμάκων εἰς
μέτρα γραφέντα, καὶ εἴπερ ἅπαντα τὸν τρόπον τοῦτον ἐγέ-
γραπτο, κάλλιστον ἂν ἦν. ἐπεὶ δ᾽ οὐκ ὀλίγα τῶν δοκίμων
φαρμάκων παραλέλειπται, διὰ τοῦτο καὶ τῶν ἄλλων φαρ-
μακιτίδων βίβλων δεόμεθα, δι᾽ ὧν ἔγραψαν ἔνιοι ποικίλων
φαρμάκων συνθέσεις. ἀλλ᾽ ἥ γε διὰ τῶν χυλῶν ὑπὸ Μενε-
κράτους εὑρεθεῖσαι διὰ τῶνδε τῶν τριμέτρων στοιχείων ὑπὸ
Δαμοκράτους γέγραπται, μετά τινων μὲν καὶ ἄλλων, ὁμοίως
ἑαυτῇ προγεγραμμένων αὐτῆς δυοῖν.

　　Κεφ. γ΄. [Διὰ χυλῶν Δαμοκράτους ὑπὸ Μενεκράτους.]
　　Εἰπόντες οὖν ἔμπροσθε πῶς τὰ τραύματα
　　Δίχα φλεγμονῆς μένοντα κολληθήσεται,
　　Ἑξῆς ἐροῦμεν πῶς τὰ φλεγμαίνοντ᾽ ἄγαν

fitione, aliis ablatione, mutari notas feu characteres illos
indicantes accidit.　At nihilo plus Menecrates pofteritati
confuluit, quum ii, qui ejus librum fcribunt, appellationes
numerorum non integris literis, fed characteribus eas figni-
ficantibus notent.　Jure igitur Damocratis libri medicamen-
torum metris defcripti in pretio habiti funt, et fi omnia
hunc in modum tradita forent, optimum nimirum effet.
Quoniam vero non pauca probatorum medicamentorum re-
licta funt, ideo aliis quoque medicamentariis libris indige-
mus, quibus variorum medicamentorum compofitiones non-
nulli confcripferunt.　At vero medicamentum ex fuccis a
Menecrate inventum trimetris his verfibus Damocrates cum
aliis quibusdam duobus fimilibus ei praepofitis prodidit.

　　Cap. X. [*Dia chylon Damocratis ex Menecrate.*]
　　Praefati igitur, quo tandem pacto vulnera
　　A phlegmone fecura recte glutines,
　　Pofthac agemus, quomodo cum phlegmone

ΤΩΝ ΚΑΤΑ ΓΕΝΗ ΒΙΒΛΙΟΝ Η.   997

Ed. Chart. XIII. [846.]   Ed. Baf. II. (414.)
Δυνατὸν θεραπεύειν φαρμάκοις ἔσται καλῶς.
Ὅταν μυὸς τρωθέντος, ἢ νεύρων τινῶν
Ἤ καὶ νυγέντος ὑμένος ἐγγὺς ὀστέον,
Μετὰ τὴν τετάρτην ἡμέραν πυκνοὶ πόνοι
Καὶ φλεγμοναὶ, πυρετοί τε μετὰ συμπτωμάτων,
Πολλῆς ἀγρυπνίας, παρακοπῆς, δίψους σφοδροῦ,
Ξηρότητος γλώττης γένηται πρόσθεσις,
Καθ᾽ ἡμέραν ῥέποντα πρὸς τὰ χείρονα.
Ἰχὼρ τρυγώδης, λεπτὸς, ἐρυθρὰ τραύματα.
Τά τ᾽ ἐγγὺς αὐτῶν πάντ᾽ ἔχοντα σώματα
Ὀργὰς, διατάσεις, φλεγμονὰς, οἰδήματα,
Τότε μὴ κατάπλασσε ποικίλοις καταπλάσμασιν.
Ἔθος γάρ ἐστι τοῦτο ποιεῖν τοῖς νέοις,
Ἵν᾽ ἐκφυγόντες τὰς ἀκμὰς τῶν φλεγμονῶν
Τοῖς συκοφάνταις μὴ παρέχωσιν αἰτίαν.
Δεῖ δὲ τὸν ἔχοντα τῆς ἰδίας πίστιν τριβῆς
Καὶ συγκαταβαίνειν τοῖς νοσοῦσ᾽ εἰς τοὺς φόβους,
Μὴ περιμένοντα τὴν τύχην καὶ τὴν φύσιν.

Obſedit ipſa, curare queas commode.
Quum muſculo laeſo vel nervo quopiam,
Vel et propinqua quando oſſi membranula
Puncta, diem poſt quartum continuus dolor,
Et phlegmonae febresque cum ſymptomatis,
Multa vigilia fit delirio et ſiti.
Ac ſiccitate linguae, creſcuntque omnia
Quotidie et magis mala in pejus ruunt.
Et foeculenta ſanies, tenuis, vulnera et
Rubra, inſuper habent omnia haec quum corpora
Diſtenſiones, phlegmonas, oedemata,
Turgores, variis tum abſtine cataplasmatis,
Quod mos juvenibus eſt facere, quo phlegmonum
Status effugientes non dent calumniis
Occaſionem. At arti qui fidit ſuae,
Hunc devenire cum languentibus in metus
Oportet haud, expectantem dum vicerit
Natura vel fortuna quaedam juverit.

998   ΓΑΛΗΝΟΥ ΠΕΡΙ ΣΥΝΘΕΣΕΩΣ ΦΑΡΜΑΚΩΝ

Ed. Chart. XIII. [846. 847.]   Ed. Baf. II. (414.)

Σκεύαζε τοίνυν πρὸς ἃ προείρηται πάθη
Καὶ τοῖς ποδαγρικοῖς ἁρμόζον τὸ φάρμακον,
Ἐν παντὶ καιρῷ τοῖς νοσοῦσ᾽ ἐπικείμενον,
Τοῖς γὰρ διαλείμμασιν μὲν εὐκινησίαν
Παρέχον ἑτοίμην. καὶ τὸ μὴ πώροις ταχὺ
Πυκναῖς τ᾽ ἐπιβολαῖς παρενοχλεῖσθαι ῥᾳδίως.
Ἐν ταῖς καταρχαῖς δ᾽ οὐκ ἐῶν μεγέθη λαβεῖν,
Ἐν ἀκμαῖς δὲ τὰς παρακμὰς ποιοῦν ταχύ,
[847] Ἄν μὴ μεταβαίνῃ ῥᾳδίως τις ἐφ᾽ ἕτερα.
Τὸ δὲ φάρμακον σκεύαζε τοῦτον τὸν τρόπον,
Λιθαργύρου μὲν λειοτάτου, χρυσίτιδος
Λίτρας β´. βαλὼν, τέσσαρας δ᾽ ἀξυγγίου
Ἄγαν παλαιοῦ, μίαν δὲ καὶ μιᾶς λίτρας
Τρίτον ἐλαίου πολυετοῦς καὶ παχυτάτου
Καὶ μὴ δυσώδους, μὴ μέλανος, μὴ τραχέος,
Οὕτω γὰρ ἔσται δραστικὸν τὸ φάρμακον.
Τήξας δ᾽ ἐπιμελῶς ἐν λοπάδι τἀξούγγιον,
Ἔπαιρ᾽ ἀπ᾽ αὐτοῦ τοὺς ὑμένας καὶ τοὺς ἅλας,

Ergo pares, quibus confului affectibus,
Quod et podagricis medicamentum convenit,
Aegris in omni tempore impofitum manens.
Promptam agilitatem nam intermiffionibus
Id gignit corpori, cito nec permiferit
Callis, nec facile crebris angi infultibus.
Morbos initio prohibet increfcere,
Cogit autem vigentes mox decrefcere,
Nifi ad alia defcendas facile medicamina.
Hunc pharmaci in modum fit compofitio.
Lithargyri laeviffimi chryfitidis
Libras duas mifcens, quatuor axungiae
Valde vetuftae, libram autem unam et unius librae
Tertiam partem olei annofi, craffiffimi
Et non foetentis, non nigri, non afperi,
Sic namque fumet pharmacum efficaciam.
Liquatae diligenter olla axungiae
Membranulas falemque mox fuftollito,

Ed· Chart· XIII. 1847.]   Ed. Baf. II. (414.)

Ἠθμῷ διηθῶν εἰς ἑτέραν μείζω χύτραν,
Καὶ προσβαλὼν ἔλαιον ἀνάζεσον πάλιν,
Μὴ πᾶν δ' ἔλαιον, ἀλλὰ τὰ δύ' αὐτοῦ μέρη,
Τὸ τρίτον δ' ὑπολιπὼν, ἔχ' ἐν ἑτοίμῳ κείμενον,
Ἂν ἐπειχθῆς προσβάλλειν, ἵν' ᾖ σοι παρόν.
Ἔσται δὲ χρεία πάντως ἐν χειμῶνί γε,
Ὅταν ᾖ γεγονὸς τῷ μακρῷ χρόνῳ παχὺ
Τὸ βαλλόμενον ἔλαιον εἰς τὸ φάρμακον,
Λιθάργυρόν τε τῶν ζεόντων κατάπασσε,
Ἕψε ἐπὶ μαλακῷ καὶ διηνεκεῖ πυρὶ,
Κινῶν σπάθῃ, βέλτιον ἂν ᾖ τῇ πευκίνῃ.
Ὅταν δὲ ἐπὶ χρόνον μέτριον ἑψούμενον
Τὸ φάρμακον λάβῃ μὲν ἐμπλάστρου πάχος,
Λάβῃ δ' ὁμοίως δυσωδίαν φαρμάκου,
Ἔπαιρε ταχέως τὴν χύτραν ἀπὸ τοῦ πυρὸς,
Ποιῶν μὲν βραχὺ σκληροτέραν ἐν τῷ θέρει,
Μαλακὴν δὲ τῷ χειμῶν', ἀμόλυντον δ' ὅμως,
Κίνει δ' ὁμοίως ἕως μετρίως ὑποψυγῇ,

In vas aliud ipfam percolans amplius,
Adjectoque oleo, rurfus cura, ferveat.
Non omne pones oleum, fed partes duas,
Tertia manebit in expedito condita,
Si fit neceffarium jungere, ne abfit longius.
Uteris omnino per hiemem, quum inditum
Medicamini craffum oleum longo tempore
Evaferit, lithargyrum et ferventibus
Infpergito, levi igne et affiduo coquas,
Spatha movens, praeftiterit quam effe pineam.
Quum ceperit mediocri coctum tempore
Medicamen hoc emplaftri fpiffitudinem,
Nec non foetorem fimili pacto pharmaci,
Confeftim ab igne cacabum deponito,
Faciens per aeftatem pauxillo durius,
Sed hieme mollius, non inquinans tamen,
Moveto adusque, quo modice ita refrixerit.

Εἶτα πάλιν χερσὶ σκληροτέραις πρόσπασσε πᾶν
Μαλαχθὲν, οὕτως μεταφέρειν ἐκ τῆς χύτρας.
Ὅταν δ᾽ ᾖ χρεία, πάλιν μαλάττειν εὐτόνως,
Μαλακῷ τ᾽ ἐπιμελῶς ἐμπλάσαντας δέρματι,
Οὕτως ἐπιβάλλειν εὐμεγέθη τὰ σπλήνια.
Ταύτην δὲ τὴν ἔμπλαστρον εἰ βούλει ποτὲ
Μᾶλλον ποιεῖν πρὸς νεῦρα παχέα καὶ μύας
Σκληρούς τε μασθούς, ἄρθρα τ᾽ ἐξῳδηκότα,
Μαλάχης ἀγρίας τῶν ῥιζῶν λίτραν βαλὼν
Καθαρῶν τε, προσφάτων τε καὶ συντεμὼν
Εἰς δακτυλιδίους, τῷ τε μήκει καὶ πάχει
Τόμους ἐπίβαλλε τοῖς ζέουσ᾽ ἐν τῇ χύτρᾳ.
Ὅταν δὲ πᾶσαν ἀνθρακωθέντ᾽ ἀποβάλῃ
Τὴν ἰκμάδα καὶ τὴν δύναμιν τὸ φάρμακον,
Ἔπαρον ἠθμῷ τῆς μαλάχης τὰ ῥίζια,
Λείαν δ᾽ ἐπιπάσας τὴν λιθάργυρον, τότε
Ἕψησον, ὡς προεῖπον πρόσθεν, καὶ πάλιν
Ἀπόθου θ᾽ ὁμοίως καὶ τὸν αὐτὸν χρῶ τρόπον.

Sic deinde rurſus manibus durioribus
Totum ſubactum ex olla transferri jube.
Quum poſcet uſus, iterum valide mollies,
Mollique diligenter pelliculae illinens,
Permagna ſuper accommodabis ſplenia.
Emplaſtrum vero hoc, ſiquando efficacius
Deſideres ad nervos craſſos, muſculos,
Durasque mammas atque articulos inſuper
Tumentes fieri, pondo radicum indito
Agreſtis malvae purarum ac recentium,
Sectarum in partes digiti craſſitudine
Ac longitudine. In olla ferventibus
At quum madorem totum et vires pharmacum
Ex igne depoſuerit, colo trajice
Malvae radiculas, laevem et lithargyron
Inſperſum coque tum, ut praedixi, et reponito
Simili modo rurſus eodemque ipſo utitor.

Τοῦτο δὲ ἑκατέρας φησὶ τὰς ἀρετὰς ἔχειν
Ὁ πρῶτος εὑρὼν Μενεκράτης τὸ φάρμακον,
Ἀνὴρ κράτιστος, ἑκτικὸς πρὸς τὴν τέχνην.
Καὶ γὰρ φυλάττει τὰ νεότρωτα τραύματα
Δίχα φλεγμονῆς, κολλᾶν τε τὰ διῃρημένα
Ἔπεισεν ἡμᾶς καὶ τὰ φλεγμαίνοντ᾽ ἄγαν
Ἕλκη θεραπεύειν, τούς τε τρωθέντας μύας,
Δίχα τινὸς ἄλλου τῶν βοηθεῖν δυναμένων
Καταπλασμάτων, σπόγγων τε καὶ τῶν ἐμβροχῶν.
Ποιεῖ δὲ πάνθ᾽ ὅσ᾽ ἔμπροσθεν εἶπον ποιεῖν
Τὴν διὰ λιθαργύρου τε καὶ ἀξουγγίου.
Εἶναι δ᾽ ἄριστον πεσσὸν ἐν κεχρονισμέναις,
Ἐν προσφάτοις τε φλεγμοναῖς τῆς ὑστέρας,
Ἕλκη τε πληροῦν κοῖλα, ῥοδίνῳ μύρῳ
Διεθεῖσα ἢ καλῷ γε μυρσίνῳ ἀπουλοῦν.
Καθόλου τε πᾶν κατάπλασμα καὶ φάρμακον
(415) Ἔξωθεν ἐπ᾽ αὐτῶν φῄσ᾽ ἐπιῤῥιπτούμενον,
Περισσὸν εἶναι τοῖς τε ταύτῃ χρωμένοις.

Ambas eodem tenere id virtutes ait
Primus Menecrates inventor pharmaco,
Vir qui fuit habitu medicam erga artem optimo.
Etenim recentia fervat citra phlegmonem
Vulnera, eadem nec non divifa glutino
Jungere, quae funt et phlegmone obfeffa ulcera
Nimis medicari et vulneratos mufculos
Suafit, fine quopiam alio, quae fuccurrere
Poffunt cataplasmatis, fomentis, fpongiis.
Ad omnia, quae facere confirmavi prius
Medicamen ex lithargyro et axungia,
Facit. Optimum vero peffum diutinis
Recentibusque uteri inflammationibus,
Implere cava dilutum rofaceo
Vel myrteo bono et cicatricem addere.
Summatim omne cataplasma nec non pharmacum
Extrinfecus quod ipfis fuperinjicitur,
Superfluum effe dicit ifto utentibus.

1002 *ΓΑΛΗΝΟΤ ΠΕΡΙ ΣΤΝΘΕΣΕΩΣ ΦΑΡΜΑΚΩΝ*

Ed. Chart. XIII. [847. 848]　　　　　　Ed. Baf. II. (415.)

Ἔστι δ᾽ ἀναγραφῆς ἄξιον τὸ φάρμακον.
Ἤδη δὲ πιστόν ἐστι καὶ τοῖς βασκάνοις,
Λέγει δὲ ποιεῖν αὐτὸ τοῦτον τὸν τρόπον.
Ἑπτὰ μὲν ἐλαίου τοῦ θέρους λίτρας σταθμῷ.
Ἐν ἄλλῳ εὗρον ἥμισυ τοῦ ἐλαίου
[848] Τοῦ λιπαροῦ καὶ προσφάτου ἀξουγγίου.
Ἐννέα δὲ τοῦ χειμῶνος, ὥς φησιν, βάλεις,
Ἓξ δὲ μόνον λειοτάτης λιθαργύρου.
Ξέστου δ᾽ ἔφασκε τήλεως μέρος ἥμισυ.
Ταὐτὸν λινοσπέρμου τε τοῦ κεκαυμένου.
Μαλάχης τ᾽ ἀγρίας ἔλεγε γ᾽. λίτρας σταθμῷ,
Ῥίζης ἐχούσης χυλὸν ἔτι τὸν πρόσφατον,
Ἕψειν δι᾽ ὕδατος μὲν ξέστας η᾽. μέτρῳ,
Εἰς λοπάδα καινὴν κεραμίαν πλατύστομον,
Ῥίζης βάλλοντα τῆς μαλάχης κεκαθαρμένης,
Τετμημένης, λεπτῆς τε καὶ τεθλασμένης,
Τῆλιν πεπλυμένην, τό τε λινόσπερμον καλῶς.
Ὅταν δὲ χυλωθῇ τε καὶ πάχος λάβῃ,

Profecto dignum ſcriptione eſt pharmacum,
Cujus fides jam vel recepta eſt invidis.
Hunc in modum ipſum praeparari dictitat.
Septem olei libras aeſtivis temporibus
Indes, alias ejus dimidium reperi,
Pinguis, recentis pariter atque axungiae,
Sed hieme, ſicut tradit, injeceris novem.
At ſex leviſſimi modo lithargyri,
Foenigraeci addit dimidium ſextarii
Et ſeminis tantundem combuſti lini.
Malvaeque agreſtis pondo ſtatuebat tria
Rudicis, etiamnum cui ſuccus ſit recens.
Quaternis bis coquere ex aquae ſextariis,
Ollae orificio amplo recenti fictili.
Malvae radix purgata, conciſa itidem
Et tenuis et contuſa ut fuerit indita,
Mox addito foenigraeci elutum probe
Linique ſemen. At quum ſuccum emiſerint

Δι᾽ ὀθονίου τὸν χυλὸν ἀποθλίψας ἔχε,
Στήσας δὲ τὰς δ᾽. λίτρας σταθμῷ
Μιγνύς τ᾽ ἔλαιον, πᾶν ἕψει ἐπ᾽ ἀνθράκων.
ᵃΟταν δὲ λεπταὶ πομφόλυγες ἐκ μειζόνων
Πυκναί τ᾽ ἐπαναστῶσι τοῖς ἐν τῇ χύτρᾳ
Πρόσπασσε λείαν τὴν λιθάργυρον, τότε
Ἕψε τε μαλακῷ καὶ διηνεκεῖ πυρί,
ᶜΕως ὅ τε χυλὸς τῷ λίπει συνεκφρυγεὶς,
Τὸ φάρμακον ἔμπλαστρος ἔσται μηλίνη,
Εὔχρους, ἀμόλυντος, ἀλλὰ μὴ σκληρὰ πάνυ.
Ταύτην ἐφευρὼν τοῖς παλαιοῖς φαρμάκοις,
Ἔλεγε διὰ χυλῶν εὐλόγως τὸ φάρμακον.
Ἄλλο.
Καὶ τοῦτο δέ ἐστιν ὁμογενὲς τὸ φάρμακον,
Εἰ καὶ δι᾽ ἑτέρων μιγμάτων σκευάζεται.
Ποιεῖ γὰρ ἀμέλει πρὸς ἃ προεῖπον, πάνθ᾽ ἁπλῶς
Τά τ᾽ ὠμὰ καὶ δύσπεπτα καὶ δυσμετάβολα,

Coctura ſpiſſitudinemque acceperint,
Habeto ſuccum, expreſſeris quem linteo.
Trutina at quaternas quando expenderis libras
Olei, commiſcens, totum coque carbonibus.
Quum vero tenues bullulae ex majoribus
Crebrae contentis cacabo prodiverint,
Lithargyrum laevem protinus aſpergito,
Ignique non acri, ſed aſſiduo coque,
Frictus ſit dum usque ſuccus cum pinguedine.
Erit ipſum medicamentum emplaſtrum melinum,
Boni coloris, non inficiens nec nimis
Durum. Vetuſtis hoc qui invenit pharmacis,
Vocabat ipſum jure e ſuccis pharmacum.
Aliud.
Et hoc eodem prodit genere pharmacum,
Aliis licet mixturis ipſum praeparent.
Affectus ad quos retuli, prorſus facit.
Summatim omnibus et crudis et quae concoqui,

Τὰ κατὰ μυῶν ὑμένων τε μεγάλα τραύματα.
Λύει γὰρ αὐτῶν τὰς ὠτειλὰς ῥᾳδίως
Ἀρθριτικοῖς τε πᾶσ᾽ ἐπιῤῥιπτούμενον,
Παρηγορήσει τοὺς κεχρονισμένους τόπους.
Ἔχει δὲ πίσσης ξηροτάτης λίτρας β'.
Καθαροῦ τε κηροῦ Ποντικοῦ λίτρας β'.
Πάλιν τερμινθίνης τε καὶ τῆς καθύγρου
Λίτρας β'. μάννης λιβάνου τ᾽ ἀδόλου λίτραν
Ἥμισυ δὲ λίτρας ἤ τι βραχυῤῥεπέστερον
Λευκοῦ, λιπαροῦ μάλιστα, βουτύρου νέου.
Τὰ μὲν ἄλλ᾽ ἐπὶ πολὺ τῆκε καὶ λάβρῳ πυρὶ
Συνεχῶς, ἐπιβλέπων ἦν ἀμόλυντον τυγχάνῃ
Τὸ φάρμακον τριβόμενον ὑπὸ τῶν δακτύλων.
Οὗ περ γινομένου, βαστάσας ἀπὸ τοῦ πυρὸς,
Τοῖς τηκομένοις τὴν μάνναν οὕτω κατάπασον,
Κινῶν ἐπὶ πολὺ τῇ σπάθῃ τὸ φάρμακον.
Οὕτω ψυγέν τε καὶ μαλαχθὲν, ἀποτίθου

Facile mutari nequeuntque. Ingentia
Et mufculorum et membranarum vulnera
Perfanat, ipforum nam facile fubvenit
Punctibus. Arthriticis injectum item omnibus
Infeftatos jam mitigabit diutino
Dolore. Picis affumit quam ficciffimae
Libras duas, ceraeque totidem Ponticae,
Purae terebinthinae et liquidae libras duas,
Mannaeque thuris veri unam pondo libram,
At felibram vel hac pauxillulo minus,
Albi recentis butyri pinguiffimi.
Relinqua diu liquentur et quidem igne acri,
Affidue cernens, amplius ne pharmacum
Colore inficiat digitis contritum tuis.
Quibus peractis fublata ab igne ollula
Mannam liquatis inde fic afpergito,
Movens medicamentum diu rudicula.
Sic frigeratum et mollitum reponito.

Ῥοδινόν τε ταύτῃ τῇ δυνάμει τὸ πρόσφατον
Πολὺ καταμίξας, χρήσῃ καὶ πρὸς κοῖλ᾽ ἄγαν
Ἄσαρκά θ᾽ ἕλκη καὶ τενόντων φλεγμονὰς
Δυσμεταβόλως τ᾽ ἔχοντα πρὸς λευκὸν πύον.

Κεφ. ια᾽. [Περὶ ἀκόπων.] Τὴν τῶν ἀκόπων φαρμά-
κων ἐπαγγελίαν ἐνδείκνυται καὶ αὐτὸ τοὔνομα αὐτῶν. κόπους
δ᾽ ὀνομάζουσιν οἱ ἄνθρωποι τὰς ἐκ τῶν πολλῶν ἢ σφοδρῶν
κινήσεων γιγνομένας διαθέσεις τοῖς σώμασιν, ἤτοι γ᾽ ὅλοις ἢ
κατὰ τὰ μᾶλλον πονήσαντα μόρια. λυπηραὶ δ᾽ εἰσὶν αἱ δια-
θέσεις αὗται, μάλιστα μὲν τοῖς κινουμένοις, ἤδη δὲ καὶ τοῖς
ἡσυχάζουσιν, ὅσαι σφοδρότεραι. ὕστερον δὲ καὶ τοῖς ἰατροῖς
εἰθίσθη, κἂν μὴ πρὸς κόπους ᾖ τὸ φάρμακον ὑπ᾽ αὐτῶν
συγκείμενον, ἀλλ᾽ ἤτοι πρὸς ὀδύνην χρονίζουσαν ἐν τῷ βά-
θει τοῦ σώματος ἢ δυσκινησίαν [849] ἢ δυσαισθησίαν ἢ
σκληρότητα μορίου ἢ τάσιν ἢ ὄγκον σκιῤῥώδη καλεῖν ὁμοίως,
ἄκοπα καὶ τὰ τοιαῦτα πάντα, μόνον ἐὰν ἔχῃ τὴν καθ᾽ ὑγρό-
τητα σύστασιν ὁμοίαν τοῖς ἀκόποις, ἥτις ἐστὶ παραπλησία

Huic copiofumque et recens rofaceum
Contemperans, cava atque ad carnis indiga
Adeo ulcera utere, tendonumque phlegmonas,
Tum quae non facile in pus mutantur candidum.

Cap. XI. [De Acopis, id eft laffitudinem tollenti-
bus.] Quid Acopa medicamenta promittant, etiam nomen
ipforum oftendit. At κόπους, id eft laffitudines, homines
vocant affectus ex multo vehementive motu corporibus
vel totis vel partibus, quae amplius laborarunt, oborientes.
Porro moleftae funt difpofitiones hae potiffimum iis, qui
moventur, vehementiores autem jam et conquiefcentibus
negocium facelfunt. Caeterum poftea medicis in ufu fuit
et fi non ad laffitudines medicamentum ab ipfis fit com-
pofitum, fed vel ad dolorem diuturnum in alto corporis
latentem vel motum difficilem vel fenfum difficilem vel
partis duritiam vel tenfionem vel tumorem fcirrhofum,
appellare fimiliter acopa et id genus omnia, modo humi-
dam confiftentiam acopis fimilem habeant, quae liquidis

ταῖς ὑγραῖς κηρωταῖς, ὁποίαις κἀπὶ τῶν ἐξαρθρημάτων τε
καὶ καταγμάτων χρώμεθα. τῆς γὰρ τοιαύτης συστάσεως ὑγρό-
τατον μέν ἐστι τὸ καλούμενον ὑπὸ τῶν νεωτέρων ἰατρῶν
κηρέλαιον. ἐφεξῆς δ᾽ αὐτοῦ τὰ ἄκοπα χρίσματα καὶ μετὰ
ταῦτα παχυτέραν ἔχουσα σύστασιν ἡ τῶν ὑγρῶν κηρωτὴ, εἶθ᾽
ἡ τῶν ἁπαλῶν τε καὶ μαλακῶν ὀνομαζομένων. ὑστάτη δὲ ἡ
τῶν ἀμολύντων, ὁμοία τῇ τῶν καλουμένων ἰδίως ἐπιθεμά-
των· οἷς ἐφεξῆς ἐστιν ἡ τῶν ἐμπλάστρων σύστασις, ἐχου-
σῶν καὶ τούτων αὐτῶν, ἐν τῷ μᾶλλόν τε καὶ ἧττον οὐ μι-
κρὰν διαφορὰν, ὥστ᾽ ἔνιοι τῶν ἰατρῶν, κηρωτομαλάγματά
τινα προσηγόρευσαν, ἀπὸ τῆς συστάσεως μόνης οὕτως ὀνο-
μάσαντες, ὅσα τῶν ἐπιτιθεμένων φαρμάκων οὐκέτι μέν ἐστιν
ὑγρὰ, σκληρὰ δὲ εἰς τοσοῦτον οὐδέπω, καθάπερ αἱ ἔμπλα-
στροι. οὐσῶν οὖν ἁπασῶν τῶν εἰρημένων διαφορῶν δηλω-
τικῶν οὐ τῆς δυνάμεως τῶν φαρμάκων, ἀλλὰ τῆς κατὰ τὴν
σύστασιν ἰδέας· τῶν ἀκόπων προσηγορία, πάλαι μὲν ἐσή-
μανε τὴν δύναμιν τῶν φαρμάκων, ὕστερον δὲ τὴν σύστασιν.
καὶ διὰ τοῦτο ἠναγκάσθησαν ἅμα διορισμοῖς ὀνομάζειν αὐτὰ,

ceratis, cujusmodi et in luxatis fracturisque utimur, eſt
propinqua. Talis namque conſiſtentiae humidiſſimum eſt,
quod a junioribus medicis cerelaeon appellatur, deinde
illitus acopi, poſt hos liquidorum ceratum craſſiore ſub-
ſtantia praeditum, mox ceratum tenerorum et mollium uti
vocant, poſtremo amolynta, id eſt *non inquinantia*, ſimi-
lia his quae proprie epithemata dicuntur. His ſuccedit em-
plaſtrorum conſiſtentia, quae et ipſa in majoris minoris-
que ratione haud mediocrem obtinent differentiam. Quare
nonnulli medicorum quaedam nomine a ſola conſiſtentia
ita deſumpto, ceratomalagmata nuncuparunt, medicamenta
inquam inter ea, quae corpori imponuntur, non etiam qui-
dem humida, dura vero nondum tantopere ut emplaſtra.
Quum igitur omnes citatae differentiae non facultatis me-
dicamentorum, ſed conſiſtentiae formae ſint indices, aco-
porum appellatio quondam ſane medicamentorum facul-
tatem, poſtea conſiſtentiam ſignificavit, hujusque rei cauſa
cum diſtinctionibus ea nominare coacti ſunt, hoc quidem

Ed. Chart. XIII. [849.]　　　　　　　　Ed. Baf. II. (415.)

τουτὶ μὲν ἄκοπον, χαλαστικὸν, τουτὶ δὲ μαλακτικὸν ἢ θερ-
μαντικὸν ἢ ἀνώδυνον ἢ μετασυγκριτικὸν προσαγορεύσαντες,
ὥσπερ γε καὶ πρὸς τόδε τι πάθος ἁρμόττειν, οἶον ἰσχιάδα,
παράλυσιν, πλευρῶν ὀδύνην ἢ κοινῇ πρὸς ἁπάσας ὀδύνας.
αὐτοφυὲς μὲν οὖν ἐστι φάρμακον ἁπλοῦν, ἀρωγὸν ἅπασι
κόποις τὸ ἔλαιον, ὃ καὶ χωρὶς προσθήκης ὀνομάζομεν, ἐπειδὴ
καὶ μόνον ἦν τοῖς παλαιοῖς χρόνοις, ὕστερον δὲ τό τε κί-
κινον ἔλαιον αὐτῷ προσετέθη παρά γε ὑμῖν. ἐν Αἰγύπτῳ
γὰρ καὶ τοῦτο παλαιὸν ἦν καὶ μετὰ τὸ κίκινον αὖθις ἄλλα,
τό τε ῥαφάνινον καὶ τὸ σινάπινον καὶ τὸ σησάμινον, ἕτερά
τε τοιαῦτα, καθάπερ καὶ παρ᾽ ἡμῖν κρίνινόν τε καὶ μαστί-
χινον καὶ σχίνινον, ὅσα τε τούτων ποικιλώτερα μέχρι καὶ
τῶν μύρων. εὔδηλον οὖν ὅτι τὰ παρὰ τοῖς παλαιοῖς ἄκοπα
καλούμενα φάρμακα, πάνθ᾽ ὑγρὰ ταῖς συστάσεσιν ἀναγκαῖον
εἶναι, τοὺς μὲν ἐπιπολῆς κόπους ἐλαίου μόνου θεραπεύον-
τος, τοὺς δὲ καὶ διὰ βάθους καὶ σφοδροτέρους, μετά τινος
τῶν ἐμβαλλομένων αὐτῷ χαλαστικῶν φαρμάκων, θερμαίνειν
συμμέτρως πεφυκότων, ὥσπερ ἡ χαλβάνη τε καὶ ἡ ῥητίνη

acopon laxans, illud emolliens vel calefaciens vel anody-
num vel metafyncriticum appellantes, ficut etiam ad hunc
quendam affectum conferre, verbi gratia ifchiadem, para-
lyfin, laterum dolorem vel communiter ad univerfos do-
lores. Nativum igitur eft medicamentum fimplex omnium
laffitudinum praefidium, oleum videlicet, quod et citra ad-
jectionem nominatur, quoniam vetuftis temporibus folum
quoque erat, pofteri cicinum oleum apud nos ei appo-
fuerunt, in Aegypto enim et hoc vetuftum erat, et rurfus
poft cicinum, raphaninum, finapinum et fefaminum alia-
que ejus generis, quemadmodum etiam apud nos liliaceum,
maftichinum et lentifcinum, quaeque his magis varia funt
vel usque ad unguenta. Itaque clarum eft, medicamenta
acopa apud veteres dicta omnia liquidae confiftentiae effe
neceffario, quippe oleum folum laffitudines externis parti-
bus ingruentes curat, in alto affligentes vehementioresque,
cum injecto aliquo laxante medicamento mediocriter cale-
faciente, veluti galbano, refina terebinthina, ad hanc colo-

1008 ΓΑΛΗΝΟΥ ΠΕΡΙ ΣΥΝΘΕΣΕΩΣ ΦΑΡΜΑΚΩΝ

Ed. Chart. XIII. [849.]   Ed. Baf. II. (415. 416.)
τερμινθίνη καὶ πρὸς αὐτῇ κολοφωνία τέ τις ὀνομαζομένη
καὶ φρυκτή. θερμότεραι δὲ τούτων ἐλατίνη τέ ἐστι καὶ
στροβιλίνη, βραχὺ δὲ τῆς τερμινθίνης ἡ λάριξ ὑπάρχει θερ-
μοτέρα. μίγνυται δὲ τὰ τοιαῦτα πάντα χαλαστικοῖς ἐλαίοις,
ὁποῖόν ἐστι τὸ Σαβῖνον, ἐπεμβαλλομένου ποτὲ καὶ κηροῦ.
χρῖσμα δὲ ἄκοπόν ἐστιν ἐπὶ τῶν ἤδη διὰ βάθους ἀλγούν-
των καὶ τὸ διὰ τοῦ σπέρματος τῆς ἐλάτης, χαμαιμήλου τε
καὶ ἀνήθου (416) καὶ ἄνθους αἰγείρου περὶ ὧν ἐφεξῆς
ἐροῦμεν ὅπως σκευάζεται. καὶ τὸ σούσινον δὲ καὶ τὸ γλεύ-
κινον καὶ τὸ κομμαγηνὸν ἐκ τῶν ἀκόπων χρισμάτων ἐστὶν,
ὅσα τε διὰ πιμελῆς καὶ στέατος συντίθεται μετριώτατα μὲν
χαλῶντος τοῦ ὑείου, μᾶλλον δὲ τούτων τὸ ἀλεκτορίδων καὶ
τούτου μᾶλλον ἔτι τὸ χήνειον. ἰσχυρότερον δὲ στέαρ ἐστὶν
ὡς θερμαίνειν σφοδρότερον ἤδη καὶ διὰ τοῦτο καὶ διαφο-
ρεῖν ἱκανῶς τὸ λεόντειόν τε καὶ παρδάλειον. ἐν δὲ τῷ μέσῳ
τούτων ἐστὶ καὶ βοείου τε καὶ αἰγείου τὸ τῶν ἀλωπέκων
τε καὶ τῆς ὑαίνης· ταῦτα μὲν οὖν ἅπαντα κατὰ γένος ἐστὶ
τῶν κυρίως ὀνομαζομένων ἀκόπων, ἀλλήλων διαφέροντα τῷ
μᾶλλόν τε καὶ ἧττον θερμαίνειν, ὥστ᾽ ἔνια καὶ τὸ γένος

phonia quadam nominata et fricta, quibus calidiores funt
abietina et ftrobilina, terebinthina vero larix paulo calore
praecellit. Caeterum id genus omnia laxantibus oleis mi-
fcentur, quale eſt fabinum, injecta interdum et cera. Jam
vero acopon unguentum eſt in iis, qui jam etiam in cor-
pore alto dolent et medicamentum ex femine abietis, cha-
maemeli, anethi et floris populi nigrae, quorum mox di-
cemus confecturam. Praeterea fufinum et gleucinum et co-
magenum ex acoporum unguentorum grege eſt et quae ex
pinguedine et adipe componuntur, fuillo quidem modera-
tiffime laxante, gallinaceo autem his vehementius et hoc
adhuc magis anferino, at adeps leoninus et pardi validior
eſt, ut jam vehementer calefaciat, eoque infigniter difcutiat,
in medio horum confiſtunt bubulus, caprinus, vulpis et
hyaenae. Haec fane univerfa in genere funt eorum, quae
proprie acopa dicuntur, hoc invicem difcrimine variantia,
quod alia magis alia minus calefaciant. Quapropter non-

ὅλον ἐκπεπτωκέναι δόξει τῶν ἀκόπων χρισμάτων, ἐπὶ τῶν
μα[85ο]λακῶν σωμάτων ἐξεταζόμενα, καίτοι τοῖς σκληροτέ-
ροις, ὁποῖα τὰ τῶν ἀγροίκων ἐστιν, ὠφελιμότατα φαινόμενα.
λέλεκται γὰρ καὶ πολλάκις, ὡς τὰ σκληρὰ σώματα τῶν ἰσχυ-
ροτέρων ἀνέχεται φαρμάκων. ὅσα δὲ μαλακὰ καὶ ὑγρὰ, κα-
θάπερ τὰ τῶν παίδων καὶ γυναικῶν καὶ εὐνούχων, οὐ φέ-
ρει τὴν τῶν τοιούτων φαρμάκων δύναμιν. εὔδηλον δ' ὅτι
καὶ τὰ μυράκοπα καλούμενα τῶν ἀκόπων μιγνυμένων τοῖς
μύροις γίγνεται, μηδέν τι βελτίω τῶν ἄλλων ὄντα, πλὴν
κατὰ τὴν εὐωδίαν. ὥσπερ οὖν εἴωθα τοῖς πρεσβυτέροις διὰ
μακρᾶς πείρας βεβασανισμένα γράφειν, οὕτω καὶ νῦν πράξω
τὴν ἀρχὴν ἀπὸ τῶν ὑπ' Ἀσκληπιάδου γεγραμμένων ποιη-
σάμενος.

Κεφ. ιβ'. [Τὰ ὑπ' Ἀσκληπιάδου γεγραμμένα κατὰ τὸ
δ'. τῶν ἐκτὸς, ἄκοπά τε καὶ μυράκοπα.] Ἄκοπα πρὸς τὰς
ἐκ κόπων ἀηδίας ποιεῖ καὶ νευρικαῖς συμπαθείαις. ἐχρήσατο
δὲ Θεμίσων. τὸ φάρμακόν ἐστι σφόδρα καλόν. ♃ σαμψύχου
ξέστην α'. λιβανωτίδος ξέστην α'. τήλεως ξέστην α'. καρδα-

nulla genere toto acoporum unguentorum excidiſſe vide-
buntur, ſi in mollibus ea corporibus examines, etſi durio-
ribus, cujusmodi agreſtium ſunt, utiliſſima appareant, nam
multoties etiam diximus dura corpora valentiora medica-
menta ſuſtinere, mollia vero et humida, veluti puerorum
mulierum et eunuchorum, ejusmodi medicamentorum fa-
cultatem ſerendo non eſſe. Inſuper cuivis notum eſt et quae
vocantur myracopa, ex acoporum cum unguentis tempe-
ratura fieri, nihilo caeteris praeſtantiora, niſi odoris ſua-
vitate. Quemadmodum igitur a vetuſtioribus longo uſu ex-
plorata ſcribere conſuevi, ita nunc quoque faciam ab Aſcle-
piadis ſcriptis ſumpto exordio.

Cap. XII. [Quae Aſclepiades in quarto exteriorum
acopa et myracopa conſcripſerit.] Acopon ad laſſitudinum
moleſtias benefacit nervis condoleſcentibus. Hoc Themiſo
utebatur, medicamentum eſt vehementer bonum. ♃ Sam-
pſuchi ſextarium j, roriſmarini ſextarium j, foenigraeci

Ed. Chart. XIII. [85o.]   Ed. Baf. II. (416.)

μώμου ξέστου ἥμισυ, βράθυος ξέστου ἥμισυ, οἴνου γλυκά-
ζοντος ξέστας γ'. ἐλαίου Βεναφράνου λίτρας γ'. κηροῦ λί-
τρας β'. τὰ ξηρὰ βαλὼν εἰς τὸν οἶνον ἔα βρέχεσθαι ἐπὶ γ'.
ἡμέρας, τῇ δ' ἐπιούσῃ βαλὼν τὸ ἔλαιον καὶ κινήσας ἐπιμε-
λῶς καὶ θεὶς ἐπ' ἀνθράκων, ἕψε κινῶν. καὶ ὅταν συνεχῶς
ἀναβράσῃ, ἔκθλιβε τὸ ὑγρὸν καὶ τὸν κηρὸν κατακνήσας καὶ
εἰς τοῦτο ἐπιβαλὼν καὶ πάλιν ἐπιθεὶς ἐπὶ τὸ πῦρ, ἕψε. καὶ
ὅταν τακῇ ὁ κηρὸς, ἄρας ἀπὸ τοῦ πυρὸς, ἔα ψυγῆναι, καὶ
ἀναψύξας ἀπόθου εἰς ἄγγος ὑέλινον ἢ κασσιτέρινον καὶ
χρῶ, ποτὲ μὲν ἀκράτῳ, ποτὲ δὲ καὶ ἀνιεμένῳ ἑνὶ τῶν μύ-
ρων. ἄλλο. ♃ σαμψύχου ξέστην α'. λιβανωτίδος ξέστην α'.
τήλεως ξέστην α'. δάφνης ἀκρεμόνων λίτρας ἕξ, σχοίνου ἄν-
θους γο γ'. οἴνου παλαιοῦ ξέστας γ'. ἐλαίου γλυκέος ξέ-
στας γ'. σικύου ἀγρίου τῆς ῥίζης, νάρδου Κελτικῆς ἀνὰ λί-
τρας ἥμισυ, κηροῦ λίτρας γ'. σκεύαζε καὶ χρῶ καθὰ προεί-
ρηται. ἄλλο φάρμακον ἐπιτετευγμένον. ποιεῖ καὶ παρέτοις,
τρομώδεσι καὶ πρὸς πᾶσαν νευρικὴν συμπάθειαν. ἐχρήσατό
γε Μήνιος Ῥοῦφος. ποιεῖ ποδαγρικοῖς, ἀρθριτικοῖς, ἰσχιαδι-

fextarium j, cardamomi fextarii dimidium, brathyos fex-
tarii dimidium, vini dulcis fextarios ij, olei venefrani
lib. ij, cerae lib. ij. Arida in vino triduum macerari finito,
quarto die oleum adjicere oportebit, atque ubi fedulo agi-
taveris, ac fuper prunam pofueris, movendo coquere, quan-
do continue efferbuerit liquorem exprimere, ceram dera-
fam huic adjicere et rurfus fupra ignem coquere, ubi
cera liquata fuerit, ab igne tolles finesque refrigerari.
Poftea vitreo vafe vei ftanneo repones, ac uteris nunc folo.
nunc uno unguentorum admixto. *Aliud.* ♃ Sampfuchi
fextarium j, rorifmarini fextarium unum, foenigraeci fex-
tarium j, lauri furculorum lib. fex, junci floris ℥ iij, vini
veteris fextarios tres, olei dulcis fextarios iij, radicis cu-
cumeris agreftis, nardi celticae fingulorum lib. ß, cerae
lib. iij, praeparato ac utitor ficut praedictum eft. *Aliud
medicamentum confectum. Benefacit folutis ac tremulis,
item valet ad omnem nervorum ex confenfu dolorem.
Ufus eft Menius Rufus, fuccurrit podagricis, arthriticis*

κοῖς, ὥστε τῆς ὅλης ἀπαλλάττειν διαθέσεως. ἡ χρῆσις ἐν δια-
λείμμασιν. ἐν δὲ τοῖς παροξυσμοῖς ἀνιεμένῳ χρώμεθα τῷ
φαρμάκῳ. ♃ σαμψύχου ξε. β΄. τήλεως ξε. α΄. λιβανωτίδος
ξε. α΄ S΄΄. μελιλώτου ξέστην α΄. Ἰλλυρικῆς λίτραν α΄. κυπέ-
ρου λίτραν α΄. βράθυος λίτραν α΄. κάγχρυος λίτραν α΄. καρ-
δαμώμου ἡμίλιτρον, σχοίνου ἄνθους ἡμίλιτρον, κασσίας ἡμί-
λιτρον, ἀβροτόνου ἡμίλιτρον, μύρτων καρποῦ ἡμίλιτρον, δά-
φνης καρποῦ ἡμίλιτρον. πάντα θλάσας καὶ βαλὼν εἰς ἄγ-
γος διπλοῦν μυρεψικὸν, ἐπίβαλλε οἴνου τμωλίτου ξε. η΄. ἔα
βρέχεσθαι ἐπὶ ἡμέρας γ΄. εἶτ' ἐπίβαλλε ἐλαίου Σαβίνου λί-
τρας ιστ΄. ἰρίνου λίτραν α΄. σχινίνου λίτραν α΄. Συριακοῦ
λίτραν α΄. γλευκίνου λίτραν α΄. μυρσίνου λίτραν α΄. δαφνί-
νου λίτραν α΄. καὶ θεὶς ἐπὶ τὸ πῦρ ἕψε, ἔπειτα τὸ ὑγρὸν
ἐκθλίψας τῶν ἡψημένων, ἔξερα εἰς ἕτερον ἀγγεῖον καὶ πά-
λιν ἕψε, χωρὶς τῶν ἀφεψημένων, ἐπιβαλὼν κηροῦ ἡμίλιτρον,
ῥητίνης λάρικος λίτραν α΄. σμύρνης στακτῆς ἀνὰ λίτραν α΄.
τακέντων δὲ τούτων, χρῶ καθὰ προείρηται. ἄλλο. ♃ σαμ-
ψύχου λίτρας β΄. τήλεως ξε. β΄. λιβανωτίδος ξε. β΄. βράθυος

iſchiadicisque, ut toto liberet affectu, uſus ejus eſt in in-
tervallis, at in acceſſionibus diluto medicamento utimur.
♃ Sampſuchi ſextarios duos, foenigraeci ſextarium unum,
roriſmarini ſextarium j ß, meliloti ſextarium j, Illyricae
lib. j, cyperi libram unam, brathyos lib. j, canchryos lib. j,
cardamomi ſelibram, junci floris ſelibram, caſſiae ſelibram,
abrotoni ſelibram, myrti fructus ſelibram, lauri fructus
ſelibram. Omnibus contuſis ac in vas duplex unguenta-
rium conjectis, vini tmolitis ſextarios viij, affundito, tri-
duo madefieri finito, deinde olei Sabini lib. xvj, irini lib. j,
lentiſcini libram unam, Syriaci libram unam, gleucini li-
bram unam, myrtei lib. j, laurini lib. j, immittito, igni
ſuperpoſita incoquito, deinde liquorem ex coctis expres-
ſum in vas aliud transfundito rurſusque fine decoctis in-
coquito, cerae ſelibra adjecta, refinae laricis libra una,
myrrhae, ftactae fingulorum libra j. His liquatis utitor,
ficut praedictum eſt. Aliud. ♃ Sampſuchi lib. ij, foeni-
graeci ſextarios ij, roriſmarini ſextarios ij, brathyos lib. ij

Ed. Chart. XIII. [850. 851.]　　　　　Ed. Baf. II. (416.)

λίτρας β'. ξε. β'. μελιλώτου λίτρας β'. κυπέρου λίτραν α'.
ἴρεως Μακεδονικῆς λίτραν α'. κάγχρυος λίτραν α'. καρδαμώ-
μου λίτραν α'. καλάμου ἀρωματικοῦ ἡμί[851]λιτρον, σχοίνου
ἄνθους ἡμίλιτρον, κασσίας σύριγγος, κόστου, ἐλελισφάκου ἀνὰ
ἡμίλιτρον, δαφνίδων ἡμίλιτρον, σικύου ἀγρίου τῆς ῥίζης ἡμί-
λιτρον, μυρσίνης ἀκρεμόνων ἡμίλιτρον, οἴνου Τμωλίτου εὐ-
ώδους ξέστας η'. ἐλαίου Σαβίνου λίτρας κδ'. ἰρίνου λίτραν
α', κυπρίνου λίτραν α'. σχινίνου λίτραν α'. γλευκίνου λι. α'.
μυρσίνου λι. α'. ἀμμωνιακοῦ ἢ ἀμαρακίνου λίτραν α'. ἡδυ-
χρόου λίτραν α'. μαλαβαθρίνου λίτραν α'. σμύρνης στακτῆς
λίτραν α'. ὀποβαλσάμου λίτραν α'. κηροῦ λίτρας ιε'. τὰ
ξηρὰ βρέχεται, καθάπερ προείρηται ἐπὶ ἡμέρας τρεῖς καὶ
τούτοις ἐπιβάλλεται τὸ ἔλαιον καὶ τὰ πολλὰ τῶν μύρων.
τὸ δὲ μαλαβάθρινον καὶ ἀμαράκινον καὶ ἡδύχροον καὶ ἡ
στακτὴ καὶ τὸ ὀποβάλσαμον ἔσχατα φυλάττεται, ὥστε κατὰ
τὴν τοῦ φαρμάκου σκευασίαν, ἤδη τοῦ κηροῦ τακέντος, ταῦτα
ἐπιβάλλεσθαι. πῶς δὲ χρὴ σκευάζειν καὶ τίνι τρόπῳ χρηστέον
τῷ φαρμάκῳ ἤδη δεδήλωται. ἄκοπον τὸ διὰ τοῦ μέλιτος

fextarios ij, meliloti libras duas, cyperi libram unam, iri-
dis Macedoniae libram unam, cachryos libram j, carda-
momi libram unam, calami aromatici felibram, junci flo-
ris felibram, caffiae fiftulae, cofti, elelifphaci fingulorum
felibram, baccarum lauri felibram, cucumeris agreftis ra-
dicis felibram, myrti furculorum felibram, vini Tmolitis
odorati fextarios octo, olei fabini lib. xxiv, irini lib. j,
cyprini lib. unam, lentifcini lib. j, gleucini libram unam,
myrtei lib. j, ammoniaci vel amaracini lib. j, hedychroi
lib. j, malabathrini libram unam, myrrhae ftactae libram
unam, opobalfami libram unam, cerae libras quindecim.
Arida madefiunt, quemadmodum praedictum eft triduo et
his oleum et pleraque unguenta adjiciuntur, malabathri-
num, amaracinum, hedychroon, ftacte et opobalfamum,
poftrema refervantur, ut in medicamenti confectione, cera
jam liquefacta, haec indantur. Quomodo autem praeparan-
dum fit medicamentum et quis ejus ufus, jam oftendimus.
Acopon, quod ex melle infcribitur, valet ad laffitudinum

ἐπιγραφόμενον· ποιεῖ πρὸς τὰς κοπώδεις ἀηδίας καὶ τὰς τῶν
νεύρων συνολκάς. ποιεῖ ὀπισθοτονικοῖς, κυνικῶς σπωμένοις,
λέγεται τετράμυρον. ♃ μέλιτος γο γ΄. ἰρίνου γο γ΄. ῥοδίνου
γο γ΄. κυπρίνου γο γ΄. γλευκίνου γο γ΄. κηροῦ γο γ΄. τερμιν-
θίνης γο γ΄· ἕψε χωρὶς τὸ μέλι. τὰ δὲ τηκτὰ τῆκε καὶ βαλὼν
εἰς θυείαν ἀνάκοπτε ὁμοῦ πάντα καὶ λεάνας ἀνελόμενος
χρῶ. ἄλλο. ♃ κυπρίνου, ἰρίνου, ῥοδίνου, γλευκίνου, ἑκάστου
κοτύλας στ΄. κηροῦ ⊰ κδ΄. τερμινθίνης ⊰ η΄. μέλιτος ⊰ στ΄.
σκεύαζε καὶ χρῶ καθὰ προείρηται. ἄλλο καλεῖται ληξοπύρε-
τον. ♃ ῥοδίνου κοτύλας δ΄. ἰρίνου δ΄. γλευκίνου δ΄. κυπρί-
νου κοτύλας δ΄. κηροῦ ⊰ ιβ΄. τερμινθίνης ⊰ ιδ΄. σμύρνης
στακτῆς ⊰ δ΄. μέλιτος ἑφθοῦ ⊰ ιστ΄. σκεύαζε καθὰ προεί-
ρηται. ἄλλο ἐκ τῶν Ἀφροδισέως. ♃ ῥοδίνου κοτύλας δ΄.
ἰρίνου κοτύλας δ΄. κυπρίνου κοτύλας δ΄. κηροῦ ⊰ ιβ΄. γλευ-
κίνου κοτύλας δ΄. στέατος χηνείου ⊰ ιβ΄. τερμινθίνης ⊰ δ΄·
στακτῆς ⊰ δ΄. ὀποβαλσάμου ⊰ β΄. μέλιτος ἑφθοῦ ⊰ η΄.
σκεύαζε κατὰ τρόπον. ἄλλο ἄκοπον δυσῶδες λεγόμενον πρὸς

molestias, nervorum contractiones, benefacit opisthotonicis
et canina convulsione affectis, dicitur tetramyron, id est
ex quatuor unguentis confectum. ♃ Mellis uncias tres,
irini uncias tres, rosacei ℥ iij, cyprini ℥ iij, gleucini un-
cias tres, cerae uncias tres, terebinthinae uncias iij. Mel
seorsum coquitur, quae liquabilia sunt, liquefiunt, et in
mortarium conjecta omnia simul contunduntur, laevigan-
turque et excepta usui sunt. *Aliud.* ♃ Cyprini, irini, ro-
sacei, gleucini singulorum heminas vj, cerae ʒ xxiv, te-
rebinthinae ʒ viij, mellis ʒ vj, praeparato ac utitor, ut
praedictum est. *Aliud vocatur Lexopyreton,* id est *febrem
finiens.* ♃ Rosacei heminas iv, irini iv, gleucini iv, cy-
prini heminas iv, cerae ʒ xij, terebinthinae ʒ xiv, myr-
rhae stactae ʒ iv, mellis cocti ʒ xvj, conficito ut prae-
dictum est. *Aliud ex collectaneis Aprodisei.* ♃ Rosacei
heminas iv, irini heminas iv, cyprini heminas iv, cerae
ʒ xij, gleucini heminas iv, adipis anserini ʒ xij, terebin-
thinae ʒ iv, stactae ʒ iv, opobalsami ʒ ij, mellis cocti
drach. viij, confice superiorum modo. *Aliud acopon foe-*

τὰς διαθέσεις τὰς προειρημένας. ♃ κηροῦ ⊰ ή. τερμινθίνης
⊰ ή. χαλβάνης ⊰ στ΄. ἀμμωνιακοῦ θυμιάματος ⊰ στ΄.
ἐλαίου παλαιοῦ κοτύλας β΄. μυελοῦ ἐλαφείου ⊰ ή. σκεύαζε
κατὰ τρόπον καὶ χρῶ καὶ ἀκράτῳ καὶ ἀνιεμένῳ. ἄλλο πρὸς
πᾶσαν νευρικὴν συμπάθειαν. ♃ ῥητίνης τερμινθίνης ⊰ νστ΄.
κηροῦ ⊰ κη΄. ἀμμωνιακοῦ θυμιάματος ⊰λβ΄. χαλβάνης ⊰λβ΄.
μυελοῦ ἐλαφείου ⊰ κδ΄. μέλιτος ἐφθοῦ ⊰ κδ΄. ἐλαίου πα-
λαιοῦ κοτύλας β΄. ἀμμωνιακὸν ὄξει διαλύεται. ἄλλο. ♃ κηροῦ
⊰ κδ΄. τερμινθίνης ⊰ κδ΄. χαλβάνης ⊰ στ΄. ἀμμωνιακοῦ
θυμιάματος ⊰στ΄. ἐλαίου παλαιοῦ κοτύλας β΄. μυελοῦ ἐλα-
φείου ⊰ ή. στύρακος ⊰ ιστ΄. σκεύαζε κατὰ τρόπον. ἄλλο.
♃ κηροῦ ⊰ κδ΄ ἢ κη΄. τερμινθίνης ⊰ ιστ΄. χαλβάνης (417)
⊰ στ΄. στύρακος ⊰ ή. ἐλαίου παλαιοῦ κοτύλας β΄. μέλιτος
κο. α΄ S΄΄. μυελοῦ ἐλαφείου ⊰ή. ἁλὸς ἄνθους ὅσον ἐξαρκεῖ,
ὄξει τὸ ἀμμωνιακὸν διάλυε. ἄλλο ἰσχιαδικοῖς, ὀπισθοτονι-
κοῖς καὶ πρὸς πᾶσαν νευρικὴν συμπάθειαν. ♃ κηροῦ γο στ΄.
τερμινθίνης λίτραν α΄. ἀμμωνιακοῦ θυμιάματος γο α΄. ὀπο-

tidum dictum ad dictos affectus. ♃ Cerae drach. octo,
terebinthinae drach. octo, galbani drach. ſex, guttae ammo-
niaci drach. ſex, olei veteris heminas duas, medullae cer-
vinae ℥ viij. Praeparato ad modum praedictum et utitor
mero et diluto. *Aliud ad omnem nervorum ex conſenſu*
dolorem. ♃ Reſinae terebinthinae drach. lvj, cerae drach.
xxviij, guttae ammoniaci ℥ xxxij, galbani drach. xxxij,
medullae cervinae drach. xxiv, mellis cocti ℥ xxiv, olei
veteris heminas duas, ammoniacum aceto ſolvitur. *Aliud.*
♃ Cerae drach. viginti quatuor, terebinthinae drach. vi-
ginti quatuor, galbani ℥ ſex, guttae ammoniaci drach. ſex,
olei veteris heminas duas, medullae cervinae ℥ viij, ſtyra-
cis drach. ſedecim, praeparato ſimiliter. *Aliud.* Cerae ℥
xxiv, aliter xxviij, terebinthinae ℥ xvj, galbani ℥ vj, ſty-
racis ℥ viij, olei veteris heminas duas, mellis heminam
j ß, medullae cervinae ℥ viij, ſalis floris quantum ſatis eſt,
ammoniacum aceto ſolve. *Aliud. Benefacit iſchiadicis et*
opiſthotonicis. Sanat omnem nervorum ex conſenſu dolo-
rem. ♃ Cerae uncias ſex, terebinthinae libram j, guttae

πάνακος γο β'. χαλβάνης γο β'. μυελοῦ ἐλαφείου γο β'. μυε-
λοῦ ταυρείου γο β'. οἰσύπου γο β'. ἐλαίου ἰρίνου κο. α'.
μέλιτος γο γ'. σκεύαζε κατὰ τρόπον. ἄλλο πρὸς τὰς ἄγαν
κοπώδεις διαθέσεις καὶ τὰς τῶν νεύρων συνολκάς. 4 κη-
ροῦ ◁ ν'. τερμινθίνης ◁ κε'. ἀφρονίτρου ◁ στ'. οἰσύπου
◁ στ'. μέλιτος ἑφθοῦ ◁ στ'. ἀμμωνιακοῦ θυμιάματος
◁ στ'. μυελοῦ ἐλαφείου ◁ στ'. χαλβάνης ◁ στ' [852]
στέατος ταυρείου ◁ στ'. δαφνίδων ξηρῶν ◁ στ'. ἐλαίου
κοτύλην α'. οἴνου ἀθαλάσσου κοτύλην α'. σκεύαζε κατὰ τρό-
πον. ἄλλο Ἀκουντιανὸν ἐπιγραφόμενον· 4 κηροῦ γο β'.
χαλβάνης γο γ'. νίτρου γο γ'. τερμινθίνης ὑγρᾶς γο γ'. οἰ-
σύπου γο β'. στέατος ταυρείου οὐγγίας β'. ἐλαίου κυπρίνου
γο δ'. ἐλαίου μηλίνου γο δ'. ἰρίνου γο δ'. μέλιτος γο δ'
ἐλαίου κοινοῦ γο στ'. ἐλαίου παλαιοῦ γο δ'. ἀμμωνιακοῦ
θυμιάματος γο α'. λιβάνου γο α'. σκεύαζε κατὰ τρόπον. ἄλλο.
4 ἐλαίου παλαιοῦ ξε. α' S". τερμινθίνης λίτραν α'. ἀμμω-
νιακοῦ θυμιάματος γο β'. κηροῦ ἡμίλιτρον, χαλβάνης γο γ'.

ammoniaci unciam unam, opopanacis uncias duas, galbani
℥ ij, medullae cervinae ℥ ij, medullae taurinae ℥ ij, oe-
fypi ℥ ij, olei irini heminam j, mellis ℥ iij, conficito ra-
tione praedicta. *Aliud ad vehementes laffitudinum affe-
ctus et nervorum contractiones.* 4 Cerae ℥ l. terebinthi-
nae ℨ xxv, aphronitri ℨ vj, oefypi ℨ vj, mellis cocti ℨ vj,
guttae ammoniaci ℨ vj, medullae cervinae ℨ vj, galbani
ℨ vj, fevi taurini ℨ fex, baccarum ficcarum lauri ℨ vj,
olei heminam unam, vini marinae expertis heminam unam,
praepara ficuti priora. *Aliud Afcuntianum infcriptum.*
4 Cerae uncias ij, galbani ℥ iij, nitri uncias tres, tere-
binthinae liquidae uncias iij, oefypi ℥ ij, fevi taurini ℥ ij,
olei cyprini ℥ iv, olei melini uncias quatuor, irini ℥ iv,
mellis ℥ iv, olei communis uncias tres, olei veteris uncias
quatuor, guttae ammoniaci unciam unam, thuris ℥ j, prae-
paratur ut alia. *Aliud.* 4 Olei veteris fextarium j ß, te-
rebinthinae libram unam, guttae ammoniaci ℥ ij, cerae fe-
libram, galbani ℥ iij, oefypi uncias duas, thuris unciam

οἰσύπου γο β΄. λιβάνου γο α΄. ἰοῦ γο β΄. μέλιτος κοτύλας β΄.
ἄλλως γο δ΄. μυελοῦ ἐλαφείου γο γ΄. στέατος χηνείου γο β΄.
οἴνου κοτύλας β΄. ἀφρονίτρου γο β΄. σκεύαζε κατὰ τρόπον.
ἄλλο χλωράκοπον. ποιεῖ ὀπισθοτονικοῖς, ἰσχιαδικοῖς, παρ-
έτοις, τρομώδεσι. ♃ σμύρνης ⪦ δ΄. ἀμμωνιακοῦ θυμιάμα-
τος ⪦ δ΄. λιβάνου ⪦ δ΄. νίτρου ⪦ δ΄. ἰοῦ ⪦ δ΄. ὀποπά-
νακος οὐγγίας ι΄. χαλβάνης οὐγγίας δ΄. τερμινθίνης λίτρας β΄.
κηροῦ λίτρας β΄. μαλαβαθρίνου μύρου, ξέστου ἥμισυ, κυπρί-
νου, ξέστου ἥμισυ, ὄξους ὅσον ἔξαρκεῖ, ἀμμωνιακόν, σμύρ-
ναν, νίτρον διάλυε, καὶ ὅταν αὐτὰ διαλυθῇ, ἐπίβαλλε τού-
τοις ὀποπάνακα, χαλβάνην. λεανθεῖσι τούτοις ἐπίβαλλε τὰ
τηκτὰ καὶ μίξας ἀνελόμενος χρῶ. ἄλλο. ♃ σμύρνης ⪦ δ΄.
τερμινθίνης λίτρας β΄. κηροῦ ⪦ β΄. ἀμμωνιακοῦ θυμιάματος,
λιβάνου, νίτρου, ἰοῦ ἀνὰ ⪦ δ΄. μύρου μηλίνου ξέστου ἥμισυ,
κυπρίνου οὐγγίας γ΄. ἰρίνου γο γ΄. ἐλαίου παλαιοῦ ξέστας γ΄.
ὀποπάνακος γο γ΄. χαλβάνης γο δ΄. ὄξους τὸ ἱκανόν, σκεύαζε
καθὰ προείρηται. ἄλλο πρὸς τὰς κεχρονισμένας διαθέσεις,

unam, aeruginis ℥ ij, mellis heminas duas, alias uncias iv,
medullae cervinae uncias tres, ſevi anſerini ℥ ij, vini he-
minas duas, aphronitri uncias duas, confice pro more.
Aliud chloracopon, id eſt *acopon viride, ſuccurrit opiſtho-
tonicis, iſchiadicis, ſolutis et tremulis.* ♃ Myrrhae drach.
iv, guttae ammoniaci ℥ iv, thuris ℥ iv, nitri drach. qua-
tuor, aeruginis drach. iv, opopanacis uncias decem, galbani
uncias quatuor, terebinthinae libras duas, cerae libras duas,
malabathrini unguenti ſextarii dimidium, cyprini ſextarii
dimidium, aceti quantum ſufficit, ammoniacum, myrrham,
nitrum diſſolvito, jam ſolutis opopanacem galbanum ad-
jungito, his laevigatis liquata ſuperfundito miſcetoque,
exceptis utitor. *Aliud.* ♃ Myrrhae ℥ iv, terebinthinae
libras duas, cerae drach. ij, guttae ammoniaci, thuris, nitri,
aeruginis, ſingulorum drach. iv, unguenti melini ſextarii
dimidium, cyprini ℥ iij, irini uncias tres, olei veteris ſex-
tarios tres, opopanacis ℥ iij, galbani uncias iv, aceti quod
ſufficit, praepara ut dictum eſt. *Aliud ad diuturnos af-*

σφόδρα γενναῖον. ⚕ κηροῦ μνᾶν α΄. ἐλαίου παλαιοῦ ξέστας δ΄.
τερμινθίνης λίτραν α΄. σμύρνης οὐγγίας δ΄. λιβάνου, ὀποπά-
νακος, σικύου ἀγρίου ῥίζης, ἰοῦ, νίτρου ἀνὰ οὐγγίας δ΄. πε-
πέρεως λευκοῦ γο β΄. χαλβάνης οὐγγίας δ΄. μυελοῦ ἐλαφείου
οὐγγίας δ΄. μύρου κυπρίνου οὐγγίας δ΄. μύρου ἰρίνου οὐγ-
γίας δ΄. μύρου μηλίνου οὐγγίας δ΄. πηγάνου χλωροῦ τῶν
ἀκρεμόνων οὐγγίας γ΄. ὄξους τὸ ἱκανόν. σικύου ἀγρίου τὰς
ῥίζας καὶ τὸ πήγανον ἕψε μετὰ τοῦ ὄξους, ἔπειτα τὸ ὑγρὸν
ἐκθλίψας ἐπίβαλλε τοῖς ξηροῖς, καὶ λεάνας ἐπιμελῶς ἀνα-
λάμβανε τοῖς τηκτοῖς καὶ χρῶ ποτὲ μὲν ἀκράτῳ τῷ φαρ-
μάκῳ, ἔστι δὲ ὅτε καὶ ἀνιεμένῳ. τοῦτο δὲ γίνεται κατὰ λό-
γον τῶν ὑποκειμένων διαθέσεων. ἄλλο Βάσσου φάρμακον
ἐπιτετευγμένον. τούτῳ αὐτῷ χρησάμενος πρότερον παραλυ-
θεὶς διεσώθη. ⚕ ἐλαίου μυρσίνου οὐγγίας δ΄. κυπρίνου οὐγ-
γίας δ΄. ἐλαίου παλαιοῦ λίτραν α΄ S''. χαλκάνθου λίτραν
α΄ S''. κηροῦ λίτραν α΄. τερμινθίνης λίτραν α΄ S''. χαλβάνης
γο γ΄. μάννης οὐγγίας δ΄. ὀποπάνακος οὐγγίας β΄. βρυωνίας
ῥίζης γο δ΄. ἰοῦ οὐγγίας δ΄. ἀφρονίτρου οὐγγίας δ΄. πεπέρεως

fectus valde generosum. ⚕ Cerae minam unam, olei ve-
teris fextarios iv, terebinthinae lib. j, myrrhae ℥ iv, thu-
ris, opopanacis, cucumeris agreftis radicis, aeruginis, nitri
fingulorum uncias quatuor, piperis albi uncias duas, gal-
bani ℥ iv, medullae cervinae ℥ iv, unguenti cyprini ℥ iv,
irini unguenti uncias quatuor, unguenti melini ℥ iv, rutae
viridis furculorum uncias tres, aceti quod fatis eft. Cu-
cumeris agreftis radices et rutam cum aceto incoquito,
deinde liquorem expreffum aridis injicito, laevigata accu-
rate liquatis excipito, ac interdum medicamento fyncero,
interdum diluto utitor. Hoc autem pro ratione fubjecto-
rum affectuum fiet. *Aliud Baffi medicamentum confectum.*
Hoc ipfo ufus, quum nervorum refolutione prius tenta-
retur, fervatus eft. ⚕ Olei myrtei uncias quatuor, cyprini
uncias quatuor, olei veteris lib. j ß, atramenti futorii
lib. j ß, cerae libram unam, terebinthinae lib. j ß, galbani
uncias tres, mannae uncias quatuor, opopanacis uncias ij,
bryoniae radicis uncias quatuor, aeruginis ℥ iv, aphro-

1018 *ΓΑΛΗΝΟΥ ΠΕΡΙ ΣΥΝΘΕΣΕΩΣ ΦΑΡΜΑΚΩΝ*

Ed. Chart. XIII. [852. 853.]   Ed. Baf. II. (417.)

γο β′. πυρέθρου οὐγγίας δ′. στέατος ἐρίφου γο στ′. εὐφορ-
βίου οὐγγίας δ′. ὄξους τὸ ἱκανὸν, ἕψε βρυωνίαν, πύρεθρον
μετὰ ὄξους, ἔπειτα τὸ ὑγρὸν ἐκθλίψας καὶ τοῖς ξηροῖς ἐπι-
βαλὼν καὶ λεάνας ἐπιμελῶς ἀναλάμβανε τοῖς τηκτοῖς. ἡ χρῆ-
σις δεδήλωται. ἄλλο τὸ διὰ τοῦ καστορίου παρέτοις καὶ πρὸς
τὰς κεχρονισμένας διαθέσεις. ⟨4 οἰσύπου γο γ′. μυελοῦ ἐλα-
φείου οὐγγίας δ′. τερμινθίνης γο γ′. ἀμμωνιακοῦ θυμιάματος
γο β′. χαλβάνης οὐγγίας β′. καστορίου γο β′. πεπέρεως λευ-
κοῦ γο β′. εὐφορβίου οὐγγίας β′. ἀδάρκης γο β′. νίτρου ἀφροῦ
οὐγγίας β′. ὀποπάνακος γο β′. ἐλαίου στυρακίνου γο α′. ἐλαίου
ἰρίνου γο β′. ἐλαίου παλαιοῦ κο. α′. κηροῦ λίτραν α S′′. συν-
τίθει κατὰ τρόπον. [853] ἄλλο, ᾧ ἐχρήσατο Βάσσος, παρα-
λυνθεὶς πολλῷ χρόνῳ καὶ τῆς τοιαύτης νόσου ἀπηλλάγη. ⟨4
ἐλαίου μυρσίνου γο δ′. μηλίνου γο δ′. κυπρίνου γο δ′. ἐλαίου
παλαιοῦ ἡμίλιτρον, κηροῦ λίτραν μίαν, τερμινθίνης ἡμίλι-
τρον, χαλβάνης γο ε′. λιβάνου οὐγγίας δ′. ὀποπάνακος γο β′.
ἰοῦ γο β′. βρυωνίας ῥίζης γο δ′. ἀφρονίτρου γο δ′. πεπέρεως

nitri ℥ iv, piperis ℥ ij, pyrethri ℥ iv, adipis hoedini ℥ vj,
euphorbii ℥ vj, aceti quantum fatis eſt. Bryoniam, pyre-
thrum, cum aceto incoquito, deinde liquorem expreſſum
aridisque probe laevigatis adjectum liquatis excipito, uſus
oſtenſus eſt. *Aliud ex caſtorio ſolutis et omni diuturno
affectui auxiliatur.* ⟨4 Oeſypi uncias tres, medullae cer-
vinae uncias quatuor, terebinthinae uncias tres, guttae
ammoniaci uncias duas, galbani uncias duas, caſtorii un-
cias duas, piperis albi uncias duas, euphorbii uncias duas,
adarces uncias duas, nitri ſpumae uncias duas, opopanacis
uncias duas, olei ſtyracini unciam unam, olei irini uncias
ij, olei veteris heminam j, cerae libram unam et dimi-
diam, componitur aliorum modo. *Aliud cujus uſus Baſſus
longo tempore paralyſi infeſtatus, etiam ab hoc morbo
convaluit.* ⟨4 Olei myrtei uncias quatuor, melini uncias
quatuor, cyprini uncias quatuor, olei veteris ſelibram,
cerae libram unam, terebinthinae ſelibram, galbani uncias
quinque, thuris uncias quatuor, opopanacis uncias duas,
aeruginis uncias duas, bryoniae radicis uncias iv, aphro-

ΤΩΝ ΚΑΤΑ ΓΕΝΗ ΒΙΒΛΙΟΝ Η. 1019

Ed. Chart. XIII. [853.]   Ed. Baf. II. (417.)

γο β'. πυρέθρου γο β'. στέατος ἐρίφου γο στ'. εὐφορβίου γο α'.
ὄξους τὸ αὔταρκες. ἡ σύνθεσις κοινὴ τῶν τοιούτων φαρμά-
κων. ἄλλο σύγχρισμα ποδαγρικῶν, ἀρθριτικῶν τὸ διὰ τῶν
ἁλῶν ἀπαλλάττει τῆς ὅλης διαθέσεως. ἡ χρῆσις καθ᾽ ἡμέ-
ραν. ♃ ἁλῶν ῥυπαρῶν, τουτέστιν αὐτῆς τῆς γῆς λίτραν α'.
στυπτηρίας σχιστῆς λίτραν α'. τρυγὸς οἴνου Ἰταλικοῦ ξε. α'.
λίθου Ἀσίου ἄνθους γο δ'. τρῖβε τὰ ξηρὰ φιλοπόνως καὶ
τὴν τρύγα ἐπιβαλὼν καὶ λεάνας ἐπιμελῶς ἐπίβαλλε τοῖς λεαν-
θεῖσιν ἐλαίου παλαιοῦ ξε. α'. καὶ ἀνακόψας, ἀνελόμενος χρῶ.
ἐν ἄλλαις γραφαῖς ἀναλαμβάνεται μέλιτι Ἀττικῷ. ἄλλο. ♃
ἁλῶν ῥυπαρῶν γο γ'. στυπτηρίας σχιστῆς οὐγγίας γ'. λίθου
Ἀσίου τοῦ ἄνθους οὐγγίας γ'. λιβανωτοῦ οὐγγίας ἥμισυ
ἢ γο στ'. σμύρνης οὐγγίας ἥμισυ ἢ γο στ'. τρυγὸς οἴνου Ἰτα-
λικοῦ ξέστου ἥμισυ, σκεύαζε καθὰ προείρηται. ἄλλο σύγχρισμα
τὸ συντεθὲν Πατρόκλῳ Καίσαρος ἀπελευθέρῳ ἀπαλλάττει
τῆς ὅλης διαθέσεως. ἡ χρῆσις καθ᾽ ἡμέραν καὶ πρωῒ πρὸ
βαλανείου καὶ μετὰ τὸ βαλανεῖον καὶ περὶ ἑσπέραν. λαβόν-
τας χρὴ τοῦ φαρμάκου ὅσον ἐξαρκεῖ διαλύσαντας ἀλείφειν

nitri uncias iv, piperis ℥ iij, pyrethri uncias ij, adipis
hoedi uncias fex, euphorbii unciam unam, aceti quantum
fatis eſt. Compofitio hujusmodi medicamentorum commu-
nis eſt. *Alia collinitio Podagricorum ac arthriticorum ex
fale confecta, toto affectu liberat, ufus ejus eſt quotidie.*
♃ Salis inquinati, hoc eſt ipſius terrae lib. j, aluminis
fiſſilis lib. j, faecis vini Italici fextarium unum, lapidis Aſii
floris uncias iv, arida ſtudiofe conterito et faece addita
accurate laevigato, quibus olei veteris fextarium affundito
rurfusque condito ac excepto utitor. In aliis defcriptioni-
bus melle Attico excipitur. *Aliud.* ♃ Salis fordidi uncias
iij, aluminis fiſſilis uncias tres, lapidis Aſii floris ℥ iij,
thuris femunciam vel uncias fex, myrrhae femunciam vel
uncias fex, faecis vini Italici fextarii dimidium, praeparato
uti praediximus. *Alia illinitio Patroclo Caefaris liberto
compofita, levat toto affectu. Utendum eſt quotidie et
mane ante balneum et poſt ipfum, ad haec vefperi, fu-
mentes ex medicamento quod fatis eſt, folventesque opor-*

Ed. Chart. XIII. [853.]　　　　　　**Ed. Baf. II. (417.)**

τοὺς πόδας καὶ ἀνατρίβειν χωρὶς περιθλάσεως. ♃ λιβάνου
◁ ι΄. πεπέρεως λευκοῦ ◁ ι΄. ἀφρονίτρου ◁ η΄. σμύρνης
◁ δ΄. ἀμμωνιακοῦ θυμιάματος ◁ στ΄. ὄξους τὸ ἱκανὸν,
ἐλαίου κυπρίνου κο. α΄ S΄΄. τὰ ξηρὰ κόπτεται καὶ σήθεται
λεπτοτάτῳ κοσκίνῳ, τὰ δὲ λοιπὰ ὄξει διαλύεται καὶ λεαίνε-
ται, εἶθ᾽ ὁμοῦ πάντα μίγνυται καὶ λεανθεῖσιν ἐπιβάλλεται
τὸ κύπρινον, ἀνελόμενοι δὲ χρώμεθα. ἄλλο. ♃ λιβάνου ◁ η΄.
σμύρνης ◁ η΄. ἀμμωνιακοῦ θυμιάματος ◁ η΄. στυπτηρίας
σχιστῆς, πεπέρεως λευκοῦ ἀνὰ ◁ η΄. νίτρου ◁ η΄. ὄξους τὸ
ἱκανὸν, ἐλαίου κυπρίνου κο. β΄. κηροῦ ἡμίλιτρον. τὰ τηκτὰ
τήκεται καὶ τοῖς λεανθεῖσιν ἐπιβάλλεται. ἄλλο τὸ τοῦ Νεα-
πολίτου, φάρμακον ἐπιτετευγμένον ἰσχιαδικοῖς, ἀρθριτικοῖς,
ποδαγρικοῖς, ἀπαλλάττει τῆς ὅλης διαθέσεως. ♃ λιβάνου οὐγ-
γίας β΄. πεπέρεως λευκοῦ οὐγγίας β΄. ἀμμωνιακοῦ θυμιάμα-
τος οὐγγίας β΄. σμύρνης οὐγγίας β΄. λίθου ᾿Ασίου ἄνθους
οὐγγίας β΄. στυπτηρίας σχιστῆς οὐγγίας β΄. νίτρου οὐγγίας β΄.
κενταυρίου χυλοῦ οὐγγίας β΄. τρυγὸς οἴνου Ἰταλικοῦ ξε. α΄.
ἐλαίου κυπρίνου, δαφνίνου, μυρσίνου, στυρακίνου, κηροῦ

tet pedes inungere et citra contufionem infricare. ♃
Thuris drach. x, piperis albi drach. x, aphronitri drach.
viij, myrrhae ℨ iv, guttae ammoniaci drach. ſex, aceti
quantum ſufficit, olei cyprini heminam j ſs. Sicca contun-
duntur cribroque tenuiſſimo incernuntur, reliqua aceto dis-
ſolvuntur laeviganturque, deinde omnia ſimul miſcentur
et tritis cyprinum inditur, exceptis autem utimur. *Aliud.*
♃ Thuris drach. octo, myrrhae drach. octo, guttae ammo-
niaci drach. octo, aluminis ſciſſilis, piperis albi ſingulorum
drach. octo, nitri ℨ viij, aceti quod ſatis eſt, olei cyprini
heminas ij, cerae ſelibram. Quae liquari poſſunt, lique-
ſiunt et tritis adjiciuntur. *Aliud Neapolitae medicamen-
tum iſchiadicis, arthriticis et podagricis confectum, toto
affectu liberat.* ♃ Thuris ℨ, duas, piperis albi ℨ ij, guttae
ammoniaci ℨ ij, myrrhae ℨ ij, lapidis Aſii floris ℨ ij, alu-
minis ſiſſilis uncias duas, nitri ℨ ij, centaurii ſucci ℨ ij,
faecis vini Italici ſextarium j, olei cyprini, laurini, myrtei,

Ed. Chart. XIII. [853.]   **Ed. Baf. II. (417. 418.)**

ἀνὰ λίτραν α΄. τερμινθίνης ἡμίλιτρον, χαλβάνης οὐγγίαν α΄.
ὀποπάνακος οὐγγίας ἥμισυ, τὰ τηκτὰ κατὰ τῶν λεανθέντων.
ἄλλο. συνετέθη Δομιτίῳ Νιγρίνῳ, ἀπαλλάττει τῆς ὅλης δια-
θέσεως. ♃ σμύρνης στακτῆς οὐγγίας β΄. λιβάνου οὐγγίας β΄.
ἀμμωνιακοῦ θυμιάματος οὐγγίαν α΄. νίτρου ἐρυθροῦ ἢ ἁλῶν
ῥυπαρῶν οὐγγίας β΄. στυπτηρίας σχιστῆς οὐγγίας β΄. λίθου
Ἀσίου ἄνθους οὐγγίας β΄. κολοκυνθίδος ἐντεριώνης γο β΄.
μανδραγόρου χυλοῦ γο β΄. μέλιτος γο β΄. εὐφορβίου οὐγγίας
β΄. μύρου κροκίνου οὐγγίας στ΄. μηλίνου οὐγγίας στ΄. στυ-
ρακίνου οὐγγίας στ΄. μαλαβαθρίνου οὐγγίας στ΄. δα-(418)
φνίνου οὐγγίας στ΄. γλευκίνου οὐγγίας στ΄. ἡδυχρόου οὐγγίας
στ΄. ἀμαρακίνου γο στ΄. στέατος φώκης γο στ΄. μὴ παρόντος
τούτου, χρηστέον μυελῷ ἐλαφείῳ παλαιοτάτῳ, κηροῦ λίτραν
α΄. χαλβάνης γο α΄. τερμινθίνης ἡμίλιτρον, ὀποπάνακος οὐγ-
γίας ἥμισυ, τρυγὸς οἴνου Ἰταλικοῦ ξέστην α΄. σκεύαζε κα-
θὼς ἄνω εἴρηται. ταύτῃ τῇ σκευασίᾳ χρηστέον ἐπὶ τῇ Σα-
βερνίῳ Οὐαλέντι σκευασθείσῃ ποδάρκῃ, ἥτις ἐπιγράφεται

ſtyracini, cerae ſingulorum lib. j, terebinthinae ſelibram,
galbani unciam unam, opopanacis ſemunciam, liquata tritis
miſcentur. *Aliud. Domitio Nigrino compoſitum, quod toto
affectu liberat.* ♃ Myrrhae ſtactae uncias duas, thuris
uncias duas, guttae ammoniaci unciam unam, nitri rubri
vel ſalis ſordidi uncias duas, aluminis fiſſilis uncias duas,
lapidis Aſii floris uncias duas, colocynthidis partis inte-
rioris uncias duas, mandagorae ſucci uncias duas, mellis
uncias duas, euphorbii uncias duas, unguenti crocini un-
cias ſex, melini uncias ſex, ſtyracini uncias ſex, mala-
bathrini uncias ſex, laurini uncias ſex, gleucini uncias ſex,
hedychroi uncias ſex, amaracini uncias ſex, adipis vituli
marini uncias ſex, hujus penuria utendum eſt medulla
cervi vetuſtiſſima, cerae libram unam, galbani unciam
unam, terebinthinae ſelibram, opopanacis ſemunciam, fae-
cis vini Italici ſextarium unum, praeparato quemadmo-
dum ſupra dictum eſt. Hac confectura utendum poſt po-
darcem, cui titulus eſt Pompeji pretioſa, Sabernio Valenti

1022 ΓΑΛΗΝΟΥ ΠΕΡΙ ΣΥΝΘΕΣΕΩΣ ΦΑΡΜΑΚΩΝ

Ed. Chart. XIII. [853. 854.]   Ed. Baf. II. (418.)

Πομπηίου πολυτελής. [854] τὸ διὰ τῆς αἰγείρου, ἰσχιαδι-
κοῖς, ἀρθριτικοῖς, παρετικοῖς, τρομώδεσι, ποιεῖ καὶ πρὸς χρῆ-
σιν καθημερινήν. ♃ αἰγείρου ἀκρεμόνων μνᾶν α΄. σικύου
ἀγρίου ῥίζης λίτρας δ΄. κασσίας σύριγγος λίτρας β΄. μύρου
κροκίνου λίτρας β΄. κρόκου γο γ΄. οἴνου εὐώδους ξε. ιβ΄. ἐλαίου
Σαβίνου ξε. ι΄. σαμψύχου λίτρας δ΄. κηροῦ λίτρας δ΄. τοὺς
ἀκρέμονας τῆς αἰγείρου κόψας ἐπιμελῶς, ἔχε ἐν ἀγγείῳ δι-
πλῷ μυρεψικῷ καὶ τούτοις ἐπίβαλλε σάμψυχον, ῥίζαν σι-
κύου κόψας παχυμερῶς καὶ τούτοις ἐπίβαλλε τὸν οἶνον καὶ
πάντα ἔα βρέχεσθαι ἐπὶ ἡμέρας θ΄. τῇ δ᾽ ἐπιούσῃ ἐπιβα-
λὼν τὸ ἔλαιον καὶ ἀνακόψας ἐπιμελῶς ἕψε, πυρὶ χρώμενος
μαλακῷ. ἔπειτα τὸ ὑγρὸν ἐκθλίψας καὶ τούτῳ ἐπιβαλὼν
κηρὸν κατακεκνησμένον καὶ μυελὸν λεανθέντα καὶ θεὶς ἐπὶ
τὸ πῦρ ἕψε· ὅταν δὲ τακῇ, ἄρας ἀπὸ τοῦ πυρός, ἐπίβαλλε
τὸ κρόκινον, κινῶν συνεχῶς. τὸ δὲ κρόκινον λεάνας, ἀνα-
λάμβανε αἵματι χερσαίας χελώνης, ὥστε ἔχειν ἐλαίου πα-
λαιοῦ τὸ πάχος. σφάζεται δὲ ἡ χελώνη κατὰ τὴν κατακλεῖδα
καλάμῳ ἀποξανθέντι ἀμφότερα τὰ μέρη. τὰ δὲ τηκτὰ τῷ

compofitam. *Medicamentum ex populo, benefacit ifchia-
dicis, arthriticis, folutis, tremulis, valet item ad ufum
quotidianum.* ♃ Populi nigrae furculorum minam unam,
cucumeris agreftis radicis lib. iv, caffiae fiftulae libras
duas, unguenti crocini libras ij, croci uncias tres, vini
odori fextarios duodecim, olei fabini fextarios decem,
fampfuchi lib. quatuor, cerae lib. iv. Surculos populi di-
ligenter contufos in vafe duplici unguentario contineto, ac
his fampfuchum cucumerisque radices in craffiora frufta
concifas adjicito, his vinum fuperfundito, omniaque die-
bus novem macerari finito, fequenti die oleum adjiciatur,
et rurfus accurate tunfa igne non acri incoquito. Poftea
liquori expreffo, ceram derafam et medullam laevem fa-
ctam indito, igni impofita coquito. Ubi liquata fuerint, ab
igne tollens, crocinum adjungito movetoque continue.
Crocinum vero laeve factum, terreftris teftudinis fanguine
excipito, ut olei veteris craffitudinem habeat. Porro ju-
gulatur teftudo, juxta claviculam arundine utrinque trans-

ΤΩΝ ΚΑΤΑ ΓΕΝΗ ΒΙΒΛΙΟΝ Η. 1023

Ed. Chart. XIII. [854.]   Ed. Baf. II. (418.)

κρόκῳ ἐπιβαλὼν καὶ ἀνακόψας, ἀνελόμενος χρῶ. τὸ φάρ-
μακον ἀπαλλάττει τῆς ὅλης διαθέσεως. μᾶλλον δὲ βέλτιον
γίνεται, εἰ προσλάβοι τοῦ τῆς χελώνης αἵματος δαψιλῶς.
ἄλλο, ποιεῖ πρὸς τὰς ἐκ περιψύξεως ἀηδίας καὶ τὰς ἐκ πλη-
γῶν περιθλάσεις. ♃ αἰγείρου ἀκρεμόνων μνᾶν αʹ. σικύου
ἀγρίου ῥίζης λίτρας δʹ. κασσίας σύριγγος λίτρας βʹ. μυελοῦ
ἐλαφείου λίτρας βʹ. κρόκου λίτρας γʹ. οἴνου εὐώδους ξε. ιβʹ.
ἐλαίου λίτρας ιʹ. σαμψύχου λίτρας δʹ. κηροῦ λίτρας δʹ. αἵ-
ματος χερσαίας χελώνης ὅσον ἂν βάλῃς, ὠφελήσεις τὸ φάρ-
μακον, σκεύαζε καθὰ προείρηται. ἄλλο ἄκοπον τὸ διὰ τῶν
φρύνων. τούτῳ ἐχρήσατο ἀνὴρ ξυστικὸς καὶ ἀκόπῳ καὶ μα-
λάγματι καὶ τῆς ὅλης ἀπηλλάγη διαθέσεως. τὰ δὲ τῆς σκευ-
ασίας ἔχει οὕτως. ♃ ἐλαίου παλαιοῦ Σαβίνου λίτρας γʹ. σι-
κύου ἀγρίου ῥίζης λίτρας γʹ. κηροῦ λίτρας γʹ. ἀποχύματος
λίτρας γʹ. στέατος ὑείου παλαιοῦ λίτρας γʹ. βατράχων φρυ-
νίχων τῶν μεγάλων ἀριθμῷ γʹ. ἢ εἰ μή γε, τῶν μικρῶν εʹ.
μυελοῦ ἐλαφείου γο γʹ. ἀφρονίτρου γο γʹ. θείου ἀπύρου γο γʹ.
ἐλαίου δαφνίνου οὐγγίας γʹ. ἐλαίου ἰρίνου γο γʹ. μύρου μα-

fixa. Liquata croco injecta rurſus tundito, exceptisque
utitor. Medicamentum toto affectu levat. Multo autem
praeſtantius evadit, ſi teſtudinis ſanguinem copioſum re-
cipiat. *Aliud valet ad moleſtias ex perfrictione et contu-
ſiones ex ictibus* ♃ Populi nigrae ſurculorum minam j,
cucumeris agreſtis radicis libras iv, caſſiae fiſtulae lib. ij,
medullae cervinae lib. ij, croci lib. iij, vini odorati ſex-
tarios xij, olei libras x, ſampſuchi lib. iv, cerae lib. iv,
ſanguinis terreſtris teſtudinis quantuncunque indideris me-
dicamentum juvabis, praepara modo praedictorum. *Aliud
acopon diaphrynon*, id eſt ex rubetis ranis, *hoc uſus vir
Xyſticus*, id eſt jaculator, *et acopo et malagmate a toto
affectu convaluit.* Confectio ita habet. ♃ Olei veteris ſa-
bini lib. ij, cucumeris agreſtis radicis lib. iij, cerae lib. iij,
apochymatis lib. iij, adipis ſuillae veteris lib. iij, ranas
rubetas magnas numero tres, vel ſi hae non ſint, parvas v,
medullae cervinae ℥ iij, aphronitri ℥ iij, ſulfuris vivi ℥ iij,
olei laurini ℥ iij, olei irini ℥ iij, unguenti malabathrini

λαβαϑρίνου λίτραν α'. σαμψύχου λίτραν τὰς ῥίζας τέ-
μνων εἰς παχέα καὶ βαλὼν σὺν τῷ σαμψύχῳ εἰς τὸ ἔλαιον
καὶ ϑεὶς ἐπ' ἀνθράκων ἕψε καὶ ὅταν ἀναξηρανθῶσιν αἱ ῥί-
ζαι, ἔκθλιβε τὸ ὑγρὸν καὶ τὰς μὲν ῥίζας καὶ τὸ σάμψυχον
ἀπόῤῥιπτε. τοὺς δὲ βατράχους καθεὶς εἰς σπυρίδιον πλεκτὸν
καὶ τούτου τὰ χείλη συῤῥάψας καὶ ϑεὶς εἰς τὸ ἐκθλιβὲν
ἔλαιον καὶ πάλιν ϑεὶς τὸ ἀγγεῖον ἐπὶ τὸ πῦρ, πωμαζόμε-
νον. ἱκανοῦ δὲ διαστήματος γενομένου, ὥστε τοὺς βατράχους
ἀποτακῆναι, τὸ σπυρίδιον βαστάσας καὶ τὸ ὑγρὸν ἐκθλίψας
ῥῖπτε τὸ σπυρίδιον. τῷ δ' ὑπολειφθέντι ἐλαίῳ ἐπίβαλλε
τὰ τηκτὰ κινῶν συνεχῶς. ἔσχατον ἐπίβαλλε μυελὸν καὶ χαλ-
βάνην καὶ ὅταν διαλυθῇ ἄρας ἀπὸ τοῦ πυρὸς καὶ ποσῶς
ἐάσας ψυγῆναι κατάπασσε τὰ ξηρὰ κοπέντα καὶ σησθέντα
λεπτοτάτῳ κοσκίνῳ κινῶν συνεχῶς καὶ εἰς θυείαν ἐξεράσας
καὶ ἀνακόψας, ἐπίβαλλε μαλαβαθρίνου μύρου λίτραν α' S''.
καὶ ἀνακόψας, ἀνελόμενος εἰς ἀγγεῖον μολυβδοῦν, ἀδιάπνευ-
στον φύλαττε. χρηστέον δὲ τῷ φαρμάκῳ, ὅτε μὲν ὡς μαλά-
γματι παρακμῆς γενομένης. ἔστι δ' ὅτε καὶ συγχρίσματι.

lib. j, ſampſuchi lib. j. Radices in craſſiora fruſta ſectas
ac in oleum ſimul cum ſampſucho conjectas ſupra pru-
nas incoquito, ubi radices inaruerint, humorem exprimito,
radices quidem et ſampſuchum abjicito, ranas in ſportu-
lam textam imponens hujusque oras conſuens et oleo
expreſſo committens, rurſus vas coopertum igni ſuprapo-
nito, ubi jam ſatis magnum temporis ſpatium interceſſe-
rit, ut ranae illiquatae fuerint, ſportula depoſita humore
expreſſo abjiciatur, reliquo oleo liquata indito, movens
continuo, poſtremo medullam et galbanum adjungito, poſt-
quam ſoluta fuerint, ab igne tollito, ac modice refrigerari
permittens, arida tunſa ac tenuiſſimo cribro ſecreta in-
ſpergito movens aſſidue, in mortarium demiſſis iterumque
tunſis malabathrini unguenti libram unam et dimidiam
adjungito et rurſus tundito, excepta vaſe plumbeo, undi-
que obturato, ut nihil perſpiret ſervato. Uteris medica-
mento interdum ut malagmate, facta morbi declinatione,

λαβόντες γὰρ τοῦ φαρμάκου ὅσον ἐξαρκεῖ, διαλύσαντες
μύρῳ καὶ ποιήσαντες κηρωτῆς ὑγρᾶς τὸ πάχος χρώμεθα.
ἄλλο ‛τὸ τοῦ ῾Αλιέως, φάρμακον ἐπιτετευγμένον, ἐν ᾧ
῾Αλιεὺς διατρίβων καὶ ὑπὸ τοῦ πάθους συνεχόμενος ἐπὶ
τοσοῦτον, ὥστε τὸ σωμάτιον διαστραφῆναι, ἐχρήσατο τῷ
φαρμάκῳ καὶ τῆς ὅλης ἀπηλλάγη διαθέσεως. ἐδόθη ἡ σκευ-
ασία, Οὐαλερίῳ Παυλίνῳ. ἔχει δὲ οὕτως. [855] ♃ ἐλαίου
Σαβίνου λίτρας γ΄. αἰγείρου ἀκρεμόνων λίτραν α΄. μὴ παρόν-
των τῶν ἀκρεμόνων, χρηστέον σαμψύχῳ, ὥστε εἶναι τῆς
σαμψύχου διπλοῦν. ἔχει δὲ καὶ σαμψύχου λίτραν α΄. κυπρί-
νου λίτραν α΄. ἰρίνου λίτραν α΄. μαστίχης λίτραν α΄. σμύρ-
νης στακτῆς ἡμίλιτρον, κηροῦ λίτρας γ΄. ἀποχύματος λίτρας
γ΄. λίπους ὑείου λιπαροῦ λίτρας γ΄. θείου ἀπύρου γο γ΄. νί-
τρου ἀφροῦ γο γ΄. χαλβάνης λίτρας γ΄. μυελοῦ ἐλαφείου γο δ΄.
χελωνῶν χερσαίων ι΄. τὸ αἷμα ἐμβάλλειν χρὴ, σκευασθέντι
τῷ φαρμάκῳ καὶ ἤδη τριβομένῳ. σκευάζειν δὲ δεῖ, καθάπερ
εἴρηται. ἐν δὲ τῇ χρήσει τοῦ φαρμάκου, αἴροντας χρὴ λίτραν
α΄. τούτῳ ἐπιβάλλειν ἡδύσματος χάριν ὀποβαλσάμου γο γ΄.

interdum ut illinitione. Nam medicamenti, quod fatis eſt
capientes folventesque unguento, ut cerati humidi fpiſſitu-
dinem habeat utimur. *Aliud Haliei confectum medica-*
mentum, in quo verſans Halieus, quum affectu adeo in-
feſtaretur ut corpore diſtorto eſſet, uſurpabat, et toto malo
liberatus eſt. Data eſt confectio Valerio Paulino· Habet
autem in hunc modum. ♃ Olei fabini lib. iij, populi ni-
grae furculorum libram unam, quum non adſint furculi
fampſucho uti oportet, duas ipſius partes adjicientes. Habet
autem et fampſuchi lib. j, cyprini lib. j, irini lib. j, ma-
ſtiches lib. j, myrrhae ſtactae felibram, cerae trientem, apo-
chymatis libras tres, adipis fuillae pinguis lib. iij, fulfuris
vivi uncias tres, nitri fpumae ℥ iij, galbani lib. iij, me-
dullae cervinae ℥ iv, teſtudinum terreſtrium x, ſanguis
immittendus eſt medicamento praeparato et jam trito·
Porro conficiendum eſt, uti dictum eſt. In ufu medicamenti
lib. j, auferentes, opobalfami uncias tres, unguenti mala-

καὶ μύρου μαλαβαθρίνου γο α΄. τοῦτο πρὸς τὰς καθ᾽ ἡμέρας
χρήσεις, οὕτως σκευάζεται. ἄλλο τὸ τοῦ ῾Αλιέως. παραπε-
ποιημένον ὑπὸ Οὐαλερίου Παυλίνου. ♃ κηροῦ λίτρας γ΄.
σικύου ἀγρίου ῥίζης λίτρας γ΄. ἀποχύματος λίτρας γ΄. στέατος
ὑείου λιπαροῦ λίτρας γ΄. ἐλαίου Σαβίνου λίτρας γ΄. κυπρί-
νου λίτραν α΄. σουσίνου λίτραν α΄. κροκίνου λίτραν α΄. μα-
στίχης λίτραν α΄. στακτῆς ἡμίλιτρον, μυελοῦ ἐλαφείου λίτραν
α΄ S΄΄. χαλβάνης λίτραν α΄ S΄΄. φρύνους έ. σαμψύχου ἢ αἰγεί-
ρου ἀκρεμόνων λίτρας γ΄. θείου ἀπύρου γο γ΄. ἀφρονίτρου
γο γ΄. χελωνῶν πλειόνων τὸ αἷμα. σκεύαζε καθὰ προείρηται.
ἄλλο Φλαβίου Κλήμεντος, φάρμακον ἐπιτετευγμένον. τούτῳ
ἴσμεν ἀνθρώπους διεστραμμένους ὅλον τὸ σῶμα ὑπὸ ποδά-
γρας καὶ χειράγρας χρησαμένους, ἐπὶ τοσοῦτον σωθέντας,
ὥστε ἀλωβήτους περιπατῆσαι. ♃ ἐλαίου Σαβίνου λίτρας ιβ΄.
σικύου ἀγρίου τῆς ῥίζης λίτρας ιβ΄. κηροῦ λίτραν α΄. τερμιν-
θίνης λίτραν α΄. μυελοῦ ἐλαφείου λίτραν α΄. χαλβάνης λίτραν
α΄. βατράχους ἀριθμῷ στ΄. τὸ ἔλαιον διαιροῦμεν καὶ ὅπου
μὲν ἐψοῦμεν τοὺς βατράχους, ὅπου δὲ τὰς ῥίζας, ἔπειτα τὸ

bathrini unciam unam, condimenti gratia illi indere con-
venit. Hoc in quotidianos ufus ita praeparatur. *Aliud id
ipfum Haliei, a Valerio Paulino aliter confectum.* ♃ Ce-
rae libras tres, cucumeris agreftis radicis libras tres, apo-
chymatis libras tres, adipis fuillae pinguis libras tres, olei
fabini libras tres, cyprini lib. j, fufini lib. j, crocini li-
bram unam, maftiches lib. j, ftactae felibram, medullae
cervinae lib. j ß, galbani lib. j ß, rubetas quinque, fam-
pfuchi vel populi nigrae furculorum libras tres, fulfuris
ignem non experti ʒ iij, aphronitri uncias tres, teftudi-
num plurium fanguinem, conficito quemadmodum praedixi.
*Aliud Flavii Clementis confectum medicamentum. Hujus
ufus novimus homines toto corpore diftortos a podagra
chiragraque adeo convaluiffe, ut citra noxam obambula-
rent.* ♃ Olei fabini lib. xij, cucumeris agreftis radicis lib.
xij, cerae libram unam, terebinthinae lib. j, medullae cer-
vinae libram unam, galbani lib. j, ranas numero fex.
Oleum dividimus et feorfum in eo ranas, feorfum item

Ed. Chart. XIII. [855.]   Ed. Baf. II. (418. 419.)

ὑγρὸν διλύσαντες, χρώμεθα πρὸς τὴν τοῦ φαρμάκου σκευ-
ασίαν, χρώμεθα δὲ τῷ φαρμάκῳ ὡς ἀιόπῳ. τοῦτο τὸ φάρ-
μακον Οὐαλερίῳ Παυλίνῳ τρόπον τοῦτον προσβάλλοντες τῇ
γραφῇ, σαμψύχου λίτραν α΄ S΄΄. μύρου κροκίνου λίτραν α΄.
μαλαβαθρίνου λίτραν α΄. ὀποβαλσάμου γο γ΄. χελωνῶν ι΄. τὸ
αἷμα, μυελοῦ ἐλαφείου λίτρας β΄. χαλβάνης λι. β΄. στέατος
ὑείου παλαιοῦ λι. γ΄. ἀποχύματος λίτραν α΄. κηροῦ λίτρας
γ΄ S΄΄. θείου ἀπύρου γο α΄. ἀφρονίτρου γο δ΄. φρύνους γ΄.
χελωνῶν ιε΄. τὸ αἷμα καὶ ἀντὶ τοῦ κροκίνου Συριακοῦ λί-
τραν α΄. σαμψύχου λίτραν α΄ S΄΄. σκεύαζε κατὰ τρόπον.
ἄλλο Πομπηΐου Σαβίνου, ἐπιγράφεται πολυτελές. ἐσκευάσθη
Ἀβουρνίῳ Οὐάλεντι, ποιεῖ ἰσχιαδικοῖς, ἀρθριτικοῖς, ποδα-
γρικοῖς, τρομώδεσι καὶ πρὸς πᾶσαν νευρικὴν διάθεσιν. τὰ
δὲ τῆς σκευασίας ἔχει οὕτως. ♃ σαμψύχου λίτρας β΄. τήλεως
λίτρας β΄. μελιλώτου λίτραν α΄. λιβανωτίδος λίτραν α΄. βρά-
θυος λίτραν α΄ S΄΄. κάγχρυος λίτραν α΄. κυπρίνου λίτραν α΄.
ἀβροτόνου λίτραν α΄. (419) καρδαμώμου ἡμίλιτρον, δαφνί-
δων ἡμίλιτρον, οἴνου εὐώδους ξέστας κδ΄. μύρου ἰρίνου λί-

radices incoquito, deinde liquore percolato, ad medica-
menti confectionem utimur. Medicamentum autem acopi
ufum praeftat, Valerio Paulino fcripturae hunc in modum
adjiciente, fampfuchi lib. j ß, unguenti crocini libram
unam, malabathrini libram unam, opobalfami uncias tres,
teftudinum x, fanguinem, medullae cervinae libras duas,
galbani lib ij, adipis fuilli veteris libras tres, apochymatis
libram unam, cerae lib. iij ß, fulfuris vivi unciam unam,
aphronitri ℥ iv, rubetas tres, teftudinum xv. Sanguinem,
et loco crocini fyriaci lib. j, fampfuchi lib. j ß, ponitur,
fuperiorum modo praeparatur. *Aliud Pompeji Sabini.
Polyteles*, id eft pretiofum, *infcribitur. Aburnio Valenti
praeparatum fuit. Utile eft ifchiadicis, arthriticis, po-
dagricis, tremulis et ad omnem nervorum difpofitionem.*
Compofitio talis eft. ♃ Sampfuchi lib. ij, foenigraeci lib. ij,
meliloti lib. j, rorifmarini lib. j ß, brathyos lib. j ß, ca-
chryos lib. j, cyperi lib. j, abrotoni lib. j, cardamomi fe-
libram, baccarum lauri felibram, vini odorati fextarios

Ed. Chart. XIII. [855. 856.]   **Ed. Baf. II. (419)**

τρας ιέ. κυπρίνου λίτρας β'. δαφνίνου, γλευκίνου, μαλαβα-
θρίνου ἀνὰ λίτρας β'. Συριακοῦ λίτρας β'. κηροῦ λίτρας β'.
τερμινθίνης λίτραν α'. χαλβάνης γο β'. ὀποπάνακος γο γ'.
ἀμμωνιακοῦ θυμιάματος κεκαθαρμένου γο δ'. πεπέρεως μα-
κροῦ, νίτρου ἐρυθροῦ, λίθου Ἀσίου ἄνθους, κολοκυνθίδος
ἐντεριώνης, στυπτηρίας σχιστῆς ἀνὰ γο δ'. λιβάνου γο δ'.
κενταυρίου γο δ'. μανδραγόρου χυλοῦ, σμύρνης στακτῆς, μέ-
λιτος ἑφθοῦ ἀνὰ γο δ'. φρύνους βατράχους μεγάλους ἀριθμῷ
ἕξ, χελωνῶν χερσαίων ι'. τὸ αἷμα. τὸ φάρμακον σκευάζεται
ποικίλως. τὰ μὲν ἀρωματικὰ καὶ ξηρὰ κόψαντες εἰς παχέα
καὶ βαλόντες εἰς ἄγγος διπλοῦν μυρεψικὸν καὶ τούτοις ἐπι-
βαλόντες οἶνον, ἐῶμεν βρέχεσθαι ἐπὶ ἡμέρας γ'. τῇ δὲ δ'.
ἄραντες τοῦ οἴνου ὅσον ἐξαρκεῖ, τούτῳ διαβρέχομεν, [856]
ἀμμωνιακὸν θυμίαμα, λιβανον, χαλβάνην, ὀποπάνακα καὶ
τοὺς λοιποὺς χυλοὺς, ταῦτα διαλυθέντα λεαίνομεν, λεαν-
θεῖσι τούτοις ἐπιβάλλομεν κεκομμένα καὶ σεσησμένα, στυ-
πτηρίαν, νίτρον ἐρυθρὸν, κολοκυνθίδα, λίθου Ἀσίου ἄνθος,
πέπερι καὶ τὰ λοιπὰ τῶν ξηρῶν λεαίνομεν, τούτοις ἐπιβάλ-

xxiv, unguenti irini lib. xv, cyprini lib. ij, laurini, gleu-
cini, malabathrini fingulorum lib. ij, fyriaci lib. ij, cerae
libras duas, terebinthinae libram unam, galbani uncias duas,
opopanacis uncias tres, guttae ammoniaci purgatae uncias
quatuor, piperis longi, nitri rubri, lapidis Afii floris, colo-
cynthidis partis interioris, aluminis fiſſilis, fingulorum un-
cias quatuor, thuris ℥ iv, centaurii uncias quatuor, man-
dragorae fucci, myrrhae ſtactae, mellis cocti, fingulorum
uncias quatuor, rubetas ranas magnas numero vj, teſtu-
dinum terreſtrium x. ſanguinem. Medicamentum varie
componitur. Aromatica ſiccaque craſſius contuſa, vaſique
duplici unguentario injecta, vino fuperfuſo, triduum ma-
cerari permittimus. Quarto die vino, quantum fatis eſt,
ablato, guttam ammoniaci thus, galbanum et opopanacem
imbuimus et reliquos ſuccos, haec diſſoluta laevigamus,
quibus factis laevibus tunſa, cribrataque alumen, nitrum
rubrum, colocynthidem, lapidis Afii florem, piper et reli-
qua arida immittimus fimulque terimus, his myrrham,

ΤΩΝ ΚΑΤΑ ΓΕΝΗ ΒΙΒΛΙΟΝ Η. 1029

Ed. Chart. XIII. [856.]   Ed. Baf. II. (419.)
λομεν σμύρναν στακτὴν καὶ τὸ μέλι. τούτων οὕτω σκευ-
ασθέντων, ἐπιβάλλομεν τοῖς ἐν τῷ οἴνῳ βρεχομένοις, πάντα
τὰ ὑγρὰ καὶ θέντες ἐπὶ τὸ πῦρ ἕψομεν, κινοῦντες συνεχῶς.
καὶ ὅταν το πολὺ τοῦ οἴνου δαπανηθῇ, ἐκθλίβομεν τὸ ὑγρὸν
καὶ εἰς τοῦτο καταθέντες τοὺς βατράχους, καθὼς ἄνω προ-
είρηται, ἕψομεν καὶ τότε τὰ τηκτὰ ἐπιβάλλομεν, τακέντων δὲ
τούτων, ἄραντες ἀπὸ τοῦ πυρὸς, ἐπιβάλλομεν τοῖς λεανθεῖσι
καὶ ἀνακόψαντες, ἀνελόμενοι χρώμεθα. ἄλλο ἄκοπον μετα-
συγκριτικόν. ἰσχιαδικοῖς, ἀρθριτικοῖς, παρέτοις, τρομώδεσιν.
ἐχρήσατο Ἰούλιος Σεκοῦνδος. ἀνασκεύαζε τὰς κεχρονισμένας
διαθέσεις, ποιεῖ καὶ κεφαλαλγικοῖς. ♃ ἀδάρκης γο β΄. σμύρ-
νης στακτῆς γο β΄. ἀφρονίτρου γο β΄. εὐφορβίου, ὀποβαλσά-
μου ἀνὰ οὐγγίας β΄. στυρακίνου μύρου λίτραν α΄· τὰ ξηρὰ
κόπτε καὶ σῆθε καὶ τούτοις ἐπίβαλλε σμύρναν στακτὴν, ὀπο-
βάλσαμον καὶ ἀνακόψας ἀναλάμβανε τῷ στυρακίνῳ καὶ χρῶ,
ποτὲ μὲν ἀκράτῳ, ποτὲ δὲ ἀνειμένῳ τῷ φαρμάκῳ καὶ πέ-
ψει συνεργεῖ. ἄλλο, Ὀρφίτῳ συνετέθη. τούτῳ χρώμενος ἀπηλ-
λάγη τῆς περὶ τὸν θώρακα διαθέσεως ὀχληρᾶς καὶ πολυ-

ſtacten et mel adjicimus. Sic jam praeparatis omnia li-
quida his, quae in vino macerantur affundito, igni ſuper-
poſita coquito movens continue. Ubi bona vini pars con-
ſumpta fuerit humorem exprimito, cui ranas imponens,
ſicut ſupradictum eſt, incoquas et tunc liquida adjicias.
Haec liquata ab igne deponens, laevigatis indes ac rurſus
tundes, exceptis utitor. *Aliud acopon metaſyncriticum,
auxiliatur iſchiadicis, arthriticis, ſolutis et tremulis. Ute-
batur Iulius ſecundus, diuturnos affectus demolitur, ca-
pite dolentes adjuvat.* ♃ Adarces uncias duas, myrrhae
ſtactae uncias duas, aphronitri uncias duas, euphorbii, opo-
balſami, ſingulorum uncias duas, ſtyracini unguenti libram
unam. Arida tunde cribraque, his myrrham ſtacten et
opobalſamum adjice, denuo tuſa ſtyracino excipe. Ac in-
terdum merum, interdum alteri mixtum uſui eſt medica-
mentum, coctionem quoque adjuvat. *Aliud. Orphito com-
poſitum quo uſus thoracis affectu moleſto et jam inve-*

χρονίου γενομένης. 4 ἀδάρκης γο β'. σμύρνης στακτῆς γο β'.
ἀφρονίτρου γο γ'. εὐφορβίου γο S''. ἄλλως γο στ'. μαλαβα-
θρίνου μύρου λίτραν α'. φουλιάτου Ῥωμαϊστὶ λεγομένου
ἡμίλιτρον, κηροῦ γο β'. ὀποβαλσάμου γο β'. σκεύαζε κατὰ
τρόπον. ἄλλο τὸ τοῦ Νεαπολίτου, Ἀγρίππᾳ συνετέθη. 4
ἀδάρκης, ἀφῃρημένων τῶν καλάμων, οὐγγίας γ'. εὐφορβίου
γο γ'. ἄλλως στ'. ἀφρονίτρου γο γ'. στακτῆς οὐγγίας γ'. ὀπο-
βαλσάμου οὐγγίας γ'. μύρου μαλαβαθρίνου α'. λίτραν α'.
φουλιάτου α'. ἡμίλιτρον, ἡδυχρόου ἡμίλιτρον, κροκίνου ἡμί-
λιτρον, νάρδου Ἀσιανῆς Θυατειρηνῆς τῆς α'. ἡμίλιτρον, κη-
ροῦ γο γ'. σκεύαζε κατὰ τρόπον. ἄλλο μυράκοπον βασιλικὸν
πρὸς τὰς κεχρονισμένας διαθέσεις καὶ πέψεις συνεργεῖ. 4 κα-
λάμου ἀρωματικοῦ γο γ'. καρποβαλσάμου γο γ'. ἀμώμου οὐγ-
γίας γ'. καρδαμώμου γο γ'. σχοίνου ἄνθους γο γ'. κασσίας
ῥοδιζούσης οὐγγίας γ'. μελιλώτου γο γ'. σαμψύχου γο γ'. βρά-
θυος οὐγγίας γ'. τήλεως γο γ'. κυπέρου γο γ'. νάρδου γο γ'.
πεπέρεως λευκοῦ οὐγγίας γ'. σμύρνης Τρωγλοδύτιδος ἡμίλι-

terato liberatus eſt 4 Adarces uncias duas, myrrhae
ſtactae uncias ij, aphronitri uncias tres, euphorbii unciae
dimidium, alias uncias ſex, malabathrini unguenti libram
unam, foliati Romanis dicti ſelibram, cerae uncias duas,
opobalſami uncias duas. Praepara pro more. *Aliud Nea-
politae, quod Agrippae compoſitum fuit.* 4 Adarces ab-
latis arundinibus uncias tres, euphorbii ℥ ij, aliter vj,
aphronitri ℥ iij, ſtactae ℥ iij, opobalſami ℥ iij, unguenti
malabathrini primi lib. j, foliati primi lib. ß, hedychroi
lib. ß, crocini lib. ß, nardi Aſianae Thyatirenae primae
ſelibram, cerae uncias tres, conficito pro more. *Aliud.
Myracopon regium ad inveteratos affectus, item coctio-
nem adjuvat.* 4 Calami aromatici uncias tres, carpobal-
ſami uncias tres, amomi ℥ iij, cardamomi uncias tres,
junci floris ℥ iij, caſſiae roſam ſpirantis uncias tres, me-
liloti ℥ iij, ſampſuchi uncias iij, brathyos uncias tres, foe-
nigraeci uncias tres, cyperi uncias tres, nardi ℥ iij, pipe-
ris albi uncias tres, myrrhae troglodyticae, euphorbii,

τρον, εὐφορβίου, ἀδάρκης, νίτρου ἀνὰ ἡμίλιτρον, οἴνου Φα-
λερίνου ξε. ιστ'. μύρου μαλαβαθρίνου πρώτης σκευασίας λί-
τρας β'. νάρδου α'. συνθέσεως λίτραν α'. φουλιάτου α'. λί-
τραν α'. ὀποβαλσάμου λίτραν α'. κροκίνου λίτραν α'. στυρα-
κίνου α'. λίτραν α'. ἀμυγδαλίνου λίτραν α'. Κομμαγηνοῦ λί-
τραν α'. γλευκίνου λίτραν α'. ἰρίνου λίτραν α'. ἡδυχρόου
λίτρας β'. ἀμαρακίνου α'. λίτραν β'. ἔψε μυρεψικῶς. τὸ φάρ-
μακον σφόδρα ἐστὶ καλὸν, ἐσκευάσθη Κέλερι πριμιπιλαρίῳ,
ποιεῖ ἰσχιαδικοῖς, ἀρθριτικοῖς, παρέτοις, τρομώδεσι, πρὸς
σπάσματα, ῥήγματα καὶ πρὸς τὰς τῶν σπλάγχνων σκιῤῥώ-
δεις διαθέσεις καὶ πέψει συνεργεῖ, ἐπιχριόμενον τῷ στόματι
τῆς κοιλίας καὶ τοῖς μεταφρένοις. ἄλλο συνετέθη ᾿Ακυλίᾳ
Σεκουνδίλλη. 4 εὐφορβίου, ὀποβαλσάμου, σμύρνης στακτῆς
ἀνὰ γο β'. νίτρου ἀφροῦ γο γ'. κηροῦ γο α'. μύρου μαλαβα-
θρίνου λι. α'. φουλιάτου ἡμίλιτρον, κροκίνου ἡμίλιτρον, νάρ-
δου μύρου ἡμίλιτρον, ἡδυχρόου ἡμίλιτρον, ἀμαρακίνου ἡμί-
λιτρον, σκεύαζε κατὰ τρόπον. ἤρκει μὲν τὰ προγεγραμμένα.
καὶ γὰρ ἐπιμελῶς ὁ ᾿Ασκληπιάδης τάς τε σκευασίας αὐτῶν

adarces, nitri fingulorum felibram, vini Falerni fextarios
fedecim, unguenti malabathrini primae confectionis libras
duas, nardi primae compofitionis libram unam, foliati
primi libram unam, opobalfami lib. j, crocini lib. j, fly-
racini primi libram j, amygdalini libram unam, comma-
geni libram j, gleucini libram unam, irini lib. j, hedy-
chroi libras duas, amaracini primi libras ij, coque un-
guenti modo. Valde bonum medicamentum eft, Celeri
Primipilario compofitum eft, benefacit ifchiadicis, arthri-
ticis, folutis, tremulis, valet ad convulfa ruptaque, item
ad fcirrhofos vifcerum affectus et concoctiones juvat ven-
triculi orificio et dorfo illitum. *Aliud compofitum Aqui-
liae Secundillae.* 4 Euphorbii, opobalfami, myrrhae fla-
ctae fingulorum uncias duas, nitri fpumae ℥ iij, cerae ℥ iij,
unguenti malabathrini lib. j, foliati felibram, crocini feli-
bram, nardi unguenti felibram, hedychroi felibram, ama-
racini felibram. Confice quo dixi modo. Haec quidem fuf-
ficiebant. Etenim Afclepiades confecturas ipforum et ufus

Ed. Chart. XIII. [856. 857.]   Ed. Baf. II. (419.)

ἔγραψε καὶ τὰς χρήσεις, ὁ δὲ Ἀνδρόμαχος ἀμελέστερον, ὡς
εἴωθεν, οὐδὲ πρὸς ὅ τι ποιεῖν ἕκαστα αὐτῶν πέφυκεν ἐπι-
σημηνάμενος, [857] ἀλλ᾽ ἡμῖν ἐπιτρέπων, ὡς πρὸς τεχνίτας
γὰρ ἀεὶ πεποίηται τὰς γραφάς. ἐπεὶ δ᾽ ἔνια τῶν ἀκόπων
ἀλλήλοις ὄντα παραπλήσια, κατὰ συμμετρίας διαφέρει, διὰ
τοῦτο καὶ ταῦτα προέγραψα, δυναμένων τῶν ἀναγινωσκόν-
των ἐξ ὧν ὁ Ἀσκληπιάδης ἐδίδαξε καὶ περὶ τούτων λογί-
σασθαι ποῖα τῶν ἀκόπων πρὸς ποῖα πάθη μάλιστα ἁρμό-
σει. λέγω δὲ κἀγώ, μετὰ τὸ διελθεῖν καθόλου τινὰς λόγους
περὶ αὐτῶν, ἐξ ὧν μεθοδικώτερον ἐπὶ τὰς χρήσεις αὐτῶν οἱ
προσέχοντες τὸν νοῦν τοῖς λεχθησομένοις ἀφίξονται.

Κεφ. ιγ'. [Τὰ ὑπ᾽ Ἀνδρομάχου ἄκοπα γεγραμμένα.]
Ἄκοπον χλωρὸν τὸ τοῦ Ἁλιέως. 4 κηροῦ, τερμινθίνης,
ἐλαίου παλαιοῦ ἀνὰ λίτραν α' S''. ἀφρονίτρου γο δ'. χαλ-
βάνης γο γ'. ἰοῦ ξυστοῦ γο γ'. ὀποπάνακος γο στ'. ἀμμω-
νιακοῦ θυμιάματος γο γ'. μάννης γο γ'. ὄξους γο β'. μηλίνου
γο β'. κυπρίνου γο β'. ἰρίνου γο β'. αἰγείου στέατος γο α'.
ἄλλο ἄκοπον καλόν. 4 κηροῦ λίτρας ιστ'. ἀφρονίτρου ≺ η'.

accurate fcripfit, Andromachus autem ut folet negligentius,
neque ad quid eorum fingula valeant indicans, fed nobis
conjiciendum relinquens, nam ceu ad artis peritos prae-
fcriptiones femper confcripfit. Verum quoniam nonnulla
acopa invicem fibi fimilia, in fymmetriis difcrepant, ideo
haec quoque appofui, quod lectores ex iis quae Afcle-
piades docuit, de iis fimul ratiocinari queant, cujusmodi
acopa quibus affectibus potiffimum conducant. Dicemus
autem et nos, ubi univerfales quosdam fermones de ipfis
retulerimus, unde accuratiore via ac ratione ad eorundem
ufus, qui mentem dicendis adhibebunt perveniet.

Cap. XIII. [Quae Andromachus acopa fcripferit.]
Acopum viride Haliei. 4 Cerae terebinthinae, olei veteris
fingulorum lib. j ß, aphronitri ℥ iv, galbani uncias iij,
aeruginis rafae ℥ iij, opopanacis ℥ vj, guttae ammoniaci
℥ iij, mannae ℥ iij, aceti uncias ij, melini ℥ ij, cyprini ℥ ij,
irini uncias ij, fevi caprini unciam unam. Aliud acopum
bonum. 4 Cerae libras fedecim, aphronitri drach. octo,

Ed. Chart. XIII. [857.]   Ed. Baf. II. (419.)

δαφνίδας ἀριθμοῦ ή. πεπέρεως λευκοῦ ⊲ α΄. κροκομάγμα-
τος τὸ ἱκανὸν, μυελοῦ ἐλαφείου ⊲ β΄. σμύρνης ⊲ α΄. κηροῦ
⊲ α΄. οἴνου ῥοδιακοῦ α΄. ὄξους ὀλίγον εἰς τὰ ξηρά. ἄλλο
τὸ Βάσσου τοῦ Στωϊκοῦ. ♃ σικύου ἀγρίου ῥίζης λίτραν α΄.
καστορίου γο β΄. μυελοῦ ἐλαφείου γο στ΄. ἐλαίου παλαιοῦ
λίτρας β΄. κηροῦ λίτραν α΄. ἀφρονίτρου γο γ΄. δαφνίδων ξε. β΄.
πηγάνου χλωροῦ δέσμην χειροπληθῆ, λιβανωτίδος ἴσον, ἐλαίου
Σαβίνου παλαιοῦ λίτρας ι΄. τῷ ἐλαίῳ αἱ ῥίζαι ἐναφεψοῦν-
ται καὶ αἱ βοτάναι, εἶτα ἐκθλίβονται, εἶτα τὰ τηκτὰ κατα-
χεῖται. ἄλλο. ♃ ὀποπάνακος γο α΄. ῥητίνης γο α΄. ῥητίνης
πιτυΐνης λίτρας β΄. κηροῦ λίτραν α΄. ἀμμωνιακοῦ θυμιάμα-
τος γο στ΄. οἰσύπου γο β΄. ἐλαίου παλαιοῦ ξε. α΄ S". ἁλὸς
ἄνθους γο β΄. ἄλλο. ♃ κηροῦ λίτραν α΄. μυελοῦ ἐλαφείου
γο β΄. μύρου Βαβυλωνίου λίτραν α΄. ἡδυχρόου λίτραν α΄.
στακτῆς λίτραν α΄. μαλαβάθρου γο α΄. νάρδου γο α΄. ὀπο-
βαλσάμου γο στ΄. ἐν θαλάσσῃ τὸν μυελὸν τῆκε ἢ ἐν ἅλμῃ,
θεραπεύσας τὰ τηκτὰ ὁμοῦ, ἔσχατον ὀποβάλσαμον. ἐὰν δὲ
ὑγρὸν ᾖ τὸ ἄκοπον, κηροῦ πλεῖον ἀπόδος. ἄλλο ἄκοπον

baccas lauri numero viij, piperis albi ℨ j, crocomagmatis
quantum fufficit, medullae cervinae ℨ ij, myrrhae ℨ j, ce-
rae ℨ j, vini rhodiaci ℨ j, aceti parum aridis adjicitur.
Aliud Baffi Stoici. ♃ Cucumeris agreftis radicis libram
unam, caftorii uncias duas, medullae cervinae uncias fex,
olei veteris lib. ij, cerae libram unam, aphronitri uncias
tres, baccarum lauri fextarios duos, rutae viridis fafci-
culum manipularem, rorifmarini tantundem, olei fabini ve-
teris libras decem. Radices et herbae oleo incoquuntur,
deinde exprimuntur, poftea liquata fuperfunduntur. *Aliud.*
♃ Opopanacis ℨ j, refinae ℨ j, refinae pityinae lib. ij, ce-
rae lib. j, guttae ammoniaci uncias vj, oefypi ℨ ij, olei
veteris fextarium unum et dimidium, falis floris ℨ ij. *Aliud.*
♃ Cerae lib. j, medullae cervinae ℨ ij, unguenti babylonii
lib. j, hedychroi lib. j, ftactae lib. j, malabathri ℨ j, nardi
unciam unam, opobalfami ℨ vj. In marina vel muria me-
dullam liquato, liquabilia curata fimul committito, poftre-
mo opobalfamum, at fi liquidum fit acopon plus cerae in-

Ed. Chart. XIII. [857.]   Ed. Baf. II. (419. 420.)

Κουαδράτου. 4 ἰρίνου μύρου γο α΄. κηροῦ γο α΄. κυπρίνου
γο α΄. δαφνίνου γο α΄. ἐλαίου παλαιοῦ γο γ΄. τερμινθίνης οὐγ-
γίαν α΄. μυελοῦ ἐλαφείου γο α΄. οἰσύπου γο α΄. πεπέρεως
γο α΄. νίτρου ⊲ δ΄. θείου ἀπύρου ⊲ δ΄. πυρέθρου ⊲ δ΄.
μέλιτος γο α΄. τὰ τηκτὰ κατὰ τῶν ξηρῶν. ἄλλο τὸ δυσῶδες
ἄκοπον. 4 τερμινθίνης ⊲νστ΄. κηροῦ ⊲κη΄. οἰσύπου ⊲ στ΄.
μέλιτος ⊲ στ΄. μυελοῦ ἐλαφείου ⊲ στ΄. ἀμμωνιακοῦ θυμιά-
ματος ⊲ στ΄. χαλβάνης ⊲ στ΄. ἀφρονίτρου ⊲ στ΄. (420)
ἔστιν ὅτε ὀποπάνακος ⊲ στ΄. δαφνίδων ⊲ στ΄. ἐλαίου πα-
λαιοῦ ξέστην α΄. οἴνου κοτύλας β΄. τινὲς καστορίου ⊲ γ΄.
ἄλλο τὸ διὰ σαμψύχου. 4 κηροῦ λίτραν α΄. ἐλαίου ὀμφακί-
νου ξέστας γ΄. σαμψύχου ξέστην α΄. τήλεως ξέστην α΄. οἴνου
παλαιοῦ ξε. δ΄. μαλάχης δέσμην, λινοζώστεως δέσμην, σικύου
ἀγρίου ῥίζας. ἄλλο, ὡς Ἀντίμαχος. 4 σαμψύχου νέου, λι-
βανωτίδος, ἀσπαλάθου, βράθυος ὅ ἐστιν ἔρβα σαβίνα, τή-
λεως ἀνὰ ξέστας β΄. κηροῦ λίτραν α΄. οἴνου παλαιοῦ ξέστας
γ΄. γλευκίνου ξέστας γ΄. ἄλλο παρὰ Φιλοκλέους· 4 ἐλαίου

dito. *Aliud acopon Quadrati.* 4 Irini unguenti unciam
unam, cerae ℥ j, cyprini ℥ j, laurini ℥ j, olei veteris ℨ iij,
terebinthinae ℥ j, medullae cervinae ℥ j, oefypi ℥ j, pi-
peris ℥ j, nitri ℨ iv, fulfuris ignem non experti ℨ iv, py-
rethri ℨ iv, mellis ℥ j, liquata ficcis mifcentur. *Aliud
acopon foetidum.* 4 Terebinthinae ℨ lvj, cerae drach.
xxviij, oefypi ℨ vj, mellis ℨ vj, medullae cervinae ℨ vj,
guttae ammoniaci drach. fex, galbani ℨ vj, aphronitri ℨ vj,
interdum opopanacis ℨ vj, baccarum lauri ℨ vj, olei vete-
ris fextarium j, vini heminas ij, quidam caftorii ℨ iij, ad-
dunt. *Aliud ex fampfucho.* 4 Cerae lib. j; olei ompha-
cini fextarios iij, fampfuchi fextarium j, foenigraeci fex
tarium unum, vini veteris fextarios iv, malvae fafciculum,
mercurialis fafciculum, cucumeris agreftis radices. *Aliud,
ut Antimachus.* 4 Sampfuchi novi, rorifmarini, afpalathi,
brathyos, id eft, herbae fabinae, foenigraeci, fingulorum
fextarios duos, cerae libram j, vini veteris fextarios tres,
gleucini fextarios tres. *Aliud a Philocle acceptum.* 4

Ed. Chart. XIII. [857. 858.]   Ed. Baf. II. (420.)

ἀφηψημένου ἐπὶ πολὺ, ῥιζῶν σικύου ἀγρίου ξέστας γ΄. κη
ροῦ μνᾶν μίαν, τερμινθίνης μνᾶν α΄. μυελοῦ ἐλαφείου ⟨κε΄.
χηνείου στέατος ⟨κε΄. χαλβάνης ⟨ιβ΄ S΄΄. σαμψύχου ξε. α΄.
λιβανωτίδος ξέστην α΄. ταῦτα ἔσχατα λεαίνεται σὺν οἴνῳ εὐ
ώδει καὶ συμμίσγεται, γίνεται δὲ μάλαγμα κηροῦ πλείονος
μιγέντος. [858] ἄλλο ἄκοπον ἐπιτετευγμένον, ὡς Ἀφροδᾶς.
4 ἀφρονίτρου ⟨γ΄. πεπέρεως κόκκους μ΄. καὶ μακροῦ τὸ
ἴσον, λιβάνου ⟨ιστ΄. ταῦτα τρίψας, ἐπίχεε οἴνου εὐώδους
Χίου ἢ Ῥοδίου κο. α΄. μέλιτος ⟨θ΄. εἶτα τῆκε ἐν λοπάδι,
κηροῦ Τυῤῥηνικοῦ ⟨ιβ΄. στέατος ταυρείου ⟨μβ΄. ἄλλο,
ὃ ἦν Ἀσφαλαρτήσιο;. 4 κροκομάγματος ⟨δ΄. μυελοῦ ἐλα
φείου ⟨ιβ΄. οἰσύπου ⟨στ΄. στέατος χηνείου ἢ ὑείου ⟨ιβ΄.
τερμινθίνης ⟨ιβ΄. ἰρίνου ⟨ιη΄. κυπρίνου, γλευκίνου ἀνὰ
⟨ιη΄. τῆκε τὸ μέλι, εἶτα μίσγε τοῖς ξηροῖς καὶ συλλεάνας
ὁμοῦ τοῖς ἐν τῇ θυείᾳ χρῶ. ἄλλο ἄκοπον τὸ βαρβαρικὸν,
δι᾽ εὐφορβίου πρὸς ἰσχιαδικοὺς καὶ πρὸς ἄλλα πολλά. 4
ὀποπάνακος γο α΄. Τυῤῥηνικοῦ γο α΄. τερμινθίνης γο β΄. χαλ

Olei decocti permultum radicum cucumeris agreftis fextarios tres, cerae minam j, terebinthinae minam j, medullae
cervinae ℨ xxv, adipis anferini ℨ xxv, galbani ℨ xij ſs,
fampfuchi fextarium j, rorifmarini fextarium j. Haec poftrema cum vino odorato tum laevigantur tum mifcentur,
fit autem et malagma cera copiofiore injecta. *Aliud acopon confectum, ut Aphrodas.* 4 Aphronitri drach. tres,
piperis grana quadraginta et longi totidem, thuris drach.
xvj, his tritis vini odori Chii vel Rhodii heminam fuperfundito, mellis drach. ix, deinde in patella liquato cerae
tyrrhenicae drach. xxij, fevi taurini drach. xlij. *Aliud,
quod erat Afphalarthefii.* 4 Crocomagmatis drach. iv,
medullae cervinae drach. xij, oefypi drach. vj, adipis anferini vel fuilli drach. xi), terebinthinae ℨ xij, irini drach.
xviij, cyprini, gleucini, fingulorum drach. xviij. Mel liquatur deinde ficcis admifcetur, ac ubi fimul cum his
quae in mortario funt, laevigaveris in ufus condes. *Aliud
acopon barbaricum ex euphorbio, ad ifchiadicos aliaque
multa.* 4 Opopanacis ℨ j, Tyrrhenicae unciam j, tere

Ed. Chart. XIII. [858.]   **Ed. Baf. II. (420.)**

βάνης γο α΄. ἀμμωνιακοῦ θυμιάματος γο β΄. εὐφορβίου γο β΄.
καστορίου γο β΄. πεπέρεως λευκοῦ γο β΄. μυελοῦ ἐλαφείου
γο δ΄. οἰσύπου γο δ΄. λιμνηστρίδος γο S΄΄. στυρακίνου, δα-
φνίνου, ἀμαρακίνου ἀνὰ γο γ΄. ἐλαίου παλαιοῦ ξε. β΄. ἡδυ-
χρόου γο στ΄. σκευάσας χρῶ, ποιεῖ πρὸς ἀπηλπισμένας νεύ-
ρων διαθέσεις, ἰδίως δὲ καὶ πρὸς ἰσχιαδικούς. ἄλλο ἄκοπον
ᾧ ᾿Αρούντιος ᾿Ακύλας ἐθεραπεύθη. πρὸς ἰσχιάδα ποιοῦν
καὶ πρὸς πᾶσαν νεύρων περίτασιν. 24 ὀποπάνακος οὐγγίας
β΄. χαλβάνης γο α΄. τερμινθίνης οὐγγίας β΄. πεπέρεως λευκοῦ,
καστορίου ἀνὰ γο β΄. οἰσύπου γο δ΄. κασσίας γο δ΄. μυελοῦ
ἐλαφείου γο δ΄. κηροῦ λίτραν α΄. στυρακίνου οὐγγίας στ΄.
ἰρίνου οὐγγίας στ΄. δαφνίνου οὐγγίας στ΄. ἐλαίου παλαιοῦ
λίτραν α΄. εὐφορβίου οὐγγίας β΄. ἀμμωνιακοῦ θυμιάματος
οὐγγίας β΄. τὸ εὐφόρβιον μετ᾽ ὀλίγου μέλιτος ἀνάμιξον. ἄλλο
ἄκοπον τὸ τοῦ Γλυτοῦ, ὡς Φιλόξενος ὁ γραμματικός. 24
κηροῦ λίτρας β΄. ἀμμωνιακοῦ θυμιάματος λίτραν α΄. χαλβά-
νης λίτραν α΄ S΄΄. στύρακος λίτραν α΄. βδελλίου λίτραν α΄.
σμύρνης γο β΄. λιβάνου γο θ΄. οἰσύπου ᾿Αττικοῦ λίτραν α΄.

binthinae ℥ ij, galbani unciam j, guttae ammoniaci un-
cias ij, euphorbii uncias ij, caſtorii ℥ ij, piperis albi un-
cias ij, medullae cervinae ℥ iv, oeſypi uncias iv, limne-
ſtridis unciae ß, ſtyracini, laurini, amaracini, ſingulorum
uncias tres, olei veteris ſextarios duos, hedychroi uncias
ſex, praeparato utitor, valet ad deſperatos nervorum af-
fectus, item proprie ad iſchiadicos. *Aliud acopon, quo
Aruntius Aquila curatus eſt, beneſacit iſchiadi omnique
nervorum diſtenſioni.* 24 Opopanacis uncias ij, galbani un-
cias j, terebinthinae uncias ij, piperis albi, caſtorii, utrius-
que uncias ij, oeſypi ℥ iv, caſſiae uncias iv, medullae
cervinae uncias iv, cerae lib. j, ſtyracini ℥ vj, irini uncias
ſex, laurini uncias vj, olei veteris lib. j, euphorbii uncias
duas, guttae ammoniaci uncias ij. Euphorbium cum pauco
melle miſceto. *Aliud acopum Glyti ut Philoxenus gram-
maticus.* 24 Cerae lib. ij, guttae ammoniaci lib. j, galbani
lib. j ß, ſtyracis libram j, bdellii lib. j, myrrhae uncias
duas, thuris uncias ix, oeſypi Attici lib. j, propolis lib. j,

Ed. Chart. XIII. [858.]   Ed. Baf. II. (420.)

προπόλεως λίτραν α΄. ῥητίνης τερμινθίνης λίτραν α΄. ἐλαίου
παλαιοῦ λίτρας β΄. κυπρίνου, ἰρίνου μύρου, ἀμυγδαλινοῦ
ἀνὰ λίτρας β΄. Συριακοῦ λίτρας γ΄. ὀποπάνακος λίτραν α΄.
σκεύαζε. ἄλλο ἄκοπον χλωρὸν, ὡς Κλήμης Σερτώριος ᾧ
χρῶμαι. ♃ ἰοῦ ξυστοῦ οὐγγίας στ΄. ῥητίνης φρυκτῆς οὐγ-
γίας δ΄. ἐλαίου μυρσίνου λίτραν α΄. σχινίνου λίτραν α΄. ἐλαίου
παλαιοῦ λίτραν α΄. δαφνίνου λίτρας β΄· Συριακοῦ λίτραν α΄.
γλευκίνου λίτρας γ΄. στέατος ἀρνείου γο γ΄. κηροῦ Ποντικοῦ
λίτρας γ΄. χαλβάνης λίτραν α΄. μυρσίνης ἁπαλῶν φύλλων,
πηγάνου φύλλων χλωρῶν, λιβανωτίδος χλωρᾶς, δάφνης φύλ-
λων ἁπαλῶν ἀνὰ οὐγγίας στ΄. βοτάνης σαλβίας ἡμίλιτρον.
τὰ χλωρὰ κόπτε καὶ τοῖς ἐλαίοις ἔμβρεχε νύκτα καὶ ἡμέραν,
εἶτα ἐφέψε μετὰ τῶν τηκτῶν. ἀπὸ τοῦ πυρὸς ὅταν λάβῃς,
τὸν ἰὸν βάλλε καὶ διηθήσας, ἀπόθου, ποιεῖ πρὸς πάντα
πόνον νεύρων. ἄλλο ἄκοπον θερμαντικὸν, ὡς Κάστος πρὸς
χρονίους διαθέσεις, σπασμούς. ♃ πισσελαίου ξε. α΄. Συρια-
κοῦ μύρου τὸ ἴσον, ἴρεως Ἰλλυρικῆς ἴσον, τερμινθίνης λί-
τραν α΄. ἀξουγγίου λίτραν α΄· ξύσματος πλοίου οὐγγίαν α΄.

refinae terebinthinae lib. j, olei veteris lib. ij, cyprini,
irini unguenti, amygdalini, fingulorum lib. ij, fyriaci lib.
iij, opopanacis libram j, praepara. *Aliud acopon viride,
ut Clemens Sertorius quo utor.* ♃ Aeruginis rafae uncias
fex, refinae frictae uncias quatuor, olei myrtei lib. j, len-
tifcini libram unam, olei veteris lib. j, laurini lib. ij, fy-
riaci libram j, gleucini libras tres, adipis agnini uncias
tres, cerae ponticae libras tres, galbani libram j, myrtei
tenerorum foliorum, rutae foliorum viridium, rorifmarini
viridis, lauri foliorum tenerorum, fingulorum uncias fex,
herbae falviae felibram, viridia tunduntur et oleis per
noctem et diem macerantur, deinde cum liquabilibus in-
coquuntur, quum ab igne depofueris, aerugo inditur, per-
colata reponuntur, facit ad omnem nervorum laborem.
*Aliud acopon calefaciens, ut Caftus ad diuturnos affectus
et convulfiones.* ♃ Pyffelaei fextarium unum, fyriaci un-
guenti tantundem, iridis Illyricae parem modum, terebin-
thinae lib. j, axungiae lib. j, rafurae navalis unciam unam.

Ed. Chart. XIII. [858 859.]   Ed. Baf. II. (420.)

κινῶν ἔψε πηγάνῳ χλωρῷ. ἄλλο ἄκοπον, τὸ Ὠρίωνος τοῦ
κτενιστοῦ καλόν. ♃ κηροῦ λίτρας στ΄. προπόλεως λίτρας ε΄.
ἴρεως Ἰλλυρικῆς λίτρας δ΄. τερμινθίνης λίτρας δ΄. ὀποπάνα-
κος λίτρας γ΄. ἐλαίου παλαιοῦ λίτρας δ΄. χαλβάνης λίτρας β΄.
ἐλαίου σχινίνου λίτρας γ΄. μυρσίνου λίτρας γ΄. ἀμμωνιακοῦ
θυμιάματος λίτραν α΄. μυελοῦ ἐλαφείου λίτρας γ΄. οἰσύπου
λίτρας στ΄. δαφρίδων λίτραν α΄. στυρακίνου λίτρας γ΄. ἀμυ-
γδαλινοῦ λίτρας γ΄. στέατος μοσχείου λίτρας γ΄. καὶ λεοντείου
λίτραν α΄ S΄΄. ὀποβαλσάμου λίτραν α΄ S΄΄. σκεύαζε ἐπιμελῶς.
ἄλλο μυράκοπον καλόν. ♃ μαλαβάθρου, ἡδυχρόου, νάρδου
κροκίνου Βαβυλωνίου ἀνὰ ἡμίλιτρον, στακτῆς γο στ΄. ὀπο-
βαλσάμου γο στ΄. κηροῦ γο στ΄. Κομμαγηνοῦ γο στ΄. ἀλόης
γο β΄. [859] μέλιτος γο γ΄. σκεύασον. ἄλλο μυράκοπον, ᾧ
χρῶμαι. κηροῦ λευκοῦ γο β΄. στέατος χηνείου ἠρωματισμένου
γο α΄. στέατος ταυρείου ἠρωματισμένου γο α΄. στέατος λεον-
τείου ἠρωματισμένου γο β΄. κροκοδείλου ἠρωματισμένου γο α΄.
μυελοῦ ἐλαφείου γο α΄. ἁλὸς ἀμμωνιακοῦ γο β΄. πεπέρεως λευ-
κοῦ οὐγγίας β΄. λιβανωτοῦ οὐγγίαν α΄. κινναμώμου οὐγγίας γ΄.

Incoquito ruta viridi movens. *Aliud acopon Orionis pexo-
ris bonum,* ♃ Cerae lib. vj, propolis lib. v, iridis Illyri-
cae lib. iv, terebinthinae lib. iv, opopanacis lib. iij, olei
veteris lib. iv, galbani lib. ij, olei lentifcini lib. iij, myrtei
lib. iij, guttae ammoniaci lib. j, medullae cervinae lib. iij,
oefypi libras fex, baccarum lauri libram unam, ftyracini
libras tres, amygdalini lib. iij, fevi vitulini libras tres et
leonini libram j ſſ, opobalfami libram j ſſ. Praeparato di-
ligenter. *Aliud myracopon bonum.* ♃ Malabathri, hedy-
chroi, nardi crocini babylonii, fingulorum felibram, ftactae
uncias fex, opobalfami uncias vj, cerae uncias fex, com-
mageni uncias fex, aloës uncias duas, mellis uncias iij,
conficito. *Aliud myracopon quo utor.* ♃ Cerae candidae
℥ ij, adipis anferini odoramentis conditi unciam unam,
fevi taurini odoramentis conditi ℥ j, adipis leonini odora-
mentis conditi ℥ ij, crocodili odoramentis conditi ℥ j, me-
dullae cervinae unciam j, falis ammoniaci uncias ij, pipe-
ris albi ℥ ij, thuris ℥ j, cinnamomi uncias iij, aphronitri

ἀφρονίτρου οὐγγίαν α΄. ἴρεως Ἰλλυρικῆς ξέστας β΄. νάρδου
μύρου ξε. α΄. μαλαβάθρου Ἀλεξανδρίνου ξέστας β΄. στακτῆς
λίτρας β΄. Συριακοῦ κροκίνου λίτρας β΄. μέλιτος λίτρας δ΄.
ὀποβαλσάμου ξέστην α΄. Κομμαγηνοῦ λίτρας β΄. σκεύαζε, ὡς
οἶδας. ἄλλο μυράκοπον. ♃ κηροῦ Τυῤῥηνικοῦ οὐγγίας στ΄.
ἀμμωνιακοῦ οὐγγίας δ΄. εὐφορβίου λίτρας δ΄. πεπέρεως λευ-
κοῦ γο δ΄. λιμνηστρίδος οὐγγίας δ΄. μάγματος μαλαβάθρου
οὐγγίας στ΄. ὀποβαλσάμου λίτραν α. μαλαβάθρου λίτραν α΄.
στακτῆς γο στ΄. φουλιάτου οὐγγίας στ΄. νάρδου λίτρας γ΄.

  Κεφ. ιδ΄. [Γλευκίνου σκευασίαι.] Γλευκίνου σκευασία,
ὡς Ἀνδρόμαχος. ἐφεξῆς τῶν προγεγραμμένων ἀκόπων, ὁ Ἀν-
δρόμαχος ἔγραψε γλευκίνου σκευασίαν, οὐ κακῶς ἐπιζεύξας
αὐτὴν τοῖς ἀκόποις χρίσμασιν· ἀνωδυνώτατον γάρ ἐστι καὶ
ἀκοπώτατον. γράφεται δὲ παρὰ αὐτοῦ κατὰ λέξιν οὕτως.
γλευκίνου σκευασία, ᾗ χρῶμαι. ♃ σμύρνης λίτρας β΄. νάρδου
Ἰνδικῆς λίτρας β΄. κόστου λίτρας γ΄. στύρακος λίτραν α΄. βδελ-
λίου, σαμψύχου, ξυλοβαλσάμου, σχίνου, καρδαμώμου, σπά-

uncias j, iridis Illyricae fextarios iij, nardi unguenti fex-
tarium j, malabathri Alexandrini fextarios ij, ftactae libras
duas, fyriaci crocini libras ij, mellis lib. iv, opobalfami
fextarium ij, commageni libras duas. Parato uti novifti.
Aliud myracopon. ♃ Cerae Tyrrhenicae ℥ vj, ammoniaci
℥ iv, euphorbii lib. iv, piperis albi uncias iv, limniftridis
uncias iv, magmatis malabathri uncias fex, opobalfami
lib. j, malabathri lib. j, ftactes uncias fex, foliati uncias
fex, nardi libras tres.

  Cap. XIV. [*Gleucini muftei unguenti confectiones.*]
Gleucini confectio juxta Andromachum. Poft praedicta
acopa Andromachus gleucini confectionem defcripfit, non
male ipfa acopis unguentis adjungens, quippe ad dolorem
laffitudinemque tollendam longe eft accommodatiffimum.
Traditur autem ab eo fic ad verbum. *Gleucini confectio
qua utor.* ♃ Myrrhae lib. ij, nardi Indicae libras duas,
cofti lib. iij, ftyracis lib. j, bdellii, fampfuchi, xylobal-
fami, lentifci, cardamomi, fpathae, iridis Illyricae, mi-

θης, ἴρεως Ἰλλυρικῆς, μίσυος, ἀσάρου ἀνὰ λίτρας β΄. μελιλώ-
του λίτραν α΄. νάρδου Κελτικῆς λίτραν α΄. ἀσπαλάθου, κα-
λάμου ἀνὰ ἡμίλιτρον, ἀριστολοχίας μακρᾶς λι. α΄ S''. λιβα
νωτίδος σπέρματος ξε. β΄. λιβάνου λίτρας γ΄. κασσίας λίτρας
γ΄. τήλεως ξε. β΄. σφάγνου λίτρας β΄. ὀμώμου λίτρας β΄.
φλοιοῦ λιβάνου λίτραν α΄. ῥόδων ξηρῶν λίτρας β΄. βράθυος
γο στ΄. μαράθρου λίτρας β΄. βαλσάμου καρποῦ λίτρας β΄. κρό-
κου γο γ΄. δαφνίδων λίτραν α΄. πεπέρεως λευκοῦ λίτραν α΄.
ὀποβαλσάμου γο γ΄. μαλαβάθρου φύλλων λίτρας δύο, στρο-
βίλους χλωροὺς δύο, πηγάνου χλωροῦ γο β΄. ἁλὸς ἀμμωνια-
κοῦ ⊲ δ΄. νίτρου ⊲ δ΄. οἴνου παλαιοῦ ξε. ιβ΄. γλεύκους κα-
λοῦ κεράμια β΄ S''. ἐλαίου παλαιοῦ λίτρας έ. σκεύαζε ἡμέρας
μ΄. ταῦτα γράψας ὁ Ἀνδρόμαχος, οὐκέτι τὸν τρόπον τῆς
σκευασίας, ὥσπερ ὁ Κρίτων ἐποίησεν· ἔτι δὲ καὶ πόσων
εἶναι βούλεται λιτρῶν Ἰταλικῶν τὸ κεράμιον ἢ ξεστῶν οὐκ
ἐδήλωσεν. γλευκίνου σκευασία, ὡς Κρίτων ἐν τῷ δευτέρῳ
τῶν κοσμητικῶν. ὁ Κρίτων ἐν τῷ τέλει τοῦ βιβλίου τὴν
σκευασίαν ἔγραψε τοῦ γλευκίνου, κατὰ τήνδε τὴν λέξιν.

fyos, afari, fingulorum libras duas, meliloti lib. j, nardi
celticae libram j, afpalathi, calami, fingulorum felibram,
ariftolochiae longae lib. j ß, rorifmarini feminis fextarios
duos, thuris lib. iij, caffiae libras tres, foenigraeci fexta-
rios ij, fphagni lib. duas, amomi libras duas, corticis thu-
ris libram unam, rofarum ficcarum libras duas, brathyos
uncias fex, foeniculi libras duas, balfami fructus libras
duas, croci uncias iij, baccarum lauri lib. j, piperis albi
lib. j, opobalfami uncias iij, malabathri foliorum lib. ij,
nucleos pineos viridis ij, rutae viridis uncias ij, falis am-
moniaci drach. iv, nitri ℨ iv, vini veteris fextarios xij,
mufti boni fictilia ij ℨ, olei veteris lib. v, praeparato die-
bus quadraginta. Haec praefatus Andromachus non adhuc
confectionis modum, ficut Crito adjecit. Infuper quot li-
bris Italicis fictile, aut fextariis aeftimet filentio praeteriit.
Gleucini confectio Critonis in fecundo de Ornatu. Crito
ad libri calcem, gleucini confecturam his verbis tradidit.

γλεύκινον δύναμιν ἔχει θερμαντικὴν, ἀνετικήν. ποιεῖ πρὸς τὰς ἐν ὑστέρᾳ διαθέσεις καὶ πρὸς πᾶσαν νευρικὴν συμπάθειαν, τούτου δὲ αἱ σκευασίαι πολλαί. ἡ δὲ λεγομένη ἁπλῆ ἔχει οὕτως. ♃ γλεύ(421)κους προσφάτου Μαρωνείας σταφυλῆς μετρητὴν βαλὼν εἰς ἀγγεῖον κασσιτερινὸν ἕψε ἐπ᾽ ἀνθράκων, καὶ ὅταν τρὶς ἢ τετράκις ἀναζέσῃ, ἐξεράσας εἰς ὀστράκινον μετρητὴν, τίθει ἐν ἡλίῳ καὶ ἐπίβαλλε ἐλαίου λευκοῦ ὀμφακίνου χοᾶς στ΄. σχίνου μνᾶς στ΄. οἱ δὲ μνᾶς S΄΄. νάρδου τὸ ἴσον, καλάμου τὸ ἴσον, ἀσπαλάθου τὸ ἴσον, ἐλί · της μνᾶν α΄· κυπέρου μνᾶν α΄. καρδαμώμου μνᾶς ή. ἀμώμου τὸ ἴσον, μελιλώτου γο έ. ἔστω δὲ πάντα λεῖα, ἔπειτα συγκινήσας ἐπὶ ἡμέρας ή. καὶ τὸ γλεῦκος ἀποκαθάρας χρῶ. γλευκίνου σκευασία, ὡς Διοσκορίδης ἐν τῷ α΄. περὶ ὕλης. Διοσκορίδης δ᾽ οὕτως ἔγραψε. γλεύκινον δὲ σκευάζεται τὸ ἁπλοῦν, ἔκ τε ὀμφακίνου καὶ σχίνου καὶ νάρδου [860] Κελτικῆς καὶ καλάμου καὶ σπάθης καὶ ἀσπαλάθου καὶ μελιλώτου καὶ κόστου καὶ γλεύκους συμπεριτριβομένων μέσων στεμφύλων τῷ ἔχοντι ἀγγείῳ τὰ ἀρώματα καὶ τὸν οἶνον καὶ

Gleucinum vim habet calefactoriam ac remittentem. Ad uteri affectiones et nervorum fympathiam. Hujus confectiones multae funt, quae vero fimplex dicitur hunc in modum habet. ♃ Mufti recentis uvae maroneae metretam in vas ftanneum conjectam fupra prunas incoquito, ac ubi ter quaterve efferbuerit, metretam in fictile demiffam foli exponito, olei omphacini congios fex addito, lentifci minas fex, alii minae dimidium, nardi par, calami par, afpalathi par pondus, palmae elatae minam unam, cyperi minam unam, cardamomi octavam minae partem, amomi tantundem, meliloti uncias v, fint autem omnia laevia, deinde diebus octo commovens muftumque repurgans utitor. *Gleucini confectio fecundum Diofcoridem libro primo de materia. Scripfit autem Diofcorides in hanc fententiam.* Gleucinum fimplex componitur ex oleo omphacino, lentifco, nardo Celtica, calamo, fpatha, afpalatho, meliloto, cofto et mufto, vinaceis vafi, quod aromata, vinum et

τὸ ἔλαιον, κινεῖται δὲ ἐπὶ ἡμέρας λ΄. δὶς τῆς ἡμέρας, εἶτα
ἐκπιεσθὲν ἀποτίθεται. δύναμιν δὲ ἔχει θερμαντικὴν, μαλα-
κτικὴν, ἀνεκτικήν, ποιοῦσαν πρὸς τὰ ῥίγη καὶ τὰ νευρικὰ
πάντα καὶ τὰ ἐν ὑστέρᾳ. παντὸς δὲ ἀκόπου μᾶλλον ὠφε-
λεῖ, μαλακτικὸν ὄν. γλευκίνου σκευασία, ὡς ᾽Ηρας. ἐπεὶ δὲ
σαφέστερον αὐτῶν ἔγραψεν ὁ ᾽Ηρας τὴν τοῦ γλευκίνου σκευ-
ασίαν, ἐπὶ τῷ τέλει τῆς φαρμακίτιδος βίβλου καὶ τὴν ἐκεί-
νου γραφὴν παραθήσομαι κατὰ λέξιν οὕτως. ἐλαίου γλευ-
κίνου σύνθεσις ποιοῦντος πρός τε τὰς ψύξεις καὶ τὰ νευ-
ρικὰ μάλιστα, ὠφελεῖ τοὺς ὀπισθοτονικοὺς καὶ ἐμπροσθοτονι-
κοὺς, θερμὸν δι᾽ ἐρίου καθαροῦ ἐλαίῳ βεβρεγμένου, ἐπιῤῥι-
πτομένου τοῖς τόποις. ⟂ ἐλαίου Βενεφράνου λίτρας σή΄. ἄλ-
λως σν΄. οἴνου Φαλερίνου αλαιοῦ εὐώδους ξέστας γ΄. γλεύ-
κους ἀμιναίου ξε. ρή΄. ἐλενίου λίτρας ιβ΄. σπάθης λίτρας ε΄.
ἀσπαλάθου λίτρας ε΄. ἡδυσάρου λίτρας β΄ S΄΄. μητρῴας ἀρ-
τεμισίας λίτρας β΄ S΄΄. κυπέρου λίτρας β΄. σμύρνης λίτρας γ΄.
οἳ δὲ λίτραν α΄. πεπέρεως λευκοῦ λίτρας β΄ S΄΄. σπλάγχνου
λίτρας β΄ S΄΄. ξυλοβαλσάμου λίτρας β΄ S΄΄. ἀριστολοχίας μα-

oleum continet, circumdatis xxx. diebus fingulis bis mo-
vetur, poftea expreffum unguentum reponitur. Facultatem
habet calefaciendi, emolliendi et laxandi, benefacit rigo-
ribus nervorum uterique cunctis affectibus, omni acopo
efficacius eft, ut quod emolliat. *Gleucini confectio ut He-*
ras. Quoniam Heras Gleucini confectionem luculentius
ipfis juxta finem operis medicamentarii edocuit, illius
quoque praefcriptionem ad verbum ita fubjuncturus fum.
Olei Gleucini compofitio ad perfrictiones et nervorum
vitia potiffimum, juvat opifthotonicos et emprofthotonicos,
oleo puro lana irrigua locis affectis injecto. ⟂ Olei Ve-
nefrani libras ducentas octo, alias cl, vini Falerni veteris
odorati fextarios triginta, mufti aminaei fextarios centum-
octo, helenii libras duodecim, fpathae libras quinque,
afpalathi libras quinque, hedyfari libras duas ß, artemifiae
maternae libras ij ß, cyperi libras duas, myrrhae libras
tres, alii libram j, piperis albi libras ij ß, junci odorati
vel mufci libras duas et dimidiam, xylobalfami libras ij ß,

ΤΩΝ ΚΑΤΑ ΓΕΝΗ ΒΙΒΛΙΟΝ Η. 1043

Ed. Chart. XIII. [860.]   Ed. Baſ. II. (421.)

κρᾶς λίτραν α΄. γο γ΄. μυρσίνης φύλλων ξηρῶν γο α΄. λιβα-
νωτίδος ξηρᾶς γο ε΄. δάφνης φύλλων ξηρῶν γο ιβ΄. βδέλλιοι
λίτρας β΄ S΄΄. ἴρεως Ἰλλυρικῆς λίτρας β΄ S΄΄. στύρακος λίτραν
α΄. γο γ΄. κασσίας ξηρᾶς λίτραν α΄. γο γ΄. λαδάνου λίτραν α΄.
γο γ΄. καρδαμώμου λίτραν α΄. γο γ΄. κρόκου λίτραν α΄. γο
γ΄ S΄΄. βαλσάμου καρποῦ λίτρας β΄ S΄΄. λιβάνου λίτρας ε΄.
κροκομάγματος λίτρας ε΄. πάνακος λίτραν α΄. γο γ΄. καλάμου
ἀρωματικοῦ λίτρας ε΄. ἀδάρου λίτρας β΄ S΄΄. κασσίας μελαί-
νης λίτρας β΄ S΄΄. ἀμώμου σταφυλῆς λίτραν α΄. γο γ΄. σχοί-
νου ἄνθους λίτρας ε΄. κόστου λίτρας ε΄. γο γ΄. νάρδου Κελ-
τικῆς λίτρας ε΄. μελιλώτου λίτραν α΄. γο γ΄. σαμψύχου λίτραν
α΄. γο γ΄. ῥόδων ξηρῶν λίτραν α΄. γο γ΄. τήλεως λίτρας S΄΄.
ἢ λίτρας β΄ S΄΄. ὀποβαλσάμου ἀγγεῖα μικρὰ ε΄. μαλαβάθρου
μύρου λίτραν α΄. κόψας τὰ ξηρὰ καὶ ἀραιοτέρῳ κοσκίνῳ σή-
σας βρέχε ἐν οἴνῳ. βδέλλιον καὶ ἂν μὴ ξηρὸν ᾖ καὶ αὐτὸ
κόπτε· ἐὰν δὲ λιπαρὸν εἴη, τῷ οἴνῳ αὐτὸ διάλυε ὁλμοκο-
πῶν. βαλὼν εἰς μικρὸν ἀγγεῖον μυρεψικὸν κασσιτερινὸν, πω-

aristolochiae longae libram unam et uncias tres, ſiccorum
myrti foliorum unciam unam, roriſmarini ſicci uncias
quinque, foliorum lauri ſiccorum uncias duodecim, bdellii
lib. ij ß, iridis Illyricae lib. ij ß, ſtyracis libram j, uncias
tres, caſſiae ſiccae lib. j, uncias tres, ladani libram unam,
uncias tres, cardamomi libram unam, uncias iij, croci lib.
j ℥, iij ß, balſami fructus lib. ij ß, thuris lib. v, croco-
magmatis lib. v, panacis lib. j ℥ iij, calami aromatici lib. v,
aſari lib. ij ß, caſſiae nigrae libras duas et dimidiam,
amomi uvae libram j, uncias tres, junci floris libras v,
coſti libras quinque, uncias tres, nardi Celticae libras
quinque, meliloti libram unam ℥ tres, ſampſuchi lib. j ℥
iij, roſarum ſiccarum lib. j ℥ iij, foenigraeci librae dimi-
dium, vel lib. ij ß, opobalſami vaſcula v, malabathri un-
guenti lib. j. Arida tunduntur et rariore cribro incernun-
tur vinoque macerantur, bdellium etſi aridum non fuerit
et ipſum contunditur, ſin pingue extiterit vino ipſum in
pila contundendo ſolvitur. Haec in vas exiguum unguen-

Ed. Chart. XIII. [860.]　　　　　　Ed. Baf. II. (421.)

μάσας ἐπιμελῶς ἕα ἐπὶ δώδεκα ἡμέρας καὶ δώδεκα νύκτας,
συγχρονισάτω δὲ τὸ γλεῦκος καθαρῶς σταφυλῆς ἐκτεθλιμ-
μένης, ἵνα μηδὲν ἔχῃ δρόσον. βαλὼν δὲ τὸ γλεῦκος εἰς μέγα
χαλκεῖον, ὥστε καὶ εἰς τὸ ζέμα τοῦ γλεύκους χώραν ἔχειν,
ἐπιβάλλειν πάντα ἐν τῷ οἴνῳ βεβρεγμένα καὶ τὸ ἔλαιον καὶ
τὸν οἶνον δὶς τῆς ἡμέρας ἐν σπάθῃ μυρεψικῇ σαλενέσθω
ἐπὶ ὥραν. ἡ δὲ σπάθη ἀπομασσέσθω ἐπιμελῶς, ἵνα μὴ τὸ
προσμεῖναν ἐν αὐτῇ ὀξῦσαν βλάπτῃ τὸ φάρμακον πάλιν κα-
ταθείσης τῆς σπάθης. ἐσκευάσθω δὲ τὸ σκεῦος πώματι καὶ
ἄνωθεν κεντρῶσι πλείοσι καὶ περιδείσθω ἐπιμελῶς. ὑποκεί-
σθω δὲ τῷ ἀγγείῳ σπείρα. ὅταν δὲ ἡμέραι ιε'. διέλθωσι, τὸ
ἀμμωνιακὸν καὶ αὐτὸ τὸ ἄμωμον ἀποδιδόσθω, ὁλοσχερέστε-
ρον κεκομμένον. λ'. δὲ ἡμέρας ἐν διπλῷ ἀγγείῳ ἐπ' ἀνθρά-
κων δύο ἢ τρία ζέματα δεῖ ἐνδιδόναι, τῷ μύρῳ ἀποδιδόντας
καὶ τὸ ὀποβάλσαμον. καθελόντας δὲ τὸ ἀγγεῖον καὶ ψύξαν-
τας ἐπὶ ποσὸν ἀποχεῖν τὸ μύρον. τὰ δὲ λοιπὰ σπυριδίοις
ὡς ἔστι θερμὰ ἐκθλίβειν, τὸ μὲν πρῶτον διὰ χειρῶν, εἶτα
διὰ πιεστῆρος ποιήσαντάς τι διὰ τὸ μύρον ἀποβάλλειν εἰς

tarium ſtanneumque conjecta, ſed ita ut nihil exſpiret
opertum, diebus duodecim et duodecim noctibus ſinuntur,
muſtum vero cum his permaneat, uva pure expreſſa, ut
nihil roris contineat. Porro muſtum in magnum ahenum
condito, ut etiam ſervori ipſius locus ſit, omnia in vino
macerata adjiciuntur. Oleum vinumque bis de ſpatha un-
guentaria ad horam agitantur, ſpatha vero accurate de-
tergatur, ne id quod acidum factum ei adhaeret medica-
mentum offendat, dum rurſus immittitur. Praeparetur au-
tem vas operculo et deſuper pluſculis centonibus accurate
circundetur, vaſi ſubſit reſtis. Quum jam dies quindecim
praeterierint, ammoniacum et ipſum amomum inditur cras-
ſius contuſum. At triginta dies duplici vaſe ſupra prunas
duas vel tres ſervere unguentum permittendum eſt, opo-
balſamo adjecto. Vaſe autem depoſito ac modice refrigerato
unguentum defundere, reliqua ſportulis ut ſunt calida ex-
primere oportet, primum manibus, deinde prelo molientes

αὐτὸ τὸ μαλάβαθρον, ἐὰν μύρον βάλωμεν κεχυμένον ἐπὶ
θερμοῦ ὕδατος καὶ ἀνακινεῖν τῇ σπάθῃ, ἵνα μιγῇ, εἶτα ἐά-
σαντας μίαν ἡμέραν καὶ ἀποτίθεσθαι ἐν ὑελίνοις ἀγγείοις
ὀστρακίνοις κόμμι κεχρισμένοις.

[861] Κεφ. ιε΄. [Τὰ ὑπὸ Ἥρα γεγραμμένα ἄκοπα.]
Ἄκοπον πρὸς παραλυτικοὺς καὶ καθόλου πρὸς πᾶν ἄλγημα.
♃ πηγάνου χλωροῦ λίτραν α΄. γλήχωνος ξηροῦ λίτραν α΄.
κυπέρου λίτραν α΄. νίτρου ◁ ν΄. τήλεως λίτραν α΄. λινοζώ-
στεως ξηρᾶς λίτραν α΄. πρασίου λίτραν α΄. λιβανωτίδος λί-
τραν α΄. ἀριστολοχίας λίτραν α΄. ἀμυγδάλων πικρῶν λελεπισ-
μένων μοδίου S''. ἴρεως λίτρας β΄. τερμινθίνης λίτρας β΄. δα-
φνίδων λίτρας β΄. σικύου ἀγρίου ῥίζης λίτρας β΄. ἀμμωνια-
κοῦ θυμιάματος λίτρας β΄. βράθυος λίτρας β΄. ἐλλεβόρου λευ-
κοῦ λίτρας στ΄. μυρσίνης χλωρᾶς λίτρας γ΄. δάφνης φύλλων
ξηρῶν λίτρας γ΄. κηροῦ λίτρας δ΄. βδελλίου λίτρας δ΄. οἴνου
κο. β΄. ἐν ἄλλῳ τοῦ οἴνου χοᾶς ιβ΄. ἐλαίου χοεῖς δ΄. κόψας
τὰ ὀφείλοντα κοπῆναι ἀδρομερῶς, ἐπίχει ὕδωρ καὶ ἔμπαλιν
τὰ κεκομμένα, προσεπίχεε δὲ καὶ τὸν οἶνον καὶ τὸ ἔλαιον

aliquid unguenti gratia in ipfum malabathrum conjicere,
fi unguentum in calente aqua fufum immittamus, item
fpatha permovere, ut mifceantur, poftea diem unum finen-
tes, vitreis vafis aut teftaceis gummi illitis reponemus.

Cap. XV. [*Quae fcripfit Heras acopa.*] *Acopon ad
paralyticos, fummatim ad omnem dolorem.* ♃ Rutae vi-
ridis lib. j, pulegii ficci libram unam, cyperi lib. j, nitri
drach. l, foenigraeci lib. j, linozoftis ficcae lib j. marrubii
lib. j, rorismarini libram unam, ariftolochiae lib. unam,
amygdalarum amararum defquamatarum modii dimidium,
iridis lib. ij, terebinthinae lib. ij, baccarum lauri lib. ij, cu-
cumeris agreftis radicis lib. ij, guttae ammoniaci lib. ij,
brathyos lib. ij, veratri albi lib. vj, myrti viridis lib. iij,
lauri foliorum ficcorum lib. iij, cerae libras quatuor, bdel-
lii lib. quatuor, vini heminas duas, alibi vini congios duo-
decim, olei congios quatuor. Contufis craffius iis quae tundi
debent, aquam affundito, ac rurfus tunfis vinum oleumque

1046 ΤΩΝ ΚΑΤΑ ΓΕΝΗ ΒΙΒΛΙΟΝ Η.

Ed. Chart. XIII. [861.]   Ed. Baf. II. (421.)

καὶ ἔασον ἐννυκτερεῦσθαι καὶ τῇ ἑξῆς ἡμέρᾳ ἕψε, ἕως ταῦτα
ἐμπλέοντα κι ʃεψηθῇ καὶ προσλάβῃ τὸ ἔλαιον τὴν ἀπὸ τῶν
ἑψημένων ποιότητα. ταῦτα δὲ γίνεται ἅπαντα χρόνῳ. εἶτα
ἄρας καὶ θλίψας τὰ σκύβαλα, προσέμβαλε τὸν κηρὸν καὶ
τὴν ῥητίνην καὶ τὸ βδέλλιον. ἄλλο χλωράκοπον πρὸς ἰσχιά-
δας καὶ παραλύσεις. τούτῳ ἐχρησάμην ἐπὶ Φόρτῃ. 2 ῥητί-
νης τερμινθίνης λίτραν α΄. μάννης γο δ΄. χαλβάνης γο δ΄.
ἀφρονίτρου γο δ΄. ἀμμωνιακοῦ θυμιάματος γο δ΄. ὀποπάνα-
κος γο δ΄. στέατος αἰγείου γο στ΄. ἰοῦ γο έ. κυπρίνου κο. α΄.
ἰρίνου κο. α΄ S″. μηλίνου γο δ΄. Συριακοῦ γο γ΄. πεπέρεως
γο γ΄. τινὲς δὲ οὐγγίας δ΄. ἐλαίου παλαιοῦ ξε. α΄ S″. ἀδάρ-
κης γο α΄. ὄξους τὸ αὐταρκέστατον. τὸν ἰὸν καὶ τὸν ὀπο-
πάνακα καὶ τὸ ἀφρόνιτρον σὺν τῷ ὄξει λειοτρίβει, τὰ δὲ
λοιπὰ τήξας κατάχει. ἄλλο ἄκοπον πρὸς ἰσχιάδας χρονίας,
πρὸς ἀγκύλας καὶ παραλύσεις, ἔστι λίαν ἐνεργές. 2 ἐλαίου
παλαιοῦ καὶ ἰρίνου λίτρας στ΄. καὶ δαφνίνου λίτρας στ΄. πυ-
ρακίνου λίτρας στ΄. κηροῦ λίτρας στ΄. τερμινθίνης γο β΄. εὐ-

adjungito et noctem fic eſſe finito. Sequenti die incoquito
dum haec innatantia decocta fuerint et oleum a coctis
qualitatem acceperit. Haec omnia fiunt pedetentim. Dein
fublatis expreſſisque recrementis, ceram, refinam et bdel-
lium adjicito. *Aliud viride acopon ad iſchiadas et nervo-
rum refolutionem, hoc ufus fum in Phorte.* 2 Refinae
terebinthinae libram unam, mannae uncias quatuor, gal-
bani uncias quatuor, aphronitri uncias quatuor, guttae am-
moniaci uncias quatuor, opopanacis uncias quatuor, fevi
caprini uncias fex, aeruginis uncias quinque, cyprini he-
minam unam, irini heminam j ß, melini uncias quatuor,
Syriaci uncias tres, piperis uncias tres, quidam vero ℥ iv,
olei veteris fefquifextarium, adarces unciam j, aceti quod
abunde fufficiat. *Aeruginem, opopanacem et aphronitrum
cum aceto terito, reliqua liquefacta fuperfundito. Aliud
Acopon ad iſchiadas diuturnas, articulorum contractiones
et paralyfin admodum efficax.* 2 Olei veteris et irini lib.
vj, laurini lib. vj, pyracini lib. vj, cerae lib. vj, terebinthi-

φορβίου γο β'. ἀμμωνιακοῦ θυμιάματος οὐγγίας γ'. καστο-
ρίου γο β'. ὀποπάνακος γο β'. χαλβάνης οὐγγίας β'. μυελοῦ
ἐλαφείου γο β'. πεπέρεως γο β'. τὰ τηκτὰ τήξας κατὰ τῶν
ξηρῶν κατάχει καὶ ἑνώσας χρῶ. ἄλλο ἄκοπον πρὸς ἰσχιάδας
καὶ καθόλου πρὸς πάντα. ⳺ σμύρνης μέρος ἓν, πυρέθρου
μέρους S''. λείοις παράχει γλεύκινον, ὥστε γλοιῶδες γενέσθαι
τὸ φάρμακον, ἐπὶ δὲ τῆς χρείας ῥόδινον παραμιγνὺς χρῶ.

Κεφ. ιστ'. [Δαμοκράτους ἀκόπων σκευασίαι.]

Ὄντος δὲ πολλοῦ τοῖς φιλιάτροις λόγου
Ἀκόπων ἁπάντων χρήσεως καὶ μυρακόπων,
Φράσω τίν' ἐστὶ ταῦτα καὶ πῶς ὠφελεῖ,
Πῶς τε καθ' ἓν αὐτῶν σκευάσαι δεῖ φάρμακον.
(422) Ποιεῖ μὲν οὖν ἅπαντα πρὸς νεύρων πόνους,
Σαρκός τε πάσης καὶ μυῶν, ὅσους κόπος
Καθεῖξεν ἢ ψῦξις ἢ δίχ' αἰτίας
Φανερᾶς ἐγένετο. τοῖς δ' ὅμοι' ἀλγήματα
Καὶ δυσπαθείας δεῖ φέρειν ταῦτα πολλάκις,

nae uncias ij, euphorbii ℥ ij, guttae ammoniaci ℥ tres, ca-
ftorii ℥ ij, opopanacis uncias duas, galbani ℥ ij, medullae
cervinae ℥ ij, piperis uncias duas. Liquabilia ubi liquefece-
ris, ficcis affundito ac unitis utitor. *Aliud acopon ad co-
xarum dolores et in univerfum ad omnia.* ⳺ Myrrhae
partem unam, pyrethri partem dimidiam, laevigatis gleuci-
num affunditur, ut medicamentum ftrigmenti fpiffitudinem
accipiat. Ubi opportunitas accidit rofaceo admixto utitor.

Cap. XVI. [*Damocratis acoporum compofitiones.*]

*Plurima medicinae quum ftudiofi dictitent
Acoporum de ufu myracoporumque omnium,
Haec, quae fient, dicam et quo conferant modo,
Quave ratione fucias quodque pharmacum.
Ergo et dolores nervorum haec omnia levant
Carnisque totius et mufculum, quibus
Molefta laffitudo eft aut perfrictio
Aut his dolores fimiles, fine patentibus
Caufis oborientes. Quin laffitudini*

Ed. Chart. XIII. [861, 862.]   Ed. Baf. II. (422.)

Τοῖς εὐαλώτοις ψύξεσίν τε καὶ κόποις,
Ἂν χρησάμενός τις πρότερον, οὕτως ἐξίῃ
Ἐπὶ τὰς δι᾽ ἀνάγκην τοῦ βίου λειτουργίας,
Σαρκοῖ τ᾽ ἀτροφοῦντά τινα μέρη τοῦ σώματος
Ἂν τις ἀναχρίῃ μετὰ τροφὴν τὰ πεπονθότα,
Καὶ δυσαναλήπτοις ἁρμόσει, γέρουσί τε
[862] Χειμῶνος αὐτοῖς χρωμένοις εἰς ἑσπέραν.
Ὅσα δὲ ποιεῖ τῶν ἀκόπων, δι᾽ ἑτέρων
Ἐροῦμεν, ὑποτάξαντες αὐτῶν ταῖς γραφαῖς
Ἢ καὶ προθέντες τῆς γραφῆς τὸ χρήσιμον.
Νυνὶ δὲ φήσω πῶς τὸ πρῶτον δεῖ ποιεῖν.
Ἀμμωνιακοῦ μὲν γὰρ γο ι΄.
Εἴτ᾽ οὐγγίας ἐθέλει τις εἴτ᾽ ἄλλον σταθμὸν,
Τὸ δ᾽ αὐτὸ λιβάνου, χαλβάνης δὲ δ΄.
Ἐλαφείου μυελοῦ δ΄. καὶ δ΄.
Τῆς Ἀττικῆς πέμπουσι ταὐτὸν οἰσύπου,
Τερμινθίνης τε τῆς διαυγοῦς δ΄.
Μέλιτος καλοῦ τε προσφάτου πάλιν ι

Obnoxios et frigori haud faciles parant,
Si qui ufi prius ita prodeant ad munia
Vitae neceffaria obeunda. Corporis
Et carne partes pabulo indigas fuo
Explent, perunctis affumpto a cibo locis.
Qui convalefcunt aegre, hos et fenes juvant,
Ipfis per hiemem ad vefperam linentibus.
Quae porro acopa faciunt, alio vobis loco
Exponam, et horum fcripta fubjungam ordine,
In quem vel ufum quoque veniant, mox tranfigam.
Nunc referam, quo primum liceat facere modo.
Namque ammoniaci bis quinas quidem uncias,
Sive uncias mavult quis, feu pondus aliud,
Idemque thuris, at quaternas galbani.
Cervi medullae tandem, parem modum
Simul Atticique deinde mittunt oefypi,
Terebinthinae perlucidae centum et bis duas,
Mellis recentis optimi rurfus decem.

ΤΩΝ ΚΑΤΑ ΓΕΝΗ ΒΙΒΛΙΟΝ Η. 1049

Ed. Chart. XIII. [862.]   Ed. Baf. II. (422.)

Ἴσον τε τούτῳ Ποντικοῦ κηροῦ σταθμὸν,
Στέατός τε χηνὸς προσφάτου μαλακοῦ ι'.
Οἴνου Φαλερίνου έ. κοτύλας ἢ βραχὺ
Ἐλάττονας ἢ καὶ βραχὺ δαψιλεστέρας,
Παλαιοῦ τ' ἐλαίου τοῦ καλοῦ δὶς κ'.
Πειρῶ δὲ τοῦτο μὴ δυσῶδες προσβαλεῖν,
Οὕτως γὰρ ἔσται προσφιλὲς τοῖς χρωμένοις.
Σκεύαζε δ' οὕτως. ἐν θυείᾳ μείζονι
Λίβανον καταθλάσας εἰς βραχεῖς χόνδρους πάνυ
Ἀμμωνιακόν τε παραχέων οἶνον εὐθέως,
Ἀφείς τε ταῦτα διαβραχῆναι συμμέτρως,
Λέαινε τῷ δοίδυκι καὶ μέλιτος πάχος
Ποιῶν, ἀποδίδου τὸ μέλι καὶ τὴν οἴσυπον
Καὶ τὸν ἐλάφειον μυελὸν, εἶτα ταῦθ' ἑνῶν
Ἐν τῇ θυείᾳ, τῆκε κηρὸν ἐν χύτρᾳ
Καὶ πᾶν ἔλαιον καὶ στέαρ καὶ χαλβάνην
Τερμινθίνην τε καὶ τακῆναι πάντ' ἀφείς,
Κατὰ τῶν ἐνόντων τῇ θυείᾳ καταχέων,

Aequalem tribuunt Ponticae cerae modum,
Adipis recentis anſeris mollis decem,
Vini Falerni quinque pluresve heminas
Aut pauciores paulo conjiciunt quoque,
Itidem olei veteris bis viginti boni.
Id autem graveolens haudquaquam commiſeris,
Sic namque fiet, gratum ut ſit hoc utentibus.
Paratur ſic. Majusculo in mortario
Simulatque thus in grumulos confregeris
Et ammoniacum, vinum affundens protinus,
Atque haec dimittens macerari mediocriter,
Tere cochleari. in mellis ſpiſſitudinem
Cogantur, addito mel una atque oeſypum,
Cervi medullam, quae in pila counies.
Ac deinde cera in ollula liqueſcito,
Oleumque totum juncta et adipe et galbano
Terebinthinamque colliquefacies, ſimul
Superfundens coëuntibus in mortario.

Καὶ μικρὰ δοίδυκι κινήσας, ἵν᾽ ὑποψυγῇ,
Ταῖς χερσὶν ἀνάτριβε τότε ταῦτα πάνθ᾽ ὁμοῦ,
ᵈΕως ἂν ἑνωθῇ πάντα καὶ μέλιτος λάβη
ᶜΥγροῦ καλοῦ τε τὸ πάχος, οὕτως τ᾽ ἀποτίθου
Εἰς κασσιτερινὸν σκεῦος ἢ καὶ πύξινον,
Χρώμενος ἐπιμελῶς, ὡς κρατίστῳ φαρμακῳ.
᾽Εστιν δὲ καὶ γυναιξὶ συμφορώτατον
ᵈΟσαις ἐγένετο φλεγμονὴ τῆς ὑστέρας
Τὰς σκληρίας φέρουσα καὶ σκιῤῥου φόβον,
᾽Εφ᾽ ὧν κέλευε πεσσαρίῳ τὸ φάρμακον
᾽Εγχρισθὲν οὕτως προστιθέναι ταῖς ὑστέραις.
Ποιεῖ δὲ τοῦτο καὶ πρὸς ὠτίων πόνους
Τοὺς χωρὶς ἕλκους, τοὺς σφοδροὺς δίχα ῥεύματος,
Σεργητικοῦ δὲ μῖξον ἰρίνου μύρου
Μέρος δ᾽. ἢ γ᾽. τῷ φαρμάκῳ,
Θερμῷ τε δεύσας ἔριον ἔνθες τῷ πόρῳ.

Αλλο.

Καὶ χλωράκοπον τοῦτο δραστικὸν πάνυ;

Sed spathula parva, ut refrigescant, permove.
Tum subigito tantisper haec omnia manu,
Unita bene dum appareant et humidi
Mellis bonique crassitudinem habuerint.
In stanneum vas condito vel buxeum,
Hoc sedulo usus optima ceu pharmaco.
Est commodissimum et mulieribus quoque,
Queis est oborta phlegmone intus, uteri
Duriciam abigit inde, simul et scirrhi metum,
Ubi pessulo usurpare pharmacum jubet
Litum utero, quod indere hoc solent modo.
Benefacit hoc idem ad dolores aurium
Expertium ulceris, sineque fluxu graves.
Sergetici autem mittis irini unguinis
Aut portionem quartam aut trinam pharmaca.
Calidoque lanam intinctam addis foramini.

Aliud.

Et viridacopon hoc efficax supra modum.

ΤΩΝ ΚΑΤΑ ΓΕΝΗ ΒΙΒΛΙΟΝ Η. 1051

Ed. Chart. XIII. [862.] Ed. Baf. II. (422.)

Διὸ ταῖς καταρχαις τῶν πόνων μᾶλλον ποιεῖ,
᾽Αρθριτικοῖς τε καὶ ποδαγρικοῖς συμφέρει,
Πρὸ τῶν βαλανείων τριβομένοις τῷ φαρμάκῳ,
Πόδας τε καὶ τὰ νεῦρα τὰ πεπαχυσμένα.
Οὕτω γὰρ ἔγνων γενομένους ὑγιεῖς τινας.
Ἔχει δὲ λιβανωτοῦ καλοῦ λίτραν α΄.
᾽Αμμωνιακοῦ δὲ θυμιάματος λίτρας β΄.
᾽Αφρονίτρου τε λευκοτάτου λίτραν α΄.
Τὸ δ᾽ αὐτὸ καθάρας οἰσύπου τῆς ᾽Αττικῆς,
Σμύρνης τε χρηστῆς, χαλβάνης τῆς ἀξύλου,
᾽Οποπάνακός τε τοῦ καθαροῦ. τούτων καθ᾽ ἓν
Στήσας ἐπιμελῶς γο δὶς δ΄.
Εὐφορβίου γο δ΄. τοῦ προσφάτου,
Ἴσας τε ταύταις τραχέος λιμνησίου.
Καλοῦσι δὲ τοῦτ᾽ ἀδάρκην, οἱ τὰ μίγματα
Ἐν Ἰταλίᾳ πωλοῦντες οἵ τ᾽ ὠνούμενοι,
Κηροῦ σφόδρα καλοῦ Ποντικοῦ λίτρας β΄.
Τερμινθίνης τε τῆς καθαρᾶς λίτρας β΄ Ϛ΄΄.

Unde et laborum exordiis facit magis
Arthriticis, podagricis quoque efficax.
Hoc ante balneas medicamento litis
Et pedibus et nervis incraſſatis ſimul
Plures fuiſſe ſanatos conſpeximus.
Habet boni thuris pondo libram unam,
Ammoniaci guttae pondo libras duas,
Aphronitri quam albiſſimi folium libram,
Tantundem puriusculi Attici oeſypi,
Myrrhaeque lectae et non lignoſi galbani,
Opopanacisque puri, ſingulum omnium
Octo uncias exacte perpendens libra,
Quatuor euphorbii recentis uncias.
His aſperi pares dato limneſii,
Hoc nominant adarcen unguentarii
In Italia inſtitores, quive coëmunt,
Cerae admodum bonae duo pondo Ponticae,
Terebinthinae tot purae, ſemiſſem inſuper,

Δαφνίνου ἐλαίου καὶ κυπρίνου καὶ γλευκίνου
Λίτραν μίαν ἑκάστ᾽, ἰρίνου Σεργητικοῦ,
[863] Παλαιοῦ δ᾽ ἐλαίου, σχινίνου τε προσφάτου,
Τούτων ἑκάστου δύο πάλιν λίτρας σταθμῷ,
Ὄξους τὸ μέτριον. τούτῳ καὶ τὰ μίγματα
Τὰ ξηρὰ τρίψας ἐπὶ τὸν αὐτάρκη χρόνον,
Λείου ἐπιμελῶς προσβαλεῖς, τήξας μύρα,
Κηρόν τε, χαλβάνην τε καὶ τερμινθίνην,
Ὀπόν τε πάνακος, τἄλλα θ᾽ ὑγρὰ μίγματα,
Καὶ κατακενώσας θερμὰ καὶ ζέοντ᾽ ἔτι
Κατὰ τῆς θυείας. τῶν γ᾽ ἐν αὐτῷ μιγμάτων
Ἀνάτριβε τῷ δοίδυκι χειρί τ᾽ εὐτόνως,
Καὶ πάνθ᾽ ἑνώσας ἀποτίθου τὸ φάρμακον
Εἰς πυξίδ᾽ οἵαν εἶπον ἔμπροσθεν βραχύ.
Θαρρῶν δ᾽ ἐπὶ πάντων κέχρησο τῶν κεχρονισμένων.
Ἄλλο.
Καὶ τοῦτο δ᾽ ἄκοπον εὐπόριστον καὶ καλὸν,
Καὶ μάλιστα χειμῶνος, ἔν γε ταῖς ὁδοῖς
Τοῖς εὐαλώτοισιν βοηθεῖν δυνάμενον.

Olei laurini cyprinique et gleucini,
Sergetici irinique fingulam libram,
Olei veteris, recentis quoque lentifcini,
Cujusque rurfum horum immittes pondo duo,
Aceti modicum, quo mixturas fimplices
Siccas abunde contritas contemperes
Liquidis unguinibus et cerae, terebinthinae,
Ac galbano, liquori panacis et aliis.
Ubi calida atque adhuc ferventia in pilam
Conjeceris, cochleari et manibus contere
Valenter. Unita omnia fic reponito
In pyxidem, qualem dixi paulo prius.
Audacter inveteratisque omnibus utitor.
Aliud.
Et hoc parabile paffis acopon, item bonum,
Potiffimum per hiemem, fi eft profectio
Usquam, malo opportunis facile fubvenit.

Ed. Chart. XIII. [863.]   Ed. Baf. II. (422.)

Ἔχει δὲ καθαροῦ χαλβάνου γ΄. γο.

Ὀποπάνακος δὲ προσφάτου γο μίαν.

Ἄνθους ἁλὸς γ΄. οἰσύπου δὲ δ΄.

Ἀμμωνιακοῦ θυμιάματος τοῦ καλοῦ

Λίτρας ή. κηροῦ λίτραν α΄. πιτυΐνης πεφρυγμένης,

Τῆς μὴ δυσώδους γο δὶς δ΄.

Λίτραν τ᾽ ἐλαίου τοῦ Σαβίνου δὶς δ΄.

Πλεῖόν τε τοῦ χειμῶνος, ὡς λίτραν βάλ᾽ εἰς

Οἴνου Φαλερίνου μέλανος γο ι΄.

Σκεύαζε δ᾽ οὕτως. ἐν θυείᾳ

Ἀμμωνιακὸν κατάθλασον, εἶτ᾽ οἶνον βαλὼν,

Διάβρεξον ὀλίγον καὶ λεάνας ἐπιμελῶς,

Πρόσβαλλ᾽ ἁλὸς ἄνθους καὶ τὸν οἴσυπον τότε,

Εἶτ᾽ ἐκλεαίνων καὶ μέλιτος ποιῶν πάχος,

Τὰ τηκτὰ τήξας, ὕστερον τὴν χαλβάνην

Καὶ τὸν ὀποπάνακα προσβαλὼν τῆξον πάλιν,

Κατάχει τε τῶν ἔμπροσθε λείων γεγονότων

Ἐν τῇ θυείᾳ καὶ καλῶς ἡνωμένων,

Quod puri recipit galbani tres uncias,

Sed unam opopanacis recentis unciam,

Floris falis tres et quaternas oefypi,

Ammoniaci guttae bonae pondo libras

Octo atque cerae unam, pityinae torridae

Non foetidae quaternas bis pone uncias,

Olei Sabini bis quaternas et libras,

Plus hieme ceu libram oportebit indere,

Vini Falerni nigri denis unciis.

Sic praeparato. Ammoniacum in mortario

Contundito atque deinde vinum affundito

Paulifper macera, curiofe conterens

Florem falis, tunc etiam adjicias oefypum,

Terens tum ac faciens mellis fpiffitudinem.

Liquatis colliquandis, inde galbanum,

Tum opopanacem adjunctum, rurfus liquefacito.

Laevigatisque prius in pila, unitis probe

Ed. Chart. XIII. [863.]   Ed. Baf. II. (422. 423.)

Οὕτω τε μίξας θερμὸν ἔτι τὸ φάρμακον
Ταῖς χερσίν, ἀπόθου εἰς ὑελοῦν ἀγγεῖον.

Ἄλλο μυράκοπον.

(423) Καὶ μυράκοπον δὲ τοῦτο τῶν ἄγαν καλῶν.
Ἡδὺ γὰρ ὑπάρχει καὶ βοηθεῖ δραστικῶς
Πρὸς τοὺς πόνους, οὓς εἶπον ἔμπροσθεν βραχύ.
Στακτῆς δὲ ἔχει τῆς καλῆς τρεῖς οὐγγίας,
Ὀποβαλσάμου γ'. καὶ μέλιτος γ'. Ἀττικοῦ,
Κηροῦ τε καθαροῦ Ποντικοῦ γ'. κροκίνου,
Μύρου δὲ Συριακοῦ γο δ'.
Ἀμμωνιακοῦ λευκοτάτου, λείου τε ἁλός.
Γο β'. μίαν δὲ καὶ ἓν μέρος
Τερμινθίνης λευκῆς τε καὶ κεκαθαρμένης,
Τοῦ κινναμώμου δὲ καὶ μαλαβάθρου λίτραν
Μίαν προσαπόδυς καὶ μέρος λίτρας τρίτον.
Ἂν μὴ παρῇ δὲ μαλάβαθρόν σοι κατὰ τύχην,
Πρόσβαλλε νάρδου ταὐτὸ τῆς Γαγγίτιδος.
Μύρον δὲ τοῦτο τῶν μετρίως ἐστὶν καλῶν,

Superque fundito et manibus miscens ita
Pharmacum adhuc fervens vitreo vase condito.

Aliud myracopon.

Et hoc myracopon optimorum inest gregi.
Nam suavitatis plenum est. Juvat insigniter
Quos nominavi paulo affectus antea.
Stactae bonae receptat ternas uncias,
Opobalsami tres et mellis tres Attici,
Ceraeque purae Ponticae tres, unguinis
Crocini Syriaci quoque quaternas uncias,
Ammoniaci quam albissimi et laevis salis
Sextantem, candidae et purae terebinthinae
Unam unciam, atque partem ipsius unicam,
Et cinnamomi, nec non malabathri quoque
Libram adde et partem librae tertiam insuper.
Sin absit autem malabathrum forsan tibi
Adjunge nardi tantundem gangitidis,
Istud bonis mediocriter unguentum additur,

Ἱκανῶς δὲ φαρμακῶδες, ὡς οὐκ ἄλλο τι.
Ἢ ταὐτὸν ὁμοίως ἰρίνου Σεργητικοῦ,
Ἢ Κυζικηνοῦ, τοῦτο δὲ ἀμαρακίνου.
Τούτοις δὲ χρήσει μὴ παρόντος, ὡς ἔφην,
Τοῦ μαλαβάθρου. μέτριον γὰρ οἶμαι μυράκοπον,
Οὐδὲν ἔλαττον ὠφελοῦν τοὺς χρωμένους.
Σκεύαζε δ᾽ οὕτως. ἀναλεάνας ἐπιμελῶς
Πρόσβαλλε τὸ μέλι καὶ λεάνας συμμέτρως,
Στακτήν τε μίξας κὠποβάλσαμον, πάλιν
Λέαινε ἐπιμελῶς καθαρὰν τερμινθίνην,
Κηρόν τε καὶ τὸ κρόκινον εἰς διπλοῦν βαλὰν
Ἀγγεῖον ὕδατι τῆκε τὰ προειρημένα,
Περὶ δεῖλον ἐν ἑτέρᾳ χύτρᾳ.
Τήξας δὲ ταῦτα παρέγχει μαλάβαθρον,
[864] Καὶ πάνθ᾽ ἑνώσας συμμέτρως, ὡς μὴ ζέσαι,
Βάσταζε τὸ διπλοῦν σκευάριον ἐκ τῆς χύτρας,
Ψύξας τ᾽ ἐπιμελῶς καὶ ξύσας τὸ φάρμακον,
Προσεμβαλών τε τοῖς πρότερον εἰρημένοις
Ἐν τῇ θυείᾳ πάλιν λέαιν᾽ ἕως καλῶς

Abunde medicamentofum, ut nullum invenis
Aliud vel irini tantum Sergetici
Vel Cyziceni pondo, idem amaracini.
His uteris, ubi non adfit quod diximus
Malabathrum, arbitror moderatum myracopon
Nihil minus fane auxiliari utentibus.
Sic confit. Accurate mel factum laeve
Adjunge et flacten tritam modice mifceas
Opobalfamumque ac rurfum exacte contere.
Cera, crocino, terebinthina pura duplo
Injectis vafi, praedicta liquefcant aqua
In alia olla, liquefactis inde malabathrum.
Et cunctis unitis modice, ut non ferveat,
Duplex depone vas protinus ex cacabo.
Exacte frigerato et rafo pharmaco,
Et addito iis, quae jam prius recenfui,
Mortario laevigato rurfus, dum probe

Ἅπαν ἑνωθῇ καὶ γένηθ' ἓν φάρμακον.

Εἰ δ' αὐτὸ βούλει δραστικώτερον ποιεῖν
Πρὸς τὰ νεῦρά τε καὶ τὰ κεχρονισμένα
Καὶ τὰς διαθέσεις τάς τε τῶν μυῶν τάσεις,
Εὐφορβίου τε καλοῦ καὶ ἔτι προσφάτου
Γο β΄. τῷ παντὶ κατάμιξον σταθμῷ,
Τοῖς θ' ἁλσὶ καὶ τῷ μέλιτι τῷ τ' ὀποβαλσάμῳ
Συνεκλεάνας πρότερον αὐτάρκει χρόνῳ.
Οὕτως δ' ἑνώσας πάντα τὰ προειρημένα,
Εἰς πυξίδ' ἀπόθου ἢ εἰς ὑελοῦν ἀγγεῖον,
Ἀπὸ τῶν βαλανείων μᾶλλον αὐτῷ χρώμενος.
Βασιλεῖ δὲ ποιῶν καὶ Σεβαστῷ μυράκοπον.
Σκεύαζε ῥᾶστα τοῦτο καὶ χωρὶς πυρὸς
Ἔχον ὀποβαλσάμου μέτρον ὡς γ΄. οὐγγίας.
Καὶ τοῦ κρατίστου δὲ μαλαβάθρου γο
Ιε΄. κινναμώμου τοῦ καλοῦ ταὐτὸ,
Κηροῦ δ' ἀνόσμου λευκοτάτου δραχμὰς ι΄

Totum uniatur fiatque unum pharmacum.
Voles at ſi ipſum reddere efficacius
Ad vitia nervorum, ſimul ad diutina,
Affectiones longas, tenſos muſculos,
Euphorbii recentis etiamnum et boni
Toti uncias duas admiſceas ponderi,
Cum ſaleque melleque inſuper opobalſamo
Elaevigatum ante, quo ſatis erit tempore.
Itaque omnia dicta in unum quum redegeris,
In pyxidem vel vas vitreum reponito.
A balneis in uſum potius ducito.
Cum regi facies principive myracopon,
Perfacile vel para ignis ſine commercio,
Opobalſami collectis ternis unciis,
Et optimi malabathri quindecim uncias,
Et cinnamomi tantundem boni cape,
Ceraeque non olentis candidiſſimae
Denarios decem. Sic ipſum praepara.

ΤΩΝ ΚΑΤΑ ΓΕΝΗ ΒΙΒΛΙΟΝ Η.   1057

Ed. Chart. XIII. [864.]   Ed. Baf. II. (423.)

Σκεύαζε δ' αὐτὸ μαλαβάθρου τρίτον μέρος.
Καὶ κηρὸν εἰς ἐλάχιστα κατατετμημένον,
Εἰς ἀργυρᾶν ἔμβαλε λεπτὴν φιάλην.
Τήξας ἐφ᾽ ὕδατος θερμοτάτου ψύξας ξύσον,
Καὶ προσβαλὼν λεῖα ἐν τῷ ὁποβαλσάμῳ
Καὶ κινναμώμῳ, τρῖβε πάλιν ἑνῶν ἅπαν,
Τότε λοιπὸν αὐτοῖς μαλάβαθρον παρεγχέας,
Τρίβων ἔνωσον χερσὶν, οὕτω τ᾽ ἀποτίθου
Εἰς ἀργυροῦν σκευάριον ἢ ὑελοῦν παχὺ,
Οὕτως γὰρ ἕξεις ἀσφαλῶς τὸ φάρμακον.
Τρίτον δὲ λίτρας προσβαλὼν Γαγγιτικῆς,
Νάρδου ποιήσεις γλυκύτερον τὸ φάρμακον.
Καὶ κρεῖσσον πρὸς τὰς διαθέσεις τὰς προσφάτους
Σύγχρισμα. ἂν μὴ παρῇ δὲ κιννάμωμον, οὐ βαλὼν
Ἕξεις ἐλαχίστως μεῖον, ἀλλ᾽ ὄντως καλὸν,
Καὶ παντὸς ἄλλου μυρακόπου κρεῖσσον πολύ.
Εἰ δ' αὐτὸ βούλει δραστικώτερον ποιεῖν

Partem malabathri tertiam et ceram quoque
Concifam multa in frufta minutiſſime,
Argentea in tenui reconde phiala.
Aqua calente plurimum ut liquaveris,
Ipfum refrigerato, .deinde radito
Tum laevia jungens rurfus in opobalfamo,
Et cinnamomo totum contere uniens,
Quod reftat ipfis fuprafundens malabathrum
Terens adunito manibus, fic condito
Argenteum in vas aut vitreum fed craffius,
Sic namque tuto habebis femper pharmacum.
Ac fi trientem librae addas gangitidis
Nardi, medicamen reddes longe fuavius
Praeftantiusque ad vitia adhuo recentia.
Synchrisma, cinnamomon. tibi ni fuppetat,
Minimo quidem pejus habebis, vere at bonum,
Alio omni et multo myracopo praeftantius.
At fi proponis id facere efficacius

Πρὸς ἃς προεῖπον διαθέσεις, Ἀτλαντικοῦ
Εὐφορβίου πρόσβαλλε δραχμὰς δ'.
Ἔσται γὰρ οὕτως ἡδὺ καὶ δραστήριον,
Κἂν ᾖ δι' ὀλίγων μιγμάτων συγκείμενον.
Τινὰς δ' ἐπέγνων στέασι πολλοῖς χρωμένους
Μυελοῦ τε πολλοῦ καί τινων ἀρωμάτων.
Ὁποῖς τε καὶ μύροισι κἀλαίοις τισὶν,
Οἷς πάλιν ἀμέλει χρησάμενος ἔγνων ὅτι
Ἀπειροκάλων τοιαῦτα καὶ μὴ κεκρικότων
Τὰ μίγματα, τάς τε ἁπλὰς τούτων φύσεις.

Ad quos retuli modo affectus, Atlantici
Euphorbii junges quaternas uncias.
Nam ſic erit ſuave, nec inefficax,
Mixturis licet confectum paucioribus.
Cognovimus quosdam uti multis pinguibus,
Medulla multa et nonnullis aromatis,
Liquoribus, unguentis et oleis aliquibus.
Quibus contra uſus, cognovi eſſe talia
Expertium boni, qui non probaverint
Mixturas neque naturas horum ſimplices.

Printed in the United States
By Bookmasters